O ESSENCIAL EM
Endocrinologia

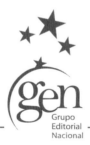

O GEN | Grupo Editorial Nacional – maior plataforma editorial brasileira no segmento científico, técnico e profissional – publica conteúdos nas áreas de ciências da saúde, exatas, humanas, jurídicas e sociais aplicadas, além de prover serviços direcionados à educação continuada e à preparação para concursos.

As editoras que integram o GEN, das mais respeitadas no mercado editorial, construíram catálogos inigualáveis, com obras decisivas para a formação acadêmica e o aperfeiçoamento de várias gerações de profissionais e estudantes, tendo se tornado sinônimo de qualidade e seriedade.

A missão do GEN e dos núcleos de conteúdo que o compõem é prover a melhor informação científica e distribuí-la de maneira flexível e conveniente, a preços justos, gerando benefícios e servindo a autores, docentes, livreiros, funcionários, colaboradores e acionistas.

Nosso comportamento ético incondicional e nossa responsabilidade social e ambiental são reforçados pela natureza educacional de nossa atividade e dão sustentabilidade ao crescimento contínuo e à rentabilidade do grupo.

O ESSENCIAL EM Endocrinologia

Patrícia Sales
Médica pela Universidade de Brasília (UnB).
Residência em Clínica Médica e Endocrinologia e Metabologia pelo
Hospital das Clínicas da Faculdade de Medicina da Universidade de São Paulo (HC-FMUSP).
Especialista em Clínica Médica pela Sociedade Brasileira de Clínica Médica (SBCM).
Especialista em Endocrinologia e Metabologia pela
Sociedade Brasileira de Endocrinologia e Metabologia (SBEM).
Membro da SBEM e da Associação Brasileira para o
Estudo da Obesidade e da Síndrome Metabólica (ABESO).

Cintia Cercato
Médica pela Faculdade de Medicina da Universidade Federal da Bahia (UFBA).
Residente em Clínica Geral e em Endocrinologia e Metabologia pelo
Hospital das Clínicas da Faculdade de Medicina da Universidade de São Paulo (HC-FMUSP).
Doutora em Endocrinologia e Metabologia pela FMUSP.
Supervisora do Ambulatório de Tratamento Clínico da Obesidade do Grupo de Obesidade e
Síndrome Metabólica do Serviço de Endocrinologia e Metabologia do HC-FMUSP.
Médica assistente do Serviço de Endocrinologia e Metabologia do HC-FMUSP.
Membro do Departamento de Tratamento com Medicamentos da Associação Brasileira para o
Estudo da Obesidade e da Síndrome Metabólica (ABESO).

Alfredo Halpern (*in memoriam*)
Médico pela Faculdade de Medicina da Universidade de São Paulo (FMUSP).
Doutor em Endocrinologia pela FMUSP. Professor livre-docente da FMUSP.
Criador e professor do Grupo de Obesidade e Síndrome Metabólica do Serviço de
Endocrinologia do Hospital das Clínicas (HC) da FMUSP.
Responsável pela disciplina Obesidade da pós-graduação da FMUSP.
Responsável pelo Fórum de Estudos em Metabolismo do HC-FMUSP.
Ex-Vice-Presidente da International Association for the Study of Obesity (IASO).
Ex-Representante Sul-Americano da Força-Tarefa para o Combate à Obesidade (IOTF).
Fundador e Ex-Presidente da Associação Brasileira para o
Estudo da Obesidade e da Síndrome Metabólica (ABESO).

2ª edição

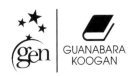

- Os autores deste livro e a editora empenharam seus melhores esforços para assegurar que as informações e os procedimentos apresentados no texto estejam em acordo com os padrões aceitos à época da publicação, *e todos os dados foram atualizados pelo autor até a data do fechamento do livro.* Entretanto, tendo em conta a evolução das ciências, as atualizações legislativas, as mudanças regulamentares governamentais e o constante fluxo de novas informações sobre os temas que constam do livro, recomendamos enfaticamente que os leitores consultem sempre outras fontes fidedignas, de modo a se certificarem de que as informações contidas no texto estão corretas e de que não houve alterações nas recomendações ou na legislação regulamentadora.

- Data do fechamento do livro: 08/05/2023.

- Os autores e a editora se empenharam para citar adequadamente e dar o devido crédito a todos os detentores de direitos autorais de qualquer material utilizado neste livro, dispondo-se a possíveis acertos posteriores caso, inadvertida e involuntariamente, a identificação de algum deles tenha sido omitida.

- **Atendimento ao cliente: (11) 5080-0751 | faleconosco@grupogen.com.br**

- Direitos exclusivos para a língua portuguesa
  Copyright © 2023 by
  Editora Guanabara Koogan Ltda.
  Uma editora integrante do GEN | Grupo Editorial Nacional
  Travessa do Ouvidor, 11
  Rio de Janeiro – RJ – CEP 20040-040
  www.grupogen.com.br

- Reservados todos os direitos. É proibida a duplicação ou reprodução deste volume, no todo ou em parte, em quaisquer formas ou por quaisquer meios (eletrônico, mecânico, gravação, fotocópia, distribuição pela Internet ou outros), sem permissão, por escrito, da Editora Guanabara Koogan Ltda.

- Capa: Bruno Sales

- Imagens da capa: iStock (©alexandragl1; ©SirVectorr; ©Anastassiia; ©chameleonseye; ©simpson33; ©volkan arslan; ©Liudmila Chernetska)

- Editoração eletrônica: R.O. Moura

- Ficha catalográfica

CIP-BRASIL. CATALOGAÇÃO NA PUBLICAÇÃO
SINDICATO NACIONAL DOS EDITORES DE LIVROS, RJ

S155e
2. ed.

Sales, Patrícia
O essencial em endocrinologia / Patrícia Sales, Cintia Cercato, Alfredo Halpern. - 2. ed. - Rio de Janeiro : Guanabara Koogan, 2023.
; 28 cm.

Inclui bibliografia e índice
ISBN 9788527738514

1. Endocrinologia. 2. Glândulas endócrinas - Doenças. I. Cercato, Cintia. II. Halpern, Alfredo. III. Título.

23-82414
CDD: 616.4
CDU: 616.4

Meri Gleice Rodrigues de Souza - Bibliotecária - CRB-7/6439

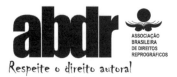

Colaboradores

Bruno César Silva Paz

Residência em Clínica Médica no Hospital das Forças Armadas. Residência médica em Endocrinologia pelo Hospital Regional de Taguatinga (HRT). Título de Especialista pela Sociedade Brasileira de Endocrinologia e Metabologia (SBEM).

Daniela de Paiva Rosa Amaral

Médica pela Universidade Federal de Goiás (UFG). Especialista em Clínica Médica pelo Hospital Regional da Asa Norte (HRAN/SES-DF) e em Endocrinologia pelo Hospital Regional de Taguatinga (HRT/SES-DF).

Fernanda Salles Reis

Médica pela Escola Bahiana de Medicina e Saúde Pública. Residência em Clínica Médica e Endocrinologia pela Universidade Federal de São Paulo (UNIFESP), com título pela Sociedade Brasileira de Endocrinologia e Metabologia (SBEM). Mestra pela Universidade Federal de São Paulo.

Gabriela Resende

Especialista em Clínica Médica e Endocrinologia pela Universidade Federal do Triângulo Mineiro (UFTM). Doutora em Ciências pela disciplina de Endocrinologia (adrenal) da Faculdade de Medicina da Universidade de São Paulo (FMUSP). Docente do curso de Medicina do Centro Universitário de Brasília (UniCEUB).

Isabella Santiago de Melo Miranda

Médica pela Universidade Católica de Brasília. Residente em Endocrinologia pelo Hospital Universitário de Brasília (HUB). Endocrinologista titulada pela Sociedade Brasileira de Endocrinologia e Metabologia (SBEM). Mestranda em Ciências da Saúde pela Universidade de Brasília (UnB). Professora assistente da Faculdade de Medicina do Centro Universitário de Brasília (CEUB).

João Lindolfo Cunha Borges

Ex-presidente da Sociedade Brasileira de Endocrinologia e Metabologia (SBEM-DF). Vice-Presidente da Associação Médica de Brasília (AMBR). Vice-Presidente da Aliança Pesquisa Clínica Brasil. Acadêmico da Academia Brasileira de Medicina da Reabilitação. Acadêmico da Academia Brasileira de Medicina Militar. *Fellow* do Colégio Americano de Endocrinologia.

Juliano Coelho de Oliveira Zakir

Doutor em Ciências da Saúde (Neurociências) pela Universidade de Brasília (UnB). Médico colaborador do Serviço de Endocrinologia pelo Hospital Universitário de Brasília (HUB). Consultor médico do Laboratório Sabin – Medicina Diagnóstica. Coordenador do Serviço de Endocrinologia – Hospital Sírio-Libanês, Brasília-DF.

Larissa Pereira Marcon

Médica pela Universidade de Brasília (UnB). Especialista em Clínica Médica pela UnB e em Endocrinologia pelo Hospital de Base do Distrito Federal (HBDF).

Leonardo Garcia Miranda

Médico especialista em Endocrinologia pela Sociedade Brasileira de Endocrinologia e Metabologia (SBEM). Mestre em Ciências da Saúde pela Universidade de Brasília (UnB). Presidente da Sociedade Brasileira de Diabetes - Regional Distrito Federal.

Marcela Widmer

Médica pela Universidade de Brasília (UnB). Residência em Clínica Médica pela UnB. Residência em Endocrinologia e Metabologia no Hospital Regional de Taguatinga (HRT/SES-DF). Ex-preceptora do programa de residência em Clínica Médica do Hospital de Base do Distrito Federal (HBDF).

Márcio Garrison Dytz

Doutor em Endocrinologia pela Universidade Federal do Rio de Janeiro (UFRJ). Professor titular da Faculdade de Medicina do Centro Universitário de Brasília (CEUB). Supervisor da residência médica de Endocrinologia e Metabologia Integrada da Escola Superior de Educação da Saúde (ESCS).

Marina Cunha Silva Pazolini

Médica pela Universidade Federal do Rio de Janeiro (UFRJ). Residência em Clínica Médica pela Universidade Federal de São Paulo (UNIFESP). Residência em Endocrinologia e Metabologia pela Faculdade de Medicina da Universidade de São Paulo (FMUSP). Doutora em Ciências da Saúde pela FMUSP. Professora adjunta de Clínica Médica da Universidade Federal do Espírito Santo e Multivix.

Paula Pires Nascimento Giacomini

Médica pela Universidade de Brasília (UnB). Residência em Endocrinologia e Metabologia pela Faculdade de Medicina da Universidade de São Paulo (FMUSP). Especialista em Endocrinologia e Metabologia pela Sociedade Brasileira de Endocrinologia e Metabologia (SBEM). Certificada em Medicina do Estilo de Vida pelo International Board of Lifestyle Medicine. Idealizadora do projeto Médicos na Cozinha.

Tassiane Cintra de Alvarenga Oliveira

Médica pela Universidade Federal de Uberlândia (UFU). Residência em Endocrinologia e Metabologia pela Faculdade de Medicina da Universidade de São Paulo (FMUSP). Especialista em Endocrinologia e Metabologia pela Sociedade Brasileira de Endocrinologia e Metabologia (SBEM). Certificada em Medicina do Estilo de Vida pelo International Board of Lifestyle Medicine. Idealizadora do projeto Médicos na Cozinha.

Thais Lauand

Médica pela Universidade de Brasília (UnB). Residência médica em Endocrinologia e Metabologia pela Secretaria de Estado de Saúde do Distrito Federal (SES-DF). Especialista em Endocrinologia e Metabologia pela Sociedade Brasileira de Endocrinologia e Metabologia (SBEM). Mestra em Ciências da Saúde pela UnB. Preceptora de residência médica em Endocrinologia e Metabologia na SES-DF. Preceptora do internato na Universidade Católica de Brasília.

Agradecimentos

Em primeiro lugar, preciso agradecer, imensamente e sem limites, a Deus, pela oportunidade que tive de aprender Endocrinologia em um ambiente tão bem estruturado e organizado, com uma riqueza tão grande de pacientes, de doenças, de médicos competentes, atualizados e especializados em patologias fascinantes que encontramos nesta linda especialidade. Obrigada, Dra. Berenice Bilharinho de Mendonça e Dra. Ana Cláudia Latrônico, chefes e professoras titulares do Serviço de Endocrinologia e Metabologia do Hospital das Clínicas da Faculdade de Medicina da Universidade de São Paulo (USP), por conseguirem montar um serviço de Endocrinologia de tamanha excelência e qualidade, onde cada paciente é recebido, investigado, estudado, discutido, tratado e acompanhado com tanto carinho, respeito, seriedade, ciência e competência, e por estruturarem um serviço onde nós, residentes e ex-residentes, pudemos ver, conhecer, pensar, aprender, perguntar e discutir, de modo que hoje temos a oportunidade até de ensinar um pouquinho de tudo isso que vocês vêm nos ensinando com tamanha propriedade, boa vontade e seriedade ao longo de todos esses anos.

Agradeço aos meus queridos professores Alfredo Halpern e Cintia Cercato, que apoiaram, acreditaram e incentivaram a confecção deste livro. Agradeço aos meus amigos e colaboradores Larissa Marcon, Paula Pires, Melina Pinto, Gustavo Daher, Rodrigo Bomeny, Marina Cunha Pazolini, Tassiane Alvarenga, Augusto Santomauro, Daniela de Paiva, Marcela Widmer, Thais Lauand, Leonardo Garcia Miranda, Gabriela Resende, Bruno César Silva Paz, João Lindolfo Cunha Borges, Fernanda Salles Reis, Isabella Santiago Miranda, Juliano Zakir e Márcio Dytz. Sem a ajuda e a colaboração de vocês, este livro não teria sido possível.

Agradeço imensamente o apoio incondicional que tive de todos os meus amigos e familiares durante a confecção desta obra. Especialmente, agradeço à minha mãe, Mônica Cortopassi, ao meu pai, João Cruz, às minhas irmãs, Danielle Sales e Cristiana Sales, e ao meu querido marido, Hugo Rodrigues, tão paciente e compreensivo, mesmo diante de tanto trabalho que tive em tantas noites, fins de semanas, feriados e dias "livres". Agradeço – e também dedico este trabalho – às melhores produções da minha vida: meus dois lindos e amados filhos, Felipe e Gustavo.

Agradeço, enfim, a todos os professores e médicos da área de Endocrinologia e Metabologia do Hospital das Clínicas da Faculdade de Medicina da USP, que me ensinaram a ser endocrinologista, e que inspiraram e explicaram grande parte de tudo o que aprendi e, portanto, a maior parte de tudo o que escrevi nas páginas que virão a seguir. Um agradecimento especial aos professores e doutores:

Alexander Jorge
Alfredo Halpern
Ana Hoff
Ana Cláudia Latrônico
Ana Maria Pita Lottenberg
Andrea Glezer
Berenice Bilharinho de Mendonça
Bernardo Leo Wajchenberg
Bruno Ferraz de Souza
Bruno Halpern
Cecília Amabilini
Cintia Cercato
Daniel Fioderlísio de Carvalho
Daniel Soares Freire
Debora Mainardi de Oliveira
Delmar Lourenço
Eder Quintão
Edna Regina Nakandakare

Edson Luis Arioli
Elaine Maria Frade Costa
Felipe Henning Gaia
Guiomar Madureira
Ísio Schulz
Ivo Jorge Prado Arnhold
José Antônio Miguel Marcondes
Juliana Zucare
Larissa Gomes
Leila Suemi Harima
Letícia Ferreira Gontijo
Luciani Renata de Carvalho
Madson Almeida
Malebranche Cunha Neto
Manuela Rocha Braz
Marcelo Bronstein
Márcia Queiroz
Márcia Nery

Márcio Machado
Márcio Mancini
Maria Cândida Ribeiro Parisi
Maria Edna de Melo
Maria Adelaide Albergaria Pereira
Maria Cândida Villares Fragoso
Maria Lúcia Corrêa Giannella
Mário Carra
Marisa Passarelli
Meyer Knobel
Michelle Patrocinio Rocha
Milena Gurgel Teles
Nicolau Lima Neto
Nina Musolino

Pedro Henrique Silveira Corrêa
Raquel Soares Jallad
Regina Matsunaga Martin
Rosalinda de Camargo
Sandra Ferreira Villares
Sérgio Almeida Toledo
Sharon Nina Admoni
Simão Augusto Lottenberg
Sorahia Domenici
Suemi Marui
Tânia Bachega
Vinícius Nahimi de Brito
Walter Bloise

Patrícia Sales

Apresentação

Minha mãe conta que, quando pequena, pedi a ela que me ensinasse a estudar. Nesse dia, ela me disse que eu deveria levar meu caderno para todas as aulas e anotar nele tudo o que os professores falassem. Chegando em casa, deveria ler meus livros e complementar o conhecimento com as anotações feitas em aula. Desde então, adquiri o hábito de anotar tudo o que aprendia nas aulas, nos cursos, nas apresentações e nos congressos.

Durante minha graduação em Medicina na Universidade de Brasília (UnB), minhas anotações ficaram famosas. Meus colegas sempre me pediam para fazer cópia do meu material para estudos, de modo que a copiadora da faculdade já tinha um arquivo com minhas anotações de cada semestre do curso, para quem quisesse utilizá-las para estudar o conteúdo de cada matéria. Esse material foi carinhosamente apelidado pelos próprios alunos da faculdade de *Pat's Book*.

Quando iniciei minha residência médica no Hospital das Clínicas da Faculdade de Medicina da Universidade de São Paulo (HC-FMUSP), não foi diferente. Em pouco tempo, todos os meus colegas já tinham as minhas anotações, que passaram a ser elogiadas e utilizadas por muitas pessoas como material de estudo durante a residência em Endocrinologia e Metabologia.

Certo dia, meus professores da residência médica, Alfredo Halpern e Cintia Cercato, vieram me perguntar sobre essas anotações. Eles tinham ouvido muitos residentes comentarem sobre elas, por serem muito completas, didáticas, de fácil leitura e aprendizado, e ficaram curiosos a respeito do material. Assim, imprimi uma cópia de todas as anotações que eu havia feito durante a residência, encadernei e mandei de presente para a casa deles. Foi nesse momento que meus professores tiveram a ideia de publicar este material na forma de livro. Eles gostaram do material, parecia completo a eles, didático, inovador e diferente. Acreditaram que, uma vez publicada, esta obra poderia ajudar no estudo e no aprendizado de muitos outros alunos. Então, entraram em contato com o Grupo GEN, que confiou em nós e concordou em publicar.

Convidei alguns grandes amigos, e excelentes endocrinologistas, para me ajudar na revisão do material. Depois de muito trabalho, conseguimos finalizá-lo. Aqui está o livro pronto, com a compilação de tudo o que aprendi durante meus anos de residência médica: em aulas, ambulatórios, congressos, palestras, livros e artigos. Ele foi escrito com muito carinho e dedicação, e espero que possa ser útil para o aprendizado da área de Endocrinologia e Metabologia.

Patrícia Sales

Estou no Serviço de Endocrinologia e Metabologia do Hospital das Clínicas da Faculdade de Medicina da Universidade de São Paulo (HC-FMUSP) há mais de quatro décadas. Em todo esse tempo, tive contato com centenas de residentes que se tornam especialistas no nosso Hospital. Como o exame de seleção para residência médica é muito rigoroso e nossa grade de ensino é criteriosa, todos os residentes são bastante credenciados para exercer bem o papel de médicos. Alguns, no entanto, são um "ponto fora da curva" e excepcionais. É o caso da Patrícia.

Para todos os que tiveram a oportunidade de conhecê-la, é óbvio que ela é muito especial, como pessoa e como médica, com um excelente conhecimento de Endocrinologia. O que eu não sabia, e tomei conhecimento em conversas com os residentes, é que a Patrícia também tem um dom especial: ela escreve e arquiva diariamente, com todo o cuidado, tudo o que estuda e aprende nas aulas. Além disso, suas anotações, copiadas e generosamente distribuídas, são base para o estudo de Endocrinologia e Metabologia de todos os residentes, inclusive para a prova de especialistas, nas quais o desempenho, em geral, é excelente.

Essa informação fez com que a Cintia e eu tivéssemos a curiosidade de conhecer o material da Patrícia, conhecido como *Pat's Book* por todos que o utilizam. Ao vermos o material, ficamos boquiabertos com o conteúdo, tanto pela profundidade quanto pela fluência do texto. Ficou clara para nós a razão pela qual os nossos residentes (e de outros serviços também) estudam com o *Pat's Book*.

Então, surgiu a ideia: "por que não fazer um livro com esse material?". A Patrícia ficou entusiasmada, o pessoal do Grupo GEN também, e aqui está o livro, fruto do *Pat's Book* reformulado, modificado e atualizado pela própria Patrícia, com a ajuda de médicos de sua e de nossa confiança.

Mas o que é este livro? Certamente não é um tratado, pois não abrange cada assunto em sua total profundidade e com uma enorme bibliografia. Também não é um manual prático, pois é maior, mais profundo e abrangente do que geralmente são os manuais. Na minha opinião, é um livro que aborda as áreas relevantes da Endocrinologia e da Metabologia no que elas têm de essencial, por isso o título *O Essencial em Endocrinologia*.

Creio, sinceramente, que, assim como os residentes utilizaram e continuam utilizando o *Pat's Book* para aprimorar seus conhecimentos em Endocrinologia e Metabologia, todos, residentes ou não, e endocrinologistas, terão no "nosso" livro (mas muito mais da Patrícia) uma excelente fonte de estudo e consulta.

Alfredo Halpern

Fiz minha residência em Endocrinologia no Hospital das Clínicas da Faculdade de Medicina da Universidade de São Paulo (HC-FMUSP) em 1998 e 1999. Estudava muito com tratados, manuais e artigos, e também tinha o hábito de anotar as aulas e fazer resumos. Confesso que fiquei com inveja dos residentes dos últimos anos, com quem tenho contato frequente na enfermaria e no ambulatório de obesidade, pois eles, há alguns anos, têm a oportunidade de estudar com o *Pat's Book*: um verdadeiro compêndio de Endocrinologia manuscrito com todo o cuidado, o capricho e a inteligência de Patrícia Sales, que anotava tudo o que aprendia nas aulas e, depois, complementava com suas leituras em casa.

Quando conheci o material que a Patrícia tinha produzido, entusiasmada, propus a ela, com o Alfredo, escrever um livro. Infelizmente, ele não pôde vê-lo finalizado, mas posso garantir que ficaria muito feliz com o resultado final: um livro com o essencial para quem quer aprender Endocrinologia e Metabologia.

Cintia Cercato

Prefácio

Em uma época em que o conhecimento é dinâmico e crescente, com artigos publicados diariamente e um acesso virtual que nos permite lê-los segundos após sua publicação, o que ontem era atual hoje já é considerado obsoleto. Diante desse cenário, uma pergunta é pertinente: para que serve mais um livro sobre endocrinologia?

Essa é uma pergunta válida, e a resposta pode ser encontrada ao iniciarmos a leitura deste material. Não se trata de "mais um livro de endocrinologia", mas de um compêndio para consultas rápidas, sedimentação de conhecimentos básicos dificilmente encontrados em artigos científicos e maneiras práticas de lidar com questões com as quais normalmente nos deparamos na prática clínica. É um manual, portanto? Não, pois a ideia não é "imobilizar" a informação, com fluxogramas e regras de conduta, mas fornecer informações práticas embasadas em conceitos, que permitem análises mais críticas, permitindo ao leitor, aprofundamentos baseados em conhecimentos mais atuais.

Este livro é baseado nas anotações dos cadernos da Patrícia, que foi residente de Endocrinologia do Hospital das Clínicas da Faculdade de Medicina da Universidade de São Paulo (HC-FMUSP) quando eu era preceptor, ou seja, quando minha função era orientá-la e ensiná-la sobre o "essencial em endocrinologia". Por isso, o título é muito oportuno. Meu trabalho, bem como o dos outros preceptores, foi intenso, pois ela, com seu aguçado senso crítico, sempre nos vinha com perguntas de difícil resposta, trazendo uma responsabilidade constante de passar o conhecimento correto e aprofundado.

Aprendi muito com ela. Acredito que a melhor maneira de fixar o conhecimento é ensinando àqueles que te exigem, e tenho certeza de que, ao escrever seus cadernos e seu livro, Patrícia pensa da mesma maneira. Uma anotação de caderno pode conter falhas e erros. Os cadernos dela eram revisados posteriormente, com artigos, livros-texto e *slides* de aulas, pois Patrícia se sentia responsável por todos aqueles que os leriam.

Para o livro, outros ex-residentes de excelente capacidade foram chamados para ajudar em uma revisão ainda mais aprofundada e em atualizações. Esta obra não pretende esgotar os assuntos, e alguns temas são mais explorados do que outros. Isso é natural, pois ele segue os moldes da Residência de Endocrinologia do Hospital das Clínicas, baseando-se no que nossos professores e assistentes julgam mais importante para os residentes e sobre as doenças com que mais nos deparamos durante a Residência.

Parabéns, Patrícia, pelo excelente material que nos proporciona. E parabéns também aos demais colaboradores, que ajudaram na sua revisão.

Bruno Halpern

Homenagem

O ano de 2015 terminou com uma notícia muito triste: o falecimento do Dr. Alfredo Halpern, perda irreparável para a Medicina e para a Endocrinologia, principalmente no que diz respeito ao tratamento do paciente com obesidade. Grande médico, professor, fundador da Associação Brasileira para Estudos da Obesidade e da Síndrome Metabólica (ABESO) e criador do Grupo de Obesidade e Síndrome Metabólica do Hospital das Clínicas da Faculdade de Medicina da Universidade de São Paulo (HC-FMUSP), foi ele quem, pioneiramente, no Brasil e no mundo, encarou a obesidade como doença e o paciente com obesidade como uma pessoa que precisa de tratamento específico para a perda de peso, o que vai além de "fechar a boca e fazer exercício".

O Dr. Alfredo foi uma grande fonte de inspiração, por suas inúmeras qualidades: inteligência, brilhantismo, coragem (por desafiar o preconceito na Medicina, e até na Endocrinologia, contra o tratamento da obesidade), determinação, carisma, humildade e generosidade. Além de sua maneira simples, didática e encantadora de ensinar assuntos profundos e complexos, ele tinha paixão em divulgar o conhecimento científico, energia, motivação, alegria e empolgação com a vida e muito carinho ao fazer reuniões periódicas com os residentes em sua própria casa, para confraternizar e mostrar que há outros prazeres além da Medicina. O Dr. Alfredo foi uma pessoa muito querida por todos – uma pessoa do bem, forte e sempre presente. Também foi ele quem acreditou no meu potencial e deu as coordenadas para que um dia este material fosse publicado no formato de livro. Um sonho que se tornou realidade.

Como sua aluna, amiga e admiradora, tenho muito a agradecer por tudo o que o Dr. Alfredo deixou – um legado imensurável. Foi muita sorte ter cruzado com ele em meu caminho. Tenho certeza de que sou uma endocrinologista muito melhor pelo que aprendi ao longo dessa convivência. Creio que, onde ele estiver, está feliz por ver o bem que trouxe a este mundo e quantas vidas foi capaz de melhorar e salvar. Mais do que isso, ele também foi capaz de ensinar outros médicos a continuarem o trabalho que começou a desenvolver – atitude muito grandiosa.

Parabéns, Dr. Alfredo, pela sua linda missão cumprida na Terra. Descanse em paz e continue levando leveza e alegria por onde estiver.

Patrícia Sales

Lista de Siglas

1,25-VD: 1,25-vitamina D

1,5-AG: 1,5-anidroglucitol

11-beta-HSD1: 11-beta-hidroxiesteroide desidrogenase tipo 1

17-beta-HSD: 17-beta-hidroxiesteroide desidrogenase

17-OHP: 17-hidroxiprogesterona

17-OH-pregnenolona: 17-hidroxipregnenolona

1-alfa-OH-VD: alfacalcidol

25-VD: 25-OH-vitamina D

3-beta-HSD 2: 3-beta-hidroxiesteroide desidrogenase tipo 2

99mTc-MDP: metil difosfato marcado com tecnécio

A: adenina

A: adrenalina

AACE: American Association of Clinical Endocrinologists

AAFP: American Academy of Family Physitions

AAS: ácido acetilsalicílico

ABA: Associação Brasileira Addisoniana

ABCA-1: subfamília 1 de transportadores ABC (ATP-binding cassete subfamily 1)

ABCG-1: membro 1 da subfamília G de transportadores ABC (ATP-binding cassete subfamily G, member 1)

Abeso: Associação Brasileira para Estudo da Obesidade

ABIAD: Associação Brasileira da Indústria de Alimentos Dietéticos e para Fins Especiais

ABZ: acetato de bazedoxifeno

Ac: anticorpo

ACAT: acetilcolesterol acetiltransferase

ACC: American College of Cardiology

ACCORD: Action to Control Cardiovascular Risk in Diabetes

Acetil-CoA: acetilcoenzima A

ACNF: adenoma clinicamente não funcionante

ACO: anticoncepcional oral

ACTH: hormônio adrenocorticotrófico (do inglês *adrenocorticotropic hormone*)

AD: agonistas dopaminérgicos

ADA: American Diabetes Association

ADAM: Androgen Deficiency in the Aging Male

ADH: hormônio antidiurético (do inglês *antidiuretic hormone*)

ADL: adrenoleucodistrofia

ADP: adenosina difosfato

ADVANCE: Action in Diabetes and Vascular Disease

AES: Androgen Excess Society

AG: ácidos graxos

AGES: compostos avançados de glicosilação (do inglês *advanced glycation end products*)

AGL: ácido graxo livre

aGLP-1: análogos de peptídeo semelhante ao glucagon do tipo 1

aGnRH: agonista de GnRH

AGP: Ambulatory Glucose Profile

AgRP: peptídeo relacionado com o Agouti (do inglês *Agouti-related peptide*)

AHA: American Heart Association

AIDS: síndrome da imunodeficiência adquirida (do inglês *acquired immunodeficiency syndrome*)

AIG: adequado para idade gestacional

AIH: índice de apneia e hipopneia (do inglês *apnea/hipopnea index*)

AIMAH: hiperplasia adrenal macronodular ACTH-independente (do inglês *ACTH-independent macronodular adrenal hyperplasia*)

AINE: anti-inflamatório não esteroide

AIP: proteína de interação com o receptor AII (do inglês *AII receptor-interacting protein*)

AIRE: gene regulador autoimune (do inglês *autoimmune regulator gene*)

AIT: ataque isquêmico transitório

AJCC: American Joint Cancer Committee

ALD: adrenoleucodistrofia

Aldo: aldosterona

ALT: alanina aminotransferase

AMGC: automonitoramento da glIcemia capilar

AMH: hormônio antimulleriano (do inglês *antimullerian hormone*)

AMIU: aspiração manual intrauterina

AMP: monofosfato de adenosina (do inglês *adenosine monophosphate*)

AMPK: proteína quinase ativada por AMP (do inglês *AMP-activated protein kinase*)

AMS: sintomas do envelhecimento masculino (do inglês *Aging Male's Symptoms Scale*)

AN: anorexia nervosa

ANCA: anticorpo anticitoplasma de neutrófilos (do inglês *antineutrophil cytoplasmic antibody*)

ANKH: proteína anquilose humana

ANP: peptídeo natriurético atrial (do inglês *atrial natriuretic peptide*)

Anti IAA: anticorpo anti-insulina (do inglês *anti-insulin antibodies*)

anti-21OH: anticorpo anti 21 hidroxilase

Anti-GAD: anticorpo antidescarboxilase do ácido glutâmico (do inglês *glutamic acid descarboxilase antibody*)

Anti-IA2: anticorpo antitirosina fosfatase

Anti-ICA: anticorpo anti-ilhota (do inglês *islet-cell antibody*)

Anti-LKM: antifração microssomal de fígado e rim

Anti-TPO: antitireoperoxidase

Anti-Zn: anticorpo antizinco (do inglês *antizinc antibody*)

Anvisa: Agência Nacional de Vigilância Sanitária

AP: anatomopatológico

AP: anteroposterior

APA: adenoma produtor de aldosterona

APC: polipose adenomatosa (do inglês *adenomatous polyposis coli*)

Apo: apolipoproteína

APR: atividade plasmática de renina

AQP: aquaporina

AR: artrite reumatoide

ARC: neurônios do núcleo arqueado

ARF-1: fator 1 de ribosilação de ADP (do inglês *ADP ribosylation factor 1*)

ARH: receptor da hipercolesterolemia autossômica (do inglês *autossomal receptor hypercholesterolemia*)

ARP: atividade de renina plasmática

AS: análogos de somatostatina

ASCVC: doença cardiovascular aterosclerótica

ASP: proteína estimuladora de ascilação (do inglês *acylation stimulating protein*)

AST: aspartato aminotransferase

ATA: American Thyroid Association

ATI: artéria tireoidiana inferior

ATII: angiotensina II

ATP III: terceiro relatório do Painel para Tratamento de Adultos (do inglês *Adult Treatment Panel III*)

ATP: adenosina trifosfato (do inglês *adenosine triphosphate*)

AVC: acidente vascular cerebral

AVP: arginina vasopressina

BE: baixa estatura

B-E: receptor BE

BED: transtorno do comer compulsivo (do ingles, *binge eating disorder*)

BEI: baixa estatura idiopática

BF: bisfosfonatos

BIC: bomba de infusão contínua

BIPAP: pressão positiva bifásica nas vias respiratórias (do inglês *bilevel positive airway pressure*)

BIPSS: cateterismo bilateral de seios petrosos inferiores (do inglês *bilateral inferior petrosal sinus sampling*)

BMD: densidade mineral óssea (do inglês *bone mineral density*)

BMNT: bócio multinodular tóxico

BMP: proteína morfogenética óssea (do inglês *bone morphogenetic protein*)

BN: bulimia nervosa

BNDF: fator neurotrófico derivado do cérebro (do inglês *brain-derived neurotrophic factor*)

BNP: peptídeo natriurético cerebral (do inglês *brain natriuretic peptide*)

BPM: batimentos por minuto

BRA: bloqueadores dos receptores de angiotensina

BRC: bromocriptina

C: citosina

Ca: cálcio

CA: carcinoma

CA: circunferência de abdome

CAB: cabergolina

CAC: cálcio coronariano

CAD: cetoacidose diabética

Cai: cálcio ionizado

CAIS: síndrome da insensibilidade completa aos androgênios (do inglês *complete androgen insensitivity syndrome*)

cAMP: monofosfato cíclico de adenosina (do inglês *cyclic adenosine monophosphate*)

CART: transcrito regulado por cocaína e anfetamina (do inglês *cocaine and amphetamine-regulated transcript*)

CAS: escore de atividade clínica (do inglês *clinical activity score*)

CaSR: receptor sensor de cálcio (do inglês *calcium-sensing receptor*)

CaT: cálcio sérico total

CBG: globulina de ligação ao cortisol (do inglês *corticosteroid-binding globulin*)

CC: circunferência cervical

CCK: colecistoquinina

CCN: comprimento cabeça-nádega

CCR2: receptor de quimiocina tipo 2 (do inglês *chemokine receptor type 2*)

CDC: Centers for Disease Control and Prevention

CDK: proteínas quinases dependentes de ciclina

CDT: carcinoma diferenciado de tireoide

CE: colesterol esterificado

CE: corticosteroide

CEA: antígeno carcinoembrionário (do inglês *carcinoembryonic antigen*)

CEHN: colesterol éster hidrolase neutra

CETP: proteína de transferência do colesterol esterificado (do inglês *cholesterol ester transfer protein*)

CFM: Conselho Federal de Medicina

CGH: hibridização genômica comparativa (do inglês *comparative genomic hybridization*)

CGM: monitoramento contínuo da glicose (do inglês *continuous glucose monitoring*)

CGRP: peptídeo relacionado com o gene da calcitonina (do inglês *calcitonin gene related peptide*)

CHMP: Committee for Medicinal Products for Human Use

CHO: carboidratos

ChREBP: proteína de ligação do elemento de resposta sensível a carboidratos (do inglês *carbohydrate-responsive element- binding protein*)

CIUR: crescimento intrauterino restrito

CKD-EPI: Chronic Kidney Disease Epidemiology Collaboration

Cl: cloro

CL: colesterol livre

ClCr: clearance de creatinina

CMT: carcinoma medular de tireoide

CMT-F: carcinoma medular de tireoide familiar

CMV: citomegalovírus

CNC: complexo de Carney (do inglês *Carney complex*)

CNV: variação no número de cópias (do inglês *copy number variation*)

CO2: gás carbônico

COMT: catecol-orto-metiltransferase

COR: Contrave Obesity Research

CPAP: pressão positiva contínua das vias respiratórias (do inglês *continuous positive airway pressure*)

CPK: creatina fosfoquinase

CPMP: Comitê Europeu para Avaliação de Produtos Medicinais (do inglês *Committee for Proprietary Medicinal Products*)

CPRE: colangiopancreatografia retrógrada endoscópica

CQ: circunferência de quadril

Cr: creatinina

CREB: proteína ligante ao elemento de resposta do AMPc (cAMP-response element binding protein)

CRH: hormônio liberador de corticotrofina (do inglês *corticotropin-releasing hormone*)

CRM: Conselho Regional de Medicina

CS: carcinomas de suprarrenal

CT: colesterol total

CTLA-4: antígeno 4 associado com linfócito T citotóxico

CTS: cirurgia transesfenoidal

CTX: telopeptídeo C terminal (do inglês *carboxy terminal collagen crosslinks*)

CUTE: elemento de ligação da transcrição de corticotrofos (do inglês *corticotroph upstream transcription-binding element*)

CV: cardiovascular

CVF: capacidade vital forçada

CYP2C9: citocromo P450 2C9

CYP3A4: citocromo P450 3A4

CYP11B1: 11-beta-hidroxilase

CYP11B2: aldosterona sintase

CYP17A1: 17-hidroxilase e 17,20-liase

CYP21A2: 21-hidroxilase

D2: ergocalciferol

D3: colecalciferol

DA: dopamina

DAC: doença arterial coronariana

DAEM: déficit androgênico do envelhecimento masculino

DAI: doenças autoimunes

DAOP: doença arterial obstrutiva periférica

DASC: doença aterosclerótica subclínica

DASH: dieta para combate da hipertensão (do inglês *dietary approach to stop hypertension*)

DAT: doenças autoimunes da tireoide

DAX-1: gene 1 dosagem-sensível que causa reversão sexual e hipoplasia adrenal congênita presente no cromossomo X (do inglês *dosage-sensitive sex reversal adrenal hipoplasia gene on the X chromossome gene 1*)

DBP: proteína de transporte de vitamina D (do inglês *Vitamin D binding protein*)

DC: doença de Cushing

DCCT: Diabetes Control and Complications Trial

DCI: D-quiro-inositol

DCV: doença cardiovascular

DDAVP: 1-desamino 8-D arginina vasopressina (também chamada de desmopressina)

DDS: distúrbios do desenvolvimento sexual

DDT: diclorodifeniltricloroetano

DE: disfunção erétil

DEA: desetilamiodarona

Del: deleção

DEXA: absortometria de raio X de dupla energia (do inglês *dual energy X ray absorptiometry*)

DGAT-2: diacilglicerol aciltransferase

DGH: deficiência de hormônio de crescimento (do inglês *growth hormone deficiency*)

DGJYR: derivação gastrojejunal em Y-de-Roux

DHA: ácido docosa-hexanoico (do inglês *docosahexaenoic acid*)

DHEA: di-hidroepiandrosterona

DHEA-s: sulfato de di-hidroepiandrosterona (do inglês *dehydroepiandrosterone sulfate*)

DHEG: doença hipertensiva específica da gestação

DHGNA: doença hepática gordurosa não alcoólica

DHT: di-hidrotestosterona

DI: diabetes insípido

DIDMOAD: diabetes melito, diabetes insípido, atrofia óptica e surdez (do inglês *diabetes insipidus, diabetes mellitus, opticatrophy and deafness*)

DIPA: doença inflamatória pélvica aguda

DIT: di-iodotironina

DIU: dispositivo intrauterino

dK: di-hidrofiloquinona

DLP: dislipidemia

DM: diabetes melito

DM1: diabetes melito do tipo 1

DM2: diabetes melito do tipo 2

DMG: diabetes melito gestacional

DMO: densitometria mineral óssea

DMP1: proteína da matriz dentária (do inglês *dentin matrix protein 1*)

DNA: ácido desoxirribonucleico (do inglês *deoxyrribonucleic acid*)

DNPM: desenvolvimento neuropsicomotor

DOCA: deoxicorticosterona

DP: desvio-padrão

DPOC: doença pulmonar obstrutiva crônica

DPP: Diabetes Prevention Program

DPP4: dipeptidil peptidase tipo 4

DRC: doença renal crônica

DRD: doença renal do diabetes

DRGE: doença do refluxo gastresofágico

DSDS: Decreased Sexual Desire Screener

DSM-V: Manual de Diagnóstico e Estatística dos Transtornos Mentais, 5ª edição (do inglês *Diagnostic and Statistical Manual of Mental Disorders, 5th edition*)

DST: doença sexualmente transmissível

DT: deficiência de testosterona

DTD: dose total diária

DTTC: Diabetes Control and Complication Trial

DUOX 1 e 2: oxidases duais 1 e 2 (do inglês *dual oxidase 1 and 2*)

DXA: densitometria mineral óssea (do inglês *Dual Energy X-ray Absorptiometry*)

E1: estrona

E2: estradiol

E3: estriol

EAR: estratificador de alto risco

EAS: European Atherosclerosis Society

ECA: enzima conversora de angiotensina

ECC: escore de cálcio coronariano

ECG: eletrocardiograma

ECLIA: eletroquimioluminescência

ECM: esternocleidomastóideo

EDA: endoscopia digestiva alta

EEC: estrogênio equino conjugado

EFLM: European Federation of Clinical Chemistry and Laboratory Medicine

EGF: fator de crescimento epidérmico

EHH: estado hiperosmolar hiperglicêmico

ELISA: Enzyme Linked Immuno Sorbent Assay

EMA: European Medicines Agency

EMAR: estratificador de muito alto risco

EMAS: European Male Ageing Study

ENMG: eletroneuromiografia

ENPP1: ecto-nucleotídeo pirofosfatase/fosfodiesterase 1

ENSAT: European Network for the Study of Adrenal Tumors

EPA: ácido eicosapentaenoico (do inglês *eicosapentaenoic acid*)

EPC: célula progenitora endotelial (do inglês *endotelial progenitor cell*)

ER: receptor de estrogênio

ERCHIVES: Electronically Retrived Cohort of HCV Infected Veterans

ERG: escore de risco global

ERK: quinases reguladas por sinal extracelular (do inglês *extracellular signal-regulated kinases*)

ESC: European Society of Cardiology

ESN: escore de sintomas neuropáticos

ETA: European Thyroid Association

F: cortisol

F6P: frutose-6-fostato

FA: fibrilação atrial

FAD: dinucleotídeo de flavina-adenina (do inglês *flavin adenine dinucleotide*)

FADH2: dinucleotídeo de flavina-adenina reduzida

FAL: fosfatase alcalina

FAN: fator antinuclear

FAO: Organização das Nações Unidas para a Alimentação e a Agricultura

FC: frequência cardíaca

FDA: Food and Drug Administration

FDG: fluorodesoxiglicose

FE: fração de excreção

FEBRASGO: Federação Brasileira de Associações de Ginecologia e Obstetrícia

FeNa: fração de excreção de sódio

FEO: feocromocitoma

FG: Ferriman-Gallwey

FGF-23: fator de crescimento fibroblástico 23 (do inglês *fibroblast growth factor 23*)

FGFR-3: receptor 3 do fator de crescimento de fibroblastos

FIAF: fator adipocitário induzido pelo jejum (do inglês *fasting induced adipose factor*)

FIGO: Federação Internacional de Ginecologia e Obstetrícia

FIPA: adenomas hipofisários familiares isolados (do inglês *familial isolated pituitary adenomas*)

FISH: hibridação *in situ* com fluorescência (do inglês *fluorescence in situ hybridization*)

FIV: fertilização in vitro

FL: fosfolipídeos

FMN: mononucleotídeo de flavina (do inglês *flavin mononucleotide*)

FOX: *forkhead box*

FPPS: enzima farnesil pirofosfato sintase

Frutose 6P: frutose 6 fosfato

FS: fator de sensibilidade

FSH: hormônio folículo estimulante (do inglês *follicle stimulating hormone*)

FSH-r: receptor do hormônio folículo estimulante (do inglês *follicle stimulating hormone receptor*)

FT: testosterona livre (do inglês *free testosterone*)

FTO: gene associado à massa gorda e obesidade (do inglês *fat mass and obesity associated gene*)

g: grama

G: gônadas

G: guanina

G1, G2, G3: grau 1, grau 2, grau 3

G6P: glicose-6-fosfato

GAB-1: GRB2 Associated Binding Protein 1

GABA: ácido gama-aminobutírico (do inglês *gamma aminobutyric acid*)

GAPDH: gliceraldeído-3-fosfato desidrogenase (do inglês *glyceraldehyde- 3-phosphate dehydrogenase*)

GATA-2: guanina-adenina-timina-adenina 2

GBY: gonadoblastoma Y

GCR: receptor de glicocorticoide (do inglês *glucocorticoid receptor*)

GCT: gesso de contato total

GEB: gasto energético basal

Gene ob: gene obeso

GER: gasto energético de repouso

GESF: glomeruloesclerose segmentar e focal

GET: gasto energético total

GF: *germ free*

GGT: gamaglutamil transferase

GH: hormônio do crescimento (do inglês *growth hormone*)

GHBP: proteína de ligação ao hormônio do crescimento (do inglês *growth hormone- binding protein*)

GH-N: GH hipofisário

GH-r: receptor de hormônio do crescimento (do inglês *growth hormone receptor*)

GHRH: hormônio liberador do crescimento (do inglês *growth hormone releasing hormone*)

GHS-R1A: receptor do secretagogo da grelina tipo 1A (do inglês *growth hormone secretagogue receptor 1A*)

GH-V: GH placentário

GIG: grande para idade gestacional

GIP: polipeptídeo inibitório gástrico (do inglês *gastric inhibitory polypeptide*)

GIP-r: receptor de polipeptídeo inibitório gástrico (do inglês *gastric inhibitory polypeptide receptor*)

GJ: glicemia de jejum

GJA: glicemia de jejum alterada

GLP-1: peptídeo semelhante ao glucagon 1 (do inglês *glucagon like peptide 1*)

GLP-2: peptídeo semelhante ao glucagon 2 (do inglês *glucagon like peptide 2*)

GLUT: transportador de glicose (do inglês *glicose transporter*)

GME: glicemia média estimada

GNAS: gene que codifica a subunidade alfa estimulatória da proteína G

GnRH: hormônio liberador de gonadotrofinas (do inglês *gonadotropin- releasing hormone*)

GPP: glicose pós-prandial

GR: receptor de glicocorticoide (do inglês *glucocorticoid receptor*)

GRAS: *generally regarded as safe*

GS-alfa: subunidade alfa da proteína G estimulatória (do inglês *stimulatory G protein-alpha subunit*)

Gsp: proteína estimuladora da ligação do nucleotídeo guanina (do inglês *stimulatory guanine nucleotide-binding protein*)

GTT: teste oral de tolerância à glicose (do inglês *glicose tolerance test*)

GTV: volume bruto do tumor (do inglês *gross tumor volume*)

GV: gastrectomia vertical

GWAS: Genome-wide association studies

H: altura (do inglês *height*)

H+: íon de hidrogênio

H2O2: peróxido de hidrogênio

HAAF: hipoglicemia neuropática (do inglês *hipoglicemia associated autoimune failure*)

HAC: hiperplasia adrenal congênita

HAI: hiperaldosteronismo idiopático

HAP: hiperaldosteronismo primário

HAPO: Hyperglycemia and Adverse Pregnancy Outcomes

HAPr: hiperplasia adrenal primária

HAS: hipertensão arterial sistêmica

HbA1c: hemoglobina glicada

HBV: vírus da hepatite B (do inglês *hepatitis B virus*)

HC: hipotireoidismo congênito

HCC: carcinoma hepatocelular (do inglês *hepatocellular carcinoma*)

HC-FMUSP: Hospital das Clínicas da Faculdade de Medicina da Universidade de São Paulo

hCG: gonadotrofina coriônica humana (do inglês *human chorionic gonadotropin*)

HCO3-: bicarbonato

hCRH: hormônio liberador de corticotrofina humano (do inglês *human corticotropin-releasing hormone*)

HCV: vírus da hepatite C (do inglês *hepatitis C virus*)

HDL: lipoproteína de alta densidade (do inglês *high density lipoprotein*)

HDL-c: colesterol da lipoproteína de alta densidade (do inglês *high density lipoprotein-cholesterol*)

HE: hematoxilina-eosina

HF: hipercolesterolemia familiar

HFHe: pacientes heterozigotos para hipercolesterolemia familiar

HFHo: hipercolesterolemia familiar homozigótica

hGH: hormônio do crescimento humano (do inglês *human growth hormone*)

HHA: eixo hipotálamo-hipófise-adrenal

HHC: hipogonadismo hipogonadotrófico congênito

HHF: hipogonadismo hipogonadotrófico funcional

HHG: eixo hipotálamo-hipófise-gônadas

HHI: hipogonadismo hipogonadotrófico isolado

HHP: hipogonadismo hipogonadotrófico permanente

HHT: eixo hipotálamo-hipófise-tireoide

HIC: hipertensão intracraniana

HIV: vírus da imunodeficiência humana (do inglês *human immunodeficiency virus*)

HLA: antígeno leucocitário humano (do inglês *human leukocyte antigen*)

HMGA2: high mobility group AT hook 2

HMG-CoA: hidroximetilglutaril Coenzima A

HMGCR: hidroximetilglutaril CoA redutase

HNF: fator nuclear de hepatócito (do inglês *hepatocyte nuclear fator*)

HOF: hiperandrogenismo ovariano funcional

HoHF: hipercolesterolemia familiar homozigótica

HOMA: Homeostatic Model Assesment

HOMA-IR: Homeostatic Model Assesment for Insuline Resistance

HP: hipoparatireoidismo

HPA: hipotálamo-pituitária-adrenal

HPB: hiperplasia prostática benigna

HPL: hormônio lactogênio placentário (do inglês *human placental lactogen*)

HPLC: cromatografia líquida de alta performance (do inglês *high-performance liquid chromatography*)

HPP: hiperparatireoidismo primário

HR-PqCT: tomografia computadorizada quantitativa periférica de alta resolução (do inglês *high resolution peripheral quantitative computed tomography*)

HSA: hemorragia subaracnóidea

HSD: hidroxiesteroide desidrogenase

HT: hormônios tireoidianos

HTLV: vírus linfotrófico T humano

IA: insuficiência adrenal

IADPSG: Associação Internacional de Grupos de Estudo em Diabetes Gestacional

IAM: infarto agudo do miocárdio

IAP: insuficiência adrenal primária

IAS: insuficiência adrenal secundária

IAT: insuficiência adrenal terciária

IBAT: transportador intestinal de ácidos biliares (do inglês *intestinal bile acid transporter*)

IBP: inibidor de bomba de prótons

IC: idade cronológica

ICAM: molécula de adesão intracelular (do inglês *intercellular adhesion molecule*)

ICC: insuficiência cardíaca congestiva

ICMA: ensaios imunoquimioluminométricos

ICSI: injeção intracitoplasmática de espermatozoide

IDA: ingestão diária aceitável

IDF: International Diabetes Federation

IDL: lipoproteína de intensidade intermediária (do inglês *intermediate density lipoprotein*)

iDPP4: inibidores da dipeptidil peptidase 4

iECA: inibidor da enzima conversora de angiotensina

IFMA: imunofluorimétrico

IFN: interferon

IFN-alfa: interferon alfa

IG: idade gestacional

IgA: imunoglobulina A

IGF: fator de crescimento semelhante à insulina (do inglês *insulin-like growth factor*)

IGF-1: fator de crescimento semelhante à insulina tipo 1

IGF-1R: receptor de IGF-1 (fator de crescimento semelhante à insulina tipo 1)

IGFBP: proteína de ligação do IGF (do inglês *IGF binding proteins*)

IGFR: receptor do fator de crescimento semelhante à insulina

IgG: imunoglobulina G

IgG-4: imunoglobulina G4

IGT: intolerância a carboidratos (do inglês *impaired glucose tolerance*)

IH: imuno-histoquímica

IHQ: imuno-histoquímica

IKK-B: inibidor do fator nuclear kappa beta (do inglês *nuclear factor kappa-B inhibitor*)

IL: interleucina

IM: intramuscular

IMAG: *intrauterine growth restriction, metaphyseal dysplasia, adrenal insufficiency, genital abnormalities*

IMAO: inibidores da monoaminoxidase

IMC: índice de massa corporal

IMG: glicada média estimada

IMT: camada íntima-média

INF 1: interferon 1

INR: razão normalizada internacional (do inglês *international normalized ratio*)

INS: genes que codificam a produção da insulina

INSIG: gene de estimulação da insulina (do inglês *insulin stimulation gene*)

INSL3: insulina-like 3

INSR: gene do receptor de insulina (Insulin Receptor)

Inv: inversão

IO: idade óssea

IOTF: International Obesity Task Force

IP2: peptídeo de intervenção 2 (do inglês *intervening peptide 2*)

iPCSK9: inibidores da pró-proteína convertase subtilisina quexina tipo 9

IPEX: imunodeficiência, poliendocrinopatia, enteropatia e ligado ao X (do inglês *immune dysregulation, polyendocrinopathy, enteropathy and X-linked*)

IR: índice de resistência

IRA: insuficiência renal aguda

IRC: insuficiência renal crônica

IRMA: anormalidade microvascular intrarretiniana (do inglês *intraretinal microvascular abnormality*)

IRMA: imunorradiométrico

IRS: substrato do receptor de insulina (do inglês *insulin receptor substrate*)

iSGLT2: inibidores dos cotransportadores de sódio-glicose tipo 2

ISPAD: International Society for Pediatric and Adolescent Diabetes

ISRS: inibidor seletivo de recaptação de Serotonina

IST: infecções sexualmente transmissíveis

ITB: índice tornozelo-braquial

ITK: inibidores tirosina da quinase

ITT: teste de tolerância à insulina (do inglês *insulin tolerance test*)

IV: intravenoso

IVAS: infecção de vias aéreas superiores

JAK: janus quinase (do inglês *janus kinase*)

JNK: Jun N terminal quinase

K: potássio

kDA: kilodaltons

KDIGO: Kidney Disease Improving Global Outcomes

kg: kilograma

l: litro

L1-L4: vértebras L1-L4 da coluna lombar

LADA: diabetes autoimune latente do adulto (do inglês *latent autoimunne diabetes in adults*)

LAL-D: deficiência de lipase ácida lisossomal

LBP: proteínas ligadoras de lipopolissacarídeos (do inglês *lipid binding proteins*)

LCAT: lecitina-colesterol aciltransferase

LC-MS/MS: cromatografia líquida seguida de espectrometria de massas

LDF: probabilidade calculada de hiperaldosteronismo (do inglês *logistic discriminant Analysis*)

LDH: lactato desidrogenase (do inglês *lactate dehydrogenase*)

LDL: lipoproteína de baixa densidade (do inglês *low density lipoprotein*)

LDL-c: colesterol da lipoproteína de baixa densidade (do inglês *low density lipoprotein-cholesterol*)

LDLR: receptor de lipoproteína de baixa densidade (do inglês *low density lipoprotein receptor*)

LEPR: deficiência do receptor de leptina

LES: lúpus eritematoso sistêmico

LH: hormônio luteinizante (do inglês *luteinizing hormone*)

LHA: área hipotalâmica lateral (do inglês *lateral hypothalamic area*)

LHCGR: receptor de hormônio luteinizante/receptor de coriogonadotropina

LH-r: receptor de hormônio luteinizante (do inglês *luteinizing hormone receptor*)

LHS: lipase hormônio sensível

LHX4: LIM homebox gene-4

LIN: limite inferior da normalidade

LLH: lipase hepática

LMNA: gene lamin A/C

Lp a: lipoproteína (a)

LP: lipoproteína

LPL: lipoproteína lipase

LPS: lipopolissacarídeos

LRP-1: proteína 1 relacionada ao receptor da lipoproteína de baixa densidade (do inglês *low density lipoprotein receptor related protein 1*)

LRP5/6: proteínas 5 e 6 relacionadas ao receptor de lipoproteína de baixa densidade

LSN: limite superior da normalidade

LT4: levotiroxina

LXR: receptor X do fígado (do inglês *liver receptor X*)

M: mamas

MAO: monoamina oxidase

MAPK: proteína quinase mitógeno ativada (do inglês *mitotic activating protein kinase*)

MBG: membrana basal glomerular

MC2R: receptor 2 da melanocortina

MC3R: receptor 3 da melanocortina (do inglês *Melanocortin-3 receptor*)

MC4R: receptor 4 da melanocortina (do inglês *Melanocortin-4 receptor*)

MCA: síndrome de McCune-Albright (do inglês *McCune-Albright syndrome*)

MCH: hormônio concentrador de melanina (do inglês *melanin concentrating hormone*)

MCP-1: proteína quimiotática de monócitos 1 (do inglês *monocyte chemoattractant protein-1*)

MCR1: receptor de melanócito tipo 1 (do inglês *melanocortin 1 receptor*)

M-CSF: fator estimulador de colônia de macrófago (do inglês *macrophage colony stimulating factor*)

MCT8: transportador monocarboxilato 8 (do inglês *monocarboxylate transporter 8*)

MDI: múltiplas doses de insulina

MELAS: miopatia mitocondrial, encefalopatia, acidose láctica e episódios de acidente vascular cerebral (do inglês *Mitochondrial Encephalopathy, Lactic Acidosis, and Stroke-like episodes*)

MEPE: fosfoglicoproteína de matriz extracelular (do inglês *matrix extracelular phosphoglycoprotein*)

mEq: miliequivalentes

METS: equivalente metabólico da tarefa

MEV: mudanças de estilo de vida

Mg: magnésio

MGP: proteína Gla da matrix

MHC: complexo de histocompatibilidade principal (do inglês *major histocompatility complex*)

MI: mioinositol

MIBG: meta-iodobenzilguanidina

MIBI: metoxiisobutilisonitrila

MIDD: diabetes e surdez de herança materna (do inglês *maternally inherited diabetes and deafness*)

MIT: monoiodotironina

MK: menaquinona

MK13: menaquinona 13

ml: mililitro

MMG: mamografia

MMP: metaloproteinase de matriz (do inglês *matrix metaloproteinase*)

MMZ: metimazol

MODY: diabetes da maturidade com início no jovem (do inglês *maturity onset diabetes of the young*)

MPA: medroxiprogesterona

MPT: proteína de transferência microssomal de lipídes (do inglês *microsomal triglyceride transfer protein*)

MR: receptor de mineralocorticoide (do inglês *mineralocorticoid receptor*)

MRSA: *Staphylococcus aureus* resistente à meticilina

MS: Ministério da Saúde

MSH: hormônio estimulador do melanócito (do inglês *melanocite stimulant hormone*)

MTF: metformina

mTOR: proteína-alvo da rapamicina em mamíferos (do inglês *mammalian targer of rapamycin*)

MTP: proteína de transferência microssomal de lipídes (do inglês *microsomal triglyceride transfer protein*)

MTT: modelo transteórico

NA: noradrenalina

NAC: neuropata autonômica cardiovascular

NaCl: cloreto de sódio

NAD: neuropatia autonômica diabética

NAD: nicotinamida adenina dinucleotídeo (do inglês *nicotinamide adenine dinucleotide*)

NADH: nicotinamida adenina dinucleotídeo reduzida (do inglês *reduced nicotinamide adenine dinucleotide*)

NADP: nicotinamida adenina dinucleotídeo fosfato (do inglês *nicotinamide adenine dinucleotide phosphate*)

NADPH: nicotinamida adenina dinucleotídeo fosfato reduzida (do inglês *reduced nicotinamide adenine dinucleotide phosphate*)

NAF: escore de atividade da NAFLD (do inglês *NAFLD activity score*)

NAFLD: doença gordurosa hepática não alcoólica (do inglês *non alcoholic fatty liver disease*)

NASH: esteato-hepatite não alcoólica (do inglês *nonalcoholic steatohepatitis*)

NCEP ATP-III: National Cholesterol Education Program Adult Treatment Panel III

NCHS: National Center for Health Statistics

NEJM: New England Journal of Medicine

NEM: neoplasia endócrina múltipla

NEM-1: neoplasia endócrina múltipla tipo 1

NEM-2: neoplasia endócrina múltipla tipo 2

NES: síndrome do comer noturno (do inglês *night eating syndrome*)

NF: não funcionantes

NF1: neurofibromatose 1

NGS: sequenciamento de nova geração

NGSP: National Glycohemoglobin Standardization Program

NHANES: National Health and Nutrition Examination Survey

NIH: National Institute of Health

NIPHS: hipoglicemia hiperinsulinêmica pancreatogênica não insulinoma (do inglês *noninsulinoma pancreatogenous hypoglycemia syndrome*)

NIS: cotransportador sódio-iodeto (do inglês *sodium-iodide symporter*)

NNH: número necessário para causar dano (do inglês *number needed to harm*)

NO: óxido nítrico

NOF: exame neuro-oftalmológico

NOS: óxido nítrico sintase

NPC1L1: proteína Niemann-Pick C1 L1 (do ingles, *Niemann-Pick C1-like protein*)

NPH: protamina neutra Hagedorn (do ingles, *neutral protamine Hagedorn*)

NPP1: nucleotide pyrophosphatase/phosphodiesterase 1

NPY: neuropeptídeo Y

NTX: telopeptídeo aminoterminal do colágeno tipo 1

NYHA: classificação da New York Heart Association

O2: oxigênio

O2: radicais livres superóxidos

OB-r: receptor do gene obese (do inglês *obese receptor*)

OC: osteocalcina

oCRH: hormônio liberador de corticotrofina ovino (do inglês *ovine corticotropin-releasing hormone*)

OHA: osteodistrofia hereditária de Albright

OHP: hidroxiprogesterona

OHT: hipertecose ovariana

OI: osteogênese imperfeita

OM: osteomalácia

OMS: Organização Mundial da Saúde

OP: osteoporose

OPG: osteoprotegerina

OPN: osteopontina

Osm: osmolaridade

OXM: oxintomodulina

OXY: ocitocina

P: fósforo

P: pelos

P: percentil

P1CP: propeptídeo carboxiterminal do procolágeno tipo 1

P1NP: fragmentos aminoterminais do pró-colágeno 1 (do inglês *procollagen type 1 aminoterminal propeptide*)

P450scc: colesterol desmolase

PA: pressão arterial

PAAF: punção aspirativa por agulha fina

PAD: pressão arterial diastólica

PAI-1: inibidor do ativador do plasminogênio tipo 1 (do inglês *plasminogen activator inhibitor type 1*)

PAIS: síndrome da insensibilidade parcial aos androgênios (do inglês *partial androgen insensibility syndrome*)

PARP: poli ADP-ribose polimerase

PAS: pressão arterial sistólica

PBEF: fator de estimulação de colônias de células pré-B (do inglês *pre-B-cell colony enhancing factor*)

PC: púbis-chão

PC1: pré-convertase 1

PCI: pesquisa de corpo inteiro

PCNA: antígeno nuclear de proliferação celular (do inglês *proliferating cell nuclear antigen*)

PCR: proteína C reativa

PCR: reação em cadeia da polimerase (do inglês *polimerase chain reaction*)

PCSK9: proproteína convertase subtilisin/kexin tipo 9

PDE5: fosfodiesterase

PDE11A: fosfodiesterase 11A

PDGF: fator de crescimento derivado de plaquetas

PD-L1: do inglês programmed cell death ligand 1

PEG: polietilenoglicol

PEG-V: pegvisomanto

PET: tomografia por emissão de pósitrons (do inglês *positron emission tomography*)

PET-FDG-18: tomografia por emissão de pósitrons com 18-fluorodesoxiglicose

PET-FDG-18-DOPA: tomografia por emissão de pósitrons com 18-fluorodesoxiglicose marcada com dopamina

PET-TC: Tomografia por emissão de pósitrons

PGE: prostaglandina E

PGP: glicoproteína de permeabilidade (do inglês *permeability glycoprotein*)

PHOSPHO-1: fosfatase órfã 1 (do inglês *phosphatase orfan 1*)

PHP: pseudo-hiperparatireoidismo

Pi: fosfato

PI3K: fosfatidilinositol-3-quinase

PIF: fator de inibição da prolactina (do inglês *prolactin inibing factor*)

PIG: pequeno para idade gestacional

PIK3: fosfatidilinositol-3-quinase

PIT1/POU1F1: fator de transcrição positivo pituitário específico 1 (do inglês *pituitary specific positive transcription factor 1*)

PIT1: pituitary-specific transcription factor 1

PKA: proteína quinase A

PKC: proteína quinase C

PLGM: gerenciamento preditivo de baixa glicose

PLTP: proteína de transferência de fosfolipídeos (do inglês *phospholipid transfer protein*)

PNMT: enzima fenil-etanolamina-N-metil-transferase (do inglês *phenylethanolamine N-methyl- transferase*)

PNPLA3: gene patatin-like phospholipase 3

PNTN: Programa Nacional de Triagem Neonatal

PO: pós-operatório

POMC: pró-opiomelanocortina

POR: P450 óxido-redutase

PP: polidipsia primária

PP: polipeptídeo pancreático

PP: proteína P ribossomal

PP: puberdade precoce

PPAR: receptor do preliferador ativado de peroxissoma (do inglês *peroxisome proliferator-activated receptor*)

PPDG: puberdade precoce dependente de gonadotrofinas

PPHP: pseudo-pseudo-hipoparatireoidismo

PPi: pirofosfato inorgânico

PPIG: puberdade precoce independente de gonadotrofinas

PPNAD: doença adrenal nodular pigmentada primária (do inglês *primary pigmented nodular adrenocortical disease*)

PREDIMED: prevenção com dieta mediterrânea (do espanhol *prevención con Dieta Mediterránea*)

PRF: fator estimulador da prolactina (do inglês *prolactin releasing factor*)

PRKACA: subunidade catalítica da proteína quinase A (do inglês *Protein Kinase A Catalytic Subunit*)

PRKAR1A: da subunidade regulatória da proteína quinase A (do inglês *protein kinase cAMP-dependent type I regulatory subunit alpha*)

PRL: prolactina

PRL-r: receptor de prolactina (do inglês *prolactin receptor*)

PROP-1: profeta de Pit 1

PS: pronto-socorro

PSA: antígeno prostático específico (do inglês *prostate-specific antigen*)

PSG: polissonografia

PSOF: pesquisa de sangue oculto nas fezes

PTH: paratormônio

PTH-R1: receptor 1 do PTH

PTH-rp: peptídeo semelhante ao PTH (do inglês *PTH-related peptide*)

PTP1B: proteína tirosina fosfatase 1B

PTTG: gene transformador de tumor hipofisário (do inglês *pituitary tumor transforming gene*)

PTU: propiltiouracil

PTV: volume-alvo planejado (do inglês *planning target volume*)

PV: púbis-vértice

PVN: núcleo paraventricular (do inglês *paraventricular nucleus*)

PYY: peptídeo YY

QI: coeficiente de inteligência

QM: quilomícrons

QR: quociente respiratório

qsp: quantidade suficiente para

QT: quimioterapia

qTC: tomografia computadorizada quantitativa (do inglês *quantitative computed tomography*)

Quicki: Quantitative Insulin Sensivity Check Index

R0: tumores com ressecção completa

RAA: renina angiotensina aldosterona

RAI: radioiodo

RANK: receptor ativador do fator nuclear kappa B (do inglês *receptor activator of nuclear factor kappa-B*)

RANKL: ligante do receptor ativador do fator nuclear kappa B (do inglês *receptor activator of nuclear factor kappa-B ligand*)

RAR: razão aldosterona-renina

RCCD: retardo constitucional de crescimento e desenvolvimento

RCCP: retardo constitucional do crescimento e puberdade

RCIU: retardo do crescimento intrauterino

RCV: risco cardiovascular

RD: retinopatia diabética

RDA: recomendação de ingestão diária (do inglês *recommended dietary allowance*)

REE: requerimento energético estimado

REM: movimento rápido dos olhos (do inglês *rapid eye movement*)

RET: rearranjado durante a transfecção (do inglês *rearranged during transfection*)

RF: radiofrequência

RFA: radiofrequência guiada por imagem

rGH: GH recombinante humano

RH: reposição hormonal

rhGH: hormônio do crescimento recombinante humano (do inglês *recombinant human growth hormone*)

rhPTH: PTH recombinante humano

RHT: resistência aos hormônios tireoidianos

RI: resistência à insulina

RIA: radioimunoensaio

RIC: razão entre insulina e carboidrato

RIE: radioimunoensaio

RIT: radioiodoterapia

RM: ressonância magnética

RN: recém-nascido

RNA 3´UTR: região 3 do RNA não traduzida

RNA 5´UTR: região 5 do RNA não traduzida

RNA: ácido ribonucleico (do inglês *ribonucleic acid*)

RNAm: RNA mensageiro

ROS: espécies reativas de oxigênio (do inglês *reactive oxygen species*)

RR: risco relativo

RT: radioterapia

RXR: receptor do retinoide X (do inglês *retinoid X receptor*)

RYGB: derivação gástrica em Y de Roux (do inglês *Roux-en-Y gastric bypass*)

SAE: secreção ectópica de ACTH (do inglês *ectopic ACTH secretion*)

SAI: síndrome de insuficiência androgênica (do inglês *androgen insensitivity syndrome*)

SAOS: síndrome da apneia obstrutiva do sono

SARA: síndrome da angústia respiratória aguda

SBC: Sociedade Brasileira de Cardiologia

SBD: Sociedade Brasileira de Diabetes

SBEM: Sociedade Brasileira de Endocrinologia e Metabologia

SBP: Sociedade Brasileira de Pediatria

SC: síndrome de Cushing

SC: subcutâneo

SCA: síndrome coronariana aguda

SCAP: proteína de ativação de clivagem do SREBP (do inglês *SREBG cleavage activating protein*)

SCN: síndrome do comer noturno

SCOUT: Sibutramine Cardiovacular Outcome Trial

SCPS: síndrome cerebral perdedora de sal

SDH: succinato desidrogenase (do inglês *succinatedehydrogenase*)

SDHA: succinato desidrogenase subunidade A

SDHB: succinato desidrogenase subunidade B

SDHC: succinato desidrogenase subunidade C

SDHD: succinato desidrogenase subunidade D

sDHEA: sulfato de di-hidroepiandrosterona

SERM: moduladores seletivos dos receptores de estrogênio (do inglês *selective estrogen receptor modulators*)

SES-DF: Secretaria de Estado de Saúde do Distrito Federal

SF: soro fisiológico

SF1: fator esteroidogênico 1 (do inglês *steroidogenic factor 1*)

SG: soro glicosado

SGLT: cotransportador de sódio-glicose (do inglês *sodium glucose cotransporter*)

SH: altura sentado (do inglês *sitting height*)

SHBG: globulina ligadora de hormônios sexuais (do inglês *sex hormone-binding globulin*)

Shc: Src homology and Collagen

SIADH: síndrome da secreção inapropriada de hormônio antidiurético (do inglês *syndrome of inappropriate antidiuretic hormone secretion*)

SICI: sistema de infusão contínua de insulina

SM: síndrome metabólica

SMPD3: sphingomyelin phosphodiesterase 3

SMRE: sintomas musculares relacionados com a estatina

SNA: sistema nervoso autônomo

SNC: sistema nervoso central

SNP: polimorfismo de nucleotídeo único (do inglês *single nucleotide polymorfism*)

SNP: sistema nervoso periférico

SNRI: inibidores de receptação de serotonina e norepinefrina

SOCS3: supressor da sinalização de citocina 3 (do inglês *suppressor of cytokine signaling 3*)

SOD: superoxidodesmutase

SOM230: pasireotide

SON: núcleo supraóptico (do inglês *supraoptic nucleus*)

SOP: síndrome dos ovários policísticos

SPA: síndrome poliglandular autoimune

SPA2: síndrome poliglandular autoimune tipo 2

SRAA: sistema renina-angiotensina- aldosterona

SRB1: receptor *scavanger* classe b tipo1 (do inglês *scavenger receptor class B member 1*)

SREBP: proteína de ligação do elemento regulador do esterol (do inglês *sterol regulatory element binding protein*)

SRIF: somatostatina

SRY: região determinante do sexo no cromossomo Y (do inglês *sex determining region Y chromosome*)

SSR: síndrome de Silver-Russell

SSTR: receptor para somatostatina (do inglês *somatostatin receptor*)

STAMP2: proteína transmembrana-seis de próstata (do inglês *six transmembrane protein of prostate 2*)

StAR: proteína regulatória aguda esteroidogênica (do inglês *steroidogenic acute regulatory protein*)

STAT3: transdutor de sinal e ativador da transcrição 3 (do inglês *signal transducer and activator of transcription 3*)

STORM: Sibutramine Trial of Obesity Reduction and Maintenance

SU: sulfonilureias

SUR: receptor de sulfonilureia

SUS: Sistema Único de Saúde

SUV: valor de absorção padronizado (do inglês *standardized uptake value*)

SVM: sintomas vasomotores

T: timina

T3: tri-iodotironina

T4: tetraiodotironina

TA: transtorno alimentar

TAC: teste autonômico cardiovascular

TAP: tempo de atividade da protrombina

TARV: terapia antirretroviral

TBG: globulina ligadora de tiroxina (do inglês *thyroxine-binding glubulin*)

Tc: tecnécio

TC: tomografia computadorizada

TCA: transtorno de compulsão alimentar

TCAP: transtorno de compulsão alimentar periódica

TCC: terapia cognitivo-comportamental

TCD: túbulo contorcido distal

TCE: traumatismo cranioencefálico

TCL: triglicerídeos de cadeia longa

TCM: triglicerídeos de cadeia média

TCP: túbulo contorcido proximal

TCQ: tomografia computadorizada

TDAH: transtorno do déficit de atenção e hiperatividade

TDSH: transtorno do desejo sexual hipoativo

TEF: fator embriológico tireotrófico (do inglês *thyrotroph embryonic factor*)

TEP: tromboembolismo pulmonar

TEV: tromboembolismo venoso

TFG: taxa de filtração glomerular

Tg: tireoglobulina

TG: triglicerídeos

TGF: fator de transformação do crescimento (do inglês *transforming growth factor*)

TGI: trato gastrointestinal

TGO: transaminase glutâmico-oxalacética

TGP: transaminase glutâmico-pirúvica

TH: altura-alvo (do inglês *target height*)

TRH: terapia de reposição hormonal

THADA: gene Thyroid adenoma associated

ThOX 1 e 2: oxidase da tireoide 1 e 2 (do inglês *thyroid oxidase 1 and 2*)

THRA: receptor alfa de hormônio tireoidiano (do inglês *thyroid hormone receptor alpha*)

THRB: receptor beta de hormônio tireoidiano (do inglês *thyroid hormone receptor beta*)

TIO: osteomalácia induzida por tumor (do inglês *tumor-induced osteomalacia*)

TIR: tempo no alvo (do inglês *time in Range*)

TM: capacidade tubular máxima (do inglês *tubular maximum capacity*)

TNAP: tissue-nonspecific alkaline phosphatase

TNF: tumor não funcionante

TNF-alfa: fator de necrose tumoral alfa (do inglês *tumor necrosis factor alpha*)

TNM: classificação dos tumores malignos (do inglês *malignant melanoma staging*)

TOC: transtorno obsessivo compulsivo

TOTG: teste oral de tolerância à glicose

TPIT: fator de transcrição hipofisário t-box (do inglês *T-box pituitary transcription factor*)

TPM: tensão pré-menstrual

TPO: tiroperoxidase

TR: receptor de hormônio tireoidiano (do inglês *thyroid hormone receptor*)

TRA: terapia de reprodução assistida

TRAb: anticorpo antirreceptor de TSH (do inglês *TSH anti-receptor antibodies*)

TRACP: fosfatase ácida tartarato-resistente

TRACP5b: subforma B da isoenzima 5 da fosfatase ácida tartarato-resistente

TRF: alimentação com restrição de tempo (do inglês *time-restricted feeding*)

TRH: hormônio liberador de tireotrofina (do inglês *thyrotropin releasing hormone*)

TSH: hormônio tireoestimulante (do inglês *thyroid stimulating hormone*)

TSPY: Testis Specific Protein Y-linked

TT: tireoidectomia total

TTF: fator de transcrição da tireoide (do inglês *thyroid transcription factor*)

TTGO: teste de tolerância de glicose oral

TTOG 75 g: teste de tolerância oral à glicose com 75 g

TTPA: tempo de tromboplastina parcialmente ativada

U: uracila

UCP1: proteína desacopladora 1 (do inglês *uncoupling protein 1*)

UFC: cortisol livre urinário (do inglês *urinary free cortisol*)

UH: unidades Hounsfield

UI: unidades internacionais

UICC: Union for International Cancer Control

UKPDS: United Kingdom Prospective Diabetes Study

UnB: Universidade de Brasília

USG: ultrassonografia

USGTV: ultrassonografia transvaginal

UV: irradiação ultravioleta

VADT: Veterans Affairs Diabetes Trial

VC: velocidade de crescimento

VCAM: molécula de adesão celular-vascular (do inglês *vascular cell adhesion*)

VCT: valor calórico total

VDDR-II: raquitismo dependente de vitamina D tipo 2

VDR: receptor de vitamina D (do inglês *vitamin D receptor*)

VDRL: Venereal Disease Research Laboratory

VE: ventrículo esquerdo

VEF-1: volume expiratório forçado no primeiro segundo

VEGF: fator de crescimento endotelial vascular (do inglês *vascular endothelial growth fator*)

VHL: síndrome de von Hippel-Lindau

VHS: velocidade de hemossedimentação

VIP: peptídeo vasoativo intestinal (do inglês *vasoactive intestinal peptide*)

VLCD: *dieta de muito baixa caloria* (do inglês *very low calorie diet*)

VLDL: lipoproteína de muito baixa densidade (do inglês *very low density lipoprotein*)

VLDL-c: colesterol da lipoproteína de muito baixa densidade (do inglês *very low density lipoprotein-cholesterol*)

VMA: ácido vanilmandélico (do inglês *vannillyl mandelic acid*)

VNTR: repetição *in tandem* de número variável (do inglês *variable number tandem repeat*)

VO: via oral

VR: valor de referência

VSMC: células musculares lisas vasculares

VUH: veículo de ultra-absorção hormonal

WnT: via de sinalização WnT

XENDOS: Xenical in the Prevention of Diabetes in Obese Subjects

XPID: ligado ao X, poliendocrinopatia, imunodeficiência e diarreia (do inglês *X-linked, polyendocrinopathy, immune disfunction and diarrhea*)

Sumário

Parte 1 Adrenal, *1*

1 Esteroidogênese Adrenal, *3*
2 Síndrome de Cushing ACTH-Independente, *8*
3 Hiperaldosteronismo Primário, *15*
4 Feocromocitoma e Paraganglioma, *22*
5 Incidentaloma Adrenal, *32*
6 Carcinomas Adrenais, *39*
7 Insuficiência Adrenal, *45*
8 Síndromes Poliglandulares Autoimunes, *55*
9 Desmame de Glicocorticoides, *59*
10 Hiperplasia Adrenal Congênita, *62*

Parte 2 Crescimento e Desenvolvimento, *71*

11 Crescimento Normal e Investigação de Baixa Estatura, *73*
12 Causas Importantes de Baixa Estatura, *93*
13 Puberdade Normal e Puberdade Precoce, *106*
14 Puberdade Atrasada, *121*
15 Desenvolvimento Sexual Normal, *130*
16 Distúrbios do Desenvolvimento Sexual, *134*
17 Síndrome de Turner e Síndrome de Klinefelter, *145*
18 Disfunção Erétil e Micropênis, *153*
19 Ginecomastia, *159*
20 Amenorreia, *164*
21 Hirsutismo e Síndromes Hiperandrogênicas, *168*
22 Síndrome dos Ovários Policísticos, *174*
23 Infertilidade, *180*
24 Terapia de Reposição Hormonal Pós-menopausa, *187*
25 Reposição Androgênica Feminina, *194*
26 Terapia de Reposição Hormonal Feminina no Hipogonadismo, *198*
27 Hipogonadismo Masculino e Terapia de Reposição Hormonal Androgênica, *206*

Parte 3 Doenças Osteometabólicas, *213*

28 Conceitos Importantes em Metabolismo Ósseo, *215*
29 Mecanismos de Formação e Reabsorção Óssea, *223*

30 Osteoporose, *231*
31 Densitometria Mineral Óssea, *240*
32 Raquitismo, *243*
33 Osteomalacia, *248*
34 Displasia Óssea na Síndrome de McCune-Albright, *251*
35 Doença de Paget, *254*
36 Osteogênese Imperfeita, *258*
37 Hiperparatireoidismo, *262*
38 Hipoparatireoidismo, Pseudo-hipoparatireoidismo e Pseudo-pseudo-hipoparatireoidismo, *269*
39 Alterações do Receptor Sensor de Cálcio, *275*
40 Nefrolitíase, *278*
41 Hipercalcemia, *281*
42 Hipocalcemia, *284*

Parte 4 Neuroendocrinologia, *287*

43 Anatomia e Fisiologia Hipofisária, *289*
44 Tumorigênese Hipofisária, *298*
45 Tumores Não Funcionantes de Hipófise e Diagnósticos Diferenciais, *303*
46 Incidentaloma Hipofisário, *311*
47 Acromegalia, *314*
48 Hiperprolactinemia, *322*
49 Doença de Cushing, *329*
50 Hipopituitarismo, *338*
51 Deficiência do Hormônio de Crescimento, *348*
52 Apoplexia Hipofisária, *352*
53 Manejo dos Tumores Hipofisários na Gestação, *354*
54 Radioterapia nos Tumores Hipofisários, *358*
55 Distúrbios da Água e do Sódio, *360*
56 Tratamento Cirúrgico dos Adenomas Hipofisários, *369*

Parte 5 Tireoide, *375*

57 Fisiologia dos Hormônios Tireoidianos e Interpretação de Resultados de Provas de Função Tireoidiana, *377*
58 Ultrassonografia de Tireoide, *384*

59 Medicina Nuclear Aplicada às Doenças Tireoidianas, *388*

60 Hipotireoidismo, *395*

61 Hipotireoidismo Congênito, *402*

62 Hipertireoidismo, *408*

63 Oftalmopatia de Graves, *418*

64 Síndrome do Eutireoidiano Doente, *424*

65 Nódulos de Tireoide, *427*

66 Carcinoma Diferenciado de Tireoide, *435*

67 Carcinoma Medular de Tireoide, *448*

68 Tireoidopatias na Gestação, *454*

69 Amiodarona e Tireoide, *462*

70 Tireoidites, *465*

Parte 6 Genética, *471*

71 Conceitos em Genética, *473*

72 Neoplasia Endócrina Múltipla Tipo 1, *479*

73 Neoplasia Endócrina Múltipla Tipo 2, *485*

Parte 7 Obesidade, *491*

74 Fisiopatologia da Obesidade, *493*

75 Biologia do Tecido Adiposo, *499*

76 Regulação da Ingestão Alimentar, *503*

77 Causas Genéticas de Obesidade, *511*

78 Eixos Hormonais na Obesidade, *515*

79 Métodos de Avaliação da Composição Corporal, *520*

80 Avaliação do Gasto Energético Basal, *525*

81 Avaliação Inicial do Paciente com Diagnóstico de Obesidade, *528*

82 Obesidade e suas Comorbidades, *538*

83 Condução do Tratamento de Paciente com Obesidade, *558*

84 Programação de Plano Alimentar para o Paciente, *561*

85 Vitaminas e Minerais, *572*

86 Mitos e Verdades sobre Dietas para Perda de Peso, *581*

87 Adoçantes, *586*

88 Dietas Famosas, *591*

89 Tratamento Medicamentoso da Obesidade: Fármacos *On Label*, *603*

90 Tratamento Medicamentoso da Obesidade: Fármacos *Off Label*, *612*

91 Cirurgia Bariátrica: Indicações, Contraindicações e Técnicas Cirúrgicas, *618*

92 Cirurgia Bariátrica: Pré e Pós-Operatório, *626*

93 Obesidade Infantil, *635*

94 Obesidade e Gestação, *644*

95 Obesidade e Microbiota Intestinal, *650*

Parte 8 Lipídeos, *655*

96 Lipídeos, Lipoproteínas e Apolipoproteínas, *657*

97 Ciclo das Lipoproteínas no Organismo, *661*

98 Conceitos em Dislipidemias, *669*

99 Classificação de Risco Cardiovascular na População, *675*

100 Dislipidemias Primárias, *684*

101 Dislipidemias Secundárias, *696*

102 Dislipidemia na Síndrome Metabólica e Dislipidemia Diabética, *702*

103 Tratamento Dietético das Dislipidemias, *708*

104 Efeitos do Exercício Físico nos Lipídeos, *713*

105 Tratamento Medicamentoso das Dislipidemias, *715*

Parte 9 Diabetes Melito, *727*

106 Diabetes Melito: Epidemiologia, Classificação, Diagnóstico e Metas, *729*

107 Diabetes Melito Tipo 1, *735*

108 Genética do Diabetes Monogênico, *741*

109 Patogênese do Diabetes Melito Tipo 2, *745*

110 Métricas de Controle Glicêmico: Hemoglobina Glicada e Tempo no Alvo, *753*

111 Fisiopatologia das Complicações do Diabetes Melito, *759*

112 Retinopatia Diabética, *764*

113 Doença Renal do Diabetes, *767*

114 Neuropatia Diabética, *771*

115 Neuropatia Autonômica, *777*

116 Pé Diabético e Artropatia de Charcot, *782*

117 Doença Cardiovascular no Diabetes Melito, *788*

118 Tratamento do Diabetes Melito Tipo 2, *794*

119 Tratamento do Diabetes Melito: Insulinas e Transplante de Pâncreas, *808*

120 Bombas de Insulina e Dispositivos de Monitorização Contínua de Glicose, *815*

121 Diabetes Melito Gestacional, *824*

122 Cetoacidose Diabética e Estado Hiperosmolar Hiperglicêmico, *831*

123 Metabolismo da Glicose e Investigação de Hipoglicemia, *836*

Índice Alfabético, *842*

O ESSENCIAL EM
Endocrinologia

Parte 1

Adrenal

Gabriela Resende • Patrícia Sales

Esteroidogênese Adrenal

Capítulo 1

Introdução

As adrenais são glândulas piramidais com 4 g de peso, 4 cm de comprimento, 2 cm de altura e 1 cm de espessura aproximadamente. Encontram-se localizadas repousadas sobre o rim, em sua face posteromedial, e são divididas em córtex (porção mais periférica), derivado do tecido mesodérmico, e medula adrenal (porção mais interna), derivada da crista neural. O córtex adrenal é dividido anatomicamente em três camadas:

- Zona glomerulosa: localizada abaixo da cápsula e corresponde a 15% do córtex, pode variar de tamanho conforme a ingesta de sal do paciente. Essa camada contém células em formato espiral e é responsável pela produção de aldosterona
- Zona fasciculada: encontrada abaixo da zona glomerulosa e compreende 75% do córtex adrenal. Essa camada contém células em cordões radiais, ricas em lipídeos, responsáveis pela produção de cortisol
- Zona reticulada: separa a zona fasciculada da medula adrenal e é composta de células irregulares que correspondem a 10% do córtex adrenal. É responsável pela síntese de andrógenos adrenais.

A irrigação arterial das adrenais é bem rica, originando-se de aproximadamente 12 ramos arteriais pequenos provenientes da aorta e das artérias frênica, renal, intercostais, entre outras. A drenagem venosa ocorre pela veia adrenal direita (curta, desemboca diretamente na veia cava) e pela veia adrenal esquerda (longa, desemboca na veia renal esquerda, que, por sua vez, termina na veia cava).

Esteroidogênese adrenal

Todos os hormônios esteroides derivam de uma estrutura composta de três anéis de seis carbonos e um anel de cinco carbonos (Figura 1.1), e constituem moléculas com 18 a 21 carbonos, conforme o tipo de hormônio. Os glicocorticoides e os mineralocorticoides têm 21 carbonos; os andrógenos, 19; e os estrógenos, 18.

O colesterol é o precursor de todos os hormônios esteroides adrenais. As células do córtex adrenal têm receptores BE (B-E) para captar lipoproteínas de baixa densidade (LDL) da circulação e aproveitar o colesterol para síntese hormonal. Uma vez captado, o colesterol da LDL é desesterificado para ficar em sua forma livre, sendo transportado da membrana externa para a membrana interna da mitocôndria, onde é utilizado para iniciar a esteroidogênese adrenal.

A proteína regulatória aguda esteroidogênica (StAR) é a enzima limitante para a regulação aguda da esteroidogênese, que promove a passagem do colesterol da membrana externa da mitocôndria para a membrana interna. A StAR regula a produção hormonal de maneira rápida, em minutos. Sua atividade é estimulada pelo hormônio adrenocorticotrófico (ACTH), produzido na hipófise, que consegue estimular a síntese de glicocorticoides de maneira aguda. Essa é a primeira etapa da síntese dos hormônios esteroides.

Do colesterol utilizado na esteroidogênese, 90% é originado do LDL-c captado do sangue pelos receptores BE da adrenal. No entanto, as adrenais também são capazes de sintetizar o seu próprio colesterol pelo estímulo da enzima hidroximetilglutaril Coenzima A-redutase (HMG-CoA-redutase), de modo que 10% do colesterol utilizado na esteroidogênese é de síntese própria local. Por essa razão, pacientes com deficiência de LDL (abetalipoproteinemia), de receptor BE (hipercolesterolemia familiar) ou da StAR conseguem sintetizar um pouco de hormônios esteroides, embora apresentem uma deficiência parcial desses hormônios, pois perdem a regulação fina da esteroidogênese, que é mediada pela ACTH ativando a StAR (não conseguem utilizar o colesterol captado do sangue).

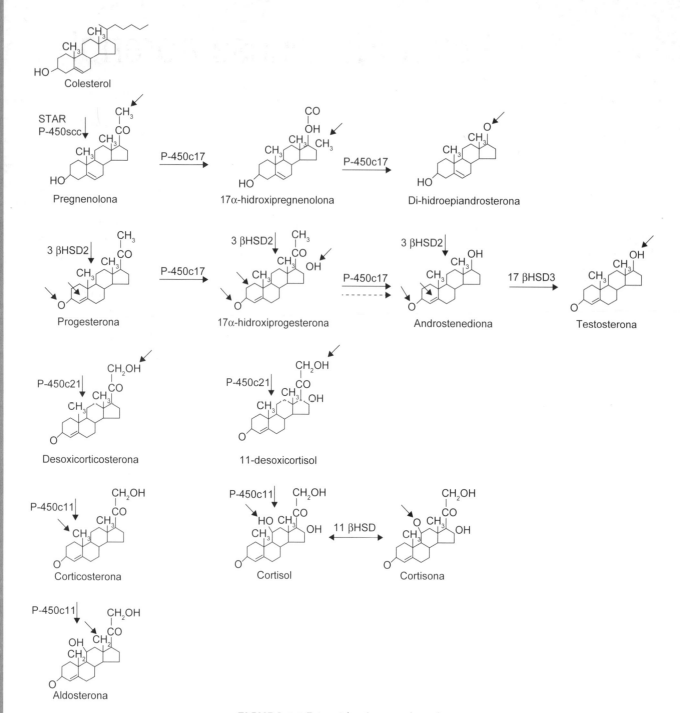

FIGURA 1.1 Esteroidogênese adrenal.

Existem dois grupos de enzimas na esteroidogênese adrenal: o das enzimas do citocromo P450 (dividido em tipos 1 e 2) e o das enzimas hidroxiesteroides desidrogenases (HSD). As enzimas do grupo P450 catalisam reações irreversíveis, de hidroxilação ou de clivagem carbono-carbono. As enzimas do grupo hidroxiesteroide desidrogenase catalisam reações reversíveis, de oxidação e redução.

As enzimas do citocromo P450 do tipo 1 têm localização mitocondrial e utilizam a ferridoxina e a ferridoxina redutase como cofatores, que, por sua vez, utilizam a nicotinamida adenina dinucleotídeo fosfato reduzida (NADPH) como doador de elétrons. São elas: colesterol desmolase (P450 scc), 11-beta-hidroxilase (CYP11B1) e aldosterona sintase (CYP11B2).

As enzimas do citocromo P450 do tipo 2 têm localização no retículo endoplasmático e utilizam como cofatores a enzima POR (P450 oxidorredutase) e o citocromo B5 (que é um cofator específico para ajudar na conversão da enzima 17-hidroxilase na sua isoforma 17,20-liase). São elas: 17-hidroxilase (CYP17A1), 17,20-liase (CYP17A1) e 21-hidroxilase (CYP21A2).

As enzimas do grupo hidroxiesteroide desidrogenase são: 3-beta-HSD 2, 17-beta-HSD, 5-alfarredutase e 11-beta-HSD 1 e 2.

Depois que o colesterol passa da membrana externa para a membrana interna das mitocôndrias via ação da enzima StAR, a próxima etapa da esteroidogênese é a clivagem dessa molécula de colesterol pela enzima colesterol desmolase, formando um hormônio chamado "pregnenolona". A enzima colesterol desmolase cliva a cadeia lateral do colesterol, retira os carbonos 22 a 27 da cadeia e deixa a molécula de pregnenolona com apenas 21 carbonos.

Depois disso, a pregnenolona pode seguir dois caminhos. No primeiro, a pregnenolona é modificada pela enzima 3-beta-HSD 2, que, além de desidrogenar o carbono 3 (tira um hidrogênio e faz uma ligação dupla do carbono 3 com o oxigênio), causa uma isomerização na ligação dupla do carbono 5, que agora vai para o carbono 4. Dessa maneira, os hormônios da esteroidogênese que ainda não foram modificados pela 3-beta-HSD2 têm uma ligação dupla no carbono 5 (e são chamados "delta 5"), e os hormônios que já passaram por essa ação enzimática têm a ligação dupla no carbono 4 (e são chamados "delta 4"). Depois que a pregnenolona sofre ação da 3-beta-HSD2, passa a ser chamada "progesterona".

- Grupo dos hormônios delta 5:
  - Pregnenolona
  - 17-OH-pregnenolona
  - Di-hidroepiandrosterona (DHEA)
- Grupo dos hormônios delta 4: todos os outros da esteroidogênese adrenal.

Toda pregnenolona presente na camada glomerulosa das adrenais segue esse caminho e se torna progesterona, seguindo uma sequência de modificações até se transformar na molécula de aldosterona. Isso ocorre porque a camada glomerulosa não tem a outra enzima capaz de modificar a molécula de pregnenolona, conhecida como 17-hidroxilase. Assim, toda pregnenolona da zona glomerulosa é convertida pela 3-beta-HSD2 em progesterona e depois percorre a sequência demonstrada a seguir até chegar à molécula de aldosterona.

Camada glomerulosa da adrenal

Colesterol → Pregnenolona → Progesterona → Desoxicorticosterona (DOCA) → Corticosterona → Aldosterona

A enzima aldosterona sintase, presente na zona glomerulosa das adrenais, tem a capacidade de converter a DOCA em corticosterona e a corticosterona em aldosterona.

O segundo caminho possível para a pregnenolona é a sua modificação pela enzima 17-hidroxilase. A zona glomerulosa da adrenal não tem essa enzima, mas as camadas fasciculada e reticulada, sim. Dessa maneira, nessas camadas, a pregnenolona pode seguir um caminho alternativo e se tornar uma molécula chamada "17-hidroxipregnenolona" (ou 17-OH-pregnenolona).

Logo, a 17-OH-pregnenolona também pode seguir dois caminhos: ser convertida pela 3-beta-HSD2 em um composto delta 4 (17-OH-progesterona) ou ser convertida pela enzima chamada 17,20-liase, formando a molécula de DHEA. Na verdade, a enzima "17,20-liase" é a mesma que a 17-hidroxilase, mas para que ela obtenha a atividade de 17,20-liase, é necessária a presença do cofator citocromo B5. Na zona fasciculada da adrenal não existe o citocromo B5, de modo que não ocorre a atividade da 17,20-liase, e toda a 17-OH-pregnenolona formada sofrerá ação da 3-beta-HSD2, a fim de criar um composto delta 4, percorrendo a sequência demonstrada a seguir.

Camada fasciculada da adrenal

17-OH-pregnenolona → 17-OH-progesterona (17-OHP) → 11-desoxicortisol (composto S) → Cortisol

O cortisol circula ligado a proteínas plasmáticas [globulina ligadora de glicocorticoides (CBG) e albumina], tem meia-vida de 70 a 120 minutos e pode ser perifericamente inativado para cortisona pela enzima 11-beta-HSD do tipo 2 (muito presente no néfron distal, no qual protege os receptores de aldosterona da sua ativação pela ligação do cortisol), e a cortisona, por sua vez, também pode ser ativada novamente para cortisol pela ação da enzima 11-beta-HSD do tipo 1, presente sobretudo no fígado e no néfron proximal.

O cortisol produzido age em receptores nucleares de glicocorticoides (GR) e apresenta efeitos diversos e difusos como alterações metabólicas (ativação da gliconeogênese hepática, hiperglicemia, lipólise), efeito imunomodulatório (ação anti-inflamatória), inibição da síntese proteica, de colágeno e de formação dos osteoblastos, aumento da sensibilidade às catecolaminas e alterações hormonais [inibição do hormônio tireoestimulante (TSH) e do hormônio liberador de gonadotrofinas (GnRH)], entre outros. Isso ocorre porque o GR está presente em quase todas as células do organismo.

Camada reticulada da adrenal

17-OH pregnenolona → DHEA → Androstenediona → Testosterona

A zona reticulada é rica em citocromo B5, e a partir da adrenarca ocorre grande atividade de 17,20-liase, de modo a privilegiar a conversão da 17-OH-pregnenolona em DHEA (que tem atividade androgênica). Por sua vez, a DHEA pode ser modificada pela 3-beta-HSD2 para virar o composto delta 4 chamado "androstenediona", que pode ser convertida pela 17-beta-HSD3 em testosterona (todos com atividade androgênica). Apesar de na camada reticular também poder haver conversão da 17-OHP em androstenediona diretamente pela ação da 17,20-liase, na prática essa conversão é irrisória, e predomina a produção de testosterona vinda da androstenediona, originária da modificação da DHEA pela 3-beta-HSD2.

A DHEA também pode ser sulfatada na zona reticulada das adrenais pela enzima DHEA sulfotransferase, formando o sulfato de DHEA (sDHEA).

O organismo humano tem quatro tipos diferentes de 17-beta-HSD:

- Tipo 1: presente nos ovários e na placenta, ativa a estrona (E1) em estradiol (E2)
- Tipo 3: presente nos testículos e nas adrenais, ativa a androstenediona em testosterona
- Tipos 2 e 4: fazem as reações inversas (inativam estradiol em estrona e testosterona em androstenediona).

Uma vez formada, a testosterona pode ser convertida em di-hidrotestosterona (DHT) pela enzima 5-alfarredutase.

Existem dois tipos de 5-alfarredutase no organismo, ambos convertem testosterona em DHT:

- Tipo 1: presente nos tecidos periféricos, mais ativo na adolescência
- Tipo 2: presente nos tecidos reprodutivos.

Regulação da síntese hormonal das camadas do córtex adrenal

Zona fasciculada

O hormônio liberador de corticotrofina (CRH) hipotalâmico estimula a secreção de pró-opiomelanocortina (POMC) pelos corticotrofos da hipófise anterior. A POMC será clivada em betalipoproteína, que dará origem a gamalipoproteína e betaendorfinas; em pró-ACTH, que, por sua vez, gera o hormônio adrenocorticotrófico (ACTH) e o peptídeo N-terminal; e em pró-MSH, que resulta em alfa, beta e gama-melanocortina (MSH).

Outros estímulos para a secreção de ACTH pelos corticotrofos são a desmopressina (DDAVP), citocinas inflamatórias, hipotensão, hipoglicemia, febre, trauma, lesões teciduais e situações de estresse no organismo. A secreção do ACTH ocorre de maneira pulsátil, com os pulsos maiores pela manhã e os menores ao longo do dia, reduzindo ainda mais à noite.

O ACTH será então o principal estímulo para a zona fasciculada do córtex adrenal sintetizar glicocorticoides que, por sua vez, exercem *feedback* negativo com a adeno-hipófise, e reduzem a síntese de ACTH. Pacientes que utilizam corticoterapia exógena prolongada podem ter seu eixo hipotálamo-hipófise-adrenal suprimido por meses ou até anos, dependendo da dose, do tempo e do tipo de corticoide utilizado.

Ao se ligar ao receptor de ACTH nas células da zona fasciculada do córtex adrenal, ocorre estímulo agudo da esteroidogênese via ativação da síntese e da atividade da StAR. Ocorre também estímulo crônico à esteroidogênese após 24 a 36 horas de exposição ao ACTH, via ativação da síntese e da atividade das enzimas do grupo do citocromo P450, dos seus cofatores, dos receptores para LDL-c e para HDL-c e da atividade da HMG-CoA-redutase. O ACTH induz hiperplasia e hipertrofia das adrenais, e sua ausência estimula à atrofia das glândulas em 4 semanas.

Zona glomerulosa

A aldosterona é sintetizada na zona glomerulosa sob estímulo principal do aumento dos níveis de angiotensina II (ATII) e do potássio. O ACTH também pode influenciar um pouco esta síntese (10 a 20%), porém não é o seu regulador principal, uma vez que só consegue estimular as enzimas iniciais da síntese de aldosterona.

A queda do volume sanguíneo circulante efetivo é percebida por baroceptores do aparelho justaglomerular, e é o principal estímulo fisiológico para ativação do sistema renina-angiotensina-aldosterona (SRAA). Assim, ocorre a liberação de renina pelos rins, a qual catalisa a conversão do angiotensinogênio (produzido principalmente pelo fígado) em angiotensina I. Essa, por sua vez, é convertida nas células endoteliais pulmonares, em angiotensina II pela ação da enzima conversora de angiotensina (ECA). Tanto a ATII (via receptores AT2) quanto o potássio estimulam a atividade da aldosterona sintase (enzima que converte DOCA em corticosterona, e esta em aldosterona).

A aldosterona é sintetizada exclusivamente pela zona glomerulosa, pois a expressão da enzima aldosterona sintase é exclusiva dessa camada. Tem ligação mínima com as proteínas plasmáticas e meia-vida de 15 a 20 minutos.

A aldosterona age em receptores nucleares, conhecidos como receptores de mineralocorticoides, promovendo reabsorção de sódio e excreção de potássio (no túbulo contorcido distal e no tubo coletor renal). Também apresenta efeitos extrarrenais, como ação inotrópica positiva no coração, indução de fibrose cardíaca e regulação do tônus simpático no sistema nervoso central (SNC).

Outros compostos, como DOCA, corticosterona e cortisol, quando em altas concentrações, também podem se ligar aos receptores de aldosterona e causar certo agonismo e atividade do receptor de mineralocorticoide.

Os receptores de mineralocorticoides e de glicocorticoides têm elevada homologia, e o cortisol é capaz de se ligar ao receptor de mineralocorticoide com alta afinidade. Existem alguns mecanismos fisiológicos que reduzem essa ligação e, assim, a ação mineralocorticoide do cortisol se mantém em condições normais:

- Presença da enzima 11-beta-HSD tipo 2 nas células-alvo da aldosterona. Essa enzima converte o cortisol em cortisona (forma menos ativa e com menor afinidade pelo receptor de mineralocorticoide)
- Maior ligação do cortisol às proteínas plasmáticas (principalmente CBG)
- Dissociação lenta da aldosterona de seus receptores.

Zona reticulada

A zona reticulada das adrenais é responsável pela produção de DHEA, sDHEA e um pouco de androstenediona, testosterona, estrona e estradiol. O DHEA é precursor crucial para a síntese dos esteroides sexuais e pode exercer efeito androgênico ou estrogênico, conforme a atividade das enzimas 3-beta-HSD e aromatase.

O DHEA é a forma ativa biologicamente e que pode ser convertida em outros andrógenos. O sDHEA é uma forma inativa do hormônio, e representa apenas o estoque circulante de DHEA, pois fica em equilíbrio com o DHEA e pode um ser convertido no outro pela enzima DHEA sulfotransferase. A dosagem de sDHEA é muito mais fácil e confiável do que a de DHEA. Os androgênios de origem adrenal correspondem a aproximadamente 50% dos androgênios nas mulheres em pré-menopausa. Nos homens, essa proporção é muito menor.

A secreção da camada reticulada é estimulada pelo ACTH e também por outros fatores ainda pouco explicados e conhecidos na atualidade.

Uma adrenal adulta secreta cerca de 10 a 20 mg/dia de cortisol, 100 a 150 µg/dia de aldosterona, 4 mg/dia DHEA, 7 a 15 mg/dia de sDHEA, 1,5 mg/dia de androstenediona e 0,05 mg/dia de testosterona.

Leitura recomendada

John ME, John MC, Simpson ER, Waterman MR. Regulation of cytochrome P-45011 beta gene expression by adrenocorticotropin. J Biol Chem. 1985;260(5760).

Melmed SK, Polonsky KS, Larsen PR, Kronenberg HM. Williams textbook of endocrinology. 12nd ed. Philadelphia: Elsevier/Saunders; 2011.

Miller WL. Molecular biology of steroid hormone synthesis. Endocr Rev. 1988;9(295).

Penning TM. Molecular endocrinology of hydroxysteroid dehydrogenases. Endocr Rev. 1997;18(281).

Simpson ER, Waterman MR. Regulation of the synthesis of steroidogenic enzymes in adrenal cortical cells by ACTH. Annu Rev Physiol. 1988;50(427).

Stocco DM, Clark BJ. Regulation of the acute production of steroids in steroidogenic cells. Endocr Rev. 1996;17(221).

Waterman MR. A rising StAR: an essential role in cholesterol transport. Science. 1995;267(1780).

White PC, Curnow KM, Pascoe L. Disorders of steroid 11 beta-hydroxylase isozymes. Endocr Rev. 1994;15(421).

White PC. Disorders of aldosterone biosynthesis and action. N Engl J Med. 1994;331(250).

Síndrome de Cushing ACTH-Independente

Capítulo 2

Introdução

A síndrome de Cushing (SC) é uma condição resultante da exposição prolongada a quantidades excessivas de glicocorticoides livres circulantes. Ela pode ser decorrente da administração terapêutica prolongada de glicocorticoides (SC exógena ou iatrogênica) ou da hiperprodução crônica de glicocorticoides (SC endógena). Nessa última, a causa da hiperprodução de cortisol pode ser hormônio adrenocorticotrófico ou corticotrofina (ACTH) dependente (doença de Cushing e síndrome da secreção ectópica de ACTH, abordados de maneira detalhada na Parte 4, *Neuroendocrinologia*) ou ACTH-independente.

A SC ACTH-independente corresponde a 20 a 30% dos casos de SC. No geral, são causados por um adenoma ou carcinoma adrenal produtor de cortisol e, mais raramente, por outras causas detalhadas neste capítulo.

Etiologia

As etiologias de SC ACTH-independente endógena são:

- Adenoma adrenal produtor de cortisol: 60%
- Carcinoma adrenal: 40%
- Hiperplasia adrenal macronodular ACTH-independente (AIMAH): < 2%
- Doença adrenal nodular pigmentada primária (PPNAD) associada ao complexo de Carney: < 1%
- Produção ectópica em tumores testiculares, ovarianos, restos adrenais testiculares, síndrome de McCune-Albright (hiperplasia adrenal nodular), feocromocitoma secretor de cortisol: raramente.

Quadro clínico

Os sinais associados à SC são extremamente variados e diferem em sua gravidade, sendo, muitas vezes, inespecíficos. Problemas relacionados com hipertensão arterial e diabetes melito são comuns, bem como o aparecimento de osteopenia ou de osteoporose sem causa aparente.

Ganho de peso, letargia, fraqueza, irregularidades menstruais, hipogonadismo hipogonadotrófico, amenorreia, perda da libido, hirsutismo, acne, alopecia androgênica, síndrome dos ovários policísticos (SOP), estrias cutâneas purpúricas, pletora facial, resistência à insulina, acantose *nigricans*, dislipidemia, hipercoagulabilidade e aumento no risco de eventos tromboembólicos, déficit de crescimento e de puberdade em crianças, infecções de repetição, depressão e psicose são sintomas clássicos associados ao hipercortisolismo. Entre os sinais mais específicos, há fragilidade capilar, com aparecimento de equimoses, miopatia proximal e estrias violáceas mais largas que 1 cm. Em crianças, os achados mais comuns são a diminuição da velocidade de crescimento – o cortisol antagoniza a ação do fator de crescimento semelhante à insulina tipo 1 (IGF-1) na placa de crescimento – e o ganho de peso.

Nos casos de SC exógena, os sintomas mais comuns costumam ser diferentes dos da SC endógena. Dentre os mais relacionados, há pressão intraocular elevada, catarata subcapsular, hipertensão intracraniana benigna, necrose asséptica da cabeça de fêmur, osteoporose e pancreatite.

Deve-se lembrar que a hiperpigmentação que ocorre nos casos de doença de Cushing ou de secreção ectópica de ACTH não acontece na SC ACTH-independente, uma vez que essa hiperpigmentação é consequência do excesso de hormônio estimulador de melanócito alfa (alfa-MSH), um dos hormônios derivados da pró-opiomelanocortina (POMC), precursora de ACTH. No hipercortisolismo ACTH-independente ocorre supressão da POMC e de ACTH, de modo que o alfa-MSH também estará baixo e, por isso, não ocorre hiperpigmentação.

Diagnóstico

O diagnóstico de SC é estabelecido diante de um paciente com confirmação do hipercortisolismo por meio de, pelo menos, dois testes positivos dentre os quatro disponíveis (cortisol livre urinário de 24 horas, cortisol sérico à meia-noite, cortisol salivar à meia-noite e cortisol às 8 horas da manhã após 1 mg de dexametasona às 23 horas do dia anterior). Nenhum desses testes tem acurácia de 100% e, dependendo da causa suspeita de SC e das comorbidades do paciente, pode-se preferir um teste ao outro. Nos casos de incidentalomas adrenais, o melhor teste para avaliação do hipercortisolismo é o de supressão com 1 mg de dexametasona. Nos casos de gravidez e estrogenioterapia, preferir testes com dosagem do cortisol livre e não total, como cortisol salivar e cortisol urinário livre, uma vez que a globulina ligadora do cortisol (CBG) fica aumentada diante de níveis elevados de estrogênio, podendo provocar aumento no nível do cortisol total (ligado à CBG). Nos casos de insuficiência renal crônica (IRC), evitar a dosagem do cortisol urinário. Para mais detalhes sobre o diagnóstico de hipercortisolismo, ver Capítulo 49, *Doença de Cushing*, na Parte 4, *Neuroendocrinologia*.

Após a confirmação do hipercortisolismo, o próximo passo é a dosagem de ACTH entre 8 e 9 horas. Esse é degradado rapidamente por proteases plasmáticas à temperatura ambiente, o que pode resultar em valores baixos falsos ou incorretos. Por isso, orienta-se coletar sempre duas amostras para confirmação e mantê-las no gelo após a coleta.

Na vigência de um hipercortisolismo confirmado com o ACTH < 5 pg/mℓ, caracteriza-se a SC ACTH-independente. Níveis de ACTH > 20 pg/mℓ indicam de maneira confiável SC ACTH-dependente. Valores entre 10 e 20 pg/mℓ geralmente resultam também de uma causa ACTH-dependente, porém, às vezes, podem ser vistos em pacientes com tumores adrenais. Valores entre 5 e 10 pg/mℓ geralmente configuram casos de SC ACTH-independente, apesar de na maioria desses casos o ACTH ser realmente indetectável (< 5 pg/mℓ).

Em um paciente com hipercortisolismo e ACTH < 10 pg/mℓ, há o diagnóstico de SC ACTH-independente, e é necessário realizar uma avaliação por imagem das adrenais por meio de tomografia computadorizada (TC) ou ressonância magnética (RM).

Principais causas etiológicas

Adenoma adrenal produtor de cortisol

Corresponde a 50 a 60% dos casos dos tumores adrenais produtores de cortisol. Surge por volta dos 35 anos e é mais comum em mulheres. Sua incidência é de 0,6 caso por 1 milhão de pessoas ao ano.

São nódulos geralmente pequenos, < 3 cm, unilaterais, gordurosos [atenuação < 10 UH (unidades de Hounsfield) na TC de abdome sem contraste], sem invasão de estruturas adjacentes, bem delimitados, que produzem apenas cortisol na maioria

dos casos e causam um quadro clínico mais gradual e brando do que a SC causada pelos carcinomas adrenais. A RM não acrescenta vantagem nesse caso, se comparada à TC de adrenal. O cortisol produzido pelo tumor suprimirá o ACTH plasmático, o que resultará em atrofia do restante da glândula ipsilateral e também da adrenal contralateral.

O diagnóstico é feito por:

- Confirmação do hipercortisolismo
- ACTH suprimido
- TC de adrenal com imagem compatível (imagem nodular < 3 cm, atenuação < 10 UH, com *washout* > 50% e sem características suspeitas para malignidade).

O tratamento é feito com adrenalectomia unilateral por videolaparoscopia. Deve-se sempre lembrar de fazer a reposição de glicocorticoides no intra e pós-operatório, uma vez que, devido à supressão do ACTH, o restante da adrenal (que não era autônomo) e a contralateral ficam atrofiados, e o paciente apresenta insuficiência adrenal no pós-operatório até o ACTH aumentar e liberar novamente o eixo hipotálamo-hipófise-adrenal (HHA), o que pode demorar de semanas a anos, dependendo da intensidade e do tempo em que o paciente permaneceu em hipercortisolismo, suprimindo seu eixo HHA.

A taxa de complicação global associada à adrenalectomia laparoscópica é de 9,5% (2,9 a 20%), e o sangramento é uma das complicações mais prevalentes (21,5%). A morbidade a longo prazo envolve dor na ferida operatória e hérnia. Complicações tromboembólicas ocorrem em pacientes com obesidade e após procedimentos prolongados.

Carcinoma adrenal

Corresponde a cerca de 35 a 40% dos casos de tumores adrenais produtores de cortisol. A incidência de carcinoma adrenal é de aproximadamente 0,2 caso por 1 milhão de pessoas ao ano, sendo 1,5 vez mais comum em mulheres e tem distribuição etária bimodal, com picos na infância, na adolescência e no fim da vida.

Geralmente são grandes (> 4 a 6 cm), sólidos (atenuação > 10 UH na TC sem contraste), com *washout* < 50%, heterogêneos, podem ter calcificações e invasão local. Até 10% dos casos são bilaterais, e, na maioria das vezes, apresentam secreção mista, produzindo cortisol e andrógenos, mas podem produzir somente cortisol. Causam SC com quadro clínico mais grave e mais agressivo.

A histologia não consegue diferenciar um adenoma de um carcinoma adrenal com segurança. A hipótese diagnóstica de carcinoma é sugerida pelo conjunto do quadro clínico (secreção mista), exames de imagem sugestivos e critérios histológicos de Weiss. Entretanto, a confirmação de malignidade acontece apenas na presença de metástases.

Critérios de Weiss para classificação histopatológica dos tumores corticoadrenais

Os critérios de Weiss foram desenvolvidos para predizer uma maior ou menor chance de se tratar de um tumor adrenal maligno. As variáveis avaliadas são nove:

- Grau nuclear 3/4 descrito para carcinoma renal
- Índice mitótico elevado (> 5 mitoses em 50 campos)

- Presença de mitoses atípicas
- Células claras (ricas em gordura), compreendendo menos de 25% do tumor
- Arquitetura difusa, compreendendo mais de 35% do tumor
- Necrose microscópica confluente
- Invasão venosa
- Invasão capsular
- Invasão sinusoidal.

O resultado dos critérios de Weiss ≥ 3 dos nove itens apresentados sugere malignidade.

Na suspeita de carcinoma adrenal, o tratamento deve ser feito com adrenalectomia unilateral via aberta, ressecção com margens cirúrgicas livres, reposição de corticoide no intra e no pós-operatório (semelhante ao adenoma) associado a terapias adjuvantes, como quimioterapia (mitotane) e radioterapia, dependendo do estágio do carcinoma. Para mais detalhes sobre o tratamento dos carcinomas adrenais, ver Capítulo 6, *Carcinomas Adrenais*, específico sobre esse assunto.

Hiperplasia adrenal macronodular ACTH-independente

Antes considerada uma doença rara, atualmente, a hiperplasia adrenal macronodular ACTH-independente (AIMAH) é encontrada com frequência crescente, sobretudo devido à detecção incidental de casos subclínicos ou assintomáticos durante a realização de exames de imagem abdominal por outras razões. Essa condição é caracterizada por grande heterogeneidade clínica, tanto no que diz respeito à gravidade do hipercortisolismo quanto da morfologia das adrenais. A identificação de indivíduos geneticamente predispostos que se apresentam com macronódulos unilaterais amplia ainda mais o espectro e torna o diagnóstico um desafio para o médico em muitos casos.

A detecção de AIMAH durante a investigação de hipercortisolismo representa < 2% das causas de síndrome de Cushing. Apenas uma minoria dos casos se apresenta clinicamente evidente como SC. Normalmente, o hipercortisolismo segue um curso insidioso do crescimento nodular e do excesso de cortisol, o que atrasa o diagnóstico na maioria dos casos por vários anos ou décadas.

Também conhecida como doença adrenocortical macronodular maciça, hiperplasia adrenal macronodular autônoma, doença adrenal maciça bilateral ACTH-independente e doença macronodular gigante. Geralmente se manifesta entre 50 e 60 anos (10 anos mais tarde que as outras causas de SC), com igual incidência entre homens e mulheres, e pode ser esporádica ou familiar (autossômica dominante). É um processo benigno que nunca mostrou risco de malignização.

A AIMAH pode estar associada a fatores genéticos como alterações do receptor MC2R (muito raro), PRKACA e PDE11A. Além disso, pode fazer parte de síndromes tumorais familiares hereditárias, como a síndrome de McCune-Albright, principalmente se o diagnóstico ocorrer na infância. Essa é uma variação de hiperplasia macronodular, em que há mutação no gene *GNAS1* com ativação da proteína G_s (proteína G estimulatória) em algumas células da adrenal, causando nódulos adrenais produtores de cortisol, que suprimem o ACTH, com atrofia das células internodulares, que não têm a mutação.

Em casos de neoplasia endócrina múltipla do tipo 1 (NEM-1), pode haver nódulos uni ou bilaterais de diversos tamanhos nas adrenais, mas geralmente esses são não funcionantes. Casos de polipose adenomatosa familiar e leiomiomatose hereditária também podem apresentar nódulos adrenais bilaterais.

Apesar do fato da maioria dos casos ter uma apresentação esporádica, já foi demonstrado que um bom número de pacientes são portadores de mutações germinativas do gene *ARMC5*. Mutações do ARMC5 reduzem a capacidade secretora de esteroides de cada célula (consistente com as primeiras observações clínicas que a esteroidogênese está prejudicada na AIMAH) com muitos pacientes que apresentam níveis de cortisol mais baixos que o previsto para o tamanho das glândulas adrenais, porém com um aumento da secreção dos precursores de esteroides. Apesar de esteroidogênese ineficaz, aumento da secreção de cortisol em proporção ao aumento da massa adrenal explica o curso indolente e gradualmente progressivo que leva ao desenvolvimento tardio de SC. Embora o papel da inativação de ARMC5 no processo de tumorigênese não seja totalmente compreendido, há evidências de que esse gene atua como um supressor tumoral. Além disso, mutações germinativas do ARMC5 têm um papel no desenvolvimento de outras neoplasias, como os meningiomas intracranianos, sugerindo que possa constituir uma nova síndrome hereditária.

Na AIMAH, as glândulas adrenais ficam bem aumentadas bilateralmente, com nódulos não pigmentados grandes, de até 5 cm (mas, podendo eventualmente ser uma adrenal bem grande, globosa, lobulada, sem nódulos bem definidos), e podem produzir cortisol (SC clínica ou subclínica), mineralocorticoide, estrógenos, andrógenos ou ter secreção mista. Podem ser encontrados como incidentaloma de adrenal e, nesses casos, sempre deve ser realizado o rastreio para SC.

A SC subclínica caracteriza-se pela ausência de sinais clínicos de SC na presença de elevação do cortisol salivar à meia-noite, sem supressão após 1 mg de dexametasona, ACTH parcialmente suprimido e cortisol urinário de 24 horas normal ou discretamente elevado. Ainda não se sabe muito sobre a evolução natural desses pacientes. Em alguns casos, pode haver a secreção concomitante de mineralocorticoides e outros hormônios esteroides.

Os achados radiológicos na AIMAH mostram aumento da cortical das adrenais, com nódulos grandes, de até 5 cm, que mantêm o seu formato (diferenciando com metástases bilaterais ou com múltiplos adenomas, que geralmente modificam muito a arquitetura dessas glândulas), mostrando realce periférico com contraste, atenuação isointensa na RM em T2. Pode haver queda de sinal na RM fora de fase por aumento do conteúdo lipídico dos nódulos. No entanto, com o crescente uso de modalidades de imagem, cada vez mais são reconhecidos casos com menos alterações.

Alguns autores recomendam rastrear esses pacientes com RM de crânio devido à associação de AIMAH com meningiomas. É preciso lembrar que pacientes com SC ACTH-dependente podem ter também hiperplasia macronodular de adrenais com aspecto radiológico muito sugestivo de AIMAH, mas a diferenciação é feita por ACTH, que é suprimido na AIMAH e é elevado nesses casos.

O exame anatomopatológico da AIMAH mostra glândulas muito aumentadas de tamanho (cada adrenal pode pesar mais que 100 g), com presença de nódulos amarelados (pela grande parte de gordura), compostos de dois tipos celulares distintos: células claras (ricas em gordura) e células de citoplasma compacto (pobres em gordura), que se aglomeram e formam ilhotas com alta taxa replicativa. O tecido internodular pode ter hiperplasia ou atrofia.

Apesar das adrenais enormes, existe uma relativa ineficiência na produção hormonal pelas células da AIMAH, devido à reduzida expressão de algumas enzimas da esteroidogênese e pode ocorrer acúmulo de certos precursores como 17-hidroxiprogesterona (17-OHP) e 17-OH-corticosteroides urinários. Esse fato já foi comprovado por imuno-histoquímica. Por isso, muitas vezes, o paciente tem adrenal grande, mas sem quadro clínico de hipercortisolismo ou com SC apenas subclínica.

Pacientes com AIMAH têm resposta do cortisol exacerbada ao teste da cortrosina (ACTH sintético), o que ajuda a diferenciar de outras condições com nódulos adrenais bilaterais, como metástases ou doenças infiltrativas das adrenais.

Embora pesquisas recentes tenham desvendado muitos aspectos da AIMAH, a fisiopatologia dessa desordem permanece amplamente obscura, devido à perplexidade dos mecanismos envolvidos nos processos de crescimento adrenal, bem como hipersecreção hormonal e, também, à heterogeneidade intrínseca do transtorno. Diferentes processos patogenéticos podem levar a fenótipos semelhantes de aumento adrenal com formação de nódulos e vários graus de hipersecreção de cortisol.

Em particular, a hipersecreção hormonal está ligada à ativação da via cAMP/PKA. Teoricamente alterações em qualquer etapa dessa via podem estar envolvidas, como a ativação de mutações de MC2R e GNAS, ou diminuição da atividade de fosfodiesterases (PDE) resultante na hidrólise reduzida de cAMP e alterações da expressão e atividade de subunidades de PKA.

Além disso, em uma proporção significativa (77 a 87%) de pacientes, a ativação da via cAMP/PKA pode resultar de estimulação de receptores aberrantes expressos acoplados à proteína G por ligantes diferentes do ACTH (nesses casos chamados "receptores ilícitos"). A secreção/produção hormonal pela AIMAH pode ser totalmente autônoma ou regulada pela expressão anormal de receptores hormonais dentro do córtex adrenal diferentes do ACTH, como receptores de polipeptídeo inibitório gástrico (GIP), vasopressina, serotonina, leptina, angiotensina II, hormônio liberador de gonadotrofina (GnRH), hormônio foliculoestimulante (FSH), hormônio tireoestimulante (TSH), hormônio liberador de tireotrofina (TRH), hormônio luteinizante/gonadotrofina coriônica humana (LH/hCG) e prolactina. A confirmação pode ser feita por imuno-histoquímica ou testes para receptores ilícitos.

Na avaliação endocrinológica, a dosagem dos níveis de ACTH é importante, não apenas para o diagnóstico, ao demonstrar níveis baixos ou suprimidos, como também para excluir a dependência de ACTH. Os níveis de ACTH podem não ser totalmente suprimidos na AIMAH, sobretudo em pacientes com secreção leve de cortisol. O diagnóstico depende em especial da demonstração da falta de supressão de cortisol após a dexametasona e cortisol salivar ou sérico noturno elevados.

Dado o padrão distinto de produção de esteroides, deve-se ter cuidado para diferenciar de carcinoma adrenocortical e HAC. Carcinomas adrenocorticais bilaterais são extremamente raros e, na maioria dos casos, o fenótipo de imagem ajudará no diagnóstico diferencial. A diferenciação de HAC pode ser necessária em alguns casos já que o aumento dos níveis de 17-OH-progesterona, a marca registrada de HAC, pode ser detectada também em pacientes com AIMAH. Em tais casos, níveis suprimidos ou baixos de ACTH e evidências de secreção autônoma de cortisol diferenciam a AIMAH de HAC.

Investigação

A investigação para a presença de receptores ilícitos também pode fazer parte da avaliação endócrina, seja em contexto de um protocolo de pesquisa ou a fim de identificar pacientes com respostas a receptores específicos que permitam o tratamento direcionado. No entanto, o diagnóstico aplicado aos protocolos é bastante exaustivo e envolve administração de vários estímulos aos pacientes, a fim de documentar a liberação de cortisol sérico. Notavelmente, há apenas dados escassos sobre o desempenho desses testes em indivíduos saudáveis em comparação com pacientes com AIMAH, portanto, a definição de o que representa uma resposta alterada permanece arbitrária. Outro fator de confusão pode ser a indução de elevação do cortisol por meio da secreção de ACTH, por possíveis efeitos dos estímulos aplicados na hipófise, pelo estresse de um determinado indivíduo durante o procedimento ou para pacientes nos quais os níveis de ACTH não são totalmente suprimidos, como resultado da flutuação espontânea dos níveis de ACTH.

O teste para pesquisa de receptores ilícitos nas adrenais com hiperplasia adrenal macronodular ACTH-independente consiste na dosagem dos níveis séricos de cortisol e ACTH após estímulo farmacológico ou hormonal *in vivo* que mimetiza o ligante de determinado receptor ilícito. A resposta ao secretagogo é considerada positiva, caso o cortisol aumente mais que 50% com relação ao basal no teste. Nesse caso, o teste deve ser repetido com o mesmo secretagogo e, se confirmado, pode-se tentar tratamento clínico com algum antagonista do receptor, se existir.

Podem ser realizados em pacientes acima de 18 anos com AIMAH com ACTH < 5 pg/mℓ. O ACTH precisa estar suprimido para garantir que toda a variação do cortisol nos testes seja decorrente das medicações infundidas e não do ACTH. Caso o ACTH seja mensurável, deve-se suprimi-lo com dexametasona 1 mg, via oral (VO), 6/6 horas, por 48 horas antes e até o fim do teste.

Outra precaução que deve ser tomada antes de iniciar o teste é evitar o uso de cetoconazol, mitotane, metirapona, betabloqueadores, bloqueadores dos receptores de angiotensina, inibidores da enzima conversora de angiotensina (ECA) e espironolactona (trocar os anti-hipertensivos 7 dias antes do teste).

No dia anterior ao teste (sem uso de dexametasona), deve-se coletar cortisol, ACTH, aldosterona, renina, testosterona total e livre, di-hidroepiandrosterona (DHEA), sulfato de DHEA (DHEA-s), estrogênio, progesterona, 17-OHP, LH, FSH, prolactina, TSH, tiroxina (T4) livre, tri-iodotiroxina (T3). O teste é realizado em 4 dias:

1. Primeiro dia

- Metoclopramida 10 mg, VO (age em receptores dopaminérgicos e serotoninérgicos)
- Deve-se dosar cortisol, ACTH e aldosterona, a cada 30 minutos do tempo 0 (7 horas) até 150 minutos (9 horas e 30 minutos)
- Deve-se dosar renina no tempo 0 e em 120 minutos (9 horas)

- Com 180 minutos (10 horas), administra-se terlipressina 0,5 mg, via intravenosa (IV)
- Deve-se dosar cortisol e ACTH, a cada 30 minutos, até 300 minutos (12 horas)
- Deve-se medir pressão arterial (PA) e frequência cardíaca (FC) a cada 30 minutos
- O uso de metoclopramida avalia a participação da serotonina e da dopamina no estímulo à esteroidogênese adrenal. A terlipressina avalia a presença dos seus próprios receptores (V1, V2 e V3)

2. Segundo dia

- GnRH 100 µg, IV (7 horas)
- Deve-se dosar cortisol, ACTH, LH e FSH, de 30 em 30 minutos, até 120 minutos (9 horas)
- Deve-se medir PA e FC de 30 em 30 minutos
- Deve-se dosar cortisol, ACTH, TSH e prolactina com 150 minutos (9 horas e 30 minutos) – novos basais
- TRH 200 µg, IV, com 180 minutos (10 horas)
- Deve-se dosar cortisol, ACTH, LH e FSH, de 30 em 30 minutos, até 300 minutos (12 horas)
- Deve-se medir PA e FC de 30 em 30 minutos
- Refeição mista às 13 horas
- Deve-se dosar cortisol e ACTH e medir PA e FC, de 30 em 30 minutos, até as 15 horas
- O GnRH avalia o estímulo mediado por GnRH, LH e FSH. O TRH avalia estímulo por TRH, TSH e prolactina. A refeição mista avalia estímulo por GIP

3. Terceiro dia

- Glucagon 1 mg, IV (7 horas)
- Deve-se dosar cortisol e ACTH, a cada 30 minutos, do tempo 0 (7 horas) até 120 minutos (9 horas)
- Deve-se medir PA e FC a cada 30 minutos
- Deve-se dosar cortisol, ACTH, aldosterona e renina com 150 minutos (9 horas e 30 minutos) – novos basais
- Teste postural (deambulação por 2 horas) com 180 minutos (10 horas)
- Deve-se dosar cortisol, ACTH e aldosterona a cada 30 minutos até 300 minutos (12 horas)
- Deve-se dosar renina com 300 minutos (12 horas)
- O glucagon avalia a sua própria resposta e o teste da postura avalia as catecolaminas, a angiotensina II e a vasopressina. O teste postural aumenta catecolaminas, hormônio antidiurético (ADH) e renina (via receptores AT2). Se houver aumento de cortisol, deve-se retestar com betabloqueadores (para excluir que o estímulo decorre das catecolaminas), desmopressina (DDAVP; para confirmar que os receptores para ADH estão envolvidos) e bloqueadores dos receptores de angiotensina

4. Quarto dia

- ACTH 250 µg, IV (7 horas)
- Deve-se dosar cortisol e ACTH a cada 30 minutos até 120 minutos (9 horas)
- Deve-se medir PA e FC de 30 em 30 minutos
- A cortrosina geralmente demonstra resposta com aumento na secreção do cortisol, apesar de a AIMAH não depender de ACTH. Como há hiperplasia adrenal, essas glândulas respondem fortemente ao teste com ACTH.

Tipos

Os tipos de AIMAH são:

- AIMAH com receptores para GIP: quadro de SC com cortisol mais baixo no jejum e mais alto após refeição mista (refeição com glicose e gordura, pois o estímulo sobre a secreção de GIP é menor em refeições apenas com proteínas). Não ocorre aumento do cortisol se a glicose for administrada de maneira intravenosa, mas apenas se fornecida por via oral, uma vez que o hormônio GIP só é liberado após a passagem do açúcar e da gordura dentro do trato gastrintestinal. O tratamento pode ser feito clinicamente com somatostatina ou análogos (octreotida)
- AIMAH com receptores para vasopressina: aumento do cortisol com postura ortostática, hipotensão, hipernatremia e ingestão salina. Às vezes, DDAVP pode não causar aumento do cortisol, pois ele estimula preferencialmente o receptor V2, e o receptor que tem a hiper-resposta é o V1. Esse tipo de AIMAH pode ser inibido clinicamente com sobrecarga hídrica ou antagonistas do receptor V1
- AIMAH com receptores para catecolaminas: aumento do cortisol com postura ortostática, hipoglicemia induzida por teste de tolerância à insulina (ITT) e exercício físico. Essa secreção de cortisol pode ser inibida com o uso de betabloqueadores
- AIMAH com receptores para LH/hCG e FSH: aumento de cortisol nas gestações ou após a menopausa, quando os níveis de LH e FSH se elevam. Pode variar também ao longo do ciclo menstrual. O tratamento pode ser tentado com agonistas do GnRH (leuprolida, goserelina)
- AIMAH com receptores para serotonina: aumento do cortisol com o uso de metoclopramida e cisaprida (portanto, deve-se evitar tipos de medicamentos que aumentem o nível sérico de serotonina)
- AIMAH com receptores para angiotensina II: a ativação do sistema renina-angiotensina leva ao aumento tanto de cortisol quanto de aldosterona na postura ortostática, hipotensão, hiponatremia ou hiperpotassemia. Pode ser bloqueado por meio de bloqueadores dos receptores de angiotensina ou inibidores da enzima conversora da angiotensina (ECA).

Outros receptores ilícitos que podem estar presentes nas adrenais com AIMAH são: glucagon, leptina, TRH (nesses casos, o hipercortisolismo melhora com levotiroxina), TSH (também melhora com levotiroxina), prolactina (melhora com agonistas dopaminérgicos) e interleucina-6 (IL-6). Algumas AIMAH podem surgir por estímulo parácrino pela produção local de ACTH, serotonina, ADH, glucagon e interleucinas.

Os receptores ectópicos são:

- GIP
- LH, FSH, GnRH
- TSH, TRH
- Arginina vasopressina (AVP) – receptores V2 e V3
- Catecolaminas (beta-adrenérgicos)

Os receptores tópicos, mas que podem se apresentar com aumento de atividade nos casos de AIMAH, são:

- AVP – receptor V1
- Serotonina
- ACTH
- Angiotensina
- Citocinas.

Tratamento

As opções de tratamento clínico para pacientes com AIMAH na presença de receptores ilícitos estão descritas na Tabela 2.1. Na ausência de medicamento antagonista possível para o tratamento, deve-se proceder à adrenalectomia unilateral (retirar a maior glândula) associada ou não à retirada de parte da glândula contralateral, caso se julgue que o hipercortisolismo esteja trazendo malefícios para o estado de saúde do paciente. Casos de hipercortisolismo subclínico ou muito leves podem ser apenas acompanhados clinicamente.

Doença adrenal nodular pigmentada primária

Trata-se de uma forma muito rara de SC. É uma doença autossômica dominante, que pode ser esporádica, familiar ou associada ao complexo de Carney (90% dos casos).

Geralmente, causa SC em pacientes mais jovens (50% dos casos ocorrem em crianças com menos de 15 anos). Os indivíduos acometidos apresentam adrenais pequenas, que podem ser normais à TC ou apresentar múltiplos e pequenos (< 6 mm) nódulos bilaterais, pigmentados, enegrecidos pelo acúmulo de lipofucsina. O aspecto macroscópico na hora da ressecção cirúrgica é bem típico e confirma o diagnóstico.

Complexo de Carney

O complexo de Carney é uma doença causada pela mutação no gene PRKAR1A, que codifica a subunidade regulatória da proteinoquinase A, que passa a ser constitutivamente ativada como se fosse estimulada por muita adenosina monofosfato cíclica (cAMP). É uma mutação germinativa herdada de maneira autossômica dominante, mas até 27% dos pacientes com Carney não têm essa mutação, apresentando alguma outra ainda desconhecida.

As manifestações incluem SC ACTH-independente por PPNAD (45 a 60%), lentiginose não solar em região periorbitária, mucosa oral, vaginal e escleras (70%), mixomas cutâneos (45%), tumores testiculares (56%), schwannomas (5%), ginecomastia (pelo aumento da atividade da aromatase testicular), cistos ovarianos múltiplos, acromegalia, tumores de tireoide, mixomas mamários e mixomas cardíacos (72%), que são a principal causa de mortalidade, por acarretarem fenômenos embólicos e obstrutivos, febre, artralgias. Geralmente, os mixomas atriais são multicêntricos e recidivantes, e devem ser ressecados cirurgicamente. O diagnóstico é feito com dois critérios maiores (clínicos) ou um critério maior com história familiar positiva (parente de primeiro grau acometido) ou com a mutação inativadora do gene PRKAR1A presente.

São critérios maiores para o diagnóstico do complexo de Carney: pigmentação cutânea típica (em lábios, conjuntivas e mucosas vaginal e peniana), mixomas cardíacos, mixomas cutâneos ou mucosos ou de mama, presença de PPNAD, acromegalia por adenoma produtor de hormônio do crescimento (GH), tumor testicular ou calcificações testiculares, nódulos benignos ou malignos de tireoide, schwannomas melanóticos, nevos azuis múltiplos e osteocondromixomas.

O seguimento deve ser feito com o rastreio das complicações: ecocardiograma anual ou a cada 6 meses, ultrassonografia (USG) testicular, USG de tireoide, investigação de SC, IGF-1, GH, prolactina, densitometria óssea e mamografia anuais.

Tratamento

O tratamento depende da causa da SC ACTH-independente:

- Adenoma adrenal: adrenalectomia videolaparoscópica
- Carcinoma adrenal: adrenalectomia aberta associada a quimioterapia ou radioterapia
- PPNAD: adrenalectomia bilateral
- AIMAH
  - Adrenalectomia bilateral: tratamento de escolha quando há hipersecreção hormonal
  - Adrenalectomia unilateral: tratamento de escolha se houver moderada secreção hormonal
  - Seguimento clínico com TC e bioquímica seriadas: em paciente com SC subclínica, individualiza-se o tratamento de acordo com as comorbidades, como diabetes melito, osteoporose e hipertensão arterial sistêmica.

TABELA 2.1 Opções de tratamento para pacientes com AIMAH na presença de receptores ilícitos.		
Receptor ilícito	**Teste *in vivo* para identificação do receptor**	**Opção terapêutica**
Receptor de GIP (GIP-r)	Teste de refeição mista ou teste com glicose oral	Octreotida ou antagonista de GIP-r
Receptor de vasopressina (V1, V2, V3)	Teste da postura ou administração de terlipressina (vasopressina)	Sobrecarga salina ou antagonistas do receptor de vasopressina
Receptor beta-adrenérgico	Teste da postura ou infusão de isoproterenol	Betabloqueadores
Receptor de LH/hCG	Teste com administração de GnRH, hCG ou LH recombinante	Agonistas de GnRH
Receptor serotoninérgico 5HT4	Teste da metoclopramida ou administração de agonistas de receptores serotoninérgicos	Antagonistas do receptor 5HT4
Receptor de angiotensina 1 (AT1)	Teste da postura ou infusão de angiotensina	Antagonistas do receptor de AT1
TRH ou TSH	Teste com infusão de TRH	Levotiroxina
Prolactina (PRL)	Teste com infusão de TRH	Antagonista dopaminérgico

AIMAH, hiperplasia adrenal macronodular ACTH-independente; *GIP*, polipeptídeo inibitório gástrico; *LH*, hormônio luteinizante; *hCG*, gonadotrofina coriônica humana; *GnRH*, hormônio liberador de gonadotrofinas; *TRH*, hormônio liberador de tireotrofina; *TSH*, hormônio tireoestimulante.

No tratamento cirúrgico das doenças adrenais causadoras de SC, deve-se lembrar de repor glicocorticoide no intra e no pós-operatório. Dosa-se o cortisol às 8 horas no quinto dia pós-operatório (lembrando que dexametasona e betametasona são os únicos glicocorticoides que não cruzam o ensaio e todos os outros devem ser suspensos antes da coleta do exame; o intervalo para suspensão da medicação depende da meia-vida do corticoide, conforme detalhado no Capítulo 7, sobre insuficiência adrenal) e mantém-se o corticoide até a normalização do eixo HHA (até o ACTH regularizar). Após a adrenalectomia unilateral, pode levar muitos meses ou mesmo anos (até 3 anos) para a adrenal contralateral voltar a funcionar. Em geral, o cortisol sérico matinal > 10 µg/dℓ ou um pico > 18 µg/dℓ após estímulo com cortrosina são indicativos de recuperação do eixo.

Em casos de tratamento com adrenalectomia bilateral, a reposição com glicocorticoide e mineralocorticoide deve permanecer por toda a vida, visto que o paciente, se não houver restos adrenais, desenvolverá insuficiência adrenal primária.

Leitura recomendada

Lacroix A. ACTH-independent macronodular adrenal hyperplasia. Best Practice & Research Clinical Endocrinology & Metabolism. 2009;23:245 59.

Melmed S. Williams textbook of endocrinology. Anterior pituitary and posterior pituitary. 12nd ed. Philadelphia: Elsevier/Saunders; 2011.

Mircescu H et al. Are ectopic or abnormal membrane hormone receptors frequently present in adrenal Cushing's syndrome? The Journal of Clinical Endocrinology & Metabolism. 2000; 85: 3531-36.

Nieman et al. Guidelines on Cushing's Syndrome Treatment. J Clin Endocrinol Metab, 2015;100(8):2807-2831.

Nieman LK, Beverly BKM, Findling JW, Newell Price J, Savage MO, Stewart PM et al. The diagnosis of Cushing's syndrome. Journal of Clinical Endocrinology & Metabolism. 2008;93(5):152640.

Pereira MAA, Araujo RS, Bisi H. Síndrome de Cushing associada à hiperplasia macronodular das adrenais. Apresentação de um caso e revisão da literatura. Arq Bras Endocrinol Metab. 2001; 45(6):619-27.

Rockall AG et al. CT and MR imaging of the adrenal glands in ACTHindependent Cushing syndrome. RadioGraphics. 2004; 24:43552.

Vassiliadi AD, Tsagarakis TS et al. Diagnosis and management of primary bilateral macronodular adrenal hyperplasia. Endocrine-realted Cancer, 2019 26(10):R567–581

Vilar L. Endocrinologia clínica. Diagnóstico e diagnóstico diferencial da síndrome de Cushing. Tratamento da síndrome de Cushing. 5. ed. Rio de Janeiro: Guanabara Koogan; 2013

Zini K, Porpiglia F, Fassnacht M. Contemporary management of adrenocortical carcinoma. European Urol. 2011;1055-65.

Hiperaldosteronismo Primário

Introdução

O hiperaldosteronismo primário (HAP) é a produção excessiva de aldosterona de maneira relativamente autônoma, ou seja, independentemente da renina, pelas adrenais, não totalmente supressível com sobrecarga de sódio, causando redução de renina, hipertensão, dano cardiovascular e aumento da excreção de potássio, podendo ou não provocar hipopotassemia.

O excesso da aldosterona é um dos fatores preditores de complicações em pacientes hipertensos e pode causar insuficiência cardíaca, arritmias, infarto agudo do miocárdio (IAM) e insuficiência renal.

Prevalência

O HAP tem prevalência maior quanto mais grave for a hipertensão. Na atenção primária, essa prevalência é de cerca de 4% dos hipertensos, porém chega a 20% em pacientes com hipertensão arterial sistêmica (HAS) resistente. Ocorre mais comumente em mulheres (3:1) entre 30 e 50 anos. É a principal causa endócrina de HAS e de HAS secundária, porém ainda muito subdiagnosticada.

Quadro clínico

O quadro clínico do HAP é caracterizado por:

- Ausência de sintomas, na maioria dos casos
- Manifestações secundárias à hipertensão: cefaleia, palpitações, risco elevado de doença arterial coronariana (DAC), acidente vascular cerebral (AVC), insuficiência cardíaca congestiva (ICC) e maior risco cardiovascular
- Hipopotassemia: presente em 50% dos casos, geralmente nos mais graves (50% dos adenomas e 17% das hiperplasias adrenais produtoras de aldosterona). Pode causar cãibras, parestesias e diabetes insípido nefrogênico pela própria hipopotassemia, com poliúria e polidipsia, rabdomiólise, fraqueza muscular e paralisia muscular hipopotassêmica
- Alcalose metabólica: presente em até 50% dos casos. Pode causar hipocalcemia sintomática com presença dos sinais clássicos de Chvostek e Trousseau
- Hipomagnesemia e hipernatremia
- Resistência à insulina, intolerância a carboidratos ou diabetes melito (por reduzir a secreção de insulina secundária à hipopotassemia e pela indução de resistência à insulina pelo estado pró-inflamatório causado pelo aumento da aldosterona)
- Maior prevalência de síndrome da apneia obstrutiva do sono (SAOS). Alguns estudos com bloqueadores de receptores de mineralocorticoides mostraram melhora dos índices de apneia, hipopneia e melhora da saturação noturna dos pacientes
- Redução da adiponectina, aumento de espécies reativas de oxigênio (ROS) e aumento de inflamação sistêmica
- Natriurese pressórica, causando aumento de calciúria em decorrência da natriurese. Essa calciúria estimula a produção de paratormônio (PTH), levando a hiperparatireoidismo secundário, que causa também efeitos diretos sobre remodelamento vascular e de miocárdio.

Calciúria e PTH são maiores nos pacientes hipertensos por hiperaldosteronismo primário que naqueles com hipertensão essencial.

Pacientes com hiperaldosteronismo primário mostram maior morbimortalidade que aqueles com hipertensão essencial, mesmo com níveis pressóricos semelhantes. Isso porque a aldosterona tem ações pró-inflamatórias, vasoconstritoras e pró-fibróticas no miocárdio. Existem receptores para aldosterona no coração, nos vasos, nos rins e no cérebro. Assim, a aldosterona é um hormônio que age sistemicamente de maneira deletéria e piora o risco cardiovascular diretamente. A aldosterona causa aumento da espessura do endotélio e da camada média vascular das artérias, maior que na hipertensão essencial, aumentando a rigidez dos vasos e reduzindo o diâmetro da luz arterial. Após o tratamento do hiperaldosteronismo primário, a mortalidade desses pacientes é igual à da população geral.

Rastreamento

As indicações para rastreamento do HAP são:

- HAS estágio II e III: pressão arterial (PA) > 160/100 mmHg
- HAS resistente: PA > 140/90 mmHg em paciente com o uso de pelo menos três medicamentos anti-hipertensivos, e pelo menos um deles é obrigatoriamente um diurético
- HAS controlada com o uso de quatro medicamentos anti-hipertensivos, e um deles é diurético
- HAS com hipopotassemia espontânea ou induzida pelo uso de diuréticos
- Incidentaloma adrenal com hipertensão
- HAS com história familiar de hipertensão ou de doença cerebrovascular antes dos 40 anos
- HAS e parente de primeiro grau com HAP
- HAS e apneia do sono.

Para o rastreamento, calcula-se a relação entre o nível sérico de aldosterona (ng/dℓ) e a atividade plasmática de renina (APR; ng/mℓ/h), chegando-se a um valor conhecido como razão aldosterona/renina (RAR). Essa relação representa o teste mais sensível para rastreamento de hiperaldosteronismo.

A APR é a capacidade de converter angiotensina 1 em 2 no soro do paciente. Caso o laboratório só meça a dosagem de renina direta, e não a atividade plasmática da renina, é necessário dividir o valor da dosagem da renina pelo número 12 para converter numericamente a renina em APR.

Geralmente, no HAP ocorre APR < 1 ng/mℓ/h com aldosterona > 15 a 20 ng/dℓ. Cerca de 1/4 dos pacientes com hipertensão essencial também apresentam supressão APR e podem ter aumento de aldosterona. Por isso, a RAR é apenas um rastreio e são necessários testes confirmatórios para diagnóstico definitivo.

A calemia não é um bom teste para o rastreio, porque a maioria dos pacientes com HAP apresenta potássio normal. No entanto, a presença da hipopotassemia reforça a hipótese de HAP, enquanto o potássio > 4,5 mEq/ℓ torna o diagnóstico muito improvável. Além disso, uma dieta hipossódica pode falsamente mascarar a hipopotassemia, e uma dieta hipersódica poderá acentuá-la.

Preparo para dosagem de razão aldosterona/renina

Para a realização da dosagem de RAR, deve-se:

- Suspender (se possível) por 4 a 6 semanas as medicações que alteram muito a RAR, principalmente os antagonistas mineralocorticoides e diuréticos. Em muitos casos, a RAR pode ser interpretada com segurança, apesar do efeito de medicamentos continuados. Assim, evitam-se atrasos, permitindo que o paciente prossiga diretamente para testes de confirmação
- Não restringir sódio
- Corrigir a hipopotassemia. Nunca se faz o teste em vigência de hipopotassemia, pois causa falso-negativo. O potássio é um dos elementos que estimulam a produção de aldosterona pelas adrenais, então, na sua deficiência, a aldosterona pode estar com níveis séricos reduzidos
- Coletar a amostra pela manhã (às 8 horas), cerca de 2 horas após o paciente ter se levantado. Pode ocorrer resultado falso-positivo, caso ele tenha ficado deitado nas últimas 2 horas antes do exame, uma vez que essa posição, por si só, inibe a secreção de renina.

Causas de falso-positivo

Algumas causas de falso-positivo no rastreio aumentam a RAR. A saber:

- Betabloqueadores, alfa-agonistas centrais (clonidina, metildopa), anti-inflamatórios não esteroides (AINE), hipernatremia: diminuem a renina
- Hiperpotassemia: aumenta a aldosterona
- Idade avançada: diminui a renina
- Insuficiência renal crônica (IRC): diminui a renina.

Causas de falso-negativo

Por sua vez, as causas de falso-negativo diminuem a RAR, incluindo:

- Tiazídicos, antagonistas de cálcio di-hidropiridínicos (anlodipino, nifedipino), diuréticos poupadores e espoliadores de potássio, inibidores da enzima conversora de angiotensina (IECA), bloqueadores dos receptores de angiotensina (BRA), hiponatremia: aumentam a renina
- Hipopotassemia: diminui a aldosterona
- Gravidez e uso de anticoncepcionais orais: aumentam a renina
- HAS renovascular: aumenta a renina
- HAS maligna: aumenta a renina.

Resultados possíveis

Os resultados possíveis da RAR são:

- RAR < 20: HAP improvável
- RAR 25 e 30: HAP suspeito
- RAR > 30 com aldosterona > 15 ng/dℓ: *screening* positivo
- RAR > 40: HAP quase certo.

O valor da RAR depende mais do valor da renina que do valor da aldosterona, por isso a relação pode estar erroneamente alta se a renina estiver muito baixa. Por esse motivo, não basta apenas a RAR estar elevada, é necessário haver aumento da aldosterona. Até 30% dos casos de HAS essencial podem apresentar renina baixa. Alguns autores afirmam que se a APR estiver suprimida (< 0,2 ng/mℓ/h), seu valor para o cálculo da RAR deve ser corrigido para 0,4 ng/mℓ/h, a fim de evitar um falso-positivo no rastreio apenas pelo valor suprimido da APR.

Muitas vezes, a suspensão de medicamentos não é viável em pacientes com hipertensão grave ou os valores de RAR podem ser inconclusivos. Então, a relação aldosterona/renina deve ser interpretada à luz dos potenciais fatores de confusão. Quando não é clinicamente possível retirar os antagonistas mineralocorticoides ou diuréticos, níveis suprimidos de renina associados a altos níveis de aldosterona sugerem fortemente um diagnóstico de hiperaldosteronismo. No entanto, se a renina não estiver suprimida e aldosterona < 20 ng/dℓ, deve-se substituir anti-hipertensivos para aqueles que não tenham interferência em posterior avaliação.

Os melhores anti-hipertensivos para esse caso são:

- Hidralazina: 25 a 100 mg, 2 a 4 vezes/dia
- Verapamil: 120 mg, 1 a 2 vezes/dia
- Prazosina: 1 a 20 mg/dia
- Doxazosina: 1 a 16 mg/dia
- Terazosina: 1 a 10 mg/dia.

Testes confirmatórios

Não é necessário realizar os testes confirmatórios nos seguintes casos de HAP:

- Pacientes com hipopotassemia espontânea e aldosterona > 30 ng/dℓ com RAR > 40 e APR suprimida: dispensam testes confirmatórios e podem ser encaminhados diretamente para os exames de imagem
- Pacientes com RAR > 100 e LDF (do inglês, *logistic discriminant analysis*, que é a probabilidade calculada de hiperaldosteronismo) > 90% também dispensam os testes confirmatórios. O LDF é um cálculo matemático presente em alguns programas de computador que leva em conta potássio, aldosterona e APR.

Para todos os outros casos, deve-se proceder à realização dos testes confirmatórios de HAP antes de iniciar a investigação com exames de imagem.

Teste da furosemida

Os pacientes recebem furosemida 40 mg, IV, e permanecem em posição vertical por 2 horas, começando das 8 horas às 9 horas e 30 minutos. Amostras de sangue para APR ou dosagem direta da renina, aldosterona e potássio são coletadas. A APR < 2 ng/mℓ/h (ou renina < 24 mU/ℓ) confirma o diagnóstico. Embora os pacientes com hipertensão essencial possam apresentar baixos níveis de renina, a APR aumenta acima de 2 ng/mℓ/h após a injeção de furosemida.

Teste de infusão salina

É o teste mais utilizado e considerado o melhor para a diferenciação entre HAP e HAS essencial. É necessário que o paciente esteja com PA e potássio normais, caso contrário, a infusão salina pode cursar com hipopotassemia grave, arritmias e até morte. Além disso, deve-se ter cautela com esse teste em pacientes com ICC, IRC dialítica ou que tenham dificuldade em manejar volume, devido ao risco de hipervolemia após a infusão dos 2 ℓ de soro fisiológico (SF) do teste.

O teste é feito às 8 horas da manhã. Infunde-se no paciente 2.000 a 2.500 mℓ de SF a 0,9%, por via intravenosa (IV), em 4 horas, com dosagem de aldosterona, renina, potássio e cortisol antes e após a infusão. O cortisol é também dosado, pois se considera que a produção de aldosterona seja em parte influenciada pela produção de hormônio adrenocorticotrófico ou corticotrofina (ACTH), então é desejável que o nível sérico do cortisol do fim do teste seja menor que o nível sérico do cortisol do início do teste. Caso contrário, considera-se que houve aumento do cortisol mediado pelo estresse, que provocou elevação do ACTH, e isso poderia resultar em aumento ou não supressão da aldosterona, apesar da sobrecarga salina. Quando o cortisol das 12 horas está mais elevado que o das 8 horas, indica-se a repetição do teste. Os resultados possíveis são:

- Aldosterona > 10 ng/dℓ: confirma HAP
- Aldosterona entre 5 e 10 ng/dℓ: duvidoso
- Aldosterona < 5 ng/dℓ: exclui HAP.

Teste da sobrecarga oral de sódio

Também é necessário que a PA e o potássio sérico do paciente sejam controlados antes do teste. São adicionados de 2 a 3 g de cloreto de sódio (NaCl) em cada refeição por 3 dias consecutivos (para garantir ingestão de NaCl igual ou acima de 6 g/dia). No terceiro dia, é realizada a coleta de urina de 24 horas e é feita a dosagem do sódio urinário (que deve ser maior que 250 mEq/24 horas para confirmar que houve sobrecarga de sódio) e a aldosterona urinária. Os resultados podem ser:

- Aldosterona urinária < 10 mg/24 horas: HAP improvável
- Aldosterona urinária > 12 a 14 mg/24 horas: HAP confirmado.

Supressão com fludrocortisona

São administradas 0,1 mg de fludrocortisona, por via oral (VO), de 6/6 horas por 4 dias, com reposição de potássio para evitar sua depleção. No quarto dia, são realizadas dosagens de cortisol às 7 horas e de cortisol, aldosterona e renina às 10 horas (a explicação para a dosagem do cortisol é a mesma dada para o teste da sobrecarga salina).

A confirmação do HAP é: aldosterona > 6 ng/dℓ (ou aldosterona urinária > 14 mg/24 horas), ARP < 1 ng/mℓ/h e cortisol 10 horas < cortisol 7 horas (o cortisol às 10 horas tem de ser menor que o cortisol das 7 horas para confirmar que a aldosterona não aumentou somente por estresse mediado por ACTH, pois sabe-se que este também é capaz de estimular a secreção de aldosterona).

Teste de captopril

São administradas 25 a 50 mg de captopril, VO, e é realizada a coleta de cortisol, aldosterona e renina nos tempos 0, 60 e 120 minutos. É necessário que o paciente fique em pé ou sentado

1 hora antes até 2 horas após o captopril (não pode se deitar). Os inibidores da ECA bloqueiam a conversão da angiotensina 1 em 2, o que diminui o estímulo para a secreção adrenal de aldosterona agudamente (em 1 a 2 horas). Nesse período, não há tempo hábil para interferir na renina, que ainda continua bloqueada após o teste. Os resultados possíveis são:

- Supressão de aldosterona > 30%: exclui HAP
- Aldosterona > 12 ng/dℓ ou falha na supressão de aldosterona > 30%: confirma HAP.

Observações sobre os testes

Os testes confirmatórios deveriam causar a queda do nível sérico da aldosterona em indivíduos normais. Caso o estímulo não provoque a queda da aldosterona, confirma-se o HAP. No entanto, idealmente, deve-se sempre avaliar a curva de aldosterona com a curva de cortisol. Isso porque é sabido que o ACTH é também um estímulo capaz de causar aumento de aldosterona. Assim, se a aldosterona não caiu durante o teste, mas o cortisol também não, pode-se suspeitar de que a ausência da queda seja uma consequência do estímulo da camada glomerulosa pelo ACTH que aumentou. Nesses casos, indica-se a repetição do teste.

Geralmente, a secreção de aldosterona é influenciada pelo potássio – um pouco pelo ACTH, mas sobretudo pelo sistema renina-angiotensina-aldosterona. O aldosteronoma é muito influenciado pelo ACTH e pode inclusive apresentar receptores ilícitos para esse hormônio também. Por isso, se diz que a secreção é relativamente (mas não completamente) autônoma.

Exames para localização da doença

Tomografia computadorizada de abdome

A tomografia computadorizada (TC) de abdome é o exame de escolha. Geralmente mostra imagens compatíveis com adenoma de adrenal (nódulos hipodensos/gordurosos com atenuação < 10 UH [unidades de Hounsfield] e *washout* > 50%). A maioria dos adenomas tem de 1 a 3 cm, mas 20% podem ser menores que 1 cm. São chamados "adenomas produtores de aldosterona" (APA). Nódulos maiores que 3 cm sugerem carcinoma. Também podem ser encontradas glândulas normais ou imagem sugestiva de hiperplasia adrenal bilateral idiopática, chamada "hiperaldosteronismo idiopático" (HAI).

Pacientes acima de 40 anos têm incidentalomas adrenais com uma frequência não desprezível (aproximadamente 5%). Por isso, ao achado de adenoma nessa população será necessário realizar cateterismo adrenal para confirmar que a produção hormonal é unilateral, pois como a incidência de incidentalomas em indivíduos acima de 40 anos é considerável, é possível que o paciente tenha um incidentaloma adrenal não funcionante associado à HAI, de modo que a ressecção cirúrgica do adenoma, nesses casos, não resolverá o problema do paciente. O objetivo principal da TC é descartar imagem sugestiva de carcinoma adrenal.

Ressonância magnética de abdome

A ressonância magnética (RM) não é a primeira escolha, porque é mais cara e sua eficiência é inferior à da TC para visualizar adrenais.

Cateterismo de adrenais

O cateterismo de adrenais é o exame padrão-ouro para saber se a produção de aldosterona é uni ou bilateral. A acurácia é de 95%, tem sensibilidade de 80 a 95% e especificidade de 75 a 100%. A taxa de complicação é de 2%.

Idealmente, deveria ser realizado em todo paciente com hiperaldosteronismo que seja candidato ao tratamento cirúrgico (caso se diagnostique APA), desde que haja disponibilidade de um radiologista experiente nesse exame. É a recomendação da EndoSociety e o que muitos centros já praticam atualmente.

No entanto, em casos muito sugestivos de adenomas, como pacientes com menos de 40 anos, com lesão unilateral, aldosterona muito alta, potássio muito baixo, poderiam ser conduzidos com cirurgia sem necessidade de cateterismo. Na prática, pacientes com lesão unilateral e menos de 40 anos acabam sendo diretamente submetidos à cirurgia sem passarem necessariamente pelo cateterismo, e esse sendo indicado apenas para pacientes com HAP com imagem tomográfica sugestiva de adenoma, com mais de 40 anos (para excluir a possibilidade de que se trate de um adenoma não funcionante em indivíduo com hiperplasia adrenal bilateral produtora de aldosterona – HAI).

Indicações formais

São indicações formais para o cateterismo de adrenais:

- HAP com lesão unilateral em pacientes acima de 40 anos (descarta-se adenoma não funcionante)
- HAP com TC de adrenais normais
- HAP com TC de adrenais com achados bilaterais.

Método

Antes da realização do cateterismo, a espironolactona deve ser suspensa por pelo menos 4 a 6 semanas, uma vez que esse medicamento, ao inibir a ação da aldosterona, causa aumento da renina e, com isso, libera a produção de aldosterona pela adrenal contralateral sadia, o que pode interferir na interpretação do teste. Por isso, deve-se confirmar que a APR está suprimida (pelo menos < 1 ng/mℓ/h, mas idealmente < 0,2 ng/mℓ/h) antes de realizar o cateterismo de adrenais.

São cateterizadas as duas veias adrenais pela veia femoral. A entrada na veia adrenal direita é especialmente difícil, pois ela é curta e entra direta e agudamente na veia cava, em vez de seguir para a veia renal de forma mais oblíqua, como ocorre com a veia adrenal do lado esquerdo, cujo acesso costuma ser bem mais fácil. Confirma-se a localização adequada do cateter com a injeção de pequena quantidade de contraste, que se visualiza à radiografia.

Idealmente, 30 minutos antes do cateterismo, deve-se iniciar a infusão contínua [cortrosina 250 mg + 500 mℓ de soro glicosado (SG) a 5% – correr a 100 mℓ/h = 50 mg/h] ou em *bolus* de cortrosina (250 mg, IV), que é o ACTH sintético, para que as adrenais estejam maximamente estimuladas pelo ACTH e não haja variações do cortisol e da aldosterona mediadas por eventuais flutuações do ACTH ao longo do teste. Além disso, maximiza-se a secreção de aldosterona pelo APA, evitando-se coletar o exame em um momento de quiescência do tumor. Nos casos em que a infusão é feita de maneira contínua, não é necessário que a coleta de sangue seja efetuada concomitantemente nas veias adrenais direita e esquerda. Já nos casos em que é feita infusão de ACTH em *bolus*, a coleta deve ser simultânea. Nos casos em que não é feita a infusão de cortrosina, o procedimento deve ser realizado idealmente pela manhã, quando pelo menos o nível sérico de ACTH é naturalmente maior.

Coleta-se sangue para dosagem de aldosterona e cortisol nas veias adrenais direita e esquerda e no sangue periférico.

Os riscos do procedimento são: hemorragia ou infarto adrenal, perfuração de veia adrenal, trombose de veia adrenal e insuficiência adrenal. Ocorrem em menos de 3% dos casos.

Resultados

Para a confirmação de que a cateterização foi adequada, é necessário calcular a relação entre o cortisol adrenal/cortisol periférico em ambas as veias adrenais. Essa relação deve ser idealmente maior que 10:1 (ou pelo menos maior que 5:1). Nos casos realizados sem a infusão de cortrosina, essa relação deve ser, pelo menos, maior que 3:1. Caso contrário, indica que o cateter estava mal posicionado.

Uma vez confirmado que os cateteres estavam bem posicionados, deve ser feito o cálculo da aldosterona normatizada (aldosterona/cortisol) de cada veia adrenal. Esse cálculo é utilizado para evitar o viés de que a aldosterona de um lado esteja mais elevada que a aldosterona do outro lado só porque o cateter estava mais próximo de uma adrenal do que da outra, de modo a se obter uma amostra mais concentrada (evita o efeito da diluição da amostra). Os resultados possíveis são:

- Aldosterona normatizada/aldosterona normatizada contralateral > 4:1 (ou > 2:1 em casos em que não se utilizou infusão de cortrosina): confirma APA
- Aldosterona normatizada/aldosterona normatizada contralateral < 3:1: confirma bilateralidade.

Para os casos em que apenas uma das veias adrenais não foi bem cateterizada (ou seja, cortisol da veia adrenal/cortisol periférico < 5 a 10), também pode ser utilizado o seguinte dado:

- Aldosterona normatizada do lado que foi bem cateterizado/aldosterona normatizada da periferia < 1: sugere lateralização da produção de aldosterona pelo lado que não foi bem cateterizado. O valor absoluto da aldosterona da veia adrenal será sempre maior que o valor absoluto da aldosterona da periferia, mas o valor da aldosterona normatizada pode ser menor nos casos de produção de aldosterona pela adrenal contralateral.

Teste da postura

Teste muito realizado para diferenciar APA de HAI antigamente. No entanto, é raramente utilizado hoje em dia, pois ocorrem muitos falso-positivos e falso-negativos, de modo que a indicação cirúrgica nunca deve se basear apenas no resultado desse teste.

O princípio do teste é que a HAI responde muito mais ao angiotensinogênio do que o APA. Dessa maneira, a postura ereta aumentaria a aldosterona na HAI, enquanto não interferiria na aldosterona no APA. No entanto, 30% dos APA podem apresentar receptores para angiotensinogênio e também responder ao teste da postura. Por isso, se a aldosterona se elevar com a postura ortostática, pode ser APA ou HAI, mas se cair, sugere APA.

Método

Realiza-se a dosagem de aldosterona e cortisol basais (paciente deitado há pelo menos 40 minutos). Em seguida, pede-se para o paciente andar ou ficar de pé por 2 horas ou mais (não pode se recostar) e são coletadas novamente a aldosterona e o cortisol.

Resultado

O aumento da aldosterona em três a quatro vezes sugere HAI (pode ser APA). A diminuição ou não alteração da aldosterona sugere APA.

Se o cortisol se elevar entre a primeira e a segunda dosagem, é necessário subtrair o percentual de aumento do cortisol do percentual de aumento da aldosterona para evitar falsos aumentos desta pelo hiperestímulo da adrenal por um eventual aumento de ACTH. Caso a aldosterona tenha aumentado > 30% mesmo após essa subtração, é considerada a resposta positiva.

Tipos

Adenoma produtor de aldosterona

A lesão é unilateral, com atenuação < 10 UH, *washout* > 50%, geralmente < 3 cm e sem receptores para angiotensinogênio (mas, até 30% podem expressar). É responsável pelos casos mais graves de HAP, com HAS mais grave, hipopotassemia mais intensa e aldosterona mais alta, em pacientes mais jovens (geralmente < 50 anos). Corresponde a 10 a 50% dos casos de HAP.

Hiperaldosteronismo idiopático

É causado por hiperplasia adrenal bilateral das camadas glomerulosas (a TC pode não perceber essa hiperplasia e vir como normal), geralmente muito responsivo ao angiotensinogênio. Provoca um quadro clínico um pouco mais leve, com aldosterona não tão alta, renina não tão suprimida, HAS não tão grave e hipopotassemia ausente ou pouco intensa. Corresponde a 30 a 60% dos casos (maioria).

Hiperplasia adrenal primária

A hiperplasia adrenal primária (HAPr) é a hiperplasia de uma adrenal unilateral. Comporta-se como um APA, mas sem nódulo. A histologia é de hiperplasia. Geralmente, não responde ao angiotensinogênio (igual ao APA). Corresponde a 6% dos casos.

Carcinoma adrenal produtor de aldosterona

Geralmente, são nódulos grandes, > 4 cm, sólidos (atenuação > 10 UH), *washout* < 50% heterogêneos, com infiltração ao redor e comumente secretam outros hormônios, causando síndromes mistas. Correspondem a 3% dos casos.

Hiperaldosteronismo familiar tipo 1 (supressível com dexametasona)

Doença autossômica dominante que provoca HAS precoce em crianças e jovens. Decorre de uma mutação que causa expressão ectópica da aldosterona sintase na zona fasciculada, provocando a produção de aldosterona mediada por ACTH. Essa produção se torna excessiva e suprimível com dexametasona (uma vez que a dexametasona inibirá o ACTH, que passa a ser o principal estimulador da produção de aldosterona, nesses casos). A TC mostra adrenais normais. Causa < 3% dos HAP. O *screening* deve ser feito em:

- Todo HAP antes dos 20 anos
- HAS antes dos 20 anos
- HAP com história familiar de HAP
- HAP com história familiar de AVC antes dos 40 anos
- Qualquer parente de primeiro grau com esse diagnóstico.

O diagnóstico pode ser feito pela normalização da aldosterona (< 5 ng/dℓ) após dexametasona 0,5 mg, VO, 6/6 horas, por 4 dias (teste com boa sensibilidade, porém baixa especificidade) ou confirmado pela pesquisa da mutação genética.

Hiperaldosteronismo familiar tipo 2

São aqueles casos de APA ou HAI na mesma família. Comportam-se da mesma maneira que os casos isolados dessas doenças. O gene responsável ainda não foi encontrado, mas é uma herança autossômica dominante.

Hiperaldosteronismo familiar tipo 3

É causado pela mutação no gene *KCNJ5*, que pode ser germinativa (crianças com HAI muito evidente, adrenais muito aumentadas – de três a seis vezes o normal –, HAS grave, hipopotassemia, aldosterona muito alta e resistência ao tratamento com espironolactona, é necessária adrenalectomia bilateral) ou pós-zigótica (adulto com adenoma).

Tratamento

O tratamento do HAP visa não só manter o controle pressórico, como também abolir o estado pró-inflamatório e pró-fibrótico induzido pela aldosterona, o que reduz a morbimortalidade.

Adenoma produtor de aldosterona e hiperplasia adrenal primária

Adrenalectomia unilateral videolaparoscópica (retirada de toda a adrenal). É feito um preparo pré-operatório adequado do paciente, com a utilização de espironolactona por algumas semanas até a APR não estar mais suprimida (para evitar hipoaldosteronismo no pós-operatório por supressão da outra adrenal). Procede-se ao controle de PA e correção da hipopotassemia.

No pós-operatório imediato, são coletadas a aldosterona e a renina para verificar a resposta cirúrgica, e os anti-hipertensivos são reduzidos (pode demorar de alguns meses até 1 ano para a PA cair), a suplementação de potássio no pós-operatório é interrompida e também a espironolactona (pelo risco de hiperpotassemia pelo hipoaldosteronismo que pode ocorrer nesse período). É efetuada a reposição com SF, não se repondo mais potássio (exceto se a hipopotassemia for confirmada), e atenta-se para o risco de hipoaldosteronismo no pós-operatório (com hiponatremia e hiperpotassemia) pela supressão da adrenal contralateral. Pode ser necessário o uso de fludrocortisona por alguns dias, caso haja hipoaldosteronismo.

A PA e o potássio melhoram em 100% dos pacientes após o tratamento cirúrgico do APA ou HAPr, mas, apesar da melhora, a hipertensão só é curada em 35 a 60% dos casos. Pacientes com histórico familiar para HAS, hipertensão de longa data (há mais de 5 anos, com remodelamento vascular), em utilização de mais de três anti-hipertensivos, HAS estágio 2 ou 3, aldosterona muito alta, má resposta à espironolactona e idade avançada são aqueles com menor probabilidade de curar a hipertensão com cirurgia (pode haver melhora, mas muitas vezes não se chega à cura). Apesar disso, o tratamento cirúrgico ainda é melhor que o clínico para reduzir a hipertrofia e a sobrecarga do ventrículo esquerdo e o risco cardiovascular, além de ter menor custo a longo prazo.

Hiperaldosteronismo idiopático

O tratamento clínico é realizado com antagonista mineralocorticoide, sendo a espironolactona a primeira escolha. Inicia-se com dose baixa (12,5 a 25 mg), que é aumentada a cada 4 semanas, titulando-se controle de PA e efeitos colaterais. A dose máxima é de 400 mg/dia. É utilizada a menor dose necessária. Muitas vezes, o tratamento só com espironolactona não é suficiente, sendo necessário adicionar outros anti-hipertensivos e repor potássio. Os melhores anti-hipertensivos para esses casos são aqueles que não agem no sistema renina-angiotensina-aldosterona (porque a renina está bloqueada). É necessário optar pelos inibidores dos canais de cálcio, alfabloqueadores. Em casos refratários, pode ser feita adrenalectomia unilateral, que pode melhorar o quadro clínico, mas não cura o paciente, já que a hiperprodução de aldosterona é bilateral.

A espironolactona pode ter efeitos colaterais antiandrogênicos (causa disfunção erétil, ginecomastia, diminuição da libido e irregularidade menstrual), principalmente em altas doses (efeitos dose-dependentes). É um antagonista dos receptores androgênicos. Nesses casos, poderia ser usado eplerenone (padrão-ouro), que é um antagonista do receptor de aldosterona com apenas 0,1% de afinidade pelos receptores androgênicos, com muito menos efeitos colaterais. No entanto, é uma medicação muito cara, um pouco menos potente e não disponível no Brasil. A dose é de 100 a 200 mg/dia. Amilorida 20 a 75 mg/dia (Moduretic®, comprimidos de 2,5 mg) e triantereno (não disponível no Brasil) são outras opções de diuréticos poupadores de potássio.

Outras orientações que devem ser dadas aos pacientes são: restrição de sódio, ingesta rica em potássio, redução de fatores de risco cardiovascular e evitar o consumo de álcool.

Hiperaldosteronismo familiar tipo 1

São utilizadas dexametasona na menor dose possível capaz de suprimir a aldosterona. Inicia-se com 0,125 mg a 0,25 mg/dia (ou prednisona 2,5 a 5 mg/dia) administrada à noite (para suprimir o pico de ACTH que ocorrerá no início da manhã). É preferível o uso de corticoide de meia-vida longa para uma boa supressão do ACTH. São monitorados os efeitos colaterais, pelo risco de síndrome de Cushing exógena pela administração dos glicocorticoides.

Hiperaldosteronismo familiar tipo 3

Realiza-se adrenalectomia bilateral.

Carcinoma adrenal

Realiza-se adrenalectomia unilateral via aberta com ou sem quimioterapia associada.

Leitura recomendada

Arlt W. A detour guide to the Endocrine Society Clinical Practice Guideline on case detection, diagnosis and treatment of patients with primary aldosteronism. European Journal of Endocrinology. 2010;162:4358.

Fischer E et al. Aldosterone excess impairs first phase insulin secretion in primary aldosteronism. J Clin Endocrinol Metab. 2013;98(6):251320.

Funder JW et al. Case detection, diagnosis, and treatment of patients with primary aldosteronism: an Endocrine Society Clinical Practice Guideline. J. Clin. Endocrinol. Metab. 2016;(101)5:1189-1916.

Mendonça BB. Testes dinâmicos em endocrinologia. Manual entregue para os residentes de endocrinologia do Hospital das Clínicas da Faculdade de Medicina da Universade de São Paulo (USP); 2012.

Rossi GP, Pitter G, Bernante P, Motta R, Feltrin G, Miotto D. Adrenal vein sampling for primary aldosteronism: the assessment of selectivity and lateralization of aldosterone excess baseline and after adrenocorticotropic hormone (ACTH) stimulation. Journal of Hypertension. 2008;26:98997.

Rossi GP, Primary Aldosteronism. Journal of The American College of Cardiology. 2019;74:2799-811.

Stewart PM, Allolio B. Adrenal vein sampling for primary aldosteronism: time for a reality check. Clinical Endocrinology. 2009.

Stowasser M. Update in primary aldosteronism. Journal of Clinical Endocrinology and Metabolism. 2009;94:362-330.

Vilela LAP, Almeida MQ Diagnosis and management of primary aldosteronism. Arch Endcocrinol Metabol, 2017;61:305-12.

Capítulo 4

Feocromocitoma e Paraganglioma

Introdução

Apesar de apresentarem quadro clínico, diagnóstico e tratamento muito semelhantes, é importante fazer a distinção entre feocromocitoma e paraganglioma, pois cada um deles pode estar associado a maior incidência de outros tipos de neoplasias diferentes, além de terem prognóstico e risco de malignidade distintos:

- Feocromocitoma: tumor originado das células cromafins da medula adrenal, que produz, armazena, secreta e metaboliza as catecolaminas
- Paraganglioma: tumor originado das células cromafins dos gânglios simpáticos extra-adrenais (secretores de catecolaminas) ou dos gânglios parassimpáticos (não secretores de catecolaminas). A maioria dos paragangliomas tem origem cervical e não é secretora. Já dentre os paragangliomas não cervicais, 85% são de localização abdominal e 60% são funcionantes.

Epidemiologia

Incidência de dois a oito casos a cada 1 milhão de pessoas por ano. A incidência entre homens e mulheres é semelhante e maior entre a terceira e a quinta décadas de vida. A prevalência é 0,1 a 0,6%, com risco de malignidade de 10% no feocromocitoma e de 15 a 35% no paraganglioma. Cerca de 10 a 25% dos casos são familiares.

São responsáveis por 0,2 a 0,6 dos casos de hipertensão arterial sistêmica, e raramente por casos de hipertensão sistólica isolada. No entanto, cerca de 50% dos feos são diagnosticados apenas em necropsias porque muitos desses tumores permanecem clinicamente silenciosos durante a vida. O perigo de perder o diagnóstico de feocromocitoma já foi demonstrado por um relatório clínico da Clínica Mayo no qual em um grupo de 54 pacientes necropsiados com feocromocitomas (em que 55% dos casos o feo contribuiu para a causa da morte), o diagnóstico de feo não foi suspeitado em 75% dos casos.

Fisiologia da medula adrenal

A adrenal normal produz muito mais epinefrina do que norepinefrina. Os feocromocitomas podem produzir ambas as catecolaminas, mas costumam produzir mais norepinefrina, que age em receptores alfa-1-adrenérgicos com maior afinidade do que nos receptores beta-2-adrenérgicos. Já os paragangliomas só produzem norepinefrina. A maior parte do metabolismo das catecolaminas ocorre ainda intratumoral, formando as metanefrinas, que são as derivadas biologicamente inativas das catecolaminas (Figura 4.1).

Receptores adrenérgicos

Os receptores adrenérgicos presentes no organismo são:

- Receptores alfa-1 (presentes principalmente na musculatura lisa dos vasos sanguíneos): promovem a vasoconstrição e o aumento de pressão arterial (PA)
- Receptores beta-1 (presentes principalmente no coração): promovem aumento da frequência cardíaca (cronotropismo) e maior contratilidade miocárdica (inotropismo), além de liberação de renina

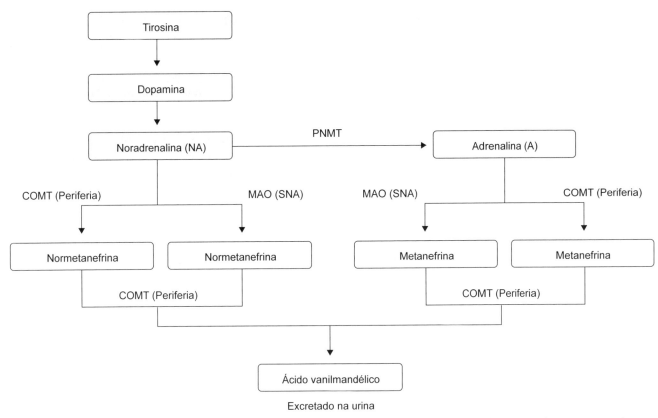

FIGURA 4.1 Esquema da produção e do metabolismo das catecolaminas. *PNMT*, enzima fenil-etanolamina-N-metil-transferase; *COMT*, catecol-orto-metiltransferase; *MAO*, monoamina oxidase.

- Receptores beta-2 (presentes principalmente na musculatura esquelética): promovem vasodilatação, além de broncodilatação, glicogenólise e liberação de norepinefrina.

A epinefrina tem maior afinidade pelos receptores beta-2, enquanto a norepinefrina tem maior afinidade pelos receptores beta-1. Entretanto, em altas concentrações, a epinefrina exerce maior efeito alfa-1, pois esses receptores são mais prevalentes e têm distribuição difusa pelo organismo. Por isso, às vezes, os tumores produtores de epinefrina podem acabar cursando mais com hipotensão (se o agonismo sobre os receptores beta-2 for maior que o agonismo sobre os receptores alfa-1) e os produtores de norepinefrina podem cursar mais com hipertensão (pois costumam agir mais sobre os receptores alfa-1 do que sobre os beta-2).

Os paragangliomas secretam na sua maioria apenas norepinefrina, pois os gânglios simpáticos não têm a enzima fenil-etanolamina-N-metil-transferase (PNMT), que converte norepinefrina em epinefrina. Nos feocromocitomas da síndrome de von Hippel-Lindau (VHL) ocorre o mesmo padrão. Portanto, se o tumor secretar epinefrina, quase sempre ele será de localização adrenal (será um feocromocitoma, e não um paraganglioma).

A catecol-orto-metiltransferase (COMT) é uma enzima localizada na membrana celular das células tumorais (porém, também está presente difusamente em outros tecidos) e metaboliza grande parte das catecolaminas produzidas pelos tumores. Converte epinefrina em metanefrina e norepinefrina em normetanefrina pela O-metilação desses compostos. Já nos gânglios do sistema nervoso autônomo (SNA), as catecolaminas são convertidas em metanefrinas pela monoamina oxidase (MAO).

Quadro clínico

Os sintomas principais decorrem dos efeitos cardiovasculares, metabólicos (lipólise, proteólise, glicólise, termogênese, cetose, gliconeogênese) e viscerais (broncodilatação, colelitíase, constipação intestinal) das catecolaminas:

- Assintomático (5 a 8%)
- Hipertensão arterial sistêmica (HAS)
  - Sustentada: 50%
  - Paroxística: 30%
  - Normotensão: 10 a 20%
- Retinopatia hipertensiva
- Palpitação, taquicardia, arritmia, morte súbita
- Insuficiência cardíaca congestiva (ICC) hipertrófica ou dilatada
- Ansiedade, pânico e sensação de morte iminente
- Mãos e pés frios
- Dor torácica e epigástrica
- Dispneia
- Tremor
- Fadiga
- Sudorese e diaforese
- Depleção volêmica, desidratação – pela vasoconstrição periférica, causa aumento pressórico, inibição de hormônio antidiurético (ADH) e natriurese
- Hipotensão ortostática (10 a 50%): secundária à depleção volêmica
- Eritrocitose (desidratação com hemoconcentração)
- Cefaleia

- Palidez – muito raramente pode ocorrer *flushing* (2 a 3%), por uma vasodilatação pós-vasoconstrição
- Fenômeno de Raynaud, livedo reticular
- Intolerância a carboidratos, diabetes melito. A epinefrina é hiperglicemiante tanto pelos efeitos contrarregulatórios da insulina (causando aumento da gliconeogênese e da glicogenólise) quanto por ação direta, inibindo a secreção de insulina e reduzindo a sensibilidade periférica à insulina
- Náuseas, vômitos
- Constipação intestinal – por relaxamento da musculatura visceral mediado pela ação simpática
- Colelitíase – pela atonia da vesícula mediada pela ação simpática
- Febre
- Síndromes hormonais por secreção ectópica do feocromocitoma de hormônio liberador de corticotrofina (CRH), hormônio adrenocorticotrófico ou corticotrofina (ACTH), hormônio liberador de hormônio do crescimento (GHRH), proteína relacionada ao hormônio paratireóideo (PTHrp) VIP, ADH, entre outros. Feocromocitomas e paragangliomas podem secretar outros hormônios, além das catecolaminas, com alguma frequência
- Perda de peso
- Hipercalcemia – por PTHrp ou hiperparatireoidismo primário
- Efeito de massa pelo tumor.

Não existe associação entre o valor da pressão arterial (PA) do paciente e os níveis de catecolaminas. O valor da PA vai depender da sensibilidade individual às catecolaminas, do *down regulation* de receptores, da hipovolemia, da produção de substâncias vasodilatadoras pelo tumor [p. ex., peptídeo intestinal vasoativo (VIP)] e da participação ativa do SNA, pois a norepinefrina liberada pelos axônios dos neurônios simpáticos tem maior importância no controle da PA do que a epinefrina produzida na adrenal e liberada sistemicamente. Nos pacientes com feocromocitoma, o SNA fica repleto de norepinefrina porque há mais catecolaminas séricas para ele captar, e isso pode justificar as crises paroxísticas que ocorrem em alguns pacientes.

As manifestações clínicas do feocromocitoma são mediadas mais pelas catecolaminas estocadas no sistema nervoso simpático do que pelas catecolaminas liberadas sistemicamente na circulação. Isso porque as terminações nervosas dos nervos simpáticos captam as catecolaminas circulantes e as armazenam. Então, qualquer estímulo simpático é capaz de liberar essas substâncias abruptamente. Por esse motivo, as manifestações clínicas não têm correlação com o nível sérico de catecolaminas.

Tumores pequenos (< 50 g) costumam ser mais sintomáticos do que os grandes porque liberam catecolaminas livres ainda não metabolizadas, normalmente cursam com aumento de catecolaminas séricas livres e concentrações baixas de metanefrinas urinárias. Já os tumores maiores costumam metabolizar as catecolaminas ainda dentro deles próprios e, por isso, podem ser menos sintomáticos e cursar com baixos níveis de catecolaminas plasmáticas e altos níveis de metanefrinas urinárias.

Tumores císticos muito grandes podem secretar e metabolizar as catecolaminas ainda dentro do tumor, liberando apenas as metanefrinas inativas para a circulação, manifestando-se, por isso, como feocromocitoma assintomático.

Tríade clássica

A tríade clássica é formada por sudorese, cefaleia e palpitações. Esses sintomas ocorrem em crises paroxísticas somente em 56% dos pacientes. Geralmente, as crises duram 15 a 20 minutos, mas podem variar de poucos minutos a horas, podem ser frequentes (várias vezes ao dia) ou ocasionais (mensais), espontâneas ou desencadeadas por mudança postural, ansiedade, medicações (anestésicos, metoclopramida), exercícios, aumento da pressão intra-abdominal (gravidez, evacuação, esforço físico, tosse, trauma, colonoscopia).

Regra dos 10

Os feocrocitomas também são conhecidos pela "regra dos 10":

- 10 a 20% dos tumores têm localização extra-adrenal (são paragangliomas)
- 10% ocorrem em crianças
- 10% são bilaterais ou múltiplos (porcentagem maior em síndromes genéticas, como neoplasia endócrina múltipla do tipo 2 [NEM-2] e VHL)
- 10% têm recorrência após ressecção cirúrgica (33%, se houver síndromes genéticas ou paragangliomas)
- 10% são malignos (33%, se houver paragangliomas)
- 10 a 25% são familiares
- 10% são encontrados como incidentalomas
- 10% são extra-abdominais
- 10 a 20% são não funcionantes.

Genética

Os feocromocitomas podem ser esporádicos (75 a 90%) ou hereditários (10 a 25%). Nesses casos, estão associados a síndromes genéticas familiares e se manifestam em idade mais jovem.

Cinco mutações germinativas são as principais responsáveis pelos feocromocitomas/paragangliomas familiares: *VHL*, *RET*, *NF1*, *SDHB*, *SDHD*. Existem ainda outras mutações menos comuns, como a mutação em *SDHC* e *SDHA*. A análise genética dos pacientes acometidos oferece informações muito úteis que podem ser valiosas na triagem, diagnóstico e prognóstico nos casos hereditários.

A seguir, são apresentadas descrições breves das síndromes genéticas mais comumente associadas ao surgimento dos feocromocitomas e paragangliomas.

Síndrome de von Hippel-Lindau

Doença autossômica dominante causada pela inativação do gene supressor tumoral *VHL* presente no cromossomo 3 (3p25-26). Trata-se de uma mutação germinativa e somática que cursa com feocromocitoma em 20% dos pacientes a partir da segunda década de vida.

Os feocromocitomas da síndrome de VHL são bilaterais em 50% dos casos e benignos em 95% dos casos. Os paragangliomas são raros.

Há produção apenas de norepinefrina na maioria dos casos (o tumor não tem PNMT, que é a enzima que converte norepinefrina em epinefrina).

Há quatro tipos de VHL:

- VHL tipo 1: cursa com cistos e carcinoma adrenal, cistos e tumores pancreáticos, hemangioblastomas retinianos e de SNC, tumores endolinfáticos, cistadenoma de epidídimo. Não há feocromocitoma nesse tipo de VHL
- VHL tipo 2A: cursa com feocromocitoma, hemangioblastomas retinianos e de SNC, cistadenoma de epidídimo. Baixo risco de tumor de células claras renais
- VHL tipo 2B: cursa com feocromocitoma, cistos e carcinoma adrenal, cistos e tumores pancreáticos, hemangioblastomas retinianos e de SNC, tumores endolinfáticos, cistadenoma de epidídimo. Alto risco de tumor de células claras renais
- VHL tipo 2C: cursa com feocromocitoma apenas.

Quanto à mortalidade da síndrome, geralmente ocorre em decorrência do carcinoma renal de células claras ou de complicações de hemangioblastoma de SNC.

O achado de hemangioblastomas retinianos no fundo de olho de um paciente com feocromocitoma sugere muito a presença de mutação no gene *VHL*; por isso, alguns autores sugerem a realização sistemática de fundo de olho nos pacientes com feocromocitoma como rastreio genético dessa síndrome, na impossibilidade de se fazer a pesquisa genética da mutação.

Neoplasia endócrina múltipla tipo 2

Doença autossômica dominante causada por mutação ativadora do proto oncogene *RET*. Cursa com feocromocitoma em 50% dos pacientes, é bilateral (50%) e, geralmente, ocorre de maneira assíncrona (o primeiro aparece anos antes do segundo). Costuma ser benigna (95%) e adrenal (100%).

Há produção de epinefrina muito maior que de norepinefrina (ao contrário de VHL)

É caracterizado por:

- NEM-2A (síndrome de Sipple): carcinoma medular de tireoide (CMT; normalmente é o primeiro acometimento a ser diagnosticado), feocromocitoma (10 a 20% dos pacientes abrem o quadro com feocromocitoma) e hiperparatireoidismo primário
- NEM-2B: CMT, neuromas mucosos, hábito marfanoide. Pode ser ou não acompanhado de feocromocitoma.

O prognóstico da síndrome costuma ser ruim devido ao CMT, que é a principal causa de mortalidade nesses pacientes, por ser um tumor, no geral, de aparecimento precoce e agressivo.

Neurofibromatose tipo 1

Doença autossômica dominante causada pela inativação do gene supressor tumoral neurofibromin 1 (*NF1*) presente no cromossomo 17 (17q11.2). Cursa com feocromocitoma em aproximadamente 2% dos pacientes acometidos pela síndrome. É unilateral em 90% das vezes, único (84%), benigno (90%), e pode também cursar com paragangliomas simpáticos (6%)

A produção de epinefrina é maior que a de norepinefrina (assim como na NEM-2).

O diagnóstico de neurofibromatose tipo 1 é feito pela presença de dois ou mais critérios clínicos, entre os seguintes: seis ou mais manchas café com leite, dois ou mais neurofibromas cutâneos, sardas inguinais ou axilares, dois ou mais hamartomas de íris (nódulos de Lish), glioma de nervo óptico, displasia de esfenoide, pseudoartrose, um parente de primeiro grau com a doença.

Apesar de haver *screening* genético em alguns centros de pesquisa, o diagnóstico da síndrome é habitualmente clínico.

Paraganglioma familiar SDHD

Doença autossômica dominante causada por mutação germinativa e somática no gene supressor tumoral *SDHD* presente no cromossomo 11 (11q21-23). É o gene codificador da subunidade D da succinato desidrogenase do complexo mitocondrial II.

Cursa com paraganglioma do parassimpático (benignos, na cabeça e no pescoço).

Raramente causa paraganglioma simpático ou feocromocitoma e também é raro que seja maligno. A mutação do gene *SDHD* sofre *imprinting* do gene materno, de modo que a síndrome só pode ser herdada do pai, pois o gene vindo da mãe é inativado.

Paraganglioma familiar SDHB

Doença autossômica dominante causada por inativação do gene supressor tumoral *SDHB* (succinato desidrogenase subunidade B) presente no cromossomo 1 (1p35-36). Cursa com aparecimento de paraganglioma do simpático e apresenta alto risco de malignidade (> 30 a 50%). Não sofre *imprinting* (pode ser herdado do pai ou da mãe).

Deve ser a primeira mutação pesquisada nos casos de paragangliomas metastáticos.

Paraganglioma familiar SDHC

Doença autossômica dominante com inativação do gene supressor tumoral *SDHC* (succinato desidrogenase subunidade C) presente no cromossomo 1 (1q21). Cursa com paraganglioma do parassimpático (benignos, cabeça e pescoço) e não sofre *imprinting*.

Nos paragangliomas familiares, a penetrância aumenta com a idade e o risco de desenvolver um tumor chega por volta de 100% aos 70 anos, mas, muitas vezes, eles não são diagnosticados, por serem geralmente benignos e não funcionantes, como ocorre principalmente nas mutações do *SDHD* e *SDHC*.

Neoplasia endócrina múltipla tipo 1

Doença autossômica dominante causada pela inativação do gene supressor tumoral *MENIN* presente no cromossomo 11 (11q13). Pode cursar com feocromocitoma raramente, mas a incidência desse tumor é maior nessa síndrome do que na população geral.

Quando cursa com feocromocitoma, é unilateral em 100% dos casos e quase sempre benigno.

O paciente apresenta tumor hipofisário, hiperparatireoidismo primário e tumor pancreático/duodenal.

Investigação dos Feocromocitomas e Paragangliomas

O paciente deve ser investigado para feocromocitoma em caso de:

- Quadro clínico sugestivo
- Presença de hipertensão, mas com hipotensão postural e sinais de hipovolemia e desidratação
- Crise hipertensiva ou paroxismo durante parto, cirurgia, anestesia, com medicamentos ou manobra de Valsalva
- Incidentaloma adrenal
- Tumor abdominal
- HAS resistente
- HAS lábil com perda de peso
- História familiar de feocromocitoma (em dois ou mais parentes)
- Componentes de NEM-2A, NEM-2B, VHL, paraganglioma familiar, neurofibromatose do tipo 1.

Diagnóstico

A chave para o diagnóstico de feocromocitoma é pensar nele. Sintomas e sinais semelhantes são comuns em inúmeras outras condições clínicas e, portanto, feocromocitomas são frequentemente referidos como o "Grande Mímico".

O diagnóstico de feocromocitoma ou paraganglioma é confirmado pela dosagem aumentada de catecolaminas e seus metabólitos (metanefrinas) no sangue e na urina. Muitos laboratórios já medem cada catecolamina separadamente (epinefrina, norepinefrina, dopamina), além de metanefrinas e normetanefrinas. Atuamente, os testes mais sensíveis e recomendados são as metanefrinas plasmáticas (padrão-ouro em sensibilidade) ou as metanefrinas urinárias fracionadas. Se disponíveis, é recomendado que o *screening* bioquímico se inicie com essas dosagens.

Para os casos em que o rastreio bioquímico tenha sido normal, mas a suspeita clínica desse tipo de tumor é alta, é possível considerar sua repetição quando houver crise paroxística (coletando os exames logo após a crise). Devido à heterogeneidade do padrão secretor do feocromocitoma e à sua secreção episódica, preconiza-se que sejam feitos pelo menos dois testes em duas ocasiões distintas.

Os diagnósticos diferenciais de feocromocitomas incluem: transtornos de ansiedade, incluindo abstinência a benzodiazepínicos, hipertensão essencial, hipertireoidismo, insulinomas, intoxicação por mercúrio, hipertensão renovascular, tumores carcinoides, apneia do sono, síndrome vaso-vagal, insuficiência renal, pseudofeocromocitoma (Hipertensão Paroxística Grave), dentre outros.

Medicamentos que podem aumentar os níveis sérico e urinário de catecolaminas e metanefrinas

Os medicamentos que podem aumentar os níveis sérico e urinário de catecolaminas e metanefrinas, causando, portanto, resultados falso-positivos, são: antidepressivos tricíclicos, levodopa, antagonistas dopaminérgicos, anfetaminas, descongestionantes, catecolaminérgicos, buspirona, antipsicóticos, reserpina, clonidina, etanol, paracetamol, inibidores da monoaminoxidase (IMAO), betabloqueadores e opioides. Esses fármacos devem ser suspensos de 7 a 14 dias antes da coleta.

A idade avançada também aumenta as catecolaminas.

Testes disponíveis

Os testes disponíveis para o diagnóstico são:

- Metanefrinas urinárias (total, frações, frações livres): teste com boa especificidade (93%)
- Metanefrinas plasmáticas (total, frações, frações livres): é o teste mais sensível (99%). As metanefrinas plasmáticas têm alta sensibilidade (96 a 100%) e, portanto, valor preditivo negativo muito alto, podendo praticamente excluir o diagnóstico nos casos em que sua dosagem vier normal. Entretanto, a especificidade é baixa (85%), podendo cursar com alguns falso-positivos. Esse exame atualmente encontra-se disponível em poucos centros, mas seria o teste ideal para rastreio por ter sensibilidade muito alta
- Catecolaminas urinárias (total e frações): têm alta sensibilidade (98%) e especificidade (98%), sendo uma boa escolha para rastreio na indisponibilidade das metanefrinas séricas
- Catecolaminas plasmáticas (total e frações): também têm alta sensibilidade (98%) e especificidade (98%), sendo uma boa escolha para rastreio na indisponibilidade das metanefrinas séricas
- Ácido vanilmandélico (VMA) urinário: é um teste com alta especificidade (95%), porém com baixa sensibilidade (por isso, não é bom para rastreio). Para que o VMA seja formado, a catecolamina precisa ser metabolizada pela MAO e pela COMT
- Cromogranina A (sérica): é pouco sensível e, por isso, não é um bom teste para rastreio. A cromogranina A é uma glicoproteína armazenada e secretada por grânulos das células neuroendócrinas e pode estar elevada em até 80% dos feocromocitomas, mas não é específica e pode se elevar em outros tumores e também na insuficiência renal crônica (IRC). Deve-se lembrar de suspender os inibidores da bomba de prótons 7 dias antes da coleta para evitar falso-positivos nesse teste, uma vez que esses medicamentos podem causar aumento da cromogranina mediado por hipergastrinemia secundária à hipocloridria desencadeada por eles.

Idealmente, as dosagens de catecolaminas e metanefrinas devem ser consideradas positivas se estiverem acima de duas vezes o limite superior da normalidade (LSN). Valores acima de duas vezes o limite superior devem ser considerados como rastreio positivo, enquanto valores quatro vezes acima do limite superior têm correlação de quase 100% com a probabilidade pós-teste da doença.

Os valores de referência dependem de cada laboratório e também da maneira como o teste foi coletado (paciente descansado, em repouso, com veia puncionada, ou paciente alerta, estressado, ansioso, com dor, HAS descontrolada, doença grave descompensada). Assim, deve-se sempre avaliar as condições clínicas da coleta da amostra para melhor interpretação dos seus resultados. O ideal é que a coleta seja feita em jejum, pela manhã, em posição supina (deitado) após repouso mínimo de 20 a 30 minutos, com suspensão prévia das medicações que possam interferir nos resultados 2 semanas antes da coleta. Sabe-se que a coleta com o paciente sentado (como geralmente é feito na maioria dos centros de coleta), em vez de deitado, aumenta muito a incidência de falso-positivos. O valor de referência das catecolaminas e metanefrinas para o paciente em posição deitada é menor do que para o paciente em posição sentada, mas sabe-se que na maioria dos casos de feocromocitoma ou paraganglioma, esses valores permanecerão altos mesmo em posição deitada, de modo que a coleta nessa posição torna o teste muito mais sensível e específico, evitando os falso-positivos. Se não for possível suspender as medicações interferentes e o rastreio for positivo, deve-se fazer um exame de imagem para prosseguir a investigação. Idealmente, tenta-se fazer dieta sem xantinas (evitando café, chá e chocolate) durante 5 dias antes da coleta.

Tumores pequenos normalmente secretam mais epinefrina (assim como a adrenal normal), causando HAS, diabetes melito e hipermetabolismo. Tumores maiores costumam secretar principalmente norepinefrina. Raros tumores podem ser secretores apenas de dopamina e, nesses casos, as metanefrinas serão normais, porque elas não medem os metabólitos da dopamina. É maior a probabilidade de que esses tumores sejam malignos, e os pacientes podem ter quadro clínico atípico com hipotensão, taquicardia e poliúria. Os paragangliomas secretam na sua maioria apenas norepinefrina, pois os gânglios simpáticos não têm PNMT (enzima que converte norepinefrina em epinefrina). Nos feocromocitomas da VHL, ocorre o mesmo padrão. Portanto, se o tumor secretar epinefrina, quase sempre sua localização será adrenal.

Algoritmo diagnóstico

Etapa 1: avaliação bioquímica

Dosagem de catecolaminas e metanefrinas em urina de 24 horas

São sugestivos de feocromocitoma os valores pelo menos duas vezes acima do limite superior da normalidade nos testes. Se estiverem elevadas, passa-se para a segunda fase do rastreio, com exames de imagem. Se normais, faz-se a confirmação com catecolaminas plasmáticas. Considera-se a repetição do teste após uma crise, em casos de pacientes com crises paroxísticas de sintomas.

Dosagem de catecolaminas plasmáticas basais

Valores acima de 2.000 pg/mℓ (somatório de todas as catecolaminas: epinefrina + norepinefrina + dopamina) confirmam feocromocitoma, enquanto valores < 500 pg/mℓ o excluem. Os valores intermediários devem ser mais bem avaliados com a realização de um teste dinâmico. Geralmente, a relação norepinefrina/epinefrina é 5:1.

- Catecolaminas plasmáticas totais < 500 pg/mℓ: excluído feocromocitoma/paraganglioma
- Catecolaminas plasmáticas totais entre 500 e 1.000 pg/mℓ: faz-se o teste provocativo
- Catecolaminas plasmáticas totais entre 1.000 e 2.000 pg/mℓ: faz-se o teste supressivo
- Catecolaminas plasmáticas totais > 2.000 pg/mℓ: confirma-se o diagnóstico. Prossegue-se para o exame de imagem.

Teste provocativo com glucagon

Administra-se glucagon 1 a 2 mg, IV, em *bolus*, seguido de coleta de catecolaminas plasmáticas nos tempos 0, 2, 4, 6, 8 e 10 minutos (ou 0, 1, 2 e 3 minutos). O glucagon causa um estímulo positivo sobre a secreção das catecolaminas. O resultado é positivo para feocromocitoma se as catecolaminas plasmáticas estiverem > 2.000 pg/mℓ em algum tempo ou aumento de três vezes o valor basal. Deve-se controlar bem a PA pelo risco de crise hipertensiva no teste.

É contraindicado se a PA > 160/100 mmHg, e houver angina ou sintomas graves pela HAS.

Teste de supressão com clonidina

Administra-se 0,3 mg de clonidina, por via oral (VO), seguida de coleta de catecolaminas plasmáticas nos tempos 0, 60, 120 e 180 minutos. A clonidina causa redução na liberação das catecolaminas. O resultado é positivo para feocromocitoma se houver queda mínima das catecolaminas. O resultado será negativo para feocromocitoma se houver queda das catecolaminas para < 500 pg/mℓ ou queda de pelo menos 40% do valor basal. O teste é contraindicado em pacientes hipotensos ou desidratados, uma vez que a administração da clonidina causará queda adicional de PA.

É muito raro, em uma pessoa com feocromocitoma, que as catecolaminas estejam persistentemente normais e precisem do teste de estímulo com glucagon. Geralmente, a grande dúvida ocorre quanto aos falso-positivos, de modo que o teste supressivo com clonidina costuma ser bem mais utilizado na prática clínica do que o teste provocativo com glucagon.

Dosagem de metanefrinas plasmáticas

Se essa dosagem estiver disponível, pode ser solicitada como primeira linha de investigação. Valores normais afastam feocromocitoma, enquanto valores quatro vezes acima do limite superior da normalidade confirmam o diagnóstico (é possível, então, prosseguir para o exame de imagem). Valores aumentados entre duas e quatro vezes o limite superior devem ser confirmados com catecolaminas e metanefrinas urinárias (se normais, dosam-se as catecolaminas plasmáticas também). As metanefrinas plasmáticas têm alto valor preditivo negativo e, por isso, são muito úteis para pacientes com quadro clínico pouco sugestivo ou quadro clínico silente, mas alto risco de feocromocitoma (p. ex., tumor adrenal com história familiar positiva). Portanto, se houver catecolaminas e metanefrinas urinárias aumentadas, catecolaminas plasmáticas aumentadas ou metanefrinas plasmáticas aumentadas, realiza-se exame de imagem.

Em pacientes com disfunção renal pode ocorrer elevação das catecolaminas e metanefrinas séricas em até duas a três vezes o valor de referência. Acima disso, deve-se suspeitar de feocromocitoma. Nesses pacientes, a cromogranina A também perde o valor diagnóstico.

Etapa 2: exames de imagem

Os exames de imagem devem ser realizados com o objetivo de localizar o tumor secretor que já foi diagnosticado bioquimicamente. A localização dos tumores é:

- Adrenal: 85 a 90%
- Extra-adrenal (paraganglioma): 10 a 15%
  - Abdome
  - Tórax
  - Pelve/bexiga

○ Outros: pescoço. A maioria dos paragangliomas não funcionantes (70%) localiza-se no pescoço. No entanto, por serem não funcionantes, esses tumores geralmente não chegam ao endocrinologista, mas sim ao cirurgião de cabeça e pescoço.

Tomografia computadorizada de abdome

A tomografia de abdômen deve ser o exame preferencial a ser escolhido para pacientes com rastreio bioquímico positivo. Exame muito sensível (93 a 100%), mas pouco específico (70%). É menos sensível para tumores pequenos e paragangliomas. Deve-se ter cautela com o controle da PA, pois a injeção de contraste pode desencadear uma crise hipertensiva. Pode mostrar uma imagem adrenal bem delimitada, arredondada ou oval, > 3 cm (geralmente > 4,5 cm), heterogênea, comumente com áreas císticas, calcificações presentes em 10 a 15%, atenuação > 10 UH (unidades Hounsfield; geralmente > 25 UH), fazendo diagnóstico diferencial com carcinoma adrenal. Pode ter *washout* rápido ou lento. O primeiro exame a ser pedido para os pacientes com rastreio bioquímico para feocromocitoma/paraganglioma deve ser a TC com contraste de abdome e pelve.

Ressonância magnética de abdome

Exame muito sensível (93 a 100%), especificidade 67%, não precisa de contraste (causando menor risco de crise hipertensiva) e tem melhor sensibilidade e especificidade que a TC para avaliação de paraganglioma (quando a localização do tumor é extra-adrenal). É o método de escolha para o diagnóstico em crianças (pois evita radiação), gestantes, pessoas com alergia a contraste iodado, pacientes com clipes metálicos que causem distorção de imagem na TC, pacientes que já tenham recebido uma carga de radiação prévia muito intensa e na suspeita de paraganglioma, especialmente os metastáticos, e quando se deseja avaliar melhor a região de base de crânio e região cervical. Mostra lesões com as mesmas características descritas na TC e acrescenta que a imagem na ressonância magnética visualizada na sequência T2 aparece hiperintensa (comparada com o fígado) em 75% dos feocromocitomas. Todavia, esse achado não é tão específico, pois outros tumores adrenais também podem brilhar em T2. A ressonância magnética também deve ser realizada em grandes tumores antes de cirurgia para avaliar a invasão vascular próxima ao tumor.

Metaiodobenzilguanidina com I^{131} ou I^{123} (MIBG)

É uma molécula que se assemelha à norepinefrina, por isso se acumula nas células enterocromafins. No entanto, por ser formada de iodo, pode também se acumular na tireoide caso não seja feito um preparo previamente ao exame com iodeto de potássio para evitar captação do contraste pela glândula (inicia-se 24 horas antes do exame e se mantém por 5 dias o iodeto de potássio 5 gotas 3 vezes/dia). Injeta-se MIBG por via intravenosa (IV), e realiza-se a cintilografia de corpo inteiro após 1 a 3 dias. O marcador será captado no local onde houver acúmulo de células enterocromafins. Caso haja um feocromocitoma ou paraganglioma, o tumor mostrará forte captação do marcador. Muitos paragangliomas não secretores também podem demonstrar acúmulo de MIBG.

Trata-se de um exame de alta especificidade (95 a 100%), mas de sensibilidade menor (80 a 90%) que a TC e a RM. É muito útil para investigar paragangliomas não encontrados ainda anatomicamente e verificar a presença de metástases, sobretudo naqueles tumores grandes. Muitos autores sugerem que esse exame seja realizado em todo feocromocitoma/paraganglioma para investigação de metástases ao diagnóstico, em especial se as lesões forem > 5 a 10 cm, ou se houver lesões extra-adrenais, multifocais ou recorrentes. Tumores acima de 5 cm têm maior risco de malignidade, que não pode ser confirmada pelo anatomopatológico, somente pela presença de metástases a distância em tecido normalmente desprovido de células cromafins. Alguns marcadores histológicos, imunohistoquímicos e moleculares também podem ajudar a predizer maior ou menor risco de malignidade. A EndoSociety recomenda que a cintilografia com MIBG seja solicitada aos pacientes com doença sabidamente metastática, quando se deseja programar tratamento radioterápico com MIBG terapêutico, para aqueles pacientes com tumores suspeitos de malignidade para avaliar os casos de metástases a distância previamente não reconhecidas ou em casos com risco de malignidade (mutação germinativa do gene *SHDB*).

Casos de feocromocitoma com comprovação bioquímica, mas ainda sem identificação anatômica, podem ser investigados com exames mais caros, como a PET (tomografia por emissão de pósitrons) com fluorodesoxiglicose-18 (FDG-18, que é um exame inespecífico) ou PET-FDG-18-DOPA (glicose marcada com dopamina; é o melhor exame atualmente, com sensibilidade de quase 100% na detecção de tumores neuroendócrinos, porém sua disponibilização é muito pequena e ainda não existe no Brasil), cateterismo de adrenais e octreoscan.

Investigação de síndromes genéticas

A investigação das síndromes genéticas em pacientes com diagnóstico confirmado de feocromocitoma ou paraganglioma deve ser realizada em caso de:

- Sinais ou sintomas das síndromes clínicas genéticas descritas anteriormente: pesquisar o gene da síndrome genética suspeitada
- Feocromocitoma ou paraganglioma maligno: investiga-se paraganglioma familiar, principalmente *SDHB*, seguido de *SDHD*, *SDHC* e *VHL* (nessa sequência). Sempre se começa investigando o *SDHB* em todos os casos de malignidade
- Paraganglioma benigno: todo paraganglioma benigno deve ser investigado com *SDHD*, seguido de *SDHB* e *SDHC* (nessa ordem). Caso não seja encontrada mutação nos genes *SDH*, então se deve pesquisar mutação no *VHL*
- Feocromocitoma bilateral: 50 a 75% têm causa familiar, e as principais mutações são as do gene *RET*, *VHL* e paraganglioma familiar. Ressalta-se que mutações do gene *RET* causarão aumento de epinefrina, e mutações do *VHL* vão causar aumento da norepinefrina
- Feocromocitoma unilateral com história familiar de feocromocitoma ou de paraganglioma
- Feocromocitoma unilateral em pacientes com menos de 50 anos
- Pessoas assintomáticas sob alto risco de feocromocitoma ou paraganglioma pela história familiar, com mutação genética familiar conhecida.

A EndoSociety recomenda que a possibilidade de pesquisa genética seja conversada e avaliada individualmente com todos os pacientes com feocromocitoma e paraganglioma, e que seja especialmente considerada naqueles pacientes com quadro clínico mais jovem, ou com doença bilateral ou multifocal, doença metastática, história familiar positiva ou história pessoal de outros acometimentos de síndromes sabidamente reconhecidas como de risco para esse tipo de tumor. A presença ou não de algum fenótipo, de história familiar, o local do tumor, a bilateralidade e o perfil bioquímico ajudarão a escolher quais genes devem ser prioritariamente pesquisados em cada caso.

Tratamento

Preparo pré-operatório

Os riscos intraoperatórios devem ser reduzidos ao mínimo por meio de um preparo pré-operatório adequado com bloqueio dos efeitos das catecolaminas por pelo menos 10 a 14 dias antes da cirurgia, alguns autores recomendam até 21 dias. Foi comprovado que o bloqueio alfa pré-operatório adequado reduz o número de complicações perioperatórias para menos de 3%.

As três fases perioperatórias mais associadas com episódios hipertensivos são entubação endotraqueal, a criação do pneumoperitônio (nos casos de adrenalectomia laparoscópica) e manipulação da glândula adrenal. Episódios hipotensivos significativos também podem ocorrer e estão associados a uma diminuição repentina nos níveis de catecolaminas após a remoção do tumor. O bloqueio alfa é o tratamento-padrão no pré-operatório para prevenir a instabilidade hemodinâmica intraoperatória durante a ressecção. Os bloqueadores dos receptores alfa que são utilizados com mais frequência no pré-operatório preparação são os bloqueadores alfa-1 seletivos, que têm meia-vida mais curta e menor risco de hipotensão no pós-operatório.

Efeitos colaterais de bloqueadores alfa-1 adrenérgicos incluem hipotensão postural, síncope e congestão nasal e requerem titulação cuidadosa. Alternativas para bloqueio pré-operatório de vasoconstrição induzida por catecolamina incluem bloqueadores dos canais de cálcio. Um bloqueador beta-adrenérgico pode ser utilizado para controle pré-operatório de taquiarritmias ou angina. No entanto, a perda de dilatação do vaso mediada por beta-adrenorreceptores em um paciente com vasoconstrição induzida por catecolaminas sem oposição pode resultar em aumentos perigosos da pressão arterial. Logo, betabloqueadores nunca devem ser empregados sem primeiro bloquear a constrição do vaso pelo alfabloqueador. A contração de volume associada à restrição crônica de vasos pode ser observada em pacientes com feocromocitomas. Portanto, a expansão de volume pré-operatória alcançada por infusão de solução salina ou aumento da ingestão de água é recomendada para reduzir a hipotensão pós-operatória.

Alfabloqueador (antagonistas seletivos dos receptores alfa-1)

Deve ser o primeiro fármaco iniciado em todos os pacientes com feocromocitoma ou paraganglioma secretor, idealmente iniciado pelo menos 2 a 4 semanas antes da cirurgia. Começa-se com dose baixa, aumentando-a aos poucos, enquanto o paciente restaura a volemia, até se manter normotenso e hidratado (normovolêmico). Enquanto a dose é aumentada gradualmente, o paciente deve ingerir bastante líquido, fazer dieta hipersódica (exceto se houver ICC, IRC e cirrose) para restaurar a volemia e corrigir a hipotensão postural. Devem ser suspensos no mínimo 8 horas antes do procedimento cirúrgico para evitar hipotensão refratária no pós-operatório:

- Prazosina (comprimidos de 1, 2 e 4 mg): inicia-se com 0,5 mg/dia e aumenta-se até obter o controle pressórico adequado. Dose máxima de 20 mg/dia
- Doxazosina (comprimidos de 1, 2 e 4 mg): inicia-se com 1 mg/dia e aumenta-se progressivamente até obter controle pressórico. Dose máxima de 32 mg/dia
- Outras opções: terazosina, fenoxibenzamina (10 a 80 mg/dia), fentolamina (esse é o único alfabloqueador com apresentação IV, por isso pode ser dado em emergências hipertensivas e durante o procedimento cirúrgico, em caso de crise hipertensiva. No entanto, não está disponível no Brasil).

Bloqueador dos canais de cálcio

São excelentes escolhas para controle de PA dos pacientes no pré-operatório, devendo ser a segunda classe de anti-hipertensivos escolhida. Devem ser associados aos alfabloqueadores, caso os primeiros não sejam suficientes para manter o paciente normotenso no pré-operatório.

- Nifedipino: 30 a 60 mg/dia
- Anlodipino: 5 a 10 mg/dia.

Betabloqueador

Caso a hipertensão persista mesmo com o tratamento otimizado com alfabloqueadores e inibidores do canal de cálcio, ou se o paciente apresentar taquicardia ou outras arritmias após início do alfabloqueador, deve-se pensar em utilizar o betabloqueador. Nunca se introduz o betabloqueador em paciente que não esteja utilizando alfabloqueador há pelo menos 4 semanas, pois, nesses casos, uma liberação de catecolaminas poderia desencadear crise hipertensiva grave (os receptores beta ficam bloqueados e as catecolaminas se ligam todas aos receptores alfa desbloqueados, causando vasoconstrição intensa).

- Propranolol: 40 mg, 3 a 4 vezes/dia
- Atenolol: 25 a 100 mg/dia.

Outros

Outros incluem: inibidores da enzima conversora de angiotensina (ECA), bloqueadores dos receptores de angiotensina (BRA). Se o paciente ainda estiver hipertenso mesmo em uso de alfabloqueador com dose otimizada e bloqueador de canal de cálcio, os inibidores da ECA ou BRA podem ser associados. O importante é manter a PA bem controlada nos 7 a 14 dias que antecedem a cirurgia (PA < 130/80 mmHg) com PA sistólica > 90 mmHg em pé. A medição é sempre efetuada com o paciente em pé e, depois, deitado, para verificar se não há hipotensão postural muito grave (causada por depleção volêmica, que sempre precisa ser corrigida no pré-operatório).

Sinais de adequado preparo pré-operatório

Pode-se dizer que o preparo pré-operatório foi adequado quando:

- PA normal: < 130/80 mmHg
- PA sistólica: > 90 mmHg em pé (idealmente > 100 mmHg)
- < 1 extrassístole/5 minutos
- Sem alteração de segmento ST-T no eletrocardiograma (ECG) por 7 dias
- Frequência cardíaca (FC): 60 a 70 bpm, em posição sentada, e 70 a 80 bpm, de pé
- Ideal: sem hipotensão postural.

Quando o paciente está bem preparado, a mortalidade cirúrgica dos feocromocitomas e dos paragangliomas é de 1%.

Manuseio operatório

Não se administra nem alfa nem betabloqueador no dia da cirurgia (suspende-se 8 horas antes) e deixa-se o paciente bem hidratado (infunde-se 1 a 2 ℓ de SF a 0,9%). Não se utilizam opioides, fentanila, morfina ou quetamina como agentes anestésicos (podem estimular a liberação de catecolaminas), nem halotano/desflurano e atropina (risco de taquicardia intensa). São permitidos propofol, etomidato, barbitúricos.

Prefere-se a videolaparoscopia, sempre que possível, em detrimento de cirurgia aberta (reduz dor, custo, morbidade, complicações e tempo de internação).

Se o feocromocitoma for unilateral, resseca-se toda a adrenal. Se for bilateral ou na presença de mutações que aumentam muito o risco de surgir futuramente um feocromocitoma na adrenal contralateral (como mutação no *RET* ou *VHL*), considera-se retirar apenas o tumor, mantendo-se o restante do córtex adrenal (reduzindo a necessidade de reposição de glicocorticoides posteriormente, apesar de aumentar um pouco o risco de recidiva do feocromocitoma).

Nos paragangliomas ou tumores grandes > 6 cm suspeitos de malignidade, opta-se por cirurgia aberta, para visualizar bem toda a cavidade abdominal e ter certeza de que não há outras lesões a distância que não foram diagnosticadas.

Manuseio pós-operatório

Normalmente a PA se reduz bastante no pós-operatório dos pacientes operados de feocromocitoma e paraganglioma. Por isso, deve ser feita hidratação adequada e utilização de fármacos vasomotores, se necessário. A hipertensão é curada no pós-operatório normalmente, mas até 50% dos pacientes podem ainda persistir hipertensos. Caso isso ocorra, é considerada doença residual, metástases ou hipertensão essencial.

Outra intercorrência comum no pós-operatório desse tipo de cirurgia é a ocorrência de hipoglicemia hiperinsulinêmica algumas horas após a retirada do tumor (causada por hiperinsulinemia rebote, pois as catecolaminas inibiam a secreção pancreática e causavam resistência insulínica periférica, e à sua retirada ocorre maior sensibilidade à insulina e aumento da sua secreção pelo pâncreas). Isso pode ser prevenido com a infusão de soro glicosado a 5% nas 24 a 48 horas de pós-operatório. Muitos pacientes que estavam diabéticos no pré-operatório podem se curar dessa comorbidade após a cirurgia.

Doença metastática

Os principais locais de metástases dos feocromocitomas ou paragangliomas malignos são os ossos, pulmão, fígado e linfonodos. A sobrevida da doença metastática em 5 anos é de apenas 50%.

Lesões grandes, pacientes com mutação de *SDHB* conhecida, tumores extra-adrenais, secreção de dopamina, síndromes genéticas e pacientes jovens aumentam o risco de malignidade.

São opções de tratamento para doença metastática:

- Ressecção cirúrgica das metástases (retira-se a maior quantidade de tumor possível), por meio de um *debulking* tumoral
- Embolização arterial do tumor (por radiologia intervencionista)
- Alfametilmetatirosina (metirosina), 250 a 1.000 mg, VO, 4 vezes/dia. É um inibidor da síntese das catecolaminas (análogo da tirosina, realiza a inibição competitiva da tirosina hidroxilase), mas, devido aos efeitos colaterais (sedação, transtornos psiquiátricos, sintomas extrapiramidais), seu uso fica restrito aos tumores malignos
- MIBG radioativa terapêutica (para pacientes que captam na MIBG)
- Análogos de somatostatina radioativos (para pacientes que captam no octreoscan)
- Quimioterapia (resposta média) com ciclofosfamida, vincristina, dacarbazina
- Alfabloqueadores (tratamento sintomático apenas)
- Outros fármacos em teste: sunitinibe, imatinibe, everolimus, trastuzumabe, talidomida.

Seguimento

Para o adequado seguimento do paciente, é necessário dosar catecolaminas/metanefrinas após 2 a 4 semanas da cirurgia (devem estar normalizadas, se foi realizada a ressecção completa do tumor). Se persistirem elevadas, avaliam-se metástases ou lesão residual. As catecolaminas/metanefrinas podem persistir elevadas na primeira semana devido ao armazenamento nas vesículas do SNA, por isso devem ser dosadas idealmente apenas após 2 semanas da cirurgia.

Também são avaliadas anualmente catecolaminas/metanefrinas, devido ao risco de 10% de recorrência em tumores aparentemente curados. Só se repete a imagem se a bioquímica for positiva.

O tempo de seguimento é de:

- Tumores esporádicos: 10 anos
- Tumores familiares: a vida toda
- Paragangliomas: a vida toda.

Testam-se os parentes de primeiro grau para feocromocitoma, fazendo rastreio genético, se indicado. Se o rastreio for positivo, pesquisam-se outros componentes das síndromes:

- Se houver história familiar positiva ou quadro clínico sindrômico, investiga-se o gene da síndrome suspeita, por exemplo
- Se houver feocromocitoma maligno: testam-se *SDHB* → *SDHD* → *VHL*. Não se investiga *RET,* porque os feocromocitomas da NEM-2 são sempre benignos
- Se houver feocromocitoma bilateral: testam-se *RET* → *VHL* → *SDHD*, *SDHB*

- Se paragangliomas: *SDHD, SDHB → VHL*. Não precisa investigar *RET*, pois a *NEM-2* não causa paraganglioma
- Se houver feocromocitoma unilateral, esporádico, benigno em paciente jovem (< 50 anos): *VHL → SDHD, SDHB → RET*.

Feocromocitomas secretores de epinefrina não precisam de rastreio para *VHL*, que só secreta norepinefrina. Já os tumores produtores de norepinefrina não precisam de rastreio para *RET*, que só secreta epinefrina.

Leitura recomendada

Brown MJ et al. Pheochromocytoma. Horm Metab Res. 2009;41:655-7.

Farrugia FA, Charalampopoulos A, Pheochromocytoma. Endocrine Regulations, 2019;53(3),191-212.

Fassnacht M et al. Adrenocortical carcinomas and malignant phaeochromocytomas: ESMO and EURACAN Clinical Practice Guidelines for diagnosis, treatment and follow-up, Annals of Oncology, 2020.

Karagiannis A et al. Pheochromocytoma: an update on genetics and management. EndocrineRelated- Cancer. 2007;14:935-56.

Lenders JWM et al. Phaeochromocytoma. The Lancet. 2005; 366(9486): 665-75.

Lenders JWM et al. Pheochromocytoma and paraganglioma: an Endocrine Society Clinical Practice Guideline. *JCEM*. 2014;99(6): 1915-42.

Pacak K et al. Pheochromocytoma: recommendations for clinical practice from the First International Symposium. Nature Clinical Practice Endocrinology & Metabolism. 2007;3(2).

Pacak K. Preoperative management of the pheochromocytoma patient. J Clin Endocrinol Metab. 2007;92(11):4069-79.

Tevosian SG, Ghayee HK. Pheochromocytomas and Paragangliomas, Endocrinol Metab Clin N Am. 2019:48:727-750.

Weingarten TN et al. Comparison of two preoperative medical management strategies for laparoscopic resection of pheochromocytoma. Urology. 2010;76(2).

Capítulo 5

Incidentaloma Adrenal

Introdução

O incidentaloma adrenal é definido como o achado acidental ou inadvertido de massa na glândula adrenal durante exame de imagem. O teste é feito para excluir outra patologia, em paciente sem quadro clínico ou história prévia de doença primária das adrenais e sem nenhuma malignidade conhecida que possa levar a uma metástase para a adrenal. O nódulo deve ser maior que 10 mm, pois massas menores que isso não precisam ser investigadas.

Epidemiologia

A prevalência dos incidentalomas adrenais chega a 4% da população geral em exames de imagem e em 6% das necropsias. A frequência aumenta muito com a idade, sendo 0,2% em jovens, 4% em adultos e até 7% em idosos. O risco é maior na raça branca, pessoas com obesidade, portadores de diabetes melito e hipertensos. Esses dados podem apresentar um viés, uma vez que indivíduos mais idosos, bem como os da raça branca, são os grupos que mais realizam exames de imagem. Sabe-se que é incomum abaixo dos 50 anos, sobretudo na infância. Acomete igualmente homens e mulheres. Cerca de 10 a 15% dos incidentalomas adrenais são bilaterais, 50 a 60% à direita e 30 a 40% à esquerda.

Relevância clínica

Diante do achado de um incidentaloma adrenal, duas perguntas devem ser respondidas:

- A lesão adrenal apresenta características de comportamento benigno ou maligno?
- A lesão adrenal produz algum hormônio?

A maioria dos pacientes poderá ser tranquilizada e receber alta, mas é necessária em todos os casos uma abordagem personalizada com base na análise de imagens, avaliação endócrina e sinais e sintomas clínicos. O carcinoma adrenocortical é uma preocupação real, mas está restrito a < 2% de todos os casos. Lesões funcionais são mais comuns (mas ainda provavelmente < 10% do total).

Existem várias diretrizes de diferentes grupos para investigação de incidentalomas adrenais. Uma consideração chave para a investigação diagnóstica é se existe alguma possibilidade de malignidade. Pacientes com incidentalomas > 1 cm no maior eixo devem ser submetidos à investigação da lesão para características benignas ou malignas. Algumas lesões com características claramente benignas, como a presença de gordura macroscópica em massa (mielolipoma) ou cistos simples podem não exigir nenhuma imagem adicional.

Diagnóstico

Vários parâmetros de imagem são empregados para o diagnóstico diferencial dos incidentalomas adrenais. Existe uma correlação entre o tamanho do tumor e o risco de carcinoma adrenocortical: 2% de risco em < 4 cm, 6% entre 4,1 a 6 cm e 25% em > 6 cm. O corte de 4 cm tem uma sensibilidade de 93% para detecção. Outros recursos de imagem utilizados para caracterização incluem tomografia computadorizada (TC) sem contraste para avaliação da densidade do tumor, TC com contraste para avaliação do *washout*, ressonância magnética com mudança de fase e, mais recentemente, 18-fluorodesoxiglicose (FDG) tomografia por emissão de pósitrons (FDG-PET) em combinação com CT (PET-CT).

Ultrassonografia de abdome

A ultrassonografia (USG) de abdome é um exame muito dependente da experiência do operador e não muito bom para detectar massas menores de 3 cm (possui apenas 65% de sensibilidade nesses casos). No entanto, para tumores com mais de 3 cm, a sensibilidade chega a 100%. Nesses casos, pode ser útil para o seguimento do incidentaloma, pois permite a avaliação seriada de tamanho e de crescimento e evita a necessidade de repetição de TC anualmente. Entretanto, a USG não é boa para diferenciar malignidade de benignidade, pois não é específica. Portanto, é um exame bom para diagnóstico de massas grandes e seguimento do crescimento dessas massas.

Tomografia computadorizada sem contraste

A TC sem contraste é o melhor exame para predizer benignidade ou malignidade de nódulos adrenais a partir dos seguintes parâmetros:

- Tamanho: nódulos com menos de 3 cm são quase sempre benignos. A partir de 4 cm, o risco de malignidade aumenta muito. A maioria dos tumores acima de 4 cm ainda é adenoma, mas a partir desse valor começam a surgir os carcinomas. Tumores malignos têm geralmente mais de 6 cm. Em nódulos com mais de 4 cm, sabe-se que um a cada 12 nódulos é maligno, enquanto em nódulos com mais de 6 cm essa relação se torna um maligno a cada três nódulos. O crescimento do nódulo acima de 0,8 cm em 3 a 12 meses também é fator preditivo de malignidade
- Densidade: nódulos gordurosos, homogêneos, com atenuação menor que 10 unidades Hounsfield (UH) falam muito a favor de benignidade. Esse é o dado que tem maior poder preditivo de benignidade dentre todos os outros dados. Cerca de 70% dos adenomas adrenais são ricos em gorduras e têm atenuação ≤ 10 UH. Já as lesões não adenomas e até 30% dos adenomas têm atenuação > 10 UH. Assim, incidentalomas com atenuação maior que 10 UH são indeterminados e devem ser mais bem avaliados com a TC com contraste para avaliação de *washout*. Já os incidentalomas com < 10 UH têm um alto valor preditivo positivo de benignidade e não precisam ser avaliados com injeção de contraste
- Formato/características: bordas regulares, conteúdo homogêneo, ausência de acometimento de estruturas vizinhas, ausência de calcificações, de necrose e de hemorragias falam a favor de benignidade.

Tomografia computadorizada com contraste

A TC com contraste é útil nos casos de lesões com atenuação maior que 10 UH. Aplica-se o contraste intravenoso (IV) e faz-se a imagem das adrenais nos tempos 0, 2 e 10 minutos após a injeção do contraste, para avaliação do clareamento do contraste ou *washout*:

- *Washout* do contraste: avalia-se quanto foi o decremento da atenuação em UH após 10 minutos. Se o decremento relativo for maior que 40% ou o absoluto for maior que 60% (que é o dado com melhor valor preditivo), sugere-se que se trata de adenoma ou lesão benigna. A Tabela 5.1 mostra como é feito o cálculo do *washout* relativo e absoluto

TABELA 5.1 Cálculo do *washout*.

Washout absoluto	Atenuação na fase precoce 2 min – fase tardia 10 min/fase precoce 2 min – atenuação basal
Washout relativo	Atenuação na fase precoce 2 min – fase tardia 10 min/fase precoce 2 min

Exemplo de **cálculo do *washout***
TC sem contraste: 40 UH (indeterminado)
TC com contraste:
2 min após contraste 72 UH (incremento 32 UH)
10 min após contraste 60 UH (decremento 12 UH)
Washout absoluto = (72 a 60)/(72 a 40) = 12/32 = 37,5%
Washout relativo = (72 a 60)/72 = 12/72 = 16%
Conclusão: suspeito de malignidade (*washout* lento do contraste)

TC, tomografia computadorizada.

- Atenuação na fase precoce: valores de atenuação precoce após a injeção de contraste acima de 35 UH tornam o nódulo mais suspeito para malignidade.

Ressonância magnética de abdome

A ressonância magnética (RM) de abdome é o melhor exame para avaliar invasão de estruturas adjacentes. Algumas informações importantes que podem ser observadas nesse exame são:

- Grande perda de sinal na sequência T1 fora de fase: a lesão fica muito escura, quando comparada com o baço. A queda de sinal na sequência T1 fora de fase da RM ocorre quando a lesão observada tem alto teor de gordura. Portanto, se a adrenal apresenta essa queda, indica que seu conteúdo é muito gorduroso, o que é um fator preditivo positivo de benignidade. No entanto, deve-se lembrar de sempre fazer a comparação do sinal do incidentaloma adrenal com o baço e não com o fígado, pois a comparação com o fígado pode gerar um viés em caso de esteatose hepática, quando o próprio fígado gorduroso também sofrerá queda de sinal na sequência em T1 fora de fase e, com isso, a análise comparativa ficará prejudicada. Para os adenomas ricos em gorduras, a TC é tão boa quanto a RM para o diagnóstico. Já para os adenomas com atenuação > 10 UH (que indica menor conteúdo gorduroso), a RM fora de fase pode dar uma ajuda adicional no diagnóstico
- Intensidade do sinal na sequência T2: sinal hiperintenso na sequência T2 sugere o diagnóstico de feocromocitoma ou carcinoma adrenal, enquanto o sinal isointenso sugere adenoma. Hiperplasia macronodular ou leiomiomas das glândulas suprarrenais também podem apresentar esse hipersinal algumas vezes.

Tomografia por emissão de pósitrons com 18-fluorodesoxiglicose

É uma tomografia por emissão de pósitrons (PET) com 180-fluorodesoxiglicose (FDG-18), injeção de glicose marcada com flúor e quantificação da captação dessa glicose marcada pelos diversos tecidos do corpo. Assim, a PET-FDG-18 mostra a captação de glicose pelo nódulo, que é maior quanto maior for o metabolismo daquele nódulo, e se for muito elevado sugere malignidade. Essa captação pode ser medida de maneira quantitativa pelo *standardized uptake value* (SUV), a medida utilizada para mensurar a captação de glicose por cada tecido. O ideal é que a captação do incidentaloma adrenal seja sempre comparada com a captação hepática de glicose. Nódulos menores que 1 cm têm captação menor que o fígado e, portanto, não há boa sensibilidade nesse caso. Se a relação SUV do nódulo/SUV hepática for inferior a 1,45 a 1,60, há grande probabilidade de benignidade. Captações maiores de glicose pelo incidentaloma adrenal indicam um maior metabolismo e, por isso, são mais sugestivas de carcinoma ou feocromocitoma. Vale a pena lembrar que eventualmente adenomas também podem ser hipercaptantes e carcinomas podem captar pouco em situações de necrose ou hemorragia. A associação de PET à TC (com ou sem contraste) aumenta a sensibilidade e a especificidade, principalmente a TC com contraste (permitindo a avaliação do *washout*). A PET é útil para auxiliar na decisão terapêutica de nódulos com características duvidosas ou indeterminadas nos exames de imagem, para evitar cirurgias desnecessárias nos nódulos não captantes e favorecer a ressecção dos nódulos captantes. A PET não é um exame específico, mas indica a necessidade cirúrgica, se positivo, e ajuda no estadiamento e na avaliação de metástases.

Biopsia por punção aspirativa por agulha fina

A biopsia por punção aspirativa por agulha fina (PAAF) não ajuda no diagnóstico entre benignidade e malignidade de lesões adrenais, mas consegue diferenciar lesões de origem adrenal daquelas de origem extra-adrenais, como infecções ou metástases. O número de biopsias adrenais foi significativamente reduzido nos últimos anos devido a melhorias em técnicas de imagem não invasivas, que podem avaliar com maior precisão as lesões benignas. Há uma série de razões para acreditar que uma biopsia em uma lesão adrenal pode incluir o risco de propagação de câncer adrenal após o procedimento, além dos efeitos hemodinâmicos adversos da realização de uma biopsia em um feocromocitoma ou paraganglioma não diagnosticado, e o mais importante de tudo é que frequentemente não é possível distinguir ser entre um adenoma e um carcinoma na amostra que é obtida e, portanto, muitas vezes não ajuda a decisão clínica e tomada de decisão. Deve-se excluir feocromocitoma antes de uma biopsia adrenal, para prevenir a precipitação de crise hipertensiva. A biopsia em si não é isenta de riscos. Os principais riscos desse procedimento são: pneumotórax, sangramentos, infecções e pancreatite.

A Tabela 5.2 resume as principais características das massas adrenais nos exames de imagem.

Avaliação hormonal

A pesquisa de funcionalidade adrenal deve ser realizada em todos os incidentalomas, com o objetivo de:

- Excluir síndrome de Cushing (SC) subclínica em todos os pacientes (corresponde de 5 a 15% dos incidentalomas)
- Excluir feocromocitoma silencioso em todos os pacientes (corresponde de 1 a 11% dos incidentalomas)
- Excluir hiperaldosteronismo nos pacientes hipertensos ou naqueles com hipopotassemia espontânea ou induzida por diuréticos (corresponde a menos que 1% dos incidentalomas).

Avaliação de síndrome de Cushing subclínica

Deve-se realizar o teste de supressão do cortisol da manhã após administração de dexametasona 1 mg à meia-noite (esse é o melhor teste para *screening* de SC subclínica nos incidentalomas adrenais), dosagem de hormônio adrenocorticotrófico ou corticotrofina (ACTH, que estará baixo no incidentaloma produtor de cortisol) e sulfato de di-hidroepiandrosterona

TABELA 5.2 Características principais das massas adrenais nos exames de imagem.	
Massas adrenais	**Principais características**
Adenoma	Geralmente pequeno, < 3 cm, bem delimitado, ovalado, homogêneo, unilateral, < 10 UH pré-contraste, isointenso em T1 e T2, raramente apresenta cistos ou calcificações (hemorragia, necrose), tem realce médio com contraste e *washout* rápido
Carcinoma	Geralmente > 4 cm, irregular, margens mal delimitadas, heterogêneo, unilateral, com grande captação de contraste, > 10 UH (> 25 UH) pré-contraste, hiperintenso em T2, comumente com presença de calcificações, componente cístico (necrose, hemorragia), crescimento rápido, *washout* lento do contraste
Feocromocitoma	Com mais de 3 cm, ovalado, margens bem delimitadas, heterogêneo, áreas com degeneração cística, unilateral (maioria) ou bilateral, realce com contraste, > 10 UH, hiperintenso em T2, crescimento de > 1 cm/ano, pode ter calcificações e *washout* lento do contraste
Metástases	Irregular, margens mal delimitadas, tamanho variável, heterogêneo, muitas vezes bilateral, realce com contraste, > 10 UH, hiperintenso em T2, pode ter cistos e calcificações, *washout* lento do contraste

(sDHEA; cujo nível também estará baixo em decorrência de ACTH baixo). Outras opções de testes disponíveis para excluir SC subclínica são: cortisol urinário de 24 horas, cortisol salivar à meia-noite e cortisol sérico à meia-noite.

Para interpretação do valor de cortisol sérico pela manhã após supressão com 1 mg de dexametasona à meia-noite, a maioria dos autores considera como valor de referência um cortisol < 5 mg/dℓ, caso queira priorizar uma maior sensibilidade, ou < 1,8 mg/dℓ, caso queira priorizar uma maior especificidade.

A SC subclínica pode ser manejada clínica ou cirurgicamente. Os casos com muitas comorbidades potencialmente atribuíveis ao hipercortisolismo, como hipertensão arterial sistêmica (HAS), diabetes melito, dislipidemia, osteoporose e obesidade central, sobretudo aquelas de difícil controle, devem ser avaliados melhor para o provável risco/benefício do tratamento cirúrgico com adrenalectomia da adrenal acometida.

A Figura 5.1 sugere uma conduta a ser tomada para avaliação da SC subclínica.

Avaliação de feocromocitoma

Os feocromocitomas podem ser encontrados incidentalmente, porém em um questionamento mais detalhado, cerca de 50% dos pacientes apresentam sintomas paroxísticos clássicos de sudorese, cefaleia e taquicardia.

A pesquisa de metanefrinas séricas é o exame mais sensível para o diagnóstico. A dosagem de metanefrinas plasmáticas e/ou urinárias são recomendadas como o teste de triagem de escolha para feocromocitoma com uma sensibilidade de 90 a 95%. As taxas de especificidade de 85 a 89% diminuem para 77% em idosos e podem ser melhoradas utilizando intervalos de referência ajustados para a idade. Da mesma maneira, falso-positivos podem ocorrer com uso de medicamentos concomitantes, como fármacos simpaticomiméticos ou substâncias interferentes, incluindo cafeína; evitá-los por 24 horas antes do teste é recomendado.

Os feocromocitomas são geralmente nódulos heterogêneos, sólido-císticos, vascularizados, podem ter áreas de calcificações e de necrose, com atenuação superior a 10 UH, além de *washout*

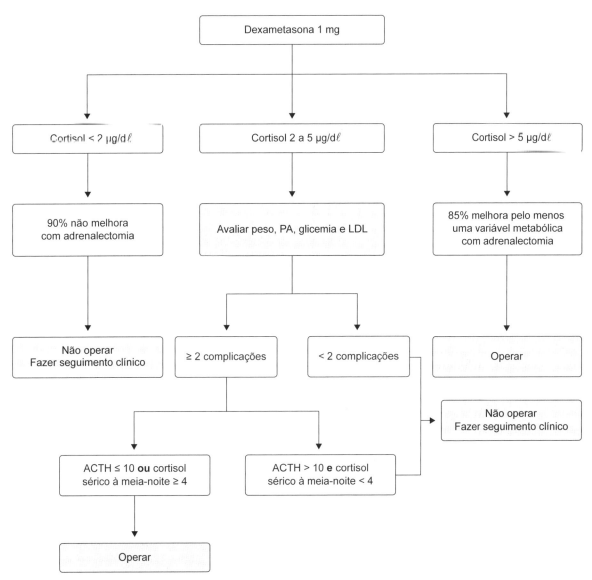

FIGURA 5.1 Conduta para avaliação da SC subclínica. *PA*, pressão arterial; *LDL*, lipoproteína de baixa densidade; *ACTH*, hormônio adrenocorticotrófico; *SC*, síndrome de Cushing.

lento ou rápido, geralmente hiperintensos na sequência em T2 da RM. Devem ser rastreados mesmo que a imagem não seja sugestiva de feocromocitoma e o paciente seja totalmente assintomático e normotenso, uma vez que se trata de uma doença de alta morbimortalidade quando não tratada adequadamente a tempo; portanto, não se pode correr o risco de perder esse diagnóstico.

Caso seja feito diagnóstico de feocromocitoma, o tratamento deve ser cirúrgico, conforme descrito com mais detalhes no Capítulo 4, *Feocromocitoma e Paraganglioma*, específico sobre esse assunto.

Avaliação de hiperaldosteronismo

A descoberta de hiperaldosteronismo no contexto de um incidentaloma adrenal é relativamente incomum, em comparação com a detecção de hipersecreção de cortisol ou feocromocitoma.

Deve-se fazer *screening* de hiperaldosteronismo nos pacientes hipertensos ou hipopotassêmicos com a relação aldosterona/atividade plasmática de renina (APR) e com a dosagem do potássio sérico. É preciso lembrar que, se o laboratório só realizar a dosagem de renina direta (e não da atividade plasmática da renina), o valor da renina deve ser dividido por 12 para se chegar ao valor da APR, que é o que deve ser utilizado para o cálculo da relação.

Se a relação for menor que 20, ela exclui o diagnóstico. Se estiver entre 20 e 30, diz-se que o diagnóstico é suspeito. Se for maior que 30, com a dosagem de aldosterona superior a 15 ng/dℓ, considera-se o rastreamento positivo e deve-se prosseguir a investigação com os testes confirmatórios (ver Capítulo 3, *Hiperaldosteronismo Primário*). Deve-se tomar cuidado se a relação estiver alta à custa apenas de APR baixa, pois a aldosterona também deve estar elevada (idealmente acima de 15 ng/dℓ) para se considerar o rastreio positivo.

A modificação do esquema anti-hipertensivo e o tratamento da hipopotassemia, antes de se realizar os exames de rastreio e confirmatórios, quase sempre são necessários. A relação aldosterona/APR nunca deve ser empregada em pacientes em uso de espironolactona e, em casos de resultados duvidosos, deve-se idealmente também suspender o uso de medicamentos que causam o falso aumento dessa relação (como betabloqueadores, alfa-agonistas centrais, anti-inflamatórios) e também aqueles que causam falsa redução [inibidores da enzima conversora de angiotensina (ECA), bloqueadores do receptor de aldosterona, tiazídicos, inibidores dos canais de cálcio di-hidropiridínicos].

Pacientes acima de 40 anos com hiperaldosteronismo confirmado, mesmo na presença de imagem adrenal compatível com esse diagnóstico, devem ser submetidos ao cateterismo de adrenais para avaliar se a produção aumentada de aldosterona se deve realmente ao incidentaloma ou à hiperplasia adrenal, visto que a prevalência de incidentalomas não funcionantes na população com mais de 40 anos já deixa de ser tão desprezível (por volta de 4%). Nesses casos, o tratamento com adrenalectomia não resolverá a hipersecreção hormonal, que deverá ser controlada de maneira medicamentosa, com o uso de antagonistas da aldosterona, como a espironolactona.

Para mais detalhes sobre o diagnóstico e tratamento do hiperaldosteronismo primário, ver Capítulo 3, *Hiperaldosteronismo Primário*, específico sobre essa doença.

Seguimento

As seguintes condições devem ser consideradas no que diz respeito ao seguimento de um incidentaloma adrenal:

- Tumor funcionante: cirurgia
- Tumor não funcionante com mais de 4 cm: cirurgia
- Tumor não funcionante com menos de 4 cm, mas com *washout* menor que 40 a 60% e atenuação maior que 10 UH (o que indica nódulo suspeito): cirurgia
- Tumor não funcionante menor que 4 cm sem sinais suspeitos de carcinoma, com *washout* maior que 40 a 60% e atenuação menor que 10 UH:
  - Repete-se a TC em 3 a 6 meses e depois anualmente durante 5 anos. Se houver crescimento superior a 0,8 cm em 1 ano, indica-se cirurgia
  - Avaliação hormonal anual também por 5 anos, pois até 20% dos tumores não funcionantes passam a ser funcionantes, principalmente se maiores que 3 cm. Deve ser feito *screening* hormonal anual apenas para SC e feocromocitoma. *Screening* para hiperaldosteronismo deve ser feito apenas ao diagnóstico do incidentaloma, e não precisa ser repetido de forma anual. Se em algum momento houver manifestação de funcionalidade pelo incidentaloma, indica-se cirurgia.

A maioria dos carcinomas de adrenal cresce mais de 2 cm/ano e tem sobrevida inferior a 50% em 5 anos. A maioria dos incidentalomas permanece com seu tamanho estável durante os anos. Cerca de 5 a 20% cresce um pouco (mais de 1 cm/ano) e 4% reduz seu tamanho ou até desaparece. Aproximadamente uma em cada mil lesões se mostra maligna ao longo do seguimento.

O risco de um adenoma não funcionante passar a secretar algum hormônio na evolução existe, principalmente se acima de 3 cm e para secreção de cortisol. Estudos prospectivos mostram um risco de 0,3% de se tornar SC subclínica, 0,2% de se tornar feocromocitoma e 0% de se tornar aldosteronoma. Por esse motivo, não é necessária a repetição do *screening* para hiperaldosteronismo ao longo dos anos. Após 3 a 4 anos de seguimento, esse risco atinge um platô, ou seja, a possibilidade de se tornar funcionante é baixa. Por isso, a repetição do *screening* para funcionalidade só é indicada durante os primeiros 5 anos de seguimento.

Nódulos muito pequenos (com menos de 1 cm) e com aspecto benigno (< 10 UH) não precisam ser seguidos com imagem, uma vez que a chance de benignidade é muito grande e o risco de crescimento é baixo.

A Figura 5.2 resume o seguimento do incidentaloma adrenal.

Etiologia

A Tabela 5.3 apresenta as principais etiologias de incidentalomas adrenais.

Diante de paciente com neoplasia (principalmente pulmão, mama, rins ou melanoma), o achado de um nódulo adrenal corresponde a metástase em 75% das vezes. Já em paciente sem neoplasia primária conhecida, o achado de nódulo adrenal será metástase muito raramente. Nesse caso, o carcinoma de córtex adrenal é a etiologia maligna mais comum.

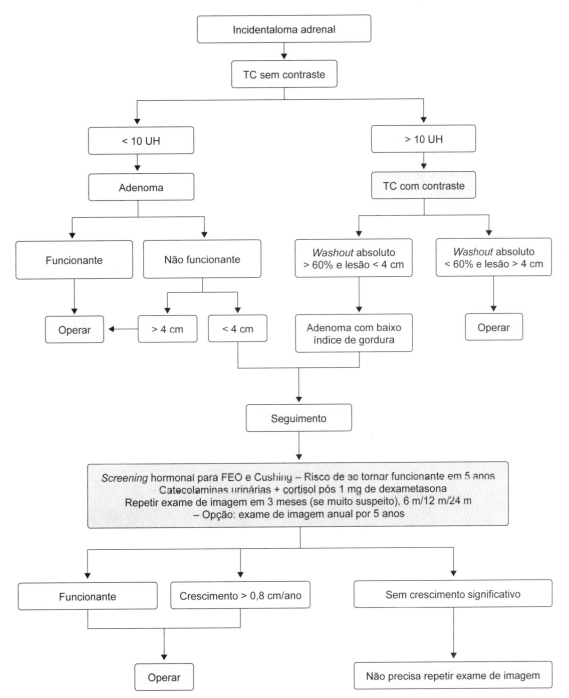

FIGURA 5.2 Seguimento do incidentaloma adrenal. *TC*, tomografia computadorizada; *FEO*, feocromocitoma.

TABELA 5.3 Principais etiologias de incidentalomas adrenais.	
Incidentalomas	**Etiologias**
Mais comuns	Adenomas (não funcionantes, síndrome de Cushing, hiperaldosteronismo): 80% Feocromocitoma: 7% Carcinoma do córtex adrenal (principalmente em crianças): 8% Metástases (pulmões, mamas, rins, melanoma, linfoma): 5%
Bilaterais (15%)	Metástases, doenças infiltrativas, hiperplasia adrenal congênita (HAC), hiperplasia adrenal macronodular, adenomas bilaterais
Menos comuns	Cistos (benignos, não precisam de avaliação adicional), ganglioneuromas, mielolipomas (tecido gorduroso e mieloide, com densidade menor que −30 UH, quase sempre não funcionantes, têm risco de ruptura e indicação cirúrgica se acima de 4 cm), hematomas, linfomas, granulomas, infecções, hamartomas

Leitura recomendada

Barzon L, Sonino N, Fallo F et al. Prevalence and natural history of adrenal incidentalomas. Eur J Endocrinol. 2003;149:273-85.

Fassnacht M, Arlt W, Bancos I et al. Management of adrenal incidentalomas: European Society of Endocrinology Clinical Practice guideline in collaboration with the European Network for the Study of Adrenal Tumors. Eur J Endocrinol. 2016;175(2).

Funder JW, Carey RM, Fardella C et al. Case detection, diagnosis, and treatment of patients with primary aldosteronism: an Endocrine Society clinical practice guideline. J Clin Endocrinol Metab. 2008;93:3266-81.

Grumbach MM, Biller BM, Braunstein GD et al. Management of the clinically inapparent adrenal mass ("incidentaloma"). Ann Inter Med. 2003;138:424-9.

Hamrahian AH, Ioachimescu AG, Remer EM et al. Clinical utility of noncontrast computed tomography attenuation value (Hounsfield units) to differentiate adrenal adenomas/hyperplasias from nonadenomas: Cleveland Clinic experience. J Clin Endocrinol Metab. 2005;90:871-7.

Nieman LK. Approach to the patient with an adrenal incidentaloma. J Clin Endocrinol Metab. 2010;95(9):4106-13.

Pereira MAA, Freire D, Lucon AM. Incidentaloma adrenal. In: MARTINS MA, Carrilho FJ, Alves VAF. (eds). Clínica médica. Seção XIII – Doenças endócrinas e metabólicas. São Paulo: Manole, 2007.

Reincke M. Subclinical Cushing's syndrome. Endocrinol Met Clin North Am. 2000;29:4356.

Sherlock M, Scarsbrook A, Abbas A et al. Adrenal incidentaloma. Endocr Rev. 2020;41:775-820.

Terzolo M, Bovio S, Reimondo G et al. Management of adrenal incidentaloma. Best Pract Res Clin Endocrinol Metab. 2009;23:233-43.

Terzolo M, Pia A, Reimondo G. Subclinical Cushing's syndrome: definition and management. Clin Endocrinol (Oxf). 2012;76(1):128.

Terzolo M, Stigliano A, Chiodini I et al. AME position statement on adrenal incidentaloma. Eur J Endocrinol. 2011;164:851-70.

Tessonnier L, Sebag F, Palazzo FF et al. Does 18F-FDG PET/CT add diagnostic accuracy in incidentally identified nonsecreting adrenal tumours? Eur J Nucl Med Mol Imaging. 2008;35:2018-25.

Carcinomas Adrenais

Capítulo 6

Introdução

A incidência dos carcinomas adrenais é baixa (0,7 a 2 casos por 1 milhão de pessoas ao ano), quando comparada à dos tumores adrenais benignos (adenomas), cuja prevalência é de 1 a 2% da população. Acometem principalmente indivíduos com mais de 50 anos, possuem um pico de incidência em crianças com menos de 5 anos, e têm uma evolução clínica agressiva e desfavorável.

No Brasil, a incidência do carcinoma adrenal é dez a 15 vezes maior do que no resto do mundo, e é mais alta nas regiões Sul e Sudeste do país. Isso ocorre devido a algumas mutações germinativas herdadas dos nossos antepassados que imigraram da Europa (fenômeno conhecido como efeito fundador), como a mutação do gene *TP53* (p.R337H), que aumenta muito o risco de desenvolvimento de câncer adrenocortical, e ocorre em uma região não *hot spot*, encontrada em 80 a 90% dos pacientes com carcinoma adrenocortical no Brasil, além de ter sido identificada também em uma família de Portugal. Outras mutações também estão associadas ao desenvolvimento desse tipo de câncer (que caracterizam uma etiopatogenia multifatorial), como a perda de heterozigose do 11p15 com hiperexpressão do fator de crescimento semelhante à insulina tipo 2 (IGF-2), a mutação do Ki-67, genes *SF1* e *MC2R*, hiperexpressão do gene *APC* (ativando via *WnT* e hiperexpressando a betacatenina), dentre outras.

Epidemiologia

O carcinoma adrenal pode ocorrer em qualquer idade, mas há uma distribuição bimodal de incidência, com um pico em indivíduos com menos de 5 anos e outro entre 50 e 60 anos, e com bilateralidade em 2 a 10% das vezes. Há discreta predominância da incidência no sexo feminino (quatro mulheres para três homens acometidos).

Na infância, a incidência do carcinoma adrenal é de 0,3 a 0,4 caso por milhão ao ano no mundo (lembrando que no Brasil a incidência é até 15 vezes maior). O prognóstico do carcinoma adrenal nessa fase é muito melhor do que na vida adulta, mesmo com as características histológicas e de imagem semelhantes às de um adulto, desde que não se apresentem com metástases a distância.

Classificação

Os carcinomas adrenais podem ser classificados quanto à funcionalidade em:

- Funcionantes (60% dos casos): podem se apresentar com:
  - Secreção de cortisol: síndrome de Cushing (SC)
  - Secreção de andrógenos, como testosterona, androstenediona e sulfato de di-hidroepiandrosterona (sDHEA): síndrome virilizante
  - Secreção de aldosterona: hiperaldosteronismo
  - Secreção de estrógeno: síndrome feminilizante
  - Secreção mista (dois ou mais hormônios): síndrome mista
- Não funcionantes (40% dos casos): cursam com sintomas inespecíficos, como desconforto abdominal, lombalgia, febre, astenia e emagrecimento.

Quando se avalia adenomas adrenais, verifica-se que a maioria deles é não funcionante e são achados acidentais dos exames de imagem (incidentalomas). Uma minoria pode ser produtora de hormônios, e é a principal síndrome clínica a SC ACTH-independente.

No entanto, quando os tumores malignos de adrenais são avaliados, a maioria é funcionante e com uma secreção mista em adultos (o tipo mais comum é o que secreta cortisol e andrógenos, presente em 10 a 30% dos adultos com carcinoma adrenal) e uma secreção puramente androgênica em crianças (70% dos carcinomas adrenais), manifestando-se nesses casos como síndrome virilizante simples. Os tumores virilizantes simples têm prognóstico melhor do que os mistos.

Quadro clínico

Os principais sintomas relatados pelos pacientes com carcinoma adrenocortical relacionam-se com a presença de uma massa na região abdominal, como desconforto abdominal e lombalgia. Sintomas inespecíficos também podem estar presentes, como febre, astenia e emagrecimento.

Sintomas específicos podem ocorrer de acordo com o hormônio que estiver sendo produzido em excesso nos casos dos tumores funcionantes:

- Síndrome virilizante ou hiperandrogenismo: acne, hirsutismo em ambos os sexos, oligomenorreia, alopecia androgênica e virilização nas mulheres. O aparecimento recente, a progressão rápida dos sinais e os sintomas do hiperandrogenismo devem ser considerados para o diagnóstico diferencial com outras causas de hiperandrogenismo mais comuns, como a síndrome dos ovários policísticos
- SC ou hipercortisolismo: sinais e sintomas característicos, com destaque para a hipertensão à custa de atividade mineralocorticoide e o descontrole glicêmico. O aparecimento de sintomas de SC com rápida progressão em menos de 1 ano deve levantar a suspeita de etiologia maligna para o tumor
- Síndrome feminilizante ou hiperestrogenismo (muito raro, mas muito específico de carcinoma adrenal): ginecomastia, atrofia testicular, perda de libido em homens
- Hiperaldosteronismo (mais raro): hipertensão, hipopotassemia, eventos cardiovasculares
- Síndromes mistas: são muito específicas para o diagnóstico de carcinoma adrenocortical, uma vez que a produção de mais de um tipo de hormônio adrenal é extremamente rara nos casos de tumores benignos.

Em até 15% dos casos, o quadro clínico é assintomático e o tumor é descoberto acidentalmente durante a realização de um exame de imagem (como um incidentaloma).

Investigação laboratorial

Os principais exames laboratoriais para avaliação inicial de uma massa na topografia da glândula adrenal são:

- Avaliação do hipercortisolismo: cortisol urinário em 24 horas, cortisol salivar ou sérico à meia-noite (para avaliação da perda do ritmo circadiano de secreção do cortisol, que é um achado típico do hipercortisolismo), teste de supressão do cortisol após administração de dexametasona à meia-noite e dosagem sérica de ACTH
- Avaliação de feocromocitoma: catecolaminas e metanefrinas séricas ou urinárias, ácido vanilmendélico (VMA) urinário

e cromogranina sérica. Em todo paciente com tumor adrenal, o diagnóstico de feocromocitoma deve ser excluído antes da programação cirúrgica, uma vez que esse tipo de tumor deve ter um preparo medicamentoso específico no pré-operatório, conforme explicado no Capítulo 4, *Feocromocitoma e Paraganglioma*, específico sobre essa doença
- Avaliação de hiperaldosteronismo: relação entre aldosterona e a atividade plasmática de renina. Deve ser realizada nos pacientes com massa adrenal que sejam hipertensos ou tenham hipopotassemia (espontânea ou induzida por diuréticos)
- Avaliação do hiperandrogenismo e hiperestrogenismo: dosagem sérica de testosterona, androstenediona, 17-hidroxiprogesterona, di-hidroepiandrosterona (DHEA) e sDHEA, 17-betaestradiol, hormônio luteinizante (LH) e hormônio foliculoestimulante (FSH). Essa avaliação não deve ser feita de rotina para todo incidentaloma adrenal, mas sim para as massas adrenais suspeitas de carcinoma pelo tamanho, características ou quadro clínico suspeito.

Outro exame que pode se mostrar alterado em pacientes com carcinoma adrenal é a dosagem de 11-desoxicortisol (composto S).

Alguns carcinomas adrenais podem evoluir com deficiência parcial de algumas enzimas da esteroidogênese, provocando acú-mulo de alguns compostos intermediários, como o composto S. Embora a dosagem do 11-desoxicortisol não seja essencial na avaliação bioquímica dos carcinomas adrenais, quando elevada é um fator de mau prognóstico nesses tumores.

Avaliação por imagem

Os principais métodos de diagnóstico por imagem utilizados tanto no diagnóstico quanto para estadiamento do carcinoma adrenal são:

- Ultrassonografia (USG) de abdome: é útil para crianças e pacientes magros, porém é muito dependente da experiência do operador
- Tomografia computadorizada (TC) de abdome: as principais características avaliadas nos tumores adrenais por esse método de imagem são a densidade do tumor [inferior a 10 UH (unidades Hounsfield) sugere adenoma], as bordas do tumor, suas dimensões, homogeneidade, invasão de estruturas adjacentes, calcificações, necrose, entre outras. Quando utilizado contraste, pode-se fazer o cálculo do clareamento do contraste ou *washout* (se menor que 50%, sugere carcinoma). Valores de densidade > 35 UH na fase precoce (2 minutos) após a injeção do contraste também são mais sugestivos de malignidade. A maioria dos carcinomas adrenais aparece já com imagem > 6 cm na TC
- Ressonância magnética (RM) de abdome: é o melhor exame para avaliar invasão vascular (das veias cava inferior, adrenal e renal) para tumores em adrenal direita. Também acrescenta a presença ou não de hiperintensidade do tumor na sequência T2 em comparação com o fígado (sugestivo de carcinoma ou feocromocitoma). A queda de sinal em sequência fora de fase é indicativa de alto conteúdo lipídico, o que sugere benignidade. Outra vantagem desse método é o fato de não utilizar irradiação nem contraste iodado

- PET-FDG-18 (tomografia por emissão de pósitrons com 18-fluorodesoxiglicose): a presença de *standardized uptake value* (SUV) elevado (principalmente se SUV adrenal/SUV hepático > 1,6) sugere carcinoma ou feocromocitoma (ver sobre esse exame no Capítulo 5, *Incidentaloma Adrenal*).

Patologia

As características macro e microscópicas do tumor ajudam a determinar a maior ou menor chance de malignidade diante do achado de um tumor adrenal. Na verdade, muitas vezes não é possível ter certeza absoluta de que o tumor é realmente maligno na ausência de metástases a distância e, por isso, existem escores que ajudam a predizer maior ou menor risco de malignidade do tumor, com o objetivo de auxiliar no tipo de seguimento clínico mais agressivo para os casos mais sugestivos de malignidade. No entanto, muitas vezes, o resultado pode falhar e, por isso, o seguimento clínico a longo prazo é essencial para avaliar se não haverá recrudescimento da doença. A Tabela 6.1 mostra as principais características do tumor que sugerem malignidade.

Em tumores pediátricos, as seguintes características costumam ser encontradas em tumores malignos: peso acima de 400 g, tamanho superior a 10 cm, invasão vascular ou de cápsula, extensão para tecidos periadrenais, necrose, mitoses atípicas e atipia nuclear.

Critérios de Weiss

Os critérios de Weiss foram desenvolvidos para tentar predizer se o tumor adrenal terá comportamento clínico maligno ou benigno. Uma pontuação maior ou igual a 3, em adultos, sugere comportamento clínico de malignidade e, portanto, os tumores adrenais com 3 ou mais pontos nesse escore serão considerados malignos. Em crianças, muitos tumores com pontuação acima de 3 evoluem ainda com comportamento clínico benigno e bom prognóstico, portanto ainda se discute qual é o melhor critério para avaliação prognóstica de tumores pediátricos. Cada um dos seguintes itens conta um ponto nos critérios de Weiss:

- Grau nuclear 3/4, como descrito por Furhmann et al. para o carcinoma renal
- Índice mitótico elevado (> 5 mitoses em 50 campos de grande aumento)

TABELA 6.1 Principais características que sugerem malignidade de um tumor adrenal.

Macroscópicas	Microscópicas
Peso do tumor > 500 g	Hemorragias intratumorais
Superfície grosseira e lobulada	Desarranjo de arquitetura
Áreas de necrose	Mitoses frequentes
Calcificações	Pleomorfismo nuclear
Extensão extra-adrenal	Atipia nuclear Hipercromasia Invasão de cápsula

- Presença de mitoses atípicas
- Células claras compreendendo menos de 25% do tumor (são células ricas em lipídeos, que compõem normalmente a zona fasciculada normal da adrenal)
- Arquitetura difusa compreendendo mais de 35% do tumor
- Necrose microscópica confluente
- Invasão venosa (invasão de vasos com muscular própria)
- Invasão sinusoidal (invasão de vasos sem muscular própria)
- Invasão capsular.

Além dos itens pontuados anteriormente, sabe-se que outros achados clínicos também podem predizer muito bem o risco de malignidade do tumor. O tamanho superior a 10 cm é o principal indicador de malignidade do tumor adrenal. Apresentações com secreção hormonal mista também são muito específicas para malignidade e conferem pior prognóstico.

Genética

Na maioria das vezes, os carcinomas adrenais são esporádicos, mas algumas síndromes hereditárias aumentam muito o risco desses carcinomas. São elas:

- Síndrome de Beckwith-Wiedemann (causada por mutação no gene 11p15 – gene do IGF-2): compreende maior risco para tumor de Wilms, neuroblastoma, hepatoblastoma, carcinoma adrenal, macroglossia, defeito de parede abdominal e onfalocele
- Síndrome de Li-Fraumeni (causada por mutação no gene 17p13 – gene *TP53*): compreende maior risco de sarcomas, carcinoma de mama, tumores do sistema nervoso central, leucemias, carcinoma adrenal, melanoma, carcinoma de cólon e de pâncreas
- Mutação arginina 337 histidina (p.R337H): localizada em uma região não *hot spot* do gene *TP53*, foi identificada em até 97% das crianças brasileiras com tumores adrenais tanto benignos quanto malignos. Essa mutação não tem relação com o prognóstico nem com o risco de malignidade em crianças, mas indica maior risco em adultos, nos quais é identificada em porcentagens variadas conforme o estudo. Pode ser utilizada como um marcador molecular de suscetibilidade a diversos tumores
- Neoplasia endócrina múltipla tipo 1 – NEM-1 (mutação no 11q13 – gene *MEN1*): causa aumento de risco para desenvolvimento de tumores de hipófise, paratireoide e tumores duodenopancreáticos, associados ou não a outros tipos de tumores, como os do córtex adrenal, que também têm uma incidência um pouco maior nessa população.

Estadiamento

Diante da suspeita de um carcinoma adrenal, é mandatório solicitar TC do tórax e uma imagem de abdome (TC ou RM) para avaliar a presença de doença em pulmão, fígado e linfonodos retroperitoniais, que são os principais locais de metástase. Pode também haver metástase óssea, mas esta geralmente é mais tardia, e é mais bem avaliada por cintilografia óssea ou TC. Para tumores localizados na glândula adrenal direita, sobretudo os maiores, é essencial a avaliação de invasão da veia cava inferior por meio de RM. Portanto, para fins de estadiamento, considera-se a RM de abdome superior à TC, uma vez que a primeira tem maior resolução para avaliação de invasão vascular e de estruturas locais.

Existem algumas classificações de estadiamento de carcinoma adrenal que levam em conta o tamanho (ou, às vezes, o peso) do tumor, presença de metástases linfonodais ou a distância e extensão extra-adrenal. Os principais estadiamentos estão representados nas Tabelas 6.2 a 6.4.

Os estádios 1 e 2 (para qualquer um dos estadiamentos citados anteriormente) ainda são curáveis em teoria com a cirurgia. A partir do estádio 3 ocorre praticamente 100% de recorrência do tumor em 5 anos, e a sobrevida dos pacientes em estádio 3 é de aproximadamente 30% em 5 anos.

Tratamento

A cirurgia é o único tratamento potencialmente curativo do carcinoma adrenal. De modo ideal, deve ser realizada adrenalectomia via aberta, para evitar um maior risco de disseminação peritoneal da doença em uma cirurgia laparoscópica. No entanto, mesmo após uma cirurgia curativa, a taxa de recorrência é muito alta, chegando a 85% dos tumores R0 (ou seja, com ressecção completa). Por isso, o tratamento adjuvante será quase sempre indicado, com mitotane associado ou não à radioterapia (RT) local.

Os únicos casos que serão apenas operados sem tratamento adjuvante são os tumores nos estádios 1 ou 2 menores que 8 cm, com ausência de invasão venosa e de cápsula, imuno-histoquímica

com Ki-67 < 10% e com ressecção aparentemente completa (R0). Em resumo, a conduta indicada é a seguinte:

- Tumores estádios 1, 2 ou 3: cirurgia + mitotane + RT
- Tumores estádio 4: mitotane + quimioterapia sistêmica. Cada modalidade terapêutica está descrita a seguir.

Cirurgia

A cirurgia para carcinoma adrenocortical deve ser a adrenalectomia total via aberta, para os estádios 1, 2 e 3. Em alguns tumores no estádio 4 pode ser feita cirurgia como um *debulking* tumoral, especialmente em casos com muitos sintomas locais pelo efeito de massa ou se o tumor for funcionante com sintomatologia importante pela secreção hormonal. Se houver poucas metástases, que possam ser aparentemente ressecadas por completo (sem deixar doença residual evidente), também pode-se optar por cirurgia nos tumores no estádio 4. Parece que, se for possível ressecar toda a doença aparente sem deixar nenhuma doença residual evidente, talvez possa haver uma melhora de sobrevida, mesmo que sejam necessárias várias cirurgias seguidas. Portanto, reoperações devem ser consideradas em caso de recorrência local ou metástases isoladas.

Mitotane

O Mitotane (comprimido de 500 mg) é um derivado do diclorodifeniltricloroetano (DDT) que tem ação adrenolítica direta dose-dependente e também a capacidade de potencializar uma quimioterapia (QT) sistêmica (pois inibe a proteína de membrana PGP, que bombeia as substâncias tóxicas, como

TABELA 6.2 Estadiamento ENSAT/TNM.

Tamanho	Acometimento linfonodal	Metástases a distância	Estadiamentos
T1: < 5 cm	N0: sem linfonodo acometido	M0: sem metástases a distância	EI: T1, N0, M0
T2: > 5 cm			EII: T2, N0, M0
T3: invasão local de tecido adjacente	N1: com linfonodo acometido	M1: com metástases a distância	EIII: T1-2, N1, M0 ou T3-4, N0-1, M0
T4: invasão de órgãos adjacentes			EIV: qualquer M1

ENSAT, European Network for the Study of Adrenal Tumors; *TNM*; tumor, linfonodo, metástase. (Fonte: Fassnacht et al., 2009.)

TABELA 6.3 Estadiamento MacFarlane, revisado por Sullivan.

Estádio	Critério
I	Tumor ≤ 5 cm
II	Tumor > 5 cm
III	Tumor infiltrando tecidos ao redor ou presença de trombo tumoral em veia cava/renal ou linfonodos acometidos
IV	Presença de metástases a distância

Fonte: Libè et al., 2007.

TABELA 6.4 Estadiamento para carcinomas adrenais pediátricos.

Estádio	Critério
I	Exérese total do tumor com margens cirúrgicas livres (R0), peso do tumor ≤ 200 g e ausência de metástases
II	R0 e peso do tumor > 200 g e ausência de metástases
III	Tumor residual definido pela presença de restos microscópicos ou grosseiros após a ressecção cirúrgica (R1) ou tumor inoperável
IV	Presença de metástases

Fonte: Michalkiewicz, 2004.

quimioterápicos, para fora das células). *In vitro* também potencializa a RT. Há alguns esquemas diferentes propostos para a prescrição do mitotane nos carcinomas adrenocorticais:

- Esquema tradicional de doses altas, pouco realizado atualmente, pela baixa tolerabilidade e alta taxa de eventos adversos (opção para iniciar tratamento em paciente que já tem doença agressiva e disseminada)
  - Inicia-se com 6 a 10 g por dia (divididas em 2 a 3 tomadas)
  - Associa-se a reposição de glicocorticoides em dose alta e também de mineralocorticoide, pois a ação adrenolítica do mitotane causará destruição do tecido adrenal, de modo que o paciente entrará em insuficiência adrenocortical
- Esquema com dose alta e aumento progressivo de dose (opção para pacientes com doença metastática)
  - Inicia-se com 1,5 g por dia
  - Aumento diário até atingir 6 g por dia em 4 a 6 dias
  - Após 3 semanas, dosa-se a mitotanemia.

Se houver mitotanemia < 7 µg/mℓ, associa-se QT sistêmica (pois significa que o mitotane sozinho dificilmente conseguirá atingir um nível sérico terapêutico tão cedo, que é de 14 a 20 µg/mℓ). Se houver mitotanemia > 7 µg/mℓ, continuar mitotane em monoterapia (nesse caso, a maioria atingirá nível terapêutico em 3 meses de tratamento).

Esquema com dose baixa e avaliação de nível sérico é o mais utilizado pela maior tolerabilidade (melhor opção para iniciar tratamento adjuvante em pacientes em pós-operatório com tumor aparentemente ressecado por completo, sem doença residual):

- Inicia-se com 1 g por dia
- Aumenta-se semanalmente até 3 g por dia ou até a maior dose tolerada
- Quando atingir 300 g de dose acumulada (o que geralmente vai demorar pelo menos 3 meses de tratamento), dosa-se a mitotanemia (faixa terapêutica entre 14 e 20 µg/mℓ). Ajusta-se a dose para manter o nível sérico sempre dentro da faixa terapêutica
- Repete-se a mitotanemia a cada 2 a 3 meses.

Sempre que for feita prescrição de doses maiores que 2 g por dia de mitotane, será preciso associar reposição de glicocorticoide, pelo risco de insuficiência adrenal com o uso dessas doses, consideradas altas o suficiente para impedir a síntese de glicocorticoides pelas adrenais. Se a dose prescrita diária for superior a 3 g, será necessário associar também a prescrição de mineralocorticoides, como a fludrocortisona. Em doses maiores que 6 g por dia, a reposição de glicocorticoides deve ser ainda maior, pelo menos o dobro do valor habitual de reposição (15 mg/dia de prednisona ou 50 mg/dia de hidrocortisona), pois o mitotane nessa quantidade também acelera a metabolização dos glicocorticoides. Os principais eventos adversos desse medicamento são:

- Gastrintestinais: anorexia, náuseas, vômitos, diarreia, dor abdominal e, principalmente, hepatotoxicidade
- Sistema nervoso central: fraqueza, sonolência, confusão mental, letargia, cefaleia, ataxia e alteração visual
- Insuficiência adrenal: sintomas de deficiência de glicocorticoides e mineralocorticoides, como hipotensão postural, fadiga, síncopes, avidez por sal
- Hipogonadismo (pela inibição da esteroidogênese)

- Hipotireoidismo [mitotane pode reduzir secreção hipofisária de hormônio tireoestimulante (TSH)]
- Dislipidemia
- Hematológico: citopenias.

O seguimento dos usuários de mitotane é feito da seguinte maneira: todo paciente deve ter retornos mensais nos primeiros 6 meses e bimensais após 6 meses de tratamento, com dosagem de mitotanemia a cada 2 meses. Em cada retorno, é preciso analisar eventos adversos do fármaco e pedir exames laboratoriais para avaliar as possíveis toxicidades do medicamento: hormônio adrenocorticotrófico ou corticotrofina (ACTH), renina, bilirrubinas, gamaglutamil transferase (GGT), aspartato aminotransferase (AST) ou transaminase glutâmico-oxalacética (TGO), alanina aminotransferase (ALT) ou transaminase glutâmico-pirúvica (TGP) (o uso do medicamento é suspenso se houver transaminases > 3 vezes o limite superior da normalidade), TSH, tiroxina (T4) livre, testosterona, LH, FSH, lipidograma e hemograma.

Radioterapia no leito cirúrgico

Deve ser indicada em associação com o mitotane em alguns casos, para reduzir recorrência de doença local ou de disseminação linfática do tumor, ou por falha cirúrgica (p. ex., ruptura da cápsula tumoral no intraoperatório). Sempre deve ser feita o mais rápido possível após a cirurgia (nunca depois de 3 meses de operado). Manter < 3 g por dia de mitotane em caso de realização de RT, pois essa aumenta o risco de toxicidade hepática do mitotane, principalmente se for irradiada a adrenal direita. A RT está indicada nos seguintes casos:

- R1 (margem cirúrgica microscopicamente comprometida)
- R2 (margem cirúrgica macroscopicamente comprometida), se não for candidato a nova ressecção cirúrgica (que é a abordagem de escolha nessa situação)
- RX (dúvida se foi ressecada completamente)
- Ruptura de cápsula na cirurgia
- Estádio 3 (invasão locorregional ou linfonodos comprometidos)
- Tumor > 8 cm com invasão vascular microscópica e Ki-67 > 10%
- Paliativa (para metástases ósseas dolorosas ou metástases de sistema nervoso central sintomáticas).

Os principais eventos adversos da RT são:

- Náuseas, vômitos e anorexia
- Proteinúria e HAS por lesão renal
- Neoplasias secundárias (sarcomas de partes moles e osteossarcomas).

Quimioterapia citotóxica

Pode ser indicada para os casos metastáticos, mas a resposta é baixa e traz muitos efeitos colaterais. Nesses casos, o tratamento é feito pela equipe da oncologia. A quimioterapia (QT) à base de platina, principalmente em combinação com etoposídeo e doxorrubicina, com mitotane, é a primeira linha de tratamento. A quimioterapia citotóxica às vezes é utilizada como adjuvante em pacientes com risco muito alto de recorrência. Existem evidências limitadas que apoiam a eficácia de outros agentes de segunda linha à base de gencitabina.

Vários inibidores tirosina da quinase (ITK) foram investigados, mas os resultados da maioria foram desanimadores. A eficácia pode ter sido influenciada pelo aumento da atividade da enzima CYP3A4 induzida pelo mitotane. O linsitinibe (inibidor de IGF-1R) foi testado em um multicêntrico controlado fase III (ensaio GALACTIC) e não conseguiu melhorar sobrevida.

A atividade antineoplásica de inibidores de *checkpoint* imunológicos tem sido estudada. Ensaios clínicos com nivolumabe, pembrolizumabe e avelumabe mostram resultados heterogêneos. Alguns estudos sugerem que pelo menos um subconjunto específico desses tumores se beneficia dessa abordagem terapêutica.

Outras terapias

A ablação por radiofrequência guiada por imagem (RFA) é um tratamento minimamente invasivo em não candidatos à reoperação que pode resultar em controle local e a curto prazo em tumores menores que de 5 cm. O carcinoma adrenocortical é considerado bastante resistente à radiação. Dados mais recentes mostram benefício clínico e resposta objetiva após radioterapia em ambiente adjuvante e paliativo. A radioterapia é o tratamento de escolha para metástases ósseas sintomáticas com alívio dos sintomas em 50 a 90% dos pacientes. Metástases abdominais ou cerebrais sintomáticas frequentemente requerem radiação. A combinação com medicamentos citotóxicos sistêmicos é viável a depender de fatores individuais do paciente. A ablação percutânea por micro-ondas também pode ser um método de tratamento, especialmente nas lesões menores que 5 cm.

Seguimento a longo prazo

Os pacientes em tratamento de carcinoma adrenocortical devem ser seguidos com exames laboratoriais (para avaliar casos de funcionalidade do tumor e efeitos colaterais dos medicamentos), TC de tórax e imagem de abdome a cada 3 meses nos primeiros 2 anos de tratamento, e depois a cada 6 meses, até pelo menos 10 anos de seguimento, que é o mínimo de tempo de seguimento para se poder dizer que o paciente está curado.

Fatores prognósticos

O estadiamento, critérios de Weiss, Ki-67, funcionalidade (sabe-se que tumores com produção hormonal mista costumam ser mais agressivos), idade (melhor prognóstico nos casos de crianças < 5 anos), R0, presença de mutação no gene *TP53* (confere mau prognóstico em adultos, mas não indica prognóstico em crianças), algumas mutações genéticas e violação da cápsula no intraoperatório são alguns dos fatores que podem indicar pior prognóstico nos casos de pacientes com carcinoma adrenal.

Leitura recomendada

Altieri B, Ronchi CL, Kroiss M, Fassnacht M. Next-generation therapies for adrenocortical carcinoma. Best Practice & Research Clinical Endocrinology & Metabolism. https://doi.org/10.1016/j.beem.2020.101434.

Fassnacht M et al. Adrenocortical carcinoma: a clinician's update. Nat. Rev. Endocrinol. 2011;7:323-35.

Fassnacht M. et al. Adrenocortical carcinomas and malignant phaeochromocytomas: ESMO and EURACAN Clinical Practice guidelines for diagnosis, treatment and follow-up, Ann. Oncol, 2020.

Fassnacht M et al. Limited prognostic value of the 2004 International Union Against Cancer staging classification for adrenocortical carcinoma: proposal for a revised TNM classification. Cancer. 2009; 115,243-50.

Fassnacht M, Hahner S, Polat B et al. Efficacy of adjuvant radiotherapy of the tumor bed on local recurrence of adrenocortical carcinoma. J Clin Endocrinol Metab. 2006;91(11):4501-4.

Freire DS, Pereira MAA. Tumores corticais adrenais. In: Martins MA, Carrilho FJ, Alves VAF (eds.). Clínica médica. Seção XIII – Doenças endócrinas e metabólicas. São Paulo: Manole, 2007.

Libè R, Fratticci A, Bertherat J. Adrenocortical cancer: pathophysiology and clinical management. Endocrine-Related Cancer. 2007;14:13-28.

Mendonça BB, Lucon AM, Menezes CA et al. Clinical, hormonal and pathological findings in a comparative study of adrenocortical neoplasms in childhood and adulthood. J Urol. 1995;154:2004-9.

Michalkiewicz E, Sandrini R, Figueiredo B et al. Clinical and outcome characteristics of children with adrenocortical tumors: a report from the International Pediatric Adrenocortical Tumor Registry. J Clin Oncol. 2004;22(5):838-45.

Sociedade Brasileira de Endocrinologia e Metabologia (SBEM). Carcinomas adrenocorticais. Projeto Diretrizes. 20 jun. 2006.

Terzolo M, Pia A, Berruti A et al. Low-dose monitored mitotane treatment achieves the therapeutic range with manageable side effects in patients with adrenocortical cancer. J Clin Endocrinol Metab. 2000;85(6):2234-8.

Wajchenberg BL, Pereira MAA et al. Adrenocortical carcinoma: clinical and laboratory observations. Cancer. 2000;88:711-36.

Wieneke JA, Thompson LD, Heffess CS. Adrenal cortical neoplasms in the pediatric population: a clinicopathologic and immunophenotypic analysis of 83 patients. Am J Surg Pathol. 2003;27(7):867-81.

Zini Letal. Contemporary management of adrenocortical carcinoma. European Association of Urology. 2011;60(5):1055-65.

Insuficiência Adrenal

Capítulo 7

Introdução

A insuficiência adrenal é uma síndrome clínica decorrente da perda parcial ou completa da capacidade de secreção dos esteroides adrenocorticais pelas adrenais, seja por doença da própria glândula adrenal, seja por doença hipotálamo-hipofisária, que causa a diminuição do estímulo do hormônio adrenocorticotrófico ou corticotrofina (ACTH) sobre as adrenais, ou mais frequentemente pelo uso crônico de glicocorticoides, que leva à supressão do eixo hipotálamo-hipófise-adrenal (HHA). Afeta principalmente pacientes do sexo feminino entre a quarta e a sexta décadas de vida. Trata-se de uma condição clínica grave devido à importância dos hormônios adrenais na homeostase salina, volêmica e energética do organismo.

Classificação

A insuficiência adrenal pode ser classificada em primária ou secundária, dependendo se a origem do defeito na secreção hormonal se encontra nas adrenais ou no centro hipotálamo-hipofisário.

Insuficiência adrenal primária (40% dos casos)

A insuficiência adrenal primária (IAP) é uma condição clínica incomum, resultante da produção inadequada de cortisol pelas adrenais em condições basais ou de estresse. Apresenta prevalência de 100 casos a cada 1 milhão de pessoas e incidência de cinco casos a cada 1 milhão de pessoas ao ano. Também conhecida como doença de Addison, é causada por destruição de mais de 90% do córtex adrenal, cursando com queda de glicocorticoides, mineralocorticoides e andrógenos adrenais. Pela falta do *feedback* desses hormônios com seus hormônios reguladores, ocorre, consequentemente, o aumento do ACTH e da renina (na tentativa de estimular a produção adrenal de cortisol e aldosterona, respectivamente).

Etiologias possíveis da insuficiência adrenal primária são: destruição autoimune da adrenal isolada ou associada à síndrome poliglandular autoimune (presente em 60% dos casos de doença de Addison); doenças infecciosas [tuberculose, vírus da imunodeficiência humana (HIV), fungos, citomegalovírus] com acometimento adrenal; neoplasias (linfoma, metástases); doenças infiltrativas (hemocromatose, sarcoidose, amiloidose); hemorragias (síndrome de anticorpo antifosfolipídeo, anticoncepcional, trauma, síndrome de Waterhouse-Friderichsen – choque séptico por meningococcemia); fármacos (cetoconazol, mitotane, fluconazol); defeito da esteroidogênese adrenal (como ocorre na hiperplasia adrenal congênita); alterações no desenvolvimento da glândula adrenal; resistência ao ACTH; adrenalectomia bilateral; e adrenoleucodistrofia (ALD).

Insuficiência adrenal secundária (60% dos casos)

A insuficiência adrenal secundária (IAS) é causada por patologias do eixo hipotálamo-hipofisário que levem à redução na produção de ACTH e/ou de hormônio liberador de corticotrofina (CRH) ou, mais frequentemente, pelo uso crônico de glicocorticoides, que causam a supressão do eixo HHA. Apresenta prevalência de 150 a 280 casos por 1 milhão de pessoas. O déficit crônico de ACTH gera atrofia das camadas fasciculada (produtora de cortisol) e reticulada (produtora de andrógenos), mas a camada glomerulosa (produtora de aldosterona), por estar sob o comando principal do sistema renina-angiotensina e não do ACTH, se mantém intacta. A atrofia da adrenal ocorre após 4 semanas da ausência de estímulo trófico pelo ACTH. Observam-se baixos níveis de cortisol, di-hidroepiandrosterona (DHEA) e sulfato de DHEA (sDHEA), com renina e aldosterona normais nos casos de insuficiência adrenal secundária.

As etiologias possíveis da insuficiência adrenal secundária são: interrupção do uso de corticoides exógenos continuados por mais de 3 semanas (principal causa); tumores hipotálamo-hipofisários; radioterapia selar; trauma do sistema nervoso central (SNC); cirurgias do SNC; hipofisite; sarcoidose; histiocitose X; tuberculose hipofisária; linfoma hipofisário; metástases hipofisárias; síndrome de Sheehan; apoplexia hipofisária e deficiência isolada de ACTH (rara). A fisiopatologia das insuficiências adrenais primária e secundária é descrita na Figura 7.1.

Causas importantes de insuficiência adrenal primária

Doença de Addison autoimune

Trata-se da causa mais comum de insuficiência adrenal primária (70 a 90% dos casos), principalmente nos países de primeiro mundo, onde etiologias infecciosas como a tuberculose adrenal são cada vez menos frequentes. Pode ocorrer isoladamente (40 a 50%) ou associada à síndrome poliglandular autoimune (SPA; que ocorre em 50 a 60% dos casos). Causa atrofia do córtex adrenal com preservação da medula. Pode ocorrer na presença de autoanticorpos antiadrenal, como anti-21-hidroxilase, anti-17-hidroxilase e anticolesterol desmolase. Esses anticorpos são marcadores da autoimunidade adrenal, apesar de não serem amplamente disponíveis em todos os centros. A sensibilidade do anticorpo anti-21-hidroxilase é de cerca de 80%.

Tuberculose adrenal

A segunda causa mais comum de insuficiência adrenal primária (10 a 20% dos casos). Porém, em alguns países em desenvolvimento, ainda é a principal causa. O acometimento da adrenal ocorre por disseminação hematogênica da micobactéria. Devido à alta concentração de cortisol intraglandular, que causa um quadro de supressão da imunidade intra-adrenal, existe uma facilidade para a multiplicação da micobactéria da tuberculose no interior da glândula. Na fase inicial, há aumento de tamanho das adrenais pela formação de extensos granulomas e focos caseosos, que destroem todo o córtex. Posteriormente, ocorrem fibrose e calcificação da glândula, cujo tamanho pode então estar reduzido ou normal. Também pode ocorrer destruição da camada medular.

Doenças fúngicas

Paracoccidioidomicose (principalmente nas regiões Sul, Sudeste e Centro-Oeste do Brasil e em trabalhadores rurais), histoplasmose ou criptococose com acometimento adrenal.

Vírus da imunodeficiência humana

Pode cursar com destruição adrenal por diversos mecanismos: infecções oportunistas (tuberculose, citomegalovírus, micobacterioses atípicas, micoses), fármacos (cetoconazol, rifampicina, fluconazol), metástases (linfoma de Kaposi ou outros linfomas) ou ação citopática direta do próprio vírus. Aproximadamente 10 a 15% dos pacientes com HIV têm insuficiência adrenal no mínimo parcial.

Fármacos

Cetoconazol, fluconazol, mitotane, etomidato, metirapona, aminoglutetimida, rifampicina, fenitoína e fenobarbital (aumenta a depuração dos esteroides) são exemplos de medicamentos que podem cursar com insuficiência adrenal.

Nos últimos anos, a prescrição de medicamentos imunoterápicos (anticorpos monoclonais inibidores de pontos de verificação imunológica) como agentes quimioterápicos aumentaram exponencialmente, e é aparente que eles são responsáveis por um espectro de eventos adversos relacionados com o sistema imunológico, dentre eles a adrenalite e a hipofisite. A adrenalite, que causa insuficiência adrenal primária, foi relatada com menos frequência do que a hipofisite: a incidência de PAI foi de 0,7%, no entanto, essa incidência aumenta para 4,2% para pacientes em terapia combinada de CTLA-4 e PD-L1.

Metástases para as adrenais

Presentes em 70% dos pacientes com câncer de pulmão e mama disseminado. Também pode ocorrer no câncer de cólon, melanoma ou linfoma. No entanto, a presença de sintomas de insuficiência adrenal é rara, pois é necessário que a destruição seja superior a 90% do córtex adrenal bilateralmente, para haver quadro clínico de insuficiência adrenal.

Adrenoleucodistrofia

Doença genética recessiva ligada ao X, a adrenoleucodistrofia (ADL) é causada por mutações no gene *ABCD1* (cromossomo Xq28), com incidência de 1:17 a 25 mil habitantes. É a terceira causa mais comum de insuficiência adrenal primária no sexo masculino, decorrente da produção de uma proteína anômala nos peroxissomos, que os impedem de oxidar os ácidos graxos de cadeia muito longa e causam seu acúmulo em sangue, SNC, sistema nervoso periférico, adrenais, gônadas e fígado. Então, ocorre desmielinização do SNC e insuficiência adrenal, cursando com três fenótipos distintos possíveis:

- ALD cerebral: disfunção cognitiva, alteração do comportamento, labilidade emocional, alteração da marcha, distúrbios visuais, cegueira, tetraplegia espástica e insuficiência adrenal, a qual precede os sintomas neurológicos em 30% dos pacientes. O início geralmente ocorre entre 5 e 12 anos
- Adrenomieloneuropatia: início entre a segunda e a quarta décadas de vida, causando desmielinização do cordão medular e nervos periféricos, com perda da capacidade de deambulação, bexiga neurogênica, disfunção erétil e cognitiva com insuficiência adrenal. É uma forma mais moderada e de prognóstico um pouco melhor
- ALD com insuficiência adrenal isolada (15% dos pacientes).

O diagnóstico é feito pela dosagem de ácidos graxos de cadeia muito longa, que estarão com nível sérico elevado.

Até 60% dos meninos e adultos jovens com ALD têm discreta ou nenhuma manifestação neurológica ao diagnóstico da insuficiência adrenal. Assim, essa doença deve sempre ser pesquisada em homens jovens com diagnóstico de doença de Addison.

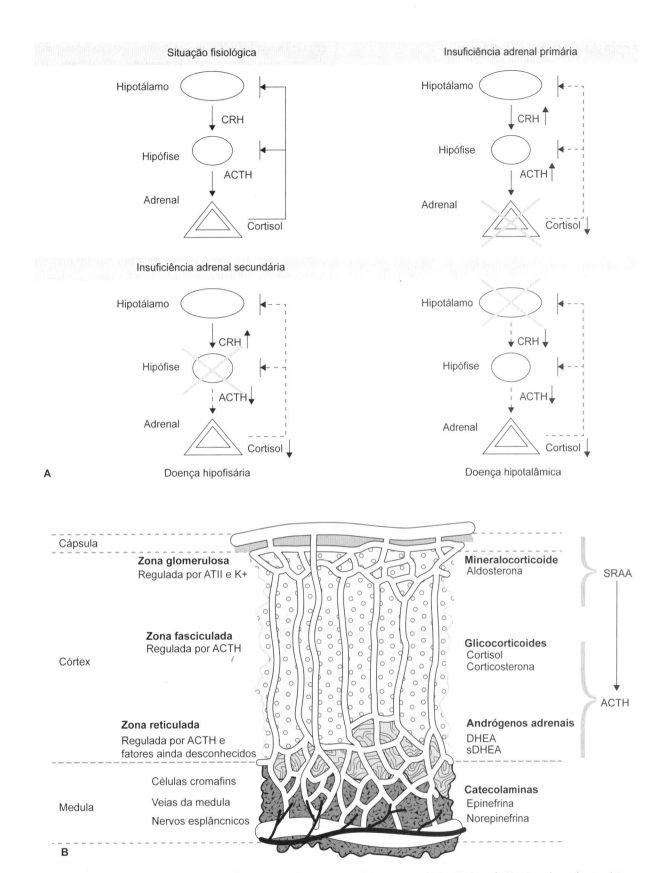

FIGURA 7.1 A e **B.** Fisiopatologia das insuficiências adrenais primária e secundária. Na insuficiência adrenal primária, como ocorre destruição do córtex adrenal, observa-se deficiência de glicocorticoides, mineralocorticoides e andrógenos adrenais. Na insuficiência adrenal secundária, ocorre apenas déficit de glicocorticoides e andrógenos, uma vez que as zonas fasciculada e reticulada estão sob controle do ACTH, e não se observa déficit de mineralocorticoides, pois a zona glomerulosa está sob comando principal do sistema renina/angiotensina/aldosterona (SRAA), que está preservado nesta situação. *CRH*, hormônio liberador de corticotrofina; *ACTH*, hormônio adrenocorticotrófico; *sDHEA*, sulfato de di-hidroepiandrosterona; *DHEA*, di-hidroepiandrosterona; *SRAA*, sistema renina-angiotensina-aldosterona. (Adaptada de Arlt e Allolio, 2003.)

Hiperplasia adrenal congênita

A deficiência de enzimas da síntese do cortisol causa hiperplasia adrenal congênita (HAC) com ou sem insuficiência adrenal, parcial ou total. É a principal causa de Addison no período neonatal. Para mais detalhes, ver Capítulo 10, *Hiperplasia Adrenal Congênita*, específico sobre esse conjunto de doenças.

Hipoplasia adrenal congênita

Condição rara na qual o córtex adrenal não se desenvolve normalmente. A incidência é de 1:12 a 500 recém-nascidos (1% das causas de insuficiência adrenal na infância). Pode ocorrer de maneira esporádica, autossômica recessiva, ligada ao X associada a hipogonadismo hipogonadotrófico (por mutação no *DAX-1*, com insuficiência adrenal nos primeiros anos de vida e hipogonadismo hipogonadotrófico na época da puberdade) ou ligada ao X associada à deficiência de glicerol quinase (causando retardo psicomotor, distrofia muscular de Duchenne, perda auditiva para altas frequências). O gene *DAX-1* (*dosage-sensitive sex reversal adrenal hypoplasia gene on the X chromosome gene 1*) fica no Xp21 e é essencial para o desenvolvimento adrenal, gonadal e da adeno-hipófise.

Pode também estar associada à hipoplasia hipofisária e à síndrome IMAG (*intrauterine growth restriction, metaphyseal dysplasia, adrenal insufficiency, genital abnormalities*).

O quadro clínico dessa doença é semelhante à forma clássica da deficiência de 21-hidroxilase, com crise adrenal com perda de sal no recém-nascido, mas os exames laboratoriais não mostram acúmulo de precursores e os de imagem demonstram hipoplasia das adrenais. Também pode se manifestar um pouco mais tarde, na infância ou na fase adulta.

Síndrome de Kearns-Sayre

Doença rara causada por deleções no ácido desoxirribonucleico (DNA) mitocondrial, cursando com miopatia (diagnóstico diferencial com miastenia *gravis*), surdez e disfunções endócrinas, como baixa estatura, hipogonadismo, diabetes melito, hipotireoidismo, hipoparatireoidismo e insuficiência adrenal.

Resistência ao hormônio adrenocorticotrófico

Trata-se de uma deficiência familiar de glicocorticoide, de causa genética autossômica recessiva, provocada por mutações que afetam a função do receptor de ACTH (45% dos casos). Em 55% dos casos não há gene definido. Cursam com grande aumento do ACTH; redução de cortisol, DHEA e sDHEA; aldosterona e renina normais; hipoglicemias recorrentes; hiperpigmentação da pele e ausência de adrenarca.

Síndrome de Allgrove (triplo A)

É caracterizada pela tríade de resistência ao ACTH, acalasia esofágica e alacrimia. É de herança autossômica recessiva, causada por mutações no gene *AAAS* (cromossomo 12q13), que codifica a proteína ALADIN, a qual tem funções diversas em vários tecidos. Geralmente, se manifesta na primeira década de vida. Pode estar associada a outros acometimentos, como disfunção neurológica progressiva, polineuropatia, surdez, retardo mental, hiperqueratose palmoplantar, disautonomia e manifestações oftalmológicas. Pode haver deficiência de mineralocorticoide em 15% dos casos.

Resistência familiar aos glicocorticoides

Mutações no receptor de cortisol que causam HAC com aumento do ACTH, cortisol e andrógenos. Como consequência, tem-se um quadro de hirsutismo, calvície, irregularidade menstrual, infertilidade em homens e mulheres, pseudopuberdade precoce isossexual em meninos (pelo aumento dos andrógenos adrenais), pubarca precoce em meninas, hipertensão arterial sistêmica (HAS) e alcalose hipopotassêmica pela ação do cortisol em excesso nos receptores dos túbulos renais de mineralocorticoides. Aldosterona e renina tendem a ficar em níveis mais baixos. Geralmente, não há sintomas de insuficiência adrenal, pois o excesso de ACTH compensa o déficit de cortisol e a principal manifestação clínica é decorrente do hiperandrogenismo.

Defeitos no metabolismo do colesterol

Pacientes com ausência de lipoproteína de baixa densidade (LDL, abetalipoproteinemia) ou de receptores BE para LDL (hipercolesterolemia familiar) têm prejuízo na captação do LDL colesterol (LDL-c) para síntese dos esteroides hormonais e, por isso, podem ter insuficiência adrenal parcial – a insuficiência não é total, pois as células adrenais são capazes de sintetizar o seu próprio colesterol a partir da enzima hidroximetilglutaril Coenzima A-redutase (HMG-CoA redutase).

Na deficiência da lipase ácida (autossômica recessiva), ocorre prejuízo na hidrólise do éster de colesterol e triglicerídeos, impedindo que o colesterol seja aproveitado para a síntese hormonal e cursando com acúmulo de ésteres de colesterol nos lisossomos dos órgãos. Ocorre calcificação adrenal, hepatoesplenomegalia, fibrose hepática, má absorção intestinal, baixo peso e morte antes de 1 ano de vida. É a denominada "doença de Wolman" (ou xantomatose familiar), responsável por 3% dos casos de insuficiência adrenal.

Quadro clínico

A insuficiência adrenal se apresenta, na maioria dos casos, com quadro progressivo e insidioso de sinais e sintomas inespecíficos, que podem ser causados pela deficiência de glicocorticoides, mineralocorticoides ou andrógenos adrenais:

- Deficiência de glicocorticoides: causa astenia; mal-estar; anorexia; perda de peso; náuseas; vômitos; alterações do trato gastrintestinal, como diarreia ou constipação intestinal; dor abdominal; hipoglicemias (principalmente em crianças), mialgia; artralgia e sintomas psiquiátricos. Pode ocorrer hipotensão, porque os glicocorticoides têm importante papel na manutenção do tônus adrenérgico dos vasos sanguíneos, além de deslocarem líquidos do espaço extravascular para o intravascular. Se houver deficiência de glicocorticoide, o líquido extravasa para o interstício. A falta de cortisol pode cursar ainda com secreção inapropriada de hormônio anti-diurético (ADH), causando hiponatremia dilucional e mascarando quadros de diabetes insípido. Por fim, a falta de glicocorticoides cursa com aumento de hormônio tireoestimulante (TSH) e pode simular um quadro de hipotireoidismo subclínico

- Deficiência de mineralocorticoides (presente apenas na insuficiência adrenal primária): manifesta-se com taquicardia postural (geralmente é o sinal mais precoce), hipotensão postural (segundo sinal mais precoce), hipotensão arterial basal, hipovolemia, avidez por sal. Esses sinais e sintomas não ocorrem na insuficiência adrenal secundária, uma vez que nesse tipo de insuficiência ocorre com o funcionamento normal do sistema renina-angiotensina-aldosterona, com preservação da camada glomerulosa e da produção de aldosterona pelas adrenais
- Deficiência de andrógenos: manifesta-se com queda de libido e redução da pilificação axilar e pubiana em mulheres. Não causa sintomas em homens, pois a produção androgênica testicular permanece e exerce papel muito mais importante do que a produção androgênica adrenal.

Na IAP, pode haver hiperpigmentação sobretudo nas áreas expostas ao sol, dobras e áreas de trauma. Também pode ocorrer em mucosas (língua, gengiva, palato, boca) e genitália. A hiperpigmentação se dá por aumento da pró-opiomelanocortina (POMC), que, por sua vez, será clivada em algumas endorfinas endógenas, no hormônio corticotrófico (ACTH) e no MSH, sendo que este atua no receptor MCR-1 da pele, estimulando os melanócitos. Na insuficiência adrenal secundária, como não há aumento da POMC, não há hiperpigmentação.

Na infância, a insuficiência adrenal pode causar hipoglicemias, hipotensão, desidratação, náuseas, vômitos, dor abdominal, dificuldade de mamar, hipotonia muscular, hiperpigmentação, cefaleia, entre todos os sintomas de adulto. Nas meninas com insuficiência adrenal por HAC, pode ocorrer ambiguidade genital.

Pacientes com insuficiência adrenal secundária por tumor ou massa hipofisária podem apresentar sintomas de deficiência de outros hormônios hipofisários, além de sintomas compressivos como cefaleia e déficit visual.

Na adrenalite autoimune, sinais e sintomas de outras doenças autoimunes, como vitiligo, tireoidite de Hashimoto, doença celíaca e ooforite/hipogonadismo hipergonadotrófico, podem ser encontrados em alguns casos.

Em situações de insuficiência adrenal aguda, ocorre hipotensão, choque refratário, desidratação, confusão mental, coma, fraqueza, apatia, náuseas, vômitos, anorexia, dor abdominal, distensão abdominal, hiponatremia, hiperpotassemia, hipoglicemia, uremia, linfocitose, eosinofilia, febre e hipercalcemia. A crise adrenal geralmente surge em pacientes com insuficiência adrenal crônica não diagnosticada que passaram por situações de estresse, como infecções, trauma ou cirurgia, em pacientes que já fazem tratamento para insuficiência adrenal, mas que não ajustaram a dose nessas situações de estresse, ou em casos de destruição abrupta das adrenais, como em hemorragias.

Diagnóstico laboratorial

É recomendável a investigação para excluir insuficiência adrenal (IA) em pacientes que desenvolvem sinais e sintomas sugestivos inexplicadamente como depleção volêmica, hipotensão, hiponatremia, hiperpotassemia, febre, dor abdominal, hiperpigmentação e hipoglicemias (especialmente em crianças).

O diagnóstico é baseado na concentração plasmática basal do cortisol e confirmado pelo teste de estímulo adrenal.

Dosagem basal de cortisol às 8 horas

Deve ser o primeiro teste a ser solicitado em pacientes com suspeita de insuficiência adrenal. Cortisol ≤ 3 $\mu g/d\ell$ confirma a insuficiência adrenal; cortisol ≥ 18 $\mu g/d\ell$ exclui insuficiência adrenal; e cortisol entre 3 e 18 $\mu g/d\ell$ é duvidoso, mas valores acima de 13 raramente acontecem em casos de insuficiência adrenal. Na dúvida, seguir para o teste confirmatório [teste da cortrosina ou teste de tolerância à insulina (ITT)].

Em situações de estresse, como doença aguda grave ou sepse, os valores de corte para o cortisol que devem ser utilizados são de 15 e 33 $\mu g/d\ell$, respectivamente (em vez de 3 e 18 $\mu g/d\ell$), já que se espera que o cortisol esteja mais elevado nesse tipo de situação.

Teste de tolerância à insulina

É o teste padrão-ouro para o diagnóstico de insuficiência adrenal, mas apresenta os riscos da hipoglicemia grave e suas consequências (isquemia cardíaca, convulsões, coma). Por esse motivo, é contraindicado em crianças com menos de 20 kg, em pacientes com mais de 65 anos, em pessoas com história de crises convulsivas ou de doença coronariana ou cerebrovascular. O teste é feito com dosagem de cortisol e glicemia nos tempos 0, 30, 45, 60, 90 e 120 minutos após a administração de 0,10 a 0,15 UI/kg de insulina regular por via intravenosa (IV), em *bolus*, sob supervisão médica contínua. O objetivo é avaliar o pico de cortisol quando glicemia < 40 mg/dℓ (deve-se acompanhar com medidas seriadas de glicemia capilar na sala de testes a cada 15 minutos; caso o paciente apresente glicemia < 40 mg/dℓ, deve-se coletar a amostra de sangue para dosagem de cortisol e glicemia e interromper o teste, oferecendo-lhe alimento). Se o cortisol estiver acima de 18 mg/dℓ na vigência de hipoglicemia, é possível excluir o diagnóstico de insuficiência adrenal (em pacientes críticos, avaliar se houve um incremento no valor de cortisol ≥ 9 mg/dℓ com relação ao cortisol basal na vigência da hipoglicemia para excluir a insuficiência adrenal). O ITT se altera tanto na insuficiência adrenal primária quanto na secundária, por isso é mais sensível que o teste da cortrosina, que só se altera depois de pelo menos 4 semanas nos casos de insuficiência adrenal secundária, pois este é o tempo que leva para o córtex adrenal se atrofiar na ausência de estímulo trófico pelo ACTH.

Teste da cortrosina

É feito com coleta de cortisol nos tempos 0, 30 e 60 minutos após administração por via intravenosa de cortrosina (ACTH sintético), em doses de 1 ou 250 μg. Não é necessário jejum. O racional para realização do teste da cortrosina no diagnóstico de insuficiência adrenal secundária é que, com a privação crônica de ACTH (de pelo menos 4 semanas), a glândula perde a capacidade de responder ao estímulo agudo com ele. O teste da cortrosina pode ser realizado com a dose de 1 µg de ACTH (dose mais fisiológica) ou com 250 µg (dose suprafisiológica, mas equivalente a 1 ampola da medicação – mais prático, mais reprodutível e mais realizado na prática clínica). Pico de cortisol menor que 18 µg/dℓ aos 30 ou 60 minutos indica insuficiência adrenal.

Em pacientes com insuficiência adrenal primária, o teste da cortrosina sempre estará alterado. Já nos pacientes com insuficiência adrenal secundária, o teste só se altera a partir de 4 semanas de doença, que é o tempo necessário para que as adrenais fiquem hipotrofiadas pela falta de estímulo com ACTH. Assim, na insuficiência adrenal secundária aguda (com menos de 4 semanas), o teste da cortrosina pode ser falsamente normal (já que não há defeito na camada fasciculada adrenal e, na presença do estímulo com ACTH, essa camada, ainda trófica, será capaz de funcionar). Além disso, nos casos de pacientes com insuficiência adrenal leve a moderada, pode-se observar um pico de cortisol > 18 mg/dℓ, de modo que para pacientes com grande probabilidade clínica de insuficiência adrenal, um teste da cortrosina normal não afasta o diagnóstico. Nesses casos, o ideal seria fazer o ITT (padrão-ouro) para evitar resultados falso-negativos.

É sempre importante considerar possíveis alterações na albumina plasmática e na proteína ligadora do cortisol (CBG) em pacientes em situações específicas (como síndrome nefrótica, doença hepática, uso de anticoncepcionais) que podem alterar a dosagem do cortisol plasmático total.

Em pacientes que estão em corticoterapia e serão submetidos ao teste da cortrosina para avaliar se o eixo HHA já está desbloqueado, o glicocorticoide em uso deve ser suspenso por algum tempo antes de realizar o teste, pois, caso contrário, o próprio medicamento será dosado pelo ensaio, sendo confundido com o cortisol produzido pela adrenal do paciente. A dexametasona e a betametasona são os únicos glicocorticoides que não cruzam no ensaio na dosagem do cortisol e, portanto, não precisam ser suspensos. Todos os demais glicocorticoides podem cruzar o ensaio e devem ser suspensos antes da dosagem do nível sérico de cortisol.

- Caso o paciente esteja utilizando um corticoide de meia-vida curta, como o acetato de cortisona ou de hidrocortisona, basta que a medicação seja suspensa cerca de 12 a 24 horas antes do teste
- Caso esteja utilizando prednisona ou prednisolona, o ideal é sua suspensão por, pelo menos, 24 a 48 horas antes do teste
- Caso esteja utilizando dexametasona, não é preciso suspendê-la antes, pois essa medicação não cruzará com o ensaio.

Hormônio adrenocorticotrófico plasmático às 8 a 9 horas

A dosagem de cortisol matinal baixa com uma concentração plasmática elevada de ACTH é sugestiva de IA, no entanto, as diretrizes atuais afirmam que deve ser realizado o teste de confirmação por meio de estimulação com cortrosina 250 µg. As diretrizes da Endocrine Society recomendam medir ACTH com cortisol basal como maneira de ajudar a distinguir IAP de IAS ou IAT (insuficiência adrenal terciária). O valor de ACTH maior que duas vezes o limite superior da referência local ou > 66 pmol/ℓ é considerado altamente preditivo de IAP no cenário de hipocortisolemia confirmada. A dosagem de ACTH é realizada por meio de um imunoensaio "sanduíche", que é um método mais sensível, específico e reprodutível de medição de ACTH do que técnicas de radioimunoensaio utilizadas anteriormente. No entanto, é importante observar que os anticorpos presentes na amostra de um paciente, como anticorpos heterófilos e autoanticorpos, podem apresentar reação cruzada com um imunoensaio, levando a um resultado falsamente elevado. Dessa maneira, ressalta-se a importância de se considerar a interferência do ensaio quando há discordância entre apresentação clínica e resultados bioquímicos.

Dosagem de aldosterona e renina

As dosagens de renina e aldosterona podem ter valor diagnóstico na fase inicial da IAP, pois a deficiência de mineralocorticoide pode predominar e ser o único sinal. Na destruição progressiva de adrenais, a camada glomerulosa é geralmente a primeira a ser destruída e, por isso, a renina costuma aumentar antes de haver queda do nível sérico de cortisol. Assim, uma renina plasmática elevada em combinação com uma concentração sérica de aldosterona (inadequadamente) normal ou baixa é sugestiva de IA primária. As dosagens de renina e aldosterona têm uma série de importantes desafios do ponto de vista do laboratório e devem ser interpretadas com base nos intervalos de referência fornecidos. Em alguns casos, por exemplo, em deficiência familiar de glicocorticoides ou pacientes com HAC, a produção de mineralocorticoide adrenal pode não estar comprometida.

Dosagem de sulfato de di-hidroepiandrosterona

O sDHEA está reduzido tanto na insuficiência adrenal primária quanto na secundária e também ajuda no diagnóstico, principalmente em indivíduos abaixo de 45 anos. Isso porque, após essa idade, o sDHEA cai com frequência e pode, muitas vezes, ficar abaixo do valor de referência para a faixa etária, mas sem significar insuficiência adrenal.

Anticorpos antiadrenais

Podem ser dosados e estar presentes em 60 a 80% das adrenalites autoimunes, mas são pouco disponíveis. São exemplos: anticorpo anti-21-hidroxilase (mais específico e sensível para insuficiência adrenal), anti-17-hidroxilase, anti-P450. Esses autoanticorpos são marcadores sorológicos do processo de destruição adrenal, mas não são os responsáveis pela destruição da glândula. Raramente podem estar presentes na população sadia, logo possuem boa especificidade.

Ácidos graxos de cadeia longa

Se elevados, fazem o diagnóstico de ALD, principalmente em homens jovens. Esse teste deve sempre ser solicitado, mesmo que não haja alterações neurológicas, por se tratar da terceira causa mais comum de insuficiência adrenal nesse grupo de pacientes.

Tomografia computadorizada ou ressonância magnética de adrenais

Deve ser solicitada para avaliação dos casos de insuficiência adrenal primária (avaliar se há atrofia, hiperplasia, aumento ou alguma alteração anatômica das glândulas adrenais que ajudem no diagnóstico etiológico da insuficiência adrenal).

Ressonância magnética de hipófise, hormônios hipofisários

Devem ser avaliados nos casos de insuficiência adrenal secundária. O algoritmo para diagnóstico da insuficiência adrenal está descrito na Figura 7.2.

Achados laboratoriais comuns

São achados laboratoriais comuns em pacientes com insuficiência adrenal:

- Anemia normocítica e normocrômica
- Eosinofilia
- Leucopenia com linfocitose
- Hiponatremia (por falta de aldosterona na insuficiência primária e por aumento de ADH na insuficiência adrenal secundária)
- Hiperpotassemia (se houver insuficiência adrenal primária)
- Aumento de TSH (falta do *feedback* negativo do cortisol sobre os tireotrofos)
- Redução da calciúria
- Hipomagnesemia
- Acidose metabólica leve.

Tratamento da insuficiência adrenal crônica

Reposição de glicocorticoides

As adrenais produzem cerca de 7 mg/m^2 de cortisol ao dia. O pico da produção ocorre entre 4 e 8 horas da manhã, e a mínima produção à noite (nadir entre 23 e 2 horas). Em situações de estresse, essa produção pode aumentar em cinco a dez vezes, chegando a um valor máximo de 100 mg de cortisol por m^2/dia. O ritmo fisiológico do cortisol é o seguinte:

- Início da secreção entre 2 e 4 horas da manhã
- Pico sérico entre 5 e 6 horas da manhã
- Decréscimo gradativo ao longo da tarde e da noite
- Níveis suprimidos à meia-noite.

O principal objetivo no tratamento da insuficiência adrenal é tentar mimetizar a nossa produção endógena de glicocorticoides, que consiste em cerca de 5 a 10 mg/m^2 de superfície corporal de

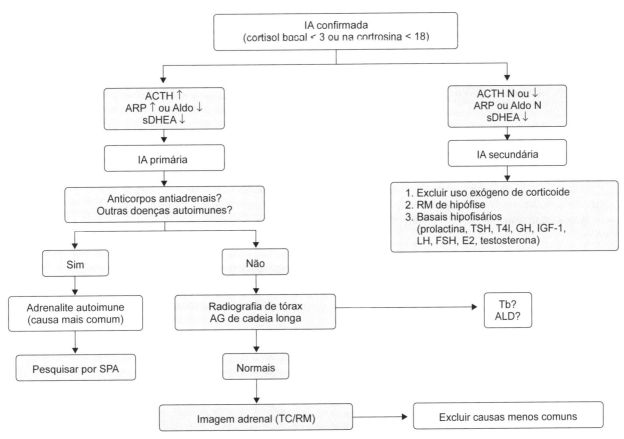

FIGURA 7.2 Algoritmo para diagnóstico de insuficiência adrenal. *IA*: insuficiência adrenal; *ACTH*: hormônio adrenocorticotrófico; *ARP*: atividade de renina plasmática; *Aldo*: aldosterona; *sDHEA*: sulfato de di-hidroepiandrosterona; *AG*: ácidos graxos; *SPA*: síndrome poliglandular autoimune; *TC*: tomografia computadorizada; *RM*: ressonância magnética; *TSH*: hormônio tireoestimulante; *GH*: hormônio do crescimento; *IGF-1*: fator de crescimento semelhante à insulina tipo 1; *LH*: hormônio luteinizante; *FSH*: hormônio folículo estimulante; *E2*: estradiol.

cortisol ao dia (média de 7 mg/m² ao dia, geralmente equivalente a algo entre 10 e 25 mg de hidrocortisona/dia). Quando a reposição é feita por via oral, as doses de reposição muitas vezes precisam ser maiores, uma vez que pode haver degradação gástrica do glicocorticoide. Desse modo, dependendo do tipo de glicocorticoide utilizado e da administração utilizada, as doses podem ser diferentes, variando de acordo com a área de superfície corporal do paciente, conforme detalhado adiante neste capítulo. A hidrocortisona é um hormônio estruturalmente igual e com a mesma potência do cortisol, que é naturalmente produzido pelo nosso organismo. No entanto, muitas vezes, pode-se fazer essa reposição com outros tipos de glicocorticoides e ajustar a dose conforme sua potência. Para melhor mimetizar a produção fisiológica, deve-se repor a primeira dose de corticoide sempre ao acordar. Os pacientes costumam ter melhora clínica mais significativa quando a dose é mais fracionada. É preciso lembrar que a alimentação retarda a absorção do corticoide, por isso o ideal é sempre tomá-lo antes das refeições.

Existe uma forte tendência a administrar uma quantidade maior de glicocorticoide do que aquela que o paciente realmente precisa. Por isso, deve-se idealmente calcular a dose por superfície corporal, em vez de administrar uma dosagem fixa, e sempre utilizar a menor dose possível com a qual o paciente se sinta bem, para evitar os efeitos deletérios do glicocorticoide em excesso sobre os ossos e sobre o perfil metabólico.

Os pacientes com insuficiência adrenal, mesmo quando tratados adequadamente, têm pior qualidade de vida e maior mortalidade do que os indivíduos normais. Isso provavelmente porque o tratamento ainda não é o ideal. As medicações não conseguem mimetizar o ritmo fisiológico do cortisol. O paciente acaba sendo supertratado, se for utilizado corticoide com meia-vida longa (pois ocorre hipercortisolismo à noite, e isso aumenta a mortalidade) ou subtratado, se for utilizado corticoide de meia-vida curta (pois acorda com o cortisol baixo e pode se mostrar muito sintomático pela manhã). É recomendado evitar o tratamento com dexametasona devido ao risco de *cushing* exógeno e dificuldade de ajuste da dose por causa da sua meia-vida prolongada. O ideal seria desenvolver um glicocorticoide com farmacodinâmica mais fisiológica, como uma hidrocortisona de liberação mais lenta, mas ainda não está disponível até o momento.

Em pacientes adultos, pode-se repor o glicocorticoide da seguinte maneira:

- Prednisona 5 mg ao acordar, associada ou não a uma dose de 2,5 mg às 16 horas
- Hidrocortisona 15 a 25 mg/dia, em 2 ou 3 vezes (usa-se 20 a 25 mg/dia na insuficiência adrenal primária, e 15 a 20 mg/dia na secundária). Esquemas possíveis: 15/10/5; 15/10/0; 10/10/0; 10/5/5; 10/5/0
- Acetato de cortisona manipulada 25 a 50 mg/dia. Esquemas possíveis: 25/12,5/12,5; 25/12,5/0; 12,5/12,5/0
- Dexametasona 0,5 mg, 1 vez/dia.

Já em crianças e adolescentes, utiliza-se:

- Prednisolona 3 a 5 mg/m²/dia, VO
- Hidrocortisona 7 a 12 mg/m²/dia, IM ou IV, ou 10 a 24 mg/m²/dia, VO
- Acetato de cortisona 9 a 16 mg/m²/dia, IM ou IV, ou 13,5 a 32 mg/m²/dia, VO
- Dexametasona 0,5 mg/m²/dia, VO.

A hidrocortisona e a prednisolona são glicocorticoides ativos enquanto o acetato de cortisona e a prednisona requerem ativação pela enzimática no fígado para terem atividade biológica. O fígado tem a enzima 11-betahidroxiesteroide desidrogenase (11-beta-HSD) tipo 1, que converte a cortisona (forma inativa) em cortisol (forma ativa). Outros tecidos, como adiposo e gônadas, possuem essa enzima e também fazem essa conversão. Já nos rins, existe a enzima 11-beta-HSD tipo 2, que provoca a reação inversa, inativa o cortisol em cortisona, para que ele não se ligue aos receptores de mineralocorticoides presentes nos néfrons distais e, com isso, não exerça ação mineralocorticoide. Essa enzima também está presente em concentrações menores nos cólons e em glândulas salivares. No entanto, em situações em que a concentração de glicocorticoides é muito alta (> 50 mg de hidrocortisona ao dia), essa enzima renal fica saturada e não consegue inativar todo o cortisol, de modo que doses altas de glicocorticoides passam então a exercer atividade mineralocorticoide. Por esse motivo, pacientes com insuficiência adrenal primária em reposição de glicocorticoides em doses altas (equivalentes a > 50 mg/dia de hidrocortisona) não necessitam de reposição associada de mineralocorticoide.

A farmacocinética e a bioequivalência dos glicocorticoides estão descritas na Tabela 7.1.

TABELA 7.1 Farmacocinética e bioequivalência dos glicocorticoides.

Fármaco	Dose (mg)	Meia-vida (h)	Duração	Atividade glicocorticoide	Atividade mineralocorticoide
Hidrocortisona	20	8 a 12	Curta	1	1
Cortisona	25	8 a 12	Curta	0,8	0,8
Prednisona	5	12 a 36	Intermediária	4	0,2
Prednisolona	4	12 a 36	Intermediária	5	0,2
Metilprednisolona	4	12 a 36	Intermediária	6,2	0,2 a 0,5
Betametasona	0,6	36 a 72	Prolongada	25 a 30	0
Dexametasona	0,75	36 a 72	Prolongada	25 a 30	0
Fludrocortisona	–	–	–	12	125

Monitoramento

Deve-se atentar para sinais e sintomas de hipercortisolismo (aumento do peso, estrias, fácies cushingoide, diabetes melito, HAS, equimoses, osteoporose). Não se recomenda dosagem hormonal para ajuste da reposição – esta se baseia apenas em critérios clínicos.

Além disso, são monitoradas densitometria óssea pelo menos a cada 2 anos e é observado se não há sintomas de déficit de hormônio, como todos os sinais e sintomas de insuficiência adrenal já descritos anteriormente (náuseas, perda de peso, letargia, perda de apetite, astenia).

É preciso lembrar de orientar o paciente a duplicar ou triplicar a dose do glicocorticoide em situações de estresse (como infecções, traumas, cirurgias) até 1 dia após estabilização do quadro. Entrega-se ao paciente a carta de insuficiência adrenal, com as seguintes orientações:

- Em procedimento cirúrgico de baixo porte, administra-se hidrocortisona 25 mg, IV, na indução anestésica
- Em procedimento cirúrgico de médio porte, administra-se hidrocortisona 50 a 75 mg, IV, na indução anestésica, e hidrocortisona 25 mg, 8/8 horas, por 1 ou 2 dias
- Em procedimento cirúrgico de grande porte, administra-se hidrocortisona 100 a 150 mg, IV, na indução anestésica e hidrocortisona 50 mg, 8/8 horas, por 3 dias
- No choque séptico: administra-se hidrocortisona 50 mg, 6/6 horas, por 7 dias.

Vale ressaltar que, na gestação de uma pessoa normal sem insuficiência adrenal, ocorre maior síntese de globulina ligadora de cortisol (CBG), de CRH placentário e de cortisol. Portanto, na gestação fisiológica o cortisol sérico aumenta, de modo que nas pacientes gestantes com insuficiência adrenal em reposição de glicocorticoides, deve-se aumentar a dose da medicação para mimetizar a gestação fisiológica, principalmente no terceiro trimestre, quando a reposição deve passar para algo em torno de 50% a mais do que a dose habitual, já que essas pacientes não conseguirão aumentar sua produção própria de cortisol. No trabalho de parto, deve-se administrar dose de estresse de 100 a 200 mg de hidrocortisona IV. É preferível a reposição durante a gestação na forma de hidrocortisona ou acetato de cortisona, que são mais fisiológicos e não ultrapassam a barreira placentária.

Reposição de mineralocorticoides

A reposição de mineralocorticoide é bem mais simples, sendo necessária apenas na insuficiência adrenal primária. Pode-se administrar fludrocortisona (Florinef®) 25 a 200 mg/dia, iniciando-se com 50 a 100 mg/dia e ajustando-se a dose de 50/50 mg até encontrar a dose adequada.

Monitoramento

Observa-se a pressão arterial (PA), considerando que hipertensão sugere dose excessiva, e hipotensão postural, com queda > 20 mmHg na PA sistólica ou > 10 mmHg na PA diastólica, sugere dose insuficiente. A avidez por sal indica necessidade de aumentar a dose.

Sódio e potássio devem se manter normais, pois na falta de mineralocorticoide ocorre queda do sódio e aumento do potássio.

Edema pode indicar dose excessiva de mineralocorticoide. O ideal é manter a APR < 5 ng/mℓ/h em pé (valores maiores podem indicar dose insuficiente de mineralocorticoide).

Em situações em que o paciente esteja utilizando dose equivalente a ≥ 50 mg/dia de hidrocortisona, a reposição de mineralocorticoide torna-se desnecessária, pois o glicocorticoide passa a ter efeito no receptor de mineralocorticoide (já que ocorre saturação da enzima 11-beta-HSD tipo 2 renal). Entretanto, dexametasona e betametasona não têm atividade mineralocorticoide.

Reposição de andrógenos adrenais

A reposição de andrógenos pode ser considerada em pacientes com má qualidade de vida, humor deprimido, pouca libido e pele seca. Parece ajudar em humor, depressão, hostilidade, bem-estar, cognição, memória, libido, pensamentos, desejos e satisfação sexual. Ainda há muita controvérsia se causa mudanças em termo de resistência à insulina, risco cardiovascular e longevidade. Há estudos que mostram os prós e os contras desse tipo de reposição. No lipidograma, a reposição androgênica cursa com queda de colesterol total, LDL-c e colesterol da lipoproteína de alta densidade (HDL), HDL-c. Na composição corporal, parecem ajudar a reduzir massa gorda e aumentar massa magra, mas os dados são controversos.

A reposição é feita com DHEA 25 a 100 mg por via oral 1 vez/dia. Geralmente, a dose é de 50 mg/dia. Não está disponível no Brasil, mas pode ser importada dos EUA, onde é vendido em farmácias comuns sem necessidade de prescrição médica. O seu uso pode ser tentado nas situações acima por um período de 6 meses e caso não haja melhora sustentada dos sintomas, o DHEA deve ser interrompido.

Os efeitos colaterais da reposição de DHEA incluem: acne, oleosidade, sudorese, aumento de transaminases, pilificação facial, axilar e pubiana, calvície, ganho de peso, *rash*, aumento de hematócrito, insônia e mastalgia.

Monitoramento

Deve-se manter DHEA, sDHEA 24 horas após a última dose, testosterona (não medir em homens), androstenediona e globulina ligadora do hormônio sexual (SHBG) dentro do limite da normalidade.

Tratamento da crise adrenal aguda

A crise adrenal é uma condição grave e potencialmente fatal. O quadro clínico é extremamente variado, incluindo as manifestações de insuficiência adrenal já citadas. O início do tratamento não deve ser adiado para realização de testes diagnósticos, os quais poderão ser feitos após a estabilização do quadro. Os princípios do tratamento incluem:

- Hidratação com solução salina
- Hidrocortisona 100 mg, IV, seguida de 25 a 50 mg, IV, 6/6 horas (150 mg/dia)
- Correção de distúrbios hidroeletrolíticos e hipoglicemia
- Tratamento da causa precipitante (usar antibióticos, se necessário)

- Redução da dose da hidrocortisona progressivamente após 2 a 3 dias até atingir a dose fisiológica de reposição (após reversão do quadro agudo)
- Uso de mineralocorticoides só é necessário na insuficiência adrenal primária e quando a dose de hidrocortisona for < 50 mg/dia.

Além disso, recomenda-se que pacientes com diagnóstico e sintomas de crise adrenal aguda sejam orientados a aplicar 100 mg de hidrocortisona parenteral (em adultos) e 50 a 100 mg/m² em crianças. Em 2020, a Associação Brasileira Addisoniana (ABA; www.abaddison.org.br) fornece o *kit* de emergência adrenal mediante cadastro no *site* e relatório médico aos pacientes portadores dessa condição para que tenham a medicação disponível em casa. Em caso de emergência, recomenda-se a aplicação da medicação e procurar atendimento médico. Esse kit está disponível em vários países e apenas recentemente começou a ser fornecido no Brasil.

Leitura recomendada

Arlt W et al. Adrenal insufficiency. Lancet. 2003;361:188193.

Arlt W. The approach to the adult with newly diagnosed adrenal insufficiency. J Clin Endocrinol Metab. 2009;94(4):1059-67.

Blondın MC et al. Iatrogenic Cushing's syndrome in patients receiving inhaled budesonide and itraconazol or ritonavir: two cases and literature review running title: iatrogenic Cushing's syndrome. Endocrine Practice. 2013.

Borstein SR et al. Diagnosis and Treatment of Primary Adrenal insufficiency: An Endocrine Society Clinical Practice guideline, J Clin Endocrinol Metabol, 2016;101(2):364-389.

Denne C, Vogl-Voswinckel AE et al. Adrenal crisis caused by inhaled fluticasone in an adolescent with cystic fibrosis and advanced hepatopathy: a case report. Case Reports in Pulmonology. 2012.

Deutschbein T et al. Diagnosis of secondary adrenal insufficiency in patients with hypothalamicpituitary disease: comparison between serum and salivary cortisol during the highdose short synacthen test. European Journal of Endocrinology. 2009;160:916.

Donald S et al. Histoplasmosis in Australia Report of 16 cases and literature review. Medicine. 2011;90(1).

Kassem LS et al. Measurements of serum DHEA and DHEA sulphate levels improve the accuracy of the lowdose-cosyntropin test in the diagnosis of central adrenal insufficiency. J Clin Endocrinol Metab. 2012;97(10):3655-62.

Kmetas HSD et al. A comparison between the 1-mg adrenocorticotropin (ACTH) test, the short ACTH (250 mg) test, and the insulin tolerance test in the assessment of hypothalamo-pituitaryadrenal-axis immediately after pituitary surgery. The Journal of Clinical Endocrinology & Metabolism. 2000;85:371319.

Martin-Grace J et al. Adrenal insufficiency: Physiology, clinical presentation and diagnostic changes. Clinica Chimica Acta, 2020;(505):78-91.

Nakavachara P, Viprakasit V. Adrenal insufficiency is prevalent in HbE/b-thalassaemia paediatric patients irrespective of their clinical severity and transfusion requirement. Clinical Endocrinology. 2013;79(6):776-83.

Pazderska AA, Pearce HS. Adrenal insufficiency – recognition and management. CME Endocrinology 2017:17:258-62.

Pérez FG, Marengo AB, Villabona AA. The unresolved riddle of glucocorticoid withdrawal. J Endocrinol Invest, 2017.

Schmidt IL et al. Diagnosis of adrenal insufficiency: evaluation of the corticotropinreleasing hormone test and basal serum cortisol in comparison to the insulin tolerance test in patients with hypothalamic-pituitaryadrenal disease. The Journal of Clinical Endocrinology & Metabolism. 2003;88(9):4193-8.

Wallace I et al. The diagnosis and investigation of adrenal insufficiency in adults. Ann Clin Biochem. 2009;46:35167.

Síndromes Poliglandulares Autoimunes

Capítulo 8

Introdução

As síndromes poliglandulares autoimunes (SPA) são caracterizadas por duas ou mais doenças autoimunes associadas, podendo ser endocrinológicas ou não, causadas pela perda da tolerância imunológica a um peptídeo encontrado em um determinado órgão.

Fisiopatologia

Na história natural das doenças autoimunes, ocorre inicialmente maior suscetibilidade genética, seguida de um fator desencadeante da autoimunidade, como um fator ambiental, alimentação, infecção, entre outros que podem ter epítopos em comum com um antígeno de determinado tecido próprio do indivíduo, que resultam em reação cruzada entre esse tecido e o sistema imunológico, que passa a destruí-lo. Dessa maneira, ocorre a perda da tolerância imunológica a um peptídeo específico encontrado no órgão-alvo, com destruição do tecido acometido, levando às manifestações clínicas decorrentes do mau funcionamento do tecido que foi "imunologicamente atacado".

A presença de autoanticorpos órgão específicos é rara na população geral e identifica uma população de risco para desenvolver uma doença clínica. Esses anticorpos podem estar presentes anos antes de a doença se desenvolver, com o indivíduo evoluindo com um período de doença subclínica até que uma porção significativa do tecido-alvo seja destruído e as manifestações clínicas da doença comecem a aparecer.

A presença de autoanticorpos para os vários tecidos endócrinos e não endócrinos oferecem uma pista diagnóstica para a natureza autoimune das doenças e também podem ser utilizados para ajudar a identificar indivíduos assintomáticos que estão em risco de desenvolver outras doenças componentes da síndrome. A destruição autoimune da maioria das glândulas-alvo parece ser um processo lento com um longo prodrômico pré-clínico que pode durar anos. Durante esse período, autoanticorpos, anormalidades linfocitárias e defeitos endócrinos subclínicos podem estar presentes. A suscetibilidade genética é necessária, mas não suficiente para produzir a desordem isoladamente. Isso é ilustrado pela falta de 100% de concordância da doença em gêmeos idênticos.

Muitos genes já foram identificados como de risco ou de proteção para doenças autoimunes. Apesar de haver genótipos capazes de aumentar muito o risco para determinada doença autoimune, o genótipo isolado não é suficiente para desencadear a doença, os fatores ambientais são fundamentais na determinação da expressão clínica da doença.

Classificação

Síndrome poliglandular autoimune tipo 1

Responsável por 15% dos casos de SPA, é uma doença rara, autossômica recessiva, causada por mutação no gene *AIRE*, presente no cromossomo 21. Costuma ter início na infância, o acometimento é semelhante entre homens e mulheres. Pode haver a forma isolada ou a familiar. O gene *AIRE*, localizado no braço longo do cromossomo 21, codifica a proteína AIRE. A proteína AIRE é um fator de transcrição que interfere na regulação imunológica e contribui para a seleção negativa de timócitos autorreativos. O seu comprometimento permite o surgimento e a disseminação de linfócitos autorreativos. A proteína AIRE também regula reações contra agentes microbianos, especialmente contra micoses. A deficiência de AIRE contribui para uma alteração na comunicação intracelular entre monócitos e linfócitos T helper.

A SPA tipo 1 é caracterizada pela presença de dois dos três principais acometimentos, a saber: candidíase mucocutânea, hipoparatireoidismo e doença de Addison, que costumam aparecer nessa mesma ordem. Metade dos pacientes desenvolvem pelo menos os três principais componentes da síndrome até os 20 anos. No entanto, vários outros acometimentos podem se desenvolver ao longo da vida, conforme descrito a seguir.

Acometimentos principais

Os principais acometimentos da SPA tipo 1 compreendem:

- Candidíase mucocutânea (praticamente 100% de prevalência nos indivíduos acometidos pela síndrome): deve ser pesquisada no exame físico. Pode ser crônica ou recorrente e afetar boca, unhas, pele, esôfago, língua e mucosas. Pode deixar áreas de leucoplaquia. Causa aumento no risco de carcinoma epidermoide. Até 50% das crianças acometidas por esse quadro cutâneo desenvolvem a SPA tipo 1 ao longo do seu acompanhamento
- Hipoparatireoidismo (86% dos pacientes): caracterizado por hipocalcemia e hiperfosfatemia na vigência de paratormônio (PTH) < 30 pg/mℓ. Por isso, os pacientes suspeitos devem ser avaliados quanto a cálcio, fósforo e PTH. Pode ou não estar associado à presença de autoanticorpos (anticorpo antirreceptor sensor de cálcio ou anticorpo antiparatireoide)
- Doença de Addison (79% dos pacientes): caracterizada pelos sintomas decorrentes da deficiência dos glicocorticoides e mineralocorticoides. Os pacientes devem ser avaliados quanto a sódio, potássio, cortisol basal, hormônio adrenocorticotrófico (ACTH), aldosterona e renina para confirmação do diagnóstico de insuficiência adrenal primária. Também pode estar associada a autoanticorpos marcadores da doença, como anti-21-hidroxilase (mais comum), anti-17-hidroxilase, anti-P450-colesteroldesmolase ou anti-células produtoras de esteroides. Todos esses anticorpos são apenas marcadores de autoimunidade, a destruição da glândula é o resultado da invasão por linfócitos citotóxicos, não ocorrendo alterações de precursores ou da esteroidogênese adrenal, como ocorre nas hiperplasias adrenais congênitas por defeitos enzimáticos. Isso porque a adrenal fica inflamada difusamente e é destruída por completo, havendo parada da esteroidogênese em todas as etapas, e não apenas em uma reação enzimática específica, independentemente de qual foi o autoanticorpo encontrado
- Ooforite autoimune (72% dos pacientes): avaliar a clínica de menopausa precoce, com hipoestrogenismo na vigência de elevação do hormônio luteinizante (LH) e hormônio foliculoestimulante (FSH), este > 40 mUI/mℓ em pelo menos duas dosagens com intervalo superior a 30 dias
- Displasia ectodérmica (50 a 75% dos pacientes): avaliar alterações ungueais, queratopatia e hipoplasia dentária
- Anemia perniciosa (31% dos pacientes): avaliar hemograma, vitamina B$_{12}$ e anticorpos anticélulas parietais gástricas

- Hipogonadismo hipergonadotrófico em homens (26% dos pacientes): avaliar LH, FSH e testosterona
- Diabetes melito tipo 1 (23% dos pacientes): avaliar glicose, hemoglobina glicada, anticorpo antidescarboxilase do ácido glutâmico (anti-GAD), anticorpo antitirosina fosfatase (anti-IA2) e anticorpo anti-ilhota (anti-ICA)
- Constipação intestinal (21% dos pacientes)
- Diarreia (18% dos pacientes): avaliar doença celíaca, com pesquisa de antiendomísio, antitransglutaminase (ideal) e antigliadina. Na presença desses autoanticorpos, deve-se realizar endoscopia digestiva alta (EDA) com biopsia duodenal, para confirmação diagnóstica, e iniciar dieta sem glúten em casos confirmados, mesmo nos pacientes assintomáticos, uma vez que a doença celíaca não tratada pode cursar com osteopenia, baixa estatura e linfoma intestinal
- Hipotireoidismo (18% dos pacientes): avaliam-se hormônio tireoestimulante (TSH), tiroxina (T4) livre, anti-TPO e anti-Tg
- Hepatite autoimune (17% dos pacientes): avaliam-se transaminase glutâmico-oxalacética (TGO), transaminase glutâmico-pirúvica (TGP) e antimúsculo liso
- Atrofia esplênica ou até asplenia (15% dos pacientes): avalia-se com ultrassonografia (USG) de abdome, presença de corpúsculos de Howell Jolly no hemograma e plaquetas.

Outras manifestações clínicas que podem acompanhar a SPA tipo 1: alopecia, vitiligo, alteração no esmalte dentário, colelitíase, ceratoconjuntivite e anticorpos anti-interferon.

O *screening* para outros acometimentos deve incluir:

- Hemograma completo
- Eletrólitos
- Perfil de cálcio, PTH
- Vitamina B$_{12}$
- Perfil hormonal (testosterona, estrógeno, LH, FSH)
- TSH, T4 livre, autoanticorpos tireoidianos
- Glicemia, HbA1C (hemoglobina glicada)
- TGO, TGP
- Atividade plasmática de renina (APR), aldosterona, ACTH, cortisol basal
- Autoanticorpos: anti-21-hidroxilase (se houver candidíase associada a hipoparatireoidismo, visando avaliar o risco de insuficiência adrenal).

Diagnóstico

Feito pela presença de dois dos três critérios citados ou pela presença de apenas um acometimento em parente de primeiro grau de paciente sabidamente afetado. Pode ser feita pesquisa genética para mutação no gene *AIRE*, mas não é obrigatória para o diagnóstico. A ausência de uma mutação comum não exclui a doença, pois existem várias outras mutações menos comuns descritas para esse gene.

Tratamento

O tratamento é feito com:

- Fluconazol 200 mg, por via oral (VO), 12/12 horas, para a candidíase mucocutânea. Evita-se o cetoconazol, pois ele inibe a esteroidogênese, aumentando o risco de insuficiência adrenal, além de ser mais hepatotóxico

- Reposição hormonal e tratamento específico para os outros acometimentos, da mesma maneira em que são tratados isoladamente (reposição de glicocorticoides e mineralocorticoides para síndrome de Addison, reposição de cálcio para hipoparatireoidismo etc.)
- Vacina antipneumocócica para os casos de asplenia.

Síndrome poliglandular autoimune tipo 2

Também conhecida como síndrome de Schmidt, é a síndrome poliglandular autoimune mais comum e inclui quaisquer dois acometimentos que não se encaixem na SPA tipo 1. É mais frequente em mulheres. A causa genética e a herança ainda não estão bem definidas (provavelmente herança poligênica), parece haver forte associação com genes polimórficos do HLA (associação com HLA-DR3 e HLA-DR4), localizado no cromossomo 6, além de vários outros genes em estudo. Geralmente, as manifestações clínicas começam na vida adulta.

Antigamente, esse tipo era subdividido em:

- Tipo 2: insuficiência adrenal e diabetes melito tipo 1 ou insuficiência adrenal e tireoidopatia
- Tipo 3: tireoidopatia com outro acometimento, desde que não se enquadre nos tipos 1 e 2
- Tipo 4: dois ou mais acometimentos que não se enquadram nos outros subtipos.

Atualmente, todos são considerados conjuntamente como tipo 2.

Acometimentos principais

Os principais acometimentos da SPA tipo 2 compreendem:

- Tireoidopatia autoimune (69% dos pacientes): doença de Graves ou tireoidite crônica de Hashimoto. Pesquisar com TSH, T4 livre, anticorpo antitireoperoxidase (TPO) e anti-tireoglobulina (Tg)
- Diabetes melito 1 (52% dos pacientes): alta frequência de autoanticorpos positivos, como anti-ilhota, anti-GAD, anti-IA2 e anti-insulina
- Doença celíaca (5 a 10% dos pacientes): são pesquisados antiendomísio, antitransglutaminase (ideal) e antigliadina
- Vitiligo (1 a 9% dos pacientes)
- Doença de Addison (0,5% dos pacientes): são pesquisados anticorpos (anti-21-hidroxilase é o mais comum) e se faz o teste da cortrosina, se necessário
- Anemia perniciosa (0,5 a 5% dos pacientes): pesquisam-se anticorpos anticélulas parietais gástricas, hemograma e vitamina B_{12}
- Deficiência de imunoglobulina A (IgA; 0,5% dos pacientes)
- Hipogonadismo hipergonadotrófico (4% dos pacientes)
- Alopecia
- Ataxia cerebelar
- Polineuropatia desmielinizante inflamatória crônica
- Hipofisite
- Bloqueio cardíaco
- Miastenia *gravis*
- Miocardite
- Serosites.

Quando um dos componentes da síndrome está presente, é maior o risco de aparecer outras manifestações. O risco de uma segunda endocrinopatia é 30 a 50 vezes maior do que na população geral e depende da natureza e prevalência da primeira doença. Na vigência de doença autoimune da tireoide (doença endócrina mais comum), ocorre risco de 5% de outras endocrinopatias. Na vigência de diabetes melito tipo 1 ou doença celíaca (prevalência intermediária), ocorre risco de 15 a 20% de outras endocrinopatias. Na vigência de doença de Addison (rara), ocorre risco de 30% de aparecer uma doença autoimune da tireoide. Também podem surgir anticorpos sem as manifestações clínicas da doença.

Diagnóstico

Confirmação de pelo menos dois acometimentos autoimunes, de preferência com seus autoanticorpos. Parentes de pacientes com SPA tipo 2 devem ser avaliados a cada 3 a 5 anos com dosagem de anti-ICA/GAD/IA2, TSH, vitamina B_{12}, cortisol, ACTH e teste da cortrosina, se houver alta suspeita de insuficiência adrenal.

Tratamento

Deve-se orientar manifestações clínicas de risco para todos os pacientes com suspeita de SPA:

- Fadiga, hiperpigmentação: risco de doença de Addison
- Diabetes melito tipo 1 com aparecimento de hipoglicemias ou necessidade de diminuição progressiva das doses de insulina: risco de doença de Addison
- Dor abdominal, diarreia: risco de doença celíaca
- Paciente com SPA2 com hipocalcemia: risco de doença celíaca (mais comum que o risco de hipoparatireoidismo nesses casos).

A reposição hormonal é o tratamento específico para os outros acometimentos, da mesma maneira em que são tratados quando aparecem isoladamente. Rastreio para outros acometimentos (assim como no caso da SPA tipo 1) deve ser sempre feito.

Aproximadamente um em cada cinco parentes de primeiro grau de pacientes com SPA tipo 2 possui um distúrbio endócrino não reconhecido, geralmente a tireoidite autoimune de Hashimoto, e recomenda-se a triagem de rotina da função tireoidiana nessa população de alto risco.

Em indivíduos com DM tipo1 ou Doença de Addison, a triagem com dosagem de anticorpo órgão-específico e o teste funcional ajudará a identificar os pacientes em risco, bem como com doença subclínica. Na presença de um paciente com quadro clínico e bioquímico de DA, a determinação de anticorpo anti-21-hidroxilase permite a demonstração da origem autoimune da doença. Em indivíduos com DA, a triagem para outras doenças endócrinas é necessária, dada a frequente associação de insuficiência adrenal autoimune com doença tireoidiana autoimune, DM1 ou outras doenças imunomediadas. Assim, em qualquer paciente com DA, a determinação de anticorpos antiperoxidase, antitireoglobulina, anti-GAD e anti-ilhotas deve ser realizada, e se negativos, repetidos em intervalos de alguns anos. Uma vez que a maioria dos pacientes com SPA tipo 2 são adultos, a determinação de insulina ou anticorpos anti-IA2 não é necessária, dada a baixa sensibilidade diagnóstica desses marcadores para DM1 de início adulto. No caso de positividade para anti-GAD e anti-ilhotas, um teste oral de tolerância à glicose é necessário para demonstrar uma intolerância à glicose não revelada pelo jejum glicose no sangue. A determinação de anticorpos anti-17-hidroxilase e anti-P450-colesteroldesmolase permitirá a identificação de indivíduos com alto risco de hipogonadismo primário, com um alto valor preditivo positivo em mulheres. Além disso, a determinação de anticorpo antitransglutaminase pode ser incluída na triagem de crianças com DM1.

Outra síndrome poliglandular autoimune relacionada com a endocrinologia chama-se "síndrome IPEX/XPID". Trata-se de uma doença extremamente rara, de herança ligada ao X, resultante da mutação no gene *FOXP3*. Ocorre perda de células T reguladoras (CD241, CD251). Sua principal endocrinopatia é o diabetes neonatal. Este diagnóstico deve ser considerado em casos de:

- Sexo masculino
- Diarreia intratável
- Atrofia vilosa
- Déficit de crescimento
- Dermatite
- Diabetes melito tipo 1 de início precoce, neonatal
- Hipotireoidismo.

É uma doença letal, caso não identificada, e o tratamento é feito com insulina, nutrição parenteral, imunossupressores e transplante de medula óssea.

Leitura recomendada

Betterle C, Zanchetta R. Update on autoimmune polyendocrine syndromes (APS). Clinical immunology and allergology. Acta Bio Medica. 2003;74:933.

Frommer L, Kahaly JG. Autoimmune Polyendocrinopathy. The Journal of Clinical Endocrinology & Metabolism, 2019;10:4769-4782.

Kahaly GJ, Frommer L. Autoimmune Polyglandular Diseases. Best Practice & Research Clinical Endocrinology & Metabolism, 2019;101344.

Kahaly GJ, Frommer L. Polyglandular autoimmune syndromes. J Endocrinol Invest, 2018;41:91-98.

Kim SJ, Kim SY, Kim HB, Chang H, Cho HC. Polyglandular autoimmune syndrome type III with primary hypoparathyroidism. Endocrinol Metabol. 2013;28(3):236-40.

Majeroni Ba, Patel P. Autoimmune polyglandular syndrome, type II. Am Fam Physician. 2007;75(5):667-70.

Proust-Lemoine E, Saugier-Veber P, Wémeau JL. Polyglandular autoimmune syndrome type I. Presse Med. 2012;41:65162.

Schatz DA, Winter WE. Autoimmune polyglandular syndrome: clinical syndrome and treatment. Endocrinol Metab Clin North Am. 2002;31(2):339-52.

Schneller C, Finkel L, Wise M, Hageman JR, Littlejohn E. Autoimmune polyendocrine syndrome: a casebased review. Pediatr Ann. 2013;42(5).2038.

Capítulo 9

Desmame de Glicocorticoides

Introdução

Há anos, os glicocorticoides (GC) são importantes no tratamento de muitas doenças inflamatórias, imunológicas, alérgicas e malignas. Estima-se que quase 1% das pessoas na população em geral e 2,5% das pessoas com mais de 70 anos são tratadas com GC a longo prazo. Efeitos colaterais comuns como hipertensão arterial, diabetes melito, osteoporose ou depressão são bem conhecidos, mas a insuficiência adrenal (IA) induzida por GC é menos frequentemente lembrada, apesar de ser um dos eventos adversos mais graves. A supressão do eixo hipotálamo-pituitária-adrenal (HPA) pelo GC exógeno é a causa mais frequente de resposta adrenal prejudicada e o reconhecimento desses pacientes é essencial para prevenir essa condição potencialmente fatal. No entanto, a real prevalência de IA devido ao tratamento com GC é desconhecida, mas pode chegar a 30%. Isso ocorre devido um número limitado de estudos, as dificuldades de comparação entre estudos, além heterogeneidade dos pacientes.

Após a interrupção da terapia farmacológica com GC, quatro subgrupos de síndrome de retirada de corticosteroides foram descritos: tipo I, evidências clínicas e bioquímicas de supressão do eixo HPA; tipo II recidiva da doença tratada; tipo III, dependência psicológica ou física com função do eixo HPA normal e tipo IV, evidência bioquímica de supressão do eixo HPA sem sintomas e sem recrudescência da doença de base. Qualquer combinação dos tipos I, II e III também pode ocorrer. Após a interrupção abrupta da terapia de GC, os pacientes podem apresentar fadiga, náusea, dor abdominal ou dor de cabeça.

É importante enfatizar que as manifestações clínicas podem aparecer durante a redução da dose farmacológica da terapia de GC, enquanto o paciente está recebendo reposição suficiente de GC, e também podem ocorrer depois que o eixo HPA voltou à normalidade. Os sintomas geralmente respondem à reintrodução da terapia, indicando que a tolerância a longo prazo ao GC se desenvolveu e que a reposição hormonal é insuficiente para permitir uma função adequada do sistema nervoso ou de outros órgãos.

Pacientes que estejam em uso de glicocorticoides, por qualquer motivo, dependendo da dose utilizada e do tempo que estão em uso, podem evoluir com a supressão desse eixo hipotálamo-hipófise-adrenal, de modo que, em caso de suspensão abrupta da medicação, podem não conseguir sintetizar o seu próprio cortisol nas quantidades necessárias para o dia a dia, desenvolvendo um quadro de insuficiência adrenal.

A supressão do eixo HPA ocorre tipicamente após o tratamento oral ou parenteral com GC, mas também pode aparecer após administração cutânea, tópica ou oftálmica. A dose supra fisiológica de GC oral ou parenteral, em comparação com o tratamento tópico, resulta em níveis sistêmicos mais elevados de corticosteroide sérico e leva a uma maior probabilidade de supressão do eixo. É importante ter em mente que mesmo uma única injeção intra-articular de corticoide também está associada com absorção sistêmica e função adrenal prejudicada.

O desmame do corticoide é indicado para as seguintes situações:

- O efeito terapêutico máximo foi obtido
- Não se obteve o efeito terapêutico desejado
- Há efeitos adversos graves que não se consegue controles com medicação como HAS e osteoporose.

Existem duas indicações de suspensão imediata: psicose induzida pelo corticoide e úlcera de córnea induzida por herpes-vírus que pode evoluir para perfuração e cegueira. Quando não é possível suspender, é necessário utilizar a menor dose possível até que possa retirar.

Estudos demonstram que doses moderadas de prednisona, como 20 mg/dia, já são capazes de suprimir o eixo, se utilizadas por tempo superior a 3 semanas. Dependendo do tempo de uso, o eixo HHA pode permanecer suprimido por cerca de 6 a 9 meses – há, inclusive, descrições de casos que demoraram mais de 1 ano para recuperação completa do funcionamento adequado. Quando o corticoide é tomado à noite, a supressão é ainda maior, pois a dose noturna de cortisol suprime os picos noturnos de hormônio adrenocorticotrófico (ACTH).

É necessário fazer o desmame do corticoide de forma lenta e gradual, conforme a dose e o tempo de utilização, para evitar tanto a recorrência da atividade da doença de base para a qual o uso de corticoide foi indicado quanto uma possível deficiência de corticoide resultante da supressão do eixo HHA.

Não é simples estimar o grau de supressão do eixo HHA, e na prática clínica não é indicado nenhum exame laboratorial para verificar o grau dessa supressão. Contudo, em casos de programação de cirurgia eletiva, por exemplo, ou se o desmame de prednisona para doses abaixo de 5 mg/dia estiver limitado, devido à sintomatologia compatível com insuficiência adrenal, é possível realizar o teste da cortrosina para estimar o grau de deficiência de corticoide endógeno.

Pacientes que fizeram uso de glicocorticoides e têm grande chance de evoluírem com a supressão do eixo HHA:

- Uso de doses acima de 20 mg/dia de prednisona (ou equivalente) por mais de 3 semanas
- Uso de doses acima de 5 mg/dia de prednisona, administradas à noite por mais de 3 semanas
- Qualquer paciente com estigmas de síndrome de Cushing.

Pacientes que fizeram uso de glicocorticoides e têm baixa chance de evoluírem com a supressão do eixo HHA:

- Uso de qualquer dose de glicocorticoide por menos de 3 semanas
- Uso de doses abaixo de 10 mg/dia de prednisona (ou equivalente) em dias alternados.

Além disso, algumas variações gênicas estão associadas à variabilidade na sensibilidade e na reatividade do eixo HPA ao uso dos GC. A regulação central do eixo HPA é realizada por um sistema de receptor de corticosteroide, composto pelo receptor de mineralocorticoide (MR) de alta afinidade e receptor de glicocorticoide (GR) de baixa afinidade, que são expressos abundantemente em neurônios límbicos. Inúmeras variantes dos genes desses receptores e de polimorfismos nesses genes foram identificadas e são relativamente comuns na população humana. Essas variantes genéticas que modulam a reatividade do eixo HPA poderiam contribuir para a variação individual da função adrenal após o uso do GC. Portanto, existem vários fatores que envolvem função adrenal após o uso de GC, e não é possível uma previsão precisa do estado adrenal em todos os pacientes apenas com base somente na história do paciente com terapia com GC. No futuro, a identificação da suscetibilidade genética pode ajudar a prever pacientes em maior risco de supressão de HPA após o tratamento com GC.

Desmame

A terapia curta (até 3 semanas) com glicocorticoides, mesmo que em doses mais elevadas, pode ser suspensa de uma vez, sem a necessidade de desmame. Isso porque a supressão do eixo HHA durante esse pequeno tempo de 3 semanas não se torna persistente, sendo bastante improvável que leve a alguma consequência clínica. Uma exceção a essa regra são os pacientes muito idosos ou gravemente enfermos, em que seria mais cauteloso realizar o desmame mesmo que a terapia com glicocorticoides tenha durado menos de 3 semanas. Existem alguns esquemas sugeridos para orientar o desmame de glicocorticoides. A seguir, são sugeridos dois tipos.

Esquema 1

Pacientes em uso de dose alta

Para pacientes em uso de dose alta (> 40 mg/dia de prednisona ou equivalente):

- > 3 meses: a dose é reduzida em 20% a cada 2 semanas. Depois de 2 a 3 meses, é administrada a dose apenas em dias alternados, até chegar à dose equivalente a 5 mg/dia de prednisona. Nesse momento, a prednisona é suspensa por 24 a 48 horas e é realizado o teste da cortrosina ou teste de tolerância à insulina (ITT) para verificar se o eixo já está desbloqueado. Caso não seja possível a realização dos testes, muda-se para corticoide de meia-vida mais curta, como hidrocortisona (20 mg/dia) ou acetato de cortisona (25 + 12,5 mg/dia), e faz-se a redução mais lentamente (reduzindo 2,5 mg por semana) até a retirada. Ou se reduz 1 mg de prednisona a cada 2 semanas, até se obter a suspensão completa
- 3 semanas a 3 meses: a dose é reduzida em 25% a cada semana. Depois de 1 a 2 meses, muda-se para dias alternados. Quando se chega à dose fisiológica de prednisona de 5 mg/dia, o ideal é fazer o teste da cortrosina ou um ITT, mas, se não estiver disponível, tenta-se a troca para hidrocortisona ou acetato de cortisona (meia-vida mais curta) e se reduz a dose gradualmente até a retirada, conforme explicado no item anterior.

É importante lembrar que não existe formulação oral de hidrocortisona nem de acetato de cortisona disponível comercialmente no Brasil e, caso necessário, essa apresentação deve ser manipulada. O ideal é manipular em cápsulas, já que a distribuição de hidrocortisona e acetato de cortisona em forma líquida é irregular.

Pacientes em uso de dose média

Para pacientes em uso de dose média (15 a 40 mg/dia de prednisona ou equivalente):

- > 3 meses: a dose deve ser reduzida em 25% a cada 2 semanas. Depois de 2 a 3 meses, inicia-se a dose apenas em dias alternados, até chegar à dose fisiológica (prednisona 5 mg/dia), e então segue-se o mesmo desmame descrito nos itens anteriores
- 3 semanas a 3 meses: a dose deve ser reduzida em 30% a cada semana, e depois de 1 a 2 meses a administração é feita apenas em dias alternados até chegar à dose fisiológica, e então é feito o desmame completo, conforme já descrito anteriormente.

Pacientes em uso de dose baixa

Para pacientes em uso de dose baixa (< 15 mg/dia de prednisona ou equivalente):

- > 3 meses: é necessário reduzir a dose em 25% a cada semana e depois de 1 a 2 meses passar para dias alternados até chegar à dose fisiológica, depois prosseguir com o desmame
- 3 semanas a 3 meses: deve-se reduzir a dose em 30%, a cada 3 a 4 dias, até chegar à dose fisiológica, e então prossegue-se o desmame.

Esquema 2

Outro esquema utilizado para desmame de glicocorticoides é:

- Reduzir em 10 mg/dia, a cada 1 a 2 semanas, se a dose inicial for acima de 40 mg/dia de prednisona (ou equivalente)
- Reduzir em 5 mg/dia, a cada 1 a 2 semanas, se a dose inicial for entre 20 e 40 mg/dia de prednisona (ou equivalente)
- Reduzir em 2,5 mg/dia, a cada 2 a 3 semanas, se a dose inicial for entre 20 e 10 mg/dia de prednisona (ou equivalente).

Ao atingir a dose fisiológica de 5 mg/dia de prednisona, é possível reduzir a dose para 2,5 mg/dia durante 1 a 2 semanas e, em seguida, manter 2,5 mg em dias alternados por mais 1 a 2 semanas, retirando, assim, o glicocorticoide por completo.

Leitura recomendada

Bornstein et al. Guidelines on Primary Adrenal Insufficiency. J Clin Endocrinol Metab. 2016;101(2):364-389.

Hill MR, Szefler SJ, Ball BD et al. Monitoring glucocorticoid therapy: a pharmacokinetic approach. Clin Pharmacol Ther. 1990;48:390.

Hings IM, Filipovich AH, Miller WJ et al. Prednisone therapy for acute graft-*versus*-host disease: short-*versus* long-term treatment. A prospective randomized trial. Transplantation. 1993;56:577.

J. Martin-Grace et al. Adrenal insufficiency: Physiology, clinical presentation and diagnostic challenges. Clinica Chimica Acta, 505 (2020);78-91.

Paragliola RM et al. Treatment with Synthetic Glucocorticoids and the Hypothalamus-Pituitary-Adrenal Axis Int. J. Mol. Sci. 2017;18: 2201; doi:10.3390/ijms18102201.

Pazderska AA, Pearce HS. Adrenal insufficiency – recognition and management. CME Endocrinology. 2017. Vol 17, No 3: 258-62.

Pérez GF, Marengo PA, Villabona AC. The unresolved riddle of glucocorticoid withdrawal. J Endocrinol Invest. 2017.

Richter B, Neises G, Clar C. Glucocorticoid withdrawal schemes in chronic medical disorders. A systematic review. Endocrinol Metab Clin North Am. 2002;31:751.

Tornatore KM, Biocevich DM, Reed K et al. Methylprednisolone pharmacokinetics, cortisol response, and adverse effects in black and white renal transplant recipients. Transplantation. 1995; 59:729.

Tornatore KM, Logue G, Venuto RC, Davis PJ. Pharmacokinetics of methylprednisolone in elderly and young healthy males. J Am Geriatr Soc. 1994;42:1118.

Hiperplasia Adrenal Congênita

Capítulo 10

Introdução

As hiperplasias adrenais congênitas (HAC) são anomalias geneticamente determinadas (autossômicas recessivas) da síntese adrenocortical, resultantes da deficiência de alguma enzima da esteroidogênese adrenal.

O quadro clínico e laboratorial depende da enzima que está deficiente e da quantidade da deficiência enzimática (cada genótipo determina um fenótipo diferente). Dependendo do tipo e da gravidade da deficiência enzimática, os pacientes podem ter várias alterações na produção de glicocorticoides, mineralocorticoides e esteroides sexuais que requerem terapia de reposição hormonal. As apresentações variam de perda de sal neonatal, genitália ambígua a hirsutismo e irregularidade menstrual no adulto.

A deficiência de cortisol secundária à deficiência enzimática de algumas formas causa aumento do hormônio adrenocorticotrófico ou corticotrofina (ACTH) com hiperestímulo das adrenais, resultando em hiperplasia adrenal por efeito trófico do ACTH e acúmulo dos precursores da enzima afetada. A Figura 1.1, do Capítulo 1, *Esteroidogênese Adrenal*, mostra como ocorre a esteroidogênese adrenal, avaliando onde se dá a importância de cada enzima e de cada precursor esteroide adrenal.

Tipos

Deficiência da 21-hidroxilase

A deficiência da 21-hidroxilase é a principal causa etiológica de HAC, correspondendo a 90 a 95% dos casos, com incidência de 1:10.000 (forma clássica). Tem herança autossômica recessiva e, dessa maneira, é necessário que pai e mãe forneçam um gene mutado para que o filho tenha a expressão da doença. A prevalência do gene na população geral, entretanto, não é baixa (1:50), mas um gene apenas não é suficiente para causar a doença.

O quadro clínico depende do genótipo herdado. Sempre vai predominar a ação do gene menos afetado. Por exemplo, se a pessoa tiver dois genes gravemente afetados, ela terá a forma grave da doença (forma clássica perdedora de sal), com diagnóstico neonatal, resultante de menos de 5% de atividade enzimática da 21-hidroxilase e com déficit grave de cortisol e aldosterona. Se tiver um gene com mutação leve e outro com mutação grave, ela terá uma forma leve da doença (forma não clássica), na qual até 25% da atividade da 21-hidroxilase está preservada (já que predomina a ação do gene menos afetado), não havendo deficiência de aldosterona, ocorrendo um déficit de cortisol apenas parcial e podendo predominar apenas o hiperandrogenismo; ou seja, as manifestações clínicas vão variar conforme o gene menos grave herdado.

Fisiopatologia

Todas as consequências clínicas, bioquímicas e hormonais são em decorrência da redução da atividade da 21-hidroxilase:

- Na camada glomerulosa: redução de desoxicorticosterona (DOCA), corticosterona, aldosterona → aumento de renina e acúmulo da progesterona
- Na camada fasciculada: redução de composto S (11-desoxicortisol) e cortisol → aumento de ACTH e acúmulo de 17-hidroxiprogesterona (17-OHP)
- Na camada reticulada: aumento de progesterona, 17-OHP, androstenediona, testosterona, dihidroepiandrosterona (DHEA), sulfato de DHEA (sDHEA), todos com efeito androgênico.

O ACTH causa hiperplasia adrenal bilateral (efeito trófico) e acúmulo ainda maior dos precursores, principalmente de 17-OHP, sendo esse o principal marcador bioquímico da doença. Esses precursores são desviados para a biossíntese dos andrógenos, acarretando os sinais de virilização característicos da doença.

Quadro clínico

Forma clássica perdedora de sal

Ocorre quando a criança herda duas mutações graves. A atividade residual da 21-hidroxilase é extremamente baixa (abaixo de 5%) e praticamente não há produção de cortisol ou aldosterona. Há desidratação grave hiponatrêmica e hiperpotassêmica geralmente na segunda semana de vida, com náuseas, vômitos, hipovolemia, hipotensão, choque hipovolêmico e até morte, simulando choque séptico caso o quadro não seja reconhecido e tratado adequadamente a tempo. No sexo feminino, o acúmulo de precursores androgênicos causa genitália ambígua, o que aumenta a suspeita diagnóstica. Já no sexo masculino, a genitália externa pode ser normal ou apresentar macrogenitossomia, que muitas vezes não é valorizada. Por esse motivo, pacientes do sexo masculino acabam sendo mais subdiagnosticados e tendo maior mortalidade pela crise de perda de sal.

A forma clássica não tratada ou tratada de maneira inadequada pode mostrar desenvolvimento de tumores adrenais ou de tecido adrenal ectópico (principalmente testicular) pelo hiperestímulo do ACTH ao longo da vida. Por esse motivo, deve-se fazer exame de imagem rotineiramente (ultrassonografia testicular e abdominal) para avaliar proliferação de tecido adrenal nos pacientes que permaneceram muitos anos com mau controle bioquímico da doença. Apesar de os homens comumente evoluírem com restos adrenais nos testículos, as mulheres não costumam evoluir com restos adrenais nos ovários, e não se sabe o motivo para isso. Já nos casos de pacientes que permaneceram a maior parte da vida bem controlados, isso raramente acontece, assim como na forma não clássica, de modo que nesses casos essa avaliação por imagem não se faz necessária.

Na forma clássica perdedora de sal da HAC, os exames laboratoriais são os seguintes:

- 17-OHP muito alta (acima de 50 a 100 ng/mℓ)
- Progesterona, androstenediona, testosterona, DHEA, sDHEA altos
- Renina alta com aldosterona baixa
- Cortisol baixo com ACTH alto
- Sódio baixo, potássio alto.

Forma clássica não perdedora de sal (virilizante simples)

Nessa forma, a atividade da 21-hidroxilase é um pouco maior e permite a produção de aldosterona, que pode ser normal ou apenas parcialmente deficiente (o paciente ainda pode se desidratar um pouco em situações de estresse, mas não ocorre a desidratação grave espontaneamente). Geralmente, não há necessidade de reposição de mineralocorticoide. Já a deficiência de glicocorticoide é grave o suficiente para causar aumento importante dos andrógenos desde o período pré-natal, durante a formação da genitália externa, entre 6 e 12 semanas de idade gestacional. Por isso, os recém-nascidos 46,XX, com a forma virilizante simples, nascerão todos com genitália ambígua, cuja gravidade pode variar conforme o tipo de mutação, sendo mais ou menos masculina. Já os recém-nascidos 46,XY podem apresentar macrogenitossomia, puberdade precoce e terem diagnóstico um pouco mais tardio (não necessariamente ao nascimento, mas pode ocorrer entre os 3 e 4 anos, p. ex., uma vez que os pais não costumam procurar atendimento médico antes disso).

A classificação de Prader para ambiguidade genital é como segue:

- Prader 1: clitoromegalia apenas
- Prader 2: clitoromegalia, fusão posterior dos grandes lábios
- Prader 3: clitoromegalia, fusão posterior dos grandes lábios, orifício único perineal (seio urogenital)
- Prader 4: fusão completa dos grandes lábios, orifício perineal
- Prader 5: genitália masculina completa com orifício na ponta do pênis.

Na forma virilizante simples da HAC, os exames laboratoriais são os seguintes:

- 17-OHP muito alta (valores superponíveis à forma perdedora de sal)
- Progesterona, androstenediona, testosterona, DHEA e sDHEA altos
- ACTH elevado, cortisol baixo
- Sódio, potássio, aldosterona e renina normais (sendo esta a diferença laboratorial entre as formas perdedora de sal e virilizante simples).

Forma não clássica (início tardio)

Trata-se da forma mais comum de HAC, com prevalência de 0,1% na população, tem aproximadamente 25% de atividade da 21-hidroxilase e, por isso, as manifestações são brandas e o diagnóstico é tardio (infância, adolescência ou idade adulta). Geralmente o diagnóstico é feito após os 4 a 5 anos.

Pode se manifestar de várias maneiras, desde um quadro de hiperandrogenismo leve com acne e hirsutismo até um quadro de irregularidade menstrual e infertilidade. O quadro clínico pode ser idêntico ao da síndrome dos ovários policísticos (SOP), e, por esta razão, o diagnóstico de HAC deve sempre ser descartado com a dosagem de 17-OHP no teste da cortrosina nas pacientes com quadro clínico de SOP. Também pode se apresentar como um quadro de pubarca precoce ou pseudopuberdade heterossexual em meninas (clitoromegalia, pubarca) e isossexual em meninos (aumento peniano, pubarca), com avanço de velocidade de crescimento e de idade óssea, comprometendo a estatura final.

Na HAC não clássica, os exames laboratoriais se apresentam da seguinte maneira:

- 17-OHP pouco elevada (ou até normal na dosagem basal, com aumento para > 10 ng/mℓ no teste da cortrosina)
- Progesterona, androstenediona, testosterona, DHEA e sDHEA altos
- ACTH normal ou pouco elevado, cortisol baixo ou normal
- Sódio, potássio, aldosterona e renina normais.

O tratamento dessa forma clínica, diferentemente das formas anteriores, pode ser feito apenas com antiandrogênios (anticoncepcionais hormonais, ciproterona, espironolactona), mas o uso de glicocorticoides deve ser implementado, caso se almeje fertilidade. Mineralocorticoides nunca serão necessários nesse espectro da doença.

Diagnóstico

Dosagem basal de 17-OHP:

- 10 ng/mℓ confirma o diagnóstico de deficiência da 21-hidroxilase
- < 10 ng/mℓ: fazer teste da cortrosina
- < 2 ng/mℓ geralmente exclui o diagnóstico. No entanto, no Hospital das Clínicas da Faculdade de Medicina da Universidade de São Paulo (HC-FMUSP), diante da suspeita diagnóstica, mesmo os pacientes com 17-OHP < 2 ng/mℓ são encaminhados ao teste da cortrosina, com o objetivo de aumentar a sensibilidade diagnóstica.

Os valores de 17-OHP são extremamente elevados nas formas clássicas (acima de 50 ng/mℓ), mas não conseguem diferenciar a forma virilizante simples da perdedora de sal. Na forma não clássica, o critério diagnóstico é dado com o valor da 17-OHP acima de 10 ng/mℓ após estímulo agudo com ACTH sintético (teste da cortrosina). Entretanto, esse valor foi definido antes dos estudos moleculares do gene da 21-hidroxilase. Com o advento dos estudos genéticos, confirma-se o diagnóstico molecular da forma não clássica em todos os indivíduos com valores da 17-OHP pós-ACTH acima de 17 ng/mℓ, e observa-se que valores pós-estímulo entre 10 e 17 ng/mℓ muitas vezes podem corresponder a indivíduos heterozigotos para a mutação do gene da 21-hidroxilase. Para esses casos, o estudo molecular é indicado para a confirmação do diagnóstico de HAC forma não clássica. Na indisponibilidade do teste genético confirmatório, o ideal seria tratar mesmo os pacientes com valores intermediários:

- Teste da cortrosina: 250 mg de ACTH (cortrosina), IV, com dosagem de 17-OHP nos tempos 0, 30 e 60 minutos:
  - → 17-OHP > 17 ng/mℓ confirma a deficiência da 21-hidroxilase
  - → 17-OHP < 10 ng/mℓ exclui essa deficiência

Deve-se ter atenção aos valores de referência na dosagem de 17-OHP, uma vez que alguns laboratórios produzem o resultado em ng/dℓ, e outros em ng/mℓ.

É importante lembrar que o valor de referência da 17-OHP é mais alto em recém-nascidos prematuros. Nesses casos, o ideal é fazer o teste somente após os primeiros 3 dias de vida (com o teste do pezinho) e, caso a 17-OHP esteja elevada, o exame deverá ser repetido. Se o diagnóstico for realmente HAC, a 17-OHP estará cada vez maior nas próximas dosagens, enquanto nos falso-positivos (p. ex., se o nível estiver elevado apenas pela prematuridade), ela cairá nas dosagens posteriores.

Outros achados laboratoriais na deficiência de 21-hidroxilase:

- Progesterona, androstenediona, testosterona, DHEA, sDHEA elevados
- Aumento de ACTH e redução do cortisol, com insuficiência adrenal completa na forma clássica e parcial na forma não clássica
- Queda de aldosterona e aumento de renina com hiperpotassemia e hiponatremia na forma perdedora de sal. A forma clássica virilizante simples poucas vezes também pode ter achados de forma mais leve e necessitar de doses menores de mineralocorticoide

- Confirmação molecular: idealmente deve-se solicitar a análise genética para mutação dos genes *CYP21A2* e *CYP21A1 P* (no cromossomo 6p21.3). Sempre se deve rastrear os parentes de primeiro grau dos pacientes comprovadamente acometidos, principalmente os irmãos.

Tratamento

Consiste na administração de doses fisiológicas de glicocorticoides e mineralocorticoides (se necessário) para suprir as necessidades do organismo, reduzir a produção do ACTH, o hiperestímulo da adrenal e o acúmulo de androgênios, evitar a ambiguidade genital, a morte do recém-nascido, a puberdade precoce, a baixa estatura, a virilização e a síndrome androgênica, promover fertilidade e evitar o aparecimento de nódulos adrenais e de tecido adrenal ectópico.

Recém-nascido

O tratamento da crise de perda de sal consiste na hidratação com reposição de sódio e na administração intravenosa de hidrocortisona, na dose inicial de 50 mg/m^2 de superfície corporal no recém-nascido. Compensada a fase aguda, inicia-se de preferência o uso de corticoides de meia-vida curta, como a hidrocortisona em doses menores, de 10 a 15 mg/m^2 de superfície corporal/dia, pois interferem menos na cartilagem de crescimento da criança (hidrocortisona ou acetato de cortisona). Alguns centros, como o HC-FMUSP, preferem administrar a dose de glicocorticoide à noite, visando suprimir o pico noturno de ACTH e, com isso, inibir ainda mais o hiperandrogenismo. Deve-se orientar o paciente a aumentar a dose do glicocorticoide em situações de estresse, como nos casos de insuficiência adrenal.

Vale ressaltar que o acetato de cortisona na forma de solução é inadequado para o controle da HAC, pois não há uma distribuição uniforme da medicação na solução. O recomendável é diluir um comprimido macerado em pequena quantidade de líquido imediatamente antes da administração. São opções de reposição de glicocorticoide para o recém-nascido:

- Hidrocortisona: 10 a 15 mg/m^2 de superfície corporal/dia, por via intramuscular (IM) ou oral (VO). Deve ser manipulada, dividida em duas ou três doses diárias (1/3 de manhã, tarde e noite ou metade pela manhã e 1/4 à tarde e à noite)
- Acetato de cortisona: 18 a 20 mg/m^2/dia, VO (manipular), em duas ou três doses diárias
- Prednisona: 2,5 a 4 mg/m^2/dia, em dose única diária
- Prednisolona: 2 a 3 mg/m^2/dia, em dose única diária
- Metilprednisolona: 1,5 a 2 mg/m^2/dia, em dose única diária
- Dexametasona: 0,2 mg/m^2/dia, em dose única diária.

Se houver déficit também de mineralocorticoide (forma clássica perdedora de sal e poucos casos de forma clássica virilizante simples), 9-alfa fludrocortisona (Florinef®) 150 a 250 mg, VO, pela manhã. Essa dose é reduzida com o crescimento da criança e ajustada conforme o quadro clínico, pressão arterial, sódio, potássio e renina. Muitas vezes, ela pode ser suspensa na vida adulta.

Nas crianças com a forma perdedora de sal que estiverem em aleitamento materno exclusivo, é fundamental a associação de cloreto de sódio, 1 a 2 g por dia diluídos em água, pois a quantidade de sódio no leite materno é insuficiente para suprir a demanda desses pacientes.

Não há necessidade de ajuste da dose do mineralocorticoide em situações de estresse.

Se houver genitália ambígua, deve ser realizada genitoplastia antes dos 2 anos, quando a criança adquire consciência de sua genitália. As mulheres que fizerem genitoplastia feminilizante, ao engravidarem na vida adulta, devem ter o parto preferencialmente por cesárea, para evitar traumas no local da genitoplastia e também porque o osso pélvico assume um formato mais androide, podendo causar distócia de parto.

Infância

Manter a preferência por glicocorticoides de meia-vida curta e calcular a dose de acordo com a superfície corporal (8 a 15 mg/m² por dia) dividida em três doses (utilizar a menor dose possível com objetivo de permitir o crescimento adequado e, ao mesmo tempo, controle dos níveis esteroides adrenais), fazendo o monitoramento do tratamento de acordo com o quadro clínico e laboratorial. Deve-se evitar o uso de dexametasona e de corticoides de longa ação na criança, para evitar déficit de crescimento. A dose de fludrocortisona cai para 50 mg/dia acima dos 4 anos e, em alguns casos, ela deixa de ser necessária.

Há alguns casos clínicos de crianças em que, mesmo com o tratamento adequado com glicocorticoides, ocorre avanço de idade óssea, virilização e sinais de ação androgênica. Nesses casos, pode-se tentar a associação do tratamento glicocorticoide com a ciproterona (Androcur®) 50 a 100 mg/dia (comprimidos de 50 mg), que é uma progesterona de ação antiandrogênica. A ciproterona é uma medicação com ação de inibição competitiva ao receptor androgênico, além de reduzir a síntese de andrógenos gonadais por inibir o eixo gonadotrófico, pois é uma progesterona, e causa supressão do hormônio luteinizante (LH). Se a criança permanecer muito tempo com elevação dos androgênios séricos, sabe-se que alguns casos podem evoluir para quadro de puberdade precoce central dependente de gonadotrofinas. Nessas situações, deve-se aumentar a dose da ciproterona para 75 a 100 mg/dia ou usar um análogo de hormônio liberador de gonadotrofina (GnRH) para bloquear o eixo gonadotrófico. Caso se opte por associar a ciproterona nessas dosagens mais altas, deve-se então reduzir pela metade a dose de glicocorticoide, pois a ciproterona exerce nessas dosagens algum efeito glicocorticoide.

As crianças devem ser acompanhadas a cada 3 meses. Os seguintes fatores são considerados como de bom controle clínico:

- Ausência de sinais de virilização ou de hipercortisolismo
- Pressão arterial (PA) normal
- Velocidade de crescimento entre os percentis 25 e 90 do esperado para a idade
- Controle do avanço da idade óssea
- Normalização dos valores de androstenediona e testosterona para sexo e idade.

Os valores de 17-OHP e de ACTH devem permanecer elevados nos casos de forma clássica, mesmo entre os pacientes com bom controle hormonal. Caso contrário, indica-se supertratamento com risco de hipercortisolismo.

Adulto

Após o término da fase de crescimento, pode-se optar por glicocorticoides de meia-vida mais longa para o tratamento da HAC:

- Dexametasona, 0,1 a 0,5 mg/dia, em dose única ao deitar (pode-se manipular elixir de dexametasona com 0,1 mg/mℓ)
- Prednisona, 5 a 7,5 mg/dia, dividida em duas doses.

Se necessário, associa-se fludrocortisona 50 mg/dia, mas 27% dos perdedores de sal não precisarão mais de mineralocorticoide na vida adulta. O mecanismo responsável por essa melhora parece ser uma 21-hidroxilação extra-adrenal na vida adulta.

O controle hormonal é avaliado semestralmente por dosagens de androstenediona no sexo masculino e de androstenediona e testosterona no sexo feminino. Lembrando que, nas mulheres, essas dosagens deverão ser realizadas durante a fase folicular (até o sétimo dia após a menstruação) do ciclo menstrual. Pelo uso crônico de corticoide, os pacientes devem ser orientados a ter uma boa ingesta de cálcio e vitamina D e a praticar atividade física de maneira regular, para reduzir o risco de osteoporose no futuro.

Sugere-se a pesquisa de massas adrenais com ultrassonografia (USG) abdominal ou ressonância magnética (RM) abdominal em pacientes com controle hormonal ruim, e a realização de USG testicular e espermograma (para a pesquisa de restos adrenais testiculares e avaliação de infertilidade) para todos os pacientes do sexo masculino ao atingirem a idade adulta e para aqueles com inadequado controle hormonal, porém ainda não existem protocolos que indiquem a frequência com que esses exames devem ser repetidos.

Mulheres adultas com a forma não clássica ou quadro clínico apenas de hiperandrogenismo muitas vezes podem ser tratadas apenas com anticoncepcionais orais (ACO) ou drogas antiandrogênicas (sempre associadas à anticoncepção, pelo efeito teratogênico dessas drogas) caso não desejem a fertilidade. No entanto, se desejarem engravidar, o tratamento deve ser feito com o glicocorticoide, em dose mínima necessária para o controle hormonal.

Gestante

Mulheres com HAC com uma das mutações graves, cujo marido também seja portador de alguma mutação grave da 21-hidroxilase, ou aquelas que já tiveram um filho com HAC, têm chance de gerar um feto com HAC forma clássica e, por isso, devem ser tratadas precocemente no pré-natal.

O único benefício do tratamento da HAC durante o pré-natal é prevenir a genitália ambígua nos fetos do sexo feminino. Por esse motivo, o tratamento deve ser iniciado o mais rápido possível, pois a formação da genitália ocorre com 6 a 8 semanas de gestação. As outras manifestações clínicas da HAC, como a perda de sal, só precisam ser tratadas após o nascimento.

É preciso avisar o médico rapidamente em caso de atraso menstrual, para obter o diagnóstico precoce da gestação com gonadotrofina coriônica humana beta (beta-hCG) sérica. Com 4 a 5 semanas de idade gestacional, inicia-se dexametasona, 20 mg/kg/dia (aproximadamente 1 a 1,5 mg/dia), dividida em três doses. Deve-se utilizar a dexametasona porque ela atravessa a placenta e o objetivo principal nesse caso é o tratamento do feto, com o objetivo de evitar a ambiguidade genital nos fetos femininos.

A partir de 8 semanas de gestação, fazer a sexagem do bebê com a dosagem do SRY em sangue periférico da mãe. Se for positivo (menino), pode-se interromper o tratamento e só investigar o recém-nascido depois do nascimento (pois não há risco de ambiguidade genital). Se for negativo (menina), deve-se continuar com a dexametasona até o nascimento ou fazer biopsia de vilo coriônico para verificar a genotipagem do feto e a real necessidade de tratamento (é preciso lembrar que pode haver 5% de chance de erro na biopsia de vilo coriônico).

Após o nascimento, sempre se repete a análise genética da mutação na primeira semana de vida. Se for positiva, inicia-se o tratamento do recém-nascido, conforme descrito anteriormente.

Quando se deseja fazer tratamento pré-natal do feto, utiliza-se a dexametasona. Caso se deseje tratar a gestante apenas, é preferível o uso da prednisona ou da hidrocortisona, que não atravessam a barreira placentária.

Monitoramento

Parâmetros clínicos

Deve-se observar:

- Sinais de virilização e de hiperandrogenismo
- Sinais de insuficiência adrenal (hipotensão postural, fadiga, desidratação)
- Sinais de supertratamento (síndrome de Cushing)
- Velocidade de crescimento
- Sinais puberais (a HAC não controlada pode desencadear puberdade precoce dependente de gonadotrofinas, devido ao estímulo androgênico sobre o eixo hipotálamo-hipofisário).

Parâmetros laboratoriais

Deve-se observar:

- Se os valores normais de androstenediona em ambos os sexos estão mantidos (essa é a meta do tratamento)
- Testosterona normal em mulheres
- 17-OHP: geralmente está um pouco acima da normalidade nos casos de HAC forma clássica (não chega a se normalizar mui-tas vezes, e a normalização pode ser sinal de supertratamento)
- ACTH: costuma estar um pouco elevado nas formas clássicas, e seus níveis séricos normais também podem ser um sinal de supertratamento
- Sódio e potássio normais
- Renina: pode se manter um pouco elevada; o mais importante é verificar pressão arterial, sódio e potássio.

Exames de imagem

Os exames realizados para monitoramento são:

- Radiografia de idade óssea anualmente a partir da puberdade para verificar se está adequada
- USG adrenal e testicular: avaliam a presença de focos ectópicos adrenais, principalmente em pacientes com mau controle e ACTH muito elevado.

Seguimento

O retorno deverá ocorrer a cada 3 meses, avaliando-se as seguintes dosagens:

- Meninas: testosterona, androstenediona, ACTH, 17-OHP, LH, hormônio folículo-estimulante (FSH), estradiol, progesterona, sódio, potássio

- Meninos: testosterona somente na fase pré-puberal (após a puberdade, ela vai estar elevada, mas é de origem testicular, portanto, deixa de ser um parâmetro para o tratamento), androstenediona, ACTH, 17-OHP, LH, FSH, sódio, potássio, espermograma (para avaliar oligospermia), USG testicular.

Programas de investigação neonatal

Os programas de triagem neonatal consistem na investigação das formas clássicas da HAC no período neonatal. Tem como objetivo evitar a ocorrência de complicações potencialmente graves, como a perda de sal com desidratação, hiponatremia, erros de determinação do sexo ao nascimento e pseudopuberdade precoce, sobretudo no sexo masculino, com comprometimento da altura final.

A triagem possui o benefício do diagnóstico neonatal da forma clássica virilizante simples, o que permite a imediata correção de erros de registro de sexo social em meninas com virilização genital importante e a instituição da terapia hormonal.

O processo de triagem consiste na coleta do sangue por meio de uma punção no calcanhar, idealmente 2 a 5 dias após o nascimento para a dosagem de 17-OHP. As principais causas de resultados falso-positivos na triagem neonatal para HAC são prematuridade e baixo peso.

No Brasil, o estado de Goiás foi o primeiro a adotar o programa de triagem da HAC, com sua própria verba, seguido por Santa Catarina. Alguns estados, como Bahia, Minas Gerais, Rio Grande do Sul e São Paulo implementaram projetos pilotos e, em dezembro de 2012, o Ministério da Saúde anunciou a inclusão da HAC no Programa Nacional de Triagem Neonatal (PNTN) em 9 estados.

Deficiência da 11-beta-hidroxilase

A deficiência da 11-beta-hidroxilase é a segunda causa mais comum de HAC. É responsável por aproximadamente 5% dos casos. Causa defeito na síntese de cortisol, com aumento de ACTH e acúmulo de DOCA [que tem certo efeito mineralocorticoide, podendo causar hipertensão arterial sistêmica (HAS), hipopotassemia, alcalose metabólica], aumento do composto S (11-desoxicortisol), 17-OHP, androstenediona, sDHEA, DHEA e testosterona, bem como virilização.

Portanto, trata-se de um tipo de HAC que pode cursar com HAS em 50% dos casos, e gerar também virilização, mas menos intensa do que na deficiência de 21-hidroxilase.

Pode cursar com aumento de 17-OHP, porém mais leve que na HAC por deficiência da 21-hidroxilase. É comum inicialmente haver diagnóstico errôneo de deficiência na 21-hidroxilase nos casos de HAC por deficiência da 11-beta-hidroxilase. O grande diferencial é que na falta de 11-beta-hidroxilase ocorre tendência à hipertensão e a renina é baixa (pela DOCA elevada, que tem ação mineralocorticoide).

O quadro clínico será de virilização da genitália externa intraútero nas meninas e pseudopuberdade precoce em ambos os sexos, podendo haver HAS. Contudo, ela é identificada no fim da infância ou adolescência, e não tem uma correlação entre o grau de virilização e os níveis pressóricos. Pacientes 46,XX podem ter genitália ambígua.

O tratamento é com glicocorticoide para normalizar o hiperandrogenismo e, às vezes, fludrocortisona no início da corticoterapia, pois pode haver hipotensão e perda de sal após o início da normalização dos níveis de DOCA (uma vez que as adrenais não recebem estímulo para produzir aldosterona quando a renina ainda está bloqueada).

Deficiência da 17-alfa-hidroxilase

A deficiência da 17-alfa-hidroxilase causa deficiência na produção de glicocorticoides e esteroides sexuais tanto adrenais quanto gonadais, com acúmulo de progesterona, DOCA e corticosterona. Como a DOCA tem um forte efeito mineralocorticoide, ela passa a causar reabsorção de sódio (podendo causar hipertensão arterial sistêmica em alguns casos) e espoliação de potássio. Consequentemente, há redução da renina e da atividade da aldosterona sintase, bem como nível sérico de aldosterona normal ou baixo.

Cursa clinicamente com quadro de insuficiência adrenal leve (cortisol baixo com ACTH alto) com HAS, alcalose hipopotassêmica e déficit de virilização, com genitália externa feminina tanto em meninas quanto em meninos. Na puberdade, há déficit no surgimento dos caracteres sexuais secundários, pois o indivíduo não sintetiza esteroides sexuais, causando ausência de adrenarca e de pubarca nas meninas, que geralmente abrem o quadro de amenorreia primária. O fenótipo é sempre feminino.

Laboratorialmente, a HAC por deficiência da 17-hidroxilase cursa com:

- Progesterona, DOCA e corticosterona elevados
- Aldosterona e atividade plasmática de renina (APR) baixas (bloqueadas pelo efeito mineralocorticoide da DOCA)
- Sódio alto, potássio baixo, alcalose metabólica
- Cortisol baixo com ACTH elevado (pode não haver insuficiência adrenal clinicamente, porque a corticosterona em níveis muito elevados pode ter efeito glicocorticoide)
- Esteroides sexuais ausentes (estrógeno, testosterona), com LH e FSH aumentados
- Andrógenos adrenais muito baixos ou ausentes (androstenediona, DHEA e sDHEA, 17-OHP).

O tratamento da HAC por deficiência da 17-hidroxilase deve ser feito com glicocorticoide, com o objetivo de normalizar o ACTH, a DOCA, a corticosterona, a pressão arterial, o potássio, a alcalose metabólica, a APR e a aldosterona. Se necessário, deve-se fazer tratamento adicional para a HAS e terapia hormonal com estrogênios a partir da puberdade, para induzir o aparecimento dos caracteres sexuais secundários (é preciso lembrar que todos os indivíduos terão fenótipo feminino) e permitir adequada aquisição de massa óssea. Associa-se progesterona posteriormente, se o indivíduo for 46,XX para proteção endometrial. Os casos de indivíduos 46,XY costumam evoluir com sexo social feminino, já que se desenvolvem com fenótipo feminino e, muitas vezes, só será feito o diagnóstico diante de uma investigação de amenorreia primária, de modo que serão tratados também com terapia hormonal estrogênica, mas sem necessidade de complementação com progesterona.

Deficiência da 3-beta-hidroxiesteroide desidrogenase tipo 2

A deficiência da enzima 3-beta-hidroxiesteroide desidrogenase (3-beta-HSD) tipo 2 compromete a formação de esteroides adrenais e gonadais. Ocorre defeito dos três setores (glicocorticoide, mineralocorticoide e androgênios), com acúmulo de pregnenolona, 17-OH-pregnenolona, DHEA e sDHEA.

O quadro clínico é de insuficiência adrenal, com perda de sal em 70% dos pacientes, hipovirilização nos meninos (pela falta da testosterona) e clitoromegalia/puberdade precoce nas meninas (pelo aumento da DHEA). Ou seja, a deficiência da 3-beta-HSD tipo 2 cursa com ambiguidade genital em ambos os sexos.

O diagnóstico é feito pela dosagem da 17-OH-pregnenolona (que é o melhor marcador desse tipo de HAC), com seu nível basal > 22 ng/mℓ (ou > 69 nmol/ℓ), ou por sua dosagem após cortrosina > 201 nmol/ℓ, ou pela relação 17-OH-pregnenolona/cortisol > 485 nmol/ℓ. A confirmação dessa condição, por ser extremamente rara, deve ser feita por estudo molecular em centros de referência.

Pode haver a presença da enzima 3-beta-HSD tipo 1 nos tecidos periféricos, capaz de converter um pouco de DHEA em androstenediona e testosterona.

O tratamento é feito com reposição de glicocorticoides, mineralocorticoides e terapia hormonal de acordo com a idade e o sexo social do paciente.

Deficiência de proteína regulatória aguda esteroidogênica

StAR é a enzima limitante para regulação aguda da esteroidogênese (é a enzima que transporta colesterol da membrana mitocondrial externa para a membrana mitocondrial interna, para utilização do colesterol na síntese dos hormônios esteroides). Na sua deficiência, ocorre redução da conversão do colesterol em pregnenolona.

Ocorre acúmulo de colesterol nas adrenais, que ficam ricas em colesterol, amareladas (por essa razão, esse tipo de HAC é também chamada "HAC lipóidica"). Há déficit nos três setores adrenais, geralmente sendo uma doença de difícil diagnóstico e morte neonatal por insuficiência adrenal com perda de sal. No entanto, se for diagnosticada nas primeiras semanas de vida e tratada de maneira adequada, é uma doença compatível com a vida (diferentemente da deficiência de colesterol desmolase, que é incompatível com a vida, já que impede o aproveitamento do colesterol para a esteroidogênese).

O diagnóstico de HAC por deficiência da StAR é feito com base no déficit de todos os esteroides adrenais, com exame de imagem compatível com acúmulo de colesterol nas adrenais. Pode ser feita comprovação genética da mutação.

O tratamento é feito com reposição de glicocorticoides, mineralocorticoides e terapia hormonal a partir da puberdade (a genitália externa geralmente é feminina).

Deficiência de p450 óxido-redutase

A POR (P450 óxido-redutase) é a proteína doadora de elétrons para 17-alfa-hidroxilase, 17,20-liase e 21-hidroxilase. Portanto, na sua deficiência ocorre redução da atividade dessas três enzimas, com consequente aumento de progesterona.

Há insuficiência glicocorticoide e mineralocorticoide (cortisol baixo, aldosterona baixa, DOCA baixa, ACTH e ARP elevados) com genitália externa ambígua nos dois sexos (hipovirilização nos meninos, em decorrência da baixa produção de testosterona, e hipervirilização nas meninas, pelo efeito androgênico da progesterona). Ocorrem também malformações ósseas de causa desconhecida (craniossinostose, hipertelorismo, sinostose radiofundição, fronte olímpica, nariz em sela, perda da mobilidade das articulações). É a única HAC que cursa com malformações ósseas.

O exame mostra aumento acentuado da progesterona (principal marcador), 17-OHP pouco elevada, cortisol baixo (insuficiência adrenal parcial) e andrógenos não dosáveis. O tratamento é feito com reposição hormonal dos três setores. O diagnóstico diferencial dos principais tipos de hiperplasia adrenal congênita está descrito na Tabela 10.1.

Deficiência da enzima clivadora da cadeia lateral da P450

A deficiência da enzima clivadora da cadeia lateral da P450 (codificada por CYP11A1) está envolvida na primeira etapa da via esteroidogênica. Trata-se de condição clínica e laboratorial idêntica à hiperplasia adrenal congênita lipoide; no entanto, os pacientes têm adrenais e gônadas atróficas. Menos de 40 casos de deficiência da enzima clivadora da cadeia lateral da P450 foram relatados. Semelhante à hiperplasia adrenal lipoide congênita não clássica, a deficiência não clássica dessa enzima foi descrita com início tardio de insuficiência adrenal e efeito gonadal variável, causada por mutações que correspondem a 7 a 30% da atividade enzimática retida. Uma vez que a deficiência de StAR e dessa enzima são semelhantes, o teste de DNA é o único definitivo método para distinguir entre os dois, com a deficiência da enzima StAR sendo mais comum.

Perspectivas de tratamento

A maioria dos eventos adversos em pacientes com hiperplasia adrenal congênita são atribuíveis a desequilíbrios hormonais ou comorbidades relacionadas ao tratamento com dose excessiva de glicocorticoides. O desenvolvimento de novas terapias que visam diferentes aspectos da fisiopatologia da hiperplasia adrenal congênita tem sido investigado.

Uma abordagem terapêutica seria substituir o cortisol de maneira mais semelhante à fisiológica possível. A substituição de cortisol com um ritmo circadiano poderia alcançar melhor controle de ACTH e, portanto, melhor controle da secreção de esteroides. Existem estudos com preparações orais de hidrocortisona com liberação modificada, além do uso de infusão subcutânea contínua de hidrocortisona via bomba de insulina que imita o ritmo circadiano de cortisol.

O bloqueio farmacológico ou inibição da síntese de esteroides sexuais em crianças pré-púberes ou mulheres com terapia hormonal, que permitiria a utilização de uma dose menor de glicocorticoides nas formas virilizantes de hiperplasia adrenal congênita também seria uma alternativa.

Nesse sentido, existem estudos com uso de antiandrógenos e inibidores da aromatase combinados com doses mais baixas de hidrocortisona e fludrocortisona. A inibição farmacológica da síntese de esteroides também foi testada em mulheres adultas com hiperplasia adrenal congênita com a medicação abiraterona (inibidor do CYP17A1). Também há estudos com o inibidor de acil-coenzimaA: colesterol-O-aciltransferase 1 na deficiência clássica de 21-OH.

TABELA 10.1 Diagnóstico diferencial entre os principais tipos de hiperplasia adrenal congênita.

Características	21-hidroxilase	11-beta-hidroxilase	17-alfa-hidroxilase	3-HSD tipo 2	StAR
Enzima	CYP21A1	CYP11B1	CYP17	HSD3b2	StAR
Cromossomo	6 (6p21.3)	8 (8q21.2)	10 (10q24.5)	1 (1p13.1)	8 (8p11.2)
Incidência	1:10.000	1:100.000	Rara	Rara	Rara
Genitália externa ao nascimento	♀: ambígua* ♂: normal	♀: ambígua ♂: normal	♀: normal** ♂: ambígua	♀: ambígua****/N ♂: ambígua	♀: normal ♂: ambígua
Glicocorticoides Mineralocorticoides Androgênios	↓ ↓ ↑	↓ ↑ ↑	↓*** ↑ ↓	↓ ↓ ♂:↓/♀:↑	↓ ↓ ↓
Marcador	17-OHP	DOCA 11-desoxicortisol	DOCA Corticosterona Progesterona	DHEA 17-OH-pregnenolona	Nenhum
PA	N	↑(60%)	↑	N	N
Na	N/↓↓	↑	↑	↓	↓
K	N/↑↑	↓	↓↓	↑	↑↑
Aldosterona	N/↓	↓	↓	↓	↓
APR	N/↑	↓	↓	↑	↑

HSD, hidroxiesteroide desidrogenase; *StAR*, proteína regulatória aguda esteroidogênica; *17-OHP*, 17-hidroxiprogesterona; *DOCA*, deoxicorticosterona; *DHEA*, di-hidroepiandrosterona; *PA*, pressão arterial; *Na*, sódio; *K*, potássio; *APR*, atividade plasmática de renina. *Ambiguidade genital ao nascimento na deficiência de 21-hidroxilase depende da gravidade do quadro. **Amenorreia primária (hipogonadismo hipergonadotrófico) na puberdade. ***Apesar da deficiência na produção de glicocorticoides, o acúmulo de corticosterona previne uma crise adrenal. ****Ambiguidade genital nas meninas, pelo aumento de DHEA.

Inibidores das enzimas adrenais com propriedades adrenolíticas também poderiam ser úteis no tratamento de hiperplasia. Existe relato do uso do mitotane com objetivo de restaurar a fertilidade em um homem com deficiência clássica de 21-OH. No entanto, devido aos múltiplos efeitos tóxicos do mitotane, é necessário o desenvolvimento e estudo de terapias adrenolíticas alternativas.

A hiperplasia adrenal congênita é uma doença monogênica, portanto, os avanços nas terapias gênicas podem ser um dia capazes de restaurar efeitos defeituosos na esteroidogênese. Existem estudos com transplantes de adrenal com tecnologia que usa células adrenocorticais bovinas em modelos animais de insuficiência adrenal. Futuros avanços tecnológicos e genéticos podem permitir evolução e, quem sabe, cura para a hiperplasia adrenal congênita.

Leitura recomendada

Alves CAD, Cargnin KRN, Silva CCC e Cols. Hiperplasia adrenal congênita: triagem neonatal, Guia Prático de Atualização da Sociedade Brasileira de Pediatria. Departamento Científico de Endocrinologia. Nº 07, Outubro de 2019.

Arlt W, Walker EA, Draper N et al. Congenital adrenal hyperplasia caused by mutant P450 oxidoreductase and human androgen synthesis: analytical study. Lancet. 2004;363:2128.

Azziz R, Dewailly D, Owerbach D. Clinical review 56: nonclassic adrenal hyperplasia: current concepts. J Clin Endocrinol Metab.1994;78:810.

Bachega TA, Madureira G, Brenlha EML, Ueti RC, Inácio M, Denis FT et al. Tratamento da hiperplasia supra-renal congênita por deficiência da 21-hidroxilase. Arq Bras Endocrinol Metab. 2001;45(1): 64-72.

Costa-Barbosa FA et al. Superior discriminating value of ACTH-stimulated serum 21 deoxicortisol in identifying heterozygote carriers for 21 hydroxylase deficiency. Clin Endocr Oxf. 2010;73(6): 700-6.

Costa-Barbosa FA, Telles-Silveira M, Kater CE. Hiperplasia adrenal congênita em mulheres adultas: manejo de antigos e novos desafios. Arq Bras Endocrinol Metab. 2014;58/2.

Costa-Santos M, Kater CE, Auchus RJ. Brazilian Congenital Adrenal Hyperplasia Multicenter Study Group. Two prevalent CYP17 mutations and genotypephenotype correlations in 24 Brazilian patients with 17 hydroxylase deficiency. J Clin Endocrinol Metab. 2004;89:49.

El-Maouch D, Arlt W, Merke DP. Congenital Adrenal Hyperplasia. Lancet. 2017;390:2194-210.

Flück CE, Tajima T, Pandey AV et al. Mutant P450 oxidoreductase causes disordered steroidogenesis with and without Antley-Bixler syndrome. Nat Genet. 2004;36:228.

Nimkarn S, New MI. Prenatal diagnosis and treatment of congenital adrenal hyperplasia. Horm Res. 2007;67(2):153-6.

Sircili MH, De Mendonça BB, Denes FT, Madureira G, Bachega TA, Silva FA. Anatomical and functional outcomes of feminizing genitoplasty for ambiguous genitalia in patients with virilizing congenital adrenal hyperplasia. Clinics (São Paulo). 2006;61(3):209-14.

Speiser PW, Azziz R, Baskin LS, Ghizzoni L, Hensle TW, Merke DP et al. Congenital adrenal hyperplasia due to steroid 21-hydroxylase deficiency: an Endocrine Society clinical practice guideline. J Clin Endocrinol Metab. 2010;95(9):4133-60.

Speiser PW, White PC. Congenital adrenal hyperplasia. N Engl J Med. 2003;349(8):776-88.

Therrell BL. Newborn screening for congenital adrenal hyperplasia. Endocrinol Metab Clin North Am. 2001;30(1):15-30.

White PC, Speiser PW. Congenital adrenal hyperplasia due to 21-hydroxylase deficiency. Endocr Rev. 2000;21(3):245-91.

Zhang L, Sakkal-Alkaddour H, Chang YT et al. A new compound heterozygous frameshift mutation in the type II 3 beta-hydroxysteroid dehydrogenase (3 beta-HSD) gene causes salt-wasting 3 beta-HSD deficiency congenital adrenal hyperplasia. J Clin Endocrinol Metab. 1996;1:291.

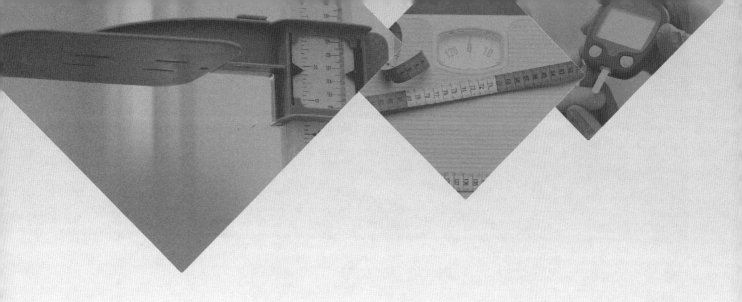

Parte 2

Crescimento e Desenvolvimento

Patrícia Sales • Marina Cunha Silva Pazolini • Bruno César Silva Paz

Crescimento Normal e Investigação de Baixa Estatura

Crescimento normal

O crescimento do ser humano ocorre em velocidades e ritmos diferentes durante cada fase da vida do indivíduo, desde a vida intrauterina até a fusão das cartilagens de crescimento no fim da puberdade.

O hormônio do crescimento (GH) é um dos principais reguladores do crescimento humano. Ele é secretado de modo pulsátil pelos somatotrofos da hipófise anterior, promove crescimento e diferenciação celular direta e indiretamente, além de diversas ações metabólicas. No fígado, o GH é capaz de induzir a produção dos fatores de crescimento semelhantes à insulina tipos 1 e 2 (IGF-1 e IGF-2), que são hormônios que também irão estimular a proliferação e o crescimento celular, além de induzir a produção das proteínas de ligação desses hormônios, chamadas *IGF binding proteins* (ou IGFBP). Existem seis tipos de IGFBP descritos atualmente, sendo a IGFBP-3 a mais importante delas, por ser quem carreia 90 a 95% dos IGF-1 e IGF-2 circulantes.

Durante a vida intrauterina, a velocidade de crescimento (VC) varia em uma média de 1,2 a 1,5 cm/semana conforme a idade gestacional (IG). Os elementos endócrinos mais importantes para o crescimento na vida pré-natal são os fatores de crescimento semelhantes à insulina IGF-1 e IGF-2, e não o GH, nem mesmo a insulina. A própria placenta produz GH placentário para estimular a produção de IGF-1 e IGF-2 fetais, de modo que a função hipofisária fetal não é essencial para manter os IGF-1 e IGF-2 fetais dentro da normalidade (mantendo, portanto, o crescimento fetal normal mesmo na ausência de função hipofisária adequada). Os somatotrofos fetais começam a se desenvolver na hipófise fetal somente a partir da nona semana de idade gestacional.

Geralmente, durante a primeira metade da gestação, a produção de IGF-2 pelo embrião depende muito do seu potencial genético, mais do que de outros fatores, como a própria concentração de GH placentário e de insulina. Já durante a segunda metade da gestação, a produção de IGF-1 pelo feto dependente muito da função placentária, pois é a passagem de glicose e nutrientes da mãe para o feto que estimula a secreção de insulina fetal, que, por sua vez, age no fígado da criança e permite a produção de IGF-1, que promove o crescimento adequado.

Por esse motivo, causas genéticas de baixa estatura cursam com crescimento intrauterino restrito (CIUR) proporcionado (simétrico) desde a primeira metade da gestação. Já as causas ambientais/placentárias determinam CIUR desproporcionado (assimétrico, ou seja, o perímetro cefálico é normal, enquanto a circunferência abdominal é pequena), que se inicia na segunda metade da gestação. Além disso, nem todas as causas genéticas que afetam o crescimento são percebidas ao nascimento e o comprimento ao nascer possui baixa correlação com a altura final da pessoa adulta.

No fim da gestação, inicia-se um processo de desaceleração da VC, que persiste até o início da puberdade. É a partir da vida pós-natal que o GH hipofisário adquire importância no crescimento da criança.

- No 1º ano de vida, a criança cresce cerca de 25 cm
- No 2º ao 4º ano de vida, a criança cresce cerca de 5,5 a 9 cm/ano
- No 4º ao 6º ano de vida, a criança cresce cerca de 5 a 8,5 cm/ano
- No 6º ano de vida até a puberdade: 4 a 6 cm/ano para meninos e 4,5 a 6,5 cm/ano para meninas.

Durante os três primeiros anos de vida, a criança vai se estabelecer dentro do seu canal familiar de estatura, correspondente ao seu padrão genético de altura. Esse canal familiar pode ser avaliado na curva de crescimento da criança, em que se determina em qual percentil de altura ela se estabeleceu depois desses três primeiros anos de crescimento. Crianças com potencial genético maior (pais mais altos) costumam seguir percentis de altura maiores, e aquelas com pais mais baixos costumam seguir percentis de altura menores. Portanto, conforme o canal familiar mais alto ou mais baixo, a criança pode crescer mais ou menos nesses primeiros 3 anos, sendo esse crescimento variável entre cada criança, e muito dependente do seu potencial genético. Por isso, é muito comum que nos primeiros 3 anos de vida a criança cruze vários percentis da curva de crescimento, para cima ou para baixo, até atingir o percentil do seu canal familiar. Isso ocorre inclusive com 90% das crianças nascidas pequenas para a idade gestacional (PIG), nas quais ocorre um *catch up growth* (um período de aceleração da VC, quando elas conseguem, na maioria das vezes, atingir seu canal familiar) dentro de 3 anos de idade. O comprimento de bebês prematuros deve ser corrigido para a idade gestacional, pelo menos no primeiro ano. No entanto, o crescimento costuma ser acelerado durante a segunda metade do primeiro ano em crianças saudáveis nascidas precocemente. No fim do segundo ano de vida, há uma grande correlação entre a altura da criança e sua altura final.

As medidas de altura seriadas ao longo da vida são um parâmetro importante no monitoramento da saúde das crianças. Um padrão normal de crescimento sugere boa saúde geral, enquanto um crescimento mais lento do que o normal aumenta a possibilidade de uma doença subaguda ou crônica subjacente, incluindo uma causa endocrinológica de falha de crescimento. A "regra dos cinco" caracteriza essas fases típicas do crescimento e fornece uma estimativa da altura normal e da VC em cada idade todos os múltiplos de cinco, conforme mostra a Figura 11.1. A altura real e a VC em uma criança saudável podem variar substancialmente em torno dessas aproximações.

Percentil de crescimento da criança

Para determinar o percentil esperado de crescimento da criança (ou seja, seu canal familiar), utiliza-se o cálculo:

- *Target height* (altura-alvo) = (altura do pai + altura da mãe)/2 + 6,5 (em caso de meninos) ou – 6,5 (em caso de meninas)

- Canal familiar = altura-alvo ± 5 cm (avaliar em quais percentis essas alturas se encontram na curva de crescimento; esses são os percentis entre os quais a criança deve se manter durante seu crescimento na infância e na adolescência). Se houver uma grande discrepância entre a altura dos pais, com um dos pais muito baixo, existe a possibilidade de haver uma causa genética afetando o crescimento. Sabe-se que na prática 90% das crianças ficam com sua altura final entre +1,5 DP a –1,5 DP da sua TH, portanto, as crianças que estiverem fora desse canal devem ser investigadas.

No momento imediatamente antes do estirão puberal, pode haver desaceleração ainda maior da VC, que pode causar a preocupação dos pais de que a criança não está crescendo adequadamente.

Na puberdade, ocorre, então, o estirão puberal, em que a VC aumenta para 8 a 14 cm/ano (geralmente a VC no estirão puberal é um pouco menor na menina, em torno de 8 a 10 cm/ano, e um pouco maior no menino, em torno de 10 a 14 cm/ano, o estirão da menina costuma ser mais precoce e um pouco mais longo do que o estirão do menino). Geralmente, o estirão puberal dura aproximadamente 2 anos e termina aos 14 anos de idade óssea (IO) na menina (coincidindo com a época da menarca) e aos 16 anos de IO no menino. Após o fim do estirão puberal, a criança cresce em velocidade bem lenta, poucos centímetros pelos próximos 2 anos, até o fechamento completo das cartilagens epifisárias, que costuma acontecer por volta dos 16 anos de IO na menina e por volta dos 18 anos de IO no menino.

Nas meninas, o estirão de crescimento é o primeiro sinal da puberdade, e ocorre bem no início do desenvolvimento puberal, quando elas estão com desenvolvimento puberal compatível com a classificação II de Tanner por volta dos 10 anos. Em meninas, com início puberal mais adiantado, pode acontecer por volta dos 8 anos (ler mais sobre essa classificação no Capítulo 13, *Puberdade Normal e Puberdade Precoce*). Nos meninos, o estirão ocorre apenas no meio processo puberal por volta dos 12 anos, quando estão com desenvolvimento puberal compatível com Tanner III/IV.

A estatura dos meninos costuma ser algo em torno de 13 cm maior que a estatura das meninas. Isso ocorre porque os meninos demoram cerca de 2 anos a mais para iniciarem seu estirão puberal, portanto, entram no estirão já com 10 cm a mais, e têm uma VC maior no estirão puberal do que as meninas, crescendo aproximadamente 3 cm a mais que elas durante o estirão.

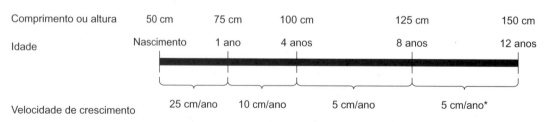

FIGURA 11.1 Estimativa da velocidade de crescimento em crianças normais. O comprimento ou altura normal em várias idades durante a infância e a velocidade de crescimento entre esses pontos de tempo são próximos de múltiplos de cinco, isso é denominado "regra dos cinco". *As velocidades de crescimento podem ser consideravelmente mais aceleradas no fim do estirão puberal. Em meninas, o estirão de crescimento puberal começa por volta dos 10 anos, mas pode acontecer antes, aos 8 anos, em casos de puberdade precoce. Em meninos, o estirão puberal inicia-se por volta dos 12 anos, mas pode começar já aos 10 anos em casos de puberdade precoce.

Baixa estatura

Define-se um caso de baixa estatura (BE) quando a criança tem altura inferior ao percentil 2,5 a 3 de acordo com a referência bibliográfica (ou ≤ -2 DP) para a sua idade e sexo.

O cálculo do escore-Z da altura é:

Altura da criança – Altura média para idade e sexo/DP da altura para aquela idade/sexo

A altura média para cada idade e sexo e seus desvios-padrão (DP) são encontrados em tabelas elaboradas internacionalmente, como as Tabelas 11.1 a 11.3.

Investigação do déficit de crescimento na criança

É indicado investigação do déficit de crescimento em casos de:

- Crianças com diagnóstico de baixa estatura, ou seja, abaixo do percentil 2,5 a 3 (≤ -2 DP da média para idade, sexo e etnia)
- Crianças que apresentaram desaceleração de crescimento depois dos 3 anos (queda de percentis da altura com mudança do canal de crescimento para canais inferiores). A desaceleração do crescimento pode ser calculada como a diferença do escore-Z da altura durante pelo menos 6 meses de observação, considerada significativa se for igual ou maior que −1,0
- Crianças com altura incompatível com seu canal familiar. Considera-se um crescimento fora do canal familiar quando a diferença entre o escore-Z de altura da criança na avaliação atual e o escore-Z da altura-alvo é maior que dois desvios-padrão (Δ escore-Z atual – escore-Z TH igual ou maior que −2 DP).

Cálculo do escore-Z da TH:

TH calculada – altura aos 18 anos para meninos ou aos 16 anos para meninas/DP da altura para aquela idade/sexo

Em resumo, são três perguntas essenciais que devem ser feitas na avaliação do crescimento de uma criança: quão baixa está a criança (mensurada por meio do cálculo do DP ou percentil)? Sua velocidade de crescimento está prejudicada (alturas medidas em um intervalo de 6 meses, estimar cm/ano e colocar na curva de VC)? A altura adulta provável (prevista) condiz com o canal familiar?

Métodos de investigação

Na investigação de criança com baixa estatura, deve-se proceder com investigação que inclui uma adequada anamnese, exame físico e exames complementares.

Anamnese

Dados da gestação, incluindo doenças, intercorrências e medicações utilizadas pela mãe no período. Dados do parto: antropometria (peso, comprimento e perímetro cefálico) e escala de Apgar ao nascimento. Presença de micropênis, de hipoglicemias ou de hiperbilirrubinemia prolongada no período neonatal (sinais sugestivos de deficiência de GH). Alimentação desde o nascimento (tempo de aleitamento materno exclusivo, quando iniciou alimentação complementar, padrão alimentar). Doenças, intercorrências, internações e medicações da infância. História de traumatismo craniano ao longo da vida, tumores em sistema nervoso central (SNC), irradiação de SNC ou sintomatologia neurológica sugestiva de doença em SNC (em caso positivo, considerar possibilidade de déficit de produção hipofisária de GH, se houver quadro clínico compatível). Como foi o desenvolvimento neuropsicomotor (DNPM) da criança, adequado ou atrasado? Quando iniciou o déficit de crescimento? Algum evento relacionado?

Interrogatório sistemático de diversos aparelhos

Hábitos alimentar e intestinal (diarreia, cólicas, dor abdominal, intolerância a algum tipo de alimento) e apetite. Queixas e intercorrências urinárias (refluxo vesico ureteral, infecções urinárias de repetição), outras infecções de repetição, dores articulares, artrite ou artralgia, quadro neurológico (cefaleia, convulsões, alteração visual), cardiopatias congênitas, pneumopatias, uso crônico de corticoides e doenças crônicas.

Antecedentes familiares

Altura dos pais, idade do desenvolvimento puberal dos pais, história de consanguinidade, BE, doença celíaca ou doenças genéticas na família.

Exame físico

Realizar um exame físico completo, incluindo os seguintes pontos:

- Peso: perda de peso, baixo ganho de peso, baixo peso para altura e/ou puberdade tardia – esses achados são consistentes com muitas doenças sistêmicas subjacentes, privação psicossocial ou restrição alimentar. Em contraste, a maioria das causas endócrinas de baixa estatura está relacionada com o excesso de peso para a altura (síndrome de Cushing, hipotireoidismo, DGH e pseudo-hipoparatireoidismo)
- Altura em pé (H) e sentada (SH, que deve ser obtida subtraindo-se a altura medida da criança sentada da altura do banco utilizado). Em crianças com menos de 2 anos, não se mede a altura, e sim o comprimento em posição deitada
- Relação SH/H e sua adequação para a idade: essa relação vai reduzindo com o passar do tempo, desde 0,7 no recém-nascido até 0,57 aos 3 anos, e aproximadamente 0,52 no adulto. Compare a SH/H com o valor de referência para a idade, conforme mostrado na Tabela 11.3. O aumento da relação SH/H sugere crescimento desproporcional por membros curtos (p. ex., acondroplasia, hipocondroplasia, mutação do gene *SHOX*). Outra maneira de se avaliar a proporcionalidade do corpo é fazer a relação entre as medidas púbis-vértice (PV)/púbis-chão (PC), que deve ser algo em torno de 1,7 no recém-nascido, 1,3 aos 3 anos e 1 depois de 8 a 10 anos. Essa medida deve ser feita entre a borda superior da sínfise púbica e o ponto mais alto (PV) e o ponto mais baixo (PC) do indivíduo
- Perímetro cefálico até 3 anos
- Todos os escores-Z
- Gráficos de crescimento para avaliar como está o crescimento da criança, quando comparada outras de mesma idade e sexo. Há algumas tabelas de crescimento disponíveis na atualidade, como as americanas desenvolvidas pelo National Center for Health Statistics (NCHS) e as desenvolvidas pelo Centers for Disease Control and Prevention (CDC) dos EUA.

TABELA 11.1 Média e desvio-padrão de altura, peso e velocidade de crescimento de meninos.

Idade (anos e meses)	Altura (média, cm)	Desvio-padrão	Peso (média, kg)	Desvio-padrão	Idade (anos e meses)	VC (média, cm/a)	Desvio-padrão
0 a 3 m	60,7	2,16	5,93	0,73	–	–	–
0 a 6 m	38,2	2,34	7,9	0,93	0,16 a	40	–
0 a 9 m	72,7	2,52	9,2	1,05	0,37 a	30	–
1 a 0 m	76,3	2,69	10,2	1,14	0,62 a	18	2,43
1 a 3 m	79,4	2,85	11	1,22	0,87 a	14,5	2,26
1 a 6 m	82,1	3,01	11,6	1,3	1,12 a	12,3	2,02
1 a 9 m	84,6	3,15	12,2	1,35	1,37 a	11,1	1,94
2 a 0 m(s)	86,9	3,3	12,7	1,43	1,62 a	9,9	1,81
2 a 0 m(p)	85,9	3,3	12,7	1,43	1,87 a	9,2	1,69
2 a 2 m	87,3	3,39	13	1,48	–	–	–
2 a 4 m	88,8	3,48	13,4	1,54	2 a 3 m	8,6	1,53
2 a 6 m	90,2	3,57	13,7	1,59	2 a 5 m	8,41	1,48
2 a 8 m	91,5	3,66	13,9	1,63	2 a 7 m	8,21	1,44
2 a 10 m	92,9	3,74	14	1,66	2 a 9 m	8,02	1,39
3 a 10 m	94,2	3,83	14,2	1,7	2 a 11 m	7,88	1,35
3 a 2 m	95,5	3,91	14,4	1,74	3 a 1 m	7,74	1,31
3 a 4 m	96,7	3,99	14,5	1,79	3 a 3 m	7,6	1,28
3 a 6 m	98	4,07	14,7	1,83	3 a 5 m	7,45	1,25
3 a 8 m	99,2	4,15	15	1,87	3 a 7 m	7,31	1,22
3 a 10 m	100,4	4,22	15,3	1,92	3 a 9 m	7,16	1,19
4 a 0 m	101,6	4,3	15,6	1,96	3 a 11 m	7,05	1,17
4 a 2 m	102,7	4,37	15,9	2,02	4 a 1 m	6,95	1,14
4 a 4 m	103,9	4,45	16,3	2,09	4 a 3 m	6,84	1,12
4 a 6 m	105	4,52	16,6	2,15	4 a 5 m	6,76	1,1
4 a 8 m	106,1	4,59	16,9	2,21	4 a 7 m	6,68	1,08
4 a 10 m	107,2	4,67	17,2	2,28	4 a 9 m	6,6	1,06
5 a 0 m	108,3	4,74	17,5	2,34	4 a 11 m	6,52	1,04
5 a 2 m	109,4	4,81	17,8	2,42	5 a 1 m	6,44	1,03
5 a 4 m	110,4	4,84	18,2	2,49	5 a 3 m	6,36	1,01
5 a 6 m	111,5	4,94	18,5	2,57	5 a 5 m	6,3	0,99
5 a 8 m	112,5	5	18,8	2,65	5 a 7 m	6,24	0,98
5 a 10 m	113,6	5,07	19,2	2,73	5 a 9 m	6,18	0,96
6 a 10 m	114,6	5,14	19,5	2,81	5 a 11 m	6,12	0,95
6 a 2 m	115,6	5,2	19,8	2,91	6 a 11 m	6,06	0,94
6 a 4 m	116,6	5,25	20,2	3,01	6 a 3 m	6	0,93

(continua)

TABELA 11.1 Média e desvio-padrão de altura, peso e velocidade de crescimento de meninos. *(Continuação)*

Idade (anos e meses)	Altura (média, cm)	Desvio-padrão	Peso (média, kg)	Desvio-padrão	Idade (anos e meses)	VC (média, cm/a)	Desvio-padrão
6 a 6 m	117,6	5,31	20,5	3,11	6 a 5 m	5,95	0,92
6 a 8 m	118,5	5,36	20,8	3,21	6 a 7 m	5,89	0,9
6 a 10 m	119,5	5,41	21,2	3,32	6 a 9 m	5,84	0,89
7 a 0 m	120,5	5,46	21,5	3,43	6 a 11 m	5,81	0,88
7 a 2 m	121,5	5,51	21,9	3,53	7 a 1 m	5,77	0,86
7 a 4 m	122,4	5,55	22,2	3,64	7 a 3 m	5,74	0,85
7 a 6 m	123,4	5,6	22,6	3,75	7 a 5 m	5,69	0,84
7 a 8 m	124,3	5,64	22,9	3,85	7 a 7 m	5,64	0,83
7 a 10 m	125,2	5,68	23,4	3,96	7 a 9 m	5,6	0,82
8 a 0 m	126,2	5,73	23,7	4,06	7 a 11 m	5,57	0,81
8 a 2 m	127,1	5,77	24,1	4,17	8 a 1 m	5,53	0,8
8 a 4 m	128	5,81	24,5	4,28	8 a 3 m	5,5	0,79
8 a 6 m	128,9	5,85	25	4,39	8 a 5 m	5,47	0,78
8 a 8 m	129,8	5,89	25,4	4,5	8 a 7 m	5,43	0,77
8 a 10 m	130,7	5,93	25,8	4,62	8 a 9 m	5,4	0,76
9 a 0 m	131,6	5,98	26,2	4,73	8 a 11 m	5,37	0,86
9 a 2 m	132,5	6,02	26,2	4,84	9 a 1 m	5,33	0,75
9 a 4 m	133,4	6,06	27,3	4,95	9 a 3 m	5,3	0,74
9 a 6 m	134,3	6,1	27,5	5,08	9 a 5 m	5,27	0,73
9 a 8 m	135,1	6,15	28	5,18	9 a 7 m	5,23	0,72
9 a 10 m	135,9	6,19	28,4	5,28	9 a 9 m	5,34	0,71
10 a 0 m	136,8	6,24	28,9	5,39	9 a 11 m	5,17	0,71
10 a 2 m	137,7	6,31	29,4	5,57	10 a 1 m	5,14	0,7
10 a 4 m	138,6	6,37	29,9	5,75	10 a 3 m	5,12	0,69
10 a 6 m	139,6	6,44	30,3	5,93	10 a 5 m	5,09	0,69
10 a 8 m	140,2	6,52	30,8	6,2	10 a 7 m	5,06	0,68
10 a 10 m	141,1	6,6	31,3	6,44	10 a 9 m	5,04	0,68
10 a 0 m	141,9	6,67	31,9	6,64	10 a 11 m	5,02	0,68
11 a 2 m	142,8	6,76	32,5	6,84	11 a 1 m	5,0	0,69
11 a 4 m	143,8	6,85	33,1	7,05	11 a 3 m	4,98	0,69
11 a 6 m	144,7	6,95	33,6	7,26	11 a 5 m	4,97	0,7
11 a 8 m	145,6	7,05	34,2	7,51	11 a 7 m	4,95	0,72
11 a 10 m	146,7	7,14	34,8	7,75	11 a 9 m	4,94	0,74
12 a 0 m	147,3	7,24	35,5	8	11 a 11 m	4,97	0,77
12 a 2 m	148,3	7,32	36,2	8,25	12 a 1 m	5	0,8

(continua)

TABELA 11.1 Média e desvio-padrão de altura, peso e velocidade de crescimento de meninos. *(Continuação)*

Idade (anos e meses)	Altura (média, cm)	Desvio-padrão	Peso (média, kg)	Desvio-padrão	Idade (anos e meses)	VC (média, cm/a)	Desvio-padrão
12 a 4 m	149,3	7,4	36,9	8,5	12 a 3 m	5,02	0,83
12 a 6 m	150,3	7,48	37,7	8,75	12 a 5 m	5,23	0,87
12 a 8 m	151,3	7,59	38,4	8,92	12 a 7 m	5,44	0,92
12 a 10 m	152,4	7,7	39,2	9,09	12 a 9 m	5,65	0,96
13 a 0 m	153,4	7,82	40	9,25	12 a 11 m	6,25	1,01
13 a 2 m	154,5	7,91	40,8	9,41	13 a 1 m	6,85	1,06
13 a 4 m	155,7	8,01	41,7	9,57	13 a 3 m	7,45	1,11
13 a 6 m	156,8	8,11	42,6	9,73	13 a 5 m	8,08	1,13
13 a 8 m	158,1	8,18	43,5	9,82	13 a 7 m	8,72	1,16
13 a 10 m	159,4	8,25	44,4	9,91	13 a 9 m	9,35	1,19
14 a 0 m	160,7	8,31	45,5	10	13 a 11 m	9,31	1,19
14 a 2 m	161,8	8,31	46,6	10	14 a 1 m	9,26	1,19
14 a 4 m	162,9	8,3	47,7	10,01	14 a 3 m	9,22	1,19
14 a 6 m	164	8,3	48,8	10,02	14 a 5 m	8,49	1,18
14 a 8 m	165,1	8,2	49,8	9,95	14 a 7 m	7,76	1,17
14 a 10 m	166,2	8,1	50,9	9,88	14 a 9 m	7,03	1,16
15 a 0 m	167,3	8	51,9	9,81	14 a 11 m	6,25	1,14
15 a 2 m	168,2	7,85	52,8	9,46	15 a 1 m	5,47	1,12
15 a 4 m	169,2	7,7	53,7	9,11	15 a 3 m	4,7	1,09
15 a 6 m	170,1	7,55	54,7	8,75	15 a 5 m	4,2	1,06
15 a 8 m	170,8	7,39	55,6	8,76	15 a 7 m	3,7	1,03
15 a 10 m	171,5	7,23	56,5	8,77	15 a 9 m	3,2	0,99
16 a 0 m	172,2	7,08	57,4	8,78	15 a 11 m	2,83	0,94
16 a 2 m	172,6	6,98	58,1	8,69	16 a 1 m	2,41	0,89
16 a 4 m	173	6,88	58,8	8,6	16 a 3 m	2,08	0,84
16 a 6 m	173,5	6,77	59,6	8,51	16 a 5 m	1,79	0,84
16 a 8 m	173,8	6,74	60,1	8,47	16 a 7 m	1,5	0,83
16 a 10 m	174	6,71	60,5	8,43	16 a 9 m	1,22	0,82
17 a 0 m	174,3	6,67	61	8,4	–	–	–
12 a 2 m	174,4	6,67	61,3	8,38	–	–	–
17 a 4 m	174,4	6,66	61,6	8,36	–	–	–
17 a 6 m	174,5	6,66	61,9	8,33	–	–	–
17 a 8 m	174,6	6,66	62,3	8,32	–	–	–
17 a 10 m	174,6	6,65	62,7	3,31	–	–	–
18 a 0 m	174,7	6,65	63	8,29	–	–	–

VC, velocidade de crescimento. (Fonte: Tanner et al., 1966.)

TABELA 11.2 Média e desvio-padrão de altura, peso e velocidade de crescimento de meninas.

Idade (anos e meses)	Altura (média, cm)	Desvio-padrão	Peso (média, kg)	Desvio-padrão	Idade (anos e meses)	VC (média, cm/a)	Desvio-padrão
0 a 3 m	59	2,16	5,56	0,64	0,16	36	–
0 a 6 m	65,5	2,34	7,39	0,8	0,37	26	–
0 a 9 m	70,2	2,52	8,72	0,9	0,62	19	2,43
1 a 0 m	74,2	2,69	9,7	1,01	0,87	15,9	2,26
1 a 3 m	77,6	2,85	10,4	1,17	1,12	13,5	2,02
1 a 6 m	80,5	3,01	11,1	1,12	1,37	11,8	1,94
1 a 9 m	83,2	3,15	11,7	1,32	1,62	10,6	1,81
2 a 0 m(s)	85,6	3,3	12,2	1,38	1,87	9,6	1,69
2 a 0 m(p)	84,6	3,3	12,2	1,38	–	–	–
2 a 2 m	86	3,39	12,6	1,43	2 a 3 m	8,6	1,53
2 a 4 m	87,5	3,48	12,9	1,48	2 a 5 m	8,5	1,49
2 a 6 m	88,9	3,57	13,3	1,54	2 a 7 m	8,31	1,45
2 a 8 m	90,3	3,65	13,6	1,57	2 a 9 m	8,12	1,39
2 a 10 m	91,6	3,74	14	1,6	2 a 11 m	7,97	1,35
3 a 0 m	93	3,83	14,3	1,61	3 a 1 m	7,82	1,31
3 a 2 m	94,3	3,91	14,6	1,68	3 a 3 m	7,68	1,28
3 a 4 m	95,5	3,99	14,9	1,73	3 a 5 m	7,52	1,25
3 a 6 m	96,8	4,07	15,2	1,78	3 a 7 m	7,37	1,22
3 a 8 m	98	4,14	15,6	1,82	3 a 9 m	7,22	1,19
3 a 10 m	99,2	4,22	15,9	1,86	3 a 11 m	7,09	1,17
4 a 0 m	100,4	4,3	16,3	1,91	4 a 1 m	6,96	1,15
4 a 2 m	101,5	4,37	16,6	1,98	4 a 3 m	6,84	1,12
4 a 4 m	102,7	4,46	16,9	2,05	4 a 5 m	6,76	1,1
4 a 6 m	103,8	4,52	17,2	2,12	4 a 7 m	6,68	1,08
4 a 8 m	104,9	4,59	17,6	2,18	4 a 9 m	6,6	1,06
4 a 10 m	106,6	4,66	17,9	2,24	4 a 11 m	6,52	1,05
5 a 0 m	107,2	4,74	18,3	2,31	5 a 1 m	6,44	1,04
5 a 2 m	108,2	4,8	18,6	2,38	5 a 3 m	6,36	1,01
5 a 4 m	109,3	4,87	19	2,46	5 a 5 m	6,3	0,99
5 a 6 m	110,3	4,94	19,3	2,55	5 a 7 m	6,24	0,97
5 a 8 m	111,3	5	19,7	2,63	5 a 9 m	6,18	0,96

(continua)

TABELA 11.2	Média e desvio-padrão de altura, peso e velocidade de crescimento de meninas. *(Continuação)*						
Idade (anos e meses)	Altura (média, cm)	Desvio-padrão	Peso (média, kg)	Desvio-padrão	Idade (anos e meses)	VC (média, cm/a)	Desvio-padrão
5 a 10 m	112,4	5,07	20	2,72	5 a 11 m	6,12	0,95
6 a 10 m	113,4	5,14	20,4	2,81	6 a 11 m	6,06	0,94
6 a 2 m	114,4	5,19	20,8	2,89	6 a 3 m	6,0	0,93
6 a 4 m	115,4	5,25	21,1	2,97	6 a 5 m	5,94	0,91
6 a 6 m	116,4	5,31	21,5	3,05	6 a 7 m	5,89	0,9
6 a 8 m	117,4	5,36	21,9	3,16	6 a 9 m	5,84	0,89
6 a 10 m	118,3	5,41	22,2	3,28	6 a 11 m	5,8	0,87
7 a 0 m	119,3	5,46	22,6	3,4	7 a 1 m	5,77	0,86
7 a 2 m	120,3	5,5	23	3,5	7 a 3 m	5,74	0,85
7 a 4 m	121,2	5,55	23,4	3,61	7 a 5 m	5,69	0,84
7 a 6 m	122,2	5,6	23,8	3,72	7 a 7 m	5,64	0,83
7 a 8 m	123,1	5,65	24,2	3,86	7 a 9 m	5,6	0,82
7 a 10 m	124,1	5,7	24,7	4	7 a 11 m	5,56	0,81
8 a 0 m	125	5,75	25	4,14	8 a 1 m	5,53	0,8
8 a 2 m	125,9	5,79	25,5	4,31	8 a 3 m	5,5	0,79
8 a 4 m	126,9	5,83	26	4,48	8 a 5 m	5,49	0,78
8 a 6 m	127,8	5,87	26,4	4,65	8 a 7 m	5,49	0,78
8 a 8 m	128,7	5,91	26,8	4,83	8 a 9 m	5,49	0,78
8 a 10 m	129,7	5,95	27,3	5,02	8 a 11 m	5,48	0,78
9 a 0 m	130,6	6	27,7	5,21	9 a 1 m	5,47	0,78
9 a 2 m	131,6	6,04	28,2	5,42	9 a 3 m	5,46	0,78
9 a 4 m	132,5	6,09	28,8	5,63	9 a 5 m	5,45	0,79
9 a 6 m	133,5	6,14	29,3	5,85	9 a 7 m	5,44	0,79
9 a 8 m	134,5	6,19	29,9	6,11	9 a 9 m	5,44	0,8
9 a 10 m	135,4	6,25	30,5	6,37	9 a 11 m	5,46	0,82
10 a 0 m	136,4	6,31	31,1	6,64	10 a 1 m	5,48	0,84
10 a 2 m	137,4	6,39	31,7	6,91	10 a 3 m	5,5	0,87
10 a 4 m	138,5	6,47	32,4	7,19	10 a 5 m	5,64	0,9
10 a 6 m	139,5	6,56	33	7,47	10 a 7 m	5,78	0,93
10 a 8 m	140,6	6,69	33,7	7,72	10 a 9 m	5,92	0,97
10 a 10 m	141,2	6,83	34,5	7,98	10 a 11 m	6,35	0,99

(continua)

TABELA 11.2 Média e desvio-padrão de altura, peso e velocidade de crescimento de meninas. *(Continuação)*

Idade (anos e meses)	Altura (média, cm)	Desvio-padrão	Peso (média, kg)	Desvio-padrão	Idade (anos e meses)	VC (média, cm/a)	Desvio-padrão
10 a 0 m	142,7	6,97	35,2	8,24	11 a 1 m	6,78	1,02
11 a 2 m	143,8	7,13	36	8,45	11 a 3 m	7,21	1,05
11 a 4 m	145	7,3	36,9	8,66	11 a 5 m	7,56	1,06
11 a 6 m	146,1	7,47	37,7	8,88	11 a 7 m	7,91	1,08
11 a 8 m	147,2	7,51	38,6	9,06	11 a 9 m	8,27	1,1
11 a 10 m	148,2	7,56	39,6	9,25	11 a 11 m	8,23	1,1
12 a 0 m	149,3	7,61	40,5	9,44	12 a 1 m	8,2	1,1
12 a 2 m	150,4	7,47	41,4	9,55	12 a 3 m	8,17	1,1
12 a 4 m	151,4	7,34	42,2	9,66	12 a 5 m	7,63	1,09
12 a 6 m	152,5	7,21	43,1	9,78	12 a 7 m	7,1	1,08
12 a 8 m	153,5	7,11	44	9,82	12 a 9 m	6,57	1,07
12 a 10 m	154,5	7,01	44,9	9,87	12 a 11 m	5,88	1,05
13 a 0 m	155,5	6,9	45,8	9,92	13 a 1 m	5,19	1,03
13 a 2 m	156,3	6,8	46,7	9,86	13 a 3 m	4,48	1,01
13 a 4 m	157,1	6,71	47,7	9,79	13 a 5 m	3,94	0,98
13 a 6 m	157,9	6,61	48,6	9,73	13 a 7 m	3,4	0,94
13 a 8 m	158,5	6,53	49,4	9,61	13 a 9 m	2,86	0,91
13 a 10 m	159	6,46	50,2	9,49	13 a 11 m	2,53	0,86
14 a 0 m	159,6	6,38	51	9,38	14 a 1 m	2,19	0,82
14 a 2 m	160,1	6,32	51,6	9,24	14 a 3 m	1,86	0,77
14 a 4 m	160,1	6,26	52,3	9,1	14 a 5 m	1,6	0,7
14 a 6 m	161,1	6,2	52,9	8,96	14 a 7 m	1,34	0,64
14 a 8 m	161,3	6,16	53,4	8,81	14 a 9 m	1,08	0,57
14 a 10 m	161,5	6,13	53,9	8,66	–	–	–
15 a 0 m	161,7	6,09	54,4	8,51	–	–	–
15 a 2 m	161,8	6,07	54,7	8,38	–	–	–
15 a 4 m	161,9	6,06	54,9	8,26	–	–	–
15 a 6 m	162	6,04	55,2	8,13	–	–	–
15 a 8 m	162,1	6,03	55,4	8,07	–	–	–
15 a 10 m	162,1	6,01	55,6	8,01	–	–	–

VC, velocidade de crescimento. (Fonte: Tanner et al., 1966.)

TABELA 11.3 Relação de altura sentada/altura total de crianças normais (percentil 3 a 97).

Idade (anos)	Meninas		Meninos	
	P3	P97	P3	P97
1,5	0,585	0,637	0,589	0,643
2	0,572	0,623	0,574	0,627
2,5	0,557	0,611	0,561	0,614
3	0,548	0,599	0,552	0,603
3,5	0,541	0,591	0,546	0,595
4	0,537	0,584	0,542	0,589
4,5	0,536	0,580	0,541	0,586
5	0,536	0,578	0,541	0,584
5,5	0,535	0,575	0,540	0,582
6	0,534	0,572	0,539	0,580
6,5	0,532	0,569	0,537	0,577
7	0,530	0,566	0,534	0,573
7,5	0,527	0,563	0,530	0,570
8	0,524	0,559	0,525	0,566
8,5	0,520	0,556	0,520	0,562
9	0,515	0,552	0,513	0,557
9,5	0,511	0,549	0,507	0,552
10	0,507	0,547	0,502	0,548
10,5	0,504	0,545	0,498	0,545
11	0,501	0,543	0,494	0,542
11,5	0,499	0,542	0,492	0,540
12	0,498	0,542	0,490	0,539
12,5	0,498	0,543	0,489	0,538
13	0,498	0,544	0,490	0,538
13,5	0,499	0,545	0,491	0,538
14	0,500	0,547	0,493	0,539
14,5	0,501	0,549	0,494	0,539
15	0,502	0,550	0,495	0,540
15,5	0,503	0,551	0,496	0,540
16	0,504	0,552	0,497	0,540
16,5	0,504	0,553	0,498	0,541
17	0,505	0,553	0,498	0,541
17,5	0,505	0,554	0,499	0,541
18	0,505	0,554	0,499	0,541

Fonte: Gerver e Bruin, 2001.

Para crianças com puberdade atrasada (independentemente da causa constitucional ou doença subjacente) existem curvas de crescimento ajustadas ao estágio de Tanner, uma vez que o uso da tabela de crescimento padrão pode exagerar o grau de baixa estatura da criança. A calculadora de escore-Z está disponível online (https://tsaheight2020.shinyapps.io/tsa_height_clinical_calc_plotter_2020/), como opção pode-se traçar o crescimento da criança em uma curva de crescimento ajustada que pode ser obtida no seguinte *site* (https://osf.io/trfm7/). Outra opção, se a idade óssea da criança for atrasada ou avançada, a altura projetada deve ser plotada com base na idade óssea em vez da idade cronológica (IC).

Há ainda tabelas específicas de crescimento para crianças com síndromes como a de Turner ou de Down. Nas Figuras 11.2 e 11.3, são apresentados os gráficos de crescimento do CDC como exemplo para seguimento do peso e altura da criança e adolescente ao longo do seu desenvolvimento.

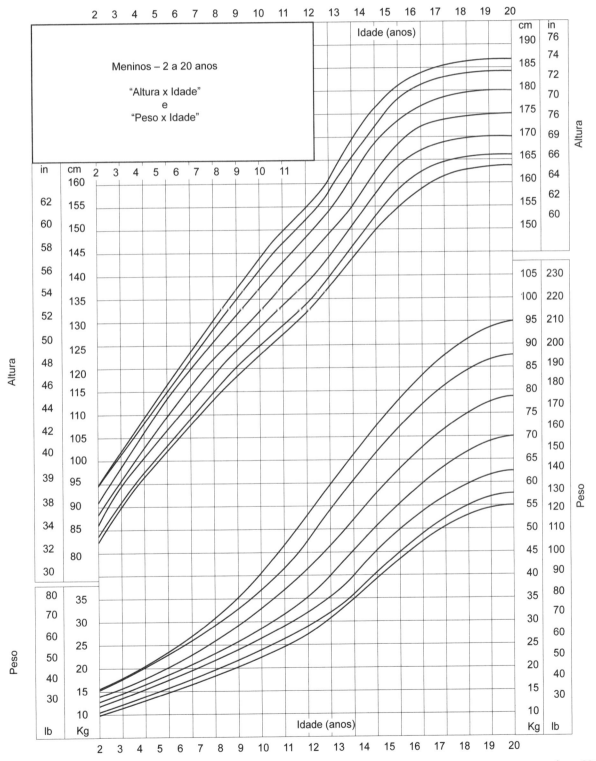

FIGURA 11.2 Gráfico de evolução de altura e peso conforme a idade para meninos de 2 a 20 anos, segundo o CDC.

Também é preciso avaliar:
- Envergadura (medida da ponta de um dedo até a ponta do outro dedo, com os dois braços bem abertos formando uma cruz com o tronco). A envergadura maior que a altura sugere hipogonadismo ou algumas síndromes genéticas, como a síndrome de Marfan
- VC: calculada comparando-se a altura atual com a altura de 4 a 6 meses antes, idealmente 6 meses. A VC é considerada reduzida quando em crianças de 2 a 4 anos encontra-se < 5,5 cm/ano, de 4 a 6 anos encontra-se < 5 cm/ano e de 6 anos até a puberdade encontra-se < 4 cm/ano para meninos e < 4,5 cm/ano para meninas. A VC da criança deve ser aproximadamente constante, entre 4 e 6 cm/ano, a partir do terceiro ano de vida e durante a fase pré-puberal, havendo então um grande aumento na velocidade durante a puberdade. VC reduzidas devem ser investigadas. Outra opção de avaliar a VC da criança é plotando a mesma nos gráficos de curvas de velocidade de crescimento em meninos e meninas (conforme mostra a Figura 11.4) para determinar em qual percentil da VC para idade e sexo a criança encontra-se.

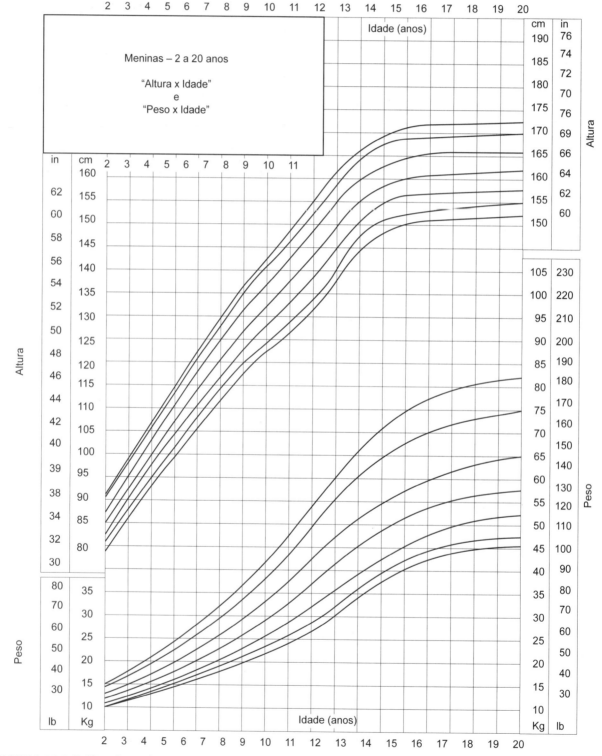

FIGURA 11.3 Gráfico de evolução de altura e peso conforme a idade para meninas de 2 a 20 anos, segundo o CDC.

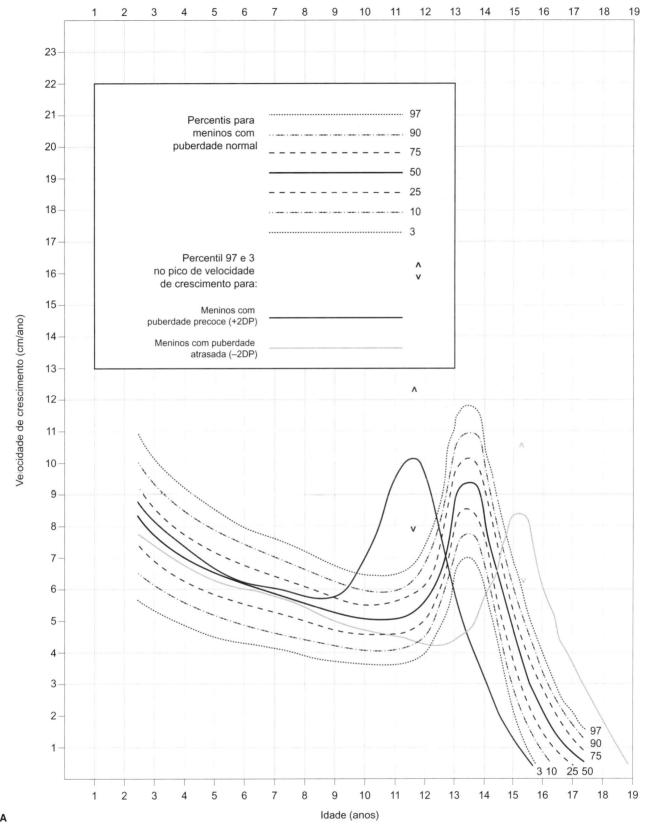

FIGURA 11.4 Curvas de velocidade de crescimento em meninos e meninas. **A.** Velocidade de crescimento por idade para meninos americanos. O conjunto principal de curvas (linhas pretas que fazem pico entre 13 e 14 anos) é centrado na população com tempo médio de velocidade de pico de crescimento (cerca de 13,5 anos para meninos) e mostra uma trajetória aproximada para crianças individuais com esse tempo médio de puberdade. As duas outras curvas delineiam uma trajetória (percentil 50) para uma criança com tempo "precoce" (curva preta que faz o pico mais à esquerda, entre 11 e 12 anos) ou "atrasado" (curva cinza que faz o pico mais à direita do gráfico, entre 15 e 16 anos) do pico de velocidade de crescimento. (Fonte: Tanner JM, Davies S. Clinical longitudinal standards for height and height velocity for North American children. J Pediatr. 1985; 107:317. Copyright © 1985 Elsevier.) (*Continua*)

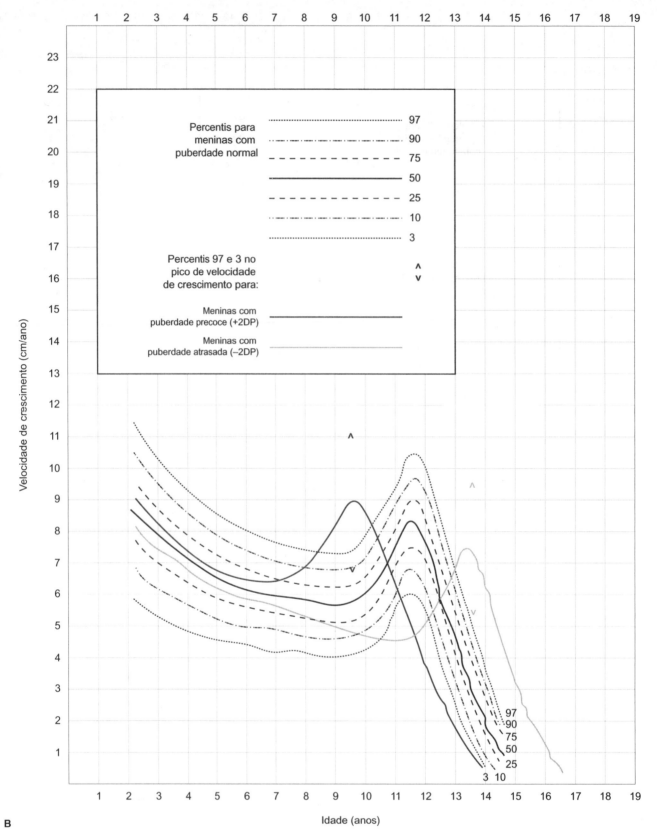

FIGURA 11.4 (*continuação*). Curvas de velocidade de crescimento em meninos e meninas. **B.** Velocidade de crescimento por idade para meninas americanas. O conjunto principal de curvas (linhas pretas que fazem pico entre 13 e 14 anos) está centrado na população com tempo médio de pico de velocidade de crescimento (cerca de 11,5 anos para meninas) e mostra uma trajetória aproximada para crianças individuais com esse tempo médio de puberdade. As outras duas curvas delineiam uma trajetória (percentil 50) para uma criança com tempo "precoce" (curva preta que faz o pico mais à esquerda, entre 11 e 12 anos) ou "atrasado" (curva cinza que faz o pico mais à direita do gráfico, entre 15 e 16 anos) do pico de velocidade de crescimento. (Fonte: Tanner JM, Davies S. Clinical longitudinal standards for height and height velocity for North American children. J Pediatr. 1985; 107:317. Copyright © 1985 Elsevier.)

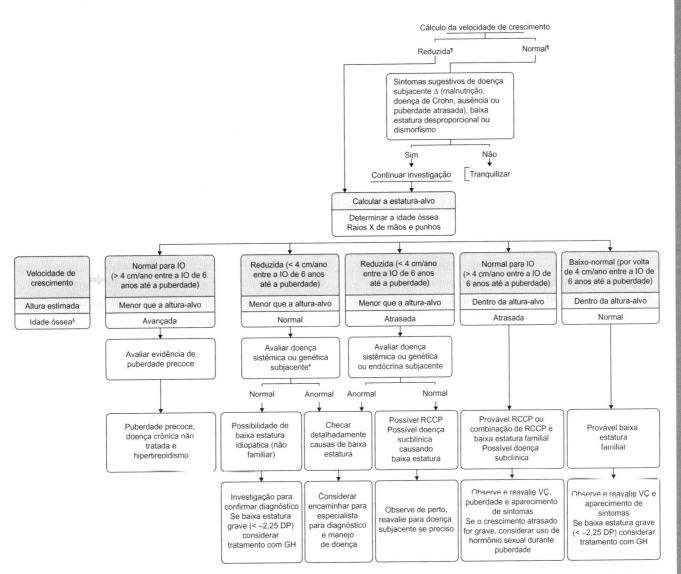

FIGURA 11.5 Algoritmo para avaliação de uma criança com baixa estatura. *IO*, idade óssea; *RCCP*, retardo constitucional do crescimento e puberdade; *VC*, velocidade de crescimento; *DP*, desvio-padrão; *GH*, hormônio do crescimento.

Em geral, VC entre os percentis 10 e 25 aumenta a preocupação para um possível distúrbio de crescimento e uma VC abaixo do 10º percentil deve-se realizar uma avaliação completa para problemas de crescimento

- Estigmas de doenças genéticas [fenda dos olhos, distância entre os olhos (hiper ou hipotelorismo), nariz em sela, fissura dos lábios voltada para baixo como boca-de-peixe, implantação baixa dos cabelos, implantação e rotação externa dos pavilhões auriculares, tamanho da face e da fronte, pescoço alado, dedos dos pés e das mãos (braquidactilia, sindactilia, clinodactilia), manchas na pele, afastamento dos mamilos (hipertelorismo mamário), deformidades torácicas e ósseas, encurtamento dos membros, deformidades de linha média, fenda palatina etc.]
- Fontanelas e dentição (em menores de 1 ano)
- Estágio puberal.

A avaliação do crescimento com história focada e exame completo físico contribuem com informações que ajudam a categorizar a causa da baixa estatura, conforme resumidos na Figura 11.5. As principais informações são organizadas aqui de acordo com a categoria de diagnóstico da baixa estatura. Mais detalhes sobre causa de baixa estatura são apresentados no Capítulo 12, *Causas Importantes de Baixa Estatura*.

Avaliação complementar

As decisões relativas à extensão do teste devem ser feitas em conjunto com o especialista, mas variam de acordo com os sintomas apresentados pela criança e o ambiente clínico. Abrange os seguintes itens:

- Hemograma completo, velocidade de hemossedimentação (VHS) ou proteína C reativa (PCR)

- Ferritina
- Antiendomísio, antigliadina, antitransglutaminase (suspeita de doença celíaca), imunoglobulina A (IgA) para afastar falso-negativo dos testes em pacientes com deficiência de IgA
- Glicemia de jejum
- Albumina
- Ureia, creatinina
- Sódio, potássio
- Cálcio, fósforo, fosfatase alcalina
- EAS e gasometria venosa (suspeita de acidose tubular renal)
- Hormônio tireoestimulante (TSH), tiroxina (T4) livre
- Calprotectina fecal (suspeita de doença inflamatória intestinal ou alergias alimentares)
- Exame parasitológico de fezes, três amostras
- Radiografia de esqueleto (suspeita de displasias ósseas)
- Ressonância magnética (RM) de crânio e sela túrcica (suspeita de disfunção hipotálamo-hipofisária)
- Radiografia de mão e punho não dominantes para comparação com o banco de dados de Greulich e Pyle visando à determinação de idade óssea e, dessa maneira, permitindo fazer o cálculo de previsão de estatura final, conforme a tabela desenvolvida por Bayley e Pinneau (que leva em consideração a idade cronológica do paciente, seu sexo, sua idade óssea e sua estatura atual). A IO ajuda a determinar se o crescimento da criança está atrasado ou acelerado em comparação com sua idade cronológica.

Considera-se uma diferença relevante entre a idade óssea e a idade cronológica de aproximadamente 12 meses entre 2 e 4 anos de idade cronológica, 18 meses entre 4 e 12 anos e 24 meses após os 12 anos. Se a IO for atrasada ou avançada próxima ou além desses parâmetros, a altura estimada deve ser recalculada com base na idade óssea em vez da idade cronológica. Isso fornecerá uma avaliação mais precisa da altura estimada. Por exemplo, se um menino de 8 anos tem 117 cm de altura e uma idade óssea de 6,5 anos, isso corresponde ao terceiro percentil para a idade cronológica, mas ao 35º percentil para a idade óssea, sugerindo que a criança pode ter atraso de crescimento.

A previsão de altura final estimada conforme a idade óssea corresponde à divisão entre o valor da altura atual do paciente pelo valor encontrado na Tabela 11.4 (corresponde à porcentagem de crescimento até o momento) quando cruzamos o sexo do paciente, a idade óssea e a informação se essa idade óssea está atrasada, adiantada ou compatível com a idade cronológica. A estimativa de altura final não é um método que prediz com precisão a altura final, contudo, os resultados podem ajudar a orientar as decisões sobre avaliação e tratamento e também fornece algumas informações sobre as possíveis causas da baixa estatura do paciente. Previsões de altura em homens < 160 cm e mulheres < 150 cm é considerada baixa estatura (–2 DP) para adultos da mesma população e gênero.

A idade óssea fornece informações importantes sobre as possíveis causas da baixa estatura:

- Idade óssea atrasada: encontra-se em retardo constitucional do crescimento e puberdade (RCCP), mas também observada em causas de baixa estatura patológico, incluindo deficiência nutricional, doença sistêmica subjacente e deficiência de hormônio do crescimento. A VC em crianças com RCCP tende a ter VC normal ou no limite inferior até atingirem a idade óssea de 11 anos nas meninas ou 13 anos nos meninos. Por outro lado, crianças com doença sistêmica ou endócrina subjacente tendem a ter diminuições progressivas de VC

TABELA 11.4 Previsão de altura final estimada conforme a idade óssea. Corresponde à divisão entre o valor da altura atual do paciente pelo valor encontrado na tabela quando cruzamos o sexo do paciente, a idade óssea e a informação se essa idade óssea está atrasada, adiantada ou compatível com a idade cronológica.

Idade óssea	Meninas			Meninos		
	Atrasada	Normal	Avançada	Atrasada	Normal	Avançada
6	0,733	0,720	–	0,680	–	–
6,3	0,742	0,729	–	0,690	–	–
6,6	0,751	0,738	–	0,700	–	–
6,9	0,763	0,751	–	0,709	–	–
7	0,770	0,757	0,722	0,718	0,695	0,670
7,3	0,779	0,765	0,732	0,728	0,702	0,676
7,6	0,788	0,772	0,742	0,738	0,709	0,683
7,9	0,797	0,782	0,750	0,747	0,716	0,689
8	0,804	0,790	0,760	0,756	0,723	0,696
8,3	0,813	0,801	0,771	0,765	0,731	0,703
8,6	0,823	0,810	0,784	0,773	0,739	0,709
8,9	0,836	0,821	0,790	0,779	0,746	0,715
9	0,841	0,827	0,800	0,786	0,752	0,720
9,3	0,851	0,836	0,809	0,794	0,761	0,728

(continua)

TABELA 11.4 Previsão de altura final estimada conforme a idade óssea. Corresponde à divisão entre o valor da altura atual do paciente pelo valor encontrado na tabela quando cruzamos o sexo do paciente, a idade óssea e a informação se essa idade óssea está atrasada, adiantada ou compatível com a idade cronológica. (*Continuação*)

Idade óssea	Meninas			Meninos		
	Atrasada	Normal	Avançada	Atrasada	Normal	Avançada
9,6	0,858	0,844	0,819	0,800	0,769	0,734
9,9	0,866	0,853	0,828	0,807	0,777	0,741
10	0,874	0,862	0,841	0,812	0,784	0,747
10,3	0,884	0,874	0,856	0,816	0,791	0,753
10,6	0,896	0,884	0,870	0,819	0,795	0,758
10,9	0,907	0,896	0,883	0,821	0,800	0,763
11	0,918	0,906	0,887	0,823	0,804	0,767
11,3	0,922	0,910	0,891	0,827	0,812	0,776
11,6	0,926	0,914	0,897	0,838	0,818	0,786
11,9	0,929	0,918	0,901	0,839	0,827	0,800
12	0,932	0,922	0,913	0,845	0,834	0,809
12,3	0,942	0,932	0,924	0,852	0,843	0,818
12,6	0,949	0,941	0,935	0,860	0,853	0,828
12,9	0,957	0,950	0,945	0,869	0,863	0,839
13	0,964	0,958	0,955	0,880	0,876	0,850
13,3	0,971	0,967	0,963	–	0,890	0,863
13,6	0,977	0,974	0,968		0,902	0,875
13,9	0,981	0,978	0,972	–	0,914	0,890
14	0,983	0,980	0,977	–	0,927	0,905
14,3	0,986	0,983	0,980	–	0,938	0,918
14,6	0,989	0,986	0,983	–	0,948	0,930
14,9	0,992	0,988	0,986	–	0,958	0,943
15	0,994	0,990	0,988	–	0,968	0,958
15,3	0,995	0,991	0,990	–	0,973	0,967
15,6	0,996	0,993	0,992	–	0,976	0,971
15,9	0,997	0,994	0,993		0,980	0,976
16	0,998	0,996	0,994	–	0,982	0,980
16,3	0,999	0,996	0,995	–	0,985	0,983
16,6	0,999	0,997	0,997	–	0,987	0,985
16,9	0,9995	0,998	0,998	–	0,989	0,988
17	1	0,999	0,999	–	0,991	0,990
17,3	–	–	–	–	0,993	–
17,6	–	0,9995	0,9995	–	0,994	–
17,9	–	–	–	–	0,995	–
18	–	1	–	–	0,996	–
18,3	–	–	–	–	0,998	–
18,6	–	–	–	–	1	–

Adaptada de Bayley e Pinneau, 1952.

- Idade óssea normal: é encontrada em várias possibilidades de diagnóstico. Em uma criança com pais baixos, uma IO normal apoia o diagnóstico de baixa estatura familiar. No entanto, uma IO normal também é observada em meninas com síndrome de Turner. Além disso, a IO pode ser apenas ligeiramente atrasada nas formas iniciais ou leves de algumas das doenças sistêmicas que causam baixa estatura. Portanto, uma IO dentro dos limites normais sugere que uma doença genética ou sistêmica subjacente seja improvável, mas não impossível
- Idade óssea avançada: pode ser observada em crianças mais velhas e adolescentes com baixa estatura, sobretudo aqueles com puberdade precoce e hipertireoidismo. Essas crianças geralmente apresentam crescimento precoce acelerado, mas correm o risco de fechamento epifisário precoce, resultando em baixa estatura na idade adulta se não forem devidamente diagnosticadas e tratadas
- Cariótipo, se mulher (excluir síndrome de Turner)
- Hormônio luteinizante (LH), hormônio foliculoestimulante (FSH), estradiol ou testosterona total (dependendo da necessidade de avaliação puberal)
- IGF-1 (e, se possível, IGFBP-3). O IGFBP-3 tem maior sensibilidade para prever o diagnóstico de deficiência de hormônio do crescimento em crianças < 10 anos, em comparação com IGF-1.

Em crianças com critérios clínicos sugestivos de deficiência de GH (DGH), ainda sem justificativa encontrada para sua BE, deve-se fazer avaliação completa do eixo somatotrófico, com dosagem de GH, IGF-1 e IGFBP-3. A DGH corresponde a apenas 5% dos casos de BE. As causas para redução de IGF-1 são: DGH, insuficiência hepática, insuficiência renal, desnutrição, hipotireoidismo, diabetes melito descompensado, doenças crônicas, síndrome de Laron (resistência ao GH).

Deve ser solicitado teste de estímulo para secreção de GH na suspeita de DGH (pacientes com VC muito reduzida, IO muito atrasada, IGF-1 e IGFBP-3 abaixo de –1 DP). Nesses casos, idealmente, solicita-se primeiro o teste da clonidina e, se não houver resposta, confirma-se posteriormente com o teste de tolerância à insulina (ITT) ou com algum outro segundo teste (ver mais à frente a explicação de cada teste). É preciso lembrar que as crianças na fase peripuberal que serão submetidas a testes de estímulo devem ser avaliadas com *priming* utilizando hormônio sexual antes de sua realização, conforme explicado adiante, visando evitar os falso-positivos.

Nas crianças, a DGH geralmente cursa com valores baixos de IGF-1 e IGFBP-3, ao contrário do que pode ocorrer nos adultos com DGH, nos quais 50% cursam com IGF-1 normal. Portanto, se IGF-1 e IGFBP-3 não estiverem abaixo de –1 DP em adultos, não é necessário solicitar os testes de estímulo. Se estiverem menores que –1 DP com GH elevado, considera-se a resistência ao GH (síndrome de Laron – solicita-se teste de geração de IGF-1 e IGFBP-3). Se IGF-1 e IGFBP-3 estiverem abaixo de –1 DP com GH normal ou baixo, então prossegue-se com teste da clonidina. Se o primeiro teste de estímulo for compatível com DGH, deve-se então confirmar o diagnóstico de DGH com um segundo teste de estímulo.

Situações que eliminam a necessidade de se confirmar o diagnóstico de DGH com um segundo teste: doença estrutural confirmada de SNC, histórico de radioterapia selar, déficit de outros hormônios hipofisários, defeito genético confirmado associado a DGH, IGF-1 muito baixo.

Testes genéticos para BE para investigação de causas monogênicas podem ser úteis em pacientes selecionados. Os candidatos para testes genéticos incluem:

- Grave deficiência de hormônio do crescimento
- Baixa estatura grave (altura < –3 DP)
- Deficiência múltipla de hormônio hipofisário
- Insensibilidade inequívoca ao hormônio do crescimento
- Crianças nascidas pequenas para a idade gestacional que não apresentam *catch-up*
- Anomalias congênitas adicionais ou características dismórficas
- Evidência de displasia esquelética
- Deficiência intelectual ou microcefalia associada.

Ressonância magnética (RM) de hipófise e avaliação dos demais eixos hipofisários, caso se confirme DGH. Apenas 12% dos casos de DGH congênitos terão alteração da RM hipofisária, como localização ectópica da neuro-hipófise, redução do volume hipofisário, presença de tumores hipotálamo hipofisários, sela vazia, agenesia de haste hipofisária etc. Nos casos de DGH adquirida, aumenta a proporção de pacientes com anormalidades estruturais da hipófise.

Testes de estímulo para avaliar secreção de GH

Devem ser solicitados apenas na criança com suspeita de DGH. Isso porque a especificidade desses testes não é boa, até um terço das crianças normais podem falhar em responder a um dos testes (por motivos como obesidade, privação psicossocial, uso crônico de corticoides, peripuberdade), e até 10% das crianças normais podem falhar em responder a dois testes. Os falso-positivos ocorrem principalmente em crianças em idade peripuberal, com obesidade, em uso de corticoides, com hipotireoidismo não tratado ou naquelas com quadro de privação social. Por isso, se o teste for realizado em criança sem quadro clínico compatível, a chance de ocorrer um falso-positivo aumenta muito.

A deficiência de GH deve ser investigada quando:

- Baixa estatura grave, com escore-Z < –3
- Escore-Z da estatura-alvo < –2
- Queda de percentil de altura depois dos 3 anos, com escore-Z da altura < –2 e VC < –1 DP da média para a idade durante 1 ano
- VC < –2 DP da média para a idade durante 1 ano, independente do escore-Z da altura
- Evidência de lesão intracraniana
- Sinais de deficiência de múltiplos hormônios hipofisários
- Sinais e sintomas neonatais de DGH (hiperbilirrubinemia direta persistente, hipoglicemias, micropênis etc.).

A seguir são exemplificados quatro tipos de testes de estímulo farmacológicos possíveis para diagnóstico de DGH, todos com praticamente a mesma sensibilidade e especificidade (clonidina, ITT, glucagon, arginina).

Teste da clonidina

Realizado em 0,1 a 0,15 mg/m^2 de superfície corporal de clonidina por via oral (VO). Para isso, macera-se um comprimido de 0,1 mg de clonidina e faz se uma diluição desse comprimido em água em uma seringa de 20 mℓ. Calcula-se quantos mililitros da solução serão equivalentes à dose necessária para aquela criança, conforme sua superfície corporal, e administra-se, VO, a dose calculada. Faz-se a coleta de sangue para dosagem de GH nos tempos 0, 30, 60, 90 e 120 minutos após a ingestão oral da clonidina. Os efeitos colaterais do teste são sonolência e hipotensão. O teste da clonidina não é útil para avaliar DGH no adulto, apenas na criança.

A interpretação do resultado (com GH dosado por anticorpos monoclonais por método imunofluorimétrico [IFMA], quimioluminescência ou imunoensaio) é:

- Pico GH > 5 ng/mℓ exclui DGH
- Pico GH 3,2 a 5 ng/mℓ DGH leve
- Pico GH < 3,2 ng/mℓ DGH grave.

Os valores de referência do teste podem variar conforme o ensaio utilizado para a dosagem do GH. Para avaliação por radioimunoensaio (RIA), com anticorpos policlonais, considera-se DGH leve níveis de GH menores de 10 ng/mℓ no teste de estímulo e < 7 ng/mℓ com ensaio imunorradiométrico (IRMA). No entanto, atualmente, praticamente não se utilizam mais ensaios policlonais, e para ensaios monoclonais como ELISA, quimioluminescência e imunofluorimetria, o valor de corte considerado pelo Ministério da Saúde para liberação de hGH para tratamento é um valor de GH < 5 ng/mℓ em dois testes de estímulo. Os valores de referência do GH vão depender de qual ensaio está sendo realizado, uma vez que o GH circula na corrente sanguínea de forma monomérica, dimérica e oligomérica e, portanto, sua identificação no sangue pode ser maior ou menor, conforme a especificidade do ensaio que está sendo realizado.

Teste de tolerância à insulina (ITT)

Administra-se 0,1 UI de insulina regular por quilo de peso em *bolus* intravenoso. Deve-se fazer glicemia capilar e coletar glicemia sérica e GH nos tempos 0, 15, 30, 45, 60, 75, 90 e 120 minutos após o *bolus* de insulina. Esse teste traz risco de hipoglicemia, portanto, a criança deve estar sempre acompanhada de médico, com acesso venoso e glicose a 50% disponíveis. Evitar fazer em crianças com menos de 20 kg, pois o acesso venoso nessas crianças é mais difícil. Também deve ser evitado em pessoas com antecedente pessoal de crise convulsiva.

O objetivo do teste é que a glicemia atinja valores inferiores a 40 mg/dℓ para exercer estímulo máximo sobre a secreção de GH. Dessa maneira, se a criança obtiver glicemia capilar < 40 mg/dℓ, deve-se coletar a amostra de sangue, alimentar a criança e interromper o teste. Lembre-se de confirmar se a glicemia sérica atingiu valores abaixo de 40 mg/dℓ durante o teste, para poder destacar o valor de GH obtido com o estímulo. Afinal, níveis baixos de GH não têm valor, caso não se tenha alcançado a hipoglicemia durante o teste.

Para a interpretação do resultado, os valores de corte são os mesmos do teste da clonidina.

Para adultos, considera-se tratamento apenas para casos de DGH grave, considerado quando GH < 3 ng/mℓ.

Teste do glucagon

Administra-se 0,03 mg/kg de glucagon intramuscular em *bolus*, com coleta de GH nos tempos 0, 30, 60, 90, 120, 150 e 180 minutos após a administração da medicação. Ainda não se conhece exatamente o mecanismo pelo qual o glucagon estimula a secreção de GH, mas se sabe que esse pico ocorre mais tardio do que no ITT e no teste da clonidina. São efeitos colaterais do teste: náuseas, vômitos e dor abdominal.

A interpretação do resultado é feita da mesma maneira que nos testes anteriores.

Teste da arginina

Muito pouco realizado no Brasil. Faz-se 0,5 g/kg (máximo 30 g), IV, em 30 minutos, com coleta de GH nos tempos 0, 15, 30, 45, 60 e 90 minutos. Pode causar náuseas e vômitos como efeitos colaterais. Utilizam-se os mesmos valores de GH descritos anteriormente como critérios diagnósticos.

Para crianças em idade peripuberal, visando reduzir a incidência de falso-positivos nos testes de estímulo (uma vez que a falta dos hormônios sexuais pode causar falência na resposta ao teste), deve-se fazer idealmente os testes de estímulo sob a administração de hormônios sexuais. É o que se denomina "*priming* hormonal".

O *priming* pode ser realizado com testosterona ou com estrógenos. Há várias maneiras descritas para sua realização. Pelo protocolo de GH do Ministério da Saúde, recomenda-se fazer o *priming* da seguinte maneira:

- Para meninas a partir de 8 anos em estágio puberal M1 ou M2 de Tanner (ver a classificação completa no Capítulo 13, *Puberdade Normal e Puberdade Precoce*) administra-se estrógenos conjugados (Premarin®) 2 mg, para > 20 kg, e 1 mg, para < 20 kg, VO, nas duas noites anteriores ao teste em ambos os sexos. Uma vez que sua administração é oral por apenas 2 ou 3 dias, e sua meia-vida sérica é menor que a da testosterona, não causa ginecomastia ou outros efeitos colaterais na criança e é uma opção também para meninos
- Para meninos a partir de 9 anos em estágio puberal P1 ou P2, deve-se administrar duas doses de 50 mg de cipionato de testosterona intramuscular (IM) antes do teste (uma dose 16 dias e outra dose 2 dias antes do teste), de maneira alternativa 50 a 100 mg, IM, 1 semana antes do teste.

Na presença de dois testes com pico de GH menor que o estabelecido como valor de referência para o ensaio utilizado na dosagem, deve-se iniciar a sua reposição.

Leitura recomendada

Araujo J, Gomes BS, Schuler TA, Ferreira AH. Investigação da criança com baixa estatura. In: Vilar L. et al. Endocrinologia clínica. 7. ed. Rio de Janeiro: Guanabara Koogan; 2021. p. 196.

Bayley N, Pinneau SR. Tables for predicting adult height from skeletal age: revised for use with the greulichpyle hand standards. J Pediatr. 1952;40(4):42341.

Behrman RE, Vaughan VC. Crescimento e desenvolvimento. In: Nelson WE, editor. Tratado de pediatria. 13. ed. Rio de Janeiro: Guanabara Koogan; 1990. p. 6-35.

Brasil. Ministério da Saúde. Secretaria de Atenção à Saúde. Protocolo Clínico e Diretrizes Terapêuticas da Deficiência do Hormônio de Crescimento – Hipopituitarismo. Portaria Conjunta no 28, de 30 de novembro de 2018. Disponível em: http://www.cosemsrn.org.br/wp-content/uploads/2018/12/portconj28-2.pdf.

Clayton PE et al. Consensus statement: management of the child born small for gestational age through to adulthood: a consensus statement of the International Societies of Pediatric Endocrinology and the Growth Hormone Research Society. JCEM. 2007;92(3):804-10.

Cohen P et al. Consensus statement on the diagnosis and treatment of children with idiopathic short stature. 2007 ISS Consensus Workshop participants. JCEM. 2008;93:4210-7.

Cooke DW, Divall SA, Radovick S. Normal and aberrant growth. In: Melmed S, Polonsky KS, Larsen PR, Kronenberg HM. Williams textbook of endocrinology. 12. ed. Philadelphia: Saunders; 2011. p. 9351053.

Gerver WJ, Bruin R. Paediatric morphometrics – a reference manual. 2. ed. Maastricht: Universitaire Pers Maastricht; 2001.

Jorge ALL, Letian N. Sociedade Brasileira de Pediatria e Sociedade Brasileira de Endocrinologia e Metabologia. Projeto Diretrizes: B aixa E statura por D eficiência do H ormônio do C rescimento: Diagnóstico. 31 de agosto de 2004.

Richmond E, Rogol AD. Diagnostic approach to children and adolescents with short stature. In: UpToDate. Waltham, Mass.: UpToDate; 2021.

Saad M, Maciel R, Mendonça B. Crescimento normal e baixa estatura. In: Saad M, Maciel R, Mendonça B. Endocrinologia. São Paulo: Atheneu; 2007.

Tanner JM, Whitehouse RH, Takaishi M. Standards from birth to maturity for height, weight, height velocity, and weight velocity: British children, 1965. I. Arch Dis Child. 1966;41:454-71.

Vilar L. Investigação da criança com baixa estatura. In: Vilar L. Endocrinologia clínica. 4. ed. São Paulo: Guanabara Koogan; 2009. p. 180-202.

Causas Importantes de Baixa Estatura

Capítulo 12

Introdução

A investigação de baixa estatura (BE) é um dos motivos mais comuns de consulta ao endocrinologista pediátrico, apesar das alterações endócrinas serem, na verdade, causas etiológicas pouco frequentes dessa condição. As principais causas de BE são:

- Variantes do crescimento normal: BE familiar (genética) e retardo constitucional de crescimento e da puberdade (RCCP)
- BE de mecanismo ainda não definido: BE idiopática e pequeno para idade gestacional (PIG)
- BE secundária: desnutrição, doença crônica, cardiopatia, pneumopatia, doença disabsortiva (doença inflamatória intestinal, doença celíaca), hepatopatia, anemias crônicas, nefropatia, acidose tubular renal, transtornos psicossociais e causas endócrinas, como: diabetes descompensado, hipotireoidismo, síndrome de Cushing, raquitismo, pseudo-hipoparatireoidismo, uso crônico de corticoides e deficiência de hormônio do crescimento (DGH)
- BE primária: cromossômicas (síndrome de Turner, síndrome de Down), genéticas [acondroplasia, hipocondroplasia, mutação do gene *SHOX* – também chamada síndrome de Léri-Weill, síndrome de Laron, deficiência de fator de crescimento semelhante à insulina tipo 1 (IGF-1), resistência ao IGF-1, síndrome de Silver-Russell, síndrome de Noonan, entre diversas outras síndromes genéticas relacionadas com a BE]

A seguir, serão detalhadas algumas causas de BE que devem fazer parte do diagnóstico diferencial e tratamento da BE pelo endocrinologista.

Variantes normais de crescimento

As causas mais comuns de baixa estatura depois de 1 a 2 anos de vida são baixa estatura familiar (genética) e retardo constitucional do crescimento e da puberdade (constitucional), que são variantes da normalidade e não causas patológicas do crescimento. A Figura 12.1 mostra os gráficos de crescimento dessas duas variantes da normalidade e a Tabela 12.1 evidencia a diferença entre os seus quadros clínicos.

Baixa estatura familiar (genética)

É a causa mais comum de BE em nosso meio. Sua etiologia ainda não foi definida, mas sabe-se que é genética. Atualmente, só se consegue explicar pouquíssimos genes que alteram a estatura, ainda falta a identificação de muitos genes responsáveis pelo potencial genético de altura do indivíduo.

Quadro clínico

BE com desenvolvimento puberal adequado, idade óssea (IO) compatível com a cronológica, VC normal e estatura compatível com o canal familiar e história de um ou ambos os pais com baixa estatura.

Diagnóstico

Escore-Z da altura menor que −2, mas com altura dentro do canal familiar (ou seja, menos de 1,5 desvio-padrão [DP] de diferença para sua estatura-alvo). Idade óssea, desenvolvimento puberal e eixos hormonais normais.

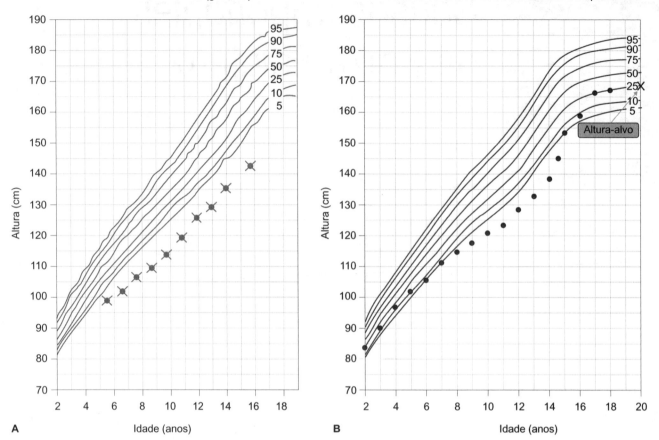

FIGURA 12.1 Curvas de crescimento de pacientes de baixa estatura familiar e retardo constitucional do crescimento e da puberdade. **A.** A velocidade de crescimento é normal a partir dos 5 anos, estando a altura abaixo, mas paralela, ao terceiro percentil. **B.** A velocidade de crescimento é lenta desde o meio até o fim da infância. O estirão puberal é atrasado e a sua velocidade de crescimento pode estar ligeiramente diminuída em comparação com crianças em crescimento normal. No entanto, o crescimento também continua por mais tempo que o normal, resultando em uma altura adulta dentro da faixa normal. A previsão de altura (altura-alvo) está dentro da faixa normal de adulto, após ajuste para sua idade óssea atrasada. (Adaptada de Rogol AD, Lawton EL. Body measurements. In: Lohr J (Ed.). Pediatric outpatient procedures. Philadelphia: JB Lippincott; 1990. p. 1; e Causes of short stature – UpToDate.)

TABELA 12.1 Características diferenciais entre baixa estatura familiar e retardo constitucional do crescimento e da puberdade.

Característica	Baixa estatura familiar	Retardo constitucional do crescimento e da puberdade
Estatura dos pais	Baixa estatura (1 ou ambos)	Na média
Puberdade dos pais	Em geral no tempo	Geralmente atrasada
Comprimento ao nascimento	Normal ou limite inferior	Normal
Crescimento (0 a 2 anos)	Normal	Lento
Crescimento (2 anos até a puberdade)	Normal	Lento
Idade óssea	Normal	Atrasada
Tempo da puberdade	Normal	Atrasado
Crescimento puberal	Velocidade normal para baixa	Estirão puberal atrasado e velocidade ligeiramente reduzida
Estatura adulta	Baixa	Normal

Fonte: Causes of short stature – UpToDate.

Tratamento

Não há indicação para uso de GH recombinante humano (rhGH) nesta situação, mas pode-se tentar este tratamento *off label* (ou seja, um tratamento fora de indicação da bula) em casos de escore-Z muito baixo, sabendo-se que a resposta não costuma ser muito boa. É necessário discutir muito bem os riscos e os benefícios com a família.

Retardo constitucional do crescimento e da puberdade

É a causa mais comum de BE em meninos, pouco frequente em meninas (elas têm mais puberdade precoce, enquanto os meninos têm mais puberdade atrasada). Geralmente, há história familiar positiva de RCCP.

Quadro clínico

A criança passa toda sua infância crescendo com VC pré-puberal normal, mas sempre seguindo um percentil de estatura menor que o esperado para o seu potencial genético. Quando chega à idade da puberdade, como há atraso para iniciar o estirão puberal, a criança cai para percentis ainda menores de estatura, mantendo um escore-Z da altura < –2 e longe do seu canal familiar. A IO é atrasada 2 anos ou mais, e a puberdade é atrasada. A idade estatural é compatível com a IO, e não com a cronológica. Quando a estatura é avaliada para a IO, fica dentro do canal familiar (ou seja, a estatura final prevista pelo método de Bayley e Pinneau (Tabela 11.4 no Capítulo 11, *Crescimento Normal e Investigação de Baixa Estatura*) é compatível com a estatura-alvo normal). Todo o desenvolvimento ocorre baseado na IO, que está atrasada. A criança entra na puberdade um pouco mais tarde, e então tem o estirão puberal mais tardio, contudo mais prolongado, atingindo seu canal familiar mais tarde que as outras crianças da mesma idade. Tem ótimo prognóstico em termos de altura final.

Diagnóstico

É suspeitado conforme o quadro clínico, e confirmado retrospectivamente avaliando-se a evolução da criança. Caso haja suspeita de DGH nessas crianças e opte-se pela realização de teste de estímulo de hormônio de crescimento (GH), é importante lembrar sempre de fazer o *priming* com esteroides sexuais, visando evitar o falso-positivo e tratamento desnecessário.

Tratamento

Pode ser de conduta expectante ou iniciar a puberdade por meio de estímulo hormonal, caso a criança esteja muito incomodada com o seu atraso puberal. Quando a puberdade se inicia, ocorre o estirão do crescimento. Antes de iniciar a indução puberal, é necessário solicitar hemograma e provas de função hepática. No RCCP, a indução puberal poderá promover um aumento na velocidade de crescimento e da maturação do hipotálamo-hipofisário. Como induzir a puberdade:

- Nos meninos (se acima de 14 anos, ainda não púberes): ésteres de testosterona 50 mg a 100 mg, intramuscular, uma vez ao mês por 3 a 6 meses até o próprio organismo iniciar a produção autônoma da testosterona. A resposta geralmente é muito boa, com crescimento de até 10 cm, além do aumento testicular e dos valores séricos de testosterona para púbere no primeiro ano. Durante a indução puberal, observa-se se está ocorrendo aumento do volume testicular, quando se teria o diagnóstico de atraso puberal e uma possível suspensão da medicação, uma vez que esteroides sexuais não promovem aumento do volume testicular, mas apenas virilização

- Nas meninas (se acima de 13 anos, ainda não púberes): inicia-se lentamente estrógeno dose baixa (¼ da dose de adultos). Várias formulações estão disponíveis: estrogênio oral – estradiol (1 e 2 mg); etinilestradiol (8 a 10 mg), estrogênio conjugado (0,625 mg), transdérmico e gel. Assim, inicia-se com doses de estrogênio (2 a 5 µg/dia de etinilestradiol) ou equivalente da dose transdérmico de estradiol (25 µg), durante 6 meses, aumentada gradativamente até atingir a dose plena em torno de 2 anos, período no qual se avalia o aumento do volume mamário, além do volume e da morfologia uterina. Deve-se introduzir progestágenos (10 dias ao mês), quando de algum sangramento, ou 1 ano após o uso do estrogênio em dose plena (1 a 2 mg de estradiol/dia). Após o primeiro sangramento, também deve-se suspender a medicação e observar a manutenção das características sexuais. O monitoramento da indução puberal deve ser realizado de 6 em 6 meses, com avaliação de hemograma, provas de função hepática e ultrassonografia pélvica nas meninas.

Para diferenciar o hipogonadismo hipogonadotrófico, que é o principal diagnóstico diferencial do RCCP, suspende-se a medicação e observa-se se há manutenção das características sexuais. Caso estas se mantenham, há RCCP. Caso regridam, o diagnóstico é de hipogonadismo hipogonadotrófico.

Outras opções estão presentes no Capítulo 14, *Puberdade Atrasada*, deste livro.

Baixa estatura de mecanismo ainda não definido

Baixa estatura idiopática

A baixa estatura idiopática (BEI) tem etiologia desconhecida.

Inclui as crianças que nasceram adequadas para idade gestacional (AIG), saudáveis, sem doenças crônicas, com boa nutrição, bom aspecto social, secreção de GH adequada, que apresentam quadro clínico de BE, fora do canal familiar, puberdade e IO normais. Logo, são as crianças com escore-Z de altura menor que –2 na ausência de qualquer achado patológico que explique a BE, após a avaliação completa por endocrinologista, inclusive por testes de estímulo de secreção de GH. É um diagnóstico de exclusão.

Estudos de *Genome-wide* (estudo de todo genoma) indicam que a maioria das variações de altura de adultos é explicada por variações em diversos genes, cada um com um pequeno efeito na altura final do indivíduo. Todavia, alguns casos que anteriormente eram denominados como BE idiopática, após uma análise genética minuciosa, provaram ser decorrentes de uma mutação genética específica (como mutação no gene *SHOX*, causando grande efeito na altura) e outros casos ainda permanecem sem causa determinada.

Acredita-se que, além desses contribuintes genéticos para a BE idiopática, alterações epigenéticas (ou seja, alterações apenas na expressão de genes sem alteração no material genético) podem desempenhar um papel importante em alguns casos, podendo reduzir a sensibilidade do indivíduo ao hormônio do crescimento.

O prognóstico é ruim.

O tratamento com rhGH é aprovado para essas situações (FDA aprovou em 2003 o uso de rhGH para crianças com BEI e escore-Z < –2,25 e altura prevista < 150 cm para mulheres e < 160 cm para homens). Pode ser tentado (0,15 UI/kg/dia), principalmente em casos de escore-Z muito baixo, abaixo de –3, mas a resposta costuma ser ruim, em média de 3,5 a 7,5 cm de ganho de estatura final após 4 a 7 anos de tratamento (aproximadamente 1 cm a mais por ano de tratamento). Com um custo aproximado de 20 mil euros para cada 1 cm ganho. Idealmente, deve-se iniciar o tratamento por volta dos 5 anos para obtenção de melhores resultados. No Brasil, o SUS não libera rhGH gratuitamente para tratamento desses casos.

Uma boa resposta no primeiro ano de tratamento é um bom preditor de maior ganho de altura final. Caso não haja resposta com aumento de VC em pelo menos 3 cm/ano no primeiro ano (ou aumento em pelo menos 50% na VC do ano anterior), provavelmente a resposta ao restante do tratamento também deverá ser bastante precária e, portanto, a continuidade do uso de rhGH deve ser desencorajada.

Os critérios de boa resposta ao GH são: incremento absoluto de 3 cm/ano na VC (ou de 50% na VC do ano anterior), aumento de 1 DP na VC e incremento do escore-Z da altura em pelo menos 0,3 a 0,5 no primeiro ano.

Criança pequena para idade gestacional

A maioria das crianças que nascem PIG apresenta um *catch up growth*, que é um período de aumento da VC, no qual elas obtêm normalização do seu comprimento, alcançando seu canal familiar em até 2 a 3 anos de vida. PIG pode ser decorrente de fatores maternos, placentários ou fetais. Cerca de 10% das crianças com crescimento intrauterino restrito (CIUR) não atingem *catch up growth* ao longo da vida, que é o momento em que essas crianças geralmente apresentam maior VC e conseguem então voltar ao seu canal familiar. Às vezes, os prematuros podem demorar um tempo maior, apenas atingindo um escore-Z normal com 4 anos de vida e não até os 3 anos. Cerca de 10 a 15% dessas crianças não atingem seu canal familiar e permanecem com BE e escore-Z < –2, sem motivo definido para isso.

Algumas das causas de CIUR com falha em atingir a estatura normal são a presença de síndromes genéticas, como a síndrome de Silver-Russell, que se caracteriza por nascimento de criança PIG, com fácies triangular, assimetria de extremidades e clinodactilia do quinto quirodáctilo. Alguns casos de síndrome de Turner também já podem nascer PIG, apesar de a maioria dos casos dessa síndrome evoluir com quadro de BE pós-natal.

Crianças que apresentam BE após 2 anos e nasceram PIG podem ser tratadas com rhGH entre 0,1 e 0,2 UI/kg/dia (tratamento aprovado pela FDA), com um benefício comprovado de cerca de até 10 a 15 cm na altura final, dependendo da idade de início de tratamento e do tempo de uso do rhGH. O ideal é que essas crianças comecem a ser tratadas por volta dos 5 anos. Elas devem ser monitoradas para risco de obesidade, resistência à insulina, síndrome metabólica e síndrome dos ovários policísticos (comprovadamente maior nessa população). Também há maior risco de adrenarca e puberdade precoce nesse grupo de pacientes PIG.

É muito importante o reconhecimento de síndromes genéticas que estão associadas a crianças nascidas PIG, pois elas estão frequentemente relacionadas com consanguinidade, microcefalia, comprometimento variável do desenvolvimento neuropsicomotor e outras alterações, o tratamento com rhGH nesses casos é de maior risco para complicações, além da falta de resposta ao tratamento, já que em algumas síndromes o uso de rhGH é contraindicado.

Baixa estatura secundária

Distúrbios sistêmicos com efeitos secundários no crescimento

Quase todas as doenças graves podem causar problemas no crescimento. Alguns tratamentos, como radioterapia (um efeito permanente), glicocorticoides, estimulantes utilizados para transtorno de déficit de atenção e hiperatividade ou quimioterapia (com efeitos transitórios, mas que podem ter efeito permanente se o tratamento for prolongado) podem levar a alterações no crescimento. Entre eles, destacam-se os apresentados a seguir.

Desnutrição

Padrão de crescimento retardado. A subnutrição pode ser isolada (p. ex., causada por fornecimento inadequado de alimentos ou restrição autoimposta, como medo da obesidade), ou pode ser um componente de uma doença sistêmica subjacente que interfere na ingestão ou absorção de alimentos ou aumenta o gasto energético. A característica principal é o baixo peso para a altura.

Doença gastrintestinal

Costumam estar abaixo do peso para a altura em contraste com as crianças com distúrbios endócrinos, que muitas vezes estão acima do peso para a altura. As principais causas são a doença de Crohn e a celíaca. As hepatopatias crônicas como em casos de atresia das vias biliares e obstrução portal, também causam BE, devido ao menor aporte hepático de substratos (sobretudo gorduras) e menor geração de IGF-1 pelo fígado.

Doença reumatológica

Especialmente a artrite idiopática juvenil sistêmica. A BE é uma consequência das citocinas pró-inflamatórias associadas à atividade da doença e também causada pelo uso de glicocorticoides em altas doses. A apresentação comum é febre, artralgias, erupção cutânea e linfadenopatia, além de diminuição da VC.

Doença renal crônica

A deficiência de crescimento é observada em pelo menos 1/3 das crianças com doença renal crônica (DRC). O principal mecanismo da redução de crescimento em crianças com doença renal crônica são distúrbios do metabolismo do GH e do IGF-1. Nessa situação, ocorre resistência ao GH e ao IGF-1, o qual fica muito mais ligado às IGFBP e menos livre na circulação. Outros fatores podem incluir acidose metabólica, uremia, malnutrição secundária a restrições dietéticas, anorexia da doença crônica, anemia, desequilíbrio de cálcio e fósforo, osteodistrofia renal ou uso de glicocorticoides em altas doses. Os pacientes são candidatos à terapia com rhGH até o transplante renal, e alguns desses pacientes também podem se beneficiar da terapia com rhGH após o transplante. Na acidose metabólica isolada, o tratamento pode levar à obtenção e à manutenção do crescimento normal sem comprometer a estatura adulta.

Câncer

Crianças com câncer podem ter prejuízo do crescimento antes mesmo do diagnóstico por causa da ingestão inadequada de alimentos, náuseas, vômitos e aumento da utilização de calorias. Após o diagnóstico, a anorexia, as náuseas e os vômitos induzidos pela quimioterapia, bem como a radioterapia, contribuem para o comprometimento do crescimento. Esses efeitos, geralmente, diminuem dentro de 1 a 2 anos após o início do tratamento, e algumas crianças apresentam recuperação do crescimento.

O comprometimento tardio do crescimento é comum em crianças que receberam radioterapia craniana porque pode danificar o hipotálamo e causar insuficiência de um ou mais hormônios da hipófise, incluindo GH, gonadotrofinas e hormônio estimulador da tireoide (TSH). Em crianças menores, sobretudo meninas, a radioterapia craniana pode causar puberdade precoce e baixa estatura no futuro. O hipotireoidismo primário também pode ocorrer se a glândula tireoide estiver no campo de radiação. A irradiação espinal pode resultar em crescimento lento da coluna vertebral com preservação relativa do crescimento dos membros.

Doença pulmonar

A fibrose cística é uma doença pulmonar e gastrintestinal. Há vários mecanismos envolvidos como ingestão insuficiente de alimentos, má digestão ou má absorção, infecção crônica e aumento das necessidades de energia (esforço respiratório). Outra doença pulmonar prevalente é a asma e o tratamento com glicocorticoides, incluindo os inalatórios, estão associados à BE nessas crianças.

Doença cardíaca

Os principais fatores patogênicos que levam à BE são a anorexia e o aumento das necessidades energéticas basais.

Doenças hematológicas

Frequente em distúrbios hematológicos crônicos, como anemia falciforme e talassemia. Há evidências recentes de que anormalidades no eixo GH–IGF-1 e IGFBP-3 podem ter um papel na BE encontrada nesses pacientes. Algumas das crianças com anemia falciforme se beneficiam do tratamento com rhGH.

Deficiências imunológicas

Infecção pelo vírus da imunodeficiência humana (HIV) os mecanismos incluem anorexia, má absorção, diarreia, infecções graves e falência de um ou mais sistemas.

Outras deficiências imunológicas, como imunodeficiência comum variável ou síndrome de imunodeficiência combinada grave também estão associadas à BE.

Causas endócrinas de falha de crescimento

Os distúrbios endócrinos primários com efeitos sobre o crescimento são incomuns, mas são importantes de identificar, porque podem ser tratados.

Hipotireoidismo

O hipotireoidismo grave é uma causa endócrina de BE, que cursa com dificuldade de aprendizado, VC muito baixa associada à criança com percentil de peso elevado, quando comparado ao seu percentil de estatura para a idade, e IO sempre atrasada.

Pode mimetizar DGH, pois no hipotireoidismo grave a criança não responde aos testes de estímulo ao GH. Por esse motivo, tal diagnóstico deve ser sempre excluído antes da realização desses tipos de teste.

Geralmente, cursa com retardo puberal, apesar de haver descrição de casos de puberdade normal ou até precoce.

O tratamento com levotiroxina normaliza a VC e a criança volta ao seu canal familiar, caso tenha sido tratada precocemente. Em casos com demora muito grande para o início do tratamento, pode-se não conseguir recuperar toda a estatura geneticamente programada para aquela criança.

Hipercortisolismo

A síndrome de Cushing, endógena ou exógena pelo uso excessivo de glicocorticoides, além de inibir o eixo hipotálamo hipofisário e, com isso, atrapalhar a síntese e secreção do GH (podendo ser também uma causa de falso-positivo nos testes de estímulo de GH), interfere na ação do IGF-1 na placa de crescimento, formação óssea, retenção de nitrogênio e formação de colágeno, reduzindo, dessa maneira, o crescimento da criança.

Assim, cursa com crianças de BE, como nos casos de hipotireoidismo, mas com peso acima do esperado para a idade.

Pode vir acompanhada ou não de outros sinais e sintomas de hipercortisolismo, como estrias violáceas, fragilidade capilar, hiperglicemia, hipertensão, alterações psiquiátricas e fragilidade óssea.

No caso do uso de glicocorticoide exógeno, seu efeito vai depender do tipo, dose e duração da exposição. Quando interrompido, as crianças geralmente apresentam algum *catch-up growth*. O comprometimento do crescimento é maior com agentes de longa duração, logo a interferência no crescimento é maior com o uso da dexametasona, menor com a prednisona, e ainda menor com a hidrocortisona. Importante ressaltar que mesmo a reposição fisiológica de glicocorticoide pode levar ao comprometimento do crescimento, assim como os glicocorticoides inalatórios e tópicos também podem interferir no crescimento.

O hipercortisolismo endógeno deve ser tratado com a retirada do tumor produtor de glicocorticoide e nos casos exógenos deve-se tentar glicocorticoides de meia-vida mais curta e o uso pelo menor tempo possível.

Diabetes melito

O diabetes melito descompensado cursa com efeitos catabólicos (lipólise, proteólise, glicogenólise) e inibição do anabolismo, de modo a comprometer o crescimento linear da criança. A hiperglicemia pelo diabetes melito mal controlado interfere na síntese hepática de IGF-1, sendo uma causa de aumento de GH com quedas de IGF-1 e, portanto, com prejuízo na ação desse hormônio. Além disso, deve-se investigar outras doenças autoimunes que podem estar associadas em pacientes com diabetes melito tipo 1 e que também podem interferir no crescimento da criança, como hipotireoidismo e doença celíaca.

Portanto, deve-se sempre almejar o melhor controle glicêmico possível (assim como em qualquer outra doença crônica), para não comprometer o crescimento da criança com diagnóstico de diabetes melito tipo 1. Estudos demonstram uma relação negativa entre os valores de HbA1c e a altura final.

Crianças com diabetes e controle glicêmico muito ruim podem desenvolver a síndrome de Mauriac, caracterizada por crescimento linear atenuado e puberdade tardia, hepatomegalia e características cushingoides.

Pseudo-hipoparatireoidismo e pseudopseudo-hipoparatireoidismo

O pseudohipoparatireoidismo é uma condição genética caracterizada pela resistência ao paratormônio (PTH), de modo que a criança tem quadro clínico de hipocalcemia e hiperfosfatemia, podendo haver consequências maléficas desse desequilíbrio eletrolítico, como crises convulsivas, mas na vigência de PTH elevado.

Como achados fenotípicos, esses pacientes têm quadro clínico de BE associado ou não a outros achados conhecidos como osteodistrofia de Albright.

Alguns pacientes podem ter o quadro apenas fenotípico (osteodistrofia de Albright, que cursa com BE), sem o quadro eletrolítico de hipocalcemia e hiperfosfatemia. Nesses casos, denomina-se "pseudopseudohipoparatireoidismo".

Apesar de ser importantíssimo o controle eletrolítico do cálcio e do fósforo nos pacientes com pseudohipoparatireoidismo, o tratamento adequado não corrige a BE desses pacientes.

Raquitismo

A falta de vitamina D, mais comumente, por falta de exposição solar, baixa ingestão, disabsorção, uso de medicamentos anticonvulsivantes, hepatopatias, nefropatias ou, menos comumente, a falta de cálcio na dieta, podem cursar com quadro clínico de raquitismo, caracterizado pela BE associada a outros achados, como arqueamento das pernas, rosário raquítico, epífises alargadas e fraturas em galho verde.

Esses pacientes cursam com elevação dos valores de fosfatase alcalina (FAL) e redução dos valores séricos de cálcio e vitamina D. Mais raramente, o raquitismo pode ser em decorrência de valores baixos de fósforo, em casos genéticos ou tumores produtores de fator de crescimento de fibroblasto 23 (FGF-23) que estimulam a fosfatúria na criança.

O tratamento com vitamina D, cálcio, calcitriol (ou fósforo, nos casos de raquitismo hipofosfatêmico, e retirada dos tumores produtores de FGF-23) normaliza a VC da criança, podendo retornar ao seu canal de crescimento, sendo essa melhora proporcional à precocidade e ao tempo de tratamento instituído.

Deficiência de hormônio do crescimento

Tem prevalência de 1:3-10 mil crianças e pode ser congênita ou adquirida, isolada ou combinada com outras deficiências hipofisárias. Pode resultar da falência na produção ou ação do GHRH, de distúrbios congênitos ou genéticos no desenvolvimento hipofisário ou ser secundária a disfunções do sistema nervoso central (SNC), como tumores, cirurgia, trauma, radiação, infiltração por doenças inflamatórias, traumatismo cranioencefálico (TCE) ou transecção da haste hipotálamo-hipofisária. Nos casos de DGH congênita, apenas 12% têm anormalidades estruturais na ressonância magnética (RM) hipotálamo-hipofisária e, nesses casos, há um predomínio de etiologias genéticas ou idiopáticas. As anormalidades mais comumente encontradas são ectopia de neuro-hipófise, perda do brilho espontâneo da neuro-hipófise em T1, hipoplasia de adeno-hipófise e disgenesia da haste hipotálamo-hipofisária. De acordo com a causa genética para a DGH, alguns pacientes podem ter deficiência isolada de GH ou combinada com a deficiência de outros hormônios hipofisários, que devem ser sempre pesquisados. Já nos casos de DGH adquirida, a maioria dos pacientes tem causas estruturais identificadas na RM de hipófise.

Quadro clínico

A criança nasce com comprimento adequado para a idade gestacional (uma vez que não precisa de GH para crescimento intraútero), mas apresenta redução da VC de início pós-natal (mais evidenciado após os 2 anos), cursando com quadro de BE proporcional acentuada, com escore-Z menor que −3/−4, atraso da idade óssea (IO), voz aguda e infantil. A idade estatural é compatível com a IO, e a VC geralmente é cerca de metade do valor esperado para a idade. Dependendo da idade de início e da gravidade do quadro, pode cursar com hipoglicemias neonatais, icterícia neonatal prolongada às custas de hiperbilirrubinemia direta, micropênis, criptorquidia, hipoplasia de bolsa escrotal, obesidade truncal, aumento de pregas cutâneas, redução de musculatura, aparência facial infantil, proeminência da fronte, nariz em sela, atraso no fechamento das fontanelas, atraso na dentição, cabelos finos e esparsos.

Diagnóstico

GH baixo em dois testes de estímulo para secreção de GH (p. ex., teste da clonidina e da tolerância à insulina). O valor de referência depende de qual foi a metodologia utilizada, considerando DGH, valores de GH menores que 10 ng/mℓ se forem utilizados métodos policlonais, ou valores inferiores a

5 ng/mℓ, se for utilizada técnica monoclonal. Não esquecer de fazer *priming* com esteroides sexuais em crianças em estágio peripuberal antes dos testes de estímulo, para evitar os resultados falso-positivos.

Nos casos diagnosticados, deve-se investigar: consanguinidade (há algumas causas autossômicas recessivas para DGH), história familiar de DGH, antecedente de TCE (inclusive trauma de parto, fórceps etc.), alterações visuais ou cefaleia (sugestivas de tumor hipofisário), deficiência de outros hormônios hipofisários e sinais e sintomas neurológicos.

Tratamento

Inicia-se o tratamento na infância, com 0,1 UI/kg/dia de rhGH subcutâneo 1 vez/dia (Tabela 12.2). O rhGH vem em ampolas contendo pó para diluição ou, dependendo da marca de rhGH utilizada, pode vir diluído em uma caneta preenchida com a medicação. Cada 1 mg de GH equivale a 3 UI da medicação. Caso seja adquirida a apresentação em ampolas para diluição, o paciente deve aspirar o equivalente a 0,5 mℓ ou 1 mℓ do diluente (p. ex., equivalente a 50 ou 100 UI da seringa de insulina) e injetar o diluente dentro do frasco com o pó, solubilizando a solução. Então, aspirar a quantidade de líquido que estiver prescrita (utiliza-se a regra de três para aspirar o equivalente a 0,1 UI/kg) e guarda-se o restante na geladeira para ser administrado no dia seguinte. Por exemplo, para uma criança de 30 kg, a dose aplicada deve ser de 3 UI. Nesse caso, se for dissolvido o conteúdo de um frasco de 4 UI em 1 mℓ do diluente (preenchendo 100 UI da seringa de insulina), conclui-se que cada 25 UI da seringa de insulina equivalem a 1 UI de GH. Portanto, essa criança deve aspirar o equivalente a 75 UI da seringa de insulina da medicação já diluída (ou seja, 3 UI de GH) e aplicar 1 vez/dia, guardando o restante para a aplicação do dia seguinte.

Alguns grupos utilizam a titulação de dose de rhGH baseado nos valores de IGF-1. Após 4 semanas do início do tratamento, solicita-se o IGF-1, que deve se manter na metade superior da faixa do normal e, caso esteja abaixo, deve-se aumentar em 10 a 20% a dose de rhGH. Caso esteja acima, deve-se reduzir em 10 a 20% a dose do rhGH. Após ajuste, reavaliar novamente em 4 semanas até alcançar a faixa preconizada. O IGF-1 não deve ficar acima do limite superior, uma vez que aumenta o risco de efeitos colaterais e existe o receio de que esse tratamento possa aumentar o risco de neoplasias, resistência à insulina e diabetes melito tipo 2, e de complicações semelhantes àquelas que ocorrem em pacientes acromegálicos.

É necessário o retorno a cada 3 a 6 meses para avaliar aderência, resposta (VC), efeitos colaterais e para ajuste da dose conforme o peso da criança, que vai aumentando. Avalia-se, em cada consulta, peso, altura, estágio puberal e pressão arterial. Pelo menos anualmente avalia-se IO e semestralmente glicemia, lipídeos, IGF-1, *IGF binding protein* 3 (IGFBP-3) e função tireoidiana. Eventualmente, avalia-se a função adrenal. O GH aumenta a conversão do cortisol em cortisona e inativa a conversão de tiroxina (T4) em tri-iodotironina (T3), podendo revelar um hipocortisolismo e/ou hipotireoidismo não diagnosticados antes do tratamento. Quando a criança inicia a puberdade, aumenta-se a dose para 0,15 UI/kg/dia, para mimetizar a maior secreção de GH que ocorre nessa fase e o estirão puberal.

A resposta esperada com o tratamento com GH na criança com DGH é que ela recupere totalmente seu canal de crescimento e volte para a curva familiar. A VC aumenta para cerca de 10 a 12 cm/ano no primeiro ano de tratamento, e 7 a 9 cm/ano no segundo e no terceiro ano de tratamento. O tratamento com GH é seguro, e a resposta costuma ser muito boa nos casos de DGH. A resposta depende também da idade de início do tratamento, fase puberal em que a criança se encontra (melhor resposta nas pré-púberes), dose e tempo de uso, estatura-alvo, altura inicial da criança, VC no primeiro ano de tratamento, presença de isoformas de receptor GHR-d3 (que é a isoforma de receptor que melhor responde ao GH exógeno) – no entanto, não há teste disponível na prática clínica para avaliação da presença dessa isoforma de receptor.

São causas da falta de resposta esperada ao tratamento: precária adesão ao tratamento, técnica incorreta de aplicação, dose subterapêutica, diagnóstico errado (não há falta de GH), insensibilidade ao GH, presença de anticorpos anti-GH, hipotireoidismo, hipercortisolismo, presença de doenças crônicas intercorrentes associadas, baixo estirão puberal, radioterapia prévia da coluna e fechamento das cartilagens epifisárias pela IO avançada.

O tratamento é interrompido caso não haja aumento na VC em pelo menos 50% quando comparada à VC antes de iniciar o tratamento, ou quando ocorrer o fechamento das cartilagens epifisárias ou até VC < 2 cm/ano. O tratamento pode ser estendido um pouco além dessa idade, para otimizar o pico de massa óssea da criança, que ocorre ainda alguns anos depois do fechamento das cartilagens epifisárias.

Após 3 a 6 meses de tratamento interrompido, deve-se testar novamente o eixo somatotrófico para saber se o paciente continua deficiente em GH na vida adulta ou não, uma vez que cerca de 25% dos casos de DGH na infância apresentam teste de estímulo normal na vida adulta, não se caracterizando mais como indivíduos com deficiência de GH. Isso acontece, sobretudo, naqueles casos de DGH idiopática da infância. Indivíduos que tinham DGH na infância com alguma causa genética ou estrutural já confirmada responsável por essa alteração não precisam de novo teste na vida adulta, caso tenham um IGF-1 baixo após 1 mês da suspensão do tratamento com GH.

Caso ocorra permanência da DGH na vida adulta e opte-se por manter o tratamento, esse é feito com dose fixa na vida adulta (e não dependente do peso), visando manter o IGF-1 entre a média e o limite superior da normalidade para a faixa etária e sexo (para mais detalhes sobre tratamento do DGH no adulto, ver Parte 4 – *Neuroendocrinologia*, deste livro).

Os efeitos colaterais do tratamento com rhGH incluem edema, artralgias, retenção hídrica, síndrome do túnel do carpo, apneia do sono, cefaleia, hipertensão intracraniana idiopática (pseudotumor cerebral) com papiledema, cãibras, parestesia, crescimento e pigmentação de nevos, ginecomastia transitória (meninos), telarca (meninas), traços acromegaloides, reação inflamatória no local de aplicação, progressão de escoliose preexistente, hipertrofia de amígdalas, pancreatite e deslizamento da cabeça do fêmur. Devido ao maior grau de resistência à insulina promovido pelo GH, pode haver maior risco de hiperglicemia e síndrome metabólica. Há ainda muitos estudos não consensuais no que se refere ao maior risco de leucemias e linfomas nas crianças que fizeram uso de GH (não se sabe se o risco aumenta pelo uso do GH ou pelos próprios fatores de risco que essas crianças muitas vezes apresentam, como síndromes

TABELA 12.2 Hormônios do crescimento recombinante disponíveis no mercado.

Genotropin® – Pfizer

GenotropinPen 5,3 mg (caneta para refil) Dose mínima: 0,1 mg (1 clique) Dose máxima: 2 mg (20 cliques)	Cada clique da caneta = 0,1 mg = 0,3 UI Refil de 1 mℓ = 16 UI = 5,3 mg
GenotropinPen 12 mg (caneta para refil) Dose mínima: 0,2 mg (1 clique) Dose máxima: 4 mg (20 cliques)	Cada clique da caneta = 0,2 mg = 0,6 UI Refil de 1 mℓ = 36 UI = 12 mg
Genotropin caneta preenchida 5,3 mg (16 UI) Caneta descartável Dose mínima: 0,1 mg (2 cliques) Dose máxima: 1,5 mg (30 cliques)	Cada clique da caneta = 0,05 mg
Genotropin caneta preenchida 12 mg (36 UI) Caneta descartável Dose mínima: 0,30 mg (2 cliques) Dose máxima: 4,5 mg (30 cliques)	Cada clique da caneta = 0,15 mg

Norditropin® – NovoNordisk

Norditropin FA 4 UI (1 mℓ solvente) Norditropin FA 12 UI (3 mℓ solvente)	Cada mℓ = 4 UI = 1,33 mg
Norditropin NordiLet 10 mg/1,5 mℓ (6,7 mg/mℓ) Caneta descartável Dose mínima: 0,13 mg (1 clique) Dose máxima: 3,87 mg (29 cliques)	Cada clique da caneta = 0,1333 mg
Norditropin NordiFlex 5 mg/1,5 mℓ (3,3 mg/mℓ) Dose mínima: 0,025 mg (1 clique) Dose máxima: 1,5 mg (60 cliques)	Cada clique da caneta = 0,025 mg
Norditropin NordiFlex 10 mg/1,5 mℓ (6,7 mg/mℓ) Dose mínima: 0,05 mg (1 clique) Dose máxima: 3 mg (60 cliques)	Cada clique da caneta = 0,05 mg
Norditropin NordiFlex 15 mg/1,5 mℓ (10 mg/mℓ) Dose mínima: 0,075 mg (1 clique) Dose máxima: 4,5 mg (60 cliques)	Cada clique da caneta = 0,075 mg

Hormotrop® – Bergamo

Hormotrop AQ 4 UI (0,5 mℓ diluente) Hormotrop AQ 12 UI (1,5 mℓ diluente)	1 mℓ = 8 UI = 2,67 mg
Hormotrop FA 4 UI (1 mℓ diluente) Hormotrop FA 12 UI (2 mℓ diluente) Hormotrop FA 16 UI (2 mℓ diluente) Hormotrop FA 24 UI (2 mℓ diluente)	

Omnitrope® – Sandoz

Omnitrope FA 5 mg/1,5 mℓ	1 mℓ = 3,3 mg
Omnitrope FA 10 mg/1,5 mℓ	1 mℓ = 6,7 mg

Saizen® – MerckSerono

Saizen FA 4 UI (1 mℓ diluente)	1 mℓ = 4 UI = 1,33 mg
Saizen *ClickEasy* 8 mg (refil) Após reconstituído, o refil deve ser colocado na caneta *One Click* para aplicação Observação: cada refil contém 8,8 mg (sobram 10% da amostra)	1 mℓ = 5,83 mg (17,5 UI)

Criscy® – Cristália

Criscy FA 4 UI (1 mℓ diluente)	1 mℓ = 4 UI = 1,33 mg
Criscy FA 12 UI (1 mℓ diluente)	1 mℓ = 12 UI = 4,0 mg
Criscy FA 16 UI (1 mℓ diluente)	1 mℓ = 16 UI = 5,33 mg
Criscy FA 30 UI (1,9 mℓ diluente)	1,9 mℓ = 30 UI = 10,13 mg

Eutropin® – Aspen Pharma

Eutropin FA 4 UI (1 mℓ diluente)	1 mℓ = 4 UI = 1,33 mg (4 UI)
Eutropin FA 15 UI (1,5 mℓ diluente)	1,5 mℓ = 15 UI = 5 mg

FA, frasco-ampola.

genéticas que, por si sós, já aumentam o risco desse tipo de neoplasia) e ao maior risco de recrudescência de tumores de sistema nervoso central (SNC) nas crianças operadas desses tumores que evoluíram com DGH e fizeram a reposição desse hormônio. Por isso, o GH somente pode ser prescrito às crianças com antecedente de neoplasia após a liberação do oncologista.

É aprovado no Brasil o tratamento com rhGH para, entre outros, os seguintes casos: deficiência de GH, síndrome de Turner, síndrome de Noonan, síndrome de Prader-Willi, crianças pequenas para a idade gestacional que não atingiram seu canal familiar depois de 2 anos, crianças com BE por insuficiência renal crônica e síndrome de Léri-Weill. Apesar da liberação da Food and Drug Administration (FDA) e de haver estudos que mostram um benefício pequeno no crescimento de crianças com BE idiopática em uso de rhGH, o Sistema Único de Saúde (SUS) não libera rhGH para o tratamento gratuito desses casos no Brasil. Nas situações em que a causa da BE não é a deficiência de GH, o tratamento é feito na infância com 0,15 UI/kg/dia de rhGH subcutâneo, e a resposta esperada depende da causa da BE, sendo desde um aumento de 8 a 10 cm a mais na estatura final nos casos de Turner, e apenas aproximadamente 5 cm a mais nos casos de BE idiopática.

Para crianças que provavelmente não atingirão uma resposta de altura adequada ao rhGH porque suas placas de crescimento estão se aproximando do fechamento, a terapia adjuvante para retardar a maturação epifisária pode ser considerada, mas a eficácia e a segurança dessas abordagens não estão bem estabelecidas.

Inibidores da aromatase

Pacientes com deficiência da aromatase e do receptor estrogênico não apresentam fechamento da cartilagem de crescimento e possuem alta estatura (> 190 cm) com crescimento persistente, mesmo quando adultos. Baseado nesse fato, utiliza-se os inibidores de aromatase, que bloqueiam a conversão de testosterona em estradiol, reduzindo os valores de estradiol e, assim, retardando o fechamento da placa de crescimento. Em contrapartida, ocorre o aumento dos valores de testosterona, que pode levar a efeitos adversos como aumento da irritabilidade, alterações de comportamento, queda do HDL-colesterol, policitemia e acne. Anastrazol 1 mg/dia ou letrozol 2,5 mg/dia são as opções de tratamento. Antes do início do tratamento, sugere-se a realização de radiografia da coluna incluindo projeção lateral, para análise da morfologia vertebral (há descrições de alterações vertebrais com a medicação) e densitometria óssea da coluna lombar e fêmur. Propõe-se a reavaliação semestral da idade óssea, anual da radiografia da coluna e bianual da densitometria óssea. Nesses pacientes, deve-se monitorar trimestralmente no primeiro ano e após semestralmente, o perfil lipídico, especialmente HDL-colesterol, função hepática (albumina, coagulograma, bilirrubinas) e enzimas hepáticas (transaminases), metabolismo de cálcio (cálcio total, fósforo, vitamina D, magnésio), glicemia e insulina, hemograma e níveis de gonadotrofinas, estradiol e testosterona total. Estudos em meninos adolescentes com BE idiopática, o tratamento com ou sem inibidor de aromatase mostrou discreta superioridade para terapia combinada (GH + inibidor de aromatase) em comparação ao uso isolado de rhGH em aumentar a altura final,

embora não se possa descartar variabilidade significativa na resposta relacionada à idade cronológica e idade óssea dos pacientes. Essa abordagem é considerada experimental, porque os dados clínicos sobre os resultados são limitados. A medicação está contraindicada em crianças pré-púberes e em meninas onde não se almeja a redução do estrogênio, muito menos a elevação de testosterona com risco de virilização.

Análogos do GnRH (aGnRH)

Na puberdade, ocorre aumento da velocidade de crescimento e fechamento progressiva das epífises dos ossos longos, que leva à desaceleração, culminando em parada do crescimento. O uso de aGnRH para o tratamento da puberdade precoce mostrou que essa medicação é capaz de retardar a maturação óssea, atrasar o fechamento da cartilagem de crescimento e aumentar a altura final. Dessa maneira, diversos estudos utilizaram o aGnRH, isoladamente ou em conjunto com rhGH, para o tratamento de diversas causas de baixa estatura como a DGH, BEI e PIG em adolescentes do sexo masculino e feminino que iniciam o tratamento mais tardiamente já no início até no meio da puberdade. O tratamento com aGnRH de maneira isolada ou até mesmo associado com rhGH por um período curto apresenta efetividade mínima em melhorar a altura adulta. O uso de aGnRH com efetivo bloqueio puberal por um período igual ou superior a 3 anos associado à terapia com rhGH promove um ganho estatural ainda discreto e variável nas crianças que iniciam a puberdade dentro da idade normal. Além disso, existem efeitos sobre as relações psicossociais da criança, que tem sua puberdade fisiológica bloqueada, somado ao fato de que esse tratamento leva a uma significativa diminuição da densidade mineral óssea, com consequências a longo prazo não esclarecidas. Por esses motivos, não se deve considerar o uso rotineiro de aGnRH para tratamento de BE em crianças com início da puberdade dentro da normalidade. O uso combinado de aGnRH com rhGH pode ser considerado em casos com um prognóstico de altura final muito reduzida, devido à puberdade precoce ou porque o rhGH não foi iniciado antes da puberdade, mas sim mais tardiamente.

Baixa estatura primária

Vários distúrbios genéticos têm efeitos no crescimento. Ocasionalmente, apresentam baixa estatura como manifestação clínica inicial. Muitos outros distúrbios genéticos, como a síndrome de Down, incluem baixa estatura, mas não estão listados aqui, porque a baixa estatura não é uma característica de identificação primária.

Síndrome de Léri-Weill (mutação do gene SHOX)

Doença autossômica dominante causada pela mutação do gene SHOX, que está presente na região pseudoautossômica do cromossomo sexual, acomete de 1:2.000 a 4 mil nascidos vivos.

Quadro clínico

BE de início pós-natal, com manifestação discreta na infância e mais clara durante a puberdade, com encurtamento do segmento médio dos membros (antebraço e pernas). Dessa maneira, ocorre BE desproporcional, com relação SH/H (SH: altura sentada, e H: altura em pé) elevada. Há limitação de movimentação de cotovelo e punho e deformidade de Madelung no antebraço (luxação dorsal da porção distal da ulna). Presença de outros membros da família com BE.

Diagnóstico

Análise genética molecular do gene *SHOX*.

Tratamento

rhGH, 0,15 UI/kg/dia, traz benefício de aproximadamente 7 a 8 cm de crescimento na estatura final, conforme resultados de alguns estudos.

Síndrome de Noonan

Tem incidência 1:1.000 a 5 mil nascidos vivos, acometendo igualmente ambos os sexos. É uma doença de causa genética (maioria dos casos causada pela mutação autossômica dominante do gene *PTPN11*, mas há casos descritos com mutações em genes da via RASMAPK, como os genes *KRAS*, *SOS1*, *RAF1* e *MEK*).

Quadro clínico

BE associada a atraso puberal, retardo intelectual leve em até 50% dos casos e, em alguns casos, achados de criptorquidia e micropênis. A BE é de início pós-natal e proporcionada. Outros achados fenotípicos da doença são pescoço curto e alado, implantação baixa e malformações das orelhas, ptose e hipertelorismo ocular, fácies triangular, palato ogival, malformações dentárias, micrognatia, encurtamento de quirodáctilos,

hipertelorismo mamário, deformidades torácicas, cúbito valgo, cardiopatias congênitas (sendo a mais comum a estenose de artéria pulmonar, seguida de cardiomiopatia hipertrófica e defeitos do septo atrial), diáteses hemorrágicas e linfedema.

Diagnóstico

O diagnóstico é clínico, feito pela fácies sugestiva associada a critérios maiores ou menores sugestivos da doença, conforme o escore de van der Burgt (Tabela 12.3). A análise genética molecular pode ser feita para pesquisa de mutação nos genes citados anteriormente, mas esse tipo de análise não é amplamente disponível em todos os centros.

Tratamento

Apesar de não haver deficiência de GH nos testes de estímulo, o tratamento com 0,15 U/kg/dia de rhGH subcutâneo pode ser feito e trazer um benefício de até 10 a 15 cm a mais na estatura final para esses pacientes.

Síndrome de Turner

É uma causa importante de BE em meninas com outras características discutidas com detalhes no Capítulo 17, *Síndrome de Turner*. Praticamente todas as meninas com síndrome de Turner têm baixa estatura, com uma altura adulta média de aproximadamente 20 cm menor do que o previsto pela altura média dos pais. Além disso, as pacientes afetadas geralmente têm puberdade muito atrasada ou ausente. O tratamento com rhGH, 0,15 UI/kg/dia é recomendado com benefícios na altura final.

Síndrome de Prader-Willi

Distúrbio genético, não hereditário, resultante da ausência ou não expressão de genes no cromossomo 15. Acomete de 1:15.000 a 1:30.000 nascidos vivos.

TABELA 12.3 Escore de van der Burgt para diagnóstico de síndrome de Noonan. Define-se o diagnóstico na presença de fácies típica associada a um critério maior ou a dois critérios menores, ou na presença de fácies sugestiva associada a dois critérios maiores ou a três critérios menores.

Características clínicas	Critérios maiores	Critérios menores
Fácies	Típica	Sugestiva
Comprometimento cardíaco	Estenose de válvula pulmonar ou alteração típica no eletrocardiograma	Outro comprometimento cardíaco
Altura	Menor que o percentil 3	Menor que o percentil 10
Tórax	*Pectus excavatum* ou *carinatum*	Alargamento de tórax
História familiar	Parente de primeiro grau com diagnóstico definido	Parente de primeiro grau com diagnóstico sugestivo
Outros achados	Retardo mental Criptorquidia Displasia linfática	Algum dos três anteriores

Quadro clínico

É a forma sindrômica mais comum de obesidade. A obesidade e a hiperfagia geralmente se desenvolvem durante a primeira infância e podem ser graves. Outras características clínicas são hipotonia desde o nascimento e problemas de alimentação durante a infância, atraso no desenvolvimento e hipogonadismo, dificuldades de aprendizagem e problemas comportamentais, entre eles depressão, episódios de violência, mudanças repentinas de humor, impulsividade, agitação e obsessões por determinadas ideias ou atividades. A BE é comum, mas pode não se desenvolver até o fim da infância, quando a criança não apresenta o estirão puberal.

Diagnóstico

Indivíduos que possuem certo número de características clínicas da síndrome devem ser encaminhados para avaliação genética. A análise de metilação do DNA confirma o diagnóstico. Outras técnicas de análise do DNA e de FISH podem identificar a causa genética específica.

Tratamento

O tratamento com rhGH aumenta o crescimento linear e melhora a composição corporal, reduz a massa gorda e aumenta a massa magra. O tratamento com GH, 0,15 UI/kg/dia, pode trazer benefícios, conforme o resultado de alguns estudos, sendo liberado pelo SUS.

Síndrome de Silver-Russell

Acomete de 1:50.000 a 1:100.000 nascidos vivos. Pode ser decorrente de alterações epigenéticas que envolvem hipometilação de uma região que regula a expressão do gene do fator de crescimento semelhante à insulina 2 (IGF-2) ou outros no cromossomo 11p15.5. Podem ser causados por dissomia uniparental materna do cromossomo 7, ou seja, quem manifesta a síndrome herdou do pai o gene do IGF-2 mutado. Além de alterações dos cromossomos 7 e 11, foram detectadas alterações dos cromossomos 15 e 17 em mais de um paciente que preenchia critérios diagnósticos.

Quadro clínico

É caracterizada por grave RCIU e retardo de crescimento pós-natal com testa proeminente, face triangular, cantos da boca voltados para baixo e assimetria corporal (hemi-hipertrofia). Os bebês têm dificuldades de alimentação, leve atraso no desenvolvimento neuropsicomotor em alguns casos.

Diagnóstico

Embora facilmente reconhecível em casos extremos, pode ser difícil devido à heterogeneidade clínica. O sistema de escore de Netchine-Harbison deve ser utilizado para diagnóstico clínico (Tabela 12.4).

TABELA 12.4 Escore de Netchine-Harbison.	
Critério clínico	**Definição**
PIG (peso ou comprimento ao nascimento)	≤ -2 DP para idade gestacional
Déficit de crescimento pós-natal	Escore-Z de altura aos 24 meses ≤ -2 DP ou escore-Z de altura ≤ -2 DP abaixo da altura-alvo
Macrocefalia relativa ao nascimento	Escore-Z do perímetro cefálico ao nascimento igual ou > 1,5 DP acima do escore-Z do peso e/ou comprimento ao nascimento
Fronte proeminente	Fronte com projeção além do plano facial em uma visão lateral (1 e 3 anos)
Assimetria corporal	Discrepância no comprimento da perna igual ou > 0,5 cm ou assimetria de braço < 0,5 cm ou ao menos duas assimetrias no corpo (uma não facial)
Dificuldades alimentares e/ou baixo IMC	Escore-Z de IMC ≤ -2 DP aos 24 meses ou uso atual de tubo de alimentação ou de cipro-heptadina para estímulo de apetite

DP, desvio-padrão; *IMC*, índice de massa corporal.

Pacientes com pontuação de ao menos 4 entre 6 critérios têm suspeita clínica de Síndrome de Silver-Russel (SSR). Se todos os testes moleculares forem negativos e os diagnósticos diferenciais forem excluídos, pacientes com pontuação de ao menos 4 entre 6 critérios, incluindo fronte proeminente e macrocefalia relativa, podem ser diagnosticados como SSR clínico.

Tratamento

Alguns estudos sugerem eficácia modesta do tratamento com rhGH em indivíduos com a síndrome que receberam rhGH com base na indicação de BE associado a PIG.

Síndrome de Laron (insensibilidade ao hormônio do crescimento)

Causada geralmente por mutação no receptor de GH (*GHR*) ou no gene da *STAT5b*, que causa síndrome de Laron associada à imunodeficiência grave e pneumopatia grave com pneumonias de repetição. Há atualmente mais de 60 tipos diferentes de mutações associadas ao quadro de resistência ao GH.

Quadro clínico

Na sua forma completa, cursa com criança nascida geralmente adequada para a idade gestacional (AIG) ou discretamente pequena, já que a ação do GH não é necessária para o crescimento intraútero, com queda na VC pós-natal, cursando com BE grave (escore-Z < –3) com características faciais semelhantes às encontradas na DGH, nariz em sela, fronte olímpica, cabelos finos, esclera azulada, hipoplasia de face, cabelos esparsos e voz aguda e infantil, membros curtos, hipoglicemia neonatal, resistência à insulina e excesso de peso ao longo da vida, atraso de IO, retardo puberal, micropênis, quadro clínico muito semelhante à DGH, mas com valores de IGF-1 e IGFBP-3 baixos na vigência de um valor de GH elevado, o que levanta a suspeita de resistência ao GH.

Diagnóstico

Idealmente é feito por análise genética, que é muito pouco disponível. Deve ser suspeitado em casos investigados para DGH que mostraram, porém, aumento de GH com hiper-resposta nos testes de estímulo. Então, deve-se realizar o teste de geração de IGF-1 e IGFBP-3 (administra-se GH 0,1 UI/kg, subcutâneo, à noite, por quatro noites seguidas, com dosagem de IGF-1 e IGFBP-3 no dia 0 e no dia 5 após as quatro injeções). Nesse teste, não ocorre aumento do IGF-1 maior que 15 mg/ℓ e nem aumento do IGFBP-3 maior que 400 mg/ℓ. Atualmente, existe um escore para pontuação de itens importantes, tornando assim o diagnóstico dependente da pontuação desse escore (Tabela 12.5).

Tratamento

IGF-1 recombinante (80 a 120 µg/kg) em duas injeções subcutâneas diárias. Os resultados não são tão animadores como aqueles obtidos com o tratamento com GH nos casos deficientes, mas é o único tipo de tratamento disponível atualmente.

Deficiência ou resistência isolada ao fator de crescimento semelhante à insulina tipo 1

É uma mutação no gene do *IGF-1* ou do seu receptor *IGF-1R*.

Quadro clínico

Crescimento intrauterino restrito (CIUR; BE de início pré-natal, pois o IGF-1 é extremamente importante para o crescimento intrauterino da criança), com importante déficit de crescimento pré e pós-natal que não responde a GH, microcefalia, surdez neurossensorial, retardo do desenvolvimento neuropsicomotor, retromicrognatia e face triangular.

Diagnóstico

IGF-1 baixo ou alto (depende se a mutação é no *IGF-1* ou no seu receptor), GH normal ou alto e IGFBP-3 normal.

Tratamento

IGF-1 para os casos de deficiência de IGF-1, mas sem resultado nos casos de pacientes com resistência a esse hormônio.

Displasias esqueléticas/anomalias da placa de crescimento

Acondroplasia e hipocondroplasia

Doenças autossômicas dominantes, causadas por mutação do gene receptor 3 do fator de crescimento de fibroblastos (FGFR-3). Essa mutação faz com que a placa epifisária desses pacientes sofra maturação aberrante de condrócitos, hipocelularidade e desorganização estrutural.

Quadro clínico

BE de início pós-natal, com VC reduzida desde o nascimento, porém mais evidente após os 2 anos. Encurtamento do segmento proximal dos membros (coxa e braço), causando BE importante, desproporcional, de início precoce e acentuação com a idade. Causa ainda macrocefalia relativa, fronte proeminente, hipoplasia da face, acentuação de lordose lombar, mão pequena, braquidactilia, dedos sem diferença de tamanho, extensão incompleta do cotovelo e estreitamento do canal espinal e do espaço interapendicular.

Diagnóstico clínico

Confirmado pelo estudo da mutação genética.

TABELA 12.5 Escore para diagnóstico de insensibilidade completa ao GH. São necessários cinco pontos.		
Parâmetro	**Critério**	**Pontuação**
Z da altura	< –3 DP	1
GH basal aleatório (valor mínimo)	> 4 mg/ℓ	1
Z do IGF-I basal	< –2 DP	1
Z do IGFBP-3 basal	< –2 DP	1
Incremento de IGF-1 no teste de geração	< 15 ng/mℓ	1
Incremento de IGFBP-3 no teste de geração	< 0,4 mg/ℓ	1
GH ligado na GHBP (proteína de ligação ao GH)	< 10% (valores baixos ou indetectáveis	1

GH, hormônio do crescimento; *DP*, desvio-padrão; *IGF*, fator de crescimento semelhante à insulina; *IGFBP*, proteína de ligação do IGF.

Tratamento

O tratamento com GH nessa população não trouxe benefício tão importante na estatura final, além de promover crescimento principalmente vertebral e não nos membros, aumentando a desproporcionalidade corporal desses pacientes, e aumentou o risco de deslizamento vertebral. Portanto, atualmente, esse tratamento não está indicado para essa situação.

Recentemente, foi aprovado o medicamento Voxzogo™ (vosoritida) para crianças com acondroplasia a partir de 2 anos. Em pacientes com acondroplasia, o crescimento ósseo é regulado negativamente pelo ganho de função no FGFR-3. O medicamento é um peptídeo natriurético tipo C que funciona ligando-se ao receptor de peptídeo natriurético-B (NPR-B) reduzindo a atividade do gene regulador do crescimento e estimulando o crescimento ósseo. É uma injeção subcutânea aplicada todos os dias no mesmo horário, a dose habitual é de 15 µg/kg de peso corporal. O medicamento foi aprovado pela Anvisa viabilizando sua comercialização no Brasil pelas farmácias de alto custo.

Ferramentas auxiliares

O *site* OMIM – Online Mendelian Inheritance in Man (www.omim.org/) apresenta um banco de dados que possibilita buscar detalhes sobre genes e doenças genéticas partindo do diagnóstico, e também apenas dos sinais e sintomas, das alterações laboratoriais ou do gene. Essa ferramenta pode auxiliar muito nos diagnósticos diferenciais das causas de BE primária de origem sindrômica. Além disso, o aplicativo de smartphone Face2Gene® é capaz de apontar as possíveis síndromes e sua probabilidade por meio de uma fotografia da face do paciente, podendo também adicionar seus dados clínicos para auxiliar na análise.

Leitura recomendada

Clayton PE et al. Consensus statement: management of the child born small for gestational age through to adulthood: a consensus statement of the International Societies of Pediatric Endocrinology and the Growth Hormone Research Society. JCEM. 2007;92(3):804-10.

Cohen P et al. Consensus statement on the diagnosis and treatment of children with idiopathic short stature. 2007 ISS Consensus Workshop participants. JCEM. 2008;93:4210-7.

Duggan S. Vosoritide: First Approval. Drugs. 2021 Nov;81(17):2057-2062. doi: 10.1007/s40265-021 a 01623-w. PMID: 34694597.

Melmed S, Polonsky KS, Larsen PR, Kronenberg HM. Normal and aberrant growth. In: Melmed S, Polonsky KS, Larsen PR, Kronenberg HM. Williams textbook of endocrinology. 12. ed. Philadelphia: Saunders; 2011. p. 935-1053.

Richmond EJ, Rogol AD. Diagnostic approach to children and adolescents with short stature. In: UpToDate. Waltham, Mass.: UpToDate; 2021.

Rogol AD, Richmond EJ. Treatment of growth deficiency in children. In: UpToDate. Waltham, Mass.: UpToDate; 2021.

Saad M, Maciel R, Mendonça B. Crescimento normal e baixa estatura. In: SAAD M, Maciel R, Mendonça B. Endocrinologia. São Paulo: Atheneu; 2007.

Vilar L. Investigação da criança com baixa estatura. In: Vilar L. Endocrinologia clínica. 4. ed. São Paulo: Guanabara Koogan; 2009.

Puberdade Normal e Puberdade Precoce

Capítulo 13

Introdução

A puberdade é o período de transição entre a infância e a vida adulta, caracterizada por desenvolvimento gonadal (ovários e testículos), aparecimento dos caracteres sexuais secundários, aquisição das funções reprodutivas e modificações psicológicas.

Existem dois eventos fisiológicos principais que acontecem na puberdade: a gonadarca, que é a ativação das gônadas pelos hormônios hipofisários [hormônio foliculoestimulante (FSH) e hormônio luteinizante (LH)], mais bem detalhada a seguir; e a adrenarca, que é a ativação da zona reticular do córtex adrenal, levando a um aumento da produção de andrógenos como di-hidroepiandrosterona (DHEA) e androstenediona, que promovem crescimento de pelos pubianos (também conhecido como pubarca) e axilares, maturação das glândulas sudoríparas (levando ao odor corporal do tipo adulto) e desenvolvimento de acne em ambos os sexos. Embora temporalmente correlacionadas, a gonadarca e a adrenarca são eventos fisiologicamente distintos e acontecem de maneira independente.

O início da puberdade é influenciado por fatores genéticos (idade da menarca materna e início da puberdade paterna), raciais, ambientais, sociais, além da tendência secular. Diversas variantes genéticas (polimorfismos) na população geral já foram identificadas por meio de grandes estudos de associação do genoma, sendo feita a correlação desses polimorfismos com a variação entre os indivíduos do início da puberdade e da idade da menarca.

Puberdade normal

Secreção hormonal durante a puberdade normal

Na gonadarca, há inicialmente um aumento da secreção pulsátil do hormônio liberador de gonadotrofina (GnRH) hipotalâmico. Esse hormônio se liga ao seu receptor hipofisário nos gonadotrofos, resultando em aumento na frequência e amplitude dos pulsos das gonadotrofinas LH e FSH, conforme ilustrado na Figura 13.1.

O eixo hipotálamo-hipófise-gonadal (HHG) é biologicamente ativo no útero e durante a infância, com pico de atividade entre 1 e 3 meses, diminuindo para níveis pré-púberes por volta dos 6 a 9 meses. Essa atividade hipotalâmica-hipofisária-gonadal durante a infância é conhecida como "minipuberdade" e sua relevância biológica é desconhecida. O estágio neonatal é seguido por supressão ativa do eixo hipotálamo-hipófise-gonadal até a puberdade.

O que desencadeia o aumento da secreção de GnRH (evento hormonal crítico na puberdade) ainda não está totalmente esclarecido, mas é provável que envolva o surgimento de ativadores da secreção de GnRH e a supressão de inibidores dessa secreção, detalhados na Figura 13.2. Kisspeptina e neurocinina B são exemplos de fatores ativadores conhecidos, assim como ácido gama-aminobutírico (*GABA*), *MKRN3* e *DLK1* são os fatores inibidores da liberação de GnRH estudados até o momento.

Ações do hormônio luteinizante (LH)

Na menina, o LH ativa o LHr (LH receptor) nas células da teca ovariana, estimulando a captação de colesterol por essa camada. Ele também promove o início da esteroidogênese gonadal e da produção de progesterona e de andrógenos ovarianos que, posteriormente, serão aromatizados a estrógenos na camada granulosa dos ovários por estímulo do FSH. O estradiol estimula o desenvolvimento das mamas, a aceleração do crescimento (estirão puberal) e a maturação do esqueleto, resultando na fusão das placas de crescimento e na cessação do crescimento linear.

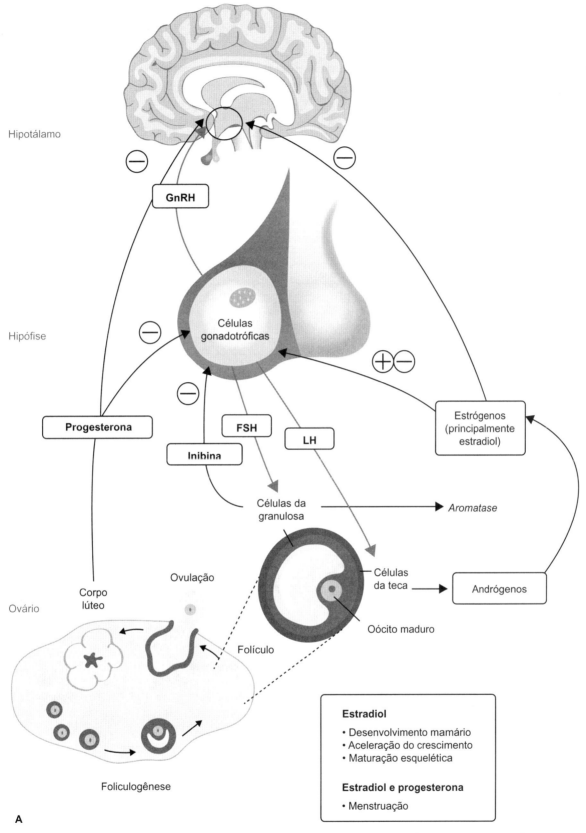

FIGURA 13.1 Eixo hipotálamo-hipófise-gonadal e puberdade. A puberdade é marcada por um aumento da secreção pulsátil de GnRH do hipotálamo. O GnRH estimula a secreção de FSH e LH nas células gonadotróficas da hipófise anterior. **A.** Nas meninas, o FSH estimula o crescimento dos folículos ovarianos e, em conjunto, o LH estimula a produção de estradiol pelos ovários. No início da puberdade, o estradiol estimula o desenvolvimento das mamas e o crescimento do esqueleto, levando à aceleração do crescimento puberal. Mais tarde na puberdade, a interação entre a secreção hipofisária de FSH e LH e a secreção de estradiol pelos folículos ovarianos levam à ovulação e aos ciclos menstruais. A maturação esquelética induzida pelo estradiol resulta na fusão das placas de crescimento e na interrupção do crescimento. (*Continua*)

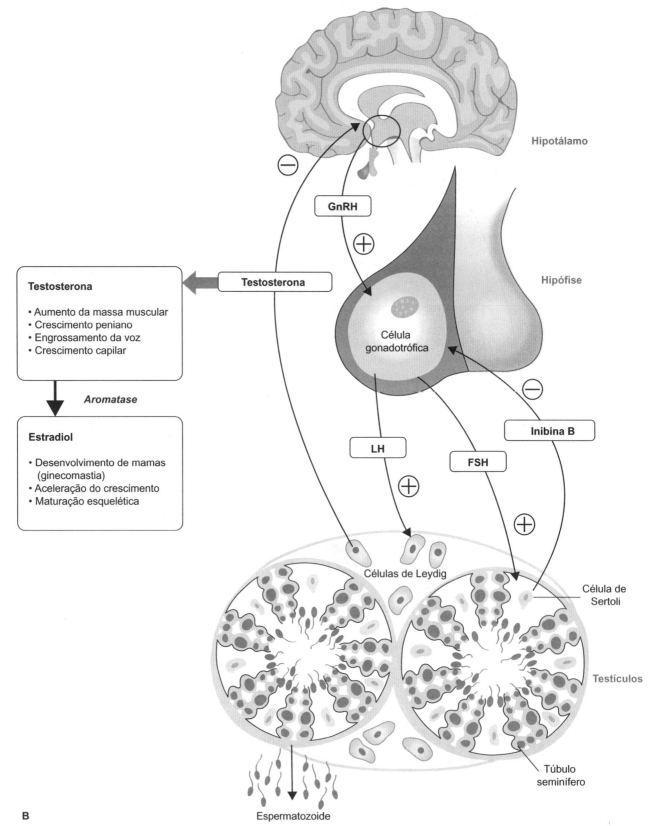

FIGURA 13.1 (*continuação*). Eixo hipotálamo-hipófise-gonadal e puberdade. **B.** Em meninos, o FSH estimula o crescimento dos túbulos seminíferos, levando ao aumento do volume testicular. O FSH também estimula as células de Sertoli dos testículos a produzirem inibina B, que inibe a secreção de FSH. O LH estimula as células de Leydig dos testículos a produzirem testosterona, o que induz o crescimento do pênis, o engrossamento da voz, o crescimento dos pelos faciais e corporais e o aumento da massa muscular. A alta concentração local de testosterona nos testículos estimula ainda mais o crescimento dos túbulos seminíferos. Parte da testosterona é convertida em estradiol, que estimula o crescimento e a maturação do esqueleto e pode levar ao desenvolvimento de tecido mamário (ginecomastia). *GnRH*, hormônio liberador de gonadotrofina; *FSH*, hormônio foliculoestimulante; *LH*, hormonio luteinizante.

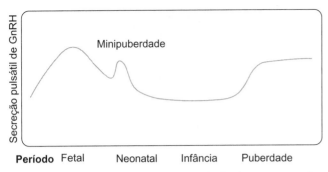

FIGURA 13.2 Representação da atividade do eixo gonadotrófico em diferentes fases da vida. *GnRH*, hormônio liberador de gonadotrofina. (Adaptada de Palmert e Boepple, 2001.)

No menino, o LH ativa o LHr nas células de Leydig do testículo (corresponde a 20% do volume testicular), estimulando a esteroidogênese gonadal e a produção de andrógenos testiculares, principalmente a testosterona. A maior parte da testosterona no sexo masculino é de origem testicular (95%), sendo apenas 5% de origem adrenal. Sua maior parte circula ligada a proteínas [54% à albumina e 44% à globulina ligadora do hormônio sexual (SHBG)], e apenas 2 a 3% circula de forma livre. Perifericamente, essa testosterona é convertida em di-hidrotestosterona (DHT) pela enzima 5-alfa-redutase tecidual. Oitenta por cento da DHT é produzida na periferia e apenas 20% vem de dentro dos próprios testículos. A testosterona induz o crescimento do pênis, o engrossamento da voz, o crescimento dos pelos faciais e corporais e o aumento da massa muscular. Uma parte da testosterona também é aromatizada perifericamente em estradiol, que tem os mesmos efeitos no crescimento e maturação esquelética das meninas (e pode levar ao desenvolvimento de tecido mamário nos homens, a ginecomastia puberal).

Ações do hormônio foliculoestimulante (FSH)

Na menina, o FSH ativa o FSHr (FSH receptor) nas células da camada granulosa dos ovários, estimulando a formação de folículos e a aromatização dos andrógenos ovarianos provenientes da teca em estrógenos.

No menino, o FSH ativa o FSHr das células de Sertoli testiculares, estimulando a espermatogênese, a formação dos túbulos seminíferos (que compõem 80 a 90% do volume testicular) e a produção de inibina A e B, que fazem *feedback* negativo com a hipófise, inibindo a produção de FSH e de ativina, que, por sua vez, faz *feedback* positivo e estimula a secreção de mais FSH.

Mudanças puberais

A puberdade consiste em uma série de eventos que geralmente ocorrem em um padrão previsível com alguma variação no tempo de início, sequência e ritmo. O sistema de estadiamento mais utilizado é conhecido como "estágios de Tanner", que traz descrições sistematizadas do desenvolvimento de características sexuais secundárias, consistindo em alterações mamárias em mulheres, alterações genitais em homens e alterações nos pelos púbicos em mulheres e homens. Tais características são graduadas em cinco estágios, com o estágio 1 representando a pré-puberdade e o estágio 5, o desenvolvimento adulto (Tabelas 13.1 e 13.2). Os estágios são ilustrados pela Figura 13.3.

Menino

A puberdade normal do menino inicia-se em média aos 11,5 anos, variando entre 9 e 14 anos. Seu primeiro sinal é o aumento testicular, atingindo 2,5 cm de diâmetro (equivalente a 4 cm^3 de volume). Com esse tamanho, os testículos passam a ser considerados G2 pela classificação de Tanner.

Sequencialmente, 6 meses após o aumento testicular, ocorrem o aumento peniano e a pubarca, caracterizada pelo aparecimento de pelos pubianos. Nos meninos, a pubarca depende mais da produção de andrógenos testiculares, enquanto nas meninas é dependente das adrenais (adrenarca). Geralmente, a pubarca surge depois que os testículos atingiram cerca de 8 a 10 cm^3 (ou seja, no estágio G3 de Tanner).

O estirão de crescimento no sexo masculino ocorre no fim da puberdade, quando o menino já se encontra no estágio G3/G4 de Tanner. Nesse momento, os valores de testosterona comumente estão acima de 100 mg/mℓ e a idade óssea encontra-se entre 13 e 15 anos. O aparecimento de espermatozoides na urina e as ejaculações noturnas, conhecidas como semenarca ou espermarca, ocorrem logo após a obtenção do pico de velocidade de crescimento; muitos consideram esses eventos o equivalente masculino da menarca. As cartilagens epifisárias se fecham após 1 a 2 anos do fim do estirão puberal, ou seja, o crescimento acaba quando o menino apresenta idade óssea (IO) de 18 anos.

Há um aumento constante no volume testicular ao longo dos estágios puberais. Embora haja alguma variação temporal na aparência e progressão do volume testicular, crescimento peniano e desenvolvimento de pelos pubianos, uma discrepância clara entre esses achados físicos pode indicar alguma condição patológica. Por exemplo, o achado de volumes testiculares pequenos em um adolescente totalmente virilizado pode ser um sinal de síndrome de Klinefelter ou uso inadequado de andrógenos exógenos. Raramente, é utilizado o comprimento do pênis para monitorar o progresso da puberdade, tanto por não ser um evento precoce na puberdade, quanto pela sua medição precisa ser difícil e constrangedora para o menino adolescente, e não haver um "limiar puberal" tão claro para o comprimento esticado do pênis como há para o volume testicular. Os eventos estão resumidos na Figura 13.4.

Menina

A puberdade normal da menina inicia-se em média aos 10,5 anos, variando entre 8 e 13 anos. Seu primeiro sinal é o aumento da velocidade de crescimento (VC), seguido da telarca, que é o aparecimento do tecido mamário decorrente da ação do estradiol produzido pelos ovários (M2 da classificação de Tanner).

Posteriormente, ocorre a adrenarca, dependente de andrógenos adrenais, com aparecimento de pelos pubianos, axilares, oleosidade da pele, acne e odor axilar. Aproximadamente, 15% das meninas têm a pubarca como manifestação inicial da puberdade. A probabilidade de a pubarca ser a manifestação inicial da puberdade aumenta três vezes com história de pré-eclâmpsia materna.

A estimulação estrogênica da mucosa vaginal causa leucorreia fisiológica, que é um corrimento vaginal fino, branco e sem cheiro, que geralmente começa 6 a 12 meses antes da menarca. A menarca

TABELA 13.1 Estadiamento de Tanner no menino.

Estágio	Gônadas (G)
G1	Testículos < 2,5 cm de diâmetro (< 4 cm³ de volume) – pré-púberes
G2	Testículos > 2,5 cm de diâmetro (> 4 cm³ de volume). Pele da bolsa escrotal se torna fina, avermelhada e pregueada
G3	Crescimento do pênis, principalmente em comprimento. Testículos > 3,5 cm de diâmetro (> 8 cm³ de volume)
G4	Crescimento do pênis em largura e desenvolvimento da glande. Testículos > 4,5 cm de diâmetro (> 12 cm³ de volume). Bolsa testicular mais pigmentada
G5	Genitália adulta e testículos > 5 cm de diâmetro (> 15 cm³ de volume)

Estágio	Pelos (P)
P1	Ausência de pilificação genital
P2	Pelos lisos, finos e discretamente pigmentados na base do pênis
P3	Pelos mais grossos, mais pigmentados e encaracolados, em direção à sínfise púbica
P4	Pelos com padrão adulto, sobre toda a área pubiana
P5	Pelos atingindo a face interna da coxa, com padrão adulto

TABELA 13.2 Estadiamento de Tanner na menina.

Estágio	Mamas (M)
M1	Ausência de broto mamário
M2	Broto mamário subareolar, aumento da aréola
M3	Broto mamário que ultrapassa os limites da aréola, mas ainda não há separação dos contornos
M4	Forma-se um duplo contorno (um monte areolar separado de um monte glandular)
M5	Mama adulta. Recessão da aréola para o contorno da mama

Estágio	Pelos (P)
P1	Ausência de pilificação genital
P2	Pelos lisos, finos e discretamente pigmentados sobre os grandes lábios
P3	Pelos mais grossos, mais pigmentados e encaracolados, em direção à sínfise púbica
P4	Pelos terminais, sobre toda a área pubiana
P5	Pelos atingindo a face interna da coxa, com padrão adulto

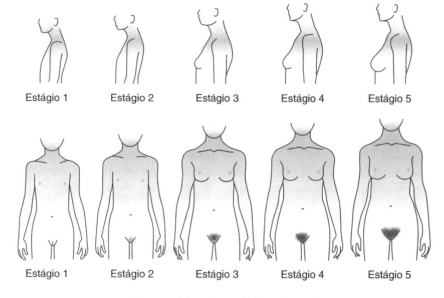

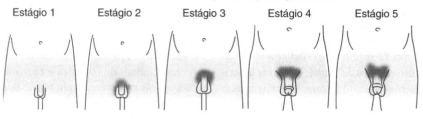

FIGURA 13.3 Estadiamento puberal. Critérios de Marshall-Tanner.

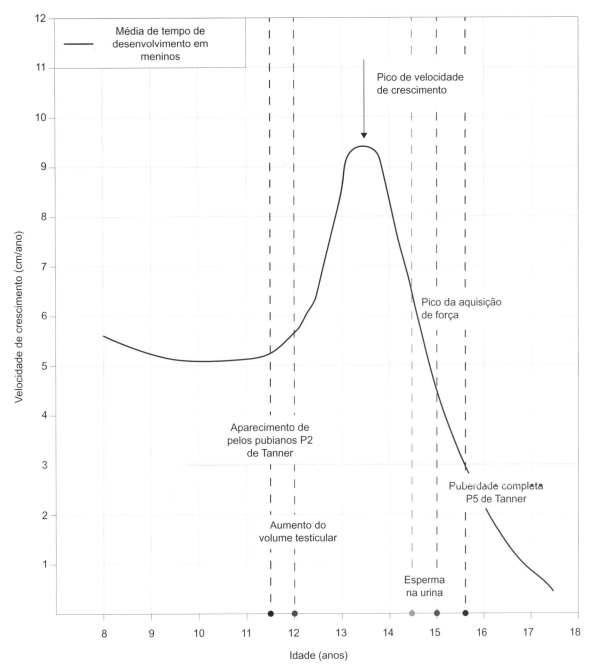

FIGURA 13.4 Sequência de eventos puberais em homens com tempo médio de desenvolvimento puberal nos EUA. (Fonte: Biro FM et al. Pubertal staging in boys. J Pediatr. 1995;127:100. Karpati AM et al. Stature and pubertal stage assessment in American boys: the 1988-1994 Third National Health and Nutrition Examination Survey. J Adolesc Health. 2002;30:205-12. Dore E et al. Gender differences in peak muscle performance during growth. Int J Sports Med. 2005;26:274. Neu CM et al. Influence of puberty on muscle development at the forearm. Amer J Physiol Endocrin Metab. 2002;283:E103. Tanner et al. Clinical longitudinal standards for height and height velocity for North American children. J Pediatr. 1985;107:317.)

é o primeiro sangramento menstrual (em torno de 12 anos), que marca o fim da puberdade e do estirão de crescimento. O período médio entre o início da puberdade (estágio 2 de Tanner da mama) e a menarca é de 2,6 anos. Depois da menarca, a menina ainda cresce por 1 a 2 anos, mas em velocidade reduzida, e as cartilagens epifisárias se fecham por volta dos 16 anos de IO.

O tempo de puberdade varia substancialmente entre as raças/grupos étnicos. Sabe-se que as meninas afro-americanas tendem a iniciar os caracteres sexuais secundários um pouco antes que as meninas brancas. Os eventos estão resumidos na Figura 13.5.

Puberdade precoce

A puberdade precoce (PP) é definida pelo aparecimento dos caracteres sexuais secundários antes dos 8 anos nas meninas e antes dos 9 anos nos meninos, sendo a menarca antes dos 9 anos um critério adicional.

Na maioria dos países desenvolvidos, a idade média de início da puberdade diminuiu nas últimas quatro décadas. Entre 5 e 12% das meninas a menarca ocorre com menos de 11 anos, bem como houve o adiantamento da telarca.

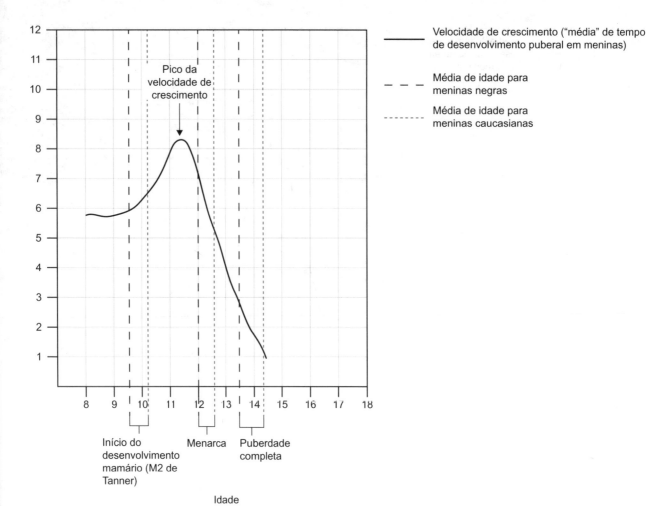

FIGURA 13.5 Sequência da puberdade em meninas, com tempo médio de desenvolvimento puberal, nos EUA. A idade média para atingir cada marco é mais cedo para mulheres negras (linha vertical tracejada) em comparação com mulheres brancas (linha vertical pontilhada). A mediana do tempo entre o início da puberdade (estágio 2 de Tanner da mama) e a menarca é de 2,6 anos, e o percentil 95 é de 4,5 anos. (Fonte: Biro FM, Huang B, Lucky AW et al. Pubertal correlates in black and white US girls. J Pediatr. 2006;148:234 e Tanner JM, Davies PS. J Pediatr. 1985;107:317.)

Essa idade varia por raça/grupo étnico e peso. Alguns autores sugerem a mudança no limite de caracterização da puberdade precoce para aparecimento dos caracteres sexuais secundários antes dos 7 anos em meninas brancas e antes dos 6 anos em meninas afro-americanas. Contudo, o limite apropriado para avaliação de puberdade precoce permanece controverso, podendo não haver investigação de alguns casos de puberdade precoce verdadeira caso haja essa mudança dos limites de idade. Entende-se a necessidade da avaliação não só a partir da idade, mas também da velocidade do desenvolvimento puberal, bem como da história familiar, sendo então o acompanhamento fundamental.

Classificação

A causa da puberdade precoce pode variar de uma variante do desenvolvimento puberal normal à puberdade precoce propriamente dita (Figura 13.6):

- Variantes do desenvolvimento puberal normal
  - Telarca precoce isolada
  - Pubarca precoce isolada
  - Sangramento pré-puberal isolado (pode ter causa hormonal ou não hormonal)
- Puberdade precoce
  - Central ou dependente de gonadotrofinas (PPDG)
  - Periférica ou independente de gonadotrofinas (PPIG).

Telarca precoce isolada

Consiste no aumento uni ou bilateral das mamas em idade inferior a 8 anos, isolado, ou seja, não acompanhado de aumento de VC, pubarca, menarca, avanço de idade óssea ou qualquer outro sinal de puberdade verdadeira. É a forma mais comum de precocidade sexual. Ocorre em dois picos: um durante os primeiros 2 anos de vida e outro entre 6 e 8 anos. É benigna, autolimitada, tem ótimo prognóstico, não compromete a estatura final e nem a idade da menarca. Muitas vezes, as mamas podem regredir de modo espontâneo e voltar a crescer só na fase puberal, ou permanecer estáveis até a puberdade, quando então se desenvolvem completamente. A fisiopatologia ainda não está esclarecida.

A hipertrofia mamária que pode ocorrer em recém-nascidos de ambos os sexos é causada pela estimulação de hormônios

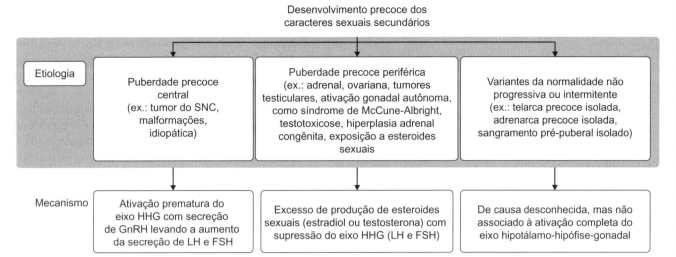

FIGURA 13.6 Etiologia e mecanismos da puberdade precoce. *SNC*, sistema nervoso central; *HHG*, hipotálamo-hipófise-gonadal; *GnRH*, hormônio liberador de gonadotrofina; *FSH*, hormônio foliculoestimulante; *LH*, hormônio luteinizante. (Adaptada de Harrington J, Palmert MR, Hamilton J. Use of local data to enhance uptake of published recommendations: na example from the diagnostic evaluation of precocious puberty. Arch Dis Child. 2014;99:15. Reproduzida, com autorização, de BMJ Publishing Group Ltd. Copyright © 2014.)

maternos e, em geral, se resolve por si só em algumas semanas ou meses. O desenvolvimento da mama também pode estar associado à galactorreia ("leite de bruxa"), que também se resolve espontaneamente. Embora, na maioria dos casos, a telarca neonatal desapareça nos primeiros meses de vida, o não desaparecimento quase nunca tem qualquer significado patológico.

Laboratorialmente, o valor de estrógeno, progesterona, LH e FSH são todos pré-púberes. Não há ativação do eixo gonadal. O LH basal é menor que 0,6 UI/ℓ (IFMA – metódo imunofluorométrico) e menor que 0,3 UI/ℓ (ICMA – método quimioluminescência) e, se for feito teste de estímulo com GnRH, o pico de LH será menor que 6,9 UI/ℓ (IFMA) e menor que 5 UI/ℓ (ICMA). O teste do GnRH costuma ser desnecessário nesses casos, exceto quando há dúvida diagnóstica com puberdade precoce central. Nessa situação, tem-se um caráter progressivo da telarca e aparecimento de outros caracteres sexuais secundários. Os tamanhos ovariano e uterino são pré-púberes à USG.

Na telarca precoce isolada, deve-se orientar os pais e a criança sobre a benignidade do quadro e a necessidade apenas de seguimento clínico, sem uso de medicações. Deve-se realizar a avaliação clínica periódica da criança, visto que 13% das telarcas precoces podem evoluir para puberdade precoce.

Adrenarca precoce isolada

Consiste no aparecimento de pelos pubianos e/ou axilares e outras manifestações como oleosidade da pele, odor axilar e acne antes dos 8 anos nas meninas ou 9 anos nos meninos.

É mais comum em crianças do sexo feminino, afro-americanas e hispano-americanas ou que apresentam obesidade e resistência à insulina, e pode ser um fator de risco para o desenvolvimento posterior da síndrome dos ovários policísticos em meninas. Pode ocorrer aumento da velocidade de crescimento e até 30% das crianças com adrenarca prematura benigna tem avanço de IO em até 2 anos, mas sem progressão de outros sinais da puberdade. Pode ou não afetar um pouco a estatura final.

Os pelos púbicos isolados são geralmente uma condição benigna em que os lactentes apresentam pelos de textura mais fina do que os pelos púbicos típicos e localizados ao longo dos grandes lábios ou sobre o escroto (em vez da sínfise púbica). As concentrações de di-hidroepiandrosterona (DHEA) e sulfato de DHEA (sDHEA) são normais ou ligeiramente elevadas para a idade. A condição é transitória e os pelos geralmente desaparecem dentro de 6 a 24 meses.

Laboratorialmente, é necessário que se faça um teste da cortrosina para excluir HAC forma não clássica. O eixo HHG está inativado – LH, FSH, estradiol (E2), pré-púberes. Já os andrógenos adrenais podem estar elevados em 50% dos casos (sDHEA, DHEA, androstenediona, 17-hidroxiprogesterona (17-OHP)). Crianças com adrenarca prematura podem ter elevação discreta dos hormônios adrenais, com concentrações de DHEAS de 40 e 135 mcg/dℓ e níveis de testosterona ≤ 35 ng/dℓ. A 17-OHP discretamente elevada entre 115 e 200 ng/dℓ também é consistente com o diagnóstico de adrenarca prematura benigna.

A fisiopatologia parece ser o aumento de andrógenos adrenais por uma maturação precoce da camada reticulada da adrenal. Dentro da adrenal, algumas enzimas são constitucionalmente ativas, como a 17-hidroxilase. No entanto, a 17,20-liase geralmente fica quiescente durante a infância e, em geral, só se ativa em determinado momento da vida (adrenarca), de modo que as adrenais passam a produzir andrógenos. Na pubarca precoce isolada, a 17,20-liase começa a funcionar precocemente, e então a camada reticulada da adrenal se ativa, iniciando a produção de hormônios androgênicos capazes de promover a pilificação. Nas meninas, para que ocorra o surgimento de pelos, geralmente é necessária a presença de um pouco de estrógeno, por isso, às vezes, meninas hipogonádicas só desenvolvem pilificação após o início da terapia de reposição hormonal (RH). Uma vez nascidos, os pelos não precisam mais de estrogênio para se manterem, por isso, a inibição do eixo HHG com aGnRH em casos de puberdade precoce central não provoca queda dos pelos.

A conduta na adrenarca precoce isolada deve ser expectante, apenas com seguimento clínico.

Sangramento vaginal pré-puberal isolado

Caracteriza-se por sangramento vaginal em meninas menores de 9 anos, sem caráter cíclico, sem outros sinais puberais, sem aumento de VC, sem telarca, sem pubarca, sem avanço de IO e sem anormalidades genitais. O sangramento vaginal pré-puberal isolado pode ser decorrente de causas hormonais, como cistos ovarianos autônomos, ou de causas não hormonais, e, nesses casos, é sempre necessário excluir manipulação genital e abuso sexual.

Laboratorialmente, o eixo HHG está bloqueado (LH, FSH e E2 são pré-púberes). O prognóstico é bom, pois geralmente os sangramentos vaginais param espontaneamente por alguns anos e depois a puberdade normal é retomada na idade habitual e completada pelo início dos ciclos menstruais regulares no fim do desenvolvimento puberal.

Puberdade precoce dependente de gonadotrofinas ou central

A PPDG mimetiza a puberdade normal, ocorrendo com a mesma sequência de progressão. Nas meninas, inicia-se com aumento de VC, seguida da telarca, pubarca e, por último, menarca, associada ao avanço de idade óssea. Nos meninos, inicia-se com aumento do volume testicular, seguido de pubarca e, por fim, o estirão de crescimento associado ao avanço de idade óssea. Ocorre antes dos 8 anos nas meninas e antes dos 9 anos nos meninos.

Laboratorialmente, há elevação dos esteroides sexuais (estrógenos nas meninas, testosterona nos meninos) com LH basal > 0,6 UI/ℓ (IFMA) ou > 0,2 U/ℓ (ICMA). O pico do LH após estímulo com GnRH 100 mcg intravenoso é > 6,9 UI/ℓ nas meninas e > 9,6 UI/ℓ nos meninos (IFMA) ou > 5 U/ℓ (ICMA) em ambos os sexos. Na confirmação da ativação prematura do eixo, deve ser realizada RM da região hipotálamo-hipofisária para excluir causas orgânicas de puberdade precoce central.

A PPDG é sempre isossexual e mais comum no sexo feminino que no masculino. A criança começa a crescer de maneira acelerada e a se desenvolver mais rapidamente que seus colegas da mesma idade, tornando-se, geralmente, o mais alto da turma; mas, se a PPDG não for tratada de maneira adequada, as epífises ósseas se fecham precocemente e o crescimento cessa antes do esperado, cursando com baixa estatura na vida adulta.

As causas, descritas na Tabela 13.3, são:

- Idiopática: em 80 a 90% dos casos em meninas, mas em apenas 25 a 60% dos meninos. Alguns casos, especialmente naqueles com outros familiares com história de puberdade precoce, a PPDG pode ser de origem familial devido a mutações genéticas
- Familial
  - Mutações de ganho de função no gene da *kisspeptina 1* (*KISS1*) e no gene de seu receptor acoplado à proteína G (*KISS1R*) foram implicadas na patogênese de alguns casos de PPDG
  - Mutação inativadora no gene *MKRN3*, que tem um papel supressor no início da puberdade. A herança é autossômica dominante de transmissão paterna, visto que o alelo materno é silenciado (*imprinting* materno). Essas mutações levariam à diminuição da inibição do GnRH e início

precoce da puberdade. São causas frequentes de PPDG, responsáveis por até 46% dos casos familiares e quase 10% dos casos previamente considerados idiopáticos
  - Mutação inativadora do gene *DLK1* (homólogo delta-like 1), que leva a concentrações séricas indetectáveis da proteína *DLK1* e foi associada a quatro casos de PPDG familial, todavia parece ser menos frequente que as mutações no gene *MKRN3*. Ambos os genes são de transmissão paterna com *imprinting* materno. Ou seja, a história de puberdade precoce é sempre do lado paterno. Os pacientes com mutações nesses genes também apresentam, em sua maioria, alterações metabólicas (sobrepeso/obesidade, dislipidemia, alterações glicêmicas)
- Alterações de SNC: diferentes tipos de distúrbios do SNC podem causar PPDG, entre eles hamartomas hipotalâmicos, outros tumores de SNC como epedimomas, gliomas ópticos (associados a neurofibromatose), malformações congênitas, infecções ou processos inflamatórios de SNC, radioterapia selar, traumatismo cranioencefálico (TCE) e asfixia perinatal. No sexo masculino, as anomalias neurológicas são responsáveis por 2/3 dos casos de puberdade precoce e os tumores do SNC representam aproximadamente 50% dos casos
- Exposição prévia a esteroides sexuais por longos períodos pode levar à maturação prematura do eixo HHG (p. ex., por tratamento tardio de HAC virilizante, de tumores secretores de esteroides sexuais, de testotoxicose ou por McCune-Albright etc.).

TABELA 13.3 Causa de puberdade precoce central.

Sem anomalias do sistema nervoso central

Idiopática

Causas genéticas:
- Mutações ativadoras no *KISS1R* e *KISS1*
- Mutações inativadoras no *MKRN3*
- Mutações inativadoras no *DLK1*
- Síndromes genéticas (síndrome de Temple, síndrome de Williams-Beuren, síndrome de Silver-Russell, síndrome de Prader-Willi, síndrome de Rett, casos raros de deleções e duplicações cromossômicas)

Secundária:
- À exposição crônica prévia aos esteroides sexuais decorrente de puberdade precoce periférica (p. ex., McCune-Albright, testotoxicose, HAC forma virilizante tratamento tardio)
- Imigração e adoção internacional (fatores ambientais)
- Desreguladores endócrinos

Com anomalias do sistema nervoso central (orgânica)

Malformações congênitas:
- Hamartoma hipotalâmico, cisto aracnóideo, hidrocefalia, mielomeningocele, displasia septo-óptica

Adquiridas:
- Tumores: astrocitomas, gliomas, pinealomas, disgerminomas não secretores de hCG, meningiomas, craniofaringioma
- Infecções e inflamações do SNC
- Radioterapia e quimioterapia
- Trauma crânio encefálico
- Asfixia perinatal

Fonte: Macedo DB et al., 2014.

O hamartoma hipotalâmico é uma malformação congênita, não neoplásica, constituída de tecido hipotalâmico ectópico na base do cérebro, no assoalho do terceiro ventrículo, o qual contém neurônios secretores de GnRH ou fatores estimuladores de secreção de GnRH. Pode ser assintomático ou apresentar apenas manifestações neurológicas ou levar à puberdade precoce central associada ou não a sintomas neurológicos. É o tipo mais frequente de tumor do SNC que causa PPDG em crianças antes dos 4 anos.

O quadro clínico é caracterizado pelo desenvolvimento sexual muito precoce e pode vir associado a epilepsias focais, generalizadas ou gelásticas (crises de risos e choros imotivados). O diagnóstico é confirmado por RM da região hipotálamo-hipofisária, na qual se encontra uma imagem típica: massa isointensa entre o infundíbulo e os corpos mamilares, sem realce após o contraste. Tipicamente não ocorre crescimento da massa e não há indicação de cirurgia, exceto em casos de massas volumosas com presença de hipertensão intracraniana ou epilepsias de difícil controle. Caso haja crescimento, deve-se avaliar diagnósticos diferenciais.

Avaliação clínica

O nível de preocupação e a extensão da avaliação devem aumentar quando a apresentação ocorrer em idades mais jovens, mas diminuir na presença de aumento da adiposidade e história familiar de desenvolvimento puberal precoce e/ou ser membro de uma raça/etnia/grupo, como os afro-americanos, que têm o início da puberdade sabidamente mais adiantado (Tabela 13.4).

Anamnese

Questionar quando começou o surgimento dos caracteres sexuais, ordem de aparecimento, velocidade de progressão, uso de medicamentos ou cremes e géis que contenham esteroides sexuais (de pais e avós), histórico de TCE, infecções, doenças ou inflamações de SNC, convulsões, sinais ou sintomas neurológicos, cirurgia ou radioterapia de SNC, dores abdominais (cistos ovarianos) e idade de puberdade dos familiares.

Exame físico completo

Estadiamento de Tanner, tamanho e consistência testicular, pele da bolsa escrotal, pilificação pubiana, mamas, peso, altura, idade estatural, gráfico de crescimento, VC, acne, oleosidade de pele e cabelo, odor e pelos axilares, desenvolvimento muscular, palpação abdominal (avaliar a presença de massas em abdome ou pelve), lesões cutâneas com manchas café com leite sugestivas de McCune-Albright (MCA), deformidades ósseas, assimetrias, neurofibromas etc.

TABELA 13.4 Características clínicas das formas de desenvolvimento puberal precoce.			
	Variantes do desenvolvimento puberal	Puberdade precoce dependente de gonadotrofinas	Puberdade precoce periférica
Exame físico: avanço dos estágios de Tanner	Sem progressão no estadiamento de Tanner durante 3 a 6 meses de observação	Progressão para o próximo estágio puberal em 3 a 6 meses	Progressão
Velocidade de crescimento	Normal para idade óssea	Acelerada* > 6 cm/ano	Acelerada*
Idade óssea	Normal ou levemente avançada	Avançada para idade estatural	Avançada para idade estatural
Concentração sérica de estradiol (meninas)	Pre-puberal°	Pré-puberal para puberal	Aumentada em causas ovarianas ou exposição exógena de estrogênio
Concentração sérica de testosterona (meninos ou meninas com virilização)	Pré-puberal°	Pré-puberal para puberal	Puberal e aumentada
Concentração sérica basal de LH	Pré-puberal° < 0,3 mIU/ℓ	Puberal ≥ 0,3 mIU/ℓ	Suprimida < 0,1 mIU/ℓ ou pré-puberal < 0,3 mIU/ℓ
Teste de estímulo com GnRH	Pico de LH em valor pré-puberal Razão LH:FSH < 0,66	Pico de LH elevado (em valor puberal > 5,0 mIU/mℓ) Razão LH:FSH > 0,66	Sem alteração no valor basal ou pico de LH em valor pré-puberal

LH, hormônio luteinizante; *GnRH*, hormônio liberador de gonadotrofina; *FSH*, hormônio foliculoestimulante. *A menos que o paciente tenha deficiência concomitante de hormônio do crescimento (como no caso de uma forma de PPDG por lesão no sistema nervoso central) ou já tenha ultrapassado seu pico de velocidade de crescimento no momento da avaliação, caso em que a velocidade de crescimento pode ser normal ou diminuída °Na maioria dos casos, esses níveis serão pré-púberes; entretanto, em crianças com PPDG progressiva intermitente, esses valores podem atingir as concentrações pubertárias durante os períodos de desenvolvimento ativo. (Fonte: Oerter KE, Uriarte MM, Rose SR et al. Gonadotropina secretory dynamics during puberty in normal girls and boys. J Clin Endocrinol Metab. 1990;71:1251. Cortesia dos Drs. Mark Palmert e Jennifer Harrington.)

Avaliação laboratorial

Deve incluir LH, FSH, estrogênio (nas meninas) e testosterona (nos meninos).

Uma menina com PPDG pode apresentar ou não estrógeno em valor púbere (> 20 pg/mℓ). Já um menino com PPDG apresenta sempre testosterona em valores púberes (> 14 ng/dℓ). Os imunoensaios de testosterona e estrogênio nem sempre podem distinguir entre as concentrações pré-púberes e puberais, mas os métodos de espectroscopia de massa podem ser solicitados para melhorar essa mensuração.

Os métodos laboratoriais que utilizam anticorpos monoclonais, como IFMA (imunofluorométrico), ICMA (quimioluminescência) e ECLIA (eletroquimioluminescência), apresentam maior sensibilidade e especificidade e podem determinar a ativação do eixo gonadotrófico quando se encontram valores basais de LH > 0,6 U/ℓ (IFMA) ou $\geq$ 0,2 U/ℓ, para meninos e 0,3 U/ℓ, para meninas, (ICMA) ou (ECLIA), sendo estes suficientes para estabelecer o diagnóstico de PPDG em ambos os sexos, dispensando o teste com GnRH. O valor basal de LH > 0,2 U/ℓ diferenciou meninos pré-púberes de púberes com 100% de sensibilidade; porém, no sexo feminino houve superposição entre pré-púberes e púberes, utilizando-se mais o valor de 0,3 U/ℓ.

É preciso ter cuidado na interpretação dos níveis de LH em meninas com menos de 2 anos, pois as concentrações de gonadotrofinas podem estar elevadas devido a "minipuberdade". Assim, a PPDG pode ser diagnosticada erroneamente durante essa fase de desenvolvimento.

A dosagem de FSH basal ou após estímulo com GnRH não é útil para o diagnóstico de PPDG; porém, quando seus valores estão baixos ou suprimidos, sugerem o diagnóstico de puberdade precoce de origem periférica. Uma abordagem futura, ainda em fase de validação, é usar os valores de gonadotrofina urinária na primeira manhã para auxiliar no diagnóstico.

Deve-se pedir o teste de estímulo com GnRH para ajudar a diferenciar os pacientes com suspeição de PPDG daqueles com uma variante do desenvolvimento puberal, pois ambos podem apresentar valores pré-púberes de LH basal, ou seja, < 0,6 UI/ℓ (IFMA) ou < 0,3 UI/ℓ (ICMA e ECLIA), mas só há resposta no teste crianças com PPDG. Tal exame pode ser realizado de duas maneiras:

- Análogos agonistas de GnRH 100 mg, IV, ou 20 mg/kg (coleta de LH nos tempos –30, 0, 15, 30, 45, 60, 90 minutos). O pico de LH > 6,9 UI/ℓ (IFMA) em meninas ou > 9,6 UI/ℓ (IFMA) em meninos ou > 5 UI/ℓ (ICMA) em ambos os sexos, confirma ativação do eixo hipotálamo-hipófise-gonadal (HHG), sugerindo puberdade precoce central ou dependente de gonadotrofinas
- Acetato de leuprorrelina *depot* 3,75 mg, intramuscular (IM), ou algum outro análogo de GnRH de depósito, com coleta de dosagem de LH e FSH após a aplicação. Um valor de LH > 10 UI/ℓ (IFMA) 2 horas após a aplicação ou LH > 8 UI/ℓ (ECLIA) 3 horas após em ambos os sexos indica que o eixo HHG está ativado. Valores de LH após estímulo com análogos de GnRH entre 5 e 8 U/ℓ devem ser interpretados de acordo com o quadro clínico
- Razão LH: FSH estimulada > 0,66 é tipicamente vista em crianças com PPDG, enquanto uma proporção < 0,66 sugere puberdade precoce não progressiva. Em crianças pré-púberes,

o FSH costuma ser elevado. Crianças com PPDG progressiva tendem a mostrar aumento de LH mais proeminente após estimulação que de FSH, aumentando a relação LH:FSH.

Pacientes com PPIG apresentam valores de LH e FSH baixos, mesmo nos testes de estímulo.

Outros exames incluem:

- Hormônio tireoestimulante (TSH), tiroxina (T4) livre: hipotireoidismo grave com TSH muito elevado pode estimular o receptor de FSH pela similaridade entre esses hormônios (todos têm a mesma subunidade alfa), causando uma PPIG (LH e FSH suprimidos) com gônadas aumentadas conhecida como síndrome de Van Wyk e Grumbach
- Gonadotrofina coriônica humana (hCG): tumores produtores de hCG podem estimular o receptor de FSH pelo mesmo mimetismo molecular descrito anteriormente para o TSH, causando PPIG com gônadas aumentadas
- Andrógenos adrenais (em caso de sinais de hiperandrogenismo ou virilização): DHEA, sDHEA, androstenediona, 17-OHP, composto S.

Deve-se excluir hiperplasia adrenal congênita (HAC) não clássica (teste da cortrosina) em casos suspeitos com hiperandrogenismo, principalmente em casos em que a primeira manifestação é a pubarca, e não a telarca. A 17-OHP > 200 ng/dℓ tem alta sensibilidade e especificidade para hiperplasia adrenal congênita forma não clássica secundária à deficiência de 21-hidroxilase, embora o teste da cortrosina ainda seja necessário para confirmar o diagnóstico. Quando a 17-OHP é > 1.500 ng/dℓ, pode-se firmar o diagnóstico de hiperplasia adrenal congênita forma não clássica.

Exames de imagem

Os exames de imagem utilizados para avaliação da PPDG incluem:

- Radiografia de mãos e punhos da mão não dominante para idade óssea. A IO avançada não exclui o diagnóstico de uma variante puberal benigna, apesar de sugerir mais uma puberdade precoce, o laudo pelo programa BoneXpert® melhora acurácia da determinação da IO
- Ultrassonografia (USG) pélvica: avaliar dimensões ovarianas e uterinas, presença de cistos, neoplasias e espessamento endometrial
  - Ovário pré-púbere: < 1 a 1,5 cm³. A presença de cistos pode ocorrer, mas se houver mais de seis cistos com menos de 1 cm sugere PPDG. Cistos acima de 1 cm podem ser a origem da produção hormonal, como em síndrome de McCune-Albright ou cistos ovarianos autônomos
  - Útero pré-púbere: < 3,4 cm de comprimento no maior eixo, menor que 3 cm³ de volume
- A USG pélvica é um exame complementar para ajudar a diferenciar entre PPDG e variantes da normalidade, especialmente quando a avaliação permanece duvidosa. Contudo, alguns estudos sugeriram que há uma sobreposição considerável entre pacientes com e sem PPDG, sendo o valor da USG pélvica realmente limitado no diagnóstico de puberdade precoce, devendo-se correlacionar os achados com os dados clínicos e laboratoriais
- USG ou tomografia computadorizada (TC) de abdome e pelve, se houver suspeita de tumor adrenal

- USG testicular na suspeita de tumor testicular
- TC de tórax na suspeita de tumor de mediastino (germinoma na síndrome de Klinefelter)
- Ressonância magnética (RM) da região hipotálamo-hipofisária: idealmente, deve ser feita em todas as crianças com diagnóstico de puberdade precoce central ou dependente de gonadotrofinas (PPDG) para excluir causas centrais, principalmente nos meninos, que em 50% das vezes apresentam causas orgânicas. Contudo, devido à baixa prevalência de lesões de SNC em meninas que iniciaram a puberdade após os 6 anos, a necessidade de imagem é questionável nesta situação.

O fluxograma de investigação laboratorial e diagnóstico diferencial da puberdade precoce está resumido na Figura 13.6.

Tratamento

O tratamento de primeira linha da PPDG, independentemente da sua etiologia, é com os análogos de GnRH (aGnRH), que agem nos receptores hipofisários de GnRH. Esses análogos são agonistas que competem com o GnRH endógeno e, inicialmente, ao se ligarem aos receptores, ativam sua sinalização, promovendo a secreção de LH e FSH, por isso que o aGnRH é utilizado como teste de estímulo no diagnóstico. A alta afinidade e a meia-vida longa dos aGnRH resultam em dessensibilização dos receptores com *downregulation* dos mesmos. Esses efeitos resultam em supressão do eixo HHG. Desse modo, ocorre a inibição da secreção de LH e FSH, bem como da produção dos esteroides sexuais.

Indicações

A decisão de tratar com um aGnRH depende da idade da criança, da velocidade de progressão puberal e de crescimento e da altura adulta estimada por meio do avanço da idade óssea. A progressão puberal é considerada lenta se não há mudança de estágio de Tanner durante 6 ou mais meses de observação. A experiência clínica mostrou que muitos casos de puberdade precoce, particularmente em meninas, com início após os 6 anos, serão de progressão lenta, sem comprometimento estatural. A velocidade de crescimento é considerada acelerada se for > 6 cm/ano. As indicações de bloqueio puberal se baseiam em parâmetros antropométricos e psicológicos:

- Desenvolvimento puberal acelerado levando a um comprometimento da altura final mensurado por meio da predição de altura final abaixo da estatura-alvo familiar, predição de altura final abaixo do percentil 2,5 ou perda de potencial de altura durante o acompanhamento
- Aspectos psicossociais como distúrbios comportamentais, imaturidade emocional e deficiência intelectual.

Clinicamente após o tratamento, ocorre regressão ou estabilização dos caracteres sexuais secundários, queda da VC para valores pré-púberes (< 6 cm/ano) e redução da velocidade de maturação esquelética.

Seguem alguns exemplos de tratamento com aGnRH:

- Acetato de leuprorrelina 3,75 mg, IM/SC, mensal
- Acetato de leuprorrelina 7,5 mg, IM, bimestral ou mensal
- Acetato de leuprorrelina 11,25 mg, IM/SC, trimensal

- Acetato de leuprorrelina 45 mg, IM/SC, semestral
- Triptorrelina 3,75 mg, IM, mensal
- Triptorrelina 7,5 mg, IM, bimestral ou mensal
- Triptorrelina 11,25 mg, IM/SC, trimensal
- Gosserrelina 3,6 mg, IM/SC, mensal
- Gosserrelina 10,8 mg, IM/SC, trimestral
- Histrelina 50 mg, implante subdérmico, anual.

Os efeitos colaterais possíveis do tratamento são sangramento vaginal após a primeira dose em meninas muito estrogenizadas, pois elas provavelmente já têm um espessamento endometrial e, quando o estrogênio é reduzido abruptamente, o endométrio se descama; cefaleia; náuseas; sintomas vasomotores (pelo hipoestrogenismo); reação alérgica local com abscesso estéril (ocorre em 10% dos casos e, nessas situações, deve-se trocar o medicamento); e prolongamento do intervalo QT (recomenda-se realizar ECG antes do início do tratamento e após estabilização de dose). Constatou-se, ainda, que o tratamento trimestral tem segurança e eficácia comparáveis às da terapia mensal.

Monitoramento

Avaliação trimestral de:

- Altura, idade estatural e peso
- VC: reduz para valores pré-puberais (< 6 cm/ano)
- Estadiamento puberal: há regressão ou estabilização dos caracteres sexuais. Mamas e testículos reduzem de tamanho e de consistência, mas os pelos pubianos podem progredir, pois são dependentes de adrenarca
- Exame do local de aplicação do aGnRH: reação alérgica local, abscesso estéril em 4 a 13% dos casos
- Predição de estatura adulta pelo Bayley-Pinneau a partir da idade óssea: melhora da predição de altura final com tratamento.

Exames complementares trimestrais:

- LH, FSH basal e/ou 2 horas após a aplicação do aGnRH *depot*
- Estradiol ou testosterona total
- Teste de estímulo do GnRH 100 μg semestral – pouco utilizado
- Idade óssea anual: redução da maturação esquelética.

Critérios de bom controle:

- Valores de LH basais suprimidos: < 0,6 UI/ℓ (IFMA) e < 0,2 a 0,3 UI/ℓ (ICMA)
- Teste do GnRH 100 μg, IV, com pico de LH < 2,3 UI/ℓ (IFMA) em ambos os sexos
- LH 2 horas após aGnRH 3,75 mg, IM/SC < 4,5 UI/ℓ pela (ICMA) e < 6,6 UI/ℓ (IFMA)
- Valores suprimidos dos esteroides sexuais: estradiol < 13,6 mg/mℓ e testosterona < 14 mg/dℓ (ou abaixo dos valores de referência para o método do laboratório local).

Se houver controle inadequado, caso o paciente esteja usando aGnRH trimestral, retornar ao aGnRH mensal e reavaliar. Se estiver com a dose mensal, dobrar a dose do aGnRH para 7,5 mg a cada 4 semanas, sendo raramente necessário, pois a maioria dos pacientes controla bem com as doses habituais (Figura 13.7).

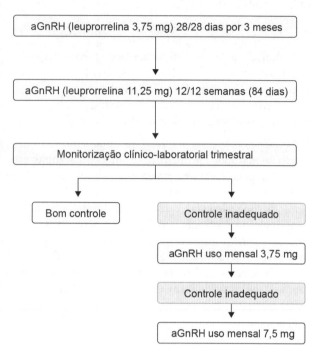

FIGURA 13.7 Fluxograma de tratamento da puberdade precoce central com aGnRH *depot*.

Suspensão do tratamento com aGnRH

- Idade cronológica adequada para o estágio puberal: 11 a 11,5 anos em meninas, 12 a 12,5 em meninos
- Não prolongar muito o bloqueio para evitar a perda do estirão de crescimento puberal promovido pelos esteroides sexuais e retardo exagerado da puberdade com desajuste social
- Idade estatural compatível com a idade óssea
- Idade óssea entre 12 e 12,5 anos em meninas e 13 a 13,5 anos em meninos
- Previsão estatural (Bayley-Pinneau) dentro do intervalo da estatura-alvo
- Aspectos psicológicos
- Considerar desejo do paciente e dos familiares.

Geralmente, a menarca ocorre entre 6 e 18 meses após a suspensão do tratamento. Em meninas com deficiências de desenvolvimento em que o objetivo do tratamento pode ser a supressão da menstruação em vez da preservação da altura, abordagens alternativas de tratamento, como medroxiprogesterona intramuscular (depósito), pílulas anticoncepcionais orais contínuas ou dispositivos intrauterinos podem ser considerados.

Puberdade precoce independente de gonadotrofinas

Decorre da secreção autônoma de esteroides sexuais (estrogênio e/ou andrógenos) derivados das gônadas, das glândulas adrenais ou de fonte externa, levando ao aparecimento de caracteres sexuais secundários apropriados (isossexual) ou não (com virilização nas meninas e feminização nos meninos (heterossexual)) para o gênero, em qualquer ordem de aparecimento, independentemente da secreção de gonadotrofinas. O eixo HHG encontra-se suprimido, sem resposta ao teste de estímulo com GnRH. Não há fertilidade, pois não ocorre seleção de folículos e nem espermatogênese. Os testículos ficam pequenos, exceto se a causa for estímulo gonadal por excesso de TSH, de hCG, HAC com restos adrenais testiculares, tumor testicular virilizante ou mutação ativadora do receptor de LH (testotoxicose). Portanto, há aumento dos esteroides sexuais na vigência de LH e FSH basais e pós-estímulo baixos.

Causas

- Uso de esteroides sexuais (medicamentos, cremes): os cuidadores que usam estrogênios ou andrógenios tópicos podem expor inadvertidamente as crianças aos hormônios. Outras fontes possíveis de exposição ao estrogênio incluem a contaminação dos alimentos com hormônios, fitoestrogênios (p. ex., na soja) e remédios populares, como óleo de lavanda
- Tumor ovariano (da teca ou granulosa): causa rara
- Tumor testicular virilizante: tumor de células de Leydig, 90% benignos. Cursam com assimetria testicular e massa testicular palpável. Podem evoluir com ginecomastia em 30% dos casos
- Gonadoblastomas: geralmente surgem a partir de gônadas disgenéticas e podem produzir estrógeno ou testosterona
- Tumor adrenal virilizante
- Tumor produtor de hCG (em gônadas ou fígado) ou outros tipos de tumores produtores de hCG (teratomas, coriocarcinomas, disgerminomas etc.): o hCG ativa os receptores de LH nas células de Leydig, resultando no aumento da produção de testosterona. O aumento no tamanho testicular é menor do que o esperado para a concentração de testosterona e o grau de desenvolvimento puberal. Em meninas, os tumores secretores de hCG não levam à puberdade precoce, porque a ativação de ambos os receptores de FSH e LH é necessária para a biossíntese de estrogênio. Todos os homens com germinomas em mediastino anterior devem ter um cariótipo, pois esses tumores podem estar associados à síndrome de Klinefelter
- HAC virilizante: redução de função de alguma enzima da esteroidogênese, de herança autossômica recessiva, causando acúmulo de precursores androgênicos e levando à PPIG isossexual em meninos e heterossexual em meninas. Meninos que têm uma causa adrenal para sua precocidade não terão aumento testicular
- Hiperplasia de células de Leydig
- Testotoxicose ou puberdade precoce familial limitada ao sexo masculino: mutação ativadora do gene do receptor de LH. Herança autossômica dominante. Causa PPIG isossexual de início bem precoce, entre 2 e 4 anos, com testículos aumentados bilateralmente e valores elevados de testosterona, apesar de LH e FSH baixos. Restrita ao sexo masculino, não tem correspondência no sexo feminino. Presença de história familiar ou não em casos de mutação *de novo*. Tratamento com inibidores da esteroidogênese, como cetoconazol, ou

antagonistas androgênicos como ciproterona, associados ou não a inibidores de *aromatase* para evitar estrogenização e antagonistas dos receptores androgênicos. Atenção para a possibilidade de PPDG secundária à exposição androgênica crônica, em caso de tratamento tardio

- Cistos ovarianos autônomos: são a causa mais comum de PPIG isossexual em meninas. Etiologia não definida. USG pélvica com cistos ovarianos com mais de 1 cm³, que secretam estrógeno de maneira episódica e transitória, a presença de USG pélvica normal não exclui o diagnóstico de um cisto ovariano funcional, porque o cisto pode ter regredido no momento do estudo. Podem se romper e causar abdome agudo cirúrgico

- Mutação do gene da *aromatase*: ocorre hiperativação da aromatização periférica dos andrógenos adrenais e gonadais, causando elevação dos valores de estradiol e de estrona. Ocorre PPIG isossexual em meninas e heterossexual em meninos. Em meninas há macromastia, aumento de fluxo menstrual, endometriose, aumento de VC e avanço de IO. Em meninos, há ginecomastia, micropênis, aumento de VC e avanço de IO. Tratamento com inibidores da aromatase. Atenção para a possibilidade de evoluir para PPDG, pela hiperestimulação estrogênica sobre o eixo hipotálamo-hipofisário

- Mutação do gene receptor de glicocorticoide: eleva o hormônio adrenocorticotrófico (ACTH) e ativa esteroidogênese adrenal, causando elevação de andrógenos que causam PPIG isossexual em meninos e heterossexual em meninas

- Síndrome de McCune-Albright (MCA): mutação ativadora somática pós-zigótica do gene *GNAS*, causando ativação constitutiva da subunidade alfa da proteína G estimulatória (Gs) em diversos tecidos em que ela está presente. A tríade clássica da síndrome de MCA é formada pela PPIG, pelas manchas café com leite e pela displasia óssea poliostótica (tumores ósseos). Pode evoluir com diversas outras hiperfunções hormonais (adenomas hipofisários secretores de GH e/ou prolactina, hipertireoidismo, hiperplasia adrenal autônoma e osteomalacia hipofosfatêmica). A PPIG ocorre, pois os receptores de LH e de FSH estão acoplados à proteína Gs e ficam hiperativados. Há, então, a formação de cistos ovarianos funcionantes que aparecem e desaparecem, produzindo estrogênio de forma flutuante. Esse tipo de puberdade ocorre principalmente em meninas e costuma ser bem precoce, geralmente entre 2 e 4 anos, com fenótipo clínico muito variado e os achados de precocidade sexual como a manifestação mais comumente relatada. Como em outras formas de precocidade periférica, a sequência da progressão puberal pode ser anormal, em que o sangramento vaginal frequentemente precede a telarca. Se não tratada, pode desencadear PPDG pela exposição crônica a esteroides sexuais

- Hipotireoidismo primário grave: TSH muito elevado estimula o receptor de FSH. É o único caso de puberdade precoce com crescimento desacelerado e IO atrasada

- Insuficiência adrenal primária: ACTH muito elevado, ativando o receptor de LH e estimulando a esteroidogênese gonadal.

Tratamento

O tratamento é realizado com:

- Cirurgia: em casos de tumores funcionantes, como tumores adrenais, ovarianos ou testiculares, bem como tumores produtores de hCG
- Inibidores da esteroidogênese:
  - Progestágenos (acetato de medroxiprogesterona 10 mg, VO, 1 vez/dia ou 50 a 100 mg, IM, 14/14 dias ou 150 mg, IM, 4/4 semanas): em altas doses, inibe várias enzimas da esteroidogênese (17-hidroxilase, 17,20-liase, 3-beta-hidroxiesteroide desidrogenase [HSD], 17-beta-HSD etc.), além de terem efeito central inibindo LH e FSH, com isso reduzindo a progressão para PPDG secundária. Boa opção para tratamento de cistos ovarianos autônomos, testotoxicose e MCA. Os efeitos colaterais são: cefaleia, edema, retenção hídrica, aumento de peso e estrias. A medroxiprogesterona tem discreto efeito glicocorticoide, podendo causar aumento de peso, de apetite e de pressão arterial, fácies em lua cheia, inibição de ACTH e da produção de cortisol
  - Cetoconazol (200 mg, VO, 1 a 3 vezes/dia): inibe várias enzimas da esteroidogênese, como 17-hidroxilase e 17,20-liase. Útil para bloquear a esteroidogênese na testotoxicose, por exemplo. Os efeitos colaterais são gastrintestinais, hepatotoxicidade e insuficiência adrenal (dose-dependente)
- Antiandrogênicos: (úteis para PP isossexual em meninos ou heterossexual em meninas). Podem causar ginecomastia pelo aumento dos valores de estrógenos após a aromatização da testosterona. Para evitar essa complicação, pode-se associar um inibidor de aromatase:
  - Espironolactona 100 mg/dia: bloqueia o receptor androgênico e inibe a síntese de androgênios. É útil na testotoxicose
  - Acetato de ciproterona (Androcur®): 50 a 100 mg/m²/dia, dividido em 2 a 3 doses ao dia. Inibidor competitivo do receptor androgênico, inibe síntese de androgênios e também tem efeito progestogênico de inibir as gonadotrofinas. Pode causar inibição da produção de ACTH e cortisol, cursando com fadiga e sintomas decorrentes de insuficiência adrenal parcial
- Inibidores de aromatase (inibem a conversão de andrógenos em estrógenos). Úteis na PP isossexual de meninas e na heterossexual de meninos, ou no tratamento da isossexual de meninos com antiandrogênios, visando reduzir a aromatização da testosterona em estradiol, evitando assim a ginecomastia:
  - Anastrozol 1 mg, VO, 1 vez/dia
  - Letrozol 1,5 a 2 mg/m²/dia, VO, 1 vez/dia
- Tamoxifeno (10 a 20 mg, VO, 1 vez/dia): modulador seletivo do receptor de estrógeno que antagoniza seu efeito em alguns tecidos. O estrogênio continua alto, mas ocorre redução da VC, da maturação óssea e do sangramento menstrual. É uma boa opção para PP isossexual em meninas, como MCA. Deve-se fazer monitoramento de hemograma, eletrólitos, transaminases e função renal.

O tratamento de crianças com puberdade precoce está esquematizado na Figura 13.8.

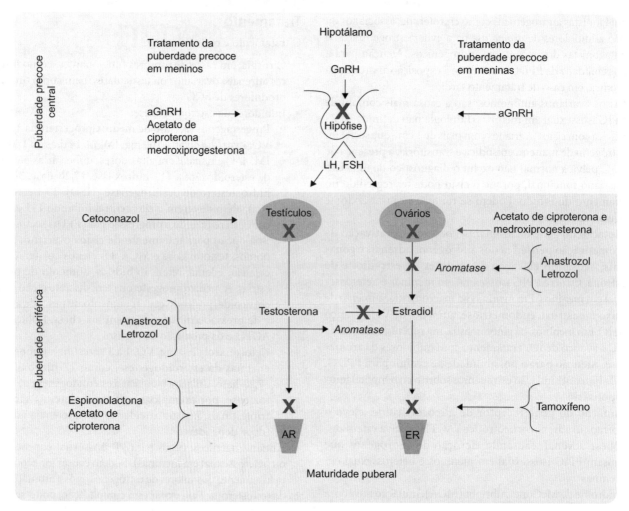

FIGURA 13.8 Tratamento da puberdade precoce central e periférica. Representação esquemática das vias que levam à puberdade precoce e os mecanismos de ação de vários medicamentos utilizados para o tratamento. A puberdade precoce central também é conhecida como puberdade precoce dependente de gonadotrofinas. Para a puberdade precoce periférica o caminho para os meninos é mostrado à esquerda e para as meninas, à direita. *GnRH*, hormônio liberador de gonadotrofina; *aGnRH*, análogo do hormônio liberador de gonadotrofina (p. ex., leuprolida, histrelina); *LH*, hormônio luteinizante; *FSH*, hormônio foliculoestimulante; *AR*, receptor de andrógeno; *ER*, receptor de estrogênio.

Leitura recomendada

Biro FM, Chan YM. Normal puberty. In: UpToDate. Waltham, Mass.: UpToDate, 2020.

Brito VN, Canton APM, Latronico AC. Manejo da puberdade precoce. In: Vilar L et al. Endocrinologia clínica. 7. ed. Rio de Janeiro: Guanabara Koogan; 2021. p. 234.

Brito VN, Latronico AC, Arnhold IJP, Mendonça BB. Update on the etiology, diagnosis and therapeutic management of sexual precocity. Arq Bras Endocrinol Metab. 2008;52(1).

Harrington J, Palmert MR. Definition, etiology and evaluation of precocious puberty. In: UpToDate. Waltham, Mass.: UpToDate, 2020.

Harrington J, Palmert MR. Treatment of precocious puberty. In: UpToDate. Waltham, Mass.: UpToDate, 2020.

Harrington J, Palmert MR, Hamilton J. Use of local data to enhance uptake of published recommendations: an example from the diagnostic evaluation of precocious puberty. Arch Dis Child. 2014;99:15.

Macedo DB, Cukier P, Mendonça BB, Latronico AC, Brito VN. Avanços na puberdade precoce central. Arq Bras Endocrinol Metab. 2014;58:2.

Marshall WA, Tanner JM. Variations in pattern of pubertal changes in girls. Arch Dis Child. 1969;44:291-303.

Marshall WA, Tanner JM. Variations in the pattern of pubertal changes in boys. Arch Dis Child. 1970;45:13-23.

Partsch CJ, Heger S, Sippell WG. Management and outcome of central precocious puberty. Clin Endocrinol (Oxf). 2002;56:129-48.

Root AW. Precocious puberty. Pediatr Rev. 2000;21(1).

Saad M, Maciel R, Mendonça B. Puberdade normal, precoce a atrasada. In: Saad M, Maciel R, Mendonça B. Endocrinologia. São Paulo: Atheneu; 2007.

Wit JM et al. Benefit of postponing normal puberty for improving final height. Eur J Endocrinol. 2004;151:S41-5.

Puberdade Atrasada

Introdução

A puberdade atrasada é a situação clínica caracterizada por uma das seguintes situações:

- Ausência de caracteres sexuais secundários em meninas acima de 13 anos ou meninos acima de 14 anos
- Meninas com amenorreia primária aos 18 anos (ou após 5 anos do aparecimento de caracteres sexuais secundários) ou meninos que não completaram o desenvolvimento puberal 4,5 a 5 anos após o seu início (normalmente o desenvolvimento puberal se completa em até 4 anos do seu início).

A idade para fazer uma avaliação clínica para a puberdade atrasada, assim como da puberdade precoce, é arbitrária, devido às claras variações raciais e étnicas em relação ao período de início da puberdade. O aparecimento dos pelos pubianos, geralmente, não é incluído nessa definição, porque é um sinal de adrenarca, e não de puberdade verdadeira.

Assim como na puberdade precoce, na puberdade atrasada, fatores genéticos, epigenéticos e ambientais estão envolvidos em sua gênese, incluindo fatores nutricionais e exposição a disruptores endócrinos.

Quadro clínico

No retardo constitucional do crescimento e puberdade (RCCP), os pacientes apresentam baixa estatura, atraso do desenvolvimento sexual, adrenarca tardia e estirão puberal tardio e atenuado. Esses adolescentes geralmente possuem boa saúde e bom padrão nutricional, mas crescem lentamente desde a infância (Figura 11.4). Estudos demonstram que a puberdade atrasada ocorre em aproximadamente 5% dos indivíduos aparentemente saudáveis na população geral.

O quadro clínico de pacientes com hipogonadismo depende da faixa etária em que se manifesta, podendo variar o espectro de manifestações clínicas (Figura 14.1), como:

- No homem: genitália ambígua ao nascimento (se o hipogonadismo se manifestou antes da 14ª semana de gestação), criptorquidia, micropênis; além disso, no período pré-puberal, há testículos pequenos e endurecidos, ausência de rugosidade escrotal, eunucoidismo, ausência de pelos faciais e corporais axilares e pubianos, ginecomastia, baixa massa muscular, baixa massa óssea, anemia normocrômica normocítica, atraso puberal e infertilidade. No pós-puberal: baixa

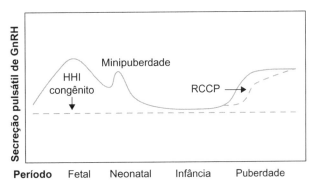

FIGURA 14.1 Representação da atividade do eixo gonadotrófico em diferentes fases da vida. *GnRH*, hormônio liberador de gonadotrofina; *HHI*, hipogonadismo hipogonadotrófico isolado; *RCCP*, retardo constitucional de crescimento e puberdade. (Adaptada de Palmert e Boepple, 2001.)

densidade mineral óssea, altura adequada, queda de libido, disfunção erétil, diminuição de força muscular, falta de energia e vitalidade, depressão, alteração do humor, ondas de calor, ginecomastia, infertilidade e anemia normocrômica normocítica, velocidade reduzida de crescimento da barba

- Na mulher, no período pré-puberal: ausência de telarca e pubarca, rarefação de pelos (pubianos e axilares), amenorreia primária, hipodesenvolvimento do útero e ovários, ausência de estirão puberal, alta estatura, eunucoidismo e IO atrasada, hipoplasia de pequenos lábios, ausência de estrogenização vaginal, infertilidade. No pós-púberal: diminuição de libido, sintomas climatéricos por deficiência estrogênica, amenorreia secundária, ondas de calor, depressão, alterações de humor, baixa massa óssea e secura vaginal.

Causas

As causas do atraso puberal estão resumidas na Tabela 14.1.

Hipogonadismo hipogonadotrófico ou central ou secundário

Também chamado "hipogonadismo hipogonadotrófico isolado" (HHI), é caracterizado por baixas concentrações séricas de esteroides gonadais (estradiol ou testosterona) e concentrações séricas baixas ou inapropriadamente normais de hormônio luteinizante (LH) e hormônio foliculoestimulante (FSH). Há secreção deficiente do hormônio liberador de gonadotrofina (GnRH), que, por sua vez, leva à secreção deficiente de LH e FSH pela hipófise anterior. Isso resulta em secreção de esteroide gonadal e gametogênese deficientes.

Retardo constitucional do crescimento e desenvolvimento

É a causa mais comum de puberdade atrasada e é devido a um defeito funcional transitório na produção de GnRH hipotalâmica, causado por variações genéticas individuais no conjunto de genes hipotalâmicos e hipofisários que controlam a maturação sexual. O RCCP tende a ter padrões familiares de herança, muitas vezes seguindo um padrão autossômico dominante, de modo que os membros da família de várias gerações costumam ter uma história de "desenvolvimento tardio", com início da puberdade e pico de crescimento puberal atrasados em comparação aos demais.

Hipogonadismo hipergonadotrófico ou primário

Caracterizado por gônadas pequenas, baixas concentrações séricas de esteroides gonadais e altas concentrações séricas de LH e FSH. Isso pode ser causado por uma variedade de doenças gonadais, incluindo síndrome de Turner, síndrome de Klinefelter, lesão gonadal de quimioterapia, radioterapia, lesão autoimune ou pós-infecciosa, criptorquidia ou distúrbios da biossíntese de testosterona em homens. Raramente, é causada por defeitos na estrutura molecular de LH e FSH ou defeitos em seus receptores de membrana nas células gonadais.

TABELA 14.1 Causas de atraso puberal.
Hipogonadismo hipergonadotrófico ou primário – FSH e LH elevados
Adquirido
Autoimune ou pós-infeccioso, trauma, torção, neoplasia ou cirurgia, quimioterapia ou radioterapia
Congênito
Alterações cromossômicas – síndrome de Turner 45, X0 e síndrome de Klinefelter 47, XXY, Noonan
Anorquia, síndrome da regressão testicular (*vanishing testes*), hemocromatose, hiperplasia adrenal congênita (deficiência da 17-hidroxilase e outras), DDS
Hipogonadismo hipogonadotrófico ou secundário – FSH e LH baixos
Adquirido
Tumores: benignos e cistos, craniofaringioma, germinomas, meningiomas, gliomas, astrocitomas
Deficiência "funcional" de gonadotrofinas: • Retardo constitucional do crescimento e desenvolvimento   • Doenças sistêmicas crônicas   • Doenças agudas   • Desnutrição   • Hipotireoidismo, hiperprolactinemia, diabetes melito, doença de Cushing   • Anorexia nervosa, bulimia
Doenças infiltrativas: • Hemocromatose, doenças granulomatosas, histiocitose
Trauma crânio encefálico
Apoplexia hipofisária
Drogas – Maconha, ciclofosfamida, corticosteroides, opioides e narcóticos
Congênito
Deficiência isolada de GnRH (também conhecida como hipogonadismo hipogonatrófico isolado) sem anosmia, com anosmia (síndrome de Kallmann), associado à hipoplasia adrenal congênita
Deficiência de GnRH associada com retardo mental e obesidade: síndrome de Laurence-Moon-Biedl e síndrome de Prader-Willi
Forma idiopática de múltiplas deficiências hormonais da hipófise anterior
Malformações cerebrais, causando deficiência de GnRH ou de gonadotrofinas (geralmente associada a anormalidades crânio faciais)

DDS, distúrbios de diferenciação sexual. (Fonte: Crowley WFJ, Pitteloud N.Approach to the patient with delayed puberty. In: UpToDate. Waltham, Mass.: UpToDate; 2020.)

Investigação

A avaliação e tratamento de adolescentes com puberdade atrasada é essencialmente um exercício de exclusão de causas patológicas. Em pacientes com menos de 18 anos sem características fenotípicas (microcefalia, criptorquidia, anosmia, agenesia renal unilateral ou defeitos esqueléticos), pode ser difícil distinguir o hipogonadismo hipogonadotrófico isolado (HHI) do RCCP. Além disso, esses distúrbios puberais tardios provavelmente têm algum grau de sobreposição genética. Isso é sugerido pela observação de taxas mais altas de RCCP em famílias com hipogonadismo hipogonadotrófico isolado e porque alguns casos de RCCP estão associados a mutações heterozigotas em um gene associado ao HHI.

Como a maioria desses distúrbios tem em comum uma diminuição do GnRH ou de sua ação, nenhum teste, exceto observações seriadas ao longo do tempo, distingue de maneira confiável pacientes com RCCP, que progredirão espontaneamente a puberdade, daqueles com HHI. Uma vez que alguns casos bem documentados de HHI sofrem reversões espontâneas após serem tratados com esteroides sexuais, tornando a distinção entre RCCP e HHI menos absolutas, alguns dados podem ajudar na tentativa de diferenciá-las, conforme Tabela 14.2.

Como o atraso puberal e a redução da velocidade de crescimento podem ser os primeiros sinais de uma doença subjacente, como doença inflamatória intestinal, hipotireoidismo e privação social, a primeira etapa da avaliação deve ser uma história completa e um exame físico para determinar se mais testes bioquímicos ou estudos de imagem serão necessários (Figura 14.2).

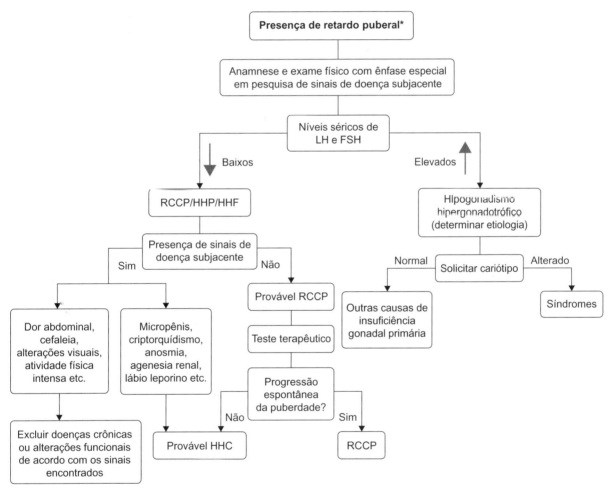

FIGURA 14.2 Fluxograma de avaliação de retardo puberal. A avaliação clínica inicial inclui a pesquisa de sinais de alerta e a dosagem laboratorial de gonadotrofinas (hormônio luteinizante [LH] e hormônio foliculoestimulante [FSH]). Gonadotrofinas elevadas apontam para hipogonadismo hipergonadotrófico, indicando realização de cariótipo em ambos os sexos. Gonadotrofinas baixas ou inapropriadamente normais apontam para as outras três categorias: hipogonadismo hipogonadotrófico permanente (HHP), hipogonadismo hipogonadotrófico funcional (HHF) e retardo constitucional de crescimento e puberdade (RCCP). A presença de sinais de alerta aponta para diagnósticos distintos ao RCCP. Nesses casos, indica-se investigação laboratorial mais extensa em busca de patologias associadas aos principais sinais encontrados. História familiar de RP e ausência de sinais de alerta sugerem fortemente o diagnóstico de RCCP. Nesses casos, indica-se o teste terapêutico com baixas doses de testosterona em meninos e estrogênio em meninas. Quando se observa evolução espontânea de puberdade após 3 a 6 meses do teste terapêutico, define-se o diagnóstico de RCCP. *Ausência de desenvolvimento de mamas até os 13 anos em meninas e ausência de aumento do volume testicular até os 14 anos em meninos. *HHC*, hipogonadismo hipogonadotrófico congênito. (Adaptada de Raivio e Miettinen, 2019 e Young et al., 2019.)

Anamnese

Colher dados sobre gestação (trauma de parto), crescimento e desenvolvimento neuropsicomotor (DNPM), sintomas neurológicos como cefaleia, alteração visual, anosmia (sugere fortemente síndrome de Kallmann), sinais de outros déficits hipofisários; verificar a presença de outras comorbidades ou antecedentes, traumatismo cranioencefálico (TCE), infecções ou doenças do sistema nervoso central (SNC), radioterapia, quimioterapia, cirurgias prévias, convulsões; questionar o aparecimento de algum sinal puberal e sua evolução (no RCCP ocorre redução da velocidade de crescimento, mas não há parada do desenvolvimento puberal). Malnutrição e atividade física intensa são causas comuns de atraso puberal, assim como alcoolismo, uso de opioides, história familiar (comum no RCCP e no HHI), consanguinidade e a frequência com que se barbeia, sendo a baixa frequência sugestiva de HHI.

Exame físico

Peso, altura, relação altura sentada/altura em pé (SH/H), envergadura, desenvolvimento puberal (estágio de Tanner), palpação testicular (buscar assimetrias sugestivas de tumores associados a distúrbios de diferenciação sexual), medida peniana, estigmas físicos, campimetria, acne, pilificação facial e corporal, ginecomastia, galactorreia e ambiguidade genital. A velocidade de crescimento deve ser documentada com intervalo de pelo menos 6 meses ou mais, se possível.

O acompanhamento é fundamental dentro de 1 a 2 anos, pois ajuda a confirmar a presença ou ausência de mudanças puberais e sua evolução, auxiliando no diagnóstico final. Quando o comprimento dos braços é 5 cm maior que a altura, caracteriza proporções corporais eunucoides, o que sugere atraso do fechamento epifisário e hipogonadismo (acontece na síndrome de Klinefelter). A síndrome de Marfan também cursa com hábito eunucoide, contudo não há hipogonadismo nesse caso.

Meninas com apresentação de desenvolvimento puberal atrasado, baixa estatura de longa data e padrão de hipogonadismo hipergonadotrófico devem realizar cariótipo para avaliação de síndrome de Turner. Para mais detalhes sobre exame físico, ver Capítulo 17, *Síndrome de Turner e Síndrome de Klinefelter*.

Para pacientes com alguns sinais de desenvolvimento puberal (p. ex., telarca aos 12 anos em meninas ou aumento testicular aos 14 anos em meninos) e nenhuma evidência de doença subjacente, a triagem laboratorial geral é apropriada, mas não essencial. Esses pacientes devem ser acompanhados clinicamente em intervalos de 3 a 6 meses e avaliados sobre o progresso da puberdade. Pacientes com puberdade ausente, estagnada ou muito atrasada devem ser submetidos a uma determinação da idade óssea e a testes laboratoriais adicionais, conforme descrito a seguir.

Exames complementares

Os exames complementares são:

- Idade óssea de mãos e punho não dominante: informa a relação entre a idade cronológica e a maturação do esqueleto e o potencial de crescimento, ajudando na conduta
- Hemograma completo, VHS, ureia, creatinina, sódio, potássio (insuficiência adrenal), TGO, TGP, anticorpo antitransglutaminase IgA, IgA: para avaliação de distúrbios nutricionais, doença celíaca ou doenças crônicas ocultas (como doença inflamatória intestinal crônica, anorexia nervosa ou doença hepática), glicose (diabetes melito), cloro no suor (fibrose cística)
- Dosagem de anticorpos (anti-TPO, anti-GAD, anti-IA2, anti-insulina, anticorpo anti-21OH, anticorpos anticélulas esteroidais (*P450 c17*), anticorpos anti-LKM, anticorpo anticélulas parietais e anticorpo antitirosinase): investigar doenças autoimunes
- Hormônios luteinizante (LH) e foliculoestimulante (FSH), testosterona (meninos) ou estradiol (meninas): para diferenciar causa primária de secundária de hipogonadismo. Os valores são suficientemente elevados para distinção, particularmente do FSH. Meninos com testosterona < 20 ng/dℓ têm < 15% de chance de evoluírem para G2 no ano seguinte. A testosterona sérica > 50 ng/dℓ predizem o surgimento de puberdade nos próximos 12 a 15 meses. Atenção: o teste do hormônio liberador de gonadotrofina (GnRH) não tem nenhuma função na avaliação de atraso puberal, apenas na puberdade precoce. Esse teste não diferencia o hipogonadismo hipogonadotrófico verdadeiro do RCCP, pois ambos podem não responder a ele. Razão LH/FSH > 1 após teste de estímulo com GnRH sugere desenvolvimento puberal
- Prolactina para afastar hiperprolactinemia como causa do atraso do desenvolvimento puberal
- Fator de crescimento semelhante à insulina tipo 1 (IGF-1) e *IGF binding proteins* 3 (IGFBP-3) para excluir deficiência do hormônio do crescimento (DGH) como causa de atraso puberal. O valor de IGF-1 deve ser avaliado com a faixa de normalidade para o estágio puberal e/ou idade óssea e não pela idade cronológica do paciente. O IGF-1 normal torna pouco provável a DGH, em contrapartida, seu valor baixo não significa que o paciente tenha DGH, visto que outras condições podem resultar em valores baixos, como desnutrição, hipotireoidismo, insuficiência renal e outras doenças crônicas, sendo necessário prosseguir investigação, ver detalhes no Capítulo 11, *Crescimento Normal e Investigação de Baixa Estatura*
- TSH e T4 livre para afastar hipotireoidismo, especialmente se ocorre queda abrupta da velocidade de crescimento e atraso de idade óssea. O T4 livre é importante para se afastar hipotireoidismo central
- Cariótipo, se houver hipogonadismo hipergonadotrófico, possibilidade de síndrome de Turner (meninas) e síndrome de Klinefelter (meninos)
- RM da hipófise: se houver hipogonadismo hipogonadotrófico, especialmente se houver queixas neurológicas e defeitos de linha média associados
- Hormônios basais hipofisários, se houver hipogonadismo hipogonadotrófico
- Sulfato de di-hidroepiandrosterona (sDHEA) e cortisol na suspeita de hipogonadismo e insuficiência adrenal
- Ultrassonografia (USG) pélvica
- Se houver suspeita de síndrome de Kallmann: teste olfatório, RM de sulcos e bulbos olfatórios e USG renal
- Inibina B sérica: não existe ponto de corte determinado, mas valores maiores costumam estar presentes nos RCCP. Os valores de inibina B (10 a 49 ng/ℓ) e o tamanho testicular (< 1 mℓ) sugerem HHI, mas não é um exame útil na distinção com RCCP em formas leves do hipogonadismo. Já a presença de volume testicular entre 1,1 e 2 mℓ, acompanhada de níveis séricos de inibina entre 111 e 212 ng/ℓ, praticamente exclui HHI

- Hormônio antimülleriano (AMH): é um reflexo da integridade das células de Sertoli, e tanto a inibina B quanto o AMH são produzidos por essas células sob estímulo do FSH. Valores de AMH > 110 pmol/ℓ são mais frequentes em pacientes com RCCP do que com HHI
- Saturação de transferrina e ferritina para avaliação de sobrecarga de ferro se hipogonadismo hipogonadotrófico em pacientes de risco como crianças com história de transfusões sanguíneas de repetição, história família de consanguinidade ou de hemocromatose, doenças cardíacas ou renais inexplicáveis
- Painéis de testes genéticos podem ser apropriados se houver forte suspeita de hipogonadismo hipogonadotrófico com anosmia ou anormalidades congênitas associadas (p. ex., defeitos da linha média [fenda palatina, lábio leporino], perda auditiva neurossensorial, agenesia renal unilateral ou defeitos esqueléticos incluindo sindactilia)
- Teste de estimulação com kisspeptina é uma abordagem promissora para ajudar a distinguir entre pacientes com RCCP e HHI/síndrome de Kallmann, pois LH ≥ 0,8 mIU/mℓ após a estimulação da kisspeptina prevê a progressão puberal aos 18 anos, corroborando a hipótese de RCCP.

Condutas na puberdade atrasada conforme sua classificação

Na maioria dos casos, a distinção entre RCCP e hipogonadismo hipogonadotrófico isolado permanece muito difícil e os distúrbios normalmente podem ser distinguidos apenas com o tempo e observações seriadas. O diagnóstico diferencial encontra-se na Tabela 14.2. Em alguns pacientes, a terapia pode ser iniciada antes de se determinar o diagnóstico de certeza.

Retardo constitucional de crescimento e desenvolvimento

É uma variação da normalidade, mais comum em homens do que em mulheres.

Quadro clínico

Baixa estatura quando avaliado para a idade cronológica (IC), IO atrasada, contudo velocidade de crescimento (VC) e idade estatural compatíveis com IO. Atraso do desenvolvimento sexual, estirão do crescimento tardio e atenuado e adrenarca tardia. Boa saúde e boa alimentação, excluindo-se doenças subjacentes. A puberdade ocorre espontaneamente acima dos 13 anos na menina e acima dos 14 anos no menino. O início da puberdade se relaciona mais com a IO do que com a idade IC. Geralmente, ao se alcançar IO de 12 a 14 anos nos meninos ou 11 a 13 anos nas meninas, começam a aparecer os primeiros caracteres sexuais secundários. Antes disso, os esteroides sexuais e as gonadotrofinas são baixos. A resposta ao teste do GnRH se torna púbere 1 ano antes dos sinais físicos da puberdade, mas não é um teste utilizado para esses casos.

Fisiopatologia

É causado por um atraso no pulso gerador de GnRH, sua origem não é conhecida. Há grande influência da história familiar. Devido à falta de hormônios sexuais ocorre uma deficiência transitória do hormônio do crescimento (GH), levando à baixa VC e à preocupação do paciente e da família quanto ao risco de baixa estatura. No entanto, essa estatura está compatível com a idade óssea, que é atrasada. Os diferentes tempos do pico da velocidade de crescimento em meninas e meninos de acordo com a idade de início da puberdade são vistos na Figura 11.4.

TABELA 14.2 Diagnóstico diferencial entre hipogonadismo hipogonadotrófico isolado (HHI) e retardo constitucional de crescimento e puberdade (RCCP).		
Atraso puberal	**HHI**	**RCCP**
Frequência	Raro (1:10.000)	Comum
Crescimento	Normal	Baixa estatura
Idade óssea	Normal	Atrasada
Volume testicular	< 1,1 mℓ	> 2 mℓ
Inibina B e AMH	Valores habitualmente baixos	Valores normais
Adrenarca	Em idade normal (parcial)	Atrasada
Duração	Permanente*	Recuperação completa e espontânea
Idade	Ausência de puberdade após 16 anos (meninas) e 18 anos (meninos)	Desenvolvimento após 13 anos (meninas) e 14 anos (meninos)
Massa óssea	Diminuída	Normal
Progressão espontânea da puberdade após ciclos de esteroides sexuais em baixas doses (teste terapêutico)	Não	Sim

* Pode ser reversível em 10 a 20% dos casos. *AMH*, hormônio antimülleriano.

Diagnóstico diferencial

Hipogonadismo hipogonadotrófico. A única maneira de diferenciar as duas condições é por meio do seguimento clínico (é um diagnóstico retrospectivo).

Tratamento

O tratamento pode ser:

- Expectante: bom prognóstico, a criança se desenvolverá um pouco mais tarde do que as outras, mas não terá prejuízo no desenvolvimento puberal nem na altura
- Indução hormonal para início da puberdade: pode evitar ansiedade, constrangimento e desadaptação social da criança e da família, principalmente se IO > 12 a 13 anos, em meninos > 14 anos de idade cronológica e meninas > 12 anos de idade cronológica sem sinais de puberdade. Esse tratamento também é bom para evitar o baixo pico de massa óssea. Como fazer:

Nas meninas, estrogênio conjugado 0,15 a 0,30 mg (Premarin® 0,3 mg, 1/2 a 1 comprimido por dia) ou 5 a 10 mg de etinilestradiol (apresentação não disponível no Brasil), por via oral (VO), 1 vez/dia durante 3 a 6 meses. Existe a apresentação em gel do 17-beta-estradiol micronizado, mas ela não permite o ajuste para baixas doses. Portanto, como opção, utiliza-se a apresentação em adesivo transdérmico Systen® ou Estradot® de 25 mcg, cortado em 4 partes iguais para equivaler à dose de 6,25 mg contínuos, com substituição dos adesivos duas vezes/semana (a cada 3 a 4 dias) pelo período de 3 a 6 meses. Também tem a opção do 17-beta-estradiol micronizado oral Natifa® ou Estrofem® ou Estrell® ½ comprimido de 1 mg ,VO, em dias alternados por 3 a 6 meses. A reposição estrogênica ideal deve ser feita com a administração de 17-beta-estradiol, VO, ou por meio de adesivos cutâneos transdérmicos para evitar o metabolismo hepático do estrógeno administrado por via oral (diminuição da produção hepática de IGF-1, alteração da função hepática e fatores da coagulação).

Geralmente, esse tempo já é o suficiente para ocorrer o desenvolvimento mamário e a ativação do eixo central da paciente, sem necessidade de continuação do tratamento. Caso ele seja prolongado (esquema detalhado a seguir) e se use a progesterona, ela não deve ser adicionada até que haja um desenvolvimento substancial da mama, porque o início prematuro da terapia com progesterona pode comprometer o crescimento final da mama. Para mais detalhes sobre reposição hormonal, ver Capítulo 17, *Síndrome de Turner e Síndrome de Klinefelter*.

Uma vez que o crescimento da mama se mostre estabilizado durante a avaliação seriada e a menstruação foi estabelecida, a terapia com estradiol pode ser interrompida intermitentemente por períodos de 1 a 3 meses para determinar se ocorre a menstruação espontânea, o que deve acontecer em meninas com RCCP. Se ocorrer menstruação espontânea, a terapia com estradiol é interrompida.

Em meninos, a indução é feita com ésteres de testosterona Durateston® (1 ampola de 1 mℓ = 250 mg), fenilpropionato de testosterona + isocaproato de testosterona + propionato de testosterona + decanoato de testosterona, e Deposteron® (1 ampola de 1 mℓ = 200 mg), cipionato de testosterona. Administra-se 50 mg (1/4 da ampola de Deposteron® de 200 mg), intramuscular (IM), 30/30 dias por 3 a 6 meses. A progressão espontânea da puberdade pode ser avaliada pelo aumento de volume testicular, bem como pela dosagem de gonadotrofinas, esteroides sexuais e inibina B. Geralmente, esse é o tempo necessário para ativação do eixo e início do aumento dos testículos e produção de testosterona própria, sendo desnecessário continuar o tratamento. É importante que a dose mensal de testosterona não exceda 100 mg para não induzir avanço excessivo de idade óssea.

O uso de gel de testosterona por via transdérmica e de testosterona, VO, ainda não foram aprovados ou mesmo amplamente estudados em meninos com menos de 18 anos e não são aconselhados. O uso de oxandrolona não é indicado por se tratar de uma droga com pequena atividade androgênica. A metiltestosterona é contraindicada por estar associada ao carcinoma hepático.

O uso a curto prazo de testosterona exógena em meninos ou estradiol em meninas não parece ter sequela a longo prazo, demonstrando aumentar a velocidade de crescimento e a maturação sexual, com melhora do bem-estar psicossocial, sem prejuízo na altura final e sem aceleração excessiva da idade óssea. É importante monitorar a IO a cada 6 a 12 meses nesses casos.

A falta de progressão espontânea da puberdade após sua indução torna improvável o diagnóstico de RCCP. Assim, deve-se realizar uma investigação mais rigorosa pela maior probabilidade do diagnóstico de hipogonadismo hipogonadotrófico.

Inibidor de aromatase, letrozol ou anastrozol se mostraram opções ao uso de baixas doses de testosterona IM. O uso de 2,5 mg/dia de letrozol, por via oral (VO), pelo período de 6 meses foi capaz de induzir a ativação do eixo gonadotrófico e o aumento do volume testicular. Essa classe de medicamentos bloqueia a enzima responsável pela produção de estrógenos (conversão de testosterona para estradiol e androstenediona para estrona) e é empregada com o objetivo de atrasar maturação óssea de meninos próximos da puberdade e, com isso, conseguir aumentar o tempo de crescimento e previsão de altura final. Apesar de o letrozol reduzir o avanço da idade óssea e, portanto, prolongar o período de crescimento e aumentar a estatura final, estudos não demonstraram esse aumento da estatura final em seu uso isolado e existem evidências de potencial prejuízo na fertilidade, portanto essa terapia continua em estudo. O uso rotineiro de hormônio do crescimento e esteroides anabólicos não são recomendados.

Prognóstico

No geral, esses pacientes alcançam sua estatura-alvo normalmente ou ficam no limite inferior do seu canal familiar, o que é considerado um prognóstico muito bom.

Hipogonadismo hipogonadotrófico

Ocorre deficiência de hormônios esteroides na vigência das gonadotrofinas baixas ou inapropriadamente normais. Pode ter causa hipofisária ou hipotalâmica, estrutural, genética ou idiopática. O acometimento pode ser apenas do eixo gonadotrófico ou de vários eixos hipofisários.

Quadro clínico

Hipogonadismo com altura normal ou alta (se a deficiência central for apenas do eixo gonadotrófico) ou com altura comprometida (se também houver deficiência do eixo somatotrófico). Hábito eunucoide (envergadura > altura em 5 cm). A IO progride normalmente até a idade do início da puberdade e depois estagna.

Causas

As causas do hipogonadismo hipogonadotrófico são:

- Tumores de SNC afetando a região do eixo hipotálamo-hipofisário (p. ex., craniofaringioma, o subtipo mais frequentemente causador dessa condição, disgerminomas, gliomas, astrocitomas, adenomas hipofisários grandes, prolactinomas, síndrome de Cushing etc.)
- Radioterapia selar, cirurgia selar, TCE
- Processos inflamatórios ou infiltrativos de SNC (hemocromatose, amiloidose)
- Doenças granulomatosas de SNC (sarcoidose, histiocitose X)
- Infecções de SNC (p. ex., meningite)
- Malformações congênitas (p. ex., displasia septo-óptica)
- Hidrocefalia de qualquer causa
- Doenças crônicas (causas funcionais: desnutrição, exercício físico extenuante, anorexia nervosa, distúrbios psicossociais, estresse social, diabetes melito descompensado, pneumopatias graves, fibrose cística, doença de Crohn, doenças inflamatórias intestinais, AIDS, hipotireoidismo etc.)
- Causas genéticas: síndrome de Kallmann, mutação no receptor de GnRH (GnRHr), no *GPR54*, no *DAX1* (gene do cromossomo X importante para diferenciação das gônadas, adrenais, adeno-hipófise e hipotálamo, que acomete meninos, causando hipogonadismo hipogonadotrófico associado a insuficiência adrenal, também conhecido como hipoplasia adrenal congênita ligada ao X), no *PC1* (pré-convertase 1: causa obesidade associada a hipogonadismo hipogonadotrófico e hipocortisolismo), na leptina (na deficiência de leptina, a puberdade não acontece – a leptina exerce um papel permissivo no controle da puberdade), no *PROP-1*, no *HESX1*, no *LHX3*, na subunidade beta do LH (causa síndrome do eunuco fértil, tem testosterona baixa, mas espermatogênese normal), na subunidade beta do FSH (causa desenvolvimento puberal normal, mas com infertilidade e amenorreia, pois não desenvolve espermatogênese nem folículos ovarianos), síndrome de Prader-Willi (que cursa com hipotonia, dificuldade de sucção, retardo mental, hiperfagia com obesidade a partir dos 2 anos, atraso puberal, baixa estatura, instabilidade emocional etc.), síndrome de Laurence-Moon, Bardet-Biedl (que causa obesidade, baixa estatura, hipogonadismo hipogonadotrófico, retinite pigmentosa, polidactilia), síndrome CHARGE (cursa com coloboma, cardiopatia, atresia de coanas, retardo do crescimento e desenvolvimento, alterações geniturinárias, alterações de ouvido e surdez) etc.
- Hipogonadismo hipogonadotrófico isolado (HHI, hipogonadismo hipogonadotrófico idiopático) normósmico congênito idiopático: deficiência da secreção ou ação do GnRH, causando hipogonadismo hipogonadotrófico com imagem de SNC normal, demais eixos hipofisários normais, olfato normal e sem outras alterações
- Hipogonadismo idiopático associado a outros déficits hormonais hipofisários.

Síndrome de Kallmann

A síndrome de Kallmann é a causa genética mais frequente do hipogonadismo hipogonadotrófico isolado. Prevalência de 1:10.000 homens e 1:50.000 mulheres. Existem vários tipos de herança para esta doença e várias mutações descritas (gene *Kall1*).

Decorre da alteração da migração neuronal dos neurônios olfatórios e dos neurônios produtores de GnRH (ambos se originam da placa olfatória) pelo septo nasal (via placa cribiforme) até chegarem no SNC.

Quadro clínico

Hipogonadismo hipogonadotrófico associado a anormalidades do olfato (anosmia ou hiposmia) devido a agenesia ou hipoplasia dos bulbos e sulcos olfatórios. O hipogonadismo hipogonadotrófico pode variar de espectro conforme a quantidade de GnRH que o indivíduo produz, que pode variar de nenhum até quase normal. Portanto, às vezes, pode haver certo desenvolvimento de caracteres sexuais secundários e apenas não completar a puberdade. Pode haver micropênis, criptorquidia e algumas outras malformações, como renais, faciais, neurológicas, defeitos de linha média, lábio leporino, palato ogival e movimentos em espelho (sincinesia).

Diagnóstico

Hipogonadismo hipogonadotrófico associado a anormalidades no teste olfatório e ressonância magnética (RM) de bulbos e sulcos olfatórios, mostrando comprometimento dessas estruturas (mas em 20% dos casos, a RM pode ser normal, portanto ela corrobora, mas não é essencial ao diagnóstico, diferentemente do teste olfatório).

Tratamento do hipogonadismo hipogonadotrófico

A terapia de reposição hormonal para indução da puberdade, nos casos de puberdade atrasada por hipogonadismo, é feita da seguinte maneira:

- No menino
  - 12 a 13 anos: testosterona 50 mg, IM, 1 vez ao mês, por 6 a 12 meses
  - Aumentar a dose de 50 em 50 mg, a cada 6 meses, até chegar em 200 a 250 mg, IM, a cada 2 a 3 semanas (dose de adulto) – chegar a essa dose depois de 2 anos, aproximadamente
  - A dose final deve ser ajustada conforme o nível sérico da testosterona no nadir da próxima dose, que deve estar no limite inferior da normalidade
  - Monitorar: libido, função sexual, disposição, humor, acne e ganho de peso
- Solicitar no seguimento: LH, FSH, testosterona, hemograma, antígeno prostático específico (PSA), se acima de 40 anos, lipidograma e transaminases
- IO a cada 6 meses em adolescentes
- Como alternativa, o tratamento com gonadotrofina coriônica humana (hCG) também pode ser utilizado para a indução puberal nesses casos, com a vantagem adicional de estimular o crescimento testicular. O efeito de virilização com uso de hCG 5.000 UI/semana é semelhante ao obtido pela indução puberal com testosterona. Doses baixas de hCG também demonstram resultados similares, iniciando com 250 a 500 UI, 2 vezes/semana e aumentando a dose em 500 UI a cada 6 meses
  - Em adultos, pode-se iniciar o tratamento já com dose plena de testosterona (200 a 250 mg, IM, a cada 2 a 3 semanas)

- Na menina
  - 11 a 12 anos: estrogênios conjugados 0,15 mg, VO, 1 vez/dia, durante 2 anos (p. ex., Premarin® 0,3, 1/2 do comprimido) ou etinilestradiol (não disponível no Brasil) 5 a 10 mg/dia
  - Depois que as mamas estiverem M3 a M4, aumentar para estrogênios equinos conjugados (EEC) 0,3 mg ou etinilestradiol 10 a 15 mg, 1 vez/dia, durante 6 a 12 meses
  - Depois aumentar para EEC 0,625 mg/dia e associar acetato de medroxiprogesterona (Provera®) 5 a 10 mg/dia, VO, do 12º ao 21º dia do mês, deixando o tratamento cíclico (estrogênio nos primeiros 21 dias iniciais do mês, progesterona nos dias 12 a 21 (3ª semana), suspendendo ambos nos dias 22 a 30 (4ª semana) do mês para possibilitar a menstruação). Opção progesterona natural micronizada Utrogestan® 100 a 200 mg/dia, do 1º ao 12º dia do mês, no lugar da combinação com acetato de medroxiprogesterona
  - Opcional: pode-se usar 17-beta-estradiol por via transdérmica (Systen® ou Estradot®) 25 mg, sendo cortado em 4 partes iguais para equivaler à dose de 6,25 mg contínuos com troca do patch a cada 3 a 4 dias, por 3 meses. Após, aumentar para meio patch (12,5 mcg/dia) a cada 3 a 4 dias, do 4º ao 6º mês; seguido de um aumento para ¾ do patch (18,75 mcg/dia) a cada 3 a 4 dias, do 7º ao 9º mês; e 1 patch inteiro de 25 mcg a cada 3 a 4 dias, do 10º ao 12º mês; seguido de 1 e ½ patch (37,5 mcg/dia) a cada 3 a 4 dias, do 13º ao 15º mês. Após, aumentar para 1 patch de 50 mcg a cada 3 a 4 dias, do 16º ao 18º mês; progredindo para 1 patch de 75 mcg a cada 3 a 4 dias, do 19º ao 23º mês; e, por fim, 1 patch de 100 mcg a cada 3 a 4 dias, a partir de 24º mês.

Ou 17-beta-estradiol micronizado oral (Natifa® ou Estrofem® ou Estrell®) ½ comprimido de 1 mg, VO, em dias alternados por 6 meses; seguidos de ½ comprimido de 1 mg, VO, 1 vez/dia, do 7º ao 12º mês. Após, aumentar para 1 comprimido de 1 mg, VO, 1 vez/dia, do 13º ao 24º mês; seguido de 1 e ½ comprimido de 1 mg, VO, 1 vez/dia, do 25º ao 30º mês; por fim, 1 comprimido de 2 mg, VO, 1 vez/dia (ou 2 comprimidos de 1 mg) a partir do 24º mês (dose de adulto). Se a estrogenização não for completa, pode ser aumentada até 4 mg/dia.

Quando a dose de estrogenização plena for atingida, em média 16 meses após o início, associa-se o progestágeno ao estrógeno. Uma opção é o acetato de medroxiprogesterona (Provera®: comprimidos de 2,5, 5 e 10 mg), administrado, de 5 a 10 mg/dia, VO, 1 vez/dia, na 3ª semana de cada mês, não usando hormônios na 4ª semana, para permitir o sangramento uterino. Outras opções são: progesterona natural micronizada (Utrogestan®: comprimidos de 100 mg), na dose de 100 a 200 mg, VO, 1 vez/dia, na 3ª semana do ciclo.

Hipogonadismo hipergonadotrófico

Atraso puberal devido a uma falha primária da gônada que, por algum motivo, não consegue realizar a esteroidogênese de maneira adequada. Há importante aumento das gonadotrofinas até os 4 anos, caindo levemente na sequência e voltando a aumentar após os 9 a 10 anos.

Quadro clínico

Semelhante ao dos outros tipos de hipogonadismo descritos anteriormente.

Causas

As causas do hipogonadismo hipergonadotrófico são:

- Síndrome de Turner
- Síndrome de Klinefelter
- Síndrome de Noonan
- Disgenesia gonadal completa
- Homem XX (prevalência 1:20.000, quadro clínico semelhante a Klinefelter, testículos pequenos, infertilidade, micropênis, ginecomastia, eunucoidismo)
- Mutação inativadora do receptor de LH (LHr) ou receptor de FSH (FSHr)
- Radioterapia pélvica ou quimioterapia
- Trauma, cirurgia ou torção local
- Infecções, orquite, anorquia, ooforite autoimune
- Criptorquidia corrigida apenas após os 18 meses de vida. Na maioria das criptorquidias, os testículos descem espontaneamente até os 12 a 18 meses. Caso o testículo não desça, deve-se encaminhar o paciente para cirurgia corretiva antes dos 2 anos. Na vida adulta, os pacientes que tiveram atraso na correção da sua criptorquidia podem ter aumento de FSH por comprometimento da espermatogênese
- Toxinas (álcool, DDT, germicidas)
- Medicamentos (ciclofosfamida, cetoconazol, espironolactona, ciproterona, flutamida).

O tratamento deve ser feito com correção da causa de base, quando possível, e RH conforme descrito no tratamento do hipogonadismo hipogonadotrófico.

Uso de hormônio de crescimento

O valor da terapia com hormônio do crescimento em pacientes sem deficiência documentada de hormônio do crescimento é controverso. As concentrações do hormônio de crescimento sérico e IGF-1 são geralmente baixas para a idade cronológica em pacientes com RCCP (mas não se corrigido para a idade óssea) e aumentam em resposta à terapia com testosterona ou estrogênio. Pacientes com deficiência isolada (congênita) de GnRH normalmente não são deficientes em hormônio do crescimento e não se beneficiam da terapia com hormônio do crescimento, uma vez que os esteroides sexuais provocarão aumentos normais em seu eixo de crescimento. As crianças com puberdade retardada crescem bem quando tratadas apenas com esteroides sexuais.

Leitura recomendada

Alves, CAD. Endocrinologia pediátrica/Crésio de Aragão Dantas Alves. – 1. ed. – Barueri [SP], Manole, 2019.

Costa EMF, Renck AC. Retardo puberal, avaliação e tratamento. In: Vilar L. et al. Endocrinologia clínica. 7. ed. Rio de Janeiro: Guanabara Koogan; 2021. p. 222.

Crowley WFJ, Pitteloud N. Approach to the patient with delayed puberty. In: UpToDate. Waltham, Mass.: UpToDate; 2020.

Lafranchi S, Hanna CE, Mandel SH. Constitutional delay of growth: expected versus final adult height. Pediatrics. 1991;87:82-7.

Marshall WA, Tanner JM. Variations in pattern of pubertal changes in girls. Arch Dis Child. 1969;44:291-303.

Marshall WA, Tanner JM. Variations in the pattern of pubertal changes in boys. Arch Dis Child. 1970;45:13-23.

Raivio T, Miettinen PJ. Constitutional delay of puberty *versus* congenital hypogonadotropic hypogonadism: Genetics, management and updates. Best Pract Res Clin Endocrinol Metab. 2019 Jun;33(3):101316.

Reiter EO, Lee PA. Delayed puberty. Adolesc Med. 2002;13:101-18.

Saad M, Maciel R, Mendonça B. Puberdade normal, precoce a atrasada. In: Saad M, Maciel R, Mendonça B. Endocrinologia. São Paulo: Atheneu; 2007.

Styne DM, Grumbach MM. Puberty: ontogeny, neuroendocrinology, physiology and disorders. In: Melmed S, Polonsky KS, Larsen PR, Kronenberg HM. Williams textbook of endocrinology. 12. ed. Philadelphia: Saunders; 2011. p. 1054-201.

Young J, Xu C, Papadakis GE et al. Clinical Management of Congenital Hypogonadotropic Hypogonadism, Endocrine Reviews, 2019. Ap; 40 (2):669-710.

Capítulo 15

Desenvolvimento Sexual Normal

Definições

Determinação sexual

São os eventos que ocorrem até o aparecimento das gônadas. Inicia-se na fertilização, com a determinação cromossômica (XX ou XY), e continua com uma série de eventos genéticos/transcricionais, com hormônios/receptores hormonais que vão fazer com que a crista genital (tecido embrionário capaz de originar gônadas, rins e suprarrenais) se diferencie em uma gônada indiferenciada (< 7 semanas de idade gestacional) e, depois, em tecido gonadal adulto (ovário ou testículo).

Diferenciação sexual

São os eventos subsequentes à formação da gônada. Conforme os hormônios produzidos pelas gônadas, ocorre a diferenciação das genitálias interna e externa do embrião, determinando o fenótipo masculino ou feminino que se completa com 12 semanas de idade gestacional.

Puberdade

É a fase em que vai ocorrer ativação do eixo hipotálamo-hipófise-gonadal (HHG) e, com isso, há aumento de secreção de esteroides sexuais, que causam desenvolvimento dos caracteres sexuais secundários, início da fertilidade e estirão de crescimento.

Desenvolvimento gonadal: descrição da determinação sexual

A crista genital, tecido embrionário que dará origem a gônada, rins e suprarrenais, recebe a migração de células germinativas primordiais procedentes do endoderma do saco vitelínico entre a 4ª e a 6ª semanas de idade gestacional (IG). Nessa etapa, a gônada ainda é bipotencial.

Dependendo da presença e da expressão de uma série de genes existentes em cromossomos sexuais e em autossomos, a gônada se diferencia em ovário ou testículo.

O principal gene responsável pela diferenciação testicular é o *SRY* (*sex determining region Y chromosome*), que inibe a cascata de diferenciação em ovários. No entanto, é necessária a expressão correta de vários outros genes para que a diferenciação gonadal ocorra, como os genes *WT1*, *SF1*, *WNT4*, *DAX1*, *SOX 9*, *SOX3*, *AMH*, *CBX2*, *LHX9*, *POD1*, *DMRT1*, *DHH*, *AR*, *GATA4*, *FOG2* etc.

Se todos os genes se expressarem de maneira correta e ordenada conforme o sexo cromossômico, então, na presença de XY, ocorre diferenciação das gônadas em testículos e, na presença de XX, a diferenciação das gônadas em ovários.

O primeiro evento da diferenciação testicular é o aparecimento das células precursoras de Sertoli, a partir das células somáticas do epitélio celômico. Essas células de Sertoli se proliferam e se agregam, formando cordões em volta das células germinativas primitivas, dando origem aos túbulos seminíferos, que compõem 80 a 90% do volume testicular. As células germinativas dentro dos túbulos seminíferos entram em meiose, e dão início a espermatogênese.

Depois de 1 semana, começa a diferenciação das células de Leydig, por ação parácrina das células de Sertoli, que irão compor 10 a 20% do volume testicular e serão as responsáveis pela esteroidogênese gonadal e pela síntese de testosterona.

O processo de diferenciação testicular se inicia por volta da 6ª a 7ª semanas e já está quase completo na 8ª semana de IG.

Já para a formação dos ovários, nenhum gene determinante foi identificado até o momento. No entanto, sabe-se que a presença das células germinativas é essencial para que haja formação ovariana. Na sua ausência, a gônada se degenera em gônada em fita, sem nenhuma função.

Na presença das células germinativas e na ausência dos genes SRY e dos demais genes promotores da diferenciação testicular, começa a haver recrutamento de células da granulosa (com auxílio do gene FIG alfa) para formação do folículo primordial. Outros genes, como FOXL2, WNT4 e folistatina, também auxiliam nos processos de foliculogênese normal, formação ovariana e inibição da formação de estruturas testiculares.

A gônada feminina se diferencia muito mais tardiamente do que os testículos. Antes da 10ª semana, a única característica dos ovários é a ausência de elementos testiculares. A partir da 10ª semana, inicia-se a formação dos cordões sexuais medulares. Depois, formam-se os cordões sexuais corticais que são o suporte para as células germinativas migradas. A partir da 16ª semana, eles passam a se arranjar em ninhos, formando os folículos primordiais constituídos por células germinativas que serão diploides até a puberdade. O desenvolvimento ovariano só se completa no fim da gestação. A presença do segundo cromossomo X é essencial para a manutenção da integridade ovariana. Quando esse segundo cromossomo X está ausente (síndrome de Turner, por exemplo), ocorre disgenesia ovariana.

As células da granulosa derivam dos mesmos precursores das células de Sertoli, e as células da teca derivam dos mesmos precursores das células de Leydig.

Desenvolvimento da genitália interna: descrição da diferenciação sexual

Até a 7ª semana de IG, o feto dispõe de dois sistemas de ductos internos: os ductos de Müller (paramesonéfricos) e os de Wolff (mesonéfricos).

A partir da 8ª semana de IG, os testículos já estão praticamente prontos, e as células de Leydig já produzem testosterona, que age paracrinamente sobre os ductos de Wolff, estimulando sua diferenciação em epidídimo, vasos deferentes e vesículas seminais. Para o desenvolvimento adequado dos ductos de Wolff, é preciso haver altas concentrações de testosterona. Inicialmente, a produção de testosterona pelas células de Leydig é estimulada pela gonadotrofina coriônica (hCG) e, posteriormente, pelo hormônio luteinizante (LH) hipofisário fetal. Essa diferenciação se completa entre a 8ª e a 13ª semanas. Já as células de Sertoli produzem hormônio antimülleriano (AMH), que causa regressão dos ductos de Müller entre a 8ª e a 10ª semanas. O AMH também tem função de ajudar na descida dos testículos para a bolsa escrotal, na síntese adequada de andrógenos pelas gônadas e na função do testículo maduro.

Pela ação da DHT (di-hidrotestosterona), a porção superior do seio urogenital se transforma na próstata. Portanto, com 13 semanas de IG, a genitália interna masculina já está formada.

Na ausência de testosterona e de AMH, ocorre involução dos ductos de Wolff e desenvolvimento dos ductos de Müller, que formam o útero, as trompas e 2/3 superiores da vagina. Na ausência de DHT, a porção superior do seio urogenital se transforma em terço inferior da vagina (Figura 15.1).

Desenvolvimento da genitália externa: descrição da diferenciação sexual

Na presença de DHT, ocorre masculinização da genitália externa entre a 8ª e a 12ª semanas de IG. Na ausência de testosterona e DHT, a genitália externa se desenvolve toda feminina de modo aparentemente passivo (Figura 15.2).

> Tubérculo genital → glande peniana/clitóris
> Pregas uretrais → fusão ventral → corpo peniano/pequenos lábios
> Pregas labioescrotais → fusão ventral → bolsa escrotal/grandes lábios
> Seio urogenital → uretra prostática e próstata/terço inferior da vagina posteriormente e uretra anteriormente

Com 12 semanas de IG, a genitália externa já está toda formada. Depois, na presença de ação androgênica ainda pode haver crescimento peniano no menino e clitoriano na menina. No entanto, não ocorre mais ação sobre as fendas labioescrotais

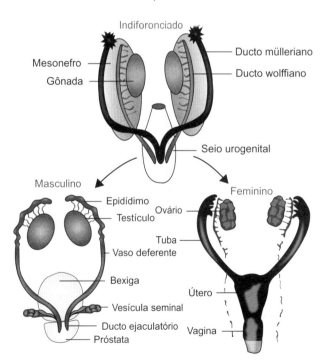

FIGURA 15.1 Diferenciação sexual normal da genitália interna. O desenvolvimento dos ductos de Wolff no sexo masculino determina a formação do epidídimo, dos deferentes, das vesículas seminais e dos ductos ejaculatórios, ao passo que o desenvolvimento dos ductos de Müller no sexo feminino culmina na formação das trompas, do útero e do terço proximal da vagina. (Adaptada de Hiort O. Typical sex development. In: UpToDate. Waltham, Mass.: UpToDate; 2021.)

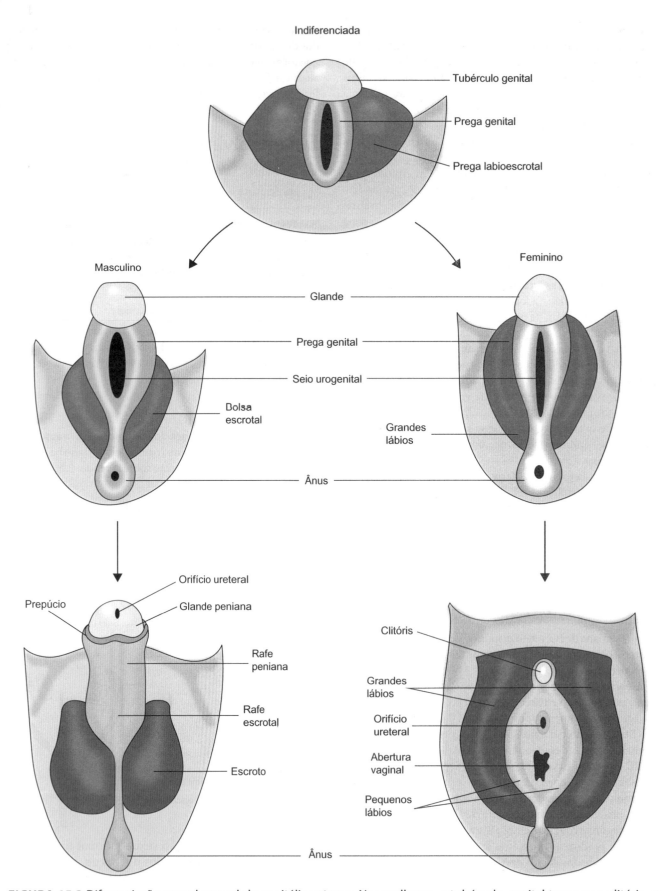

FIGURA 15.2 Diferenciação sexual normal da genitália externa. Nas mulheres, o tubérculo genital torna-se o clitóris, as pregas labioescrotais tornam-se os grandes lábios, e as pregas genitais, os pequenos lábios. Nos homens, o tubérculo genital torna-se a glande do pênis, as pregas labioescrotais se fundem para se tornar o escroto, e as pregas genitais se alongam e se fundem para formar o corpo do pênis e a uretra peniana. (Adaptada de Hiort O. Typical sex development. In: UpToDate. Waltham, Mass.: UpToDate; 2021.)

nem sobre as pregas uretrais. Ou seja, uma menina com exposição androgênica intrauterina depois de 12 semanas pode ainda ter clitoromegalia, mas não pode mais ter genitália ambígua, no que se refere aos outros itens da genitália externa, que já estão completamente formados com 12 semanas de IG.

Entre 12 e 24 semanas de IG, ocorre migração dos testículos da porção lombar para os anéis inguinais internos, e a partir de 28 semanas ocorre descida dos testículos do canal inguinal para o saco escrotal.

Leitura recomendada

Hiort O. Typical sex development. In: UpToDate. Waltham, Mass.: UpToDate; 2021.

Jost A. New looks at the mechanism controlling sex differentiation in mammals. Jonhs Hopkins Med J. 1972;130:38-45.

Maclaughlin DT, Donahoe PK. Sex determination and differenciation. N Engl J Med. 2004;350:367-78.

Melmed S, Polonsky KS, Larsen PR, Kronenberg HM. Disorders of sex development. In: Melmed S, Polonsky KS, Larsen PR, Kronenberg HM. Williams textbook of endocrinology. 12. ed. Philadelphia: Saunders; 2011.

Moore KL. The developing human: clinical oriented embryology. Philadelphia: WB Saunders; 1973.

Park SY, Jameson L. Transcriptional regulation of gonadal development and differentiation. Endocrinol. 2004;146:1035-42.

Saad M, Maciel R, Mendonça B. Distúrbios da determinação e diferenciação sexual. In: Saad M, Maciel R, Mendonça B. Endocrinologia. São Paulo: Atheneu; 2007.

Swain A, LovellBadge R. Mammalian sex determination: a molecular drama. Genes Dev. 1999;13:755-67.

Capítulo 16

Distúrbios do Desenvolvimento Sexual

Introdução

Os distúrbios do desenvolvimento sexual (DDS) são relativamente comuns e ocorrem em aproximadamente 1:1.000 a 4.500 nascidos vivos. Eles são considerados urgências médicas em razão da situação estressante que acarreta do ponto de vista psicossocial e porque algumas etiologias, se não tratadas, podem colocar a vida do paciente em risco, como a hiperplasia adrenal congênita (HAC).

Os DDS em indivíduos 46,XX são causados geralmente por valores elevados de andrógenos, levando à virilização. Podem ser devido à superprodução de andrógenos de origem fetal, fetoplacentária ou materna, com origem no córtex adrenal (por deficiência de enzimas envolvidas na esteroidogênese, levando a HAC), nas gônadas (disgenesia gonadal) ou em uma fonte ectópica ou exógena de andrógenos.

Os DDS em indivíduos 46,XY ocorrem devido a uma ação reduzida da di-hidrotestosterona (DHT) e outros andrógenos, levando a uma subvirilização, seja por um defeito global na função testicular (disgenesia gonadal), um defeito específico na síntese dos andrógenos (deficiência de enzimas envolvidas na esteroidogênese adrenal ou gonadal) ou uma incapacidade de responder a eles (insensibilidade androgênica parcial ou completa). Os principais DDS estão resumidos na Tabela 16.1.

Existe um subtipo de DDS que é definido pela presença de um complemento do cromossomo sexual, diferente de XX ou XY, decorrente do mosaicismo, que resulta na presença do cromossomo Y em algumas células, mas não em outras, o que pode (ou não) resultar em genitália ambígua. A seguir descrevemos os principais distúrbios de desenvolvimento sexual.

Distúrbios do desenvolvimento sexual por alteração do desenvolvimento gonadal

Disgenesia gonadal 46,XX

É uma doença de herança autossômica recessiva. Nessa doença, meninas, por algum motivo, não conseguiram diferenciar suas gônadas em ovários e ficaram com gônadas em fitas indiferenciadas, não produtoras de hormônio e sem função reprodutiva. A etiologia ainda é bastante incerta, podendo ser por destruição das células germinativas na vida intrauterina ou por algum defeito em genes essenciais para a diferenciação da gônada em ovário.

O quadro clínico é de um paciente com fenótipo feminino, sem genitália ambígua, que procura ajuda médica por puberdade atrasada e amenorreia. Não tem desenvolvimento de caracteres sexuais secundários. A estatura é normal. Há hipogonadismo hipergonadotrófico com hormônio foliculoestimulante (FSH) > hormônio luteinizante (LH) à avaliação hormonal e, aos exames de imagem, os ovários são rudimentares em fita ou não são visualizados.

Há casos em que a disgenesia gonadal é apenas parcial, de modo que os ovários conseguem secretar estrógeno por um tempo, promovendo desenvolvimento dos caracteres sexuais secundários e, às vezes, até menstruações por algum período, mas posteriormente se degeneram por completo e evoluem com falência ovariana prematura.

O padrão-ouro para o diagnóstico de disgenesia gonadal é a biopsia gonadal.

O tratamento da disgenesia gonadal será com terapia de reposição hormonal (RH), conforme descrito no Capítulo 14, *Puberdade Atrasada*. A gonadectomia não é necessária nesses casos, pois as gônadas disgenéticas 46,XX não estão associadas a maior risco de malignidade (ao contrário do que ocorre com as disgenesias gonadais em indivíduos 46,XY).

TABELA 16.1 Causas de distúrbios de diferenciação sexual com genitália ambígua.

Causas mais comuns de DDS

HAC devido à deficiência da 21-hidroxilase em indivíduos XX
DDS cromossomo sexual 45,X/46,XY mosaico
Síndrome de insensibilidade androgênica em indivíduos XY

Em indivíduos com cariótipo XX

Distúrbios do desenvolvimento gonadal (excesso de produção de andrógenos gonadal)
- DDS ovotesticular
- DDS 46,XX testicular

Excesso de andrógenos
- Fetal
  - HAC devido à deficiência de 21-hidroxilase
  - HAC devido à deficiência de 11-beta-hidroxilase
  - HAC devido à deficiência de 3-beta-hidroxiesteroide desidrogenase 2 (3-beta-HSD 2)
  - HAC devido à deficiência de P450 óxido-redutase (POR)
- Fetoplacentária
  - Deficiência de aromatase (CYP19)
  - Deficiência de P450 óxido-redutase (POR)
- Materno
  - Doenças virilizantes maternas
  - Medicamentos androgênicos

Em indivíduos com cariótipo XY

Distúrbios do desenvolvimento gonadal
- Disgenesia gonadal 46,XY parcial ou completa (devido a mutações nos genes NR5A1, SOX9, NR0B1, DHH, 9q24 del, SRY ou WT1)
- DDS ovotesticular
- Síndrome de regressão testicular

Distúrbios na síntese dos andrógenos
- HAC devido à deficiência de StAR
- HAC devido à deficiência de 3-beta-HSD 2
- HAC devido à deficiência de P450 óxido-redutase (POR)
- HAC devido à deficiência de 17,20-liase ou de citocromo B5
- HAC devido à deficiência de 17-alfa-hidroxilase
- HAC devido à deficiência de 17-beta-hidroxiesteroide óxido-redutase tipo 3 (17-beta-HSD 3)
- Deficiência de 5-alfa-redutase tipo 2
- Síndrome de Smith-Lemli-Opitz
- Mutação do receptor de LH (hipoplasia das células de Leydig)

Distúrbios da ação dos andrógenos
- Síndrome de insensibilidade androgênica parcial ou completa
- Medicamentos, interferentes endócrinos
- Distúrbios do AMH ou de seu receptor (persistência dos ductos de Müller)

DDS, desenvolvimento sexual; *HAC*, hiperplasia adrenal congênita; *LH*, hormônio luteinizante; *AMH*, hormônio antimulleriano.

Distúrbios do desenvolvimento sexual 46,XX testicular (homem XX)

É uma causa rara de distúrbios do desenvolvimento sexual (DDS; 1:20.000 nascidos vivos). Causada por alguma anormalidade genética que fez com que a criança diferencie suas gônadas XX em testículos, apesar de ter dois cromossomos X. Pode ser pela presença de um gene SRY (do inglês, *sex determining region Y chromosome*) que foi translocado para um cromossomo X

ou para algum autossomo durante a meiose, ou pela translocação de algum outro gene importante para a formação testicular que tenha sido movido para dentro do cromossomo X ou de algum autossomo desse paciente (muitas vezes não se consegue descobrir qual foi a anormalidade genética do caso). Em 90% dos casos, detecta-se material de cromossomo Y no genoma do paciente, principalmente o gene SRY, mas podem ser outros genes como NR5A1, SOX9 e SOX3.

Nos casos de homem XX com SRY presente, geralmente não ocorre ambiguidade genital. O homem tem genitália masculina completa, mas pode ter micropênis, às vezes hipospadia, testículos pequenos e endurecidos, pelos corporais escassos com distribuição mais feminina e ginecomastia, semelhante ao que ocorre na síndrome de Klinefelter (mas sem alta estatura, agressividade, retardo mental ou outras malformações). Muitas vezes, o paciente desenvolve falência testicular prematura e procura ajuda médica geralmente apenas na vida adulta, muitas vezes, por queixas de hipogonadismo e infertilidade.

Já nos casos de homem XX com SRY ausente, em geral ocorre ambiguidade genital, de modo que o caso pode ser diagnosticado desde a infância pelos achados de ambiguidade genital ao nascimento. Esses pacientes também evoluem com hipogonadismo hipergonadotrófico e infertilidade na vida adulta.

A genitália interna é completamente masculina no homem XX forma clássica (com SRY positivo), mas pode ter uma variável de achados no homem XX SRY negativo com genitália ambígua, dependendo da secreção ou não de hormônio antimülleriano (AMH) e de testosterona pelos testículos na vida uterina desses pacientes. Valores de testosterona e AMH maiores que os esperados para um indivíduo XX sugere o diagnóstico.

O principal diagnóstico diferencial de homem XX se faz com DDS 46,XX ovotesticular. Para confirmação diagnóstica, deve-se proceder à biopsia gonadal. Afinal, diante do achado de um indivíduo 46,XX com gônadas palpáveis, estes são os dois únicos diagnósticos possíveis. Os pacientes não apresentam espermatogênese pela ausência do cromossomo Y intacto.

O tratamento é feito com reposição androgênica.

Distúrbios do desenvolvimento sexual ovotesticular

Caracteriza-se pela presença, no mesmo indivíduo, de tecido ovariano e tecido testicular, seja dentro da mesma gônada (*ovotestis*) ou em gônadas separadas, sob as mais diversas combinações. A etiologia ainda não é bem esclarecida, mas pode haver sequências de cromossomo Y translocadas para o cromossomo X, ou algum outro defeito genético não caracterizado.

A maioria dos casos (70%) tem o cariótipo 46,XX, mas também podem ser mosaicos ou 46,XY.

O fenótipo varia amplamente conforme a funcionalidade de cada gônada. A genitália é geralmente ambígua, mas pode tender mais para algum lado, conforme a predominância de hormônios sexuais que estejam sendo secretados. A genitália interna pode ser uma combinação diversa de achados.

A função ovariana geralmente é preservada, enquanto o tecido testicular costuma ser mais disgenético e fibrótico. Então, após a puberdade costuma haver desenvolvimento mamário, devido à secreção estrogênica. Pode haver ovulação, e até menstruação, se os derivados müllerianos estiverem presentes e, teoricamente, esses indivíduos podem até engravidar. Já a secreção de testosterona costuma ficar diminuída após a puberdade e evoluir gradualmente para hipogonadismo hipergonadotrófico do lado testicular, pois os testículos não funcionam tão bem quanto a porção ovariana das gônadas.

O tratamento consiste em cirurgia o mais rápido possível, idealmente na infância, para corrigir a genitália ambígua (interna e externa), conforme o sexo social da criança e a vontade da família, com retirada da porção gonadal que seja contrária ao sexo social. Alguns cirurgiões preferem fazer gonadectomia total. Depois, inicia-se RH na época da puberdade para indução e manutenção dos caracteres sexuais secundários conforme o sexo social do paciente.

Disgenesia gonadal 46,XY

A herança pode ser ligada ao X, autossômica dominante limitada ao sexo masculino ou autossômica recessiva.

Esse diagnóstico inclui uma gama de espectros clínicos da doença, conforme o grau da disgenesia. Pode ser disgenesia gonadal completa, parcial, síndrome de regressão testicular embrionária (quando o paciente já teve testículo funcionante na vida embrionária, mas não tem na vida pós-natal) e agenesia gonadal. A etiologia é decorrente de alguma alteração genética que tenha comprometido a organogênese testicular.

Na disgenesia gonadal 46,XY completa, o fenótipo é idêntico ao da disgenesia gonadal 46,XX completa. O quadro clínico é de um indivíduo do sexo feminino, com genitálias interna e externa femininas sem ambiguidade alguma, mas que, na puberdade, não desenvolve caracteres sexuais secundários e evolui com amenorreia primária. Na avaliação, percebe-se que o cariótipo é 46,XY – portanto, tem uma implicação terapêutica, pois as gônadas 46,XY disgenéticas terão de ser retiradas pelo risco de malignidade (15% delas podem evoluir para neoplasias, principalmente gonadoblastomas ou disgerminomas).

Na agenesia gonadal, o quadro clínico é idêntico ao da disgenesia gonadal completa, mas, na investigação, percebe-se que o indivíduo na verdade não tem gônadas, em vez de ter gônadas em fita, não sendo necessária a gonadectomia.

Na disgenesia gonadal parcial, as gônadas podem produzir um pouco de hormônio, seja testosterona, seja AMH, de modo que ocorrerá genitália ambígua ao nascimento, com genitália interna e externa com diversas possibilidades de aparecimento, conforme o grau da disgenesia e a taxa de produção hormonal. O cariótipo é 46,XY e o diagnóstico final será com biopsia testicular.

Na síndrome de regressão testicular embrionária, percebe-se um indivíduo com fenótipo masculino, o que mostra que houve secreção de testosterona (e/ou AMH) durante algum período da vida embrionária, pois há sinais de virilização; mas, nesse momento, as gônadas não existem mais, pois regrediram. O fenótipo pode variar de diversas maneiras, conforme a fase em que se deu a regressão testicular.

Ocorre hipogonadismo hipergonadotrófico com FSH > LH em todos esses indivíduos.

O diagnóstico desses pacientes será com cariótipo e biopsia gonadal, e o tratamento consiste em gonadectomia bilateral, correção cirúrgica da genitália ambígua interna e externa, se for o caso, e complementação com RH androgênica ou estrogênica, conforme o sexo social.

Disgenesia gonadal mista

São indivíduos mosaicos (45,X/46,XY) cujo quadro clínico é de baixa estatura e algumas características sindrômicas semelhantes à síndrome de Turner, que desenvolvem disgenesia gonadal com hipogonadismo hipergonadotrófico. Está entre as causas mais comuns, juntamente com as síndromes de insensibilidade androgênica e HAC. O tratamento é semelhante ao da síndrome de Turner, com hormônio recombinante de crescimento humano (rhGH) na infância até o fechamento das epífises e RH durante a puberdade e a vida adulta; mas, nesse caso, o tratamento deve ser complementado com gonadectomia pela presença do cromossomo Y (risco de malignidade na gônada). Deve-se ainda proceder ao seguimento com rastreio de todos os acometimentos clínicos que podem acontecer na síndrome de Turner (risco de hipotireoidismo, malformações vasculares, coarctação e dissecção de aorta etc., ver Capítulo 17, *Síndrome de Turner e Síndrome de Klinefelter*).

Distúrbios do desenvolvimento sexual 46,XY por defeitos na síntese e na metabolização da testosterona

Deficiência de StAR

A herança é autossômica recessiva. A doença é muito rara, com cerca de 100 casos descritos na literatura, a maioria japoneses.

A StAR é uma proteína responsável pelo transporte do colesterol da membrana externa para a membrana interna das mitocôndrias, regulando e agindo como a etapa limitante para a esteroidogênese adrenal e gonadal (ver Figura 1.1 no Capítulo 1, *Esteroidogênese Adrenal*). Na sua deficiência, esse transporte ocorre de maneira muito precária, então as células não conseguem prosseguir adequadamente à esteroidogênese. Ocorre o acúmulo progressivo de colesterol dentro do citoplasma das células que estão estimuladas a sintetizar hormônios esteroides (no córtex adrenal e nos testículos e, a partir da puberdade, também nos ovários), de modo que esse excesso de colesterol se torna tóxico e provoca a morte da célula (apoptose). No caso das adrenais e dos testículos, a morte celular já ocorre no período pré-natal. Os ovários, por sua vez, só são destruídos na época da puberdade.

Os pacientes têm deficiência de todos os hormônios da cadeia da esteroidogênese (glicocorticoides, mineralocorticoides e andrógenos). A deficiência pode ser completa ou apenas parcial. Geralmente, há insuficiência adrenal com perda de sal, com possível morte na primeira infância. O hormônio adrenocorticotrófico (ACTH) é alto, os hormônios esteroides são todos baixos, o sódio é baixo, o potássio é alto e a renina é alta com aldosterona baixa. Há hipogonadismo hipergonadotrófico e não ocorre resposta dos hormônios esteroides após o teste de estímulo com cortrosina.

Os indivíduos 46,XY permanecem com o fenótipo feminino, pois não conseguem sintetizar os andrógenos. Já os indivíduos 46,XX ficam também com fenótipo feminino, mas apresentam atraso puberal, amenorreia primária na adolescência e não desenvolvem caracteres sexuais secundários.

Nos exames de imagem, notam-se adrenais aumentadas e gordurosas pelo depósito de colesterol, por isso, essa doença também é chamada "hiperplasia adrenal congênita" – HAC lipoídica. Ocorre destruição das adrenais e dos testículos pelo excesso de colesterol já na infância. Nos ovários, essa destruição só acontece na fase puberal, pois, antes disso, a esteroidogênese ovariana ainda está inibida, não ocorrendo acúmulo de colesterol intracelular.

O diagnóstico é feito com o perfil hormonal associado aos exames de imagem e pesquisa da mutação no gene da StAR. O tratamento deve ser feito com glicocorticoides, mineralocorticoides, RH estrogênica e cirurgia para retirada de testículos e derivados wolffianos nos casos de indivíduos 46,XY.

Deficiência de colesterol desmolase (20,22-desmolase)

Causa uma deficiência muito grave dos três setores adrenais, que é incompatível com a vida, havendo morte intrauterina. Por isso, não há casos clínicos descritos dessa doença. A deficiência da StAR ainda pode ser compatível com a vida porque ainda é possível haver alguma síntese de hormônios esteroides já que, mesmo na ausência de StAR, há um discreto transporte de colesterol da membrana externa da mitocôndria para a interna, e as células adrenais são capazes de produzir o seu próprio colesterol em menor taxa.

Deficiência de 3-beta-hidroxiesteroide desidrogenase tipo 2

A herança é autossômica recessiva. Geralmente, a deficiência da 3-betahidroxiesteroide desidrogenase tipo 2 é apenas parcial e mais importante nas adrenais do que nas gônadas. Dessa maneira, ocorre HAC com aumento de ACTH, pregnenolona, 17-hidroxipregnenolona (17-OH-pregnenolona) e di-hidroepiandrosterona (DHEA). Todos os hormônios abaixo da enzima deficiente ficam baixos, inclusive cortisol e aldosterona (ocorre insuficiência adrenal com perda de sal, aldosterona baixa, renina alta, sódio baixo e potássio alto).

Como a síntese de testosterona é comprometida, os indivíduos 46,XY apresentam ambiguidade genital (hipovirilização). Já os indivíduos do sexo feminino sofrem ação da DHEA, que se torna muito alta, e com isso mostram uma pequena virilização, que piora após a puberdade, quando o estímulo sobre a esteroidogênese é maior e, portanto, o acúmulo de DHEA aumenta. Por isso, ocorre ambiguidade genital em ambos os sexos (hipovirilização do menino e virilização da menina).

O diagnóstico será muito sugestivo pelo grande acúmulo de 17-OH-pregnenolona no teste da cortrosina, e confirmado por estudo genético.

O tratamento deve ser feito com reposição de glicocorticoides, mineralocorticoides e RH, conforme a orientação sexual da criança, associada às correções cirúrgicas de genitália interna e externa mais convenientes ao sexo social.

Deficiência de 17-alfa-hidroxilase

A herança é autossômica recessiva. Ocorre HAC com aumento de ACTH, pregnenolona, progesterona, 11-desoxicorticosterona (DOCA) e corticosterona. A DOCA tem efeito mineralocorticoide importante, causando HAS com aumento de sódio e perda de potássio. Com isso, há inibição de renina e aldosterona sintase, de modo que a aldosterona é baixa, mas, às vezes, sua dosagem pode aparecer falsamente alta, já que nos exames laboratoriais a dosagem de aldosterona muito frequentemente cruza com a dosagem de DOCA. Por isso, o quadro é de HAC com hipertensão arterial sistêmica (HAS) e hipopotassemia em 50% dos casos (os indivíduos com as formas parciais podem não ter HAS).

Não há quadro de deficiência de glicocorticoides, pois há aumento de corticosterona, que consegue se ligar ao receptor do cortisol e ter efeito glicocorticoide em altas concentrações.

Não há síntese de andrógenos. Portanto, os indivíduos XY mostram ambiguidade genital, enquanto os indivíduos XX têm fenótipo feminino perfeito. Na puberdade, há atraso puberal, não desenvolvem caracteres sexuais secundários e apresentam amenorreia primária.

O diagnóstico é feito pelo acúmulo de progesterona, DOCA e corticosterona no teste da cortrosina, com confirmação por estudo genético.

O tratamento deve ser feito com reposição de glicocorticoide, RH, conforme o sexo social e correção cirúrgica da genitália, nos casos dos indivíduos XY.

Deficiência de 17,20-liase

A herança é autossômica recessiva. Nesse tipo de deficiência enzimática não ocorre insuficiência de glicocorticoides nem de mineralocorticoides, mas há acúmulo de 17-hidroxiprogesterona (17-OHP) e 17-OH-pregnenolona, bem como deficiência na síntese de DHEA, androstenediona e testosterona.

Portanto, os indivíduos XY têm genitália ambígua ao nascimento e os XX têm fenótipo feminino normal, mas com retardo puberal e amenorreia primária.

O tratamento dos indivíduos XY deve ser feito com correção da genitália associada à RH.

Deficiência de citocromo B5

O citocromo B5 é um cofator necessário para que a enzima 17-hidroxilase possa se transformar em 17,20-liase. Portanto, na sua deficiência, ocorre deficiência da atividade da 17,20-liase, com déficit de virilização nos indivíduos XY e com amenorreia primária e atraso puberal nos indivíduos XX.

Deficiência de 17-beta-hidroxiesteroide óxido-redutase tipo 3

A herança é autossômica recessiva. A 17-beta-hidroxiesteroide óxido-redutase tipo 3 é a enzima que converte androstenediona em testosterona. Então, ocorre genitália ambígua nos indivíduos XY e genitália feminina normal nos XX (com retardo puberal e amenorreia primária).

Durante a puberdade, ocorre a ativação da função de outras isoformas de 17-beta-hidroxiesteroide desidrogenase (17-beta-HSD) presentes em tecidos periféricos, de modo que é possível, nesse indivíduo, haver um pouco mais de conversão de androstenediona em testosterona e, então, mais virilização na puberdade. O excesso de androstenediona também pode ser convertido em estrona e, por isso, causar ginecomastia.

O diagnóstico é feito pelo quadro clínico de genitália ambígua com virilização na puberdade, ginecomastia, associada ao teste de estímulo com gonadotrofina coriônica humana (hCG) que mostra relação androstenediona/testosterona > 1 (utilizando a mesma unidade). Às vezes, os basais hormonais podem ser normais e a diferença só aparecer no teste de estímulo. O perfil hormonal mostra redução de testosterona e estrógeno, assim como aumento de LH, androstenediona e estrona.

O tratamento deve ser feito com RH e correção cirúrgica da genitália e da ginecomastia dos indivíduos XY.

Deficiência de P450 óxido-redutase (POR)

A herança é autossômica recessiva. A POR é uma proteína doadora de elétrons que é essencial para o funcionamento das enzimas da esteroidogênese do citocromo P450 tipo 2 (enzimas que ficam dentro do retículo endoplasmático) – 21-hidroxilase, 17-hidroxilase e 17,20-liase.

Na sua deficiência, ocorre grande acúmulo de progesterona e deficiência de glicocorticoides, mineralocorticoides, testosterona e estrogênios.

Portanto, além de terem insuficiência adrenal com perda de sal, os indivíduos XY sofrem hipovirilização, com genitália ambígua ao nascimento pela deficiência da testosterona, enquanto os indivíduos XX sofrem um pouco de virilização pelo acúmulo de progesterona, que tem fraca ação androgênica.

Portanto, as deficiências de POR e de 3-beta-HSD 2 são as duas deficiências enzimáticas da esteroidogênese que podem causar genitália ambígua em ambos os sexos cromossômicos.

O diagnóstico é pelo estímulo com cortrosina, confirmado por estudo genético. O tratamento deve ser feito com reposição de glicocorticoides e mineralocorticoides, RH conforme o sexo social e correção cirúrgica da genitália.

Deficiência da 7-di-hidrocolesterol redutase

Esse distúrbio autossômico recessivo surge de um defeito na enzima que catalisa a última etapa da síntese do colesterol, a 7-di-hidrocolesterol redutase, que resulta na falha da síntese do colesterol e na síndrome de Smith-Lemli-Opitz. Os indivíduos afetados podem apresentar atrasos no crescimento e desenvolvimento, microcefalia, fenda palatina, sindactilia e, ou polidactilia e outras características sindrômicas, além de vários graus de subvirilização. O diagnóstico é feito pelo achado de 7-di-hidrocolesterol sérico elevado e/ou por teste genético.

Hipoplasia de células de Leydig

É causada pela mutação no gene do receptor de LH (*LHr*), herdado de maneira autossômica recessiva.

As células de Leydig se tornam cegas para o estímulo do LH, então não se proliferam e sofrem hipoplasia, de modo que o testículo não secreta testosterona adequadamente. No entanto, as células de Sertoli e a secreção de AMH são normais.

Portanto, ocorre fenótipo feminino, com genitália externa feminina ou um pouco ambígua (dependendo da quantidade

de testosterona que o testículo foi capaz de secretar na vida embrionária), com ausência de ductos müllerianos e presença de derivados wolffianos geralmente normais. Ocorre atraso puberal e, na investigação, percebe-se que o indivíduo é 46,XY e tem testículos (abdominais ou inguinais) e todos os derivados wolffianos. Há hipogonadismo hipergonadotrófico com LH muito alto, testosterona baixa e FSH normal.

O tratamento é com correção cirúrgica (orquiectomia e retirada dos derivados wolffianos) e RH estrogênica associada à dilatação vaginal.

Deficiência da 5-alfa-redutase tipo 2

A enzima 5-alfa-redutase tipo 2 (herança autossômica recessiva) é responsável pela conversão de testosterona em di-hidrotestoterona (DHT), seu metabólito mais ativo, responsável principalmente pela diferenciação da genitália externa masculina.

A deficiência dessa enzima faz com que indivíduos XY nasçam com genitália externa ambígua, micropênis e genitália interna masculina completa, exceto pela ausência ou hipoplasia da próstata que também depende da DHT para seu crescimento e desenvolvimento. A espermatogênese pode ser normal ou reduzida.

Na puberdade, pode haver alguma virilização (assim como ocorre na deficiência de 17-beta-HSD 3), mas não se desenvolvem os caracteres sexuais mais dependentes da DHT, como entradas temporais, pilificação corporal e facial, acne e aumento prostático. Por isso, muitos indivíduos são criados como de sexo social feminino e mudam para o sexo social masculino na puberdade.

Não se sabe o motivo, mas essa doença não cursa com ginecomastia.

Laboratorialmente, a testosterona é normal ou alta, com redução da DHT e uma relação testosterona/DHT geralmente acima de dez no teste de estímulo de hCG na criança pré-púbere.

Existe, ainda, um teste que dosa a relação dos metabólitos urinários dos esteroides sexuais metabolizados pela 5-alfa-redutase, que, além da testosterona, metaboliza outros hormônios. Na sua deficiência, os seus metabólitos 5-beta estarão reduzidos, enquanto os seus precursores 5-alfa estarão aumentados. Procede-se à dosagem dos derivados e sua relação 5-beta/5-alfa e encontram-se valores diminuídos na urina, inclusive em indivíduos pré-púberes ou até gonadectomizados, pois esses metabólitos não são produzidos exclusivamente pelas gônadas. Por isso, apesar de ainda pouco disponível, é um exame bastante útil para o diagnóstico.

As causas de genitália ambígua no indivíduo XY que se viriliza na puberdade são: deficiência de 17-beta-HSD 3, descrita anteriormente, que causa falha de conversão da androstenediona em testosterona; e deficiência da 5-alfa-redutase. A diferença é que, na deficiência de 5-alfa-redutase, não ocorre ginecomastia.

O tratamento deve ser realizado com correção cirúrgica da genitália e RH, conforme o sexo social. Se o sexo social for masculino, a RH deve ser com doses altas de testosterona ou DHT tópica.

Distúrbios do desenvolvimento sexual 46,XY por defeitos na ação da testosterona

É uma doença de herança ligada ao X, que causa mutação no receptor androgênico, o qual pode ter resistência completa ou parcial à ligação com testosterona e DHT. Acomete cerca de 1:20.000 nascidos vivos.

Na resistência completa (síndrome de insensibilidade androgênica completa [CAIS], ou síndrome de Morris), o fenótipo é sempre feminino, com genitália externa perfeitamente feminina, mamas normais, vagina curta e em fundo cego, mas com presença de testículos (às vezes, encontrados em hérnias inguinais ou intra-abdominais), ausência de ductos müllerianos e presença ou não de derivados wolffianos vestigiais. A pilificação axilar e pubiana é escassa, e não há sinais androgênicos, como acne e oleosidade da pele e do cabelo. A estatura é mais alta do que o esperado para a menina (afinal, o sexo cromossômico é XY). A procura médica geralmente ocorre por amenorreia primária. O laboratório mostra cariótipo XY, valores altos de testosterona e estrógenos, com LH alto ou normal. O FSH é normal. A DHT pode estar normal, pois, na ausência da ação da testosterona, a atividade da 5-alfa-redutase fica reduzida. O teste de estímulo mostra aumento normal ou exacerbado da testosterona, sem acúmulo de precursores. O tratamento é com gonadectomia, retirada de derivados wolffianos e RH estrogênica após a cirurgia.

Na resistência parcial – síndrome de insensibilidade androgênica parcial (PAIS) –, ocorre um quadro clínico muito variável conforme o grau da resistência, podendo haver quadros de genitália muito ou pouco ambígua, com variações também nos ductos de Wolff, mas os ductos müllerianos estão sempre ausentes, pois a secreção de AMH é normal. Sempre há ginecomastia e o perfil hormonal se assemelha ao de CAIS (aumento de LH, testosterona e estradiol, sem acúmulo de precursores, com FSH normal). O tratamento é a correção cirúrgica da genitália com RH, conforme o sexo social.

Existe teste genético descrito, com várias mutações já estudadas.

Distúrbios do desenvolvimento sexual 46,XY associados à ingestão materna de esteroides sexuais

Se a gestante ingerir progestágenos em altas doses entre a 8ª e a 12ª semana de idade gestacional (IG), pode haver desenvolvimento de hipospadia ou micropênis, pois a progesterona em altas doses pode competir com a testosterona pela metabolização da 5-alfa-redutase, de modo que há redução da DHT e, por isso, redução da virilização da genitália externa. No geral, o tratamento com progesterona é realizado em mulheres com ameaça de aborto, para tentar evitá-lo.

Já a ingestão de estrogênios na gestação não comprovou estar associada a nenhuma malformação genital.

Distúrbios do desenvolvimento sexual 46,XY associados a crescimento intrauterino restrito

Percebeu-se que em recém-nascidos com crescimento intrauterino restrito (CIUR) é maior a incidência de quadros de DDS 46,XY, mas a causa desse fenômeno ainda não foi esclarecida. Talvez os indivíduos com CIUR apresentem menor secreção ou menor ação da testosterona.

Distúrbios do desenvolvimento sexual 46,XX por excesso de andrógenos fetais

Aqui se enquadram todos os tipos de HAC virilizante na menina. São causados por deficiência de alguma enzima da esteroidogênese que cause acúmulo de precursores com atividade androgênica na menina (deficiência de 21-hidroxilase, 11-beta-hidroxilase ou 3-beta-HSD 2 – todas de herança autossômica recessiva). São as causas mais comuns de DDS 46,XX.

A genitália externa feminina pode ser mais ou menos virilizada, conforme a classificação de Prader (Figura 16.1) desenvolvida para graduar a intensidade dessa virilização:

- Prader 1: clitoromegalia
- Prader 2: clitoromegalia, introito vaginal na forma de funil (mas ainda com abertura vaginal e uretral distintas) e fusão posterior de grandes lábios
- Prader 3: clitoromegalia, pseudosseio urogenital, com uretra esvaziando-se na vagina (orifício único no períneo), e fusão labioescrotal parcial
- Prader 4: estrutura fálica, seio urogenital desembocando na base do falo e fusão labioescrotal completa
- Prader 5: estrutura fálica, uretra peniana (sem hipospadia) e fusão labioescrotal completa. Genitália masculina.

Escala de virilização de Prader

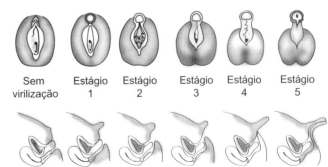

FIGURA 16.1 Classificação de Prader desenvolvida para graduar a intensidade de virilização da genitália externa de meninas com hiperplasia adrenal congênita. (Adaptada de Rink RC, Adams MC, Misseri R. A new classification for genital ambiguity and urogenital sinus anormalities. BJU Int. 2005;95:638-42.)

Deficiência de 21-hidroxilase

É a causa mais comum de HAC (95% dos casos). É causada por mutações no gene *CYP21A2*, levando a defeitos enzimáticos na 21-hidroxilase. Há aumento de 17-OHP (que não é convertida em composto S, que se transformaria em cortisol) e também de ACTH e dos precursores androgênicos (17-OHP → androstenediona → testosterona).

Pode causar virilização da genitália externa em várias intensidades diferentes, mas a genitália interna é feminina normal.

Diagnóstico com dosagem de 17-OHP maior que 10 ng/mℓ basal e pós-teste da cortrosina (fazer cortrosina em todas as suspeitas, mesmo que a 17-OHP basal seja normal).

O tratamento é feito com glicocorticoide de meia-vida curta, como acetato de cortisona ou hidrocortisona, até o fechamento das cartilagens epifisárias. Depois, no adulto, pode-se mudar para corticoide de meia-vida mais longa, como prednisona ou dexametasona. Avalia-se a necessidade de mineralocorticoide (fludrocortisona 200 a 250 mg/dia no recém-nascido, com redução gradual de dose até 50 mg/dia na vida adulta). A correção cirúrgica da genitália deve ser realizada idealmente antes dos 2 anos.

Deve-se manter androstenediona e testosterona sempre normais. A 17-OHP não deve se normalizar, nem o ACTH. Caso se normalize, indica supertratamento, com todos os riscos do excesso de glicocorticoides. Monitoram-se os sinais e sintomas de insuficiência adrenal, hipotensão postural, hiperandrogenismo e irregularidade menstrual, e segue-se a massa óssea, a velocidade de crescimento, o peso, a altura e a idade óssea (IO). Deve-se fazer avaliações da pressão arterial, sódio e potássio para verificar a adequação da dose do mineralocorticoide. A atividade plasmática de renina (APR) ajuda nessa avaliação, mas a avaliação clínica é mais importante do que a laboratorial nesse aspecto.

Deficiência da 11-beta-hidroxilase

Essa deficiência compreende 5% das HAC. É devido a mutação no gene *CYP11B1*. Não ocorre conversão do composto S em cortisol, então há redução do cortisol, com aumento de ACTH, composto S, 17-OHP, androstenediona e testosterona. Além disso, a DOCA não é convertida em corticosterona, de modo que ela se acumula, com efeito mineralocorticoide, HAS em 30% dos casos, redução da renina, hipernatremia, hipopotassemia, inibição da atividade da aldosterona sintase e redução da aldosterona.

O quadro clínico é de genitália ambígua no indivíduo XX (com vários espectros possíveis de ambiguidade, clitoromegalia, fusão de lábios), com HAS e hipopotassemia em 30% dos casos.

O diagnóstico é feito por aumento do composto S basal ou pós-cortrosina.

Procede-se o tratamento com reposição de glicocorticoide da mesma maneira descrita para deficiência de 21-hidroxilase. Nesse tipo de HAC, não há necessidade de reposição de mineralocorticoide, mas no início do uso de glicocorticoide pode haver necessidade, pois há queda de ACTH, de DOCA e a aldosterona podendo demorar algum tempo para aumentar, uma vez que a renina estava suprimida. É feita a correção cirúrgica da genitália.

Deficiência de 3-beta-HSD 2

É causa rara de HAC devido a mutações no gene *HSD3B2* e provoca acúmulo de pregnenolona, 17-OH-pregnenolona e DHEA. Há elevada relação entre 17-OH-pregnenolona/cortisol. A elevação da 17-OH-pregnenolona pode ser apenas moderada, devido a isoforma 3-beta-HSD 1 expressa no fígado que a converte para 17-OHP e DHEA para androstenediona. O excesso de DHEA na menina causa virilização da genitália (clitoromegalia) e ambiguidade genital. No menino, a falta de testosterona causa virilização incompleta e ambiguidade genital, devido ao bloqueio da síntese de testosterona. Há insuficiência de glicocorticoides e de mineralocorticoides, manifestando-se com vômitos, desidratação, hiponatremia e hiperpotassemia na primeira infância.

O tratamento é com glicocorticoide e mineralocorticoide associados à correção cirúrgica de genitália.

Deficiência da POR

A herança é autossômica recessiva. A POR é um cofator importante para a ação das enzimas 21-hidroxilase, 17-alfa-hidroxilase, aromatase e 17,20-liase. Na sua deficiência, a atividade dessas enzimas fica comprometida. Consequentemente, há acúmulo principalmente de progesterona, que pode exercer um efeito virilizante nas meninas e subvirilização nos meninos (pela deficiência da testosterona), causando genitália ambígua em ambos os sexos, semelhante à da deficiência de 3-beta-HSD 2, de modo que o fenótipo é variável.

Síndrome da resistência generalizada aos glicocorticoides

A herança é autossômica recessiva ou dominante por mutação no gene *NR3C1* que codifica o receptor de glicocorticoide. Ocorre aumento de ACTH e de cortisol, mas o cortisol não age muito bem no receptor, então há ativação de todo o eixo, com acúmulo de todos os precursores, inclusive os androgênicos, que virilizam a menina, e os mineralocorticoides, que causam HAS com supressão de renina. Há hiperplasia das adrenais. É uma situação de hipercortisolismo laboratorial, mas que cursa com quadro clínico de hipocortisolismo, excesso de androgênico e de mineralocorticoides. O tratamento é realizado com doses altas de dexametasona.

Distúrbios do desenvolvimento sexual 46,XX por excesso de andrógenos fetoplacentários

Deficiência da aromatase placentária e fetal

A herança é autossômica recessiva. Causa aumento dos andrógenos, que não conseguem ser convertidos em estrógenos pela placenta por deficiência da aromatase e P450 óxido-redutase. Ocorre aumento de testosterona, androstenediona, LH, FSH e queda de estradiol, estrona e estriol. Há virilização do feto feminino e também da mãe durante a gestação. Durante a vida pós-natal, há ausência de desenvolvimento puberal, atraso de IO, perda do pico de massa óssea, ovários policísticos e amenorreia. No indivíduo XY, há atraso de IO, perda de pico de massa óssea e infertilidade. O tratamento é feito com estrógeno.

Distúrbios do desenvolvimento sexual 46,XX por excesso de andrógenos maternos

Pode ocorrer por ingestão materna de testosterona, danazol ou progestágenos (acetato de medroxiprogesterona), com ação androgênica durante o primeiro trimestre da gestação, por tumor materno virilizante (tecoma, teratoma, adenoma ou carcinoma adrenal) ou por HAC não tratada na mãe.

Distúrbios do desenvolvimento sexual de causa indeterminada

Agrupam o conjunto de pacientes com DDS de causa ainda não esclarecida, sem nenhuma alteração cromossômica, genética ou hormonal conhecida.

Formas não classificadas

46,XX com agenesia de útero e vagina (síndrome de Mayer-Rokitansky-Kuster-Hauser)

São mulheres com genitália externa feminina normal, função ovariana normal e caracteres sexuais femininos normais, mas com amenorreia primária. Na ultrassonografia, não se observa útero. A causa não é conhecida. O tratamento é realizado com dilatação vaginal com moldes de acrílico na época do início da atividade sexual.

Persistência dos ductos de Müller

Compreende os indivíduos 46,XY com genitália externa masculina normal, mas persistência de derivados müllerianos por incapacidade das células de Sertoli secretarem AMH ou por defeito no receptor de AMH. Pode haver criptorquidia (a AMH é importante na descida testicular) e azoospermia com defeitos no epidídimo e nos ductos deferentes. Procede-se ao tratamento cirúrgico para retirada dos derivados müllerianos e correção da criptorquidia.

Síndromes genéticas e embriopatias

Diversas síndromes genéticas e embriopatias podem afetar o desenvolvimento da genitália externa masculina levando ao quadro clínico de DDS 46,XY e 46,XX. A presença de outras anomalias geniturinárias, gastrintestinais e de coluna lombar ou sacral sugerem esse diagnóstico. Geralmente, não existem anomalias hormonais e nem gonadais específicas e as alterações cromossômicas, se presentes, dependem da síndrome.

Micropênis

Deve-se afastar defeitos hormonais e gonadais (ver Capítulo 18, *Disfunção Erétil e Micropênis*).

Hipospadia

A hipospadia é a abertura da uretra peniana fora do local ideal, que seria a extremidade da glande:

- Grau 1: abertura dentro da glande ou logo abaixo dela
- Grau 2: abertura no corpo do pênis
- Grau 3: abertura na base do pênis
- Grau 4: abertura no escroto ou no períneo.

Quarenta por cento das hipospadias estão associadas a outros defeitos do aparelho urogenital, principalmente nos graus ≥ 2. Idealmente, deve-se afastar alguma disfunção androgênica nesses casos, apesar de a maioria não ter nenhuma causa hormonal identificada.

Disforia de gênero

A disforia de gênero é uma condição na qual o indivíduo não se identifica com o gênero que lhe foi atribuído a partir de suas características genéticas e anatômicas. Esse indivíduo não possui nenhum tipo de disfunção hormonal ou ambiguidade genital, e a causa médica para tal divergência ainda permanece incerta. O diagnóstico é feito por meio de testes psicológicos, e é possível utilizar a terapia de reposição hormonal e a cirurgia para adequação de gênero para diminuir o desconforto do paciente.

Abordagem inicial de paciente com genitália ambígua

Anamnese

Deve-se investigar o uso de progestágenos, medicamentos ou agrotóxicos na gravidez, patologias maternas virilizantes prévias (HAC), virilização materna na gravidez (defeitos da aromatase ou tumor produtor de andrógenos), dados do nascimento, desidratação fetal, resultado do teste do pezinho, idade de aparecimento de caracteres sexuais secundários (pubarca, telarca, aumento testicular), idade da menarca (se já tiver acontecido), presença de consanguinidade na família e casos anteriores de genitália ambígua na família, infertilidade, amenorreia primária ou menopausa precoce e história familiar de morte neonatal inexplicadas (por crise de perda de sal).

Exame físico

Altura, peso, hidratação, pressão arterial, estigmas sindrômicos, sinais de malformações, alterações de linha média, exame da região anorretal (atresia do reto, imperfuração), avaliação da genitália [falo, orifícios perineais (orifício ureteral, vaginal/orifício urogenital), hipospadia, fusão de pequenos lábios, bolsa bífida, inversão penoescrotal, hérnias inguinais etc.], classificação de Prader, pilificação, ginecomastia e história de virilização na puberdade (acne, seborreia, pilificação corpórea, voz grave, recessão temporal de cabelos, aumento da massa muscular).

Laboratório

Cariótipo (a pesquisa de *SRY* por PCR pode ser utilizada para definir o sexo genético mais rapidamente que o cariótipo). Os exames devem ser solicitados de acordo com a idade do paciente e com a suspeita diagnóstica.

Sódio, potássio, ureia, creatinina, glicose (pode haver hipoglicemia se hipocortisolismo), colesterol (afastar síndrome de Smith Lemli Opitz, a dosagem da 7-di-hidrocolesterol se eleva também nesses casos); avaliar função gonadal: FSH, LH, estradiol, testosterona, DHT, inibina B e AMH (marcadores de tecido testicular), precursores adrenais [17-OHP (alta na deficiência da 21-OH), DHEA, sDHEA, androstenediona, composto S, DOCA (alta na deficiência de 11-beta-OH), 17-OH-Pregnenolona, progesterona], ACTH, cortisol, aldosterona e renina, a depender da suspeita clínica.

Testes dinâmicos

Os testes dinâmicos que podem ser úteis são:

- Teste do hCG para avaliar defeitos de síntese de testosterona e deficiência de 5-alfa-redutase. O diagnóstico de defeito de síntese de testosterona é baseado na elevação do esteroide imediatamente acima do defeito enzimático, com a relação precursor/testosterona > 1 (na mesma unidade), exceto para o diagnóstico de deficiência da 5-alfa-redutase, em que a relação testosterona/DHT deve ser > 10:1 no pós-estímulo com hCG. Em uma resposta normal ao hCG, a testosterona deve aumentar para valores entre 150 e 1.000 ng/dℓ. Abaixo de 150 ng/dℓ, indica deficiência na formação da testosterona e acima de 1.000 ng/dℓ indica hiper-resposta (típica de insensibilidade androgênica ou deficiência de 5-alfa-redutase). Esse teste é indicado para avaliar o tecido testicular funcionante e para avaliar a normalidade da síntese de testosterona. Como fazer o teste de hCG:
  - Pré-púberes < 2 anos: hCG 50 a 100 UI/kg, IM, dose única. Deve-se dosar tempo 0, após 48 horas e após 72 horas
  - Pré-púberes > 2 anos: hCG 50 a 100 UI/kg/dose, quatro doses com intervalo de 4 dias entre cada dose. Deve-se dosar basal, após 72 e 96 horas após a quarta dose
  - Pós-púberes: hCG 6.000 UI, IM, em dose única. Dosar basal, após 48 e 72 horas:
    - Dosar no basal: sódio (Na), potássio (K), LH, FSH, ACTH, 17-OHP, progesterona, 17-OH-pregnenolona, sDHEA, androstenediona, testosterona, DHT, estradiol (E2), cortisol, composto S, aldosterona e renina
    - Dosar nos tempos: progesterona, 17-OHP, 17-OH-pregnenolona, sDHEA, DHEA, androstenediona, testosterona, DHT, E2, hCG
- Teste da cortrosina para avaliar HAC por defeito de 21-hidroxilase, 11-hidroxilase ou 3-beta-hidroxiesteroide desidrogenase 2: administração de 250 mg de cortrosina intravenosa e dosagem de cortisol e dos precursores que se quer estudar (principalmente a 17-OHP) nos tempos 0, 30 e 60 minutos. Valores de 17-OHP > 10 ng/mℓ confirmam o diagnóstico de HAC. Em mulheres na menacme, deve-se fazer sempre no período folicular para que não haja interferência dos androgênios produzidos pelo corpo lúteo

- Teste de depressão com dexametasona para identificar se o esteroide em excesso é de produção adrenal ou gonadal: dexametasona 0,5 mg, VO, 6/6 horas, por 4 dias, com dosagem basal e no quinto dia do ACTH, cortisol, e todos os hormônios esteroidais que se deseja estudar (testosterona, androstenediona, 17-OHP, 17-OHP-pregnenolona, composto S, DHEA, sDHEA etc.).

Exames de imagem

USG pélvica, genitografia (uretrocistografia retrógrada) e tomografia computadorizada (TC) adrenal, se houver suspeita de tumor adrenal.

Cultura de fibroblastos de pele da região genital

Para investigar insensibilidade androgênica e deficiência de 5-alfa-redutase.

Biopsia gonadal

Indicada nos cariótipos com mosaicismo ou quimerismo, na suspeita de neoplasia, DDS testicular 46,XX, DDS ovotesticular.

Testes moleculares

Para pesquisar mutações nos variados genes envolvidos na diferenciação sexual.

A abordagem inicial é resumida considerando a presença ou não de gônadas na Tabela 16.2, e a geral na Tabela 16.3.

Definição do gênero

Sempre que possível, a definição do gênero deve levar em consideração a concordância entre os sexos genital (externo e interno), sexo gonadal, sexo cromossômico, sexo endocrinológico (padrão hormonal), identidade de gênero ou sexo psicológico (identificação ou não do indivíduo com o sexo com o qual é criado), gênero designado ou sexo social (sexo como é visto pela sociedade) e sexo civil (sexo com o qual foi registrado). A idade do paciente e as características sociais, culturais e educacionais da família também são muito importantes. Essa tarefa de analisar deve ser realizada pela equipe multiprofissional que auxiliará a encontrar as razões para as tomadas de decisão. Ainda persiste um intenso debate em relação a abordagem da criança com DDS, primeiramente sobre a definição do gênero, depois sobre as indicações e a idade para realização das cirurgias reconstrutivas e, por fim, sobre o momento da revelação das informações médicas para o paciente.

TABELA 16.2 Estratégia de investigação de recém-nascido com genitália ambígua de acordo com a presença ou não de gônada palpável.

Gônadas palpáveis	Nenhuma	Uma gônada	Duas gônadas
Principais suspeitas diagnósticas	DDS 46,XX; DDS ovotesticular	Disgenesia gonadal mista, DDS 46,XY, DDS ovotesticular	DDS 46,XY, DDS ovotesticular, DDS testicular 46,XX
Exames	Cariótipo, 17-OHP, testosterona, eletrólitos, glicemia, US pélvica, urogenitograma (se indicado)	Cariótipo, LH, FSH, testosterona, DHT, eletrólitos, US pélvica, US de abdome	Cariótipo, LH, FSH, testosterona, DHT, eletrólitos, US pélvica, US de abdome

TABELA 16.3 Avaliação inicial de recém-nascido com genitália ambígua para distúrbios do desenvolvimento sexual (DDS): visão geral.

Características clínicas

Recém-nascido com

Fenótipo masculino e qualquer uma das seguintes
- Gônadas não palpáveis bilateralmente ou pequenas (maior diâmetro < 8 mm)
- Hipospadia grave – meato escrotal ou perineal ectópico, curvatura peniana grave, fusão do prepúcio com o escroto e/ou um tamanho pequeno da glande (< 14 mm antes de 1 ano)
- Qualquer grau de hipospadia acompanhada de uni ou bilateral criptorquidia (gônada não palpável)
- Micropênis (comprimento < 2,5 cm em um recém-nascido a termo)
- Genitália com aparência discordante do sexo cromossômico

Fenótipo feminino e qualquer uma das seguintes
- Clitoromegalia (diâmetro > 6 mm e comprimento > 9 mm)
- Fusão labial posterior
- Gônadas palpáveis em bolsa labioescrotal ou região inguinal (que possa representar testículos)
- Genitália com aparência discordante do sexo cromossômico

Comunicação familiar

Parabenizar a família pelo nascimento

Se o recém-nascido é saudável, tranquilize a família

Evite designação prematura de sexo, nomeação e preenchimento da certidão de nascimento; aconselhe que levará dias ou semanas para realizar a avaliação inicial

Teste laboratorial inicial

Determinação do sexo cromossômico (cariótipo ou outro método)

Esteroidogênese adrenal: 17-OHP (essencial), testes para causas raras de HAC 17-hidroxipregnenolona, cortisol, 11-desoxicortisol...

Função gonadal: LH$^\pi$, FSH, testosterona*, DHT, AMH

Eletrólitos: basal a cada 24 a 48 h até confirmar ou excluir HAC

US pélvico e abdominal para avaliar gônadas, útero e vagina

Interpretação e próximos passos

Cariótipo XX

17-OHP	AMH	Provável diagnóstico	Comentários
Muito elevada	Normal para faixa feminina	• HAC por deficiência da 21-OH	• Risco de crise adrenal, tratar imediatamente • Gônadas não são palpáveis
Elevada	Normal para faixa feminina	• HAC por deficiência da 21-OH • Outra forma de HAC¶ • Estresse	• Risco de crise adrenal • Acompanhar eletrólitos • Repetir 17-OHP, se estresse presente • Interpretar a esteroidogênese adrenal e/ou teste da cortrosina para diagnóstico definitivo
Normal	Normal	Hiperandrogenismo gestacional	Virilização materna durante a gestação
Normal	Acima da faixa feminina	DDS 46, XX testicular (homem XX) ou ovotesticular	• T e AMH elevada, sugere tecido testicular presente • Determinar a causa, teste para presença de *SRY*, sequenciar *NR5A1*, considerar NGS • Gônadas podem ser palpáveis em região inguinal

(continua)

TABELA 16.3 Avaliação inicial de recém-nascido com genitália ambígua para distúrbios do desenvolvimento sexual (DDS): visão geral. *(Continuação)*

Cariótipo XY

Ultrassom	AMH	Provável diagnóstico ou categoria	Comentários
Sem útero	Normal para valor masculino	Defeito da síntese de T ou ação DHT	• T:DHT < 10:1 (normal) • T elevada – provável CAIS/PAIS • T normal – provável CAIS/PAIS, possível 17-beta-HSD 3 ou disgenesia gonadal • T baixo – 3-beta-HSD 2 ou outra forma de XY HAC[Δ] • T:DHT > 10:1 com estímulo com hCG – deficiência da 5-alfa-redutase • Se LH baixo, teste de estímulo com hCG
Útero presente ou ausente	Baixo	Disgenesia gonadal (defeito global da função testicular)	• Teste genético para determinar a causa • Sequência do *NR5A1* • Outra mutação[◊]

Presença de Y – cromossomo sexual mosaicismo/quimerismo (p. ex., 45,X/46,XY, 46XX/46,XY)

Fenótipo	Provável diagnóstico ou categoria	Comentários
Muitas possibilidades: • Normal ou testículos disgenéticos • Normal ou ovários disgenéticos • Ovotestes • Disgenesias gonadais mistas[§]	DDS sexo cromossômico	• Aumento do risco para gonadoblastoma se gonada disgenética presente • Se cariótipo 45, X em algumas células, avaliar ecocardiograma e US renal (outras malformações associadas à síndrome de Turner)

DDS, distúrbio de diferenciação sexual; *17-OHP*, 17-hidroxiprogesterona; *FSH*, hormônio foliculoestimulante; *LH*, hormônio luteinizante; *T*, testosterona; *AMH*, hormônio antimülleriano; *HAC*, hiperplasia adrenal congênita; *ACTH*, hormônio adrenocorticotrófico; *DHT*, di-hidrotestosterona; *NGS*, sequenciamento de nova geração; *CAIS*, síndrome de insensibilidade androgênica completa; *PAIS*, síndrome da insensibilidade androgênica parcial; *17-beta-HSD*, deficiência de 17-beta-HSD 3 (relação androstenediona/testosterona > 1 no teste de estímulo com hCG); *3-beta-HSD 2*, deficiência de 3-beta-hidroxiesteroide desidrogenase tipo 2; *hCG*, gonadotrofina coriônica humana.
*Os testes de testosterona devem ser realizados depois de 48 horas de vida. Amostras colhidas durante os primeiros dias de vida podem não ser um reflexo válido da função testicular devido à supressão transitória das gonadotrofinas após o nascimento. [π]LH deve ser medido simultaneamente para determinar se há estímulo suficiente para as células de Leydig produzirem testosterona. O ensaio deve ser realizado usando cromatografia líquida/espectroscopia de massa, porque as substâncias interferentes em neonatos podem dar resultados falsamente elevados no imunoensaio. [¶]As formas de HAC que se apresentam com genitália ambígua em um recém-nascido XX incluem deficiência de 21-hidroxilase (de longe a mais comum), deficiência de 11-beta-hidroxilase, deficiência de 3-beta-HSD 2 e deficiência de P450 óxido-redutase. [Δ]O 3-beta-HSD 2 é caracterizado por alta proporção de 17-hidroxipregnenolona e relação aumentada de 17-hidroxipregnenolona/cortisol. [◊]Além de *NR5A1*, as mutações gênicas que foram associadas à disgenesia gonadal incluem *SRY, WT1, NROB1* (ganho de função); *MAP3 K1, CBX2, DHH, DMRT1, FGF9, FOG, GATA4, SOX9 e ZFPM2*; e mosaicismo do cromossomo Y. [§]A disgenesia gonadal mista refere-se ao desenvolvimento gonadal assimétrico com mosaicismo do cromossomo Y. Na maioria dos casos, a gônada direita tem tecido testicular e a gônada esquerda é uma gônada em fita ou um ovário.

Leitura recomendada

Alves CAD. Distúrbios da diferenciação sexual. In: Alves CAD. Endocrinologia pediátrica. 1. ed. São Paulo: Manole; 2019.

Chan YM, Levitsky LL. Causes of differences of sex development. In: UpToDate. Waltham, Mass.: UpToDate; 2021.

Chan, YM, Levitsky, LL. Evaluation of the infant with atypical genital appearance (difference of sex development). In: UpToDate. Waltham, Mass.: UpToDate; 2021.

Federman DD. Abnormal sexual development. A genetic and endocrine approach to differential diagnosis. Philadelphia: WB Saunders; 1967.

Hughes IA, Houk C, Ahmed SF, Lee PA. LWPES1/ESPE2 Consensus Group. Consensus statement on management of intersex disorders. Arch Dis Child. 2006;91:554-62.

Maclaughlin DT, Donahoe PK. Sex determination and differentiation. N Engl J Med. 2004;350:367-78.

Melmed S, Polonsky KS, Larsen PR, Kronenberg HM. Disorders of sex development. In: Melmed S, Polonsky KS, Larsen PR, Kronenberg HM. Williams textbook of endocrinology. 12. ed. Philadelphia: Saunders; 2011.

Saad M, Maciel R, Mendonça B. Distúrbios da determinação e diferenciação sexual. In: Saad M, Maciel R, Mendonça B. Endocrinologia. São Paulo: Atheneu; 2007.

Sociedade Brasileira de Endocrinologia e Metabologia (SBEM), Sociedade Brasileira de Patologia Clínica Medicina Laboratorial (SBPC/ML) e Colégio Brasileiro de Radiologia e Diagnóstico por Imagem. Posicionamento conjunto de Medicina Diagnóstica inclusiva para o cuidado de pacientes Transgêneros, 2019.

Vilar L. Investigação diagnóstica das desordens da diferenciação sexual. In: Vilar L. Endocrinologia clínica. 4. ed. São Paulo: Guanabara Koogan; 2009.

Síndrome de Turner e Síndrome de Klinefelter

Síndrome de Turner

É a anormalidade cromossômica e a causa mais frequente de falência gonadal primária no sexo feminino (1:2.000 a 2.500 nascimentos). Cerca de 50% dos indivíduos têm cariótipo 45,X e os outros 50% são mosaicos ou outras variantes em que há perda parcial ou total do segundo cromossomo sexual. Essa perda pode ter vindo de origem materna ou paterna (45,X/46,XX; 45,X/47,XXX etc.).

Quadro clínico

O quadro clínico habitual é o de uma menina com baixa estatura desde o nascimento, 2/3 da baixa estatura de meninas com síndrome de Turner são explicados pela deficiência de um dos genes *SHOX*, e 1/3 pela deficiência de outras porções do cromossomo X. Outros sinais clínicos associados são: pescoço curto e alado; deformidade de Madelung na ulna; deformidades torácicas, como tórax em escudo; hipertelorismo mamário; cúbito valgo; geno valgo; encurtamento do quarto metacarpo e do metatarso; micrognatia; boca pequena; palato em ogiva; anormalidades dentárias; epicanto; ptose; orelhas proeminentes; implantação baixa de cabelos em forma tridente; deformidade na drenagem da orelha média com otites de repetição, podendo haver hipoacusia; anormalidades da aorta (coarctação ou valva bicúspide); alterações renais (rim em ferradura, duplicação renal, hidronefrose); lesões de pele (nevos, queloides, linfedema de extremidades), de trato gastrintestinal (telangiectasias, hemangiomas, sangramentos e câncer colorretal); autoimunidade (Hashimoto, artrite reumatoide, diabetes melito tipo 1, doença celíaca); obesidade; diabetes melito tipo 2; síndrome metabólica; hipogonadismo hipergonadotrófico e prejuízo do pico de massa óssea. A Tabela 17.1 resume a frequência dos principais achados.

O hipogonadismo pode variar bastante, conforme o cariótipo da paciente. Em pacientes 45,X o aumento de hormônio luteinizante (LH) e hormônio foliculoestimulante (FSH) (com FSH > LH) costuma acontecer desde os 2 a 5 anos, com aumento na puberdade. Nesses casos, ocorre disgenesia gonadal, com ovários fibrosos em fita, útero infantil (< 3,4 cm de comprimento, < 3 cm^3 de volume) e infertilidade. Entretanto, em casos mosaicos, dependendo do número de células normais remanescentes, 20 a 30% da função ovariana é preservada e, dessa maneira, pode haver desenvolvimento de caracteres sexuais secundários de maneira espontânea. Cerca de 2 a 3% das meninas com síndrome de Turner podem menstruar normalmente e, em casos raros, engravidar espontaneamente. O grau de disfunção ovariana é variável de nenhuma função ovariana a uma função completamente normal com menarca e função reprodutiva normal por pelo menos alguns anos após a menarca.

Aproximadamente 10 a 12% de todos os indivíduos com síndrome de Turner têm mosaicismo envolvendo uma linha celular contendo material do cromossomo Y. A presença desse material aumenta o risco de gonadoblastoma. Um cariótipo 45, vezes/46, XY foi associado a uma variedade de fenótipos, desde o fenótipo típico da síndrome de Turner a um distúrbio de desenvolvimento sexual ovotesticular com ambiguidade genital até mesmo a um fenótipo masculino normal com infertilidade.

Embora a maioria dos indivíduos com a síndrome de Turner tenha inteligência normal, há risco de prejuízo seletivo nas habilidades não verbais. Isso pode incluir déficits na cognição social, dificuldade com tarefas não verbais de resolução de problemas, como matemática; déficits psicomotores e problemas com a organização visual-espacial. Há também um risco aumentado de transtorno de déficit de atenção.

TABELA 17.1 Incidência aproximada das principais anormalidades clínicas na síndrome de Turner.

Anormalidades	Frequência (%)	Anormalidades	Frequência (%)	Anormalidades	Frequência (%)
Distúrbios de crescimento		**Obstrução linfática**		**Outros**	
Baixa estatura	95 a 100	Baixa implantação de cabelos	40	Malformações cardíacas	> 50
Falência de crescimento	90 a 95	Edema em mãos e pés	20 a 30	Alongamento transverso da aorta	40 a 50
Defeitos do desenvolvimento dentário, maloclusão	> 75	Características dermatológicas (nevos pigmentados múltiplos, vitiligo, alopecia)	30	Anormalidades da valva aórtica	15 a 30
Características faciais com micrognatia	60	Pescoço alado	25	Coarctação da aorta	7 a 17
Cúbito valgo	50	Alterações em orelhas (baixa implantação)	15 a 20	Anormalidade em veias pulmonares	13 a 15
Cifose	50	Displasia em unhas	10	Anormalidades do sistema nervoso	8 a 13
Pescoço alado	40	**Defeitos de células germinativas**		Anormalidades mínimas de ECG	50
Geno valgo	35	Infertilidade	95	Intervalo QT prolongado	21 a 36
Palato ogival	35	Falência ovariana	90	Anormalidades renais e renovasculares	20 a 30
Hipertelorismo e tórax em escudo	30 a 35	Disgenesia gonadal	85 a 90	Hipertensão arterial	30
Metacarpos curtos	35	Gonadoblastoma	5	Miopia ou hipermetropia	20 a 50
Escoliose	10 a 20	**Autoimune**		Estrabismo	15 a 30
Deformidade de Madelung	5	Tireoidite (aumenta com idade)	15 a 30	Recorrente otite média	50 a 70
		Doença celíaca	6	Perda auditiva neurossensorial	50 (adulto)
		Doença inflamatória intestinal	4	Perda auditiva condutiva	10 a 40

Adaptada de Beckeljauw, P. Clinical manifestation and diagnosis of Turner syndrome. In: UptoDate.

Diagnóstico

O diagnóstico geralmente é feito durante a investigação de baixa estatura pós-natal em meninas associada a um quadro de hipogonadismo hipergonadotrófico e aos achados fenotípicos dessa doença. Com o avanço dos métodos de imagens, muitos casos são detectados a partir de alterações vistas nas ultrassonografias fetais realizadas no pré-natal (higroma cístico, braquicefalia, malformações do coração esquerdo, anomalias renais, translucência nucal) e confirmados pelo cariótipo bandeamento G, que é o padrão-ouro para diagnosticados, de material coletado de amniocentese, ou de biopsia de vilosidade coriônica, ou de linfócitos do sangue periférico. Até 30% dos casos diagnosticados por estudo citogenético na vida intrauterina pode ter cariótipo normal ao nascimento pelo mosaicismo, devido à coleta das amostras ser de amniocentese e biopsia de vilosidade coriônica.

No cariótipo de linfócitos do sangue periférico, deve-se analisar pelo menos 30 células, para que se consiga detectar 10% de mosaicismos com limite de confiança de 95%.

O estudo genético costuma ser feito inicialmente por citogenética. Em pacientes que apresentarem marcadores cromossômicos cuja origem não foi esclarecida por citogenética, ou naqueles que apresentarem virilização, deve-se também pesquisar presença ou não de material de Y por genética molecular. As regiões de Y que devem ser pesquisadas são as associadas a tumores gonadais, como gonadoblastoma (*locus* GBY). Destas, a principal é a região centromérica Testis Specific Protein Y-linked (TSPY). Não está indicado pesquisar o *SRY*, pois esse gene nada tem a ver com tumorigênese gonadal.

Portanto, sempre ao diagnóstico ou em paciente que ainda não se tem o estudo genético, deve-se fazer um cariótipo na primeira consulta por citogenética.

Se o cariótipo tradicional for normal, mas a suspeita diagnóstica for muito forte, deve-se repetir cariótipo de sangue periférico, analisando maior número de linfócitos (como de 100 células), ou fazer uma biopsia de pele para realização do cariótipo em fibroblastos, ou realizar cariótipo de outro tecido.

Tratamento

O tratamento deve ser feito com hormônio do crescimento humano (hGH) durante a infância para otimizar o crescimento, visto que meninas com síndrome de Turner apresentam 20 cm a menos que a média geral se não tratadas, conforme mostra a curva de crescimento de pacientes com síndrome de Turner na Figura 17.1. Utiliza-se de 0,13 a 0,15 UI/kg/dia de hGH subcutâneo à noite.

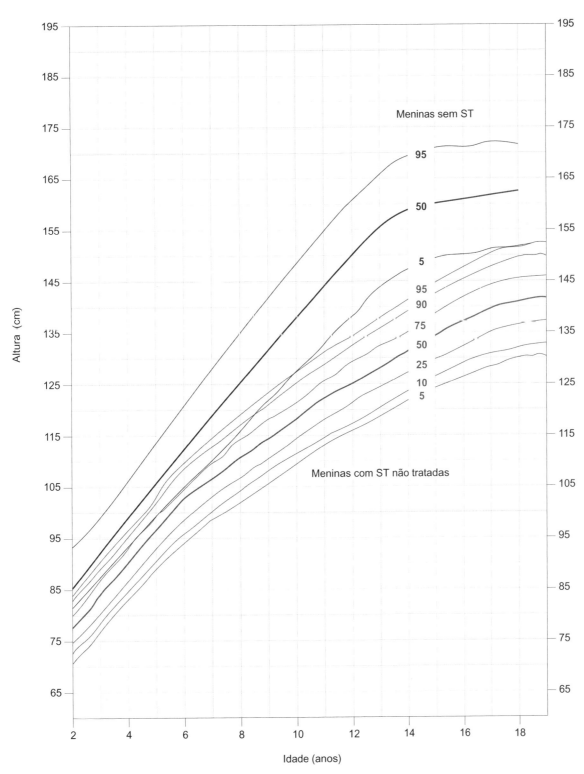

FIGURA 17.1 Curva de crescimento para crianças com síndrome de Turner. *ST*, síndrome de Turner. (Fonte: Reiser P, Davenport M. Turner syndrome: a guide for families. Turner Syndrome Society of the United States, Houston, TX; 2002.)

Pode-se iniciar o tratamento já desde a primeira infância, depois dos 2 a 5 anos, caso já se saiba o diagnóstico. Mantém-se o uso de hGH até idade óssea de 14 anos e velocidade de crescimento (VC) < 2,5 cm/ano. Doença neoplásica maligna ativa, retinopatia diabética proliferativa, doença aguda grave, anomalias congênitas renais e cardiovasculares graves e não corrigidas, causando instabilidade clínica ou necessidade de internação hospitalar e intervenção cirúrgica, são contraindicações para o uso de GH recombinante humano (rGH).

Não é recomendado o uso de estrogênio em doses muito baixas em crianças pré-púberes (antes dos 11 anos), apesar de alguns estudos mostrarem aumentos modestos na altura final (2,1 cm adicionais). É possível que essa terapia de estrogênio em doses muito baixas também possa melhorar a mineralização óssea, a memória e a função cognitiva, mas esses resultados ainda requerem maior investigação para serem indicados com segurança.

Em meninas de 10 a 12 anos, que provavelmente não atingirão o 5º percentil para a população feminina adulta geral, sugerimos além da terapia com hGH, oferecer tratamento com oxandrolona (um androgênio não aromatizável) ou indução puberal retardada, mas não ambos.

A oxandrolona (Anavar®, Oxandrin®) como adjuvante demonstrou melhorar a velocidade de crescimento por meio dos seus efeitos anabólicos (aumentando a síntese de proteínas, massa corporal magra e densidade mineral óssea). Se essa abordagem for escolhida, é administrada em uma dose baixa (0,03 mg/kg/dia ou menos e aumentada para não mais que 0,05 mg/kg/dia no máximo 2,5 mg/dia) a partir de 9 a 10 anos ou mais, e em combinação com o hGH. Doses mais altas de oxandrolona não devem ser utilizadas, pois podem resultar em virilização. É importante o monitoramento das transaminases em razão da hepatoxicidade do medicamento. O tratamento com oxandrolona é continuado até o início da terapia com estradiol, por volta dos 11 ou 12 anos.

O retardo da indução puberal pode melhorar o resultado da altura ao adiar o fechamento da placa de crescimento desencadeada pelo estradiol e pode ser útil quando combinada com hGH. Se essa abordagem for escolhida, a monoterapia com hormônio do crescimento é continuada e os estrogênios são iniciados por volta dos 14 anos, em vez de 11 a 12 anos. Isso resulta em indução retardada da puberdade e permite um crescimento adicional antes do fechamento da placa de crescimento.

A combinação de hormônio de crescimento e oxandrolona teve efeitos benéficos em diversos estudos e demonstrou ser superior à estratégia do retardo da indução puberal. Mais estudos são necessários para avaliar quais meninas além da baixa estatura grave com síndrome de Turner se beneficiariam com essa terapia combinada com hGH e oxandrolona, além da determinação da duração ideal desse tratamento. Evidências limitadas sugerem a possibilidade de que a terapia com oxandrolona possa melhorar alguns aspectos da função cognitiva, mas os dados são ainda insuficientes para nortear a prática clínica.

A terapia de reposição hormonal para indução da puberdade é semelhante a qualquer outro hipogonadismo congênito. Deve-se iniciar por volta dos 11 a 12 anos. Antes de iniciar a RH, deve-se dosar gonadotrofinas para ter certeza de que a paciente não iniciaria uma puberdade de maneira espontânea. O esquema de estrogenização deve tentar mimetizar o desenvolvimento puberal normal, iniciando com baixas doses de estrógeno e as aumentando progressivamente até que, no período de 2 a 3 anos, a paciente tenha atingido a dose máxima de estrógenos e a terapia possa ser modificada para uma combinação de estrógenos e progestágenos. A eficácia da terapia é monitorada pelo desenvolvimento das características sexuais secundárias, diminuição dos níveis séricos das gonadotrofinas, aumento do volume uterino e pela maturação óssea.

Estrógenos equinos conjugados não são mais indicados, por conter centenas de estrógenos, progestágenos e andrógenos. O estrógeno ideal a ser reposto é o 17-betaestradiol, preferencialmente, por via transdérmica (adesivos cutâneos) ou oral.

Inicia-se com 17-betaestradiol micronizado oral (Natifa®, Estrofem®, Estrell®) na dose de 0,25 mg/dia, avançando gradualmente até a dose adulta usual de 2 mg/dia. Se optar por 17-betaestradiol adesivo transdérmico (Systen® ou Estradot®), inicia-se com ¼ do adesivo de 25 mcg, aumentando gradualmente até a dose de 100 mcg/dia por volta dos 15 anos.

Pode-se, alternativamente, utilizar o etinilestradiol oral, começando com 2 mcg por dia e aumentando a dose em 2 mcg a cada 4 a 6 meses, até se atingir a dose de 10 mcg/dia; ou gel de estradiol transdérmico, começando com 0,25 mg/dia e avançando, gradualmente, até 1 mg/dia. É importante ressaltar que, nem o etinilestradiol, devido a sua alta potência, nem os géis de estradiol tópico, devido ao risco de passar para outras crianças, são as primeiras escolhas para a indução puberal nas meninas com síndrome de Turner.

Geralmente, quando a estrogenização plena é atingida (entre 16 e 24 meses) ou quando ocorrer o primeiro sangramento vaginal, deve-se associar os progestágenos.

Uma opção é o acetato de medroxiprogesterona (Provera®: comprimidos de 2,5, 5 e 10 mg), administrado 5 a 10 mg/dia, VO, 1 vez/dia, na 3ª semana de cada mês, não utilizando hormônios na 4ª semana para permitir o sangramento uterino deprivacional. Outras opções são: progesterona natural micronizada (Utrogestan®: comprimidos de 100 mg), na dose de 100 a 200 mg, VO, 1 vez/dia, na 3ª semana do ciclo; ou didrogesterona (Duphaston®: comprimidos de 5 e 10 mg), na dose de 10 mg, VO, 1 vez/dia, na 3ª semana do ciclo. Mantém-se a RH até os 50 anos, quando deve ser avaliada sua interrupção.

Os protocolos de reposição estrogênica estão resumidos na Tabela 17.2.

Nas fases iniciais da reposição hormonal, é importante a avaliação semestral da idade óssea para verificar se não está ocorrendo um avanço desproporcional.

Outros exames a serem solicitados durante a reposição são: LH/FSH e estradiol, função hepática, perfil lipídico, glicemia e densitometria óssea.

O manejo da síndrome de Turner inclui verificação de:

- 1ª consulta: cariótipo
- 1ª consulta em adulta: gonadotrofinas e ultrassonografia (USG) pélvica
- Peso, altura, escore-Z da altura, índice de massa corporal (IMC), circunferência de abdome, pressão arterial [hipertensão arterial sistêmica (HAS) em 50% das pacientes]

TABELA 17.2 Protocolo de reposição estrogênica usando 17-betaestradiol adesivo transdérmico e micronizado oral.

Duração da dose em uso	17-betaestradiol adesivo transdérmico	17-betaestradiol micronizado oral
0 a 3 meses	**6,25 mcg**: ¼ do adesivo de 25 mcg a cada 3 a 4 dias	**0,25 mg**: ½ cp de 1 mg em dias alternados
4 a 6 meses	**12,5 mcg**: ½ do adesivo de 25 mcg a cada 3 a 4 dias	
7 a 9 meses	**18,75 mcg**: ¾ do adesivo de 25 mcg a cada 3 a 4 dias	**0,5 mg**: ½ cp de 1 mg 1 vez/dia ou 1 cp de 1 mg em dias alternados
10 a 12 meses	**25 mcg**: 1 adesivo de 25 mcg a cada 3 a 4 dias	
13 a 15 meses	**37,5 mcg**: 1 e ½ do adesivo de 25 mcg a cada 3 a 4 dias	
16 a 18 meses	**50 mcg**: 1 adesivo de 50 mcg a cada 3 a 4 dias	**1,0 mg**: 1 cp de 1,0 mg 1 vez/dia
19 a 23 meses	**75 mcg**: 1 adesivo de 75 mcg a cada 3 a 4 dias	
24 a 30 meses	**100 mcg**: 1 adesivo de 100 mcg a cada 3 a 4 dias	**1,5 mg**: 1 e ½ cp de 1 mg 1 vez/dia
A partir 31 meses	**100 mcg**: 1 adesivo de 100 mcg a cada 3 a 4 dias	**2 mg**: 1 cp de 2 mg 1 vez/dia ou 2 cp de 1 mg 1 vez/dia

Cp, comprimidos. Se a estrogenização for incompleta com 2 mg, a dose pode ser aumentada até 4 mg/dia. (Fonte: Alves CAD. Endocrinologia pediátrica. Capítulo 44, Síndrome de Turner. 1. ed. São Paulo: Manole; 2019.)

- Checar pulsos periféricos (investigar coarctação de aorta)
- Exame do ouvido (investigar otite média e déficit auditivo)
- Sopros cardíacos
- Estágio puberal, lembrando que sinais clínicos de adrenarca são normais; e que algumas pacientes podem apresentar aumento das mamas sem que isso afaste o diagnóstico
- Dismorfias sugestivas de síndrome de Turner
- Gonadectomia, caso seja detectado material do cromossomo Y.

O rastreio de malformações e dos riscos associados à síndrome é apresentado na Tabela 17.3.

A função renal e a pesquisa de sangue oculto nas fezes (PSOF) anual (pelo alto risco de doenças inflamatórias intestinais, malformações vasculares em trato gastrintestinal e risco aumentado em 5 vezes de neoplasia de cólon) podem ser adicionadas ao rastreio de complicações de acordo com algumas referências.

É importante ajustar os parâmetros da densitometria óssea para o tamanho corporal, pois a altura < 150 cm subestima a massa óssea. Pode-se solicitar esse ajuste no local que realizará o exame.

É preciso estimular exercício físico e dieta adequada para manutenção de peso, em virtude do alto risco de síndrome metabólica.

Deve-se estimular ingesta de cálcio adequada e manutenção de bom nível de vitamina D, pelo risco de baixa massa óssea e osteoporose.

Aconselhamento a respeito de gravidez: pode ocorrer em menos de 5% das pacientes espontaneamente. Cerca de 40% dos conceptos evoluem para abortamento espontâneo ou morte perinatal. Dos nascidos vivos, há 37% de incidência de anomalias cromossômicas, como síndromes de Turner, de Down e malformações congênitas. Uma das opções para fertilidade é a doação de ovócito e fertilização *in vitro*. Outra é a criopreservação de óvulos após estimulação ovariana controlada pode ser uma opção em adolescentes (principalmente as que são mosaico) com síndrome de Turner que continuam a ter ovários funcionais entre 12 e 16 anos, desenvolvem a puberdade espontaneamente e mantêm as concentrações normais de FSH e hormônio antimülleriano (AMH). A dosagem do AMH é mais sensível para avaliar a reserva ovariana do que o FSH na infância. Se o valor sérico de AMH for ≤ 2 ng/mℓ em meninas de 5 a 13 anos, indica-se criopreservação de óvulos se houver desejo de fertilidade futuro. Quando AMH for > 2 ng/mℓ, pode-se apenas acompanhar. No período após puberdade, indica-se criopreservação de óvulos sem dosagem de AMH, pois a falência ovariana pode ocorrer rapidamente.

Outro aspecto importante é que existem riscos cardiovasculares graves (dissecção e ruptura de aorta) durante e após a gravidez de mulheres com síndrome de Turner, por isso, é essencial a avaliação cardiovascular minuciosa antes de se considerar a gravidez.

A doença cardiovascular representa o problema de saúde mais sério para as mulheres com síndrome de Turner e contribui para o aumento das taxas de mortalidade nos indivíduos afetados. A morbidade e mortalidade são devidas ao aumento do risco de malformações cardiovasculares, agravadas por anormalidades renais e hipertensão arterial, levando ao aumento do risco de dilatação e dissecção aórtica. A mortalidade é aproximadamente três vezes maior que na população geral, e as principais causas são os problemas cardiovasculares. Entre as pacientes que não receberam terapia de reposição hormonal encontra-se um aumento de fraturas ósseas e também maior mortalidade quando comparadas com as pacientes com síndrome de Turner que usaram RH adequada.

O *site* https://www.endocrine.org/improving-practice/transitions/turner-syndrome tem várias ferramentas para o médico e para os pacientes, que auxiliam no manejo de pacientes com síndrome de Turner.

TABELA 17.3 Recomendações para rastreamentos na síndrome de Turner.

Rastreamento	No diagnóstico	Após diagnóstico (infância)	Após diagnóstico (adultos)
Peso, altura/IMC	Sim	Toda visita	Toda visita
Pressão arterial	Sim	Toda visita	Toda visita
Função tireoidiana (TSH, T4 total e T4 livre) Disfunção autoimune (Anti-TPO, antitireoglobulina IgA, antitransglutaminase)	Sim	Anualmente, iniciando por volta dos 4 anos	Anualmente
Lipídeos	–	–	Anualmente, se pelo menos 1 fator de risco cardiovascular*
Enzimas hepáticas (TGO, TGP, GGT, FA)	–	Anualmente após 10 anos	Anualmente
HbA1 c com ou sem glicose sérica de jejum	–	Anualmente após 10 anos	Anualmente
25-hidroxivitamina D	–	A cada 2 a 3 anos após 9 a 11 anos	A cada 3 a 5 anos
Rastreio de doença celíaca	–	Iniciar aos 2 anos, depois a cada 2 anos	Com sintomas sugestivos
Ultrassom renal	Sim	USG renal e urocultura a cada 3 anos, se alterado	
Avaliação com audiometria Risco de otites de repetição e de perda auditiva	Sim¶	A cada 3 anos	A cada 5 anos
Avaliação oftalmológica Risco de ambliopia e outras alterações visuais	Simᐃ	A cada 3 anos	–
Avaliação odontológica	Sim, se o cuidado prévio não foi realizado	Aos 8 a 10 anos, GH pode alterar arcada dentária	–
Avaliação dermatológica	Sim	Anualmente	Anualmente
Avaliação cardiológica	Avaliação de pressão arterial em membros superiores e inferiores Ecocardiograma em bebês e meninas RM cardíaca e ecocardiograma para meninas mais velhas e adultos ECG	Ecocardiograma ou RM cardíaca a cada 5 anos ou antes, se tentar engravidar ou se houver aparecimento de hipertensão arterial Realizar RM cardíaca a partir de idade que possa colaborar	Se alterações cardiológicas, seguir com especialista Ecocardiograma ou RM cardíaca a cada 10 anos, se sem alterações
Investigação clínica de displasia congênita de quadril	Sim, em recém-nascidos	–	–
Densitometria óssea Risco de osteoporose e baixa massa óssea	–	–	A cada 5 anos e quando descontinuar RH
Avaliação esquelética	–	Radiografias da coluna vertebral de 5 a 6 anos e de 12 a 14 anos	–

Recomendações são apenas para triagem. Uma suspeita clínica de doença ativa deve sempre levar a investigações relevantes. *IMC*, índice de massa corporal; *TSH*, hormônio estimulador da tireoide; *T4*, tiroxina; *IgA*, imunoglobulina A; *TGO*, aspartato aminotransferase; *TGP*, alanina aminotransferase; *GGT*, gama glutamil transferase; *FA*, fosfatase alcalina; *HbA1 c*, hemoglobina glicada; *RM*, ressonância magnética; *ECG*, eletrocardiograma. * Fatores de risco cardiovascular: hipertensão arterial, excesso de peso, tabagismo, diabetes e sedentarismo. ¶ De 9 a 12 meses. ᐃ De 12 a 18 meses. (Fonte: Gravholt CH, Anderson NH, Conway GS et al. Clinical practice guidelines for the care of girls and women with Turner syndrome: proceedings from the 2016 Cincinnati International Turner Syndrome Meeting. Eur J Endocrinol. 2017 e Bondy CA. Turner Syndrome Study Group. Care of girls and women with Turner syndrome: a guideline of the Turner Syndrome Study Group. J Clin Endocrinol Metab. 2007;92:10.)

Síndrome de Klinefelter

É a causa mais comum de insuficiência gonadal primária no sexo masculino (prevalência de 1:500-1.000 homens). Apenas 25 a 50% dos casos são diagnosticados. Afeta tanto a espermatogênese quanto a produção de testosterona. Geralmente, ocorre em mães com idade mais avançada. Consiste em 80 a 90% dos casos de indivíduos 47,XXY por não disjunção meiótica de um cromossomo sexual na meiose. Podem também ser mosaicos por não disjunção de um cromossomo sexual durante uma divisão mitótica do embrião, ou vários outros tipos de combinação, como 46,XY/47,XXY (10% dos casos); 48,XXXY; 45,X/47,XXY etc. Quanto mais cromossomos X, mais grave é o fenótipo sindrômico.

Quadro clínico

O quadro clínico habitual é de um indivíduo do sexo masculino, com alta estatura (pela presença de três genes *SHOX* associados eventualmente a um hipogonadismo), testículos pequenos e fibróticos (na biopsia testicular: redução e hialinização dos túbulos seminíferos, hiperplasia das células de Leydig e ausência de espermatogênese), azoospermia ou oligoospermia com infertilidade, mas, eventualmente, podem até ter fertilidade, dependendo do grau de comprometimento testicular, micropênis (10 a 25%), hipertelorismo, ginecomastia e pouca pilificação facial e genital. Pode haver criptorquidia (25 a 40%). Não há ambiguidade genital. A genitália interna também é completamente masculina. Pode haver algum grau de dificuldade de aprendizado e desenvolvimento (> 75%), doenças neuropsiquiátricas como ansiedade, depressão, déficit de atenção, espectro autista (30 a 50%), esquizofrenia e agressividade. Devido à variabilidade de fenótipo e à falha de muitos médicos em reconhecerem a síndrome, muitos casos são diagnosticados na vida adulta por volta dos 30 anos. Deve-se suspeitar em neonatos com micropênis, hipospadia ou criptorquidia; em adolescentes com puberdade atrasada e em adultos com a presença de testículos pequenos e firmes e hipogonadismo ou infertilidade.

A partir da adolescência, pode ocorrer elevação de LH e FSH (FSH > LH): primeiro ocorre o aumento de FSH pela falência inicialmente das células de Sertoli e, posteriormente, a elevação de LH pela falência da esteroidogênese testicular pelas células de Leydig. O indivíduo pode apresentar hipogonadismo hipergonadotrófico durante a puberdade ou, às vezes, a função esteroidogênica gonadal pode durar mais tempo e evoluir para hipogonadismo franco na vida adulta. O hipogonadismo pode trazer como consequência um baixo pico de massa óssea. Apresentam estatura maior que o alvo familiar e pernas mais compridas que os braços.

As concentrações séricas de globulina ligadora de hormônio sexual (SHBG) são mais altas na síndrome, logo o valor de testosterona livre é desproporcionalmente menor que o valor da testosterona total. O estradiol sérico (E2) nesses homens costuma ser normal a ligeiramente alto.

Outras malformações presentes nessa síndrome que precisam ser rastreadas são: aumento da polpa dos molares na radiografia dentária, que pode estar associado ao aumento do risco de cárie, prognatismo mandibular, ausência de dentes permanentes, doença valvular aórtica, aneurismas de aorta, prolapso de valva mitral, neoplasias, como câncer de mama, leucemia, linfoma e tumor mediastinal, diabetes melito tipo 2 (10 a 40%), síndrome metabólica (40 a 50%), doença pulmonar obstrutiva crônica (DPOC), osteoporose (40%), doenças autoimunes [diabetes melito tipo 1, tireoidite de Hashimoto, lúpus eritematoso sistêmico (LES)], tremores (> 25%) insuficiência venosa, doenças tromboembólicas e doenças cerebrovasculares.

Diagnóstico

O diagnóstico geralmente é feito quando um adolescente ou adulto procura ajuda médica por quadro clínico de hipogonadismo ou alta estatura e apresenta fenótipo clássico. O padrão-ouro para o diagnóstico é o cariótipo.

Tratamento

O tratamento depende da fase em que é feito o diagnóstico. Os pacientes com um fenótipo grave da síndrome de Klinefelter podem se beneficiar do atendimento de um grupo multidisciplinar que inclui médicos de atenção primária, endocrinologistas, fonoaudiólogos, profissionais de saúde mental e especialistas em infertilidade. Sugerimos um exame periódico da mama (p. ex., a cada 1 a 2 anos) devido ao risco aumentado de câncer de mama, cirurgia plástica para correção de ginecomastia, se necessário. Os médicos devem estar familiarizados com os distúrbios não gonadais associados à síndrome de Klinefelter. Por exemplo, a possibilidade de doença autoimune e doença psiquiátrica nesses meninos e homens.

A terapia com testosterona é o componente mais importante do manejo a longo prazo de meninos na puberdade e homens adultos com síndrome de Klinefelter e varia de acordo com o período que é feito o diagnóstico:

- Bebês recém-nascidos (até 1 ano): um curso curto de cipionato de testosterona (p. ex., 25 mg injetado mensalmente em três doses) para tratar micropênis. Esse tratamento pode aumentar o comprimento e a circunferência do pênis. Embora algumas evidências sugiram que a terapia com andrógenos pode beneficiar aspectos específicos da função comportamental, social e cognitiva em meninos pré-púberes (idades de 1 a 12 anos) com síndrome de Klinefelter, os autores desse tópico não recomendam esse tratamento por causa do potencial risco de início precoce da puberdade e diminuição da altura adulta
- A partir dos 13 anos até que o crescimento cesse ou até os 18 a 19 anos: doses baixas (50 a 100 mg) de testosterona intramuscular mensal. O objetivo da terapia com testosterona nessa faixa etária é causar virilização gradual (pelos faciais e púbicos, desenvolvimento muscular) sem induzir o fechamento precoce das epífises ósseas e diminuição da altura
- Homens adultos: iniciar terapia com testosterona em doses típicas de reposição para homens adultos com hipogonadismo. As concentrações de gonadotrofina (LH e FSH) não devem ser utilizadas para determinar a dose de testosterona, porque essa abordagem resulta em doses não fisiológicas em muitos homens. Em vez disso, a dose de testosterona deve ser baseada nos regimes de reposição normais de adultos para hipogonadismo masculino discutido no

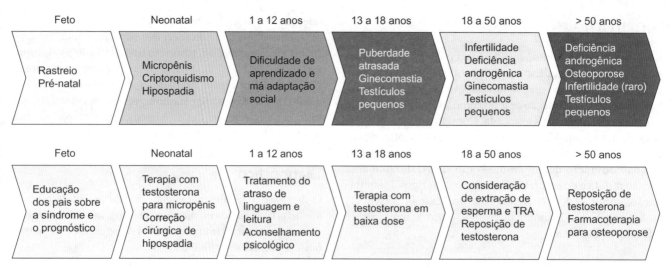

FIGURA 17.2 Apresentações clínicas mais comuns no momento do diagnóstico e o tratamento recomendado da síndrome de Klinefelter com base em sequelas comuns para o estágio de desenvolvimento. *TRA*, terapia de reprodução assistida. (Fonte: Clinical features, diagnosis, and management of Klinefelter syndrome – UpToDate.)

Capítulo 27, *Hipogonadismo Masculino e Terapia de Reposição Hormonal Androgênica*. Em homens com concentrações muito baixas de testosterona, sua reposição abrupta já na dose recomendada pode levar a alterações de humor, por isso sugere-se iniciar ¼ a ½ da dose de reposição usual de testosterona com aumento gradual para uma dose de reposição completa para adultos ao longo de alguns meses. Embora alguns homens com síndrome de Klinefelter tenham concentrações séricas normais de testosterona, sugere-se tratar com testosterona se o LH estiver elevado, pois indica que a testosterona está baixa o suficiente para ativar o eixo hipotálamo-hipófise-testicular.

As opções para homens inférteis devido à síndrome de Klinefelter incluem adoção, inseminação da parceira com esperma de um doador ou coleta de esperma com extração microscópica de esperma testicular e uso de técnicas de reprodução assistida para inseminação.

O rastreio de outras malformações (com ecocardiograma, DMO, USG renal e exames laboratoriais gerais para avaliar função tireoidiana, hemograma, lipidograma, glicemia e perfil metabólico) e seguimento geral vão depender de cada caso. A apresentação clínica e tratamento de acordo com estágio de diagnóstico está resumido na Figura 17.2.

Leitura recomendada

Alves CAD. Endocrinologia pediátrica. Capítulo 44, Síndrome de Turner. 1. ed. São Paulo: Manole; 2019.

Amory JK, Anawalt BD, Paulsen CA, Bremner WJ. Klinefelter's syndrome. Lancet. 2000;356:333-5.

Backeljauw P. Clinical manifestations and diagnosis of Turner syndrome. In: UpToDate. Waltham, Mass.: UpToDate; 2021.

Backeljauw P. Management of Turner syndrome in adults. In: UpToDate. Waltham, Mass.: UpToDate; 2020.

Backeljauw P. Management of Turner syndrome in children and adolescents. In: UpToDate. Waltham, Mass.: UpToDate; 2021.

Bondy CA. Turner Syndrome Study Group. Care of girls and women with Turner syndrome: a guideline of the Turner Syndrome Study Group. J Clin Endocrinol Metab. 2007;92:10.

Gravholt CH, Anderson NH, Conway GS et al. Clinical practice guidelines for the care of girls and women with Turner syndrome: Proceedings from the 2016 Cincinnati International Turner Syndrome Meeting. Eur J Endocrinol. 2017.

Gravholt CH. Epidemiological, endocrine and metabolic features in Turner syndrome Arq Bras Endocrinol Metab. 2005;49:145-56.

Gravholt CH, Juul S, Naeraa RW, Hansen J. Morbidity in Turner syndrome. J Clin Epidemiol. 1998;51:147-58.

Harnden DG. Carcinoma of the breast and Klinefilter's syndrome. J Med Genet. 1971;8:460.

Matsumoto AM, Anawalt BD. Clinical features, diagnosis, and management of Klinefelter syndrome. In: UpToDate. Waltham, Mass.: UpToDate; 2019.

Saenger P, Wikland KA, Conway GS, Davenport M, Gravholt CH, Hintz R et al. Recommendations for the diagnosis and management of Turner syndrome. J Clin Endocrinol Metabol. 2001;86:3061-9.

Salenblatt JA, Bender BG, Puck MH et al. Pituitarygonadal function in Klinefelter syndrome before and during puberty. Pediatr Res. 1985;19:82-6.

Savendahl L, Davenport ML. Delayed diagnosis of Turner's syndrome: proposed guidelines for change. J Pediatrics. 2000;137:455-9.

Disfunção Erétil e Micropênis

Capítulo 18

Disfunção Erétil

A disfunção erétil (DE) é definida como a incapacidade consistente ou recorrente de atingir e/ou de manter uma ereção peniana suficiente para a satisfação sexual. Pelo menos um dos seguintes sintomas deve ser experimentado em quase ou todas (aproximadamente 75 a 100%) as ocasiões de atividade sexual: (i) dificuldade acentuada em obter uma ereção durante o ato sexual; (ii) dificuldade acentuada em manter uma ereção até o término da atividade sexual; ou (iii) diminuição acentuada da rigidez erétil.

Epidemiologia

Uma extensa análise recente de trabalhos publicados mostrou que a prevalência de disfunção erétil foi de 11% em homens com menos de 40 anos. Ao passo que em homens entre 40 e 49 anos, varia de 2 a 9%. Em seguida, aumenta para 20 a 40% em homens com idade entre 60 e 69 anos. Em homens com mais de 70 anos, a prevalência de disfunção erétil varia de 50 a 100%. Além disso, a prevalência mundial de disfunção erétil foi prevista para atingir 322 milhões de casos até o ano de 2025.

Achados de vários estudos transversais e longitudinais relacionaram o desenvolvimento de disfunção erétil ao diabetes melito, hipertensão, hiperlipidemia, síndrome metabólica, depressão e sintomas do trato urinário inferior, assim como vários estudos epidemiológicos relataram que a disfunção erétil é um marcador de risco para doença cardiovascular (DCV). Uma metanálise de 2011 que inclui 12 estudos de coorte prospectivos forneceu fortes evidências de que a disfunção erétil está de fato significativa e independentemente associada a um risco aumentado não apenas de doença cardíaca coronária e acidente vascular cerebral, mas também de mortalidade por todas as causas. Por fim, evidências recentes mostraram que certos fatores ambientais e de estilo de vida, como tabagismo, obesidade e limitação ou ausência de exercícios físicos também podem ser importantes preditores de disfunção erétil.

Fisiologia da ereção

A fisiologia da ereção pode se dividir em dilatação arterial e oclusão venosa. Na maioria dos casos, a tumescência ocorre após a estimulação sexual. Esse processo desencadeia a inibição simpática, ativação parassimpática e liberação de neurotransmissores pró-erectogênicos dos nervos cavernosos, principalmente óxido nítrico (NO). A ativação dos nervos parassimpáticos leva à redução dos níveis de cálcio intracelular, causando relaxamento da musculatura lisa cavernosa e arterial. Esse efeito aumenta o fluxo sanguíneo em aproximadamente 20 a 40 vezes dos sinusoides localizados nos corpos cavernosos. À medida que esses sinusoides aumentam, as porções externas dos corpos próximos à túnica albugínea começam a obstruir o fluxo venoso. As veias emissárias são comprimidas entre os sinusoides e a porção não elástica da túnica albugínea e ajudam a manter a tumescência peniana. A pressão nos corpos cavernosos aumentará para cerca de 100 mmHg na maioria dos homens. A pressão no corpo esponjoso é aproximadamente um terço daquela encontrada nos corpos cavernosos. Essa diferença se deve à túnica albugínea mais fraca e elástica, que produz oclusão venosa mínima. A contração dos músculos isquiocavernoso e bulboesponjoso aumenta a pressão nas três câmaras e na glande do pênis durante a fase de ereção rígida. A relação sexual e a estimulação peniana repetitiva criam uma forte contração desses músculos e forçam o sangue adicional em todas as câmaras, aumentando a rigidez. Esse processo é conhecido como fase de ereção rígida, durante a qual a pressão dentro das câmaras eréteis pode atingir várias centenas de mmHg.

Testosterona

A testosterona é necessária para o funcionamento correto e para a preservação da estrutura do pênis. Estudos com avaliação por Doppler mostraram que a insuficiência arterial peniana é mais frequente em homens com baixos níveis de testosterona. Além disso, a deficiência de testosterona e a disfunção arterial peniana parecem estar fisiologicamente relacionadas com a disfunção endotelial, sendo necessários níveis adequados de testosterona para a manutenção dos níveis da NO sintase (NOS).

Fatores de risco

Os principais fatores de risco associados à disfunção erétil são:

- Idade
- Má saúde física e psicológica
- Estilo de vida
  - Sedentarismo
  - Obesidade
  - Tabagismo
  - Etilismo
  - Uso de psicoativos ("drogas recreativas", como heroína e maconha)
- Síndrome metabólica
  - Diabetes melito
  - Hipertensão
  - Dislipidemia
  - Hipogonadismo.

Causas

A disfunção erétil é classificada como psicogênica, orgânica (isto é, neurogênica, hormonal, arterial, cavernosa ou induzida por drogas) ou mista quando possui componentes psicogênicos e orgânicos, sendo esta a forma mais comum. Entre as causas mais frequentes, destacam-se:

- Psicogênica: um importante fator psicogênico relacionado à disfunção erétil é a ansiedade de desempenho (medo de falhar durante a relação sexual). As teorias históricas que explicam os fatores psicológicos na disfunção erétil descreveram vários fatores de desenvolvimento, cognitivos, afetivos e interpessoais que predispõem os homens à disfunção sexual. A causa psicogênica é a causa mais comum de disfunção erétil, principalmente nos indivíduos mais jovens, representando até 70% dos casos, e 95% em indivíduos com menos de 20 anos
- Neurogênica: certos distúrbios neurológicos estão frequentemente associados à disfunção erétil, incluindo esclerose múltipla, epilepsia do lobo temporal, doença de Parkinson, acidente vascular cerebral, doença de Alzheimer e lesão da medula espinal. Pacientes submetidos a cirurgias pélvicas radicais (p. ex., prostatectomia radical) têm um risco especialmente alto de lesão do nervo cavernoso e subsequente disfunção erétil neurogênica. No entanto, avanços recentes nas técnicas cirúrgicas reduziram significativamente a incidência de disfunção erétil pós-cirurgia pélvica
- Endócrina: os andrógenos desempenham papel importante no aumento do desejo sexual e na manutenção de ereções adequadas relacionadas ao sono, mas têm um efeito limitado nas ereções induzidas visualmente. Além disso, a testosterona é importante na regulação da expressão de NO sintase e fosfodiesterase tipo 5 dentro do pênis. A deficiência de testosterona ou hipogonadismo foi recentemente associada à morbidade e mortalidade cardiovascular. A hiperprolactinemia leva à disfunção sexual, devido às baixas concentrações de testosterona. O aumento da concentração de prolactina leva à inibição dos hormônios liberadores de gonadotrofina que, por sua vez, diminui a secreção do hormônio luteinizante, que é responsável pela secreção de testosterona. Outras doenças endócrinas como síndrome de Cushing, hipotireoidismo e hipertireoidismo também podem estar implicados com maior risco de disfunção erétil

- Drogas: drogas psicotrópicas e anti-hipertensivos estão entre as classes mais comuns envolvidas no desenvolvimento da disfunção erétil. Os antidepressivos são os psicotrópicos mais associados a taxas significativas de disfunção erétil, incluindo os inibidores seletivos da recaptação da serotonina e venlafaxina. Antipsicóticos como a risperidona e a olanzapina têm a maior probabilidade de, entre todos os psicotrópicos, causar disfunção erétil. Os diuréticos tiazídicos, seguidos pelos betabloqueadores, são os grupos mais comuns de medicamentos anti-hipertensivos que causam disfunção erétil, enquanto os alfa bloqueadores, inibidores da enzima de conversão da angiotensina e bloqueadores do receptor da angiotensina são os menos prováveis da categoria. As estatinas também foram implicadas no desenvolvimento da disfunção erétil, além de medicamentos antiandrógenos como finasterida, álcool, opioides, ranitidina, plasil e interferon alfa
- Vascular: a disfunção endotelial é o denominador comum de muitos fatores de risco que podem levar à disfunção erétil arteriogênica. Outros estudos confirmaram incidência e prevalência significativamente maior de disfunção erétil em pacientes com hipertensão, que pode chegar a 68%. Hipercolesterolemia também é considerada causa vascular uma vez que houve resposta positiva quando as concentrações de colesterol total e LDL diminuíram, seja por medidas dietéticas ou pela administração de estatinas. Além disso, diabetes melito, hipertensão, dislipidemia, obesidade e tabagismo são todos fortes fatores de risco para doença arterial coronariana (DAC) e disfunção erétil. Disfunção venooclusiva na doença de Peyronie é uma causa que precisa de tratamento específico pelo médico urologista
- Doenças sistêmicas: insuficiência renal crônica, cirrose hepática, DPOC, ICC, infecção pelo HIV, doença aterosclerótica, diabetes melito, entre outras, cursam com aumento no risco de disfunção erétil.

Investigação

Anamnese

O médico deve tentar obter uma história psicossocial detalhada, com foco na avaliação do paciente sobre seu próprio desempenho sexual e seu conhecimento sobre sexo. Entrevistar o parceiro do paciente durante a avaliação geralmente é aconselhável.

Pacientes que se queixam de ereções fracas podem, na verdade, estar sofrendo de ejaculação precoce. Na disfunção erétil, a perda da ereção ocorre antes do orgasmo, enquanto na ejaculação precoce ocorre depois. É muito importante avaliar se a principal causa da disfunção erétil é orgânica ou psicogênica. A presença de ereções rígidas pela manhã ou à noite, ou ereções rígidas em qualquer pensamento sexual, sugere uma causa principalmente psicogênica. A disfunção erétil com início súbito, curso intermitente ou curta duração também sugere fatores psicogênicos. Por outro lado, o início gradual, curso progressivo ou de longa duração sugere uma causa predominantemente orgânica. História relevante da utilização de medicações e drogas, incluindo uso de álcool, tabaco ou drogas ilícitas e desejo sexual diminuído ou alterado também deve ser pesquisada. Avaliar se a queixa ocorre com apenas uma parceira, e se houve alguma relação com estresse ou com sobrecarga emocional.

Exame físico

Estado geral, caracteres sexuais secundários, avaliação da genitália (alguma malformação ou alteração anatômica). Deve-se palpar os pulsos de membros inferiores e avaliar os reflexos e a sensibilidade de membros inferiores e de períneo, sensibilidade peniana e perianal.

Laboratório

Hemograma, função renal e hepática, glicemia, hemoglobina glicada, lipídeos, testosterona, prolactina, função tireoidiana, urina tipo 1. Se houver suspeita de síndrome de Cushing, rastreio para hipercortisolismo. Em caso de suspeita de distúrbio de desenvolvimento sexual, solicitar cariótipo.

Outros testes

Teste de ereção com sildenafila 50 a 100 mg, por via oral (VO), avaliação de tumescência peniana noturna (para ajudar a diferenciar causa psicogênica de orgânica), Doppler de artérias cavernosas, arteriografia de artérias pudendas (se candidato à cirurgia de reconstrução arterial), estudo eletrofisiológico dos nervos genitais. Esses testes mais específicos devem ser avaliados pelo médico urologista.

Tratamento

O tratamento da disfunção erétil baseia-se em:

- Apoio da pessoa com quem o indivíduo se relaciona sexualmente
- Tratamento de causas predisponentes e fatores de risco detectados
- Psicoterapia
- Suspensão de drogas contribuintes
- Tratamento de hipogonadismo nos casos diagnosticados
- Uso de agonista dopaminérgico, se houver hiperprolactinemia
- Mudanças no estilo de vida devem ser recomendadas a todos os pacientes. Uma dieta melhorada para facilitar a redução da pressão arterial e perda de peso, aumento da atividade física e eliminação do uso do tabaco podem melhorar a eficácia do tratamento enquanto diminuem o risco de doenças crônicas concomitantes. O tratamento de doenças crônicas como diabetes, hipertensão, hiperlipidemia, hipotireoidismo, depressão e baixa testosterona pode melhorar

os sintomas da disfunção erétil, bem como melhorar a eficácia do tratamento com medicação oral para disfunção erétil. Foi demonstrado que o controle aprimorado da pressão arterial melhora os sintomas de disfunção erétil, bem como diminui o risco de os homens adquirirem disfunção erétil

- Uso de inibidores da fosfodiesterase tipo 5 (PDE5). Atualmente, existem quatro medicamentos dessa classe, a saber: Sildenafila®, Tadalafila®, Vardenafila® e Avanafila® (esse último ainda não registrado no Brasil). Cada medicamento atua inibindo a ação da enzima PDE5 no monofosfato de guanosina cíclico. A dureza e a duração da ereção aumentam com o acúmulo de monofosfato de guanosina cíclico na cavernosa peniana. Homens com vasculatura peniana comprometida não se beneficiarão de medicamentos inibidores da PDE5.

As interações de medicamentos são uma consideração importante antes de prescrever medicamentos inibidores da PDE5 aos pacientes. Esses inibidores demonstraram interagir com medicamentos antidepressivos, antifúngicos, antirretrovirais e anti-hipertensivos. Sem dúvida, a interação mais significativa ocorre entre os inibidores da PDE5 e os medicamentos à base de nitrato. O uso concomitante pode resultar em hipotensão grave para os pacientes. Homens que tomam medicamentos crônicos de nitrato não devem utilizar inibidores da PDE5, e que administram nitratos sublinguais ocasionais para o tratamento de angina não devem fazer o uso de nitrato e o inibidor de PDE5 dentro das mesmas 24 horas. Embora as interações medicamentosas devam ser consideradas antes da prescrição de medicamentos inibidores da PDE5, a presença de sinais cardíacos ou a doença renal por si só não deve ser considerada uma contraindicação para o tratamento. Os homens devem ser saudáveis o suficiente para ter relações sexuais, embora até mesmo os pacientes em diálise tenham se mostrado candidatos adequados para o uso da medicação inibidora de PDE5.

Ao prescrever medicamentos inibidores da PDE5, os médicos devem considerar as diferenças no início de ação e eficácia para ajudar a determinar a melhor escolha para cada paciente individual. Avanafil® tem o início de ação mais curto, entre 15 e 30 minutos, bem como a menor janela de eficácia, com tempo de eficácia de apenas 6 horas. O Sildenafila® e o Vardenafila® têm inícios de ação semelhantes, de 30 a 60 minutos, e duração de eficácia de 12 (sildenafila) e 10 (vardenafila) horas, respectivamente. Ambos os medicamentos podem ser menos eficazes se tomados com uma refeição rica em gordura. Tadalafila® requer 60 a 120 minutos para o início da ação, mas pode ter efeito por até 36 horas. Ele pode ser tomado diariamente ou conforme a necessidade, embora nenhum benefício de eficácia tenha sido demonstrado para uma estratégia de dosagem em relação à outra. O tratamento deve ser otimizado individualmente, com uma tentativa de medicamentos e titulação das doses para encontrar o melhor efeito com o mínimo de efeitos colaterais.

- Sildenafila (Viagra®, comprimidos de 25 e 50 mg): 25 a 100 mg, VO, 1 hora antes do coito
- Vardenafila (Levitra®, comprimidos de 5, 10 e 20 mg): 5 a 20 mg, 30 a 60 minutos antes do coito
- Tadalafila (Cialis®, comprimido de 20 mg: 1 comprimido, 30 minutos antes do coito. Só repetir após 48 horas; Cialis® diário, comprimido 5 mg: 1 comprimido 1 vez/dia em qualquer horário). Contém lactose

Existe grande variação interindividual na resposta ao uso de cada um dos tipos de inibidores da PDE5, tanto em potência, eficácia, início de ação e efeitos colaterais. Se os efeitos não forem tão bons com um dos medicamentos, vale a pena fazer um teste terapêutico com outra opção de inibidor de fosfodiesterase. Para aumentar a eficácia dos medicamentos orais, os médicos devem garantir que os pacientes tenham sido instruídos sobre o uso adequado, incluindo o horário da medicação no que diz respeito à relação sexual planejada e às refeições. Estudos sugerem que, dos pacientes que falharam na terapia com medicação oral para disfunção erétil, mais da metade teve sucesso quando recebeu educação adicional sobre como usar o medicamento.

- Cloridrato de loimbina (Yomax®): é um bloqueador alfa-adrenérgico de ação central e periférica. É menos potente que os inibidores de PDE5. Dose usual: 1 a 2 comprimidos de 5,4 mg, 3 vezes/dia
- Fentolamina (Vigamed®, Herivyl®, comprimido de 40 mg): antagonista alfa-adrenérgico. Baixa eficácia. Dose usual: 1 a 2 comprimidos/dia
- Alprostadil intrauretral ou intracavernoso. Alprostadil pode ser inserido como um grânulo por meio de um cateter de entrega no meato uretral ou pode ser injetado no corpo cavernoso. Embora possa haver alguma relutância inicial em usar os sistemas de administração de alprostadil, muitos homens que iniciam a terapia relatam alta satisfação com a medicação
- Dispositivos a vácuo e prótese peniana implantada cirurgicamente. São opções que têm se mostrado eficazes e resultam em alta satisfação do paciente e do parceiro. Homens que se submeteram à cirurgia de próstata para câncer de próstata ou hipertrofia benigna da próstata que apresentam disfunção erétil podem achar os dispositivos a vácuo particularmente eficazes
- Os tratamentos investigacionais: terapia extracorpórea por ondas de choque, terapia intracavernosa com células-tronco e terapia com plasma rico em plaquetas
- Revascularização peniana, se houver problema vascular.

A disfunção erétil pode ser diagnosticada e tratada por médicos de atenção primária. Os pacientes devem ser encaminhados à urologia para intervenções adicionais de diagnóstico e tratamento em casos de homens jovens, história de trauma pélvico, falha em terapias anteriores para disfunção erétil, disfunção erétil vitalícia ou doença de Peyronie concomitante. O encaminhamento para a cardiologia deve ser feito em caso de história familiar forte ou história pessoal grave de doença cardíaca, visando avaliar se o paciente é saudável o suficiente para a relação sexual e para o tratamento médico da disfunção erétil. Muitos homens têm um componente psicológico que contribui para a disfunção erétil ou experimentam sofrimento psicológico como resultado. Consequentemente, devem ser encorajados a buscar psicoterapia em adição à terapia médica, pois vários estudos mostraram que os resultados são melhores com a terapia combinada *versus* qualquer uma das modalidades isoladamente.

Micropênis

É um pênis de formação anatômica normal (sem hipospadia e sem outras malformações) cujo comprimento medido da

TABELA 18.1 Referências para a média do comprimento do pênis e do micropênis por faixa etária.

Idade	Média (mm)	± DP (mm)	Micropênis (mm) (média – 2,5 DP)
0 a 12 meses	47	8	27
1 ano	51	8	31
2 anos	55	8	35
3 anos	61	9	38
4 anos	63	9	40
5 anos	67	9	44
6 anos	67	9	44
7 anos	69	10	44
8 anos	70	10	45
9 anos	70	10	45
10 anos	74	11	46
11 anos	78	12	48
12 anos	86	12	56
13 anos	101	12	71
14 anos	115	13	82
15 anos	129	15	91
16 anos	133	15	95
17 anos	143	16	103
18 anos	145	16	105

DP, desvio-padrão.

sínfise púbica até a exposição da glande tem um escore-Z < –2,5 para idade. Acomete cerca de 1 a cada 200 meninos. Geralmente, o pênis atinge seu tamanho definitivo aos 16 anos de idade e 80% dos pênis eretos situam-se entre 11 e 16 cm, e 14 cm é a medida mais comum. A Tabela 18.1 apresenta as referências consideradas para a média do comprimento do pênis e o comprimento considerado micropênis para cada faixa etária baseada em estudos populacionais brasileiros relatados por Gabrich e Cols desde 2007.

Para medir adequadamente o tamanho peniano, o paciente deve estar em decúbito dorsal, com o pênis não ereto, a glande fixada entre os dedos polegar e indicador ao nível do sulco balanoprepucial. Posiciona-se uma régua na face dorsal do pênis, perpendicularmente ao púbis. A régua é pressionada contra a sínfise pubiana, comprimindo a gordura local. O pênis é então tracionado, e o seu tamanho corresponde à distância entre a sínfise pubiana e a extremidade distal da glande.

Desenvolvimento peniano normal

Durante a embriogênese, a formação e o crescimento peniano são eventos dependentes da adequada secreção androgênica. Nas primeiras semanas de gestação, a produção de testosterona depende do estímulo testicular promovido pelo HCG produzido pela placenta da mãe. Com 12 semanas de idade gestacional (IG), a genitália externa masculina já está totalmente formada, e o pênis mede cerca de 3 mm. A partir desse momento, a secreção de HCG vai se reduzindo progressivamente, mas começa a haver secreção de GnRH pelo hipotálamo do embrião, que começa a estimular a produção das gonadotrofinas LH e FSH, que vão passar a estimular a produção testicular de testosterona pelas células de Leydig. Ocorre então uma rápida fase de crescimento peniano, com variação de 3 até 35 mm. Após o nascimento, ocorre então uma reativação da produção testicular de testosterona, chamada "minipuberty", que dura geralmente entre 1 e 3 meses de vida, e promove um crescimento adicional no tamanho do pênis. Depois do primeiro ano de vida, o tamanho do pênis costuma ser mais estável, com crescimento de cerca de 10 mm até o início da puberdade (12 anos, em média), quando então começa a haver maior crescimento e desenvolvimento do volume testicular e peniano. O estágio II de Tanner é caracterizado por um aumento do volume testicular, e o estágio III por um aumento do comprimento peniano. No estágio IV, o pênis cresce em comprimento e espessura, e o estágio V já corresponde ao pênis com padrão adulto.

Etiologia

O micropênis decorre de algum defeito hormonal após 14 semanas de idade gestacional, pois antes disso causaria algum defeito de formação peniana, com genitália ambígua, e não defeito apenas no crescimento do pênis. A causa mais comumente detectada é o hipogonadismo, que pode decorrer de alguma causa genética ou não.

Causas

As causas de micropênis são: síndromes de Kallmann, de Klinefelter, de Prader-Willi, de Laurence-Moon-Biedl, hipogonadismo congênito de alguma outra etiologia (hipogonadismo hipogonadotrófico idiopático), pan-hipopituitarismo, deficiência de hormônio do crescimento (GH), alteração de SNC, hipotireoidismo ou idiopática.

Investigação

Anamnese

Como foi a gestação, uso de medicações na gestação, de hormônios ou de desreguladores endócrinos com atividade estrogênica (herbicidas, pesticidas, polímeros plásticos, poliestirenos, bisfenois) ou antiandrogênica (hidrocarbonetos poliaromáticos, linuron, vinclozin, diclorofenilcloroetileno ou DDT), presença de alguma malformação genital, hipospadia ou micropênis na família, história familiar de consanguinidade, queixas pessoais de anosmia, queixas de infertilidade, outras queixas.

Exame físico

Peso, altura, envergadura, avaliação da genitália, testículos, tamanho e consistência, pilificação, escore-Z do comprimento do pênis, ginecomastia, criptorquidia, teste do olfato, identificar sinais e sintomas de síndromes malformativas.

Laboratório

Cariótipo, testosterona, DHT, hormônio luteinizante (LH), hormônio foliculoestimulante (FSH) (se a criança não estiver em período de ativação do eixo gonadotrófico como na minipuberdade ou na puberdade, deve-se fazer o teste de estímulo agudo com hCG), GH, fator de crescimento semelhante à insulina 1 (IGF-1), IGFBP-3 (IGF binding proteins 3), cortisol basal, sódio, potássio, glicemia, hormônio tireoestimulante (TSH), tiroxina (T4) livre. Em caso de hipogonadismo hipogonadotrófico, deve-se testar todos os eixos hipofisários.

Imagem

Ultrassonografia (USG) testicular e, se houver falha na produção androgênica de origem central, deve-se realizar a ressonância magnética (RM) hipotálamo-hipofisária, incluindo o estudo dos sulcos e bulbos olfatórios, para excluir a síndrome de Kallmann.

Tratamento

O tratamento do micropênis deve ser feito sempre com testosterona injetável (durateston ou deposteron), e deve ser iniciado o mais precocemente possível, pois a resposta reduz com o passar da idade. A resposta geralmente é satisfatória, principalmente em lactentes e crianças com menos de 10 anos.

Em recém-nascidos, é feito com testosterona 25 mg, intramuscular (IM) mensal, por 3 a 4 meses. Em crianças/adolescentes, com testosterona 100 mg/m^2 de superfície corporal 1 vez/semana, durante 4 meses. Outra opção seria testosterona 1 e 2 mg/kg/dose, repetida a cada 30 dias por 3 a 4 meses. A repetição do ciclo de tratamento é feita apenas nos casos graves e de resposta reduzida ao ciclo de tratamento inicial, mas nessa situação pode cursar com aceleração da maturação óssea, antecipação puberal e perda de estatura final, devendo, portanto, ser realizado apenas em casos graves e refratários.

Também já foi testado com boa resposta o tratamento de micropênis idiopático com uso de DHT (Andractim®, laboratório Besins, gel 2,5%, tubo com 80 g, que depende de importação) na dose de 0,1 e 0,2 mg/kg/dia (máximo de 5 g). O custo desse tratamento é elevado, pois depende de importação, tem absorção imprevisível e, portanto, somente se justifica nos casos de deficiência de 5-alfa-redutase confirmada ou nos casos mais graves não responsivos ao tratamento isolado com testosterona.

Leitura recomendada

Allen TD. Microphallus. In: Jacob Rajfer. Urologic endocrinology. Philadelphia: W.B. Saunders Company. Chapter 8C; 1986. p. 290-8.

Andrade JGR, Maciel-Guerra AT. Micropênis. In: Maciel-Guerra AT, Guerra-Junior G. Menino ou menina. 2. ed. Rio de Janeiro: Editora Rubio Ltda. Capítulo 13.1; 2010. p. 521-526.

Aslan TB et al. Etiological evaluation of patients presenting with isolated micropenis to an academic health care center. Indian J Pediatr. 2013.

Fan Y, Hu B, Man C, Cui F. Erectile dysfunction and risk of cardiovascular and all-cause mortality in the general population: a meta-analysis of cohort studies. World J Urol. 2018;36(10):1681-9.

Gabrich PN, Vasconcelos JSP, Damião R, Silva EA. Avaliação das medidas de comprimento peniano em crianças e adolescentes. J Pediatr (Rio J). 2007;83(5):441-6.

Hernández-Cerda J, Bertomeu-González V, Zuazola P, Cordero A. Understanding erectile dysfunction in hypertensive patients: the need for good patient management. Vasc Health Risk Manag. 2020;12;16:231-9.

Irwin GM. Erectile dysfunction. Prim Care. 2019;46(2):249-55.

Keenan HA. Do erectile dysfunction and cardiovascular disease have the same mechanism? Eur Urol. 2013.

Ludwig W et al. Organic causes of erectile dysfunction in men under 40. Urol Int. 2013.

MacDonald SM, Burnett AL. Physiology of erection and pathophysiology of erectile dysfunction. Urol Clin North Am. 2021;48(4):513-25.

McCabe MP, Sharlip ID, Atalla E, Balon R, Fisher AD, Laumann E et al. Definitions of sexual dysfunctions in women and men: a consensus statement from the Fourth International Consultation on Sexual Medicine 2015. J Sex Med. 2016;13(2):135-43.

Melmed S, Polonsky KS, Larsen PR, Kronenberg HM. Sexual dysfunction in men and women. In: Melmed S, Polonsky KS, Larsen PR, Kronenberg HM. Williams textbook of endocrinology. 12. ed. Philadelphia: Saunders; 2011.

Nerli LB et al. Penile growth in response to hormone treatment in children with micropenis. Indian J Urol. 2013;29(4):288-91.

Shamloul R, Ghanem H. Erectile dysfunction. Lancet. 2013;381(9861):153-65.

Shim YS et al. Effects of daily low-dose treatment with phosphodiesterase type 5 inhibitor on cognition, depression, somatization and erectile function in patients with erectile dysfunction: a double-blind, placebo-controlled study. Int J Impot Res. 2013.

Capítulo 19

Ginecomastia

Introdução

A ginecomastia é a proliferação benigna do tecido glandular mamário nos homens. É caracterizada pela presença de uma glândula subareolar e tecido ductal (não é gordura) palpáveis, firmes, resultando em aumento das mamas. Pode ser unilateral ou bilateral e é definida como uma massa de tecido palpável de tamanho variável, podendo ser menor que 0,5 cm e maior que 2,0 cm de diâmetro. A ginecomastia ocorre em 35% dos homens e é mais prevalente entre os 50 e 69 anos. O exame físico e a história clínica minuciosa são ferramentas valiosas na avaliação de um paciente com aumento das mamas. A palpação permite descartar a lipomastia, que é o acúmulo de gordura subareolar, na ausência de um disco sólido palpável de tecido glandular. Pode ser difícil diferenciar ginecomastia de lipomastia, pois alguns indivíduos apresentam um elemento tanto de adiposidade quanto de proliferação glandular, sendo a ultrassonografia um exame complementar que pode ser utilizado para ajudar no diagnóstico diferencial, pois é capaz de avaliar se há presença de glândula mamária ou apenas gordura na região retroareolar.

Na lipomastia ou pseudoginecomastia, não há proliferação glandular, e o aumento das mamas ocorre de maneira exclusiva pelo excesso de adiposidade, ao passo que, histologicamente, a ginecomastia verdadeira é caracterizada sobretudo por hiperplasia epitelial ductal e aumento do tecido conjuntivo estromal e periductal.

Os indivíduos frequentemente apresentam queixas de aumento doloroso em uma ou ambas as mamas; no entanto, a ginecomastia também está associada a consequências psicossociais importantes, incluindo depressão, ansiedade, distúrbios alimentares, insatisfação corporal e autoestima reduzida. Sensibilidade, constrangimento social ou preocupação com o câncer são motivos típicos de apresentação à atenção primária. Outros casos podem ser assintomáticos e a ginecomastia pode ser também observada incidentalmente ao exame físico.

Prevalência

A prevalência de ginecomastia foi relatada entre 32 e 65% dos homens, conforme a utilização de diferentes métodos de avaliação e análise de idades e estilos de vida diferentes, enquanto os dados de necropsia sugerem uma prevalência de 40%. Geralmente, uma distribuição trimodal de idade é observada. O primeiro pico ocorre na infância ou no período neonatal, com uma ocorrência de 60 e 90%. Durante a gravidez, a placenta converte DHEA (di-hidroepiandrosterona) e sDHEA (sulfato de di-hidroepiandrosterona), derivados da mãe e do feto, em estrona (E1) e estradiol (E2), respectivamente. E1 e E2 então entram na circulação fetal e estimulam a proliferação glandular da mama, o que resulta em ginecomastia neonatal transitória. Normalmente, essa condição regride dentro de 2 e 3 semanas após o parto. O segundo pico ocorre durante a puberdade e tem uma prevalência de 4 e 69%. Essa ampla variação é provavelmente devido a diferenças no que é considerado tecido glandular subareolar normal, na experiência do examinador e, mais importante, variações na distribuição de idade das populações. A ginecomastia puberal geralmente começa aos 10 e 12 anos e atinge o pico entre 13 e 14 anos. Costuma regredir dentro de 18 meses e é incomum em homens com 17 anos ou mais. O pico final ocorre em homens mais velhos (particularmente na faixa etária de 50 a 80 anos), com prevalência de 24 a 65%. A ginecomastia senil geralmente pode ser atribuída ao aumento da adiposidade com o envelhecimento, pois o tecido adiposo é o principal local de conversão dos andrógenos em estrógenos. A produção estrogênica elevada em homens mais velhos está relacionada com o aumento na atividade do citocromo P19 (CYP19) no tecido adiposo. Outros fatores contribuintes são a diminuição da testosterona (T) e o uso de medicamentos que podem alterar as concentrações ou ações de andrógenos e estrógenos.

Fisiopatologia

Acredita-se que a principal causa da ginecomastia seja um desequilíbrio entre os efeitos do estrogênio e dos androgênios devido ao aumento absoluto na produção de estrogênio, diminuição relativa na produção de androgênios ou uma combinação de ambos, levando a um desequilíbrio na relação E2/T. O estrogênio atua como um hormônio do crescimento da mama e, portanto, o excesso de E2 nos homens leva ao aumento das mamas, induzindo hiperplasia epitelial ductal, alongamento e ramificação ductal, proliferação de fibroblastos periductais e vascularização. O quadro histológico é semelhante no tecido mamário masculino e feminino após a exposição estrogênica. Em comparação, a progesterona da fase lútea em mulheres leva ao desenvolvimento acinar que não é visto em homens. Os níveis elevados de estrogênio sérico em homens podem ser derivados de tumores produtores de estrogênio (células de Leydig ou Sertoli, produtores de gonadotrofina coriônica humana (hCG) ou tumores adrenocorticais) ou, mais comumente, da aromatização extragonadal de andrógenos em estrógenos. Fatores locais também podem ser importantes; por exemplo, aumento da atividade da aromatase que pode elevar a conversão de estrogênio de maneira excessiva, diminuição da degradação do estrogênio e mudanças nos níveis ou atividade dos receptores de estrogênio e androgênio.

Embora os receptores de prolactina (PRL) estejam presentes no tecido mamário masculino, a hiperprolactinemia pode levar à ginecomastia por meio de efeitos no hipotálamo, causando hipogonadismo central. A ativação da PRL também leva à diminuição dos androgênios e ao aumento dos receptores de estrogênio e progesterona nas células do câncer de mama. Se eventos semelhantes ocorrerem no tecido mamário masculino, isso pode levar à ginecomastia. O papel da PRL, progesterona e outros fatores de crescimento, como o fator de crescimento semelhante à insulina I (IGF-I) e o fator de crescimento epidérmico (EGF), no desenvolvimento da ginecomastia ainda não são claros.

Etiologia

Formas fisiológicas

Ginecomastia neonatal

A transferência transplacentária de estrogênios e progesterona maternos leva a um desequilíbrio transitório e autolimitado na proporção E2 para T, podendo levar à ginecomastia, inclusive, às vezes, com alguma secreção mamilar (conhecida como "leite de bruxa"). A resolução espontânea geralmente ocorre em poucas semanas. Recomenda-se investigação adicional caso os sintomas persistam por mais de 1 ano.

Ginecomastia puberal

Um aumento rápido de E2 que ocorre antes de um aumento semelhante de T causa uma razão E2-T elevada e pode ser responsável pela ginecomastia fisiológica no início da puberdade. Essa baixa relação andrógenos/estrógenos decorre da imaturidade testicular e da alta atividade da aromatose periférica, principalmente em meninos com obesidade. Ocorre em até 60% dos meninos, sobretudo se houver história familiar positiva. O aumento das mamas costuma ser bilateral, e geralmente se resolve espontaneamente em menos de 2 e 3 anos, a partir da restauração da razão E2/T. Questões psicológicas ou sexuais estão entre as principais queixas, embora a dor possa ser frequente. Tranquilizar o paciente e acompanhamento são o tratamento de escolha; no entanto, tratamento farmacológico ou cirúrgico pode ser necessário.

Ginecomastia senil

A ginecomastia pode estar presente em algumas condições clínicas (p. ex., doenças, medicamentos etc.) que ocorrem em idosos; no entanto, mesmo no envelhecimento "saudável", um aumento na atividade da aromatase está envolvido em muitos casos de ginecomastia assintomática. A atividade aumentada da aromatase pode ser secundária ao aumento da gordura corporal total e SHBG, ou ao hipogonadismo de início tardio.

Formas patológicas

Ginecomastia idiopática

A ginecomastia em adultos geralmente é multifatorial. Tende a haver uma diminuição gradual na produção de testosterona em homens mais velhos e um aumento nos níveis de SHBG, resultando em uma queda na concentração de testosterona total e livre com um aumento recíproco no nível do hormônio luteinizante (LH) que resulta no aumento da aromatização da testosterona em estradiol. Além disso, o envelhecimento está associado ao aumento da gordura corporal com relação à massa magra. O tecido adiposo é um local de aromatização extraglandular da testosterona em E2 e da androstenediona em E1. Esses dois fatores provavelmente são responsáveis pela maioria dos casos de ginecomastia "idiopática". Homens mais velhos também têm maior probabilidade de tomar medicamentos associados à ginecomastia do que homens mais jovens.

Cirrose

Ginecomastia é comumente relatada em pacientes com cirrose hepática e uma prevalência em torno de 67%. Vários mecanismos podem estar envolvidos; concentrações aumentadas de SHBG resultando em menor testosterona livre; aumento na taxa de produção de androstenediona pelas suprarrenais, aumento da aromatização da androstenediona em E1 e aumento da conversão de E1 em E2 e uso de medicamentos para cirrose hepática com ação antiandrogênica.

Além disso, muitos pacientes recebem altas doses de espironolactona, o que pode contribuir para a patogênese da ginecomastia nessa população.

Ginecomastia induzida por medicamentos ou substâncias

Vários medicamentos estão associados ao aparecimento de ginecomastia. Dentre eles:

- Cremes de estrogênio
- Andrógenos (terapia hormonal androgênica)
- Antiandrógenos (espironolactona, ciproterona, finasterida, cimetidina, ranitidina)
- Inibidores de esteroidogênese (cetoconazol, espironolactona, etomidato)

- Maconha (é um fitoestrógeno)
- Álcool
- Digitálicos, bloqueadores de canal de cálcio, inibidores da enzima conversora de angiotensina (ECA), betabloqueadores, amiodarona, metildopa, nitratos, estatina, fibrato
- Clomifeno
- Alguns quimioterápicos
- Haloperidol, diazepam, fenitoína, antidepressivos tricíclicos, anfetaminas, gabapentina, pregabalina, mirtazapina, paroxetina, olanzapina
- Terapia antirretroviral
- Terapia para tuberculose
- Teofilina
- Omeprazol, domperidona
- Heparina
- GH recombinante humano
- Metotrexato.

Ginecomastia tumoral por aumento de estrógenos ou andrógenos

Tumores testiculares podem produzir grandes quantidades de andrógenos, e com isso haver muito substrato para aromatização periférica, aumentando a concentração de estrógenos, podendo ser esse um fator predisponente à ginecomastia. Por exemplo, tumores de células intersticiais, de células de Leydig, de células de Sertoli, de células germinativas, tumores adrenais funcionantes produtores de andrógenos e tumores de outros locais com hiperatividade de aromatase (como carcinoma hepatocelular fibrolamelar).

Ginecomastia por aumento de estrógenos não tumorais

- Distúrbio de diferenciação sexual ovotesticular com produção de estradiol pela porção ovariana das gônadas
- Síndrome do excesso de aromatase por mutação ativadora no gene da aromatase
- Hiperplasia adrenal congênita (HAC; aumento de andrógenos sendo convertidos a estrógenos).

Ginecomastia por redução de andrógenos

- Síndromes de Klinefelter e de Kallmann
- Anorquia, orquites, trauma testicular, castração, radiação testicular, deficiência da 3-beta-hidroxiesteroide desidrogenase (3-beta-HSD) tipo 2, deficiência da 17-beta-hidroxiesteroide desidrogenase (17-beta-HSD) tipo 3
- Qualquer causa de hipogonadismo masculino.

Ginecomastia por insensibilidade androgênica

Ocorre formação de mamas perfeitas no indivíduo com síndrome da completa insensibilidade aos androgênios (CAIS ou símbolo de Morris) por aromatização do excesso de andrógenos que se acumulam em estrógenos.

Ginecomastia por outras doenças

- Insuficiência renal crônica: ocorre hipogonadismo hipergonadotrófico por falência testicular
- Doença medular: pode cursar com bexiga neurogênica, complicando com infecções urinárias de repetição e falência gonadal com hipogonadismo hipergonadotrófico, atrofia testicular, redução de testosterona e ginecomastia
- Tireotoxicose: aumento de SHBG, que tem maior afinidade pela testosterona que pelo estrógeno, de modo que resulta em menos testosterona livre e mais estrógeno livre, agindo nas mamas
- Obesidade: muito tecido adiposo para aromatizar a testosterona associado ao hipogonadismo da obesidade com redução da testosterona
- Vírus da imunodeficiência humana (HIV): pode haver hipogonadismo hipo ou hipergonadotrófico, além da terapia antirretroviral, que também pode causar ginecomastia
- Álcool: toxicidade direta causando hipogonadismo central ou testicular e testosterona baixa, há maior metabolização da testosterona, aumenta a SHBG, reduzindo testosterona livre.

Investigação diagnóstica

História clínica

É essencial obter uma história médica detalhada com foco no início e na duração da ginecomastia, bem como em suas ocorrências anteriores. O crescimento rápido, associado à dor, sugere causa neoplásica, ao passo que o desenvolvimento insidioso fala a favor de causas benignas. Avaliação adicional inclui a revisão de todos os medicamentos, incluindo suplementos dietéticos e produtos fitoterápicos em uso. A história andrológica deve incluir informações sobre criptorquidia, início da puberdade, e sintomas de deficiência de testosterona.

Exame físico

A inspeção e o exame iniciais são realizados com o paciente na posição sentada ou deitada. A palpação é realizada apertando a mama entre o polegar e o dedo indicador. O objetivo é encontrar a borda que distingue os limites externos da glândula para avaliar seu tamanho. O exame é concluído com o paciente em decúbito dorsal com as mãos cruzadas sob a cabeça, o que facilita a palpação das regiões axilares. A ginecomastia pode quase sempre ser palpada quando o tamanho do tecido glandular excede 2,0 cm de diâmetro. Existem algumas características típicas no exame: o tecido glandular está localizado centralmente (abaixo do complexo mamilo-aréola), de forma simétrica, geralmente bilateral e sensível à palpação (se no início de seu curso). Alguns indivíduos apresentam aumento unilateral ou uma diferença de tamanho entre os lados. A abordagem da ginecomastia unilateral é a mesma para a ginecomastia bilateral.

Em homens que tiveram ginecomastia por mais de 2 e 3 anos, o desenvolvimento de fibrose pode dificultar a detecção da presença de ginecomastia verdadeira.

Avaliação laboratorial

A avaliação hormonal básica inclui testosterona total e livre, E2, SHBG, LH, FSH, TSH, prolactina e marcadores tumorais de câncer testicular ou extragonadal (hCG e alfafetoproteína).

Se houver suspeita de doença de Cushing, insuficiência hepática ou renal, os testes laboratoriais apropriados devem ser realizados. Na presença de redução do volume testicular, o cariótipo deve ser obtido para excluir síndrome de Klinefelter. Se todos os testes forem negativos, trata-se provavelmente de ginecomastia idiopática.

Avaliação radiológica

A mamografia (MMG) é o principal método de imagem utilizado quando há suspeita de câncer. Ele distingue com precisão entre doenças malignas e benignas da mama masculina. A sensibilidade e especificidade da MMG para doenças benignas e malignas da mama é maior que 90%, mas seu valor preditivo positivo para doenças malignas é baixo (55%), devido à baixa prevalência de malignidade em pacientes que apresentam ginecomastia. Nos casos de pseudoginecomastia, o tecido mamário é preenchido por tecido adiposo radiolúcido e, nesse caso, a ultrassonografia mamária (USG) é amplamente utilizada, além de ser mais confortável para pacientes. A USG escrotal e a tomografia computadorizada (TC) abdominal também são solicitadas quando se suspeita de massa testicular ou abdominal, respectivamente. No entanto, quando não há história ou exame físico sugestivo de uma causa patológica subjacente, esses testes não são recomendados na prática clínica, uma vez que são improváveis de serem úteis na ausência de patologia suspeita. A ressonância magnética hipofisária é recomendada na suspeita de hipogonadismo de origem central.

Diagnóstico diferencial

Lipomastia ou pseudoginecomastia

Se apresenta como um aumento difuso das mamas, sem qualquer tecido glandular subareolar. Ao examinar o paciente com pseudoginecomastia, o examinador não perceberá, ao tentar palpar a glândula, nenhuma resistência até que alcancem o mamilo. Ou seja, não haverá massa palpável.

Câncer de mama

Dentre outras causas de massas mamárias, a mais importante a ser descartada é o câncer de mama. A ginecomastia quase sempre pode ser diferenciada do câncer de mama pelo exame físico, pois são tipicamente unilaterais, não doloridos e, de modo geral, massas fixas excêntricas ao complexo areolopapilar. Além disso, possuem textura firme e podem estar associadas a retrações na pele, secreção mamilar e linfadenopatia regional. Se a diferenciação não puder ser feita pelo exame físico, ultrassonografia ou mamografia devem ser realizadas.

Tratamento

A abordagem inicial consiste em retirar possíveis medicamentos causadores, assim como tratamento de doenças e condições associadas à ginecomastia, como hipogonadismo e hipertireoidismo.

Se ela não remitir em 3 meses ou houver mudança do quadro com aparecimento ou piora de dor e sensibilidade, passa a ser considerada a terapia medicamentosa.

Terapia farmacológica

A ginecomastia é mais sintomática nos estágios iniciais (primeiros 6 meses), quando a hiperplasia ductal e inflamação periductal estão presentes. Durante esse período, a ginecomastia também é tratável com medicamentos.

Basicamente três classes de medicamentos foram estudados para o tratamento da ginecomastia. São eles: moduladores seletivos do receptor de estrogênio (SERMs), inibidores da aromatase e andrógenos. Esse último indicado apenas nos quadros de hipogonadismo confirmado clínico e laboratorialmente.

A terapia medicamentosa pode ser eficaz na fase ativa inicial da doença. Essa fase precoce pode cursar com dor, sensibilidade e constrangimento que impactam negativamente nas atividades diárias normais. Na fase fibrótica tardia (após 12 meses) não há indicação para a abordagem farmacológica.

SERMs

Quando considerada a terapia, sugere-se o uso inicial do tamoxifeno (20 mg, 1 vez/dia ou 10 mg, 2 vezes/dia) por 3 a 6 meses, sendo esse o tratamento medicamentoso de escolha, por mostrar os melhores resultados. Foi relatado que o tratamento com tamoxifeno resulta em alívio da dor e, pelo menos, regressão parcial do tecido glandular em aproximadamente 80% dos homens.

Inibidores da aromatase

Bloqueiam a biossíntese de estrogênio e devem, teoricamente, ser eficazes para a ginecomastia, diminuindo a proporção estrogênio/androgênio. No entanto, ensaios clínicos em adolescentes ou homens com câncer de próstata não demonstraram um benefício clínico importante (p. ex., anastrazol 1 mg, VO, 1 vez/dia, ou letrozol 2,5 mg, VO, 1 vez/dia).

Cirurgia

A abordagem cirúrgica deve ser considerada quando não há regressão espontânea, causando desconforto físico e psicológico considerável, associado ao tempo de doença maior que 12 meses, nos quais o estágio fibrótico tenha sido atingido. Para adolescentes, a cirurgia geralmente não é recomendada até que o tamanho testicular do adulto seja atingido, pois pode haver crescimento do tecido mamário se a cirurgia for realizada antes do término da puberdade.

Leitura recomendada

Baumgarten L, Dabaja AA. Diagnosis and management of gynecomastia for urologists. Curr Urol Rep. 2018;19(7):46.

Braunstein GD. Aromatase and gynecomastia. Endocr Relat Cancer. 1999;6:31524.

Cuhaci N, Polat SB, Evranos B, Ersoy R, Cakir B. Gynecomastia: Clinical evaluation and management. Indian J Endocrinol Metab. 2014;18(2):150-8.

Glass AR. Gynecomastia. Endocrinol Metab Clin North Am. 1994;23:82537.

Kanakis GA, Nordkap L, Bang AK, Calogero AE, Bártfai G, Corona G et al. EAA clinical practice guidelines-gynecomastia evaluation and management. Andrology. 2019;7(6):778-93.

Melmed S, Polonsky KS, Larsen PR, Kronenberg HM. Testicular disorders. In: Melmed S, Polonsky KS, Larsen PR, Kronenberg HM. Williams textbook of endocrinology. 12. ed. Philadelphia: Saunders; 2011.

Miller WR, Jackson J. The therapeutic potential of aromatase inhibitors. Expert Opin Investig Drugs. 2003;12:33751.

Sansone A, Romanelli F, Sansone M, Lenzi A, Di Luigi L. Gynecomastia and hormones. Endocrine. 2017;55(1):37-44.

Thiruchelvam P, Walker JN, Rose K, Lewis J, Al-Mufti R. Gynaecomastia. BMJ. 2016;354:i4833.

Thompson DF, Carter JR. Drug-induced gynecomastia. Pharmacotherapy. 1993;13:3745.

Ting AC, Chow LW, Leung YF. Comparison of tamoxifeno with danazol in the management of idiopathic gynecomastia. Am Surg. 2000;66:3840.

Amenorreia

Capítulo 20

Introdução

A prevalência de amenorreia não decorrente da gravidez, lactação ou menopausa é de 3 a 4%. Amenorreia indica falha do eixo hipotálamo-hipófise-gonadal em induzir alterações cíclicas no endométrio que normalmente resultam em menstruação, ou também pode resultar da ausência de órgãos terminais ou da obstrução do trato de saída. É importante lembrar que a amenorreia também pode resultar de uma anormalidade em qualquer nível do trato reprodutivo.

Pode ser definida como:

- Primária: quando ocorre a ausência de menarca aos 15 anos em meninas que nunca menstruaram, na presença de crescimento normal e caracteres sexuais secundários normais, ou ausência de menarca aos 13 anos em meninas sem os caracteres sexuais secundários
- Secundária: quando há ausência de menstruação por 3 ou mais meses em mulheres que menstruavam anteriormente. Mulheres que menstruam menos de 9 vezes em qualquer período de 12 meses (definido como oligomenorreia) devem ser avaliadas de maneira idêntica às mulheres com amenorreia secundária. A principal causa de amenorreia secundária é a gestação.

Causas

Basicamente, quatro condições respondem pela maioria dos casos: síndrome dos ovários policísticos, amenorreia hipotalâmica, hiperprolactinemia e falência ovariana.

Embora a lista de causas potenciais seja longa, as amenorreias podem ser decorrentes de:

- Alterações anatômicas no trato reprodutivo
- Insuficiência ovariana primária
- Anovulação crônica com estrógeno presente
- Causas centrais (amenorreia por disfunção hipotalâmica).

Sempre devemos excluir causas fisiológicas como gravidez, lactação, menopausa, puberdade tardia e retardo constitucional de crescimento e desenvolvimento (RCCD – mais raro nas mulheres, ocorre em menos de 1% das meninas, geralmente com história familiar positiva, atraso de idade óssea, baixa estatura inicialmente, com estirão de crescimento mais tardio e sem comprometimento de estatura final).

Alterações anatômicas no trato reprodutivo causadoras de amenorreia

As alterações congênitas do sistema reprodutivo feminino incluem tanto anormalidades do sistema mülleriano (útero, trompas e vagina) como na genitália externa. Agenesia mülleriana, hímen imperfurado e septo vaginal transverso são as anormalidades mais comuns.

As principais alterações anatômicas congênitas causadoras de amenorreia (nesses casos, as meninas têm amenorreia primária, mas com desenvolvimento normal de todos os caracteres sexuais secundários) são: fusão ou aglutinação labial, hímen imperfurado, agenesia vaginal, aplasia ou hipoplasia de endométrio, agenesia mülleriana (síndrome de Mayer Rokitansky Kuster Hauser), septo vaginal transverso, síndrome de insensibilidade completa aos androgênios (CAIS) ou síndrome de Morris (cursa com ausência de derivados müllerianos).

Quando todo ou parte do útero e da vagina estão ausentes na presença de características sexuais femininas normais, o diagnóstico geralmente é agenesia de Müller, que é responsável por aproximadamente 10% dos casos de amenorreia primária. A agenesia de Müller está associada a malformações urogenitais, como agenesia renal unilateral, rim pélvico, rim em ferradura, hidronefrose e duplicação ureteral. A agenesia de Müller deve ser diferenciada da insensibilidade androgênica completa porque a vagina pode estar ausente ou curta em ambos os distúrbios. A insensibilidade androgênica completa é rara, tendo uma incidência tão baixa quanto 1 em 60 mil, mas representa aproximadamente 5% dos casos de amenorreia primária. O meio mais simples de distinguir entre a agenesia de Müller e insensibilidade androgênica completa é medindo a testosterona sérica, que está na faixa normal masculina ou superior na última condição. A insensibilidade androgênica completa é sugerida pela história familiar, ausência de pelos pubianos e presença ocasional de massas inguinais. O diagnóstico pode ser confirmado por um cariótipo 46,XY. Outros defeitos anatômicos incluem hímen imperfurado (1 em 1.000 mulheres), septo vaginal transverso (1 em 80 mil mulheres) e ausência isolada de vagina ou colo do útero. É mais provável que essas condições se manifestem com dor cíclica e acúmulo de sangue por trás da obstrução, o que pode causar endometriose e aderências pélvicas.

As principais alterações anatômicas adquiridas causadoras de amenorreia (nesses casos, ocorre amenorreia secundária em mulher já com todos os caracteres sexuais secundários normais) são: sinéquias uterinas (síndrome de Asherman) por doença inflamatória pélvica, infecções, inflamação, curetagem, radioterapia ou trauma uterino. Amenorreia após um episódio de endometrite pós-parto ou um procedimento cirúrgico envolvendo o útero, particularmente curetagem para hemorragia pós-parto, aborto eletivo ou um aborto retido, geralmente é devido a sinéquias intrauterinas. Se a abertura vaginal estiver patente e o colo do útero for visualizado com um espéculo, a presença ou ausência de estenose cervical ou cicatriz poderá ser confirmada.

Nos casos de amenorreia por alterações anatômicas do trato reprodutivo inferior, os exames laboratoriais são todos normais, mas, ao teste com administração de estrógeno e progesterona, não ocorre sangramento.

O diagnóstico é realizado pelo exame físico, associado em alguns casos à ultrassonografia (USG) pélvica ou transvaginal e histeroscopia para casos específicos.

Insuficiência ovariana primária

A causa mais comum de amenorreia primária é a disgenesia gonadal causada por anormalidades cromossômicas ou genéticas: síndrome de Turner, disgenesia gonadal pura, disgenesia gonadal mista (45,X/46,XY), agenesia gonadal, mutação no gene *WNT4*, síndrome do X frágil (mutação do gene *FMR1* – deve ser pesquisado se houver amenorreia com retardo mental e história familiar), mutação no receptor de hormônio luteinizante (LHr) e no receptor de hormônio folículo estimulante (FSHr), galactosemia, deficiência de 17-hidroxilase ou de 17,20-liase.

Esses distúrbios resultam na depleção prematura de todos os oócitos e folículos ovarianos. Essas mulheres têm níveis de FSH significativamente elevados devido à ausência de oócitos e folículos ovarianos, levando a um *feedback* negativo reduzido sobre FSH pelo estradiol e inibina B. O maior número de pacientes tem síndrome de Turner (45,X, bem como outros cariótipos), seguido na disgenesia gonadal 46,XX (tipicamente autossômica) e, raramente, na disgenesia gonadal 46,XY.

As causas adquiridas de insuficiência ovariana primária (levando à menopausa precoce) são: ooforite autoimune, radioterapia pélvica, quimioterapia, medicamentos, cirurgias pélvicas, ooforectomia, torção ovariana, síndrome de Savage (ovários resistentes às gonadotrofinas, com folículos ovarianos presentes, mas hipogonadismo hipergonadotrófico), idiopática (50% dos casos). No entanto, para esses casos idiopáticos, os estudos genéticos já identificaram variantes em aproximadamente 30 a 35% das pacientes. Em um estudo de coorte prospectivo de 269 mulheres bem fenotipadas com falência ovariana precoce triadas com sequenciamento de próxima geração para variantes de 18 genes conhecidos, 102 (38%) foram identificadas com pelo menos uma anormalidade genética. Apesar de um número crescente de variantes genéticas identificadas nessas mulheres, o rastreamento genético de rotina não é recomendado, já que o resultado não afeta o manejo dessas pacientes.

Até 40% das mulheres com menopausa precoce podem ter anormalidades autoimunes, mais comumente tireoidite autoimune. No entanto, também pode ocorrer em mulheres com diabetes melito tipo 1, miastenia *gravis*, doença das paratireoides e doença de Addison, na qual 10 a 60% das mulheres podem ter falência ovariana, mas essa condição é extremamente rara (1 por milhão de mulheres).

A insuficiência ovariana pode determinar amenorreia primária ou secundária, de acordo com a idade em que aconteceu a insuficiência ovariana.

A insuficiência ovariana primária causa depleção de oócitos com queda de estrógeno, atrofia endometrial e amenorreia. Ocorre hipogonadismo hipergonadotrófico com FSH > LH. O FSH deve ser > 40 mUI/m em pelo menos duas dosagens com intervalo de pelo menos 30 dias entre elas, para a confirmação da insuficiência ovariana. Os hormônios inibina e antimülleriano, se disponíveis, aparecem bem baixos, mostrando insuficiência gonadal.

Os exames laboratoriais demonstram hipogonadismo hipergonadotrófico (FSH > 40 mUI/m com estrogênio geralmente < 20 pg/m). Ao teste com estrogênio associado à progesterona, ocorre sangramento menstrual, evidenciando que não há defeito na saída anatômica do sangramento, mas sim falta hormonal para possibilitar proliferação e descamação endometrial. Ao se fazer um ciclo hormonal com apenas progesterona, a menstruação não acontece, pois o útero não está suficientemente estrogenizado para possibilitar a proliferação endometrial.

As mulheres com insuficiência ovariana primária devem ser encorajadas a manter um estilo de vida que otimiza a saúde óssea e cardiovascular, incluindo exercício para manutenção do peso, manter ingestão adequada de cálcio (1.200 mg/dia) e vitamina D, ingerir uma dieta saudável para evitar obesidade, e submeter-se a rastreio de fatores de risco cardiovascular, com o tratamento de todos os fatores de risco identificados.

Anovulação crônica com estrogênio presente

As causas mais comuns de anovulação crônica são síndrome dos ovários policísticos (SOP; a mais comum, na maioria das vezes relacionada com resistência à insulina), hiperplasia adrenal congênita (HAC) não clássica, obesidade, síndrome de Cushing, hipo ou hipertireoidismo e tumores adrenais ou ovarianos funcionantes.

A anovulação crônica é a causa patológica mais comum de oligomenorreia ou amenorreia em mulheres em idade reprodutiva. O manejo adequado requer a determinação da causa da anovulação. Além disso, a anovulação pode ser interrompida transitoriamente pela indução inespecífica da ovulação na maioria das mulheres afetadas.

Nessas pacientes, ocorrem alterações no mecanismo de *feedback* entre os esteroides sexuais e os gonadotrofos, de modo que não há sincronia na produção hormonal, que perde seu ritmo e sua ciclicidade, ocorrendo então anovulação e infertilidade. Sem ovulação, o corpo lúteo não se forma, nem aumenta a produção de progesterona na segunda metade do ciclo e, desse modo, não acontece a queda dos níveis séricos de progesterona que antecede o sangramento menstrual.

Como o útero está estrogenizado normalmente (ou até em excesso), ocorre sangramento menstrual após ciclo com progesterona. Podem acontecer também *spottings* ou sangramentos irregulares pelo espessamento endometrial, não necessariamente relacionados com um evento ovulatório. Por isso, embora a amenorreia seja comum, também podem ocorrer ciclos irregulares e oligomenorreia. Lembrando que nessa situação os oócitos viáveis permanecem no ovário e, por isso, a ovulação pode ser induzida com terapia apropriada.

Esse grupo de pacientes tem risco aumentado de carcinoma de endométrio devido ao excesso de estrogênio não adequadamente equilibrado pela produção de progesterona. Portanto, deve ser feito o tratamento da causa de base ou com anticoncepcionais ou progestágenos cíclicos, com o objetivo de antagonizar a ação proliferativa que o excesso de estrógenos exerce sobre o endométrio dessas pacientes.

Causas centrais de amenorreia por disfunção hipotalâmica

Os distúrbios funcionais do hipotálamo ou centros superiores causam de 15 a 35% dos casos de amenorreia. Estresse emocional, alterações de peso, desnutrição e exercícios físicos excessivos estão frequentemente associados à amenorreia hipotalâmica funcional, mas os mecanismos fisiopatológicos ainda não são muito claros. Doenças sistêmicas graves e crônicas (insuficiência renal, hepática, síndrome da imunodeficiência adquirida humana, neoplasias, diabetes melito mal controlado), hiperprolactinemia e hipotireoidismo também são causa de amenorreia por causa central hipotalâmica. Mais casos de amenorreia estão associados à perda de peso do que à anorexia nervosa, que é rara (15 casos por 100 mil mulheres por ano), apesar de a amenorreia com anorexia nervosa ser mais grave. Mulheres envolvidas em atividades esportivas competitivas têm um risco três vezes maior de amenorreia primária ou secundária do que outras mulheres, e a maior prevalência é entre corredoras de longa distância. Raramente, a disfunção hipotalâmica ocorre antes da menarca, se apresentando como amenorreia primária em apenas aproximadamente 3% das adolescentes. Nesses casos, as características sexuais secundárias irão se desenvolver e os ciclos menstruais voltam a acontecer quando a causa da amenorreia hipotalâmica é cessada. Quando ocorre a amenorreia de causa hipotalâmica, o hipotálamo torna-se incapaz de gerar os pulsos de GnRH de maneira adequada para estimular a ciclicidade adequada das gonadotrofinas e, com isso, os ciclos menstruais regulares. Resolvendo a causa de base, o hipotálamo volta a secretar os pulsos de hormônio liberador de gonadotrofina (GnRH) de maneira adequada e, então, a paciente volta a ter os ciclos menstruais regulares.

As causas anatômicas de amenorreia hipotalâmica são: neoplasia de sistema nervoso central (SNC), cirurgia, radioterapia, doença infecciosa, inflamatória, granulomatosa, infiltrativa, hipofisite, encefalite, apoplexia hipofisária, síndrome de Sheehan, dentre outras menos comuns.

As causas genéticas de amenorreia hipotalâmica são: síndrome de Kallmann, hipogonadismo hipogonadotrófico idiopático (HHI), mutações em genes como receptor de GnRH (GnRHr), FSHbeta, LHbeta e PROP-1.

Os casos de amenorreia de causa hipotalâmica, seja funcional, anatômica ou genética, cursam com valores de estrogênio, progesterona, LH e FSH baixos, caracterizando quadros de hipogonadismo hipogonadotrófico. Apesar de as pacientes terem níveis de estrogênio e progesterona muito baixos, geralmente não cursam com sintomas vasomotores da menopausa, mostrando que talvez o aumento das gonadotrofinas tenha algum papel nesse tipo de sintomatologia.

Essas pacientes não apresentam sangramento ao teste da progesterona, mostrando que o nível estrogênico está baixo, insuficiente para proliferar o endométrio, mas sangram com o teste de administração de estrogênio associado à progesterona, mostrando que realmente se trata de um problema de deficiência hormonal, e não de defeito anatômico. Deve ser realizada uma ressonância magnética (RM) de sela túrcica para excluir causas anatômicas nos casos de amenorreia hipotalâmica.

Investigação diagnóstica da amenorreia

Anamnese

É preciso avaliar se é um caso de amenorreia primária ou secundária. Deve-se investigar a presença de outros caracteres sexuais secundários, sinais de hiperandrogenismo (acne, pilificação, sinais de virilização), dor pélvica cíclica, histórico familiar de puberdade e de menarca, histórico pessoal de peso e alimentação, exercícios físicos extenuantes, doenças intercorrentes, cirurgias prévias, uso de medicamentos, gestações ou abortos prévios, presença de galactorreia, cefaleia, alterações visuais, traumas, queixas neurológicas, história dos ciclos menstruais prévios e presença de irregularidade menstrual prévia e de sinais de hipoestrogenismo (instabilidade de temperatura, fogachos, ondas de calor, sintomas vasomotores).

Exame físico

Deve-se avaliar peso, altura, curva de crescimento, presença ou não de caracteres sexuais secundários (estágios de Tanner), galactorreia, hirsutismo, virilização, acne ou sinais de hiperandrogenismo, calvície de padrão androgênico, acantose nigricans, presença de hérnia inguinal (CAIS?) ou massa abdominal e sinais de síndrome de Cushing (estrias grossas violáceas, giba, obesidade central).

Exames laboratoriais

- Gonadotrofina coriônica humana fração beta (beta-hCG)
- FSH, LH, estrogênio, progesterona
- Prolactina
- TSH
- Se hipogonadismo hipergonadotrófico: cariótipo (realizar também quando houver ausência de útero), autoimunidade. Se disponíveis: inibina, hormônio antimülleriano
- Se sinais e sintomas de hiperandrogenismo: testosterona total e livre, globulina ligadora do hormônio sexual (SHBG), teste da cortrosina para excluir HAC não clássica
- Se suspeita de síndrome de Cushing: cortisol salivar, urinário, sérico à meia-noite, supressão pós-dexametasona
- Teste de privação com progesterona, se houver suspeita de anovulação crônica
- Teste com estrogênio associado à progesterona, se houver suspeita de hipoestrogenismo.

Teste de privação com progesterona

É feito com acetato de medroxiprogesterona 5 a 10 mg, VO, 1 vez/dia, durante 10 dias consecutivos, interrompendo-se em seguida. Se a paciente menstruar, indica que o estrogênio está normal e que o problema é a anovulação. Se não menstruar, significa que há privação estrogênica, portanto, prossegue-se para teste do estrogênio associado à progesterona.

Teste com estrogênio associado à progesterona

Procede-se a um ciclo de qualquer anticoncepcional oral (ACO) combinado que, depois, é interrompido, ou então um ciclo de 21 dias com Premarin® 1,25 mg ou 2 mg de estradiol micronizado, acompanhado nos últimos 10 dias de acetato de medroxiprogesterona 10 mg/dia, interrompendo-se em seguida.

Se houver sangramento nesse teste, na ausência de sangramento no teste de privação com progesterona, significa que o problema é a falta de estrogenização (falência ovariana, se houver elevação de FSH, ou amenorreia hipotalâmica, se as gonadotrofinas estiverem baixas).

Se não houver sangramento nesse teste, significa que o problema é a falta de perviedade do trato reprodutivo (alteração anatômica).

Exames adicionais

- USG pélvica: para avaliar presença e tamanho de ovários e útero, avaliando-se a espessura endometrial, presença de cistos ovarianos e tamanho, derivados müllerianos, vagina, trompas, derivados wolffianos, tumores etc
- Histeroscopia ou histerossalpingografia: avaliar perviedade do trato reprodutivo
- USG ou tomografia computadorizada (TC) de abdome: avaliam-se as adrenais
- RM selar: se houver suspeita de patologia anatômica hipotálamo-hipofisária
- Teste olfatório e RM de sulcos e bulbos olfatórios: em casos de hipogonadismo hipogonadotrófico com suspeita de síndrome de Kallmann.

Tratamento

O tratamento depende da causa:

- Causas anatômicas ou canaliculares: cirurgia
- Hipogonadismo sem caracteres sexuais secundários: inicia-se terapia de reposição hormonal (RH) com estrogênio e progesterona de maneira lenta e progressiva, conforme explicado de modo detalhado no Capítulo 14, *Puberdade Atrasada*
- Hipogonadismo com caracteres sexuais secundários: inicia-se RH dose plena
- Hipogonadismo hipotalâmico funcional: corrige-se o distúrbio de base, trata-se a causa e a doença crônica que estão levando à amenorreia. Caso a doença de base não possa ser tratada ou a mulher permaneça em amenorreia por mais de 6 meses, considera-se o uso de anticoncepcional oral de baixa dosagem para evitar o hipoestrogenismo com suas consequências clínicas na paciente, como a baixa massa óssea
- Hiperprolactinemia: trata-se a causa de base (agonista dopaminérgico, suspendem-se medicações causadoras de hiperprolactinemia)
- Hipotireoidismo: tratamento específico
- SOP: ACO com progesterona antiandrogênica, antiandrógenos, metformina, perda de peso, dieta, mudança de estilo de vida. Para infertilidade: clomifeno, análogo de GnRH (aGnRH) pulsátil (ver Capítulo 22, *Síndrome dos Ovários Policísticos*).

Leitura recomendada

Gordon CM, Ackerman KE, Berga SL, Kaplan JR, Mastorakos G, Misra M et al. Functional hypothalamic amenorrhea: an endocrine society clinical practice guideline. J Clin Endocrinol Metab. 2017;102(5):1413-39.

Islam A, Zubair M, Wahid S, Noreen U. Aetiology and management of primary amenorrhoea. J Ayub Med Coll Abbottabad. 2021;33(2):262-66.

Melmed S, Polonsky KS, Larsen PR, Kronenberg HM. Physiology and pathology of the female reproductive axis. In: Melmed S, Polonsky KS, Larsen PR, Kronenberg HM. Williams textbook of endocrinology. 12. ed. Philadelphia: Saunders; 2011.

Morrison AE, Fleming S, Levy MJ. A review of the pathophysiology of functional hypothalamic amenorrhoea in women subject to psychological stress, disordered eating, excessive exercise or a combination of these factors. Clin Endocrinol (Oxf). 2021;95(2):229-38.

Nawaz G, Rogol AD. Amenorrhea. 2021 Jul 25. In: StatPearls [Internet]. Treasure Island (FL): StatPearls Publishing; 2021 Jan. 2022 Jun 21. PMID: 29489290.

Piazza MJ. Amenorreias. Diretrizes da Sociedade Brasileira de Reprodução Humana.

Roberts RE, Farahani L, Webber L, Jayasena C. Current understanding of hypothalamic amenorrhoea. Ther Adv Endocrinol Metab. 2020;11:2042018820945854.

Seppä S, Kuiri-Hänninen T, Holopainen E, Voutilainen R. Management of endocrine disease: diagnosis and management of primary amenorrhea and female delayed puberty. Eur J Endocrinol. 2021;184(6):R225-42.

Sociedade Brasileira de Endocrinologia e Metabologia. Amenorreias com características sexuais presentes. Projetos Diretrizes, 2018.

Vilar L. Abordagem diagnóstico-terapêutica da amenorreia. In: Vilar L. Endocrinologia clínica. 4. ed. São Paulo: Guanabara Koogan; 2009.

Welt CK et al. Etiology, diagnosis, and treatment of primary amenorrhea. [Up to Date Online] 2005;14:3.

Capítulo 21

Hirsutismo e Síndromes Hiperandrogênicas

Introdução

O hirsutismo é clinicamente definido como a presença de pelo terminal (escuro, grosso, encaracolado, androgenizado) excessivo que aparece em um padrão masculino nas mulheres em áreas androgênio-dependentes (p. ex., face, tórax, dorso, região inferior do abdome e parte interna das coxas). O hirsutismo afeta entre 5 e 10% das mulheres em idade reprodutiva na população em geral e, muitas vezes, pode ser um sinal de condições de excesso de androgênio, conhecidas como síndromes hiperandrogênicas. Essas síndromes podem cursar com diversos outros sinais e sintomas do excesso de andrógenos além do hirsutismo, como aumento de oleosidade da pele e cabelo, acne, alopecia do tipo androgenética, irregularidade menstrual, infertilidade, clitoromegalia, engrossamento da voz, aumento de massa muscular e atrofia do parênquima mamário.

O hirsutismo resulta de uma interação entre os níveis de andrógenos e a sensibilidade do folículo piloso a estes andrógenos. O nível e a duração da exposição aos andrógenos, a atividade 5-alfa-redutase local e a sensibilidade intrínseca do folículo piloso à ação dos andrógenos determinarão se o pelo viloso (pelo fino, claro, liso, não androgenizado) será convertido em pelo terminal. O excesso de níveis de andrógeno leva ao aumento do crescimento terminal do pelo na maioria dos locais sensíveis aos andrógenos (p. ex., lábio superior, queixo, tórax, costas e área abdominal superior). Embora o excesso de andrógeno seja a base da maioria dos casos de hirsutismo, há apenas uma correlação modesta entre a quantidade de crescimento dos pelos e os níveis hormonais.

O crescimento do pelo é regulado por uma série de fatores locais e sistêmicos, fatores de crescimento, citocinas e esteroides sexuais. Os hormônios tireoidianos e de crescimento também podem alterar os padrões de crescimento do pelo. Os esteroides sexuais, particularmente os andrógenos, desempenham um papel importante no tipo de pelo que se forma e como será distribuído pelo corpo humano. À medida que os níveis de andrógeno aumentam durante a puberdade, os pelos vilosos em áreas específicas se desenvolvem em pelos terminais. Além disso, os andrógenos agem para aumentar a secreção de sebo, resultando no aumento da oleosidade da pele e do cabelo. Finalmente, os andrógenos prolongam a fase anágena dos pelos do corpo e encurtam a fase anágena dos cabelos do couro cabeludo, podendo, por isso, levar à calvície do tipo alopecia androgenética.

O hirsutismo deve ser diferenciado da hipertricose – crescimento excessivo generalizado de pelos que pode ser hereditário ou resultar de certos medicamentos (como fenitoína e ciclosporina). Enquanto o hirsutismo tem sua distribuição em áreas andrógeno-dependentes, a hipertricose segue um padrão generalizado, em áreas andrógeno-independentes (predominantemente nos antebraços ou na parte inferior das pernas) e não é causada por excesso de androgênio (embora a hiperandrogenemia possa agravá-la).

Ao avaliar uma mulher com hirsutismo, a pontuação de Ferriman-Gallwey (FG) é um método simples e comumente utilizado para quantificar o crescimento do pelo. Esse método avalia nove sítios sensíveis a andrógenos e os classifica de zero a quatro, podendo atingir uma pontuação máxima de 36 pontos. Pontuações acima de oito são consideradas anormais em mulheres caucasianas e afro-americanas. Pontuações entre oito e 15 são geralmente consideradas como hirsutismo leve, enquanto pontuações maiores que 25 indicam hirsutismo grave. Algumas limitações desse sistema de pontuação incluem: (a) a variação no crescimento do cabelo entre diferentes grupos étnicos; (b) falha em levar em consideração o hirsutismo regional; e (c) o fato de que muitas mulheres podem ter tratado seu crescimento excessivo de cabelo com medidas cosméticas, como eletrólise, terapia a *laser* etc.

Exceto na planta dos pés, na palma das mãos e nos lábios, os folículos pilosos estão presentes em todo o resto do corpo, e no hirsutismo ocorre transformação do pelo viloso em pelo terminal devido à atividade dos hormônios androgênicos. Portanto, mulheres com queixa de hirsutismo devem ser investigadas para síndromes de hipersecreção androgênica e para aumento de sensibilidade a esses hormônios.

Esteroidogênese ovariana

Tanto os ovários quanto as adrenais têm as enzimas necessárias para a síntese androgênica em mulheres. A estrutura anatômica do ovário é constituída pelo estroma e pelos folículos, formados pela camada externa (teca) e pela camada interna (granulosa). Nos ovários, a síntese androgênica pode ocorrer no estroma, desprezível antes da menopausa, mas muito importante após a menopausa e em situações patológicas, e nos folículos, variável conforme a fase do ciclo menstrual, aumentando na fase lútea.

A produção cíclica de estradiol depende da disponibilidade de andrógeno, como um precursor de esteroide e, é claro, de mudanças cíclicas nas gonadotrofinas. Sob a influência dos níveis tônicos de LH, os andrógenos são produzidos pelas células da teca dos folículos antrais. No ovário humano, os receptores de LH estão presentes nas células da teca, mas normalmente só aparecem nas células da granulosa em folículos maduros com mais de 10 mm de diâmetro (ou seja, o folículo antral com maior probabilidade de ovular). Os receptores FSH estão presentes exclusivamente nas células da granulosa. Os andrógenos (predominantemente androstenediona e testosterona) se difundem por meio da lâmina basal do folículo até a camada granulosa onde, sob o controle do FSH, são convertidos em estrogênio pela ação da aromatase. Essa interação coordenada de gonadotrofinas dentro do folículo é frequentemente referida como o processo de duas células e duas gonadotrofinas. Os andrógenos também podem ter um papel na morte dos folículos antrais, que fazem parte da coorte que sofre mais crescimento em resposta ao aumento da fase folicular inicial no FSH, mas regridem na fase folicular tardia conforme os níveis de FSH caem. Esse é um mecanismo fisiológico que garante que, em humanos (e primatas não humanos), a ovulação monofolicular seja a regra. A capacidade dos andrógenos de induzir atresia nos folículos antrais é frequentemente considerada um efeito deletério.

O hormônio luteinizante (LH) estimula a teca a captar o colesterol e iniciar a esteroidogênese, até produzir a androstenediona. Uma parte da androstenediona é transformada em testosterona pela 17-beta-hidroxiesteroide desidrogenase (17-beta-HSD). As células da teca não têm 21-hidroxilase, e por isso não sintetizam cortisol nem aldosterona, toda a sua esteroidogênese é desviada para a síntese de andrógenos. A teca também não produz aromatase, de modo que não consegue converter a testosterona em estradiol.

O hormônio folículo-estimulante (FSH) estimula a granulosa. As células da granulosa contêm aromatase, e então recebem os andrógenos vindos da teca e os convertem em estrógenos (estradiol e estrona). Embora seja bem conhecido que os andrógenos são um substrato essencial para a produção de estradiol pelo ovário, persiste a percepção de que os andrógenos têm um efeito adverso no desenvolvimento folicular ovariano, mesmo em condições fisiológicas, mas especialmente em um ambiente de excesso de andrógeno.

Apesar de o controle da síntese ovariana já ser conhecido, o controle sobre a síntese adrenal ainda não foi plenamente elucidado, pois sabe-se que, além do hormônio adrenocorticotrófico (ACTH), há outros fatores estimuladores da camada reticulada adrenal ainda não muito bem conhecidos. Nas adrenais, os androgênios são sintetizados na camada reticulada.

Origem dos androgênios femininos

Nos homens e nas mulheres, os andrógenos endógenos, que incluem testosterona, di-hidrotestosterona (DHT), androstenediona (A), di-hidroepiandrosterona (DHEA) e sulfato de di-hidroepiandrosterona (sDHEA), são sintetizados em vários tecidos, incluindo as glândulas suprarrenais, ovários, testículos, placenta, cérebro e pele.

Nas mulheres, a testosterona circulante é derivada, em parte, da secreção das glândulas ovarianas e adrenais. Quantidades semelhantes são derivadas da conversão enzimática de A e sDHEA. Nos ovários, a produção de testosterona aumenta durante a fase folicular e atinge níveis máximos na ovulação e na fase lútea. A maior parte da testosterona circulante é reversivelmente ligada às proteínas plasmáticas, incluindo globulina de ligação ao hormônio sexual (SHBG) (50 a 60%) e albumina (40 a 50%). Apenas 1 a 2% da testosterona plasmática é livre e biodisponível; além disso, essa fração livre pode ser reduzida ainda mais por níveis aumentados de SHBG induzidos pelo uso de anticoncepcionais hormonais ou pela terapia de reposição de estrogênio.

- Aumentam SHBG: uso de estrogênios, gravidez, hipertireoidismo, cirrose hepática
- Reduzem SHBG: uso de andrógenos, corticoides, hipotireoidismo, acromegalia, obesidade com resistência à insulina.

Metade dos níveis circulantes de testosterona e DHT são derivados da conversão enzimática de pré-andrógenos adrenais circulantes (sDHEA, DHEA e A) em testosterona. A conversão da testosterona em DHT é mediada pela 5-alfa-redutase (isoformas tipos I e II). Desses andrógenos, a DHT tem a maior afinidade para o receptor de andrógeno (AR) e, por isso, é o androgênio endógeno biologicamente mais potente, cerca de 2,5 a três vezes mais potente que a testosterona. A DHT não pode ser posteriormente aromatizada em estrogênio, aumentando assim sua meia-vida. A enzima 5-alfa-redutase está presente em vários tecidos periféricos, como, por exemplo, na unidade pilossebácea. Desse modo, o nível sérico de DHT não se correlaciona necessariamente com seu nível tecidual, de modo que é possível que mulheres com níveis séricos semelhantes de andrógenos tenham graus diferentes de hirsutismo, conforme sua atividade diferente da 5-alfa-redutase dos folículos pilosos, que é o que determina a sensibilidade desses folículos aos andrógenos.

O DHEA plasmático é derivado de secreção de células da zona reticular do córtex adrenal (50%), da secreção ovariana (20%) e do metabolismo do sDHEA periférico. O próprio DHEA pode ser convertido em A pela 3-beta-hidroxiesteroide desidrogenase (3-beta-HSD) e, subsequentemente,

A pode ser convertida em testosterona pela 17-beta-hidroxis-teroide desidrogenase (17-beta-HSD), bem como em DHT pelas 5-alfa-redutases.

Nas mulheres, aproximadamente metade do DHEA circulante é derivado de pré-andrógenos; em particular, a zona reticular é responsável por 80% do sDHEA na circulação feminina, com o equilíbrio originando-se dos ovários. O principal pré-andrógeno é o sDHEA, que é convertido em DHEA, A e testosterona, que pode ser convertida em DHT ou estrógenos. O sDHEA plasmá-tico, que existe em concentrações substanciais, serve como um grande reservatório de substrato para conversão em DHEA, andrógenos e/ou estrógenos em tecidos periféricos. Concentra-ções plasmáticas substanciais de sDHEA são, em parte, consequên-cia de sua ligação ávida pela albumina, que prolonga sua meia-vida; consequentemente, as concentrações plasmáticas de sDHEA refletem a produção de andrógenos adrenais. A secreção de sDHEA ocorre, principalmente, sob controle hipotálamo/hipofi-sário, sendo estimulada por ACTH; entretanto, sua secreção é modu-lada por outros hormônios, como estradiol, prolactina e IGF-1.

Síndromes hiperandrogênicas

Diante de uma paciente com queixas de hiperandrogenismo, é importante verificar se os sinais clínicos são de hiperandro-genismo leve ou de um caso de virilização.

As síndromes hiperandrogênicas virilizantes são causa-das por aumento da concentração plasmática de testosterona (a maioria dos casos com valores de testosterona > 200 ng/dℓ). Suas principais causas são tumores adrenais ou ovarianos, hiper-plasia adrenal congênita (HAC) forma virilizante e hipertecose ovariana (hiperplasia do estroma cortical). A maioria se subme-terá a tratamento cirúrgico ou, excepcionalmente, a tratamento clínico com agonistas do hormônio liberador de gonadotrofina (GnRH), exceto HAC, tratada com corticoterapia.

As síndromes hiperandrogênicas não virilizantes cursam com testosterona pouco menos elevada (< 200 ng/dℓ), sem virilização, mas com quadro de acne, hirsutismo, alopecia e irregularidade menstrual. Suas principais causas são a HAC não clássica, síndrome dos ovários policísticos (SOP), medicamentos e formas idiopá-ticas de hirsutismo. A maioria terá tratamento medicamentoso com anticoncepcionais orais (ACO) ou antiandrógenos.

Causas de hiperandrogenismo

Causas ovarianas:

- SOP
- Hipertecose ovariana
- Tumores ovarianos produtores de androgênios (tumores de células granulosas, tecoma, tumor de células Sertoli-Leydig, tumor de células de Leydig, gonadoblastoma, luteoma, tumor de células esteroidais etc.)
- Virilização da gravidez (luteoma).

Causas adrenais:

- HAC
- Tumores adrenais produtores de androgênios
- Síndrome de Cushing.

Outras causas:

- Medicamentos (androgênios, danazol, minoxidil, fenitoína, diazóxido)
- Hiperprolactinemia
- Acromegalia
- Menopausa
- Idiopática.

Síndromes dos ovários policísticos

A SOP é uma condição geralmente caracterizada por irregula-ridade menstrual acompanhada de hiperandrogenemia ou hipe-randrogenismo e a presença ou não de ovários com o aspécto micropolicístico. É considerada a desordem endocrinológica mais comum, afetando até 25% das mulheres em idade repro-dutiva, e associada a anormalidades metabólicas a longo prazo que predispõem ao risco cardiovascular, como resistência à insulina (RI), dislipidemia e inflamação sistêmica. Causada por uma falha do organismo em promover a secreção adequada das gonadotrofinas na ciclicidade necessária para que haja adequada ovulação. Geralmente, ocorre um aumento na relação LH/FSH. Dessa maneira, há crescimento de vários folículos ovarianos, sem que um deles seja selecionado para maturação e ovulação. A ultrassonografia (USG) pode mostrar ovários com volumes maiores que 10 mℓ ou com múltiplos (> 12) cistos pequenos e periféricos, entre 2 e 9 mm, sem que haja um folículo dominante ou um corpo lúteo. Como único achado, ovários policísticos detectados ultrassonograficamente não são suficientes para fazer o diagnóstico de SOP, embora possam representar uma forma leve de hiperandrogenismo ovariano e resistência à insulina. Como consequência, ocorre a produção de múltiplos folículos atrésicos, que são naturalmente androgênicos. Há aumento da secreção de andrógenos [testosterona, androstenediona, 17-hidro-xiprogesterona (17-OHP)], que podem cursar com sinto-matologia de acne, hirsutismo e oleosidade da pele e do cabelo. A falta de ovulação geralmente causa irregularidade menstrual e infertilidade. Na maioria das vezes, a SOP está associada a excesso de peso, resistência à insulina e síndrome metabólica, mas pode estar presente em mulheres com resistência insulínica e síndrome metabólica mesmo na ausência de obesidade, com fenótipo magro. Mulheres com SOP estão expostas a alterações metabólicas, disfunção endotelial e fatores de risco cardiovas-cular, independentemente da obesidade, mesmo que a obesidade *per se* agrave o fenótipo. A hiperinsulinemia causa queda de SHBG (aumentando os níveis séricos de testosterona livre) e aumento de fator de crescimento semelhante à insulina tipo 1 (IGF-1) livre. Tanto a insulina quanto o IGF-1 se ligam a recep-tores da teca nos folículos ovarianos, estimulando a síntese de andrógenos. A SOP é a causa mais comum de hirsutismo na mulher pré-menopausa. Para saber mais sobre essa síndrome, ver Capítulo 22, *Síndrome dos Ovários Policísticos*.

Hipertecose de ovário

A hipertecose ovariana (OHT), um distúrbio caracterizado por hiperandrogenismo grave e resistência à insulina, é observada principalmente em mulheres na pós-menopausa. O termo "hiper-tecose" refere-se à presença de ilhas de células da teca luteinizadas no estroma ovariano, entre pequenos folículos atrésicos, devido à diferenciação das células intersticiais ovarianas em células estromais luteinizadas capazes de sintetizar hormônios esteroidais. É uma consequência histopatológica de vários mecanismos diferentes. Na pós-menopausa, por exemplo, é causada pelo hiperestímulo do estroma pelo aumento persistente do LH. O resultado é uma maior produção de andrógenos.

A USG mostra ovários aumentados de tamanho bilateralmente, com hiperecogenicidade do estroma, e presença de poucos cistos (não tão numerosos como na SOP).

Cursa com aumento de testosterona e síndrome virilizante lentamente progressiva, com ovários aumentados.

OHT é apenas ocasionalmente diagnosticada em mulheres na pré-menopausa. Em mulheres que apresentam hiperandrogenismo grave, devem ser considerados os tumores ovarianos e adrenais secretores de andrógeno, mas eles são muito raros. Na adulta jovem, pode cursar com quadro de importante resistência insulínica, acantose nigricante e síndrome HAIR-AN: hiperandrogenemia, resistência à insulina e acantose nigricante. Nesses casos, ocorre supressão de LH e FSH pelo aumento da testosterona.

Tumores produtores de androgênios

Geralmente causam início súbito de hiperandrogenismo, de evolução rápida e com características virilizantes. Podem ser:

- Tumores adrenais virilizantes: são geralmente mistos, principalmente se for um carcinoma adrenal. Costumam causar hipercortisolismo associado ao hiperandrogenismo. Os tumores adrenais virilizantes simples são raros, e sua maioria é adenoma. Causam aumento importante de DHEA, sDHEA e testosterona. Valores muito altos de sDHEA sao muito sugestivos de tumor adrenal virilizante. No geral, esses tumores são grandes e facilmente visualizados em exames de imagem
- Tumores ovarianos virilizantes são raros (5% dos tumores ovarianos), geralmente derivados dos cordões das células sexuais. Podem ser de tamanhos variados, muitas vezes pequenos e não visualizados em exames de imagem. Por isso, em casos de alta suspeita com USG transvaginal normal, deve-se complementar com avaliação por ressonância de pelve. Um exemplo deles são os disgerminomas, que são neoplasias malignas de células germinativas, na maioria das vezes não funcionantes e raramente virilizantes pela síntese androgênica. Podem ser encontrados em gônadas disgenéticas. Geralmente são calcificados.

Hiperplasia adrenal congênita

Mutação de genes codificadores de enzimas envolvidas na esteroidogênese adrenal, de modo que ocorre deficiência na síntese de cortisol, com aumento de ACTH, causando ativação de toda a cascata e acúmulo de precursores com ação androgênica. A herança é autossômica recessiva. O quadro clínico é variável, conforme a enzima deficiente, sexo e idade do paciente e a intensidade da deficiência enzimática.

Cerca de 90% dos casos são causados pela deficiência da 21-hidroxilase levando ao aumento de 17-hidroxiprogesterona e androstenediona. As causas seguintes mais comuns são a deficiência da 11-beta-hidroxilase e da 3-beta-HSD2.

A HAC clássica se manifesta já na infância com quadro de perda de sal e/ou genitália ambígua na menina. Já a HAC não clássica pode se manifestar como pubarca precoce, avanço de idade óssea, irregularidade menstrual, hirsutismo, acne, infertilidade ou até mesmo de forma assintomática. O quadro clínico e laboratorial pode ser idêntico ao da SOP.

Hirsutismo idiopático

É quando ocorre hirsutismo na vigência de ciclos menstruais regulares e ovulatórios, normoandrogenemia (testosterona total e livre, androstenediona, DHEA, 17-OHP, LH e FSH normais), depois de excluídas outras causas de hirsutismo, embora algumas possam ter morfologia do ovário policístico à ecografia e, portanto, atenderem ao critério de Rotterdam para "SOP ovulatória". O hirsutismo idiopático constitui 5 a 20% das mulheres com hirsutismo.

Não está claro se o hirsutismo idiopático é devido ao mecanismo de ação androgênico alterado dentro do folículo piloso ou a outras alterações na biologia do cabelo. Uma possível causa para explicar essa condição seria o aumento primário da atividade da 5-alfa-redutase na pele, ou um aumento da sensibilidade do receptor androgênico da mulher.

Abordagem ao paciente com hirsutismo ou síndrome hiperandrogênica

Anamnese

Uma história completa e um exame físico focado são essenciais para a avaliação de uma paciente com hirsutismo. O início (pré ou pós-menopausa) e a progressão (gradual ou abrupto) do crescimento excessivo dos pelos precisam ser determinados. Um início peripuberal de hirsutismo com progressão gradual ao longo de vários anos é mais consistente com distúrbios funcionais como a SOP, enquanto uma rápida progressão do crescimento excessivo de pelos terminais com sinais de virilização em uma mulher previamente assintomática muitas vezes levanta a suspeita de uma doença adrenal ou tumor ovariano secretor de andrógeno. Outras características do excesso de andrógenos, incluindo acne, pele oleosa e sinais de virilização devem ser investigadas. Uma história detalhada sobre a idade da menarca e o padrão menstrual subsequente deve ser obtida. O uso de drogas anabolizantes e outros medicamentos deve ser excluído. Finalmente, uma história familiar detalhada para distúrbios endócrinos, metabólicos, cardiovasculares, neoplásicos e reprodutivos deve ser investigada.

Exame físico

No exame físico, deve-se estabelecer se o excesso de pelos é terminal ou viloso e se apresenta distribuição de padrão masculino, embora alguns pacientes com hiperandrogenemia apresentem crescimento excessivo desses pelos. O hirsutismo deve ser diferenciado da hipertricose e pontuado utilizando o sistema Ferriman-Gallwey. O atlas fotográfico do hirsutismo pode ser um meio para facilitar a pontuação na clínica. Sinais de acne, pele oleosa, alopecia androgênica, acantose nigricante e características de virilização devem ser procurados, bem como sinais de outros distúrbios endócrinos que podem estar associados ao hirsutismo, como doença de Cushing, acromegalia, disfunção tireoidiana e hiperprolactinemia (pesquisar galactorreia). Sempre avaliar o IMC, circunferências de cintura e de quadril que, se aumentados, aumentam o risco de se tratar de SOP associado à RI.

Avaliação laboratorial

- Avaliar a presença de distúrbios hormonais que possam ser a causa do hirsutismo ou do hiperandrogenismo (LH, FSH, estradiol, estrona, progesterona, testosterona total e livre, SHBG, DHEA, sDHEA, androstenediona, 17-OHP, cortisol, prolactina e hormônio tireoestimulante [TSH])
- Se houver SOP: avalia-se glicemia, curva glicoinsulinêmica, perfil lipídico e perfil metabólico
- Se houver suspeita de HAC: teste da cortrosina
- Se houver suspeita de tumores: marcadores tumorais, como alfafetoproteína, gonadotrofina coriônica humana (hCG), inibina e hormônio antimülleriano podem ajudar
- Testes dinâmicos que podem ajudar a detectar se o excesso androgênico é de causa adrenal ou ovariana:
  - Supressão adrenal com dexametasona 0,5 mg, por via oral (VO), 6/6 horas (alguns autores preferem a dose de 1 mg, VO, 8/8 horas) por 4 a 5 dias, visando obter um cortisol < 1 mg/dℓ na manhã do dia seguinte, e avaliando se ocorre supressão dos andrógenos (testosterona, 17-OHP, DHEA, sDHEA, androstenediona). Caso os androgênios se normalizem, é sinal de que o excesso de androgênios está sendo secretado pela adrenal, e não pelas gônadas. Ou seja, deve-se pesquisar alterações como HAC, em vez de SOP. Tumores adrenais podem reduzir a produção androgênica, mas não normalizam com o teste da dexametasona
  - A supressão gonadal pode ser testada com o uso de ACO por 4 semanas ou uso de agonistas de GnRH (aGnRH) com dosagem dos androgênios após 40 dias. As concentrações de LH e estradiol devem estar suprimidas, a testosterona deve suprimir 50% e a 17-OHP deve ficar < 1 ng/mℓ, caso a produção androgênica seja de origem ovariana. Esse teste não diferencia as causas de produção ovariana aumentada de androgênios, apenas certifica que o local de produção é ovariano e não adrenal.

Em todas as mulheres hirsutas, a disfunção ovulatória e a morfologia ovariana precisam ser verificadas. Na presença de menstruações regulares, a função ovulatória deve ser confirmada pela obtenção de um nível de progesterona na fase lútea do ciclo menstrual, melhor nos dias 22 e 24. Os níveis de progesterona abaixo de 3 a 5 ng/mℓ em uma paciente eumenorreica são consistentes com ciclos anovulatórios.

Exames de imagem

- Se houver aumento importante de testosterona (> 200 ng/dℓ): solicitar imagem ovariana e adrenal para excluir tumor produtor de andrógenos (USG transvaginal ou pélvica ou RM pélvica)

- Se houver aumento importante de sDHEA (> 700 mg/dℓ): USG ou tomografia computadorizada (TC) de abdome para excluir tumor adrenal
- Se houver suspeita de SOP: USG transvaginal ou pélvica na primeira metade do ciclo menstrual para caracterização dos ovários
- Cateterismo seletivo de veias adrenais e ovarianas com dosagem dos androgênios na drenagem venosa desses órgãos: é o método mais preciso para diferenciar se o hiperandrogenismo tem origem adrenal ou gonadal. Devido à sua invasibilidade e riscos, deve ser reservado apenas aos casos em que os achados clínicos, hormonais e de imagem forem inconclusivos e o esclarecimento diagnóstico for realmente modificar a conduta
- Tomografia por emissão de pósitrons (PET-TC): para casos suspeitos de tumores não localizados, como tumores ovarianos, muitas vezes pequenos e não visualizados na ultrassonografia ou na ressonância pélvica
- Laparoscopia exploradora com palpação ovariana e USG intra-operatória para casos muito suspeitos de tumores ovarianos não identificados nos exames de imagem pré-operatórios.

Tratamento

- Tratamento mecânico do hirsutismo: depilação, *laser*
- Tratamento tópico do hirsutismo: cremes dermatológicos
- Tratamento cirúrgico: ressecção da fonte produtora de androgênos nos casos de tumores de ovário, tumores adrenais ou hipertecose de ovários
- Tratamento da HAC com anticoncepção oral ou corticoterapia, conforme explicado com detalhes no Capítulo 10, *Hiperplasia Adrenal Congênita*. Dexametasona 0,25 a 0,75 mg/dia ou prednisona 5 a 10 mg/dia para mulheres adultas
- Terapia hormonal e anti-hormonal (cursam com melhora do hirsutismo após 6 a 9 meses de tratamento):
  - ACO com progesterona antiandrogênica (ciproterona, drospirenona): tratamento ideal em mulheres que não queiram engravidar. Reduz o LH, o FSH e a produção de androgênos, aumenta SHBG reduzindo a fração livre da testosterona, aumenta estrógenos, causa atrofia endometrial e reduz risco de câncer endometrial, diminui cistos e o tamanho dos ovários. Aumenta o risco de eventos trombóticos e promove a contracepção. Deve-se evitar progesteronas com efeito androgênico (levonorgestrel). Gestodeno e desogestrel têm pouca atividade androgênica e podem ser utilizados. Exemplos de anticoncepcionais antiandrogênicos: Diane®, Diclin®, Selene® (ACO com ciproterona), Yaz®, Yasmin®, Elani®, Iumi® (ACO com drospirenona)
  - Antiandrógenos: antagonistas dos receptores androgênicos. Devem sempre ser associados à anticoncepção, pelo possível efeito teratogênico sobre fetos masculinos. Devem ser tentados se não houver melhora do hirsutismo após 6 meses de tratamento com ACO sozinhos:
    - Ciproterona (Androcur, comprimido de 50 mg): inibe as gonadotrofinas, compete com testosterona e DHT pelo receptor androgênico, reduz atividade da

5-alfa-redutase, aumenta depuração da testosterona. Deve-se tomar 50 a 100 mg, VO, 1 vez/dia durante 21 dias, parando por 7 dias. Também pode causar ambiguidade genital em fetos masculinos, por isso, deve ser associada a método contraceptivo seguro. Pode causar retenção hídrica, enxaqueca, depressão e perda de libido

- Espironolactona: também compete com o receptor androgênico, além de inibir a CYP17 e a 5-alfa-redutase e aumentar a aromatização periférica de testosterona em estradiol. Como efeitos colaterais, pode causar irregularidade menstrual, irritação gástrica, hipotensão, hiperpotassemia e feminização de fetos masculinos, por isso é teratogênica e deve ser tomada juntamente com algum método seguro contraceptivo. Dose de 50 a 200 mg/dia, VO, 1 a 2 vezes/dia
- Flutamida: atividade exclusiva como bloqueadora dos receptores androgênicos. Causa aumento de gonadotrofinas, de testosterona e de estradiol, por perda do *feedback* negativo. Uso desaconselhável pelo risco de hepatotoxicidade com hepatite fulminante. Dose de 250 a 500 mg, VO, 1 vez/dia

  ○ Inibidores da 5-alfa-redutase: são menos potentes que os agentes antiandrógenos e, por isso, menos indicados para esse fim. Também devem ser utilizados em conjunto com anticoncepção obrigatória:

- Finasterida: inibição competitiva da 5-alfa-redutase, reduzindo o hirsutismo em 50% após 1 ano de uso. Comprimidos de 1 e 5 mg. Dose de 1 a 5 mg, VO, 1 vez/dia. Pode causar queda de libido, depressão, mastodínea

  ○ Agonistas de GnRH (aGnRH): bloqueiam o eixo gonadotrófico (reduzem LH e FSH), causando redução da esteroidogênese ovariana, promovendo hipoestrogenismo e queda também dos androgênios de síntese ovariana. Cursam com perda de massa óssea pelo hipoestrogenismo, além de sintomas climatéricos (a associação com ACO evita esse efeito). Não parecem ter qualquer vantagem terapêutica sobre os ACO ou sobre os antiandrógenos, além de serem mais caros e de administração por via subcutânea (SC) ou intramuscular (IM). Por isso, devem ser reservados apenas aos casos refratários, e para evitar os sintomas climatéricos devem ser sempre associados à terapia estrogênico-progestogênica:

- Lupron® 3,75 mg ou 7,5 mg, SC ou IM, 1 vez/mês
- Triptorelina 3,75 mg, SC ou IM, 1 vez/mês

- Metformina, para casos de resistência à insulina
- Cetoconazol, se houver produção adrenal aumentada de androgênios

Leitura recomendada

American Congress of Obstetricians and Gynecologists. ACOG technical bulletin.

Associação Médica Brasileira. Conselho Federal de Medicina. Hirsutismo: diagnóstico. Projeto Diretrizes; 2006.

Dušková M, Kolátorová L, Stárka L. Androgens in women – critical evaluation of the methods for their determination in diagnostics of endocrine disorders. Physiol Res. 2018;67(Suppl 3):S379-90. doi: 10.33549/physiolres.933964. PMID: 30484665.

Erickson GE, Magoffin DA, Dyer CA, Hofeditz C. The ovarian androgen producing cells: a review of structure/function relationships. Endocr Rev. 1985;6:371-98.

Evaluation and treatment of hirsute women. Int J Gynaecol Obstet. 1995;49:341-6.

Ferriman D, Gallwey F. Clinical assessment of body hair growth in women. J Clin Endocrinol Metab. 1961;21:1440-7.

Goodman NF. American Association of Clinical Endocrinologists Medical Guidelines for clinical practice for the diagnosis and treatment of hyperandrogenic disorders. Hyperandrogenic Disorders Task Force. Endocrine Practice. 2001;7(2).

Kirschner MA, Bardin CW. Androgen production and metabolism in normal and virilized women. Metabolism. 1972; 21:667-88.

Lizneva D, Gavrilova-Jordan L, Walker W, Azziz R. Androgen excess: investigations and management. Best Pract Res Clin Obstet Gynaecol. 2016;37:98-118. doi: 10.1016/j.bpobgyn.2016.05.003. Epub 2016 May 19. PMID: 27387253.

Luthold WW, Borges MF, Marcondes JAM, Hakohyama M, Wajchenberg BL, Kirsgnher MA. Serum testosterone fractions in women: normal and abnormal clinical states. Metabolism. 1993;42:638-43.

Marcondes JAM. Hirsutismo e síndrome dos ovários policísticos. In: SAAD M, Maciel R, Mendonça B. Endocrinologia. São Paulo: Atheneu; 2007.

Maroulis GB. Evaluation of hirsutism and hyperandrogenemia. Fertil Steril. 1981; 36:273-305.

Martin KA. Evaluation and treatment of hirsutism in premenopausal women: an Endocrine Society Clinical Practice Guideline. JCEM. 2008; 93:1105–20.

Martin KA, Anderson RR, Chang RJ, Ehrmann DA, Lobo RA, Murad MH et al. Evaluation and treatment of hirsutism in premenopausal women: an endocrine society clinical practice guideline. J Clin Endocrinol Metab. 2018;103(4):1233-57. doi: 10.1210/jc.2018-00241. PMID: 29522147.

Melmed S, Polonsky KS, Larsen PR, Kronenberg HM. Sexual dysfunction in men and women. In: Melmed S, Polonsky KS, Larsen PR, Kronenberg HM. Williams textbook of endocrinology. 12. ed. Philadelphia: Saunders; 2011.

Mihailidis J, Dermesropian R, Taxel P, Luthra P, Grant-Kels JM. Endocrine evaluation of hirsutism. Int J Womens Dermatol. 2015;1(2):90-94. doi: 10.1016/j.ijwd.2015.04.003. PMID: 28491965; PMCID: PMC5418744.

Yilmaz B, Yildiz BO. Endocrinology of hirsutism: from androgens to androgen excess disorders. Front Horm Res. 2019;53:108-19. doi: 10.1159/000494907. Epub 2019 Sep 9. PMID: 31499500.

Capítulo 22

Síndrome dos Ovários Policísticos

Introdução

A síndrome dos ovários policísticos (SOP) é o distúrbio endócrino mais comumente diagnosticado entre as mulheres em idade reprodutiva e a principal causa de infertilidade anovulatória. A prevalência de SOP varia entre 6 e 10%, dependendo dos critérios diagnósticos empregados. A heterogeneidade na apresentação clínica de SOP é bem reconhecida, com sintomas evidentes que se apresentam como irregularidade menstrual e características de hiperandrogenismo (hirsutismo, acne, aumento de oleosidade de pele e cabelo e alopecia). Ovários de aparência policística na ultrassonografia e níveis circulantes elevados de andrógenos representam características "ocultas" que podem ou não ser acompanhadas pelos estigmas clínicos evidentes mencionados anteriormente.

Nossa capacidade em diagnosticar a SOP foi facilitada nas últimas décadas pelo surgimento dos critérios diagnósticos prevalentes. Desde a documentação original e a descrição de Stein e Leventhal, muito se aprendeu sobre o espectro de sua sintomatologia, as repercussões metabólicas que a acompanham, o potencial para comorbidades e riscos a longo prazo associados à SOP. As consequências negativas desse diagnóstico afetam não apenas o bem-estar reprodutivo, como também têm implicações abrangentes para a saúde geral a longo prazo das pessoas afetadas. Além da presença de sintomas clássicos, questões de adiposidade, obesidade, saúde mental, sono e sexualidade estão presentes em mulheres com SOP. O diagnóstico de SOP foi associado a um risco aumentado de obesidade, diabetes melito tipo 2, hipertensão arterial, dislipidemia, apneia do sono, síndrome metabólica, doença cardiovascular e câncer endometrial, além da infertilidade e maior risco de abortamentos.

Ao longo dos anos, diferentes critérios diagnósticos foram elaborados para a caracterização desta síndrome:

- Critérios do National Institute of Health (NIH) dos EUA, de 1990. Inclui a presença de ambos:
  - Distúrbio menstrual
  - Hiperandrogenismo ou hiperandrogenemia
- Critérios Europeus de Rotterdam, de 2003. Inclui dois dos três:
  - Disfunção menstrual
  - Hiperandrogenismo ou hiperandrogenemia
  - Presença de ovários policísticos à ultrassonografia (> 12 folículos periféricos entre 2 e 9 mm ou algum ovário > 10 cm³, desde que seja descartada a presença de corpo lúteo ou folículo dominante)
- Critérios da Androgen Excess Society (AES), de 2006. Inclui ambos:
  - Hiperandrogenismo ou hiperandrogenemia
  - Disfunção menstrual ou alteração ultrassonográfica dos ovários.

Para qualquer um dos critérios utilizados, é importante lembrar que a SOP é um diagnóstico de exclusão e, portanto, é preciso descartar a presença de outras doenças que possam mimetizar o seu quadro clínico, como hiperplasia adrenal congênita (HAC), tumores virilizantes, síndrome de Cushing, acromegalia, disfunção tireoidiana, hiperprolactinemia, iatrogenia ou outras causas conhecidas de hiperandrogenismo.

Hipóteses diagnósticas para etiopatogenia

Atresia folicular

Na SOP, raramente os folículos se desenvolvem acima de 6 mm de diâmetro, de modo que não se forma um folículo dominante e não ocorre a ovulação. Ocorre a formação de vários folículos pequenos (microfolículos), que não se desenvolvem e então regridem (ficam atrésicos, involuídos). A atresia folicular pode ser causa e consequência do hiperandrogenismo, uma vez que o folículo atrésico tem baixa atividade de aromatase, tornando-se androgênico por natureza. A atresia e morte dos folículos imaturos causa apoptose das células da granulosa daquele folículo (as células produtoras de estrogênio), que são repostas por células da teca e fibroblastos, aumentando o estroma ovariano, responsável ao LH e secretor de andrógenos (esse tecido não contém aromatase e, portanto, não produz estrógenos). A cápsula ovariana fica bem esbranquiçada e espessa, e o estroma ovariano se torna bem desenvolvido. Assim, a atresia folicular causa hiperandrogenemia, e esta, por sua vez, atrapalha a formação de um folículo dominante, aumentando a atresia folicular, perpetuando um ciclo vicioso de anovulação.

Deficiência enzimática

Há alguns relatos de deficiências enzimáticas comprometendo a síntese de estradiol em mulheres com diagnóstico de SOP. Entretanto, essa hipótese ainda não foi comprovada, sendo apenas relatos de casos na literatura até o momento.

Estrona

Estudos mostraram que a estrona é um hormônio que estimula a secreção de LH pela hipófise. Como as pacientes com SOP têm aumento de andrógenios, como a androstenediona (que é aromatizada perifericamente à estrona), alguns autores defendem a hipótese de que esse aumento de estrona possa ser uma das causas do estímulo hipofisário para maior secreção de LH em detrimento de FSH, causando um hiperestímulo da teca para secreção de ainda mais androstenediona, mantendo um ciclo vicioso de hiperandrogenismo. Um fator que favorece essa hipótese é que o uso de clomifeno (que exerce um efeito antiestrogênico em nível hipofisário) libera a secreção de FSH, permitindo o desenvolvimento folicular e a ovulação nessas pacientes. Contra essa hipótese, há o fato de que a administração exógena de estrona não conseguiu aumentar a secreção de LH em diversos estudos.

Relação LH/FSH

Na SOP, ocorre aumento grande na secreção de LH de causa ainda não completamente esclarecida. Não se sabe se é uma disfunção hipofisária primária ou se isso reflete uma disfunção secundária, causada por modulação hipotálamo-hipofisária pelos hormônios gonadais. Geralmente, a relação LH/FSH nessa síndrome é maior que 3. Como o LH estimula sobretudo as células de teca, que são produtoras de andrógenos, ocorre um forte estímulo à hiperandrogenemia. Como o FSH é que estimula o crescimento e a seleção de folículos para a ovulação e a aromatização dos andrógenos em estrógenos, esses dois processos ficam comprometidos na mulher com SOP. Ocorre a geração de vários folículos em vários estágios de desenvolvimento, mas geralmente nenhum deles se desenvolve a ponto de causar a ovulação.

Andrógenos

Na SOP, ocorre uma secreção anormal de andrógenos devido a uma desregulação da esteroidogênese. Alguns estudos evidenciam que, ao estimular o eixo hipotálamo-hipófise-gônadal com hormônio liberador de gonadotrofina (GnRH), mulheres normais aumentam a síntese de estradiol, enquanto nas mulheres com SOP ocorre aumento de estradiol, estrona e androstenediona. Esse excesso androgênico causa efeitos ovarianos, como atresia folicular, e efeitos sistêmicos, como hirsutismo, acne e virilização. Propõe-se que esse padrão de secreção possa ser considerado como um marcador de hiperandrogenismo ovariano funcional, podendo ser encontrado na maior parte das portadoras de hiperandrogenismo, anovulação crônica e SOP. Aproximadamente 90% das mulheres com SOP têm função androgênica ovariana anormal, e na metade dos casos são encontrados um grau anormal de resistência à insulina, obesidade e excesso de LH. Assim, o denominador comum na SOP parece ser o hiperandrogenismo ovariano funcional (HOF), com o hiperinsulinismo resistente à insulina sendo um fator agravante não essencial, mas comum na fisiopatologia. O excesso de LH e a propensão à obesidade parecem ser secundários ao hiperandrogenismo e hiperinsulinismo ovariano subjacentes. A desregulação semelhante da esteroidogênese adrenocortical parece ser responsável pelo hiperandrogenismo funcional da adrenal associada, encontrada em cerca de 1/4 dos casos.

Resistência à insulina

Pacientes com SOP têm maior resistência à insulina que pacientes normais, independentemente do peso. Além disso, geralmente essas pacientes têm índice de massa corporal (IMC) e circunferência abdominal maiores, mais tecido adiposo, hirsutismo mais grave, níveis de testosterona, testosterona livre e androstenediona mais altos, níveis de globulina ligadora do hormônio sexual (SHBG) mais baixos e maior relação LH/FSH. Na SOP, semelhante ao que ocorre na obesidade, há fosforilação inadequada do receptor de insulina (fosforilação nos resíduos de serina ou treonina em detrimento dos resíduos de tirosina), comprometendo sua ação plena e estimulando a hiperinsulinemia. Esse é um fator contribuinte para o hiperandrogenismo tanto em nível hipofisário (eleva pulsos de LH) quanto diretamente no ovário. A insulina sinergiza o efeito do LH sobre a síntese ovariana de andrógenios, uma vez que estimula a CYP17 (aumentando a atividade da 17-hidroxilase e da 17,20-liase), causa queda de SHBG e de IGFBP-1 e aumenta a expressão de 17-beta-hidroxiesteroide desidrogenase (17-beta-HSD) tipo 5 no tecido adiposo, que passa a ser um tecido produtor de testosterona.

Vitamina D

A vitamina D é reconhecida por desempenhar um papel crucial na regulação da expressão de genes envolvidos no metabolismo de glicose e lipídeos. Dados observacionais, bem como estudos experimentais, fornecem evidências relacionando a deficiência de vitamina D com muitas das características endócrinas, metabólicas e clínicas da SOP. A deficiência e a insuficiência de vitamina D foram associadas a muitos dos achados que são prevalentes na SOP, incluindo disfunção ovulatória, hiperandrogenemia, resistência à insulina, índices de adiposidade e risco de diabetes. Vários estudos sugerem que a SOP pode começar no útero, principalmente em neonatos com fatores de risco implicados no desenvolvimento da SOP. Isso inclui baixo peso ao nascer e bebês com alto peso ao nascer que mais tarde recuperam seu crescimento ou aumentam constantemente de peso após o nascimento. Esses fatores de risco com um componente genético suscetível, podem levar a sinais de pubarca precoce, adrenarca precoce (sDHEA elevada) e síndrome metabólica (resistência à insulina e adiposidade visceral). Na adolescência, a doença muda para sua forma mais comum, com sinais e sintomas de hiperandrogenismo e/ou anovulação. Mais tarde, ao longo da idade adulta, o quadro pode evoluir para qualquer um dos vários fenótipos de SOP. Morbidades a longo prazo, incluindo doenças cardiovasculares (DCV), tendem a ser mais prevalentes no período pós-menopausa.

A apresentação da SOP como um modelo que passa por uma evolução gradativa ao longo do desenvolvimento coloca em perspectiva a complexidade dessa doença. Na verdade, embora a ciência tenha fornecido uma visão sobre as origens da SOP, ainda falta nossa compreensão sobre ela. Por exemplo, a hipótese de expansibilidade do tecido adiposo não pode explicar a doença em bebês sem RCIU. Estudos complementares são definitivamente necessários para lançar luz sobre os elos que faltam entre a desregulação ovariana, o excesso de andrógenos, a genética e vários fatores de suscetibilidade que podem contribuir para a SOP.

Bases genéticas e moleculares

Vários genes foram estudados para explicar a SOP, visto que a chance de ter essa síndrome aumenta muito com a história familiar. No entanto, até o momento, na maioria dos genes estudados não foi identificado nenhum tipo de mutação:

- Gene do receptor da insulina: não identificada alteração
- Gene da insulina: aumento da atividade transcricional desse gene
- Colesterol desmolase, CYP17, 21-hidroxilase, receptor de andrógenos: estudos com resultados controversos
- Subunidade beta do LH: menor atividade biológica do LH na SOP
- 11-beta-hidroxiesteroide desidrogenase (11-beta-HSD) tipo 1: defeitos nessa enzima, causando aumento de cortisona, redução de cortisol, aumento de hormônio adrenocorticotrófico (ACTH) e aumento da síntese de andrógenos adrenais
- Receptor de estrógenos alfa (expresso na teca e estroma ovariano): ratos *knockout* para esse receptor têm quadro clínico semelhante ao da SOP.

Estudos recentes de associação do genoma (GWAS) realizados em diferentes populações de mulheres com SOP identificaram uma série de *loci* com forte associação com o desenvolvimento de SOP. Os genes localizados nesses *loci* de suscetibilidade estão relacionados ao eixo gonadotrópico (*LHCGR*, receptor de LH; *FSH-r*, receptor de FSH), produção de androgênio ovariano (*DENND1A*), metabolismo de glicose (*INSR*, receptor de insulina), e regulação do ciclo celular (*THADA* e *HMGA2*). Enquanto os resultados do GWAS inicial não foram reproduzíveis em todas as séries, provavelmente devido à natureza heterogênea da síndrome e um número insuficiente de pacientes recrutados em alguns desses estudos, análises recentes demonstraram a identificação consistente de *loci* gênicos alterados ligada a várias vias metabólicas e reprodutivas: *FSH-r, THADA* e *DENND1A*.

Modelo unificado de fisiopatologia da SOP

Aproximadamente, 90% das pacientes com SOP têm um teste com agonistas de GnRH anormal (a mais específica das ferramentas diagnósticas atuais para testar a função androgênica ovariana), enquanto apenas cerca de metade delas têm insulina e/ou LH anormalmente elevadas. Assim, o denominador comum em SOP parece ser HOF que tipicamente tem uma anormalidade esteroidogênica sugestiva da disfunção bioquímica constitutiva que é característica das células da teca na SOP. A HOF pode ser responsável por todas as características clínicas que caracterizam a SOP: hirsutismo, anovulação e ovários policísticos ou, em casos graves, hipertecose. Em cerca de metade dos casos, a resistência específica do tecido aos efeitos metabólicos da insulina causa hiperinsulinemia compensatória. Isso agrava a anovulação e o desenvolvimento da morfologia policística do ovário, regulando positivamente a produção de andrógeno tecal em resposta ao LH e sinergizando com o andrógeno para causar luteinização prematura dos folículos ovarianos; também estimula a adipogênese. Então, 2 ciclos viciosos de efeitos ocorrem: a hiperandrogenemia modesta causa elevação secundária de LH, interferindo no *feedback* negativo do hormônio feminino; na presença de hiperinsulinemia, esse excesso de LH agrava a disfunção ovariana. A hiperinsulinemia também promove a adiposidade, que, por sua vez, agrava o estado de resistência à insulina.

Achados clínicos e laboratoriais

- Ciclo menstrual: alterado em 80% das pacientes com SOP. Pode variar de amenorreia primária ou secundária, ciclos regulares anovulatórios e ciclos irregulares até sangramento uterino disfuncional. Cerca de 20% das mulheres podem ovular intermitentemente e até engravidar espontaneamente
- Hirsutismo: presente em 70% das pacientes em intensidades variáveis
- Acne
- Galactorreia (pouco comum)
- Acantose nigricans, relacionada com a resistência insulínica
- Hiperandrogenemia – aumento de testosterona total e livre, androstenediona, di-hidroepiandrosterona (DHEA) e 17-hidroxiprogesterona (17-OHP). O principal marcador é a testosterona livre aumentada
- Aumento de LH e da relação LH/FSH em 70% das pacientes
- Redução da SHBG pelo hiperandrogenismo
- Redução do estradiol e aumento de estrona
- Aumento de glicemia, de insulina e de índice de HOMA-IR.

Fenótipos

Uma vez que a SOP tende a se apresentar como um espectro de doenças, os critérios de Rotterdam dividiram a doença em quatro fenótipos:

- SOP de ovário policístico franco ou clássico (anovulação crônica, hiperandrogenismo e ovários policísticos ao ultrassom)
- SOP de ovário não policístico clássico (anovulação crônica, hiperandrogenismo e ovários normais ao ultrassom)
- SOP ovulatória não clássica (ciclos menstruais regulares, hiperandrogenismo e ovários policísticos ao ultrassom)
- SOP leve ou normoandrogênica não clássica (anovulação crônica, andrógenos normais e ovários policísticos ao ultrassom).

Mulheres com fenótipo franco têm um perfil pior de fatores de risco metabólicos e cardiovasculares (ou seja, maior resistência à insulina e painel lipídico mais aterogênico) do que aquelas com fenótipo não clássico, mesmo quando os grupos de comparação e controle têm um IMC comparável. Da mesma maneira, as evidências sugerem que o fenótipo franco pode predizer uma taxa mais elevada de morbidade e mortalidade cardiovascular na pós-menopausa em comparação com o fenótipo não clássico. Em contraste, mulheres com fenótipo normoandrogênico não clássico têm menos resistência à insulina e tendem a não ter as características metabólicas da SOP em comparação com suas contrapartes com o fenótipo franco clássico.

A variação na sintomatologia e na apresentação da SOP pode ser responsável pela presença de diferentes diretrizes diagnósticas, pois o fenótipo pode variar de ser assintomático a ter sinais de todos os três componentes da doença (anovulação, hiperandrogenismo e ovários policísticos). Pode-se argumentar que as diferentes diretrizes podem levar a subdiagnóstico ou superdiagnóstico dessa condição. Isso sublinha claramente a necessidade de uma nova diretriz única que englobe todos os diferentes fenótipos de SOP sem deixar de lado as formas mais brandas da doença.

Achados ultrassonográficos

Ovários aumentados de volume, com cistos dispostos perifericamente e hiperecogenicidade do estroma. Por meio dos achados ultrassonográficos dos critérios de Rotterdam, considera-se o aspecto micropolicístico do ovário quando é detectada a presença de mais de 12 folículos com medidas entre 2 e 9 mm em ambos os ovários ou algum ovário com volume maior que 10 cm³, desde que não seja pela presença de folículo dominante ou corpo lúteo. Caso haja um folículo dominante ou um corpo lúteo, ou caso o achado de ovário policístico seja encontrado apenas em um ovário, o exame deve ser repetido em outra ocasião.

O volume ovariano e o número de folículos diminuem com a idade em mulheres com ou sem SOP, podendo esses achados serem diferentes em mulheres com mais de 40 anos. Devido aos avanços na resolução das imagens obtidas pelo ultrassom, alguns critérios foram revisados. Por meio de transdutores com uma banda de frequência que inclui 8 MHz, em qualquer ovário, o número de folículos por ovário passa a ser ≥ 20 e/ou um volume ovariano ≥ 10 mℓ. Caso o exame seja realizado via pélvica ou com tecnologia inferior (frequência < 8 MHz), o critério sugerido é o volume ovariano ≥ 10 mℓ. Além disso, em adolescentes, deve-se valorizar mais o tamanho do ovário do que as características dos folículos.

A USG deve ser realizada entre o 3º e o 5º dia do ciclo menstrual (fase folicular), e o anticoncepcional oral (ACO) deve ser suspenso idealmente pelo menos 3 meses antes dessa avaliação. A USG transvaginal (USGTV) é bem mais sensível que a USG pélvica para avaliação adequada dos ovários.

O critério ultrassonográfico não é obrigatório para o diagnóstico, afinal 7 a 20% das mulheres com SOP podem ter USG de ovários normal. Além disso, 20% das mulheres normais podem apresentar achados ultrassonográficos compatíveis com ovários micropolicísticos mesmo sem ter a síndrome. Por isso, esse achado corrobora para o diagnóstico, mas deve ser avaliado em conjunto com os outros sinais, sintomas e achados para se fazer o diagnóstico de SOP.

Investigação diagnóstica

Deve-se solicitar:

- Testosterona total e livre
- Estradiol, estrona, progesterona
- LH, FSH
- SHBG
- Androstenediona
- DHEA, sulfato de DHEA (sDHEA)
- 17-OHP (e teste da cortrosina, se houver suspeita de HAC)
- Prolactina
- Hormônio tireoestimulante (TSH), tiroxina (T4) livre
- Glicemia de jejum, insulina, HbA1C
- Lipidograma
- Excluir síndrome de Cushing
- Excluir gravidez
- USG pélvica ou USGTV.

Tratamento

Terapia hormonal

ACO com progesterona antiandrogênica (ciproterona, drospirenona): é o tratamento ideal em mulheres que não queiram engravidar. Reduz o LH e a produção de andrógenos, aumenta SHBG e estrógenos, causa atrofia endometrial e diminui o risco de câncer endometrial, reduz cistos e tamanho dos ovários. Deve-se evitar progesteronas com efeito androgênico (levonorgestrel). Gestodeno e desogestrel possuem pouca atividade androgênica e podem ser utilizados. Exemplos de ACO com progesterona antiandrogênica: Diane 35®, Diclin®, Selene® (ciproterona), Yaz®, Iumi®, Yasmin®, Elani® (drospirenona).

Metformina

Para casos de resistência à insulina (1.500 a 2.500 mg/dia).

Espironolactona, ciproterona, finasterida

Tratamento anti-hormonal para hirsutismo e acne. Deve-se lembrar de sempre associar uma terapia contraceptiva, devido à possível teratogenicidade desses medicamentos.

Tratamento para mulheres que desejam engravidar

Recomenda-se perda de peso e exercício físico, além de metformina, se houver resistência insulínica (doses ≥ 1,5 g/dia). Estudos mostram que a metformina ultrapassa a placenta e os níveis séricos no feto são equivalentes aos níveis séricos na gestante; no entanto, ela não demonstrou até o momento nenhum tipo de teratogenicidade, sendo, portanto, categoria B na gestação. Seu uso aumenta muito a chance de ovulação e reduz significativamente o risco de aborto nas mulheres com SOP que conseguem engravidar, portanto, nessa situação, seu uso está indicado.

Caso as medidas mencionadas anteriormente não sejam suficientes para permitir a ovulação e regularizar o ciclo menstrual, pode-se utilizar:

- Indução de ovulação com clomifeno (estrógeno sintético não esteroide, que atua competindo com o estradiol em nível hipotalâmico, pois se liga ao receptor, mas não o ativa, de modo que causa aumento na frequência e amplitude dos pulsos de GnRH, LH e FSH, estimulando o crescimento folicular e a ovulação). Começa-se entre o 3º e o 5º dia de um ciclo espontâneo ou induzido. Inicia-se com 50 mg de clomifeno por via oral (VO), 1 vez/dia, durante 5 dias. Monitora-se o folículo em desenvolvimento com USG depois de 7 dias do último dia de clomifeno. Se não houver resposta (ausência de folículo dominante acima de 18 mm) com essa dose, aumenta-se o clomifeno para 100 mg/dia durante 5 dias no próximo ciclo, com aumento progressivo da dose de até 200 mg/dia no 3º dia do ciclo, se necessário. Na presença de folículo maduro (18 mm), permite-se a ovulação espontânea ou estimulada por gonadotrofina coriônica humana (hCG) recombinante. A dose de hCG pode ser aumentada até 150 mg/dia. Pode-se solicitar a progesterona cerca de 10 dias após a data estimada da ovulação, para verificar se está em valor ovulatório. Considera-se falha ao clomifeno se houver falência na ovulação por seis ciclos consecutivos, apesar do aumento progressivo da dose do medicamento até 200 mg/dia. Entre 20 e 40% das pacientes são resistentes ao clomifeno e, nesses casos, utilizam-se as gonadotrofinas recombinantes. Efeitos colaterais desse medicamento: distúrbios gástricos e intestinais, cefaleia, mastalgia, fogachos, inchaço, tonturas, depressão, gestação múltipla, síndrome da hiperestimulação ovariana (rara, cursa com distensão abdominal, desconforto, náuseas e dispneia)
- Inibidores de aromatase (letrozol, anastrozol): os inibidores de aromatase são medicamentos orais mais bem tolerados do que o clomifeno (de efeitos colaterais, podem causar efeitos gastrintestinais, cefaleia, fogachos e astenia) que, ao inibir a aromatase, reduzem a síntese estrogênica, que causa retroalimentação negativa com a hipófise. Assim, ocorre aumento de FSH que estimula o crescimento e a seleção folicular. Podem ser utilizados sozinhos em pacientes sem resposta ao clomifeno, ou também associados às gonadotrofinas recombinantes, apresentando bons resultados. Seu custo é relativamente baixo e mostram menor risco de hiperestimulação ovariana e gravidez múltipla. O ciclo deve ser realizado com 5 dias de inibidor de aromatase (p. ex., letrozol 2,5 a 7,5 mg, VO) iniciado entre o 3º e o 5º dia do ciclo menstrual, com realização de USGTV após 7 dias, para verificar se houve indução de folículo dominante (esquema parecido com o do clomifeno)
- Gonadotrofinas recombinantes: reservadas aos casos que não tiveram ovulação com o uso de clomifeno nem inibidores de aromatase. Devem ser utilizadas em doses menores que as convencionais, pois as pacientes com SOP mostram maior frequência de taxas de hiperestimulação ovariana e gestações múltiplas
  - Esquema tradicional: FSH 37,5 a 75 UI/dia, durante 7 a 10 dias, seguindo-se o folículo ovulatório por USGTV a cada 2 a 3 dias, e fazer dose de hCG quando surgir um folículo maduro de > 18 mm. Se não houver resposta com essa dose, aumenta-se o FSH até 150 UI/dia.

Em último caso, para mulheres que não conseguiram ovular com clomifeno ou com gonadotrofinas recombinantes, considera-se tratamento em clínicas de fertilidade com fertilização *in vitro* (FIV) ou outras terapias mais especializadas.

Vários nutracêuticos foram investigados por seus possíveis benefícios no manejo da resistência insulínica relacionada à SOP, anovulação, inflamação do fígado e hiper-homocisteinemia.

O mioinositol (MI) e o D-quiro-inositol (DCI) estão ambos implicados na modulação da sinalização da insulina nos esteroides e na foliculogênese ovariana. Nos últimos anos, vários estudos sugeriram sua eficácia em pacientes com SOP. A escolha do inositol a ser prescrito para mulheres com SOP deve ser orientada por evidências. Tanto o MI quanto o DCI mostram propriedades miméticas da insulina e diminuem a glicose sanguínea pós-prandial, mas exibem uma ação periférica diferente entre si. Particularmente, o DCI atua na síntese de glicogênio no nível do músculo esquelético, regulando positivamente a expressão de GLUT4. O mioinositol está envolvido na captação de glicose e na sinalização de FSH no ovário, enquanto o DCI influencia a síntese de andrógenos insulinodependentes. A epimerase converte MI em DCI de uma maneira sensível à insulina, de modo que a resistência à insulina reduz drasticamente a quantidade de epimerização, levando a uma deficiência de propriedades sensíveis à insulina dependentes de DCI em pacientes com SOP. Em ovários humanos, cerca de 99% do *pool* intracelular de inositol é constituído de MI e a parte restante, de DCI. Um desequilíbrio na concentração ovariana entre MI e DCI pode comprometer a taxa de pulsatilidade do FSH, de modo que é importante manter a razão MI/DCI inalterada, em vez de restaurar apenas um dos dois inositóis. Apesar de terem mostrado bons resultados em alguns estudos, destacamos que esses nutracêuticos ainda são considerados como de uso experimental, havendo necessidade ainda de maior robustez nos estudos para que sejam colocados nas recomendações de tratamento de SOP pelas sociedades científicas, pois ainda não há nenhuma indicação formal de uso dessas substâncias nas *guidelines* de tratamento de SOP até o momento.

Leitura recomendada

Azziz R, Carmina E, Chen Z, Dunaif A, Laven JS, Legro RS et al. Polycystic ovary syndrome. Nat Rev Dis Primers. 2016;2:16057.

Azziz R. Polycystic ovary syndrome. Obstet Gynecol. 2018;132(2): 321-36.

Cappelli V, Musacchio MC, Bulfoni A, Morgante G, De Leo V. Natural molecules for the therapy of hyperandrogenism and metabolic disorders in PCOS. Eur Rev Med Pharmacol Sci. 2017; 21(2 Suppl):15-29.

Geronikolou SA, Pavlopoulou A, Cokkinos DV, Bacopoulou F, Chrousos GP. Polycystic ovary syndrome revisited: an interactions network approach. Eur J Clin Invest. 2021;51(9):e13578.

Goodman NF, Cobin RH, Futterweit W, Glueck JS, Legro RS, Carmina E et al. American Association of Clinical Endocrinologists, American College of Endocrinology, and Androgen Excess and PCOS Society Disease State Clinical Review: Guide to the Best Practices in the Evaluation and Treatment of Polycystic Ovary Syndrome – Part 1. Endocr Pract. 2015;21(11):1291-300.

Piltonen TT, Arffman RK, Joham AE. Natural history of polycystic ovary syndrome and new advances in the epidemiology. Semin Reprod Med. 2021Aug 31.

Rosenfield RL, Ehrmann DA. The pathogenesis of polycystic ovary syndrome (PCOS): the hypothesis of PCOS as functional ovarian hyperandrogenism revisited. Endocr Rev. 2016;37(5):467-520.

Sanchez-Garrido MA, Tena-Sempere M. Metabolic dysfunction in polycystic ovary syndrome: pathogenic role of androgen excess and potential therapeutic strategies. Mol Metab. 2020;35:100937.

Teede HJ, Misso ML, Costello MF, Dokras A, Laven J, Moran L et al. Recommendations from the international evidence-based guideline for the assessment and management of polycystic ovary syndrome. Fertil Steril. 2018;110(3):364-79.

Capítulo 23

Infertilidade

Introdução

De acordo com definição da Organização Mundial da Saúde (OMS), infertilidade é uma doença do sistema reprodutor definida pela falha em conseguir uma gravidez clínica após 12 meses ou mais de relações sexuais regulares desprotegidas. Ela representa um problema de saúde importante e crescente que afeta até 16% dos casais em todo o mundo. A tendência ascendente na taxa de procura de cuidados de infertilidade provavelmente envolve o declínio da fertilidade natural com a idade feminina, um aumento da incidência de IST (infecções sexualmente transmissíveis), maior exposição a toxinas ambientais e fatores de estilo de vida, como tabagismo e obesidade.

Fatores de risco e investigação

Apesar da percepção geral de que as causas para infertilidade afetam principalmente as mulheres, a verdade é que elas são de fato distribuídas igualmente entre ambos os sexos. Segundo a American Society for Reproductive Medicine, em 40% dos casais com infertilidade, a parceira é a única ou tem uma causa contribuinte para a infertilidade, em 40% das vezes a causa é o parceiro masculino e nos 20% restantes não há razões identificáveis, sendo considerada infertilidade de causa inexplicada. Já segundo o *guideline* brasileiro para infertilidade conjugal, as causas são as seguintes: 35% masculina, 35% tubo peritoneal, 15% ovulatória, 10% inexplicada e 5% raras.

Vários fatores comuns podem afetar a fertilidade em ambos os sexos com impactos diferentes. É bem sabido que a fertilidade diminui com a idade em homens e mulheres, mas o declínio é muito mais rápido nas mulheres. A idade feminina não é um fator de risco modificável, isso está ligado tanto à depleção progressiva do número de oócitos contidos no ovário (reserva ovariana), quanto à deterioração progressiva de sua integridade cromossômica e estrutural. A idade cada vez mais avançada em que as mulheres começam a desejar uma gravidez aumentou progressivamente a janela de tempo em que vários fatores do estilo de vida podem exercer sua influência negativa no sistema reprodutivo, nos gametas e na saúde geral. Esses fatores de risco do estilo de vida incluem: não cumprimento das recomendações dietéticas, participação excessiva em atividades físicas, sobrepeso (IMC > 25 está relacionado à redução da fertilidade), estresse físico, social e psicológico, tabagismo (que, além de ter um impacto prejudicial na fertilidade, também aumenta o risco de aborto espontâneo), dentre outros fatores. O uso de álcool deve ser evitado durante a tentativa de gravidez, mas um efeito adverso do consumo moderado de álcool (1 bebida por dia) na concepção não foi comprovado. O consumo de cafeína equivalente a 1 ou 2 xícaras de café por dia não tem efeito negativo conhecido sobre a fertilidade quando consumido por homens ou mulheres.

Existem evidências crescentes sobre o papel dos agentes infecciosos no comprometimento da fertilidade. Em mulheres, podem causar doença inflamatória pélvica e obstrução tubária, e em homens podem causar danos a órgãos, criar uma obstrução ou induzir danos celulares por mediadores de inflamação ou ligação a espermatozoides. Curiosamente, a partir de 1993, a OMS estabeleceu o papel das infecções do trato genital na infertilidade humana, e alguns estudos relataram que 15 a 20% dos indivíduos inférteis são afetados pela infecção do sêmen.

Abordagem do casal

As seguintes perguntas devem ser feitas para ambos:

- Avalia-se a idade do casal: mulheres acima de 40 anos têm maior probabilidade de não estarem mais ovulando; cada folículo tem maior dificuldade para amadurecer e ovular, portanto, predizendo maior chance de se tratar de infertilidade por anovulação.

Homens acima de 40 anos podem ter menor motilidade e pior morfologia dos espermatozoides no espermograma
- Já tiveram filhos antes? Trata-se de infertilidade primária ou secundária?
- Há quanto tempo estão tentando engravidar? Qual é a frequência de relações sexuais por semana? Como é a otimização da semana de fertilidade da parceira?
- Usam lubrificantes vaginais ou ducha vaginal? (Podem interferir na sobrevida espermática e prejudicar a fertilidade)
- Fazem prática de exercício físico extenuante? (Risco para hipogonadismo hipotalâmico)
- Há obesidade no casal? (Aumenta o risco de hipogonadismo hipogonadotrófico pela obesidade e síndrome metabólica)
- Fazem uso de medicamentos que induzam hiperprolactinemia (ansiolíticos, antidepressivos, antieméticos) ou que reduzam a esteroidogênese (cetoconazol)?
- Tabagismo?
- Álcool?
- Psicoativos (maconha ou outras)?
- Histórico de radiação, quimioterapia, radioterapia, imunossupressores, pesticidas, solventes ou substâncias tóxicas para a gametogênese?

Abordagem específica masculina

Anamnese

- História da infertilidade
  - Duração da infertilidade
  - Gravidezes anteriores e resultados (diferenciar infertilidade primária e secundária)
  - História de fertilidade do parceiro
  - Investigação e tratamento prévio de infertilidade
- História sexual
  - Libido
  - Disfunção erétil
  - Disfunção ejaculatória
  - Tipos de lubrificantes
  - Frequência e momento do coito
  - Infecções sexualmente transmissíveis (IST)
- Histórico médico
  - Criptorquidia, hipospadia, alguma alteração na genitália externa
  - Varicocele
  - Momento da puberdade
  - Anosmia
  - Histórico de torção ou trauma testicular
  - Caxumba, orquite prévia, alguma infecção prévia ou IST
  - Diabetes
  - Condições neurológicas (lesão da medula espinal, esclerose múltipla)
  - Infecções (urinárias, epididimite e prostatite, tuberculose, orquite)
  - Doença renal
  - Neoplasia (exposição a quimioterapia e/ou radioterapia)
- História cirúrgica
  - Orquidopexia
  - Cirurgia retroperitoneal e pélvica
  - Herniorrafia
  - Vasectomia
  - Colo da bexiga ou cirurgia de próstata
- História familiar
  - Infertilidade
  - Fibrose cística
  - Deficiência de receptor de andrógeno
- Outras questões
  - Medicações (anti-hipertensivos, antibióticos, antipsicóticos)
  - Exposição a pesticidas e metais pesados
  - Estilo de vida (obesidade, tabagismo, drogas recreativas, esteroides anabolizantes).

Exame físico

O exame físico é uma parte fundamental da avaliação da infertilidade masculina e deve incluir uma avaliação do habitus corporal, características sexuais secundárias e genitália. Um hábito corporal eunucoide, escassez de pilificação corporal, pouca barba, baixa massa muscular, voz fina, obesidade e ginecomastia podem ser observados em pacientes com endocrinopatias (p. ex., em casos de hipogonadismo, síndrome de Klinefelter ou hiperprolactinemia).

O exame genital deve começar com o pênis, avaliando cuidadosamente sua curvatura, presença de placas, epispádia ou hipospadia, que podem prejudicar a deposição de sêmen na vagina. Avaliar se há micropênis, bifidez escrotal, corda ventral no pênis ou algum grau de ambiguidade genital. Os testículos devem ser examinados quanto à sua presença, tamanho e consistência. O tamanho testicular deve ser avaliado por meio de orquidômetro de Prader ou pinças (volume normal 20 mℓ ou 4×3 cm). A ultrassonografia escrotal pode ser útil quando o hábito corporal do paciente ou a anatomia escrotal (pela presença de hidrocele, epidídimo dilatado ou testículo inguinal) tornarem a medição testicular pelo orquidômetro não confiável. Massa testicular deve ser descartada, porque homens com infertilidade têm maior risco de neoplasia testicular. Os epidídimos devem ser palpados para avaliar o seu aumento, que pode indicar obstrução distal.

Deve-se sempre excluir a presença de varicocele. As varicoceles são classificadas por tamanho: o grau 1 é palpável apenas pela manobra de Valsalva, o grau 2 é palpável sem a manobra de Valsalva e o grau 3 é visível em repouso. Embora o toque retal não seja feito rotineiramente em homens jovens com subfertilidade, ele é indicado em homens com baixo volume de ejaculação. A próstata deve ser avaliada quanto ao tamanho e consistência.

Exames laboratoriais

Análise do sêmen por espermograma

A análise do sêmen é o teste inicial para descartar causas masculinas para a infertilidade. A menos que um homem tenha uma história de libido reduzida, disfunção erétil, ejaculação precoce, hipospadia e/ou incapacidade de atingir a ejaculação intravaginal, o achado de um espermograma normal (repetido e confirmado) não levaria à necessidade de avaliação diagnóstica masculina adicional. Mas, mesmo sem nenhum outro fator de risco histórico notável, um homem com uma análise de sêmen normal ainda pode ter função anormal do esperma. Em casais que realizam a *fertilização in vitro*, os parâmetros de sêmen normais ainda podem estar associados a uma fertilização pobre e/ou crescimento anormal do embrião. Recomenda-se pelo menos 2 análises de sêmen (a segunda pelo menos 4 semanas após a primeira) devido à conhecida variabilidade no número total de espermatozoides móveis entre as amostras. Um achado anormal na análise do sêmen também pode representar um problema com a coleta ou falta de análise imediata após a coleta (dentro de 30 minutos).

A coleta de sêmen deve ser preferencialmente realizada por masturbação no laboratório após 2 a 3 dias de abstinência ejaculatória.

O resultado normal de um espermograma mostra:

- Volume da amostra: 1,5 a 5 mℓ (se menor que isso, investigar hipogonadismo, agenesia de vasos deferentes ou ejaculação retrógrada para a bexiga)
- Tempo de liquefação: 5 a 10 minutos
- pH > 7,2
- Concentração: > 20 milhões de espermatozoides/mℓ
- Número total de espermatozoides: > 40 milhões de espermatozoides por ejaculado
- Motilidade: > 50% dos espermatozoides móveis (pelo menos 25% de motilidade progressiva e pelo menos 50% somando os de motilidade progressiva e não progressiva). Menos de 50% de espermatozoides imóveis
  - Padrão A: motilidade rapidamente progressiva linear
  - Padrão B: progressão linear lenta
  - Padrão C: motilidade não progressiva
- Vitalidade: > 50% dos espermatozoides vivos
- Morfologia: > 30% com morfologia normal
- Leucócitos: < 1 milhão/campo
- Espermatócitos e espermátides: < 5%.

A nomenclatura relacionada com possíveis alterações no espermograma inclui:

- Azoospermia excretora: ausência de espermatozoides no ejaculado, devido a um fator obstrutivo no canal excretor, como vasectomia ou algum outro tipo de obstrução por quadro de infecção prévia
- Azoospermia secretora: ausência de espermatozoides no ejaculado, devido a uma causa testicular (hipogonadismo hipergonadotrófico), como passado de orquite, quimioterapia, radioterapia, criptorquidia, cirurgias testiculares ou quadros de disgenesia gonadal, síndrome de Klinefelter, homem XX etc. Casos de azoospermia ou oligozoospermia grave (< 5 milhões de espermatozoides/mℓ) devem ser investigados com avaliação citogenética
- Oligozoospermia: redução do número de espermatozoides no ejaculado. Pode ser decorrente de diversas causas: hipogonadismo hipogonadotrófico ou hipergonadotrófico, drogas, tabaco, etanol, varicocele, criptorquidia, doenças infecciosas, inflamatórias ou autoimunes afetando os testículos, acometimento de glândulas anexiais, como vesículas seminais ou próstata, causas genéticas etc.
- Astenozoospermia: redução da motilidade dos espermatozoides. Pode ocorrer por alterações na constituição do plasma seminal (pH, potássio, frutose, ácido cítrico, ácido ascórbico, osmolaridade, viscosidade), pela presença de infecções, efeito de medicações, ação de anticorpos antiespermatozoide e alterações morfológicas
- Teratozoospermia: aumento do percentual de formas anormais de espermatozoides, geralmente causado por varicocele ou alterações citogenéticas
- Necrozoospermia: aumento da porcentagem de espermatozoides mortos, que pode ser por infecção genital.

Avaliação hormonal

A avaliação hormonal é uma ferramenta importante na investigação da infertilidade masculina. Muitos médicos consideram a avaliação hormonal parte da investigação de rotina para todo paciente do sexo masculino com infertilidade, embora as sociedades internacionais recomendem limitar o seu uso a grupos específicos de pacientes, incluindo homens com concentração de esperma abaixo de 10×10^6/mℓ, com função sexual prejudicada, ou se houver suspeita de endocrinopatia.

A avaliação hormonal básica recomendada deve incluir a análise do hormônio foliculoestimulante e da testosterona total. Se a concentração total de testosterona for baixa, uma avaliação endócrina mais completa é recomendada. Esse processo inclui a repetição da testosterona total e a adição do teste do hormônio luteinizante para diferenciar o hipogonadismo primário do secundário. Nesses casos, a análise da prolactina também é recomendada. Se possível, a dosagem de inibina também fornece um importante dado sobre a reserva testicular, refletindo mau funcionamento das células de Sertoli nos casos de inibina baixa.

Não há consenso geral sobre o valor de corte mais baixo para as concentrações de testosterona. A Sociedade Americana de Medicina Reprodutiva adota o valor de menos de 300 ng/dℓ como ponto de corte para o diagnóstico de hipogonadismo, e a Associação Europeia de Urologia recomenda 230 ng/dℓ (8 nmol/ℓ).

Os resultados possíveis de uma avaliação hormonal são:

- Testosterona baixa com FSH e LH altos e inibina baixa: indicam hipogonadismo hipergonadotrófico. Esse resultado traz mau prognóstico, do ponto de vista de fertilidade, pois reflete disfunção das células de Sertoli com dano aos túbulos seminíferos (marca disfunção de espermatogênese)
- FSH alto com inibina baixa, mas na vigência de testosterona e LH normais: também marcam falência de espermatogênese, mas na presença ainda da função das células de Leydig e, portanto, da produção de testosterona
- Testosterona baixa com LH e FSH normais ou baixos: indicam hipogonadismo hipogonadotrófico (deve-se investigar a causa, inclusive com avaliação dos outros eixos hipofisários e ressonância de sela túrcica). Traz um melhor prognóstico do ponto de vista de fertilidade, pois, nesses casos, pode-se tentar tratamento indutor de espermatogênese com agonista do hormônio liberador de gonadotrofina (GnRH) pulsátil ou esquema de gonadotrofina coriônica humana (hCG) associado a FSH recombinante em clínicas de fertilidade
- Testosterona alta, LH alto, FSH normal, oligozoospermia: pensar em síndrome da insensibilidade parcial aos androgênios (PAIS)
- Todos os hormônios normais, mas com espermograma alterado: deve-se encaminhar para urologista para avaliação adicional.

Causas e fatores de risco para infertilidade masculina

Uma infinidade de causas e fatores de risco contribuem para o aumento da incidência de infertilidade masculina, que pode ser classificada como congênita, adquirida e idiopática. As principais causas genéticas conhecidas de infertilidade masculina são a ausência bilateral congênita dos canais deferentes associada a mutações no gene da fibrose cística, síndrome de Kallmann, anormalidades cromossômicas que levam à deterioração da função testicular e microdeleções do cromossomo Y resultando em defeitos espermatogênicos isolados. Dentre os fatores adquiridos, a varicocele é a causa mais comum e corrigível de infertilidade em homens, com prevalência de 40%. Cerca de 30 e 50% dos casos de infertilidade masculina são idiopáticos, sem causa discernível ou infertilidade feminina contributiva. A infertilidade por estresse oxidativo masculino envolve alterações nas características do sêmen e estresse oxidativo, e afeta cerca de 37 milhões de homens com infertilidade masculina idiopática. Exposição ambiental ou ocupacional a produtos químicos tóxicos e vários fatores relacionados com o estilo de vida (p. ex., tabagismo, consumo de álcool, uso de drogas recreativas, obesidade e estresse psicológico) são fatores de risco potenciais para a infertilidade masculina.

Conduta

Diante de um paciente com espermograma alterado, deve-se encaminhá-lo para avaliação com urologista. Alguns exames adicionais podem ser necessários, como dosagem de frutose no líquido seminal (ausência congênita de ductos deferentes e vesículas seminais?), ultrassonografia (USG) testicular, biopsia testicular, USG transretal, para avaliar perviedade do ducto ejaculatório e dosagem de anticorpo antiespermatozoide. De acordo com a causa da infertilidade masculina, pode-se considerar tratamentos como fertilização *in vitro*, com ou sem utilização de injeção intracitoplasmática do espermatozoide dentro do óvulo (ICSI), indução de espermatogênese, tratamento hormonal, dentre outros.

Abordagem específica feminina

Anamnese

- História da infertilidade
  - Duração da relação sexual desprotegida e frequência das relações
  - Uso de monitoramento de ovulação (*kits* de LH urinário)
  - *Status* do parceiro
  - Tentativas anteriores de concepção
  - Períodos anteriores e relação sexual sem contracepção ou com contracepção de baixa eficácia
  - Qualquer avaliação ou tratamento prévio de fertilidade
- História sexual
  - Libido reduzida
  - Dispareunia
  - Vaginismo

- Histórico menstrual
  - Idade da menarca
  - Regularidade do ciclo menstrual
  - Comprimento do ciclo (intervalo), duração e quantidade de sangramento
  - Presença de sangramento intermenstrual
  - Dismenorreia importante (pode sugerir endometriose)
- História ginecológica e obstétrica
  - Histórico de exames cervicais, incluindo tratamentos relacionados
  - Uso de anticoncepcionais, incluindo tipo e duração
  - IST e/ou doença inflamatória pélvica
  - História de rastreamento cervical anormal (exame de Papanicolau ± teste de papilomavírus humano)
  - Cirurgia pélvica prévia
  - Número total de gestações e resultados, incluindo:
    - Aborto, gestação ectópica, natimorto, nascimento vivo
    - Curetagens prévias, aspiração manual intrauterina (AMIU) prévia
  - Complicações obstétricas, incluindo:
    - Diabetes gestacional
    - Distúrbios hipertensivos
    - Parto prematuro
    - Doença placentária
    - Restrição de crescimento intrauterino
- História familiar (qualquer membro da família com histórico conhecido)
  - Transtornos hereditários
  - Endocrinopatias
  - Atraso de desenvolvimento
  - Infertilidade
  - Abortos espontâneos múltiplos
  - Menopausa precoce (< 40 anos)
  - Síndromes de câncer hereditárias
- Outras questões
  - Medicações em uso (anti-hipertensivos, antibióticos, antipsicóticos)
  - Comorbidades
  - Exposição a pesticidas e metais pesados
  - Estilo de vida (obesidade, tabagismo, drogas recreativas).

Exame físico

Exame clínico completo, a fim de afastar hipertensão arterial sistêmica (HAS), diabetes melito e comorbidades importantes. Avaliar hirsutismo, galactorreia e acantose *nigricans*.

Exame ginecológico completo, avaliando colo de útero (afastar neoplasia de colo de útero, corrimentos e infecções uterinas e vaginais) e mamas (afastar neoplasia mamária). A avaliação da infertilidade é uma oportunidade para confirmar que a manutenção preventiva dos cuidados de saúde de rotina está atualizada.

Exames laboratoriais

- Hemograma e bioquímica básica
- Sorologias: vírus da imunodeficiência humana (HIV), sífilis, hepatites B e C, vírus linfotrófico T humano (HTLV-1 e 2), rubéola, citomegalovírus (CMV), toxoplasmose, doença de Chagas

- LH, FSH, estrogênio na primeira fase do ciclo (2º ao 5º dia do ciclo)
  - FSH < 10 UI/ml indica reserva ovariana satisfatória
  - FSH > 25 UI/ml indica reserva ovariana pobre, mau prognóstico
  - FSH 10 a 25 UI/ml deve ser mais bem avaliado quanto à reserva ovariana com uso de clomifeno
- Progesterona na 2ª fase do ciclo (entre 20º e 24º dia do ciclo – para saber se está havendo ovulação)
  - Progesterona > 10 ng/ml indica função do corpo lúteo adequada
  - Progesterona < 2 ng/ml indica anovulação
  - Progesterona 2 a 10 ng/ml sugere possibilidade de ovulação com insuficiência de progesterona. Nesse caso, a biopsia endometrial pode auxiliar o diagnóstico
- Hormônio antimülleriano (AMH): se disponível, indica função secretora das células ovarianas (reserva ovariana). Em situações de depleção folicular, ocorre redução da produção de AMH, sendo esse um achado de mau prognóstico quanto à probabilidade de ovulação espontânea por essa paciente
- Androgênios: a hiperandrogenemia pode ser uma causa de anovulação, como ocorre na síndrome dos ovários policísticos
- Teste pós-coito (Sims-Huhner) para pesquisa da interação muco-sêmen
- Avaliação seriada do muco cervical
- Avaliação imunológica do muco cervical e do fluido seminal: para os casos de teste pós-coito alterado com espermograma normal e avaliação seriada de muco cervical normal
- Avaliação de outras disfunções hormonais: TSH, prolactina, 17-hidroxiprogesterona se suspeita de HAC.

Reserva ovariana

O conceito de "reserva ovariana'" descreve o potencial reprodutivo como uma função do número de oócitos. A reserva ovariana diminuída descreve mulheres em idade reprodutiva com menstruações regulares, cuja resposta à estimulação ovariana é reduzida com relação às mulheres de idade comparável. A idade feminina é o indicador mais importante de fecundidade. Os testes de reserva ovariana devem aumentar e não substituir o aconselhamento ao paciente com base na idade e no diagnóstico. O objetivo de usar o teste de reserva ovariana é identificar mulheres que podem ter uma resposta fraca à estimulação por gonadotrofinas, nos esforços para adaptar o tratamento e discutir as expectativas realistas de resposta ao tratamento. O teste deficiente da reserva ovariana não implica necessariamente em incapacidade de conceber ou subfertilidade.

Todos os testes de reserva ovariana devem ser interpretados no contexto de todo o quadro clínico, levando em consideração a idade, os fatores de risco, tratamentos anteriores e a resposta de cada paciente. O teste de reserva ovariana não tem benefícios comprovados em mulheres férteis ou como um biomarcador aleatório da função ovariana. Testes de reserva ovariana que indicam reserva ovariana diminuída em mulheres sem infertilidade não preveem fecundidade futura a curto prazo.

Os testes de reserva ovariana incluem análise bioquímica e ultrassonografia do ovário. Os testes bioquímicos que visam descrever a biologia do ovário incluem FSH basal, medições de estradiol e de hormônio antimülleriano. FSH basal e estradiol devem ser medidos juntos na fase folicular inicial entre os dias 2 e 4 do ciclo menstrual. Já o hormônio antimülleriano, pode ser medido em qualquer fase do ciclo menstrual. A ultrassonografia transvaginal pode ser utilizada para avaliar a contagem de folículos antrais na fase folicular e o volume ovariano. A dosagem de inibina B e o teste de provocação com clomifeno não são ferramentas úteis para avaliar a reserva ovariana e não são recomendados.

Exames de imagem

- USG transvaginal (USGTV): 3º ao 5º dia do ciclo – logo após a menstruação
  - Avaliar se há alguma malformação uterina
  - Avaliar a espessura do endométrio: se está adequada para implantação
  - Avaliar se os ovários são normais
  - Avaliar a quantidade e o tamanho dos folículos normais:
    - Satisfatório: pelo menos 10 folículos com mais de 2 mm na soma dos dois ovários
    - Pobre reserva ovariana: < 5 folículos com mais de 2 mm, contando a soma de ambos os ovários
    - Sugestivo de ovários policísticos: > 12 folículos entre 2 e 9 mm em cada ovário
  - Avaliar se há sinal de doença tubária (hidrossalpinge?)
  - Se necessário, fazer USGTV sequencial ao longo do ciclo, para saber se está tendo ovulação
- Histerossalpingografia em caso de suspeita de imperviedade das tubas
  - Deve-se avaliar se as tubas uterinas estão pérvias
  - Padrão-ouro para excluir fator tubo peritoneal
- Histeroscopia para avaliação de algum comprometimento intrauterino (miomas, malformações, pólipos, sinéquias etc.) e biopsia endometrial no meio da fase lútea para saber se o endométrio tem padrão secretor, indicando que está havendo ovulação e suficiência de corpo lúteo, caso haja essa suspeita clínica de insuficiência de corpo lúteo
- Laparoscopia
  - Avaliar endometriose, aderências e alterações ovarianas, uterinas ou canaliculares
  - Alto potencial terapêutico.

Causas de infertilidade feminina

- Anovulação: pode ser por hipogonadismo hipogonadotrófico (causas hipofisárias e hipotalâmicas, funcionais ou não), por síndrome dos ovários policísticos (SOP), por falência ovariana. Em alguns casos, pode ser tratada com indutores de ovulação, como citrato de clomifeno ou FSH recombinante (ou tratamento da causa específica da anovulação, se possível)
- Fator tuboperitoneal: consiste em uma obstrução do percurso que o óvulo deve fazer até se encontrar com o espermatozoide. Pode ser consequência de infecções genitais por clamídia, gonococo ou alguma outra IST, causando

aderências anexiais, ou consequência de procedimentos ou cirurgias pélvicas, que também podem ser causas de bridas e aderências. Deve ser corrigida cirurgicamente, se possível; caso contrário deve ser feita fertilização *in vitro* (FIV) com inseminação artificial

- Fator uterino cervical: trata-se de algum fator que esteja dificultando os espermatozoides de penetrarem pelo colo do útero. Pode ser muco cervical escasso por hipoestrogenismo, quadro infeccioso, estenose cervical, sinéquias, miomas, pólipos, entre outras causas. Pode ser feito tratamento específico para a etiologia ou tentada inseminação artificial com FIV
- Fator uterino corporal: algum fator do corpo do útero que esteja prejudicando a fertilidade (mioma, pólipo, sinéquia, endometrite, malformações uterinas). Geralmente, causam abortamento ou parto prematuro, mas não são causas frequentes de infertilidade.

Conduta

- Infertilidade por anovulação (progesterona no 22º dia do ciclo baixa, compatível com anovulação)
  - ○ Tratamento da causa específica da anovulação, se possível; caso contrário utilizam-se indutores de ovulação. As causas mais simples de anovulação, como hiperprolactinemia, hiperplasia adrenal congênita (HAC) e alguns casos de SOP, podem ser tratadas por um endocrinologista. Os casos em que será necessária indução de ovulação devem ser encaminhados para ginecologistas especialistas em reprodução
  - ○ Se houver SOP: perder peso, tratar a resistência à insulina
  - ○ Se houver HAC: glicocorticoide em dose baixa para reduzir hormônios androgênicos e possibilitar ovulação
  - ○ Se houver hiperprolactinemia: suspender os medicamentos que estejam causando, ou tratar com agonista dopaminérgico, se for um caso de prolactinoma
  - ○ Se houver anorexia nervosa, exercício físico extenuante ou outra causa hipotalâmica funcional: corrige-se a causa
  - ○ Se houver hipogonadismo da obesidade: perder peso
- Infertilidade por disfunção tuboperitoneal: tratamento por laparoscopia (correção de bridas, retirada das aderências, cauterização das endometrioses), se possível, caso contrário considera-se FIV
- Infertilidade por alguma alteração uterina: deve ser corrigida por histeroscopia, se possível; caso contrário considera-se FIV.

Infertilidade inexplicada

Como os casais inférteis devem ser aconselhados quando os resultados de sua avaliação diagnóstica são normais? Essa circunstância potencialmente frustrante pode ser abordada explicando as limitações práticas dos testes diagnósticos. Uma descrição mais precisa de sua condição seria um *status* de infertilidade subdiagnosticada. Os fatores mais prováveis que contribuem para a infertilidade inexplicada são questões relacionadas a redução da qualidade do esperma e do óvulo, fertilização ou anormalidades ocultas das tubas uterinas e da cavidade peritoneal não diagnosticadas por histerossalpingografia ou laparoscopia.

A utilidade da fertilização *in vitro* para diagnosticar problemas com fertilização, espermatozoides e qualidade do ovo e crescimento do embrião obviamente não é prático. Nessa situação de infertilidade inexplicada, a chance de gravidez por ciclo menstrual com contínuas tentativas naturais de gravidez será de aproximadamente 4% por ciclo, e essa chance diminui com o aumento dos períodos de infertilidade antes da avaliação e com a idade da parceira. Casais com infertilidade inexplicada podem ter certeza de que terão aumento nas taxas de gravidez com indução empírica da ovulação e inseminação intrauterina seguida de fertilização *in vitro*, se necessário

Meios naturais para melhorar a concepção

A frequência ideal de relações sexuais durante a janela fértil é a cada 3 dias ou menos e pode começar 5 dias antes da ovulação. O parceiro masculino não precisa ter abstinência ejaculatória por mais de 2 dias no período periovulatório e, de fato, a abstinência por mais de 5 dias pode afetar adversamente a qualidade do esperma. Em homens com baixa densidade de espermatozoides, a ejaculação diária pode realmente aumentar a contagem de espermatozoides.

Nenhuma evidência mostra que o uso de métodos para prever a ovulação aumenta a chance de concepção em casais capazes de ter relações sexuais regulares. Os métodos de previsão de ovulação podem produzir leituras falso-positivas e falso-negativas. De todos os métodos de detecção da ovulação, o pico de produção de muco cervical prevê a janela fértil com mais precisão do que o gráfico da temperatura, o monitoramento do hormônio luteinizante urinário (LH) e o uso de um calendário menstrual. Se esses métodos forem executados ou aplicados de maneira inadequada, eles podem prejudicar a fertilidade, fazendo com que os casais percam o momento certo para a janela fértil.

O posicionamento para a relação sexual também não tem efeito aparente nas taxas de concepção. As mulheres podem permanecer em decúbito dorsal ou elevar os quadris após a relação sexual para evitar a perda de sêmen da vagina, mas essas práticas não trazem nenhum benefício. Os espermatozoides podem ser encontrados nas tubas uterinas 15 minutos após a relação sexual, na época da ovulação. Lubrificantes pessoais, como óleo mineral, óleo de canola ou lubrificantes à base de hidroxietilcelulose, não têm nenhum efeito prejudicial conhecido na viabilidade do esperma, enquanto lubrificantes à base de água, como K-Y®, mostraram inibir a motilidade do esperma *in vitro*.

Leitura recomendada

Agarwal A, Baskaran S, Parekh N, Cho CL, Henkel R, Vij S et al. Male infertility. Lancet. 2021;397(10271):319-33.

An official position statement of the Association of Women's Health, Obstetric and Neonatal Nurses. Infertility Treatment and Fertility Preservation. J Obstet Gynecol Neonatal Nurs. 2021;50(1):116-8.

Freitas V, Lima GR. Propedêutica do casal infértil. In: Lima GR, Girão BC, Baracat EC. Ginecologia de consultório. São Paulo: Editora de Projetos Médicos; 2003. p. 85.

Garolla A, Pizzol D, Carosso AR, Borini A, Ubaldi FM, Calogero AE et al. Practical clinical and diagnostic pathway for the investigation of the infertile couple. Front Endocrinol (Lausanne). 2021; 11:591837.

Jungwirth A et al. Diretrizes para o diagnóstico e tratamento da infertilidade masculina. Eur Urol. 2012;61(1):159-63.

Lindsay TJ, Vitrikas KR. Evaluation and treatment of infertility. Am Fam Physician. 2015;91(5):308-14. Erratum in: Am Fam Physician. 2015;92(6):437.

Marshburn PB. Counseling and diagnostic evaluation for the infertile couple. Obstet Gynecol Clin North Am. 2015;42(1):1-14.

Melmed S, Polonsky KS, Larsen PR, Kronenberg HM. Sexual dysfunction in men and women. In: Melmed S, Polonsky KS, Larsen PR, Kronenberg HM. Williams textbook of endocrinology. 12. ed. Philadelphia: Saunders; 2011.

Practice Committee of the American Society for Reproductive Medicine. Electronic address: asrm@asrm.org. Fertility evaluation of infertile women: a committee opinion. Fertil Steril. 2021:S0015-0282 (21)01984-1.

Rosenfield A, Fathalla MF. Infertility. In: Rosenfield A, Fathalla MF. The FIGO manual of human reproduction and reproductive health. Nashville: The Parthenon Publishing Group; 1990. Vol. 3. p. 66.

Serafini PC. Diagnóstico e tratamento das disfunções endócrinas da mulher com ovário policístico associadas à infertilidade. São Paulo: Huntington Centro de Medicina Reprodutiva.

Speroff L, Fritz M. Femaly infertility. In: Speroff L, Fritz M. Clinical gynecologic endocrinology and infertility. 7. ed. Philadelphia: Lippincott Williams & Wilkins; 2005. p. 1013.

Terapia de Reposição Hormonal Pós-Menopausa

Capítulo 24

Introdução

A prevalência de mulheres com mais de 45 anos no mundo vem aumentando continuamente e acredita-se que tal tendência continue. Assim, é esperado que um número crescente de mulheres chegue na menopausa, componente inevitável do envelhecimento, e isso resulte em uma demanda maior por profissionais que saibam manejar, no curto e longo prazos, as alterações fisiológicas e anatômicas inerentes a essa fase da vida.

A menopausa é a data da última menstruação da vida da mulher. Por isso, seu diagnóstico é retrospectivo e se dá após a cessação da menstruação por 12 meses, em mulheres com útero intacto. Quando essa interrupção ocorre por volta dos 50 anos, na ausência de cirurgias ou medicamentos, denomina-se menopausa espontânea ou natural, ao passo que, quando decorre de quimioterapia, radioterapia ou ooforectomia bilateral, chama-se menopausa induzida, secundária ou iatrogênica. Na menopausa induzida por radioterapia ou quimioterapia, é importante reconhecer que a função ovariana pode ser retomada mesmo após 12 meses de amenorreia.

A idade cronológica também pode interferir na classificação da menopausa. Define-se menopausa precoce como a cessação da função ovariana entre 40 e 45 anos, na ausência de outras causas de amenorreia secundária como gravidez, hiperprolactinemia e distúrbios da tireoide. Se houver perda da função ovariana antes dos 40 anos, denomina-se insuficiência ovariana prematura. Sua prevalência é de aproximadamente 1%, podendo ser de natureza idiopática, autoimune ou genética. É importante ressaltar que a retomada espontânea dos ciclos menstruais pode ocorrer, assim como uma possível gestação. Vários processos contribuem para o declínio da função ovariana e o desenvolvimento da menopausa, incluindo: envelhecimento ovariano, hipotalâmico e funcional; fatores ambientais, genéticos e de estilo de vida; e doenças sistêmicas. O envelhecimento hipotalâmico leva à produção dessincronizada do hormônio liberador de gonadotrofina (GnRH) e ao aumento da liberação do hormônio luteinizante (LH) pela glândula pituitária. Essas alterações do sistema nervoso central, associadas com o envelhecimento ovariano, prejudicam a maturação do folículo, a produção de hormônios (inibina B, hormônio antimülleriano (AMH) e estradiol) e a ovulação. Isso leva a irregularidades do ciclo e à regulação positiva do hormônio foliculoestimulante (FSH).

Climatério e perimenopausa

Climatério é a fase do envelhecimento da mulher que marca a transição da fase reprodutiva para o estado não reprodutivo. Esta fase incorpora a perimenopausa, estendendo-se por um período variável antes e depois da menopausa.

Perimenopausa é o intervalo anterior à menopausa, a transição propriamente dita, caracterizado por variações na duração do ciclo menstrual e no padrão de sangramento, mudanças de humor, sintomas vasomotores e vaginais, aumento dos níveis de FSH e diminuição do hormônio antimülleriano e da inibina B. Tem início durante o estágio reprodutivo tardio e progride durante a transição da menopausa. Tem duração média de 4 anos e pode ser subdividida em duas fases:

- Transição precoce: caracterizada pela presença dos sintomas mais comuns da menopausa, mas alterações mínimas no ciclo menstrual. Essa fase pode se apresentar laboratorialmente com elevação do FSH
- Transição tardia: marcada pela deficiência estrogênica substancial e o aumento dos sintomas. Nessa fase, a perda óssea começa a ser detectável e os intervalos entre os ciclos podem passar de 60 dias.

Sinais e sintomas

As principais manifestações clínicas do período pós-menopausa são os sintomas vasomotores (SVM) e geniturinários (atrofia, ressecamento vaginal e infecção do trato urinário recorrentes), disfunção sexual, e alterações do sono e do humor.

Sintomas vasomotores

Conhecidos também como "fogachos", são sintomas comuns na transição para a menopausa e afetam 80% das mulheres. Os mecanismos ainda não foram totalmente compreendidos, mas acredita-se que sua origem reflete uma alteração no sistema termorregulador hipotalâmico. Eles têm duração média de 7 anos, mas podem durar até 12 anos em 10% dos casos. A reposição hormonal estrogênica é o tratamento mais eficaz para a cessação das ondas de calor

Sintomas geniturinários

Termo relativamente novo para descrever alterações vulvovaginais na menopausa, assim como sintomas urinários como urgência, noctúria, disúria e infecções urinárias de repetição. O ressecamento vaginal é comum após a menopausa e, diferentemente dos SVM, tende a piorar com o decorrer do tempo. O estrogênio vaginal é eficaz e, embora ocorra uma pequena absorção sistêmica, não é o suficiente para induzir hiperplasia endometrial. Mesmo em baixas doses, a reposição estrogênica costuma produzir bons resultados na melhora desse tipo de sintoma. Não há evidências suficientes para orientar a escolha de agentes não hormonais para o tratamento dos sintomas vulvovaginais pós-menopausa.

Alterações do sono e do humor

As queixas mais comuns costumam ser os despertares múltiplos, dificuldade em iniciar o sono e dificuldade em voltar a dormir. A relação entre SVM e distúrbios do sono na menopausa não está bem definida e os problemas do sono não são necessariamente devidos aos SVM. Existe uma relação bidirecional entre distúrbios do sono e distúrbios do humor, particularmente humor deprimido. Muitas vezes, as mulheres consideram que o prejuízo do sono na pós-menopausa pode ser mais problemático que os sintomas diurnos, e isso deve ser considerado ao direcionar a terapia. As alterações de humor mais comuns no período pós-menopausa são a irritabilidade e a depressão, muitas vezes associadas a fadiga, distúrbios cognitivos e de memória.

Diagnóstico e avaliação laboratorial

Uma vez que a definição de menopausa é baseada em critérios clínicos, nenhum teste diagnóstico específico é necessário, a menos que a apresentação clínica seja atípica. No entanto, é possível utilizar tal recurso em algumas situações. Normalmente, níveis elevados de FSH são suficientes para confirmação,

mas a aferição do estradiol durante a perimenopausa não é clinicamente útil. A inibina B é o primeiro hormônio a diminuir, e sua queda precede um aumento no FSH. O aumento compensatório de FSH faz com que os folículos continuem a crescer e leva ao encurtamento da fase folicular do ciclo menstrual. Eventualmente, o *pool* de folículos se esgota e a foliculogênese não ocorre mais de maneira confiável. Essa conjuntura ocorre no início da transição tardia da menopausa. A falha do folículo é intermitente na transição tardia e, eventualmente, pode ocorrer amenorreia permanente. Após a menopausa, espera-se que os níveis de estradiol sejam consistentemente baixos (< 20 pg/mℓ), assim como a progesterona. Não há mudança aguda nos níveis de testosterona em relação à transição da menopausa, uma vez que esta também é produzida pelas glândulas adrenais.

O hormônio antimülleriano (AMH) presente nas células da granulosa teoricamente teria utilidade em prever o momento da menopausa, quando aferido de maneira seriada durante anos. No entanto, a sensibilidade do teste em estudos publicados até o momento não permite usar tal exame como ferramenta para prever o período menstrual final.

O último consenso do National Institute of Health and Care Excellence (NICE) sobre diagnóstico e manejo da menopausa traz este tópico de modo didático e objetivo:

- Mulheres saudáveis **com mais de 45 anos** e sintomas da menopausa
  - Sintomas vasomotores e irregularidade menstrual → Perimenopausa
  - Amenorreia espontânea há 12 meses → Menopausa
  - Presença dos sintomas, sem útero → Menopausa
- Considerar os níveis séricos de FSH para diagnosticar menopausa se
  - Em mulheres com idade entre 40 e 45 anos com sintomas da menopausa, incluindo alteração do ciclo menstrual
  - Em mulheres com menos de 40 anos nas quais existe a suspeita de menopausa.

Conclui-se assim que, para mulheres com mais de 45 anos, a aferição sérica de FSH não acrescentou nenhuma informação útil ao diagnóstico clínico da menopausa e, portanto, não deve ser utilizado. Em mulheres sintomáticas, o diagnóstico de menopausa deve ser baseado apenas na idade e na ciclicidade menstrual. No entanto, a utilização do FSH é valiosa em mulheres mais jovens, com sintomas, em que o diagnóstico é incerto. Nesses casos, considera-se válida a elevação dos níveis séricos de FSH por duas ocasiões, com 4 e 6 semanas de intervalo entre elas. Demais parâmetros hormonais como estradiol, inibina A, inibina B e AMH não devem ser utilizados.

Manejo

Terapia de reposição hormonal

A deficiência estrogênica é o principal mecanismo fisiopatológico que deflagra os sintomas da menopausa. Por esse motivo, a reposição estrogênica permanece como o método mais eficaz para o alívio dos sintomas desse período. A adição de um progestágeno (progestina sintética ou progesterona natural) visa à proteção endometrial nos casos de reposição estrogênica em mulheres com útero intacto.

No período que antecede a menopausa, quando os ciclos menstruais começam a ficar muitas vezes anovulatórios, pode acontecer um quadro de irregularidade menstrual associada a momentos de hemorragia intensa devido à hiperplasia endometrial que ocorre na vigência do hiperestímulo estrogênico sem o contrabalanço da progesterona. Caso se deseje tratar esses sintomas, pode-se fazer, nesse período, uso de progesterona cíclica ou contínua (dependendo do desejo de menstruar ou não), para contrabalancear o estímulo estrogênico. Nessa fase, ainda não é necessário fazer a associação com estrógeno, pois os ovários ainda são secretores.

Já na fase mais tardia de hipoestrogenismo, quando os sintomas vasomotores, geniturinários e as alterações de sono e de humor começam a aparecer, a terapia estrogênica passa a ter benefício. Assim como outros hormônios esteroidais, os estrógenos, de maneira geral, são carreados na circulação sistêmica, em sua maior parte, pela globulina ligadora de hormônios sexuais (SHBG) e também, em uma fração menor, pela albumina. Alterações nos níveis de SHBG podem afetar a concentração livre dos estrógenos na circulação. A terapia hormonal VO aumenta a síntese hepática de SHBG pelo efeito de "primeira passagem", ao passo que a via transdérmica não é capaz de exercer a mesma ação. Em alguns casos, a reposição VO promove elevações exageradas de SHBG, reduzindo a fração livre dos hormônios, potencialmente reduzindo a eficácia da reposição.

Outro efeito da reposição estrogênica VO é o aumento da síntese de proteínas pró-coagulantes e, portanto, do risco de eventos tromboembólicos. Além disso, a terapia VO pode cursar com aumento no nível de triglicerídeos, aumento de renina (causando elevação na pressão arterial) e maior viscosidade da bile (aumentando o risco de colecistopatia calculosa). Por outro lado, a via transdérmica não apresenta tais efeitos, o que a torna a via preferencial nos casos de risco aumentado de trombose, como nas mulheres tabagistas e/ou com obesidade. Para fins práticos, prefere-se a apresentação transdérmica em casos de obesidade ou síndrome metabólica, diabetes, hipertrigliceridemia, colelitíase ou doença hepática, em casos de enxaqueca (sem aura) e em mulheres com alto risco de doença cardiovascular que não respondam a terapias não hormonais. Outros possíveis efeitos colaterais comuns da terapia estrogênica são cefaleia, náuseas, vômitos, tontura, cãibras, ganho de peso, retenção hídrica, mastalgia, melasma e irritabilidade. Já a progesterona pode ter efeito androgênico ou antiandrogênico, dependendo de qual progesterona é utilizada. Pode causar fadiga, depressão, queda de libido, aumento de apetite e de peso e sangramento intermenstrual.

Indicações

Em mulheres na pós-menopausa com menos de 60 anos e menos de 10 anos da última menstruação, que estejam sintomáticas, principalmente na presença de sintomas vasomotores, sem contraindicações, sem risco elevado de câncer de mama ou de eventos cardiovasculares. Recomenda-se terapia estrogênica isolada nas mulheres histerectomizadas e terapia combinada de estrógeno e progestágeno nas mulheres com útero intacto.

Contraindicações

A prescrição da terapia hormonal é geralmente contraindicada em mulheres com história ou alto risco de câncer de mama, história ou alto risco de tromboembolismo venoso, carcinoma de endométrio não tratado ou não curado, espessamento endometrial ou sangramento vaginal de causa ainda não determinada, hepatopatia ativa, diabetes ou hipertensão mal controlados ou para aquelas com alto risco de acidente vascular cerebral. Em geral, o início da terapia hormonal não é recomendado para mulheres com idade > 60 anos ou com > 10 anos de menopausa. Esse tratamento hormonal pode trazer piora clínica em pacientes com miomas, endometriose, lúpus, colelitíase e enxaqueca e, por isso, precisa ser bem monitorado em casos em que a paciente apresente esses tipos de comorbidades.

Prescrição da reposição hormonal pós-menopausa

Deve-se iniciar com dose plena de estrógeno e progesterona diários. Não é preciso fazer progesterona cíclica, uma vez que não se deseja obter ciclos menstruais, mas apenas proteger o útero de hiperplasia endometrial.

As doses de estrogênio utilizadas são:

- 17-beta-estradiol, *patch*: 25 a 50 mg, 2 vezes/semana (100 mg na menopausa precoce)
- 17-beta-estradiol micronizado, VO: 1 a 2 mg/dia (3 a 4 mg/dia na menopausa precoce). É o estrogênio natural produzido pelo organismo humano
- 17-beta-estradiol gel: 0,5 a 2 mg/mℓ. Aplicar 1 mℓ/dia, em pele limpa e seca
- Estrogênios equinos conjugados (EEC): 0,3 a 0,625 mg/dia (1,25 mg/dia na menopausa precoce). São estrogênios naturais, extraídos da urina de éguas grávidas. Consistem na combinação de mais de dez substâncias com atividade estrogênica, a maioria delas inexistente no organismo humano
- Valerato de estradiol: 1 a 2 mg/dia (3 a 4 mg/dia na menopausa precoce). É um tipo de estrogênio natural, muito utilizado na TH e também em algumas pílulas contraceptivas mais modernas
- Etinilestradiol: geralmente não é utilizado na TH após a menopausa, mas pode ser utilizado na dose de pílulas anticoncepcionais de baixa dosagem (15 a 20 mg/dia) no caso de pacientes em menopausa precoce até a idade da menopausa fisiológica, caso não haja contraindicações (como história de eventos tromboembólicos ou neoplasias hormônio-dependentes). É um estrogênio sintético, o mais forte e potente disponível atualmente e, por isso, o mais associado ao risco de TEV. Não é dosável laboratorialmente, por isso o nível de estradiol aparece como indetectável nas mulheres em uso de etinilestradiol.

As doses de progesterona utilizadas são:

- Progesterona natural micronizada: 100 a 200 mg/dia. É a única progesterona natural e, portanto, dosável laboratorialmente
- Acetato de medroxiprogesterona: 5 a 10 mg/dia. É a formulação de progesterona sintética mais barata disponível atualmente. Tem um pouco de efeito corticoide, causando edema e ganho de peso

- Noretisterona: 0,5 a 1 mg/dia, VO, ou 140 a 170 mg tópico (*patch*), 2 vezes/semana. É uma progesterona sintética com discreto efeito androgênico, por isso, tendo um potencial para melhora da libido
- Drospirenona: 2 mg/dia. É uma progesterona sintética com ação antiandrogênica e antimineralocorticoide
- Didrogesterona: 5 a 10 mg/dia
- Nomegestrol: 5 mg/dia. É uma progesterona sintética com a mínima atividade androgênica, e sem atividade glicocorticoide
- Gestodeno: 25 mg/dia
- Trimegestona: 0,125 a 0,250 mg/dia.

Outras opções de reposição hormonal na menopausa:

- Tibolona: é uma molécula que tem atividade estrogênica em alguns tecidos (no osso, melhorando a perda de massa óssea, e na vagina, melhorando a secura vaginal e a dispareunia), atividade progestogênica no endométrio e atividade androgênica em alguns tecidos – no fígado, reduzindo HDL; no sistema nervoso central (SNC), aumentando a libido e melhorando os sintomas vasomotores. Portanto, tem potencial para melhora dos sintomas da menopausa, mas também é contraindicada em pacientes com história pessoal de neoplasia hormônio-dependente (mama ou endométrio) e com histórico de eventos trombóticos ou doença hepática ativa. O risco de câncer de mama é menor do que com a terapia com estrógeno e progesterona, porém maior do que com a terapia com estrogênio isolado. Já o risco de câncer de endométrio é maior do que a terapia com estrogênio isolado ou combinado com progesterona. Como efeitos colaterais, pode causar retenção hídrica, ganho de peso, cefaleia, oleosidade da pele, hirsutismo, sangramento transvaginal irregular, depressão e HDL baixa. Dose habitual: 1,25 a 2,5 mg, VO, 1 vez/dia
- Moduladores seletivos dos receptores estrogênicos (SERM; raloxifeno, tamoxifeno): os SERM são medicações com ação agonista de estrogênios em alguns tecidos, como osso e fígado, portanto, reduzindo o risco de osteoporose, mas piorando o perfil lipídico e o risco de eventos trombóticos, e com ação antagonista em outros, como mama e SNC, portanto, sendo úteis no tratamento de ginecomastia ou câncer de mama, mas trazendo como efeitos colaterais os sintomas vasomotores do hipoestrogenismo cerebral. Os efeitos colaterais são aumento de fogachos e sintomas vasomotores e do risco de tromboembolismo venoso e dislipidemias
- Fitoestrógenos (isoflavona, ipriflavona): são substâncias semelhantes ao estradiol, mas bem menos potentes, encontradas em soja, grãos integrais, linhaça e legumes. Até o momento, os estudos são controversos e não há evidências a favor e nem contra essas substâncias. Não se sabe se elas são realmente seguras e capazes de trazer algum benefício para a mulher na pós-menopausa, mas são prescritas por alguns profissionais e parecem trazer benefício para alguns casos selecionados de pacientes
- Estrogênio tópico: para sintomas de atrofia vaginal e uretral, os cremes de estrogênio tópico ou óvulos vaginais de estradiol, estriol ou promestrieno podem ser bastante úteis.

A Tabela 24.1 mostra as opções de hormônios disponíveis em 2021 no mercado brasileiro para a terapia de reposição hormonal na pós-menopausa.

TABELA 24.1 Hormônios disponíveis para terapia de reposição hormonal pós-menopausa no Brasil.

Estrogênios

Tipos de estrogênio	Nomes comerciais	Apresentação
Estrogênio, VO (1 comprimido ao dia)		
Estrogênios equinos conjugados (EEC)	Premarin®/Menoprin®/Estrinolon®/Repogen®	0,3/0,625/1,25/2,5 mg
Valerato de estradiol	Primogyna®/Yvi®/Intrafem®	1 ou 2 mg
17-beta-estradiol	Natifa®/Estrell®	1 mg
	Estrofem®	1 ou 2 mg
Estriol	Ovestrion® oral	1 ou 2 mg
Estrogênio em gel (aplicar diário ou em dias alternados)		
17-beta-estradiol	Sandrena® gel	Sachês de 0,5 e 1 mg
	Oestrogel®	1 compressão = 0,75 mg ou 2,5 g da régua dosadora
	Estrell® gel	1 compressão = 0,75 mg de estradiol
Estrogênio em adesivo (aplicar a cada 3 dias ou 2 vezes/semana)		
17-beta-estradiol	Estradot®	25, 50 e 100 µg
	Systen®	25, 50 e 100 µg

(*continua*)

TABELA 24.1 Hormônios disponíveis para terapia de reposição hormonal pós-menopausa no Brasil. *(Continuação)*

Estrogênios *(Continuação)*

Tipos de estrogênio	Nomes comerciais	Apresentação
Estrogênio tópico vaginal (2 vezes/semana)		
Estriol	Ovestrion®/Estriopax®	Bisnaga com 50 g com aplicador vaginal de 1 g
	Stele®/Estrionil®	Bisnaga com 50 g com aplicador vaginal de 1 g
Promestrieno	Colpotrofine®/Promim®/ Antrofi®/Avestria®/Coltrieno®	Cápsulas vaginais (caixa com 20) – Colpotrofine apenas
		Bisnaga de 30 g com aplicador vaginal de 1 g (10 mg/g)
Estrogênio equino conjugado	Premarin®	Bisnaga de 26 g com aplicador vaginal de 1 g (0,625 mg/g)
Estrogênio em implante (trocar a cada 4 a 8 meses)		
17-beta-estradiol	Riselle®	25 mg

Progesteronas

Tipos de progesterona	Nomes comerciais	Apresentação
Progesterona natural micronizada	Utrogestan®/Junno®	100 e 200 mg
	Evocanil®/Gynpro®/Ágape®	100 e 200 mg
Didrogesterona	Duphaston®	10 mg
Nomegestrol	Lutenll®	5 mg
Acetato de medroxiprogesterona	Farlutal®/Provera®/Acetoflux®/ Acemedrox®	2,5/5/10 mg
Noretisterona	Primolut-nor®/Norestin®/ Micronor®	0,35/10 mg

Terapia combinada

Tipos de progesterona	Nomes comerciais	Apresentação
Terapia combinada, VO (1 comprimido ao dia)		
Noretisterona	Cliane®/Kliogest®/Trisequens®	2 mg de valerato de estradiol + 1 mg de noretisterona
	Suprema®	2 mg de etinilestradiol + 1 mg de noretisterona
	Gineane®	2 mg de valerato de estradiol + 1 mg de noretisterona
	Primosiston®	2 mg de etinilestradiol + 0,5 mg de noretisterona
	Merigest®	2 mg de etinilestradiol + 0,7 mg de noretisterona
	Natifa® Pro UBD	1 mg de valerato de estradiol + 0,5 mg de noretisterona
	Activelle®	1 mg de etinilestradiol + 0,5 mg de noretisterona
	Suprelle®	1 mg de etinilestradiol + 0,5 mg de noretisterona
Drospirenona	Angeliq®	1 mg de 17-beta-E2 + 2 mg de drospirenona
Gestodeno	Avaden®	16 comprimidos (1 mg de 17-beta-E2) + 12 comprimidos (1 mg de 17-beta-E2 + 25 mg de gestodeno)

(continua)

TABELA 24.1 Hormônios disponíveis para terapia de reposição hormonal pós-menopausa no Brasil. (*Continuação*)

Terapia combinada (*Continuação*)

Tipos de progesterona	Nomes comerciais	Apresentação
Didrogesterona	Femoston® Conti	1 mg de 17-beta-E2 + 5 mg de didrogesterona
	Femoston®	14 cápsulas (1 mg de 17-beta-E2) + 14 cápsulas (1 mg de 17-beta-E2 + 10 mg de didrogesterona)
Trimegestona	Totelle®	1 mg de 17-beta-E2 + 0,125 mg de trimegestona
	Totelle® ciclo	14 cápsulas (1 mg de 17-beta-E2) + 14 cápsulas (1 mg de 17-beta-E2 + 0,250 mg de trimegestona)
Acetato de bazedoxifeno (ABZ)	Repogen® Conti	0,625 mg de EEC + 2,5 mg de ABZ
	Repogen® ciclo	14 cápsulas (0,625 mg de EEC) + 14 cápsulas (0,625 mg de EEC + 5 mg de ABZ)
	Selecta®	0,450 mg de EEC + 1,5 mg de ABZ

Terapia combinada adesivo (caixas com 8 adesivos, trocar 2 vezes/semana)

Noretisterona	Estalis®	50 µg de 17-beta-E2 + 140 µg de noretisterona
	Systen® conti	50 µg de 17-beta-E2 + 170 µg de noretisterona
	Systen® sequi	4 adesivos (50 µg de 17-beta-E2) + 4 adesivos (50 µg de 17-beta-E2 + 170 µg de noretisterona)

Tibolona

Nomes comerciais	Apresentação
Livial®	1,25 e 2,5 mg
Tibial®/Klimater®/Tiloger®	2,5 mg
Libiam®	1,25 e 2,5 mg
Livolon®	1,25 e 2,5 mg
Reduclin®/Tiboclin®/Clindella®/Tilogran®	2,5 mg

Monitoramento durante a terapia de reposição hormonal

- Mamografia e USG das mamas antes de iniciar a TH, e então anualmente
- Ultrassonografia transvaginal (USGTV) antes de iniciar TH e então anualmente
- Densitometria mineral óssea (DMO) antes do tratamento e anualmente, se alterada (ou a cada 5 anos, se normal)
- FSH (ter um basal e um controle após início da TH para verificar a adequação da dosagem). A TH deve diminuir, mas não normalizar o FSH
- Estradiol: deve ser mantido em valores de referência dentro da fase folicular durante a TH, ou seja, cerca de 40 a 50 pg/mℓ na mulher com menopausa fisiológica
- Progesterona: deve ser mantida em valores dentro da fase lútea nos dias em que estiver em uso. Deve-se lembrar que a única progesterona dosável laboratorialmente é a micronizada natural, pois as outras sintéticas não são dosáveis

- Globulina ligadora de hormônio sexual (SHBG): deve se elevar com a TH
- Glicemia, lipídeos, lipoproteína (a), homocisteína, fibrinogênio: avaliar risco cardiovascular.

Terapias não hormonais

As terapias farmacológicas não hormonais que mostraram reduzir a frequência e a gravidade das ondas de calor em estudos randomizados incluem inibidores seletivos da recaptação da serotonina, inibidores da recaptação da serotonina-norepinefrina, gabapentinoides e clonidina. Doses eficazes de antidepressivos para o alívio dos sintomas vasomotores são menores do que as comumente utilizadas para o tratamento da depressão, com início do alívio geralmente ocorrendo em 2 a 3 semanas. O mesilato de paroxetina (7,5 mg/dia) é o único tratamento não hormonal para sintomas vasomotores aprovado pela FDA.

A paroxetina, um inibidor do citocromo CYP2D6, diminui a conversão do tamoxifeno em seu metabólito ativo, endoxifeno, o que pode aumentar o risco de recorrência do câncer. Consequentemente, a paroxetina não é recomendada para mulheres em uso de tamoxifeno. É possível conseguir redução semelhante nos sintomas vasomotores com venlafaxina XR (75 mg/dia) e escitalopram (10 a 20 mg/dia).

Leitura recomendada

Cobin RH, Goodman NF. AACE Reproductive Endocrinology Scientific Committee. American association of clinical endocrinologists and American College of endocrinology position statement on menopause-2017 update. Endocr Pract. 2017;23(7):869-80. Erratum in: Endocr Pract. 2017;23(12):1488.

Davis SR, Lambrinoudaki I, Lumsden M, Mishra GD, Pal L, Rees M et al. Menopause. Nat Rev Dis Primers. 2015;1:15004.

Flores VA, Pal L, Manson JE. Recommended hormone therapy in menopause: concepts, controversies and approach to treatment. Endocr Rev. 2021:bnab011. Epub ahead of print.

Genazzani AR, Monteleone P, Giannini A, Simoncini T. Hormone therapy in the postmenopausal years: considering benefits and risks in clinical practice. Hum Reprod Update. 2021;27(6): 1115-50.

Lumsden MA. The NICE Guideline – Menopause: diagnosis and management. Climacteric. 2016;19(5):426-9.

Oliver-Williams C, Glisic M, Shahzad S, Brown E, Pellegrino Baena C, Chadni M et al. The route of administration, timing, duration and dose of postmenopausal hormone therapy and cardiovascular outcomes in women: a systematic review. Hum Reprod Update. 2019;25(2):257-71.

Pinkerton JV. Hormone therapy for postmenopausal women. N Engl J Med. 2020;382(5):446-55.

Roberts H, Hickey M. Managing the menopause: An update. Maturitas. 2016;86:53-8.

Santoro N, Roeca C, Peters BA, Neal-Perry G. The menopause transition: signs, symptoms, and management options. J Clin Endocrinol Metab. 2021;106(1):1-15.

Stuenkel CA, Davis SR, Gompel A, Lumsden MA, Murad MH, Pinkerton JV et al. Treatment of symptoms of the menopause: an endocrine society clinical practice guideline. J Clin Endocrinol Metab. 2015;100(11):3975-4011.

25

Reposição Androgênica Feminina

Introdução

A testosterona é um hormônio essencial para as mulheres, com ações fisiológicas mediadas diretamente ou via aromatização da testosterona em estradiol em todo o corpo. Apesar do papel crucial da testosterona, os estudos sobre sua ação e os efeitos da deficiência e da reposição de testosterona em mulheres ainda são escassos. Atualmente, a única indicação baseada em evidências para terapia com testosterona para mulheres é para o tratamento de mulheres na pós-menopausa com transtorno do desejo sexual hipoativo (TDSH). As candidatas à terapia com testosterona são mulheres na pós-menopausa com TDSH, incluindo mulheres com insuficiência ovariana prematura espontânea e as que tiveram falência ovariana iatrogênica secundária à quimioterapia, radioterapia ou supressão ovariana química.

Transtorno do desejo sexual hipoativo

O TDSH é definido, na 4ª revisão do Manual Diagnóstico Estatístico de Transtornos Mentais (DSM-IV TR), como uma deficiência persistente em fantasias sexuais e em desejo de atividade sexual que causa angústia acentuada na paciente, que não é explicada por uma causa médica, situacional ou outra causa interpessoal. Em todo o mundo, a TDSH afeta entre 6 e 32% das mulheres na pós-menopausa e é a preocupação sexual predominante para muitas.

O diagnóstico é feito por avaliação clínica guiada por critérios diagnósticos. Questionários de triagem validados também podem ser usados para facilitar e refinar o diagnóstico. Um exemplo é o *Decreased Sexual Desire Screener* (DSDS), exposto a seguir. Trata-se de um questionário com cinco perguntas que se destina a médicos com pouca ou nenhuma experiência no diagnóstico de TDSH:

1. No passado, o seu nível de desejo ou interesse sexual era bom e satisfatório para você?
2. Houve uma diminuição no seu nível de desejo ou interesse sexual?
3. Você está incomodado com a diminuição do seu desejo ou interesse sexual?
4. Você gostaria que seu nível de desejo ou interesse sexual aumentasse?
5. Acha que algum dos fatores abaixo possa estar contribuindo para o decréscimo do seu desejo sexual?

- Alguma cirurgia, lesão, depressão ou condição médica?
- Algum medicamento, álcool ou drogas que você esteja utilizando?
- Gestação, parto recente ou sintomas de menopausa?
- Dor na relação sexual, diminuição da excitação ou orgasmo ou algum problema com seu parceiro?
- Algum problema sexual do seu parceiro?
- Insatisfação pessoal com seu parceiro ou seu relacionamento?
- Estresse ou fadiga excessiva?

Para se qualificar para um diagnóstico de TDSH utilizando o DSDS, as perguntas 1 a 4 devem ser respondidas com "sim" e todas as partes da pergunta 5 devem ser respondidas com "não". Uma resposta "sim" a qualquer parte da pergunta 5 alertaria o médico para discutir a resposta dada com a paciente e decidir se um diagnóstico primário diferente de TDSH adquirido generalizado era apropriado.

É importante descartar outras causas de falta de desejo sexual, como as comorbidades, antes de iniciar seu tratamento. O TDSH e outros transtornos de disfunção sexual feminina muitas vezes requerem uma abordagem multifatorial, dada a natureza biopsicossocial complexa dessas condições. As mulheres podem se beneficiar da terapia hormonal, terapias não hormonais, psicoterapia e tratamento multimodal. Embora os baixos níveis circulantes de androgênio possam estar associados ao desejo sexual hipoativo em mulheres com uma distribuição bimodal, o diagnóstico desses distúrbios não pode ser feito de maneira confiável apenas pelos níveis baixos de testosterona sérica, até porque sua dosagem pelos métodos laboratoriais disponíveis atualmente é confiável em níveis altos, mas muito errática e pouco confiável quando em níveis menores, como os habitualmente vistos em mulheres saudáveis. Por isso, não há limite inferior de testosterona sérica para definir a insuficiência androgênica feminina ou o TDSH.

Fisiologia e biossíntese dos androgênios nas mulheres

Existem cinco androgênios principais ou precursores de androgênios em mulheres: testosterona, di-hidrotestosterona, androstenediona (A), di-hidroepiandrosterona (DHEA) e sulfato de di-hidroepiandrosterona (sDHEA). Em mulheres na pré-menopausa, aproximadamente 25% da testosterona é produzida pelos ovários; 25% pelas suprarrenais e 50% é o resultado da conversão periférica da androstenediona, produzida metade pelas suprarrenais e a outra metade pelos ovários. Essa proporção muda após a menopausa (desde que os ovários sejam preservados), de modo que 50% passam a ser produzido pelos ovários, 10% pelas glândulas suprarrenais e 40% por conversão periférica de A, DHEA ou sDHEA.

Os hormônios viajam pelo corpo na forma livre ou ligados a proteínas transportadoras, como a globulina de ligação do hormônio sexual (SHBG) ou a albumina. SHBG tem uma alta afinidade e se liga fortemente à testosterona, impedindo efetivamente a testosterona ligada de ser biologicamente ativa. Os níveis de SHBG são um fator importante no *status* de andrógenos, pois determinam o nível de testosterona livre (ativa). A testosterona biodisponível inclui a fração da testosterona que não está ligada (ou seja, livre) e a fração que está ligada à albumina, uma vez que esta ligação é um pouco mais fraca, tornando a testosterona capaz de se dissociar facilmente da albumina para entrar nas células.

Globulina ligadora de hormônios sexuais

A idade, o estado pós-menopausa e alguns medicamentos podem ter um grande impacto na síntese, biodisponibilidade e depuração de andrógenos. Uma vez que os níveis de SHBG são críticos na determinação dos níveis de testosterona livre, é importante considerar os fatores que afetam os níveis de SHBG, pois esses fatores podem ser causas menos aparentes de níveis baixos de testosterona livre ou biodisponível. O envelhecimento normal tem o maior impacto sobre os níveis de andrógenos nas mulheres.

Apesar de se dar o devido valor à queda abrupta dos níveis estrogênicos pós-ooforectomia em mulheres na pré-menopausa, nem sempre se reconhece o declínio significativo que também acontece na testosterona plasmática dessa mesma população. Os níveis de testosterona diminuem em 50% ou mais em mulheres pós-menopáusicas submetidas a ooforectomia bilateral. Os níveis de testosterona biodisponível são entre 40 e 50% mais baixos em mulheres idosas na pós-menopausa que se submeteram a ooforectomias em comparação às mulheres na pós-menopausa que possuem ovários intactos.

Além disso, a terapia de reposição de estrogênio, VO, também pode ter um impacto significativo nos níveis de androgênio livre. Os estrogênios orais levam a um aumento de SHBG, que se liga à testosterona, diminuindo a quantidade de testosterona livre e biodisponível. Uma dose diária de 0,15 mg de estrogênios equinos conjugados, VO, já é suficiente para aumentar os níveis de SHBG. Por outro lado, os estrogênios transdérmicos não aumentam os níveis séricos de SHBG nem diminuem os níveis séricos de testosterona livre, pois não sofrem o efeito de primeira passagem hepática.

Os níveis de SHBG podem aumentar com o avanço da idade, gravidez, cirrose e anorexia nervosa. A transição da menopausa reduz os níveis de SHBG, provavelmente por meio da redução dos níveis de estrogênio. Os medicamentos que podem aumentar os níveis de SHBG incluem estrogênios orais, como os encontrados em anticoncepcionais orais e na terapia de reposição hormonal da menopausa, excesso de hormônio tireoidiano e certos medicamentos antiepilépticos. Qualquer aumento nos níveis de SHBG pode levar a uma diminuição nas frações livres e biodisponíveis da testosterona.

Os progestágenos também podem afetar os níveis de andrógenos. Em mulheres na pré-menopausa, o acetato de medroxiprogesterona diminui a taxa de produção e aumenta a taxa de depuração metabólica da testosterona, levando a uma menor concentração sérica.

Fatores hormonais que influenciam o desejo sexual feminino

A libido da mulher é determinada por fatores ambientais, emocionais, culturais e hormonais. Com base em dados de animais, presume-se que a área pré-óptica do cérebro esteja envolvida no início da atividade sexual e no comportamento de acasalamento. Receptores de andrógenos foram identificados nessa área e no hipotálamo. Os efeitos da testosterona no cérebro são mediados tanto diretamente pelos receptores de andrógenos quanto indiretamente pela aromatização da testosterona em estrógeno.

Os andrógenos desempenham um papel importante na função sexual feminina saudável, sobretudo no estímulo da libido e do interesse sexual e na manutenção do desejo. Vários estudos mostraram uma correlação entre os níveis de testosterona e a sexualidade das mulheres.

Além disso, estudos em mulheres que foram submetidas à ooforectomia bilateral e tiveram uma queda de aproximadamente 50% nos níveis de testosterona mostraram que essas mulheres experimentaram uma diminuição na libido e na atividade sexual em comparação com mulheres que se submeteram à histerectomia, mas tiveram seus ovários preservados. As diferenças foram especialmente aparentes em mulheres que estavam na pré-menopausa no momento do procedimento.

A testosterona também pode ter efeitos diretos adicionais na genitália feminina. Os receptores de testosterona também foram identificados no epitélio vulvar, mucosa vaginal, submucosa, estroma, músculo liso e endotélio vascular, com maior grau de expressão na submucosa vaginal. Uma correlação negativa existia entre a idade e a densidade do receptor de andrógeno. A função desses receptores é desconhecida, embora possam estar envolvidos no relaxamento da musculatura lisa vaginal. Também não se sabe se a atividade do óxido nítrico sintase no clitóris está sob regulação da testosterona, assim como no músculo liso cavernoso do pênis.

Outros hormônios envolvidos no ciclo de resposta sexual incluem estrógenos, progestágenos e prolactina. A libido é inibida por progestágenos e altos níveis de prolactina. O estrogênio é essencial para a manutenção da saúde urogenital. Um declínio nos níveis de estrogênio sérico resulta em afinamento do epitélio da mucosa vaginal e atrofia do músculo liso da parede vaginal. A redução dos níveis de estrogênio também resulta em um ambiente menos ácido no canal vaginal, bem como na diminuição das secreções. Essas alterações podem predispor as mulheres a aumentar a frequência de infecções vaginais, infecções do trato urinário, incontinência urinária e dispareunia.

Candidatas ao tratamento

As candidatas à terapia hormonal com testosterona são mulheres na pós-menopausa que apresentam declínio no interesse sexual, com ou sem diminuição da excitação, que causa preocupação pessoal/angústia suficiente para que procurem tratamento. As mulheres não devem receber terapia com testosterona se apresentarem sinais de excesso de androgênio clínico (ou seja, acne, hirsutismo, alopecia androgenética) ou se estiverem utilizando algum medicamento antiandrogênico (p. ex., finasterida ou dutasterida).

Embora alguns consensos endossem a terapia com testosterona apenas para mulheres na pós-menopausa, outros incluem mulheres nos últimos anos reprodutivos, uma recomendação apoiada pela fisiologia do declínio dos andrógenos. Mulheres com menopausa precoce e induzida cirurgicamente são um grupo particularmente importante para consideração da terapia com testosterona, devido à perda abrupta dos androgênios ovariano e a prevalência substancial de TSDH nessa população.

Avaliação laboratorial

Os níveis de andrógenos diminuem com a idade e caem abruptamente após ooforectomia bilateral. O declínio dos níveis de androgênio em mulheres na pós-menopausa parece ser uma função da idade, da função ovariana do envelhecimento e da diminuição dos esteroides precursores adrenais. Os ensaios diretos medem a testosterona total em mulheres utilizando a técnica de radioimunoensaio (RIA). Os ensaios não foram padronizados para esse propósito em nível nacional ou internacional, e as concentrações totais de testosterona podem ser relatadas como substancialmente diferentes para uma única amostra por diferentes laboratórios. Isso significa que, infelizmente, os ensaios diretos para a medição da testosterona total e livre não são confiáveis na faixa feminina.

Pesquisas que envolvem aferições laboratoriais de andrógenos (testosterona e seu metabólito 5-alfa-DHT) têm sido limitadas pelos baixos níveis em mulheres, sensibilidade e especificidade insuficientes dos imunoensaios para avaliar esses baixos níveis e, até recentemente, um alto grau de reação cruzada entre testosterona e outros esteroides circulantes. Os dados limitados disponíveis indicam associações fracas e independentes entre testosterona [medida por cromatografia líquida seguida de espectrometria de massas (LC-MS/MS)] com desejo sexual, orgasmo e autoimagem em mulheres na pré-menopausa e testosterona (medida pelo RIA) com desejo sexual, excitação e frequência de masturbação em mulheres de meia-idade.

Embora os níveis de hormônio circulante tenham sido utilizados como indicadores de exposição do tecido, uma proporção significativa da síntese de andrógenos pode ser intrácrina, de modo que os precursores circulantes e a testosterona atuam como pró-hormônios e são convertidos em hormônios ativos dentro das células-alvo. A complexa regulação da expressão do receptor androgênico desempenha um papel fundamental nos efeitos dos andrógenos. Além disso, os efeitos androgênicos variam de acordo com as variações individuais na quantidade e atividade das enzimas 5-alfa-redutase e aromatase e diferenças individuais na ligação ao receptor androgênico.

Como a testosterona é medida por uma variedade de métodos com diferentes padrões de referência, não é possível estabelecer um intervalo de referência universal para mulheres na pré-menopausa. Embora existam limitações com a dosagem de testosterona total na prática clínica, recomenda-se a testosterona total como a melhor opção, em vez de testosterona livre ou biodisponível. As principais razões para medir a testosterona são (1) excluir mulheres com valores médios a altos (de acordo com o ensaio usado) que sugerem que os níveis de andrógenos não estão associados aos sintomas da paciente e (2) monitorar a terapia de testosterona para garantir que não se atinjam valores suprafisiológicos e os efeitos colaterais associados a esses valores.

Tratamento

Quando a suplementação de testosterona é indicada, recomenda-se que ela seja feita por formulação transdérmica (forma não oral). Isso ocorre porque a terapia oral com testosterona está associada à redução do HDL-c e aumento do LDL-c, além de apresentar possível hepatotoxicidade. Atualmente, na maioria dos países, a prescrição de testosterona para mulheres representa um desafio terapêutico porque nenhum órgão regulador nacional aprovou uma formulação de testosterona especificamente para mulheres. Uma exceção ocorre na Austrália, onde um creme transdérmico de testosterona a 1% foi aprovado em um estado e, portanto, legalmente pode ser prescrito nacionalmente para mulheres.

Caso o tratamento com testosterona seja indicado para mulheres, sugere-se que ele siga as seguintes recomendações:

- O tratamento transdérmico fornece a forma mais fisiológica de terapia de reposição para mulheres e deve ser preferido em detrimento de outras formas como orais ou injetáveis
- Formulações manipuladas carecem de evidências de eficácia e segurança e podem ter variabilidade na concentração de testosterona, levando a preocupações sobre sua qualidade
- Devido à ausência de formulações de testosterona para o público feminino, recomenda-se o uso de preparações

transdérmicas masculinas industrializadas, administradas em uma dose dez vezes menor do que a dose recomendada para reposição masculina. Considerando que a produção feminina de testosterona é um décimo da produção masculina, tal proporção também deve ser considerada na titulação da dose

- Tendo como exemplo a formulação aprovada na Austrália para reposição androgênica feminina, tal produto se encontra disponível na dose de 5 mg/dia, podendo ser titulada para 10 mg conforme necessário
- Não se recomenda o uso das apresentações injetáveis, *pellets* subcutâneos ou qualquer formulação que resulte em concentrações sanguíneas suprafisiológicas de testosterona. Os *pellets* possuem uma dose-padrão, e geralmente permanecem eficazes por períodos de 4 a 6 meses, embora haja considerável variação intra e interindividual em sua absorção e degradação. Sugere-se não repetir o implante sem a confirmação de que a testosterona total corrigida para SHBG ou testosterona livre caiu na faixa feminina normal inferior. Caso contrário, o risco de efeitos adversos androgênicos aumenta com a inserção de um novo implante.

Conforme discutido anteriormente, não há concentração de testosterona no sangue que possa ser utilizada para determinar as mulheres com maior probabilidade de se beneficiar do tratamento. Dados de ensaios clínicos indicaram, no entanto, que mulheres com concentrações de SHBG acima da faixa normal têm menor probabilidade de responder à testosterona transdérmica. Portanto, antes de iniciar a terapia, as concentrações pré-tratamento de SHBG e testosterona devem ser medidas.

Acompanhamento

Os níveis séricos da testosterona total devem ser avaliados entre 3 e 6 semanas após o início da terapia para permitir a titulação e garantir que o paciente não esteja aplicando uma dose excessiva. Se a dose for aumentada, com base na resposta clínica e nível sanguíneo, a dosagem da testosterona total deve

ser repetida em 6 semanas. Diferentes preparações terão diferentes taxas de absorção e, portanto, diferentes farmacocinéticas que determinam quando o pico sérico será alcançado. O objetivo dos exames sanguíneos é evitar a dosagem excessiva, mas não tratar a um nível-alvo de testosterona. Os médicos devem garantir que a testosterona total não exceda significativamente o limite superior do intervalo de referência para mulheres na pré-menopausa, indicado pelo laboratório do paciente. As concentrações de testosterona sérica devem ser monitoradas a cada 4 a 6 meses, uma vez que níveis estáveis sejam alcançados.

Leitura recomendada

Bianchi VE, Bresciani E, Meanti R, Rizzi L, Omeljaniuk RJ, Torsello A. The role of androgens in women's health and wellbeing. Pharmacol Res. 2021;171:105758.

Clayton AH, Goldfischer ER, Goldstein I, Derogatis L, Lewis-D'Agostino DJ, Pyke R. Validation of the decreased sexual desire screener (DSDS): a brief diagnostic instrument for generalized acquired female hypoactive sexual desire disorder (HSDD). J Sex Med. 2009;6(3):730-38.

Davis SR, Baber R, Panay N, Bitzer J, Perez SC, Islam RM et al. Global consensus position statement on the use of testosterone therapy for women. J Clin Endocrinol Metab. 2019;104(10):4660-66.

Johansen N, Lindén Hirschberg A, Moen MH. The role of testosterone in menopausal hormone treatment. What is the evidence? Acta Obstet Gynecol Scand. 2020;99(8):966-9.

Marko KI, Simon JA. Androgen therapy for women after menopause. Best Pract Res Clin Endocrinol Metab. 2021:101592.

Santoro N, Wierman ME. Do women need androgens like a fish needs a bicycle? A review of the literature and clinical guidelines. Clin Obstet Gynecol. 202;64(4):784-92.

Simon JA. Low sexual desire – is it all in her head? Pathophysiology, diagnosis, and treatment of hypoactive sexual desire disorder. Postgrad Med. 2010;122(6):128-36.

Vegunta S, Kling JM, Kapoor E. Androgen therapy in women. J Womens Health (Larchmt). 2020;29(1):57-64. Erratum in: J Womens Health (Larchmt). 2020;29(11):1487.

Terapia de Reposição Hormonal Feminina no Hipogonadismo

Capítulo 26

Introdução

O hipogonadismo feminino consiste em uma síndrome clínica que ocorre como resultado de insuficiência ovariana com níveis estrogênicos insuficientes. A característica clínica mais comum em mulheres pré-púberes com hipogonadismo é a puberdade tardia ou amenorreia primária. Já a amenorreia secundária é o achado mais comum em mulheres pós-púberes com hipogonadismo adquirido, podendo ser o resultado de uma disfunção hipotálamo-hipofisária ou ovariana. A amenorreia hipotalâmica funcional é uma causa comum de infertilidade, comumente desencadeada por exercícios físicos excessivos, anorexia nervosa, deficiências nutricionais ou estresse. As manifestações clínicas típicas de amenorrcia hipotalâmica funcional incluem amenorreia por 6 meses ou mais, níveis baixos ou inapropriadamente normais de gonadotrofinas e níveis baixos de estrogênio sérico.

A insuficiência ovariana primária é frequentemente causada por defeitos de desenvolvimento, como agenesia ovariana, anormalidades cromossômicas ou defeitos na produção de esteroides ovarianos. Outras causas de hipogonadismo primário incluem radiação, quimioterapia e doenças autoimunes. A causa genética mais comum de hipogonadismo primário em mulheres é a síndrome de Turner. Essa anormalidade cromossômica afeta o desenvolvimento feminino, levando à baixa estatura, característica mais comum, e à falência ovariana. A maioria das mulheres com síndrome de Turner é infértil e muitas não chegam à puberdade sem terapia de reposição hormonal. No entanto, há uma pequena porcentagem que mantém a função ovariana normal durante a idade adulta jovem.

Outras causas comuns de hipogonadismo hipogonadotrófico incluem o uso de alguns medicamentos, como glicocorticoides e opiáceos, radiação em sistema nervoso central (SNC), perda de peso rápida (incluindo após cirurgia bariátrica), trauma e tumores em SNC.

Indicações e objetivos

No hipogonadismo feminino da menina pré-púbere, o tratamento visa desenvolver os caracteres sexuais secundários femininos, iniciar os ciclos menstruais e promover ganho e manutenção de massa óssea. No hipogonadismo da mulher pós-púbere com sintomas climatéricos importantes, a terapia de reposição hormonal (TH) visa reduzir a sintomatologia clínica relacionada com o hipoestrogenismo. Já na mulher, durante a menacme desejando anticoncepção, a terapia hormonal visa evitar gestação indesejada. E, no indivíduo transexual masculino para feminino, o tratamento visa permitir maior adaptação social das pacientes com identidade sexual feminina e fenótipo masculino.

Diagnóstico

O hipogonadismo feminino é mais comumente diagnosticado na primeira ou segunda décadas de vida, período durante o qual se tem o início da puberdade. Mulheres com hipogonadismo geralmente apresentam amenorreia primária, mamas subdesenvolvidas, baixa estatura, eunucoidismo e infertilidade. As manifestações clínicas do hipogonadismo com início na fase pós-puberal incluem amenorreia secundária, ondas de calor, diminuição da libido, mudanças no humor, baixos níveis de energia e osteoporose.

Além da apresentação clínica, o diagnóstico deve ser corroborado com exames laboratoriais incluindo níveis de estradiol, FSH, LH e estudos da função hipofisária nos casos de hipogonadismo de causa central. A elevação das gonadotrofinas é consistente com insuficiência ovariana primária (ou seja, de causa ovariana), enquanto a insuficiência ovariana secundária (ou seja, de causa hipofisária ou hipotalâmica) se apresenta com níveis baixos ou inapropriadamente normais de LH e FSH. Exames adicionais podem ser solicitados, como níveis séricos de ferro, prolactina, função tireoidiana e cariótipo. Sugere-se a pesquisa de autoanticorpos em mulheres com cariótipo normal e níveis elevados de gonadotrofinas para excluir ooforite autoimune. Exames de imagem também podem ser indicados em mulheres com sintomas de hipogonadismo. A ressonância magnética da área hipotálamo-hipofisária deve ser realizada em caso de suspeita de hipogonadismo hipogonadotrófico para descartar ou confirmar o envolvimento hipofisário, e a ultrassonografia pélvica e/ou ressonância magnética de pelve podem ser indicadas para avaliar anormalidades ovarianas nos casos de hipogonadismo hipergonadotrófico.

Preparações estrogênicas e progestagênicas disponíveis

Estrógenos

Etinilestradiol

É um estrogênio sintético, o mais forte e potente disponível atualmente, utilizado em geral nas pílulas anticoncepcionais orais (ACO). Não deve ser utilizado com o objetivo único de reposição hormonal em mulheres menopausadas, pois, por ser o estrogênio mais potente, é o mais associado ao risco de eventos tromboembólicos. Portanto, esse hormônio deve ser reservado apenas para quando se deseja obter efeito contraceptivo. Os ACO têm doses de etinilestradiol que variam entre 15 e 35 mg. Doses menores que 15 mg são incapazes de suprimir o hormônio folículo-estimulante (FSH) e o hormônio luteinizante (LH) de maneira suficiente para impedir o crescimento folicular e a ovulação. Pílulas mais antigas chegavam a dosagens de até 50 mg, mas hoje em dia essas dosagens não são mais utilizadas, devido ao alto risco de eventos trombóticos.

Esse estrogênio não é dosado pelos métodos laboratoriais, de modo que as mulheres em uso de etinilestradiol mostram níveis séricos muito baixos de estradiol já que a produção própria desse hormônio fica bloqueada pela inibição das gonadotrofinas promovida pelo etinilestradiol.

Estrogênios equinos conjugados

São estrógenos naturais extraídos da urina de éguas grávidas. Consistem na combinação de mais de dez substâncias com atividade estrogênica, a maioria delas inexistente no organismo humano. Portanto, apesar de serem naturais, não existem na espécie humana. É um hormônio barato e muito utilizado na prática clínica para RH em mulheres na pós-menopausa, sob o nome comercial de Premarin®. A dose habitual nesses casos é de 0,625 mg/dia, mas doses mais altas, como 1,25 mg/dia, podem ser utilizadas em pacientes que mantiverem fogachos ou sintomas de hipoestrogenismo mesmo na dose habitual.

Valerato de estradiol

É um tipo de estrogênio natural, muito utilizado para RH na pós-menopausa, em dose habitual de 0,5 a 2 mg, por via oral (VO), 1 vez/dia. 1 mg de valerato de estradiol equivale a 0,625 mg de EEC. Também está presente em algumas poucas pílulas anticoncepcionais atualmente.

17-betaestradiol

É o estrógeno natural produzido pelo corpo humano. É muito utilizado na RH em mulheres no climatério e na pós-menopausa. A dose habitual é de 0,5 a 2 mg, VO, 1 vez/dia. A dosagem de 1 mg de 17-betaestradiol equivale a 0,625 mg de EEC.

17-betaestradiol tópico

É a forma de reposição mais fisiológica, pois não produz pico sérico, mantendo nível sérico de estradiol estável. Não tem efeito de primeira passagem hepática e, por isso, pode ser administrado em doses bem menores do que na RH, VO. Não causa aumento de triglicerídeos e de pressão arterial e traz risco bem menor de eventos tromboembólicos por não ter o metabolismo de primeira passagem hepática.

Dose fisiológica: 25 a 50 µg de estradiol em adesivo 2 vezes/semana, ou 0,5 a 2 mg de estradiol em creme 1 vez/dia, sendo indicado passar a dose sobre a pele limpa e seca diariamente.

Cipionato de estradiol intramuscular

Utilizado em algumas ampolas para contracepção injetável mensal. Faz um pico sérico elevado após cada injeção.

Estriol

É um tipo de estrogênio dez vezes menos potente que estradiol, utilizado algumas vezes em mulheres no climatério e na pós-menopausa.

Promestrieno

É um tipo de estrogênio utilizado topicamente em cremes e óvulos vaginais para tratamento de atrofia vaginal e uretral pós-menopausa.

Progestágenos

Progesterona natural micronizada

É a maneira de reposição mais fisiológica, a única forma de progesterona natural (as outras são todas sintéticas), mas também é a mais cara.

Dose habitual para RH: 200 mg/dia durante 10 a 12 dias ao mês (deve-se tomar entre os dias 10 e 21 do ciclo menstrual, caso se queira mimetizar os ciclos menstruais), ou 100 mg/dia continuamente durante todo o mês, caso não se deseje menstruar.

Acetato de medroxiprogesterona

É a formulação mais barata de progesterona. Tem um pouco de efeito corticoide, causando retenção hídrica, edema e ganho de peso.

Dose fisiológica para RH: 5 a 10 mg, VO, por 10 a 12 dias do mês (ou uso contínuo durante todo o mês, caso não se queira menstruar).

Noretindrona ou noretisterona

É uma progesterona derivada da testosterona, portanto, com efeitos androgênicos, que pode ajudar na melhora da libido. Muito utilizada em pílulas de RH para a pós-menopausa.

Dose habitual: 0,5 a 1 mg, VO, 10 a 12 dias no mês ou contínuo. Ou adesivo (*patch*) com doses que variam de 140 a 170 µg de hormônio liberado na corrente sanguínea por dia, devendo o adesivo ser trocado 1 a 2 vezes/semana.

Nomegestrol

Progesterona com mínima atividade antiandrogênica, sem efeito corticoide. Utilizada na RH pós-menopausa na dose de 5 mg, e em pílulas contraceptivas na dose de 2,5 mg.

Didrogesterona

Progesterona utilizada em algumas pílulas de RH para pós-menopausa. Dose habitual para RH: 10 mg, VO, por 10 a 12 dias no mês ou contínuo.

Trimegestona

É uma progesterona sintética, derivada do 19-norpregnano, com alta afinidade pelos receptores de progesterona endometriais e sem afinidade por receptores glicocorticoides, mineralocorticoides ou androgênicos. Utilizadas em alguns comprimidos para RH pós-menopausa.

Levonorgestrel

Muito utilizada em pílulas ACO, em combinação com etinilestradiol. Tem efeito androgênico, podendo causar acne, oleosidade da pele e cabelo, calvície, retenção hídrica e ganho de peso. Por outro lado, devido ao efeito androgênico, não causa redução de libido tão intensa quanto as outras pílulas anticoncepcionais.

Dose habitual nas pílulas de ACO: 100 a 150 mg.

Gestodeno

Progesterona muito utilizada em pílulas anticoncepcionais orais, praticamente sem atividade androgênica.

Dose habitual: 60 a 75 mg.

Desogestrel

Também utilizada em pílulas anticoncepcionais e neutra do ponto de vista de atividade androgênica.

Dose habitual: 150 mg, ou 75 mg nas chamadas minipílulas, que são pílulas de progesterona isolada sem estrogênio, muito utilizadas por mulheres que estão amamentando.

Drospirenona

É uma progesterona sintética com ação antiandrogênica e anti-mineralocorticoide. Só perde em potência antiandrogênica para a ciproterona.

Dose habitual em pílulas de ACO: 3 mg.

Ciproterona

É a progesterona de maior ação antiandrogênica. Muito utilizada em pílulas contraceptivas para tratamento de síndrome dos ovários policísticos (SOP).

Em doses altas, pode ser utilizada em situações de hiperandrogenismo, como hiperplasia adrenal congênita (HAC) não clássica. Nas pílulas de ACO, é utilizada em doses de 2 mg. No entanto, quando utilizada em tratamento de HAC ou hirsutismo, pode ser utilizada em doses de 50 a 100 mg.

Clormadinona

Progesterona sintética, derivada da 17-hidroxiprogesterona, com atividade antiandrogênica moderada, menor que a da ciproterona e a da drospirenona, sem efeito nos receptores mineralocorticoides e com efeito discreto nos receptores glicocorticoides. Utilizada em algumas pílulas contraceptivas.

Norelgestromina

Agente progestogênico utilizado em combinação com o etinilestradiol para ação contraceptiva.

Dienogeste

Progesterona sintética, sem atividade androgênica, glico ou mineralocorticoide, utilizada no tratamento da endometriose e também em contraceptivos orais.

Como fazer a reposição hormonal

Hipogonadismo em meninas pré-púberes

No hipogonadismo em meninas pré-púberes, visando ao desenvolvimento de caracteres sexuais secundários, deve-se iniciar o tratamento aos 11 a 12 anos:

- EEC 0,07 a 0,15 mg, VO, 1 vez/dia (ou doses equivalentes de outros estrogênios, como etinilestradiol 2 a 5 mg/dia; ou 17-beta-estradiol, VO, 5 mcg/kg/dia; ou 17-beta-estradiol tópico 0,1 mcg/kg/dose, de 3/3 dias; ou aproximadamente 1/8 do *patch* de 25 mg de estradiol de adulto a cada 3 dias) por 1 a 2 anos até obter desenvolvimento mamário compatível com mamas M3/M4 do estágio puberal de Tanner
- Aumenta-se a dose para EEC 0,30 mg, VO, 1 vez/dia, durante mais 6 a 12 meses (ou doses equivalentes dos outros tipos de estrógenos)
- Aumenta-se a dose para EEC 0,625 mg/dia (ou 10 mg de etinilestradiol, ou 1 a 2 mg de 17-betaestradiol VO, ou 25 mg de 17-betaestradiol *patch* a cada 3 dias) e associar acetato de medroxiprogesterona 5 a 10 mg, VO, por 10 a 12 dias no mês (a progesterona não precisa ser iniciada desde o início da reposição, pois o útero demora um tempo para amadurecer e se estrogenizar). Manter o estrogênio

durante os dias 1 a 21 do ciclo, manter a progesterona nos dias 10 a 21 do ciclo, suspender os dois hormônios entre os dias 21 e 28 do ciclo, e então iniciar novo ciclo.

Acompanha-se com ultrassonografia (USG) pélvica, pois vai haver crescimento e desenvolvimento uterino. O útero precisa ter 14 a 16 cm³ e estar com endométrio bem estrogenizado para que seja possível ocorrer a menstruação. O endométrio pouco estrogenizado é bem fino, com 2 a 3 mm de espessura e, à medida que aumenta a estrogenização do endométrio, sua espessura aumenta em até quatro a seis vezes. O endométrio precisa chegar a valores de pelo menos 7 a 8 mm de espessura para que possa ocorrer a nidação do zigoto e a gravidez. Caso não ocorra gravidez, o endométrio prolifera mais um pouco e então descama, promovendo a menstruação. Geralmente leva mais 1 a 2 anos para que ocorra a menarca.

Hipogonadismo na síndrome de Turner

Caso não ocorra o desenvolvimento espontâneo de caracteres sexuais secundários na síndrome de Turner, deve-se iniciar a reposição de EEC 0,07 a 0,15 mg/dia aos 12 a 13 anos (ou doses equivalentes dos outros tipos de estrogênios, conforme descrito em item anterior) e manter por 1 a 2 anos até o desenvolvimento mamário compatível com M3/M4. Nunca se deve iniciar a RH antes dos 12 anos na síndrome de Turner, para evitar comprometimento estatural. As vantagens teóricas do estrogênio transdérmico sobre o oral incluem o modo de administração ser mais fisiológico, sem mecanismo de primeira passagem no fígado, e prevenção de mudanças não fisiológicas e ação dos hormônios. O uso da forma percutânea em gel ou adesivo leva a um desenvolvimento gradual das características sexuais secundárias e do crescimento uterino, mimetizando a puberdade natural. A possibilidade de cortar um adesivo transdérmico e usar apenas uma parte facilita a mimetização dos níveis endógenos e também do padrão diurno do E2 sérico no início da puberdade. Além disso, o E2 transdérmico resulta em acúmulo ósseo mais rápido na coluna, aumento do crescimento uterino e melhor altura final.

O consenso é iniciar a reposição aos 12 anos, caso não haja puberdade espontânea e os níveis de FSH estejam elevados. Essa forma permite a feminização relativamente apropriada à idade, sem interferir no efeito do hormônio do crescimento no potencial de altura.

A administração de estrogênio deve ser recomendada como terapia contínua. É aconselhável atrasar a adição de progesterona em pelo menos 2 anos ou até que ocorra uma hemorragia irruptiva, de modo a permitir o desenvolvimento normal da mama e do útero.

Aumenta-se a dose de EEC para 0,30 mg/dia, mantendo-a por mais 6 a 12 meses (ou doses equivalentes dos outros estrógenos).

Aumenta-se a dose de EEC para 0,625 mg/dia e associa-se progesterona 10 a 12 dias no mês.

Mantém-se reposição plena cíclica até os 50 anos. Após essa idade, interrompe-se a RH.

Paciente transexual masculino para feminino

Inicia-se com dose plena de estrogênio (EEC 0,625 mg, VO, 1 vez/dia) e associa-se ciproterona em dose alta, de 50 mg/dia, para bloquear os efeitos androgênicos.

Para maior crescimento das mamas, dobra-se a dose (EEC 1,25 mg/dia).

As pacientes devem ser submetidas previamente à orquiectomia bilateral.

As Tabelas 26.1 e 26.2 a seguir mostram os hormônios disponíveis para a terapia de reposição hormonal na mulher hipogonádica, e também as opções disponíveis para contracepção hormonal no ano de 2021 no mercado brasileiro.

Riscos e efeitos colaterais da reposição hormonal

Ao avaliar o risco-benefício, é crucial lembrar que essas mulheres têm esteroides sexuais endógenos mínimos, portanto, é uma avaliação de risco diferente do que em mulheres com esses hormônios em concentração normal. Em geral, os riscos de não tratar superam os riscos do tratamento na maioria dos casos.

Os regimes de baixas doses de estrogênio não parecem interferir no crescimento. Em crianças que também têm baixa estatura, o início lento da puberdade é importante para preservar o potencial de crescimento.

TABELA 26.1 Produtos disponíveis para terapia de reposição hormonal feminina na menacme em mulheres hipogonádicas.		
Terapia combinada, VO (1 comprimido ao dia)		
Tipos de progesterona	**Nomes comerciais**	**Apresentação**
Levonorgestrel	Cicloprimogyna®	11 cápsulas (2 mg de valerato E2) + 10 cápsulas (2 mg de valerato E2 1+ 0,5 mg de levonorgestrel)
Ciproterona	Climene®	11 cápsulas (2 mg de valerato E2) + 10 cápsulas (2 mg de valerato E2 + 1 mg de ciproterona)
	Elamax®	11 cápsulas (2 mg de valerato E2) + 10 cápsulas (2 mg de valerato E2 + 1 mg de ciproterona)

TABELA 26.2 Anticoncepcionais disponíveis no mercado.

15 µg de etinilestradiol

Tipos de progesterona	Nomes comerciais	Apresentação
Gestodeno 60 µg	Adoless®	28 cápsulas
	Mínima®	28 cápsulas
	Tantin®	28 cápsulas
	Tâmisa® 15	28 cápsulas
	Alexa®	24 cápsulas
	Alestra® 15	24 cápsulas
	Minesse®	24 cápsulas
	Mirelle®	24 cápsulas
	Sublima®	24 cápsulas
	Lizzy®	24 cápsulas
Etonogestrel 120 µg	Nuvaring®	1 anel vaginal (deixar 3 semanas e ficar 1 semana sem anel)

20 µg de etinilestradiol

Tipos de progesterona	Nomes comerciais	Apresentação
Gestodeno 75 µg	Allestra® 20	21 cápsulas
	Diminut®	21 cápsulas
	Femiane®	21 cápsulas
	Ginesse®	21 cápsulas
	Harmonet®	21 cápsulas
	Micropil®	21 cápsulas
	Previane®	21 cápsulas
	Tâmisa® 20	21 cápsulas
Desogestrel 150 µg	Primera® 20	21 cápsulas
	Femina®	21 cápsulas
	Melvulon®	21 cápsulas
	Malú®	21 cápsulas
	Dioless®	21 cápsulas
	Mercilon®	21 cápsulas
	Mercilon conti®	28 cápsulas (2 cápsulas inertes e 5 cápsulas com apenas etinilestradiol)
	Minian®	21 cápsulas
Levonorgestrel 100 µg	Level®	21 cápsulas
	Clic®	21 cápsulas
	Miranova®	21 cápsulas
Drospirenona 3 mg	Iumi®	24 cápsulas
	Yaz®	24 cápsulas
	Niki®	24 cápsulas
	Ingrid®	24 cápsulas
	Megy®	24 cápsulas
Norelgestromina 150 µg	Evra®	3 adesivos (trocar semanalmente e folgar 1 semana)

(continua)

TABELA 26.2 Anticoncepcionais disponíveis no mercado. (*Continuação*)

30 µg de etinilestradiol

Tipos de progesterona	Nomes comerciais	Apresentação
Gestodeno 75 µg	Allestra® 30	21 cápsulas
	Ciclogyn®	21 cápsulas
	Ginera®	21 cápsulas
	Micropil® 30	21 cápsulas
	Minulet®	21 cápsulas
	Tâmisa® 30	21 cápsulas
	Gestinol® 28	28 cápsulas (amenorreia)
Desogestrel 150 µg	Microdiol®	21 cápsulas
	Primera® 30	21 cápsulas
Levonorgestrel 150 µg	Ciclo 21®	21 cápsulas
	Gestrelan®	21 cápsulas
	Nociclin®	21 cápsulas
	Nordette®	21 cápsulas
	Microvlar®	21 cápsulas
Drospirenona 3 mg	Elani® ciclo	21 cápsulas
	Elani®	28 cápsulas (amenorreia)
	Yasmin®	21 cápsulas
	Dalyne®	21 cápsulas
	Fucsia Fem®	21 cápsulas
	Molièri®	21 cápsulas
	Diva®	21 cápsulas
	Prevyasm®	21 cápsulas
Clormadinona 2 mg	Belara®	21 cápsulas
	Amora®	21 cápsulas
	Liberfem®	21 cápsulas
	Aixa®	21 cápsulas
	Cherry®	21 cápsulas

35 µg de etinilestradiol

Ciproterona 2 mg	Diane® 35	21 cápsulas
	Diclin®	21 cápsulas
	Selene®	21 cápsulas
	Repopil®	21 cápsulas
	Ciprane®	21 cápsulas
	Artemidis® 35	21 cápsulas
	Tess®	21 cápsulas
	Ferane® 35	21 cápsulas
	Lydian®	21 cápsulas
	Duelle®	21 cápsulas
	Jaque®	21 cápsulas

(*continua*)

TABELA 26.2 Anticoncepcionais disponíveis no mercado. (*Continuação*)

50 µg de etinilestradiol

Tipos de progesterona	Nomes comerciais	Apresentação
Levonorgestrel 250 µg	Evanor®	21 cápsulas
	Neovlar®	21 cápsulas
	Lovelle®	21 cápsulas vaginais
	Normanor®	63 cápsulas

1,5 mg estradiol hemi-hidratado

Nomegestrol 2,5 mg	Stezza®	24 cápsulas + 4 cápsulas inertes
	Iziz®	24 cápsulas + 4 cápsulas inertes
	Zoely®	24 cápsulas + 4 cápsulas inertes

ACO bifásico

Etinilestradiol + Desogestrel	Gracial®	7 cápsulas (40 µg de EE + 25 µg de desogestrel) 15 cápsulas (30 µg de EE + 125 µg de desogestrel)

ACO trifásico

Etinilestradiol + Levonorgestrel	Levordiol®	6 cápsulas (30 µg de EE + 50 µg de levonorgestrel) 5 cápsulas (40 µg de EE + 75 µg de levonorgestrel) 10 cápsulas (30 µg de EE + 150 µg de levonorgestrel)
	Triquilar®	6 cápsulas (30 µg de EE + 50 µg de levonorgestrel) 5 cápsulas (40 µg de EE + 75 µg de levonorgestrel) 10 cápsulas (30 µg de EE + 125 µg de levonorgestrel)

ACO 5 fases

Valerato de estradiol + Dienogeste	Qlaira®	2 cápsulas (3 mg de valerato de estradiol) 5 cápsulas (2 mg de valerato de estradiol + 2 mg de dienogeste) 17 cápsulas (2 mg de valerato de estradiol + 3 mg de dienogeste) 2 cápsulas (1 mg de valerato de estradiol) 2 cápsulas inativas

Progestógeno isolado

Desogestrel 75 µg	Cerazette®	28 cápsulas
	Mamades®	28 cápsulas
	Mylus®	28 cápsulas
	Rubia®	28 cápsulas
	Araceli®	28 cápsulas
	Juliet®	28 cápsulas
	Nactali®	28 cápsulas
Noretisterona 350 µg	Norestin®	35 cápsulas
	Micronor®	35 cápsulas
Linestrenol 500 µg	Exluton®	28 cápsulas

Injetável mensal

Cipionato de estradiol + MPA	Cyclofemina®	5 mg de cipionato de estradiol + 25 mg de MPA
Cipionato de estradiol + MPA	Depomês®	5 mg de cipionato de estradiol + 25 mg de MPA
Valerato de estradiol + noretisterona	Mesigyna®	5 mg de valerato de estradiol + 50 mg de noretisterona
Enantato de estradiol + algestona acetofenida	Perlutan®	10 mg de enantato de estradiol + 150 mg de algestona acetofenida

(*continua*)

TABELA 26.2 Anticoncepcionais disponíveis no mercado. (*Continuação*)

Tipos de progesterona	Nomes comerciais	Apresentação
Enantato de estradiol + algestona acetofenida	Aldijet®	10 mg de enantato de estradiol + 150 mg de algestona acetofenida
Enantato de estradiol + algestona acetofenida	Ciclovular®	10 mg de enantato de estradiol + 150 mg de algestona acetofenida
Enantato de estradiol + algestona acetofenida	Preg-Less®	10 mg de enantato de estradiol + 150 mg de algestona acetofenida
Enantato de estradiol + algestona acetofenida	Uno-Ciclo®	10 mg de enantato de estradiol + 150 mg de algestona acetofenida
Injetável trimestral		
AMP	Depo-Provera®	150 mg de AMP
AMP	Contracep®	150 mg de AMP
Implante		
Etanogestrel	Implanon®	Liberação diária de aproximadamente 60 µg de etanogestrel no primeiro mês, com redução da liberação hormonal até aproximadamente 25 µg/dia de etanogestrel no terceiro ano. O implante deve ser trocado a cada 3 anos

Embora existam razões teóricas para se preocupar com os efeitos sistêmicos e hepáticos relativos dos estrogênios orais, as evidências até o momento não indicam efeitos prejudiciais do tratamento. Os efeitos benéficos do uso de estrogênio oral em lipídeos séricos foram mostrados em mulheres com menopausa prematura e incluem reduções no LDL e elevações no HDL.

A manutenção da saúde óssea é crucial para mulheres com hipogonadismo, de modo que retardar a reposição de estrogênio é prejudicial. O uso de E2 transdérmico em mulheres com falência ovariana prematura tem um efeito mais favorável na densidade mineral óssea do que o uso de pílulas anticoncepcionais orais. O volume uterino é influenciado pela via, dose, idade de início do tratamento e duração do tratamento. Quanto mais longa a duração do tratamento e mais alta a dose de estrogênio, melhores as chances de se normalizar o tamanho do útero. Estudos demonstraram aumento do risco tromboembólico usando preparações orais em comparação com a via transdérmica, especialmente em mulheres com outros fatores de risco existentes, como obesidade.

Monitoramento durante o tratamento

Em mulheres com hipogonadismo hipergonadotrófico, o monitoramento de rotina de LH ou FSH sérico não é recomendado porque os níveis permanecem elevados. A concentração sérica de E2, usando um ensaio sensível, permite a titulação da dose, se desejado, embora os níveis de E2 para crescimento linear ideal, saúde óssea, saúde uterina ou benefício psicossocial ainda devam ser determinados. É importante lembrar que o etiniestradiol não é detectado por ensaios comuns. A avaliação clínica, a satisfação do paciente, a idade do paciente e, em alguns casos, o potencial de crescimento residual são os principais determinantes para o aumento da dose. É importante não tratar com uma dose específica ou nível de E2, mas individualizar o tratamento e considerar cuidadosamente a resposta para otimizar todos os benefícios à saúde e minimizar os riscos.

Leitura recomendada

Gawlik A, Hankus M, Such K, Drosdzol-Cop A, Madej P, Borkowska M et al. Hypogonadism and sex steroid replacement therapy in girls with Turner syndrome. J Pediatr Adolesc Gynecol. 2016;29(6): 542-50.

Klein KO, Phillips SA. Review of hormone replacement therapy in girls and adolescents with hypogonadism. J Pediatr Adolesc Gynecol. 2019;32(5):460-8.

Klein KO, Rosenfield RL, Santen RJ, Gawlik AM, Backeljauw PF, Gravholt CH et al. Estrogen replacement in Turner syndrome: literature review and practical considerations. J Clin Endocrinol Metab. 2018;103(5):1790-1803.

Richard-Eaglin A. Male and female hypogonadism. Nurs Clin North Am. 2018;53(3):395-405.

Capítulo 27

Hipogonadismo Masculino e Terapia de Reposição Hormonal Androgênica

Introdução

O hipogonadismo em homens adultos é uma síndrome clínica e bioquímica, congênita ou adquirida, que cursa com um baixo nível de testosterona e/ou número inadequado de espermatozoides, em virtude da falência de um ou mais componentes do eixo hipotálamo-hipófise-testículo, que pode afetar negativamente as funções de múltiplos órgãos e a qualidade de vida do homem acometido. Embora o significado clínico da deficiência de testosterona (DT) em homens adultos esteja se tornando cada vez mais reconhecido, a extensão de sua prevalência na população em geral ainda é uma questão de incerteza e talvez seja subestimada.

Classificação

Hipogonadismo primário

Falência testicular direta das células de Leydig e/ou de Sertoli causando redução na produção da testosterona e na espermatogênese, com níveis elevados de hormônio luteinizante (LH) e de hormônio foliculoestimulante (FSH).

Hipogonadismo secundário

Falência hipofisária ou hipotalâmica, cursando com níveis baixos de testosterona em vigência de gonadotrofinas baixas ou inapropriadamente normais. Os testículos são anatômico e funcionalmente normais, mas não produzem testosterona em níveis adequados devido à falta de estímulo apropriado.

Hipogonadismo misto/combinado

Falência associada do testículo e da hipófise/hipotálamo, causando níveis baixos de testosterona com gonadotrofinas em valores variáveis, de acordo com o local de predominância da falência. As causas incluem hemocromatose, talassemia, corticoterapia prolongada, alcoolismo, envelhecimento, diabetes melito, síndrome metabólica, obesidade, entre outras como o hipogonadismo induzido por drogas, potencialmente reversível e recentemente denominado como hipogonadismo funcional.

As formas potencialmente reversíveis de DT são mais frequentemente encontradas na coexistência com distúrbios metabólicos, como obesidade/diabetes melito tipo 2 (DM2), doenças inflamatórias (p. ex., doença pulmonar obstrutiva crônica, doenças inflamatórias intestinais crônicas, prolactinoma) ou problemas psicológicos como humor depressivo ou estresse.

Obesidade e hipogonadismo: relação bidirecional

Evidências clínicas recentes sugerem que a obesidade é um dos fatores de risco mais importantes para o hipogonadismo secundário em homens. Embora a prevalência real de hipogonadismo secundário relacionado à obesidade masculina ainda não seja clara, estudos epidemiológicos em grande escala e pequenos levantamentos populacionais sugerem taxas de prevalência de até 45 a 57,5%. Essa prevalência elevada pode ser uma superestimativa decorrente de vários fatores, como imprecisões nos métodos utilizados para estimar os níveis de andrógenos. Também pode ser a avaliação de características clínicas, como função erétil e libido, que podem estar associadas a variações subjetivas marcantes nas populações de estudo.

Existe uma relação bidirecional entre obesidade e hipogonadismo. Em estudos de base populacional, a obesidade é o fator mais importante que resulta na deficiência de testosterona. Do mesmo modo, a deficiência de testosterona pode causar aumento da adipogênese e obesidade visceral, conforme evidenciado pelo rápido ganho de peso observado em homens após terapia de privação androgênica ou castração cirúrgica. A deficiência de testosterona está associada ao aumento da gordura visceral, inflamação crônica subsequente, resistência à insulina e baixos níveis de globulina de ligação ao hormônio sexual (SHBG). A perda de peso alcançada farmacologicamente ou com a cirurgia bariátrica melhorou os níveis de testosterona e gonadotrofinas, e foi capaz de reverter o hipogonadismo hipogonadotrófico causado pela obesidade.

Assim como ocorre com a obesidade e o hipogonadismo, também existe uma relação bidirecional entre a síndrome metabólica e a deficiência de testosterona. A síndrome metabólica está associada à deficiência de testosterona e baixa SHBG. Quanto maior o número de componentes da síndrome metabólica, menores serão os níveis de testosterona. No entanto, níveis baixos de testosterona livre (FT) não estão consistentemente associados ao risco de síndrome metabólica. Estudos recentes em homens hipogonádicos, nos quais a associação entre testosterona total (TT) e síndrome metabólica foi ajustada para SHBG, concluíram que não é a testosterona total, mas sim a SHBG que está independentemente associada ao risco de síndrome metabólica.

Quadro clínico

O quadro clínico do hipogonadismo masculino depende muito da idade de instalação da deficiência androgênica (se congênita ou adquirida), intensidade, duração, comorbidades associadas, grau de sensibilidade aos andrógenos, tratamentos prévios, entre outros fatores. Os sinais e sintomas geralmente começam a aparecer quando há testosterona total < 300 ng/dℓ, e o quadro clínico pode variar desde sintomatologia bastante inespecífica até alguns sinais e sintomas que são um pouco mais específicos da falta de hormônios masculinos.

Os sintomas de DT podem ser classificados como sexuais e não sexuais. O *European Male Ageing Study* (EMAS), uma pesquisa de base populacional realizada em mais de 3.400 homens com idades entre 40 e 80 anos, mostrou claramente que os sintomas sexuais, incluindo disfunção erétil (DE), diminuição da frequência de ereções matinais e diminuição dos pensamentos sexuais (baixa libido) foram os sintomas mais frequentes na identificação de pacientes com DT. Outros sintomas sexuais associados incluem dificuldades em atingir o orgasmo ou intensidade reduzida dele. Dos sintomas sexuais, considera-se fortes preditores de DT a baixa libido, a perda de ereções matinais e a disfunção erétil.

Vários outros sintomas não sexuais, como fadiga, diminuição da concentração, depressão e diminuição da sensação de vitalidade e/ou bem-estar, também foram associados. No entanto, o papel dos sintomas psicológicos e físicos na identificação de indivíduos com baixa testosterona é mais conflitante. Sinais ou fatores de risco para DT também incluem anemia, osteopenia e osteoporose, fraturas em traumas de baixo impacto, miopatia e fragilidade, ginecomastia dolorosa, obesidade abdominal e síndrome metabólica.

Sinais e sintomas específicos são:

- Ambiguidade genital (se houver hipogonadismo desde o 1º trimestre da gestação)
- Micropênis ou criptorquidia (se houver hipogonadismo desde o 3º trimestre da gestação)
- Atraso no desenvolvimento sexual e no aparecimento de caracteres sexuais secundários e hábito eunucoide (no caso de hipogonadismo adquirido antes da puberdade)
- Queda de libido, disfunção erétil, ginecomastia ou desconforto mamário, perda de pelos (pubianos, axilares, barba), redução da velocidade de crescimento da barba, testículos pequenos e infertilidade com baixa contagem de espermatozoides no espermograma, além de osteoporose, baixa massa óssea, fraturas e perda estatural, para pacientes hipogonádicos na vida adulta.

Também há sinais e sintomas inespecíficos:

- Fadiga e queda de energia, motivação, iniciativa e vontade
- Depressão e distimia
- Perda de concentração e de memória
- Sonolência e alterações no sono
- Anemia normocrômica e normocítica leve
- Redução de massa, de força muscular e da performance física
- Aumento de gordura corporal.

Rastreamento

A recomendação de não rastrear rotineiramente os homens na população em geral coloca um alto valor em evitar rotular, testar, tratar e monitorar homens saudáveis para os quais os benefícios e riscos de uma eventual terapia de reposição hormonal não são claros. Afinal, estudos mostram poucos benefícios potenciais na detecção precoce e no tratamento da deficiência de testosterona em homens que não procuraram atendimento médico ou que não possuem queixas que levem à suspeita do diagnóstico.

Recomenda-se rastrear o hipogonadismo em homens com:

- Sintomas específicos e inequívocos de hipogonadismo como libido e disfunção erétil
- Infertilidade
- Osteoporose ou fratura por trauma de baixo impacto
- Massa ou doença em região hipotálamo-hipofisária
- Radioterapia selar prévia
- Uso crônico de corticoide ou opioides
- Suspensão de esteroides anabolizantes após uso a longo prazo
- Vírus da imunodeficiência humana (HIV) com perda progressiva de peso
- Insuficiência renal crônica (IRC) dialítica
- Doença pulmonar obstrutiva crônica (DPOC), Gold 3 a 4.

Diagnóstico

O diagnóstico de hipogonadismo masculino deve ser feito com a dosagem de testosterona total (TT) pela manhã, que deve vir baixa ou no limite inferior do valor de referência do laboratório para homens jovens, sendo repetida e confirmada. Nenhum consenso foi alcançado em relação ao limite inferior de TT que define o DT e não há limites inferiores geralmente aceitos de TT normal. Essa falta de consenso decorre do fato de que nenhum estudo mostrou um limiar claro para TT ou T livre que diferencie os homens que responderão ao tratamento daqueles que não o farão.

Essa dosagem nunca deve ser feita em situação de doença aguda ou subaguda, uma vez que essas situações podem causar queda da testosterona, que se normaliza após a resolução da condição atual. Nos pacientes com testosterona total limítrofe ou com suspeita de alteração na globulina ligadora do hormônio sexual (SHBG) por hepatopatia, desnutrição, nefrose ou outras causas, deve-se dosar a testosterona livre.

A testosterona é secretada conforme o ritmo circadiano (que vai se perdendo com a idade), com picos maiores pela manhã e menores à noite. Por esse motivo, a dosagem precisa ser sempre pela manhã. E, devido à grande variação diária da testosterona, um único nível baixo não é o suficiente para fazer o diagnóstico, sendo necessário repetir a dosagem alterada. Alguns estudos mostram que os níveis circulantes de testosterona diminuem substancialmente se não forem medidos em condições de jejum.

A testosterona total é um exame de fácil aferição, geralmente confiável. Já a testosterona livre é um exame difícil, pouco disponível, e muitas vezes não confiável. Os melhores métodos para aferir a testosterona livre são os de diálise ou a testosterona livre calculada a partir do valor da testosterona total, SHBG e albumina. Portanto, sempre que possível, deve-se utilizar a testosterona total para fazer diagnóstico e a testosterona livre apenas para casos de alteração de SHBG

- Reduzem a SHBG: obesidade, hiperinsulinemia, diabetes melito, síndrome nefrótica, hipotireoidismo, corticoterapia, progestágenos, andrógenos, acromegalia
- Aumentam SHBG: idade, cirrose hepática, hepatite aguda, hipertireoidismo, anticonvulsivantes, estrógenos, HIV.

A dosagem de testosterona deve ser realizada apenas em homens com sinais e sintomas consistentes e inequívocos de hipogonadismo ou em pacientes com indicação para esse rastreio (conforme especificado no item anterior), não devendo ser realizada como forma de rastreio na população geral.

Na vigência de testosterona baixa, deve-se avaliar o eixo hipotálamo-hipofisário com dosagem de LH e FSH, para o diagnóstico diferencial entre as causas de hipogonadismo, se hipo ou hipergonadotrófico.

Para os casos de hipogonadismo congênito, o diagnóstico não costuma ser tão difícil, uma vez que os sinais clínicos do hipogonadismo congênito são bastante específicos e, portanto, a dosagem de testosterona baixa nesse contexto clínico sela o diagnóstico. No entanto, no caso de hipogonadismo masculino adquirido, principalmente nos casos de DAEM (déficit androgênico do envelhecimento masculino), que é uma causa funcional de hipogonadismo associado ao envelhecimento, obesidade, síndrome metabólica e comorbidades, o hipogonadismo geralmente cursa com sintomatologia bem mais inespecífica. Portanto, para se ter o diagnóstico de hipogonadismo nesses casos, recomenda-se destacar a presença de pelo menos três sintomas sexuais associados ao nível de testosterona abaixo do valor inferior de referência para homens jovens.

Questionários

Para o diagnóstico clínico de DT, vários questionários foram desenvolvidos, mas os mais populares são o ADAM de Morley e o questionário de sintomas do envelhecimento masculino (AMS) de Heinemann. Embora a testosterona biodisponível tenha sido considerada no questionário ADAM, ele não pode ser utilizado para monitorar a resposta dos pacientes após terapia de reposição de testosterona, pois não tem um sistema de pontuação. Durante a construção do AMS, a testosterona sérica não foi medida, mas os sintomas do envelhecimento foram coletados em homens saudáveis. Além disso, o AMS tem uma correlação pobre com a testosterona sérica e baixa especificidade para o diagnóstico de DT.

Não existe um questionário definitivo para diagnosticar DT e o desenvolvimento desses questionários se torna algo complicado e possivelmente falho por causa das diferenças nos sintomas e nos níveis de testosterona entre as pessoas de diferentes regiões. O uso de questionários validados não é recomendado atualmente para definir quais pacientes são candidatos à terapia com testosterona ou monitorar a resposta dos sintomas em pacientes submetidos a ela. Apesar da controvérsia e da falta de recomendações, o questionário ADAM pode ser útil como uma ferramenta de triagem por sua simplicidade, e o AMS para avaliar a presença e a gravidade dos sintomas e monitorar a resposta à terapia até o desenvolvimento de um questionário mais adequado.

Avaliação

A avaliação do paciente hipogonádico inclui:

- Dosagem do nível sérico baixo de testosterona pela manhã, repetido e confirmado, na vigência de quadro clínico compatível com hipogonadismo
- Dosagem de FSH e LH para diagnóstico diferencial entre hipogonadismo primário (com gonadotrofinas elevadas) e secundário (com gonadotrofinas normais ou baixas)
  - Se houver hipogonadismo primário: solicita-se cariótipo (Klinefelter?, homem XX?), avalia-se história de caxumba, trauma testicular, cirurgias prévias, quimioterapia ou radioterapia e uso de medicamentos inibidores da esteroidogênese, como cetoconazol
  - Se houver hipogonadismo secundário: solicita-se a dosagem de prolactina, investigam-se os demais eixos hipofisários e a saturação de ferro (hemocromatose?), e pesquisa-se anosmia (síndrome de Kallmann?)
- Ressonância magnética (RM) de sela túrcica em casos de testosterona total < 150 ng/dℓ, hiperprolactinemia, pan-hipopituitarismo ou sinais ou sintomas de efeito de massa tumoral
- Avaliação da presença de sinais de doenças genéticas, como obesidade extrema (Prader-Willi), anosmia e anormalidades renais (Kallmann), baixa estatura, polidactilia etc.
- Avaliação de uso de medicamentos, como corticoides ou opioides de forma crônica

- Avaliação de comorbidades, como obesidade e síndrome metabólica
- Se houver infertilidade: dois espermogramas após 48 horas de abstinência
- Densitometria mineral óssea.

Função testicular e metabolismo ósseo: possíveis marcadores para o diagnóstico de deficiência de testosterona

O hipogonadismo é uma causa secundária comum de osteoporose masculina. No entanto, homens com disfunção testicular leve também apresentam risco aumentado de osteopenia e osteoporose. As descobertas nos últimos anos aumentaram a compreensão da interferência entre testículos e ossos e podem contribuir para definir uma abordagem clínica aprimorada para o diagnóstico bioquímico e o manejo terapêutico do hipogonadismo e da osteoporose masculina. Além de ser responsável pela esteroidogênese e produção de testosterona, a função testicular é fundamental para a saúde óssea de pelo menos duas outras maneiras: As células de Leydig produzem insulina-like 3 (INSL3), que tem um papel na função dos osteoblastos, e contribuem com a 25-hidroxilação da vitamina D. O comprometimento da função testicular leva a níveis baixos de testosterona, INSL3 e 25-hidroxivitamina D e, consequentemente, a um risco aumentado de osteopenia e osteoporose.

No hipogonadismo clássico, o metabolismo ósseo é perturbado por uma combinação de baixa testosterona e baixos níveis de INSL3 e 25-hidroxivitamina D. No entanto, a produção de INSL3 e a hidroxilação da vitamina D são mais suscetíveis ao comprometimento das células de Leydig do que a produção de testosterona. Portanto, o hipogonadismo subclínico pode estar associado a níveis reduzidos de INSL3 e 25-hidroxivitamina D, mesmo quando os níveis de testosterona são normais. Em outras palavras, quando a testosterona está normal e os níveis de LH começam a subir, a INSL3 e a 25-hidroxivitamina D são marcadores precoces do estado funcional da célula de Leydig.

A INSL3 poderia ser um biomarcador ideal da função das células de Leydig porque, ao contrário da testosterona, é independente do eixo hipotálamo-hipófise-testículo, não tem variações diárias e tem alta consistência individual ao longo de semanas ou meses. No entanto, a determinação dos níveis séricos de INSL3 ainda não foi padronizada, intervalos de referência e valores de corte para o diagnóstico de hipogonadismo não estão disponíveis e, portanto, seu real papel na prática clínica ainda é discutível, assim como da 25-hidroxivitamina D como biomarcador precoce de disfunção das células de Leydig.

Terapia de reposição hormonal androgênica

A reposição androgênica é indicada para casos de:

- Hipogonadismo congênito
- Retardo constitucional de crescimento e desenvolvimento (RCCD) em casos selecionados

- Andropausa/DAEM: indicado apenas para homens com deficiência androgênica clássica sintomática
- Transexuais femininos → masculinos.

Os objetivos são induzir e manter os caracteres sexuais secundários, no caso de meninos hipogonádicos em fase pré-puberal, melhorar a libido, a potência, a função sexual e a massa óssea, evitar e tratar a osteoporose masculina, manter a força e a massa muscular, melhorar a energia, a qualidade de vida e o bem-estar do homem.

O curso de tempo da resposta clínica à terapia com testosterona é variável; alguns benefícios dos sintomas podem ser experimentados 3 a 4 semanas após o início da terapia, como aumento da libido, ereções diurnas, aumento da energia e melhora do humor. Os efeitos sobre o humor depressivo tornam-se detectáveis após 3 a 6 semanas do início do tratamento, com melhora máxima ocorrendo após 18 a 30 semanas. No entanto, as melhorias em outros parâmetros físicos, como densidade óssea, podem exigir até 3 anos para ocorrer e dependem dos níveis plasmáticos de testosterona atingidos. Para gerenciar as expectativas, é útil informar aos pacientes que os benefícios podem surgir em tempos diferentes. Eles devem entender que o comprometimento com o tratamento e a adesão às recomendações do médico são necessárias para obter resultados ideais.

Avaliação antes da reposição hormonal androgênica

Quesitos a serem avaliados antes de iniciar a terapia de reposição (TH) androgênica no homem com hipogonadismo:

- Avaliação prostática: a reposição de testosterona está contraindicada em qualquer homem com câncer de próstata ou de mama e, por isso, antes de iniciar o tratamento é essencial que o paciente seja avaliado quanto ao seu risco de câncer de próstata. Pacientes < 40 anos não precisam se submeter a avaliação urológica, pois a neoplasia de próstata nessa idade é muito incomum. Os indivíduos com idade entre 55 e 69 anos e aqueles acima dos 40 anos considerados de alto risco (história familiar de câncer de próstata em parente em primeiro grau e/ou etnia afro-americana) devem fazer exames de PSA e toque retal. Caso haja alguma alteração (PSA > ou = 4 ng/mℓ; PSA > 3 ng/mℓ com história familiar de câncer de próstata em parente em primeiro grau; toque retal com nódulo palpável ou próstata endurecida), deve-se fazer a investigação urológica completa inicial, com ultrassonografia (USG) transretal e biopsia de próstata visando excluir qualquer tipo de neoplasia antes de liberar o paciente para a RH
- Hemograma: o hematócrito inicial > 48% ou > 50% para homens que vivem em altitudes mais elevadas é uma contraindicação relativa à terapia com testosterona, porque esses homens são mais propensos a desenvolver um hematócrito > 54% quando tratados. Esses casos devem ser submetidos a avaliações adicionais antes de considerar a terapia
- Preservação de fertilidade: a terapia com testosterona suprime a espermatogênese e não é apropriada em homens com hipogonadismo hipogonadotrófico que desejem fertilidade nos próximos 6 a 12 meses

- Outras condições: a terapia de reposição com testosterona não é recomendada em pacientes com sintomas de síndrome de apneia obstrutiva do sono (SAOS) grave não tratada, sintomas graves do trato urinário inferior, insuficiência cardíaca não controlada, infarto do miocárdio ou acidente vascular cerebral nos últimos 6 meses, ou trombofilia.

Tratamento

Existem várias opções de tratamento com testosterona, cada uma com vantagens e desvantagens. As opções de terapia de testosterona disponíveis incluem formulações transdérmicas, intramusculares, orais, sublinguais, bucais e de *pellets*. A disponibilidade de cada uma varia de acordo com o país. A experiência mais longa foi obtida com os ésteres de testosterona injetáveis, como enantato e cipionato, que têm farmacocinética semelhante. Essas formulações de testosterona são baratas, mas requerem intervalos de administração frequentes (a cada 1 a 3 semanas) devido a sua meia-vida curta. Eles também podem causar flutuações na libido, humor e energia, pois as concentrações de testosterona sérica variam entre os intervalos de injeção. Elevações no hematócrito não são incomuns com essas injeções. O undecanoato de testosterona, uma injeção de testosterona de ação prolongada, agora está disponível em muitos países. Esse éster de testosterona requer apenas quatro ou cinco injeções por ano, proporcionando considerável conveniência para os pacientes e melhor adesão em comparação com os ésteres de testosterona de ação mais curta, pois os níveis plasmáticos adequados são mantidos ao longo do tempo. As elevações do hematócrito são observadas com uma frequência consideravelmente menor com undecanoato de testosterona do que com ésteres de ação curta, devido à raridade dos níveis plasmáticos suprafisiológicos atingidos.

Formulações transdérmicas de testosterona (como géis, cremes e soluções) são preferidas por alguns pacientes e médicos como alternativa às injeções. Níveis de testosterona fisiológica estáveis são alcançados usando essas preparações, mas requerem aplicação diária. Uma preocupação específica das formulações transdérmicas de testosterona é o potencial de transferência para mulheres e crianças por contato pele a pele, já que elas têm níveis circulantes de testosterona muito mais baixos do que os homens. Os *pellets* de testosterona fornecem níveis normais de testosterona sustentados por 3 a 4 meses, mas não estão disponíveis em todos os países. A implantação subcutânea é um pequeno procedimento cirúrgico que pode ser feito no consultório, sob anestesia local. Os riscos específicos dos *pellets* incluem infecção e extrusão do *pellet*, e a elevação do hematócrito não é incomum. Outras terapias de testosterona que são utilizadas com menos frequência incluem adesivos de testosterona, comprimidos bucais e gel intranasal, mas essas formulações têm desvantagens devido às frequentes flutuações nos níveis de testosterona plasmática. Atualmente, somente as preparações transdérmicas em gel e aquelas para uso intramuscular estão disponíveis no Brasil.

Testosterona injetável intramuscular

É a forma mais comum, barata e disponível da testosterona no Brasil. No entanto, não mimetiza o ritmo fisiológico de secreção de testosterona, pois propicia pico sérico elevado de testosterona nos dias seguintes à aplicação. Apresentações comerciais:

- Deposteron® (cipionato de testosterona) 200 mg: administra-se uma ampola intramuscular (IM) a cada 2 a 3 semanas. Faz pico sérico menor quando comparado ao Durateston®
- Durateston® (mistura de quatro ésteres de testosterona: propionato, fenilpropionato, isocaproato e decanoato de testosterona) 250 mg: administra-se uma ampola IM a cada 2 a 3 semanas
- Nebido®, Hormus®, Atesto® (undecanoato de testosterona) 1.000 mg: administra-se uma ampola IM a cada 3 meses. Pode-se administrar uma dose de ataque após 6 semanas da primeira dose, visando acelerar a obtenção de bom nível sérico de testosterona.

Testosterona oral

O inconveniente da testosterona VO é que ela tem passagem hepática e, por isso, pequena meia-vida, precisando ser ingerida várias vezes ao dia (3 a 4 vezes) para manter o nível sérico. Além disso, as formas 17-alfa-alquiladas de testosterona VO podem causar hepatotoxicidade, mesmo em níveis fisiológicos, aumentando, portanto, o risco de hepatite, colestase, peliose hepática e neoplasias benignas e malignas do fígado. Por isso, essas formas de reposição não são habitualmente recomendadas. Outros androgênios orais, como fluoximesterona, oximetolona, estanozolol e oxandrolona também conferem algum risco hepático e não são recomendados para o tratamento da deficiência androgênica. No Brasil, não há nenhuma preparação androgênica aprovada para uso.

Testosterona tópica

As opções disponíveis são:

- Androgel® (apresentações em sachês com 5 g de gel, o que equivale a 50 mg de testosterona). Orienta-se passar 5 g do gel (correspondente a 50 mg de testosterona) 1 vez/dia, preferencialmente pela manhã, em pele recoberta por roupa, geralmente ombros, braços ou costas. A dose pode ser ajustada, se necessário para até 10 g/dia, a depender da resposta clínica e laboratorial. Deve-se deixar secar por pelo menos 3 a 5 minutos antes de se vestir. Sempre se deve orientar a lavagem das mãos imediatamente após a aplicação. A absorção é rápida e eficiente, e mantém níveis séricos de testosterona adequados, não causando pico como as formulações intramusculares. Geralmente, não causam irritação na pele, como pode acontecer com os adesivos (*patchs*). Como apenas 10% do gel é absorvido, conclui-se que a dose absorvida é equivalente a 5 a 10 mg de testosterona, semelhante à produção diária de testosterona pelo homem, que é algo em torno de 7 mg/dia. O uso é diário e tem alto custo
- *Patch* (adesivo) transdérmico de testosterona. Com o gel, corresponde à forma mais fisiológica de reposição, pois não tem pico sérico de absorção como a testosterona IM, mimetizando o ritmo fisiológico de secreção de testosterona. Aplicam-se 1 a 2 adesivos ao dia em pele limpa, seca e depilada. Um patch tem 5 mg. Pode ocorrer irritação na pele no local da aplicação, por isso o gel acaba sendo a forma

preferencial de reposição, apesar de a biodisponibilidade de ambos ser a mesma. O uso é diário e tem alto custo. Não disponível no Brasil
- Implante subcutâneo de testosterona: necessita de pequena incisão na pele para colocação de 4 a 6 cilindros de 200 mg de testosterona, que devem ser trocados a cada 3 a 6 meses. Mantém os níveis séricos de testosterona estáveis e fisiológicos, mas há possibilidade de extrusão e de infecção local. Não disponível no Brasil.

Di-hidroepiandrosterona

É um andrógeno fraco (20 vezes mais fraco que a testosterona), de origem adrenal, geralmente utilizado em reposição para mulheres com queixa de falta de libido e que possuem seu nível sérico reduzido. Há comprimidos de 25 e 50 mg, que não estão disponíveis no Brasil.

Clomifeno

É um fármaco de ação antiestrogênica, que age inibindo a ação do estrógeno a nível central, hipotalâmico e hipofisário. Dessa maneira, inibe o *feedback* negativo que o estrógeno exerce sobre o eixo hipotálamo-hipófise gonadal (HHG) e consegue estimular a liberação de gonadotrofinas hipofisárias. Pode ser utilizado para tratamento de hipogonadismo masculino e feminino, além de ser muito utilizado para indução de ovulação, desde que a mulher tenha função central hipotálamo e hipofisária normais.

Costuma ter boa resposta, por exemplo, no tratamento do hipogonadismo da obesidade e da síndrome metabólica, uma vez que o excesso de aromatização periférica dos hormônios esteroides no tecido adiposo subcutâneo pode cursar com aumento da produção estrogênica nessa população e inibição hipotálamo hipofisária.

Para tratamento do hipogonadismo nessa situação, o clomifeno costuma ser utilizado em doses de 50 mg, VO, 1 vez/dia ou em dias alternados. Pacientes com disfunção central ou níveis muito baixos de testosterona (< 100 ng/dℓ) não respondem ao clomifeno. Considera-se LH > 6 e volume testicular < 14 mℓ como fatores preditores de uma baixa resposta ao uso do clomifeno.

Comparando-se a reposição de testosterona com a do clomifeno, este é melhor para quem deseja manter a fertilidade, além de ter a vantagem de não reduzir o volume testicular. Trata-se, até o momento, de um uso *off label* dessa medicação.

Prescrição

Hipogonadismo congênito

Em criança que não desenvolveu os caracteres sexuais secundários, deve-se iniciar com 12 a 13 anos:

- Testosterona 50 mg (1/4 da ampola), IM, mensal, por 6 a 12 meses
- Após esse período, aumentar mais 50 mg a cada 6 meses até atingir a dose adulta de 200 a 250 mg, IM, a cada 2 a 3 semanas (de acordo com nível sérico da testosterona no nadir). Quando já tiver com a puberdade completa, pode passar a usar a testosterona trimestral (1.000 mg, IM, a cada 3 meses)

- Opção com gel de testosterona a 1% (sachê com 50 mg de testosterona): inicia-se com 1/3 do sachê ao dia, aumentando gradativamente a cada 6 meses até chegar a 1 sachê ao dia.

Retardo constitucional de crescimento e desenvolvimento

Deve-se fazer o seguinte tratamento:

- Testosterona 50 mg, IM, mensal por 6 meses
- Geralmente, depois desse período, a puberdade inicia sozinha. Se ainda não se iniciar, repetir mais 6 meses de tratamento.

Andropausa

Repõe-se apenas se a testosterona estiver baixa ou no limite inferior do valor de referência do laboratório para homens jovens, na presença de sintomas específicos de deficiência androgênica, como piora de libido, disfunção erétil e dificuldade sexual. O tratamento já deve ser iniciado com dose plena de reposição com alguma das formulações disponíveis, conforme exemplificado a seguir:

- Durateston® ou Deposteron®: 1 ampola, IM, a cada 2 a 3 semanas
- Nebido®: 1 ampola a cada 3 meses
- Gel 1%: 1 sachê de 50 mg tópico, 1 vez/dia
- Em casos de hipogonadismo associado à obesidade e síndrome metabólica: considerar clomifeno 50 mg, VO, em dias alternados, ajustando-se a dose conforme o nível sérico de testosterona (uso *off label* dessa medicação).

Transexual feminino para masculino

Esta terapia de reposição hormonal objetiva engrossar a voz, desenvolver pelos faciais e corporais, desenvolver a clitoromegalia, aumentar a libido, a massa muscular e a atrofia mamária. O ideal é que o paciente seja submetido antes à pan-histerectomia, devido ao risco de hiperplasia e câncer endometrial. Inicia-se com dose muito alta para tentar hipertrofia clitoriana, mas essa dose só pode ser administrada por, no máximo, 6 meses pelos riscos de efeitos colaterais, e estudos mostraram que utilizar doses elevadas por tempo adicional a este não traz maior benefício (Deposteron® ou Durateston® 1 ampola, IM, 2 vezes/semana associada a DHT 2,5 a 5 mg/dia tópico). Depois de 6 meses, deve-se deixar a dose fisiológica de reposição equivalente à de homens adultos: Deposteron® ou Durateston® 1 ampola, IM, a cada 2 a 3 semanas, ou qualquer outra forma de reposição em dose equivalente ao destacado no item anterior, andropausa.

Riscos e efeitos colaterais da reposição hormonal androgênica

Eventos adversos para os quais há evidência de associação com a administração de testosterona:

- Eritrocitose
- Acne

- Detecção de câncer de próstata subclínico (a terapia aumenta o risco de detecção do câncer de próstata subclínico devido ao aumento da vigilância e à elevação nos níveis de PSA, o que pode aumentar as indicações de biopsia da próstata)
- Crescimento do câncer de próstata metastático
- Redução na espermatogênese.

Eventos adversos incomuns para os quais há evidência fraca de associação com a administração de testosterona:

- Ginecomastia
- Calvície
- Crescimento do câncer de mama
- Surgimento ou agravamento da SAOS.

Alguns eventos adversos são específicos da formulação escolhida para a terapia de reposição. Com as preparações injetáveis podem surgir oscilações de humor ou libido, dor no local da aplicação e, no caso de ésteres de longa duração, episódios de tosse imediatamente após a aplicação.

As formulações transdérmicas podem cursar com reações cutâneas, irritação e odor no local da aplicação, além do risco de transferência para o parceiro ou outras pessoas em contato próximo. Nos casos dos implantes, os efeitos adversos específicos se limitam à expulsão do *pellet* e infecção no local.

Monitoramento

Avalia-se a sintomatologia clínica associada à deficiência ou ao excesso androgênico. A terapia deve ter como objetivo aumentar as concentrações séricas de T para a faixa normal de um adulto jovem saudável. Os valores vão variar conforme o método de reposição escolhido:

- Enantato ou cipionato injetável: deve-se medir as concentrações séricas de T no meio do caminho entre as injeções. Se seus níveis forem > 600 ng/dℓ (24,5 nmol/ℓ) ou < 350 ng/dℓ (14,1 nmol/ℓ), deve-se ajustar a dose ou a frequência entre as doses
- Géis transdérmicos: deve-se avaliar as concentrações de testosterona 2 a 8 horas após a aplicação do gel, depois que o paciente estiver em tratamento por pelo menos 1 semana; ajustar a dose para atingir as concentrações séricas de T na faixa normal
- *Pellets* (implantes): medir as concentrações T no fim da vida útil do implante. Ajuste o número de *pellets* e/ou o intervalo de dosagem para manter as concentrações séricas T na faixa normal
- Undecanoato de T injetável: medir os níveis séricos de T no fim do intervalo entre as aplicações, um pouco antes da próxima injeção e ter como objetivo atingir o nadir, na faixa média-baixa.

Deve-se verificar o hematócrito antes da reposição, 3 a 6 meses após o início do tratamento e, a seguir, anualmente. Se o hematócrito estiver > 54%, interrompe-se a terapia até que ele diminua para um nível seguro; avalia-se o paciente para hipoxia e apneia do sono; reinicia-se a terapia com uma dose reduzida.

Avaliar a densidade mineral óssea da coluna lombar e/ou colo femoral após 1 a 2 anos de terapia T em homens com osteoporose.

Verifica-se o PSA e realiza-se exame de toque retal de 3 a 12 meses após o início do tratamento com T e, a seguir, de acordo com as diretrizes para rastreamento do câncer de próstata, dependendo da idade e raça do paciente.

O paciente deve ser encaminhado ao urologista em caso de:

- Aumento na concentração sérica de PSA > 1,4 ng/mℓ dentro de 12 meses após o início do tratamento T
- PSA confirmado > 4 ng/mℓ a qualquer momento
- Detecção de uma anormalidade prostática ao exame digital
- Piora substancial de sintomas do trato urinário inferior.

Contraindicações

As contraindicações da reposição hormonal androgênica podem ser absolutas ou relativas:

- Absolutas: câncer de próstata e de mama, hematócrito > 55%, PSA > 4 ng/mℓ ou > 3 ng/mℓ se houver história familiar de câncer de próstata em parente de primeiro grau, insuficiência cardíaca (ICC) grau 3 ou 4, SAOS grave não tratada, alergia
- Relativas: sintomas de HPB importantes, condições que piorem muito com a retenção hídrica (ICC, IRC oligoanúrica, cirrose), Ht > 50%.

Leitura recomendada

Al-Zoubi RM, Yassin AA, Alwani M, Al-Qudimat A, Aboumarzouk OM, Zarour A et al. A systematic review on the latest developments in testosterone therapy: innovations, advances, and paradigm shifts. Arab J Urol. 2021;19(3):370-5.

Aversa A, Morgentaler A. The practical management of testosterone deficiency in men. Nat Rev Urol. 2015;12(11):641-50.

Bhasin S, Brito JP, Cunningham GR, Hayes FJ, Hodis HN, Matsumoto AM et al. Testosterone therapy in men with hypogonadism: an endocrine society clinical practice guideline. J Clin Endocrinol Metab. 2018;103(5):1715-44.

Ferlin A, Selice R, Carraro U, Foresta C. Testicular function and bone metabolism: beyond testosterone. Nat Rev Endocrinol. 2013;9(9):548-54.

Fernandez CJ, Chacko EC, Pappachan JM. Male obesity-related secondary hypogonadism: pathophysiology, clinical implications and management. Eur Endocrinol. 2019;15(2):83-90.

Kwong JCC, Krakowsky Y, Grober E. Testosterone deficiency: a review and comparison of current guidelines. J Sex Med. 2019;16(6):812-20.

Lunenfeld B, Mskhalaya G, Zitzmann M, Corona G, Arver S, Kalinchenko S et al. Recommendations on the diagnosis, treatment and monitoring of testosterone deficiency in men. Aging Male. 2021;24(1):119-38.

Lunenfeld B, Saad F, Hoesl CE. ISA, ISSAM and EAU recommendations for the investigation, treatment and monitoring of late-onset hypogonadism in males: scientific background and rationale. Aging Male. 2005;8(2):59-74.

Morgentaler A, Zitzmann M, Traish AM, Fox AW, Jones TH, Maggi M et al. Fundamental concepts regarding testosterone deficiency and treatment: international expert consensus resolutions. Mayo Clin Proc. 2016;91(7):881-96.

Mulhall JP, Trost LW, Brannigan RE, Kurtz EG, Redmon JB, Chiles KA et al. Evaluation and management of testosterone deficiency: AUA Guideline. J Urol. 2018;200(2):423-32.

Park HJ, Ahn ST, Moon DG. Evolution of guidelines for testosterone replacement therapy. J Clin Med. 2019;8(3):410.

Wu FC, Tajar A, Beynon JM, Pye SR, Silman AJ, Finn JD et al. Identification of late-onset hypogonadism in middle-aged and elderly men. N Engl J Med. 2010;363(2):123-35.

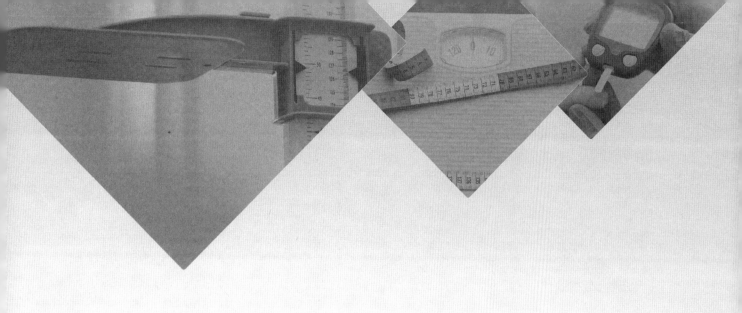

Parte 3
Doenças Osteometabólicas

Patrícia Sales • João Lindolfo Cunha Borges • Fernanda Salles Reis • Isabella Santiago de Melo Miranda

Conceitos Importantes em Metabolismo Ósseo

Capítulo 28

Cálcio

O ser humano tem cerca de 1.000 g de cálcio (Ca) no organismo, 99% desse elemento compõem os dentes e os ossos, sob a forma de cristais de hidroxiapatita, e 1% permanece circulando no sangue, nas células e nos líquidos extracelulares. A concentração de cálcio é muito maior no extracelular do que no intracelular, e as células têm um mecanismo de transporte ativo para retirá-lo de dentro delas, pois o cálcio acumulado no intracelular pode acabar calcificando-as e causando a sua apoptose.

O cálcio total do sangue é distribuído em $\cong$ 45% na forma ionizada ou livre (Cai), que é a forma ativa, 10% ligado a íons (citrato, fosfato etc.) e 45% ligado a proteínas, principalmente albumina (80%), mas também a globulinas (20%). Dessa maneira, situações de hiper ou hipo-albuminemia e aquelas em que há maior ou menor afinidade do cálcio pela albumina podem falsear o valor do cálcio total (CaT). Estima-se que o CaT fique falsamente reduzido em aproximadamente 0,8 mg/dℓ para cada redução de 1 g/dℓ na concentração de albumina, assim como estima-se que ele fique falsamente aumentado em cerca de 0,8 mg/dℓ para cada elevação de 1 g/dℓ na concentração de albumina. Por exemplo, a desidratação e a hemoconcentração durante a punção venosa podem elevar a albumina sérica e falsamente elevar o CaT. A correção do CaT, quando há variações na albumina, deve ser feita da seguinte forma:

- Se hipoalbuminemia → CaT corrigido = CaT mensurado + 0,8 × (4 − albumina)
- Se hiperalbuminemia → CaT corrigido = CaT mensurado − 0,8 × (albumina − 4).

Mudanças no pH sérico desviam o cálcio da albumina, mudando os valores de Cai. A acidose reduz a afinidade do cálcio pela albumina, aumentando o Cai, enquanto a alcalose aumenta a afinidade do cálcio pela albumina, reduzindo o Cai.

Ingestão diária recomendada

- 700 mg/dia entre 1 e 3 anos
- 1.000 mg/dia entre 4 e 8 anos
- 1.300 mg/dia entre 9 e 18 anos, em gravidez e lactação
- 1.000 mg/dia para adultos até 70 anos
- 1.200 mg/dia para mulheres pós-menopausa (> 50 anos) e idosos > 70 anos.

Uma forma de avaliar a ingestão adequada de cálcio é através do cálcio em urina de 24 horas, já que um dos motivos de calciúria baixa é a alimentação pobre em cálcio.

Alimentos ricos em cálcio

- Leite/iogurte: $\cong$ 250 mg de cálcio em cada copo de 200 mℓ
- Leite/iogurte enriquecido em cálcio (Molico®): 500 mg de cálcio em 2 colheres de sopa (20 g)
- Queijos: $\cong$ 150 a 200 mg de cálcio em cada 30 g (fatia média) de queijo minas ou muçarela
- Leite de cabra e leite de soja têm menor quantidade de cálcio, a não ser que sejam enriquecidos
- Polenguinho® e requeijão também têm pouco cálcio
- Além desses alimentos, uma dieta habitual sem laticínios costuma conter em média 250 mg de cálcio.

A absorção do cálcio da dieta pelo intestino visa compensar as perdas causadas por sua excreção, mantendo a homeostase de cálcio no organismo. Nos adultos com ingestão recomendada de cálcio de 1.000 mg/dia, 400 mg é absorvido pelo intestino, porém 200 mg são perdidos com a secreção intestinal e a absorção diária líquida acaba reduzida a cerca de 200 mg (20% do cálcio ingerido). Essa mesma quantidade, em torno de 200 mg de cálcio, é perdida na urina diariamente. Em um indivíduo saudável, o osso absorve e excreta 500 mg de cálcio por dia. Durante o crescimento, na gestação e lactação, a absorção intestinal de cálcio aumenta para atender às necessidades minerais do período e, com o envelhecimento, a absorção intestinal de cálcio reduz.

A absorção intestinal ocorre principalmente no duodeno e no jejuno, mas também no íleo e no cólon, em menor quantidade. O cálcio ingerido é absorvido no intestino de forma transcelular (através da célula, sendo esse um transporte ativo dependente da vitamina D, que estimula a síntese dos transportadores da membrana e das calbindinas, proteínas intracelulares que irão levar o cálcio da membrana apical para a membrana basocelular do enterócito) e também de forma paracelular, por transporte passivo e, portanto, independente das calbindinas intestinais. Por isso, caso um paciente ingira uma quantidade muito grande de cálcio (> 2 g/dia), uma parcela pode ser absorvida pelo intestino, mesmo que esse indivíduo não tenha vitamina D ativa (situação encontrada, p. ex., em portadores de hipoparatireoidismo, que têm baixo paratormônio (PTH) e, por isso, não conseguem ativar a 25-OH-vitamina D em calcitriol).

A absorção intestinal de cálcio pode ser influenciada pelos seguintes fatores:

- Aumentam a absorção intestinal de cálcio: infância, estirão puberal, gestação e lactação, hipervitaminose D, sarcoidose, linfomas, hiperparatireoidismo primário (HPP; via aumento de calcitriol pelo PTH)
- Reduzem a absorção intestinal de cálcio: envelhecimento, deficiência de vitamina D, hipoparatireoidismo, insuficiência renal crônica (por redução de calcitriol), hipertireoidismo, hipercortisolismo, doenças disabsortivas (doença celíaca, doença inflamatória intestinal, pós-operatório de cirurgia bariátrica, diarreias crônicas, ingestão de fibras e de ferro).

Uma vez absorvido, o cálcio ingerido vai para a corrente sanguínea exercer suas funções dentro do organismo. Nos rins, parte dele será filtrada, parte reabsorvida para o corpo e o restante eliminado pela urina. A reabsorção tubular renal do cálcio ocorre pelos seguintes mecanismos:

- Nos túbulos contorcidos proximais (TCP), 60 a 70% do cálcio é reabsorvido de forma passiva, dependente da natriurese e da volemia (via cotransportador de cálcio e sódio). Quanto maior for a perda de sal na urina, maior será a excreção de cálcio. Portanto, dietas ricas em sódio também causam hipercalciúria. A ingestão diária recomendada de sal (cloreto de sódio – NaCl) seria algo em torno de 5 a 6 g de sal por dia (o que equivale a 2 a 2,4 g de sódio ao dia, pois 40% do NaCl é composto de sódio). No entanto, muitas pessoas consomem o dobro do recomendado, chegando a 10 a 12 g de sal por dia. Nesses casos, pode-se medir a natriurese de 24 horas – divide-se o valor de sódio em miliequivalentes (mEq) pelo número 17, para saber quanto isso representa em gramas de cloreto de sódio ingeridos por dia. A natriurese de 150 mEq/24 horas, por exemplo, representa cerca de 9 g de sal ingeridos por dia. Pessoas com esse nível de natriurese certamente têm parte da sua calciúria atribuída ao excesso de sal na dieta
- No ramo ascendente espesso da alça de Henle, 15 a 20% do cálcio é reabsorvido de forma passiva (dependente de um gradiente eletroquímico formado pelo cotransportador Na-K-2Cl), via paracelular, independente do PTH. Esse ramo é muito rico em receptor sensor de cálcio (CaSR). O cálcio se liga nesse sensor e, dependendo da calcemia, vai estimular ou inibir a sua reabsorção. Nesse local, então, pode haver hipercalciúria estimulada diretamente pela hipercalcemia, independentemente da ação hormonal
- Nos túbulos contorcidos distais (TCD), ocorre 10 a 15% da reabsorção tubular renal de cálcio de forma ativa, sob a influência do PTH e calcitriol. O PTH se liga ao seu receptor, despolarizando as células do TCD e abrindo os canais de cálcio, promovendo influxo de cálcio. O PTH estimula a síntese das calbindinas nas células do TCD, e essas proteínas fazem o transporte do cálcio no intracelular para ser liberado do outro lado da membrana e, portanto, cair na circulação sanguínea.

Os diuréticos tiazídicos agem no TCD bloqueando o carreador Na-Cl, aumentando a perda de água e sódio nesse segmento, reduzindo o volume efetivo da volemia e, dessa maneira, aumentando a reabsorção de água e sal que ocorre no TCP, levando consigo o cálcio. Além disso, os tiazídicos também são capazes de despolarizar as células do TCD, aumentando a entrada de cálcio pelos canais de cálcio nesse setor, como ocorre com o PTH. Os tiazídicos têm, portanto, dois mecanismos de ação para reduzir a calciúria.

Uma calciúria normal é cerca de 2 a 4 mg/kg/dia. No entanto, no paciente com nefrolitíase por cálculos de cálcio, objetiva-se manter a calciúria abaixo de 200 mg/dia. Os negros podem ter calciúria um pouco mais baixa do que as outras etnias. Em geral, considera-se hipercalciúria se > 250 mg/dia em mulheres, ou > 300 mg/dia em homens ou maior que 200 mg em um paciente com dieta pobre em cálcio (dieta com < 400 mg de cálcio/dia) por 1 semana. Deve-se avaliar sempre se a amostra de urina foi coletada adequadamente (creatinina em urina 24 horas > 15 mg/kg em mulheres e > 20 mg/kg em homens).

A hipercalciúria pode ser classificada da seguinte maneira:

- Causa absortiva: por aumento da absorção intestinal de cálcio, causada pelo aumento de calbindinas intestinais ou maior sensibilidade à vitamina D. Cursa com calcemia normal, calciúria elevada, PTH no limite inferior da normalidade, cálcio nas fezes baixo e não afeta o osso. A calciúria na urina pela manhã não é elevada
- Causa reabsortiva: causada pelo aumento de reabsorção óssea
- Causa renal: causada por deficiência na reabsorção tubular renal do cálcio.

A calciúria em uma amostra isolada de urina da manhã (após jejum de aproximadamente 8 a 12 horas) ajuda a fazer o diagnóstico diferencial entre hipercalciúria absortiva ou não. Se a calciúria pela manhã em jejum é elevada (> 0,25 mg/g creatinina) em amostra isolada de urina, significa que ela não é dependente da alimentação, não sendo, portanto, absortiva (já que a pessoa está em jejum desde o jantar e, mesmo assim, mantém a hipercalciúria), mas sim reabsortiva (reabsorção óssea) ou renal. Se o paciente tiver hipercalciúria na urina de 24 horas, e essa hipercalciúria se normaliza quando é coletada apenas a primeira amostra de urina da manhã (em jejum), então, provavelmente, se trata de hipercalciúria absortiva.

Na insuficiência renal crônica (IRC), a calciúria normalmente tende a ser baixa por três motivos: redução da filtração do cálcio; hiperparatireoidismo secundário, causando aumento na reabsorção de cálcio no TCD; e redução do CaSR na alça de Henle, aumentando a reabsorção nesse segmento.

Receptores sensores de cálcio

Os CaSR são receptores acoplados à proteína G presentes em diversos tipos celulares do organismo, espalhados por todo o corpo, incluindo paratireoides (em que são mais prevalentes) e ramo espesso da alça de Henle. Sua função é detectar mudanças na concentração de cálcio sérico e sinalizar ao órgão-alvo a respeito da calcemia naquele momento. A hipercalcemia e o calcitriol aumentam a expressão do gene do CaSR.

Em situações de baixos níveis séricos de cálcio, ocorre sinalização pelos sensores de cálcio das paratireoides, as quais aumentam a secreção de PTH, bem como dos túbulos renais, visando aumentar a reabsorção tubular de cálcio (tanto via PTH no TCD quanto de maneira independente do PTH na alça de Henle) e a conversão de 25-vitamina D em 1,25-vitamina D (ou calcitriol) dentro dos rins. Todas as alterações visam retornar a calcemia aos seus valores habituais. Nas situações de hipercalcemia ocorre o contrário, ou seja, redução da secreção de PTH pelas paratireoides, com menor reabsorção tubular renal de cálcio e menor produção renal de 1,25-vitamina D via sinalização do CaSR.

Nas células C da tireoide, a ligação do cálcio ao CaSR estimula a secreção de calcitonina. No intestino, essa ligação ajuda na absorção do cálcio alimentar, que em parte é independente do calcitriol e dependente diretamente da calcemia. Ajuda também a regular o peristaltismo (hipercalcemia causando constipação intestinal e hipocalcemia contribuindo para diarreia). Nos ossos, quando ativados, os CaSR estimulam a quimiotaxia, a proliferação e a maturação de osteoblastos, além de inibirem a proliferação e a atividade de osteoclastos. Ou seja, a presença de cálcio circulante ativa a formação e inibe a reabsorção óssea.

Os CaSR não são completamente específicos para o cálcio. Outros cátions, como magnésio, estrôncio e alguns aminoácidos e antibióticos também podem se ligar nesse sensor, agindo como um calcimimético. Essa seria a explicação para a hipermagnesemia causar a redução do PTH, e dietas hiperproteicas causarem aumento na calciúria, enquanto as dietas hipoproteicas causam aumento do PTH, pois o magnésio e os aminoácidos podem agir como calcimiméticos, ativando os CaSR.

Mutações inativadoras ou ativadoras do CaSR são responsáveis por hipercalcemia hipocalciúrica e hipocalcemia hipercalciúrica familiar, em que o indivíduo apresenta redução ou aumento, respectivamente, da atividade do CaSR no corpo (principalmente nas paratireoides e nos rins), de modo a alterar o *setpoint* do cálcio para cima ou para baixo, à custa de redução ou de aumento da calciúria.

Estímulos muito grandes ao CaSR são capazes de inibir a fosfatúria induzida por PTH. Por isso, muitos pacientes com hiperparatireoidismo primário não mostram uma fosfatúria tão elevada, como seria de se esperar pelo valor do PTH.

Calcimiméticos, como a calcitonina ou o cinacalcete, são medicações que agem no CaSR, deixando-os mais sensíveis à presença do cálcio, com isso reduzindo o PTH e agindo de forma hipocalcemiante, com estímulo à formação e inibição da reabsorção óssea. São aprovados para uso nos casos de câncer de paratireoide ou hiperparatireoidismo terciário na doença renal crônica.

Fósforo

Os cristais de hidroxiapatita comportam cerca de 85% do fósforo (P) do nosso organismo, 15% se encontram no meio intracelular e menos de 1% está no extracelular. Cerca de 300 mg de P ao dia entram e saem do osso, em um equilíbrio dinâmico.

Uma dieta normofosfatêmica consiste em cerca de 1 g de P por dia, e cerca de 800 mg desse P devem ser excretados diariamente na urina. Uma maneira de saber como está a ingestão de P do indivíduo é a aferição da fosfatúria em urina de 24 horas, que geralmente deve ser cerca de 800 mg em 24 horas. É muito difícil uma pessoa ter hipofosfatemia por dieta pobre em fósforo, pois este está presente de forma abundante nos alimentos mais diversos (carnes, leite e derivados, frutas secas, ovos, leguminosas, refrigerantes à base de cola, cerveja, alimentos defumados e industrializados com conservantes à base de P). Ocorre apenas nos casos de alcoolismo e desnutrição muito graves; portanto, em situações de hipofosfatemia, deve-se investigar causas alimentares, disabsortivas ou de perda renal de fósforo. Uma dieta pobre em fósforo consiste em menos de 800 mg desse elemento ao dia.

Os sintomas de hipofosfatemia são inespecíficos e geralmente só ocorrem nas hipofosfatemias muito graves ou agudas, como em pacientes críticos, sendo eles: fraqueza muscular generalizada, mialgias (geralmente leves, mas podem ser intensas em caso de rabdomiólise por hipofosfatemia), alterações neurológicas (parestesias, disartria, convulsões, neuropatia e alterações de estado mental), insuficiência cardíaca ou respiratória por fraqueza do miocárdio e da musculatura respiratória em casos de hipofosfatemia grave e aguda em pacientes graves e críticos, hemólise (fragilidade da membrana das hemácias), disfunção de neutrófilos e de plaquetas. Cronicamente, a hipofosfatemia pode levar ao raquitismo e à osteomalacia.

A absorção de fósforo pelo intestino é quase toda realizada passivamente, e o PTH pode ajudar a aumentar essa absorção de maneira discreta, já que a absorção mesmo sem o hormônio já é muito alta. Por isso, o efeito geral do PTH acaba sendo o de reduzir o nível sérico do fósforo pelo efeito fosfatúrico, mesmo aumentando sua absorção intestinal.

Uma vez absorvido pelo intestino e tendo entrado na corrente sanguínea, o fósforo é amplamente filtrado pelos glomérulos e reabsorvido no TCP. Essa reabsorção pode ser inibida pelo PTH (que é fosfatúrico e reduz a migração dos transportadores de Na-P do intracelular para a membrana luminal do TCP) e pelo fator de crescimento de fibroblasto 23 (FGF-23), produzido pelos osteócitos, que reduz a síntese desses transportadores de Na-P. Em situações de normofosfatemia, o principal regulador da fosfatúria é o FGF-23. Em situações de hiperfosfatemia, no entanto, o PTH passa a ser o principal regulador da fosfatúria, pois, quando aumentado, também tem efeito fosfatúrico. São causas de aumento de perda renal de fósforo: hiperparatireoidismo, tumores produtores de FGF-23, síndrome de Fanconi, acidose tubular renal, drogas e doenças congênitas.

A capacidade tubular máxima (TM) de P é o nível sérico de P no qual o rim tem a capacidade máxima de reabsorver o fósforo filtrado. Quando o nível sérico de fósforo está acima de sua TM, ocorre fosfatúria. Por exemplo: a TM de glicose é 180 mg/dℓ (pois a partir desse nível sérico, ocorre glicosúria). Um valor normal de TM de P é cerca de 2,5 mg/dℓ. No HPP, a TM de P cai; no hipoparatireoidismo, aumenta. Para calcular a TM de P, deve-se utilizar uma régua que conecte o valor do fósforo sérico com a fração de excreção (FE) de fósforo, dando como resultado o TM de P, em mg/dℓ (Figura 28.1).

A melhor maneira de saber se o paciente está perdendo fósforo inadequadamente pela urina é calculando a FE de P, que deve ser sempre menor que 15%, garantindo uma taxa de reabsorção tubular de P acima de 85% – a taxa de reabsorção tubular de P é calculada com a fórmula (1 – FE de P) × 100.

Na infância, os níveis séricos de P são mais altos que nos adultos, pois a TM de P na infância é maior. Esse é um mecanismo de proteção para manter os níveis séricos de P mais altos, suficientes para possibilitar uma adequada mineralização dos ossos, que estão em fase de crescimento. Os níveis séricos de P normalmente presentes nos adultos podem causar raquitismo em crianças, que precisam de níveis séricos de fósforo maiores.

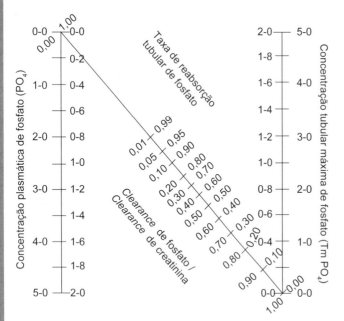

FIGURA 28.1 Normograma para determinação do TM de fósforo. A taxa de reabsorção tubular de fosfato é calculada, usando-se a fórmula (fosfato na urina × creatinina sérica)/(fosfato sérico × creatinina urinária). No *eixo vertical à esquerda*, a concentração plasmática de fosfato em mg/dℓ do lado externo, e em mmol/ℓ do lado interno. No *eixo vertical à direita*, a TM de fósforo é colocada em mg/dℓ do lado externo, e em mmol/ℓ do lado interno. *TM*, capacidade tubular máxima.

Fator de crescimento fibroblástico-23

É um hormônio fosfatúrico, produzido principalmente pelos osteócitos (que têm sensor da fosfatemia) e, em menor escala, pelos osteoblastos. Sua ação nos diversos tecidos depende da expressão local do Klotho, que é um cofator importante para que o FGF-23 possa se ligar ao seu receptor com maior afinidade. Sabe-se que o Klotho é expresso no TCD renal (ao se ligar, exerce ação parácrina, reduzindo a reabsorção de P no TCP), nas paratireoides e no plexo coroide cerebral.

O FGF-23 se liga em seu receptor no TCD (junto com o Klotho) e reduz a expressão do transportador Na-P para membrana do TCP, desencadeando fosfatúria. Quando o FGF-23 e o Klotho se ligam ao receptor, ocorre liberação de uma fração solúvel do Klotho, que se desliga do receptor e vai exercer ação parácrina em algum outro local próximo.

Ações

- Inibe a reabsorção de fósforo no TCP
- Inibe a 1-alfa-hidroxilase renal, reduzindo a síntese sistêmica de calcitriol (com o objetivo de reduzir a absorção intestinal de fósforo)
- Ativa a 1-alfa-hidroxilase das paratireoides, aumentando a síntese local de calcitriol para inibir a secreção de PTH
- Inibe a produção e a secreção de PTH pelas paratireoides
- Aumenta a degradação da 25-OH-vitamina D (ativando a 24-hidroxilase, enzima responsável por sua degradação)
- Estimula a síntese de CaSR e de receptor de vitamina D (VDR) nas paratireoides
- Inibe a mineralização óssea.

O excesso de FGF-23 causa hipofosfatemia e deficiência de vitamina D (déficit de crescimento, raquitismo, osteomalacia), e a falta de FGF-23 causa hiperfosfatemia, excesso de vitamina D e calcificações vasculares e de tecidos moles.

Síntese

A síntese de FGF-23 é regulada pelos seguintes fatores:

- Aumentam a síntese de FGF-23: suplementação de P alimentar, aumento do P sérico, da 1,25-vitamina D e do PTH. Pacientes com HPP podem ter aumento de FGF-23 e, com isso, aumento de fosfatúria. Por isso, os pacientes com HPP que têm maiores dosagens de FGF-23 são aqueles que terão níveis de P mais baixos e, portanto, maior risco de desenvolverem osteomalacia hipofosfatêmica secundária
- Reduzem nível sérico de FGF-23: restrição de P alimentar, o gene *PHEX* (gene que codifica proteína de mesmo nome, que degrada o FGF-23, mutado na osteomalacia e no raquitismo ligado ao X) e o *DMP1* (gene também associado à degradação do FGF-23, mutado na osteomalacia e no raquitismo autossômico recessivo).

Magnésio

Tem-se uma concentração de 25 g de magnésio (Mg) no corpo; mais de 66% está nos ossos (nos cristais de hidroxiapatita),

33% no intracelular (é o cátion divalente mais prevalente no intracelular) e 1% no sangue e líquidos extracelulares.

O Mg está presente em diversos alimentos e, por isso, a deficiência de Mg é muito incomum, exceto em pessoas que se alimentam muito mal (p. ex., alcoolistas) ou que têm algum problema disabsortivo intestinal ou renal. A absorção intestinal de Mg é diretamente proporcional à quantidade de Mg ingerida e não sofre influência da vitamina D.

Há vários mecanismos que regulam a reabsorção tubular renal do Mg, como os próprios níveis séricos desse íon. Os diuréticos de alça espoliam Mg, e os diuréticos tiazídicos quase não influenciam o equilíbrio do Mg.

Alterações nos níveis de Mg, tanto para mais quanto para menos, interferem no metabolismo do cálcio. Por ser também um cátion divalente, o Mg pode acabar se ligando ao CaSR, agindo como um calcimimético, inibindo assim a secreção de PTH nos casos de hipermagnesemia. Na hipercalcemia hipocalciúrica familiar, como o *setpoint* do CaSR está mais alto, parece que o Mg também está no limite superior. A hipomagnesemia causa um quadro de redução na síntese de PTH, bem como de resistência à ação do PTH (interfere na sua ligação ao seu receptor). Portanto, sempre deve-se corrigir o Mg nos casos de hipoparatireoidismo e hipocalcemia, caso contrário não haverá normalização do cálcio.

25-OH-vitamina D

O colecalciferol (vitamina D_3) é a forma de vitamina D sintetizada pela pele a partir do 1,7-di hidrocolesterol. Sua síntese depende da exposição solar e da concentração cutânea de 1,7-di-hidrocolesterol, que varia com a genética, a idade e os níveis de PTH. A ingestão de vitamina D_3 na dieta é insuficiente (média de 200 unidades internacionais [UI]/dia), e, por isso, a síntese cutânea é fundamental. Já o ergocalciferol (vitamina D_2) é a forma sintetizada pelas plantas a partir da exposição solar sobre o ergosterol. Pode ser consumido pelo ser humano na forma de cogumelos ou plantas que ficam muito tempo expostas ao sol. Então, a produção cutânea de vitamina D ocorre apenas sob a forma de vitamina D_3, não havendo síntese cutânea de vitamina D_2.

A 25-OH-vitamina D (25-vitamina D) é formada a partir da hidroxilação hepática do ergocalciferol (D_2) ou do colecalciferol (D_3), que podem ser ingeridos sob a forma de alimentos (cogumelos, peixes oleosos) ou de suplementos. Tanto o D_2 quanto o D_3 podem ser ingeridos VO. O D_3 tem melhor biodisponibilidade e é um pouco mais potente em manter os níveis séricos adequados. Uma explicação para isso pode ser a maior afinidade da vitamina D_3 pela proteína de transporte (DBP), reduzindo sua inativação pela 24-hidroxilase, além da maior afinidade pela 1-alfa-hidroxilase (enzima que o transforma em sua forma ativa: calcitriol).

Os efeitos da vitamina D são variáveis e se dividem em calcêmicos e não calcêmicos:

- Calcêmicos: aumentam a absorção intestinal de Ca e P, a reabsorção tubular renal de Ca no TCD e a perda de P no TCP; reduzem a secreção de PTH. Todos esses efeitos na verdade são mediados pelo calcitriol, que é a forma ativa, prevenindo o raquitismo e a osteomalacia

- Não calcêmicos (muitos ainda controversos): regulação do sistema imune com benefício em algumas doenças, como diabetes tipo 1 e esclerose múltipla, e melhora da imunidade contra algumas doenças infecciosas, como a tuberculose; aumento da secreção pancreática de insulina e melhora da resistência periférica à insulina; redução da secreção renal de renina, com possível benefício na hipertensão e risco cardiovascular; bloqueio da proliferação e maior diferenciação de alguns tipos celulares, com possível ação em alguns tipos de câncer, como de cólon, mama e próstata, além de doenças como psoríase; redução da fraqueza e dor muscular.

A recomendação para manutenção de um nível sérico normal de vitamina D é 800 a 1.000 UI de colecalciferol por dia para adultos. A dose necessária para corrigir a deficiência de vitamina D varia entre os indivíduos.

Após a sua primeira hidroxilação no fígado, a 25-vitamina D passará por sua segunda hidroxilação no rim pela 1-alfa-hidroxilase renal, formando o calcitriol, que é a sua forma ativa. Ela também pode ser convertida em calcitriol localmente nos diversos tecidos que também têm a 1-alfa-hidroxilase (osso, intestino, paratireoides etc.). Assim, o calcitriol, que é a forma ativa, existe tanto em nível sérico, dosável, quanto em nível local nos tecidos. Esse calcitriol sintetizado localmente não é dosável. Por esse motivo, não adianta ter o nível sérico de calcitriol normal se o nível de 25-vitamina D for baixo, pois é essencial que o nível sérico de 25-vitamina D esteja normal para que a síntese local de calcitriol, dentro de cada tecido, seja o suficiente para exercer suas ações perifericamente.

Para sofrer a 1-alfa-hidroxilação renal, a 25-vitamina D precisa ser filtrada pelos rins e depois captada pela megalina, uma proteína de membrana dos túbulos renais que transporta a vitamina D para o meio intracelular, onde ela será o substrato para a 1-alfa-hidroxilase. A etapa limitante para a síntese de calcitriol na doença renal crônica (DRC) é a deficiência da megalina nos túbulos renais (não a filtração da 25-vitamina D). Por isso, o paciente com DRC perde 25-vitamina D pela urina, tendo menor concentração de calcitriol sérico.

Para se avaliar o estoque de vitamina D no organismo, deve-se solicitar a dosagem da 25-vitamina D, uma vez que ela apresenta concentração sérica cerca de mil vezes maior que a de calcitriol, sendo, portanto, muito mais fidedigna do estoque de vitamina D no corpo do que a dosagem de calcitriol. Além disso, a 25-vitamina D tem meia-vida mais longa que o calcitriol por se depositar na gordura (lipofílica).

Há, atualmente, muita discussão sobre qual seria o nível ideal de 25-vitamina D no sangue. Ainda não há um consenso a esse respeito. No posicionamento publicado em 2020, a Sociedade Brasileira de Endocrinologia e Metabolismo (SBEM) e a Sociedade Brasileira de Patologia Clínica/Medicina Laboratorial (SBPC) recomendaram os valores de referência da 25-OH-vitamina D estratificados de acordo com a idade e características clínicas individuais:

- Deficiência: < 20 ng/mℓ
- Adequado para a população geral: < 65 anos: 20 a 60 ng/mℓ
- Ideal (recomendado para população de risco): 30 a 60 ng/mℓ
- Risco de intoxicação: > 100 ng/mℓ.

População de risco para deficiência de vitamina D e com piores consequências da deficiência de vitamina D: pacientes idosos, caidores frequentes e com sarcopenia, pós-cirurgia bariátrica e outras síndromes de má absorção intestinal (diarreia crônica, doença celíaca, doenças inflamatórias intestinais), indivíduos durante a gestação e lactação, indivíduos em uso de medicações que interferem no metabolismo da vitamina D (glicocorticoides, anticonvulsivantes, antirretrovirais), pacientes com osteoporose, hiperparatireoidismo secundário, doença metabólica óssea (osteomalacia, osteogênese imperfeita, hiperparatireoidismo primário (quando ocorre redução da síntese cutânea de vitamina D, aumento de sua metabolização e eliminação hepática pela bile, além de aumento da conversão da 25-vitamina D em 1,25-vitamina D), diabetes tipo 1 e outras doenças autoimunes, câncer, doença renal crônica (pois o rim doente não converte 25-vitamina D em 1,25-vitamina D), doença hepática (o fígado doente não hidroxila a vitamina D), anorexia nervosa.

Apenas em valores de 25-vitamina D abaixo de 5 a 10 ng/mℓ é que a dosagem de calcitriol já estará definitivamente comprometida. Com níveis séricos maiores de colecalciferol, pode haver um nível sérico de calcitriol normal, devido à maior conversão de 25-vitamina D em 1,25-vitamina D pelo hiperparatireoidismo secundário. Portanto, a absorção intestinal de cálcio é mais reduzida em níveis de 25-vitamina D inferiores a 10 ng/mℓ. Entre 10 e 30 ng/mℓ, ocorre aumento de PTH, que eleva o calcitriol, normalizando assim a absorção intestinal de cálcio, apesar de causar prejuízo ao organismo, pois o aumento do PTH induzirá reabsorção óssea e piora da mineralização.

O quadro clínico de hipervitaminose D consiste em hipercalcemia (e todos os seus sintomas), hipercalciúria, nefrolitíase, calcificações vasculares e desidratação com insuficiência renal aguda. Há aumento do cálcio sérico e urinário, fósforo sérico normal a alto, 25-vitamina D alta, 1,25-vitamina D normal e PTH suprimido. Esse quadro só ocorre com níveis de 25-vitamina D acima de 100 ng/mℓ.

Devido à falta de estudos suficientes sobre doses, segurança e eficácia para obtenção dos seus benefícios não calcêmicos, a suplementação de vitamina D ainda não deve ser feita visando apenas à obtenção desse tipo de efeito.

Calcitriol

O calcitriol é a vitamina D que já sofreu as duas hidroxilações (renal e hepática) e se tornou a 1,25-di-hidroxivitamina D (1,25-vitamina D). Pode ser formada nos rins, pela hidroxilação renal pela enzima 1-alfa-hidroxilase, ou localmente nos diversos tecidos, que podem ter a 1-alfa-hidroxilase. Algumas vezes, o nível sérico de calcitriol pode estar adequado, porém se a concentração de 25-vitamina D for baixa, a síntese local de calcitriol tecidual vai ficar prejudicada, e com isso suas ações estarão reduzidas. Por isso, não basta normalizar a dosagem de calcitriol, é preciso normalizar também a dosagem de 25-vitamina D.

O calcitriol se liga a um receptor nuclear (VDR), e juntos vão estimular ou inibir a transcrição de alguns genes do ácido desoxirribonucleico (DNA). Por exemplo, essa ligação nos enterócitos estimulará a síntese de calbindina, que é uma proteína que cotransporta o Ca e o P do lúmen intestinal para dentro dos enterócitos (que depois vão para a circulação sistêmica). Essa ação é mais demorada, pois depende do tempo para a síntese proteica. No entanto, o calcitriol também tem um mecanismo de ação mais rápido para estimular a absorção intestinal de cálcio,

ligando-se a receptores de membrana dos enterócitos e estimulando o aumento da absorção de Ca e P agudamente, antes mesmo de haver a síntese de calbindinas. Por esse motivo, prefere-se ofertar o calcitriol com a refeição, para aumentar agudamente a absorção intestinal do Ca que está sendo ingerido. No entanto, até o presente momento, esses receptores de membrana da vitamina D ainda não foram identificados, sendo a sua existência apenas uma boa hipótese para explicar a rapidez dos efeitos calcêmicos dessa vitamina, que ocorrem antes mesmo do tempo necessário para estimular a síntese proteica via ação no DNA.

A ligação do calcitriol ao VDR também aumenta a síntese do ligante do receptor ativador do fator nuclear Kappa B (RANKL) pelos osteoblastos e reduz a síntese de osteoprotegerina. Dessa maneira, acaba aumentando um pouco mais a reabsorção e reduzindo a formação óssea. Ocorre também nessa situação uma redução da síntese de PTH.

A 25-vitamina D se liga também ao VDR, mas com uma afinidade mil vezes menor do que a 1,25-vitamina D. Como a maior parte da 25-vitamina D fica no sangue ligada a proteínas de transporte, sua fração livre é muito pequena e, portanto, não compensa a sua maior concentração sérica, de modo que a concentração da fração livre da 1,25-vitamina D é apenas dez vezes menor do que a concentração da fração livre da 25-vitamina D. Como a afinidade ao receptor da 1,25-vitamina D é mil vezes maior, então ela acaba sendo realmente a principal responsável pela ativação desse receptor.

A inativação do calcitriol ocorre pela enzima 24-hidroxilase, que hidroxila a 1,25-vitamina D no carbono 24, inativando-a. O próprio calcitriol em excesso estimula a formação de 24-hidroxilase, como um *feedback* negativo, para aumentar sua metabolização e evitar a intoxicação pelo calcitriol. A afinidade da 24-hidroxilase é muito maior pela 1,25-vitamina D do que pela 25-vitamina D.

O calcitriol tem meia-vida curta, de 8 horas, e por isso sua reposição deve ser feita preferencialmente de forma fracionada, caso seja necessário o uso de mais de um comprimido por dia (diferente da 25-vitamina D, que tem meia-vida longa e por isso pode ser reposta com doses diárias ou até semanais). Pela meia-vida curta, nos casos de intoxicação por calcitriol, o quadro clínico melhora rapidamente, poucos dias após a suspensão do seu uso (2 a 3 dias), diferente dos casos de intoxicação pela 25-vitamina D. Sua absorção independe da acidez gástrica (não sofrendo interferência com o uso de inibidores da bomba de próton). A dose de 0,25 μg de calcitriol (equivalente a um comprimido) já é suprafisiológica e pode ser suficiente para causar hipercalcemia e hipercalciúria em indivíduos normais, portanto, quem usa calcitriol sempre deve monitorar seus níveis de cálcio sérico e urinário.

As causas de 1,25-vitamina D baixa são: DRC, hipoparatireoidismo, deficiência de 25-vitamina D grave (< 5 a 10 ng/mℓ) e situações de hiperprodução de FGF-23 (tumores, displasia óssea extensa).

Ações

- Inibe a expressão do gene do *PTH*, reduzindo sua produção pelas paratireoides
- Inibe a ativação dos fatores de crescimento epidérmico (EGF) e fator de necrose tumoral alfa (TNF-alfa) e ativa a transcrição dos fatores inibidores do ciclo de proliferação celular p21 e

p27, reduzindo a proliferação e a hiperplasia das células da paratireoide, independentemente da ligação ao VDR

- Aumenta a expressão do VDR nas células da paratireoide e aumenta sua meia-vida, reduzindo sua degradação
- Aumenta a expressão de CaSR nas células da paratireoide
- Aumenta a expressão de Klotho (cofator do FGF-23) nas células da paratireoide. O FGF-23 inibe a síntese e a secreção de PTH
- Aumenta a absorção intestinal de cálcio e fósforo, reduz a perda renal de cálcio e aumenta a perda renal de fósforo.

Alfacalcidol (1-alfa-OH-vitamina D)

O alfacalcidol é uma 25-vitamina D que ainda precisa passar pelo fígado para sofrer uma 25-hidroxilação e se transformar no calcitriol ativo. Como a medicação tem apresentações em doses mais elevadas que o calcitriol, é muito prescrito por nefrologistas, pois os pacientes com DRC precisam de doses muito elevadas de calcitriol.

Estrógeno

O estrógeno (E2) é um hormônio muito importante para o metabolismo ósseo, por vários motivos:

- Age aumentando a produção de osteoprotegerina pelos osteoblastos e reduzindo a expressão de RANKL, de modo a reduzir a proliferação e diferenciação dos osteoclastos
- Age no osteoclasto, reduzindo sua meia-vida (tanto diretamente, via receptor de E2 no osteoclasto, quanto indiretamente, pois o E2 estimula síntese de algumas citocinas inflamatórias, como o fator de transformação do crescimento beta [TGF-beta], que induz a apoptose de osteoclastos)
- Reduz a população de células pré-osteoclastos e pré-osteoblastos dentro da medula óssea, diminuindo assim a proliferação celular e o remodelamento ósseo
- Aumenta o recrutamento de células progenitoras da medula óssea para se diferenciarem na linhagem de osteoblastos, em vez de se diferenciarem em células adiposas
- Reduz a apoptose dos osteoblastos
- Age no osteócito, estimulando sua proliferação e aumentando sua meia-vida
- Reduz a frequência de ativação das unidades de remodelamento do osso e, dessa maneira, o risco de perda óssea
- Age sobre os linfócitos T, mudando sua produção de citocinas inflamatórias
- Age melhorando a qualidade do colágeno e, portanto, da matriz óssea
- Tem efeito antioxidante, reduzindo a quantidade de radicais livres de oxigênio liberados com o envelhecimento
- Aumenta a absorção intestinal e a reabsorção tubular renal de cálcio, melhorando o balanço de cálcio no organismo.

Paratormônio (1 a 84)

O PTH é um hormônio produzido pelas paratireoides, cuja função principal é manter a calcemia dentro dos valores da normalidade. As atividades biológicas clássicas do PTH são mediadas pela ligação aos receptores PTH1R, presentes em diversos tecidos. Diante de situações de hipocalcemia, o sensor de cálcio das paratireoides identifica a sua queda e estimula a produção do PTH. Este, por sua vez, retira cálcio do osso (maior reabsorção óssea), aumenta a reabsorção tubular de cálcio no TCD e a síntese de 1,25-vitamina D, restaurando os níveis séricos do cálcio. Sua produção aumenta em situações de hipocalcemia ou hiperfosfatemia e diminui em situações de hipercalcemia (o cálcio se liga no receptor de cálcio das paratireoides e inibe a síntese e a liberação de PTH das células) e hipofosfatemia. A meia-vida do PTH é de 2 minutos e ele é degradado pelo fígado e rim.

Geralmente, sua produção aumenta progressivamente com a idade. Idosos têm PTH mais elevado que jovens, apesar de o valor de referência do laboratório ser o mesmo para todas as idades.

Em concentrações elevadas e contínuas, o PTH estimula a expressão de RANKL pelos osteoblastos, os quais estimulam a formação de osteoclastos, ativando a reabsorção óssea de maneira indireta, uma vez que não existe receptor para PTH nos osteoclastos. Dessa maneira, ele aumenta a reabsorção óssea (retira Ca e P do osso), com aumento do teloptídeo C terminal (CTX, que é um marcador de reabsorção óssea) e perda de massa óssea, principalmente de osso cortical, sendo muito característico do hiperparatireoidismo a queda da densidade mineral óssea (DMO) de antebraço e a reabsorção subperiosteal das falanges.

No entanto, em concentrações menores e intermitentes (1 a 2 vezes/dia), o PTH pode agir no osteoblasto diminuindo a expressão de RANKL e aumentando a expressão de osteoprotegerina, reduzindo assim a reabsorção. No osteócito, o PTH inibe a expressão da esclerostina e estimula maior formação de osteoblastos, exercendo um efeito anabólico que é utilizado terapeuticamente com o uso do PTH recombinante. Age também no osteoblasto, aumentando sua proliferação e diferenciação, via formação de fator de crescimento semelhante à insulina tipo 1 (IGF-1) e outros fatores de crescimento locais.

O PTH em doses baixas e intermitentes também age aumentando o periósteo. Como o colo do fêmur é um osso que quase não tem periósteo, então o efeito não é tão importante nesse osso como sobre a coluna, por exemplo.

O PTH age nos TCD renais aumentando a reabsorção tubular renal de cálcio. Ao se ligar ao PTH1R no TCP, o aumento de adenosina monofosfato cíclico (cAMP) faz com que os transportadores de P-Na saiam da membrana luminal das células tubulares renais e fiquem no meio intracelular, o que induz a fosfatúria (inibe reabsorção de P no TCP). Também aumenta a conversão de 25-vitamina D em 1,25-vitamina D pelo estímulo a 1-alfa-hidroxilase renal.

O PTH pode elevar-se compensatoriamente (hiperparatireoidismo secundário) na deficiência de vitamina D, na hipocalcemia, ou na DRC com *clearance* de creatinina < 60 mℓ/min (pela redução da produção de calcitriol pelo rim, que é um contrarregulador do PTH, e pelo aumento do P, que deixa de ser filtrado e excretado; o tratamento com calcitriol nesses casos consegue reduzir o PTH).

Em situações de hiperparatireoidismo secundário por tempo prolongado, as paratireoides podem sofrer hipertrofia e hiperplasia, que pode regredir ou não após a correção do evento inicial causador do aumento do PTH. A regressão pode ocorrer em até 6 meses, com o PTH reduzindo lenta e progressivamente, mesmo que o cálcio e a vitamina D já estejam normais.

Caso as paratireoides não regridam, o PTH permanecerá elevado, evoluindo com hipercalcemia. Nesse momento, diz-se que há um hiperparatireoidismo terciário.

A molécula de PTH é composta de 84 aminoácidos, sendo os primeiros fragmentos (1 a 34) a porção aminoterminal, que é a fração ativa metabolicamente, e os últimos (49 a 84) a porção carboxiterminal, que é a fração inativa metabolicamente. Quando se faz a dosagem de PTH total por meio de ensaios de terceira geração, utilizam-se anticorpos específicos para os primeiros quatro aminoácidos, de modo que se faz então a dosagem apenas das moléculas inteiras, ativas biologicamente, de PTH. No entanto, na maioria das vezes, a dosagem de PTH é realizada por ensaios de segunda geração, que reconhecem também formas circulantes de PTH sem atividade biológica, por exemplo, o PTH 7 a 84.

Esses ensaios, portanto, detectam não apenas as moléculas de PTH inteiras, mas também alguns resíduos de PTH truncados, em que há falta dos aminoácidos iniciais da cadeia (1 a 7), que são os aminoácidos essenciais para garantir a função do hormônio. Portanto, muitas vezes, a dosagem do PTH mostra valores elevados, mas uma parcela importante desse PTH medido pode não ser metabolicamente ativo. Esse tipo de medida do PTH é chamado "PTH intacto".

Em indivíduos com doença renal crônica, a quantidade de resíduos inativos de PTH (sem os aminoácidos 1 a 7) costuma ser grande, de modo que a medida de PTH intacto nesses pacientes pode muitas vezes mostrar valores correspondentes até ao dobro do PTH medido pelos métodos de terceira geração (PTH total). Por isso, no paciente com DRC, com hiperparatireoidismo secundário e terciário, é importante a dosagem do PTH total, não apenas do PTH intacto. Já nos pacientes com função renal normal, o PTH intacto acaba tendo uma boa correlação com o PTH total, sendo, portanto, suficiente para se ter uma ideia do PTH ativo biologicamente, e não havendo, nesses casos, necessidade de se complementar o estudo com métodos de terceira geração para dosagem de PTH total.

Proteína relacionada ao paratormônio

O PTHrP foi inicialmente descrito em pacientes com neoplasias como uma das causas de hipercalcemia paraneoplásica. Devido a sua semelhança com a molécula de PTH, ele também pode se ligar ao PTH1R. O PTHrP tem um papel fisiológico importante na gestação, sendo secretado pela placenta e regulando a disponibilidade de cálcio e magnésio para o feto. Além disso, também é produzido pelo tecido mamário durante a lactação e funciona como um fator de crescimento para o osso durante a vida fetal.

Calcitonina

A calcitonina é um hormônio produzido pelas células C da tireoide, estimulada pelo aumento da calcemia, cujo papel fisiológico ainda é incerto. Apresenta um efeito a curto prazo

nos osteoclastos, reduzindo a reabsorção óssea. Tem efeito hipocalcemiante nos primeiros dias de uso, mas depois cursa geralmente com taquifilaxia. A calcitonina age aumentando a produção da 1,25-vitamina D nos túbulos proximais do rim e, como *feedback* negativo, a 1,25-vitamina D inibe a secreção de calcitonina. Além disso, muitas vezes é utilizada em doenças osteometabólicas que cursam com dor óssea, devido ao seu efeito analgésico pela liberação de endorfinas.

Leitura recomendada

ABRASSO – Associação Brasileira de Avaliação Óssea e Osteometabolismo. Campanha "Quanto Cálcio". [Internet]. Disponível em: https://abrasso.org.br/campanha-quanto-calcio.

Callewaert F, Boonen S, Vanderschueren D. Sex steroids and the male skeleton: a tale of two hormones. Trends Endocrinol Metab. 2010;21(2):89-95.

Camacho PM, Petak SM, Binkley N, Diab DL, Eldeiry LS, Farooki A et al. American Association of Clinical Endocrinologists/American College of Endocrinology clinical practice guidelines for the diagnosis and treatment of postmenopausal osteoporosis-2020 update. Endocr Pract. 2020 May;26(Suppl 1):1-46.

Christakos S, Dhawan P, Liu Y, Peng X, Porta A. New insights into the mechanisms of vitamin D action. J Cell Biochem. 2003;88:695-705.

Deluca HF. Overview of general physiologic features and functions of vitamin D. Am J Clin Nutr. 2004;80:1689S-96S.

Ferreira CE, Maeda SS, Batista MC, Lazaretti-Castro M, Vasconcellos LS, Madeira M et al. Consensus – reference ranges of vitamin D [25(OH)D] from the Brazilian medical societies. Brazilian Society of Clinical Pathology/Laboratory Medicine (SBPC/ML) and Brazilian Society of Endocrinology and Metabolism (SBEM). JBPML – SBPC/ML. 2017 [acessado em 14 Nov 2021];53(6):377-81.

Hannan FM, Kallay E, Chang W, Brandi ML, Thakker RV. The calcium-sensing receptor in physiology and in calcitropic and noncalcitropic diseases. Nat Rev Endocrinol. 2018;15(1):33-51.

Hendy GN. Calcium-sensing receptor. In: Bilezikian JP. Primer on the metabolic bone diseases and disorders of mineral metabolism. 9th ed. Hoboken, NJ: Wiley-Blackwell, 2019. p. 221-9.

Manolagas SC, Kousteni S, Jilka RL. Sex steroids and bone. Recent Prog Horm Res. 2002;57:385-409.

Matikainen N, Pekkarinen T, Ryhänen EM, Schalin-Jäntti C. Physiology of Calcium Homeostasis: An Overview. Endocrinol Metab Clin N Am. 2021;50:575-90.

Ross AC, Manson JE, Abrams SA, Aloia JF et al. The 2011 report on dietary reference intakes for calcium and vitamin D from the Institute of Medicine: What clinicians need to know. J Clin Endocrinol Metab. 2011;96:53-8.

Ryan BA, Kovacs CS. Maternal and fetal vitamin D and their roles in mineral homeostasis and fetal bone development. J Endocrinol Invest. 2021;44(4):643-59.

Vautour L, Goltzman D. Regulation of calcium homeostasis. In: Bilezikian JP. Primer on the metabolic bone diseases and disorders of mineral metabolism. 9th ed. Hoboken, NJ: Wiley-Blackwell, 2019. p, 165-72.

Vieira JG, Kunii I, Nishida S. Evolution of PTH assays. Arq Bras Endocrinol Metabol. 2006;50(4):621-7.

White KE, Econs MJ. FGF23 and the regulation of phosphorus metabolism. In: Bilezikian JP. Primer on the metabolic bone diseases and disorders of mineral metabolism. 9.ed. Hoboken, NJ: Wiley-Blackwell, 2019. p. 187-93.

Mecanismos de Formação e Reabsorção Óssea

Capítulo 29

Introdução

O osso é uma estrutura altamente complexa e dinâmica, sendo responsável por diversas funções, entre elas: sustentação e locomoção, viabilização de ambiente adequado para hematopoese, além de ter papel importante na homeostase mineral (cálcio, fósforo e magnésio).

As funções mecânicas e metabólicas do tecido ósseo são orquestradas pelos osteoblastos e osteoclastos na superfície do osso e pelos osteócitos presentes na matriz óssea. Sob condições fisiológicas, a remodelação óssea é um processo acoplado no qual a quantidade de osso removido é semelhante à do osso recém-formado.

Ao longo do tempo, o osso passa pelos seguintes processos fisiológicos: crescimento (longitudinal), modelagem (crescimento em diâmetro), remodelamento (troca do osso antigo por osso novo) e consolidação de fraturas.

Tipos de ossos

Osso cortical

Corresponde a 80% da massa óssea, sendo encontrado na diáfise dos ossos longos e na superfície dos ossos planos. É um osso compacto, formado por lamelas concêntricas, que têm função mecânica e de proteção.

Osso trabecular

Corresponde a 20% da massa óssea, presente na epífise dos ossos longos, no esqueleto axial e nos ossos planos. Formado por placas e espículas ósseas com maior área de superfície. Tem maior importância metabólica para o controle da calcemia (o osso cortical só tem participação metabólica em situações de déficits minerais prolongados).

Composição do osso

O tecido ósseo é composto por um compartimento orgânico formado pela matriz proteica e lipídeos e um compartimento inorgânico constituído de água e cristais minerais. A matriz óssea é formada por colágeno (85 a 90% da matriz), principalmente colágeno tipo 1, e por outras proteínas em menor quantidade (osteocalcina, glicoproteínas). Esse colágeno fornece resistência elástica ao osso (capacidade de deformação). O cálcio e o fósforo são os principais constituintes do compartimento mineral e se depositam na matriz óssea, principalmente na forma de cristais de hidroxiapatita. O componente inorgânico é responsável pela rigidez do osso.

Osteócitos

Os osteócitos correspondem a 90 a 95% das células do osso e têm origem nos osteoblastos aprisionados no interior da matriz mineralizada após sofrerem diferenciação terminal durante a formação óssea. No decorrer desse processo chamado "osteocitogênese", essas células sofrem modificações morfológicas e funcionais passando a apresentar formações dendríticas. Os processos dendríticos formam uma rede complexa de comunicação com outras células e com a superfície óssea, atuando como sensores de estímulos mecânicos para o remodelamento ósseo.

O processo de remodelamento ósseo é determinado por meio de estímulos recebidos pelos osteócitos mediante ativação de seus mecanorreceptores e quimiorreceptores. Estímulos mecânicos no osso são detectados pelos osteócitos e traduzidos em sinais bioquímicos para outras células, iniciando o processo de remodelação e reparo do osso danificado. Como ocorre com os sinais mecânicos, os osteócitos também percebem os sinais metabólicos. Situações como a pós-menopausa, em que ocorre uma queda nos níveis de estrogênio, e o uso prolongado de glicocorticoides resultam em aumento da apoptose dessas células.

Os osteócitos sintetizam proteínas envolvidas na formação óssea, como colágeno tipo I e osteocalcina, e na mineralização, como a fosfatase alcalina (FAL). Um papel crucial desempenhado pelos osteócitos é o controle do complexo *WnT/betacatenina* uma das vias mais importantes de sinalização que regula a formação óssea. A proteína *WnT* estimula a proliferação e diferenciação de osteoblastos por meio da ativação da betacatenina. A esclerostina, sintetizada pelos osteócitos, acopla-se aos receptores LRP5/6 impedindo a ligação da *WnT* e, portanto, inibindo a via de sinalização *WnT/betacatenina*. A expressão de esclerostina é regulada por diversos fatores, incluindo estresse mecânico, fatores endócrinos e citocinas locais. Por exemplo, a administração intermitente de PTH é capaz de reduzir a expressão de esclerostina e aumentar a massa óssea. A própria betacatenina em concentrações elevadas bloqueia a esclerostina e, com isso, há aumento na proliferação dos osteoblastos e formação óssea (Figura 29.1). O óxido nítrico (NO) e a prostaglandina E2 são moléculas de sinalização liberadas pelo osteócito após estímulo mecânico e que também apresentam efeitos anabólicos sobre os osteoblastos. Quando há estímulo para a formação óssea, os osteócitos produzem prostaglandinas, que agem na *WnT* dos osteoblastos, inibindo a metabolização da betacatenina. Além disso, a formação óssea em locais de estresse mecânico também ocorre por meio do recrutamento de células-tronco mesenquimais, via secreção de osteopontina.

A reabsorção óssea é coordenada pelos osteócitos diante de dois estímulos: lesão das conexinas, que são moléculas importantes para conectar os dendritos dos osteócitos entre si, e morte dos osteócitos por produção do ligante do receptor ativador do fator nuclear Kappa B (RANKL) nos dendritos dos osteócitos. A osteoprotegerina (OPG), secretada por osteoblastos e osteócitos, reduz a reabsorção óssea excessiva, ligando-se ao RANKL e evitando a união RANKL-RANK. A síntese do RANKL é geralmente estimulada por microdanos na arquitetura óssea, por imobilização, isquemia, uso de corticoides e privação estrogênica. Acidose e hipoxemia também são fatores estimuladores da reabsorção óssea. Outrossim, tanto a lesão de conexinas quanto a apoptose de osteócitos são capazes de estimular a formação, proliferação e maturação dos osteoclastos.

Os osteócitos, além de receberem os estímulos mecânicos sobre o osso para ativar ou inibir a formação/reabsorção, também têm importância na regulação do fosfato. O fator de crescimento de fibroblasto 23 (FGF-23) é considerado um dos fatores endócrinos secretados por osteócitos mais importantes. Esse hormônio fosfatúrico reduz a reabsorção tubular renal de fosfato, levando à hipofosfatemia. Quando os níveis séricos de fosfato estão aumentados, o FGF-23 é capaz de inibir a 1-alfa-hidroxilase renal, diminuindo a 1,25(OH)$_2$ vitamina D.

Além disso, em determinadas circunstâncias, os osteócitos são capazes de desencadear desmineralização local e proteólise de sua matriz. Esse processo chamado "osteólise dos osteócitos" consiste na remoção de sua matriz perilacunar e tem efeito na homeostase mineral, liberando cálcio e fósforo para a corrente sanguínea em situações de hipocalcemia grave. O paratormônio (PTH) é capaz de induzir essa ação nos osteócitos por meio da ativação do receptor 1 do PTH (PTH-R1). Esse receptor pode ser ativado por ambos os ligantes PTH ou peptídeo relacionado ao PTH (PTHrP), embora a reabsorção perilacunar de osteócitos também seja regulada pela proteína da matriz da dentina 1 (DMP1) e pela esclerostina. A liberação de cálcio das lacunas onde estão os axônios dos osteócitos ocorre antes mesmo que o PTH estimule a ativação dos osteoclastos para aumentar a reabsorção óssea, sendo este um efeito um pouco mais demorado para restaurar a calcemia.

Osteoblastos

Os osteoblastos correspondem a 5% das células ósseas e derivam de células progenitoras mesenquimais da medula óssea. Quando a via *WnT* é estimulada, essas células progenitoras passam a dar início à formação e proliferação de osteoblastos, em vez de células adiposas. Eles têm a capacidade de sintetizar matriz e de estimular a reabsorção desta pelos osteoclastos, via expressão de moléculas na sua membrana plasmática chamadas RANKL.

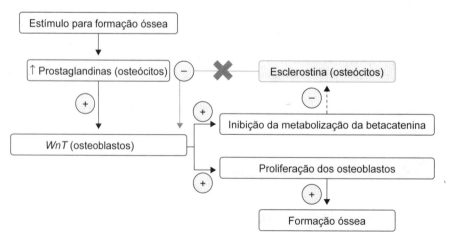

FIGURA 29.1 Mecanismos de formação óssea.

Quando ocorre algum estímulo para reabsorção, os osteoblastos passam a expressar moléculas de RANKL na sua membrana. Esse ligante se acopla ao receptor RANK, localizado na membrana dos pré-osteoclastos (macrófagos da circulação). Na ligação do RANK com o RANKL, os pré-osteoclastos se transformam em osteoclastos maduros. A OPG é uma molécula antirreabsortiva, também produzida pelos osteoblastos, que se liga ao RANKL impedindo que ele se ligue ao RANK e, dessa forma, inibindo o desenvolvimento dos osteoclastos.

Os osteoblastos possuem receptores para o PTH. Esse hormônio tem efeito duplo, ou seja, estimula tanto a formação (o que justifica o uso do PTH recombinante no tratamento da osteoporose) quanto a reabsorção óssea. A ação anabólica do PTH ocorre por meio da inibição da esclerostina e, dessa maneira, a via *WnT* é ativada para formação de osteoblastos. A reabsorção óssea, estimulada pelo PTH, ocorre de forma indireta ao induzir a produção de RANKL pelos osteoblastos e, com isso, ativar a formação de osteoclastos. Em doses altas e contínuas, como ocorre no hiperparatireoidismo primário, há um predomínio do efeito reabsortivo do PTH sobre o RANKL de osteoblastos, e a reabsorção passa a ser maior que a formação. Em doses mais baixas e pulsáteis, predomina o efeito estimulador sobre a via *WnT* com estímulo à formação óssea.

Além disso, os osteoblastos também são regulados pelo sistema nervoso simpático por meio de receptores beta-adrenérgicos em suas superfícies que, quando estimulados, inibem a formação óssea e aumentam a reabsorção óssea.

Osteoclastos

Os osteoclastos correspondem a 1 a 2% das células ósseas e são derivados de precursores hematopoiéticos (macrófagos e monócitos). Essas células gigantes e multinucleadas são responsáveis pela reabsorção óssea. Além da via RANK/RANKL/OPG, que é o principal mediador da osteoclastogênese, outras citocinas e hormônios atuam como reguladores desse processo como o PTH, o estrógeno, o fator de crescimento semelhante à insulina (IGF-1) e o fator de crescimento transformador beta (TGF beta). Para que os osteoclastos sejam ativados e a reabsorção óssea tenha início, os osteoclastos maduros devem se ligar à matriz óssea. Quando isso ocorre, o citoesqueleto fibrilar de actina do osteoclasto se organiza em um anel e isso resulta na formação de uma zona vedada, isolando o compartimento de reabsorção acidificado da superfície óssea circundante.

Marcadores bioquímicos de remodelação óssea

Existem dois grupos de marcadores bioquímicos de remodelação óssea: marcadores de formação óssea e marcadores de reabsorção óssea. Do ponto de vista de sua função, são divididos em dois grupos: componentes da matriz óssea liberados na circulação durante a formação ou reabsorção óssea e enzimas que refletem a atividade metabólica dos osteoblastos ou osteoclastos.

Para avaliar a fase de formação óssea, dispomos da dosagem das seguintes proteínas: a FAL, peptídeos do colágeno tipo 1 aminoterminais (P1NP), peptídeos do colágeno tipo 1 carboxiterminais (P1CP) e osteocalcina.

A fração óssea da FAL regula a mineralização óssea e reflete o funcionamento do osteoblasto na sua fase mais inicial. É uma proteína de membrana responsável por transportar o fósforo para o intracelular do osteoblasto, para que este possa começar a sintetizar a parte mineral do osso. As isoformas hepática e óssea são codificadas pelo mesmo gene e diferem apenas por modificações pós-tradução. Deve ser sempre excluído o comprometimento hepático quando a FAL está elevada, pois 70% desta são de origem hepática, não sendo, portanto, um marcador tão específico. Entretanto, é uma molécula relativamente estável em temperatura ambiente, com pouca variabilidade circadiana e que não aumenta na doença renal crônica.

O colágeno tipo 1 constitui 90% das proteínas da matriz óssea, assim, os níveis séricos de P1NP e P1CP apresentam uma correlação considerável com os índices histomorfométricos de formação óssea. Refletem uma fase um pouco posterior da formação óssea, constituindo a porção final da molécula do pró-colágeno, que é clivada nas suas duas pontas, liberando para a circulação o P1NP e P1CP, e sua molécula central, que é o colágeno, pronto para fazer parte da matriz óssea. A metabolização desses marcadores é hepática, portanto, eles não se alteram na doença renal crônica. Devido à sua estabilidade sem sofrer tanta variação laboratorial e ausência de ritmo circadiano, o P1NP é considerado o marcador de referência para avaliar a formação óssea.

A *osteocalcina* é a principal proteína não colagenosa sintetizada pelos osteoblastos e osteócitos na fase final de síntese da matriz óssea. Parece ter ação importante ao influenciar a mineralização do osteoide local. Por ser uma proteína da matriz, pode aumentar um pouco quando ocorre reabsorção óssea, porém seu aumento é muito maior na formação óssea. A osteocalcina tem uma meia-vida curta e possui um ritmo circadiano, por isso a amostra deve ser analisada logo depois da coleta, idealmente feita pela manhã. Pode aumentar na doença renal crônica.

Para avaliar a reabsorção óssea, dispõe-se do telopeptídeo carboxiterminal do colágeno tipo 1 (CTX), do telopeptídeo aminoterminal do colágeno tipo 1 (NTX) e da fosfatase ácida tartarato-resistente (TRACP).

Cada molécula de colágeno é constituída por três cadeias de proteínas entrelaçadas, formando uma tripla hélice. Essas moléculas de colágeno se ligam a outras, formando fibrilas. A ligação entre os colágenos é feita por proteínas específicas (piridinolina e deoxipiridinolina). O CTX e o NTX correspondem, respectivamente, aos fragmentos C terminal e N terminal do colágeno ligado a essas proteínas. Portanto, ambos funcionam como marcadores da reabsorção óssea que podem ser aferidos no soro ou na urina. A coleta deve ser feita em jejum e pela manhã, pois esses marcadores sofrem variações pela alimentação e apresentam ritmo circadiano. No entanto, os anticorpos anti-NTX reconhecem um epítopo que não é específico para o colágeno tipo 1 de osso, por isso, o NTX é menos específico para o osso do que o CTX.

A TRACP é sintetizada nos ossos, baço e pulmões. A subforma b da isoenzima 5 dessa enzima (TRACP5b) é mais específica para osteoclastos, sendo um reflexo no número, mas não necessariamente na atividade dos osteoclastos. É instável à temperatura ambiente e pode perder atividade mesmo em amostras congeladas, porém não sofre influência da função renal.

Uma fratura normalmente resulta em um rápido aumento nos marcadores de reabsorção óssea, que dobram em semanas, seguido por marcadores de formação óssea de aumento mais lento, que dobram após cerca de 3 meses, mas permanecem elevados por até 1 ano após a fratura. Vários outros fatores têm impacto sobre os marcadores de *turnover* e devem ser considerados durante a interpretação dos resultados, incluindo uso de glicocorticoides, estado de pós-menopausa, idade, sexo, gravidez, lactação, uso de inibidores de aromatase, insuficiência renal, imobilidade e exercício.

Marcadores de remodelação óssea elevados aumentam o risco de fratura independentemente da densidade mineral óssea (DMO) em alguns, mas não em todos os estudos. O marcador de formação óssea P1NP e o marcador de reabsorção CTX são os mais indicados para avaliar a remodelação óssea, especialmente em mulheres na pós-menopausa, porém não devem ser utilizados para diagnóstico de osteoporose. A análise desses marcadores é interessante para monitorar a adesão ao tratamento com bisfosfonatos.

Remodelamento ósseo

O remodelamento ósseo é um processo de renovação da matriz óssea que ocorre ao longo da vida adulta, constituído de dois eventos principais: formação e reabsorção óssea. A coordenação desse processo acoplado é comumente atribuída à organização de osteoclastos e osteoblastos em equipes locais, chamadas "unidades multicelulares básicas".

A reabsorção óssea demora cerca de 2 a 4 semanas para acontecer. Inicialmente, ocorre formação de uma camada fina de osteoblastos sobre o osso, que delimita até onde vai a reabsorção. Os osteoclastos são ativados, formando unidades de remodelação, nas quais vão começar a reabsorver o osso daquele local, quebrando as ligações entre as moléculas de colágeno da matriz e removendo também a parte mineralizada daquele local. Quando a reabsorção é interrompida, os osteoblastos preenchem as lacunas formadas e começam a produção de matriz osteoide. O processo de formação óssea é mais demorado, e o tempo necessário para que todo o local que foi reabsorvido seja novamente preenchido por osso novo mineralizado é em torno de 6 meses (180 dias). A remodelação do osso cortical demora um pouco menos para ocorrer se comparada ao do osso esponjoso, e o osso cortical leva em média 120 dias para completar o ciclo.

Mineralização do osso

Após ocorrer a formação da matriz óssea, essa matriz precisa ser mineralizada. Os próprios osteoblastos e osteoclastos sintetizam proteínas localmente que podem estimular ou inibir a mineralização daquele local.

A mineralização depende muito da relação entre o fosfato (Pi) e o pirofosfato inorgânico (PPi). Quanto maior a relação, maior a mineralização. O pirofosfato é uma molécula formada por dois fosfatos ligados covalentemente, sendo um inibidor da mineralização. Os bisfosfonatos são moléculas estruturalmente muito parecidas com os PPi. Quando há uma redução nos níveis de fósforo sérico, ocorre estímulo para aumento da FAL, que cliva o PPi em dois fósforos, os quais entram no compartimento intracelular e iniciam a mineralização.

Na mineralização ocorre o acúmulo de fósforo inorgânico dentro de organelas dos osteoblastos, chamadas "vesículas da matriz", aderidas à membrana. Esse fósforo é obtido da captação pelo sangue e da conversão de adenosina trifosfato (ATP) em adenosina difosfato (ADP) mais 1 Pi dentro da célula. Dentro dessas vesículas, o Pi se liga ao cálcio e forma cristais de hidroxiapatita. As vesículas se rompem e liberam esses cristais para a matriz extracelular do osso, que ficam entre as fibrilas do colágeno. Na matriz, esses cristais vão crescendo e se propagando.

O PPi é sintetizado no intracelular (síntese estimulada pela proteína NPP1) e migra para a matriz extracelular, onde vai inibir a ligação do cálcio e do fósforo para formação da hidroxiapatita. Essa migração para o extracelular é permitida pela ação do transportador ANKH. A degradação do PPi no extracelular é mediada pela enzima TNAP, que se encontra na membrana externa dos osteoblastos. Portanto, a ação da TNAP é muito importante para degradar o PPi, e com isso permitir maior formação de pirofosfato e mineralização do osso. Além disso, ao degradar o PPi, ela forma 2 Pi. Com isso, se mantém uma relação Pi/PPi adequada na matriz extracelular para permitir a mineralização da matriz óssea daquele local.

A mineralização não é igual na placa de crescimento das crianças e no osso dos adultos. Na placa de crescimento, há vesículas que acumulam cálcio e Pi para formarem o núcleo crítico, que é o local onde se inicia a mineralização. A FAL aumenta a metabolização do PPi, degradando-o em fósforo inorgânico e, com isso, aumentando a concentração de fósforo em torno das vesículas. Esse Pi entra nessas vesículas, inicializando a mineralização das placas de crescimento. A placa de crescimento é dividida em quatro camadas: zona de repouso (mais superficial), zona proliferativa, zona hipertrófica e zona mineralizada. Já nos ossos corticais e trabeculares dos adultos, a mineralização é diferente. Não ocorre a formação de núcleo crítico e, nos locais de remodelamento, os cristais de cálcio e fósforo se depositam sobre a frente de mineralização.

O tempo de mineralização (início da mineralização do colágeno novo que foi sintetizado e calcificação da frente de mineralização) é cerca de 15 dias (valor de referência < 20 dias). Quando esse tempo para mineralização é maior que 100 dias, diz-se que o tempo de mineralização está aumentado, o que cursa com aumento do rebordo osteoide não mineralizado na microarquitetura do osso. Ocorre aumento inicialmente da extensão e depois da espessura do rebordo osteoide. Quando essa espessura é maior de 15 mm, faz-se o diagnóstico de osteomalacia (diagnóstico histológico).

As situações de aumento do remodelamento ósseo, como hipertireoidismo ou hiperparatireoidismo, podem ter um tempo de mineralização menor, de apenas 10 dias, enquanto situações de baixo remodelamento, como hipotireoidismo ou uso de bisfosfonatos, podem demorar até 1.000 dias para terminar de preencher a unidade de remodelação.

Fatores que estimulam a mineralização:

- FAL: degrada o PPi e forma dois fosfatos inorgânicos, que então entram nas células para começar a primeira etapa da mineralização

- TNAP1: enzima que degrada o PPi (convertendo-o em 2 Pi) e a osteopontina
- PHOSPHO1: também reduz a concentração de PPi, mas de forma indireta. Causa aumento da atividade da TNAP1 e reduz a atividade das enzimas NPP1 e ANKH, responsáveis pela formação e transporte do PPi para a matriz extracelular, respectivamente. Além disso, a PHOSPHO1 causa hidrólise de compostos orgânicos que constituem o fósforo, liberando esse fósforo para entrar no intracelular das vesículas da matriz do osteoblasto
- SMPD3: é uma enzima metabolizadora de lipídeos ligada à membrana celular, expressa em grandes quantidades no cérebro, cartilagem e osso. A deficiência dessa enzima acarreta um prejuízo na mineralização dos tecidos esqueléticos
- *DMP1*: gene importante para a regulação dos osteócitos e homeostase do fósforo.

Fatores que inibem a mineralização:

- PPi: liga-se a resíduos crescentes de hidroxiapatita, uma vez que eles têm carga negativa e atraem para si os minerais em crescimento, com isso inibindo o crescimento e o prosseguimento da mineralização, pois impedem a deposição de mais cristais de hidroxiapatita sobre a matriz óssea. Além disso, estimula a síntese da osteopontina, que também é uma inibidora da mineralização. E, por último, ao manter uma relação Pi/PPi adequada, inibe a ação da TNAP1, prevenindo sua destruição (a TNAP1 quebra o PPi em 2 Pi) e a destruição da osteopontina
- Osteopontina (proteína não colagenosa da matriz): é uma proteína altamente fosforilada, que tem carga negativa e atrai os Pi para si, inibindo a fosforilação independente da ação da PPi. Ela também é degradada pela TNAP1. Sua síntese pelos osteoblastos e migração para a matriz é estimulada por altas concentrações de PPi no extracelular. Uma relação alta Pi/PPi inibe a síntese da osteopontina
- MEPE: gene importante na inibição da mineralização óssea.
- MGP: proteína de ligação a minerais que é altamente expressa por condrócitos e células do músculo liso vascular, envolvida na prevenção da mineralização do tecido mole.

O pico de massa óssea, definido como a maior quantidade de osso acumulado no fim do crescimento, é influenciado por vários fatores, incluindo genética e etnia, cálcio e vitamina D, atividade física, exposição a fatores de risco (como tabagismo e ingestão de álcool) e algumas doenças e medicamentos. Acredita-se que a massa óssea aumente consideravelmente durante os primeiros 20 anos, atingindo um platô na idade adulta jovem em homens e mulheres (por volta dos 30 anos). Depois disso, a massa óssea pode manter-se estável por um período ou apresentar uma redução progressiva, principalmente de osso trabecular, que se acentua consideravelmente após a menopausa. Essa perda ocorre inicialmente no osso trabecular, havendo verticalização das traves ósseas, com perda das trabéculas horizontais e maior fragilidade. Na mulher, ocorre perda importante da conectividade das traves (com redução do número de trabéculas) e no homem ocorre afilamento das traves. Como a conectividade é muito mais importante do que a espessura individual de cada trave, essa diferença causa prejuízo da resistência do osso trabecular da mulher com relação ao do homem,

mesmo se a DMO for exatamente a mesma, apenas pela alteração da microarquitetura. Além disso, no homem, o endósteo é mais espesso (pela ação da testosterona, provavelmente), formando uma cortical mais espessa e, portanto, um osso mais resistente (o osso do homem tem diâmetro 40% maior do que o da mulher). A perda do osso cortical ocorre mais tardiamente, principalmente após os 60 anos, sendo essa perda mais precoce na mulher, quando comparada com o homem.

É importante que o indivíduo tenha atingido um bom pico de massa óssea, caso contrário, o risco de fraturas futuras se torna maior. Deve-se sempre avaliar como foi o pico de massa óssea do paciente, incluindo principalmente dados sobre a puberdade, pois 25 a 50% do pico de massa óssea são acumulados durante o estirão puberal, estimulado pelo estrógeno nessa faixa de idade. Durante o estirão de crescimento, as fraturas são comuns, pois é uma fase em que está havendo muita síntese óssea, sendo o colágeno sintetizado muito mais rapidamente do que o tempo que leva para se completar a mineralização daquela matriz, de modo que durante o crescimento pode haver uma fase em que a cortical do osso fica um pouco mais fina e porosa, enquanto o osso está crescendo, antes de atingir o seu diâmetro final. Por isso, antes de adquirir o pico da mineralização, o osso acaba se tornando um pouco mais frágil e mais suscetível às fraturas.

Efeitos da pós-menopausa sobre o osso

Estrogênios (E2) e androgênios exercem efeitos protetores no tecido ósseo por meio do receptor de estrogênio (ER) alfa e beta e do receptor de androgênio (AR), respectivamente. O E2 afeta os osteócitos, osteoclastos e osteoblastos e controla o remodelamento ao direcionar a expressão de RANKL nas células do revestimento ósseo. Na sua ausência, há um aumento importante da proliferação dos osteoblastos e osteoclastos e, consequentemente, do número de unidades de remodelamento e de reabsorção. Como a reabsorção está estimulada, também há maior formação óssea, afinal ambos estão acoplados, mas a formação ocorre em menor grau e sem acompanhar a velocidade da reabsorção. Portanto, a queda brusca do E2 é o principal fator para a perda de DMO na mulher após a menopausa.

Inicialmente, ocorre perda muito importante do osso trabecular e, nos anos seguintes, começa a perda de osso cortical. Depois de algum tempo, essa reabsorção óssea se estabiliza e passa a ocorrer em menor velocidade, isso porque, com o afilamento da cortical, o mecanostato dessa região passa a sentir mais facilmente os estímulos mecânicos sobre aquele osso e, assim, ocorre uma compensação, aumentando um pouco mais a formação óssea e reduzindo o balanço negativo de osso nessa situação (sendo essa a explicação mais aceita atualmente). Nessa fase inicial de grande perda de osso trabecular, tem-se um aumento importante de CTX e elevação mais discreta dos marcadores de formação.

Os efeitos da deficiência estrogênica são:

- Aumento no número de unidades de remodelação
- Aumento no número de precursores de osteoclastos e de osteoblastos

- Aumento na meia-vida dos osteoclastos (reduz o TGF beta e outras citocinas do osso que são importantes para ativar a apoptose de osteoclastos)
- Aumento da formação e ativação dos osteoclastos (por aumentar o RANKL e reduzir a OPG)
- Redução do comprometimento das células progenitoras da medula óssea na linhagem osteoblástica
- Meia-vida menor de osteoblastos e de osteócitos (maior apoptose)
- Aumento do estresse oxidativo, com aumento dos radicais livres (o E2 tem algum efeito antioxidante).

Aparentemente, a elevação do FSH também pode ter efeito negativo sobre o osso, aumentando a atividade dos osteoclastos e o remodelamento. Talvez a redução da produção das inibinas A e B, que ocorre na menopausa, seja um fator prejudicial ao osso, pois estudos sugerem que as inibinas tenham ação supressiva sobre o desenvolvimento de osteoblastos e osteoclastos.

Mulheres na pós-menopausa também mostram maior secreção de PTH devido a uma hiperplasia de paratireoides que pode ocorrer nessa faixa etária. Algumas hipóteses para explicar essa hiperplasia seriam a deficiência de vitamina D, muito comum nessa população, e a própria deficiência estrogênica, causando redução da absorção intestinal de cálcio e da reabsorção tubular renal de cálcio. Esse balanço negativo de cálcio no organismo (redução da absorção intestinal e aumento da calciúria) ocasiona maior retirada de cálcio do osso. Portanto, há uma tendência de maior necessidade de PTH para manutenção da calcemia.

No homem, a perda óssea está muito mais relacionada com a redução do estradiol biodisponível do que com a redução da testosterona. O estrogênio determina 70% da perda de massa óssea, e a testosterona, os outros 30% que ocorrem no homem. No entanto, a testosterona tem uma importante ação em reduzir o risco de fratura por mecanismos não esqueléticos, como aumento de força muscular e redução do risco de quedas. Como o homem geralmente não tem essa queda abrupta hormonal com o envelhecimento, geralmente não apresenta essa fase de perda de DMO trabecular muito rápida. A perda óssea no sexo masculino geralmente é em decorrência apenas do envelhecimento celular e ocorre na mesma velocidade que nas mulheres na faixa de idade mais tardia, muitos anos após a menopausa.

Efeitos do envelhecimento sobre o osso

Com o envelhecimento, ocorre aumento da atividade da enzima 11-beta-hidroxiesteroide desidrogenase (11-beta-HSD) tipo 1, que converte a cortisona em cortisol dentro dos tecidos, aumentando o nível de cortisol. No osso, esse hormônio age sobre as conexinas, destruindo-as e levando, portanto, à morte de osteócitos, o que é um estímulo ao remodelamento local. Os osteócitos apoptóticos liberam fatores que estimulam os osteócitos ativos vizinhos a produzir RANKL, uma das moléculas-chave para a ativação de osteoclastos. Além disso, o declínio do processo de autofagia de osteócitos com o envelhecimento promove vias de morte celular, como a apoptose e, dessa forma, pode ter uma contribuição para a perda óssea relacionada à idade.

Ocorre também maior produção de espécies reativas de oxigênio (ROS) pelo próprio envelhecimento celular. Essas ROS causam maior expressão da *forkhead box* (FOX), que consiste em uma família de fatores de transcrição que ajudam a combater o estresse oxidativo (por elevação da superóxido dismutase, SOD), mas que também competem com a betacatenina. Ao competir com a betacatenina, bloqueiam a inibição que ela exerce sobre a esclerostina, a qual continua inibindo a via *WnT* e, assim, reduzindo a formação de osteoblastos. Além disso, a FOX também causa ativação de enzimas que promovem a diferenciação das células progenitoras mesenquimais da medula óssea em células adiposas, em vez de osteoblastos e aumenta a apoptose de osteoblastos e de osteócitos.

O envelhecimento cursa ainda com aumento de *SIRT1*, que é um gene relacionado com a redução da formação óssea e aumento da reabsorção.

Portanto, percebe-se que há fatores relacionados com perda de massa óssea que ocorrem no envelhecimento independentemente da privação hormonal. A partir dos 65 anos, inicia-se um processo de perda de osso cortical, sendo o principal motivo para o aumento do risco de fraturas após essa faixa etária, já que a zona cortical dá mais resistência ao osso (a zona trabecular tem a maior área, mas a cortical tem maior massa óssea). Há reabsorção do endósteo do osso cortical e deposição de osso no periósteo. Desse modo, há aumento no diâmetro do osso em cerca de 15% com o envelhecimento (em homens e mulheres), na tentativa de manter a resistência apesar da queda importante de DMO. A cortical se torna porótica, com menor densidade e resistência.

A qualidade do osso também é bastante comprometida com o envelhecimento. Pessoas com a mesma DMO têm risco de fratura bem maior se forem mais idosas. Não só pelas quedas mais frequentes (em parte decorrente de menor força muscular, diminuição da acuidade visual, maior risco de tonturas e vertigem), mas também pela qualidade da matriz óssea. O colágeno tipo 1, por exemplo, se torna menos resistente e ocorre alteração na microarquitetura do osso. Há mais microdanos, microfraturas e perda de osteócitos, o que reduz o reparo dos microdanos que ocorrem dentro da arquitetura do osso.

Outros fatores que contribuem para perda de osso com o envelhecimento são: déficit de E2, menor reabsorção tubular renal de cálcio, menor absorção intestinal de cálcio, menor síntese renal de calcitriol, menor síntese cutânea de vitamina D, maior risco de hiperparatireoidismo secundário com hiperplasia de paratireoides, e sarcopenia com redução de força e menor atividade muscular.

Efeitos do diabetes sobre o osso

A hiperglicemia, a resistência à insulina e a dislipidemia aterogênica, com aumento de ácidos graxos livres (AGL), são causas de aumento de ROS no diabetes melito (DM). Esses radicais ativam a formação de FOX, que, conforme explicado anteriormente, cursa com inibição da via *WnT* e redução da osteoblastogênese. Ocorre também maior atividade dos receptores ativados por proliferador de peroxissoma (PPARy), reduzindo a formação dos osteoblastos e aumentando a apoptose de osteoblastos e osteócitos. Tanto a falta de insulina quanto os baixos níveis de IGF-1 suprimem a diferenciação terminal das células-tronco mesenquimais em osteoblastos e reduzem a atividade osteoblástica. Essas células mesenquimais passam a se comprometer então com a geração de células adiposas, em vez de gerarem osteoblastos. Outrossim, em indivíduos com DM e obesidade, o aumento da gordura na medula óssea pode comprometer também a diferenciação de osteoblastos pela liberação de citocinas e AGL do tecido adiposo hipóxico, mantendo um ciclo vicioso de inflamação crônica e inibição da atividade osteoblástica.

Portanto, geralmente ocorre uma osteoporose de baixa remodelação (redução de osteoblastos e osteócitos), em decorrência da grande quantidade de ROS, com marcadores de formação (FAL, osteocalcina, P1NP) geralmente baixos. Os compostos avançados de glicosilação (AGEs), que estão aumentados no DM, podem se ligar às proteínas de matriz, como o colágeno, reduzindo também a sua qualidade e a sua resistência, de modo a piorar a qualidade do osso do DM, mesmo em vigência da mesma DMO.

Vários fatores adicionais associados à hiperglicemia afetam a microarquitetura óssea no DM, uma vez que a glicosúria aumenta proporcionalmente a excreção de cálcio na urina. Além disso, a interação da hiperglicemia com o PTH e a vitamina D afeta a renovação óssea nessa população.

O uso de agonistas do PPARγ no DM, como a pioglitazona, pode também aumentar o recrutamento das células mesenquimais da medula óssea para originarem células adiposas, além de aumentarem a apoptose de osteoblastos e osteócitos, e serem, portanto, um fator de risco adicional para a redução da massa óssea no DM. Os PPARγ ativados também são inibidores da ação da betacatenina, constituindo um reforço positivo.

Efeitos do uso de corticoides

Pacientes que iniciam uso de corticoides evoluem com grande aumento da reabsorção óssea, com queda importante da DMO nos seis primeiros meses de uso da medicação. Isso decorre do aumento da meia-vida dos osteoclastos. Posteriormente, tem-se perda menor, mais lenta e progressiva, em função de *menor formação óssea*. Inicialmente, então, ocorre um aumento do CTX (demonstrando maior reabsorção), seguido de uma redução dos marcadores de formação óssea.

A redução da formação óssea nos locais do osso trabecular e o aumento da reabsorção endocortical são os achados patológicos mais consistentes com uso prolongado de corticoides. Há importante fragilidade óssea independente da DMO, dependente de mudanças microestruturais, como a morte de osteócitos (corticoides destroem as conexinas), que pode cursar com fraturas no primeiro ano de uso da medicação, mesmo com DMO razoável (por piora na qualidade do osso, uma vez que a morte dos osteócitos aumenta a fragilidade do osso). Quando a perda de massa óssea se estabiliza e se torna mais lenta, o risco de fratura se torna mais compatível com a DMO.

O osteócito é o alvo mais importante dos glicocorticoides, mas várias das principais vias de sinalização e diversos processos celulares são afetados simultaneamente, como ocorre com a replicação, a diferenciação e o funcionamento dos osteoblastos. Além disso, aumentam também a apoptose dessas células (via desarranjo das integrinas e conexinas dos osteócitos, redução da angiogênese e da hidratação no osso). As células precursoras mesenquimais da medula óssea são desviadas para produção de células adiposas. Ocorre também, em menor proporção, maior osteoclastogênese (há aumento de RANKL e redução de OPG, estendendo a meia-vida dos osteoclastos), estimulando, portanto, um pouco a reabsorção. Portanto, tem-se um osso de baixa remodelação, sendo a redução da formação mais importante do que o aumento da reabsorção. Os marcadores de *turnover* ósseo geralmente não estão tão aumentados.

No início, a perda de DMO chega a 6 a 12% no primeiro ano, e depois se estabiliza em cerca de 3% ao ano. Como 75% das fraturas ocorrem nos primeiros 3 meses de tratamento, antes mesmo de ocorrer queda da DMO, fica claro que há uma fragilidade óssea muito importante nessa fase, independentemente da DMO, e provavelmente em decorrência da grande quantidade de apoptose de osteócitos, reduzindo muito a resistência do osso. Há grande suscetibilidade individual quanto aos efeitos de uma mesma dose de corticoide sobre o osso de pessoas diferentes, conforme a atividade da 11-beta-HSD1 de cada pessoa (em idosos, a atividade é maior).

Os corticoides reduzem o fluxo sanguíneo no osso, diminuindo a hidratação (geralmente 25% do osso é composto por água, o que é muito importante para que esse tenha resistência elástica e resiliência), a qualidade, a oxigenação e a chegada de células mesenquimais precursoras de osteoblastos e de osteoclastos para recompor os locais de microfraturas.

O corticoide reduz a absorção intestinal de cálcio e aumenta a sua excreção renal. Há também piora da força muscular (sarcopenia) com fraqueza proximal, alteração mediada pela inibição da miogênese e aumento da proteólise e atrofia das fibras musculares, resultando em um maior risco de quedas.

Além dos mecanismos citados anteriormente, outros fatores que podem contribuir para o comprometimento do tecido ósseo no contexto de exposição crônica aos glicocorticoides são o hipogonadismo (com redução dos níveis de E2) e alterações no metabolismo favorecendo o surgimento de resistência à insulina e, consequentemente, o DM.

Apesar de os bisfosfonatos atuarem principalmente na inibição dos osteoclastos, que não são os principais causadores da osteoporose com o uso de corticoides, eles reduzem o risco de fratura nesses casos, provavelmente por terem ação direta também nos osteócitos, protegendo suas conexinas e evitando sua apoptose. Seu uso deve ser indicado considerando-se o tempo e a dose programada de uso de corticoides, a doença de base do paciente, as condições ósseas atuais e outros fatores de risco. Caso se opte pelo uso de bisfosfonato para profilaxia, ele deve ser mantido enquanto o corticoide for usado, sem pausas. O uso de PTH recombinante seria o mais indicado nesses casos, já que age de maneira anabólica, aumentando a osteoblastogênese e, portanto, a formação óssea, porém o maior fator limitante é o alto custo atual dessa medicação.

Leitura recomendada

Almeida M, Laurent MR, Dubois V, Claessens F, O'Brien CA, Bouillon R, Vanderschueren D, Manolagas SC. Estrogens and Androgens in Skeletal Physiology and Pathophysiology. Physiol Rev. 2017 Jan;97(1):135-187.

Ansari N, Sims NA. The Cells of Bone and Their Interactions. Handb Exp Pharmacol. 2020;262:1-25.

Bonewald LF. The amazing osteocyte. J Bone Miner Res. 2011; 26(2):22938.

Boyle WJ, Simonet WS, Lacey DL. Osteoclast differentiation and activation. Nature. 2003;423:337-42.

Delaisse JM, Andersen TL, Kristensen HB, Jensen PR, Andreasen CM, Søe K. Re-thinking the bone remodeling cycle mechanism and the origin of bone loss. Bone. 2020 Dec;141:115-628.

Eriksen Ef. Cellular mechanisms of bone remodeling. Rev Endocr Metab Disord. 2010;11(4):219-27.

Gao Y, Patil S, Jia J. The Development of Molecular Biology of Osteoporosis. Int J Mol Sci. 2021 Jul 30;22(15):81-82.

Hardy RS, Zhou H, Seibel MJ, Cooper MS. Glucocorticoids and Bone: Consequences of Endogenous and Exogenous Excess and Replacement Therapy. Endocr Rev. 2018 Oct 1;39(5):519-548.

Katsimbri P. The biology of normal bone remodelling. Eur J Cancer Care (Engl). 2017 Nov;26(6).

Kostenuik PJ, Shalhoub V. Osteoprotegerin: a physiological and pharmacological inhibitor of bone resorption. Curr Pharm Des. 2001;7:613-35.

Lian JB, Stein GS. The cells of bone. In: Seibel MJ, Robins SP, Bilezikian JP. Dynamics of bone and cartilage metabolism. San Diego: Academic Press, 2006. p. 22158.

Lorentzon M, Branco J, Brandi ML, Bruyère O, Chapurlat R, Cooper C et al. Algorithm for the Use of Biochemical Markers of Bone Turnover in the Diagnosis, Assessment and Follow-Up of Treatment for Osteoporosis. Adv Ther. 2019 Oct;36(10):2811-2824.

Murray CE, Coleman CM. Impact of Diabetes melito on Bone Health. Int J Mol Sci. 2019 Sep 30;20(19):4873.

Murshed M. Mechanism of Bone Mineralization. Cold Spring Harb Perspect Med. 2018 Dec 3;8(12):a031-229.

Orwoll ES. Toward an expanded understanding of the role of the periosteum in skeletal health. J Bone Miner Res. 2003;18:949-54.

Pagani F, Francucci CM, Moro L. Markers of bone turnover: biochemical and clinical perspectives. J Endocrinol Invest. 2005;28(10 suppl.):813.

Salhotra A, Shah HN, Levi B, Longaker MT. Mechanisms of bone development and repair. Nat Rev Mol Cell Biol. 2020 Nov;21(11): 696-711.

Szulc P. Bone turnover: Biology and assessment tools. Best Pract Res Clin Endocrinol Metab. 2018 Oct;32(5):725-738.

Tresguerres FGF, Torres J, López-Quiles J, Hernández G, Vega JA, Tresguerres IF. The osteocyte: A multifunctional cell within the bone. Ann Anat. 2020 Jan;227:151-422.

Wei Y, Sun Y. Aging of the Bone. Adv Exp Med Biol. 2018;1086: 189-197.

Zhu X, Zheng H. Factors influencing peak bone mass gain. Front Med. 2021 Feb;15(1):53-69.

Osteoporose

Introdução

As fraturas resultantes da osteoporose tornam-se cada vez mais comuns em mulheres após os 55 anos e homens após os 65 anos, resultando em morbidades substanciais associadas aos ossos, aumento de mortalidade e de custos relacionados aos cuidados com a saúde. Os avanços nas pesquisas levaram a uma avaliação mais precisa do risco de fratura e aumentaram o leque de opções terapêuticas disponíveis para prevenção. Algoritmos de risco de fratura que combinam fatores de risco clínicos com a densidade mineral óssea são agora amplamente utilizados na prática clínica para detectar indivíduos de alto risco de fraturas que merecem tratamento. A descoberta de caminhos-chave que regulam a reabsorção e formação ósseas identificou novas abordagens para o tratamento com mecanismos distintos de ação. A osteoporose é uma condição crônica e a longo prazo, sendo necessária uma gestão ao longo da vida. Em indivíduos com alto risco de fratura, o benefício do tratamento com bisfosfonatos ou denosumabe parece ser maior que os riscos por até 10 anos de tratamento. Em pessoas com risco muito alto ou iminente de fratura, deve-se considerar a terapia com teriparatida ou abaloparatida. No entanto, uma vez que a duração do tratamento com esses medicamentos é restrita a 18 a 24 meses, o tratamento deve ser continuado com um fármaco antirreabsortivo após esse tempo. Infelizmente, muitas vezes, indivíduos com alto risco de fraturas não recebem tratamento e orientações adequadas, de modo que estratégias para lidar com essa lacuna de tratamento – como a implementação generalizada dos Serviços de Ligação de Fraturas e a melhoria da adesão à terapia – são desafios importantes para o futuro.

Definição

A osteoporose é definida como uma doença esquelética sistêmica caracterizada por baixa massa óssea e deterioração microarquitetural do tecido ósseo, com um aumento consequente em fragilidade óssea e suscetibilidade a fraturas. Essa definição bem estabelecida, desenvolvida em consenso internacional em 1993, captura duas características importantes da doença: seus efeitos adversos sobre a massa óssea e sobre sua microestrutura; e o resultado clínico de fratura. No ano seguinte, os critérios diagnósticos foram produzidos pela OMS usando escores de desvio-padrão de Densidade Mineral Óssea (DMO) relacionada ao pico de massa óssea em mulheres jovens saudáveis, com a osteoporose sendo definida como um T de –2.5 ou menos e baixa massa óssea (osteopenia) como um escore-T DMO entre –1 e –2.5.

Os critérios diagnósticos reconheceram a importância de baixa DMO na patogênese de fraturas de fragilidade e forneceram uma ferramenta que poderia ser utilizada em estudos epidemiológicos para quantificar a prevalência de osteoporose. No entanto, a utilidade da DMO como um indicador clínico de osteoporose é limitado, porque a DMO é apenas um de uma série de fatores de risco importantes para fratura, e a maioria das fraturas de fragilidade ocorre em indivíduos com valores de DMO acima desse limiar.

Diagnóstico densitométrico

Para homens e mulheres com mais de 50 anos ou mulheres pós-menopausa: usa-se o escore-T, que compara a pessoa com um banco de dados de uma população de mulheres jovens caucasianas durante o pico de massa óssea, entre 20 e 29 anos:

- Escore-T $\leq$ –2,5: osteoporose
- Escore-T < –1: osteopenia
- Escore-T $\geq$ –1: normal.

Para homens e mulheres com menos de 50 anos e em pré-menopausa: usa-se o escore-Z, que compara a pessoa com um banco de dados de pessoas de mesmo sexo e idade do paciente. Nesse caso, não se fala em osteoporose, mas sim em baixa massa óssea:

- Escore-Z ≤ –2: baixa massa óssea
- Escore-Z > –2: normal.

Outros achados que também indicam a presença de osteoporose: fraturas de fragilidade (diagnóstico de osteoporose estabelecida, independentemente da densidade mineral óssea (DMO), mesmo que o escore-T seja maior que –2,5) e presença de verticalização do osso trabecular das vértebras, vista na radiografia. Fratura de fragilidade é aquela que ocorre espontaneamente ou por resultado de trauma mínimo, que não provocaria fratura normalmente (p. ex., queda da própria altura). Ocorre principalmente em coluna vertebral, colo de fêmur, rádio distal e úmero, mas outros ossos também podem ser acometidos.

Para a população idosa, prefere-se a avaliação do fêmur proximal, por ser mais preditiva de fratura de colo do fêmur do que a avaliação da coluna lombar (a DMO de cada local prediz melhor o risco de fratura daquele local especificamente), além de ser muito comum a presença de artrose e artrite de coluna, atrapalhando a avaliação desse local nos idosos. No entanto, a coluna é o local que geralmente mais responde ao tratamento estabelecido (por ser composta principalmente de osso trabecular, no qual os bisfosfonatos se ligam com maior facilidade).

Anamnese

Na anamnese deve-se avaliar:

- Pico de massa óssea
  - Ingestão de cálcio na infância e na adolescência
  - Exposição solar na época
  - Atividade física na época
  - Cor da pele
  - Peso e crescimento na época (se atingiu a estatura-alvo)
  - Idade da menarca
- História familiar de osteoporose (é o fator mais importante, pois 70% da massa óssea é determinada geneticamente)
- Avalia-se na atualidade: ingesta de cálcio e de sal, exposição solar, atividade física, índice de massa corporal (IMC), perda de peso recente, cor da pele
- Idade da menopausa, se a paciente se submeteu à terapia de reposição hormonal e por quanto tempo
- Tabagismo (efeito antiestrogênico, pois aumenta a metabolização do estradiol, além de causar menopausa precoce)
- Etilismo
- Uso de corticoides, anticonvulsivantes, anticoagulantes, quimioterápicos, inibidores de aromatase ou análogos de hormônio liberador de gonadotrofina (GnRH): corticoterapia por > 3 meses aumenta em sete vezes o risco de fratura de quadril e 17 vezes o risco de fratura de coluna
- Doenças sistêmicas: doença pulmonar obstrutiva crônica (DPOC), doenças inflamatórias intestinais, doenças disabsortivas, cirurgia bariátrica ou ressecção intestinal, artrite reumatoide, lúpus, insuficiência renal crônica, hepatopatias, transplantados, acidose metabólica, hemocromatose, fibrose cística, insuficiência adrenal, diabetes, tireoidopatias, hiperparatireoidismo, hipogonadismo – síndromes de Turner e de Klinefelter –, pan-hipopituitarismo, anorexia nervosa, hiperprolactinemia, síndrome de Cushing, acromegalia etc.

- Imobilização prolongada
- História pessoal de fraturas de fragilidade após os 40 anos (colo de fêmur, coluna torácica ou lombar, antebraço e úmero). Atenção: fraturas traumáticas e fraturas na infância não indicam paciente com osteoporose, por isso devem ser consideradas apenas as fraturas de fragilidade. Considera-se que o osso, durante o período de crescimento, tem maior fragilidade e predisposição a fraturas, pois está crescendo e sendo mineralizado, e como a mineralização do osteoide formado leva 3 meses para acontecer, nesse intervalo o osso não está suficientemente mineralizado e, por isso, se encontra mais frágil. A presença de história pessoal de fratura de fragilidade aumenta o risco de nova fratura em duas a oito vezes, sendo este o principal fator de risco para fratura, independentemente da DMO
- História de perda estatural > 3 cm (medir a altura nas consultas para avaliar se ainda está havendo perdas)
- História familiar de osteoporose
- História familiar de fratura de quadril (aumenta o risco relativo de fratura em 1,2 a 2)
- Risco de quedas
  - Acuidade visual
  - Equilíbrio, tonturas
  - Deambulação, características da marcha, necessidade de apoio, incoordenação motora, abasia, assimetria corporal, neuropatias, miopatias, sequelas motoras de acidente vascular cerebral (AVC), fraqueza muscular
  - Quedas recentes (os geriatras consideram que uma queda a cada 6 meses é aceitável; mais que isso deve ser considerado como fator de risco adicional)
  - Uso de medicações que possam causar sedação, tonturas ou hipotensão postural (diuréticos, benzodiazepínicos, sedativos, ansiolíticos)
  - Incontinência urinária
  - Deficiência de vitamina D.

Fatores que aumentam o risco de fraturas

Estresse mecânico

O mecanismo da queda (altura, direção, magnitude, carga) é um importante fator determinante do risco de fratura. Uma queda lateral traz maior risco de fraturar o fêmur do que uma queda para frente ou para trás, por exemplo, principalmente se o paciente não tiver coxim gorduroso suficiente para amortecer a queda.

Resistência do osso

Depende do seu tamanho, comprimento, diâmetro, forma, arquitetura, quantidade de mineral, qualidade da matriz e sua composição. O comprimento do eixo do colo do fêmur é muito importante para determinar o risco de fratura do colo. Quanto mais comprido, maior o risco, e valores acima de 12 cm de comprimento são considerados fatores de risco. Já o diâmetro do colo do fêmur é fator protetor. Quanto maior o diâmetro, maior a resistência do osso (com a idade, aumenta-se o diâmetro dos ossos como uma tentativa de manter a resistência, já que caem a DMO e a espessura cortical). Quanto mais espessa a cortical, a resistência se elevará à quarta potência. Uma fratura vertebral ocorre com maior risco em mulheres de tamanho menor, pois estas têm menor área vertebral, e assim o impacto sobre a vértebra será maior, já que a área é menor, causando maior risco de fratura. Já a fratura de colo de fêmur ocorre mais em mulheres de tamanho maior, que têm o colo do fêmur mais longo.

Qualidade do osso

É considerada pela microarquitetura do osso, direção e conectividade entre as trabéculas, número de trabéculas, espessura, distância entre elas, qualidade do colágeno e da matriz e propriedades dos materiais constituintes. A conectividade entre as trabéculas é mais importante que o diâmetro de cada uma delas, e é importante que elas estejam em várias direções, e não apenas verticalizadas, o que aumenta o risco de fratura. As trabéculas horizontais são muito importantes para manter a resistência. A verticalização das trabéculas vistas na radiografia é um sinal de osteoporose.

Quantidade de mineral no osso

Avaliada pela DMO. O risco de fratura dobra para cada desvio-padrão que se perde na DMO, em média.

Idade

Acima de 65 anos em mulheres e acima de 70 anos em homens. O risco de fratura aumenta muito após os 65 anos, por isso os bisfosfonatos acabam sendo muito mais indicados na população nessa faixa etária. Pacientes mais novos têm o risco de fratura menor, mesmo com a mesma DMO. Cada envelhecimento de 10 anos acima dos 50 anos causa incremento no risco de fraturas equivalente a uma perda de 1 ponto no escore-T (ou seja, o risco de fraturas fica duas vezes maior).

Sexo feminino

Mulheres têm maior risco que homens.

Corticoterapia sistêmica

Em dose equivalente ou maior que prednisona 5 mg/dia durante pelo menos 3 meses, causa aumento no risco de fratura independente da DMO.

Fracture risk assessment tool

O *fracture risk assessment tool* (FRAX) é um escore que indica o risco de fratura de colo de fêmur e o risco de fratura osteoporótica maior (coluna, quadril, antebraço ou úmero) nos próximos 10 anos, em pessoa *fora de tratamento*. Esse escore leva em consideração: país, idade, sexo, peso, altura, antecedente

pessoal de fratura, antecedente de fratura de quadril em parente em primeiro grau, tabagismo atual, uso de glicocorticoides, presença de artrite reumatoide, osteoporose de causa secundária (DPOC, hipogonadismo não tratado, imobilidade prolongada, transplantados, diabetes tipo 1, hipertireoidismo, doenças intestinais, cirrose), etilismo, sendo opcional colocar ou não o valor da *DMO do colo do fêmur* para o cálculo do risco. O FRAX não considera o risco de quedas. Já há o FRAX com dados da população brasileira, disponível em: http://www.shef.ac.uk/FRAX/.

Um risco de fratura maior osteoporótica acima de 20% ou risco de fratura de quadril acima de 3% em 10 anos pelo FRAX são considerados um alto risco de fraturas e, em alguns países, como nos EUA, indica-se o uso de bisfosfonatos com base no valor desse escore. Na Europa e no Brasil, a tendência é considerar a presença de outros fatores de risco, além do resultado do FRAX para avaliar se será indicado ou não o uso de bisfosfonatos.

Exames complementares

- Hemograma, velocidade de hemossedimentação (VHS)
- Perfil do cálcio completo (cálcio total e iônico, fósforo, calciúria 24 horas, magnésio)
- Albumina
- Vitamina D, paratormônio (PTH)
- Função renal e hepática (creatinina, ureia, transaminase oxaloacética (TGO) ou aspartato aminotransferase (AST), transaminase glutâmico-pirúvica (TGP) ou alanina aminotransferase (ALT))
- Fosfatase alcalina (FAL) para diagnóstico diferencial com osteomalacia – se a FAL estiver alta, dosam-se também bilirrubinas e gamaglutamil transferase (GGT) para avaliar se pode ser fração hepática da FAL, que geralmente corresponde a 70% de toda a FAL dosada
- Hormônio tireoestimulante (TSH), tiroxina livre (T4 ℓ)
- Testosterona total, hormônio luteinizante (LH), hormônio foliculoestimulante (FSH) para todo homem com osteoporose (em casos de hipogonadismo, indica-se a reposição)
- Eletroforese de proteínas, para excluir mieloma múltiplo, que pode se confundir com osteoporose. Não é um exame obrigatório para todos os casos, mas deve ser considerado
- Marcadores de *turnover* ósseo: não são exames obrigatórios, mas ajudam a avaliar como está o remodelamento ósseo e qual é o tipo de medicamento mais indicado em cada caso. Marcadores de reabsorção elevados aumentam em 2 vezes o risco de fraturas
- Radiografia de coluna torácica e lombar: deve-se avaliar se há alguma fratura por achatamento vertebral, caracterizada pela redução de mais de 20% na altura da vértebra, quando comparada à altura de uma vértebra sadia adjacente, podendo ser na parte anterior, média ou posterior da vértebra. Obs.: fraturas cervicais não caracterizam fraturas por fragilidade
- Outros exames (avalia-se caso a caso): cortisol, prolactina, antiendomísio etc. Avaliam-se outras doenças suspeitas, conforme queixas clínicas e avaliação física do paciente.

As causas secundárias são responsáveis por 40% dos casos de osteoporose em homens e por 20% em mulheres. Elas incluem doenças genéticas, osteogênese imperfeita, hipogonadismo não tratado, síndrome de Turner ou Klinefelter, hipertireoidismo, síndrome de Cushing, prolactinoma, acromegalia (apenas nos casos associados a hipogonadismo pelo efeito compressivo hipofisário, caso contrário a acromegalia é protetora, porque aumenta o fator de crescimento semelhante à insulina tipo 1 (IGF-1), que tem efeito positivo sobre o osso), insuficiência adrenal, hiperparatireoidismo, doenças disabsortivas, anorexia nervosa, deficiências nutricionais, hepatopatias, nefropatias, diabetes (pelo mecanismo do envelhecimento, além de aumentar as espécies reativas de oxigênio, e assim aumentar FOX (*forkhead box*), que compete com a betacatenina, reduzindo a inibição sobre a esclerostina e a formação óssea), hipercalciúria idiopática, medicamentos, como corticoides e anticonvulsivantes, tabagismo, etilismo, imobilidade, artrite reumatoide, DPOC e doenças inflamatórias crônicas.

Ainda que a dosagem dos marcadores de *turnover* ósseo ajude muito na estratificação de risco de fraturas, escolha do tratamento, quantificação da aderência e de resposta ao tratamento da osteoporose, na prática, até hoje ainda não existem comprovações científicas em estudos que realmente indiquem que essa dosagem é necessária, e muito menos com que periodicidade ela deve ser repetida. Ademais, ainda não se recomenda que o tipo de tratamento escolhido seja baseado no resultado desses marcadores, uma vez que os estudos têm mostrado bons resultados com o tratamento da osteoporose independentemente dos valores basais desses marcadores. Portanto, apesar de na prática já serem bastante realizados, a rigor eles ainda não tiveram o seu real papel estabelecido até o momento.

Tratamento

O tratamento da osteoporose não é o mesmo para todos os pacientes, devendo-se avaliar, caso a caso, quais pacientes se beneficiarão de cada tipo de medicação. Geralmente, para todos os pacientes, deve-se otimizar a ingesta de cálcio e o nível sérico da vitamina D, orientar atividade física de resistência, se possível (caso contrário, pode-se tentar fisioterapia, hidroginástica, *tai chi chuan* ou outros tipos de atividade física mais leves e com menos impacto caso o paciente não tenha a capacidade de realizar atividade física de impacto como a musculação), desaconselhar tabagismo, etilismo e fatores de risco adicionais e orientar medidas para redução do risco de quedas. Para pacientes selecionados, deve-se também indicar terapias antirreabsortivas ou que estimulam a formação óssea, como detalhado mais adiante.

Cálcio

A ingestão de cálcio deve ser preferencialmente via alimentar. Em caso de contraindicação, como em casos de hiperfosfatemia, ou para pacientes que não possam ou não consigam ingerir leite e derivados suficientes por algum motivo, como alergias ou intolerâncias, deve-se fazer a suplementação do cálcio com medicamentos. A suplementação deve ser sempre acompanhada com dosagens de cálcio sérico, PTH e calciúria de 24 horas. A calciúria ajuda a monitorar se a ingesta está suficiente ou até excessiva. O ideal é manter a calciúria em 2 a 4 mg de calciúria/kg/dia, devendo ser < 200 mg/24 horas

para pacientes com histórico de nefrolitíase por cálculos de cálcio. Orienta-se também uma dieta hipossódica para evitar perda renal do cálcio. A ingestão recomendada diária de cálcio é:

- 1.300 mg/dia entre 9 e 18 anos, em gravidez e lactação
- 1.000 mg/dia para adultos até 70 anos
- 1.200 mg/dia para mulheres pós-menopausa (> 50 anos) e idosos > 70 anos.

As opções para suplementação de cálcio são descritas a seguir.

Carbonato de cálcio

Possui 40% de cálcio elementar (1.250 mg de carbonato de cálcio têm 500 mg de cálcio elementar): essa forma de suplemento depende da acidez gástrica para absorção, portanto, deve ser ingerido na hora das refeições. Nosso organismo só absorve no máximo 1 g de cálcio elementar por refeição, portanto, não se deve ofertar mais que isso em uma só administração. Sempre se deve preferir iniciar a suplementação no jantar, pois a reabsorção óssea costuma ser maior à noite, quando o PTH é um pouco mais elevado. Se necessário, deve ser associada ao almoço e, por último, ao café da manhã, pois é a hora em que geralmente já há alguma ingestão de cálcio na forma de leite ou derivados. Apresentações comerciais: comprimidos orais (Oscal®, Caltrate®, Calcitran®), mastigáveis (Calsan, Caldê®, Inellare®), efervescentes (Caltrate®), em pó (sachês ou manipulação).

Citrato de cálcio

Possui 21% de cálcio elementar (950 mg de citrato de cálcio têm 200 mg de cálcio elementar): não depende da acidez gástrica para absorção, por isso pode ser tomado a qualquer horário do dia, independente das refeições. É um pouco mais caro. Apresentações comerciais: Miocalven® (cada sachê de 4 g tem 500 mg de cálcio elementar) e Oscal Cit® (sachês com 500 mg de cálcio elementar).

Lactobionato e gliconato de cálcio (efervescente)

Também não depende da acidez gástrica para absorção, portanto pode ser ingerido a qualquer momento do dia. Sua absorção intestinal é melhor que a do carbonato e pior que a do citrato de cálcio. Apresentação comercial: Calcium Sandoz F® (500 mg de cálcio elementar por comprimido ou sachê) e Calcium Sandoz FF® (1.000 mg de cálcio elementar por comprimido ou sachê).

Vitamina D

Deve-se manter a vitamina D com nível sérico entre 30 e 60 ng/mℓ. Se já houver exposição solar suficiente do paciente, pode não ser necessária a suplementação. Na maioria das pessoas essa reposição é necessária. Teoricamente, a dose de 800 unidades internacionais (UI) por dia pode ser prescrita para qualquer pessoa mesmo sem dosagem prévia do nível sérico de vitamina D, pois a necessidade diária basal costuma ser entre 800 e 1.000 UI. Reposições maiores precisam ser baseadas no nível sérico. Geralmente, a reposição é feita com 1.000 a 2.000 UI/dia. Em casos em que o nível sérico é muito baixo ou o paciente já esteja cursando com hiperparatireoidismo secundário à deficiência de vitamina D, pode-se repor doses maiores como 25 a 50 mil UI/semana por 4 a 8 semanas, com reavaliação após 3 meses de reposição. Após atingir o alvo, mantém-se uma dose de manutenção de 1.000 a 2.000 UI/dia, ou dose semanal equivalente. Atualmente, há várias marcas de vitamina D disponíveis no mercado, tanto em gotas quanto em comprimidos, de 1.000 UI, 2.000 UI, 3.000 UI, 5.000 UI, 7.000 UI, 10.000 UI, 15.000 UI, 20.000 UI, 50.000 UI e 100.000 UI.

Bisfosfonatos

Os bisfosfonatos são os medicamentos pioneiros e mais utilizados para tratamento de osteoporose. São potentes agentes antirreabsortivos. A introdução ou não do bisfosfonato deve ser avaliada caso a caso. Além de avaliar o grau da osteoporose pelo escore-T $\leq$ –2,5 e o risco de fratura pelo FRAX > 3% em colo de fêmur ou > 20% de fratura osteoporótica maior, deve-se avaliar dados adicionais, como o risco de queda do paciente. O alendronato, risedronato e o ácido zoledrônico reduzem efetivamente o risco de fraturas vertebrais, não vertebrais e de quadril. O ibandronato mostrou reduzir o risco de fratura da coluna vertebral, mas o estudo não foi desenhado para avaliar efeitos sobre fratura não vertebral ou de quadril.

A prevalência de sintomas gastrintestinais superiores é aumentada com bisfosfonatos orais, e sintomas gripais ocorrem em cerca de um terço dos pacientes com suas primeiras (mas não subsequentes) doses intravenosas de ácido zoledrônico. Dor muscular e articular de mecanismo desconhecido são descritas com agentes orais e intravenosos. Os bisfosfonatos devem ser utilizados com cautela em pacientes com função renal substancialmente prejudicada ou hipocalcemia. A osteonecrose da mandíbula ocorre muito raramente em pacientes que recebem doses de osteoporose de bisfosfonatos. Procedimentos odontológicos invasivos e má higiene bucal são fatores de risco para osteonecrose da mandíbula. A melhora pré-operatória da higiene bucal e da terapia antimicrobiana tópica com extração dentária pode reduzir o risco de osteonecrose da mandíbula. Um risco dependente de duração de fraturas subtrocantéricas ou femorais com características radiológicas atípicas torna-se evidente após 2 a 3 anos de terapia e é de cerca de 1:1.000 após 8 a 10 anos de terapia. É um evento muito raro.

Antes de iniciar o uso de bisfosfonatos, deve-se sempre normalizar a vitamina D, pois sua deficiência pode causar aumento de PTH, que, por sua vez, pode atrapalhar a ação do bisfosfonato.

A absorção dos bisfosfonatos é muito pequena (< 1%). Ocorre em todo o intestino, mas principalmente na sua porção proximal. A absorção se torna parcialmente comprometida em pacientes submetidos à cirurgia bariátrica. Para otimizar essa pequena absorção, a medicação deve ser ingerida sempre em jejum, com água, e 30 a 60 minutos antes de se alimentar e de tomar qualquer outro medicamento. Após ingerir o medicamento, o paciente deve permanecer em posição ortostática por pelo menos 30 minutos, para evitar refluxo e lesão esofágica.

Após serem absorvidos, os bisfosfonatos vão para a circulação e se ligam no osso, onde têm bastante tropismo. Eles se ligam nos cristais de hidroxiapatita da superfície óssea, particularmente nas regiões onde estiver havendo remodelamento ósseo ativo.

As regiões do osso mais vascularizadas são a zona trabecular, pois é onde há maior área e maior quantidade de vasos. Por isso, eles chegam primeiro, e principalmente, à zona trabecular e se distribuem em menor quantidade para a zona cortical.

Em média, $^1/_3$ a $^2/_3$ da dose absorvida do bisfosfonato fica ligada ao osso, sendo o restante eliminado inalterado na urina nas próximas horas após a sua administração. O grau de retenção do bisfosfonato no esqueleto dependerá do grau de *turnover* ósseo naquele momento (maior fixação no osso com remodelamento mais aumentado) e da afinidade do bisfosfonato pelo cristal de hidroxiapatita. Geralmente, o bisfosfonato fica ligado no osso por muitos meses/anos, mesmo depois que o tratamento foi suspenso, garantindo ainda um efeito antifratura por, pelo menos, 1 a 2 anos após a suspensão do medicamento (ou por tempo até maior, se a afinidade do bisfosfonato pelo osso for muito grande).

Os bisfosfonatos causam redução da atividade de reabsorção do osso e aceleração da apoptose dos osteoclastos. Agem também sobre os osteócitos, protegendo as conexinas entre os axônios dos osteócitos, evitando assim a apoptose de osteócitos (gerando um pequeno efeito anabólico). Por essa razão, os bisfosfonatos funcionam tanto em osteoporose de alta remodelação quanto de baixa remodelação (neste último caso, a resposta costuma ser menor, mas ela também ocorre, a exemplo do que se dá na osteoporose causada pelo uso de corticoides, que geralmente é de baixa remodelação e responde muito bem a esses medicamentos, provavelmente pela ação destes sobre os osteócitos).

Os bisfosfonatos podem ter algumas diferenças clínicas entre si: rapidez no tempo de ação para conferir proteção antifratura, locais de maior proteção antifratura, duração do efeito, tempo de proteção após descontinuidade do tratamento, posologia, via de administração e alguns efeitos colaterais.

Todos os bisfosfonatos são eliminados de forma intacta por via renal (não são metabolizados no organismo), e pode haver toxicidade renal após administração por via intravenosa (IV) rápida (em < 15 minutos). Seu uso não é recomendado se a *clearance* de creatinina (ClCr) for < 30 a 35 mℓ/min, por falta de evidência clínica nessa população.

Apresentações comerciais
Alendronato (Fosamax®)

Aprovado em 1995. Posologia diária (10 mg) ou semanal (70 mg). Comprovou reduzir todos os tipos de fratura (vertebral, não vertebral e colo de fêmur). Aprovado para ambos os sexos, para profilaxia (metade da dose) e tratamento (dose plena) e para osteoporose por corticoides. Mostrou redução de fratura após 1 ano de uso.

Ibandronato (Bonviva®)

Aprovado em 2005. Posologia diária (2,5 mg), mensal (150 mg) ou IV trimestral (3 mg, IV, a cada 3 meses). Aprovado apenas para mulheres pós-menopausa (que têm maior perda em osso trabecular, no qual o medicamento atua), para profilaxia ou tratamento. Não aprovado para homens nem para osteoporose por glicocorticoides. Conferiu proteção contra fratura após 1,5 ano de uso.

Risedronato (Actonel®, D'Orto®)

Aprovado em 2000. Posologia diária (5 mg), semanal (35 mg) ou mensal (150 mg). Confere proteção contra qualquer tipo de fratura. Liberado também para homens e mulheres, para prevenção e tratamento, inclusive de osteoporose por glicocorticoide. Mostrou proteção já após 6 meses de uso.

Zoledronato (Aclasta®, Zometa®)

Aprovado para osteoporose em 2007. Disponível apenas IV. Dose de 5 mg, IV, anual, infusão em 15 minutos, diluído em 100 mℓ de soro fisiológico. Protege contra todos os tipos de fratura. Aprovado para tratamento (5 mg anual) ou prevenção (5 mg a cada 2 anos), para ambos os sexos, e para quem vai usar glicocorticoides por pelo menos 12 meses. Redução comprovada de fratura já aos 6 meses de uso.

Efeitos colaterais

- Intolerância de trato gastrintestinal (dispepsia, epigastralgia, esofagite, refluxo, úlcera gástrica) é a queixa mais comum. Se necessário, pode-se associar inibidores de bomba de prótons para reduzir esse tipo de sintomatologia, mas sempre em horários diferentes de uso para não inibir a absorção do bisfosfonato. Pacientes com esofagite na endoscopia digestiva alta (EDA), mas sem repercussão clínica, podem continuar o medicamento. No entanto, a terapia deve ser suspensa se houver sintomatologia.
- Mialgias, artralgias, mal-estar: esse efeito é dose-dependente e geralmente melhora quando se faz uso de posologia diária em detrimento da semanal ou mensal
- Cefaleia
- Necrose asséptica de mandíbula: muito rara, mas muito grave. É definida por uma área de osso exposto na região maxilofacial que não cicatriza após 8 semanas, em paciente em uso de bisfosfonato, que não tenha sido submetido à radioterapia nessa região. Ocorre principalmente após extração dentária ou procedimento odontológico mais invasivo, em pacientes com condições odontológicas precárias. Essa complicação é mais frequente em pacientes oncológicos em uso de bisfosfonato, IV, em dose alta (> 10 vezes a dose utilizada para tratamento habitual de osteoporose) para metástases ósseas ou para tratamento de hipercalcemia da malignidade. A necrose asséptica de mandíbula ocorre muito raramente em pacientes que fazem uso de bisfosfonatos VO, e nas doses utilizadas para tratamento de osteoporose. O ideal é que os pacientes façam tratamento dentário para ter certeza de que estão com os dentes em boas condições antes de iniciarem o uso de bisfosfonatos em altas doses. Se for necessário fazer um implante, cirurgia dentária ou algum procedimento mais invasivo dentário, o ideal é que este seja realizado antes de iniciar o tratamento com bisfosfonato, e aguardar pelo menos 6 meses para introduzir a medicação
- Fibrilação atrial (FA): há alguns casos descritos de FA após bisfosfonato IV, mas ainda não há comprovação de que realmente a FA seja um efeito colateral relacionado com o uso dessas medicações. Não se observou aumento de mortalidade e não foram descritos casos de FA com o medicamento VO. Até o momento não há nenhuma contraindicação para o uso de bisfosfonato em pacientes de risco para FA, até que a Food and Drug Administration (FDA) possa concluir se realmente há ou não esse aumento de risco
- Reação de fase aguda, *flu-like*: pode acontecer após uso dos bisfosfonatos IV, principalmente após a primeira dose. Ocorrem mialgia, coriza, febre, cefaleia, mal-estar, dor óssea difusa e fraqueza. A prevenção pode ser feita com dipirona ou paracetamol nos dias precedentes e após a infusão. Ocorrem pela liberação de citocinas inflamatórias (interleucina-6 (IL-6) e fator de necrose tumoral alfa (TNF-alfa)) estimuladas pelo zoledronato
- Teratogenicidade: a paciente não deve engravidar por até 1 ano após a interrupção do tratamento
- Irite, uveíte, esclerite, perisclerite (acometimento ocular – principalmente após uso IV)
- Toxicidade renal, se a administração IV for rápida (a administração deve ser efetuada em, no mínimo, 15 minutos): essa toxicidade é transitória, com retorno da função renal basal posteriormente
- Hipocalcemia leve se a administração IV for rápida
- Fraturas atípicas: fraturas de insuficiência, provavelmente causadas pelo excesso de supressão do *turnover* ósseo que ocorre em pacientes com uso crônico prolongado de bisfosfonatos. O resultado é uma matriz óssea de qualidade ruim, com acúmulo de microfraturas que não foram remodeladas, aumentando a fragilidade do osso. Há alguns relatos de caso desse tipo de fratura em pacientes usuários de bisfosfonato por mais de 10 anos, com fraturas subtrocantéricas e diafisárias em fêmur, muitas vezes bilaterais. Mas ainda não há comprovação de causalidade entre esses casos, apenas de associação (não necessariamente causal até o momento). Geralmente, as fraturas são precedidas de pródromos, como dor na região da fratura, semanas a meses antes. A fratura é completa, transversal, sem trauma. O osso tem a cortical espessa, e a biopsia óssea desses pacientes mostra um osso com remodelamento extremamente suprimido e com marcadores de *turnover* também suprimidos. O aparecimento desse tipo de fratura tem provocado a consideração de se fazer pausas (*drug holiday*) em pacientes em uso prolongado de bisfosfonato, para dar um descanso ao osso após 5 a 10 anos de tratamento e, se necessário, retornar posteriormente ao tratamento, para evitar que o remodelamento se torne muito suprimido por tanto tempo. Aparentemente, a incidência desse tipo de fratura gira em torno de 1:1.000 pacientes em uso prolongado de bisfosfonato/ano. Além disso, a incidência de fraturas típicas nesse mesmo grupo de pacientes está em torno de 16:1.000 pacientes/ano. Ou seja, parece que a proteção que os bisfosfonatos conferem contra as fraturas típicas é maior do que o risco que eles oferecem de fraturas atípicas, de modo que o benefício em se manter seu uso deve ser avaliado caso a caso, conforme o risco que aquele paciente tem de evoluir com fratura típica ao longo do tempo
- Aumento de PTH: o uso de bisfosfonato reduz a disponibilidade do cálcio dos ossos, e isso pode cursar com aumento secundário de PTH.

Contraindicações

- Anormalidades esofágicas que dificultam o esvaziamento esofágico
- Hipocalcemia

- Gestantes e lactentes: risco de malformações ósseas no feto, além de hipocalcemia na mãe e no feto
- ClCr < 35 a 30 mℓ/min: devido à falta de estudos garantindo a segurança de uso nessa população até o momento. Não é necessário fazer o ajuste da dose em estágios anteriores de insuficiência renal crônica (IRC)
- Por muito tempo se questionou se o uso dos bisfosfonatos interferiria na consolidação de fraturas, já que reduzem o remodelamento local. No entanto, estudos mostram que na prática isso não ocorre, e só ocorreria com doses muito elevadas desses medicamentos. Há inclusive alguns relatos sugerindo que eles possam até melhorar a consolidação de fraturas, talvez por causarem melhor estabilização do calo ósseo. No entanto, alguns autores ainda recomendam que após um quadro agudo de fratura, deva-se esperar, no mínimo, 2 semanas para iniciar seu uso, para que isso não atrapalhe a consolidação óssea da fratura.

Seguimento de pacientes em uso de bisfosfonatos

Deve-se avaliar:

- Tolerância medicamentosa (idealmente depois de 1 mês de uso dos bisfosfonatos) e os sintomas gástricos e intestinais
- Adesão
- Eficácia do tratamento por meio de
  - Medidas de altura: valorizam-se perdas acima de 3 cm e, nesses casos, sempre se deve fazer radiografias para diagnóstico diferencial entre fratura vertebral por achatamento ou lesão de disco intervertebral, com perda dos espaços intervertebrais
  - Radiografia de coluna torácica e lombar em busca de fraturas de coluna assintomáticas (nos 0, 3, 5 e 10 anos de tratamento)
  - Densitometria óssea anual: deve-se avaliar perda importante de massa óssea. Valoriza-se mais a coluna, pois os bisfosfonatos agem principalmente em osso trabecular. Não é preciso ocorrer ganho de DMO para se considerar a efetividade do tratamento, mas espera-se que pelo menos não haja perda maior que 3% em coluna ou fêmur proximal ou acima de 5% em colo de fêmur depois de 1 ano de tratamento
  - Marcadores ósseos, se disponíveis – telopeptídeo C terminal (CTX) deve estar < 0,2 ng/mℓ para indicar adequação da aderência, que a absorção do medicamento está sendo boa e o medicamento está conseguindo bloquear o remodelamento ósseo. Pode ser solicitado após 3 meses do início da terapia com bisfosfonatos. Idealmente em 3, 6, 12 meses.

Geralmente, se reavalia o tratamento após 3 anos. Se o paciente mostrar boa resposta, ele pode ser prolongado até 5 anos (que é o tempo de saturação do osso por bisfosfonato) ou ser suspenso, em caso de interpretação de que o risco de fratura é baixo naquele momento. Após 5 anos de tratamento faz-se nova avaliação para decidir se o tratamento se estenderá ou não até 7 a 10 anos. Geralmente, após 10 anos de uso de bisfosfonato, suspende-se o tratamento para dar um descanso ao osso (*drug holiday*), voltar um pouco o remodelamento e conseguir renovar as trabéculas ósseas. Em pacientes de risco muito alto, por exemplo, aqueles com fratura de fragilidade prévia ou em uso de corticoides sistêmicos com risco muito maior de nova fratura, o tratamento pode ser mantido indefinidamente, independentemente do tempo de uso do medicamento. Mas não estando o paciente em risco tão alto, prefere-se suspender o tratamento após 10 anos e então continuar o seguimento, avaliando se será preciso voltar ou não ao uso dos bisfosfonatos depois de alguns anos (quando o osso estiver se mantendo estável, com baixa remodelação, com CTX < 0,4 ng/mℓ e sem fraturas). Quando o tratamento com bisfosfonato oral não estiver sendo efetivo ou satisfatório, pode-se mudar para o ácido zoledrônico (que é o bisfosfonato mais potente) ou medicamentos com outros mecanismos de ação, como o teriparatida.

Inibidor de ligantes receptor ativador do fator nuclear Kappa B

O denosumabe, um anticorpo monoclonal totalmente humano, liga-se e inibe o ligante receptor ativador do fator nuclear Kappa B (RANK), resultando em inibição marcada, mas reversível, da remodelação óssea. Administrado por uma injeção subcutânea de 60 mg a cada 6 meses, o denosumabe reduz o risco de fraturas vertebrais, não vertebrais e de quadril, e os efeitos são evidentes no primeiro ano de terapia. A BMD aumenta progressivamente ao longo de 10 anos de terapia e é consistente com a persistência de proteção contra fratura por esse período. Erupção cutânea, *rash*, alergia e infecções de pele ocorrem com mais frequência com denosumabe do que com placebo, por isso não deve ser utilizado em pessoas com doença de pele ou infecções cutâneas. A preocupação teórica sobre possível disfunção imunológica e aumento do risco de infecção grave não tem sido observada em estudos de acompanhamento de até 10 anos. Casos muito raros de fraturas femorais atípicas e necrose osteossoica da mandíbula têm sido observados com terapia a longo prazo, mas a relação entre a duração da terapia denosumabe e esses possíveis efeitos colaterais não é clara, não havendo ainda descrição do período pelo qual esse medicamento pode ser utilizado.

Ao interromper o tratamento com denosumabe, os índices de remodelação óssea rapidamente sobem acima dos níveis de linha de base antes de retornar aos níveis de pré-tratamento. Quedas rápidas na ADM e perda de proteção contra fraturas vertebrais ocorrem, e múltiplas fraturas vertebrais foram relatadas para ocorrer 3 a 18 meses após parar o tratamento de denosumabe. Pacientes e seus prestadores de cuidados de saúde devem ser aconselhados sobre a importância da adesão a um regime de tratamento regular e, se o tratamento for interrompido, a manutenção dos benefícios do tratamento com outro medicamento antirreabsortivo é geralmente indicada.

Terapia de reposição hormonal

A terapia de estrogênio, com ou sem progesterona, efetivamente evitou a perda óssea em mulheres na pós-menopausa e reduziu o risco de fraturas vertebrais e de quadril em 34% na população de baixo risco do Women's Health Initiative (WHI). O início da terapia de estrogênio não é recomendado em mulheres com mais de 10 anos da menopausa por causa de preocupações com a segurança cardiovascular, mas começando logo após a menopausa não parece estar associado ao aumento do risco cardiovascular. As diretrizes recomendam o uso de estrogênio para o manejo de sintomas da menopausa em mulheres no início da menopausa, e como terapia para prevenir a perda óssea e reduzir o risco de fratura em mulheres com alto risco de fratura quando terapias alternativas não são apropriadas.

Moduladores seletivos dos receptores estrogênicos

O raloxifeno (Evista®) é um modulador seletivo dos receptores estrogênicos com ação agonista do estrógeno em osso, e antagonista no sistema nervoso central e na mama. Por isso, pode agravar os sintomas vasomotores climatéricos, mas melhora a massa óssea e reduz o risco de câncer de mama. Age inibindo a remodelação e melhorando a qualidade do osso, assim como o estrógeno, mas é menos potente. Não demonstrou redução de fratura de quadril, apenas de coluna. É indicado para mulheres jovens na pós-menopausa que não tenha muitos sintomas vasomotores, sem indicação de terapia de reposição hormonal e nas quais houve efeito colateral ou há alguma contraindicação aos bisfosfonatos e que tenham redução de massa óssea, principalmente na coluna lombar, e não tanto em colo de fêmur. Dose de 60 mg/dia, VO, em qualquer horário. Contraindicado em homens, mulheres férteis em menacme e pacientes com risco aumentado para tromboembolismo venoso (TEV), sangramento uterino inexplicado, disfunção renal ou hepática importante. Os efeitos colaterais são cãibras, edema e sintomas vasomotores. Há um discreto aumento de risco de TEV e de AVC em mulheres com fatores de risco para doença cardiovascular.

Teriparatida

O PTH, quando em doses baixas e intermitentes (1 a 2 vezes/dia), é capaz de estimular a formação óssea (efeito anabólico, ao se ligar e inibir a esclerostina) e, quando em doses altas e contínuas, também tem essa ação estimulatória, mas predomina o efeito reabsortivo. Tem ação no osteoblasto (estimula a formação e diferenciação de osteoblastos via síntese de IGF-1 e outros fatores de crescimento locais, reduz a expressão de RANKL e aumenta a de OPG) e no osteócito (inibe a esclerostina produzida pelos osteócitos e, com isso, acaba com a inibição sobre a via WnT e a osteoblastogênese, ocorrendo aumento do número de osteoblastos). Não existe receptor para PTH no osteoclasto. Age também aumentando a espessura do periósteo. Age principalmente no osso trabecular, e menos no cortical, ou seja, tem melhor efeito na coluna do que no quadril.

A Teriparatida (PTH 1-34) é um análogo do PTH, utilizado na forma de 20 mg no subcutâneo, 1 vez/dia, por uso máximo por 18 meses, sob o nome comercial de Forteo®. Depois da interrupção do seu uso, é necessário introduzir um bisfosfonato para evitar a perda de osso já formado.

Os efeitos colaterais são cefaleia, náuseas, tontura, hipotensão postural e cãibras.

Contraindicado em situações de hipercalcemia (p. ex., hiperparatireoidismo primário), doença de Paget, osteossarcoma (aumentou risco em ratos), radioterapia prévia ao esqueleto, malignidades esqueléticas ou metástases ósseas e IRC grave.

Deve ser evitado em crianças e em pacientes acima de 65 a 70 anos, pelo risco teórico de osteossarcoma. Seu uso é limitado a 18 a 24 meses devido a preocupações teóricas sobre o aumento do risco de sarcoma ósteo.

Aprovado para tratamento de osteoporose em homens e mulheres. Reduz todo tipo de fratura de coluna e quadril. Geralmente é indicado em osteoporoses muito graves, com mais de duas fraturas vertebrais, sem resposta ao tratamento com bisfosfonato, ou quando o paciente já está em uso desse medicamento há muito tempo, e o osso já mostra *turnover* muito bloqueado (CTX < 0,1 ng/mℓ) e se deseja desbloqueá-lo.

Os marcadores de *turnover* ósseo geralmente devem aumentar (principalmente os de formação) depois do início do uso do PTH recombinante. O objetivo é um aumento de pelo menos 40% dos fragmentos aminoterminais do prócolágeno 1 (P1NP) com o tratamento com PTH.

Abaloparatida

Abaloparatida, um análogo sintético do PTHrp, tem efeitos esqueléticos semelhantes à teriparatida. Em estudo de mulheres na pós-menopausa com osteoporose, a administração de 80 µg de abaloparatida diariamente por injeção subcutânea foi comparada à teriparatida 20 µg diariamente e a placebo. Após 18 meses de tratamento com abaloparatida, o risco de fraturas vertebrais e não vertebrais foi significativamente reduzido em 86 e 43%, respectivamente, quando comparado com o placebo. A hipercalcemia foi significativamente menos comum em pacientes tratados com abaloparatida quando comparado aos tratados com teriparatida (3·4% *vs.* 6·4%). Esse fármaco foi aprovado nos EUA, mas o registro foi negado na Europa por preocupações sobre sua eficácia na redução de fraturas não vertebrais e aumentos na frequência cardíaca e palpitações.

Romosozumabe

O romosozumabe é um anticorpo humanizado que se liga à esclerotina e transitoriamente ativa a formação óssea e inibe a reabsorção óssea, o que resulta em grandes aumentos na densidade mineral óssea. Os resultados de dois estudos de ponto final de fratura mostraram que o início do tratamento com terapia romosozumabe por 12 meses, seguido por denosumabe ou alendronato, é mais eficaz do que o tratamento apenas com denosumabe (iniciado após 12 meses de placebo) ou apenas alendronato (iniciado na linha de base). Observou-se aumento do risco de eventos adversos cardiovasculares com romosozumabe em comparação com o alendronato, mas não comparado com o placebo.

Tratamento da osteoporose no homem

Geralmente, os homens têm osteoporose de remodelação mais baixa, mas mesmo assim podem responder bem aos bisfosfonatos. Nunca se deve esquecer de pesquisar causas secundárias, que são a maioria (principalmente hipogonadismo, etilismo e uso de corticoides). Costuma-se tratar com cálcio, vitamina D, bisfosfonato ou PTH recombinante. Não se deve usar estrógenos nem SERM no tratamento de osteoporose no sexo masculino.

Prevenção

A prevenção não medicamentosa da osteoporose deve ser iniciada na infância, para todos os indivíduos, com boa ingesta de cálcio, exposição solar e atividade física. A prevenção medicamentosa da osteoporose (com bisfosfonatos, estrógenos e SERM) está autorizada pela FDA em algumas situações:

- Mulheres após 5 a 7 anos de menopausa com muitos outros fatores de risco para osteoporose. Lembrando que a terapia de reposição estrogênica após a menopausa nunca deve ser indicada exclusivamente para essa finalidade de melhorar a massa óssea
- Pacientes em programação de uso de corticoterapia sistêmica prolongada (> 5 mg/dia de prednisona por mais de 3 meses). Consideram-se a dose de uso, o tempo de uso, a doença de base e outros fatores de risco para decidir sobre a introdução ou não de profilaxia com bisfosfonato. Se for introduzido, recomenda-se manter o bisfosfonato durante todo o tempo de uso de corticoide, sem fazer pausas. Em alguns países, recomenda-se profilaxia com esse medicamento para qualquer paciente em programação de corticoterapia por mais de 3 meses com > 5 mg/dia de prednisona
- Transplantados, devido ao uso prolongado de imunossupressores
- Alguns indicam após acidente vascular cerebral (AVC) com sequela motora, pelo alto risco de queda.

Leitura recomendada

American Geriatrics Society/British Geriatrics Society (AGS/BGS). AGS/BGS guidelines on fall prevention in older persons. 2010. Disponível em: http://wwwamericangeriatricsorg/files/documents/health_care_pros/FallsSummaryGuide pdf.

Boonen S, Adachi JD, Man Z, Cummings SR, Lippuner K et al. Treatment with denosumab reduces the incidence of new vertebral and hip fractures in postmenopausal women at high risk. J Clin Endocrinol Metab. 2011;96:1727-36.

Bouxsein ML. Determinants of skeletal fragility. Best Practice & Research Clinical Rheumatology. 2005;19(6):897-911.

Brown JP, Albert C et al. Bone turnover markers in the management of postmenopausal osteoporosis. Clinical Biochemistry. 2009;42:929-42.

Center JR, Bliuc D, Nguyen ND, Nguyen TV, Eisman JA. Osteoporosis medication and reduced mortality risk in elderly women and men. J Clin Endocrinol Metab. 2011;96:1006-14.

Ensrud KE, Schousboe JT. Clinical practice: vertebral fractures. N Engl J Med. 2011;364:1634-42.

Gabaroi DC, Peris P, Monegal A, Albaladejo C, Martinez MA et al. Search for secondary causes in postmenopausal women with osteoporosis. Menopause. 2010;17:135-9.

Giusti A, Hamdy NAT, Dekkers OM, Ramautar SR, Dijkstra S, Papapoulos SE. Atypical fractures and bisphosphonate therapy: A cohort study of patients with femoral fracture with radiographic adjudication of fracture site and features. Bone. 2011;48:966-71.

Holick MF, Binkley NC, Bischoff-Ferrari HA et al. Evaluation, treatment, and prevention of vitamin D deficiency: an Endocrine Society Clinical Practice guideline. J Clin Endocrinol Metab. 2011;96(7):1911-30.

Kanis JA, Hans D, Cooper C, Baim S, Bilezikian JP et al. Task force of the FRAX initiative. Interpretation and use of FRAX in clinical practice. Osteoporos Int. 2011;22:2395-411.

McClung MR, Lewiecki EM, Cohen SB, Bolognese MA et al. Denosumab in postmenopausal women with low bone mineral density. N Engl J Med. 2006;354:821-31.

Raisz LG. Screening for osteoporosis. N Engl J Med. 2005;353:164-71.

Rogers MJ, Crockett JC, Coxon FP, Monkkonen J. Biochemical and molecular mechanisms of action of bisphosphonates. Bone. 2011;49:34-41.

Watts NB, Diab DL. Long-term use of bisphosphonates in osteoporosis. J Clin Endocrinol Metab. 2010;95(4):1555-65.

Weinstein RS. Glucocorticoid-induced bone disease. N Engl J Med. 2011;365:62-70.

Densitometria Mineral Óssea

Introdução

A densitometria mineral óssea, ou o DXA (do inglês *Dual Energy X-ray Absorptiometry*), é um exame simples, de baixa radiação, que serve para a avaliação da massa óssea do indivíduo.

Em meados da década de 1980, o DXA foi aprimorado, passando a usar feixe de raios X de baixa energia com alto fluxo de fótons que permite uma rápida varredura. O equipamento DXA de primeira geração usava feixe em lápis e levava de 5 a 10 minutos para rastrear um sítio esquelético. As gerações recentes usam um feixe em leque (*fan beam*) e levam apenas 10 a 30 segundos para digitalizar o exame. Os novos dispositivos DXA oferecem melhor resolução espacial, qualidade de imagem e precisão e podem ser usados para digitalizar sítios ósseos centrais e periféricos.

Análise

O DXA usa feixes de raios X altamente precisos e colimados. Os feixes passam por tecidos moles e partes ósseas do corpo e são capturados por um detector colocado no lado oposto. A intensidade do feixe saindo do corpo e, posteriormente, sendo refletida no detector está inversamente relacionada à densidade das partes do corpo que estão sendo avaliadas. Para a mensuração da massa óssea e da densidade mineral óssea (DMO), a intensidade do feixe que saiu de uma parte do corpo é comparada com a do feixe que saiu dos fanton padrão de densidade conhecida. O feixe que saiu de uma parte do corpo é exibido como uma imagem na tela do monitor ou em um papel simples, e os resultados da DMO são expressos em gramas por centímetro quadrado.

A seleção do local esquelético ideal para o diagnóstico de osteoporose não está bem definida porque as perdas minerais ósseas não progridem na mesma taxa em diferentes partes do corpo. Portanto, a medição da DMO do quadril é realizada para a avaliação do risco de fratura do quadril, enquanto a medição da DMO da coluna vertebral é realizada para a avaliação do risco de fratura da coluna vertebral. Porque a coluna vertebral tem o maior teor de osso trabecular, ela representa melhor o metabolismo ósseo do paciente e, por isso, os corpos vertebrais são geralmente considerados sítios melhores para monitorar respostas ao tratamento do que outros locais esqueléticos. Nos casos em que não for possível avaliar a massa óssea de quadril ou coluna (por artrose local importante, ou por presença de próteses metálicas no local, por exemplo), o rádio distal (terço proximal) pode ser analisado. O rádio distal é mais rico em osso cortical e, por isso, em situações em que se espera maior perda de massa óssea cortical (como em uma situação de hiperparatireoidismo primário, por exemplo), também se pode pedir para fazer essa avaliação adicional do terço distal do antebraço.

Avaliação de fratura vertebral

O vertebral fracture assessement (VFA) é uma imagem obtida da morfologia da coluna lombar e torácica (T7-L4) do paciente pelo DXA, que permite avaliar se há ou não fratura vertebral, utilizando-se doses de radiação extremamente baixas para os pacientes em comparação com estudos radiográficos convencionais. No entanto, o VFA tem as imagens de qualidade reduzida, devido ao fato de os raios X serem de baixa energia e pela atenuação causada pelo excesso de tecidos moles. Embora o VFA tenha sido originalmente destinado à detecção de fratura vertebral, ele também pode identificar a calcificação aórtica abdominal, que é um importante fator de risco para doenças cardiovasculares. Desse modo, o VFA oferece uma oportunidade para avaliar esse fator de risco adicional utilizando-se tempo e custos incrementais modestos.

Massa óssea total do corpo e composição corporal

O DXA pode medir a massa óssea total, além de ser hoje o exame padrão-ouro para avaliar a composição corporal total da população adulta e pediátrica. Existem várias diretrizes da International Society for Clinical Densitometry (ISCD) nesse sentido. Esse método tem sido indicado principalmente em atletas, mas existem outras indicações. Para mais detalhes, sugerimos que leia a literatura sugerida no fim deste capítulo.

Pacientes pediátricos e adolescentes

O DXA pode ser utilizado para o estudo da saúde óssea pediátrica com ajustes feitos para o tamanho menor das crianças. Muita cautela, no entanto, deve ser tomada com as crianças, porque seus ossos mudam significativamente de tamanho e forma à medida que crescem, especialmente durante a puberdade. Algumas instituições usam DXA para avaliar o estado mineral ósseo de bebês, crianças pequenas e adolescentes que estão em terapia esteroide ou com drogas antiepilépticas, ou que têm distúrbios metabólicos/endócrinos ou com condições de deficiência imunológica.

Indicações

São indicações clínicas para a realização de testes para a avaliação da densidade mineral óssea em adultos:

- Todas as mulheres com 65 anos ou mais
- Todos os homens com 70 anos ou mais
- Mulheres na pós-menopausa
- Adultos com fratura por fragilidade
- Adultos com doenças, fatores de risco ou condições associadas à baixa densidade óssea
- Adultos que tomam medicamentos associados à baixa densidade óssea
- Indivíduos em planejamento de uso de corticoterapia prolongada equivalente à prednisona > 5 mg/dia durante > 3 meses
- Qualquer pessoa que seja tratada para baixa densidade óssea para monitorar o efeito do tratamento
- Qualquer pessoa que não receba terapia, em que evidências de perda óssea levariam ao tratamento
- Mulheres descontinuando o tratamento da osteoporose.

Interpretação de estudos de densidade mineral óssea

Fabricantes de dispositivos de densidade mineral óssea (BMD) geralmente fornecem facilidade incorporada para comparar o resultado de BMD de um paciente com os dados de BMD da população normal jovem (escore-T) ou com os dados de BMD de um grupo controle compatível com a idade (escore-Z). Essas comparações são expressas como unidades de desvio-padrão da média ou como percentis da média da população normal jovem.

O escore-T é calculado pela diferença entre a DMO medida do paciente e a média de DMO da população normal jovem, combinada com sexo e etnia e, em seguida, dividindo a diferença com o desvio-padrão da DMO da população normal jovem. O escore-Z é calculado da mesma forma, mas comparando o paciente com o grupo de idade compatível. Ou seja, escore-Z é o resultado da DMO do paciente subtraída da DMO média da população com mesma idade, sexo e etnia, dividido pelo desvio-padrão da DMO dessa mesma população *age-matched*.

Os escores-T são utilizados para avaliar o risco de sustentar uma fratura osteoporótica em relação à população normal jovem. Em 1994, a OMS definiu a baixa massa óssea e a osteoporose da seguinte forma: (1) caso o escore-T esteja na faixa de 0 a –1 SD, o sujeito é saudável; (2) caso o escore-T esteja na faixa de –1 a –2,5 SD, o sujeito é osteopênico; (3) caso o escore T seja inferior a –2,5 SD, o sujeito é um paciente osteoporótico; e (4) no caso de o escore-T ser inferior a 2,5 SD com fratura de fragilidade, o sujeito é severamente osteoporótico. Portanto:

- Escore-T ≤ –2,5: osteoporose
- Escore-T < –1: osteopenia
- Escore-T ≥ –1: normal.

O escore-T é usado para mulheres na pós-menopausa e homens com mais de 50 anos. Em crianças, adolescentes e adultos jovens deve ser usado escore-Z. Os escores-Z são utilizados para avaliar o risco de sustentar uma fratura osteoporótica em relação ao grupo de idade compatível.

Um escore-Z de até –2,0 é considerado dentro do esperado para a idade. Um escore-Z abaixo de –2 é considerado abaixo do esperado para a idade (baixa massa óssea).

- Escore-Z ≤ –2: baixa massa óssea
- Escore-Z > –2: normal.

Sabemos que os escores da coluna refletem principalmente o osso trabecular, enquanto os resultados do quadril e antebraço refletem principalmente o osso cortical. No entanto, a DXA também tem suas limitações, uma vez que o resultado de DXA da coluna vertebral engloba também os efeitos do osso cortical e do processo espinhoso além do osso trabecular, não sendo uma medição exclusiva da densidade óssea trabecular. Além disso, a tomografia da coluna vertebral não pode sempre identificar e excluir alterações degenerativas da coluna vertebral e calcificação aórtica, que podem superestimar os resultados da BMD.

Além da avaliação da BMD atual e dos escores-T e Z, é muito importante que se faça a análise comparativa da BMD atual com a anterior, realizada idealmente na mesma máquina de DXA. Considera-se normal uma variação de massa óssea de até 3% em coluna lombar e de até 5% em colo de fêmur de um exame para o outro, sendo que uma queda maior que esta muitas vezes pode indicar o início ou a modificação de algum tratamento prévio visando evitar perda adicional de massa óssea para aquele paciente.

Alguns cuidados que devem ser tomados na interpretação da densitometria mineral óssea

- Sempre avaliar o posicionamento/rotação adequada do fêmur. Para uma interpretação correta dos resultados, é necessário que os dois trocanteres femorais estejam visíveis. O retângulo que é colocado na imagem do quadril não deve, preferencialmente, estar encostado nem no trocanter maior nem no osso da bacia (conforme mostrado na Figura 31.1)
- Idealmente, o exame deve ser repetido sempre com a mesma máquina e com o mesmo técnico, para possibilitar avaliações semelhantes e exames comparáveis
- Deve-se checar se a avaliação está sendo efetuada na mesma região nos dois exames comparados (não raramente suprime-se alguma vértebra da análise por ela apresentar muita artrose, osteofitose, e isso leva a uma DMO falsamente elevada. É necessário prestar atenção se, nos dois exames que estão sendo comparados, a comparação está sendo feita entre a mesma quantidade de vértebras, caso contrário os exames não são comparáveis)
- Avaliar a presença de fraturas, osteófitos, artrose e degeneração de vértebras, e se são realmente L1-L4 que estão sendo avaliadas. Na impossibilidade de ser feita a leitura de 4 vértebras, pode ser feita de 3 ou 2 vértebras. Quando alguma vértebra está comprometida, a mecânica das outras vértebras acaba se alterando e, por isso, a coluna deixa de ser o melhor local para avaliação. No entanto, caso se queira avaliar a coluna mesmo assim, deve-se excluir aquela vértebra alterada e considerar a DMO do somatório das demais vértebras (no mínimo duas vértebras, nunca avaliando uma vértebra isolada). Nesse caso, não se pode mais comparar o escore-T, mas apenas a DMO com o exame anterior. A comparação, independentemente do número de vértebras, passa a ser pelo número absoluto da densidade mineral óssea
- Não deve haver variação de mais de 0,8 a 1 ponto entre o escore-T de cada vértebra isoladamente. Caso isso ocorra, deve-se eliminar a vértebra com maior escore-T da avaliação, provavelmente ela está comprometida por qualquer característica que possa estar mudando a leitura da DMO
- Causas de falsos aumentos na DMO: rotação inadequada do fêmur, osteoartrose, presença de metal ou prótese, esclerose do osso, osteófitos, metástases, doença de Paget, fratura compressiva, calcificação vascular, uso de contraste iodado, cálculos
- Causas de falsas reduções na DMO: lesões líticas, laminectomia, cirurgias prévias com retirada de osso.

Leitura recomendada

Blake GM, Fogelman I. How important are BMD accuracy errors for the clinical interpretation of DXA scans? J Bone Miner Res. 2008;23(4):457-462.

Blake GM, Fogelman I. Technical principles of dual-energy x-ray absorptiometry. Semin Nucl Med. 1997;27(3):210-28.

Blake GM, Fogelman I. The role of DXA bone density scans in the diagnosis and treatment of osteoporosis. Postgrad Med J. 2007;83(982):509-17.

Borges JLC, de M Miranda IS, Lewiecki EM. The Clinical Utility of Vertebral Fracture Assessment in Predicting Fractures. Journal of Clinical Densitometry, 2017:1-5.

Borges JLC, Sousa da Silva M, Ward RJ, Diemer KM, Yeap SS, Lewiecki EM. Repeating Vertebral Fracture Assessment: 2019 ISCD Official Position. Journal of Clinical Densitometry, 2019;22(4).

Borges, JLC, Brandão CMA. Low bone mass in children and adolescents. Arquivos Brasileiros de Endocrinologia e Metabologia, 2006;50(4).

Chun KJ. Bone densitometry. Semin Nucl Med. 2011;41(3):220-8.

Kanis JA, Oden A, Johnell O et al. The use of clinical risk factors enhances the performance of BMD in the prediction of osteoporotic fractures in men and women. Osteoporos Int. 2007;18(8): 1033-46.

Kendler DL, Borges JLC, Fielding RA, Itabashi A, Krueger D, Mulligan K et al. The Official Positions of the International Society for Clinical Densitometry: Indications of Use and Reporting of DXA for Body Composition. Journal of Clinical Densitometry, 2013;16(4), 496-507.

Khoo BC, Brown K, Cann C et al. Comparison of QCT-derived and DXA-derived areal bone mineral density and T scores. Osteoporos Int. 2009;20(9):1539-45.

Lewiecki EM, Borges JLC. Bone density testing in clinical practice. Arquivos Brasileiros de Endocrinologia e Metabologia, 2006;50(4), 586 a 595.

Lewiecki EM, Gordon CM, Baim S, Leonard MB et al. International Society for Clinical Densitometry 2007: adult and pediatric official positions. Bone. 2008;43(6):1115-21.

Zerbini CAF, Pippa MGB, Eis SR, Lazaretti-Castro M, Neto HM, Tourinho TF et al. Clinical densitometry – Official positions 2006 | Densitometria clínica – Posições oficiais 2006. Revista Brasileira de Reumatologia, 2007;47(1), 25 a 33.

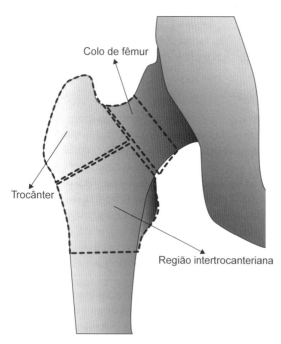

FIGURA 31.1 Posicionamento adequado do colo de fêmur para realização de densitometria óssea.

32 Raquitismo

Introdução

O raquitismo é uma doença óssea que está associada à diminuição dos níveis séricos de cálcio e/ou fosfato no sangue, levando principalmente ao alargamento e atraso da mineralização das placas de crescimento nos ossos. O raquitismo é também associado com a osteomalacia, que é caracterizada por um atraso na mineralização da matriz óssea. Pode ser causado por deficiências de vitamina D, cálcio ou fosfato atribuíveis a fatores nutricionais ou ambientais (ou seja, raquitismo nutricional), por mutações de genes que codificam proteínas envolvidas na ativação e função da vitamina D, homeostase do fosfato e/ou na mineralização do osso (ou seja, raquitismo hereditário), pode ser consequência de defeitos adquiridos no metabolismo da vitamina D (como na doença hepática grave) ou no manuseio renal tubular de minerais (o que pode ocorrer com um número de medicamentos).

O raquitismo nutricional é o tipo mais comum globalmente. Raramente ele acontece por deficiência de fosfato na dieta. Na maioria das vezes, o raquitismo nutricional é consequência de uma incapacidade de manter os níveis séricos de cálcio adequados, como resultado de uma ingestão inadequada de cálcio na dieta ou deficiência de vitamina D (seja devido à ingestão dietética insuficiente ou à baixa exposição à luz solar, que é necessária para a ativação de vitamina D) ou uma combinação de ambos.

O raquitismo era quase universal entre crianças pequenas em grandes cidades da Europa e da América do Norte no fim do século XIX e início do século XX. No entanto, seguindo a descoberta do papel do óleo de fígado de bacalhau (que contém altos níveis de vitamina D) e da irradiação ultravioleta (UV) (envolvida na formação de vitamina D na pele) na prevenção e no tratamento da deficiência de vitamina D, o raquitismo nutricional foi quase erradicado em vários países. Apesar desses sucessos iniciais, a prevalência de raquitismo nutricional aumentou em comunidades em risco na Europa e na América do Norte nos últimos 40 anos.

Uma alta prevalência de raquitismo também foi observada em crianças no Oriente Médio, no subcontinente indiano, nas províncias do norte da China e na Mongólia. Uma estimativa do risco global de desenvolver raquitismo é limitada pela escassez de dados básicos, como dados sobre a ingestão de cálcio e vitamina D e sobre a dosagem da 25-hidroxivitamina D (25(OH)D) entre crianças em países não industrializados.

Etiologia

A maioria dos casos de raquitismo é causada por deficiência de vitamina D, que é essencial para manter a calcemia em valores suficientes para possibilitar a adequada mineralização dos ossos. Pode ocorrer também em quadros de deficiência grave de cálcio, mesmo que a vitamina D esteja normal ou, menos comumente, por falta de fósforo (na maioria dos casos por perda urinária de fósforo).

Raquitismo por deficiência de vitamina D

As causas de deficiência de vitamina D incluem pouca exposição solar, produção cutânea insuficiente, baixa ingesta alimentar, disabsorção, hepatopatia (prejudicando a primeira hidroxilação da vitamina D, que ocorre no fígado), nefropatia (prejudicando a segunda hidroxilação da vitamina D, que ocorre nos rins), uso de anticonvulsivantes ou fármacos que aumentem a degradação da vitamina D, síndrome nefrótica (causando perda renal de calcitriol), erros inatos do metabolismo, deficiência da 1-alfa-hidroxilase renal (raquitismo dependente de vitamina D tipo 1, ou VDDR-I), defeitos no receptor de vitamina D (VDR; raquitismo dependente de vitamina D tipo 2; ou VDDR-II) e obesidade mórbida. Para melhor identificar a causa do raquitismo, pode-se seguir o fluxograma de avaliação apresentado na Figura 32.1.

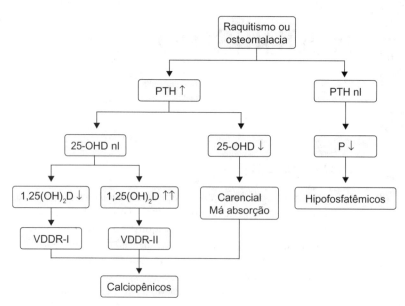

FIGURA 32.1 Fluxograma de avaliação do raquitismo e da osteomalacia. *PTH*, paratormônio; *P*, fósforo; *VDDR-I*, raquitismo dependente de vitamina D tipo 1; *VDDR-II*, raquitismo dependente de vitamina D tipo 2.

Raquitismo por deficiência de cálcio com vitamina D normal

O raquitismo por deficiência de cálcio com vitamina D normal é causado por ingesta muito pobre em cálcio ou disabsorção importante do cálcio.

Raquitismo por hipofosfatemia

O raquitismo por hipofosfatemia é causado por perda renal de fósforo, incluindo hiperparatireoidismo, síndrome de Fanconi (distúrbio generalizado do túbulo contorcido proximal, causando glicosúria, bicarbonatúria, fosfatúria, aminoacidúria generalizada e hiperuricosúria, associada à deficiência leve de calcitriol), acidose tubular renal, doenças genéticas fosfatúricas, tumores produtores de fator de crescimento de fibroblasto 23 (FGF-23), que podem causar raquitismo hipofosfatêmico oncogênico (TIO), displasias ósseas, como a síndrome de McCune-Albright, que também podem cursar com hiperprodução de FGF-23, má absorção intestinal de fósforo ou mudança do fósforo do extra para o intracelular (por insulinoterapia, devido ao uso de bisfosfonatos).

Hipofosfatemia ligada ao X

Doença herdada causadora de hipofosfatemia mais comum, que causa raquitismo hipofosfatêmico e osteomalacia no adulto por aumento do FGF-23. Ocorre uma mutação no gene *PHEX*, que codifica uma proteína de mesmo nome, responsável indiretamente pela degradação do FGF-23. Parece que o FGF-23 não é substrato direto do *PHEX*, mas essa mutação cursa com prejuízo na degradação do FGF-23, causando aumento dos seus níveis séricos. Apesar de ser ligada ao X, a incidência em homens e mulheres é igual, pois ela tem caráter dominante.

- Quadro clínico: deformidades em membros inferiores já na infância (surgem logo depois que a criança começa a andar), torção anteromedial da tíbia e baixa estatura. Pode haver calcificações de tendões, entesopatias e artrites, alterações na dentina e abscessos dentários. Não cursa com dor óssea nem com fraqueza muscular. Só há dor óssea nos locais de deformidades, mas não pelo distúrbio metabólico. O tratamento melhora, mas não elimina completamente essas deformidades, como o alargamento metafisário, que permanece. Podem ocorrer todas as alterações ósseas do raquitismo (rosário raquítico, alargamento de metáfises, bordos ósseos mal delimitados) e, posteriormente, da osteomalacia.
- Laboratório: fósforo sérico baixo, fósforo urinário elevado, 1,25-vitamina D (calcitriol) baixa ou no limite inferior (pois o FGF-23 inibe a conversão de 25-vitamina D em 1,25-vitamina D), 25-vitamina D normal, calcemia normal, FGF-23 elevado, paratormônio (PTH) normal, fosfatase alcalina (FAL) elevada, mas não tão elevada como nos casos de raquitismo por deficiência de vitamina D
- Tratamento
  - Fósforo inorgânico 30 a 60 mg/kg/dia, dividido em quatro vezes diárias, associado ao calcitriol, visando manter o fósforo no limite inferior da normalidade. Atenção deve ser dada à possibilidade de evolução para quadros de hiperparatireoidismo secundário aos picos de fósforo que podem acontecer ao longo do tratamento. O tratamento é obrigatório durante a infância, para permitir o adequado crescimento, mas depois é indicado apenas para pacientes sintomáticos na vida adulta (com fraturas, dor óssea, fraqueza muscular ou bioquímica compatível com osteomalacia, como FAL elevada). Pacientes adultos assintomáticos e sem fraqueza muscular não precisam mais receber fósforo após a puberdade, apenas o calcitriol
  - Calcitriol, almejando normalizar o PTH e manter calcemia, calciúria, FAL e creatinina normais. Monitoramento laboratorial deve ser feito a cada 3 a 6 meses. Em caso de hiperparatireoidismo secundário ou terciário, pode-se usar cinacalcete (calcimimético que é liberado para esses pacientes) ou fazer paratireoidectomia

○ Para os casos em que não houver melhora do crescimento apesar do tratamento adequado, pode-se administrar hormônio do crescimento (GH), que é liberado para esses pacientes, não apenas pela ação em crescimento diretamente, mas também porque reduz a fosfatúria, ajudando, portanto, no melhor controle metabólico nesses casos.

Hipofosfatemia autossômica dominante

Mutação na molécula de FGF-23, que mantém a sua função e atividade biológica, mas fica muito mais difícil de ser metabolizada e degradada, prolongando muito a sua meia-vida. Cursa com quadro clínico variado, podendo se iniciar na infância, mas também se desenvolver apenas na vida adulta. A sintomatologia pode ser flutuante, oscilando entre atividade e não atividade da doença. Existem dois picos de incidência: infância e vida adulta. Sempre cursa com fraqueza muscular.

Hipofosfatemia autossômica recessiva

Pode ser do tipo 1, causado pela mutação na *DMP1*, que é uma proteína associada à degradação FGF-23, ou do tipo 2, causado por mutação da ENPP1 (enzima que gera pirofosfato). Quadro clínico semelhante ao de hipofosfatemia ligada ao X, porém cursa com fraqueza muscular e pode iniciar apenas na vida adulta.

Raquitismo hipofosfatêmico com hipercalciúria

A alteração se encontra no transportador renal Na-P, induzindo fosfatúria, o que estimula a 1-alfa-hidroxilase, com consequente aumento do calcitriol, o que leva à maior absorção intestinal de cálcio e à calciúria.

Tumores produtores de FGF-23 ou de outras fosfatoninas (como MEPE)

Geralmente, são tumores mesenquimais, pequenos, benignos, de difícil diagnóstico, às vezes demora-se vários anos para localizá-los. Os locais mais comuns de acometimento são os membros ou a região nasal. Geralmente, os pacientes repetem exames localizatórios anualmente em busca do tumor. Podem ser captados no octreoscan e na tomografia por emissão de pósitrons (PET-TC). Podem também ser encontrados com cateterismo seletivo de várias partes do corpo (membros, por exemplo) com dosagem de FGF-23 na drenagem de cada local. Cursam com quadro de hipofosfatemia com fração de excreção de fósforo acima de 15% e dosagem de calcitriol normal ou baixa. O tratamento deve ser feito com calcitriol e fosfato enquanto não se faz a ressecção do tumor.

Quadro clínico

O osso recém-formado das placas de crescimento não é adequadamente mineralizado, de modo que a cartilagem de crescimento continua proliferando, tornando-se grande, larga, irregular e em formato de taça. A criança apresenta baixa estatura (não cresce longitudinalmente), com alargamento das placas de crescimento, dor óssea e muscular e edema doloroso nas cartilagens epifisárias. O edema e alargamento das cartilagens epifisárias das costelas causa o rosário raquítico. Os ossos longos ficam com as extremidades alargadas, podendo se deformar pela falta de mineralização. Ocorre fragilidade óssea, aumento do risco de fraturas, dor muscular e esquelética e déficit de crescimento. Pode haver fraqueza muscular pela deficiência de vitamina D ou pela hipofosfatemia (exceto pela hipofosfatemia ligada ao X, que não cursa com fraqueza muscular).

No período neonatal, o crânio cresce mais rapidamente, resultando em *cranio tabes* e atraso no fechamento das fontanelas, culminando com bossa frontal, em alguns casos. No primeiro ano de vida são observadas deformidades torácicas, como o peito em "quilha" ou em "pombo" e o rosário raquítico. Nos membros superiores, os punhos se apresentam alargados. Nos inferiores, quando a criança começa a andar é que são encontradas as alterações mais características: as metáfises dos ossos longos, especialmente joelho e tornozelo, apresentam-se alargadas, com encurvamento da tíbia e da fíbula, assim como do fêmur, dando origem ao genuvaro ou ao genuvalgo. Essas alterações são responsáveis, em parte, pelo desenvolvimento estatural deficiente. Fraturas podem ocorrer e a dentição pode ser retardada com a produção de esmalte deficiente.

Nos indivíduos lactentes, as manifestações do sistema nervoso são caracterizadas por irritabilidade, insônia e sudorese no segmento cefálico, principalmente após as refeições. O desenvolvimento pôndero-estatural e neuropsicomotor (p. ex., atraso para a criança começar a andar) costuma estar comprometido e associado à fraqueza muscular. Os processos infecciosos respiratórios e intestinais ocorrem mais frequentemente.

Diagnóstico

O diagnóstico do raquitismo é baseado em achados bioquímicos e radiológicos.

Achados laboratoriais

Hipovitaminose D

Dosagem de 25-vitamina D baixa (geralmente menor que 10 ng/mℓ), 1,25-vitamina D normal ou alta (porque o hiperparatireoidismo secundário aumenta a atividade da 1-alfa-hidroxilase; calcitriol só estará baixo se a 25-vitamina D estiver com valores muito baixos), cálcio sérico baixo ou no limite inferior, calciúria baixa, fósforo baixo (o hiperparatireoidismo secundário provoca queda do fósforo), FAL bastante aumentada, aumento de PTH (geralmente acima de duas vezes o limite superior da normalidade).

Hipocalcemia sem deficiência de vitamina D

25 e 1,25-vitamina D normais, cálcio sérico e urinário baixos, PTH elevado, FAL elevada e fósforo baixo pelo hiperparatireoidismo secundário.

Hipofosfatemia

Fósforo sérico baixo, PTH normal ou um pouco alto (o fósforo baixo não deixa o PTH se elevar tanto, exceto se a causa primária for um hiperparatireoidismo primário grave. Portanto, o PTH está geralmente abaixo de duas vezes o limite superior da normalidade), FAL elevada. O cálculo da TM (capacidade tubular máxima: nível sérico de um elemento para o qual o rim tem capacidade máxima de reabsorção) de fósforo é importante para ajudar a diferenciar se a hipofosfatemia é de causa renal (TM baixa, hiperfosfatúria) ou não renal (TM alta, fosfatúria baixa). Uma pessoa com fosfatemia baixa não deveria excretar mais de 100 mg de fósforo na urina de 24 horas, caso contrário, provavelmente estaria com a fração de excreção de fósforo elevada (> 15%). Nesses casos, se houver hipercalcemia, deve-se pensar em hiperparatireoidismo primário e, na hipocalcemia, em deficiência de vitamina D. Nos casos de hipofosfatemia por aumento de FGF-23, a dosagem de 1,25-vitamina D vai estar baixa (pois o FGF-23 inibe a 1-alfa-hidroxilase). Nos casos não mediados por FGF-23, ocorre aumento do calcitriol estimulado pela hipofosfatemia.

Percebe-se que o fósforo baixo não é um valor que ajuda a diferenciar entre as causas de raquitismo (hipofosfatêmico ou hipocalcêmico), pois ambas podem apresentar fósforo baixo. Essa diferenciação dependerá dos níveis séricos de cálcio, vitamina D, calciúria, PTH, fração de excreção de fósforo, além do fósforo sérico e urinário.

- TM de fósforo normal em adulto: 2,5 a 2,7
- TM de fósforo normal em criança: 3,5 (ver Capítulo 28, *Conceitos Importantes em Metabolismo Ósseo*, para aprender como fazer o cálculo da TM).

A hipofosfatasia é uma doença genética em que há deficiência de FAL. Com isso, há excesso de pirofosfato e inibição da mineralização, como se fosse um quadro clínico de raquitismo hipofosfatêmico, mas com fósforo sérico normal e FAL baixa.

Achados radiológicos

As alterações radiológicas do raquitismo consistem em um alargamento da diáfise desenhando uma imagem "em taça" com a concavidade voltada para a articulação. A irregularidade da linha diáfise-epifisária é conhecida como imagem "em pente". Os centros de calcificação estão reduzidos em tamanho e densidade e a cortical apresenta-se com margens mal definidas. Pode-se também encontrar o encurvamento diafisário de ossos longos e a presença de "fratura em galho verde". O diagnóstico diferencial radiológico de raquitismo deve ser feito com a condrodisplasia metafisária, na qual não se encontram alterações bioquímicas. Deve-se sempre fazer radiografia de punhos e joelhos.

Histopatologia do osso raquítico

A cartilagem da placa de crescimento é dividida em três zonas: repouso, proliferativa e hipertrófica. A zona de repouso é idêntica em uma criança com ou sem raquitismo. A zona proliferativa tem maior expansão e maior celularidade no raquitismo, por redução da apoptose dos condrócitos dessa zona. Na zona hipertrófica, onde ocorre a calcificação da cartilagem, as alterações são patognomônicas.

Tratamento

Formas hipocalcêmicas

Reposição de vitamina D

Inicialmente, dose de ataque com 25 a 50 mil unidades internacionais (UI)/semana por 4 a 8 semanas, e depois dose de manutenção para haver suficiência de vitamina D (valores > 30 ng/mℓ). A reposição pode ser feita com vitamina D2 ou D3, mas a D3 é um pouco mais efetiva. Também existe ampola de 600 mil UI de D2, que pode ser dada por via oral (VO) ou intramuscular (IM), e repetida a cada 4 a 6 meses, se necessário.

Reposição de cálcio (carbonato, citrato ou glucobionato)

Deve ser administrado 1.000 mg de cálcio elementar ao dia para crianças e 1.500 a 2.000 mg/dia para adultos. No raquitismo dependente de vitamina D do tipo 2 (por defeito no VDR), devem-se administrar doses bastante elevadas de cálcio e calcitriol para se obter algum resultado.

Calcitriol

Caso se deseje uma melhora rápida, pode-se administrar um a quatro comprimidos de 0,25 mg de calcitriol/dia. No raquitismo dependente de vitamina D do tipo 2, as doses devem ser bem maiores (6 a 10 mg/dia de calcitriol). Parece que nesses pacientes, a maior parte da absorção intestinal de cálcio provém da via paracelular. Eles costumam melhorar e não necessitar mais de tratamento após a puberdade, por algum motivo desconhecido.

Formas hipofosfatêmicas

Reposição de fósforo

De 30 a 60 mg/kg/dia, dividido em quatro vezes/dia, em horários distantes da ingestão de cálcio, sob alimentos ou sob comprimidos. Não existe formulação comercial pronta de fósforo elementar, sendo necessária a manipulação. A reposição de fósforo, VO, pode causar efeitos adversos gastrintestinais, como dor abdominal e diarreia, e cursa com aumento do PTH, que pode ser prejudicial ao osso. Para evitar isso, a reposição é realizada com calcitriol, para tentar inibir esse aumento do PTH. A reposição nunca conseguirá normalizar os níveis séricos de fósforo, porque não há nenhum tratamento com ação de reduzir a fosfatúria. Se o fósforo estiver em níveis normais, isso pode significar hipertratamento, com risco de hiperparatireoidismo secundário e, portanto, deve-se reduzir a dose do fósforo, VO, objetivando-se níveis de fósforo no limite inferior da normalidade. Deve-se sempre monitorar, durante o tratamento, as concentrações séricas e urinárias de cálcio e fósforo, PTH, creatinina, vitamina D e, idealmente, ultrassonografia (USG) renal. Almeja-se também normalizar a FAL. O tratamento com fósforo é sempre necessário durante a infância para possibilitar a mineralização do osso. No entanto, na vida adulta, esse tratamento deve ser administrado na menor dose possível, apenas para alívio da fraqueza muscular, em vista do risco do desenvolvimento de hiperparatireoidismo secundário.

Em casos de hipofosfatemia aguda grave, com fósforo < 1,5 mg/dℓ, deve-se tomar muito cuidado ao se repor fósforo intravenoso

(IV) em pacientes com níveis séricos limítrofes de cálcio, pelo risco de hipocalcemia aguda (pois o fósforo se liga ao cálcio). Portanto, não se deve repor fósforo IV em pacientes com hipocalcemia (nesses casos, deve-se ofertar vitamina D e calcitriol). Caso não haja hipocalcemia, pode-se fazer a reposição de fósforo IV, mas o ideal é que a reposição seja lenta, em algumas horas, e sempre com monitoramento do cálcio, fósforo, magnésio, potássio e creatinina.

Reposição de calcitriol

De 20 a 60 ng/kg/dia divididos em duas doses diárias. A reposição de calcitriol é importante nos casos de hipofosfatemia por aumento de FGF-23, já que essa fosfatonina cursa com a inibição da produção do calcitriol. Deve-se ter cuidado com intoxicação por calcitriol, que pode cursar com hipercalcemia, hipercalciúria e nefrocalcinose. Em casos de hipercalciúria, deve-se reduzir a dose do calcitriol e considerar o uso de diurético tiazídico.

Dieta normocalcêmica

Se necessário, suplementar cálcio.

Resseca-se o tumor produtor de FGF-23 nos casos de raquitismo oncogênico por tumor secretor de FGF-23

Geralmente, são tumores mesenquimais, pequenos, benignos, de crescimento lento, e de difícil diagnóstico. Podem ser rastreados por TC, ressonância magnética (RM), octreoscan (alguns deles têm receptores para somatostatina) e PET-TC. Apenas metade dos tumores é encontrada e, por isso, os exames de imagem devem ser repetidos periodicamente em busca do tumor. Enquanto este não é encontrado, o tratamento é clínico, com reposição de fosfato e calcitriol.

Opera-se o hiperparatireoidismo primário grave nos casos de hipofosfatemia secundária a essa condição. Nesse caso, após a cirurgia, ocorre melhora do cálcio e fósforo, com grande "fome" óssea e mineralização do esqueleto que pode se prorrogar pelos próximos 3 anos. Por isso, nesse intervalo não se deve dar bisfosfonatos, que impedem a formação e mineralização do osso. É necessário permitir que a remodelação ocorra, e geralmente ocorre uma ótima resposta com aumento importante da densidade mineral óssea (DMO). Depois de aproximadamente 3 anos, quando a DMO começar a se reduzir, pode-se reconsiderar iniciar o tratamento da osteoporose residual com o uso de algum bisfosfonato.

As correções das deformidades esqueléticas devem ser feitas, se possível, somente após estabilização da doença óssea, a não ser que as deformidades sejam muito graves.

O tratamento clínico geralmente melhora as deformidades, reduz a necessidade de tratamento cirúrgico e melhora a estatura. Porém, muitas vezes não elimina, apenas melhora esses problemas.

Sintomas

Com o tratamento, os sintomas melhoram rapidamente, a mineralização ocorre rapidamente, os níveis séricos e urinários de cálcio, PTH e fósforo se normalizam e a vitamina D melhora. A FAL aumenta no início, pois ocorre estímulo à formação óssea, mas depois de algumas semanas a meses volta a cair e a se normalizar também.

Após poucas semanas, aparecem centros de ossificação na radiografia de crianças com raquitismo em tratamento, e as pseudofraturas se consolidam mais rapidamente, mas pode levar até 1 ano para desaparecerem completamente.

Prevenção

- Ingesta diária de vitamina D: 400 UI/dia para crianças
- Ingesta diária de cálcio: 1.000 mg/dia para crianças.

Leitura recomendada

Carpenter TO, Imel EA, Holm IA, Jan de Beur SM, Insogna KL. A clinician's guide to X-linked hypophosphatemia. J Bone Miner Res. 2011;26(7):1381-8.

Chanchlani R et al. An Overview of Rickets in Children. 2020 Jul; 5(7):980-990

Delucia MC, Mitnick ME, Carpenter TO. Nutritional rickets with normal circulating 25-hydroxyvitamin D: a call for reexamining the role of dietary calcium intake in North American infants. J Clin Endocrinol Metab. 2003;88(8):3539-45.

Holick MF, Binkley NC, Bischoff-Ferrari HA et al. Evaluation, treatment, and prevention of vitamin D deficiency: an endocrine society clinical practice guideline. J Clin Endocrinol Metab. 2011;96:1911-30.

Imel EA, Econs MJ. Approach to the hypophosphatemic patient. J Clin Endocrinol Metab. 2012;97(3):696-706.

Pettifor JM. Vitamin D deficiency and nutritional rickets in children. In: Feldman D, Pike JW, Glorieux FH, editors. Vitamin D. 2ª ed. San Diego: Elsevier, 2005. p. 1065-83.

Ross AC, Manson JE, Abrams SA, Aloia JF, Brannon PM et al. The 2011 report on dietary reference intakes for calcium and vitamin D from the Institute of Medicine: What clinicians need to know. J Clin Endocrinol Metab. 2011;96:53-58.

Thacher TD, Fischer PR, Obadofin MO, Levine MA et al. Comparison of metabolism of vitamins D2 and D3 in children with nutricional rickets. J Bone Miner Res. 2010;25(9):1988-95.

Osteomalacia

Capítulo 33

Introdução

A osteomalacia caracteriza-se por defeitos que ocorrem na mineralização óssea, levando ao acúmulo de matriz osteoide não mineralizada nos locais de remodelamento ósseo. Essa mineralização ocorre de maneira lenta e deficiente, portanto, o osso recém-sintetizado apresenta grande área de rebordo osteoide espesso (> 15 mm) não mineralizado. Na osteomalacia, 70 a 80% da superfície do osso trabecular está recoberta com osteoide.

Embora ocorra uma redução da quantidade de osso, o principal problema na osteomalacia é a grande quantidade de osso não mineralizado que se forma. Há uma grande proporção de rebordo osteoide não mineralizado, tanto em extensão quanto em espessura, e o tempo de mineralização desse rebordo osteoide é muito prolongado (ultrapassa 100 dias e o volume de osteoide no osso ultrapassa 10%). Há outras condições clínicas em que ocorre aumento do remodelamento e aumento do rebordo osteoide, como hiperparatireoidismo primário (HPP), hipertireoidismo e doença de Paget. Porém, ao contrário da osteomalacia, essas últimas situações apresentam tempo de mineralização curto.

Processos que reduzam a quantidade de vitamina D ou de seus bioprodutos resultam em diminuição da absorção intestinal de cálcio. Por isso, o PTH é secretado em resposta à hipocalcemia por deficiência de vitamina D, ocasionando um aumento na reabsorção óssea a fim normalizar os níveis de cálcio sérico. Portanto, adultos com processos que interrompem o metabolismo da vitamina D e sua produção estão em risco de, eventualmente, desenvolver osteomalacia.

Etiologia

São exatamente as mesmas etiologias do raquitismo (ver Capítulo 32, *Raquitismo*). No entanto, a osteomalacia acontece no indivíduo adulto.

Quadro clínico

Os sintomas da osteomalacia são inespecíficos e podem incluir fraqueza muscular proximal (cinturas escapular e pélvica), mialgias, artralgias, dificuldade para deambular e risco aumentado de quedas, além de:

- **Dor óssea difusa** independente das pseudofraturas, principalmente no esqueleto axial, onde há mais osso trabecular e, portanto, mais osteoide não mineralizado (que pode se tornar muito hidratado e edemaciado, comprimindo o periósteo e causando dor). Essa dor é agravada pela atividade física e quando o paciente carrega peso
- **Fragilidade óssea, fraturas** (o osso fica desmineralizado como na osteoporose, aumentando também o risco de fraturas e pseudofraturas) e deformidades (cifose, coxa vara, alterações em esterno, pelve, bacia)
- **Crises convulsivas**, se houver hipocalcemia grave.

Investigação

- Bioquímica completa do cálcio, fósforo e vitamina D (semelhante ao descrito no Capítulo 32, *Raquitismo*)
- Deve-se pesquisar doença celíaca (antiendomísio, antitransglutaminase, antigliadina), nefropatia, hepatopatia e doenças disabsortivas

- Marcadores ósseos: caracteristicamente há aumento desproporcional da fosfatase alcalina (FAL) e fragmentos aminoterminais do pró-colágeno 1 (P1NP) com relação à osteocalcina. O telopeptídeo C terminal (CTX) pode estar normal
- Densitometria óssea: não ajuda a diferenciar entre osteomalacia e osteoporose. A mineralização fica prejudicada, de modo que a densidade mineral óssea (DMO) do paciente com osteomalacia pode ser semelhante à de um paciente com osteoporose ou osteopenia
- Cintilografia óssea ^{99m}Tc-MDP (metil difosfato marcado com tecnécio): hipercaptação nas pseudofraturas em costelas, escápula, púbis, fêmur e ossos longos, com linhas de captação. A captação renal é baixa, mesmo em indivíduos com insuficiência renal, mostrando que a captação esquelética é tão acentuada que sobra pouco marcador para se concentrar nos rins
- Radiografia do esqueleto (dos ossos doloridos ou dos que foram captados na cintilografia óssea): redução da mineralização, com bordas do osso pouco definidas (parecendo que o paciente se movimentou na hora de fazer a radiografia), pseudofraturas ou zonas de Looser (fraturas incompletas, que não atravessam o osso, mas atingem apenas a cortical de um lado) – a fratura é perpendicular à cortical, e o calo, pouco calcificado. Ocorrem geralmente em ossos que suportam peso, são múltiplas e geralmente bilaterais e simétricas. Embora possam ocorrer em qualquer osso, são mais frequentes em ramo do púbis, colo do fêmur, borda externa da escápula, costelas e metatarsos. Não são patognomônicas de osteomalacia, podendo ocorrer também em situações de fragilidade óssea muito importante, como osteoporose grave. Pode haver também fraturas completas e vértebras bicôncavas (achatamento do centro da vértebra).

Diagnóstico

Diferente do raquitismo, o diagnóstico da osteomalacia é histopatológico. Realiza-se uma biopsia do osso da crista ilíaca (local de fácil acesso e com pouca influência na remodelação local por forças mecânicas), que mostra um rebordo osteoide não mineralizado > 15 mm (valor de referência: até 10 mm) e um tempo de mineralização > 100 dias (valor de referência: até 20 dias). O osteoide não mineralizado passa a compreender > 5 a 10% do total de volume ósseo. Nota-se bastante atividade osteoclástica, com reabsorção óssea aumentada pelo hiperparatireoidismo secundário, principalmente reabsorção subperiosteal. Nos casos de osteomalacia hipocalcêmica, ocorre aumento na superfície de reabsorção do osso, devido ao aumento maior do paratormônio (PTH) nessas situações. Na osteomalacia hipofosfatêmica, como o PTH não é tão alto, a superfície de reabsorção não aumenta tanto.

Antes de fazer a biopsia óssea da crista ilíaca, deve-se fazer a marcação com tetraciclina: 15 mg/kg de tetraciclina por via oral (VO) por 3 dias; pausa de 10 dias; nova dose de 15 mg/kg por mais 3 dias; pausa de mais 3 dias e, então, realiza-se a biopsia, avaliando a distância entre as duas frentes de mineralização. Sabe-se que na fase em que se inicia a mineralização óssea, ocorre grande afinidade do osso pela tetraciclina, pois esta é um antibiótico autoluminescente que se liga ao osso mineral imaturo somente na fase primária da mineralização.

Quando duas doses de tetraciclina são dadas em diferentes tempos, a distância entre as marcações, dividida pelo intervalo de tempo entre as duas doses, equivale à velocidade de aposição óssea e reflete a velocidade de mineralização celular. Sendo assim, consegue-se medir a distância entre as duas frentes de mineralização formadas no intervalo de tempo dos 10 dias entre uma dose e outra da tetraciclina. Na osteomalacia, a marcação do osso com tetraciclina é muito fraca (não capta muito), e a distância entre as duas marcações é muito pequena, correspondente a um tempo de mineralização que será calculado em mais de 100 dias. Esse tempo é calculado pelo patologista, conforme a distância entre as frentes de mineralização e o tempo entre os dois ciclos de tetraciclina.

Há algumas situações clínicas em que pode haver aumento do rebordo osteoide do osso, com o tempo de mineralização normal. Por exemplo, em hipertireoidismo, HPP e doença de Paget, ocorre importante aumento da remodelação óssea, e, portanto, em dado momento, a quantidade de rebordo osteoide pode estar bastante aumentada, mas nessas situações o tempo de mineralização é normal, menor que 20 dias, não se caracterizando osteomalacia.

Apesar de a biopsia óssea ser considerada o padrão-ouro para estabelecer o diagnóstico, deve ser reservada para quando a avaliação bioquímica não apresentar alterações características da doença.

Tratamento e prevenção

Deve ser feito conforme a etiologia, da mesma maneira descrita no Capítulo 32, *Raquitismo*, porém as doses de manutenção de vitamina D para adultos são maiores que para crianças.

Para pacientes com deficiência grave de vitamina D, utiliza-se colecalciferol (vitamina D3) 50 mil unidades internacionais (UI) por semana durante 8 a 12 semanas seguido de 800 a 2 mil UI ao dia.

Tanto a calcemia quanto a calciúria devem ser monitoradas, inicialmente após 1 a 3 meses e, a seguir, a cada 6 a 12 meses até que a excreção de cálcio na urina de 24 horas esteja normal. A concentração de 25-OH-vitamina D pode ser avaliada a cada 3 a 4 meses após o início da terapia.

A ingesta de cálcio deve ser adequada (1.000 a 1.200 mg/dia), o equivalente a três porções de leite ou derivados ao dia. Caso não seja possível pela dieta, realizar a reposição, VO.

As doses de vitamina D e cálcio podem necessitar de ajuste caso o paciente apresente situações de má absorção (*bypass* em Y de Roux, doença de Crohn).

Pacientes com doença hepática ou renal não serão capazes de utilizar a vitamina D_2 ou D_3, portanto, deve-se considerar o uso do calcitriol.

É importante aguardar a correção de cálcio e vitamina D, antes de introduzir algum bisfosfonato para o tratamento da osteoporose residual que pode estar presente, pois seu uso pode piorar o quadro da osteomalacia, visto que irá inibir ainda mais a formação óssea de um osso que está desmineralizado.

Uma vez que o tratamento apropriado é instituído, após algumas semanas os sintomas começam a apresentar melhora. Em geral, a cura da osteomalacia pode acontecer em meses até 1 ano, a depender da etiologia

Leitura recomendada

Bhan A, Rao AD et al. Osteomalacia as a result of vitamin D deficiency. Endocrinol Metab Clin N Am. 2010;39:32131.

Gifre L, Peris P et al. Osteomalacia revisited: a report on 28 cases. Clin Rheumatol. 2011;30(5):63945.

Holick MF, Binkley NC et al. Evaluation, treatment, and prevention of vitamin D deficiency: an endocrine society clinical practice guideline. J Clin Endocrinol Metab. 2011;96:1911-30.

Jackson RD, Lacroix AZ, Gass M, Wallace RB et al. Calcium plus vitamin D supplementation and the risk of fractures. N Engl J Med. 2006;354:669-83.

Kuchuk NO, Pluijm SM, Van Schoor NM, Looman CW et al. Relationships of serum 25 hydroxyvitamin D to bone mineral density and serum parathyroid hormone and markers of bone turnover in older persons. J Clin Endocrinol Metab. 2009;94:124450.

Parfitt AM, Qiu S, Rao DS. The mineralization index – A new approach to the istomorphometric appraisal of osteomalacia. Bone. 2004;35:3205.

Uday S, Högler W. Nutritional Rickets and Osteomalacia in the Twenty-first Century: Revised Concepts, Public Health, and Prevention Strategies. Curr Osteoporos Rep. 2017 Aug;15(4):293-302.

Zimmerman L, McKeon B. Osteomalacia. [Updated 2021 Apr 28]. In: StatPearls [Internet]. Treasure Island (FL): StatPearls Publishing; 2021 Jan.

Displasia Óssea na Síndrome de McCune-Albright

Capítulo **34**

Introdução

A síndrome de McCune-Albright é decorrente de uma mutação pós-zigótica esporádica no gene *GNAS1* (20q13.3) em um estágio inicial da embriogênese, causando ativação da subunidade alfa da proteína G estimulatória (GS-alfa) e aumento na sinalização do AMP cíclico (cAMP) intracelular em vários tecidos. Essa síndrome é classicamente reconhecida pela tríade de displasia fibrosa poliostótica, puberdade precoce e manchas café com leite. Porém, várias endocrinopatias incluindo hipertireoidismo, acromegalia e síndrome de Cushing podem ser observadas, uma vez que a doença apresenta uma ampla variabilidade fenotípica.

No osso, essa mutação resulta na ativação de osteoblastos que passam a produzir muito colágeno e matriz óssea de maneira desorganizada. Dessa maneira, o osso vai crescendo com conteúdo fibroso, não mineralizado, podendo comprimir estruturas vizinhas e causar sintomas. Os osteoblastos apresentam morfologia e funcionamento anormais e se acumulam na medula óssea, culminando em perda do tecido hematopoiético e fibrose da medula.

Como consequência da ativação osteoblástica, ocorre maior expressão do RANKL, uma proteína de membrana ligante do RANK (receptor ativador do fator nuclear Kappa B, presente nos pré-osteoclastos) e, consequentemente, maior ativação osteoclástica. Além disso, são produzidas citocinas inflamatórias, como a interleucina-6 (IL-6), que também estimulam a osteoclastogênese. Portanto, o osso displásico parece sofrer uma remodelação ativa, com aumento tanto da formação quanto da reabsorção óssea.

Classificação

A displasia óssea pode ser:

- Monostótica: se acometer apenas um osso. Quando acomete apenas o crânio é sempre considerada monostótica, mesmo que afete vários ossos cranianos. Nos casos de displasia óssea isolada (sem síndrome de McCune-Albright), as formas monostóticas são as mais comuns
- Poliostótica: se acometer vários ossos diferentes.

Quadro clínico

Há um amplo espectro clínico, variando desde lesões solitárias incidentais e assintomáticas até quadros mais graves, com comprometimento do osso causando dor óssea, fragilidade e risco de fraturas (p. ex., fraturas de fragilidade pelo osso de má qualidade e fraturas patológicas sobre lesões císticas), deformidades (encurtamento de fêmur, escoliose, coxa vara, encurvamento da tíbia) e crescimento ósseo com sintomas compressivos, dependendo da localização e extensão das lesões esqueléticas. Pode haver formação de cistos que, em alguns casos, são dolorosos e sangram (pelo osso hipervascularizado).

Quadros de displasia óssea poliostótica disseminada podem cursar com aumento de produção de fator de crescimento de fibroblasto-23 (FGF-23) e fosfatúria, que pode variar de leve a grave, resultando em osteomalacia hipofosfatêmica por produção de FGF-23. A hipofosfatemia está associada a uma idade mais precoce da primeira fratura, maior taxa de fratura, maior risco de deformidades esqueléticas e pode contribuir para o desenvolvimento de dor óssea.

O quadro clínico se torna mais evidente na fase de crescimento ósseo, portanto, é incomum ocorrerem manifestações na infância. Geralmente, o diagnóstico é feito durante a puberdade e 75% dos locais acometidos pela displasia óssea poliostótica já podem ser vistos na densitometria óssea aos 15 anos.

Os locais mais acometidos são a região metafisária do fêmur e a base do crânio (que é o local de acometimento mais comum). Na maioria dos casos, se apresenta como uma massa de crescimento lento e indolor, resultando em assimetria facial ou craniana. Há maior risco de ocorrerem problemas dentários, deficiência visual e auditiva, bem como anormalidades da base do crânio gerando potencial risco de morte. Sinais de compressão de nervo óptico podem estar presentes em 50 a 90% dos pacientes com envolvimento craniano. A tomografia computadorizada (TC) de crânio evidencia o estreitamento dos canais ópticos, no entanto, essa alteração não causa necessariamente perda visual e a cirurgia descompressiva será indicada apenas para aqueles pacientes que já tiverem comprometimento da visão.

Costelas, pelve e ossos longos também são comumente acometidos.

Pode haver transformação maligna da lesão óssea (gerando um osteossarcoma, fibrossarcoma ou condrossarcoma) em 0,1 a 4% dos casos. Deve-se suspeitar de malignidade se o paciente apresentar uma lesão com rápida expansão associada a uma nova dor focal ou parestesia.

Parece que os osteoblastos com mutação do gene *GNAS1* sofrem apoptose antes das outras células e, por isso, a doença começa a ficar mais branda com a idade. É possível que o uso de bisfosfonatos também seja capaz de acelerar a apoptose desses osteoblastos com mutação de *GNAS1*.

Investigação

- Cintilografia óssea ^{99m}Tc-MDP (metil difosfato marcado com tecnécio): é o exame mais sensível para detectar os locais acometidos do esqueleto, conseguindo demonstrar a extensão da doença
- Radiografia dos ossos acometidos: geralmente é suficiente para avaliar os membros e o esqueleto axial e deve ser solicitada com base no exame clínico. Os achados podem ser expansão da medula, afilamento da cortical, presença de cistos, áreas heterogêneas, esclerose de alguns locais sugerindo áreas menos ativas, hipodensidade em áreas mais ativas, assimetria, matriz óssea em vidro polido e deformidades
- TC do osso acometido: pode mostrar a alteração patognomônica da displasia óssea – matriz em vidro polido, acometimento comum de base de crânio e ossos da face de maneira assimétrica, com áreas de hipodensidade intercaladas com áreas de esclerose, cistos ósseos, espessamento do osso à custa de expansão medular com cortical fina. Pode haver compressão de nervos cranianos e herniação de conteúdo da fossa posterior pelo forame magno
- Aumento de marcadores ósseos: tanto os de formação quanto os de reabsorção – fosfatase alcalina (FAL), osteocalcina,

fragmentos aminoterminais do pró-colágeno 1 (P1NP), telopeptídeo C terminal (CTX)
- Avalia-se o diagnóstico de síndrome de McCune-Albright: nesse caso, sempre haverá displasia fibrosa poliostótica e a presença de uma ou mais manifestações extraesqueléticas como: manchas café com leite com tendência a respeitar a linha média ou endocrinopatias hiperfuncionantes relacionadas aos hormônios que se ligam a receptores acoplados à proteína G. Deve-se realizar o rastreio de puberdade precoce, acromegalia, hipertireoidismo, síndrome de Cushing e hiperparatireoidismo primário
- Aumento da fosfatúria por hipersecreção de FGF-23: pode estar presente em quadros mais graves e difusos – é uma causa de osteomalacia hipofosfatêmica, que pode agravar o quadro da dor óssea e das fraturas.

Diagnóstico

Os exames de imagem e anatomopatológico da displasia óssea podem ser idênticos aos de um paciente com doença de Paget, sendo o quadro clínico, principalmente a idade de apresentação, que fará o diagnóstico diferencial entre essas duas condições. Deve-se ter cautela ao indicar a biopsia óssea nessa condição, já que existe o risco teórico de se estimular ainda mais a atividade metabólica, o remodelamento e o crescimento daquele local.

Pode haver aumento de marcadores de formação (principalmente FAL e P1NP), dependendo da extensão da doença.

O diagnóstico definitivo se dá por meio do estudo genético molecular, com detecção da mutação do gene *GNAS*, mas esse estudo não é amplamente disponível, por isso, deve ser realizado apenas para pesquisa ou em caso de dúvida diagnóstica.

Achados anatomopatológicos

A biopsia com avaliação histológica geralmente só é necessária em casos questionáveis ou se houver suspeita de malignidade. Os achados do anatomopatológico são: tecido ósseo rico em osteoblastos, altamente vascularizado, com matriz óssea e trabéculas desorganizadas, imaturas, sem orientação e desconexas, matriz fibrosa, hipocelular, com poucas células mesenquimais e deficiência ou ausência de colágeno circundante, mineralização deficiente, podendo haver aumento da espessura do rebordo osteoide, abundância de vasos sanguíneos e capilares e hipervascularização. Em alguns casos, o anatomopatológico não consegue fazer a diferenciação com doença de Paget, pois podem ser apresentadas alterações histológicas muito parecidas.

Tratamento

Casos assintomáticos podem ser apenas acompanhados.

Casos sintomáticos podem ser tratados com bisfosfonatos por tempo indeterminado a depender da extensão e da gravidade. Os estudos sobre os efeitos dos bifosfonatos na dor, progressão e atividade da doença mostraram resultados conflitantes. Sugere-se fazer a terapia com bisfosfonatos como proposto a seguir:

- Pamidronato IV: ciclos de 3 dias, de 60 mg ou 1 a 1,5 mg/kg/dia consecutivos, a cada 4 a 6 meses – mesmo protocolo da osteogênese imperfeita
- Ácido zoledrônico na dose de 5 mg, intravenoso (IV), anualmente
- Bisfosfonatos orais para os casos mais leves que não precisarem de ciclos com bisfosfonatos IV
- Associar cálcio e vitamina D e não iniciar bisfosfonatos para pacientes com deficiência de cálcio, fosfato ou vitamina D, pelo risco de piorar o defeito de mineralização em decorrência da osteomalacia
- Fisioterapia, exercícios físicos, terapia ocupacional. Terapia aquática, ciclismo e outros exercícios de baixo impacto são opções apropriadas para manter a força muscular sem aumentar ainda mais o risco de fraturas
- Pacientes com acometimento craniofacial devem ser submetidos a avaliações neuro-oftalmológicas e audiológicas pelo menos uma vez por ano e a TC para avaliar o crescimento da lesão
- O manejo das endocrinopatias é fundamental, visto que muitas vezes podem exacerbar a doença óssea
- O tratamento cirúrgico pode ser necessário no caso de fraturas, cistos grandes e sintomáticos, correção de deformidades e prevenção de fraturas patológicas. Pode haver necessidade de colocação de hastes no interior do fêmur em caso de fraturas, para evitar deformidades muito grandes e possibilitar a função de sustentação e deambulação do membro. Antes de um tratamento cirúrgico, o ideal é proceder a um preparo com bisfosfonatos IV por 3 anos, se possível, para reduzir a atividade metabólica do osso e evitar que haja estimulação com piora do remodelamento do osso que será abordado cirurgicamente.

Já foi demonstrado que se deve evitar o tratamento cirúrgico da displasia óssea em crânio, devendo ser realizado apenas em casos sintomáticos de compressão de nervo craniano, em que não se tem outra possibilidade de tratamento. Não se deve fazer tratamento cirúrgico de crânio profilático, ou seja, em pacientes com sinais de compressão de nervo em exame de imagem, mas assintomáticos. Estudos mostraram que esses pacientes apresentam deterioração clínica após tentativa de descompressão cirúrgica, com risco de piora visual e até cegueira, enquanto aqueles que foram apenas observados tiveram melhores resultados a longo prazo.

Leitura recomendada

Boyce AM, Collins MT. Fibrous Dysplasia/McCune-Albright Syndrome: A Rare, Mosaic Disease of Gas Activation. Endocr Rev. 2020 Apr 1;41(2):345-70.

Collins MT, Singer FR, Eugster E. McCune-Albright syndrome and the extraskeletal manifestations of fibrous dysplasia. Orphanet J Rare Dis. 2012;7(suppl. 1):S4.

Defilippi C, Chiappetta D, Marzari D, Mussa A, Lala R. Image diagnosis in McCune-Albright syndrome. Journal of Pediatric Endocrinology and Metabolism. 2006;19(2):561-70.

Hartley I, Zhadina M, Collins MT, Boyce AM. Fibrous Dysplasia of Bone and McCune-Albright Syndrome: A Bench to Bedside Review. Calcif Tissue Int. 2019 May;104(5):517-529.

Javaid MK, Boyce A, Appelman-Dijkstra N, Ong J, Defabianis P, Offiah A et al. Best practice management guidelines for fibrous dysplasia/McCune-Albright syndrome: a consensus statement from the FD/MAS international consortium. Orphanet J Rare Dis. 2019 Jun 13;14(1):139.

Kollerova J, Koller T, Zelinkova Z, Kostalova L, Payer J. Treatment of pathological bone fractures in a patient with McCune-Albright syndrome. Case Reports in Endocrinology. 2013;article ID 589872:5.

Völkl TM, Dörr HG. McCune-Albright syndrome: clinical picture and natural history in children and adolescents. J Pediatr Endocrinol Metab. 2006;19(2):551-9.

Weinstein LS, Shenker A, Gejman PV, Merino MJ, Friedman E, Spiegel AM. Activating mutations of the stimulatory G protein in the McCune-Albright syndrome. N Engl J Med. 1991;325(24):168-895.

Doença de Paget

Capítulo 35

Introdução

A doença de Paget é uma doença óssea hipermetabólica caracterizada por aumento da remodelação óssea e maior reabsorção óssea com formação desorganizada. Ocorre a substituição do osso normal por um osso enfraquecido e mais propenso a deformidades e fraturas. Pode ser assintomática ou cursar com sintomas variados como dor, osteoartrose, fraturas patológicas, crescimento e deformidades ósseas, compressões nervosas ou de outras estruturas. Pode ocorrer em um osso específico ou apenas em uma parte óssea específica (doença de Paget monostótica – 10 a 35% dos casos) ou em vários ossos do esqueleto (doença de Paget poliostótica – 65 a 90% dos casos).

Patogênese

Ainda não está totalmente esclarecida, porém acredita-se ser uma doença dos osteoclastos, que apresentam alterações fenotípicas. Ocorre aumento da quantidade e da atividade dos osteoclastos, e consequente aumento da reabsorção e remodelamento ósseo. A reabsorção óssea intensa em alguns locais leva a "osteoporose focal", com osteólise e rarefação do osso. Ocorre, então, estímulo para formação óssea, com aumento da atividade dos osteoblastos, porém se forma um osso desorganizado, com as fibrilas de colágeno dispostas anarquicamente, sem ordem. Um osso com baixa resistência mecânica, menos compacto, de baixa qualidade, que tem alto risco de deformidades e fraturas patológicas, com esclerose e expansão em algumas regiões. Também ocorre fibrose da medula óssea e aumento da vascularização do osso. Os ossos do esqueleto axial são os mais acometidos: pelve (30 a 75%), fêmur (25 a 35%), coluna lombar (30 a 75%), crânio (25 a 65%) e tíbia (30%), sendo esse acometimento geralmente assimétrico. Existem algumas hipóteses para explicar esse aumento de atividade dos osteoclastos:

- Aumento da sensibilidade de precursores dos osteoclastos a algum estímulo para virarem osteoclastos – como vitamina D e ligante do receptor ativador do fator nuclear Kappa B (RANKL): estudos com células mesenquimais desses pacientes mostram que elas têm maior facilidade para se transformar em osteoclastos, se comparadas às células mesenquimais de indivíduos normais
- Aumento do nível sérico de RANKL
- Redução da apoptose dos osteoclastos
- Alterações da expressão genética dos osteoblastos desses pacientes, contribuindo para algumas modificações no *turnover* ósseo.

Epidemiologia

A prevalência é de 1 a 2% da população branca acima de 55 anos. Raramente aparece antes dos 40 anos, mas sua prevalência tende a dobrar a cada década a partir dos 50 anos. Ao se considerar adultos acima de 80 anos, a prevalência aumenta, acometendo 8% dos homens e 5% das mulheres.

Fatores de risco

- Algumas mutações genéticas: *SQSTM1* e *TNFRSF11A*
- História familiar: presente em 15 a 30% dos pacientes. O risco aumenta sete a dez vezes se houver parente de primeiro grau afetado. Deve-se rastrear os parentes de primeiro grau acima de 40 anos das pessoas afetadas
- Algumas infecções: *Paramyxovirus*, sarampo, vírus sincicial respiratório, algumas viroses e zoonoses

- Dieta pobre em cálcio
- Deficiência de vitamina D
- Exposição a algumas toxinas ou fatores ocupacionais
- Sobrecarga mecânica repetitiva sobre o osso
- Idade
- Sexo masculino
- Etnia
- Região geográfica: Europa, América do Norte, países anglo-saxões. Raro na África e na Ásia.

Quadro clínico

É assintomático na maioria dos casos (90%), mas pode cursar com dor óssea que geralmente é leve a moderada, contínua, profunda, descrita como um desconforto que persiste mesmo ao repouso. É o sintoma mais comum. Ao contrário da dor da osteoartrose, não ocorre nas articulações e não piora com o movimento articular. É uma dor que melhora após a administração de bisfosfonatos. Alterações ósseas e deformidades podem cursar com osteoartrose nas articulações próximas ou até nas articulações dos membros contralaterais, que ficam sobrecarregados, tornando, às vezes, difícil diferenciar se a dor do paciente decorre de aumento da atividade metabólica da doença ou é causada pela artrose secundária.

Também podem estar presentes:

- Deformidades ósseas: encurvamento lateral do fêmur, encurvamento frontal da tíbia, cifose
- Sangramento excessivo durante cirurgias e calor sobre a pele que recobre um osso acometido, devido à hipervascularização das lesões
- Fraturas patológicas
- Hidrocefalia, bossa frontal, cefaleia, aumento do tamanho da cabeça, se houver acometimento dos ossos do crânio, compressão de nervos cranianos, hipertensão intracraniana
- Problemas dentários, caso haja crescimento excessivo da maxila e mandíbula
- Síndromes compressivas: compressão de nervos ou de outras estruturas. Pode cursar com surdez (manifestação neurológica mais comum), zumbido, perda visual, estreitamento de canal medular e paraplegia
- Osteossarcoma: complicação rara, que afeta menos de 1% dos indivíduos com doença de Paget, tem prognóstico ruim mesmo com tratamento agressivo. Também podem ocorrer outros tumores ósseos como o tumor de células gigantes
- Insuficiência cardíaca de alto débito, por ser o osso ricamente vascularizado: muito rara atualmente, apenas em casos muito extensos.

Achados laboratoriais e em exames de imagem

Marcadores de remodelação óssea

Não podem ser utilizados isoladamente para o diagnóstico da doença de Paget, já que eles estão alterados em outras doenças.

Há aumento da fosfatase alcalina (FAL). O grau de elevação reflete a atividade da doença. Apesar da fosfatase alcalina ser um marcador da doença, ela pode estar normal ou pouco elevada em pacientes com doença monostótica e em alguns pacientes com doença poliostótica. Pacientes com acometimento do crânio caracteristicamente costumam ter níveis de FAL muito aumentados, chegando a dez vezes o valor da normalidade.

Em caso de aumento da FAL óssea e de outros marcadores de remodelação óssea (polipeptídeo aminoterminal do pró-colágeno tipo 1 – P1NP; telopeptídeo C terminal do colágeno tipo 1 – CTX; N-telopeptídeo urinário – NTx), deve-se dosar se houver doença hepática ou lesão característica com FAL normal.

A elevação dos marcadores de remodelação óssea é diretamente proporcional à extensão e à intensidade do acometimento e pode ser utilizada tanto para auxiliar no diagnóstico quanto para o seguimento durante o tratamento do paciente, visando avaliar a atividade da doença.

Se houver hipercalcemia, investigar imobilização ou hiperparatireoidismo primário (associado em até 10 a 15% dos casos), pois a doença de Paget em si não causa hipercalcemia primariamente (não provoca distúrbios no metabolismo do cálcio e fósforo).

Radiografias

São a base do diagnóstico por imagem para a doença não complicada. Procura-se por imagens de osteosclerose (hiperdensidade) alternando com áreas de osteólise (hipodensidade), de expansão óssea, de aumento do diâmetro do osso, de espessamento da cortical, de "osteoporose circunscrita" – locais focais de reabsorção óssea e hipodensidade, de deformidades em ossos acometidos e de pseudofraturas em locais de convexidade de ossos acometidos, nos quais há maior sobrecarga mecânica.

Cintilografia

Aumento de captação nos locais acometidos. É um exame mais sensível que a radiografia, mostrando acometimento em estágios mais precoces, e capaz de delimitar melhor quais são as regiões do esqueleto acometidas.

Tomografia computadorizada de crânio

Procura-se por espessamento da cortical, acometimento geralmente bilateral, de qualquer região do crânio, ultrapassando linhas de sutura, alternância entre locais de hipertransparência (regiões osteolíticas) e esclerose óssea.

Algumas alterações ajudam a fazer o diagnóstico diferencial entre doença de Paget e displasia óssea de crânio: idade do paciente (mais jovem na displasia óssea, mais idoso na doença de Paget), presença de matriz óssea do crânio formando imagem em vidro polido (muito específico de displasia óssea, sendo um sinal clássico dessa doença), simetria do acometimento craniano (geralmente o acometimento na doença de Paget é simétrico, e na displasia costuma ser bem assimétrico), acometimento de seios paranasais (muito frequente em displasia, raro na doença de Paget), espessura da cortical (na displasia, ocorre aumento da espessura do crânio, à custa de crescimento da camada situada entre as duas tábuas corticais; na doença de

Paget, ocorre espessamento das duas tábuas ósseas da cortical do crânio, geralmente a tábua interna se torna mais espessa que a externa), envolvimento do seio esfenoidal, da maxila, da órbita e da cavidade nasal (muito mais frequentes na displasia), presença de alguma massa de tecido conjuntivo (pode aparecer na displasia um acúmulo de tecido conjuntivo fibroso, o que não está presente em Paget) e presença de cistos (lesões líticas > 2 cm) na parede craniana (bem mais comum na displasia).

Diagnóstico

Exames de imagem compatíveis associados a uma FAL elevada (o aumento da FAL não é obrigatório, mas, se estiver presente, sugere essa condição). Nos casos duvidosos, a biopsia óssea pode ajudar, mas raramente é necessária. A cintilografia avalia a extensão da doença e se é mono ou poliostótica. Geralmente, os locais acometidos no diagnóstico se mantêm ao longo da vida do paciente, sendo raro que novos ossos sejam acometidos ao longo do seu seguimento. É necessária a realização de uma radiografia de todos os locais alterados na cintilografia, para analisar se o acometimento é compatível com doença de Paget ou se pode ser outra doença, haja vista que a cintilografia é muito sensível, mas pouco específica.

A tomografia computadorizada (TC) e a ressonância magnética geralmente não são necessárias para o diagnóstico, sendo solicitadas para avaliar algum acometimento duvidoso à radiografia ou complicações, como fraturas e suspeita de osteossarcoma.

Na tomografia por emissão de pósitrons (PET-TC), as lesões do Paget não costumam captar muito, diferente do que ocorre em metástases ósseas.

Achados anatomopatológicos

Verifica-se aumento do número dos osteoclastos e mudança da sua aparência. Há também presença de osteoclastos multinucleados, com aumento de tamanho e presença de inclusões nucleares em seu interior, além de aumento da reabsorção e formação óssea, sendo esta caótica e desorganizada, o que leva ao aumento do volume ósseo. Ocorre a deposição aleatória e anormal de osso lamelar intercalado com osso imaturo. Há aumento da vascularização óssea e fibrose medular. Geralmente, o anatomopatológico não é capaz de diferenciar doença de Paget da displasia óssea, pois os achados podem ser semelhantes. O que mais contribui para o diagnóstico diferencial entre essas duas doenças é a idade do paciente. A biopsia será importante para diferenciar de quadros de tumores ósseos.

Tratamento

O objetivo principal do tratamento deve ser a melhora da dor óssea. O tratamento não deve ser focado em reduzir os marcadores de remodelação óssea. Até o momento, existem poucas evidências de que os bisfosfonatos servem para melhorar qualidade de vida, prevenir fraturas e deformidades, reduzir progressão de osteoartrite, perda auditiva ou sangramento cirúrgico e prevenir transformação neoplásica.

Bisfosfonatos

Reduzem a remodelação óssea e a dor óssea dos pacientes. Também melhoram as lesões líticas, consolidam as pseudofraturas e normalizam a histologia óssea. Portanto, teoricamente, deveriam melhorar as complicações a longo prazo dessa doença. No entanto, ainda não há evidências suficientes para comprovar que os bisfosfonatos realmente resultem em melhora e prevenção das complicações a longo prazo. Antes do tratamento com os bisfosfonatos, recomenda-se manter um nível sérico adequado de vitamina D e otimizar a ingestão alimentar de cálcio ou suplementar desse mineral. Quanto maior a supressão da FAL, mais duradoura é a remissão da doença.

- Ácido zoledrônico 5 mg, intravenoso (IV), em 15 minutos, anualmente. É a medicação de escolha, de primeira linha, mais potente, com início de ação mais rápido, maior porcentagem de resposta (96% de resposta e 89% de normalização da FAL em 6 meses) e maior manutenção de resposta a longo prazo após a dose.
- Pamidronato 30 mg/dia, IV, em soro fisiológico (SF) 500 mℓ, em 4 horas, por 3 dias consecutivos ou 60 a 90 mg/dia, IV, em SF 250 a 500mℓ, em 4 horas, por 2 a 3 dias consecutivos. Existem outros regimes sugeridos de dose do pamidronato
- Bisfosfonatos orais: alendronato 40 mg/dia durante 6 meses ou risendronato 30 mg/dia durante 2 meses
- Ibandronato não foi aprovado para a doença de Paget.

Calcitonina

Hoje em dia é pouco utilizada em razão da sua meia-vida curta e menor potência, quando comparada aos bisfosfonatos e à taquifilaxia. Pode ser útil para ajudar no controle da dor. 50 a 100 unidades internacionais (UI), subcutânea, 1 vez/dia.

Analgésicos, anti-inflamatórios, acupuntura, fisioterapia, hidroterapia e terapia elétrica

Ajudam no controle da dor causada pela osteoartrose secundária ou pelas deformidades causadas pela doença (dor do tipo mecânica, e não dor por maior atividade metabólica do osso).

Cirurgia ortopédica

Indicada para correção de deformidades e fraturas estabelecidas.

Seguimento

Nos pacientes com elevação inicial da FAL pode-se utilizar a sua dosagem como um dos critérios para monitorar a doença do paciente. Inicialmente, repetir em 3 e 6 meses depois do tratamento e, posteriormente, de uma a duas vezes ao ano. Se houver hepatopatia, pode-se continuar o seguimento com a dosagem da FAL óssea e dos outros marcadores de remodelação óssea.

Repetir a radiografia 1 ano após o diagnóstico para avaliar resposta ao tratamento ou progressão da lesão nos casos não tratados e, subsequentemente, em caso de queixa clínica e aumento dos marcadores de remodelação óssea.

Geralmente não é necessário repetir a cintilografia óssea, exceto nos casos de piora ou sintomatologia nova. Isso porque a cintilografia pode manter-se captante nas áreas alteradas mesmo após o tratamento adequado e bom controle clínico e bioquímico da doença. Realizar tomografia ou ressonância magnética das lesões nos pacientes que não responderam ao tratamento.

Alguns centros optam por repetir a dose do bisfosfonato sempre que a FAL começa a se elevar novamente. Outros o fazem quando o paciente volta a apresentar sintomas relacionados com a doença, conduta mais aceita atualmente.

Leitura recomendada

Ferraz-de-Souza B, Correa PHS. Diagnosis and treatment of Paget's disease of bone: a minirreview. Arq Bras Endocrinol Metab. 2013;57(8):577-82.

Ralston SH, Corral-Gudino L, Cooper C, Francis RM, Fraser WD, Gennari L et al. Diagnosis and Management of Paget's Disease of Bone in Adults: A Clinical Guideline. J Bone Miner Res. 2019 Apr;34(4):579-604.

Ralston SH, Langston AL, Reid IR. Pathogenesis and management of Paget's disease of bone. Lancet. 2008;372:155-63.

Reid IR, Hosking DJ. Bisphosphonates in Paget's disease. Bone. 2011;49:89-94.

Singer FR, Bone HG 3rd, Hosking DJ, Lyles KW, Murad MH, Reid IR et al. Endocrine Society. Paget's disease of bone: an endocrine society clinical practice guideline. J Clin Endocrinol Metab. 2014 Dec; 99(12):4408-22.

Sundaram M. Imaging of Paget's disease and fibrous dysplasia of bone. J Bone Miner Res. 2006;21(suppl. 2):28-30.

Theodorou DJ, Theodorou SJ et al. Imaging of Paget disease of bone and its musculoskeletal complications: review. AJR. 2011; 196.

Capítulo 36

Osteogênese Imperfeita

Introdução

A osteogênese imperfeita (OI) é uma doença genética do tecido conjuntivo, que se deve principalmente à síntese de um colágeno de má qualidade ou em quantidade reduzida. Como consequência, os cristais de hidroxiapatita não conseguem entrar adequadamente nas lacunas do colágeno. O osso fica então com qualidade e mineralização prejudicadas, cursando com alto risco de fraturas por fragilidade. A OI é uma doença heterogênea e com grande espectro de gravidade, variando desde casos letais por fraturas intraútero até casos leves, com poucas fraturas ao longo da vida e sem outros acometimentos. O colágeno tipo 1 também está presente em outras partes do corpo, como pele, esclera, tendões e ligamentos, justificando as manifestações extraesqueléticas da OI, como a esclera azulada, dentinogênese imperfeita, alterações respiratórias e cardíacas.

A OI pode ser causada por mutações que levam a defeitos na síntese e estrutura do colágeno, no processamento do colágeno, no desenvolvimento dos osteoblastos e na mineralização da matriz óssea.

A incidência é de 1:10-20 mil nascimentos.

Diagnóstico

O diagnóstico é realizado pela suspeita clínica em indivíduos com fragilidade óssea e história familiar positiva. O histórico de fraturas, associado às manifestações extraesqueléticas e à avaliação da densitometria óssea e das radiografias de ossos longos e crânio fornecem a base para o diagnóstico. A pesquisa genética contribui para o diagnóstico e pode ajudar nos casos mais duvidosos, porém continua pouco acessível. O diagnóstico molecular também ajuda a estabelecer o risco familiar (herança autossômica dominante *versus* recessiva), a identificar familiares acometidos com formas leves da doença, além de ter implicações no manejo clínico, já que alguns subtipos de OI apresentam manifestações específicas.

Quadro clínico

- Fraturas: história pessoal de fraturas por fragilidade que se iniciam desde a infância (pode inclusive iniciar intraútero, mas geralmente depois que a criança começa a andar), persistem durante a infância e geralmente cessam na época da puberdade. A incidência das fraturas pode voltar a aumentar nas mulheres pós-menopausa, quando ocorre superposição da OI com a fragilidade decorrente da perda óssea pós-menopausa e envelhecimento. Os ossos mais acometidos são os longos dos membros e as fraturas geralmente são diafisárias (na metade do osso, que é o ponto de maior pressão). Pode haver dor óssea pelas fraturas típicas, por microfraturas ou deformidades ósseas
- Deformidades ósseas: escoliose, macrocefalia, alterações torácicas (tórax em barril ou *pectus excavatum*)
- Baixa estatura: geralmente a pessoa fica com baixa estatura, não alcançando a estatura-alvo
- Alteração da dentição: dentinogênese imperfeita (dentes com coloração mais acinzentada, fracos, que se desgastam, caem e quebram com facilidade). Pode acontecer em qualquer tipo de OI e não tem relação com a gravidade da doença
- Perda auditiva: pode acometer qualquer tipo de OI e pode ser condutiva (por defeito na condução dos ossículos do ouvido) ou neurossensorial. Geralmente é bilateral e ocorre entre 20 e 40 anos
- Esclera azulada
- Frouxidão ligamentar com hipermobilidade articular

- Fragilidade capilar
- Intolerância ao calor e baixo peso: a maior remodelação óssea resulta em aumento importante do metabolismo energético
- Complicações respiratórias: pneumonias de repetição são comuns, principalmente em crianças, e doença pulmonar restritiva com *cor pulmonale* em adultos. Isso se deve a um conjunto de fatores, como deformidades da caixa torácica por escoliose grave, fraturas de costelas e alterações do parênquima pulmonar
- Complicações cardiovasculares: dilatação valvar, insuficiência valvar (95% têm insuficiência mitral ou tricúspide, mesmo que assintomáticos), dilatação aórtica. É muito comum haver disfunção diastólica, pois a alteração do colágeno leva a um tecido muscular cardíaco mais duro e menos elástico. Pode haver defeitos de septo atrial, além de hipertrofia da parede do ventrículo esquerdo.

Etiopatogenia

Diversas mutações, autossômicas recessivas, dominantes ou ligadas ao X, já foram escritas na OI, levando a alterações nas proteínas envolvidas na síntese do colágeno do tipo 1, no seu processamento, secreção ou modificação pós-traducional (alterando, por exemplo, dobramentos, transporte intracelular ou incorporação do colágeno na matriz), assim como em proteínas que regulam a diferenciação e atividade dos osteoblastos. Na maioria dos casos, a transmissão é autossômica dominante, com mutação nos genes *COL1A1* ou *COL1A2*, que codificam as cadeias alfa do colágeno do tipo 1. Casos esporádicos da OI ocorrem por mutação *de novo*.

Como consequência, ocorre redução da massa óssea e da força e resistência do osso, o que resulta em fragilidade, suscetibilidade a fraturas, deformidades e déficit de crescimento.

O nosso organismo dispõe de um mecanismo que promove melhoras contínuas do colágeno de má qualidade sintetizado. No adulto com remodelação óssea normal, o organismo consegue fazer melhoras progressivas na estrutura do colágeno. Em situações em que a remodelação é muito aumentada, como na infância, adolescência ou pós-menopausa, o organismo não consegue corrigir os erros do colágeno na mesma velocidade, de modo que o colágeno acaba ficando pior e o osso mais frágil, sendo, portanto, os momentos em que o risco de fratura é maior. Por isso, com o tratamento da osteogênese imperfeita, tenta-se reduzir a remodelação óssea, para que o organismo consiga promover melhoras contínuas na estrutura da molécula de colágeno.

Além disso, o estrógeno é importante para hidroxilar adequadamente as moléculas do colágeno. Na pré-puberdade e na menopausa, essa hidroxilação pode ser deficiente, o que também contribui para a maior incidência de fraturas nesses períodos.

Classificação

Em 1979, Sillence et al. sugeriram uma classificação clínica-radiológica para a OI que dividia a doença em quatro subtipos (I a IV). Após a classificação original de Sillence, outros tipos de OI foram descritos com base em características fenotípicas distintas, sem levar em consideração o gene acometido. Com os avanços da genética, novas mutações foram descobertas, o que levou ao aumento dos subtipos de OI e a classificações que não destacavam o fenótipo da doença (cada novo gene representa um novo subtipo de OI). A Classificação Nosológica de Doenças Esqueléticas Genéticas – 2019 propõe a divisão da OI em cinco subtipos de acordo com critérios fenotípicos (conforme explicado na Tabela 36.1):

- Tipo I: não deformante, com esclera azul. É o subtipo mais comum e brando, as deformidades ósseas são leves. As fraturas costumam se iniciar na infância, quando a criança começa a andar e as manifestações clínicas melhoram muito na puberdade. Metade dos indivíduos acometidos sofrem perda auditiva e, geralmente, cursa com esclera azulada e hipermobilidade articular
- Tipo II: perinatal letal. Geralmente é letal intraútero ou os bebês morrem poucos meses após o nascimento, pois o osso está muito comprometido, extremamente fraco e pode evoluir com múltiplas fraturas intraútero. Os bebês costumam nascer prematuros, pequenos para a idade gestacional e com deformidades de ossos longos, fragilidade dos ossos do crânio e fontanelas muito abertas. A esclera é azulada. Em geral, morrem com infecções e intercorrências respiratórias, por malformações de costelas, tórax pequeno e alterações pulmonares

TABELA 36.1 Classificação da osteogênese imperfeita proposta pela classificação nosológica de doenças esqueléticas genéticas.

Tipo	Descrição	Gene	Herança
I	Não deformante com esclera azul	*COL1A1, COL1A2, SP7, BMP1, P3 H1, PLS3*	AD, ligada ao X
II	Perinatal letal	*COL1A1, COL1A2, CRTAP, P3 H1, CREB3 L1, PPIB, BMP1*	AD, AR
III	Progressivamente deformante	*COL1A1, COL1A2, BMP1, CRTAP, FKBP10, P3 H1, PLOD2, PPIB, SERPINF1, SERPINH1, TMEM38B, WNT1, CREB3 L1, FAM46A*	AD, AR
IV	Gravidade moderada	*COL1A1, COL1A2, WNT1, CRTAP, PPIB, SP7, PLS3, TMEM38B, FKBP10, SPARC*	AD, AR, ligada ao X
V	Gravidade moderada com ossificação da membrana interóssea e/ou calo ósseo hiperplásico	*IFITM5*	AD

AD, autossômica dominante; *AR*, autossômica recessiva.

- Tipo III: progressivamente deformante. É também uma forma muito grave, porém sem causar morte intraútero. Cursa com múltiplas fraturas ao longo da vida, por causa de um osso extremamente frágil que pode se deformar inclusive com as próprias contrações musculares. Ocorrem deformidades ósseas, escoliose grave e dificuldade na locomoção, e o paciente pode ficar dependente de cadeira de rodas. A baixa estatura é grave (altura pré-puberal)
- Tipo IV: é um tipo de gravidade intermediária entre os tipos I e III. Geralmente, apresenta-se com muitas fraturas na infância, deformidade em membros e baixa estatura, necessitando de reabilitação fisioterápica e ortopédica. No entanto, o quadro clínico melhora muito na puberdade, e esses pacientes são capazes de manter mobilidade e independência. É um subtipo com gravidade moderada.
- Tipo V: gravidade moderada com ossificação da membrana interóssea e/ou calo ósseo hiperplásico. O fenótipo é parecido com o do tipo IV. Porém, ocorre a presença do calo ósseo hiperplásico e ossificação da membrana interóssea do antebraço.

Exames de imagem

Os pacientes com OI geralmente apresentam quadro de baixa massa óssea/osteopenia. As corticais são finas e, nos casos com maior gravidade, há encurvamento dos ossos longos, principalmente nas regiões de carga mecânica dos membros inferiores. Pode haver sequelas das fraturas prévias consolidadas e achatamento vertebral, mesmo nos casos leves, sendo T12-L1 as principais vértebras a se achatarem, por serem o local de maior sobrecarga mecânica. Pode haver também escoliose pela frouxidão dos ligamentos paravertebrais.

A maioria dos adultos tem escore-T compatível com osteopenia. Os casos compatíveis com osteoporose têm maior risco de fratura (fator de mau prognóstico) e, nos casos mais graves, há maior risco de comprometimento de ossos da base do crânio (presentes em 25% dos pacientes). Esse comprometimento pode causar a compressão de estruturas da fossa posterior, malformações de Chiari, invaginação basilar (protrusão do processo odontoide no forame magno), platibasia e hidrocefalia.

Eventualmente, podem ocorrer as "calcificações em forma de pipoca" na epífise e metáfise dos ossos longos. Caracterizadas por linhas escleróticas, brancas, arredondadas, que representam fragmentação nas placas de crescimento desses ossos.

Pode haver também a presença de ossos *wormianos*, que são linhas formando ladrilhos na radiografia de crânio ("ossos intrassuturais"). A presença de ossos *wormianos* é normal até 2 a 3 anos. Acima disso, passa a ser bem típico de osteogênese imperfeita.

Investigação

- Bioquímica do cálcio: geralmente é normal, mas pode haver hipercalcemia se a reabsorção óssea estiver muito aumentada ou ocorrer imobilização. É útil para garantir que o paciente está com aporte suficiente de cálcio e vitamina D

- Marcadores de remodelação: geralmente estão dentro dos limites da normalidade para a faixa etária. No entanto, casos mais graves podem ter telopeptídeo C terminal do colágeno do tipo 1 (CTX) aumentado. Pode ocorrer o aumento da fosfatase alcalina após episódios de fraturas
- Densitometria óssea: a maioria dos pacientes tem baixa massa óssea/osteopenia. O valor da densidade mineral óssea (DMO) tem significância prognóstica, pois quanto menor, maior o risco de fraturas, além de ser útil para seguimento do paciente
- Densitometria de corpo inteiro: avaliam-se massa muscular e massa óssea total
- Ultrassonografia de rins e vias urinárias: pode haver litíase devido ao aumento da calciúria causada pelo excesso de reabsorção óssea
- Radiografias de crânio, coluna torácica, lombar posteroanterior e perfil e de áreas afetadas. A maioria dos pacientes terá fratura por achatamento de vértebras, mas como essas fraturas geralmente são assintomáticas, é necessária a realização de exames de imagem para o diagnóstico.

Diagnóstico diferencial

O principal diagnóstico diferencial da OI é a osteoporose idiopática juvenil. Nesta última, as fraturas ocorrem principalmente em metáfise (na OI ocorrem mais em diáfise) e ela costuma surgir na pré-adolescência ou adolescência. Para o diagnóstico da osteoporose juvenil, é preciso ter uma baixa massa óssea associada à presença de fraturas clinicamente significativas. Caso contrário, só se caracteriza como baixa massa óssea, sendo necessário observar perda de DMO em densitometrias consecutivas. Com o tempo, há melhora espontânea dessa condição, o que, muitas vezes, torna esse diagnóstico retrospectivo. A história familiar de osteogênese e as alterações extraesqueléticas presentes na doença (esclera azul, dentinogênese imperfeita, hipermobilidade articular, surdez, alteração cardíaca) contribuem para o diagnóstico diferencial.

Histopatológico

Mostra redução no volume de osso trabecular, diminuição da espessura do osso cortical, aumento da remodelação óssea, com maior número de osteoclastos e osteoblastos, sendo a reabsorção maior que a formação óssea.

Tratamento

O tratamento deve ser realizado por uma equipe multiprofissional, com fisioterapia, tratamento clínico e intervenção cirúrgica, quando necessário. Busca-se também:

- Otimizar a ingestão de cálcio e manter vitamina D adequada para população de risco
- Evitar atividades de impacto que possam causar fraturas, além de esportes que envolvam contato físico

- Em caso de gestação, indicar o parto cesárea, pelo risco de fratura de bacia
- Incentivar exercício físico e fisioterapia para fortalecimento muscular, garantir boa capacidade aeróbica e manutenção da mobilidade. Natação é um bom exercício para esses pacientes, por ser uma atividade sem impacto e não competitiva
- Tratamentos ortopédicos para fraturas e deformidades, por exemplo, haste teloscopada para fêmur
- Seguimento com otorrinolaringologista e dentista para tratamento das afecções otológicas e odontológicas
- Utilizar bisfosfonatos, pois melhoram a microarquitetura óssea, a massa óssea (escore-Z), a deformidade de ossos longos, a forma e o tamanho vertebral. Não melhoram a frouxidão ligamentar, que é um dos principais fatores para a escoliose desses pacientes, e a evidência na redução do risco de fratura de ossos longos é limitada. Mesmo em uso dos bisfosfonatos, pacientes com formas graves da OI têm incidência elevada de fraturas. Devem ser utilizados nas formas moderadas e graves da doença, porém ainda não existe um consenso sobre qual o melhor bisfosfonato, dose e duração do tratamento. O benefício máximo com o tratamento, avaliado por histologia e massa óssea, ocorre após 3 anos, mas em muitos casos o uso do bisfosfonato é mantido até a criança atingir a estatura final. É comum que em algum momento da vida haja a necessidade de se reintroduzir o uso do bisfosfonato, pela combinação da OI com a perda de massa óssea própria do envelhecimento. A decisão vai depender da avaliação da massa óssea, incidência de fraturas, menopausa e etc.

Protocolos de uso dos bisfosfonatos:

- Pamidronato (Rauch F et al.): intravenoso, utilizado durante 3 dias consecutivos, com duração da infusão de 3 a 4 horas
  - Para crianças < 2 anos: 0,5 mg/kg/dia, durante 3 dias, a cada 2 meses
  - Para crianças de 2 a 3 anos: 0,75 mg/kg/dia, durante 3 dias, a cada 3 meses
  - Para crianças > 3 anos: 1 mg/kg/dia, durante 3 dias, a cada 4 meses.
- Ácido zoledrônico
  - Para crianças com mais de 2 anos (Trejo P et al.): 0,05 mg/kg, IV, a cada 6 meses
  - Ao se atingir um escore-Z > –2 a dose é reduzida para 0,025 mg/kg, a cada 6 meses
  - Ao se atingir um escore-Z > 0 a dose é reduzida para 0,025 mg/kg, a cada 12 meses.

Uma reação de fase aguda geralmente ocorre na primeira exposição aos bisfosfonatos venosos. Como modo de reduzir essa reação, no primeiro dia do primeiro ciclo de tratamento com o pamidronato, administrar apenas metade da dose indicada. Na primeira infusão do ácido zoledrônico administrar 0,0125 mg/kg.

Prognóstico

Por se tratar de uma doença heterogênea, o prognóstico vai depender do tipo de OI. Muitos pacientes cursam com quadros leves, poucas fraturas e deformidades. Outros vão apresentar múltiplas fraturas e passar a depender de dispositivos auxiliares de marcha, como cadeiras de rodas, andadores e muletas. Pacientes com formas mais graves de OI têm redução da sobrevida, com aumento da mortalidade principalmente por doenças respiratórias, gastrintestinais (um dos motivos que contribui para essa causa é a constipação intestinal grave decorrente das deformidades da pelve) e trauma.

Leitura recomendada

Fernandes AM, Rocha-Braz MGM, França MM, Lerario AM, Simões VRF, Zanardo EA et al. The molecular landscape of osteogenesis imperfecta in a Brazilian tertiary service cohort. Osteoporos Int. 2020 Jul;31(7):1341-52.

Marini JC, Forlino A, Bächinger HP, Bishop NJ, Byers PH, Paepe A et al. Osteogenesis imperfecta. Nat Rev Dis Primers. 2017 Aug 18;3:17052.

Mortier GR, Cohn DH, Cormier-Daire V, Hall C, Krakow D, Mundlos S et al. Nosology and classification of genetic skeletal disorders: 2019 revision. Am J Med Genet A. 2019 Dec;179(12):2393-419.

Palomo T, Vilaça T, Lazaretti-Castro M. Osteogenesis imperfecta: diagnosis and treatment. Curr Opin Endocrinol Diabetes Obes. 2017 Dec;24(6):381-388.

Rauch F, Glorieux FH. Osteogenesis imperfecta. Lancet. 2004 Apr 24;363(9418):1377-85.

Tauer JT, Robinson ME, Rauch F. Osteogenesis Imperfecta: New Perspectives from Clinical and Translational Research. JBMR Plus. 2019 Feb 20;3(8):101-74.

Trejo P, Rauch F. Osteogenesis imperfecta in children and adolescents – new developments in diagnosis and treatment. Osteoporos Int. 2016 Dec;27(12):3427-37.

Zaripova AR, Khusainova RI. Modern classification and molecular-genetic aspects of osteogenesis imperfecta. Vavilovskii Zhurnal Genet Selektsii. 2020 Mar;24(2):219-22.

Capítulo **37**

Hiperparatireoidismo

Hiperparatireoidismo primário

O hiperparatireoidismo primário (HPP) caracteriza-se pela secreção inapropriadamente elevada de paratormônio (PTH) por alteração no *setpoint* do cálcio. Essa disfunção pode ocorrer por uma alteração molecular no *setpoint* de um clone de células paratireoidianas, que passam a se proliferar (formando um adenoma de paratireoide), bem como pelo aumento difuso (e não clonal) do número de células paratireoidianas (formando uma hiperplasia de paratireoides) ou por ambos.

Diagnóstico

O diagnóstico do HPP é bioquímico, confirmado pelo achado de hipercalcemia PTH-dependente (cálcio elevado na vigência de PTH > 30 pg/mℓ) com fração de excreção urinária do cálcio maior que 1%. Nos casos de hipercalcemia PTH-dependente com fração de excreção de cálcio < 1%, faz-se o diagnóstico de hipercalcemia hipocalciúrica familiar.

A fórmula para o cálculo da fração de excreção do cálcio é:

$$\frac{(Ca\ urinário \times creatinina\ [Cr]\ plasma)}{(Ca\ plasma \times Cr\ urinária)}$$

O PTH no hiperparatireoidismo primário geralmente é alto ou no limite superior da normalidade, porém, em alguns casos, pode estar dentro do valor de referência. As hipercalcemias com PTH no terço inferior da normalidade (< 30 pg/mℓ) são denominadas "hipercalcemias PTH-independentes".

Apesar do valor de referência do PTH nos laboratórios ser único para todas as idades, sabe-se que ele geralmente aumenta com o passar dos anos e, portanto, um valor de PTH no limite superior da normalidade em pacientes jovens (menos de 45 anos) deve chamar a atenção, podendo ser considerado normal para um idoso. Em jovens, o PTH idealmente não deveria ultrapassar o valor de 45 pg/mℓ.

Outras condições que cursam com hipercalcemia PTH-dependente e, portanto, entram no diagnóstico diferencial do HPP são o hiperparatireoidismo terciário da doença renal e o uso de lítio ou de diuréticos tiazídicos. O lítio age nas paratireoides mudando o *setpoint* da calcemia e aumentando a reabsorção renal de cálcio, causando um hiperparatireoidismo que pode regredir após a suspensão do seu uso. Os tiazídicos também causam aumento da calcemia devido à maior reabsorção renal de cálcio, mas sem alterar o PTH. Essa alteração também se normaliza após a suspensão do diurético.

Hiperparatireoidismo normocalcêmico

O HPP normocalcêmico é definido por PTH elevado e cálcio normal. No entanto, é necessário que antes sejam excluídas todas as causas de hiperparatireoidismo secundário (excluir hipovitaminose D, baixa ingesta de cálcio, doença renal crônica, uso de lítio e de tiazídicos).

Várias hipóteses têm sido levantadas sobre a fisiopatologia do HPP normocalcêmico. Uma delas é de que o fenótipo normocalcêmico representa uma forma precoce ou mais branda do HPP. Geralmente, leva cerca de 3 anos após o início do aumento do PTH para que o cálcio comece a se elevar (até 20% dos pacientes evoluem com aumento do cálcio nesse período). Em alguns casos, entretanto, esse aumento não irá ocorrer nem mesmo com o passar dos anos.

Outro conceito refere-se à faixa de normalidade muito estreita do cálcio sérico em determinado indivíduo em relação à faixa normal muito mais ampla para o cálcio da população normal. Por fim, acredita-se na hipótese de resistência parcial do tecido ósseo e dos rins ao PTH como justificativa para esses casos de HPP normocalcêmico.

A prevalência varia de 0,4 a 8,9% dependendo da população estudada e dos critérios utilizados para excluir causas secundárias de hiperparatireoidismo. Ainda é controverso se o HPP normocalcêmico traz outras consequências para o organismo. Estudos mostraram que, mesmo sem aumento da calcemia, podem surgir manifestações do hiperparatireoidismo em até 40% dos pacientes, incluindo redução da massa óssea, nefrolitíase e nefrocalcinose, mas geralmente são mais leves que no HPP com hipercalcemia.

Não existe uma conduta consensual estabelecida para o manejo dos pacientes com HPP normocalcêmico. Em pacientes sem complicações no momento da apresentação, o monitoramento deve incluir acompanhamento clínico anual, avaliação de parâmetros bioquímicos, incluindo cálcio total/ionizado e PTH anualmente e medição de densidade óssea a cada 1 a 2 anos. Caso apareça a hipercalcemia ou esteja havendo prejuízo de algum órgão-alvo, cuja causa seja realmente o aumento do PTH, pode-se considerar o tratamento cirúrgico. Caso contrário, deve-se apenas manter o seguimento clínico, pois muitos pacientes podem não evoluir com complicações e não precisar de cirurgia ao longo da vida. Pacientes com HPP normocalcêmico podem tem uma maior incidência de doença multiglandular, porém parecem responder de forma semelhante aos tratamentos disponíveis para o HPP hipercalcêmico.

Epidemiologia

Atualmente, o HPP tem poucas semelhanças com a condição grave descrita na década de 1930 como uma "doença de pedras, ossos e gemidos". Com o advento da avaliação bioquímica na década de 1970, o diagnóstico foi cada vez mais reconhecido, levando a um aumento de quatro a cinco vezes na sua incidência.

A prevalência do HPP aumenta com a idade, sendo de 1 a 2:1.000 pessoas, com pico de incidência entre a quinta e a sexta décadas de vida. As mulheres são acometidas com maior frequência do que os homens, em uma proporção de aproximadamente 3 a 4:1, pois a deficiência estrogênica é um fator de risco para aumento do PTH. O estrógeno causa aumento na absorção intestinal e na reabsorção tubular de cálcio, além de reduzir a reabsorção óssea. Na faixa etária antes dos 45 anos, a incidência em homens e mulheres é a mesma.

Etiologia

Aproximadamente, 80% dos pacientes com HPP têm um único adenoma de paratireoide. A presença de múltiplos adenomas ocorre em 10 a 11%, enquanto a hiperplasia de todas as quatro glândulas é responsável por menos de 10% dos casos. O carcinoma de paratireoide está presente em menos de 1% dos indivíduos.

Noventa e cinco por cento são casos esporádicos, mas alguns (5%) podem ser familiares e associados a neoplasia endócrina múltipla 1 (NEM-1), NEM-2A, HPP familiar isolado ou síndrome do HPP com tumor de mandíbula – síndrome que cursa com HPP associado a fibromas em maxila ou mandíbula, rins e útero, conferindo 15% de risco de carcinoma de paratireoides. Todas essas síndromes têm herança autossômica dominante.

No adenoma, alguma mutação faz com que as suas células mudem o *setpoint* do cálcio e passem a secretar mais PTH para manter o cálcio em um patamar um pouco maior do que o visto habitualmente (ocorre desvio da curva sigmoide cálcio (Ca) × PTH para a direita). A calcemia não sobe indefinidamente, pois o PTH só se eleva o suficiente para aumentar a calcemia para o novo *setpoint* daquele adenoma, ou seja, a calcemia sobe um pouco e se estabiliza em um novo patamar.

Os padrões de migração embrionária do tecido paratireoidiano são responsáveis pelo achado de adenomas em tecido paratireoidiano ectópico. As localizações atípicas mais comuns são no interior da tireoide, no mediastino superior e no timo.

Quando suspeitar de casos familiares:

- Jovens, principalmente se tiverem idade inferior a 30 anos
- Hiperplasia de paratireoides: todos os pacientes com hiperplasia de paratireoide devem ser rastreados para NEM-1, principalmente se ocorrer em pessoas com menos de 50 anos
- Lesões de pele comumente encontradas nas neoplasias endócrinas múltiplas (colagenomas cutâneos, angiofibromas em face)
- Familiares com histórico de hipercalcemia ou de outros componentes das síndromes citadas anteriormente, como tumores neuroendócrinos.

Quando suspeitar de carcinoma de paratireoides:

- Se houver níveis de cálcio muito elevados, principalmente se > 14 mg/dℓ
- Nódulos palpáveis na topografia das paratireoides
- Níveis muito elevados de PTH (> 300 pg/mℓ)
- Síndrome do HPP com tumor de mandíbula
- Fatores de risco adicionais: irradiação prévia de cabeça e pescoço, uso prolongado de lítio.

Quadro clínico

A apresentação clínica do HPP inclui três fenótipos distintos: hipercalcemia sintomática com complicações ósseas e renais, hipercalcemia leve assintomática e, mais recentemente, a forma normocalcêmica. O HPP tende a ser mais sintomático em regiões onde a deficiência de vitamina D é frequente, enquanto as formas leves e normocalcêmicas predominam em países nos quais a avaliação bioquímica é comum e onde o PTH sérico é medido rotineiramente como parte da avaliação de baixa massa óssea ou nefrolitíase.

Sintomas de hipercalcemia

Poliúria, polidipsia, fraqueza proximal ou dor muscular, reflexos tendinosos profundos hiperativos, distúrbios cognitivos e psiquiátricos diversos (em até 25% dos pacientes) e redução da qualidade de vida.

Sintomas gastrintestinais

Epigastralgia; úlcera péptica; náuseas, vômitos; anorexia, perda de peso; constipação intestinal; pancreatite, uma complicação muito rara com prevalência de 1,5% nos HPP, sendo mais comum em jovens e em hipercalcemias mais graves.

Doença óssea

Costuma melhorar muito depois do tratamento, seja qual for o tipo da doença óssea do HPP:

- Osteoporose: acomete principalmente o osso cortical, sendo o terço distal do rádio o local mais acometido, seguido pelo fêmur proximal e, por último, pela coluna lombar, uma vez que o PTH exerce certo efeito anabólico sobre o osso trabecular. O PTH induz a reabsorção óssea por estimular o osteoblasto a expressar mais o ligante do receptor ativador do fator nuclear Kappa B (RANKL), o que ativa a osteoclastogênese, mas também estimula a formação via inibição da esclerostina. Ou seja, aumenta o remodelamento ósseo. A análise histomorfométrica de biopsias ósseas de pacientes com HPP mostra: afilamento de cortical, manutenção do volume trabecular, alto *turnover* ósseo e aumento importante da atividade de remodelamento difusamente
- Tumor marrom (osteoclastoma). É uma região focal do osso que teve reabsorção óssea muito importante, formando uma área muito desmineralizada e frágil, onde ocorre vasodilatação com a chegada de muito sangue e células mesenquimais, que formam tecido fibroso para preencher a região reabsorvida. Portanto, haverá a formação de um tumor benigno composto por muito tecido fibroso, bastante vascularizado, pouco mineralizado e rico em osteoclastos, sendo este frágil e suscetível à fratura
- Osteíte fibrosa cística: a fisiopatologia é a mesma do tumor marrom, sendo que ocorre difusamente e não apenas em uma região localizada. O esqueleto se torna fibroso, vascularizado, desmineralizado, adquire muitas áreas de reabsorção, fica frágil e tem várias áreas com maior captação na cintilografia óssea. Em casos graves, pode ocorrer reabsorção subperiosteal, mais evidente nas falanges das mãos; cistos ósseos, geralmente múltiplos, que tendem a ocorrer nas porções medulares centrais das diáfises dos metacarpos, costelas ou pelve; o crânio pode apresentar uma aparência radiográfica descrita como "sal e pimenta". Essas alterações podem vir acompanhadas de dor, cifose e fraturas
- Osteomalacia: pode ocorrer por deficiência da vitamina D, que geralmente está presente nos pacientes com HPP, ou por hipofosfatemia, que pode surgir nos HPP graves. Cursa com aumento importante de fosfatase alcalina, valor de PTH muito elevado (se decorrer de deficiência de vitamina D) ou não tão elevado (se for osteomalacia hipofosfatêmica), achatamento de vértebras e pseudofraturas. Melhora com o tratamento.

Doença renal

Nefrolitíase (achado clínico mais comum no HPP); nefrocalcinose; hipercalciúria (40%); doença renal crônica (DRC) causada pelo próprio HPP, mas que pode ser agudizada no pós-operatório da paratireoidectomia, provavelmente por fatores hemodinâmicos após a queda do PTH. Geralmente, ocorre insuficiência renal aguda pós-operatória, que costuma ser reversível, porém pode causar danos renais permanentes nos pacientes com função renal limítrofe.

Doença cardiovascular

Ocorre hipertensão (com disfunção endotelial e aumento da resistência vascular periférica) e hipertrofia de ventrículo esquerdo por efeito direto do PTH (independentemente da pressão arterial). Aparentemente, os pacientes com HPP apresentam maior mortalidade cardiovascular (risco relativo (RR) 1,3 para cada 1 mg/dℓ de cálcio acima do limite superior da normalidade), mas esse risco não parece diminuir com a cirurgia. O risco cardiovascular é diretamente proporcional à gravidade da hipercalcemia, ao tamanho do adenoma e à quantidade de sintomas. Pacientes com HPP normocalcêmico e assintomático não parecem ter aumento do risco cardiovascular.

Alterações metabólicas

Quadro de resistência à insulina (com ou sem hiperglicemia) e dislipidemia aterogênica.

Aumento do número de malignidades em pacientes com HPP

É um achado controverso. Talvez esses pacientes sejam mais submetidos a *screening* para neoplasias pela hipercalcemia e, portanto, apresentem maior diagnóstico de carcinoma de tireoide, devido às ultrassonografias (USG) cervicais realizadas.

Ceratopatia em banda

É uma calcificação que ocorre na córnea, típica do HPP, mas muito rara.

Avaliação bioquímica

- Hipercalcemia: geralmente leve, menos de 1 mg/dℓ acima do limite superior da normalidade
- PTH elevado
- Calciúria no limite superior (40% com hipercalciúria), com fração de excreção de cálcio > 1%
- Fósforo (P) no limite inferior: 25% com hipofosfatemia (devido à ação fosfatúrica do PTH)
- Fosfatúria normal ou discretamente aumentada. O excesso de PTH estimula a fosfatúria, no entanto, grandes estímulos ao receptor sensor de cálcio do organismo (CaSR) são capazes de inibir a fosfatúria estimulada pelo PTH. Por isso, em muitos casos de HPP, a fosfatúria não é tão elevada como era de se esperar pelo nível do PTH, devido à inibição que a própria hipercalcemia exerce sobre a fosfatúria
- 25-vitamina D baixa, com 1,25-vitamina D (calcitriol) normal ou elevada
- Marcadores de *turnover* ósseo geralmente elevados. Os níveis pré-operatórios desses marcadores estão diretamente relacionados a um maior incremento pós-operatório da massa óssea na densitometria.

Deve-se sempre avaliar a função renal e dosar a 25-vitamina D, que normalmente está baixa nos pacientes com HPP. Parece que, após o tratamento cirúrgico, os valores de 25-vitamina D aumentam ou até se normalizam nesses pacientes. A 25-vitamina D pode estar baixa por alguns motivos principais:

- O PTH causa excreção biliar de 25-vitamina D, reduz a síntese cutânea de vitamina D e aumenta a conversão de 25-vitamina D em 1,25-vitamina D. Esse mecanismo não parece ser tão importante, já que as concentrações de calcitriol são mil vezes menores que as de 25-vitamina D e, mesmo diante de maior formação de calcitriol, este não parece ser capaz de reduzir tanto a concentração da 25-vitamina D
- O PTH aumenta a metabolização da vitamina D, por estímulo da expressão da enzima 24-hidroxilase (enzima que degrada a vitamina D) nos tecidos-alvo da vitamina D.

A vitamina D deve ser sempre corrigida, pois a sua deficiência agrava ainda mais o HPP e os seus sintomas, principalmente ósseos e musculares. A correção deve ser lenta, cautelosa, sem administrar dose de ataque, e sempre se deve estar atento ao possível aumento de calcemia e, sobretudo, de calciúria com essa reposição. Motivos que justificam a reposição de vitamina D nos pacientes com HPP:

- Evitar um aumento adicional do PTH por um hiperparatireoidismo secundário à deficiência de vitamina D
- Reduzir a reabsorção óssea, de modo a evitar, ou pelo menos amenizar, a fome óssea no pós-operatório do HPP, reduzindo a incidência de hipocalcemia no pós-operatório
- Adquirir outros efeitos benéficos da vitamina D, como melhora da densidade mineral óssea (DMO), redução do risco de fraturas, melhora na força muscular e redução de risco cardiovascular.

A reposição de vitamina D no pré-operatório de HPP comprovadamente reduz o PTH pré-operatório e a incidência e a gravidade da hipocalcemia no pós-operatório, mas pode cursar com um aumento discreto da calcemia e da calciúria de alguns pacientes.

Rastreio de danos de órgãos-alvo

- Densitometria óssea: incluindo terço proximal do rádio distal. O antebraço tem muito osso cortical, local onde ocorre predominantemente a perda óssea do HPP
- Cintilografia de esqueleto com tecnécio marcado: é um exame que mostra captação em locais onde está havendo formação óssea. Desse modo, é um exame útil para avaliar se há locais suspeitos de fraturas para serem radiografados, principalmente nos ossos longos, uma vez que as regiões articulares habitualmente já mostram hipercaptação pela presença de artrose e, por isso, não devem ser tão valorizadas. É um achado típico do HPP a hipercaptação na calota craniana e na região esternal, pois são locais onde há duas lâminas de osso cortical juntas e, portanto, o remodelamento pode se mostrar bem elevado. Esse exame de imagem não é obrigatório para os casos de HPP, mas ajuda a ilustrar o acometimento ósseo da doença em cada paciente
- Radiografia de calota craniana (pode mostrar imagem em "sal com pimenta"), de mãos em visão anteroposterior (pode haver reabsorção subperiosteal na face medial das falanges médias) e de ossos suspeitos de fraturas na

cintilografia óssea. Radiografia de coluna se o paciente tiver dor ou perda de altura
- USG de rins e vias urinárias, para rastreio de litíase renal e nefrocalcinose
- Urina tipo 1.

Exames localizatórios após a confirmação bioquímica

Os exames localizatórios não são obrigatórios para o diagnóstico de HPP, mas caso encontrem o adenoma no pré-operatório, isso ajuda o cirurgião a reduzir o tempo cirúrgico e a fazer uma cirurgia minimamente invasiva, de mais baixo risco e menos morbidade, além de reduzir o risco de se deixar uma paratireoide ectópica intratorácica. Caso não seja encontrada alteração nos exames localizatórios, a cirurgia continua indicada, sendo necessário então a exploração e a palpação das quatro glândulas no intraoperatório para detecção de onde está a glândula doente.

USG cervical

Deve-se avaliar se há nódulos na topografia das paratireoides e se há doença tireoidiana, que, muitas vezes, pode confundir o resultado da cintilografia de paratireoides. A doença tireoidiana pode cursar com alteração da vascularização do pescoço, alterando a captação dos marcadores da cintilografia de paratireoides. Na dúvida se o nódulo encontrado é tireoidiano ou paratireoidiano, pode-se puncioná-lo e solicitar dosagem de PTH e tireoglobulina dentro do nódulo. Se o PTH do nódulo for maior que o PTH sérico, isso sugere que a origem do nódulo seja paratireoidiana. A interpretação do tamanho das paratireoides na USG é:

- Até 5 mm: normal
- 5 a 10 mm: limítrofe
- Mais de 10 mm: aumentada.

Cintilografia de paratireoides

Feita com tecnécio marcado com sestamibi – metoxi-isobutilisonitrila (MIBI). Tanto a tireoide quanto as paratireoides captam o MIBI, um marcador que entra nas mitocôndrias metabolicamente ativas. No entanto, a tireoide clareia o tecnécio em menos de 2 horas, e as paratireoides retêm esse marcador por mais tempo. Portanto, avalia-se a captação do marcador no tempo de 15 minutos (quando toda a tireoide deve estar captante) e no tempo de 2 horas (quando a tireoide geralmente se "apaga", e as paratireoides retêm a maior captação). Se no tempo de 2 horas ainda houver dúvida quanto à captação, por alguma doença tireoidiana que prolongue o tempo de captação do tecnécio, pode-se optar por obter uma imagem mais tardia com o tempo de 5 horas ou injetar pertecnetato, que é captado apenas pela tireoide. Se após a injeção do pertecnetato o nódulo se tornar mais captante, então é tireoidiano. Caso ele se torne menos captante, isso sugere que a origem do nódulo suspeito seja paratireoidiana.

Após a administração endovenosa do tecnécio marcado, ele entra nas células e se liga àquelas que têm maior atividade mitocondrial. As paratireoides são compostas pelas células oxifíticas, mais ricas em mitocôndrias, e as células principais, que produzem mais PTH. Além disso, elas podem ter mais ou menos substância P, a qual impede a saída do tecnécio de dentro da célula. Portanto, alguns fatores podem fazer as paratireoides captarem mais ou menos o tecnécio, como o tamanho e a profundidade da glândula, a quantidade de células oxifíticas e a quantidade de substância P dentro de cada glândula.

Tratamento

Tratamento cirúrgico

A cirurgia continua sendo o único tratamento definitivo, e as indicações para o tratamento cirúrgico de acordo com as Diretrizes do 4º Workshop Internacional são:

- Idade < 50 anos
- Nefrolitíase ou hipercalciúria acentuada (> 400 mg/dia) associada a outros fatores de risco para nefrolitíase
- *Clearance* de creatinina < 60 mℓ/min
- Osteoporose em qualquer local, fratura de fragilidade ou doença óssea do HPP
- Cálcio total com mais de 1 mg/dℓ acima do limite superior da normalidade
- Sintomas decorrentes da hipercalcemia. Dependendo de quais sintomas e da expectativa de que eles sejam realmente causados pela hipercalcemia, deve-se indicar ou não a cirurgia, avaliando-se caso a caso
- Casos em que o paciente não tenha condições de ser acompanhado clinicamente.

O tratamento cirúrgico ideal e preconizado atualmente é a cirurgia minimamente invasiva, com anestesia local e ferida operatória bem pequena, (devido ao menor tempo cirúrgico, menor risco de complicações, recuperação mais rápida, menor tempo de internação no pós-operatório e menor risco de hipocalcemia no pós-operatório), com dosagem de PTH no intraoperatório. Isso só é possível nos casos em que o adenoma foi visualizado e identificado em exames de imagem pré-operatórios localizatórios. Caso contrário, deve-se fazer a exploração cervical no intraoperatório para avaliar as quatro paratireoides e retirar a maior delas.

Quando disponível, a concentração intraoperatória de PTH deve ser realizada (tempos 0, 5, 10, 15 minutos). Após a remoção de um único adenoma, o PTH intraoperatório deve diminuir em pelo menos 50% com relação ao nível mais alto, colhido antes da retirada da glândula. Essa avaliação é particularmente valiosa quando ocorre comprometimento de mais de uma glândula. Se não ocorrer essa queda, o cirurgião precisa palpar as outras paratireoides e retirar a maior glândula restante. Nos casos de DRC com adenoma de paratireoide, é necessário que ocorra queda de pelo menos 80% do PTH intraoperatório, pois os pacientes com DRC têm maior concentração de isoformas inativas do PTH, que se acumulam pelo comprometimento da função renal.

O exame anatomopatológico de congelação no intraoperatório ajuda a diferenciar se o tecido retirado foi realmente de origem paratireoidiana e se é benigno ou suspeito de malignidade.

Nos casos de hiperplasia das quatro glândulas, como costuma ocorrer no HPP familiar, recomenda-se proceder à paratireoidectomia total, com retirada das quatro glândulas e implante de alguns fragmentos de paratireoide no antebraço, pois o índice de recidiva é bem alto nos casos familiares e a necessidade de uma eventual reabordagem do pescoço seria bem mais complicada do que no antebraço. Em alguns casos, o implante pode não ter sido bem inserido e o paciente evoluir com hipoparatireoidismo no pós-operatório (minoria dos casos). Por esse motivo, geralmente se faz a criopreservação das glândulas retiradas para que, caso o implante não funcione, haja a possibilidade de se implantar tecido criopreservado futuramente, de modo a evitar o hipoparatireoidismo definitivo.

Na suspeita de carcinoma de paratireoide, principalmente quando há Ca > 14 mg/dℓ e nódulos palpáveis na topografia das paratireoides, está indicada a ressecção em bloco da paratireoide acometida, do tecido tireoidiano ipsilateral (lobectomia com istmectomia), de linfonodos do compartimento cervical central (VI) e observação das outras paratireoides e linfonodos para ressecção, se necessário. Assim, é importante sempre avisar o cirurgião da suspeita de tratar-se de carcinoma, pois se sabe que a abordagem cirúrgica inicial é um dos fatores prognósticos mais importantes no carcinoma de paratireoide.

Nos raros casos em que a hipercalcemia é mais acentuada (> 12 mg/dℓ), pode ser necessária uma compensação clínica do paciente previamente à cirurgia, visando à redução da hipercalcemia, com hidratação, furosemida, pamidronato, calcitonina ou até cinacalcete antes de se proceder à cirurgia, para evitar complicações clínicas decorrentes da hipercalcemia, como a desidratação e as arritmias cardíacas pelo encurtamento do intervalo QT no eletrocardiograma.

Em mãos experientes, a cirurgia tem 95 a 98% de chance de cura do HPP e apenas 1 a 3% de complicações (como sangramentos, infecção de ferida ou lesão do nervo laríngeo recorrente, por exemplo), tendo < 1% de complicações graves. O risco cirúrgico é maior nas cirurgias maiores, mais extensas e com exploração das quatro glândulas. Entre 5 e 10% dos pacientes podem evoluir com hipoparatireoidismo e necessidade de suplementação com cálcio associado ou não a vitamina D e calcitriol no pós-operatório, principalmente nos casos de paratireoidectomia total com implante. A recorrência é rara, a não ser nos casos familiares.

Vantagens. Na maioria das vezes ocorre cura do HPP, com resolução completa da hipercalcemia e normalização do PTH; cursa com redução do remodelamento ósseo e dos marcadores de reabsorção e ganho de massa óssea nos próximos anos; melhora a qualidade de vida, os sintomas cognitivos, psicológicos e psiquiátricos, a saúde mental e física e os sintomas de hipercalcemia e reduz a incidência de novos cálculos.

Desvantagens. Risco cirúrgico de complicações, de hipoparatireoidismo no pós-operatório (transitório ou permanente) e de fome óssea. A cirurgia não traz benefício do ponto de vista cardiovascular ao paciente. Se o paciente não tiver queda do cálcio no pós-operatório, pode-se reoperar em 1 semana, caso o lado contralateral ainda não tenha sido explorado. Caso ambos os lados cervicais tenham sido explorados durante a cirurgia, será preciso esperar pelo menos 6 meses para um novo procedimento cirúrgico cervical, visando reduzir a fibrose e a inflamação daquele local antes de uma nova cirurgia.

A hipocalcemia no pós-operatório pode ser causada por fome óssea, queda do cálcio e fósforo, que ocorre principalmente nos pacientes com maior acometimento ósseo previamente, ou por hipoparatireoidismo, principalmente se houve manuseio das quatro glândulas no intraoperatório, ocorrendo queda do cálcio com aumento do fósforo. A hipocalcemia geralmente aparece até o quarto dia, por isso, deve-se acompanhar os pacientes idealmente por no mínimo 4 dias no pós-operatório. Se o paciente tiver alta hospitalar antes do quinto dia de pós-operatório, ele deve ser orientado a fazer uso de cálcio e calcitriol em casa e retornar em 1 semana ao ambulatório para reavaliação. Caso a alta hospitalar ocorra a partir do quinto dia de pós-operatório, então pode-se orientá-lo a fazer uso domiciliar apenas da suplementação que foi necessária para o controle de cálcio no pós-operatório, com retorno em 1 a 2 semanas para reavaliar necessidade do uso de cálcio e calcitriol nesses pacientes.

Depois do tratamento cirúrgico do HPP, o PTH cai para concentrações < 3 pg/mℓ nos dias seguintes à cirurgia, porque as outras glândulas estavam inibidas pela glândula dominante e isso costuma se normalizar em cerca de 7 dias de pós-operatório.

Após 6 meses, deve-se avaliar se houve cura do HPP e verificar se o hipoparatireoidismo pós-cirúrgico foi transitório ou permanente. Recomenda-se repetir a densitometria óssea após o primeiro, o segundo e o terceiro ano, para avaliar se houve melhora óssea. Geralmente, ocorre melhora importante nesse período e, por isso, deve-se evitar tratamento com bisfosfonatos nesse período, para não atrapalhar o processo de formação óssea.

Seguimento no pós-operatório

Atentar para a queda de cálcio, que deve acontecer no pós-operatório, seja por hipoparatireoidismo transitório (ou, raramente, permanente), que cursa com queda de cálcio e elevação de fósforo, seja por fome óssea, que cursa com queda do cálcio e do fósforo. Deve-se atentar também para a piora da função renal, o que é muito comum. Aparentemente, isso ocorre por algum efeito na hemodinâmica renal exercido pelo PTH, que, quando cai bruscamente, causa hipoperfusão renal transitória.

O diagnóstico de cura do HPP e de hipoparatireoidismo permanente no pós-operatório só podem ser feitos depois de 6 meses de pós-operatório.

Geralmente, o telopeptídeo C terminal (CTX) já cai bastante logo no primeiro dia pós-operatório, e os marcadores de formação podem demorar um pouco mais para cair ou então permanecem estáveis ou mostram queda mínima. Habitualmente, ocorre um ganho bem importante de DMO (> 10%), principalmente no primeiro ano após a cirurgia. Esse ganho pode perdurar por muitos anos e ocorre em todos os locais, inclusive na coluna lombar.

O exame anatomopatológico das paratireoides não consegue diferenciar entre hiperplasia e adenoma de paratireoide. A diferenciação é feita por biologia molecular, que avalia se as células são mono ou policlonais, mas isso não se faz na prática. A avaliação anatomopatológica só informa se o tecido está alterado ou se a paratireoide é normal. DHEA

Tratamento clínico

É uma opção para os pacientes sem indicação de tratamento cirúrgico ou para aqueles que não querem ou não podem operar, por risco cirúrgico muito alto.

Deve-se estar atento para manter o paciente sempre bem hidratado, evitando a desidratação pela hipercalcemia.

Deve-se manter a vigilância sobre o nível sérico do cálcio. Pode ser necessário associar furosemida para promover espoliação de cálcio em pacientes com hipercalcemia mais grave, mas nesses casos garantir antes que o paciente esteja normovolêmico e não desidratado.

Pacientes com cálcio sérico muito elevado podem se beneficiar do uso de calcimiméticos, como cinacalcete (30 a 120 mg/dia por via oral (VO) em 1 ou 2 doses), um ativador alostérico do receptor sensível ao cálcio (CaSR) que aumenta sua sensibilidade à presença do cálcio. Isso promove redução do cálcio (normalização da calcemia em 73% dos pacientes), pequena redução do PTH (redução sustentada de 7,6%) e melhora dos marcadores de *turnover* ósseo e aumento da calciúria. O uso de cinacalcete por até 5 anos proporciona controle a longo prazo da calcemia, porém parece não ter qualquer efeito sobre a densidade mineral óssea. Ele é geralmente bem tolerado, sendo que os principais eventos adversos apresentados são náuseas, vômitos e cefaleia.

Pacientes com comprometimento ósseo importante podem se beneficiar de terapias antirreabsortivas, como os bisfosfonatos. Estudos mostraram que o uso de alendronato melhora a DMO, porém os efeitos sobre os valores de cálcio, fósforo e PTH ainda são controversos.

Pacientes com nefrolitíase podem se beneficiar do uso de tiazídicos, sempre atentando para um possível aumento da calcemia com esse tipo de medicação.

Deve-se manter dieta *normocálcica* (800 a 1.000 mg/dia de cálcio) e nível sérico de vitamina D normal, pois a hipovitaminose D e a hipocalcemia são fatores que podem aumentar ainda mais o PTH, secundariamente, piorando o metabolismo ósseo.

Nessa população, deve-se fazer controle anual de cálcio e função renal e densitometria óssea a cada 1 a 2 anos. Quarenta por cento deles evoluirá com indicação cirúrgica nos próximos 10 a 15 anos de doença.

Muitos pacientes com HPP assintomático e aparentemente sem comprometimento de órgãos-alvo podem manter estabilidade do quadro ao longo de vários anos, sem progressão da doença, com manutenção do cálcio, do PTH, da função renal e da DMO dentro da normalidade. O HPP não é uma doença obrigatoriamente progressiva, no entanto, parece que a cirurgia nesses pacientes pode cursar com aumento de DMO em alguns deles, mostrando que havia doença óssea não diagnosticada, e melhora de qualidade de vida e de sintomas físicos e mentais. Os riscos cardiovasculares como hipertensão, resistência à insulina e dislipidemia não mostraram diferença com o tratamento cirúrgico em comparação ao clínico.

Já os pacientes com HPP que tinham indicação cirúrgica, mas não foram submetidos à cirurgia por algum tipo de contraindicação, evoluem com progressão clara da doença, recidiva da nefrolitíase e piora da função renal e da massa óssea.

Hiperparatireoidismo secundário

O hiperparatireoidismo secundário resulta de um fenômeno compensatório com o objetivo de manter a homeostase do cálcio. Ele costuma ser transitório, mas quando não consegue corrigir o cálcio ionizado, esse mecanismo passa a ser permanente. A progressão do hiperparatireoidismo secundário pode levar ao hiperparatireoidismo terciário por conta da secreção autônoma do PTH.

Etiologia

- Deficiência de vitamina D. A forma ativa da vitamina D aumenta a absorção de cálcio pelas células intestinais. Portanto, níveis reduzidos de vitamina D podem resultar em hipocalcemia e, dessa forma, aumentar a secreção do PTH. Indivíduos com obesidade, síndrome nefrótica, distúrbios disabsortivos (doença celíaca, doença inflamatória intestinal, cirurgia bariátrica) e diabetes tipo 1 apresentam maior risco
- Deficiência de cálcio. Baixa ingesta alimentar, deficiência de vitamina D, intolerância à lactose, uso crônico de glicocorticoides (reduz absorção intestinal de cálcio)
- Doença renal crônica (DRC). Diversos mecanismos fisiopatológicos envolvidos. Deficiência da 1-alfa-hidroxilase, que resulta na diminuição da 1,25-vitamina D. Hiperfosfatemia pela retenção de fósforo inorgânico (Pi), secundária à diminuição da excreção renal, redução do *clearance* de PTH. Em estágios avançados da DRC, pode ocorrer a redução da expressão de CaSR nas células da paratireoide, com o consequente aumento do *setpoint* para a liberação de PTH e, portanto, resultando no aumento da secreção de PTH
- Hipercalciúria. Uso de diuréticos, idiopática
- Distúrbios associados à hipofosfatemia. Tumor secretor de fator de crescimento de fibroblastos 23 (FGF-23), com hiperfosfatúria e redução das concentrações de $1,25(OH)_2$-vitamina D.

Tratamento

Deve-se corrigir a deficiência de vitamina D. Esperar no mínimo 6 meses para a normalização do PTH. A deficiência de vitamina D de longa data pode estimular uma hiperplasia de paratireoides, a qual demora a regredir em alguns casos. O PTH sofre queda progressiva com normalização entre 6 meses e 1 ano.

Também se deve garantir uma ingesta adequada de cálcio (mínimo 1 g/dia) e, nos casos de má absorção, pode ser necessária a reposição com suplementos de cálcio mais bem absorvidos, como citrato de cálcio, idealmente divididos ao longo do dia.

Nos casos de DRC, é necessário corrigir o nível sérico de 25-vitamina D e o tratamento com calcitriol, se o cálcio estiver no limite inferior, para inibir o hiperfuncionamento das paratireoides. Tenta-se ao máximo normalizar os níveis de fósforo, com controle da dieta e uso de quelantes de fósforo, como o sevelamer, se necessário.

Leitura recomendada

Bandeira F, Griz L et al. Diagnosis and management of primary hyperparathyroidism – A scientific statement from the Department of Bone Metabolism, the Brazilian Society for Endocrinology and Metabolism. Arq Bras Endocrinol Metab. 2013;57(6):406-24.

Bilezikian JP, Bandeira L, Khan A, Cusano NE. Hyperparathyroidism. Lancet. 2018 Jan 13;391(10116):168-78.

Bilezikian JP, Brandi ML, Eastell R, Silverberg SJ, Udelsman R, Marcocci C et al. Guidelines for the management of asymptomatic primary hyperparathyroidism: summary statement from the Fourth International Workshop. J Clin Endocrinol Metab. 2014;99(10):35-619.

Blau JE, Simonds WF. Familial Hyperparathyroidism. Front Endocrinol (Lausanne). 2021 Feb 25;12:623-667.

Bollerslev J, Marcocci C et al. Current evidence for recommendation of surgery, medical treatment, and vitamin D repletion in mild primary hyperparathyroidism. European Journal of Endocrinology. 2011;165:851-64.

Cusano NE, Cipriani C, Bilezikian JP. Management of normocalcemic primary hyperparathyroidism. Best Pract Res Clin Endocrinol Metab. 2018 Dec;32(6):837-45.

Insogna KL. Primary Hyperparathyroidism. N Engl J Med. 2018 Sep 13;379(11):1050-59.

Komaba H, Kakuta T, Fukagawa M. Management of secondary hyperparathyroidism: how and why? Clin Exp Nephrol. 2017 Mar;21(Suppl 1):37-45.

Marcocci C, Cetani F. Clinical practice: primary hyperparathyroidism. New England Journal of Medicine. 2011;365:238-997.

Messa P, Alfieri CM. Secondary and Tertiary Hyperparathyroidism. Front Horm Res. 2019;51:91-108.

Potts JT. Parathyroid hormone: past and present. J Endocrinology. 2005;187(3):311-25.

Sankaran S, Gamble G et al. Skeletal effects of interventions in mild primary hyperparathyroidism: a metaanalysis. Journal of Clinical Endocrinology and Metabolism. 2010;95:165-362.

Schwarz P, Body JJ, Cáp J, Hofbauer LC, Farouk M, Gessl A et al. The PRIMARA study: a prospective, descriptive, observational study to review cinacalcet use in patients with primary hyperparathyroidism in clinical practice. Eur J Endocrinol. 2014 Dec;171(6):727-35.

Siilin H, Lundgren E et al. Prevalence of primary hyperparathyroidism and impact on bone mineral density in eldery men: MrOs Sweden. World Journal of Surgery. 2011;35:126-672.

Silva BC, Bilezikian JP. Skeletal abnormalities in Hypoparathyroidism and in Primary Hyperparathyroidism. Rev Endocr Metab Disord. 2021 Dec;22(4):789-802.

Udelsman R, Pasieka JL et al. Surgery for asymptomatic primary hyperparathyroidism. Proceedings of the Third International Workshop. 2009;94(2):366-72.

Walker MD, Silverberg SJ. Primary hyperparathyroidism. Nat Rev Endocrinol. 2018 Feb;14(2):115-25.

Capítulo 38

Hipoparatireoidismo, Pseudo-hipoparatireoidismo e Pseudo-pseudo-hipoparatireoidismo

Hipoparatireoidismo

O diagnóstico do hipoparatireoidismo é feito quando o cálcio total corrigido para albumina ou o cálcio ionizado é menor que o limite inferior da normalidade, acompanhado por um paratormônio (PTH) baixo ou inapropriadamente normal.

Achados laboratoriais

Os achados laboratoriais do hipoparatireoidismo incluem:

- Hipocalcemia com PTH baixo ou inapropriadamente normal
- Fração de excreção de cálcio aumentada – hipercalciúria relativa para a concentração de cálcio sérico. A redução do PTH leva ao comprometimento da reabsorção renal de cálcio
- Hiperfosfatemia e hipofosfatúria
- 1,25-vitamina D (calcitriol) normal ou baixa. A redução do PTH diminui a conversão da 25-vitamina D em 1,25-vitamina D, levando à menor absorção intestinal de cálcio
- Marcadores bioquímicos do metabolismo ósseo reduzidos – remodelação óssea reduzida.

Apresentação clínica

A hipocalcemia aguda e grave pode levar a crises convulsivas, laringospasmo, broncospasmo, arritmias cardíacas (por prolongamento do QTc) e alterações do estado mental.

Já o hipoparatireoidismo crônico cursa com diversas manifestações clínicas que podem afetar quase todos os sistemas do corpo e reduzem escores de qualidade de vida, como:

- Sistema neuromuscular: fadiga, parestesias de extremidades e perioral, fraqueza muscular, sinal de Chvostek (quando a percussão do trajeto do nervo facial, abaixo do processo zigomático, 2 cm à frente da orelha, desencadeia a contração da musculatura facial, elevando o lábio ipsilateral. No entanto, deve-se ter em mente que 10 a 20% da população normocalcêmica pode apresentar esse sinal e que, em cerca de 30% dos pacientes com hipocalcemia, ele pode estar ausente), sinal de Trousseau (quando o manguito insuflado por 3 minutos a 20 mmHg acima da pressão sistólica leva ao espasmo carpopedal de forma involuntária e incontrolável), cefaleia, cãibras musculares e tetania. Sintomas neuropsiquiátricos, como labilidade emocional, depressão, ansiedade e disfunção cognitiva são mais frequentes nesses pacientes. Além disso, o aumento do fósforo e do produto cálcio (Ca) × fósforo (P) leva à calcificação ectópica, com deposição de sais de cálcio intracerebral, nos gânglios da base, vasos e outros tecidos moles. Deve-se solicitar uma tomografia computadorizada (TC) de crânio para avaliação das calcificações cerebrais em pacientes com hipoparatireoidismo mal controlado
- Cardiovascular: insuficiência cardíaca por redução da contratilidade miocárdica, arritmias e aumento do risco cardiovascular pelas calcificações ectópicas

- Tegumentar: pele seca e escamosa, unhas quebradiças e cabelo áspero e fino
- Urinário: sintomas associados à hipercalciúria, como nefrolitíase, nefrocalcinose e perda de função renal. Esses sintomas estão mais associados ao tratamento com reposição de cálcio do que com a doença em si
- Sensorial: a catarata precoce pode estar presente a depender da duração do hipoparatireoidismo. Diferentemente da catarata senil, que é mais nuclear, os tipos de catarata mais frequentes no hipoparatireoidismo são subcapsular e cortical. A sua causa ainda não é bem estabelecida, sendo provavelmente consequência da hipocalcemia crônica. A hipocalcemia grave também está associada ao papiledema
- Esquelético: o osso do paciente com hipoparatireoidismo tem baixa remodelação. Ocorre redução da formação óssea e, em maior grau, da reabsorção óssea, o que promove um aumento da densidade mineral óssea (DMO) final, tanto de osso cortical quanto de osso trabecular. Por isso, geralmente a DMO é adequada, porém não se sabe ainda se a qualidade óssea está preservada e se o risco de fratura nesses pacientes é menor.

Etiologia

Pós-cirúrgico

É a causa mais comum de hipoparatireoidismo no adulto, representando cerca de 75% dos casos. Pode ocorrer após alguma cirurgia cervical, de forma transitória (mais comum) ou permanente, pela retirada inadvertida das paratireoides, por comprometimento das glândulas no ato operatório ou lesão da sua vascularização. A incidência do hipoparatireoidismo permanente pós-cirúrgico varia de 0,5 a 7%, dependendo da experiência do cirurgião, tipo de cirurgia, patologia (maior risco em bócios mergulhantes, doença de Graves e câncer de tireoide), grau de extensão da cirurgia, dissecção linfonodal e identificação das paratireoides no intraoperatório. Outro fator de risco para hipoparatireoidismo pós-cirúrgico é a concentração de cálcio sérico < 7,5 mg/dℓ 24 horas após a cirurgia. Em raros casos, o hipoparatireoidismo pode se apresentar anos após a cirurgia.

As apresentações do hipoparatireoidismo pós-cirúrgico são:

- Transitório, se permanecer por menos de 6 meses do pós-operatório
- Permanente, se permanecer por mais de 6 meses do pós-operatório. Ocorre em < 2% dos casos. Às vezes, o paciente já está medicado com cálcio e calcitriol após a cirurgia, sendo necessário retirar progressivamente essas medicações para avaliar se realmente é um hipoparatireoidismo permanente.

Autoimune

É considerada a segunda causa mais comum de hipoparatireoidismo em adultos. Pode se apresentar de forma isolada ou associada à síndrome poliglandular autoimune tipo 1 (SPA1). A SPA1 é uma doença autossômica recessiva, rara, causada por mutações no gene regulador autoimune (*AIRE*), sem correlação genótipo-fenótipo. Caracterizada por candidíase mucocutânea

($\approx$ 100% dos casos), hipoparatireoidismo ($\approx$ 86% dos casos) e doença de Addison ($\approx$ 79% dos casos). Outras doenças autoimunes também podem estar presentes, como a ooforite autoimune, diabetes melito tipo 1, hipotireoidismo, vitiligo etc. Pacientes sem uma etiologia clara para o hipoparatireoidismo provavelmente apresentam a forma autoimune da doença de forma isolada.

Genético

Representa menos de 10% dos casos de hipoparatireoidismo, porém é a principal causa em crianças.

- Síndrome de DiGeorge. Principal causa de hipoparatireoidismo em crianças, representando $\approx$ 60% dos casos. É caracterizada por dismorfismo craniofacial, malformações das vias respiratórias e renais, cardiopatias e anomalias do timo
- Hipocalcemia autossômica dominante (ADH). O tipo 1 de ADH ocorre por mutações ativadoras do receptor sensor de cálcio – CaSR ("mutações com ganho de função"), enquanto o tipo 2 ocorre por mutação da proteína G alfa 11. A ADH1 é a mais comum, caracterizada por hipocalcemia, PTH baixo ou inapropriadamente normal e hipercalciúria com calcificação renal ectópica. A ADH2 tem achados bioquímicos semelhantes aos do tipo 1, porém com menos manifestações renais
- Outras doenças genéticas associadas ao hipoparatireoidismo: síndrome hipoparatireoidismo-surdez-displasia renal; doenças mitocondriais – MELAS (miopatia mitocondrial, encefalopatia, acidose láctica e episódios de acidente vascular cerebral), Kearns-Sayre (oftalmoplegia e retinopatia pigmentar); displasias ósseas – Sanjad-Sakati (baixa estatura, dismorfismo craniofacial, microcefalia, retardo mental), Kenny-Caffey (baixa estatura, dismorfismo craniofacial, espessamento dos ossos longos, calcificação dos gânglios da base); agenesia das paratireoides.

Hipo ou hipermagnesemia

Causam hipoparatireoidismo funcional. O magnésio (Mg) é importante para a secreção do PTH e sua ligação ao receptor. Na hipomagnesemia, além de o PTH estar um pouco reduzido, ocorre também resistência à sua ação. Inicialmente, a concentração sérica do Mg pode estar normal, com o Mg intracelular reduzido, o que dificulta o diagnóstico. Porém, com a progressão da depleção do Mg a sua concentração sérica reduz. Na hipermagnesemia, o Mg se liga ao CaSR, inibindo a secreção do PTH.

Outras causas

Doenças de depósito (hemocromatose, doença de Wilson), infiltração metastática, doenças infecciosas ou granulomatosas (sarcoidose) e radioterapia cervical.

Hipoparatireoidismo idiopático

É a denominação de todas as outras formas de hipoparatireoidismo adquiridas que não sejam pós-operatórias e não se tenha detectado uma etiologia clara. A principal causa desses casos é autoimune.

Diagnóstico

Exames utilizados para o diagnóstico e acompanhamento dos pacientes com hipoparatireoidismo: cálcio total, cálcio iônico, albumina, creatinina (taxa de filtração glomerular), PTH (para a avaliação inicial), 25-vitamina D, 1,25-vitamina D, cálcio em urina de 24 horas, magnésio, fósforo.

Exames de imagem complementares (utilizados em alguns casos): USG de rins e vias urinárias, tomografia de crânio, avaliação oftalmológica, densitometria óssea.

Em caso de dúvida sobre a etiologia da doença, avaliar: história familiar de doenças da paratireoide e história pessoal de endocrinopatias. No exame físico, pesquisar cicatriz em região cervical, candidíase mucocutânea e vitiligo. Considerar avaliação genética.

Tratamento

Tratamento da hipocalcemia aguda

O tratamento da hipocalcemia aguda é feito com:

- Gliconato de cálcio 10%, dilui-se 10 mℓ em 100 mℓ de soro glicosado (SG) a 5% e administra-se por via intravenosa (IV) em 10 a 20 minutos. Essa infusão fornece 90 mg de cálcio elementar, e geralmente cursa com melhora dos sintomas agudos. Deve-se evitar cloreto de cálcio em infusão em *bolus*, pois pode ser irritante e esclerosante para a veia
- Gliconato de cálcio 10%, 10 ampolas (100 mℓ) diluídas em 900 mℓ de SG a 5% (solução com 0,9 mg de cálcio elementar por mℓ), administração em bomba de infusão contínua a aproximadamente 50 mℓ/h (45 mg/h), modificando a dose conforme a calcemia colhida a cada 4 a 6 horas. Manter a concentração de cálcio sérica no limite inferior da normalidade. Deixar cerca de 0,5 a 1,5 mg/kg/h de cálcio elementar.

Deve-se realizar monitoramento cardíaco durante a infusão do cálcio venoso devido à possibilidade de arritmia. Sempre corrigir o magnésio.

Tratamento crônico do hipoparatireoidismo

A meta do tratamento crônico é manter o cálcio total no limite inferior da normalidade (8 a 8,5 mg/dℓ), o suficiente para não causar sintomas, com o fósforo o mais normal possível (geralmente com tendência ao limite superior da normalidade), sem hipercalciúria, prevenir complicações extraesqueléticas e melhorar qualidade de vida.

A suplementação de cálcio deve ser realizada de forma fracionada, em média 0,5 a 2 g de cálcio elementar por dia, divididos em 2 a 4 doses. Alguns pacientes precisam de doses mais elevadas de cálcio para manter a normocalcemia. Deve-se não ultrapassar 1 g de cálcio elementar por vez, pois o organismo tem um limite de absorção do cálcio. O carbonato de cálcio tem 40% de cálcio elementar e, por isso, é o mais utilizado. Os sintomas adversos como gases e constipação intestinal podem melhorar com formulações que contêm magnésio. O citrato de cálcio causa menos efeitos adversos, porém tem 21% de cálcio elementar, sendo necessário mais comprimidos. Ele está indicado para os pacientes com acloridria ou em uso de antiácidos como os inibidores da bomba de próton. Deve-se usar os sais de cálcio de preferência nas refeições, para ajudar a quelar o fósforo. Além disso, o carbonato de cálcio é mais bem absorvido em meio ácido.

A suplementação da vitamina D deve ser feita com o uso da sua forma ativa (calcitriol) e colecalciferol (vitamina D_3) ou ergocalciferol (vitamina D_2). A reposição do calcitriol é necessária, pois, na falta de PTH, há menor conversão de 25-vitamina D em 1,25-vitamina D. A dose do calcitriol é em média 0,25 a 3 µ/dia, divididos em 1 a 2 vezes/dia. Assim como o cálcio, alguns indivíduos vão precisar de doses mais elevadas do calcitriol para manter a normocalcemia. O uso do colecalciferol está associado a menos episódios de hipocalcemia e aos efeitos extraesqueléticos da vitamina D. Deve-se manter a 25-vitamina D entre 30 e 60 ng/mℓ.

Para pacientes com hipercalciúria, podem ser utilizados os diuréticos tiazídicos, como a hidroclorotiazida 25 a 100 mg/dia. Procura-se manter calciúria menor que 4 mg/kg/dia. Os tiazídicos não devem ser utilizados na síndrome poliglandular autoimune tipo 1 nem na hipocalcemia autossômica dominante, se acompanhadas da síndrome de Bartter. Deve-se monitorar o potássio e o magnésio nos pacientes em uso.

Para pacientes com hiperfosfatemia grave, pode ser realizado o uso de outros quelantes de fósforo, como o sevelamer (800 mg, VO, em cada refeição – 3 vezes/dia), ou dieta pobre em fósforo. Manter o produto Ca × P < 55 mg²/dℓ² para evitar calcificações ectópicas. O uso do produto Ca × P é validado para doença renal crônica e utilizado pelos nefrologistas, porém ainda é controverso no hipoparatireoidismo.

Sempre avaliar o magnésio e suplementar, se necessário.

O tratamento convencional com reposição de cálcio e vitamina D normaliza a calcemia, porém, em muitos casos, doses elevadas são necessárias, aumentando o risco de complicações crônicas.

O tratamento com PTH recombinante 1 a 84 [rhPTH (1 a 84)] é utilizado em alguns países para o tratamento do hipoparatireoidismo, apesar de ainda não ser uma realidade no Brasil. Está aprovado pela FDA nos casos de: hipocalcemia de difícil controle (CaT corrigido para albumina < 7,5 mg/dℓ) ou sintomática; se a suplementação do cálcio ultrapassar 2,5 g/dia ou a do calcitriol 1,5 µ/dia; se houver hipercalciúria, nefrolitíase, *clearance* de creatinina < 60 mℓ/min ou aumento do risco de nefrolitíase por análise de sedimento urinário; se houver hiperfosfatemia ou produto Ca × P > 55 mg²/dℓ²; em caso de má absorção gastrintestinal ou cirurgia bariátrica e redução da qualidade de vida. O rhPTH (1 a 84) reduziu a suplementação diária de cálcio e vitamina D, o fósforo sérico, o produto Ca × P, a calciúria, manteve a função renal estável e melhorou a qualidade de vida. Caso ocorra a sua descontinuação, é preciso aumentar a dosagem de cálcio e vitamina D pelo risco de hipocalcemia grave.

Prognóstico

A hiperfosfatemia associada ao hipoparatireoidismo aumenta o risco de calcificações ectópicas (em gânglios da base, cerebrais e vasculares) e, com isso, o risco de complicações crônicas. Além disso, a doença está associada à redução da qualidade de vida.

Pseudo-hipoparatireoidismo

O pseudo-hipoparatireoidismo (PHP) é um conjunto de doenças em que ocorre resistência a hormônios que agem via receptores acoplados à proteína G. A maioria dos casos se apresenta com resistência ao PTH no túbulo contorcido proximal renal (TCP), podendo ocorrer também em outros locais, como no osso.

Pode ocorrer resistência a outros hormônios cujos receptores são acoplados à proteína G, como o hormônio tireoestimulante (TSH), o hormônio liberador de gonadotrofina (GnRH), o hormônio luteinizante (LH), o hormônio foliculoestimulante (FSH) e o hormônio liberador de hormônio do crescimento (GHRH), causando alterações fenotípicas denominadas osteodistrofia hereditária de Albright (OHA).

A OHA é caracterizada por baixa estatura, braquidactilia (encurtamento dos dedos das mãos, os 3º, 4º e 5º metacarpos e as 1ª e 4ª falanges distais são os ossos da mão mais afetados), ossificações ectópicas e face arredondada. Além disso, em alguns pacientes pode ocorrer alteração dentária, comprometimento cognitivo e obesidade.

Diagnóstico e quadro clínico

O diagnóstico da PHP é clínico e laboratorial. Características que devem estar presentes para o diagnóstico: resistência ao PTH e/ou ossificações ectópicas e/ou obesidade antes dos 2 anos associada à resistência do TSH e/ou OHA. Outras alterações que podem estar presentes: hipercalcitoninemia, hipogonadismo, deficiência de GH, déficit cognitivo, deficiência auditiva, síndrome da apneia obstrutiva do sono, craniossinostose, alterações dentárias, catarata, calcificações intracerebrais e restrição do crescimento intrauterino.

O diagnóstico pode demorar anos, já que, em recémnascidos e lactentes, os sintomas são inespecíficos, como baixo peso ao nascer, obesidade precoce e hipotireoidismo. Alguns pacientes apresentam história familiar ou sintomas mais típicos, como as ossificações ectópicas, que facilitam o diagnóstico. A avaliação genética ajuda a confirmar a suspeita clínica e é importante para o aconselhamento familiar.

A resistência ao PTH está presente na maioria dos pacientes e simula o hipoparatireoidismo (cálcio baixo, fósforo elevado, fosfatúria baixa). No entanto, o PTH é elevado, pois se trata de um quadro de resistência a esse hormônio. É preciso excluir insuficiência renal crônica, hipomagnesemia e deficiência de vitamina D, que podem simular essa mesma bioquímica. A hiperfosfatemia crônica, com elevação do produto Ca $\times$ P, pode levar a calcificações ectópicas (que são diferentes das ossificações ectópicas), principalmente em gânglios da base.

A calciúria costuma ser menor que no hipoparatireoidismo e, raramente, os pacientes desenvolvem hipercalciúria, nefrolitíase ou nefrocalcinose, pois a sensibilidade ao PTH no túbulo contorcido distal (TCD) está preservada. A hipocalcemia ocorre principalmente pela formação reduzida de calcitriol, devido à resistência ao PTH no TCP, onde se encontra a maior parte da enzima 1-alfa-hidroxilase.

Etiologia

Os principais subtipos de PHP são causados por variantes genéticas patogênicas de novo ou autossômicas dominantes, ou alterações epigenéticas (esporádicas ou de base genética) no gene *GNAS*, que codifica a subunidade alfa da proteína G ($G_s\alpha$). O PHP-1A é causado por variantes inativadoras no alelo materno do gene *GNAS* nos exons 1 a 13, incluindo mutações pontuais e rearranjos genéticos raros. O PHP-1B ocorre por defeitos na metilação do *GNAS*. Como consequência, ocorre resistência periférica à ação do PTH, que pode ser apenas renal (TCP) ou ocorrer também em outros tecidos. Além disso, pode ocorrer resistência a outros hormônios que também agem via proteína G, causando a OHA.

A mutação no PHP é sempre herdada da mãe, pois o alelo paterno encontra-se naturalmente silenciado por mecanismo de *imprinting* no TCP – quando um gene é expresso apenas por um alelo e o outro é inativado, portanto, mesmo que ele esteja alterado, não causará resistência renal ao PTH. Quando o indivíduo herda o alelo mutado do pai, terá então o chamado "pseudo-pseudo-hipoparatireoidismo" (PPHP), no qual não ocorre nenhuma alteração renal, mas o indivíduo apresenta o fenótipo da OHA.

Classificação

A ação fosfatúrica do PTH no rim depende da geração de cAMP na urina após a ligação do PTH ao seu receptor no TCP. Como 75% do cAMP dosado na urina tem origem no estímulo do PTH, então pode-se inferir que a dosagem do cAMP urinário é reflexo da ação do PTH nos rins. No PHP-1 há redução do cAMP urinário e da fosfatúria. No PHP-2 há redução da fosfatúria, mas com cAMP urinário normal (ou seja, o defeito nesse caso está em algum ponto entre a geração do cAMP e o estímulo da fosfatúria).

Pseudo-hipoparatireoidismo tipo 1

No PHP-1, não ocorre aumento do cAMP urinário nem da fosfatúria após a administração de PTH, ou seja, a resistência renal ao PTH se dá antes da geração do cAMP. Como no TCP renal quem codifica a proteína G local é apenas o alelo materno (o alelo paterno sofre *imprinting*), ocorre uma resistência completa ao PTH nesse local. No TCD, a resistência é parcial, pois existem proteínas G codificadas pelo alelo materno e paterno, havendo, portanto, reabsorção tubular de cálcio estimulada pelo PTH nesse segmento. A calciúria acaba sendo menor do que no hipoparatireoidismo e não costuma haver doença renal.

PHP tipo 1A. É a forma mais comum de PHP. Causada pela mutação no gene *GNAS*, que compromete a capacidade estimulatória da proteína G. Além das alterações do metabolismo do cálcio e fósforo, o paciente apresenta mutação da GS-alfa de outros receptores hormonais – como os receptores dos hormônios GHRH, GnRH, LH, FSH, TSH e glucagon. Pode ocorrer, portanto, hipotireoidismo, hipogonadismo, baixa estatura, elevação da calcitonina e o fenótipo da OHA. Os sinais mais específicos são a braquidactilia e as ossificações subcutâneas. Não há descrição de resistência ao hormônio liberador de corticotrofina (CRH), hormônio adrenocorticotrófico ou corticotrofina (ACTH) e vasopressina, apesar de esses hormônios também se ligarem a receptores acoplados à proteína G. A resistência óssea ao PTH pode estar presente ou não.

PHP tipo 1B. Foi inicialmente descrita como uma resistência isolada ao PTH, sem o fenótipo de Albright. Porém, análises posteriores demonstraram que alguns pacientes com PHP-1B exibem manifestações semelhantes às da PHP-1A. Não apresentam o fenótipo de Albright clássico, mas podem apresentar algumas manifestações, sendo a mais frequente a braquidactilia. As ossificações subcutâneas são raras. Esse tipo de PHP ocorre por defeitos na metilação do *GNAS*. Como não ocorre resistência ao PTH no osso, este pode sofrer consequências do PTH elevado, com aumento da reabsorção e desmineralização óssea. O aumento crônico do PTH associado a hipocalcemia e redução do calcitriol pode levar ao hiperparatireoidismo terciário e, nas crianças, a um quadro semelhante ao raquitismo, com metáfises alargadas e irregulares e deformidade de Madelung.

PHP tipo 1C. Esse subtipo era utilizado para classificar os pacientes com o mesmo fenótipo do tipo 1A (resistência renal associada ao fenótipo de Albright), mas com a atividade da GS-alfa preservada *in vitro*. Porém, atualmente essa forma é considerada uma variante da PHP-1A.

Pseudo-hipoparatireoidismo tipo 2

No PHP-2 também ocorre redução da fosfatúria, mas há aumento do cAMP urinário à infusão de PTH. Ou seja, o defeito está entre o cAMP e o estímulo à fosfatúria. O cálcio não está comprometido. Não se sabe qual é a mutação nesses casos nem qual é o tipo de herança. Já foi aventada a possibilidade de ser uma doença adquirida e reversível. Alguns pacientes com deficiência grave de vitamina D podem cursar com um quadro clínico semelhante ao do PHP-2, com aumento de fósforo sérico e baixa fosfatúria, porém esse quadro é transitório e reversível com a reposição de vitamina D.

Tratamento

O tratamento é semelhante ao instituído para o hipoparatireoidismo, com reposição de cálcio e calcitriol, porém a meta é diferente. No PHP, busca-se normalizar o cálcio e manter o PTH no limite superior da normalidade. Não se deve suprimir o PTH, pois isso leva a hipercalciúria e está associado a nefrocalcinose, tampouco se deve deixar o PTH muito alto, pelos efeitos adversos na mineralização óssea e na placa de crescimento. É necessário rastrear e tratar as outras endocrinopatias e acometimentos que podem estar presentes na OHA. As ossificações ectópicas apresentam risco elevado de recorrência, por isso só se deve fazer cirurgia em lesões mais superficiais, bem delimitadas, associadas a dor ou limitação do movimento. A depender das manifestações ósseas pode ser necessário também realização de fisioterapia e reabilitação.

Pseudo-pseudo-hipoparatireoidismo

Os pacientes que herdam a mutação do gene *GNAS* do alelo paterno podem ter o quadro clínico da OHA, sem haver a resistência renal ao PTH (já que o alelo paterno se encontra naturalmente silenciado por mecanismo de *imprinting* no TCP). Portanto, eles apresentam todas as outras alterações fenotípicas, mas sem alteração no metabolismo do cálcio e do fósforo. Essa condição é denominada "pseudo-pseudo-hipoparatireoidismo", ou PPHP.

O PHP-1A e o PPHP coexistem na mesma família (mas não na mesma geração), pois a mutação é a mesma, a única diferença é se foi herdada do pai ou da mãe. A GS-alfa desses pacientes está sempre funcionando apenas 50%. O diagnóstico diferencial entre pseudo-hipoparatireoidismo e pseudo-pseudo-hipoparatireoidismo está descrito na Tabela 38.1.

Mutações inativadoras do *GNAS* herdadas do pai também podem causar a heteroplasia óssea progressiva, doença autossômica dominante rara, caracterizada por ossificação progressiva dérmica e do tecido subcutâneo durante a infância.

Acrodisostose

Assemelha-se ao PHP pela presença de braquidactilia e resistência ao PTH e TSH, mas também apresenta dismorfismo facial e hipoplasia nasal. Associado a mutações pontuais nos genes *PRKAR1A* e *PDE4D*.

TABELA 38.1 Resumo do diagnóstico diferencial entre pseudo-hipoparatireoidismo tipos 1A, 1B, 2 e pseudo-pseudo-hipoparatireoidismo.								
Tipo de pseudo-hipoparatireoidismo	Ca	P	PTH	cAMP urinário pós-PTH	Fosfatúria pós-PTH	OHA	Outros hormônios alterados	Mutação
PHP1A	↓	↑	↑	↓	↓	Sim	Sim	Alelo materno do gene *GNAS* exons 1 a 13
PHP1B	↓	↑	↑	↓	↓	Algumas características	Variável	Metilação do *GNAS*
PHP1C	↓	↑	↑	N *in vitro*	↓	Sim	Sim	Alelo materno do gene *GNAS*
PHP2	↓	↑	↑	N	↓	Não	Não	Não se sabe
PPHP	N	N	N	N	N	Sim	Não	Alelo paterno do gene *GNAS*

Ca, cálcio; *N*, normal; *OHA*, osteodistrofia hereditária de Albright; *P*, fósforo; *PHP*, pseudo-hipoparatireoidismo; *PPHP*, pseudo-pseudo-hipoparatireoidismo; *PTH*, paratormônio.

Leitura recomendada

Bilezikian JP. Hypoparathyroidism. J Clin Endocrinol Metab. 2020 Jun 1;105(6):1722-36.

Brandi ML, Bilezikian JP, Shoback D, Bouillon R, Clarke BL, Thakker RV et al. Management of Hypoparathyroidism: Summary Statement and Guidelines. J Clin Endocrinol Metab. 2016 Jun;101(6): 2273-83.

Gafni RI, Collins MT. Hypoparathyroidism. N Engl J Med. 2019 May 2;380(18):1738-47.

Maeda SS, Moreira CA, Borba VZC, Bandeira F, Farias MLF, Borges JLC et al. Diagnosis and treatment of hypoparathyroidism: a position statement from the Brazilian Society of Endocrinology and Metabolism. Arch Endocrinol Metab. 2018 Feb;62(1): 106-24.

Mannstadt M, Bilezikian JP, Thakker RV, Hannan FM, Clarke BL, Rejnmark L et al. Hypoparathyroidism. Nat Rev Dis Primers. 2017 Aug 31;3:17055. Erratum in: Nat Rev Dis Primers. 2017 Oct 05;3:17080.

Mantovani G, Bastepe M, Monk D, de Sanctis L et al. Diagnosis and management of pseudohypoparathyroidism and related disorders: first international Consensus Statement. Nat Rev Endocrinol. 2018 Aug;14(8):476-500.

Mantovani G, Bastepe M, Monk D, de Sanctis L et al. A. Recommendations for Diagnosis and Treatment of Pseudohypoparathyroidism and Related Disorders: An Updated Practical Tool for Physicians and Patients. Horm Res Paediatr. 2020;93(3):182-96.

Capítulo 39

Alterações do Receptor Sensor de Cálcio

Sensor de cálcio

Os receptores sensores de cálcio (CaSR) são receptores acoplados à proteína G presentes em quase todo o organismo, incluindo as células das paratireoides, onde são mais prevalentes, e o ramo espesso da alça de Henle nos rins. Sua função é detectar mudanças na concentração de cálcio sérico e sinalizar os órgãos-alvo a respeito da calcemia naquele momento.

Os CaSR das paratireoides e túbulos renais detectam reduções do cálcio extracelular, o que leva à liberação do PTH, ao aumento da reabsorção tubular de cálcio (tanto via PTH no túbulo contorcido distal quanto de forma PTH-independente na alça de Henle), ao aumento da reabsorção óssea e à conversão da 25-vitamina D em 1,25-vitamina D (calcitriol). O calcitriol, por sua vez, age no intestino aumentando a absorção de cálcio da dieta. Todas essas alterações visam retornar a calcemia aos seus valores habituais basais. Já nas situações de hipercalcemia, ocorre o contrário, ou seja, redução da secreção de PTH pelas paratireoides, da reabsorção tubular renal de cálcio, da reabsorção óssea e da produção renal de 1,25-vitamina D via sinalização do CaSR.

O CaSR também tem efeitos não calciotrópicos, influenciando na detecção de nutrientes gastrintestinais, secreção de insulina e hormônios enteroendócrinos, tônus vascular e cicatrização de feridas.

Hipercalcemia hipocalciúrica familiar

Diagnóstico

Hipercalcemia PTH-dependente com fração de excreção de cálcio < 1%, associada à história familiar positiva de quadro semelhante (parentes de primeiro grau, pois a herança é autossômica dominante). O PTH encontra-se inapropriadamente normal ou discretamente elevado (20% dos casos), com hipercalcemia leve a moderada.

Os indivíduos acometidos são geralmente assintomáticos ou apresentam sintomas leves da hipercalcemia, como constipação intestinal, poliúria e fadiga, podendo também ocorrer pancreatite e condrocalcinose. Geralmente, o diagnóstico é feito após detecção de hipercalcemia persistente nos exames de rotina.

Em caso de hipercalcemia com calciúria < 100 mg/dia, deve-se suspeitar de hipercalcemia hipocalciúrica familiar. Se estiver entre 100 e 200 mg/dia, deve-se calcular a fração de excreção de cálcio para saber se é menor que 0,01; se > 200 mg/dia, é muito improvável se tratar desse diagnóstico. Um cuidado a ser levado em consideração é que pessoas com hiperparatireoidismo primário e deficiência de vitamina D podem ter redução da fração de excreção de cálcio. Em casos duvidosos, pode-se pesquisar a presença da mutação no CaSR.

O cálculo da fração de excreção do cálcio é:

$$\text{Ca em urina de 24 horas} \times \text{creatinina (Cr) plasma} / \text{Ca plasma} \times \text{Cr em urina de 24 horas}$$

Etiologia

Mutações inativadoras do receptor sensor de cálcio (mutação com perda de função) causam a hipercalcemia hipocalciúrica familiar tipo 1. Essa é a forma mais comum de HHF, correspondendo a 65% dos casos. O CaSR passa a interpretar que a calcemia está mais baixa do que realmente está. Ocorre aumento do *setpoint* do cálcio, pois concentrações mais altas de cálcio passam a ser necessárias para suprimir a liberação de PTH, "redefinindo" a concentração de cálcio sérico para um nível superior ao normal. No rim, esse defeito leva a um aumento da reabsorção tubular de cálcio e magnésio, contribuindo para a hipocalciúria.

O CaSR é um receptor acoplado à proteína G e outras mutações no processo de sinalização celular foram descritas, causando a HHF2 e HHF3. A HHF2 resulta de mutações inativadoras no G alfa 11, uma das proteínas de ligação do nucleotídeo guanina que liga o CaSR à ativação da fosfolipase C. A HHF3 resulta de mutações do complexo de proteínas 2 relacionado ao adaptador, subunidade sigma 1 (*AP2S1*).

Já existe descrição de hipercalcemia hipocalciúrica familiar por anticorpo contra o CaSR. Nesse caso, é uma forma adquirida, e geralmente ocorre em pessoas com outras doenças autoimunes associadas.

Transmissão

Herança autossômica dominante com alta penetrância.

Tratamento

- Conduta expectante, devendo-se evitar situações que possam agravar a hipercalcemia
- Hidratar-se bem
- Manter dieta normocálcica (800 a 1.000 mg/dia de cálcio)
- Não ingerir suplementos de cálcio, diuréticos tiazídicos ou lítio
- Cinacalcete em alguns casos.

Prognóstico

O prognóstico é muito bom, pois geralmente não cursa com nenhuma das disfunções do hiperparatireoidismo primário, não evoluindo com doença óssea ou renal. Por isso, não necessita de nenhum tipo de tratamento específico visando baixar a hipercalcemia, que geralmente é leve.

Hiperparatireoidismo neonatal grave

Forma rara e grave da hipercalcemia hipocalciúrica familiar, na qual a criança herda os dois alelos mutados. O recém-nascido apresenta níveis muito elevados de PTH e cálcio nos primeiros dias de vida, evoluindo com hipotonia, dificuldade em se alimentar, baixo ganho ponderal e desconforto respiratório. Nos casos graves, o tratamento é feito com paratireoidectomia total.

Hipocalcemia autossômica dominante

Diagnóstico

O diagnóstico é dado quando há hipocalcemia hipercalciúrica e história familiar positiva (herança autossômica dominante). Achados laboratoriais: redução leve a moderada do cálcio, PTH baixo ou inapropriadamente normal, calciúria normal ou discretamente elevada (maior do que a esperada em caso de hipocalcemia).

Faz diagnóstico diferencial com hipoparatireoidismo congênito, mas, nesse caso, o PTH está ausente. Além disso, nos casos de hipoparatireoidismo, geralmente o cálcio sérico é bem mais baixo e a calciúria e o fósforo mais elevados.

Etiologia

A primeira forma de hipocalcemia autossômica dominante descrita (ADH1) é causada por uma mutação ativadora do CaSR, que interpreta que a calcemia está mais alta do que realmente está. Ocorre redução do *setpoint* do cálcio (uma baixa concentração de cálcio passa a ser percebida como normal), de modo que o PTH não é liberado nas concentrações de cálcio que geralmente desencadeiam a sua secreção.

Outra causa genética da hipocalcemia autossômica dominante (ADH), denominada ADH2, é causada por mutações de ganho de função do gene GNA11, que codifica a subunidade alfa 11 da proteína G.

Tratamento

Realiza-se suplementação com cálcio, calcitriol e diuréticos tiazídicos nos pacientes sintomáticos.

Prognóstico

O prognóstico é bom, pois geralmente o cálcio não é tão baixo como no hipoparatireoidismo verdadeiro, não sendo sintomático. O fósforo não se eleva tanto, não aumentando o risco cardiovascular.

Síndrome de Bartter tipo V

A síndrome de Bartter é caracterizada por diversas mutações que comprometem a reabsorção de sódio e cloro no ramo espesso da alça de Henle, resultando em poliúria, natriurese, retardo de crescimento, alcalose metabólica, hipopotassemia, elevação de renina e aldosterona (a perda hídrica ativa o sistema renina-angiotensina-aldosterona e a secreção de prostaglandina E), mas sem aumento de pressão arterial. Mutações ativadoras no CaSR foram descritas, caracterizando a síndrome de Bartter tipo V, levando a hipocalcemia e hipercalciúria associadas. O tratamento é feito com reposição de sódio e potássio, anti-inflamatórios não esteroides (pois bloqueiam a liberação de prostaglandinas) e bloqueadores do sistema renina-angiotensina-aldosterona.

Leitura recomendada

Brown EM. Antiparathyroid and anticalcium sensing receptor antibodies in autoimmune hypoparathyroidism. Endocrinol Metab Clin North Am. 2009;38:437-45.

Brown EM. Clinical lessons from the calcium sensing receptor. Nat Clin Pract Endocrinol Metab. 2007;3:122-33.

D'Souza-Li L. The calcium-sensing receptor and related diseases. Arq Bras Endocrinol Metab. 2006;50(4):628-39.

Hannan FM, Kallay E, Chang W, Brandi ML, Thakker RV. The calcium-sensing receptor in physiology and in calcitropic and noncalcitropic diseases. Nat Rev Endocrinol. 2018 Dec;15(1):33-51.

Hendy GN. Calcium-sensing receptor. In: Bilezikian JP. Primer on the metabolic bone diseases and disorders of mineral metabolism. 9.ed. Hoboken, NJ: Wiley-Blackwell, 2019. p. 221-29.

Lee JY, Shoback DM. Familial hypocalciuric hypercalcemia and related disorders. Best Pract Res Clin Endocrinol Metab. 2018 Oct;32(5): 609-19.

Vahe C, Benomar K, Espiard S, Coppin L, Jannin A, Odou MF et al. Diseases associated with calcium-sensing receptor. Orphanet J Rare Dis. 2017 Jan 25;12(1):19.

40 Nefrolitíase

Capítulo

Introdução

A composição da urina é influenciada principalmente pela dieta e pela ingestão alta ou baixa de vários nutrientes, e pode estar associada a um risco aumentado para formação de cálculo renal. A excreção urinária elevada de substâncias como cálcio, oxalato, cisteína e ácido úrico promove a formação de pedras, enquanto substâncias como citrato e magnésio são protetoras. Fatores não relacionados à alimentação podem aumentar o risco para nefrolitíase, como gota, história familiar de cálculo renal, residir em ambiente quente, doenças sistêmicas como hiperparatireoidismo primário (HPP), acidose tubular renal, doença de Crohn, diabetes melito e obesidade.

A nefrolitíase é uma doença frequente e que afeta todas as idades, etnias e gêneros. Segundo o estudo National Health and Nutrition Examination Survey (NHANES) de 2010, a prevalência de litíase renal foi de 10,6% em homens, 7,1% em mulheres e geral de 8,8%.

Etiologia

Os cálculos podem ser:

- Mistos (oxalato e fosfato de cálcio): 37%
- Oxalato de cálcio: 26%
- Fosfato de amônio magnesiano (estruvita): 22%
- Fosfato de cálcio: 7%
- Ácido úrico: 5%
- Cistina: 2%.

Relação de nefrolitíase com doença óssea

Estudos mostram que pacientes com nefrolitíase apresentam comprometimento importante da massa óssea e quatro vezes mais fraturas osteoporóticas do que os pacientes sem a doença. Pessoas com nefrolitíase têm perda maior de massa óssea ao longo da vida, principalmente se apresentarem uma maior duração da doença.

Além disso, em indivíduos com hipercalciúria a perda de massa óssea é ainda maior, bem como o risco de fraturas por fragilidade. A hipercalciúria é geralmente considerada o fator de risco metabólico identificável mais comum para formação de cálculos de oxalato de cálcio.

Fatores de risco

São fatores de risco para hipercalciúria:

- Dieta rica em sódio: leva a uma maior excreção urinária de sódio, o que diminui a reabsorção tubular de cálcio, resultando em hipercalciúria. Embora a alta ingesta de sal possa ser um fator contribuinte, raramente é a única causa de hipercalciúria
- Dieta hiperproteica: aumenta a acidose, resultando em aumento na expressão do ligante do receptor ativador do fator nuclear Kappa B (RANKL) e, com isso, induz a reabsorção óssea; reduz o pH da urina, aumentando a ligação do cálcio com oxalato e fosfato; e aumenta a filtração glomerular
- Aumento da concentração de calcitriol: ocorre em 40 a 60% dos pacientes com nefrolitíase e hipercalciúria ou na atividade dos receptores de calcitriol, causando maior absorção intestinal de cálcio e maior reabsorção óssea, reduzindo a formação de osso

- Redução da expressão de fator de transformação do crescimento beta (TGF beta), um agente associado à maior formação e menor reabsorção do osso
- Aumento de citocinas inflamatórias que estimulam a expressão de RANKL e a redução da osteoprotegerina, desviando o equilíbrio do esqueleto para maior reabsorção e menor formação
- Tubulopatia renal: pode cursar com hipocitratúria, acidose metabólica pela perda tubular de bicarbonato e aumento do paratormônio (PTH) pela perda renal de cálcio
- Hipofosfatemia: fator de risco independente para hipercalciúria, pois aumenta a produção de 1,25 vitamina D (calcitriol), o que causa maior absorção intestinal de cálcio
- Outras causas de hipercalciúria incluem excesso de glicocorticoides, doença de Paget, síndrome paraneoplásica, mieloma múltiplo, tumores metastáticos envolvendo o tecido ósseo, doença de Addison e hipervitaminose D. A hipercalciúria sem qualquer causa óbvia, que constitui a maioria dos casos, é denominada "idiopática".

Hipercalciúria idiopática

Condição que cursa com balanço negativo de cálcio. É definida como uma calciúria acima de 250 mg/dia em mulheres, acima de 300 mg/dia em homens ou maior que 200 mg em paciente com dieta pobre em cálcio (com menos de 400 mg/dia) por 1 semana. Os possíveis mecanismos envolvidos são:

- Aumento da absorção intestinal do cálcio: a maioria dos pacientes tem a 1,25-vitamina D no seu limite superior. O problema pode ser no aumento da 1,25-vitamina D ou na maior quantidade ou atividade dos receptores de vitamina D (VDR). A doença óssea parece ser mais acentuada que nos outros tipos de hipercalciúria, provavelmente pelo maior efeito do calcitriol estimulando a reabsorção no osso. Apresenta calciúria mais alta e inibição do PTH após sobrecarga oral de cálcio. No jejum, a calciúria é menor e o PTH encontra-se normal. Um paciente com hipercalciúria e PTH no limite inferior sugere que a causa seja realmente absortiva
  - Tipo 1: aparece mesmo com dieta pobre em cálcio (a absorção é muito aumentada)
  - Tipo 2: aparece apenas com dieta rica em cálcio
- Aumento da perda renal de cálcio: ocorre aumento da carga filtrada de cálcio ou redução da reabsorção de cálcio nos túbulos, resultando em elevação de PTH para compensar a calcemia por meio de maior absorção intestinal e reabsorção óssea secundariamente. Apresenta aumento da calciúria e do PTH basais. Após sobrecarga oral, há aumento de calciúria e queda do PTH
- PTH elevado ou não suprimível: ocorre aumento da reabsorção óssea e perda de cálcio do osso na urina. Apresenta calciúria basal alta, que aumenta após sobrecarga oral de cálcio, e PTH basal aumentado, que não é suprimido após essa sobrecarga
- Caso seja detectada hipercalciúria, uma avaliação laboratorial que inclua PTH, cálcio total e iônico, fósforo, 1,25-vitamina D, magnésio e hormônio tireoestimulante (TSH) se faz necessária. Além disso, a realização de densitometria óssea deve ser considerada, pois muitos estudos mostraram redução da densidade mineral óssea e aumento da incidência de fraturas em pacientes com hipercalciúria idiopática.

Outras condições associadas à nefrolitíase

Hipocitratúria

Caracterizada pela excreção de citrato < 500 mg/24 horas em mulheres e < 434 mg/24 horas em homens. O citrato é um inibidor endógeno da formação de cálculos, que aumenta a solubilidade do fosfato e do oxalato de cálcio. A hipocitratúria pode ser idiopática ou associada à acidose metabólica, acidose tubular renal, doença inflamatória intestinal, hiperaldosteronismo primário e dietas hiperproteicas.

Hiperoxalúria

Resultante da ingesta aumentada (além da dieta, inclui uso excessivo de vitamina C, uma vez que o ácido ascórbico é metabolizado a oxalato), da absorção intestinal aumentada, presente em síndromes de malabsorção (quadro conhecido como hiperoxalúria entérica – o cálcio alimentar se liga ao oxalato em condições normais, formando um composto insolúvel que é eliminado nas fezes; nas síndromes de malabsorção, os ácidos graxos se ligam ao cálcio e sobra oxalato livre para ser absorvido), ou da produção aumentada por erros do metabolismo (hiperoxalúria primária dos tipos 1, 2 e 3). O citrato também se liga a cristas de oxalato de cálcio e retarda o seu crescimento.

Hiperuricosúria

Definida pela excreção urinária de ácido úrico > 750 mg/dia para mulheres e > 800 mg/dia para homens. Causada por dieta rica em purina ou superprodução endógena (mecanismo desconhecido).

Cistinúria

Distúrbio autossômico recessivo, no qual há prejuízo do transporte intestinal e tubular de aminoácidos dibásicos.

Investigação de calculose metabólica

Anamnese

- Avaliação de doenças de base: gota, acidose tubular renal, doenças granulomatosas, neoplasias, hiperparatireoidismo, malformações renais, cirurgias bariátricas, síndrome do intestino curto e síndrome metabólica
- Avaliação do histórico familiar de nefrolitíase
- Avaliação de hábitos de vida: ingestão hídrica, atividade profissional e dieta (se rica em sódio, proteínas, purinas ou oxalato).

Exames

- Ureia e creatinina
- Sódio (Na), potássio (K), cálcio (Ca), fósforo (P), cloro (Cl) e magnésio (Mg)
- PTH, albumina e vitamina D
- Ácido úrico
- Gasometria venosa (avaliar se há acidose metabólica)
- Urina tipo 1
- Urina 24 horas: volume, pH, creatinina, Na, Ca, P, Mg, oxalato, citrato e ácido úrico
- Radiografia de abdome: cálculos com componente de cálcio costumam ser radiopacos. Cálculos de ácido úrico puro podem ser radiotransparentes
- Tomografia computadorizada (TC) de abdome e pelve sem contraste: avaliam se a calculose é bilateral e se há hidronefrose
- Avaliação da composição do cálculo expelido.

Tratamento crônico da nefrolitíase

A ingestão diária de líquidos deve ser alta (> 3 ℓ em média) para atingir pelo menos 2 ℓ de urina por dia, com ajustes para maiores necessidades de líquidos a depender do clima e estilo de vida.

Dieta hipossódica, pobre em oxalato (muito presente em feijões, chá-preto, chocolate, frutas cítricas, frutas vermelhas, beterraba, nozes, tofu, aipo e espinafre) e purinas (presentes em carnes vermelhas e frutos do mar), hipoproteica e normo-cálcica. Não se indica dieta pobre em cálcio, pois, além de não reduzir a formação de cálculos (na falta de cálcio, sobra mais oxalato para ser absorvido no intestino), pode piorar ainda mais a massa óssea. Em pacientes que apresentam hipercalciúria, os níveis de cálcio na dieta devem ser de pelo menos 1.200 mg/dia (o cálcio deve ser obtido preferencialmente de alimentos em vez de suplementos) e os níveis de sódio na dieta devem ser restritos a ≤ 1,5 g por dia.

Alcalinização da urina (citrato de potássio, Litocit® – comprimidos de 5 e 10 mEq, posologia de 10 a 20 mEq, 3 vezes/dia): além de aumentar o citrato na urina (> 400 mg/dia), solubiliza o cálcio e aumenta o pH urinário, reduzindo a precipitação de cristais de cálcio. É capaz de aumentar o pH do sangue e, com isso, diminuir a calciúria e a reabsorção óssea, com melhora da densidade mineral óssea (DMO). Isso porque o sangue mais alcalino estimula a formação e inibe a reabsorção óssea (aumenta os marcadores de formação e reduz o telopeptídeo C terminal – CTX).

Além disso, utilizam-se:

- Tiazídicos: ao reduzirem a calciúria, conseguem reduzir o PTH e, consequentemente, reduzem a reabsorção óssea. Estudos já comprovaram que o uso de tiazídicos é capaz de aumentar a DMO e reduzir o risco de fraturas em pacientes com nefrolitíase por hipercalciúria. Parece que, além de reduzir a calciúria, os tiazídicos têm também um efeito direto estimulando osteoblastos e inibindo osteoclastos
- Hipocitratúria: reposição de citrato de potássio
- Hiperoxalúria: dieta pobre em oxalato e gorduras, reposição de cálcio, alcalinização da urina, colestiramina (liga-se ao oxalato, reduzindo sua absorção)
- Hiperuricosúria: alcalinização da urina e alopurinol (100 a 300 mg/dia).

Leitura recomendada

Borghi L et al. Comparison of two diets for the prevention of recurrent stones in idiopathic hypercalciuria. New England Journal of Medicine. 2002;346(2):77-84.

Coe FL, Worcester EM, Evan AP. Idiopathic hypercalciuria and formation of calcium renal stones. Nat Rev Nephrol. 2016 Sep;12(9):519-33.

Mansour A, Aboeerad M, Qorbani M, Hashemi Taheri AP, Pajouhi M, Keshtkar AA et al. Association between low bone mass and the serum RANKL and OPG in patients with nephrolithiasis. BMC Nephrol. 2018 Jul 11;19(1):172.

Mayans L. Nephrolithiasis. Prim Care. 2019 Jun;46(2):203-12.

Miller NL, Lingeman JE. Management of kidney stones. BMJ. 2007;334(7591):468-72.

Moe OW. Kidney stones: pathophysiology and medical management. Lancet. 2006;367(9507):333-44.

Pak CYC et al. Defining hypercalciuria in nephrolithiasis. Kidney International. 2011;80:777-82.

Sakhaee K et al. Nephrolithiasisassociated bone disease: pathogenesis and treatment options. Kidney International. 2011;79:393-403.

Scales CD Jr, Smith AC, Hanley JM, Saigal CS. Urologic Diseases in America Project. Prevalence of kidney stones in the United States. Eur Urol. 2012 Jul;62(1):160-65.

Hipercalcemia

Capítulo 41

Introdução

A hipercalcemia é definida como uma concentração de cálcio sérico superior a 2 desvios-padrão acima da média do valor de referência do laboratório, que geralmente é > 10,6 mg/dℓ. Trata-se de uma condição relativamente comum na população em geral, com uma prevalência de cerca de 1%, e costuma ser identificada de maneira acidental durante a investigação diagnóstica de doenças não relacionadas.

Durante a sua interpretação, faz-se necessário lembrar que o cálcio sérico total pode sofrer influência do pH e dos níveis de albumina, conforme abordado nos capítulos anteriores.

Classificação

A hipercalcemia pode ser classificada quanto à gravidade e quanto à dependência do paratormônio:

- Quanto à gravidade
  - Leve: 10,6 a 12 mg/dℓ
  - Moderada: 12 a 14 mg/dℓ
  - Grave: > 14 mg/dℓ
- Classificação quanto à dependência do paratormônio
  - Paratormônio (PTH) dependente: com PTH > 30 pg/mℓ
  - PTH-independente: com PTH < 30 pg/mℓ.

Quadro clínico

As hipercalcemias leves e moderadas geralmente são assintomáticas. Quando presentes, os sintomas podem ser inespecíficos e incluem fadiga, fraqueza, hiporexia, náuseas, vômitos, epigastralgia, alterações de humor e comportamento.

Sintomas neurológicos

Sonolência, confusão mental e coma. Essas manifestações dependem de diversos fatores como a gravidade e a velocidade de instalação da hipercalcemia, a idade do paciente, o estado neurológico prévio, as comorbidades e as medicações em uso.

Sintomas renais

Poliúria, polidipsia, podendo evoluir para desidratação e insuficiência renal aguda. Esse quadro de diabetes insípido nefrogênico ocorre por resistência renal à vasopressina e redução da expressão tubular dos canais de água (aquaporina-2). Além disso, também pode ocorrer nefrolitíase e depósito de cálcio nos rins (nefrocalcinose) e em outros locais (vasos sanguíneos e córnea).

Sintomas digestivos

O cálcio se liga ao receptor sensor de cálcio (CaSR) das células intestinais, aumentando as cargas positivas no intracelular (via segundos mensageiros, não sendo o próprio cálcio que entra na célula). Isso dificulta a despolarização da célula e, consequentemente, a contração muscular e o peristaltismo, causando um quadro de constipação intestinal. Além disso, a hipercalcemia pode aumentar o risco de pancreatite aguda por deposição de cálcio no ducto pancreático ou pela indução da conversão de tripsinogênio em tripsina, causando autodigestão do pâncreas.

Sinais no sistema cardiovascular

Redução do intervalo QT devido ao aumento da taxa de repolarização cardíaca. Bradicardia e bloqueio atrioventricular de primeiro grau podem ocorrer.

Etiologias

PTH-dependente

- Hiperparatireoidismo primário (HPP): é a principal causa de hipercalcemia na atualidade. Pode ocorrer de maneira esporádica ou associado com síndromes familiares, como nas neoplasias endócrinas múltiplas dos tipos 1 e 2A, na síndrome hiperparatireoidismo-tumor de mandíbula ou no hiperparatireoidismo familiar isolado
- Hiperparatireoidismo terciário: função autônoma do tecido paratireoidiano em decorrência de hiperparatireoidismo secundário de longa data. A situação mais comumente associada é a doença renal crônica, na qual a deficiência de 1,25 (OH)$_2$ vitamina D, a hiperfosfatemia e a hipocalcemia produzem estimulação crônica das paratireoides
- Hipercalcemia hipocalciúrica familiar
- Carcinoma de paratireoide
- Secreção ectópica de PTH: extremamente raro
- Utilização de lítio ou tiazídicos.

PTH-independente

- Neoplasias: segunda maior causa de hipercalcemia atualmente, correspondendo a 90% das hipercalcemias de pacientes internados. A hipercalcemia associada à malignidade é geralmente mais aguda e grave do que a presente no HPP. Mecanismos fisiopatológicos relacionados com a hipercalcemia tumoral
  - Humoral (80% dos casos): causada pela produção ectópica tumoral de PTHrp (peptídeo relacionado com o PTH), principalmente por tumores de células escamosas (pulmão, esôfago, cabeça e pescoço, pele, cérvice uterino, ovário, mama e rim). Resulta em hipercalcemia por maior reabsorção óssea e tubular renal, via humoral pelo PTHrp. Já a absorção intestinal de cálcio está diminuída porque há redução na produção do calcitriol, uma vez que o PTHrp inibe a 1-alfa-hidroxilase (diferente do que ocorre no HPP). Ocorre também fosfatúria e hipofosfatemia. Nessa situação, a hipercalcemia não acontece por metástase óssea ou comprometimento ósseo pelo tumor
  - Ação osteolítica local (20% dos casos): principalmente tumores de mama, próstata, mieloma, leucemias e linfomas. Ocorre invasão local do osso pelo tumor, que produz citocinas e fatores inflamatórios que estimulam o osteoclasto a fazer reabsorção local
  - Aumento na produção de calcitriol: há alguns casos descritos de linfomas que produzem 1-alfa-hidroxilase

e convertem 25-vitamina D em 1,25-vitamina D (calcitriol). Ocorre hipercalcemia por aumento na absorção intestinal e reabsorção tubular renal de cálcio, mecanismo semelhante ao das doenças granulomatosas
  - Hiperparatireoidismo ectópico: tumores de ovário, pulmão, tireoide, timo ou gástrico produtores de PTH (e não de PTHrp); condição extremamente rara, que, nesse caso, causa uma hipercalcemia PTH-dependente
- Sarcoidose, tuberculose e doenças granulomatosas: produzem 1-alfa-hidroxilase dentro do granuloma, aumentando a formação de calcitriol e causando hipercalcemia por maior absorção intestinal e reabsorção renal do cálcio
- Intoxicação por vitamina D ou calcitriol
- Hipertireoidismo: por aumento da reabsorção óssea em consequência das concentrações elevadas de tri-iodotironina (T3). A hipercalcemia é revertida com o tratamento da tireotoxicose
- Insuficiência adrenal: parece ser multifatorial, mas a hipercalcemia melhora com a reposição de glicocorticoides
- Feocromocitoma, VIPoma (tumor secretor de peptídeo intestinal vasoativo – VIP): as catecolaminas e o VIP parecem aumentar a reabsorção óssea. Acredita-se que no feocromocitoma também ocorra a síntese PTHrp
- Imobilização: por estímulo à reabsorção óssea e inibição da formação. Indivíduos jovens apresentam maior risco do que idosos devido ao alto grau de remodelamento ósseo. Formas mais graves de hipercalcemia podem ocorrer em indivíduos que já possuem um alto remodelamento ósseo, como pacientes com doença de Paget, HPP ou hipercalcemia associada à malignidade
- Síndrome da imunodeficiência adquirida (AIDS): vários mecanismos podem estar envolvidos, incluindo a ação direta do vírus da imunodeficiência humana (HIV) na reabsorção óssea
- Síndrome leite-álcali: ingestão excessiva de leite (litros) associado ao uso de antiácidos (prática comum antigamente) para tratamento de úlcera péptica. Observa-se hipercalcemia, alcalose metabólica e insuficiência renal aguda
- Medicamentos: antiácidos com cálcio na sua composição; tiazídicos; lítio (estimula secreção de PTH em 5% dos usuários, e pode estimular diretamente reabsorção tubular renal de cálcio); suplementos de cálcio, vitamina D e calcitriol; intoxicação por vitamina A; PTH recombinante (teriparatida); estrógenos e moduladores seletivos dos receptores estrogênicos (SERMS), aminofilina, foscarnet, hormônio do crescimento (GH) etc.
- Nutrição parenteral com altas concentrações de cálcio e vitamina D
- Hipercalcemia artefactual: por aumento nas proteínas plasmáticas (p. ex., na desidratação, quando a albumina está aumentada, e no mieloma múltiplo, quando as globulinas estão aumentadas), ou por aumento do número de células sanguíneas (trombocitose e leucocitose importantes, causando a saída de cálcio do intracelular para o extracelular in vitro). Nessas situações, o cálcio total fica alto, com cálcio iônico normal
- Doença renal crônica (DRC): por hiperparatireoidismo terciário, ou pelo uso de calcitriol e suplementos de cálcio para tratamento do hiperparatireoidismo secundário e da hiperfosfatemia

- Gestação e lactação: nessas condições, pode ocorrer um aumento de PTHrp, que aumenta a reabsorção óssea e o aporte de cálcio para o feto. Muitas pacientes com hipoparatireoidismo necessitam suspender a reposição de cálcio e calcitriol na gestação ou lactação porque desenvolvem hipercalcemia
- Hipofosfatemia: causa redução da síntese de fator de crescimento de fibroblasto 23 (FGF-23) com consequente desinibição da síntese de calcitriol, e com isso aumento da absorção intestinal de Ca e P
- Fase de recuperação de rabdomiólise: a hiperfosfatemia que ocorre nessa situação leva a um aumento do PTH, o qual promove hipercalcemia.

Tratamento

O tratamento depende da gravidade do quadro clínico e da etiologia. Casos leves ou assintomáticos podem ser conduzidos ambulatorialmente, enquanto a hipercalcemia grave e sintomática é considerada uma emergência médica e deve ser tratada rapidamente.

Deve-se aumentar a excreção renal de cálcio com:

- Hidratação: necessária em todos os pacientes com hipercalcemia aguda e grave para corrigir o déficit de líquido extracelular devido a náuseas, vômitos e poliúria. A hidratação pode aumentar a excreção urinária de cálcio no túbulo contorcido proximal, aumentando a filtração glomerular de cálcio e diminuindo a reabsorção tubular de sódio e cálcio. Pode ser estimulada por via oral (VO) em casos de hipercalcemia mais leve, ou deve ser intravenosa (IV) em casos de hipercalcemia grave. Quadros de hipercalcemia mais grave devem ser tratados com 4 a 6 mil mℓ/dia de soro fisiológico (SF), procurando manter o débito urinário entre 100 e 150 mℓ/h. Essa forma de terapia, embora sempre necessária, deve ser feita com cautela em pacientes com insuficiência cardíaca ou renal
- Furosemida: se a hipercalcemia for mediada por PTHrp ou PTH, a retenção renal de cálcio pode contribuir para a manutenção da hipercalcemia. Nesse caso, pode ser adicionado a furosemida, um diurético que inibe a reabsorção de sódio e cálcio no ramo ascendente espesso da alça de Henle. Deve ser utilizada apenas após a hidratação do paciente. Em casos mais leves pode ser feita VO, e em casos graves deve ser feita IV em doses de 40 mg a cada 6 ou 12 horas, tanto para controlar as manifestações clínicas de hipervolemia quanto para promover a calciúria.

E inibir a reabsorção óssea com:

- Bisfosfonatos: em pacientes com hipercalcemia grave, pode-se administrar ácido zoledrônico 4 mg, IV, em 5 mℓ em 15 minutos, ou pamidronato 90 mg, IV, em 500 mℓ de solução salina 0,9%, ou dextrose 5% em água por 4 horas. Esses agentes podem causar febre transitória, sintomas gripais ou mialgias por 1 ou 2 dias e resultar em hipocalcemia ou hipofosfatemia transitória. Após uma dose única, ambos podem reduzir o cálcio sérico para níveis normais após 4 dias, mas o efeito pode perdurar por até 8 semanas. Uma nova dose desses agentes não é recomendada por pelo menos 8 dias
- O denosumabe é uma alternativa aos bisfosfonatos em pacientes com doença renal crônica, pois não apresenta eliminação renal. A dose inicial é de 60 mg, SC
- Calcitonina: pode inibir os osteoclastos e também aumentar a excreção de cálcio. Apresenta um rápido início de ação, fazendo com que o cálcio sérico caia geralmente em 2 mg/dℓ em 2 a 6 horas após a administração. Portanto, pode ser utilizado em associação aos bisfosfonatos ou ao denosumabe para reduzir mais rapidamente a hipercalcemia. A dose usual é de 4 a 8 UI/kg, subcutânea
- Calcimiméticos: cinacalcete 30 mg, 2 vezes/dia, VO, até 90 mg, 4 vezes/dia. Utilizado sobretudo no HPP grave ou carcinoma da paratireoide.

Para reduzir a absorção intestinal de cálcio, utilizam-se corticoides, indicados nos casos de linfomas, mieloma, pacientes com intoxicação por vitamina D ou doença granulomatosa nos quais a produção e ação de 1,25 (OH) 2D podem ser inibidas. Pode ser feita a hidrocortisona na dose de 200 a 300 mg, IV, durante 24 horas por 3 a 5 dias.

O paciente deve sair da imobilização o mais rápido possível. Uma vez que o episódio agudo de hipercalcemia tenha sido tratado, deve-se tratar a causa de base.

Leitura recomendada

Brown EM, Macleod RJ. Extracellular calcium sensing and extracellular calcium signaling. Physiol Rev. 2001;81(1):23997.

Chattopadhyay N. Effects of calcium-sensing receptor on the secretion of parathyroid hormone-related peptide and its impact on humoral hypercalcemia of malignancy. Am J Physiol Endocrinol Metab. 2006;290:E76170.

Goltzman D. Approach to hypercalcemia. 2019 Oct 29. In: Feingold KR, Anawalt B, Boyce A, Chrousos G, de Herder WW, Dhatariya K et al. (eds.). Endotext [Internet]. South Dartmouth (MA): MDText.com, Inc.; 2000.

Goltzman D. Nonparathyroid hypercalcemia. Front Horm Res. 2019;51:77-90.

Goltzman D. Pathophysiology of hypercalcemia. Endocrinol Metab Clin North Am. 2021;50(4):591-607.

Horwitz MJ, Stewart AF. Malignancy-associated hypercalcemia and medical management. In: Endocrinology. 6. ed. Philadelphia: Saunders Elsevier; 2010. p. 1198-211.

Jacobs TP, Bilezikian JP. Clinical review: rare causes of hypercalcemia. JCEM. 2005;90(11):6316-22.

Ma YB, Hu J, Duan YF. Acute pancreatitis connected with hypercemia crisis in hyperparathyroidism: A case report. World J Clin Cases. 2019 Aug 26;7(16):2367-2373.

Silva BC, Cusano NE, Bilezikian JP. Primary hyperparathyroidism. Best Pract Res Clin Endocrinol Metab. 2018;32(5):593-607.

Stewart AF. Hypercalcemia associated with cancer. N Engl J Med. 2005;352:373-9.

Strewler GJ. The physiology of parathyroid hormone-related protein. N Engl J Med. 2000;342:177-85.

Capítulo 42

Hipocalcemia

Introdução

Ocorre quando o cálcio total (CaT) corrigido para a albumina está abaixo do limite inferior da normalidade (LIN) para o método, que geralmente é < 8,5 mg/dℓ.

Quadro clínico

Os pacientes podem ser assintomáticos ou apresentar parestesias (perioral e de extremidades), cãibras, tetania, convulsões, arritmias (prolongamento do intervalo QT), broncospasmo e laringoespasmo. Alguns sinais também podem estar presentes:

- Sinal de Chvostek: percussão do trajeto do nervo facial, abaixo do processo zigomático, 2 cm à frente da orelha, desencadeia contração da musculatura facial, elevando o lábio ipsilateral
- Sinal de Trousseau: manguito insuflado por 3 minutos, 20 mmHg acima da pressão sistólica leva ao espasmo carpal.

Diagnóstico

Diante de um exame que demonstre a redução da concentração do cálcio, a primeira atitude a ser tomada é repetir o exame para confirmar a alteração. Como aproximadamente 45% do cálcio circula ligado às proteínas, pacientes com hipoalbuminemia podem apresentar baixa dosagem de cálcio total, porém com valores de cálcio ionizado normais, configurando uma hipocalcemia factícia. Nesses casos, é importante fazer a correção da calcemia pelo valor da albumina:

$$CaT \text{ corrigido} = CaT \text{ mensurado} + 0,8 \times (4 - \text{albumina})$$

O cálcio ionizado representa o cálcio biologicamente ativo (ou livre) e pode ser utilizado para o diagnóstico da hipocalcemia considerando alguns cuidados: o sangue deve ser coletado em tubo à vácuo para preservação do pH, manuseado com cuidado e, idealmente, a dosagem deve ser realizada de maneira imediata. A alcalose respiratória, induzida pela hiperventilação, pode diminuir a concentração de cálcio ionizado, pois aumenta a afinidade pela albumina. Desequilíbrios ácido-básicos também podem alterar o cálcio total por levarem a alterações nas concentrações das proteínas. Nesses casos, é importante cautela na interpretação dos exames.

São exames importantes para investigação etiológica:

- Paratormônio (PTH), coletado simultaneamente com o cálcio
- Magnésio
- Fósforo
- 25-hidroxivitamina D
- Creatinina
- Cálcio em urina de 24 horas
- Outros exames de acordo com a suspeita clínica.

Na investigação também deve-se avaliar história familiar de hipocalcemia, uso de medicamentos, cicatriz ou procedimentos em região cervical.

Classificação etiológica

Causas de hipocalcemia com PTH alto (hiperparatireoidismo secundário):

- Doença renal crônica
- Deficiência de vitamina D

- Má absorção de cálcio: desnutrição, doença celíaca, doença inflamatória intestinal, pós-cirurgia bariátrica
- Rabdomiólise
- Síndrome de lise tumoral
- Metástases osteoblásticas
- Pancreatite aguda
- Pseudo-hipoparatireoidismo
  - Tipo 1: não há aumento na produção e secreção de AMP cíclico (cAMP) urinário após estímulo com PTH e, portanto, também não ocorre fosfatúria. O tipo 1 é subdividido em
    - Tipo 1A: a mutação ocorre na região codificadora do *GNAS1* (gene que codifica a subunidade alfa da proteína estimulatória Gs-alfa). Há comprometimento renal e o fenótipo compatível é com osteodistrofia de *Albright*
    - Tipo 1B: a proteína Gs-alfa é normal. A alteração ocorre entre a geração da Gs-alfa e a produção de cAMP. Existe alteração renal, mas sem fenótipo de *Albright*
    - Tipo 1C: a proteína Gs-alfa também é normal como no 1B, mas há fenótipo de Albright, além da alteração renal. Clinicamente idêntico ao 1A
  - Tipo 2: há aumento de cAMP urinário após estímulo com PTH, no entanto, não há aumento de fosfatúria. Ou seja, há algum problema de sinalização entre a formação do cAMP e o estímulo à fosfatúria. Não se sabe qual é o tipo de transmissão, talvez a maioria dos casos seja adquirida. Há alguns casos descritos de pseudo-hipoparatireoidismo tipo 2 em pacientes com tubulopatias proximais, em pacientes em uso de determinadas drogas e em pacientes com deficiência de vitamina D (pseudo-hipoparatireoidismo transitório, corrigido com melhora da condição clínica).

Causas de hipocalcemia com PTH baixo (hipoparatireoidismo):

- Pós-cirúrgico
- Pós-radioterapia
- Fome óssea pós-paratireoidectomia
- Infiltração da paratireoide: infecciosa, granulomatosa, neoplásica e doença de depósito (hemocromatose e doença de Wilson)
- Autoimune: isolado ou associado à síndrome poliglandular autoimune tipo 1 (por mutação do gene *AIRE*)
- Causas genéticas: doenças mitocondriais, síndrome de DiGeorge (principal causa de hipoparatireoidismo na infância), hipocalcemia autossômica dominante (mutação ativadora do receptor sensor de cálcio – CaSR) e outras mutações genéticas (CHARGE, Kenny-Caffey, Sanjad-Sakati, síndrome hipoparatireoidismo-surdez – displasia renal etc.).
- Hipocalcemia do doente crítico: ocorre principalmente por dois motivos, pela hipomagnesemia, que reduz a secreção e ação do PTH, e pelo aumento de proteínas inflamatórias que se ligam ao cálcio, reduzindo a sua forma livre.
- Hipomagnesemia ou hipermagnesemia graves: causam hipoparatireoidismo funcional.
- Medicamentos: antirreabsortivos (bisfosfonatos, denosumabe), calcimiméticos, fenitoína, diuréticos de alça, quelantes de cálcio (p. ex., citrato, fosfato, EDTA), alguns quimioterápicos (p. ex., cisplatina).

Tratamento

O tratamento da hipocalcemia depende da gravidade e da apresentação. Quadros leves e assintomáticos podem ser conduzidos ambulatorialmente, com reposição de cálcio, VO, e, a depender da causa da hipocalcemia, reposição de vitamina D e calcitriol. Se o fósforo estiver normal ou baixo, pode-se indicar dieta rica em laticínios. Caso o fósforo esteja elevado, deve-se evitar os laticínios, pois esses também são ricos em fósforo. Nesse caso, preferir suplementação medicamentosa de cálcio.

Já os casos graves e sintomáticos, principalmente se houver sintomas de irritabilidade neuromuscular e prolongamento do intervalo QT, devem ser inicialmente tratados com reposição venosa de cálcio. Em todos os casos, avaliar o magnésio e realizar a sua reposição, se necessário.

A seguir, é apresentada a disponibilidade de cálcio elementar nos vários tipos de sais de cálcio:

- Carbonato de cálcio: 40%
- Fosfato de cálcio: 38%
- Cloreto de cálcio: 27%
- Citrato de cálcio: 21%
- Lactato de cálcio: 13%
- Gliconato de cálcio: 9%.

O tratamento da hipocalcemia aguda é feito com:

- Gliconato de cálcio 10%, dilui-se 10 mℓ em 100 mℓ de soro glicosado (SG) a 5% e administra-se por via intravenosa (IV) em 10 a 20 minutos. Essa infusão fornece 90 mg de cálcio elementar e, geralmente, cursa com melhora dos sintomas agudos. Deve-se evitar cloreto de cálcio em infusão em *bolus*, pois pode ser irritante e esclerosante para a veia
- Gliconato de cálcio 10%, 10 ampolas (100 mℓ) diluídas em 900 mℓ de SG a 5% (solução com 0,9 mg de cálcio elementar por mℓ), administração em bomba de infusão contínua a aproximadamente 50 mℓ/h (45 mg/h), modificando a dose conforme a calcemia colhida a cada 4 a 6 horas. Manter a concentração de cálcio sérica no limite inferior da normalidade. Deixar cerca de 0,5 a 1,5 mg/kg/h de cálcio elementar.

Deve-se realizar monitoramento cardíaco durante a infusão do cálcio venoso devido a possibilidade de arritmia.

Leitura recomendada

Bilezikian JP. Hypoparathyroidism. J Clin Endocrinol Metab. 2020;105(6):1722-36.

Bove-Fenderson E, Mannstadt M. Hypocalcemic disorders. Best Pract Res Clin Endocrinol Metab. 2018;32(5):639-56.

Gafni RI, Collins MT. Hypoparathyroidism. N Engl J Med. 2019;380(18):1738-47.

Liamis G, Milionis HJ, Elisaf M. A review of drug induced hypocalcemia. J Bone Miner Metab. 2009;27:635-42.

Mannstadt M, Bilezikian JP, Thakker RV, Hannan FM, Clarke BL, Rejnmark L et al. Hypoparathyroidism. Nat Rev Dis Primers. 2017;3:17055.

Mantovani G. Clinical review: pseudohypoparathyroidism: diagnosis and treatment. J Clin Endocrinol Metab. 2011;96(10):3020-30.

Pepe J, Colangelo L, Biamonte F, Sonato C, Danese VC, Cecchetti V et al. Diagnosis and management of hypocalcemia. Endocrine. 2020;69(3):485-95.

Virkud YV, Fernandes ND, Lim R, Mitchell DM, Rothwell WT. Case 39 a 2020: a 29-month-old boy with seizure and hypocalcemia. N Engl J Med. 2020;383(25):2462-70.

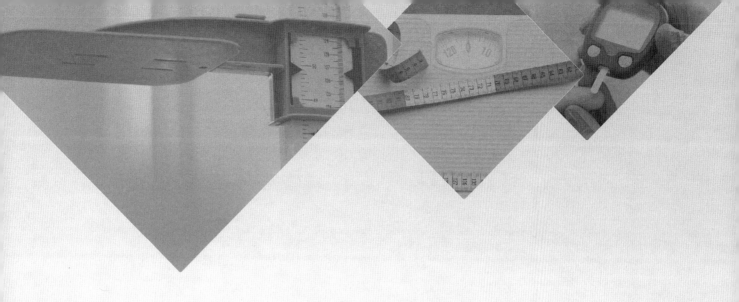

Parte 4

Neuroendocrinologia

Patrícia Sales • Juliano Coelho de Oliveira Zakir

Anatomia e Fisiologia Hipofisária

Anatomia e desenvolvimento da hipófise

Em adultos normais, a glândula hipófise pesa cerca de 0,6 g e mede aproximadamente 12 × 9 × 6 mm nos diâmetros transversal, anteroposterior e vertical, respectivamente. Durante a gravidez, essas medidas podem aumentar, com acréscimo no peso hipofisário de até 1 g. A hipófise está localizada na base do cérebro, no interior da sela túrcica, e sua parte posterior se liga ao hipotálamo pelo infundíbulo, também chamado "haste hipotálamo-hipofisária". Encontra-se próxima ao quiasma óptico (que fica na sua parte superior), sendo envolvida pelo osso esfenoidal inferiormente e coberta pelo diafragma selar na sua porção superior. Lateralmente, têm-se os seios cavernosos, que são atravessados pelo terceiro nervo craniano (oculomotor), quarto nervo (troclear), ramos oftálmico e maxilar do quinto nervo (V1 e V2 do trigêmeo), sexto nervo (abducente) e pelas artérias carótidas internas (Figuras 43.1).

A hipófise se origina de duas estruturas diferentes. O lobo posterior, ou neuro-hipófise, se origina da extensão caudal do hipotálamo embrionário, e o lobo anterior, ou adeno-hipófise, é derivado embriologicamente da bolsa de Rathke, um divertículo da cavidade oral primitiva. Conforme ocorre ou não a expressão de alguns genes e proteínas reguladoras de transcrição, as células da adeno-hipófise se diferenciam em seis tipos celulares principais descritos a seguir:

- Corticotrofos: expressam genes como o *corticotroph upstream transcription-binding* (CUTE), T-Pit e Neuro D1/Beta 2
- Somatotrofos: expressam fator de transcrição positivo pituitário específico 1 (PIT1/POU1F1)

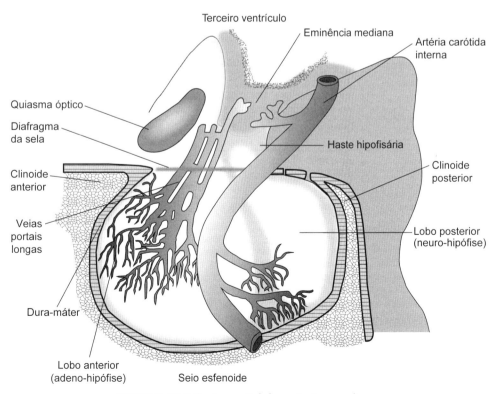

FIGURA 43.1 Corte sagital das estruturas selares.

- Somatomamotrofos ou mamosomatotrofos: expressam PIT1/POU1F1 e receptores estrogênicos alfa (ER alfa)
- Lactotrofos: expressam PIT1/POU1F1, ER alfa e têm mecanismo repressor do hormônio do crescimento (GH)
- Tireotrofos: expressam PIT1/POU1F1, GATA-2, fator embriológico tireotrófico (TEF) e têm provável mecanismo repressor de GH
- Gonadotrofos: expressam fator esteroidogênico 1 (SF1), GATA-2, ER alfa e *LIM homeobox gene-4* (LHX4).

A Figura 43.2 a seguir resume o desenvolvimento desses seis tipos de células hipofisárias.

As células somatotróficas são acidófilas (citoplasma rosa na coloração hematoxilina-eosina – H-E), encontram-se na lateral da adeno-hipófise, produzem GH e representam 50% das células da hipófise.

As células lactotróficas (ou mamotróficas) são cromófobas (citoplasma branco, não se coram na coloração H-E) e estão localizadas na região posterolateral da adeno-hipófise, mas

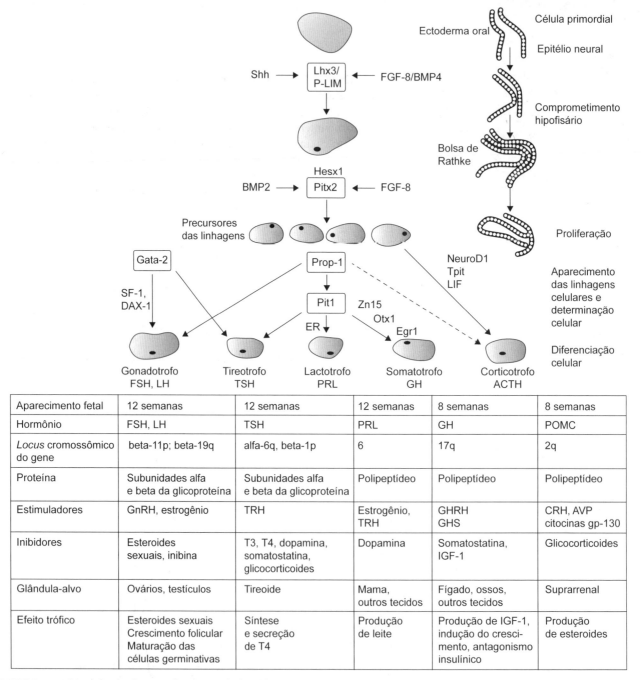

FIGURA 43.2 Modelo de desenvolvimento da hipófise anterior e da determinação da linhagem celular por meio da cascata de fatores de transcrição. As células tróficas são representadas com os fatores de transcrição que reconhecidamente determinam a expressão genética humana ou murina. *BMP*, proteína morfogênica óssea; *FSH*, hormônio folículo-estimulante; *LH*, hormônio luteinizante; *ACTH*, hormônio adrenocorticotrófico; *TSH*, hormônio tireoestimulante; *ER*, receptor de estrogênio; *GH*, hormônio do crescimento; *PRL*, prolactina; *H*, homem; *M*, mulher; *POMC*, pró-opiomelanocortina; *GnRH*, hormônio liberador de gonadotrofinas; *TRH*, hormônio liberador de tireotropina; *GHRH*, hormônio liberador de hormônio de crescimento; *CRH*, hormônio liberador de corticotrofina; *T4*, tiroxina; *T3*, tri-iodotironina. (Adaptada de Melmed, 2011.)

apresentam uma distribuição mais difusa. Produzem prolactina e correspondem a 10% das células hipofisárias em nulíparas, 30% em multíparas e 50% em gestantes.

As células corticotróficas são basofílicas (têm citoplasma roxo/azul na coloração H-E), localizam-se na parte medial-anterior da adeno-hipófise e produzem pró-opiomelanocortina (POMC), que será metabolizada em algumas endorfinas endógenas, melanotrofina (MSH) e hormônio adrenocorticotrófico (ACTH). Correspondem a 10 a 30% das células hipofisárias. São as únicas que se coram fortemente à coloração ácido periódico de Schiff. Têm corpos enigmáticos dentro do citoplasma, que são corpúsculos que não se coram.

As células tireotróficas são basofílicas, produzem hormônio tireoestimulante (TSH) e representam 5% das células da hipófise.

As células gonadotróficas são basofílicas, produzem hormônio folículo-estimulante (FSH) e hormônio luteinizante (LH), representam 10% das células hipofisárias e, com a idade, sofrem metaplasia escamosa.

Existem ainda na hipófise as células foliculoestreladas, que são células estromais responsáveis pela sustentação das células da adeno-hipófise. Elas parecem derivar de células da glia, pois expressam diversos marcadores gliais. A Figura 43.3 ilustra a distribuição habitual dos tipos celulares dentro do parênquima hipofisário, e a Tabela 43.1 resume as características de cada tipo celular.

Fisiologia da regulação hipotálamo-hipofisária

A glândula hipófise é dividida anatômica e funcionalmente em duas porções principais: a adeno-hipófise (ou hipófise anterior) e a neuro-hipófise (ou hipófise posterior). Em geral, é o hipotálamo que controla a produção e a secreção dos hormônios hipofisários por meio de fatores liberadores e inibidores que sofrem influência do *feedback* dos hormônios circulantes e dos estímulos ambientais.

Hipófise anterior

De modo geral, a regulação da secreção hormonal da hipófise anterior tem três níveis de controle. No primeiro nível, os hormônios hipotalâmicos cruzam o sistema porta-hipofisário e chegam especificamente nas suas células-alvo hipofisárias, onde atuam estimulando ou inibindo a secreção hormonal local. No nível 2, existem citocinas e fatores de crescimento intra-hipofisários que regulam a função celular trófica local por meio de ação parácrina (quando substâncias produzidas por uma célula agem sobre as células vizinhas) e autócrina (quando substâncias produzidas por uma célula agem dentro dessa mesma célula). Por fim, no terceiro nível, os hormônios periféricos exercem inibição por *feedback* negativo sobre a síntese dos hormônios que estimularam sua produção (Figura 43.4).

Os hormônios produzidos pela hipófise anterior são: hormônio do crescimento (GH), prolactina (PRL), hormônio adrenocorticotrófico (ACTH), gonadotrofinas (hormônio luteinizante – LH e hormônio folículo-estimulante – FSH) e hormônio tireoestimulante (TSH).

Hormônio do crescimento

O hormônio do crescimento (GH) é secretado pelos somatotrofos, que são as células mais numerosas da adeno-hipófise (50% das células da adeno-hipófise), após estímulo pelo hormônio liberador de hormônio de crescimento (GHRH), de origem hipotalâmica. O GHRH é um hormônio produzido pelo núcleo arqueado do hipotálamo, que age se ligando

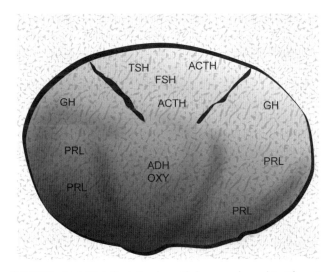

FIGURA 43.3 Distribuição das células na adeno-hipófise. As células produtoras de prolactina (*PRL*) e de hormônio de crescimento (*GH*) predominam na parte lateral, enquanto as células produtoras de hormônios glicoproteicos (gonadotrofos (*FSH, LH*) e tireotrofos (*TSH*)) e os corticotrofos (*ACTH*) predominam no terço medial. Na hipófise posterior, vasopressina (*ADH*) e ocitocina (*OXY*).

TABELA 43.1 Características das células da adeno-hipófise.			
Células	**Percentual de ocupação da hipófise**	**Coloração H-E**	**Localização**
Somatotrofos	50%	Acidofílicos – rosa	Asas laterais
Lactotrofos	10 a 50%	Cromófobos – branca	Posterolateral
Tireotrofos	5%	Basofílicos – roxa	Difusa
Corticotrofos	10 a 30%	Basofílicos – roxa	Central (medial anterior)
Gonadotrofos	10%	Basofílicos – roxa	*Pars distalis/pars tuberalis*

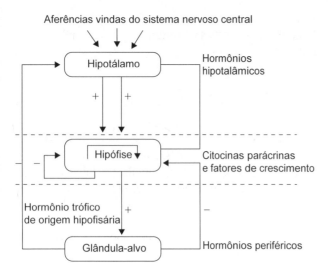

FIGURA 43.4 Modelo da regulação da secreção hormonal da hipófise anterior. (Adaptada de Ray e Melmed, 1997.)

ao receptor de GHRH (receptor acoplado à proteína G estimulatória) nos somatotrofos. O estrogênio causa aumento dos receptores de GHRH nos somatotrofos, de modo a otimizar a ação do GHRH e, assim, a síntese e secreção de GH. Outro secretagogo de GH é a grelina, hormônio oriundo do trato gastrintestinal que, pelo seu receptor do secretagogo da grelina tipo 1A (GHS-R1A) no hipotálamo, induz a secreção de GH em sinergismo com o GHRH. O GHRH também sinaliza pelo receptor da grelina, atuando como coagonista alostérico para o GHS-R1A.

Por outro lado, a somatostatina, um outro hormônio hipotalâmico, age inibindo a secreção de GH. Várias células hipofisárias têm receptores de somatostatina e cinco subtipos foram identificados (SSTR1 a SSTR5). Os somatotrofos são ricos sobretudo em SSTR2 (o qual a somatostatina tem maior afinidade), e em segundo lugar em SSTR5. Ao se ligar ao seu receptor, a somatostatina ativa a proteína G inibitória, e com isso inibe a secreção, a proliferação e o crescimento das células somatotróficas. Na hipófise ainda, a somatostatina inibe a secreção de TSH e em certos cenários, também, de PRL e ACTH. A somatostatina é um polipeptídeo produzido não só no núcleo paraventricular do hipotálamo, mas também em outras células neuroendócrinas, imunológicas e inflamatórias. Ela exerce efeito inibitório também sobre a secreção endócrina e exócrina do pâncreas, do intestino, das glândulas salivares e da vesícula biliar.

O GH tem meia-vida de 20 minutos e sua secreção é pulsátil, tendo uma média de 8 a 12 pulsos ao dia, com picos maiores à noite e de madrugada e pulsos menores e mais espaçados durante o dia. Os pulsos também aumentam durante a puberdade e reduzem após a terceira década de vida e com o envelhecimento. Um adulto produz cerca de 600 mg/dia de GH, enquanto um jovem produz cerca de 900 mg/dia desse hormônio.

Uma vez produzido, o GH se liga a receptores hepáticos do tipo JAK/STAT (proteínas transdutoras e ativadoras de transcrição), conforme ilustrado nas Figuras 43.5 e 43.6. Após ativação desses receptores, o GH estimula o fígado a produzir somatomedinas, também conhecidas como fatores de crescimento semelhantes à insulina (IGF, sendo o mais importante deles o IGF-1) e proteínas ligadoras desses fatores de crescimento (IGFBP), que são proteínas que permitem o transporte dos IGF no sangue e prolongam a sua meia-vida. A principal IGFBP é a IGFBP-3. Os IGF mediarão a maior parte dos efeitos sistêmicos do GH, sendo 80% da produção de IGF-1 de origem hepática. Os estrógenos administrados por via oral – VO (durante terapia de reposição hormonal ou uso de anticoncepcional oral) têm efeito de primeira passagem hepática e, com isso, reduzem a síntese hepática de IGF-1, enquanto os andrógenos orais a estimulam.

O IGF-1 age promovendo o crescimento e regulando o metabolismo de carboidratos, proteínas e lipídeos e o metabolismo mineral ósseo. O GH também regula o metabolismo dos carboidratos, lipídeos e minerais. Em excesso, o GH provoca resistência insulínica (efeito pós-receptor), levando ao aumento da produção hepática de glicose e à menor oxidação e captação da glicose pelos tecidos periféricos.

Fatores que podem interferir na produção de GH e IGF-1:

- Aumentam a síntese de IGF-1: puberdade, gravidez, hipertireoidismo e acromegalia
- Reduzem a síntese de IGF-1: desnutrição, cirrose ou hepatite ativa, insuficiência renal crônica, diabetes melito descompensado, hipotireoidismo, obesidade, envelhecimento, insuficiência cardíaca, síndrome da imunodeficiência adquirida (AIDS), moduladores seletivos do receptor de estrógeno (SERM), reposição, VO, de estrógeno (a reposição transdérmica não tem primeira passagem hepática, então não causa redução de IGF-1)
- Aumentam a síntese de GH: jejum, hipoglicemia, grelina, exercício físico, estresse físico e emocional, alto consumo de proteínas (mediada por aminoácidos), diabetes melito descompensado, hipertireoidismo
- Reduzem a síntese de GH: o próprio GH e IGF-1 (fazendo *feedback* negativo), hipercortisolismo crônico, hipotireoidismo, hiperglicemia pós-prandial, elevação dos ácidos graxos livres no plasma, obesidade.

Prolactina

A prolactina (PRL) é sintetizada pelos lactotrofos (10 a 20% das células da adeno-hipófise, podendo chegar a 50% na gestação), que são as últimas células a se diferenciarem na embriogênese da adeno-hipófise. O receptor da PRL é da família das citocinas do tipo 1, acoplado à JAK/STAT, à semelhança do receptor de GH.

A PRL é um hormônio polipeptídico, composto por 198 aminoácidos, com peso de 23 kDA, cuja função é basicamente permitir o desenvolvimento mamário, a lactação nos mamíferos e estimular o comportamento do instinto materno.

Durante a gestação, ocorre hiperplasia da hipófise à custa de aumento de lactotrofos. O tamanho da hipófise aumenta de 15 a 35% até alguns dias pós-parto. Durante a amamentação, ela permanece aumentada, enquanto houver estímulo para aumento de prolactina. Caso não ocorra amamentação, seu tamanho regride parcialmente em 1 a 3 semanas. Após o parto, a hipófise regride, mas nunca mais volta ao tamanho normal da hipófise de uma mulher nulípara.

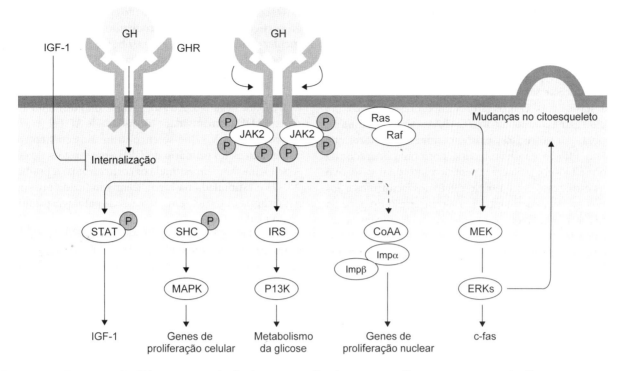

FIGURA 43.5 Receptor de GH expresso principalmente no fígado e nas cartilagens, composto de dímeros que, quando ativados, ligam-se a uma tirosinoquinase intracelular (*JAK2*). Após fosforilação, promovem a ligação a um complexo de proteínas transdutoras e ativadoras de transcrição (*STAT*). A sinalização intracelular é suprimida pelo IGF-1 e por proteínas supressoras da sinalização das citocinas (SOCS).

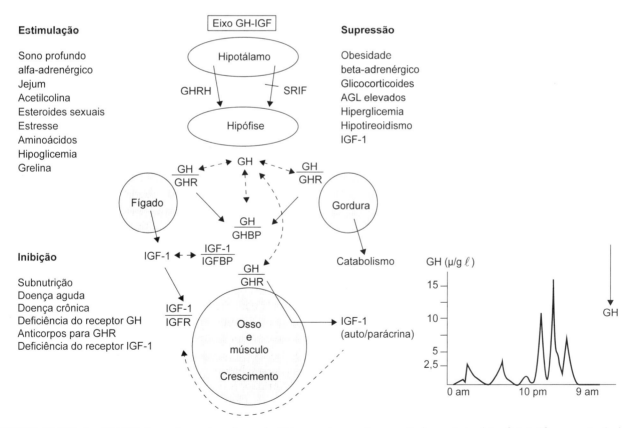

FIGURA 43.6 O eixo GH-IGF-1 e o ritmo circadiano do GH com picos noturnos. Os hormônios hipofisiotróficos controladores da liberação hipofisária de GH, o IGF-I e suas proteínas de ligação grandemente dependentes de GH e da responsividade celular ao GH e ao IGF-I interagindo com seus receptores específicos. *GH*, hormônio de crescimento; *IGF*, fator de crescimento semelhante à insulina; *GHRH*, hormônio liberador do hormônio de crescimento; *SRIF*, somatostatina; *AGL*, ácidos graxos livres; *IGFR*, receptor de IGF; *GHR*, receptor do hormônio de crescimento.

Os lactotrofos têm uma atividade secretória espontaneamente elevada. A regulação da síntese e da secreção de PRL ocorre principalmente pela via de inibição dopaminérgica (Figura 43.7). A dopamina produzida no hipotálamo se liga aos receptores dopaminérgicos do tipo D2 dos lactotrofos e inibe a produção e secreção de PRL, além de inibir a proliferação destas células. Outros fatores inibidores da prolactina são o ácido gama-aminobutírico (GABA), a somatostatina e a calcitonina. Por outro lado, existem também os fatores que estimulam a liberação de prolactina: hormônio liberador da tireotrofina (TRH), ocitocina, peptídeo intestinal vasoativo (VIP). O estrógeno, por estímulo direto aos lactotrofos e aos neurônios hipotalâmicos, estimula a transcrição do gene da PRL e sua secreção. Patologicamente, as concentrações excessivas de PRL tendem a bloquear a síntese, a liberação e a pulsatilidade fisiológicas do hormônio liberador de gonadotrofina hipotalâmico (GnRH), o que leva a um quadro de hipogonadismo hipogonadotrófico e suas repercussões clínicas.

Hormônio adrenocorticotrófico

O hormônio adrenocorticotrófico (ACTH) é produzido pelos corticotrofos, que correspondem a 20% das células da adeno-hipófise, e são as primeiras células locais a se diferenciarem na embriogênese. São encontrados na região central da hipófise e produzem a POMC (pró-opiomelanocortina), que é clivada em ACTH, MSH (melanotrofina), endorfinas endógenas, beta e gama-lipotrofina e um peptídeo N terminal.

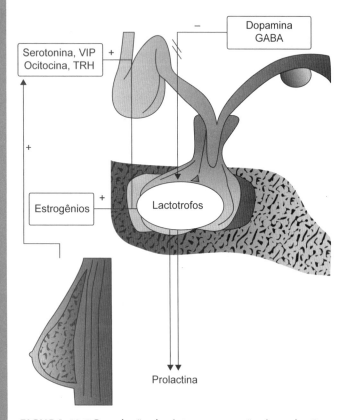

FIGURA 43.7 Regulação da síntese e secreção de prolactina. *GABA*, ácido gama-aminobutírico; *VIP*, peptídeo intestinal vasoativo; *TRH*, hormônio liberador de tireotrofina; *(–)*, inibição; *(+)*, estimulação.

Os corticotrofos são estimulados pelo hormônio liberador da corticotrofina (CRH), produzido pelo núcleo paraventricular do hipotálamo, que atua sob seus receptores acoplados à proteína G nos corticotrofos. O principal hormônio inibidor da síntese e liberação tanto do CRH hipotalâmico quanto do ACTH hipofisário é o próprio cortisol, por meio de uma via de *feedback* negativo. A vasopressina, ou hormônio antidiurético (ADH) tem atividade liberadora de ACTH (via ligação aos receptores V3 que se encontram nos corticotrofos) e aumenta o efeito primário do CRH em situações de estresse. A ocitocina também estimula os corticotrofos. A produção de ACTH é estimulada na hipoglicemia induzida por insulina, nas cirurgias, no frio e em situações de patologia psiquiátrica, como na depressão.

O ACTH se liga ao seu receptor acoplado à proteína G estimulatória presente sobretudo nas células do córtex adrenal, onde estimula as camadas fasciculada e reticulada a secretarem cortisol e androgênios principalmente, além de causar proliferação celular da camada fasciculada das adrenais. Em menor intensidade, o ACTH também pode causar um pequeno estímulo sobre a secreção de aldosterona pela camada glomerulosa das adrenais. O ACTH e o cortisol são secretados conforme o ritmo circadiano, com pico pela manhã e declínio ao longo do dia (Figura 43.8).

Gonadotrofinas

As gonadotrofinas [hormônio luteinizante (LH) e o hormônio folículo-estimulante (FSH)] são secretadas pelos gonadotrofos, que correspondem a aproximadamente 10% das células da adeno-hipófise. Eles têm sua produção e liberação estimuladas pelo GnRH, produzido pelo núcleo arqueado do hipotálamo de forma pulsátil. Caso o GnRH seja secretado de forma tônica e não pulsátil, as gonadotrofinas, por sua vez, têm sua secreção comprometida. Pulsos de GnRH a cada 1 hora estimulam a produção principalmente de LH, e pulsos a cada 3 a 4 horas favorecem principalmente a produção de FSH.

O GnRH age em receptores acoplados a proteína G. Na infância, os pulsos de GnRH ocorrem até 6 a 12 meses de idade, período chamado "minipuberdade". Depois dos 12 meses de idade, a pulsatilidade do GnRH cai e só volta a aparecer na puberdade, quando ocorre reativação do eixo gonadotrófico. Existem fatores que estimulam a síntese de GnRH, como catecolaminas, *kisspeptina*, serotonina, MSH, fator de necrose tumoral alfa (TNF-alfa), e outros que inibem a sua síntese, como PRL, opioides, GABA, beta-endorfinas.

O LH e o FSH, sobretudo esse último, têm sua produção inibida pela inibina, que é um hormônio produzido pelas gônadas. A inibina pode se originar da dimerização de uma subunidade alfa com uma subunidade beta A (inibina A – secretada sobretudo na fase lútea do ciclo menstrual, com ação inibitória sobre o FSH), ou da dimerização da subunidade alfa com uma subunidade beta B (inibina B – secretada no pico da fase folicular antes da ovulação, com ação inibitória sobre o FSH, e secretada também pelas células de Sertoli, regulando a espermatogênese). A inibina é produzida sobretudo pelos folículos ovarianos e pelas células de Sertoli e, por isso, sua dosagem é um marcador da integridade das funções ovariana e testicular.

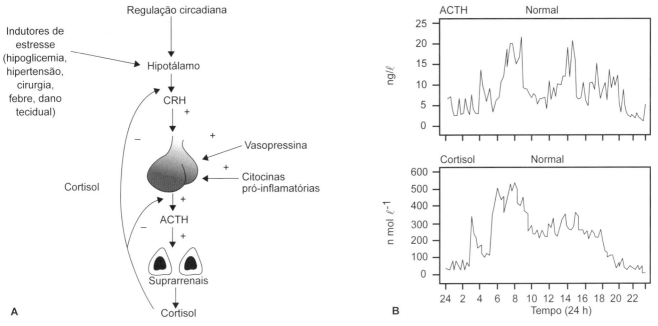

FIGURA 43.8 A. Eixo hipotálamo-hipófise-adrenal. O ACTH é secretado pela hipófise anterior por dois secretagogos principais CRH e vasopressina. Outros fatores também participam, incluindo as citocinas. **B.** Ritmo circadiano de ACTH e cortisol. A secreção de ACTH e cortisol é maior no início da manhã e reduz com um nadir à meia noite.

A produção de LH e FSH é estimulada também pela ativina, que é um hormônio produzido na própria hipófise (a ativina A corresponde à união entre duas subunidades beta A, e a ativina B corresponde à união entre duas subunidades beta B). A ativina estimula principalmente o FSH.

Os esteroides sexuais terão ação de *feedback* negativo sobre o GnRH. O estradiol é o único esteroide sexual que pode causar tanto *feedback* negativo quanto positivo na hipófise e hipotálamo, dependendo da sua concentração. Inicialmente, seu aumento lento e progressivo que ocorre na fase folicular do ciclo menstrual causa *feedback* negativo. No entanto, a exposição mais prolongada a valores altos de estrógenos cursa com aumento do LH, mecanismo importante para o pico de LH que ocorre no meio do ciclo ovulatório.

As gonadotrofinas também se ligam a receptores acoplados à proteína G. O LH vai estimular principalmente as células de Leydig a produzirem testosterona e as células da teca a produzirem andrógenos e progesterona, também induzindo a ovulação. O FSH vai estimular sobretudo o crescimento testicular, por atuar nas células de Sertoli (compõem 80% do volume testicular), e induz a espermatogênese. Nas mulheres, na camada granulosa, o FSH irá estimular a aromatização dos andrógenos produzidos nas células da teca em estrogênio, além de promover a geração de folículos ovulatórios (Figura 43.9).

Hormônio tireoestimulante

A tireotropina, ou hormônio tireoestimulante (TSH), é sintetizada pelos tireotrofos (que correspondem a 5% das células da adeno-hipófise), por estímulo do hormônio liberador da tireotropina (TRH), produzido pelos núcleos medial e paraventricular do hipotálamo (Figura 43.10).

O TSH é uma proteína de 28 kDA constituída de duas subunidades. A subunidade alfa é a mesma que compõe as moléculas

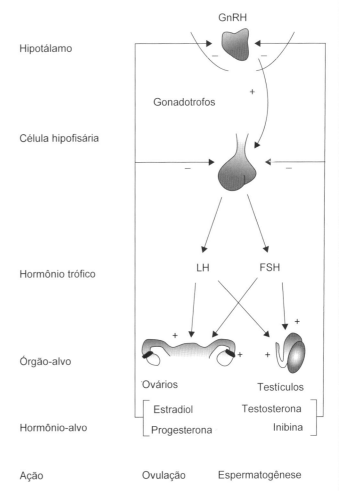

FIGURA 43.9 Eixo gonadotrófico. *GnRH*, hormônio liberador de gonadotrofina, *LH*, hormônio luteinizante; *FSH*, hormônio folículo-estimulante; *(–)*, inibição; *(+)*, ativação. (Adaptada de Melmed, 2003.)

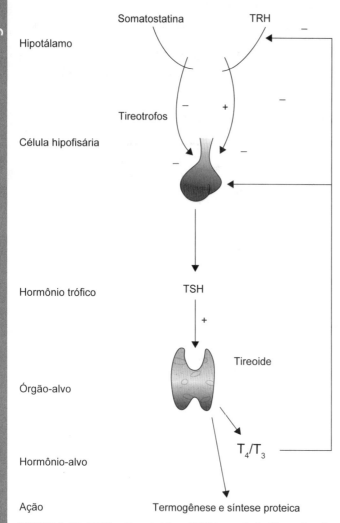

FIGURA 43.10 Eixo tireotrófico. *TRH*, hormônio liberador de tireotrofina; *TSH*, hormônio tireoestimulante; *T4*, tiroxina; *T3*, tri-iodotironina; *(+)*, estimulação; *(–)*, inibição. (Adaptada de Melmed, 2003.)

de LH, FSH e gonadotrofina coriônica humana (hCG). A subunidade beta é específica do TSH, que tem meia-vida de 30 minutos. Também tem secreção pulsátil, com picos máximos entre 21 e 5 horas e mínimo entre 16 e 19 horas.

O TSH se liga ao seu receptor acoplado à proteína G nas células foliculares da tireoide, onde agem estimulando a glândula a produzir e secretar tiroxina (T4, principalmente) e tri-iodotironina (T3). Perifericamente, a T4 é convertida em T3 pela 5-deiodinase tipo 1. Tanto o TRH quanto o TSH têm receptores acoplados à proteína G.

O TSH é inibido por T3, somatostatina, GH, dopamina, desnutrição, anorexia, altas temperaturas, infecção, inflamação [interleucina (IL)-6, IL-1 e fator de necrose tumoral alfa (TNF-alfa)] e hipercortisolismo crônico. A insuficiência adrenal causa elevação aguda de TSH.

Hipófise posterior

A hipófise posterior (ou neuro-hipófise) é um tecido neural composto somente de axônios distais dos neurônios magnocelulares localizados nos núcleos supraóptico e paraventricular do hipotálamo. Esses axônios neuronais, que se estendem pela haste hipofisária e terminam na hipófise posterior, contêm vesículas de hormônios armazenados para posterior liberação. Os hormônios armazenados na neuro-hipófise são a arginina vasopressina (ou hormônio antidiurético – ADH) e a ocitocina. Diferente da adeno-hipófise, que tem um sistema de irrigação sanguínea portal hipotálamo-hipofisário, a neuro-hipófise dispõe de irrigação diretamente das artérias hipofisárias posteriores.

Arginina vasopressina ou hormônio antidiurético

O ADH é produzido pelos núcleos supraóptico e paraventricular do hipotálamo, na forma de pró-ADH, que é empacotado em grânulos e transportado via haste hipofisária para a neuro-hipófise, onde ocorre a clivagem do pró-ADH em ADH, neurofisinas 2 e glicopeptídeo C terminal (as neurofisinas 1 carreiam a ocitocina e as neurofisinas 2, o ADH). São as neurofisinas que dão o brilho espontâneo da neuro-hipófise na ressonância magnética em ponderação T1 sem contraste.

Quando liberado na circulação, o ADH se liga aos seus receptores acoplados à proteína G, que são de três tipos:

- Receptor V1: presente na musculatura lisa vascular, estimula a vasoconstrição e a agregação plaquetária
- Receptor V2: presente nos túbulos coletores renais, estimula a reabsorção de água pelas aquaporinas, e no endotélio vascular estimula a síntese do fator de von Willebrand
- Receptor V3 ou V1b: presente na hipófise anterior nos corticotrofos, estimula a secreção de ACTH.

Ao se ligar aos receptores V2 dos túbulos coletores renais, ocorre estímulo para inserção de aquaporinas nos túbulos coletores. Pelas aquaporinas, ocorre reabsorção passiva da água dos túbulos para a medula renal, dependendo do grau da hiperosmolaridade dessa, por um mecanismo de contracorrente.

Há vários estímulos para a secreção de ADH. O mais importante é a osmolaridade sérica, percebida pelos osmorreceptores do hipotálamo anterior. Em um indivíduo saudável, o ADH deve estar totalmente suprimido quando a osmolaridade sérica é < 280 mOsm/kg. A partir de osmolaridade sérica de 282 a 285 mOsm/kg, ocorre uma secreção de ADH crescente e linear, conforme esse valor se eleva, até chegar a um nível máximo de secreção de ADH, quando a osmolaridade sérica é de cerca de 295 mOsm/kg. A partir de então, a secreção de ADH atinge um platô máximo e não aumenta mais, e o mecanismo da sede passa a ser o mais importante para o controle da osmolaridade sérica.

O segundo mecanismo de estímulo da secreção de ADH é a pressão arterial e o volume sanguíneo, percebidos pelos barorreceptores do arco aórtico e do seio carotídeo. No entanto, o efeito que a hipotensão e a desidratação exercem sobre a secreção de ADH é muito menor do que o efeito da hiperosmolaridade (Figura 43.11).

Mecanismos menos importantes na síntese do hormônio antidiurético

- Aumentam a síntese de ADH: náuseas, dor, drogas, histamina, dopamina, bradicinina, acetilcolina e angiotensina II
- Reduzem a síntese de ADH: óxido nítrico, peptídeo natriurético cerebral (BNP) e opioides.

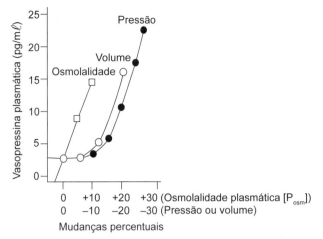

FIGURA 43.11 Comparação entre a liberação de ADH em resposta ao percentual de alteração da osmolaridade (aumento) e da pressão ou volume (diminuição). Para aumentar o ADH, é necessário apenas um aumento de 1% na osmolaridade, enquanto o volume e a pressão sanguíneos precisam de alteração de 10 a 15% para estimular a liberação de ADH. (Adaptada de Robertson e Berl, 1986.)

Ocitocina

Os papéis clássicos da ocitocina são o de permitir a contração do miométrio uterino, importante durante o parto, e o de ativar a musculatura lisa na mama, promovendo a ejeção do leite durante a amamentação. Foram vistos também efeitos no sistema nervoso central que promovem o comportamento maternal. Em roedores machos, foi visto certo estímulo à indução de excitação e ereção peniana, bem como aumento no transporte de esperma, porém o papel desse hormônio nos homens precisa ainda ser mais bem elucidado.

O principal estímulo para a liberação de ocitocina é a sucção mamária, liberada em picos. Essa possui uma meia-vida curta, de 3 a 5 minutos. Sabe-se que o estrógeno estimula sua liberação, e a redução da progesterona pode estimular sua síntese.

Leitura recomendada

Fink G. Neuroendocrine feedback control systems: an introduction. In: Fink G, Pfaff DW, Levine JE. Handbook of neuroendocrinology. Elsevier; 2012. p. 55-72.

Jenkins JS, Nussey SS. The role of oxytocin: presents concepts. Clin Endocrinol. 1991;34:515-25.

Lechan RM. Pituitary physiology and diagnostic evaluation; Chapter 8. In: Melmed S, Koening R, Rosen C, Auchus R, Goldfine A. Williams textbook of endocrinology. 14. ed. Elsevier; 2019.

Melmed SK. Mechanisms for pituitary tumorigenesis. The plastic pituitary. J Clin Investigation. 2003;112:1603-18.

Ray D, Melmed S. Pituitary cytokine and growth factor expression and action. Endocr Rev. 1997;18:206-28.

Robertson GL, Berl T. Water metabolism. In: Brenner B, Rector Jr F (eds.) The kidney. 3. ed. Philadelphia: Saunders; 1986. Vol. 1, 385 p.

Rotondo F, Butz H, Syro LV, Yousef GM, Di Ieva A, Restrepo LM et al. Arginine vasopressin (AVP): a review of its historical perspectives, current research and multifunctional role in the hypothalamo-hypophysial system. Pituitary. 2016;19(4):345-55. doi: 10.1007/s11102-015 a 0703-0. PMID: 26762848.

Salgado LR. Hipófise: glândula fundamental em endocrinologia. São Paulo: Atheneu; 2013.

Capítulo 44

Tumorigênese Hipofisária

Introdução

Adenomas hipofisários são tumores monoclonais originários de células adeno-hipofisárias, representam 10 a 15% de todos os tumores intracranianos e, muitas vezes, são subdiagnosticados. Geralmente benignos, tais tumores são associados a sinais e sintomas relacionados com o excesso ou a redução da produção hormonal, assim como aos efeitos compressivos sobre estruturas vizinhas à hipófise. Durante seu crescimento, podem apresentar sinais de infiltração, destruição e ocupação dos tecidos adjacentes. Nesse caso, são chamados "tumores hipofisários invasivos". Carcinomas hipofisários representam menos de 1% dos casos e são definidos como lesões de comportamento maligno que apresentam disseminação metastática sistêmica e/ou cérebro-espinhal. São classificados como clinicamente funcionantes ou não funcionantes, de acordo com sua capacidade de síntese hormonal.

A tumorigênese requer duas etapas sobrepostas: iniciação e promoção. A formação de adenomas hipofisários pode resultar de um defeito genético intrínseco herdado ou adquirido ou de alterações epigenéticas que representam a fase de iniciação. Na fase de promoção, estão envolvidas alterações genéticas adicionais, fatores de crescimento e fatores ambientais. Todos esses defeitos levam a expansão monoclonal a partir de uma única célula modificada. Vários genes e proteínas regulatórias do ciclo celular têm sido implicados no mecanismo central desse processo por ativação dos oncogenes ou inativação dos genes supressores tumorais, ocorrendo independentemente ou em associação.

Os oncogenes, que apresentam ganho de função após ocorrência de mutação, em geral, afetam as vias de transdução de sinal e levam a sua ativação prolongada. Essas mutações são mais comumente dominantes, com somente um alelo mutado, suficiente para a indução do fenótipo. A mutação genética mais frequente em adenomas hipofisários esporádicos é a ativadora do gene *GNAS* que codifica a subunidade alfa da proteína G. Esse defeito, também chamado "mutação *gsp*", leva à hipersecreção sustentada de GH e à proliferação celular e pode estar presente em mais de 40% dos adenomas secretores de GH. Mutações no gene *H-ras* foram descritas em alguns casos de prolactinomas invasivos e carcinomas hipofisários.

Outro mecanismo descrito, consiste na perda de função dos genes supressores tumorais após mutação em ambos os alelos, o que pode induzir crescimento celular tumoral. O gene do retinoblastoma foi o primeiro gene supressor tumoral descrito. A metilação do seu promotor foi descrita no processo de tumorigênese hipofisária humana. Regiões do genoma tipicamente deletadas nos adenomas hipofisários compreendem ambos os braços curto e longo do cromossomo 11.

Vários modelos animais demonstraram que reguladores do ciclo celular inativados ou hiperexpressos são suficientes para iniciar o processo de formação tumoral hipofisário. Ciclinas e proteínas quinase dependentes de ciclina estimuladoras (CDK) promovem iniciação do ciclo celular por fosforilação e inativam a proteína codificada pelo gene retinoblastoma, conferindo-lhes a capacidade de formação tumoral. Foi demonstrado haver hiperexpressão em diferentes tipos de adenomas hipofisários. Duas famílias de inibidores de CDK – INK4a/ARF (p16, p15 e p18) e cip/kip (p21, p27 e p57) – normalmente agem como supressores tumorais e regulam negativamente a progressão de fases no ciclo celular. A redução na codificação dessas proteínas pode levar a formação de neoplasias hipofisárias. Há alusão, inclusive, ao aumento de suscetibilidade especificamente a corticotropinomas esporádicos diante da presença de polimorfismo do gene *CDKN1B* (p27).

Outro regulador do ciclo celular que exibe propriedades oncogênicas é codificado pelo PTTG (*pituitary tumor transforming gene*), que estimula a produção de FGF (fator de crescimento de fibroblastos) e angiogênese. É demonstrado que a expressão de PTTG é maior em somatotropinomas e adenomas invasivos.

Os fatores de crescimento são essenciais na regulação do crescimento celular hipofisário e da produção hormonal normal. O TGF alfa (fator de crescimento tumoral) é uma proteína mitogênica que parece desempenhar papel na tumorigênese específica dos prolactinomas. Foi demonstrado que uma isoforma alterada do FGF estava implicada no processo de formação neoplásica hipofisária.

Os fatores de transcrição são extremamente importantes nos estágios de diferenciação das células hipofisárias, porém podem ter expressão alterada nos tumores hipofisários. Em algumas ocasiões, podem estar modificadas as respostas celulares específicas a estímulos normais como GHRH, CRH, dopamina e estrógeno podendo levar ao desenvolvimento tumoral.

MicroRNAs são pequenos RNAs não codificadores que estão envolvidos na regulação pós-transcrição da expressão gênica e translação e degradação de mRNA. Eles estão envolvidos na regulação de alguns genes associados com a patogênese de adenomas hipofisários. Vários distintos microRNAs estão expressos diferentemente nos adenomas hipofisários, mas o mecanismo exato de suas ações continua obscuro.

Síndromes clínicas: casos esporádicos e familiares

A maioria, aproximadamente 95%, dos tumores hipofisários são esporádicos, porém podem surgir como componentes de síndromes neoplásicas familiares. A apresentação clínica relaciona-se ao tipo de célula adeno-hipofisária envolvida e sua capacidade secretória.

A neoplasia endócrina múltipla – tipo 1 é uma síndrome autossômica dominante com alta penetrância causada por mutações inativadoras do gene *NEM1*, localizado no cromossomo 11q13. A síndrome leva ao desenvolvimento seletivo de neoplasias de origens neuroendócrinas, como a hipofisária e a gastroenteropancreática e hiperplasia paratireoideana. Os adenomas hipofisários podem ser clinicamente não funcionantes ou hipersecretores, sendo mais comuns os prolactinomas e, geralmente, apresentando-se como macroadenomas.

Em alguns pacientes com fenótipo semelhante a neoplasia endócrina múltipla do tipo 1 foi identificada uma mutação na linhagem germinativa do inibidor do ciclo celular p27 (gene *CDKN1B*), sem, no entanto, apresentarem mutações no gene *NEM1*. Essa entidade clínica distinta foi denominada "neoplasia endócrina múltipla" – tipo 4, que pode ter como componentes mais frequentes somatotropinomas e corticotropinomas associados a hiperparatireoidismo primário, angiolipoma renal, câncer testicular e tumor carcinoide. Foram identificadas mais mutações inibidoras de CDK, e fenótipos correlatos dessa síndrome devem ser mais bem definidos no futuro.

Ademais, sabe-se que a transcrição do gene *CDKN1B* (p27) é regulada pelo produto do gene *NEM1*, sugerindo que haja uma via comum na tumorigênese endócrina. Assim, além de aumentar a predisposição à neoplasia endócrina múltipla – tipo 4, polimorfismos genéticos de p27 podem alterar o fenótipo de doença em pacientes já com presença de mutação do gene *NEM1*, incorrendo principalmente em multiplicidade tumoral glandular.

Complexo de Carney é uma síndrome de herança autossômica dominante caracterizada pela associação de mixomas, schwannomas e hiperatividade endócrina, como hiperplasia adrenal/testicular e anormalidades hipofisárias, que podem aparecer em mais de 75% dos casos. Tais lesões hipofisárias podem consistir em hiperplasia multifocal ou dar origem a adenomas que secretam sobretudo prolactina e hormônio do crescimento. Relacionam-se a mutações no gene (cromossomo 17q22-24) da subunidade regulatória da proteína quinase A (*PRKAR1A*) em 60% dos casos que leva a aumento da atividade da proteína quinase A (PKA).

A Síndrome de McCune-Albright é causada pelo mosaicismo da mutação *gsp*. Tal desordem é caracterizada por displasia fibrosa poliostótica, lesões cutâneas pigmentadas e hiperatividade de glândulas endócrinas. Secreção autônoma de GH é encontrada em aproximadamente 20% dos pacientes.

O quadro clínico observado em pacientes que possuem mais de dois casos de adenomas hipofisários na família, sem a presença de outras endocrinopatias associadas e sem mutações identificáveis nos genes da *NEM1*, da *PRKAR1A* e do receptor do *GHRH* foi denominado FIPA (*familial isolated pituitary adenomas* /adenomas hipofisários familiares isolados). Os adenomas hipofisários familiares isolados apresentam prevalência maior entre as mulheres, a idade de diagnóstico é precoce e 74,6% dos casos ocorrem em parentes de primeiro e segundo graus. Os macroadenomas são mais comuns, com extensão supra e parasselar. Os FIPA podem apresentar um fenótipo homogêneo, segundo secreção hormonal, quando se apresentam apenas como um tipo de adenoma hipofisário, ou heterogêneo, com múltiplos tipos de adenomas entre os familiares acometidos. Os prolactinomas e os somatotropinomas são os mais comuns em FIPA de apresentação homogênea e os adenomas clinicamente não funcionantes predominam quando trata-se de FIPA de apresentação heterogênea. Mutações germinativas inativadoras no gene *AIP* predispõem a adenomas hipofisários familiares. Em famílias com mutações no gene *AIP* diagnosticadas, a penetrância da doença hipofisária é de aproximadamente 30%. Podem manifestar-se com comportamento biológico ou secretório mais exuberantes, diagnóstico em idade mais jovem e apresentar resistência ao tratamento farmacológico.

Acrogigantismo ligado ao cromossomo X (X-LAG) é uma síndrome caracterizada por gigantismo devido a hipersecreção de GH, recentemente descrita, causada por microduplicações no cromossomo Xq26.3 levando à excessiva expressão do gene *GPR101*, que codifica receptor acoplado de proteína G. Tal síndrome pode ser de ocorrência esporádica, mas foram descritos casos de familiares acometidos em que o padrão de herança genética era dominante. Os pacientes apresentaram hipersecreção importante de GH, e em geral associado à de prolactina, por macroadenoma ou hiperplasia hipofisária. O manejo terapêutico desses pacientes é difícil pelo volume tumoral e resistência ao tratamento farmacológico convencional, o que caracteriza o comportamento agressivo da doença.

A Tabela 44.1 indica alguns dos agentes conhecidos atualmente que podem afetar a tumorigênese hipofisária.

Classificação clínica

Os tumores hipofisários são classificados em clinicamente funcionantes ou não funcionantes. Os adenomas funcionantes levam a quadros clínicos relacionados com a hipersecreção de

TABELA 44.1 Agentes implicados na tumorigênese hipofisária.	
Alterações cromossômicas	**Forma tumoral**
Ganho de cromossomos	Tumores não funcionantes Corticotrofinomas e somatotrofinomas
Perda de cromossomos	Prolactinomas
Oncogenes	
Ras	Prolactinomas
Gsp	Somatotrofinomas, corticotrofinomas, tumores não funcionantes
PTTG	Somatotrofinomas, prolactinomas, corticotrofinomas, tumores não funcionantes
Ciclina E	Corticotrofinomas
Ciclina D1	Corticotrofinomas
FGFR4	Prolactinomas
Supressores tumorais	
11q13	Somatotrofinomas, prolactinomas, corticotrofinomas, tumores não funcionantes
13q14	Somatotrofinomas, prolactinomas, tumores não funcionantes
p53	Corticotrofinomas
Fatores de crescimento	
EGF	Somatotrofinomas
FGF-2	Prolactinomas
FGF-4	Prolactinomas

Fonte: Saad et al., 2007.

um dado hormônio hipofisário e a hiperativação do seu eixo hormonal específico, a saber:

- Prolactinoma: galactorreia, ginecomastia e hipogonadismo hipogonadotrófico pela hiperprolactinemia
- Doença de Cushing: sinais e sintomas de hipercortisolismo pela hipersecreção primária de hormônio adrenocorticotrófico (ACTH)
- Acromegalia: sinais e sintomas de hipersomatotrofismo pela hipersecreção primária de hormônio do crescimento (GH)
- Tireotropinoma: sinais e sintomas de hipertiroidismo pela hipersecreção primária do hormônio tireoestimulante (TSH)
- Raramente tumores produtores de gonadotrofinas (LH e FSH) podem gerar em mulheres hiperestrogenismo e hiperestimulação ovariana.

Já os adenomas clinicamente não funcionantes não geram síndromes clínicas compatíveis com hipersecreção hormonal hipofisária, a não ser em casos em que há elevação de concentração sérica de prolactina ocasionada pela diminuição do tônus dopaminérgico secundário ao desvio ou pela compressão da haste hipofisária. Eles podem ser denominados "pseudoprolactinomas", de acordo com a descrição na literatura médica. Então, na maioria das vezes, os adenomas clinicamente não funcionantes geram sinais e sintomas decorrentes do efeito de massa tumoral sobre estruturas vizinhas, como o aparato óptico, nervos cranianos alocados nos seios cavernosos e por distensão da dura-máter.

Classificação anatômica

Os adenomas hipofisários podem ser categorizados de acordo com seus diâmetros e a invasão de estruturas adjacentes. São chamados microadenomas as lesões de diâmetros menores que 10 mm, e macroadenomas, quando seus maiores diâmetros superam 10 mm. Lesões com maior diâmetro superior a 30 ou 40 mm (valor de corte ainda não consensual) ou, alternativamente, com volume maior que 10 cm³, são classificadas como adenomas gigantes.

As neoplasias hipofisárias podem invadir estruturas adjacentes, como seios cavernosos e esfenoidal, na ordem de 25 a 55%. Tais achados têm sido relacionados com a recorrência e progressão tumorais. Tradicionalmente, os critérios de Hardy e os de Knosp são os mais utilizados para graduar extensão e invasão tumoral.

A classificação de Hardy foi feita de acordo com a destruição da cavidade selar (graus) e a extensão extrasselar tumoral (estágio; Figura 44.1).

- Grau 0: sela túrcica intacta
- Grau I: tumor com diâmetro menor que 10 mm restrito à cavidade selar, sela túrcica focalmente expandida e intacta
- Grau II: tumor com diâmetro maior ou igual a 10 mm, sem perfuração do assoalho selar, sela túrcica aumentada
- Grau III: perfuração focal da membrana dural e assoalho selar com extensão para seio esfenoidal

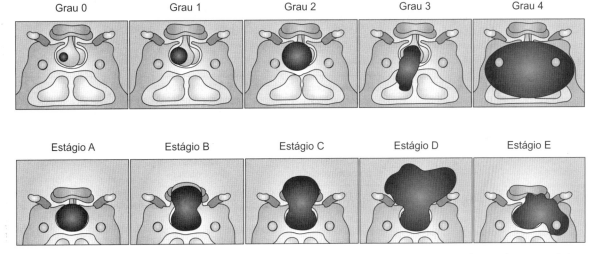

FIGURA 44.1 Sistema de Classificação de Hardy. (Adaptada de Di Ieva, A. et al. Nat Rev Endocrinol. 2014;10(7):423-35.)

- Grau IV: perfuração difusa das estruturas citadas anteriormente
- Estágio A: tumor ocupando cisterna suprasselar, sem deformação do terceiro ventrículo
- Estágio B: tumor ocupando cisterna suprasselar e oblitera recesso anterior do terceiro ventrículo
- Estágio C: tumor oblitera recesso anterior do terceiro ventrículo com deformação e elevação de seu assoalho
- Estágio D: extensão intradural
- Estágio E: invasão de seio cavernoso via extradural lateral.

A classificação de Knosp propõe um outro sistema de critérios que consideram achados intraoperatórios e de imagem, por ressonância nuclear magnética, de invasão de seios cavernosos (Figura 44.2). Grau 0: tumor sem envolvimento de seios cavernosos; Grau 1: tumor não ultrapassa linha tangente que passa pelos centros dos dois segmentos da artéria carótida interna; Grau 2: tumor não ultrapassa linha tangente às margens laterais dos segmentos da artéria carótida interna; Grau 3: tumor ultrapassa linha tangente às margens laterais dos segmentos da artéria carótida interna; Grau 4: tumor engloba totalmente artéria carótida intracavernosa. Os graus 3 e 4 demonstram muito provavelmente invasão de seios cavernosos.

Alternativamente, a partir de avaliação por ressonância nuclear magnética, infere-se invasão de seios cavernosos quando há envolvimento de mais de 2/3 (dois terços) da circunferência da carótida interna pelo tumor. Entretanto, envolvimento da artéria carótida intracavernosa em mais de 30% de sua circunferência pode predizer precocemente invasão tumoral de seio cavernoso com elevadas sensibilidade e especificidade.

Nas classificações em uso atualmente, extensão suprasselar de tumores hipofisários não é considerada como sinal radiológico de invasão.

Classificação histopatológica

Em 2017, a OMS propôs uma nova classificação dos tumores hipofisários baseada em achados imuno-histoquímicos na intenção de determinar a linhagem celular adeno-hipofisária das lesões. De acordo com os recentes avanços em biologia molecular, houve possibilidade de melhor entendimento da influência dos fatores de transcrição na diferenciação celular possibilitando a subclassificação de alguns tumores, em especial os clinicamente não funcionantes e auxiliando na predição do comportamento tumoral e resposta a tratamento medicamentoso. As três principais vias de diferenciação celular adeno-hipofisária e seus fatores de transcrição são (Figura 44.3):

- Da célula corticotrófica, determinada pelo fator de transcrição hipofisário t-box (TPIT)
- Das células somatotrófica, lactotróficas e tireotróficas, determinada pelo fator de transcrição hipofisário 1 (PIT1)
- Da célula gonadotrófica, determinada pelo fator esteroidogênico (SF-1) e/ou GATA-2.

Vale ressaltar que a nova classificação proposta gerou importante alteração no manejo terapêutico e na visão prognóstica dos adenomas clinicamente não funcionantes. Cerca de 75% dos tumores hipofisários não funcionantes, o subtipo mais comum, são gonadotróficos. Eles costumam apresentar expressão, à

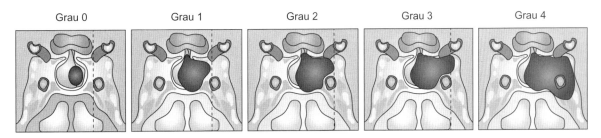

FIGURA 44.2 Sistema de Classificação de Knosp. (Adaptada de Di Ieva, A et al. Nat Rev Endocrinol. 2014;10(7):423-35.)

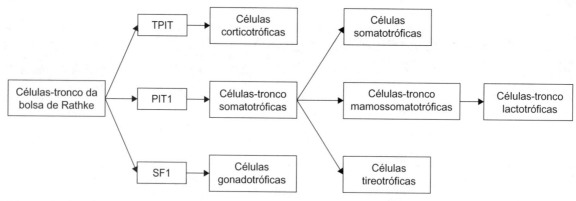

FIGURA 44.3 Classificação histopatológica dos tumores hipofisários (OMS, 2017). (Adaptada de Lopes MSB, 2017.)

imuno-histoquímica, de LH, FSH e subunidade alfa. Mesmo que algumas lesões sejam fracamente positivas ou negativas para FSH/LH, o diagnóstico desse subtipo pode ser confirmado pela expressão de SF-1 ou GATA-2. A maioria desse subtipo apresenta crescimento indolente e é mais comum em pacientes de meia-idade ou idosos. Já os tumores corticotróficos silenciosos constituem aproximadamente 15% dos adenomas hipofisários clinicamente não funcionantes. Independentemente do *status* funcional do tumor, os adenomas corticotróficos expressam o fator de transcrição TPIT. Ainda, 25% dos tumores negativos para expressão hormonal de ACTH na imuno-histoquímica, expressam TPIT. Dessa maneira, a detecção dessa situação passou a ser recomendada para a classificação adequada desse subtipo tumoral que tem preponderância no sexo feminino, apresenta-se mais comumente com um macroadenoma com invasão de seio cavernoso e são considerados como de comportamento mais agressivo. Os adenomas silenciosos derivados de PIT1, da família dos somatotropinomas, tem expressão mais complexas, podem ser: pluri-hormonais (GH e/ou PRL e/ou TSH), somatotróficos, lactotróficos ou tireotróficos. Estes correspondem a menos de 10% dos tumores clinicamente não funcionantes e também podem ter apresentação e evolução mais agressiva, costumando apresentar alta taxa de recorrência.

Leitura recomendada

Aflorei ED, Korbonits M. Epidemiology and etiopathogenesis of pituitary adenomas. J Neuro Oncol. 2014;117(3):379-94. doi: 10.1007/s11060-013-1354-5. Epub 2014 Jan 31. Review. PubMed PMID: 24481996.

Daly AF, Jaffrain-Rea ML, Ciccarelli A, Valdes-Socin H, Rohmer V, Tamburrano G et al. Clinical characterization of familial isolated pituitary adenomas. J Clin Endocrinol Metab. 2006;91(9):3316-23. Epub 2006 Jun 20. PubMed PMID: 16787992.

Di Ieva A, Rotondo F, Syro LV, Cusimano MD, Kovacs K. Aggressive pituitary adenomas-diagnosis and emerging treatments. Nat Rev Endocrinol. 2014;10(7):423-35. doi: 10.1038/nrendo.2014.64. Epub 2014 May 13. Review. PubMed PMID: 24821329.

Elston MS, McDonald KL, Clifton-Bligh RJ, Robinson BG. Familial pituitary tumor syndromes. Nat Rev Endocrinol. 2009;5(8):453-61. doi: 10.1038/nrendo.2009.126. Epub 2009 Jun 30. Review. PubMed PMID: 19564887.

Kovacs K, Horvath E. Pathology of pituitary tumors. Endocrinol Metab Clin North Am. 1987;16(3):529-51. Review. PubMed PMID: 3319594.

Lopes MBS. The 2017 World Health Organization classification of tumors of the pituitary gland: a summary. Acta Neuropathol. 2017;134(4):521-35. doi: 10.1007/s00401-017-1769-8. Epub 2017 Aug 18. PMID: 28821944.

Quinn TO, Haley G, Jordonna F, Max L, Rachel B et al. Central Brain Tumor Registry of the United States Statistical Report: Primary Brain and Central Nervous System Tumors Diagnosed in the United States in 2008-2012. Neuro Oncol. 2015 Oct; 17(Suppl 4): iv1–iv62. Published online 2015 Oct 26.

Saad MJA, Maciel RMB, Mendonça BB. Endocrinologia. São Paulo: Atheneu; 2007.

Salgado LR. Hipófise: glândula fundamental em endocrinologia. São Paulo: Atheneu; 2013. p. 2-52.

Trouillas J, Jaffrain-Rea ML, Vasiljevic A, Raverot G, Roncaroli F, Villa C. How to classify the pituitary neuroendocrine tumors (PitNET)s in 2020. Cancers (Basel). 2020;12(2):514. doi: 10.3390/cancers12020514. PMID: 32098443; PMCID: PMC7072139.

Capítulo 45

Tumores Não Funcionantes de Hipófise e Diagnósticos Diferenciais

Introdução

Há vários tipos de neoplasias intracranianas. As mais comuns (20 a 50%) são as metástases de tumores à distância. Das lesões primárias do sistema nervoso central (SNC), as etiologias mais frequentes são os gliomas, que correspondem a 30%, sendo a maioria glioblastoma multiforme ou astrocitoma. Um pouco menos comuns são os meningiomas (15%), adenomas hipofisários (3 a 10%), neurinomas de acústico, craniofaringiomas, meduloblastomas, ependimomas, lesões vasculares, cistos epidermoides e germinomas.

Quando se consideram apenas as massas de localização selar, a maioria são os adenomas hipofisários, correspondendo a 90% das massas selares. Os outros 10% podem ser craniofaringiomas, cistos de Rathke, meningiomas, aneurisma de carótida interna, gliomas, disgerminomas, hamartomas, metástases, sarcoidose, granuloma eosinofílico, mucocele, hipofisite linfocítica, apoplexia hipofisária ou, até mesmo, hiperplasia de hipófise, sem caracterização de um adenoma. A hiperplasia de hipófise pode ocorrer de maneira fisiológica na puberdade ou na gravidez, ou de maneira patológica em situações como hipotireoidismo primário mal tratado ou insuficiência adrenal mal controlada (Tabela 45.1).

Entre os tumores hipofisários, 15 a 50% são aqueles denominados "adenomas clinicamente não funcionantes" (ACNF). Depois dos prolactinomas, são o tipo de adenoma hipofisário mais comum. Esse tipo de tumor inclui um grupo de lesões diferentes entre si, mas que tem

TABELA 45.1 Principais diagnósticos diferenciais das massas selares.	
Massas selares	**Diagnósticos diferenciais**
Tumores benignos (mais comuns)	Adenoma de hipófise Craniofaringioma Meningioma
Hiperplasia hipofisária	Hiperplasia dos lactotrofos Hiperplasia dos tireotrofos e gonadotrofos Hiperplasia dos somatotrofos pela produção ectópica de GHRH (hormônio liberador de GH)
Tumores malignos	Pinealoma Sarcoma Cordoma Germinomas Carcinoma hipofisário (raro) Metástases (principalmente de pulmão e mama)
Cistos	Cistos de Rathke Cisto aracnoide Epidermoide e dermoide
Abscesso hipofisário	–
Hipofisite linfocítica	–
Fístula arteriovenosa carotídea	–

em comum a ausência de síndrome clínica causada por hiperprodução hormonal, como ocorre em prolactinomas, acromegalia e doença de Cushing.

Adenomas hipofisários não funcionantes

Etiologia

De acordo com a mais recente classificação da Organização Mundial da Saúde (OMS), os ACNF incluem os adenomas gonadotróficos, com imuno-histoquímica (IHQ) positiva para LH e/ou FSH ou para o fator de transcrição SF-1; os adenomas silenciosos com IHQ positiva para ACTH ou para o fator de transcrição TPIT; os adenomas silenciosos com IHQ positiva para GH e/ou PRL e/ou TSH ou para o fator de transcrição Pit1. Por fim, há também os chamados *null cells*, que são aqueles adenomas hipofisários em que a IHQ é negativa para todos os hormônios hipofisários e fatores de transcrição, sendo, portanto, os verdadeiros tumores de hipófise não funcionantes, e compõem 15 a 30% do conjunto de adenomas hipofisários não funcionantes.

Quadro clínico

A apresentação clínica de um adenoma hipofisário depende de o tumor ser funcionante ou não, do tamanho da lesão, do contato com o quiasma óptico ou nervos cranianos localizados na região selar e da preservação ou não do tecido hipofisário remanescente.

Como nos ACNF não há síndrome de hipersecreção hormonal, a sintomatologia mais comum desses tumores está relacionada com o efeito de massa que eles podem promover, exemplificado pelo aparecimento de distúrbios visuais, déficits neurológicos ou de hormônios hipofisários. Ainda, pode haver sintomatologia decorrente de hiperprolactinemia por desconexão hipotálamo-hipofisária, em casos de compressão da haste hipofisária pelo tumor, bloqueando a passagem de dopamina, que deixa de exercer seu efeito inibitório sobre os lactotrofos. Esses casos podem cursar com valores de PRL entre 20 e 100 ng/mℓ, já tendo sido descritos casos com PRL de até 200 ng/mℓ. Menos comumente, ACNF podem cursar com quadro clínico de oftalmoplegia, sangramentos e apoplexia hipofisária.

Em uma casuística de ACNF, foram encontrados 96,5% de macroadenomas, sendo as principais queixas da população acometida por esses tumores o comprometimento visual (67,8%) e a cefaleia (41,4%). O déficit hormonal mais comumente encontrado foi o hipogonadismo, em 43,3% dos casos.

Nos casos de comprometimento da secreção de outros eixos hormonais com hipopituitarismo, o acometimento dos eixos hipofisários costuma seguir habitualmente a seguinte sequência:

- GH: costuma ser o primeiro hormônio acometido nos casos de macroadenomas hipofisários que causam efeito de massa com déficits hormonais hipofisários. No entanto, esse não é um conceito aceito universalmente, pois alguns autores encontraram déficit maior de gonadotrofinas em séries de pacientes com macroadenomas hipofisários

- LH e FSH: as gonadotrofinas, em tese, são os próximos hormônios com maior incidência de deficiência em caso de lesões hipofisárias. No entanto, alguns estudos e *guidelines* encontraram as gonadotrofinas como os hormônios com maior incidência de deficiência nesta situação, sendo, portanto, um ponto ainda não totalmente estabelecido na literatura
- TSH
- ACTH
- PRL.

No caso dos microadenomas não funcionantes, por não apresentarem efeito de massa nem comprometimento das células hipofisárias ao redor, a maior parte desses tumores não possui nenhum tipo de sintomatologia.

O diabetes insípido é um sinal de comprometimento da neuro-hipófise ou da haste hipotálamo-hipofisária que, apesar de muitas vezes acompanhar o aparecimento de massas selares de outras etiologias, é extremamente raro surgir na vigência de um adenoma de hipófise. Portanto, pacientes com quadro clínico de massa selar e diabetes insípido devem ser investigados para outras etiologias de massa selar não adenomatosas, pois, nesses casos, torna-se remota a hipótese de adenoma hipofisário. As exceções são adenomas com hemorragia selar ou apoplexia, que podem cursar com o diabetes insípido.

Diagnóstico

Uma vez encontrado um tumor selar em exame de imagem, deve-se sempre realizar o rastreio hormonal para avaliar sua funcionalidade, e o possível comprometimento de outros eixos hormonais nos casos de lesões acima de 1 cm (que são a maioria na ocasião do diagnóstico), que podem gerar efeito de massa para o próprio parênquima hipofisário normal e estruturas adjacentes.

Exames laboratoriais

- PRL: deve-se pedir para todos os pacientes com massa selar, para avaliar os casos de tumor secretor de PRL e os casos de desconexão hipotálamo-hipofisária com hiperprolactinemia. É necessário também afastar o efeito gancho por meio da dosagem de PRL no soro diluído (1:100) nos casos de macroadenoma com prolactinemia normal ou pouco elevada
- Fator de crescimento semelhante à insulina tipo 1 (IGF-1): pedir para todos os pacientes com massa selar, para excluir acromegalia. Se houver alta suspeita de acromegalia, deve-se solicitar também GH e teste de tolerância oral à glicose com dosagem de GH para avaliar sua supressão com a sobrecarga de glicose, que é o exame padrão-ouro para esse diagnóstico
- Rastreio para hipercortisolismo: ainda há controvérsias se deve ser solicitado para todos os pacientes com incidentaloma hipofisário ou apenas para aqueles com suspeita clínica de síndrome de Cushing. Se houver confirmação de hipercortisolismo, complementar a investigação com o ACTH
- Rastreio para hipopituitarismo: deve ser realizado apenas para os casos de macroadenomas
  - GH, IGF-1: se houver alta suspeita de deficiência de GH (DGH), complementar a investigação com o teste de tolerância à insulina (ITT), que é o exame padrão-ouro para o diagnóstico de DGH

- Cortisol basal: se o valor estiver entre 3 e 15 mg/dℓ e houver alta suspeita de insuficiência adrenal, complementar a investigação com o teste da cortrosina (ACTH sintético)
- Tiroxina (T4) livre, TSH
- Estradiol (para mulheres), testosterona (para homens), LH, FSH.

Exames de imagem

O exame neuro-oftalmológico (NOF) deve ser realizado na presença de macroadenoma hipofisário com proximidade do quiasma óptico. O exame NOF completo é composto de seis itens (acuidade visual, reflexos pupilares, avaliação de movimentos oculares, pressão intraocular, fundo de olho e campimetria).

A ressonância magnética (RM) de hipófise com injeção de gadolínio é o melhor exame para visualização dos tumores hipofisários, permitindo verificar seu tamanho, localização, presença de invasões e acometimentos de estruturas adjacentes. A tomografia computadorizada de hipófise auxilia na melhor avaliação de acometimento de estruturas ósseas adjacentes a massa selar e pode auxiliar no planejamento cirúrgico, se indicado.

Como os ACNF não produzem síndrome clínica de hipersecreção hormonal, outros tumores podem apresentar imagem semelhante à dos ACNF e entram no diagnóstico diferencial, como os meningiomas, craniofaringiomas, gliomas, hipofisite, além de lesões extrasselares que podem invadir a sela secundariamente, como lesão causada por IgG-4, carcinomas de seio esfenoidal e metástases de outros tumores.

Tratamento

Microadenomas não funcionantes

Os microadenomas não funcionantes devem ser seguidos clinicamente com RM de sela túrcica nos tempos 1, 2 e 5 anos. A minoria (5 a 15%) dos microadenomas hipofisários pode apresentar algum crescimento e, nesses casos, pode ser considerado tratamento cirúrgico caso o tumor esteja apresentando efeito de massa tumoral. Se o tamanho do adenoma se mantiver estável, o seguimento com imagem pode ser espaçado com o passar dos anos.

Macroadenoma não funcionante

Em caso de macroadenoma não funcionante com alteração visual, neurológica ou hipopituitarismo, o tratamento cirúrgico deve ser fortemente recomendado.

No caso de ausência de sintomas compressivos, pode-se optar por apenas seguimento clínico observacional com RM anual. Cerca de 20% dos casos podem apresentar crescimento significativo, com necessidade de abordagem cirúrgica posterior. Caso seja optado por tratamento cirúrgico, que é a opção de primeira linha (cirurgia transesfenoidal ou cirurgia transcraniana), recomenda-se repetir a RM em 3 meses de pósoperatório para avaliar a presença de remanescentes tumorais, e depois seguir com RM anual para avaliar a estabilidade ou a progressão do tumor por pelo menos 5 anos após cirurgia.

Em casos de resíduo tumoral após cirurgia, existem opções terapêuticas que incluem: reabordagem cirúrgica (quando há persistência de compressão de via óptica e acessibilidade ao tumor), agonistas dopaminérgicos (cabergolina) e radioterapia (RT). Essa última é o tratamento mais efetivo sobre o controle de crescimento tumoral residual. Temozolomida pode ser eficaz em lesões agressivas quando, apesar de tratamento multimodal prévio, continua a haver crescimento tumoral. Os ACNF com IHQ positiva para ACTH parecem ser os que cursam com melhor resposta a esta opção terapêutica.

Outros tipos de tumores selares não funcionantes

Craniofaringiomas

Os craniofaringiomas são tumores intracranianos raros, com incidência de 0,13 para cada 100 mil pessoas/ano. Correspondem de 2 a 5% dos tumores primários de SNC intracranianos e de 5 a 15% no caso de crianças. É a lesão hipotálamo-hipofisária mais comum na infância, e seu aparecimento é mais comum em jovens.

Os craniofaringiomas são tumores de origem epitelial, compostos de epitélio escamoso. Surgem de remanescentes do ducto craniofaríngeo de Rathke, que migram superiormente do tecido ectodérmico da faringe do embrião até a sela túrcica, para formar a adeno-hipófise. Geralmente, ficam em localização selar ou parasselar, com componente suprasselar em 95% dos casos.

Eles são tumores na maioria dos casos benignos, mas há casos descritos de transformação maligna. Podem causar sintomas compressivos como alteração visual, cefaleia, náuseas, vômitos, hidrocefalia, hipopituitarismo, diabetes insípido e deficiência de hormônios hipofisários, bem como hipertensão intracraniana e outros distúrbios neurológicos. Caso haja comprometimento hipotalâmico, podem cursar também com hiperfagia, obesidade, alterações de sono e desregulação de temperatura, além de alterações no centro da sede e balanço hídrico. O comprometimento cognitivo e comportamental, com déficit do quociente de inteligência, dificuldade de aprendizado e para atividades laborais e dependência de terceiros para atividades variadas, também já foi descrito.

O diagnóstico de craniofaringioma é feito pela alta suspeita clínica decorrente de uma imagem cerebral característica associada ao resultado histopatológico da lesão.

Características típicas nos exames de imagem

Tumor selar ou suprasselar, sem alargamento da sela, com presença de calcificações [bem visualizadas na tomografia computadorizada (TC)], sólido ou cístico, iso ou hipointenso em T1, capta contraste e varia no T2 conforme sua composição seja mais sólida ou cística. Apresenta imagem heterogênea. A presença de calcificações é muito típica e torna essa hipótese muito forte, mas a confirmação só é feita com o histopatológico.

Tratamento

A cirurgia é o tratamento de eleição para os craniofaringiomas (cirurgia transesfenoidal – CTS, ou transcraniana, conforme acessibilidade do tumor) associada à RT adjuvante, pois sabe-se que a recorrência do craniofaringioma é muito alta sem RT adjuvante. Geralmente, a cirurgia é difícil, por ser um tumor endurecido, calcificado e aderido a estruturas vizinhas. Como o tumor é benigno, normalmente prefere-se retirar a massa tumoral, evitando dano aos tecidos vizinhos, mesmo que isso signifique a não retirada completa do tumor. Por esse motivo, a RT é associada, visando evitar o crescimento dos remanescentes tumorais. Caso ocorra crescimento ou recidiva tumoral após o tratamento cirúrgico associado à RT, pode-se indicar novo tratamento cirúrgico e/ou nova RT. Há também a possibilidade de injeção de quimioterápicos intratumoral, como bleomicina por meio de cateter, para casos selecionados.

Em relação à sobrevida, o prognóstico dos craniofaringiomas costuma ser bom, uma vez que o tumor é benigno. No entanto, quase sempre o paciente permanece com os déficits hormonais que já apresentava no pré-operatório, pois a recuperação do eixo hipotálamo-hipofisário é rara após a cirurgia. É comum os pacientes apresentarem déficit de GH (DGH) em 88 a 100% dos casos, hipogonadismo (80 a 95%) e diabetes insípido (25 a 86%) e podem ter ainda insuficiência adrenal e hipotireoidismo central, em menor porcentagem dos casos. O déficit visual pode permanecer ou não no pós-operatório. O tratamento com RT aumenta ainda mais o risco de pan-hipopituitarismo e de distúrbios cognitivos. A expectativa de vida, por todo esse conjunto, pode se reduzir um pouco.

Meningiomas

São tumores benignos originados da membrana aracnoide, e que, muitas vezes, ficam aderidos à dura-máter. Meningiomas intrasselares são raros, decorrentes de herniação da aracnoide para dentro da sela. Meningiomas suprasselares são mais frequentes.

Características típicas nos exames de imagem

Hipersinal espontâneo na RM em T1, com realce após injeção de contraste. Apresentam o sinal típico de *dural tail* (sinal da cauda dural), que é uma cauda com espessamento da dura-máter em continuidade com o tumor na imagem da RM em T1 com contraste.

Tratamento

Deve ser cirúrgico.

Gliomas

São tumores raros que se desenvolvem principalmente no quiasma óptico, nos tratos ópticos ou na região intraorbitária. Alguns casos (33%) estão associados à neurofibromatose do tipo 1. Clinicamente, podem cursar com puberdade precoce central. A queixa visual é o sintoma mais frequente desse tipo de tumor.

Características típicas nos exames de imagem

Quando avaliados pela RM, os gliomas apresentam sinal isointenso em T1 e hiperintenso em T2, com realce variável após a injeção de contraste. A localização sugere origem a partir dos nervos ópticos. Podem ser bilaterais.

Tratamento

É controverso. Alguns autores sugerem abordagem cirúrgica apenas para os casos agressivos com alterações neurológicas e/ou piora visual. Outros autores indicam RT com o objetivo de inibir o crescimento tumoral ou evitar a recidiva.

Tumores de células germinativas

Germinomas

São tumores malignos, mais comuns em crianças e jovens. Aparecem na linha média do SNC, e no geral são multicêntricos, frequentemente com implante em pineal e, em alguns casos, com implante selar. Comumente causam diabetes insípido, alteração visual e obesidade.

Há três padrões de germinomas: do hipotálamo anterior (incluindo o de pineal), anterior ao terceiro ventrículo e intrasselar.

Geralmente, cursam com aumento de marcadores tumorais, tanto no sangue como no liquor (beta-hCG, sobretudo em coriocarcinomas; antígeno carcinoembrionário [CEA], em teratomas; alfafetoproteína, em carcinoma embrionário).

Características típicas nos exames de imagem

Associação com hidrocefalia obstrutiva (acometimento adjacente ao aqueduto) e comprometimento da glândula pineal.

Tratamento

O tratamento pode ser cirúrgico, entretanto como esses tumores são muito radiossensíveis e quimiossensíveis, geralmente radioterapia associada ou não à quimioterapia geram boa resposta com até 75 a 80% de cura, de acordo com o estágio do tumor.

Teratomas

São tumores benignos, originados de células pluripotenciais, que dão origem a tecidos das três linhagens (ectodérmica, mesodérmica e endodérmica). Podem aparecer em pineal, hipotálamo ou hipófise.

Características típicas nos exames de imagem

Massa cístico-sólida com calcificações.

Tratamento

Os teratomas maduros são benignos e radiorresistentes, logo, se deve indicar tratamento cirúrgico para esse tipo de tumor. Os imaturos são agressivos e podem ser malignos. Portanto, devem ser tratados com mais cautela ainda.

Cordomas

Tumores raros de linha média, derivados de restos da notocorda embrionária. Podem surgir de restos da notocorda no clivo, causando massa selar com destruição da base do esfenoide.

Características típicas nos exames de imagem

Normalmente, são bem calcificados e destroem a base esfenoide. Apresentam forte realce após a injeção de contraste. São mais bem vistos na TC.

Tratamento

Cirurgia associada à radioterapia.

Cistos

Cisto da bolsa de Rathke

São cistos selares, no geral centrados, entre a parte anterior e a infundibular da hipófise, compostos de material aquoso, oleoso ou leitoso. Normalmente, são pequenos e assintomáticos. Quando crescem, podem cursar com cefaleia, alterações visuais e neurológicas e hipopituitarismo.

Características típicas nos exames de imagem

Na avaliação por RM, os cistos de Rathke apresentam hipossinal em T1 e hipersinal em T2.

Tratamento

Em casos de crescimento, sintomas compressivos ou hipopituitarismo, esses cistos devem ser drenados via CTS. Se recorrerem, pode ser necessário fazer várias abordagens, na tentativa de retirar o epitélio secretor do cisto. Não há descrição de outros tipos de tratamento para esse tipo de tumor.

Cistos dermoides e epidermoides

São cistos de restos epiteliais que ficam após o fechamento do tubo neural. Podem conter queratina, epitélio, material sebáceo, entre outros.

Características típicas nos exames de imagem

Na avaliação por RM, esses cistos apresentam hipossinal em T1, hipersinal em T2, sem realce pelo meio de contraste. Pode-se observar conteúdo de glândulas sebáceas e pelos.

Tratamento

Deve ser cirúrgico.

Cisto aracnoide

Cerca de 15% desses cistos se localizam na região suprasselar. Em crianças, as manifestações iniciais podem ser baixa estatura, diabetes insípido e distúrbios da puberdade (precoce ou atrasada).

Características típicas nos exames de imagem

Na avaliação por RM, os cistos aracnoides apresentam hipossinal em T1 e hipersinal em T2, sem realce ao meio de contraste.

Tratamento

Cirúrgico para resolução do efeito compressivo do cisto.

Aneurismas

Aproximadamente 1 a 5% dos aneurismas intracranianos projetam-se para a região selar. Podem simular um adenoma hipofisário e até uma apoplexia hipofisária, além de causar hipopituitarismo e diminuição da acuidade visual.

Características típicas nos exames de imagem

Apresentam calcificação em anel em localização lateral à sela túrcica na avaliação por RM. Em casos de dúvida diagnóstica, pode-se confirmar a etiologia vascular da lesão com a realização de angiografia ou arteriografia.

Tratamento

Deve ser cirúrgico.

Metástases

A metástase para hipófise é um achado não muito comum. Os tumores que apresentam metástases para a hipófise são geralmente os de mama e de pulmão. A manifestação endocrinológica mais comum nesses casos é o diabetes insípido.

Características típicas nos exames de imagem

Não há características específicas desse tipo de tumor, podendo se apresentar de diversas maneiras.

Tratamento

Deve ser feito o tratamento específico para o tumor de base e a compensação endocrinológica correspondente.

Sarcoidose

A sarcoidose com envolvimento hipofisário pode cursar com quadro clínico de diabetes insípido, hiperprolactinemia, hipopituitarismo, alterações visuais, alterações psiquiátricas e convulsões, associados a sinais e sintomas de outros envolvimentos sistêmicos, como pulmonar, pele, gânglios, hipercalcemia paratormônio (PTH) independente, entre outros.

Diante da suspeita clínica de sarcoidose, a coleta de liquor pode auxiliar no diagnóstico por meio da dosagem de enzima conversora de angiotensina (ECA), proteínas e citologia no líquido, apesar de o diagnóstico definitivo ser anatomopatológico, pelo achado de lesão granulomatosa não caseosa. Entre os diagnósticos diferenciais desse tipo de lesão, é preciso sempre lembrar da hipofisite.

Características típicas nos exames de imagem

A RM mostra perda do sinal hiperintenso fisiológico da neuro-hipófise em T1, pela perda das neurofisinas, além de um típico espessamento da haste hipofisária.

Tratamento

O tratamento da sarcoidose deve ser feito com o uso de corticoide sistêmico.

Hipofisite

Hipofisite é o nome dado à infiltração inflamatória na hipófise, que pode ser linfocítica, granulomatosa ou xantomatosa. Envolve toda a hipófise ou apenas parte dela (adeno-hipófise ou neuro-hipófise). Pode cursar com sintomas compressivos, neurológicos ou pan-hipopituitarismo. Nesses casos, a ordem de acometimento é diferente da observada nos outros tumores selares, sendo característica a insuficiência adrenal como primeiro acometimento hormonal. O comprometimento geralmente segue a sequência: ACTH → TSH → LH e FSH → GH → PRL.

A hipofisite linfocítica está comumente relacionada com situações de gravidez ou puerpério. Recentemente foi descrita a sua associação também ao tratamento com drogas bloqueados do *checkpoint* imunológico (imunoterapia). O diagnóstico de certeza é histopatológico.

Características típicas nos exames de imagem

Na RM nota-se aumento hipofisário, com realce homogêneo pelo contraste, espessamento da haste e perda do sinal da neuro-hipófise, muito parecido com os achados da sarcoidose hipofisária.

Tratamento

Deve ser feito com uso de corticoide sistêmico e reposição das deficiências hormonais hipofisárias.

A Tabela 45.2 apresenta um resumo dos principais tipos de massas selares com suas características para auxílio no diagnóstico diferencial da etiologia da lesão selar.

TABELA 45.2 Principais tipos de massas selares e suas características.

Massa selar	Apresentação clínica	Imagem	Tratamento
Adenomas hipofisários	Variável. Pode apresentar sintomas compressivos e hipopituitarismo, se for > 1 cm ou houver sinais e sintomas de hipersecreção hormonal Raramente há diabetes insípido	RM: T1: sinal menor que o restante da hipófise T2: sinal variável com características do adenoma Contraste: pode ser hipocaptante no início e com sinal maior em fases tardias	Depende do quadro clínico. Os prolactinomas são tratados farmacologicamente, enquanto os outros tumores geralmente são tratados com cirurgia
Craniofaringioma	Originário da bolsa de Rathke, mais comum em crianças e adolescentes. Pode haver sintomas endócrinos (hipopituitarismo), neurológicos e diabetes insípido	RM: heterogêneo, predominantemente cístico (hipersinal em T1 e T2) TC: calcificações floculares	Se possível, tratamento cirúrgico (tentar maior ressecção possível) Opções: radioterapia e bleomicina intratumoral por meio de cateter
Meningioma	Mais comum em mulheres, entre 40 e 50 anos. Associado a graves alterações visuais sem alterações endócrinas equivalentes Hiperprolactinemia é comum	RM: T1: isointensos T2: hiperintensos Alta captação de contraste com sinal da cauda dural TC: calcificações internas e espessamento ósseo	Pode-se optar por conduta expectante em casos pouco sintomáticos. Para os demais, cirurgia com risco de hipopituitarismo e difícil ressecção total
Glioma	Raros, podem ser malignos. Desenvolvem-se no trato óptico. Associação com neurofibromatose tipo 1. Podem cursar com diabetes insípido e puberdade precoce central	RM: T1: isointensos T2: hiperintensos Comuns na cisterna suprasselar Podem ser bilaterais	Acompanhamento clínico e abordagem cirúrgica nos casos agressivos Opção: radioterapia
Ependimoma	Neoplasia glial. Surge nos ventrículos cerebrais	TC: hiperdenso com áreas de baixa densidade (regiões císticas ou necróticas)	Cirúrgico Opção: radioterapia
Germinoma (tumores de células germinativas)	Tumores malignos em crianças e adolescentes. Diabetes insípido é a manifestação mais associada Níveis elevados de beta-hCG em soro ou líquor	RM: aspecto infiltrativo T1: sinal intermediário T2: discreto hipersinal Realce pós-contraste. Lesão hipotalâmica e pineal	Quimioterapia e/ou radioterapia
Teratoma (tumores de células germinativas)	Derivado de células pluripotenciais. É raro, mais frequente em crianças e adolescentes Podem ser benignos ou malignos Intrasselares são raros	Áreas císticas, com calcificação, formação de dentes e possível transformação maligna	Tumores benignos radiorresistentes, optar por cirurgia

(continua)

TABELA 45.2 Principais tipos de massas selares e suas características. (*Continuação*)

Massa selar	Apresentação clínica	Imagem	Tratamento
Cordoma (tumores de células germinativas)	Remanescentes da notocorda. São raros e invasivos, com destruição óssea. Mais comum em homens, entre 30 e 50 anos. Localização comum em clivo	RM: heterogêneo T1: sinal intermediário T2: hipersinal TC: calcificações e destruição óssea	Cirurgia e radioterapia, muito invasivos. Metástases para pulmão, fígado, ossos e linfonodos
Tumores metastáticos	Raros, mais comuns acima de 50 anos. Associados ao câncer de mama, pulmão e próstata. Diabetes insípido é o sintoma mais comum, seguido por sintomas compressivos. Massa de crescimento rápido	Nenhum achado é altamente específico. Pode ter a perda do brilho da neuro-hipófise RM: isointensa ou hipointensa em T1 TC: massa hiperdensa ou isodensa	Dependente do quadro clínico, reposição hormonal, se necessário
Linfomas	Raros, mais comuns em homens, acima de 60 anos com fatores de risco, como AIDS e hipofisite. Apresentam-se com diabetes insípido e/ou hipopituitarismo	Grande massa com extensão supra e parasselar	Variável, as opções são: cirurgia, radioterapia e quimioterapia
Cisto de Rathke	Entre os lobos anterior e posterior da hipófise. Comumente, são pequenos e assintomáticos. Podem cursar com diabetes insípido, hipopituitarismo e compressão de vias ópticas	Variável. Realce periférico de contraste pode significar hipófise normal	Conduta expectante com imagens. Baixa probabilidade de crescimento. Cirurgia apenas se houver sintomas
Cistos dermoide e epidermoide	Raros Epidermoide: mais comuns, com material branco cremoso. Linha média Dermoide: estruturas da pele, folículo piloso e glândula sebácea. Supra e parasselares	RM: sem realce ao contraste T1: hipossinal T2: hipersinal TC: densidade semelhante ao liquor	Cirúrgico em casos sintomáticos
Cisto aracnoide	Maioria suprasselar. Crescimento lento, em crianças provoca baixa estatura, diabetes insípido e distúrbios da puberdade. Em adultos, há sintomas compressivos	RM: sem realce ao contraste T1: hipossinal T2: hipersinal	Controverso. Se houver sintomas, cirúrgico
Mucocele do seio esfenoidal	Raro. Acúmulo de material mucoso nos seios paranasais. Drenagem do seio obstruída. Compressão de estruturas parasselares Efeito de massa unilateral	RM: sem realce ao contraste T1: hipossinal	Cirúrgico
Aneurisma	Ocorre na carótida interna e pode ser intra ou parasselar. Quadro de hiperprolactinemia ou hipopituitarismo	RM: ausência de sinal em parte da lesão (*flow void*) TC: simula adenoma hipofisário Complementar com exame angiográfico	Pode ser acompanhamento clínico ou cirúrgico
Apoplexia	Cefaleia, alterações visuais com paralisias oculares, diabetes insípido ou até assintomáticos. Às vezes, hipopituitarismo ou cura de hipersecreção tumoral	RM: Fase aguda: hipointensa em T1 e T2 Após 7 dias: hipersinal em T1 Presença de líquido na lesão TC: fase aguda, alta densidade	Tratamento clínico com dexametasona 4 a 16 mg/dia ou cirúrgico, se houver alteração do nível de consciência ou perda visual
Hamartoma	Neoplasia benigna constituída de tecido hipotalâmico ectópico Puberdade precoce central Lesões no hipotálamo posterior Convulsões gelásticas	RM: anterior aos corpos mamilares T1: isossinal T2: hipersinal	Na maioria dos casos, conservador. Cirúrgico se houver crises convulsivas não controladas ou efeito de massa

(*continua*)

TABELA 45.2 Principais tipos de massas selares e suas características. *(Continuação)*

Massa selar	Apresentação clínica	Imagem	Tratamento
Abscesso hipofisário	Disseminação hematogênica de foco a distância ou a extensão direta de infecção adjacente Febre, meningismo e leucocitose Manifestação semelhante a lesões selares com diabetes insípido	RM: Realce do contraste na meninge. Realce periférico em anel T1: hipointenso T2: hipersinal TC: lesão com parede fina que realça pelo contraste com área central hipodensa. Nível hidroaéreo	Cirúrgico
Histiocitose X	Tríade clássica: diabetes insípido, exoftalmia e lesões ósseas líticas	Semelhante a neoplasias e outras lesões infiltrativas	RT, corticoterapia e quimioterapia
Sarcoidose	Associado a comprometimento sistêmico: adenopatia hilar. Pode cursar com diabetes insípido, alteração visual, comprometimento de pares cranianos e hipopituitarismo	Espessamento de haste, perda do brilho espontâneo da neuro-hipófise em T1 e aumento difuso da hipófise	Glicocorticoides
Hipofisite	Gestantes e puérperas Aparecimento de deficiência de ACTH antes de outras deficiências	RM: aumento da glândula, espessamento da haste hipofisária	Glicocorticoides e cirurgia descompressiva, se necessário

RM, ressonância magnética; *TC*, tomografia computadorizada; *RT*, radioterapia; *ACTH*, hormônio adrenocorticotrófico.

Leitura recomendada

Angelousi A, Alexandraki K, Tsoli M, Kaltsas G, Kassi E. Hypophysitis (including igg4 and immunotherapy). Neuroendocrinol. 2020;110 (9-10):822-35. doi: 10.1159/000506903. Epub 2020 Mar 4. PMID: 32126548.

Chanson P, Raverot G, Castinetti F, Cortet-Rudelli C, Galland F, Salenave S. French Endocrinology Society Non-Functioning Pituitary Adenoma Work-Group. Management of clinically non-functioning pituitary adenoma. Ann Endocrinol (Paris). 2015;76(3):239-47. doi: 10.1016/j.ando.2015.04.002. Epub 2015 Jun 10. PMID: 26072284.

Esposito D, Olsson DS, Ragnarsson O, Buchfelder M, Skoglund T, Johannsson G. Non-functioning pituitary adenomas: indications for pituitary surgery and post-surgical management. Pituitary. 2019;22(4):422-34. doi: 10.1007/s11102-019-00960-0. PMID: 31011999; PMCID: PMC6647426.

Ferrante E, Ferraroni M, Castrignano T et al. Nonfunctioning pituitary adenoma database: a useful resource to improve the clinical management of pituitary tumors, Eur J Endocrinol. 2006;155(6):8239.

Gatto F, Perez-Rivas LG, Olarescu NC, Khandeva P, Chachlaki K, Trivellin G et al. On behalf of the ENEA Young Researchers Committee (EYRC). Diagnosis and treatment of parasellar lesions. Neuroendocrinol. 2020;110(9-10):728-39. doi: 10.1159/000506905. Epub 2020 Mar 4. PMID: 32126547.

Vieira L Neto, Boguszewski CL, Araújo LA, Bronstein MD, Miranda PA, Musolino NR et al. A review on the diagnosis and treatment of patients with clinically nonfunctioning pituitary adenoma by the Neuroendocrinology Department of the Brazilian Society of Endocrinology and Metabolism. Arch Endocrinol Metab. 2016;60(4):374-90. doi: 10.1590/2359-3997000000179. PMID: 27533614.

Vilar L, Abucham J, Albuquerque JL, Araujo LA, Azevedo MF, Boguszewski CL et al. Controversial issues in the management of hyperprolactinemia and prolactinomas – an overview by the Neuroendocrinology Department of the Brazilian Society of Endocrinology and Metabolism. Arch Endocrinol Metab. 2018;62(2):236-63. doi: 10.20945/2359-3997000000032. PMID: 29768629.

Incidentaloma Hipofisário

Introdução

O incidentaloma hipofisário é uma lesão hipofisária encontrada por meio de exame de imagem do sistema nervoso central (SNC) que no geral é realizado por outro motivo (queixas não relacionadas com a lesão hipofisária). A maioria (> 90%) dos incidentalomas de hipófise é adenoma, e uma pequena parcela consiste em outros tipos de tumores, como cistos de Rathke, craniofaringiomas, entre outros (descritos com mais detalhes no Capítulo 45, *Tumores Não Funcionantes de Hipófise e Diagnósticos Diferenciais*).

Epidemiologia

Em estudos de imagem, a frequência dos incidentalomas hipofisários é de 4 a 20% em tomografias computadorizadas (TC) e 10 a 38% em ressonâncias magnéticas (RM). A maioria é formada por microadenomas com menos de 6 mm. Os incidentalomas hipofisários são bem mais comuns em adultos, e sem preferência em relação ao gênero.

História natural

As massas selares com mais de 10 mm têm mais chances de estarem associadas a defeitos visuais e a anormalidades hormonais no momento do diagnóstico, e apresentam uma probabilidade quatro vezes maior de crescer durante o seguimento do que os tumores com menos de 10 mm. Outra complicação descrita mais raramente nos macroincidentalomas é a apoplexia hipofisária (2%).

Para investigar um incidentaloma hipofisário, é necessário realizar:

- Anamnese e exame físico completo em busca de sinais e sintomas de hipo ou de hipersecreção hormonal de algum eixo hipofisário
- RM de hipófise
- Deve-se solicitar os seguintes exames laboratoriais
  - Prolactina para todos os casos
  - Fator de crescimento semelhante à insulina tipo 1 (IGF-1) para todos os casos
  - Hormônio do crescimento (GH), apenas se houver IGF-1 elevado
  - Rastreio para hipercortisolismo, apenas se houver suspeita clínica de doença de Cushing. Alguns autores defendem que esse rastreio deve ser realizado para todos os pacientes, sendo um ponto ainda controverso na literatura
  - Hormônio adrenocorticotrófico (ACTH), apenas se houver hipercortisolismo confirmado
- Em casos de macroadenoma com risco de hipopituitarismo, deve-se solicitar
  - Testosterona total, se homens, ou estrogênio, se mulheres, tiroxina (T4) livre e cortisol basal para todos os macroadenomas
  - IGF-1 ou teste de tolerância à insulina (ITT), se houver alta suspeita de deficiência de GH
  - Hormônio folículo-estimulante (FSH), hormônio luteinizante (LH) e hormônio tireoestimulante (TSH). Há controvérsia se deve-se solicitar para todos os casos ou apenas para pacientes com quadro clínico suspeito de deficiência.

Se houver história pessoal ou familiar de neoplasia endócrina múltipla (NEM), deve-se solicitar também cálcio total, cálcio iônico e fósforo, para investigação de hiperparatireoidismo primário.

Solicita-se exame neuro-oftalmológico em caso de macroadenoma próximo ao quiasma óptico.

Cirurgia de tumores

Os tumores que devem ser operados são:

- A princípio, sempre se considera cirurgia para qualquer tumor secretor, exceto prolactinoma, para o qual deve ser tentado o tratamento clínico inicialmente
- Incidentalomas com comprometimento visual
- Incidentalomas com comprometimento neurológico (oftalmoplegia, ptose palpebral, cefaleia importante)
- Apoplexia com déficit visual ou neurológico importante ou apoplexia para a qual se optou por tratamento conservador, mas que não apresentou melhora clínica com corticoterapia após 7 dias de tratamento clínico com dexametasona
- Tumor com crescimento progressivo, que se aproxima do quiasma óptico ou de estruturas nobres
- Tumor causando hipopituitarismo
- Tumor próximo do quiasma em paciente que queira engravidar.

Seguimento clínico dos pacientes

O seguimento clínico dos pacientes com incidentaloma hipofisário deve ser feito da seguinte maneira:

- Microadenomas: RM anual, depois bianual, depois pode aumentar o intervalo de tempo entre as RM, caso observe-se estabilidade da lesão
- Macroadenomas: RM em 6 meses e 12 meses, depois anual, se estiver estável. Repetir anualmente o exame neuro-oftalmológico (NOF), caso o macroadenoma esteja próximo ao quiasma óptico, e realizar também avaliação hormonal de hipopituitarismo pelo menos anualmente.

A Figura 46.1 resume a conduta de investigação e a conduta diante de um incidentaloma hipofisário.

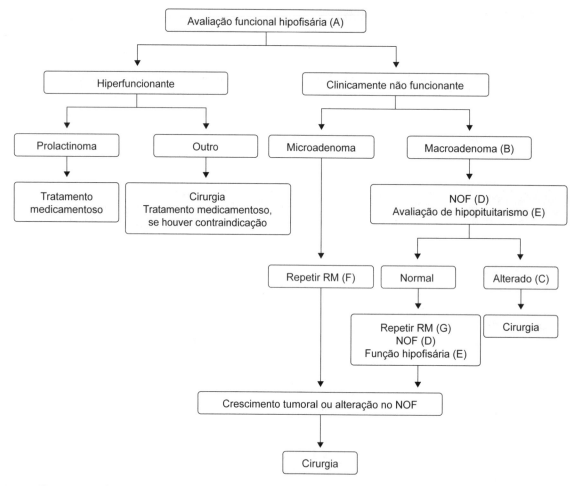

FIGURA 46.1 Fluxograma de avaliação e tratamento de incidentalomas hipofisários. **A.** A avaliação inicial de todos os pacientes deve incluir história e exame físico para avaliar sinais e sintomas de hiperfunção e hipopituitarismo e avaliação laboratorial para hipersecreção. **B.** No grupo do macroadenoma pode incluir também microadenomas com 6 a 9 mm. **C.** A recomendação para a cirurgia inclui a presença de defeitos visuais e sinais de compressão do tumor. A cirurgia também é sugerida para outros achados. **D.** Neuro-oftalmológico (NOF) é recomendado para pacientes com lesões adjacentes ou que comprimem os nervos ópticos ou quiasma na avaliação inicial ou durante o acompanhamento. **E.** Avaliação de hipopituitarismo é recomendada na avaliação inicial e durante as avaliações de acompanhamento. Isso é o mais recomendável para macroadenomas e microadenomas com 6 a 9 mm. **F.** Repete-se a ressonância magnética (RM) em 1 ano, após bianualmente por 3 anos, após com menos frequência, se não houver mudança no tamanho da lesão. **G.** Repete-se a RM em 6 meses e 12 meses, depois anualmente por 3 anos, após com menos frequência, se não houver nenhuma mudança no tamanho da lesão. (Adaptada de Freda et al., 2011.)

Leitura recomendada

Boguszewski CL, de Castro Musolino NR, Kasuki L. Management of pituitary incidentaloma. Best Pract Res Clin Endocrinol Metab. 2019;33(2):101268. doi: 10.1016/j.beem.2019.04.002. Epub 2019 Apr 13. PMID: 31027975.

Freda PU, Beckers AM, Katznelson L et al. Pituitary incidentaloma: an endocrine society clinical practice guideline. J Clin Endocrinol Metab. 2011;96:894.

Karavitaki N, Collison K, Halliday J et al. What is the natural history of nonoperated nonfunctioning pituitary adenomas? Clin Endocrinol (Oxf). 2007;67:938.

Vasilev V, Rostomyan L, Daly AF, Potorac I, Zacharieva S, Bonneville JF et al. Management of endocrine disease: pituitary 'incidentaloma': neuroradiological assessment and differential diagnosis. Eur J Endocrinol. 2016;175(4):R171-84. doi: 10.1530/EJE-15-1272. Epub 2016 Apr 11. PMID: 27068689.

Acromegalia

Capítulo 47

Introdução

A acromegalia é uma doença sistêmica, crônica e debilitante, decorrente da hipersecreção do hormônio de crescimento (GH) e, consequentemente, do fator de crescimento semelhante à insulina tipo 1 (IGF-1). Caso a hipersecreção hormonal ocorra antes do fechamento completo das cartilagens epifisárias (na infância ou na puberdade), o excesso de GH cursará com aumento da estatura do indivíduo, e, nesse caso, a doença passa a ser chamada "gigantismo".

Epidemiologia

A acromegalia é mais frequente entre a quarta e a sexta décadas de vida e não tem predileção por sexo. Sua incidência é de três a quatro casos por 1 milhão de pessoas ao ano e sua prevalência é de aproximadamente 70 casos por 1 milhão de pessoas. Talvez esses números sejam até maiores pelo subdiagnóstico e pela lenta progressão da doença.

Etiologia

A doença é causada por adenoma hipofisário secretor de GH (somatotrofinoma) em 98% dos casos, sendo 80 a 90% desses tumores macroadenomas e 10 a 20% microadenomas. Apenas 2% dos casos são decorrentes de secreção hipotalâmica de hormônio liberador de hormônio do crescimento (GHRH) ou de secreção ectópica de GH ou de GHRH.

A maioria dos casos (90%) dos adenomas hipofisários secretores de GH é esporádica, e somente 10% estão associados a quadros de síndromes genéticas, incluindo as descritas a seguir.

Neoplasia endócrina múltipla tipo 1

Decorrente de uma mutação germinativa (presente em todas as células do indivíduo), inativadora, herdada de forma autossômica dominante, no gene supressor tumoral *NEM1* (*locus* 11q13). É necessário que ocorra uma segunda mutação, dessa vez somática, ao longo da vida do indivíduo, para dar início à proliferação celular desordenada. Geralmente, essa segunda mutação ocorre em alguns tecidos específicos (paratireoide, hipófise, pâncreas e duodeno) e promove perda da heterozigose que gera uma proteína *menin* truncada, levando à perda de sua função supressora tumoral. Dessa maneira, os tecidos que sofrem essa segunda mutação serão suscetíveis ao desenvolvimento de tumores. Caso ocorra a mutação no tecido hipofisário, tem-se a formação de um adenoma hipofisário, geralmente secretor de prolactina, mas que também pode ser cossecretor de GH se a mutação ocorrer em um somatotrofo.

Síndrome de McCune-Albright

Decorrente de uma mutação somática, ativadora, pós-zigótica, não herdada, no gene *GNAS1*, que codifica a subunidade alfa da proteína G estimulatória. Após a mutação, essa proteína se torna constitutivamente ativa. Como muitos receptores hormonais do nosso corpo são acoplados à proteína G, eles podem se tornar hiperativados, estimulando o aumento da secreção de diversos tipos de hormônios, de acordo com os tecidos que sofrem ou não a mutação citada. São receptores acoplados à proteína G: GHRH, hormônio luteinizante (LH), hormônio folículo-estimulante (FSH), hormônio liberador de corticotrofina (CRH), hormônio adrenocorticotrófico ou corticotrofina (ACTH), melanotrofina (MSH), hormônio liberador de tireotrofina (TRH), hormônio tireoestimulante (TSH), receptores de dopamina (D1-D5), V2 (receptor de ADH no rim), paratormônio (PTH), proteína relacionada com o hormônio paratireóideo (PTHrP) e o receptor sensor de cálcio (CaSR). No caso de hiperativação do receptor de GHRH que fica nos somatotrofos, pode ocorrer o desenvolvimento de acromegalia.

Complexo de Carney

Decorrente de uma mutação germinativa no gene *PRKAR1A*, herdada de forma autossômica dominante, mas algumas vezes pode aparecer de modo esporádico como mutação *de novo*. Esse é um gene supressor tumoral, que regula a proteinoquinase A. Essa proteína é importante também na sinalização dos receptores acoplados à proteína G. Sua mutação pode causar um quadro clínico de hiperfunções endócrinas e neoplasias. Dentre as possíveis apresentações dessa síndrome há: lentigo, nevos, síndrome de Cushing por doença adrenocortical nodular pigmentada primária (PPNAD), mixomas cardíacos ou cutâneos, tumor testicular de células de Sertoli, acromegalia, nódulos tireoidianos, câncer de mama, pólipos colônicos, schwannomas melanóticos etc.

Somatotrofinoma familiar isolado (*familial isolated pituitary adenoma*)

Caracterizada por mais de dois casos de acromegalia na mesma família, fora do contexto clínico de síndromes de NEM-1 e/ou outras síndromes genéticas. Existem mais de 50 famílias descritas na literatura. Há predomínio em pacientes jovens do sexo masculino, comumente como macroadenomas. Apresentam com grande frequência perda da heterozigose no cromossomo 11q13.

Síndrome lisencefalia com anomalias genitais ligada ao X

Caracterizada por gigantismo devido a hipersecreção de GH, causada por microduplicações no cromossomo Xq26.3 levando à excessiva expressão do gene *GPR101*, que codifica receptor acoplado a proteína G. Pode ser de ocorrência esporádica, mas foram descritos casos de familiares acometidos em que o padrão de herança genética era dominante. A hipersecreção de GH, que no geral é associada à de prolactina, decorre de macroadenoma ou hiperplasia hipofisária de difícil manejo terapêutico, seja pelo volume tumoral e/ou resistência ao tratamento farmacológico convencional, o que caracteriza o comportamento agressivo da doença.

Quadro clínico

O excesso de GH e IGF-1 pode levar a diversas manifestações clínicas, como:

- Alteração da fisionomia por crescimento de extremidades ósseas e partes moles, como mãos e pés, macroglossia, alargamento do nariz e lábios, proeminência frontal da face e mandíbula, protognatia, alargamento do maxilar com separação dos dentes e má oclusão dentária
- Aumento da estatura, caso o excesso de GH ocorra antes do fechamento das cartilagens epifisárias (são os casos chamados ºgigantismo")
- Artropatia de grandes articulações, com artralgia e artrose precoces, escoliose e osteofitose. A artropatia é a principal

causa de perda de qualidade de vida desses pacientes, pois não costuma ter boa resposta com o controle da doença
- Pele espessada e oleosa, devido à hipertrofia de glândulas sebáceas
- Sudorese ou hiperidrose, secundária à hipertrofia de glândulas sudoríparas. É um dos sintomas mais típicos da acromegalia
- Hipertricose, manchas pigmentadas na pele e papilomas cutâneos, conhecidos como *skin tags*
- Hipertrofia de câmaras cardíacas independente de hipertensão arterial sistêmica (HAS), com disfunção diastólica e sistólica, podendo levar a insuficiência cardíaca, arritmias e morte cardiovascular precoce, que é a principal causa de mortalidade nesses pacientes
- HAS volume-dependente. O GH age diretamente no túbulo contorcido proximal renal, causando maior reabsorção de sódio. Por isso, os pacientes apresentam bom controle da HAS com o uso de diuréticos
- Doença arterial coronariana (DAC)
- Síndrome da apneia obstrutiva do sono (SAOS)
- Resistência à insulina, *acantose nigricans,* diabetes melito devido ao efeito contrarregulatório do GH no metabolismo glicídico
- Dislipidemia da síndrome metabólica – triglicerídeos altos e lipoproteína de alta densidade-colesterol (HDL-c) baixa
- Neuropatia periférica sensorial e motora, síndrome do túnel do carpo e parestesias compressivas
- Exoftalmia
- Glaucoma de ângulo aberto
- Hipercalcemia, hipercalciúria e hiperfosfatemia por aumento da atividade da 1-alfa-hidroxilase renal (enzima que converte a 25-hidroxivitamina D em 1,25-hidroxivitamina D ou calcitriol, que é a sua forma mais ativa)
- Organomegalias: hepatomegalia, esplenomegalia, hiperplasia prostática
- Bócio ou nódulos tireoidianos, sendo ainda controverso se a acromegalia aumenta ou não o risco de câncer de tireoide
- Pólipos colônicos, sendo também ainda controverso se a acromegalia aumenta o risco de câncer colorretal
- Cefaleia, alterações visuais (hemianopsia bitemporal pela compressão que o macroadenoma hipofisário pode estar exercendo sobre o quiasma óptico), paralisia de pares cranianos e, mais raramente, hipertensão intracraniana, devido ao efeito massa do tumor
- Hipopituitarismo, se houver compressão mecânica das células da adeno-hipófise, podendo cursar com hipogonadismo, hipotireoidismo central e hipocortisolismo
- Hiperprolactinemia e seus sintomas caso haja cossecreção de GH e prolactina pelo tumor, ou caso haja desconexão da haste hipotálamo-hipofisária
- Osteoporose, se houver hipogonadismo
- Hipogonadismo, secundário à inibição dos pulsos de GnRH
- Fadiga crônica, devido ao hipermetabolismo celular e também à apneia do sono.

Apesar de a maioria dos efeitos do GH se darem via IGF-1, alguns efeitos ocorrem por ação direta do GH, como lipólise, antagonismo da insulina e reabsorção de sódio no túbulo contorcido proximal (TCP) renal. Ainda não se sabe quais são as ações do IGF-2 em humanos.

Diagnóstico

O diagnóstico de acromegalia geralmente é tardio, após 6 a 10 anos do início dos sintomas. Esse atraso ocorre porque, muitas vezes, o aspecto clínico da doença pode ser confundido com as características naturais do envelhecimento ou não ser reconhecido pelos pacientes, familiares e profissionais de saúde.

Frente à suspeita clínica de acromegalia, deve-se solicitar IGF-1 (geralmente é o teste de triagem mais adequado) e GH basais. Os valores de GH acima de 1 ng/mℓ com IGF-1 acima duas a três vezes do limite superior da normalidade (LSN) para idade e sexo confirmam o diagnóstico. Por outro lado, valores de GH randômico < 0,4 ng/mℓ com IGF-1 normal para idade afastam o diagnóstico de acromegalia, sem necessitar de exames adicionais.

O nível sérico de GH randômico em um indivíduo normal geralmente é < 0,2 ng/mℓ. No entanto, por ser um hormônio pulsátil, o GH pode apresentar picos e alcançar valores altos de GH como 30 ng/mℓ. Os maiores picos ocorrem à noite e na puberdade, sendo a meia-vida do GH muito curta, cerca de 20 minutos. Em pacientes acromegálicos, o nível sérico de GH pode variar de 0,5 até > 100 ng/mℓ (Figura 47.1).

Existem situações que elevam os valores de GH, como diabetes melito descompensado, doença hepática ou renal, anorexia nervosa, desnutrição, uso de opioides, síndrome da imunodeficiência adquirida (AIDS), doenças agudas e uso de estrógeno via oral (VO). Esses valores se elevam devido à baixa ação ou à baixa produção do IGF-1, que passa a exercer um menor *feedback* negativo sobre os somatotrofos.

Os valores de IGF-1 são mais estáveis do que os de GH, não são pulsáteis e são mais confiáveis e fidedignos para avaliar a atividade da doença. A meia-vida do IGF-1 é de 12 a 16 horas. No entanto, existem algumas situações que podem afetar os valores séricos de IGF-1 e devem ser consideradas durante a avaliação de paciente em investigação para acromegalia:

- Causas de aumento de IGF-1: gravidez, puberdade, hipertireoidismo e hiperinsulinemia
- Causas de redução de IGF-1: desnutrição, cirrose ou hepatite ativa, insuficiência renal crônica, diabetes melito descompensado, hipotireoidismo, obesidade, envelhecimento, insuficiência cardíaca, AIDS, moduladores seletivos do receptor de estrógeno (SERM), reposição VO de estrógeno (a reposição transdérmica não tem primeira passagem hepática, então não causa redução de IGF-1).

Nos casos de valores discordantes ou intermediários de GH e IGF-1 com dúvida diagnóstica, deve-se realizar o teste de tolerância oral à glicose com 75 g (TTOG 75 g), dosando GH nos tempos 0, 30, 60, 90 e 120 minutos. Esse teste é o padrão-ouro para o diagnóstico de acromegalia. Quando não há supressão do GH em nenhum dos tempos do teste para valores < 0,4 ng/mℓ, tem-se a confirmação diagnóstica de acromegalia. Lembrando que basta haver a supressão de GH em um dos tempos para que se descarte a presença de acromegalia (Figura 47.2).

Vale lembrar que algumas situações no TTOG 75 g, que não deve ser realizado em pacientes com diabetes melito, podem gerar resultados falso-positivos. Ou seja, o GH não suprime para valores < 0,4 ng/mℓ, apesar de não se tratar de um paciente com acromegalia. São exemplos desses casos:

- Elevação de GH por baixa ação ou produção do IGF-1, como detalhado anteriormente nas causas de aumento de GH com redução de IGF-1
- Elevação de GH e de IGF-1, que ocorre na adolescência, na gravidez e no hipertireoidismo.

O ensaio de GH geralmente dosa o GH de 22 kDA, que comumente corresponde a 95% do GH secretado pela hipófise. No entanto, também existe a isoforma de 20 kDA, igualmente ativa, mas não dosada habitualmente. Em alguns casos muito suspeitos de acromegalia com GH normal, pode-se tentar dosar essa isoforma de 20 kDA, geralmente só realizado em ambiente de pesquisa. Nas grávidas, a maior parte do GH dosado vem da secreção placentária (GHV). Nas não grávidas, a maior parte vem da secreção hipofisária (GHN). Os ensaios para dosagem de GH não diferenciam o GHV do GHN.

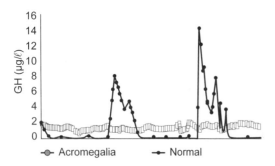

FIGURA 47.1 Secreção pulsátil de hormônio do crescimento (*GH*) em pessoas normais, com picos maiores à noite e a secreção de GH em pacientes acromegálicos. *IGF-1*, fator de crescimento semelhante à insulina tipo 1.

Normal: GH médio = 1,4 µg/ℓ; IGF-1 = 322 µg/ℓ
Acromegálico: GH médio = 1,4 µg/ℓ; IGF-1 = 552 µg/ℓ

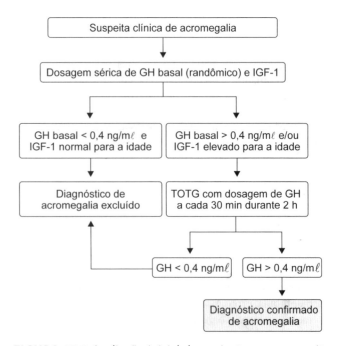

FIGURA 47.2 Avaliação inicial de pacientes com suspeita clínica de acromegalia. *GH*, hormônio do crescimento; *IGF-1*, fator de crescimento semelhante à insulina tipo 1; *TOTG*, teste oral de tolerância à glicose.

O estrogênio aumenta o número de receptores de GHRH nos somatotrofos e, por isso, situações que elevam a concentração sérica de estrogênio, como a gravidez, a adolescência e o uso de estrogênio exógeno causam aumento de GH. Isso também explica por que as mulheres têm valores mais elevados de GH do que os homens. Quando o estrogênio é tomado por via oral, este tem um efeito de primeira passagem hepática que reduz a síntese de IGF-1 e aumenta de maneira compensatória os valores de GH. Se o estrogênio for administrado por via subcutânea (SC) ou por outro tipo de via não oral, ele não sofre esse efeito de primeira passagem hepática e, com isso, não altera o IGF-1.

O diagnóstico da acromegalia é bioquímico, não é clínico e nem radiológico. A Tabela 47.1 define com detalhes como se proceder para o diagnóstico da acromegalia.

Na acromegalia, além do aumento de GH e de IGF-1, tem-se também o aumento de IGFBP-3, que é uma proteína transportadora de IGF-1. Existem seis tipos de IGFBP, sendo o tipo 3 o mais importante, pois carreia 85 a 90% do IGF circulante, e sua síntese é GH-dependente. No entanto, o aumento da IGFBP-3 não entra nos critérios diagnósticos da acromegalia.

Entre os diagnósticos diferenciais de acromegalia, tem-se a fácies acromegaloide (que é um paciente cujas características fenotípicas faciais são muito semelhantes às de um paciente acromegálico, mas no qual as dosagens hormonais excluíram acromegalia). Em adolescentes, a alta estatura é um dos principais diagnósticos diferenciais desafiadores. Nesses casos, os valores de GH e de IGF-1 já podem estar naturalmente elevados pela faixa etária, e pode ocorrer um aumento da hipófise por hiperplasia fisiológica. No TTOG 75 g dos adolescentes, o GH pode apresentar uma elevação paradoxal. Nesses pacientes, deve-se avaliar a estatura-alvo familiar, a curva e a velocidade de crescimento, a radiografia de mãos e punhos para idade óssea e os valores de GH e de IGF-1 de maneira seriada para esclarecimento diagnóstico.

Exames

Os exames solicitados na avaliação de pacientes com acromegalia confirmada são:

- Ressonância magnética (RM) de hipófise para avaliação de tumor hipofisário
- Avaliação neuro-oftalmológica completa se detectada presença de macroadenoma com extensão suprasselar próximo ao quiasma óptico

---

TABELA 47.1 Critérios diagnósticos de acromegalia.

Confirmam o diagnóstico de acromegalia

GH > 1 ng/mℓ e IGF-1 elevado para a idade
TTOG 75 g: ausência de supressão de GH para valores < 0,4 ng/mℓ em qualquer tempo

Excluem o diagnóstico de acromegalia

GH < 0,4 ng/mℓ com IGF-1 normal para a idade
GH < 0,4 ng/mℓ no TTOG 75 g em qualquer tempo
GH médio das 24 horas < 1 ng/mℓ (não se faz mais na prática esse exame)

GH, hormônio do crescimento; *IGF-1*, fator de crescimento semelhante à insulina do tipo 1; *TTOG 75 g*, teste de tolerância oral à glicose com 75 g.

- Avaliação hormonal dos outros eixos hipofisários: prolactina, estrogênio/progesterona ou testosterona, LH, FSH, globulina ligadora do hormônio sexual (SHBG), cortisol basal às 8 horas da manhã, ACTH, teste da cortrosina se houver dúvida diagnóstica sobre presença ou não de insuficiência adrenal, TSH, T4 livre. Lembrar que o GH causa redução dos valores séricos de SHBG
- Cálcio total e iônico; se elevado, solicitar PTH para pesquisar NEM-1
- Polissonografia para avaliar SAOS
- Ultrassonografia (USG) de tireoide para investigar nódulos tireoidianos
- Eletrocardiograma (ECG) e ecocardiograma transtorácico para pesquisar cardiopatias
- USG de abdome para examinar visceromegalias
- Densitometria mineral óssea (DMO) se houver hipogonadismo e/ou suspeita de osteoporose. DMO e radiografia de coluna lombar e torácica a cada 2 a 3 anos, se houver osteoporose/osteopenia
- Colonoscopia para analisar presença de pólipos colônicos (principalmente na presença de *skin tags*)
- Nas mulheres, mamografia, colpocitologia oncótica, avaliação ginecológica anual de rotina
- Nos homens, avaliação urológica e antígeno prostático específico (PSA) – controverso.

Tratamento

Cirurgia

É o tratamento padrão-ouro, sendo a primeira escolha na grande maioria dos casos. Quando se tem um macroadenoma muito invasivo sem chance de cura por meio da cirurgia e sem urgência para operar (sem acometimento visual), o tratamento cirúrgico pode não ser a primeira escolha. Nesses casos, pode-se iniciar o tratamento clínico na tentativa de redução do tamanho tumoral para realizar uma cirurgia com maior chance de obtenção de controle da doença em outro momento. Nos casos de alto risco cirúrgico ou quando o paciente não desejar tratamento cirúrgico, deve-se discutir alternativas terapêuticas de segunda linha. Nos demais casos, se as condições clínicas permitirem, todos terão indicação de tratamento cirúrgico como primeira linha de tratamento da acromegalia.

Nos tumores muito grandes, opta-se pela cirurgia *debulking* na tentativa de retirar o máximo de tumor possível. Quando se consegue reduzir em 75% o tamanho tumoral, pode-se melhorar muito a resposta ao tratamento clínico subsequente.

O tratamento cirúrgico pode ser transesfenoidal (CTS) ou transcraniano, conforme o tamanho, a localização tumoral e a experiência da equipe. Quanto maior o tamanho e a invasividade do tumor, menor a chance de cura. Estudos evidenciaram após a cirurgia uma remissão hormonal de 67 a 95% em microadenomas, mas somente 47 a 68% em macroadenomas, utilizando o critério de remissão com TTOG 75 g GH < 1 ng/mℓ (critério antigo). Resultados semelhantes foram obtidos com o novo critério de GH < 0,4 ng/mℓ. Desses pacientes, 0,4 a 6% precisarão de reoperação futura por recidiva tumoral quando apresentarem resquício de lesão significativo e acessível.

Os riscos da cirurgia são: diabetes insípido (geralmente transitório), fístula liquórica, meningite, hemorragias e disfunção de algum eixo hipofisário que estava preservado previamente. A mortalidade é muito baixa, menor que 0,5%.

Análogos de somatostatina

Os análogos de somatostatina (AS) são a primeira escolha entre os tratamentos farmacológicos disponíveis para acromegalia. Os receptores da superfície celular de somatostatina (SSTR) foram identificados em uma variedade de tecidos, inclusive na hipófise, e foram caracterizados 5 subtipos (SSTR 1 a 5). Em torno de 90% dos tumores hipofisários secretores de GH expressam predominantemente SSTR2 e SSTR5. Os AS ligam-se aos receptores SSTR dos somatotrofos, ativam a proteína G inibitória e, com isso, reduzem adenosina monofosfato cíclico (cAMP) e a secreção de GH. A resposta terapêutica vai depender da expressão tumoral dos diferentes subtipos de SSTR e da integridade das vias pós-receptor. Os AS de primeira geração (octreotide e lanreotide) promovem controle bioquímico em 20 a 70% e redução da massa tumoral em 36 a 75% dos casos. Em pacientes resistentes aos AS de primeira geração, há alternativas terapêuticas baseadas em regime de altas ou mais frequentes doses destes, combinação com agonistas dopaminérgicos ou pegvisomanto e conversão para análogo de somatostatina de segunda geração.

Os efeitos adversos descritos são: colelitíase, náuseas, diarreia, intolerância gastrintestinal, bradicardia sinusal, arritmias e piora inicial do diabetes melito, devido à ativação do SSTR2 e SSTR5 nas células beta, que inibem a secreção pancreática de insulina. Além disso, há redução da atividade do citocromo P450 hepático.

Tem-se indicado tratamento com AS em pacientes acromegálicos recém-diagnosticados por 3 a 6 meses antes da intervenção cirúrgica. Dois estudos randomizados mostraram um percentual de remissão de 24 a 42% nos pacientes que fizeram tratamento prévio com análogos de somatostatina, comparados à remissão de 10 a 23% no grupo placebo, porém sem significância estatística. Conduta ainda controversa, porém muitos serviços a têm indicado.

No tratamento primário com AS, a remissão encontra-se por volta de 34 a 44%, com redução do tamanho tumoral (> 20%) em 75% dos casos, porém com valores inferiores aos encontrados no tratamento cirúrgico. A resposta bioquímica é melhor em tumores menores e com valores de IGF-1 mais baixos.

Os AS têm sido utilizados mais habitualmente como tratamento adjuvante pós-ressecção cirúrgica e/ou radioterapia, chamada de tratamento secundário. São eles:

- Octreotida: se liga principalmente ao receptor SSTR2, que geralmente é o mais presente nos adenomas somatotróficos. As apresentações comerciais são
  - Sandostatin® 150 a 1.500 mg/dia, SC, ou intravenoso (IV). Frasco-ampola de 50, 100 ou 500 mg. Com a dose dividida em 8/8 horas, obtém-se o controle mais rápido da doença. O teste agudo do Sandostatin® é realizado para predizer a resposta ao tratamento medicamentoso. Administra-se 50 µg de Sandostatin®, IV, depois dosa-se o GH a cada 1 hora por 6 horas. Se há uma queda

importante do GH entre 50 e 75% do valor basal, conforme os diferentes valores de referência, significa que o paciente apresenta grandes chances de responder ao tratamento medicamentoso
  - Sandostatin® LAR 10 a 40 mg intramuscular (IM) a cada 4 semanas. É a melhor posologia, porém leva mais tempo para se atingir o controle. Frascos-ampola de 10, 20 e 30 mg. Inicia-se octreotida LAR 20 mg a cada 28 dias para os pacientes e, após um período mínimo de 3 meses, realiza a avaliação dos valores de IGF-1 e GH com aumento da dose para 30 mg, em caso de ausência de controle, ou redução para 10 mg, em caso de controle hormonal
- Lanreotide: liga-se, principalmente, aos receptores SSTR2. As apresentações comerciais são
  - Somatuline® SR 30 a 60 mg, IM, a cada 1 a 2 semanas
  - Somatuline® autogel® 60, 90 a 120 mg, SC, profundo, a cada 4 semanas
- Pasireotide-LAR: análogo de somatostatina de segunda geração. Liga-se principalmente aos receptores SSTR5, e em menor afinidade aos subtipos 1, 2 e 3. É utilizado com resposta um pouco mais satisfatória em tumores mais ricos em receptores do tipo SSTR5, como os corticotrofinomas (doença de Cushing) e os prolactinomas. Efeitos adversos semelhantes aos fármacos de primeira geração, exceto por maior frequência e grau de hiperglicemia. Apresentações comerciais
  - Signifor® LP: 20, 40 a 60 mg, IM, a cada 4 semanas.

Agonistas dopaminérgicos

Ligam-se aos receptores D2, que podem estar presentes em adenomas somatotróficos. É um tratamento medicamentoso de segunda linha para acromegalia. Têm melhor resposta nos adenomas cossecretores de GH e PRL e com valores menos elevados de IGF-1 (< 2,5 vezes o limite superior da normalidade). Estudos mostraram normalização de IGF-1 em 34 a 40% dos casos em monoterapia. Os efeitos colaterais são intolerância gastrintestinal, congestão nasal, hipotensão, cefaleia e valvulopatia (disfunção tricúspide com altas doses da medicação).

São indicados também, como adjuvantes no tratamento medicamentoso, em pacientes que não alcançam o controle bioquímico adequado com doses máximas dos análogos de somatostatina. A associação de agonistas dopaminérgicos com análogos de somatostatina tem demonstrado normalização de IGF-1 em 52% dos casos, com redução tumoral em 35%.

- Cabergolina (Dostinex®): 0,5 a 3,5 mg/semana, VO. É o agonista dopaminérgico de escolha no tratamento de acromegalia. Em geral, inicia-se com 0,5 mg de cabergolina (CAB) 2 vezes/semana. Após 3 meses, na ausência de controle hormonal progride-se para 0,5 mg/dia, de acordo com resultados de controle bioquímico.

Trabalhos com pacientes parkinsonianos em uso de cabergolina em doses > 3 mg/dia mostraram aumento na incidência de valvulopatia tricúspide. Por esse motivo, recomenda-se realizar um ecocardiograma nos pacientes em uso de cabergolina > 2 mg/semana antes do tratamento e manter seguimento valvar posterior, apesar de se usar geralmente doses muito menores do que 3 mg/dia para o tratamento da acromegalia.

Antagonista do receptor de hormônio do crescimento (pegvisomanto)

É um análogo peguilado do GH que atua como antagonista do receptor de GH no fígado, causando queda do IGF-1, mas mantém ou até eleva o nível sérico de GH, seja por *feedback* reduzido de IGF-1 e/ou alta homologia estrutural entre a droga e o GH nativo. É muito potente para reduzir o valor do IGF-1 (em 3 meses de tratamento, normaliza o IGF-1 em 89 a 97% dos casos).

Apesar de, na maioria dos casos o tamanho do tumor não se alterar, há relatos de aumento no volume tumoral (2,2 a 3,2%) com uso da medicação pela falta do retrocontrole negativo do IGF-1. Pode ainda causar toxicidade hepática dose-dependente, por isso deve-se monitorar transaminases e lipodistrofias nos locais de aplicação. Tem-se visto melhora do diabetes melito, devido à redução do IGF-1.

Pegvisomanto (Somavert®) 10 a 80 mg, 1 vez/dia, SC. Frasco-ampola de 10, 15 e 20 mg. Inicia-se com dose mínima, faz-se a reavaliação hormonal a cada 4 a 6 semanas até a normalização do IGF-1. Não se deve seguir por dosagem de GH. Evita-se o uso em tumores muito grandes. O seguimento é com RM de 6 em 6 meses no primeiro ano, e após esse período, pode ser anual. Aprovado apenas para tratamento combinado ou em refratariedade a outras medicações.

A Tabela 47.2 traz um resumo sobre os principais tipos de medicamentos disponíveis atualmente para o tratamento clínico da acromegalia.

Clomifeno

Opção de tratamento *off-label*. Por sua ação estrogênica em nível hepático, pode ocorrer diminuição da geração de IGF-1 pelo órgão e pode ser discutida como opção adjuvante, principalmente em pacientes do sexo masculino que não obtiveram o controle da acromegalia com as opções terapêuticas atualmente disponíveis. Além disso, pacientes com hipogonadismo central associado podem apresentar recuperação do eixo gonadotrófico.

Radioterapia

A radioterapia (RT), cada vez menos utilizada no tratamento da acromegalia, é recomendada nos pacientes em que a doença permanece em atividade após tratamento cirúrgico e medicamentoso prévios, sobretudo se forem portadores de tumor com comportamento agressivo.

As desvantagens são o risco de pan-hipopituitarismo e a resposta lenta e gradual, demorando até 20 anos para o controle. A principal vantagem da RT é prevenir o crescimento adicional

TABELA 47.2	Medicamentos disponíveis para tratamento de acromegálicos.			
Classe	**Substância (nome comercial) – Apresentação**	**Dose e via de administração**	**Indicações**	**Efeitos colaterais**
Análogos da somatostatina	OCTLAR (Sandostatin® LAR) – FA 10, 20 e 30 mg	10 a 40 mg, IM, profunda (região glútea) em intervalos de 4 semanas	Terapia adjuvante à cirurgia ou tratamento primário naqueles com baixa chance de cura cirúrgica	Alterações gastrintestinais (desconforto abdominal, flatulência e aumento do trânsito intestinal), litíase biliar, queda transitória de pelos, bradicardia sinusal e alterações do metabolismo da glicose
	LAN Autogel (Somatuline® autogel®) – FA 60, 90 e 120 mg	90 e 120 mg, SC, profunda (região glútea) em intervalos de 4 semanas		
	Pasireotide-LAR (Signifor® SP) – 20, 40 e 60 mg	20 a 60 mg, IM, a cada 4 semanas		
Agonista dopaminérgico	CAB (Dostinex®) – comprimido de 0,5 mg	1,5 a 3,5 mg, VO, por semana	Como terapia primária em pacientes com cosse-creção GH/PRL e valores muito elevados de PRL; monoterapia adjuvante à cirurgia em pacientes com valores pouco elevados de GH e IGF-1 e/ou cosse-creção GH/PRL; terapia combinada com AS em casos de resistência aos AS, independentemente do *status* da PRL	Náuseas, cefaleia, hipotensão postural, constipação intestinal e xerostomia, doença valvar cardíaca (dado confirmado apenas para doses altas acima de 3 g/dia)
Antagonista do receptor do GH	PEGV (Somavert®) – FA 10, 15 e 20 mg	10 a 30 mg, SC, por dia	Pacientes resistentes (monoterapia ou combinado aos AS) ou intolerantes aos AS (monoterapia)	Elevação de transaminases e lipo-hipertrofia nos locais de aplicação, aumento do volume tumoral (há relatos com aumento de 2 a 3% do tamanho tumoral)

IM, intramuscular; *SC*, subcutânea; *VO*, via oral; *GH*, hormônio do crescimento; *PRL*, prolactina; *IGF-1*, fator de crescimento semelhante à insulina do tipo 1; *AS*, análogo somatostatina. (Adaptada de Vilar, 2013.)

do tumor. Entretanto, existem relatos de maior risco de um segundo tumor primário cerebral, aumento de eventos cerebrovasculares e disfunção cognitiva posterior.

Alguns grupos sugerem que o tratamento clínico deva ser suspenso 4 semanas antes da RT, para que as células retornem ao alto metabolismo e captem melhor a radiação, porém, isso é controverso entre os grupos.

Na RT convencional ou fracionada, usam-se doses menores, de 1,8 a 2 cGy/dia, em 5 dias por semana, por 5 a 7 semanas, até dose máxima acumulada de 40 a 50 cGy. A radiocirurgia estereotáxica é feita em dose única, alta e focada no local específico do tumor. Sua limitação é que o tumor não pode estar muito próximo do quiasma óptico, pois as fibras ópticas são radiossensíveis.

Em um estudo de seguimento de 10 anos após RT fracionada, foi visto 80 a 90% de controle de crescimento tumoral, 50 a 60% de normalização de GH e IGF-1 e 60% de hipopituitarismo. Quando avaliada após 5 anos de radiocirurgia estereotáxica, houve 88 a 97% de controle de crescimento tumoral, 30 a 60% de remissão bioquímica e 20 a 40% de hipopituitarismo.

A Figura 47.3 resume como deve ser o manuseio terapêutico do paciente com diagnóstico de acromegalia.

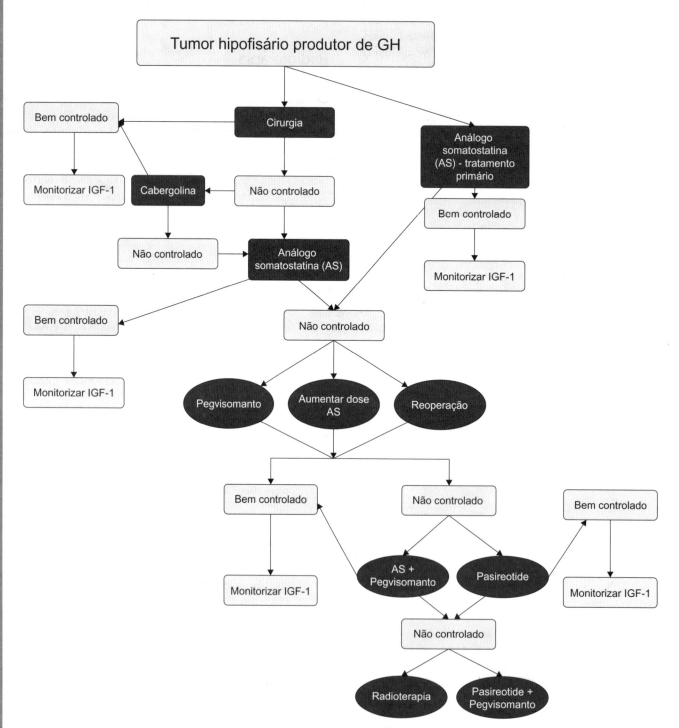

FIGURA 47.3 Manuseio da acromegalia. *AS*, análogos da somatostatina = octreotide ou lanreotide. *GH*, hormônio do crescimento; *IGF-1*, fator de crescimento semelhante à insulina tipo 1 (Adaptada de Giustina A et al. Rev Endocr Metab Disord. 2020.)

Seguimento e controle de cura

Deve-se avaliar nova RM em 3 meses de pós-operatório para verificar se há tumor residual. Antes disso, ocorrem muitos artefatos por restos de tecidos, sangramentos ou secreções. O TTOG 75 g e dosagem IGF-1 devem ser também repetidos após 3 meses da cirurgia.

Já a avaliação de outros eixos hormonais deve ser feita precocemente (1 mês pós-operatório), pois alguns casos podem complicar com piora de algum eixo hipofisário e repetida posteriormente, visto que pode aparecer deficiência hormonal em até 6 meses após a cirurgia. Os critérios de cura bioquímicos aceitos atualmente para o paciente tratado para acromegalia são:

- IGF-1 normal após 12 semanas de pós-operatório (leva um tempo maior para cair)
- TTOG 75 g com supressão do GH para $< 0,4$ ng/dℓ
- GH randômico, em jejum $< 1,0$ ng/dℓ.

Enquanto não se atinge a remissão, sugere-se fazer controle bioquímico trimestral. Após o controle da doença, fazer controle bioquímico anual. Lembrar sempre de pedir os exames para rastreio de dano aos órgãos-alvo, descrito anteriormente.

Prognóstico

A mortalidade dos acromegálicos é duas a três vezes maior que a população geral, e a expectativa de vida é 10 anos menor. As principais causas de mortalidade são doenças cerebrovasculares, cardiovasculares (60% dos casos) e respiratórias. Também há aumento no número de neoplasias. O hipogonadismo, quando presente, pode melhorar em até 30% dos casos com o tratamento. Os fatores que estão associados a maior mortalidade são valores maiores de GH e de IGF-1, idade avançada, tempo de sintomas e HAS.

Leitura recomendada

Colao A, Grasso LFS, Giustina A, Melmed S, Chanson P, Pereira AM et al. Acromegaly. Nat Rev Dis Primers. 2019;5(1):20.

Faje A, Barkan A. Basal, but not pulsatile, growth hormone secretion determines the ambient circulating levels of insulin-like growth factor-I. J Clin Endocrinol Metab. 2010;95(5):2486-91.

Giustina A, Barkan A, Beckers A, Biermasz N, Biller BMK, Boguszewski C et al. A Consensus on the Diagnosis and Treatment of Acromegaly Comorbidities: An Update. J Clin Endocrinol Metab. 2020;105(4):dgz096.

Giustina A, Barkhoudarian G, Beckers A, Ben-Shlomo A, Biermasz N, Biller B et al. Multidisciplinary management of acromegaly: a consensus. Rev Endocr Metab Disord. 2020;21(4):667-78.

Jane Jr JA, Starke MR, Elzoghby MA et al. Endoscopic transesphenoidal surgery for acromegaly: remission using modern criteria, complications, and predictor of outcome. J Clin Endocrinol Metab. 2011;96(9):2732-40.

Naves LA, Daly AF, Dias LA, Yuan B, Zakir JC, Barra GB et al. Aggressive tumor growth and clinical evolution in a patient with X-linked acrogigantism syndrome. Endocrine. 2016;51(2):236-44.

Taboada GF, Van Haute FR, Correa LL, Casini AF, Gadelha MR. Etiologic aspects and management of acromegaly. Arq Bras Endocrino Metabol. 2005;49(5):626-40.

Vieira Neto L, Abucham J, Araujo LA et al. Recommendations of Neuroendocrinology Department from Brazilian Society of Endocrinology and Metabolism for diagnosis and treatment of acromegaly in Brazil. Arq Bras Endocrinol Metabol. 2011;55(2):91-105.

Capítulo 48

Hiperprolactinemia

Introdução

A hiperprolactinemia é a alteração endocrinológica mais comum do eixo hipotálamo-hipofisário. Sua prevalência varia de 0,5% na população geral adulta a quase 70% em mulheres com amenorreia e galactorreia.

A principal causa não fisiológica e não farmacológica de hiperprolactinemia são os prolactinomas, que têm prevalência estimada em 500 casos/milhão de habitantes. Entre os tumores hipofisários, o prolactinoma é o subtipo mais comum, compreendendo 40 a 65% dos casos. A incidência é maior em mulheres entre 20 e 50 anos (na menacme). A cada 10 mulheres acometidas, há 1 homem acometido (após a menopausa, a proporção se torna 1:1). Nos homens, é mais comum o macroprolactinoma, e nas mulheres, o microprolactinoma. Esses tumores são raros na infância e, se presentes, é preciso lembrar da possibilidade de se tratar de um paciente com a síndrome de McCune-Albright, que aumenta o risco de tumores hipofisários. O prolactinoma é a manifestação hipofisária mais comum nos pacientes com neoplasia endócrina múltipla do tipo 1 (NEM-1) (22%) e, nesses casos, é mais comum a presença de macroprolactinomas agressivos e de difícil cura.

Etiologia

Existem várias possíveis causas de hiperprolactinemia que se enquadram basicamente em três grandes categorias: fisiológicas, farmacológicas e patológicas.

- Causas fisiológicas
  - Gestação
  - Amamentação
  - Exercício físico
  - Estímulo mamário e da parede torácica
- Causas farmacológicas
  - Medicamentos que aumentam a transcrição do gene da prolactina: estrógeno
  - Medicamentos que aumentam a liberação de prolactina (PRL): antipsicóticos, antidepressivos (inibidores da recaptação de serotonina, inibidores da monoamina oxidase, tricíclicos), anti-histamínicos, cocaína, anfetaminas, benzodiazepínicos
  - Medicamentos que bloqueiam receptores dopaminérgicos: metoclopramida, domperidona, ranitidina, haloperidol, clorpromazina
  - Medicamentos que causam depleção de dopamina: reserpina, metildopa
  - Drogas que causam redução da síntese central de dopamina: verapamil, opioides (morfina, por exemplo), heroína
  - Medicamentos de mecanismo não conhecido: inibidores de protease
- Causas patológicas
  - Doenças não endocrinológicas:
    - Insuficiência renal crônica (IRC)
    - Insuficiência hepática
    - Lúpus eritematoso sistêmico (LES)
- Associada a doenças endocrinológicas
  - Hipotireoidismos primários (40% dos casos têm prolactina elevada, devido ao efeito do estimulante do TRH sobre os lactotrofos)
  - Doenças de Addison e de Cushing
- Doenças hipotalâmicas e de haste hipofisária
  - Tumores: meningiomas, craniofaringiomas, germinomas

- Doenças infecciosas e inflamatórias infiltrativas: tuberculose, granulomatose de células de Langerhans, sarcoidose e hipofisite linfocítica
- Desconexão de haste hipofisária por tumores selares sem produção de PRL, outras lesões extrasselares e TCE
- Doenças hipofisárias
  - Prolactinomas
  - Tumores cossecretores de PRL/GH
- Outros
  - Macroprolactinemia
  - Autoimunidade hipofisária
  - Mutação do receptor de PRL
  - Idiopática.

Diagnóstico

A dosagem de prolactina sérica não deve ser solicitada como um exame de rotina. Sua aferição deve ser realizada diante de um quadro clínico suspeito de hiperprolactinemia (sinais/sintomas de hipogonadismo hipogonadotrófico e suas repercussões, galactorreia/ginecomastia, cefaleia, perda visual); em avaliações diagnósticas e de seguimento em doenças hipotálamo-hipofisárias; e antes e após o uso de medicações que possam ter elevado sua concentração sérica.

Com base nas possíveis causas etiológicas, é mandatório que se faça uma anamnese e um exame físico adequados que considerem os sinais e os sintomas relativos à hiperprolactinemia, histórico de uso de medicações, antecedentes pessoais ginecoobstétricos, patológicos e familiares de outras doenças hipofisárias e endocrinológicas. Também é necessário sempre excluir a possibilidade de gestação e amamentação em mulheres em idade fértil com queixa de amenorreia. De acordo com a suspeita clínica devem ser avaliados laboratorialmente a presença de insuficiência renal, doença hepática e outras endocrinopatias potencialmente relacionadas.

Nos casos de suspeita de hiperprolactinemia farmacológica, é possível suspender o medicamento por 3 a 7 dias (ou de acordo com a meia-vida da medicação suspeita em uso) e repetir a dosagem de prolactina após esse período. Para as medicações psiquiátricas é necessário verificar com o profissional a possibilidade de suspensão ou substituição por um medicamento que não cause hiperprolactinemia. Entre os antipsicóticos, os típicos (clorpromazina, haloperidol) causam elevação de prolactina em mais de 50% dos pacientes, enquanto os atípicos causam hiperprolactinemia com menor frequência. Entre os atípicos, deve-se preferir os que não apresentam efeitos nos níveis de PRL, como aripiprazol, ziprasidona e clozapina. Em relação aos antidepressivos, os que menos elevam os níveis de PRL são a bupropiona, a venlafaxina e a nortriptilina. Se o medicamento não puder ser suspenso ou substituído, deve-se realizar um método de imagem para, pelo menos, descartar prolactinoma.

Todas as causas descritas anteriormente não costumam gerar concentrações séricas de prolactina acima de 100 ng/mℓ. Logo, se a investigação para as etiologias for negativa e/ou houver prolactina sérica > 100 ng/mℓ (sobretudo, se acompanhada de sintomas), deve-se proceder à ressonância magnética de região selar com contraste. Caracterizando-se uma lesão hipofisária sugestiva e avaliando-se em conjunto com o nível sérico de prolactina (já que esse é proporcional ao volume tumoral dos prolactinomas), pode-se chegar a algumas conclusões:

- Tumor de diâmetro máximo < 1,0 cm + PRL < 250 ng/mℓ = microprolactinoma
- Tumor de diâmetro máximo ≥ 1,0 cm + PRL > 100 ng/mℓ = macroprolactinoma
- Tumor de diâmetro máximo > 1,0 cm + PRL < 100 ng/mℓ = desconexão de haste hipofisária por tumor não prolactinoma.

É conveniente lembrar que tumores extrasselares da região hipotálamo-hipofisária e lesões infiltrativas de haste hipofisária podem gerar hiperprolactinemia por desconexão de haste hipofisária. Desse modo, a avaliação da imagem por neurorradiologista experiente ajuda muito no diagnóstico diferencial.

Uma armadilha diagnóstica acontece em casos muito sugestivos de macroprolactinomas com concentração de prolactina não proporcionalmente elevadas (principalmente se < 200 ng/mℓ). Nessa situação, pode-se estar diante de um viés laboratorial intra-analítico conhecido como efeito gancho.

O efeito gancho é uma situação na qual o paciente possui valores de PRL muito elevados, geralmente acima de 2 mil ng/mℓ, mas o teste por ensaio imunorradiométrico mostra valores falsamente baixos. Isso ocorre porque nesse tipo de ensaio há dois anticorpos (Ac) contra o antígeno (PRL), que fazem um complexo sanduíche (Ac-PRL-Ac), no qual um Ac se liga de um lado e o outro no lado oposto da molécula de prolactina. O primeiro anticorpo fica em uma fase sólida sobre a superfície do recipiente e é chamado "anticorpo de captura". A PRL se liga nesses Ac de captura e, após esse evento, adiciona-se um líquido contendo o segundo anticorpo, o sinalizador, que irá se ligar às moléculas de PRL já fixadas na fase sólida ligadas ao Ac de captura. Em seguida, lava-se o recipiente, despreza-se toda a parte líquida e faz-se a leitura mensurando a quantidade de Ac sinalizadores que permaneceram após a lavagem. Na presença de quantidades extremamente elevadas de PRL, muitas moléculas de prolactina ficam ainda na fase líquida, pois os Ac de captura da fase sólida ficam todos rapidamente saturados. Quando se adiciona o Ac de leitura, muitos vão se ligar às moléculas de prolactina da fase líquida que não estão ligadas ao anticorpo de captura, pois não conseguiram chegar até eles, que estão todos saturados. Dessa maneira, não se formam tantos sanduíches Ac captura-PRL-Ac sinalizador, que são as moléculas lidas pelo método. Quando se lava o recipiente, despreza-se todos os Ac de leitura que estavam ligados a moléculas de PRL solúveis, e a leitora só vai contabilizar aqueles que formaram os complexos sanduíche com as PRL. Consequentemente, tem-se um resultado muito subestimado do valor real da prolactina. O efeito gancho está ilustrado na Figura 48.1. Para resolver esse problema, deve-se diluir um pouco a amostra (1:100) e repetir o teste. Nesse caso, após a diluição, a concentração de prolactina cai o suficiente para que os dois anticorpos possam se ligar no mesmo antígeno (a PRL) e formar o complexo sanduíche. Dessa maneira, é detectada uma concentração bem maior de PRL.

Outro diagnóstico diferencial de hiperprolactinemia é quando há presença de macroprolactina, molécula de PRL ligada a uma imunoglobulina (geralmente IgG). Essa ligação faz com que a prolactina perca sua atividade biológica.

A molécula de macroprolactina não é filtrada pelos rins, devido ao seu grande tamanho molecular, de modo que ela passa a se acumular no sangue, gerando dosagens séricas de PRL aumentadas, mas sem, na maioria das vezes, quadro clínico compatível com hiperprolactinemia, uma vez que a macroprolactina é, em geral, biologicamente inativa. Em média, a macroprolactinemia corresponde a 20 a 25% dos casos de hiperprolactinemia. Não necessita de realização de exame de imagem e não é recomendado tratamento com agonista dopaminérgico. Para o diagnóstico de macroprolactinemia, faz-se o teste da precipitação com polietilenoglicol (conforme mostrado na Figura 48.2). Nesse teste, é feita a determinação habitual de PRL e logo após adiciona-se o PEG, que causa precipitação de toda a macroprolactina. Em seguida, dosa-se novamente a prolactina, porém agora apenas no sobrenadante, que contém apenas a PRL monomérica circulante. De acordo com a quantidade de recuperação de prolactina no sobrenadante, pode-se presumir se a causa da hiperprolactinemia é por macroprolactina ou não. Interpretação do teste:

- Recuperação ≥ 65%: exclui macroprolactinemia
- Recuperação ≤ 30%: confirma macroprolactinemia
- Recuperação entre 30 e 65%: zona cinzenta, fazer cromatografia (padrão-ouro) para confirmar.

A Figura 48.3 resume o algoritmo diagnóstico que deve ser realizado em paciente com diagnóstico de hiperprolactinemia, e resume também as principais causas para hiperprolactinemia.

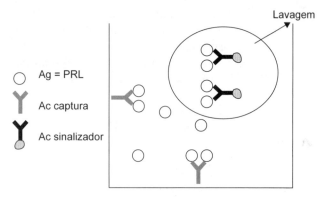

FIGURA 48.1 Demonstração do efeito gancho nos testes laboratoriais. *PRL*, prolactina; *Ac*, anticorpos.

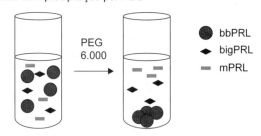

FIGURA 48.2 Avaliação da macroprolactina com precipitação por PEG. *PEG*, polietilenoglicol; *PRL*, prolactina.

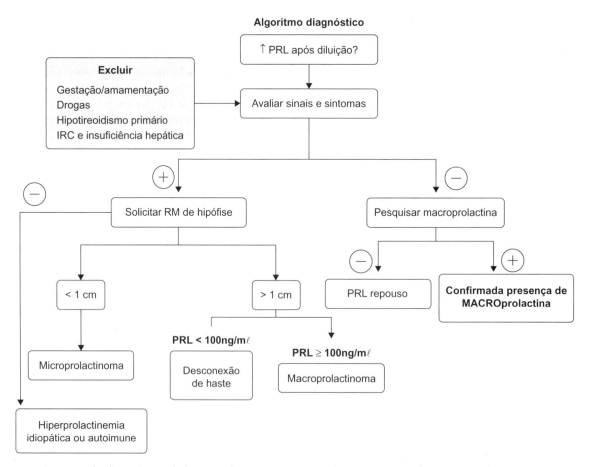

FIGURA 48.3 Resumo do diagnóstico de hiperprolactinemia. *PRL*, prolactina; *IRC*, insuficiência renal crônica; *RM*, ressonância magnética.

Por fim, importante lembrar que nos pacientes com diagnóstico de prolactinoma, é necessário avaliar laboratorialmente o eixo gonadal (pela repercussão da hiperprolactinemia, com inibição do GnRH, como mostra a Figura 48.4) e o eixo somatotrófico (pela possibilidade de tumor cossecretor de GH e prolactina). Se a lesão for volumosa (macroadenoma), avaliar todos os hormônios basais hipofisários para cobrir eventual hipopituitarismo. Ainda, prioritariamente nos pacientes abaixo de 40 anos, é recomendável avaliar perfil do cálcio para investigação de neoplasia endócrina múltipla do tipo 1 (NEM-1).

Tratamento

O tratamento da hiperprolactinemia vai depender da causa original. Logo, a hiperprolactinemia de causa fisiológica não há necessidade de tratamento. Quando for por causa medicamentosa, é necessário avaliar a suspensão ou substituição do medicamento motivador de hiperprolactinemia. Deve-se dar atenção especial aos pacientes com doenças psiquiátricas e que não há opção de manejo de tratamento da doença de base. Nesses casos, é possível, desde que não haja contraindicação, realizar terapia de reposição hormonal para evitar repercussões do hipogonadismo. O uso de agonistas dopaminérgicos pode comprometer o tratamento e agravar a doença psiquiátrica. Para as hiperprolactinemias secundárias a endocrinopatias e outras doenças não endocrinológicas, o adequado é compensar a doença de base. Já nos casos em que a causa é a desconexão de haste, o tratamento adequado teria como base a redução do volume tumoral ou da infiltração da haste hipofisária. Quando não houver possibilidade de tratamento cirúrgico ou medicamentoso específico, é possível o uso de agonistas dopaminérgicos em baixa dosagem.

Os objetivos primordiais do tratamento dos prolactinomas são: a) a normalização dos níveis de PRL, para corrigir o hipogonadismo e preservar fertilidade e libido; b) a redução de volume tumoral, para melhorar os sintomas relacionados com o efeito de massa (cefaleia, alteração visual e hipopituitarismo). O tratamento dos prolactinomas vai ser baseado, como opção de primeira linha, no uso de agonistas dopaminérgicos. A depender da evolução dos casos, também surgem possibilidades de tratamento cirúrgico e radioterápico.

Os agonistas dopaminérgicos se ligam aos receptores de dopamina do subtipo 2 (D2), inibindo a secreção dos lactotrofos e causando a redução do tamanho do tumor por indução de morte celular. Existem cinco subtipos de receptores dopaminérgicos, de D1 até D5. Os receptores D1 são ativadores, enquanto os receptores D2 são inibidores da adenilato ciclase. No Brasil, temos disponíveis duas opções dessa classe de fármacos para tal finalidade:

- Bromocriptina (comprimidos de 2,5 ou 5 mg) é o medicamento de segunda escolha para o tratamento dos prolactinomas. Mais barato que a cabergolina, porém tem resposta menor, mais efeitos colaterais, menor tolerabilidade e pior posologia pela sua menor meia-vida. Possui os mesmos efeitos colaterais da cabergolina, mas em maior intensidade, a saber: náuseas, hipotensão postural e cefaleia. Tais efeitos adversos costumam ser transitórios e vão melhorando ao longo da continuidade do tratamento. A bromocriptina é considerada mais adequada durante a gestação, pela maior quantidade de estudos, entretanto já se usa com segurança a cabergolina como opção terapêutica durante esse período. A bromocriptina é administrada 2 a 3 vezes/dia, com doses de 2,5 a 20 mg/dia. Uma dose de 2,5 mg/dia de bromocriptina é equivalente a 0,5 mg/semana de cabergolina
- Cabergolina (comprimidos de 0,5 mg) é a medicação de primeira escolha, por ter melhor resposta, maior afinidade e maior especificidade aos receptores D2, menos efeitos colaterais, melhores aceitação e posologia pela meia-vida longa. No geral, a dose inicial de tratamento para microprolactinomas é de 0,5 mg/semana e para macroprolactinomas de 1,0 mg/semana. A dose deve ser titulada de acordo com tolerância medicamentosa e dosagem de prolactina após 2 a 4 semanas do ajuste posológico. Deve ser utilizada a longo prazo a menor dose capaz de manter níveis normais de prolactina.

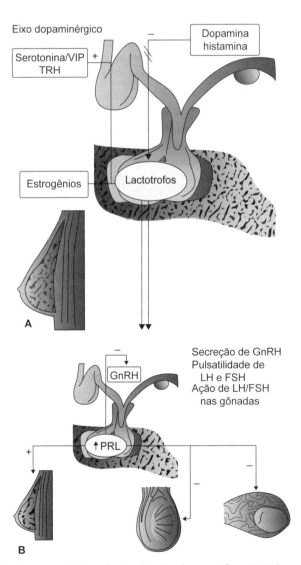

FIGURA 48.4 **A.** Regulação do eixo lactotrófico. **B.** Valores elevados de PRL inibem a secreção pulsátil de GnRH, provocando a diminuição da secreção de LH e FSH, inibindo o eixo gonadotrófico. *VIP*, peptídeo vasoativo intestinal; *TRH*, hormônio liberador de tireotrofina; *GnRH*, hormônio liberador de gonadotrofinas; *LH*, hormônio luteinizante; *FSH*, hormônio folículo estimulante.

No seguimento dos pacientes em tratamento com agonistas dopaminérgicos, os exames laboratoriais podem ser repetidos a cada 30 a 90 dias, e o exame de imagem de sela túrcica, dependendo da gravidade do caso, a cada 3 a 6 meses se houver macroadenoma, ou a cada 1 a 2 anos, se houver microadenoma. Depois da normalização dos níveis de PRL, o seguimento com PRL sérica e ressonância magnética da região selar pode ser anual e até bianual, se houver estabilidade clínica. É importante fazer DMO se o paciente se manteve muito tempo em hipogonadismo. Os pacientes que obtêm controle clínico, com normalização da prolactina e redução de > 50% do volume tumoral nos macroprolactinomas (ou desaparecimento do tumor nos microprolactinomas), sem invasão de seio cavernoso nem proximidade do quiasma óptico, podem ter seu tratamento clínico suspenso após 2 anos. A redução deve ser gradual e, se houver aumento dos níveis de PRL para valores acima do normal, deve-se retornar à dose de agonistas dopaminérgicos anteriormente utilizada. Após a suspensão, acompanhar o paciente com retornos frequentes, sobretudo no primeiro ano, quando a chance de recorrência é maior. Estudos mostram uma taxa média geral (para ambos os agonistas dopaminérgicos) de manutenção de normoprolactinemia após a suspensão de 21%. Estudo de metanálise mais recente mostra maiores taxas de remissão (41%) em microprolactinomas tratados com cabergolina. Pacientes com tumores que não obtiveram esses requisitos devem ser tratados indefinidamente, com vistas à obtenção de, no mínimo, um controle e estabilidade dos níveis de PRL e do volume do tumor.

Alguns cuidados especiais devem ser tomados durante o tratamento medicamentoso para prolactinomas. Em casos de prolactinomas muito grandes, pode-se iniciar com doses até maiores que 1,0 mg/semana de cabergolina. Deve-se sempre orientar o paciente a procurar o médico imediatamente, caso comece a apresentar gotejamento nasal após o início do tratamento, principalmente se for macroprolactinoma com extensão infrasselar, pois a redução rápida do tamanho tumoral pode cursar com fístula liquórica. As insuficiências valvares tricúspide, mitral e aórtica foram evidenciadas até o momento apenas em estudos com pacientes em uso de doses altas (acima de 3 mg/dia) para tratamento de doença de Parkinson. Em metanálise publicada em 2018, avaliando-se pacientes tratados com cabergolina por hiperprolactinemia, evidenciou-se aumento de incidência de casos de insuficiência tricúspide, mas sem repercussão clínica e/ou surgimento de outras valvopatias. Apesar de ainda discutível, existe tendência de se recomendar avaliação ecocardiográfica anual em pacientes com doses de cabergolina acima de 2,0 mg/semana. Efeitos adversos dos agonistas dopaminérgicos relacionados com o transtorno de humor são infrequentes, entretanto, já se identificou relação entre o uso de cabergolina e o transtorno de controle de impulsos. É conveniente ficar alerta a transtornos psiquiátricos antes do início do tratamento medicamentoso e fazer avaliação ativa desse tipo de sintomas durante o período de tratamento.

Alguns pacientes podem não responder à cabergolina e responder à bromocriptina, e outros podem não tolerar a cabergolina e tolerar a bromocriptina, apesar de o contrário ser bem mais comum. De modo geral, cerca de 10% dos prolactinomas são resistentes aos agonistas dopaminérgicos. A falta de normalização dos níveis de PRL ocorre em 24% dos pacientes em uso de bromocriptina e em 11% daqueles em uso de cabergolina, enquanto a não redução tumoral ocorre em 36% daqueles em uso de bromocriptina em estudos até 12 meses e em 4% naqueles em uso de cabergolina em estudos até 24 meses. A resistência aos agonistas dopaminérgicos é quando há ausência da normalização da PRL e/ou da redução tumoral do prolactinoma em tratamento clínico com dose equivalente a 2,0 a 3,5 mg/semana de cabergolina. Entre os pacientes sensíveis e resistentes aos agonistas dopaminérgicos, há um espectro de pacientes com sensibilidade parcial, nos quais há redução dos níveis de PRL, mas sem sua normalização, ou ainda pode haver normalização dos níveis de PRL, mas sem redução tumoral, o que pode ocorrer principalmente nos casos de tumores císticos.

Dessa maneira, cerca de 10% dos prolactinomas terão necessidade de tratamento cirúrgico, seja por resistência ou intolerância ao tratamento medicamentoso ou pela presença de sintomas compressivos persistentes após o início do tratamento medicamentoso. A cirurgia pode ser feita por vias transesfenoidal (CTS) ou transcraniana, conforme a experiência da equipe e acessibilidade do tumor. As indicações para tratamento cirúrgico dos prolactinomas são:

- Resistência, intolerância ou contraindicação ao tratamento clínico
- Sintomas compressivos e visuais persistentes
- Apoplexia com sintomas neurológicos que não remitem após tratamento clínico com dexametasona
- Microprolactinoma bem circunscrito e preferência do paciente
- Aumento do volume tumoral durante a gravidez, sem resposta ao tratamento clínico
- *Debulking* antes da gestação em pacientes com macroprolactinoma muito volumoso que desejem engravidar e que não tenham boa resposta com tratamento clínico.

A eficácia e os índices de complicações do tratamento cirúrgico dependem muito da experiência do time cirúrgico. As principais complicações das cirurgias hipofisárias são diabetes insípido, fístula liquórica e meningite, sendo um procedimento com baixas taxas de mortalidade. Apesar dos reduzidos índices de complicação, o tratamento medicamentoso apresenta maior eficácia que o cirúrgico, especialmente em casos de macroprolactinomas, por isso, na maioria dos casos, o primeiro é ainda o tratamento de escolha. Para os casos de indicação cirúrgica, em que não houve remissão mesmo após o tratamento cirúrgico, até em casos de remoção parcial do tumor, pode-se tentar reinstituir o tratamento medicamentoso no pós-operatório, pois, muitas vezes, o controle da prolactina se torna mais fácil após o *debulking tumoral.*

Atualmente, a radioterapia (RT) é pouquíssimo indicada para o tratamento de prolactinomas por serem esses os adenomas hipofisários mais radiorresistentes aos efeitos adversos da RT, incluindo alto risco de evolução para panhipopituitarismo, disfunções cognitivas, novos tumores primários do SNC e vasculopatias. A RT é indicada apenas em casos sem resposta às outras opções de tratamento ou em casos de prolactinomas agressivos, ficando como última opção de tratamento. A média de normalização de PRL obtida com RT convencional e estereotáxica é de aproximadamente 30%.

O tratamento quimioterápico com temozolamida tem se mostrado eficaz em tumores agressivos, resistentes e, em casos raros, de carcinomas hipofisários. Existem novas terapêuticas sendo desenvolvidas e testadas, como as terapias moleculares, os antagonistas do receptor de PRL e os agentes antiestrogênicos.

Prolactinoma e fases da vida reprodutiva feminina

As pacientes com microprolactinomas na menacme que estejam menstruando regularmente, sem queixas de hipogonadismo e com galactorreia tolerável, não precisam ser obrigatoriamente tratadas e podem apenas fazer seguimento clínico, visto que a chance de crescimento dos microprolactinomas é muito baixa.

As pacientes com microprolactinomas na pós-menopausa, que também já estariam em hipogonadismo de qualquer maneira, não precisam ser tratadas e podem ser só acompanhadas clinicamente. Até porque, após a menopausa, a tendência é ocorrer a redução progressiva da prolactina e do volume tumoral, pelas quedas dos níveis de estrogênio, que é um importante estimulador dos lactotrofos. Fora isso, a diminuição de estrogenização característica dessa fase, torna o tecido mamário cada vez menos apto a gerar galactorreia.

A gestação cursa com aumento de estrógenos e hiperplasia de lactotrofos, podendo culminar com crescimento do prolactinoma. Geralmente, os microprolactinomas apresentam crescimento em apenas 2,6% dos casos, enquanto os macroprolactinomas crescem em 31% dos casos.

As pacientes com microprolactinomas que desejam engravidar devem ser tratadas clinicamente, de preferência com bromocriptina, pela vasta experiência prévia, para restaurar a fertilidade. Contudo, como relatado anteriormente, há segurança em se iniciar o tratamento com cabergolina nessa fase. Após confirmação de gestação, podem ter sua medicação suspensa. No entanto, nos casos que não obtiverem fertilidade, pode-se tentar também indução de ovulação com o uso do citrato de clomifeno, que estimula os gonadotrofos, sem contraindicação em microprolactinomas. Uma vez gestantes, deve-se acompanhá-las trimestralmente com anamnese, por meio de avaliação dos sintomas de cefaleia e de alteração visual principalmente, e exame físico com confrontação visual, já que a dosagem do nível sérico de prolactina perde seu parâmetro na gestação (a PRL estará sempre elevada nessa condição).

Caso haja alguma sintomatologia suspeita de crescimento tumoral, deve-se fazer uma RM de hipófise sem contraste e uma campimetria. Em caso de confirmação de crescimento tumoral, indica-se reiniciar o uso dos agonistas dopaminérgicos durante a gestação. Se não houver resposta ao tratamento clínico, se a paciente estiver no início da gestação, indica-se tratamento cirúrgico (preferencialmente no segundo trimestre); se estiver no fim da gestação, pode ser indicada indução de parto prematuro.

Uma vez terminada a gestação, pode-se optar por suspensão do medicamento se o tamanho do tumor estiver controlado, para permitir a lactação e a amamentação. No puerpério, deve ser feita a dosagem de PRL imediatamente antes da próxima mamada, quando atinge seu nadir. A realização de RM de sela túrcica não traz prejuízo para a amamentação. Caso o tamanho do tumor esteja ainda sob risco de sintomas compressivos, deve-se manter o tratamento medicamentoso, o que impedirá a amamentação. Em uma pessoa normal, a PRL normaliza-se poucas semanas após o parto se não amamentar, e 6 meses após o parto em caso de amamentação.

Já nas pacientes com macroprolactinomas, deve-se controlar o tamanho do tumor antes de elas engravidarem. O ideal é que os macroprolactinomas sejam tratados por, no mínimo, 1 ano antes da gestação, e que esta ocorra apenas quando o tumor já estiver todo localizado no interior da cavidade selar. Pode-se optar por tratamento clínico, caso haja boa resposta com redução do tamanho do tumor. A suspensão dos agonistas dopaminérgicos deve ser avaliada individualmente, porém sua manutenção pode ser necessária durante toda a gestação, pelo risco de crescimento dos macroprolactinomas. Em caso de interrupção dos agonistas dopaminérgicos, deve-se manter vigilância atenta do volume tumoral durante a gravidez. Pode-se ainda optar por tratamento cirúrgico pré-gestacional, uma vez que os macroprolactinomas operados crescem apenas em 5% das gestações (em vez de 31% dos macroprolactinomas não operados).

Durante a gestação, a paciente deve ser acompanhada com anamnese, exame físico e campimetria a cada 3 meses. Caso haja alterações, ou sintomatologia compressiva, deve-se fazer RM hipofisária sem contraste. Se houver crescimento do tumor durante a gestação, não controlado com o tratamento medicamentoso, deve-se optar entre a indução de parto prematuro se gestação mais avançada, ou CTS durante a gravidez (idealmente no segundo trimestre, se possível).

Leitura recomendada

Bole-Feysot C. Prolactin (PRL) and its receptor: actions, signal transduction pathways and phenotypes observed in PRL receptor knockout mice. Endocr Rev. 1998;19(3):225-68.

Casanueva FF, Molitch ME, Schlechte JA, Abs R, Bonert V, Bronstein MD et al. Guidelines of the Pituitary Society for the diagnosis and management of prolactinomas. Clin Endocrinol (Oxf). 2006;65(2): 265-73.

Colao A, Di Sarno A, Cappabianca P, Di Somma C, Pivonello R, Lombardi G. Withdrawal of long-term cabergoline therapy for tumoral and nontumoral hyperprolactinemia. N Engl J Med. 2003;349(21):2023-33.

Dekkers OM, Lagro J, Burman P, Jørgensen JO, Romijn JA, Pereira AM. Recurrence of hyperprolactinemia after withdrawal of dopamine agonists: systematic review and metaanalysis. J Clin Endocrinol Metab. 2010;95(1):43-51.

Glezer A, Bronstein MD. Hyperprolactinemia and negative sellar imaging. J Clin Endocrinol Metab. 2012;97(7):2211-16.

Melmed S, Casanueva FF, Hoffman AR, Kleinberg DL, Montori VM, Schlechte JA et al. Endocrine Society. Diagnosis and treatment of hyperprolactinemia: an Endocrine Society clinical practice guideline. J Clin Endocrinol Metab. 2011;96(2):273-88.

Molitch ME. Prolactinoma in pregnancy. Best Pract Res Clin Endocrinol Metab. 2011;25(6):885-96.

Sinha YN. Structural variants of prolactin: occurrence and physiological significance. Endocr Rev. 1995;16(3):354-69.

Vieira JG et al. Extensive experience and validation of polyethylene glycol precipitation as a screening method for macroprolactinemia. Clin Chem. 1998;44(8 pt 1):175-89.

Vilar L, Abucham J, Albuquerque JL, Araujo LA, Azevedo MF, Boguszewski CL et al. Controversial issues in the management of hyperprolactinemia and prolactinomas – an overview by the Neuroendocrinology Department of the Brazilian Society of Endocrinology and Metabolism. Arch Endocrinol Metab. 2018;62(2):236-63.

Vilar L, Freitas MC, Naves LA, Casulari LA, Azevedo M, Montenegro R Jr et al. Diagnosis and management of hyperprolactinemia: results of a Brazilian multicenter study with 1234 patients. J Endocrinol Invest. 2008;31(5):436-44.

Vilar L, Naves LA, Gadelha M. Armadilhas no diagnóstico da hiperprolactinemia. Arq Bras Endocrinol Metab. 2003;(47):347-57.

Zanettini R, Antonini A, Gatto G, Gentile R, Tesei S, Pezzoli G. Valvular heart disease and the use of dopamine agonists for Parkinson's disease. N Engl J Med. 2007;356(1):39-46.

49 Doença de Cushing

Capítulo

Introdução

A síndrome de Cushing (SC) é um estado clínico resultante do excesso de cortisol circulante no organismo. Pode ser decorrente da ingestão de algum tipo de glicocorticoide (SC exógena) ou da secreção excessiva, crônica e inapropriada de cortisol pelo próprio organismo (SC endógena). Essa última é caracterizada por elevação dos níveis de cortisol, perda da contra regulação normal do eixo hipotálamo-hipófise-adrenal (HHA) e alteração no ritmo circadiano de secreção de cortisol.

Etiologia

A etiologia mais comum da SC é pelo uso exógeno de glicocorticoide e deve ser sempre afastada antes da investigação das diferentes etiologias da síndrome, que podem ser classificadas em dependentes ou independentes de ACTH (hormônio adrenocorticotrófico), conforme demonstrado na Tabela 49.1. Na criança com menos de 1 ano, a principal causa etiológica de SC é a síndrome de McCune-Albright. Entre 1 e 5 anos, a principal causa passa a ser os tumores adrenocorticais (maioria mista, produtora de cortisol e androgênios). A partir dos 5 anos, passa a ser a própria doença de Cushing (DC), que é quase sempre causada por microadenomas hipofisários, pois os macroadenomas são muito raros nessa faixa etária. Os incidentalomas hipofisários também são muito raros na infância, assim como a secreção de hormônio adrenocorticotrófico ectópico (SAE). Nos adultos, a causa mais frequente é por tumores hipofisários produtores de ACTH. A secreção ectópica de ACTH é rara e habitualmente está associada a carcinomas pulmonares de pequenas células e carcinoides brônquicos ou de timo. As causas de SC ACTH-independentes ou primárias da adrenal correspondem, no adulto, a 15 a 20% dos casos de origem endógena. Em mais de 90% dos casos, são decorrentes de lesão adrenal unilateral, enquanto a minoria tem origem por acometimento bilateral adrenal.

Epidemiologia

A doença de Cushing é uma condição rara, com incidência de 0,7 a 2,4 por 1 milhão de habitantes por ano. A prevalência é de 40 em cada 1 milhão de pessoas. É mais comum em mulheres, na razão de 3 a 8 para cada homem, e na faixa etária de 20 a 40 anos.

TABELA 49.1 Etiologias da síndrome de Cushing endógena.	
ACTH-dependente (80 a 85%)	**ACTH-independente (15 a 20%)**
Adenoma de hipófise (doença de Cushing): 85%	Adenoma adrenal: 60%
Tumor produtor de ACTH ectópico (SAE): 10 a 15%	Carcinoma adrenal: 40%
Síndrome do CRH ectópico: raro (< 1%)	Hiperplasias (micronodular pigmentosa e macronodular): raras (< 1%)
	Associada à síndrome de McCune-Albright, complexo de Carney e NEM-1: raros (< 1%)

ACTH, hormônio adrenocorticotrófico; *SAE*, secreção ectópica de ACTH; *CRH*, hormônio liberador de corticotrofina; *NEM-1*, neoplasia endócrina múltipla tipo 1.

Quadro clínico

O hipercortisolismo pode causar um largo espectro de manifestações, desde quadros subclínicos até os mais exuberantes, de acordo com a duração e a intensidade dos níveis circulantes de glicocorticoides. As manifestações incluem:

- Obesidade centrípeta e visceral, com acúmulo de gordura na fossa supraclavicular e no tronco, fácies em lua cheia e giba cervical. Essa deposição central decorre do maior número de receptores para glicocorticoides nessas regiões e maior atividade da 11-beta-hidroxiesteroide desidrogenase (11-beta-HSD) tipo 1 no omento
- Alterações da pele, como estrias violáceas largas, com mais de 1 cm de espessura, principalmente no abdome e no flanco, pletora facial e fragilidade capilar com equimoses espontâneas, por diminuição da síntese de colágeno e proliferação de queratinócitos e fibroblastos
- Atrofia muscular de membros, causando miopatias e fraqueza muscular proximal, pelo efeito catabólico do glicocorticoide na musculatura esquelética
- Escurecimento da pele em casos de SC ACTH-dependente, por estímulo aos receptores de melanócito (MCR1) pela melanotrofina (MSH) derivada da pró-opiomelanocortina (POMC)
- Hipogonadismo hipogonadotrófico: cortisol inibe a secreção de hormônio liberador de gonadotrofina (GnRH), com irregularidade menstrual, amenorreia, perda de libido, disfunção erétil e infertilidade
- Hirsutismo, alopecia, hiperandrogenismo e acne: por aumento na secreção adrenal de andrógenos devido ao hiperestímulo do ACTH ou por síndrome dos ovários policísticos (SOP) associada ao hipercortisolismo
- Resistência à insulina, acantose *nigricans* e/ou diabetes melito, decorrentes de defeito na sinalização pós-ligação da insulina ao seu receptor, do aumento da lipólise, com consequente aumento de ácidos graxos livres (AGL) circulantes, que prejudicam a sinalização da insulina e do efeito do cortisol, aumentando a gliconeogênese hepática, reduzindo a síntese pancreática de insulina e causando na taxa de apoptose de células-beta
- Hipertensão arterial sistêmica (HAS) e disfunção cardíaca, em função de
  - Aumento de angiotensinogênio e na resposta à angiotensina II
  - Dano ao endotélio vascular causando disfunção endotelial, hiper-reatividade vascular e aterogênese
  - Aumento da endotelina e de fatores vasoconstritores
  - Redução de óxido nítrico e de fatores vasodilatadores
  - Aumento da sensibilidade dos receptores catecolaminérgicos do sistema nervoso simpático
  - Efeito mineralocorticoide do cortisol em altas doses (pois satura a enzima 11-beta-HSD tipo 2 renal, reduzindo a inativação do cortisol em cortisona)
  - Perda do descenso noturno da pressão, que acompanha a perda do ritmo circadiano do cortisol
  - Alteração da geometria de ventrículo esquerdo, com aumento de massa cardíaca, espessamento e hipertrofia de câmaras
  - disfunção diastólica com função sistólica preservada, e da possível síndrome da apneia obstrutiva do sono (SAOS) por deposição acentuada de gordura em face e região cervical
- Dislipidemia explicada por ativação da lipase lipoproteica do tecido adiposo subcutâneo, aumentando lipólise e liberando AGL e triglicerídeos (TG) para a circulação, o que induz a produção de lipoproteína de densidade muito baixa (VLDL), fornece substrato para gliconeogênese e promove esteatose hepática. O hipercortisolismo promove, ainda, aumento da diferenciação de pré-adipócitos em adipócitos maduros na gordura visceral, na produção das apolipoproteínas AIV e AI, ativação de proteinoquinases por meio de mitógenos (MAPK) no fígado, que causa um estado catabólico de glicólise e oxidação de AGL, e inibição da AMPK no tecido adiposo visceral, que provoca anabolismo com lipogênese e armazenamento de gordura visceral. Padrão de dislipidemia em SC: aumento de colesterol total, do colesterol da lipoproteína de baixa densidade (LDL-c), triglicerídeos e VLDL-c. O colesterol da lipoproteína de alta densidade (HDL-c) pode ser normal ou variável. Deve-se lembrar que a sinvastatina e a atorvastatina têm metabolismo reduzido com o uso de cetoconazol, causando maior risco de toxicidade e efeitos colaterais. Por isso, em pacientes em uso de cetoconazol, deve-se preferir tratar a dislipidemia com pravastatina ou rosuvastatina Ainda, o uso de mitotane causa aumento da atividade da HMGCoA redutase (hidroxi 3 metilglutarilCoA redutase 3) e, consequentemente, da síntese intracelular de colesterol, reduzindo a expressão dos receptores BE na membrana das células e, com isso, aumentando o LDL-c em até 68%, sendo uma causa adicional para a piora do perfil lipídico nesses pacientes
- Hipercoagulabilidade, estado prótrombótico, hiperhomocisteinemia, explicada por aumento dos fatores de coagulação, principalmente dos fatores VIII e de von Willebrand e da homocisteína, redução do sistema fibrinolítico [aumento do inibidor do ativador do plasminogênio (PAI1), redução do ativador do plasminogênio tecidual (tPA)], redução de tempo de tromboplastina parcial ativada (TTPa), com tempo de atividade de protrombina (TAP), relação normalizada internacional (INR) e tempo de sangramento normais. Alto risco de eventos tromboembólicos, principalmente em pós-operatórios e após procedimentos
- Osteoporose e fraturas, explicadas por redução na absorção intestinal de cálcio, redução na reabsorção tubular renal de cálcio, aumentando a calciúria e risco de nefrolitíase, aumento da atividade dos osteoclastos e redução da atividade dos osteoblastos, principalmente na região de osso medular (coluna). O hipogonadismo decorrente da SC piora ainda mais a massa e qualidade óssea e reduz a massa muscular, diminuindo a carga mecânica sobre o osso e aumentando o risco de quedas. A qualidade do osso é muito pior, podendo cursar com fraturas mesmo com densidade mineral óssea normal
- Quadro neuropsiquiátrico: agitação, ansiedade, depressão, pânico e alterações cognitivas e de memória
- Déficit de crescimento e puberdade em crianças, atraso da idade óssea
- Infecções de repetição e fúngicas: *tinea versicolor* ou onicomicose.

Indicações para investigação

São indicações para investigação:

- Pacientes com múltiplas e progressivas manifestações da SC, particularmente as consideradas mais específicas: estrias violáceas > 1 cm, pletora facial, fraqueza muscular proximal, fragilidade capilar e obesidade centrípeta
- Pacientes com achados e morbidades anormais para a idade prevista: osteopenia/osteoporose em jovens, HAS secundária e/ou de início recente e difícil controle, diabetes melito de início recente e de difícil controle
- Crianças com ganho de peso associado ao retardo de crescimento
- Todos os pacientes com nódulos adrenais acima de 1 cm (todos os incidentalomas adrenais)
- Pacientes com incidentalomas hipofisários que tenham quadro clínico suspeito de doença de Cushing.

Diagnóstico

Após a suspeita clínica, deve-se realizar um exame físico minucioso e exaustiva pesquisa de fonte exógena de corticoides (corticoide nasal, cremes, comprimidos). A primeira etapa diagnóstica é a confirmação laboratorial do hipercortisolismo com, pelo menos, dois testes inequivocamente alterados.

Confirmação do hipercortisolismo

Cortisol livre urinário (UFC)

Em urina de 24 horas, de preferência duas a três amostras [geralmente mostram valores > 3 a 4 vezes o limite superior da normalidade (LSN)]. Uma creatinina urinária > 15 mg/kg em mulheres, e > 20 mg/kg em homens, demonstra coleta adequada, sem perda significativa de urina não coletada. Causas de falso-positivo: poliúria (> 5ℓ nas 24 horas), fármacos que inibem 11-beta-HSD tipo 2, uso de glicocorticoides, carbamazepina, fenofibrato e digoxina e casos de pseudo-Cushing, como depressão, alcoolismo, obesidade e gestação. Nesses casos, as concentrações de cortisol não ultrapassam 1,5 a 2 vezes o LSN. Causas de falso-negativo: taxa de filtração glomerular (TFG) < 60 mℓ/minuto e coleta inadequada.

Cortisol salivar à meia-noite

Recomenda-se a coleta de, pelo menos, duas amostras. Geralmente valores acima de 2 a 3 vezes o limite superior do método conferem maior especificidade para o diagnóstico e por refletirem um evento hormonal precoce da SC, que é a perda do ritmo circadiano de cortisol. Entretanto, apesar de já bem difundido em nosso meio, ainda não há valor de referência universal para o método. Cuidados a serem tomados antes da coleta: não usar bebida alcoólica por 24 horas, não fumar por 24 horas (o tabaco inibe a 11-beta-HSD tipo 2 da saliva), não comer nos últimos 60 minutos, não escovar os dentes 2 horas antes, lavar a boca com água 10 minutos antes de coletar. Causas de falso-positivos: sangue na amostra, estresse, pacientes que trabalham à noite e pacientes idosos.

Cortisol sérico à meia-noite

Deve ser coletado em paciente internado, com acesso venoso previamente puncionado, de preferência após 48 horas de internação, com o intuito de diminuir o estresse da internação. Aqui os valores de referência são: < 1,8 mcg/dℓ, para pacientes dormindo, e < 7,5 mcg/dℓ, para pacientes acordados. O racional desse teste é o mesmo para o cortisol salivar noturno, ou seja, verificar eventual ruptura no ritmo circadiano de cortisol. Assim, podem ser utilizados como substitutos, mas não como complementares no protocolo de avaliação diagnóstica.

Teste de supressão de cortisol com dose baixa de dexametasona

Deve-se fazer:

- Teste com dose baixa de dexametasona *overnight*: utiliza-se 1 mg por via oral (VO), de dexametasona às 23 horas ou à meia-noite, com coleta de cortisol sérico em jejum na manhã seguinte, entre 8 e 9 horas. O teste é considerado positivo se o valor de cortisol estiver > 1,8 mcg/dℓ, com sensibilidade > 95% e especificidade de 80%
- Teste de Liddle 1: 0,5 mg, VO, de dexametasona de 6/6 horas durante 48 horas (oito doses), com coleta de cortisol sérico na manhã do terceiro dia entre 8 e 9 horas. Alguns autores consideram que esse seria o melhor teste para distinguir SC de pseudo-Cushing. O valor de referência também é < 1,8 mcg/dℓ.

Causas de falso-positivo: situações que levem a hiperativação do HHA (estados de pseudo-Cushing como depressão e alcoolismo), má absorção de dexametasona, fármacos que aceleram o metabolismo da dexametasona pelo citocromo P450 (fenitoína, fenobarbital, carbamazepina, rifampicina, pioglitazona, topiramato), gestação, uso de estrógenos e mitotane, por aumentarem a globulina ligadora do cortisol (CBG). Recomenda-se a suspensão da estrogenioterapia por 6 semanas para nova dosagem nesses casos. Causas de falso-negativo: fármacos que lentificam e/ou prejudicam o metabolismo da dexametasona (itraconazol, ritonavir, fluoxetina, diltiazem e cimetidina). Nesses casos, até 5 a 10% dos pacientes com doença de Cushing podem suprimir o cortisol. A dosagem simultânea de cortisol e dexametasona certifica que os níveis plasmáticos da dexametasona se encontram adequados se estiverem > 0,22 mg/dℓ.

Nos pacientes com secreção cíclica de cortisol, deve-se coletar amostras seriadas de cortisol urinário e/ou salivar noturno, uma vez que o teste de supressão com dexametasona pode vir normal.

Distinção entre formas ACTH-dependente ou independente de hipercortisolismo

Uma vez confirmado o hipercortisolismo com, pelo menos, dois dos testes anteriormente citados inequivocadamente alterados, procede-se então à dosagem do ACTH. Recomenda-se, pelo menos, duas dosagens em dias distintos para confirmar a condição, já que há variação na secreção de ACTH:

- ACTH < 10 pg/mℓ: ACTH-independente
- ACTH 10 a 20 pg/mℓ: repetir ACTH ou fazer testes dinâmicos de hormônio liberador de corticotrofina (CRH) ou de DDAVP. Se houver resposta, é provavelmente ACTH-dependente
- ACTH > 20 pg/mℓ: ACTH-dependente.

Testes dinâmicos

Os testes dinâmicos para os diagnósticos diferenciais entre doença de Cushing × SAE e SC × pseudo-Cushing para os casos duvidosos são:

Teste de desmopressina

O teste com a desmopressina (DDAVP) é utilizado como alternativa ao CRH por menor custo, maior disponibilidade e acurácia semelhante para o diagnóstico diferencial entre quadros de pseudo-Cushing e SC ACTH-dependente, bem como entre doença de Cushing e SAE. Coleta-se o ACTH e o cortisol séricos nos tempos 30, 0, 15, 30, 45, 60 minutos após administração de 10 mcg (2,5 ampolas de 4 mcg) de DDAVP IV.

Os adenomas corticotróficos costumam ter muito mais receptores V3 do que os tumores ectópicos produtores de ACTH. A DDAVP estimula a secreção de ACTH e aumenta a ligação do CRH ao seu receptor específico, induzindo ao sinergismo na secreção de ACTH. Dessa maneira, na doença de Cushing, o estímulo com DDAVP geralmente causa aumentos de ACTH e cortisol muito maiores do que na síndrome de secreção de ACTH ectópico. No entanto, deve-se ter em mente que até 20 a 50% dos tumores ectópicos podem ter receptor V3 e responder ao teste. Pacientes sem doenças também podem ter resposta, por isso, deve-se fazer o teste apenas nos pacientes com hipercortisolismo comprovado. Sensibilidade de 82% nas doenças de Cushing; especificidade de 62%. Sugerem doença de Cushing em detrimento da SAE:

- ACTH: incremento > 35%
- Cortisol: incremento > 20%.

Outra indicação do teste de DDAVP é para auxiliar no diagnóstico diferencial entre SC e estados de pseudo-Cushing, com sensibilidade de 85 a 100% e especificidade de 92%. Nesta situação, sugerem SC:

- Cortisol basal > 12 mcg/dℓ (nos tempos 0 e 15 minutos)
- Incremento absoluto do ACTH > 18 pg/mℓ (calculado pela subtração: pico de ACTH menos o ACTH basal).

Teste de desmopressina após 2 mg de dexametasona à meia-noite (overnight)

Ainda não há *cut off* estabelecido para este teste, mas um valor de cortisol > 2,4 mcg/dℓ após o tempo 15 minutos favorece o diagnóstico de síndrome de Cushing em detrimento de pseudo-Cushing.

Teste do CRH humano (hCRH) ou ovino (oCRH)

Coleta-se o ACTH e o cortisol séricos em 30, 0, 15, 30, 45, 60, 90 minutos após a administração de 100 mcg (ou 1 mcg/kg) de CRH humano ou ovino intravenoso (IV). Sugere doença de Cushing em detrimento de Cushing ectópico:

- Incremento de ACTH > 105% (hCRH) ou > 35% (oCRH)
- Incremento de cortisol > 14% (hCRH) ou > 20% (oCRH).

Os adenomas corticotróficos são mais ricos em receptores de CRH do que os tumores ectópicos e, por isso, têm grande aumento de ACTH e cortisol após estímulo com CRH. É mais sensível (86 a 93%) que o teste de DDAVP e quase 100% específico, porém é bem mais caro e menos disponível e, por isso,

é cada vez menos utilizado para essa finalidade em nosso meio. É preciso lembrar que pessoas sem a doença também podem responder ao teste, portanto, ele deve ser feito apenas em pacientes com hipercortisolismo confirmado.

Teste de supressão com dose alta de dexametasona

Dexametasona 2 mg, VO, 6/6 horas por 48 horas (Liddle 2), ou dexametasona 8 mg à meia-noite (*overnight*). Dosa-se o cortisol sérico pela manhã ou urinário 24 horas do dia seguinte da última dose de dexametasona. Altas doses de glicocorticoides suprimem parcialmente a secreção de ACTH na maioria dos adenomas corticotróficos (80 a 90%), enquanto na secreção ectópica de ACTH e nos tumores adrenais não ocorre essa supressão. Sugere doença de Cushing: queda do cortisol sérico basal em 50% e/ou urinário para valores abaixo de 90% do basal.

Ressonância magnética de hipófise

É preciso lembrar que 10% da população pode ter incidentaloma hipofisário, por isso, recomenda-se só fazer ressonância magnética (RM) de região selar depois de confirmar hipertisolismo ACTH-dependente. Como os incidentalomas são na sua maioria < 6 mm, imagens ≥ 6 mm, sugerem muito o diagnóstico de doença de Cushing, principalmente se associados a testes dinâmicos sugestivos de doença de Cushing e outras alterações na RM (desvio de haste, infra ou supradesnivelamento do assoalho da sela). Se a imagem for menor que 6 mm, idealmente deve-se fazer cateterismo bilateral de seio petroso inferior para confirmar a hipótese de doença de Cushing. Até 90% das doenças de Cushing serão microadenomas, e 40 a 50% podem não ter imagem visível na RM.

Cateterismo bilateral e simultâneo dos seios petrosos inferiores

Deve ser realizado apenas após confirmação do hipercortisolismo ACTH-dependente, pois pacientes normais ou com pseudo-Cushing também têm resposta positiva no cateterismo bilateral e simultâneo dos seios petrosos inferiores (BIPSS). É o método padrão-ouro na diferenciação entre a fonte hipofisária e não hipofisária da SC ACTH-dependente. Cateterizam-se ambos os seios petrosos e uma veia periférica. Idealmente faz-se estímulo IV com DDAVP 10 mcg ou CRH 100 mcg, em seguida, colhe-se o ACTH em ambos os seios petrosos e na periferia nos tempos 0, 1, 3, 5 e 10 minutos. Pode-se colher também o ACTH e o cortisol na periferia nos tempos 0, 15, 30, 45 e 60 minutos, caso se deseje aproveitar a injeção de DDAVP ou do CRH para fazer um teste dinâmico em seguida. É importante confirmar o hipercortisolismo antes do procedimento, pois evita a realização do exame no nadir de ciclicidade ou em pseudo-Cushing. A interpretação do teste é:

- Gradiente centro/periferia do ACTH > 2 (basal) ou > 3 (pós-estímulo com secretagogo) sugere doença de Cushing
- Lateralidade > 1,4 pode sugerir o lado da hipófise secretor do ACTH, mas pode errar em casos de drenagem venosa alterada ou pós-manipulação cirúrgica da glândula. A lateralidade é confirmada cirurgicamente em 60 a 70% dos casos.

Os riscos do teste incluem: acidente vascular cerebral, perfuração do vaso, trombose dos seios petrosos, perfuração atrial, hematomas e arritmias.

Exames localizatórios em caso de suspeita de tumor ectópico

Tomografia computadorizada (TC) ou RM de região cervical, tórax, abdome, pelve e métodos de imagem funcionais, especialmente o PET-CT com gálio 68 e Octreoscan são solicitados com o objetivo de localizar a fonte produtora de ACTH na SEA. Existem também alguns outros marcadores que podem auxiliar no diagnóstico de SEA: hipopotassemia pronunciada (até 70% dos casos *versus* 10% em DC), positividade de calcitonina, gastrina, beta-hCG, alfafetoproteína, antígeno carcinoembrionário (CEA), cromogranina A, CA 19-9 e CA-125.

Diagnósticos diferenciais

Pseudo Cushing

É definido como um grupo de condições clínicas que podem estar associadas ao aumento da produção de cortisol, apresentando algumas das características clínicas da SC e algumas evidências bioquímicas de hipercortisolismo. Tais condições incluem obesidade abdominal, síndrome metabólica (obesidade, HAS, dislipidemia, resistência insulínica), alcoolismo crônico, síndrome de abstinência alcoólica, doenças psiquiátricas (depressão, ansiedade, transtorno obsessivo-compulsivo), diabetes melito descompensado, SOP, gestação, estresse, exercício físico intenso, anorexia nervosa, bulimia e desnutrição. Evidências sugerem que essas condições podem causar estímulo hipotalâmico com aumento de secreção de CRH, cursando com hipercortisolismo endógeno. No entanto, nos casos de pseudo Cushing, a morbidade é bem menor do que a SC, uma vez que não se trata de um quadro progressivo, não cursa com as complicações clínicas do SC e o hipercortisolismo remite completamente com a melhora da condição clínica de risco. No pseudo Cushing, geralmente, não há perda do ritmo circadiano do cortisol, e seus valores não são tão elevados como na SC verdadeira. Geralmente há supressão com dexametasona. Testes dinâmicos que ajudam a excluir pseudoSC:

- DDAVP: incremento absoluto do ACTH > 18 pg/mℓ e cortisol basal > 12 mg/dℓ sugerem síndrome de Cushing, em vez de pseudo-Cushing
- CRH pós-dexametasona: padrão-ouro, cortisol > 1,4 mg/dℓ no tempo 15 minutos sugere pseudo-Cushing
- DDAVP pós-dexametasona: cortisol > 2,4 mg/dℓ após o tempo 15 minutos sugere pseudo-Cushing.

Síndrome do ACTH ectópico

Corresponde a 10 a 20% dos casos de SC ACTH-dependentes. Muitos deles permanecem ocultos e só têm diagnóstico muito tardio (12 a 38%). Podem ficar ocultos por até 20 anos. Geralmente se apresentam com hipercortisolismo mais agressivo e abrupto, com valores maiores de cortisol e de ACTH – valores

> 200 pg/mℓ sugerem muito SAE). Comumente, os pacientes com SAE têm hipopotassemia espontânea pelo próprio efeito mineralocorticoide do cortisol em níveis muito altos, que acabam saturando a enzima 11-beta-HSD tipo 2 dos túbulos renais. Ocorre em idades mais avançadas, e as mulheres são duas vezes mais acometidas do que os homens. Os testes dinâmicos ajudam a diferenciar doença de Cushing de SAE, mas às vezes ainda pode haver dúvidas no teste do DDAVP, pois se sabe que até 30 a 50% dos tumores ectópicos também podem ter receptores V3 para ADH. Já o teste do CRH é bem mais específico do que o com DDAVP para essa condição. Em casos de dúvidas, o BIPSS será o teste padrão-ouro para determinar se a doença é hipofisária ou não. A busca do tumor ectópico pode ser realizada por TC de tórax, abdome e pelve, marcadores tumorais e exames mais caros se houver necessidade, como RM, tomografia por emissão de pósitrons (PET-TC), octreoscan, ultrassonografia (USG) de tireoide, endoscopia digestiva alta (EDA), colonoscopia, USG endoscópica etc. As principais etiologias da SAE são tumores carcinoides brônquicos, *oat cells* (pequenas células), carcinoides de pâncreas ou de timo, carcinoma medular de tireoide (CMT) e feocromocitoma. 60 a 80% dos tumores localizam-se no tórax, 20% no abdome, 5% são CMT de tireoide e 4% na pelve.

A Figura 49.1 resume como deve ser feito o algoritmo investigativo de pacientes com suspeita de hipercortisolismo.

Tratamento

O padrão-ouro para tratamento da doença de Cushing será sempre o cirúrgico, idealmente por via transesfenoidal (CTS). Se houver falha, podem ser indicados nova cirurgia ou tratamento medicamentoso, adrenalectomia uni ou bilateral ou radioterapia (RT).

Ao contrário do tratamento medicamentoso na acromegalia e nos prolactinomas, na doença de Cushing, os medicamentos não são capazes de reduzir o tamanho tumoral, apenas reduzir a secreção hormonal hipofisária de ACTH ou atuar na adrenal como inibidor de esteroidogênese.

Cirurgia hipofisária

É o tratamento de escolha, de primeira linha, para todas as doenças de Cushing. Geralmente, faz-se CTS, pois 90% dos casos são microadenomas. Raramente será necessária realização de cirurgia aberta transcraniana. A remissão com o tratamento cirúrgico inicial dos microadenomas é de 70 a 90%, mas 20% dos casos que entram em remissão inicialmente têm recidiva dentro de 10 anos de pós-operatório. Já para os macroadenomas, a taxa de remissão é de 50 a 70%. Para os casos que não entrarem em remissão, o tratamento de escolha será uma segunda CTS, mas a chance de remissão se reduz a cada nova reabordagem neurocirúrgica, bem como aumentam as taxas de complicações inerentes ao procedimento. Deve-se fazer profilaxia para eventos tromboembólicos e avaliar os riscos de insuficiência adrenal e de outros hormônios hipofisários no pós-operatório. Para mais informações sobre o pré e pós-operatório da CTS na doença de Cushing, ver o Capítulo 56, *Tratamento Cirúrgico dos Adenomas Hipofisários*.

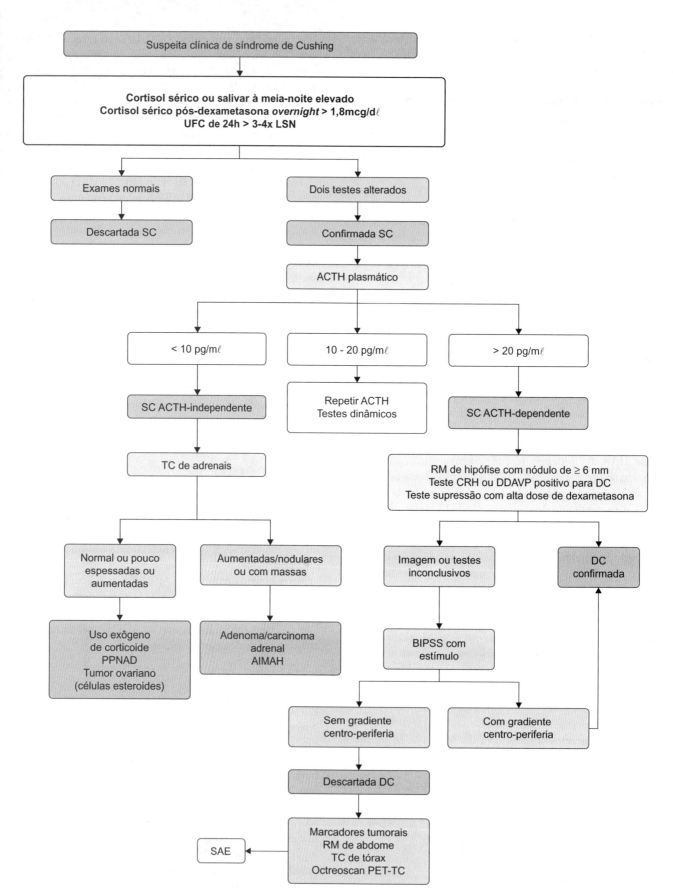

FIGURA 49.1 Algoritmo de investigação e diagnóstico diferencial de pacientes com suspeita de SC. *SC*, síndrome de Cushing; *ACTH*, hormônio adrenocorticotrófico; *TC*, tomografia computadorizada; *RM*, ressonância magnética; *CRH*, hormônio liberador de corticotrofina; *DDAVP*, desmopressina; *DC*, doença de Cushing; *PPNAD*, doença adrenal nodular pigmentada primária; *AIMAH*, hiperplasia adrenal macronodular ACTH-independente; *BIPSS*, cateterismo bilateral de seios petrosos inferiores; *PET-TC*, tomografia por emissão de pósitrons; *SAE*, secreção ectópica de ACTH.

Tratamento medicamentoso

Deve ser indicado para pacientes sem controle com tratamento cirúrgico, isoladamente ou enquanto aguardam os efeitos tardios da radioterapia, quando indicada. O tratamento medicamentoso melhora as comorbidades dos pacientes com hipercortisolismo grave, podendo ser indicado, portanto, também no pré-operatório, visando evitar complicações cirúrgicas e pós-operatórias.

Medicamentos moduladores da secreção de ACTH

Agonistas dopaminérgicos (cabergolina)

Se houver expressão de receptores D2 nos corticotrofos, o tumor pode responder ao uso de cabergolina. Apresenta melhora do hipercortisolismo em 1/3 dos pacientes, mas geralmente ocorre um escape após (taquifilaxia).

Geralmente, a cabergolina é utilizada em associação com outros tratamentos, como o cetoconazol. O hipercortisolismo reduz a expressão de receptores D2 nos corticotrofos, portanto, o cetoconazol tem efeito sinérgico, melhorando a resposta ao tratamento com cabergolina. Começa-se com 1,0 mg de cabergolina semanal ao deitar, e aumenta-se a dose conforme a tolerância e a resposta clínico-laboratorial até a dose máxima de 3,5 mg/semana.

Análogos da somatostatina

Os análogos do receptor SSTR2 mostraram-se muito inefetivos e com respostas desapontadoras no tratamento da doença de Cushing, uma vez que o hipercortisolismo suprime a expressão do SSTR2 nos corticotrofos. Portanto, o uso de octreotide e lanreotide (análogos de primeira geração), que se ligam principalmente ao SSTR2, costumam ter resposta muito ruim na doença de Cushing. Tumores ectópicos costumam ter maior expressão de SSTR2 e, portanto, melhor resposta a estes análogos. Os adenomas corticotróficos expressam principalmente os receptores de somatostatina do tipo SSTR5, por isso, o pasireotide (análogo "universal") vem mostrando uma resposta muito melhor em estudos clínicos em relação a efeito sustentado de resposta, capacidade de redução tumoral e predição de resposta em curto prazo. Como efeitos adversos, o pasireotide traz risco de hiperglicemia (73% dos casos em um estudo) por reduzir a secreção pancreática de insulina, GIP e GLP-1 com pouca inibição glucagon.

Temozolomida

Agente quimioterápico alquilante oral, utilizado classicamente no tratamento adjuvante de gliomas cerebrais, é cada vez mais usado em carcinomas hipofisários e tumores de hipófise agressivos em que houve falência do tratamento multimodal. Tem efeito antitumoral direto e mais comumente é utilizada sob esquemas de ciclos mensais de 5 dias nas doses de 150 a 200 mg/m²/dia. Em geral é uma droga bem tolerada, mas seus principais efeitos adversos são relativos à aplasia medular.

Medicamentos com ação nas adrenais

Cetoconazol

Inibe as enzimas da esteroidogênese adrenal e gonadal (colesterol desmolase, 17-alfa-hidroxilase, 17,20-liase, 11-beta-hidroxilase e 3-beta-HSD), reduzindo a síntese do cortisol de maneira dose-dependente. Além disso, o cetoconazol parece ter um pouco de ação central, reduzindo a produção de ACTH pelos corticotrofos, e talvez também tenha ação competitiva com o cortisol nos receptores de glicocorticoides (triplo mecanismo de ação). É o medicamento mais utilizado para controle do hipercortisolismo. Geralmente, tem um início de ação rápido, normalizando o cortisol em 80% dos pacientes, mas é comum observar um escape posterior.

Posologia: inicia-se com 200 mg, VO, 2 a 3 vezes/dia, longe das refeições. Aumenta-se a cada 2 a 3 semanas, conforme tolerabilidade. Dose máxima de 400 mg, VO, 3 vezes/dia. Comprimidos: 200 mg.

O fluconazol também se mostrou efetivo no tratamento de SC. Efeitos adversos: elevação de enzimas hepáticas (efeito mais comum), mas sem distúrbio hepático grave, intolerância de trato gastrintestinal (TGI), cefaleia, sedação, ginecomastia, redução de libido e disfunção erétil por redução da testosterona, anemia hemolítica e *rash* cutâneo.

Mitotane (Lisodren®)

Tem efeito citotóxico sobre as adrenais, causando inibição da esteroidogênese e efeito adrenolítico direto. Inibe a 11-beta-hidroxilase e a colesterol desmolase. Início de ação demorado (6 semanas), mas tem efeito prolongado, podendo inclusive evoluir para insuficiência adrenal para o resto da vida, de acordo com a dose utilizada. Não causa escape e nem recorrência. Efeitos adversos são: intolerância de TGI, hepatotoxicidade, alterações neurológicas (ataxia, memória), ginecomastia, artralgia, leucopenia, dislipidemia, *rash*, insuficiência adrenal, teratogenicidade.

Pelos efeitos colaterais, seu uso deve ser reservado a casos restritos. Inicia-se com 500 mg/dia, devendo ser ingerido com alimentos gordurosos. Aumenta-se a dose progressivamente a cada 1 a 4 semanas conforme a tolerância, até normalização do cortisol ou até dose máxima de 4 g/dia. Comprimidos: 500 mg.

Etomidato

Inibe inúmeras enzimas que participam da esteroidogênese adrenal (11-beta-hidroxilase, 17-hidroxilase, 17,20-liase). Utilizado muito esporadicamente apenas para induzir inibição aguda da secreção de cortisol em casos de hipercortisolismo muito graves, uma vez que é um medicamento IV, utilizado em bomba de infusão contínua com doses de 5 mg em *bolus* inicial, seguido de 0,02 mg/kg/hora. A resposta costuma ser observada em horas.

Metirapona

Não disponível no Brasil. Também inibe esteroidogênese adrenal, principalmente a 11-beta-hidroxilase, mas de maneira menos potente e duradoura que o cetoconazol, podendo ter escape. Pode causar erupção cutânea, intolerância de TGI, distúrbios neurológicos (letargia, tontura, ataxia), edema e insuficiência adrenal. Inicia-se com 250 mg, VO, 3 vezes/dia. Aumenta-se a dose a cada 3 dias até a normalização do cortisol sérico. Dose máxima: 4 a 6 g/dia.

Medicamentos com ação periférica

Mifepristona (RU-486)

É de uso proibido no Brasil, por ser abortivo, mas é um antagonista do receptor de progesterona e, em maiores concentrações, de glicocorticoide. A dosagem do cortisol não pode ser utilizada no controle do tratamento, sendo utilizados para isso os parâmetros clínicos, como peso corporal, pressão arterial e exames laboratoriais, como glicemia e lipidograma.

Adrenalectomia videolaparoscópica

Indicada apenas em pacientes com falha no tratamento cirúrgico que não devem, não podem ou não querem passar por nova reabordagem neurocirúrgica, pois mesmo na falha da primeira cirurgia, o tratamento ideal seria uma segunda CTS. Pode-se realizar a adrenalectomia bilateral, com a certeza de cura do hipercortisolismo (mas à custa de insuficiência adrenal para o resto da vida e o risco de crescimento tumoral hipofisário com síndrome de Nelson em até 47% dos casos) ou a adrenalectomia unilateral, com risco de não curar o hipercortisolismo. Algumas vezes associa-se à adrenalectomia unilateral à RT selar para evitar crescimento tumoral e síndrome de Nelson.

Radioterapia

Indicada apenas nos casos sem cura cirúrgica e/ou não controlados com tratamento medicamentoso, especialmente naqueles com resquícios tumorais irressecáveis. A radioterapia tem início de ação muito lento, demorando cerca de 12 a 18 meses para cursar com melhora do hipercortisolismo, por isso sempre deve ser associada a algum tipo de tratamento medicamentoso para controle do hipercortisolismo enquanto não aparecem seus efeitos terapêuticos. Há controle da hipersecreção hormonal em 2/3 dos casos e estabilização/redução de volume tumoral acima de 90% dos casos. A complicação mais comum é o hipopituitarismo a longo prazo (> 50%). Podem ocorrer em menor frequência distúrbios neurocognitivos, doenças cérebro-vasculares, neurite óptica e tumores secundários radioinduzidos.

Seguimento, critérios de remissão e recidiva

Remissão

A remissão é quando o paciente permanece em normo ou hipocortisolismo, associado à melhora dos parâmetros clínicos e laboratoriais do hipercortisolismo por, pelo menos, 6 meses após tratamento cirúrgico. Caso a melhora dure menos que 6 meses, diz-se que não houve remissão. A remissão tardia (14 a 20% dos casos) ocorre quando se tem melhora clínica, mas o nadir do cortisol sérico surge apenas algumas semanas após a cirurgia. Favorecem a remissão: maior gradiente centro-periferia no BIPSS, experiência do cirurgião, equipamentos disponíveis no serviço, primeira abordagem cirúrgica, identificação do tumor na cirurgia, anatomopatológico da peça confirmando adenoma hipofisário ACTH-positivo e necessidade de reposição prolongada de corticoide no pós-operatório (por > 1 ano).

Recidiva

A recidiva é quando o paciente entrou em remissão, mas depois de 6 meses volta ao estado de hipercortisolismo clínico e laboratorial. A recidiva ocorre mais comumente nos primeiros 5 anos de pós-operatório, mas pode ocorrer tardiamente. Prevalência de recidiva no seguimento em longo prazo chega a apresentar uma taxa de 25% em 5 anos de seguimento, podendo ser frequente também (17 a 20%) em pacientes que apresentaram insuficiência adrenal nos pós-operatório imediato. Favorecem a recidiva ou a ausência de remissão: anatomopatológico mostrando adenoma de Crooke (pior prognóstico, com maior índice de recidiva), macroadenomas, adenomas invasivos, adenomas localizados no lobo intermediário da hipófise ou de crescimento superior, adenomas não identificados e reabordagem cirúrgica.

Com objetivo de detectar recidiva mais precocemente devem ser solicitados os mesmos testes para diagnóstico de hipercortisolismo (cortisol urinário de 24 horas, teste de supressão de cortisol com baixa dose de dexametasona e cortisol salivar à meia-noite), sobretudo quando o paciente já tiver suspendido a reposição de corticoide. É sugerido que o método que mais precocemente se altera na recidiva seria o cortisol salivar noturno. Teste de DDAVP pós-dexametasona 1 mg *overnight* também sugere que haverá recidiva se houver incremento de ACTH ou de cortisol > 50% do basal.

Seguimento a longo prazo

Medidas para seguimento a longo prazo:

- Dosagem de cortisol sérico a cada 3 meses: é necessária a suspensão do glicocorticoide em uso 24 a 48 horas antes da avaliação laboratorial, de acordo com sua meia-vida para não interferir no ensaio
- Quando o cortisol basal pela manhã estiver > 5 mcg/dℓ, inicia-se o desmame da corticoterapia de acordo com a tolerância e clínica do paciente e com o teste da cortrosina (ACTH sintético). A suspensão da corticoterapia é realizada após teste da cortrosina mostrando cortisol sérico > 18 mcg/dℓ
- Após o desmame, colher cortisol livre urinário de 24 horas, cortisol salivar noturno e cortisol sérico após 1 mg dexametasona *overnight* a cada 6 meses para rastrear recidiva
- As outras morbidades, como HAS, diabetes melito, dislipidemia, ósseas e função hipofisária, devem ser reavaliadas e tratadas durante todo o seguimento do paciente.

A Figura 49.2 resume o algoritmo para tratamento de paciente com diagnóstico de doença de Cushing.

Prognóstico

Pacientes com SC têm aumento de mortalidade em 3 a 4 vezes, principalmente por morte cardiovascular (doença isquêmica do coração e doenças cardiovasculares), diabetes melito e infecções, devido ao estado de imunossupressão. Entretanto, a taxa de mortalidade é muito maior nos pacientes com doença persistente em comparação com aqueles em remissão clínica. Assim, é de fundamental importância estabelecer a remissão da SC o quanto antes para reduzir o risco de complicações e a morbimortalidade dos pacientes.

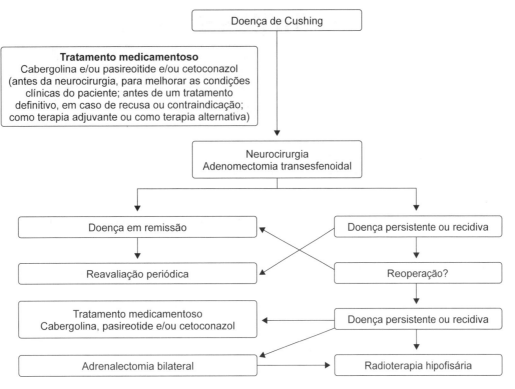

FIGURA 49.2 Algoritmo do tratamento de doença de Cushing.

Leitura recomendada

Biller BM, Grossman AB, Stewart PM, Melmed S, Bertagna X, Bertherat J et al. Treatment of adrenocorticotropin-dependent Cushing's syndrome: a consensus statement. J Clin Endocrinol Metab. 2008;93(7):2454-62.

Colao A, Petersenn S, NewellPrice J, Findling JW, Gu F, Maldonado M et al. A 12-month phase 3 study of pasireotide in Cushing's disease. N Engl J Med. 2012;366(10):914-24.

Godbout A, Manavela M, Danilowicz K, Beauregard H, Bruno OD, Lacroix A. Cabergoline monotherapy in the long-term treatment of Cushing's disease. Eur J Endocrinol. 2010;163(5):709-16.

Nieman LK, Biller BM, Findling JW, Newell-Price J, Savage MO, Stewart PM et al. The diagnosis of Cushing's syndrome: an Endocrine Society Clinical Practice Guideline. J Clin Endocrinol Metab. 2008;93(5):1526-40.

Nieman LK, Biller BM, Findling JW, Murad MH, Newell-Price J, Savage MO et al; Endocrine Society. Treatment of Cushing's syndrome: an Endocrine Society Clinical Practice Guideline. J Clin Endocrinol Metab. 2015;100(8):2807-31.

Ozerlat I. Pituitary function: mitotanesafe and effective for Cushing disease? Nat Rev Endocrinol. 2012;8(10):565.

Patil CG, Prevedello DM, Lad SP, Vance ML, Thorner MO, Katznelson L et al. Late recurrences of Cushing's disease after initial successful transsphenoidal surgery. J Clin Endocrinol Metab. 2008;93(2):358-62.

Pivonello R, De Martino MC, Cappabianca P, De Leo M, Faggiano A, Lombardi G et al. The medical treatment of Cushing's disease: effectiveness of chronic treatment with the dopamine agonist cabergoline in patients unsuccessfully treated by surgery. J Clin Endocrinol Metab. 2009;94(1):223-30.

Preda VA, Sen J, Karavitaki N, Grossman AB. Etomidate in the management of hypercortisolaemia in Cushing's syndrome: a review. Eur J Endocrinol. 2012;167(2):137-43.

Sonino N, Boscaro M, Paoletta A, Mantero F, Ziliotto D. Cetoconazol treatment in Cushing's syndrome: experience in 34 patients. Clin Endocrinol (Oxf). 1991;35(4):347-52.

Vilar L, Naves LA, Azevedo MF, Arruda MJ, Arahata CM, Moura e Silva L et al. Effectiveness of cabergoline in monotherapy and combined with cetoconazol in the management of Cushing's disease. Pituitary. 2010;13(2):123-29.

Hipopituitarismo

Capítulo 50

Introdução

O hipopituitarismo é a redução de um ou mais hormônios hipofisários decorrente de condições que acometem a região hipotálamo-hipofisária. O termo pan-hipopituitarismo é comumente utilizado quando há redução dos níveis de todos ou de vários hormônios hipofisários ao mesmo tempo.

Epidemiologia

É uma condição rara, com a incidência de 4,2 em 100 mil pessoas/ano e com a prevalência de 45 em 100 mil pessoas. Pode ter várias etiologias, e o quadro clínico varia conforme o tipo de deficiência hormonal, a velocidade de instalação, o sexo, a idade e a causa do hipopituitarismo. Geralmente é um quadro de difícil identificação, e o diagnóstico costuma ser tardio devido às manifestações clínicas inespecíficas.

Etiologia

O hipopituitarismo é um evento primário causado pela destruição da adenohipófise ou pela deficiência de fatores estimulantes hipotalâmicos que normalmente atuam sobre a hipófise. As etiologias são divididas de acordo com a idade de aparecimento e mecanismo:

- Etiologias com início na infância
  - Desordens genéticas
    - Deficiências hormonais isoladas
    - Deficiências hormonais combinadas
    - Síndromes genéticas específicas
  - Lesão perinatal
  - Hipoplasia ou aplasia hipofisária
  - Craniofaringioma e outros tumores selares e parasselares
  - Irradiação cranioespinal
  - Traumatismo cranioencefálico (TCE)
- Etiologias com início na idade adulta
  - Tumores e lesões hipofisárias: efeito de massa, apoplexia tumoral, cirurgia hipofisária, radioterapia
  - Tumores perihipofisários: meningioma, gliomas, metástases, de células germinativas
  - Hipofisites: linfocítica, granulomatosa, xantomatosa, IgG4, antiCTLA4
  - Síndrome de Sheehan
  - Aneurisma de carótida interna
  - TCE: por infarto hipofisário, compressão hipofisária por edema ou sangramento, lesão hipofisária direta, hipoxia glandular. A disfunção pode aparecer na fase aguda ou até 6 meses após o traumatismo
  - Infecções (tuberculose) e abscessos hipofisários
  - Hemorragia subaracnoide (HSA), apoplexia hipofisária
  - Hemocromatose, doenças granulomatosas/sarcoidose, histiocitose X
  - Radioterapia (RT) da região selar.

Causas genéticas

Geralmente se manifestam na infância, podendo causar deficiências isoladas ou combinadas de hormônios hipofisários. Vários genes já foram identificados como responsáveis pelo desenvolvimento da hipófise (Tabela 50.1). Representam fatores de transcrição expressos no período

TABELA 50.1 Desordens genéticas do desenvolvimento hipotálamo-hipofisário.	
Gene	**Deficiência isolada/Fenótipo**
GH 1	GH
GHRHR	GH
TSH beta	TSH
TRHR	TSH
TPIT	ACTH
POMC	ACTH, obesidade, cabelo ruivo
CRH	CRH/ACTH
GnRHR	HH
GPR54	HH
Kisspeptina	HH
KAL 1	Síndrome de Kallman, agenesia renal, sincinesia
FGFR 1	Síndrome de Kallman, fenda labial/palato, dismorfismo facial
PROK 2	Síndrome de Kallman, apneia do sono grave, obesidade
PROKR 2	Síndrome de Kallman
Leptina	HH, obesidade
Leptina R	HH, obesidade
FSH beta	Amenorreia primária, defeito na espermatogênese
LH beta	Retardo puberal
AVPNP 2	DI
PIT 1 (POU 1 F 1)	GH, TSH, PRL
PROP-1	GH, TSH, LH, FSH, PRL e ACTH (eventual)
PC 1	ACTH, HH, hipoglicemia, obesidade
DAX 1	Hipoplasia adrenal congênita, HH
HESX 1	Hipopituitarismo, displasia septo-óptica
LHX 3	GH, TSH, LH, FSH, PRL, limitação da rotação cervical
LHX 4	GH, TSH, ACTH, alterações no cerebelo
SOX 3	Hipopituitarismo, retardo mental
GLI 2	Hipopituitarismo, holoprosencefalia, defeitos da linha média
SOX 2	Hipopituitarismo, anoftalmia, atresia de esôfago
GLI 3	Síndrome de Pallister-Hall
PITX 2	Síndrome de Rieger

GH, hormônio do crescimento; TSH, hormônio tireoestimulante; ACHT, hormônio adrenocorticotrófico; CRH, hormônio liberador de corticotrofina; HH, hipogonadismo hipogonadotrófico; DI, diabetes insípido; PRL, prolactina; FSH, hormônio folículo estimulante. (Adaptada de Machado, 2013.)

embrionário e participam da formação da hipófise e de seus subtipos. Mutações de vários tipos desses fatores de transcrição podem determinar um quadro clínico correspondente, podendo a mutação ser esporádica ou familiar, herdada de maneira autossômica dominante, recessiva ou ligada ao cromossomo X.

O hormônio mais frequentemente acometido nas causas genéticas de hipopituitarismo é o hormônio do crescimento (GH), o que causa baixa estatura. Mutação no gene PROP-1 é a causa mais comum de deficiência hormonal combinada familiar, pois determina deficiências de GH, prolactina (PRL), hormônio tireoestimulante (TSH), hormônio luteinizante (LH), hormônio folículo-estimulante (FSH) e raramente também hormônio adrenocorticotrófico (ACTH). É um gene específico da hipófise e não causa malformações em outros tecidos. O gene PIT1 também é específico da hipófise e atua sequencialmente ao gene PROP-1, é responsável pela diferenciação da célula precursora dos somatotrofos (GH), lactotrofos (PRL) e tireotrofos (TSH). O gene TPIT também é específico da hipófise e é necessário para a diferenciação dos corticotrofos. Sua mutação pode causar insuficiência exclusiva do setor corticotrófico. Outros genes codificam proteínas que atuam mais precocemente no desenvolvimento hipofisário, bem como de outras áreas do sistema nervoso central (SNC), que causam deficiências combinadas e outras malformações. São exemplos desses genes: HEXS1, que pode causar pan-hipopituitarismo associado à displasia septo-óptica e neuro-hipófise ectópica, LHX3, que pode causar hipopituitarismo associado à rigidez de coluna cervical, LHX4, que pode causar hipopituitarismo associado à neuro-hipófise ectópica e malformações de Chiari, SOX3, que pode causar hipopituitarismo associado à neuro-hipófise ectópica, GLI2, SOX2, entre outros. A Figura 50.1 ilustra as causas mais comuns de hipopituitarismo congênito na nossa população.

Tumores selares e parasselares

Os microadenomas (< 10 mm) geralmente são detectados devido a sua hipersecreção (ACTH, PRL, GH) e não causam insuficiência hipofisária diretamente. Já os macroadenomas hipofisários e outros tipos de tumores selares podem causar hipopituitarismo pelo efeito compressivo sobre o tecido hipofisário ao redor do tumor. O craniofaringioma é o tumor mais comum da região hipotálamo-hipofisária em crianças e frequentemente altera a função hipofisária em decorrência de seus efeitos compressivos.

Hipofisite

Existem diversos tipos de hipofisite já descritos, como linfocítica, granulomatosa, xantomatosa, hipofisite por imunoglobulina G4 (IgG4) e por anti-CTLA4. Também, cada vez mais frequente e como consequência do tratamento antineoplásico, vêm sendo descritas hipofisites relacionadas com o uso de substâncias bloqueadoras de inibidores do ponto de verificação imune (imunoterapia). Além de medicações direcionadas ao CTLA-4 (ipilimumabe e tremelimumabe), medicamentos direcionados a PD-1 (nivolumabe e pembrolizumabe) e PD-L1 (atezolimumabe e avelumabe) estão relacionados com o surgimento dessa complicação endocrinológica. Deve-se suspeitar de hipofisite

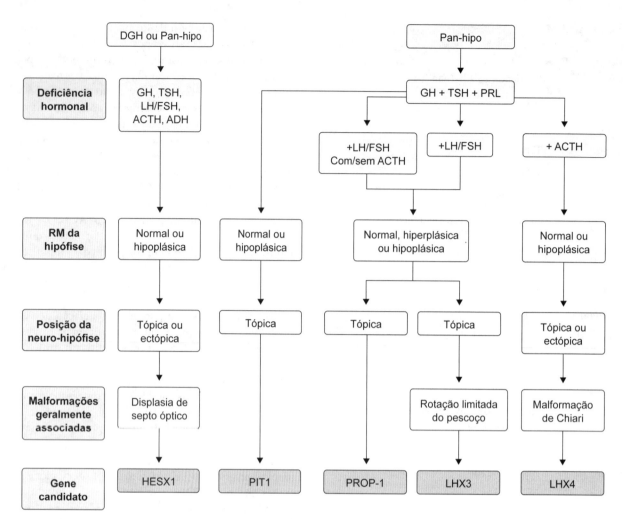

FIGURA 50.1 Causas genéticas mais comuns de hipopituitarismo congênito. *GH*, hormônio do crescimento; *TSH*, hormônio tireoestimulante; *LH*, hormônio luteinizante; *FSH*, hormônio folículo estimulante; *ACTH*, hormônio adrenocorticotrófico; *ADH*, hormônio antidiurético; *PRL*, prolactina; *RM*, ressonância magnética.

em paciente com hipopituitarismo isolado (deficiência de ACTH) ou combinado e história de outra doença endócrina autoimune (50% dos pacientes com hipofisite apresentam também outras doenças autoimunes). Ela deve ser considerada também em mulheres com aumento do tamanho da hipófise e hipopituitarismo durante a gestação ou no período pós-parto.

Síndrome de Sheehan

A síndrome de Sheehan é uma causa clássica de hipopituitarismo e, na história clínica clássica, tem-se necessariamente um evento hemorrágico intenso durante o período periparto, com alterações hemodinâmicas significativas e, muitas vezes, histórico de transfusão sanguínea. Após dias a semanas pós-parto, tem-se ausência de lactação (agalactia pela falta de prolactina), amenorreia secundária e queixas vagas, como adinamia, astenia, letargia e anorexia, além de outros sintomas, devido às deficiências de GH/IGF-1, TSH/T4 e ACTH/cortisol. Embora muito raro, diabetes insípido também pode ocorrer com quadro de poliúria/polidipsia/noctúria, que pode ser mascarado pelas outras deficiências não corrigidas. Entretanto, o quadro clínico pode ser menos evidente e com queixas menos específicas. Nesses casos, o diagnóstico pode ser muito tardio, até mesmo anos após o evento. Comumente, a ressonância magnética (RM) de sela mostra diminuição do parênquima hipofisário e sela vazia, mas esse achado não é obrigatório para este diagnóstico.

Quadro clínico

O desenvolvimento de sinais e sintomas do hipopituitarismo frequentemente é lento e insidioso, dependendo do início e da magnitude da lesão hipotalâmico-hipofisária (Figura 50.2). Geralmente, a sintomatologia é bem inespecífica e pode se manifestar com um quadro de fraqueza, mal-estar, letargia, frio, perda de peso, perda de apetite, dor abdominal, entre outras queixas. Na verdade, varia de acordo com os eixos hipofisários acometidos. Mais frequentemente, o acometimento, quando a causa é adquirida, geralmente respeita a seguinte ordem: GH → LH, FSH → TSH → ACTH → PRL.

Na verdade, existe alguma controvérsia na literatura quanto ao primeiro eixo a ser comprometido, sendo o somatotrófico na maioria das referências bibliográficas, mas alguns autores encontraram o eixo gonadotrófico como primeiro eixo a ser acometido.

Essa ordem não é respeitada em casos de hipofisite, quando o ACTH costuma ser o primeiro eixo a ser acometido.

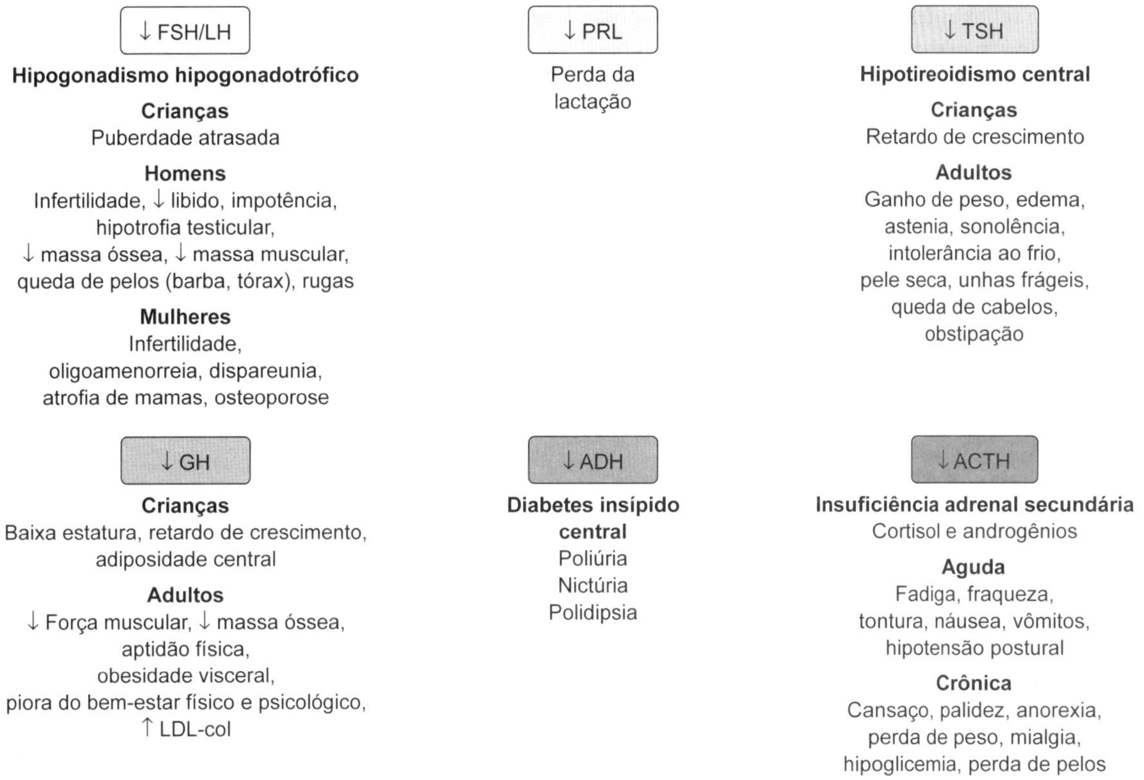

FIGURA 50.2

↓ FSH/LH
Hipogonadismo hipogonadotrófico
Crianças
Puberdade atrasada
Homens
Infertilidade, ↓ libido, impotência,
hipotrofia testicular,
↓ massa óssea, ↓ massa muscular,
queda de pelos (barba, tórax), rugas
Mulheres
Infertilidade,
oligoamenorreia, dispareunia,
atrofia de mamas, osteoporose

↓ PRL
Perda da
lactação

↓ TSH
Hipotireoidismo central
Crianças
Retardo de crescimento
Adultos
Ganho de peso, edema,
astenia, sonolência,
intolerância ao frio,
pele seca, unhas frágeis,
queda de cabelos,
obstipação

↓ GH
Crianças
Baixa estatura, retardo de crescimento,
adiposidade central
Adultos
↓ Força muscular, ↓ massa óssea,
aptidão física,
obesidade visceral,
piora do bem-estar físico e psicológico,
↑ LDL-col

↓ ADH
Diabetes insípido central
Poliúria
Nictúria
Polidipsia

↓ ACTH
Insuficiência adrenal secundária
Cortisol e androgênios
Aguda
Fadiga, fraqueza,
tontura, náusea, vômitos,
hipotensão postural
Crônica
Cansaço, palidez, anorexia,
perda de peso, mialgia,
hipoglicemia, perda de pelos

FIGURA 50.2 Manifestações do hipopituitarismo. *FSH*, hormônio folículo estimulante; *LH*, hormônio luteinizante; *PRL*, prolactina; *TSH*, hormônio tireoestimulante; *GH*, hormônio do crescimento; *ADH*, hormônio antidiurético; *ACTH*, hormônio adrenocorticotrófico.

No caso de lesões tumorais ou com efeito de massa, pode haver sintomas compressivos associados, como alterações visuais e neurológicas. A sintomatologia mais específica dependerá muito da doença de base e dos eixos hormonais acometidos.

Na anamnese, pode-se dividir as queixas por sistemas, todavia é uma tarefa difícil visto que muitas delas são bastante inespecíficas e se superpõem:

- Sintomas compressivos: perda visual (mais clássico é hemianopsia bitemporal), paralisias de nervos periféricos e cefaleia
- Deficiência de GH (DGH): no período neonatal, podem ocorrer hipoglicemias graves com convulsões, icterícia prolongada por hiperbilirrubinemia conjugada, hipotermia, micropênis, dificuldade para mamar, déficit de crescimento e de ganho de peso. Em crianças com DGH ocorre redução da velocidade de crescimento (VC), alterações na dentição, fronte proeminente, voz fina e estridente. Em adultos, ocorre quadro inespecífico, com diminuição da sensação de bem-estar, astenia, ganho de peso, aumento da massa gorda, redução da massa muscular, depressão/labilidade emocional, resistência à insulina, dislipidemia, aumento da pressão arterial diastólica (pela perda da vasodilatação arterial) e redução da fração de ejeção cardíaca
- Hipogonadismo: no período neonatal, pode cursar com criptorquidia e micropênis. Em crianças, ocorre atraso no desenvolvimento puberal e na idade óssea. Em mulheres, pode ocorrer amenorreia, redução da libido, infertilidade, redução da massa óssea/osteoporose e sintomas climatéricos. Em homens, pode ocorrer disfunção erétil, hipotrofia testicular

e redução da libido, queda de pelos corporais, infertilidade, redução da massa muscular e óssea e osteoporose
- Hipotireoidismo: pode cursar com redução da VC e de aprendizado em crianças, depressão, déficit cognitivo, intolerância ao frio, pele seca, bradicardia, rouquidão, ganho de peso, edema, sonolência e constipação intestinal
- Insuficiência adrenal (IA): pode cursar com perda de peso, anorexia, fraqueza, náuseas, vômitos, dor abdominal e febre. Em situações de estresse, ocorre piora ou surgimento desses sintomas, além de hipotensão e choque (crise adrenal), devido à ausência de glicocorticoides necessários para a reatividade vascular. IA pode ainda aumentar o risco de hipoglicemia de jejum, que pode ser agravada pela deficiência de GH. Pode haver redução da pilificação corporal pela falta de estímulo do ACTH na secreção dos andrógenos adrenais, que pode ser agravado pela deficiência de gonadotrofinas. Despigmentação e redução do bronzeado pela redução do ACTH. Diferente da IA primária, a zona glomerular e o sistema renina angiotensina aldosterona estão íntegros nos casos de IA por hipopituitarismo, por isso não se observa desidratação, depleção de sódio ou hiperpotassemia
- Deficiência de PRL: gera incapacidade de lactação.

Exame físico

Geralmente, os pacientes encontram-se um pouco acima do peso normal. A pele é fina, pálida e lisa, com finas rugas em face. A pilificação corporal e púbica pode ser deficiente ou ausente, e ocorrer hipotensão postural, bradicardia, redução da força muscular e reflexos tendíneos profundos retardados. Na presença de lesão expansiva selar, pode-se encontrar anormalidades neuro-oftalmológicas.

Exames complementares

Nos exames gerais, podem-se encontrar as seguintes anormalidades:

- Anemia pela deficiência androgênica, de TSH ou doença crônica
- Hiponatremia pela deficiência de TSH e ACTH, retenção inapropriada de água
- Hipoglicemia pela deficiência de ACTH e GH
- Hipercolesterolemia com aumento de lipoproteína de baixa densidade colesterol (LDL-c) e triglicerídeos pelo hipotireoidismo
- Elevação de creatininofosfoquinase (CPK) devido ao hipotireoidismo.

No eletrocardiograma (ECG), pode-se encontrar bradicardia com baixa voltagem pelo hipotireoidismo. Na densitometria óssea, pode-se encontrar baixa massa óssea para idade.

A Tabela 50.2 mostra exames importantes a serem solicitados no caso de suspeita de hipopituitarismo.

Em mulheres, a testosterona é um marcador sensível de hipopituitarismo relacionado com hipofunção de duas glândulas endócrinas: ovários e suprarrenais.

Deficiência de hormônio do crescimento

O diagnóstico de DGH deve ser feito baseado na suspeita clínica, em fatores de risco presentes e resultados de testes dinâmicos (Tabela 50.3). A DGH da infância geralmente cursa com redução do fator de crescimento semelhante à insulina tipo 1 (IGF-1) e proteínas ligadoras de fatores de crescimento 3 (IGFBP3). No entanto, apenas 50% dos casos de DGH dos adultos cursam com IGF-1 e IGFBP3 baixos. A única maneira de confirmar o diagnóstico é por meio de testes dinâmicos. A dosagem do GH basal não deve ser utilizada para diagnóstico de DGH, já que sua secreção é pulsátil e seu nível sérico pode

se mostrar bastante reduzido e sem significado nenhum. As exceções nas quais se pode diagnosticar DGH sem necessidade de teste dinâmico são:

- IGF-1 baixo associado a três ou mais déficits hormonais hipofisários (97% de sensibilidade para DGH)
- Adulto com IGF-1 baixo, DGH na infância confirmado e anormalidade estrutural irreversível em região selar, congênita ou adquirida, ou mutação genética confirmada que impeça a síntese ou ação do GH.

O padrão-ouro para o diagnóstico de DGH é o teste de tolerância à insulina (ITT). Aplica-se 0,1 UI/kg de insulina intravenosa (IV) em *bolus* e mede-se o GH e a glicemia nos tempos 0, 15, 30, 45, 60 e 90 minutos. A hipoglicemia suprime a secreção de somatostatina e estimula receptores alfa-adrenérgicos, aumentando a liberação de GH. Os resultados possíveis do teste com sua adequada interpretação estão descritos na Tabela 50.4.

Os valores de referência do teste podem variar conforme o ensaio utilizado para a dosagem do GH. Para avaliação por radioimunoensaio (RIE) com anticorpos *policlonais*, considera-se DGH leve níveis de GH abaixo de 10 ng/ml no teste de estímulo. Para avaliação por ensaio monoclonal (mais utilizado atualmente), considera-se DGH caso o GH seja inferior a 5 ng/ml no teste de estímulo. Os valores de referência do GH vão depender de qual ensaio está sendo realizado, uma vez que esse hormônio circula na corrente sanguínea de maneira monomérica, dimérica e oligomérica e, portanto, sua identificação no sangue pode ser maior ou menor, conforme a especificidade do ensaio realizado. Como praticamente não se utilizam mais ensaios policlonais para dosagem de GH, estão descritos na Tabela 50.4 os valores de referência do GH para quando o teste ITT é realizado com ensaios monoclonais.

O ITT apresenta um grande risco de hipoglicemias graves, e, portanto, deve ser realizado sempre na presença de médico e em paciente com *scalp* salinizado e glicose a 50% disponível à mão. Está contraindicado em pacientes com menos de 20 kg, nos quais o acesso venoso possa ser muito difícil, e em pessoas com histórico de convulsões ou insuficiência coronariana, pelo risco de isquemia cardíaca na presença de uma hipoglicemia. Deve-se evitar em idosos, principalmente se houver muitos fatores de risco para doença arterial coronariana. Para pacientes com contraindicação ao ITT, pode-se realizar o teste do glucagon:

TABELA 50.2 Diagnóstico laboratorial do hipopituitarismo com dosagens basais e testes de estímulo.

Eixo hormonal	Dosagens basais	Testes provocativos
Corticotrófico	Cortisol às 8 horas, ACTH	ITT, teste de cortrosina
Tireotrófico	T4 livre, TSH	Teste de estímulo com TRH
Gonadotrófico	LH, FSH, testosterona (M)/estradiol (F)	Teste de estímulo com GnRH
Prolactina	Prolactina	Teste de estímulo com TRH
Somatotrófico	IGF-1, IGFBP3	Teste de estímulo com clonidina, ITT, glucagon, GHRH 1 arginina

ACTH, hormônio adrenocorticotrófico; *ITT*, teste de tolerância à insulina; *TSH*, hormônio tireoestimulante; *TRH*, hormônio liberador de tireotrofina; *M*, masculino; *F*, feminino; *GnRH*, hormônio liberador de gonadotrofinas; *LH*, hormônio luteinizante; *FSH*, hormônio folículo estimulante; *GHRH*, hormônio liberador do hormônio do crescimento. (Fonte: Carvalho, 2014.)

TABELA 50.3 Resumo dos testes dinâmicos para avaliação da função da hipófise anterior.

Teste	Procedimento	Resposta normal	Efeitos adversos	Contraindicações
ACTH				
Tolerância à insulina	Coletar amostras para dosagem do cortisol, basal e 30, 60, 90 e 120 minutos após a administração IV de insulina regular (0,05 a 0,1 U/kg)	Pico do cortisol > 18 mg/dℓ ou $\uparrow \geq 7$ mg/dℓ	Sudorese, palpitação, tremor; crise convulsiva	Idosos, portadores de doenças vasculares, cardiopatas e indivíduos com história de convulsão
Estímulo com ACTH	Infundir ACTH (250 mg ou 1 mg/dℓ) IV e dosar cortisol nos tempos 0, 30 e 60 minutos	Pico do cortisol ≥ 20 mg/dℓ	Raros	–
TSH				
Estímulo com TRH	Infundir 200 a 500 mg de TRH IV e dosar TSH nos tempos 0, 30, 60, 90 e 120 minutos	Pico do TSH $\geq 2,5$ vezes, ou $\uparrow \geq 5$ a 6 mU/ℓ (mulheres) ou ≥ 2 a 3 mU/ℓ (homens)	Rubor, náuseas, urgência miccional; apoplexia hipofisária (raramente)	–
PRL				
Estímulo com TRH	Infundir 200 a 500 mg de TRH IV e dosar PRL nos tempos 0, 30, 60, 90 e 120 minutos	$\uparrow$ PRL $\geq 2,5$ vezes	Rubor, náuseas, urgência miccional; apoplexia hipofisária (raramente)	–
GH				
Tolerância à insulina (ITT)	Coletar amostras para dosagem do GH e glicemia basal e 30, 60, 90 e 120 minutos após a administração por via intravenosa de insulina regular (0,05 a 0,1 U/kg)	Pico do GH > 3 ng/mℓ (em adultos) e > 5 ng/mℓ (em crianças)	Sudorese, palpitação, tremor, crise convulsiva	Idosos, portadores de doenças vasculares, cardiopatas e indivíduos com histórico de convulsão
L-arginina	Infundir arginina 0,5 g/kg (máximo 30 g) IV durante 30 a 120 minutos. Dosar GH nos tempos 0, 15, 30, 45, 60 e 90 minutos	Pico do GH > 0,4 ng/mℓ	Náuseas	–
L-arginina 1 GHRH	Infundir arginina (0,5 g/kg [máximo 30 g]) e GHRH (1 a 10 mg/kg). Dosar GH nos tempos 0, 15, 30, 45, 60 e 90 minutos	Pico do GH > 9 ng/mℓ	Rubor	–
LH e FSH				
GnRH	Infundir 100 mg de GnRH IV e dosar LH e FSH nos tempos 0, 30, 60, 90 e 120 minutos	LH ≥ 2 a 3 vezes ou $\uparrow$ até 10 IU/ℓ FSH $\geq 1,5$ a 2 vezes, ou ≥ 2 IU/ℓ	Apoplexia hipofisária (raramente)	–

Observação: durante o ITT, para adequada resposta, é necessário haver glicemia < 40 mg/dℓ; $\uparrow$, aumento.

ACTH, hormônio adrenocorticotrófico; *IV*, via intravenosa; *TSH*, hormônio tireoestimulante; *TRH*, hormônio liberador de tireotrofina; *PRL*, prolactina; *GH*, hormônio do crescimento; *ITT*, teste de tolerância à insulina; *GHRH*, hormônio liberador do hormônio do crescimento; *LH*, hormônio luteinizante; *FSH*, hormônio folículo estimulante; *GnRH*, hormônio liberador de gonadotrofinas. (Adaptada de Toogood e Stewart, 2008.)

TABELA 50.4 Resultado do ITT para diagnóstico de deficiência de GH. Válido para dosagens de GH por anticorpos monoclonais pelos métodos imunofluorimétrico, quimioluminescência ou imunoensaio.

Adultos	Crianças
GH ≤ 3,0 ng/mℓ: DGH grave	GH ≤ 3,2 ng/mℓ: DGH grave
GH 3,1 a 5 ng/mℓ: DGH leve (não indica tratamento)	GH 3,3 a 5 ng/mℓ: DGH leve (já indica tratamento)
GH ≥ 5 ng/mℓ: exclui DGH	GH ≥ 5 ng/mℓ: exclui DGH

ITT, teste de tolerância à insulina; GH, hormônio do crescimento; DGH, deficiência de hormônio de crescimento. (Adaptada de Molitch et al., 2011 e Glezer, 2013.)

1 mg, IV ou IM, de glucagon em *bolus* com coleta de GH, glicemia e cortisol nos tempos 0, 60, 90, 120, 150 e 180 minutos. Os valores de referência para diagnóstico são os mesmos do ITT.

Em crianças, pode-se dispor também do teste da clonidina: $0,1$ mg/m^2 de superfície corporal, por via oral (VO), com dosagem de GH nos tempos 0, 60, 90 e 120 minutos. Os valores de referência também são os mesmos do ITT.

Há também o teste de estímulo de hormônio liberador de hormônio de crescimento (GHRH) associado à arginina, mais seguro que o ITT e com boa acurácia, mas pouco disponível no Brasil.

Deve-se fazer idealmente os testes de estímulo com a administração prévia de hormônios sexuais em crianças com idade peripuberal para reduzir a incidência de falso-positivos nos testes de estímulo, uma vez que a falta dos hormônios sexuais pode causar falência na resposta ao teste. É o que se denomina *priming* hormonal.

O *priming* pode ser realizado com testosterona ou com estrógenos. Há várias maneiras descritas para o fazer, o protocolo de GH do MS recomenda o seguinte:

- Para meninas a partir de 8 anos em estágio puberal M1 ou M2 de Tanner (ver a classificação completa no Capítulo 13, *Puberdade Normal e Puberdade Precoce*), fazer estrogênios equinos conjugados na dose de $1,25$ mg/m^2 de superfície corporal/dia, dados durante 3 dias consecutivos, nos tempos 72, 48 e 24 horas antes do teste de estímulo
- Para meninos a partir de 9 anos em estágio puberal P1 ou P2, deve-se administrar duas doses de 50 mg de cipionato de testosterona antes do teste (uma dose 16 dias e outra 2 dias antes do teste).

Há outros protocolos de administração de *priming*, em diferentes dias e doses, inclusive alguns deles preferindo o uso de estrógenos orais (p. ex.: Premarin®) até mesmo em meninos, uma vez que sua administração por essa via e o medicamento tem meia-vida sérica menor que a da testosterona. Além disso, sua administração por apenas 2 ou 3 dias não causa ginecomastia ou outros efeitos colaterais na criança.

As crianças com diagnóstico de DGH, quando chegam à idade adulta, precisam refazer os testes para DGH, pois a recuperação espontânea do eixo não é incomum. Os casos de mutação genética conhecida ou alteração estrutural do SNC bem documentada são exceção, não precisando de novo teste.

São aprovados no Brasil o tratamento com GH recombinante humano (rhGH) para, entre outros, os seguintes casos: deficiência de GH leve ou grave em crianças e grave em adultos, crianças com síndrome de Léri-Weil, crianças com baixa estatura e síndrome de Turner, síndrome de Noonan ou síndrome de Prader-Willi, crianças pequenas para a idade gestacional que não atingiram seu canal familiar depois de 2 anos de idade e crianças com baixa estatura (BE) por insuficiência renal crônica, pois sabe-se que nessa situação ocorre resistência ao GH e ao IGF-1, que fica muito mais ligado às IGFBP e menos livre na circulação. Apesar da liberação da Food and Drug Administration (FDA) e de haver estudos que mostram um benefício pequeno no crescimento de crianças com baixa estatura idiopática em uso de GH, o Sistema Único de Saúde (SUS) não libera GH para o tratamento gratuito desses casos no Brasil.

A dose do GH em crianças é dependente do peso: $0,1$ UI/kg/dia subcutâneo à noite diariamente. Nas situações em que a causa da baixa estatura não é a deficiência de GH, o tratamento é feito na infância com $0,15$ UI/kg/dia. Em adultos, começa-se com $0,6$ a $1,5$ UI/dia, com ajustes da dose a cada 2 a 4 semanas até atingir o alvo de IGF-1 no limite superior da normalidade. Quanto mais jovem o paciente, maior será a dose necessária. Geralmente, mulheres também precisam de doses maiores, principalmente se estiverem em uso de estrógenos. A dose máxima para adultos é de 3 UI/dia.

Os efeitos colaterais do uso do GH são diversos: retenção hídrica, edema, artralgia, parestesias, mialgia, síndrome do túnel do carpo, cefaleia, vômitos, hipertensão intracraniana, papiledema, epifisiólise proximal do fêmur, hiperglicemia, ginecomastia, insuficiência cardíaca congestiva, hipertensão arterial sistêmica e retinopatia pelo GH. Ainda é controverso se o uso de GH aumenta a incidência de tumores. As contraindicações absolutas para o uso incluem: doença maligna em atividade, hipertensão intracraniana benigna, retinopatia diabética proliferativa ou pré-proliferativa.

O seguimento dos pacientes em tratamento com hGH inclui: avaliação de adesão ao tratamento, efeitos colaterais, VC nas crianças, lipidograma e glicemias periódicos, níveis de IGF-1 e IGFBP3, densitometria óssea, função tireoidiana e cortisol, se houver outras deficiências hipofisárias associadas.

Para mais informações sobre o tratamento da DGH, ver o Capítulo 51, *Deficiência do Hormônio de Crescimento*.

Hipogonadismo hipogonadotrófico

O diagnóstico de hipogonadismo hipogonadotrófico é feito com a dosagem dos esteroides sexuais baixos (estrógenos e testosterona) e gonadotrofinas inapropriadamente normais ou baixas (FSH e LH), na presença de sintomatologia clínica compatível. O teste dinâmico com hormônio liberador de hormônio luteinizante (LHRH) não é útil para o diagnóstico, por não haver um ponto de corte estabelecido. É preciso lembrar que até o momento não há um consenso sobre o limite inferior da normalidade para dosagem de testosterona. São considerados normais valores > 12 nmol/ℓ ou > 350 ng/dℓ, enquanto são considerados baixos valores < 230 ng/dℓ.

O tratamento do hipogonadismo no sexo masculino é feito com terapia de reposição hormonal com testosterona, indicada para induzir a puberdade e os caracteres sexuais secundários nos meninos e para melhorar função sexual, disposição, massa óssea, força e massa muscular na vida adulta. Na fase pré-puberal, utilizam-se 50 mg intramuscular (IM) de enantato ou cipionato de testosterona uma vez por mês, por 6 a 12 meses, com aumento gradativo da dose (50 mg por vez) a cada 6 meses, até atingir 200 a 250 mg, a cada 2 a 3 semanas (dose plena utilizada em adultos). Para o início de tratamento na fase pós-puberal, iniciar com dose plena de testosterona (200 a 250 mg, IM, a cada 2 a 3 semanas). O monitoramento do tratamento é feito pela clínica (houve melhora dos sintomas?), dosagem de testosterona (mantém-se a testosterona no limite inferior da normalidade, quando a coleta for feita nos dias que antecedem a próxima aplicação, ou é mantida em níveis médios da normalidade, caso seja coletada no tempo médio entre duas aplicações), presença de efeitos colaterais [alterações psiquiátricas, ginecomastia, apneia obstrutiva do sono, alteração no lipidograma, hemograma e transaminases, aumento de antígeno prostático específico (PSA) em homens > 40 anos] e controle da VC e idade óssea em crianças.

O citrato de clomifeno é um modulador seletivo do receptor de estrogênio com o potencial de estimular a produção endógena de testosterona, inibindo o *feedback* negativo do estrogênio no hipotálamo e na hipófise com aumento da liberação do GnRH, FSH e LH. Ele é utilizado no tratamento do hipogonadismo secundário adquirido, na ausência de lesões hipotalâmicas e hipofisárias, apesar dessa indicação não constar em bula, principalmente quando há o interesse em preservar a fertilidade. A dose varia de 25 a 50 mg/dia. Os efeitos adversos incluem tontura, borramento visual, cefaleia, ginecomastia e aumento do volume testicular. Até o momento, não se evidenciaram aumento do hematócrito, dos níveis de prolactina, PSA e alteração do perfil lipídico.

O tratamento do hipogonadismo no sexo feminino é feito com terapia de reposição hormonal estrógeno-progestogênica, com o objetivo de obter os caracteres sexuais secundários nas meninas, ciclicidade menstrual, manutenção da massa óssea, além dos benefícios do estrógeno na melhora da sintomatologia de climatério. Na fase pré-puberal, inicia-se o estrógeno em baixa dose [estrogênios equinos conjugados [EEC], 0,15 mg 1 vez/dia] por 2 anos, até o desenvolvimento mamário (estágio M3/4 de Tanner). Após esse período, aumenta-se a dose para EEC 0,3 mg/dia de estrogênio por mais 6 a 12 meses, ajusta-se novamente para 0,625 mg/dia (dose pela de adulto) e associa-se progesterona do 1º ao 12º dia do mês. Para o hipogonadismo na fase pós-puberal, inicia-se a reposição com dose plena de estrógeno (EEC 0,625 mg/dia ou equivalente) com progesterona associada. Essas doses devem ser utilizadas até os 50 a 55 anos.

Para informações mais detalhadas sobre tratamento do hipogonadismo feminino e masculino, ver os Capítulos 26, *Terapia de Reposição Hormonal Feminina no Hipogonadismo*, e 27, *Hipogonadismo Masculino e Terapia de Reposição Hormonal Androgênica*.

Insuficiência adrenal central ou secundária

Na IA central ou secundária, ocorre déficit de secreção de cortisol e andrógenos (por falta de ACTH), porém não há prejuízo na produção de aldosterona, que é regulada pelo sistema renina-angiotensina-aldosterona (SRAA), por meio do volume sanguíneo circulante e níveis séricos de potássio. Essa deficiência hipofisária raramente ocorre de maneira isolada, sendo mais frequentemente associada a outras deficiências adeno-hipofisárias, e, em geral, ocorre mais tardiamente (exceto na hipofisite, quando costuma ser o primeiro eixo hipofisário a ser acometido). Junto com a deficiência tireotrófica, é a menos prevalente das deficiências adeno-hipofisárias, mas é a que traz mais risco de mortalidade.

O diagnóstico de insuficiência adrenal deve ser feito inicialmente pelos baixos níveis de cortisol (F) basal às 8 horas da manhã em jejum, na presença de um ACTH baixo ou inapropriadamente normal. A interpretação do resultado do teste é:

- Cortisol basal < 3 µg/dℓ: confirma IA
- Cortisol basal > 18 µg/dℓ: exclui IA
- Cortisol basal 3 a 18 µg/dℓ: realizar o teste da cortrosina (ACTH sintético) ou o ITT.

No teste da cortrosina, injetam-se 250 µg de ACTH, IV, e dosam-se o cortisol e o ACTH nos tempos 0, 30 e 60 minutos. A interpretação do resultado do teste é:

- Cortisol estimulado > 18 µg/dℓ: exclui IA
- Cortisol estimulado 10 a 18 µg/dℓ: IA parcial
- Cortisol estimulado < 10 µg/dℓ: IA completa.

O teste da cortrosina só é capaz de mostrar a IA central nos pacientes que possuírem este diagnóstico há mais de 4 a 6 semanas, que é o tempo necessário para causar atrofia do córtex adrenal e reduzir sua resposta ao ACTH exógeno. O padrão-ouro para o diagnóstico de IA central recente (< 4 a 6 semanas) é o ITT, pois a hipoglicemia causa estímulo direto do ACTH (como este não se eleva, o cortisol também fica baixo no teste, mesmo na fase inicial da IA central). Para o ITT, aplica-se 0,1 UI/kg de insulina, IV, com dosagem de glicose e cortisol nos tempos 0, 15, 30, 45, 60, 90 e 120 minutos. Na vigência de hipoglicemia confirmada (glicose < 40 mg/dℓ), cortisol < 18 µg/dℓ confirma o diagnóstico de IA. O ITT acarreta risco de hipoglicemias graves e, portanto, deve ser realizado sempre na presença de médico, sendo contraindicado em pessoas com < 20 kg, histórico de convulsões ou de insuficiência coronariana, pelo risco de isquemia cardíaca na presença de uma hipoglicemia, e idosos com muitos fatores de risco para doença coronariana.

Deve-se lembrar de orientar as pacientes a suspenderem o uso de contraceptivos hormonais VO com estrogênio, pois podem ocasionar valores elevados de cortisol e mascarar uma eventual IA ao induzirem o aumento da globulina ligadora do cortisol (CBG).

O tratamento da IA deve ser feito com glicocorticoide, dose equivalente de 5 a 10 mg/m² de hidrocortisona, o que geralmente equivalerá a 15 a 25 mg/dia, com orientação para dobrar ou triplicar a dose em caso de estresse ao organismo. Em caso de crise adrenal, administram-se 100 mg de hidrocortisona, IV, mantendo-se 50 mg, IV, a cada 6 a 8 horas até a resolução do quadro. A avaliação do tratamento é feita pela clínica, evitando tanto os de sintomas de IA quanto os de excesso de corticoide. Não existe um parâmetro laboratorial para seguimento. É preciso lembrar que a reposição de glicocorticoide deve ser sempre a primeira reposição hormonal (Tabela 50.5) a ser instituída nos pacientes com hipopituitarismo que tiverem essa deficiência, pois o início de tratamento com levotiroxina, por exemplo, antes da reposição do glicocorticoide, pode desencadear uma crise de IA aguda e grave.

TABELA 50.5 Resumo da reposição hormonal no hipopituitarismo.

Deficiência hormonal	Faixa etária	Doses recomendadas
GH	Crianças	GH recombinante humano: 0,03 a 0,05 mg/kg/dia (0,1 a 0,15 U/kg/dia) SC
	Adultos	GH recombinante humano: 0,15 a 0,3 mg/dia (0,45 a 0,9 UI/dia) até 1 mg/dia (3 UI/dia)
ACTH	Crianças	Acetato de cortisona*: 10 a 15 mg/m² VO Prednisona*: 2,5 mg/dia VO
	Adultos	Acetato de cortisona*: 25 a 37,5 mg/dia VO Prednisona*: 5 a 7,5 mg/dia VO
	Crise aguda	Hidrocortisona 100 mg IV em *bolus*, seguida de 50 a 100 mg 6/6 horas
TSH	Crianças	Levotiroxina Recém-nascidos: 10 a 15 mg/kg/dia 3 a 6 meses: 7 a 10 mg/kg/dia 6 a 12 meses: 6 a 8 mg/kg/dia 1 a 5 anos: 4 a 6 mg/kg/dia 6 a 12 anos: 3 a 5 mg/kg/dia > 12 anos: 2 a 3 mg/kg/dia
	Adultos	Levotiroxina 1 a 2 mg/kg/dia
LH e FSH	Indução da puberdade	Sexo masculino: ésteres de testosterona 50 mg, IM, mensal por 3 a 6 meses Sexo feminino: estrógenos conjugados (0,15 mg/dia ou 0,3 mg em dias alternados); etinilestradiol (0,05 a 0,1 mg/kg/dia, 2,5 a 5 mg/kg/dia); 17betaestradiol (5 mg/kg)
	Adultos	Sexo masculino: ésteres de testosterona 200 a 250 mg, IM, a cada 2 a 3 semanas ou undecanoato de testosterona, IM, 3/3 meses. Gel transdérmico 5 a 10 mg/dia Sexo feminino: estrógenos conjugados (0,6 a 1,25 mg); etinilestradiol (10 a 20 mg); 17-beta-estradiol (1 a 2 mg) e gel transdérmico de estradiol (0,5 a 1 mg/dia) associado a acetato de medroxiprogesterona (5 a 10 mg/dia) ou noretisterona (0,7 a 1 mg) ou outros agentes progestágenos

*Em situações de estresse, as doses devem ser dobradas. *GH*, hormônio do crescimento; *ACTH*, hormônio adrenocorticotrófico; *TSH*, hormônio tireoestimulante; *LH*, hormônio luteinizante; *FSH*, hormônio folículo estimulante; *SC*, subcutânea; *VO*, via oral; *IV*, intravenosa; *IM*, intramuscular. (Fonte: Saad et al., 2007.)

A reposição de mineralocorticoide não é necessária nos casos de IA central, uma vez que não há deficiência de aldosterona. Alguns autores recomendam a reposição de sulfato de di-hidroepiandrosterona (sDHEA) 25 a 50 mg/dia, para melhorar o bem-estar, a qualidade de vida e as queixas sexuais.

Para mais informações sobre IA, ver o Capítulo 7, *Insuficiência Adrenal*.

Hipotireoidismo central

O diagnóstico é realizado quando o paciente apresenta níveis baixos de tiroxina (T4) livre com TSH baixo ou inapropriadamente normal. Algumas vezes, o TSH pode encontrar-se discretamente elevado, o que dificulta o diagnóstico. Isso pode ocorrer pela produção de TSH em formas altamente sializadas com pouca atividade biológica e meia-vida prolongada, ou caso haja algum interferente no método laboratorial, como anticorpos heterófilos. É importante também a avaliação simultânea com ultrassonografia de tireoide e anticorpos (anti-TPO e anti-Tg) para excluir a presença de hipotireoidismo primário.

O tratamento é feito com levotiroxina (T4), com o objetivo de manter o T4 livre no terço superior da normalidade. Não há indicação de monitoramento dos níveis de TSH nesses casos.

É importante lembrar que, caso haja deficiência também do eixo corticotrófico, este deve ser reposto (com glicocorticoide) antes de iniciar a reposição da levotiroxina.

Para mais informações sobre hipotireoidismo, ver o Capítulo 60, *Hipotireoidismo*.

Hipoprolactinemia

A hipoprolactinemia é uma manifestação muito rara de hipopituitarismo e, quando presente, é um marcador de gravidade da lesão hipofisária, pois geralmente é o último hormônio a se alterar. A única consequência clínica é a falha na lactação em mulheres que queiram amamentar. O diagnóstico é feito pela dosagem do nível sérico de prolactina, que pode se encontrar muito baixo ou indetectável, e não possui tratamento específico.

Leitura recomendada

Bhasin S, Cunningham GR, Hayes FJ, Matsumoto AM, Snyder PJ, Swerdloff RS et al. Task Force, Endocrine Society. Testosterone therapy in men with androgen deficiency syndromes: an Endocrine Society clinical practice guideline. J Clin Endocrinol Metab. 2010;95(6):253-659.

Binder G, Reinehr T, Ibáñez L, Thiele S, Linglart A, Woelfle J et al. GHD Diagnostics in Europe and the US: An Audit of National Guidelines and Practice. Horm Res Paediatr. 2019;92(3):150-56.

Brasil. Ministério da Saúde. Deficiência de hormônio do crescimento: hipopituitarismo. [acessado em 1º dez. 2022]. Disponível em: http://conitec.gov.br/images/Protocolos/PCDT_DeficienciadoHormoniodeCrescimento_2018.pdf.

Charmandari E, Nicolaides NC, Chrousos GP. Adrenal insufficiency. Lancet. 2014;383(9935):2152-67.

Fleseriu M, Hashim IA, Karavitaki N, Melmed S, Murad MH, Salvatori R et al. Hormonal replacement in hypopituitarism in adults: an Endocrine Society Clinical Practice Guideline. J Clin Endocrinol Metab. 2016;101(11):3888-21.

Garmes HM, Boguszewski CL. Guia prático em neuroendocrinologia. 1. ed. São Paulo: Editora Clannad; 2020. Hipogonadismo hipogonadotrófico masculino.

Grunenwald S, Caron P. Central hypothyroidism in adults: better understanding for better care. Pituitary. 2015;18(1):169-75.

Mehta A, Dattani MT. Developmental disorders of the hypothalamus and pituitary gland associated with congenital hypopituitarism. Best Pract Res Clin Endocrinol Metab. 2008;22(1):191-206.

Molitch ME et al. Evaluation and treatment of adult growth hormone deficiency: an Endocrine Society Clinical practice guideline. J Clin Endocrinol Metab. 2011;96(6):1587-609.

Skałba P, Guz M. Hypogonadotropic hypogonadism in women. Endokrynol Pol. 2011;62(6):560-67.

Tessnow AH, Wilson JD. The changing face of Sheehan's syndrome. Am J Med Sci. 2010;340(5):402-6.

Toogood AA, Stewart SM. Hypopituitarism: clinical features, diagnosis and management. Endocrinol Metab Clin North Am. 2008;37:235-61.

Yuen KCJ, Biller BMK, Radovick S, Carmichael JD, Jasim S, Pantalone KM et al. American Association of Clinical Endocrinologist and American College of Endocrinology Guidelines for Management of Growth Hormone Deficiency in Adults and Patients Transitioning from Pediatric to Adult Care. Endocr Pract. 2019;25(11):1191-32.

51

Capítulo

Deficiência do Hormônio de Crescimento

Introdução

O hormônio de crescimento (GH) é um dos principais reguladores do crescimento humano. É secretado de maneira pulsátil pelos somatotrofos da hipófise anterior e, além de diversas ações metabólicas, promove crescimento e diferenciação celular direta e indiretamente. No fígado, o GH é capaz de induzir a produção dos fatores de crescimento semelhantes à insulina (IGF-1 e IGF-2), que são hormônios que também irão estimular a proliferação celular e o crescimento celular, além de induzir a produção das proteínas de ligação desses hormônios, chamadas proteínas ligadoras de fatores de crescimento (IGFBP). Existem seis tipos de IGFBP descritas atualmente, sendo a IGFBP3 a mais importante delas, por ser a que se liga a 90 a 95% dos IGF-1 e IGF-2 circulantes.

Além de promover o crescimento, o GH, principalmente por meio dos IGF, apresenta efeitos metabólicos, como efeitos anabólicos a curto prazo, lipólise e hiperinsulinemia a longo prazo e regulação da composição corporal, da massa óssea e da resposta imune.

Epidemiologia

A deficiência de GH (DGH) é a deficiência adeno-hipofisária mais prevalente em pacientes portadores de lesões hipotálamo-hipofisárias, tanto em crianças como em adultos, mas seu reconhecimento clínico é mais difícil na idade adulta. A DGH está quase sempre presente em pacientes com pan-hipopituitarismo, independentemente da causa, estando associada à diminuição da qualidade e da expectativa de vida nesses pacientes.

Em crianças, estima-se uma frequência de DGH de 1:3.500 a 1:10.000 nascidos vivos. Os diferentes critérios diagnósticos e a variabilidade de respostas obtidas nos testes provocativos para avaliação de DGH tornam a incidência desta morbidade variável em cada serviço. Em adultos, a prevalência de DGH é de 200 casos por milhão.

Etiologia

DGH na infância:

- Mutação genética que afete a síntese do GH (DGH congênito), como mutações nos genes *PROP-1* ou *PIT1*, por exemplo
- Alterações estruturais: malformação ou doença que altere a anatomia hipotálamo-hipofisária
- Tumor selar: craniofaringioma, adenomas hipofisários
- Radioterapia (RT) hipofisária
- Cirurgia selar
- Idiopática: principal causa de DGH na infância.

  DGH na vida adulta:

- DGH desde a infância, que não recuperou o eixo na vida adulta
- Traumatismo cranioencefálico (TCE)
- Doença ou lesão da região hipotálamo-hipofisária
- Tumores selares
- RT selar

- Cirurgia selar
- Idiopática: rara. Sempre excluir que não seja resposta achatada no teste de tolerância à insulina (ITT) pela obesidade, por exemplo, que cursa com GH baixo, mas IGF-1 normal.

Quadro clínico

No período neonatal, tem-se um quadro de hipoglicemias graves com convulsões, icterícia prolongada por hiperbilirrubinemia conjugada, hipotermia, micropênis, dificuldade para mamar e déficit de crescimento e de ganho de peso.

Na infância, ocorre quadro de baixa estatura com redução da velocidade de crescimento (VC), alterações na dentição, fronte proeminente e voz fina e estridente.

Na vida adulta, o quadro é mais inespecífico:

- Fraqueza, astenia, fadiga, queda do estado geral, mal-estar, indisposição, piora da qualidade de vida e do sono
- Depressão, distúrbios psiquiátricos e labilidade emocional
- Perda de massa óssea, osteopenia, osteoporose e fraturas
- Redução de massa magra, aumento de massa gorda e obesidade visceral
- Resistência insulínica, não pela falta do GH diretamente, mas pelo perfil de obesidade e síndrome metabólica destes pacientes
- Piora da dislipidemia, aterosclerose prematura por piora do perfil metabólico e aumento de marcadores inflamatórios sistêmicos e da espessura da íntima carotídea
- Perda da vasodilatação arterial que deveria ocorrer em momentos de estresse e exercício, com possível aumento de pressão arterial diastólica
- Redução da espessura de ventrículo esquerdo, da parede posterior e do septo, causando redução da fração de ejeção
- Aumento de 3 vezes na mortalidade.

Diagnóstico

O diagnóstico de DGH deve ser feito baseado na suspeita clínica, fatores de risco presentes e resultados de testes dinâmicos.

A DGH da infância geralmente cursa com redução do IGF-1 e IGFBP3; no entanto, somente 50% dos casos DGH em adultos apresentam redução de IGF-1 e IGFBP3. Portanto, um IGF-1 baixo em um adulto aumenta a suspeita diagnóstica de DGH, mas um IGF-1 normal não a exclui. Além disso, há causas de redução do IGF-1 que não a DGH, como é o caso de desnutrição, disfunção hepática, hipotireoidismo ou doenças crônicas, por exemplo.

A única maneira de confirmar o diagnóstico é pelos testes dinâmicos. A dosagem do GH basal não deve ser utilizada para diagnóstico de DGH, uma vez que sua secreção é pulsátil e seu nível sérico pode vir bastante reduzido, sem significado nenhum.

As exceções nas quais se pode diagnosticar DGH sem necessidade de teste dinâmico são:

- IGF-1 baixo associado a três ou mais déficits hormonais hipofisários (97% de sensibilidade para DGH), ou seja, no pan-hipopituitarismo, uma vez que a deficiência de GH é uma das primeiras a surgir

- Adulto com IGF-1 baixo e DGH na infância confirmada na presença de anormalidade estrutural irreversível em região selar, congênita ou adquirida, ou mutação genética confirmada que impeça a síntese ou ação do GH.

O padrão-ouro para o diagnóstico de DGH é o teste de tolerância à insulina. Aplica-se 0,1 UI/kg de insulina intravenosa (IV), em *bolus*, e mede-se o GH e a glicemia nos tempos 0, 15, 30, 45, 60 e 90 minutos. A hipoglicemia suprime a secreção de somatostatina e estimula receptores alfa-adrenérgicos, aumentando a liberação de GH.

Esse teste apresenta um grande risco de hipoglicemias graves e, portanto, deve ser realizado sempre na presença de médico, em paciente com acesso venoso puncionado e glicose a 50% disponível ao lado. Está contraindicado em pacientes com menos de 20 kg, pois o acesso venoso pode ser muito difícil, em pessoas com histórico de convulsões ou de insuficiência coronariana, pelo risco de isquemia cardíaca na presença de uma hipoglicemia, e em idosos, principalmente se houver muitos fatores de risco para doença arterial coronariana.

A Tabela 51.1 mostra os resultados possíveis no teste ITT com sua adequada interpretação.

O protocolo de GH do Ministério da Saúde (MS) considera como deficientes valores de GH < 5 ng/mℓ quando a dosagem é feita com métodos *monoclonais* como o ensaio imunoenzimático ELISA, quimioluminescência, imunofluorimetria, imunoensaio por anticorpos monoclonais e valores < 10 ng/mℓ quando se faz dosagem por radioimunoensaio com anticorpos policlonais, que quase não são mais utilizados atualmente.

O teste do glucagon seria uma segunda escolha para adultos com contraindicação ao ITT. Administra-se 1 mg, IV ou IM, de glucagon em *bolus* e colhem-se GH, glicemia e cortisol nos tempos 0, 60, 90, 120, 150 e 180 minutos. O mecanismo de ação do glucagon para o estímulo do GH ainda não é bem esclarecido. Os valores de referência são os mesmos do ITT. Pessoas com obesidade podem não responder ao teste, mesmo sem DGH. Há também o teste de estímulo com o hormônio liberador de hormônio do crescimento (GHRH) associado à arginina, mais seguro que o ITT e com boa acurácia, mas não é amplamente disponível. Aplica-se GHRH 1 a 10 mg/kg e arginina 0,5 g/kg de peso (máximo de 30 g). Dosa-se GH nos tempos 0, 30, 60, 90 e 120 minutos. Os valores de GH > 4,1 ng/mℓ excluem déficit grave de GH.

Em crianças, pode-se dispor também do teste da clonidina, que se mostrou adequado para o diagnóstico de DGH nessa faixa etária. No entanto, nos adultos, esse teste não funciona.

TABELA 51.1 Resultados do ITT para diagnóstico de DGH.

Adultos	Crianças
GH ≤ 3 ng/mℓ: DGH grave	GH ≤ 3,2 ng/mℓ: DGH grave
GH 3,1 a 5 ng/mℓ: DGH leve (não indica tratamento)	GH 3,3 a 5 ng/mℓ: DGH leve (já indica tratamento)
GH ≥ 5 ng/mℓ: exclui DGH	GH ≥ 5 ng/mℓ: exclui DGH

Obs.: valores para GH dosado por anticorpos monoclonais por método imunofluorimétrico (IFMA), quimioluminescência ou imunoensaio. *ITT*, teste de tolerância à insulina; *DGH*, deficiência de hormônio de crescimento; *GH*, hormônio de crescimento. (Adaptada de Molitch et al., 2011 e Glezer, 2013.)

A clonidina é um agonista alfa-adrenérgico, age provavelmente estimulando a liberação do GHRH. Aplica-se uma dose de $0,1 \text{ mg/m}^2$ de superfície corporal de clonidina via oral. Dosa-se o GH nos tempos 0, 60, 90 e 120 minutos. Dentre os efeitos colaterais, pode causar sonolência e hipotensão. Os valores de referência de GH são os mesmos do ITT.

As crianças que recebem o diagnóstico de DGH, quando chegam à idade adulta, precisam repetir os testes diagnósticos para DGH, pois a recuperação do eixo somatotrófico não é incomum, principalmente nos casos de DGH idiopática, sem causa anatômica e sem alteração genética reconhecida. Para realizar os testes, é necessário um intervalo de tempo superior a 6 meses sem aplicação de GH, para evitar supressão do eixo pela aplicação do GH exógeno. A exceção são os casos de crianças com DGH por mutação genética confirmada ou alteração estrutural de sistema nervoso central (SNC) muito bem estabelecida e irreversível, pois nesses casos não haverá recuperação do eixo e não há necessidade de novos testes.

Na deficiência de GH grave, o diagnóstico é mais evidente tanto pela clínica quanto pela ausência de resposta aos testes provocativos. Quando se tem uma DGH parcial, o diagnóstico torna-se mais difícil, porque além dos achados clínicos serem menos evidentes, os níveis de GH podem se sobrepor entre o normal e o anormal.

Tratamento

Histórico

- 1950: iniciou-se o uso de GH cadavérico
- 1985: criou-se o GH recombinante [hormônio do crescimento humano (Hugh)], fabricado por engenharia genética, sendo inicialmente utilizado para tratar DGH em crianças
- 1996: aprovação da Food and Drug Administration (FDA) para uso de GH em adultos.

Indicações

Atualmente, está aprovado no Brasil o uso de hGH para tratamento de crianças com DGH leve e adultos com DGH grave ($< 3 \text{ ng/m}\ell$ no ITT), crianças com baixa estatura e síndrome de Turner, síndrome de Noonan, síndrome de Léri-Weill ou síndrome de Prader-Willi, crianças com insuficiência renal crônica e baixa estatura ou crianças pequenas para a idade gestacional (PIG) que não recuperaram o canal de crescimento. Apesar da liberação da FDA e de haver estudos que mostram um pequeno benefício no crescimento de crianças com baixa estatura idiopática em uso de GH, o MS não libera a medicação para o tratamento desses casos no Brasil. Outros usos são muito discutidos e, até o momento, são *off label* no Brasil.

Benefícios

O tratamento com GH, além de promover ganho estatural em crianças, altera a composição corporal, aumentando a massa magra e reduzindo a massa gorda, reduz a circunferência abdominal, aumenta a massa óssea e reduz o líquido extracelular. Essas mudanças já podem ser comprovadas em bioimpedância após 6 meses de tratamento. Além disso, ocorre melhora da dislipidemia com redução do colesterol da lipoproteína de baixa densidade (LDLc) e aumento do colesterol da lipoproteína de alta densidade (HDLc). Tem-se ainda melhora dos parâmetros inflamatórios [redução de proteína C-reativa (PCR)]. Em relação ao sistema cardiovascular, observa-se melhora da vasodilatação, redução da pressão arterial sistêmica, melhora da função sistólica e aumento da massa ventricular esquerda. Quanto às mudanças osteometabólicas, há melhora da osteoporose/osteopenia. Ocorre aumento da reabsorção óssea nos primeiros 3 meses de tratamento, mas depois começa a haver mais formação que reabsorção. Portanto, só se deve repetir a densitometria óssea após 1 ano de tratamento.

A reposição de hGH pode melhorar também a sintomatologia geral, causando maior disposição e melhora da qualidade de vida. Até o momento não há nenhuma comprovação de que o tratamento com hGH consiga reduzir o risco cardiovascular e a mortalidade aumentada que esses pacientes apresentam. Em alguns pacientes, o perfil de resistência à insulina melhora com o tratamento e piora em outros.

Esquemas de tratamento

Em crianças, a utilização da dose do hGH é dependente do peso. Para DGH, utiliza-se 0,1 UI/kg/dia, administrada por via subcutânea à noite. Nos outros casos (PIG, síndrome de Turner etc.), geralmente calcula-se 0,15 UI/kg/dia.

Em adultos, é indicado começar com 0,6 a 1,5 UI/dia, e a cada 2 a 4 semanas, aumentar a dose em 0,3 UI até atingir o alvo de IGF-1, que deve ficar no limite superior da normalidade para sexo e idade ou até a dose máxima de GH permitida para adultos (3 UI/dia). Quanto mais jovem o paciente, maior é a dose necessária. Geralmente, mulheres também precisam de doses maiores, principalmente se estiverem em uso de estrógenos.

- < 30 anos: começa-se com 1,5 UI/dia, aumentando a dose a cada 2 semanas
- 30 a 60 anos: começa-se com 0,9 UI/dia, aumentando a dose a cada 4 semanas
- 60 anos: começa-se com 0,6 UI/dia, aumentando a dose a cada 6 a 8 semanas.

O hGH está disponível em frasco-ampola ou caneta para aplicação. Para encontrar as apresentações comerciais de GH disponíveis no mercado, ver Capítulo 12, *Causas Importantes de Baixa Estatura*.

É preciso lembrar que 3 UI de hGH equivale a 1 mg.

Os efeitos colaterais do uso do hGH são: retenção hídrica, edema, artralgia, parestesias, mialgia, síndrome do túnel do carpo, cefaleia, vômitos, hipertensão intracraniana (HIC), papiledema, epifisiólise proximal do fêmur, escoliose, hiperglicemia, ginecomastia, nevos cutâneos, traços acromegálicos, insuficiência cardíaca congestiva (ICC) hipertrófica, hipertensão arterial sistêmica (HAS) e retinopatia pelo GH.

Aparentemente, ocorre aumento de incidência de leucemia, linfoma não Hodgkin e tumores intracranianos na população usuária de hGH, em comparação à população geral, tendo os demais cânceres a mesma incidência do resto da população, porém esses dados são ainda bastante controversos. No entanto, sabe-se que o hGH acelera o crescimento de neoplasias preexistentes, sendo, por isso, contraindicado em pessoas com câncer em atividade. Em casos de pacientes com tumores, o uso de hGH deve ser evitado por, pelo menos, 2 anos livres da presença do tumor e idealmente só deve ser reiniciado se autorizado pelo oncologista.

Devem ser realizados exames de imagem periódicos em pacientes com tumores selares residuais, mas a reposição de hGH não impõe necessidade de intensificar essa avaliação.

As contraindicações absolutas para o uso de hGH são: doença maligna em atividade, hipertensão intracraniana benigna e retinopatia diabética proliferativa ou pré-proliferativa.

O GH aumenta a conversão de tiroxina (T4) em triiodotironina (T3), por isso, durante sua reposição pode ser necessário ajustar a dose da levotiroxina para manter os valores de T4 no alvo. Além disso, na DGH, ocorre aumento na conversão da cortisona para cortisol, podendo mascarar um hipocortisolismo parcial, que, por sua vez, pode aparecer após o início da reposição do GH (pois o GH estimula a 11-beta-HSD tipo 2, que converte cortisol em cortisona). Portanto, pode ser necessário aumentar a dose de reposição de glicocorticoides em pacientes com IA que iniciem a reposição de hGH.

Seguimento

Nos pacientes em uso de hGH, a avaliação deve ser semestral no adulto e trimestral na criança, incluindo:

- Aderência, tolerância e efeitos colaterais
- Velocidade de crescimento (VC) na criança a cada 3 a 6 meses
- Níveis de IGF-1 (manter no limite superior da normalidade) e IGFBP3 (inicialmente mensal enquanto titula a dose, depois, semestral)
- Lipidograma e glicemia de jejum
- Função tireoidiana e cortisol, se houver outros prejuízos hipofisários. Pode ser necessário aumentar a dose de reposição de levotiroxina e pode ser diagnosticada uma insuficiência adrenal previamente mascarada pela DGH
- Densitometria mineral óssea inicial. Se alterada, repetir anualmente.

Na criança, o uso do GH pode ser interrompido quando o VC é < 2 cm/ano e a idade óssea é > 14 anos na menina e > 16 anos no menino. No entanto, alguns autores preferem continuar essa reposição por mais um tempo, visando otimizar a aquisição do pico de massa óssea. Outros acreditam que prorrogar essa reposição na dose de criança além da idade de fechamento da cartilagem epifisária não traria benefício do ponto de vista de pico de massa óssea.

Cerca de 6 meses após a interrupção do tratamento com hGH, deve-se reavaliar o eixo somatotrófico para saber se o paciente permanece ou não com DGH, e discute-se caso a caso sobre continuar ou não o tratamento na vida adulta. Se o paciente mantiver DGH e for optado por manter o tratamento com hGH na vida adulta, deve-se então reiniciar o tratamento, mas agora com as doses de adulto, que não são mais dependentes do peso do paciente.

Leitura recomendada

Binder G, Reinehr T, Ibáñez L, Thiele S, Linglart A, Woelfle J et al. GHD Diagnostics in Europe and the US: An Audit of National Guidelines and Practice. Horm Res Paediatr. 2019;92(3):150-56.

Birzniece V, Ho KK. Growth and development: patching up a better pill for GH-deficient women. Nat Rev Endocrinol. 2012;8(4):197-98.

Brasil. Ministério da Saúde. Deficiência de hormônio do crescimento: hipopituitarismo. [acesso em 2 dez. 2022]. Disponível em: http://conitec.gov.br/images/Protocolos/PCDT_DeficienciadoHormonio-deCrescimento_2018.pdf.

Fleseriu M, Hashim IA, Karavitaki N, Melmed S, Murad MH, Salvatori R et al. Hormonal replacement in hypopituitarism in adults: an Endocrine Society Clinical Practice Guideline. J Clin Endocrinol Metab. 2016;101(11):3888-21.

Martins MR, Abucham J. hGH treatment impact on adrenal and thyroid functions. Arq Bras Endocrinol Metabol. 2008;52(5):889-900.

Molitch ME et al. Evaluation and treatment of adult growth hormone deficiency: an Endocrine Society Clinical Practice guideline. J Clin Endocrinol Metab. 2011;96:1587-1609.

Salgado LR. Hipófise: glândula fundamental em endocrinologia. São Paulo: Atheneu; 2013. Deficiência de hormônio de crescimento em crianças (DGH): bases moleculares – Diagnóstico e tratamento e deficiência de hormônio de crescimento (DGH) em adultos. Endocr Pract. 2019;25(11):1191-1232.

Yuen KCJ, Biller BMK, Radovick S, Carmichael JD, Jasim S, Pantalone KM et al. American Association of Clinical Endocrinologists and American College of Endocrinology Guidelines for Management of Growth Hormone Deficiency in Adults and Patients Transitioning from Pediatric to Adult Care. Endocr Pract. 2019;25(11):1191-1232.

Apoplexia Hipofisária

Capítulo 52

Introdução

A apoplexia é um infarto hipofisário, hemorrágico ou isquêmico, que pode ocorrer espontaneamente ou após algum trauma ou estímulo hipofisário. A apoplexia hipofisária está associada ao diabetes melito, à hipertensão arterial sistêmica (HAS), à anemia falciforme, ao uso de anticoagulantes e/ou antiagregantes plaquetários e ao choque hipovolêmico.

A incidência de apoplexia é de até 12% nos pacientes com adenoma hipofisário. No entanto, até 75% dos pacientes que apresentam apoplexia hipofisária não tinham diagnóstico prévio de adenoma hipofisário. A maioria dos pacientes está na quinta ou sexta década de vida e não há uma predominância entre os sexos.

Etiologia

Pode ter diversas etiologias, como:

- Espontânea, principalmente em macroadenomas hipofisários
- Após algum teste dinâmico, como o hormônio liberador de corticotrofina (CRH), desmopressina (DDAVP), hormônio liberador de tireotrofina (TRH), hormônio liberador de gonadotrofina (GnRH), teste de tolerância à insulina (ITT). A maior parte dos casos (83%) ocorre nas primeiras 2 horas após o teste, mas pode surgir após vários dias
- Após o início de tratamento de prolactinomas com agonistas dopaminérgicos (porém controverso)
- Distúrbios de coagulação, administração de heparina
- Radioterapia (RT)
- Traumatismo cranioencefálico (TCE)
- Cirurgia com repercussão sistêmica (cirurgias torácicas, cardíacas, abdominais etc.)
- Situações de baixo fluxo sanguíneo, como choque hemorrágico (p. ex., na síndrome de Sheehan) ou de flutuações dos níveis de pressão arterial.

Quadro clínico

A maioria dos casos de apoplexia hipofisária é assintomática, sendo o diagnóstico feito apenas após um achado de exame de imagem de um adenoma hipofisário cujo tamanho se reduziu espontaneamente ou que mostra a presença de sangue no leito hipofisário.

A apoplexia pode cursar com sintomatologia clássica decorrente do aumento súbito do volume tumoral devido a hemorragia, isquemia e edema intratumorais com menos frequência. Os sintomas são: cefaleia, náuseas, vômitos, fotofobia, hipertensão intracraniana (HIC), rigidez de nuca, meningismo, oftalmoplegia (por acometimento do III par craniano), ptose palpebral, febre, hipoglicemia e alteração do nível de consciência, variando desde confusão mental até coma. Pode ainda evoluir com quadro de deficiência de hormônios hipofisários, como insuficiência adrenal ou até panhipopituitarismo. Também pode cursar com diabetes insípido, mais raramente. As deficiências hormonais podem ser transitórias ou permanentes.

Diagnóstico

O diagnóstico na fase aguda é feito pelo exame de imagem de hipófise (tomografia computadorizada (TC) ou ressonância magnética (RM)). Em geral, a TC é o primeiro exame de imagem solicitado em pacientes com quadros neurológicos na emergência. Ela é capaz de identificar a massa selar e/ou outros diagnósticos diferenciais, como hemorragia subaracnóidea, acidente vascular encefálico e outras massas extrasselares. Nos casos de apoplexia hipofisária, o achado típico será de uma massa selar com aspecto hiperdenso antes da injeção do contraste e hipodenso, com realce heterogêneo ou em periférico em anel, após contraste, delimitando um centro necrótico avascular. A RM permite uma avaliação mais detalhada da região selar, complementar à TC. Nas primeiras horas após o evento vascular, agudamente, o conteúdo hemático é composto predominantemente de desoxi-hemoglobina que possui hipossinal em T1 e T2. O hiperssinal em T1 espontâneo marca o início da fase subaguda pela degeneração de desoxi em meta-hemoglobina. Posteriormente, pode haver transformação cística com áreas de hipossinal em T1 e hiperssinal em T2 ou evolução para sela vazia.

Diante de um quadro de apoplexia, deve-se sempre coletar os testes de função hipofisária basal ao diagnóstico, com o objetivo de saber se havia algum tumor hipofisário funcionante e/ou alguma deficiência hormonal em decorrência do tumor ou da própria apoplexia. Em um estudo com 13 pacientes que tiveram apoplexia, foi evidenciado em sete pacientes cortisol basal $< 5\ \mu g/d\ell$, em quatro pacientes cortisol basal entre 5 e $15\ \mu g/d\ell$ e em apenas dois pacientes um cortisol basal $> 15\ \mu g/d\ell$. É importante a avaliação do eixo corticotrófico, em vista do risco de insuficiência adrenal aguda e seu quadro clínico típico, que é a principal causa de mortalidade desses pacientes. Em relação aos outros eixos, no mesmo estudo, foi detectada em cinco pacientes deficiência do eixo tireotrófico e, em todos os pacientes, deficiência do eixo gonadotrófico, porém em termos de conduta terapêutica imediata, estas têm pouca importância. Diabetes insípido na apresentação clínica é relativamente raro.

Tratamento

Casos assintomáticos ou pouco sintomáticos podem ser seguidos clinicamente, em observação hospitalar com monitoramento dos sinais vitais, balanço hídrico e sódio sérico, pelo alto risco de evolução para insuficiência adrenal e desidratação grave nesses casos.

É importante manter a hidratação e a corticoterapia sistêmica em altas doses [dexametasona 4 mg intravenosa (IV), em *bolus*, seguindo com 2 mg, IV, 4/4 horas, p. ex.] para reduzir o edema inflamatório local. Com o tempo, o hematoma é reabsorvido e o nível neurológico e demais sintomas vão melhorando, com possibilidade de reversão das deficiências hormonais. Na fase inicial, é importante a avaliação da função de todos os eixos hipofisários e a reposição de possíveis deficiências.

Nos casos mais graves, cursando com déficit neurológico importante ou perda visual, pode-se também iniciar o tratamento conservador, mas deve-se manter vigilância e, caso não haja melhora ou haja piora clínica dentro dos primeiros 7 dias de tratamento, deve-se então optar pelo tratamento cirúrgico para descompressão do hematoma hipofisário. A paralisia dos III, IV e VI pares cranianos por si só não é uma indicação para cirurgia imediata, uma vez que essas manifestações comumente se resolvem dias ou semanas após o início do tratamento conservador.

Os pacientes que iniciaram o tratamento clínico conservador devem ser reavaliados continuamente, a cada 2 a 4 horas, para identificar qualquer piora neurológica abrupta que indique a mudança do tratamento para o cirúrgico. Alguns casos podem melhorar muito com a dexametasona, não necessitando de tratamento cirúrgico de urgência.

Acompanhamento a longo prazo

Todo paciente com apoplexia, tratado de maneira conservadora ou cirúrgica, deve realizar uma RM de hipófise de 3 a 6 meses após o evento para avaliar crescimento tumoral. Após esse período, é recomendada a reavaliação anual por pelo menos 5 anos.

A avaliação dos eixos hormonais também deve ser feita em todo paciente após 4 a 8 semanas do evento. A tentativa de retirada de glicocorticoide deve ser feita após alta hospitalar, de maneira gradual, mantendo-se o paciente bem orientado acerca de possível surgimento de sinais e sintomas de insuficiência adrenal. Cerca de 50 a 80% dos pacientes vão necessitar de alguma reposição hormonal permanente. A pesquisa de déficit hormonal deve ser realizada ao menos uma vez por ano em todo paciente.

Leitura recomendada

Arafah BM, Harrington JF, Madhoun ZT, Selman WR. Improvement of pituitary function after surgical decompression for pituitary tumor apoplexy. J Clin Endocrinol Metab. 1990;71:3238.

Ayuk J, McGregor EJ, Mitchell RD, Gittoes NJ. Acute management of pituitary apoplexy surgery or conservative management? Clin Endocrinol (Oxf). 2004;61:74752.

Briet C, Salenave S, Bonneville JF, Laws ER, Chanson P. Pituitary apoplexy. Endocr Rev. 2015;36(6):622-45.

Rajasekaran S, Vanderpump M, Baldeweg S et al. UK guidelines for the management of pituitary apoplexy. Pituitary Apoplexy Guidelines Development Group: may 2010. Clin Endocr. 2011;74:920.

Zayour DH, Selman WR, Arafah BM. Extreme elevation of intrasellar pressure in patients with pituitary tumor apoplexy: relation to pituitary function. J Clin Endocrinol Metab. 2004;89:564954.

Capítulo 53

Manejo dos Tumores Hipofisários na Gestação

Prolactinomas

O tratamento da hiperprolactinemia com agonistas dopaminérgicos e/ou cirurgia transesfenoidal comumente restaura a fertilidade da mulher, que pode então engravidar. No entanto, mulheres grávidas com prolactinoma requerem cuidados especiais desde a programação da sua gravidez.

Microprolactinomas e macroprolactinomas intrasselares

Nos casos de mulheres com microprolactinoma ou macroprolactinomas com somente componente intrasselar, não há restrições prévias para engravidar se apresentarem prolactinemia normal. Após a confirmação da gestação, a orientação deve ser suspender o agonista dopaminérgico, uma vez que a minoria desse estereótipo de lesão cresce durante a gestação (apenas 2,5 a 5%). Deve-se acompanhar a gestante clinicamente a cada 3 meses ou de acordo com o aparecimento de sintomas de compressivos, como cefaleia e distúrbios visuais. Caso haja algum sintoma suspeito de crescimento tumoral, realiza-se ressonância magnética (RM) de hipófise sem contraste e campimetria para avaliar se houve crescimento tumoral de risco. Se não houver sintomatologia compressiva, esses exames não precisam ser solicitados. Na gestação, a prolactina não deve ser solicitada, pois seus valores podem estar elevados simplesmente pela gestação, podendo alcançar valores de 250 ng/mℓ, não significando progressão do tumor.

Caso seja confirmado o crescimento do tumor durante a gestação, deve-se reintroduzir o agonista dopaminérgico. Ambos são seguros, mas atualmente há mais experiência com o uso da bromocriptina do que com a cabergolina durante a gestação. A grande maioria das pacientes obterá controle com o tratamento medicamentoso. Se a gestante não conseguir controle com o tratamento clínico, mantiver sintomas compressivos e a gestação já estiver próxima do seu final, pode-se considerar indução de parto. Se houver o mesmo cenário, porém se a gestação não estiver próxima ao fim, fica indicado o tratamento cirúrgico do prolactinoma com cirurgia transesfenoidal (CTS), idealmente no segundo trimestre.

Após a gestação, caso o prolactinoma esteja controlado, pode-se manter a medicação suspensa para permitir a amamentação e só depois avaliar a necessidade de reintrodução. Se o prolactinoma não estiver controlado, mantém-se o agonista dopaminérgico que, por reduzir a prolactina, irá impedir a amamentação. Nesse caso, a paciente não irá amamentar, não por contraindicação da medicação, e sim porque os níveis de prolactina estarão baixos, impedindo a produção de leite.

Macroprolactinomas extrasselares e invasivos

Nos casos dos macroprolactinomas com componente extrasselar e/ou invasivo, o ideal é que, além do eixo gonadotrófico já estiver restaurado, a paciente só engravide após ter havido redução da lesão para dentro dos limites da sela túrcica e com níveis normais de prolactina. Caso contrário, considera-se nessas pacientes com intenção de gestação o tratamento cirúrgico do prolactinoma pré-concepção. Como 15,5 a 41,3% dos macroprolactinomas crescem durante a gestação, causando sintomas nas pacientes (nos casos já operados, essa porcentagem se reduz para 5%), o ideal é que as pacientes com esse padrão de macroprolactinoma mantenham o agonista dopaminérgico durante toda a gestação. Entretanto, a dose e a manutenção do tratamento medicamentoso devem ser avaliadas de acordo com critério clínico e baseada em avaliação frequente. Nesses casos, deve-se fazer avaliação clínica mensal e analisar de maneira ativa os sintomas neurológicos ou visuais e a campimetria de 3 em 3 meses. Se surgir alguma sintomatologia suspeita de crescimento tumoral ou alteração na campimetria, deve-se realizar

RM de sela túrcica sem contraste e, se confirmado o crescimento tumoral, otimiza-se o controle clínico medicamentoso, aumentando a dose do agonista dopaminérgico. Se não for possível obter o controle, indica-se tratamento cirúrgico do prolactinoma, da mesma maneira descrita anteriormente para os microprolactinomas que crescem durante a gestação.

O uso de cabergolina durante a gestação ainda não foi aprovado pela Food and Drug Administration (FDA) pela carência de estudos, mas de acordo com as evidências atuais, parece que o uso de cabergolina não mostrou aumento de complicações maternas ou fetais. Portanto, apesar de ainda ser considerado um tratamento *off label*, parece ser bastante seguro durante a gravidez (Figura 53.1).

Não há relatos de crescimento do tumor durante a amamentação, provavelmente porque o estímulo da sucção é menor que o estímulo estrogênico durante a gestação. Logo, não existe contraindicação para amamentação nessas pacientes. Com relação às pacientes que estavam em uso de agonista dopaminérgico durante a gestação, deve-se individualizar cada caso e, naqueles em que se opte pela manutenção do fármaco, a prolactina (PRL) estará baixa e não permitirá a amamentação.

Logo após o parto ou quando a amamentação for suspensa, a paciente deve ser reavaliada em até 2 meses. É interessante notar que os valores de PRL sérica comumente diminuem ou até se normalizam após a gestação, quando comparados com os valores pré-gestacionais. Não se sabe bem o motivo, mas acredita-se que possa ser devido a microinfartos e necrose no adenoma secundários ao forte estímulo estrogênico durante a gestação.

Acromegalia

Durante a gestação, a placenta produz grandes quantidades de hormônio do crescimento (GH) placentário (GH-V), que estimula o fígado a produzir fator de crescimento semelhante à insulina (IGF-1) que, por sua vez, inibe a produção de GH hipofisário (GH-N). A partir de 15 a 17 semanas de idade gestacional (IG), o GH-V começa a aumentar e, a partir da segunda metade da gestação, a principal fração de GH circulante na gestante será o GH placentário. O hormônio lactogênio placentário (HPL), que também aumenta muito na gestação, tem ações semelhantes às do GH e, da mesma maneira que o GH-V, estimula o aumento de IGF-1 produzido pelo fígado. Em contraste, o GH hipofisário reduz-se a níveis muito baixos na porção final da gestação, presumivelmente por conta do *feedback* negativo desses níveis aumentados de IGF-1. Já

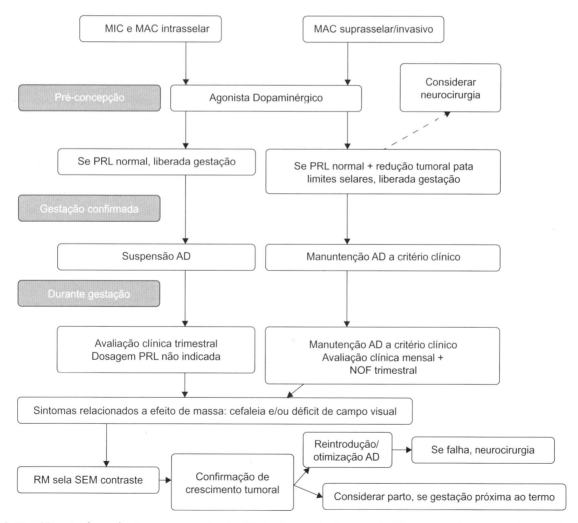

FIGURA 53.1 Manejo do prolactinoma na gestação. *MIC*, microprolactinoma; *MAC*, macroprolactinoma; *PRL*, prolactina; *AD*, agonista dopaminérgico; *NOF*, avaliação neuro-oftalmológica; *RM*, ressonância magnética. (Adaptada de Glezer A, Bronstein MD. Pituitary. 2020.)

a produção autônoma de GH por adenoma hipofisário não é suprimida mesmo pelos níveis crescentes de IGF-1 nesse contexto.

Como os ensaios laboratoriais não conseguem diferenciar entre GH-N e GH-V, toda gestante terá níveis aumentados de GH e de IGF-1 fisiologicamente, tornando impossível fazer o diagnóstico de acromegalia em uma mulher que está gestante. Portanto, se houver suspeita de acromegalia, será necessário esperar o término da gestação para fazer a avaliação. Além disso, RM da região selar deve ser reservada somente para pacientes com sintomas sugestivos de processo agudo intracraniano, como apoplexia hipofisária ou para pacientes com diagnóstico prévio de acromegalia que reportam piora de cefaleia e surgimento de déficit visual.

Há descrição de alguns casos de gestantes acromegálicas em que ocorre a redução dos níveis de IGF-1 na gravidez. Isso pode acontecer por algumas causas, como apoplexia hipofisária assintomática na gestação, aumento da sensibilidade aos análogos da somatostatina em pacientes que fazem uso dessa medicação, retroalimentação negativa parcial pelo GH-V e redução da ação do GH diante da hiperestrogenemia da gravidez. Portanto, na gestante acromegálica, pode-se encontrar qualquer cenário, desde aumento até manutenção ou redução dos níveis de IGF-1.

Não é muito comum uma paciente acromegálica em atividade conseguir engravidar, devido às comorbidades associadas à acromegalia, como o hipogonadismo, a hiperprolactinemia, a resistência à insulina e a síndrome dos ovários policísticos. No entanto, eventualmente, a gravidez pode acontecer.

O ideal é que a gravidez ocorra em um momento em que a acromegalia esteja controlada para evitar a necessidade de tratamento clínico ou cirúrgico durante a gestação. Se possível, os análogos de somatostatina devem ser suspensos 2 meses antes da gestação ou logo após a sua confirmação.

Não há contraindicação para gravidez nem para amamentação em gestantes acromegálicas, mesmo com a doença em atividade. Geralmente, a gestação ocorre sem complicações. O GH materno não atravessa a placenta, portanto, a acromegalia tem impacto direto discreto sobre o feto. Os microadenomas tendem a não crescer durante a gestação, bem como os macroadenomas também não costumam mostrar aumento de volume.

Pode haver tanto melhora do controle da acromegalia como descompensação metabólica da doença e das suas comorbidades, com piora do diabetes melito, da hipertensão arterial, da insuficiência cardíaca congestiva e das alterações neurológicas e visuais. Caso a paciente apresente queixas visuais e/ou cefaleia, uma RM sem contraste torna-se necessária para avaliar o tumor, preferencialmente após o primeiro trimestre.

Nos casos em que houver deterioração clínica e/ou tumoral, deve-se reintroduzir o tratamento medicamentoso, mesmo durante a gravidez. Os análogos da somatostatina e agonistas dopaminérgicos podem ser fortemente considerados, apesar de não existirem estudos suficientes para garantir segurança total na gestação (nesses casos, o seu uso é *off label*). Pegvisomant, antagonista do receptor de GH, ainda não pode ser recomendado na gestação.

Caso não se obtenha controle clínico com o uso dos análogos e haja sintomas compressivos neurológicos ou visuais, pode ser necessária a indicação de tratamento cirúrgico mesmo durante a gestação, de preferência no segundo trimestre, ou a indução de parto, se a gestação já estiver próxima do término.

Após a gestação, caso a acromegalia esteja sob controle, a paciente pode amamentar sem problemas e retornar o tratamento clínico apenas após o término da amamentação. Caso a acromegalia não esteja controlada, deve-se optar por manter o uso de análogos de somatostatina e contraindicar a amamentação, pois se sabe que essas medicações passam para o leite materno (Figura 53.2).

Síndrome de Cushing

O hipercortisolismo é uma causa de distúrbios ovulatórios e raramente mulheres com síndrome de Cushing (SC) engravidam. Isso decorre do fato de que altos níveis de cortisol isolados ou

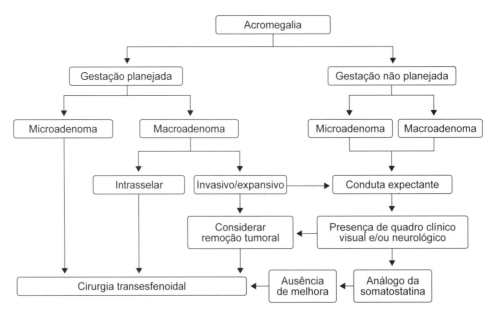

FIGURA 53.2 Manejo da acromegalia na gestação.

associados a hiperandrogenismo podem bloquear a secreção das gonadotrofinas hipofisárias, causando anovulação e ciclos menstruais anormais. Cerca de 40 a 55% das gestantes com SC são portadoras da SC hormônio adrenocorticotrófico (ACTH)-independente, diferente dos casos de mulheres não grávidas, nas quais a principal causa é a doença de Cushing. Essa proporção é diferente, pois nos casos de SC causada por adenoma adrenal o acometimento do eixo gonadotrófico parece ser um pouco menor do que nos casos de doença de Cushing.

A gravidez por si só é uma causa de hipercortisolismo fisiológico, pois, além de a placenta produzir hormônio liberador de corticotrofina (CRH) placentário, o hiperestrogenismo da gestação cursa com níveis aumentados de globulina ligadora de cortisol (CBG). Portanto, uma gestante sadia tem aumento do cortisol sérico em cerca de 2 a 4 vezes.

Além disso, tem-se também aumento do cortisol urinário e menor supressão dos níveis de cortisol plasmático no teste da dexametasona em gestantes. Dessa maneira, é muito difícil fazer o diagnóstico de SC em uma gestante. A perda do ritmo circadiano da secreção de cortisol é, provavelmente, o melhor teste diagnóstico, uma vez que o ritmo circadiano está preservado durante a gravidez normal. Porém, a medida do cortisol plasmático e salivar da meia-noite ainda não tem pontos de cortes estabelecidos para a gestação. Quando o cortisol urinário encontra-se mais de 3 vezes acima do limite superior da normalidade, pode-se aventar a hipótese de SC.

Em relação ao ACTH, sabe-se que esse hormônio se encontra mais baixo no primeiro trimestre da gestação, apresentando elevação discreta ainda dentro da normalidade no final da gestação devido à sua produção placentária.

Muitos dos sinais clínicos de Cushing também podem ocorrer em gestantes normais, como edema, estrias, hipertensão arterial e diabetes gestacional. Um estudo mostrou que a hipertensão arterial e o diabetes foram os sinais clínicos mais comuns da SC em grávidas (70 e 30% de todos os casos, respectivamente).

Caso uma mulher com SC previamente diagnosticada consiga engravidar, deve-se manter o tratamento do hipercortisolismo durante toda a gestação, pois isso faz diferença no prognóstico materno e fetal, diferentemente do que ocorre no prolactinoma e na acromegalia, nas quais se tenta manter a gestante sem as medicações o máximo de tempo possível. A SC em atividade aumenta o risco de hipertensão arterial sistêmica (HAS), diabetes melito, insuficiência cardíaca, pré-eclâmpsia e eclâmpsia. O feto é parcialmente protegido do hipercortisolismo materno pela presença da enzima 11-beta-hidroxiesteroide desidrogenase (11-beta-HSD tipo 2) placentária, que converte cortisol em cortisona, a forma biologicamente inativa. A SC, todavia, está associada a aborto espontâneo, parto prematuro e, mais raramente, a insuficiência adrenal neonatal. A alta incidência de efeitos adversos fetais é provavelmente devido a anormalidades placentárias e maternas.

O tratamento de primeira linha da SC durante a gravidez é a CTS, idealmente realizada no segundo trimestre. Adrenalectomia bilateral pode até ser considerada quando CTS e tratamento medicamentoso não são factíveis e a paciente necessita de rápida resolução do hipercortisolismo. Após tratamento cirúrgico (hipofisário ou adrenal) é mandatória a reposição com glicocorticoide (e também mineralocorticoide, se cirurgia adrenal).

Em casos de falência ou contraindicação ao tratamento cirúrgico, deve-se manter tratamento clínico. Cabergolina novamente pode ser uma opção durante a gestação. Cetoconazol, apesar de inibidor da esteroidogênese adrenal, parece ser seguro e não associado a malformação fetal, incluindo do ponto de vista de desenvolvimento sexual. O mitotane deve ser evitado por ser teratogênico.

Adenomas hipofisários clinicamente não funcionantes

A fertilidade pode ser dificultada em pacientes com adenomas clinicamente não funcionantes (ACNF) de hipófise, em função do comprometimento na secreção de gonadotrofinas e/ou hiperprolactinemia.

O crescimento tumoral não é esperado na gestação, porém a hiperplasia lactotrófica que ocorre nesse período está associada a um aumento de até 136% no tamanho da hipófise. Esse crescimento pode ocasionar compressão de quiasma e sintomas visuais. Os agonistas dopaminérgicos são uma opção de tratamento por reduzirem a hiperplasia lactotrófica, e a cirurgia é uma opção para os pacientes que não responderam ao tratamento medicamentoso. Entretanto, em geral, não há necessidade de tratamento durante gestação. O monitoramento ativo de sintomas sugestivos de crescimento tumoral é mandatório nas pacientes com diagnóstico prévio à gestação, ainda mais quando se trata de macroadenomas.

Leitura recomendada

Bronstein MD, Paraiba D, Jallad RS. Management of pituitary tumors in pregnancy. Nat Rev Endocrinol; 2011.

Glezer A, Bronstein MD. Prolactinomas in pregnancy: considerations before conception and during pregnancy. Pituitary. 2020;23(1):65-69.

Guilhaume B, Sanson ML, Billaud L et al. Cushing's syndrome and pregnancy: aetiologies and prognosis in twenty-two patients. Eur J Med. 1992;1:83.

Huang W, Molitch ME. Pituitary tumors in pregnancy. Endocrinol Metab Clin North Am. 2019;48(3):569-81.

Lindsay JR, Jonklaas J, Oldfield EH et al. Cushing's syndrome during pregnancy: personal experience and review of the literature. J Clin Endocrinol Metab. 2005;90:3077-83.

Molitch ME. Prolactinoma in pregnancy. Best Pract Res Clin Endocrinol Metab. 2011;25(6):885-96.

Capítulo 54

Radioterapia nos Tumores Hipofisários

Introdução

A cirurgia continua sendo o tratamento de escolha para a maioria dos tumores de hipófise, exceto prolactinomas, quando o tratamento clínico medicamentoso é a primeira opção. Nos casos de adenomas invasivos, a radioterapia (RT) pode ser indicada de forma complementar, quando a cura não é possível pelos métodos cirúrgicos, ou nos casos de recidiva tumoral após o tratamento cirúrgico e/ou medicamentoso. A redução dos níveis hormonais proporcionada pelo tratamento radioterápico ocorre, em geral, em um período de 6 meses a 2 anos após o término das aplicações. Existem alguns tipos de radioterapias possíveis: radioterapia convencional, radioterapia estereotáxica (radiocirurgia), radioterapia estereotáxica fracionada e braquiterapia, que serão detalhadas a seguir.

Radioterapia convencional

A RT convencional demarca a região tumoral por exames de imagem (ressonância magnética ou tomografia computadorizada). Essa área é chamada "volume bruto do tumor" (GTV). Após esse processo, delimita-se uma margem de segurança de 5 a 10 mm da GTV e então se cria o volume-alvo planejado (PTV), que é a região que será irradiada. O tumor precisa ter uma distância de, no mínimo, 5 mm do quiasma óptico para poder ser irradiado por RT convencional, pois o quiasma óptico é radiossensível e pode ser acometido, caso não seja dada essa margem de segurança.

O objetivo da RT convencional é a irradiação homogênea de toda a PTV, de modo a atingir o mínimo possível o tecido vizinho sadio. É preciso imobilizar ao máximo o paciente, se necessário, utilizam-se máscaras moldadas que se encaixem à sua cabeça e impeçam que ele se movimente durante as sessões de RT.

São feitas cinco sessões de RT semanais (2ª a 6ª feira), por 5 a 6 semanas, somando um total de 4.500 a 5.000 cGy de dose total de radiação em 6 semanas de tratamento.

Geralmente, são feitos três campos de radiação: um anterior, que mira na hipófise atravessando a parte anterior da cabeça, e dois laterais, que miram na parte lateral da hipófise e cruzam o osso temporal, cada um de um lado.

As complicações da RT convencional são hipopituitarismo, acidente vascular cerebral (risco relativo (RR) de 2 vezes), novo tumor cerebral primário (RR de 3 a 4 vezes) e disfunção cognitiva.

Após a RT convencional, o risco de hipopituitarismo requerendo reposição hormonal permanente é de 20 a 30%, se a dose total aplicada for de até 5.000 cGy.

Radioterapia estereotáxica (radiocirurgia)

É uma técnica destinada a produzir uma lesão limitada e precisa no encéfalo, com grande quantidade de radiação ionizante de alta energia em dose única. É o método mais escolhido atualmente, porém o local a ser irradiado precisa estar bem definido e ser em uma região pequena, com o objetivo de minimizar os efeitos potencialmente nocivos da radiação nas estruturas normais circunjacentes.

Assim como na RT convencional, a radiocirurgia também está contraindicada em tumores suprasselares extensos pelo risco de dano ao quiasma óptico, que é radiossensível. O tumor precisa estar a uma distância de, no mínimo, 5 mm do quiasma. Os outros nervos presentes no seio cavernoso (III-VI) são bem mais radiorresistentes, de modo que a RT estereotáxica pode ser utilizada para irradiar remanescentes tumorais presentes no seio cavernoso sem contraindicações.

São colocados quatro a seis campos de radiação e são irradiadas pequenas esferas de 6 a 18 mm com a dose máxima de radiação. Os programas modernos de computador determinam quantas e quais as localizações das esferas são ideais para conseguir atingir o tumor da melhor maneira. O tumor, portanto, não é homogeneamente irradiado. A imobilização do paciente precisa ser ainda bem mais precisa do que na RT convencional.

A vantagem da radiocirurgia em relação à RT convencional é o ganho de precisão do alvo e a queda rápida da dose após a aplicação, com significativa redução da toxicidade ao tecido cerebral normal. Quanto menor o fracionamento da dose total aplicada, maior é o efeito radiobiológico. Por exemplo, uma dose única de 2.000 cGy pela radiocirurgia equivale a uma dose total de 11.000 cGy fracionada na RT convencional. Desse modo, a radiocirurgia apresenta uma vantagem de antecipação dos efeitos benéficos da redução dos sintomas endócrinos.

Além das complicações presentes na RT convencional, a RT estereotáxica também pode provocar quadro de cefaleia, náuseas e vômitos 2 a 10 dias após o tratamento, devido à alta dosagem de radiação. Nesse caso, os pacientes podem ser tratados com dexametasona com boa resposta.

Radioterapia estereotáxica fracionada

A metodologia da radioterapia estereotáxica fracionada é exatamente igual à da radiocirurgia. A diferença é meramente conceitual, dependendo do modo como a dose é fracionada. Se a radiação é única, é chamada "radiocirurgia", se são doses fracionadas de radiação, denomina-se RT estereotáxica fracionada.

A escolha entre RT em uma sessão única ou em múltiplas sessões depende do tamanho do tumor e da distância deste às estruturas radiossensíveis, como o quiasma e o nervo óptico. Quando essas estruturas se encontram a menos de 3 mm da margem do tumor e a dose necessária para o tratamento ultrapassa o limite de tolerância dessas estruturas, é indicada a RT estereotáxica fracionada.

Braquiterapia

A braquiterapia, também conhecida como radioterapia interna, é uma maneira de radioterapia em que se coloca uma fonte de radiação dentro ou junto à área que necessita de tratamento. No caso dos tumores hipofisários, coloca-se a fonte de radiação dentro da região selar por acesso transesfenoidal.

Complicações da radioterapia

A principal morbidade após a radioterapia é o comprometimento do sistema óptico-quiasmático, que pode ocorrer entre 2 meses e 6 anos após a irradiação. O risco de comprometimento das vias ópticas induzido por RT é de cerca de 1 a 2%, e este depende da dose total e da dose por fração administradas. Neuropatias que envolvem os nervos oculomotores e o trigêmeo são transitórias e ocorrem em 1,3% dos casos. O hipopituitarismo é uma complicação presente, e a tendência a algum grau de hipofunção aumenta durante os anos após o tratamento, sendo de quase 100% após 10 anos da RT. As disfunções hipofisárias decorrentes da radioterapia podem englobar deficiência de hormônio do crescimento (GH), redução dos eixos gonadotrófico, corticotrófico e tireotrófico e diabetes insípido.

A probabilidade de aparecimento de um segundo tumor primário depois do tratamento radioterápico é de 2% após 10 anos, e de 2,4% após 20 anos.

Estudos mostram resultados controversos a respeito do aparecimento de disfunção cognitiva e piora de qualidade de vida.

Por isso, deve-se sempre acompanhar os pacientes após RT, pelo menos anualmente, com avaliação da função hipofisária pelo risco de hipopituitarismo tardio e com exames imagem, não apenas da região selar, mas também de todo o encéfalo, pelo risco de aparecimento de novo tumor primário cerebral.

Resultados

Os adenomas não funcionantes, os produtores de GH e os prolactinomas, quando encaminhados para tratamento radioterápico, geralmente apresentam volumes maiores, impossibilitando o uso de altas doses de irradiação. No entanto, esses tipos de tumores têm se mostrado mais sensíveis à radioterapia, apresentando em geral uma boa resposta. Já os tumores produtores de hormônio adrenocorticotrófico ou corticotrofina (ACTH) costumam ser muito pequenos, mas requerem altas doses de irradiação na periferia para promover cura hormonal. A cura também está relacionada com a ausência de medicação supressiva (agonista dopaminérgico, octreotida) no momento da radiocirurgia.

O tratamento radiocirúrgico proporciona controle do crescimento tumoral em aproximadamente 95% dos tumores, ocorrendo redução do volume da lesão em 92% dos acromegálicos, 86% dos pacientes com prolactinoma e 66% nos portadores de doença de Cushing. A melhora endócrina varia entre 70 e 93% dos casos, com normalização hormonal entre 21 e 52% dos pacientes, sendo superior a 80% nos casos em que se usam doses maiores (2.000 cGy na periferia, 4.000 cGy no meio do tumor).

Considerações finais

A radioterapia proporciona um excelente controle do crescimento da lesão e controle endócrino a longo prazo, sendo considerada o tratamento padrão quando a cura não é obtida pelo tratamento cirúrgico e/ou medicamentoso dos tumores hipofisários.

Leitura recomendada

Castinetti F, Brue T. Radiothérapie et radiochirurgie des adénomes hypophysaires [Radiotherapy and radiosurgery of pituitary adenomas]. Presse Med. 2009;38(1):133-39.

Castinetti F, Régis J, Dufour H, Brue T. Role of stereotactic radiosurgery in the management of pituitary adenomas. Nat Rev Endocrinol. 2010;6(4):214-23.

Salgado LR. Hipófise: glândula fundamental em endocrinologia. São Paulo: Atheneu; 2013. Capítulo Radiocirurgia e radioterapia estereotáxica no tratamento dos tumores hipotálamo-hipofisários.

Distúrbios da Água e do Sódio

Capítulo 55

Introdução

A vasopressina, também conhecida como arginina vasopressina (AVP) ou hormônio anti-diurético (ADH), é um nonapeptídeo sintetizado pelos neurônios magnocelulares dos núcleos supraópticos (SON) e dos núcleos paraventriculares (PVN) do hipotálamo, ficando armazenada na neuro-hipófise. A desidratação (estímulo osmótico) e a queda da pressão arterial (estímulo hemodinâmico) são os principais estímulos para liberação do hormônio antidiurético (ADH) pela neuro-hipófise. Uma vez liberado na corrente sanguínea, o ADH promove a conservação da água corporal e atua por meio de três receptores diferentes. Os receptores V1, presentes na musculatura lisa dos vasos, estimulam a produção de prostaglandinas e promovem vasoconstrição, consequentemente elevando a pressão arterial. Os receptores V2 medeiam a reabsorção de água no túbulo coletor renal. E os receptores V3 que potencializam a ação do hormônio CRH na liberação de hormônio adrenocorticotrófico (ACTH) pela hipófise anterior.

O principal efeito renal do ADH é o de aumentar a permeabilidade à água na membrana luminal do epitélio dos ductos coletores. Na ausência dele, a permeabilidade à água do epitélio é muito baixa, e a absorção de água diminui, o que acarreta poliúria. A ligação do ADH ao receptor V2 tem como consequência final o aumento da concentração intracelular de adenosina monofosfato cíclico (cAMP) (via proteína Gs) e o aumento da expressão das aquaporinas (AQP), que são canais nas membranas celulares permeáveis à passagem de água, permitindo a reabsorção tubular renal de água.

Osmolaridade plasmática

A osmolaridade (Osm) plasmática pode ser calculada pela seguinte fórmula: $2 \times Na + glicose/18 + ureia/6$. Normalmente, ela é mantida entre 280 e 295 mOsm/kg. A constância desses valores depende do equilíbrio entre a entrada de água, controlada pela sensação fisiológica de sede, e a excreção renal de água, regulada pela secreção e ação do ADH.

Abaixo de 280 mOsm/kg, a concentração do ADH torna-se indetectável e a urina dilui-se ao máximo (entre 45 e 100 mOsm/kg). A partir de 285 mOsm/kg, a concentração de ADH vai aumentando progressivamente até atingir um platô de concentração máxima quando a osmolaridade sérica encontra-se por volta de 295 mOsm/kg. Mudanças pequenas de 2% na osmolaridade sérica já são capazes de alterar a secreção de ADH. O estímulo de osmolaridade plasmática também ativa a sede a partir de valores próximos de 281 mOsm/kg, sendo o estímulo máximo por volta de 296 mOsm/kg.

Volume circulante

O volume circulante não é tão importante para desencadear o mecanismo de sede, ocorrendo apenas em casos de grandes hipovolemias. Os barorreceptores são menos sensíveis do que os osmorreceptores e estimulam a secreção de ADH apenas quando a volemia ou a pressão arterial caem 8 a 10% do valor basal.

A Figura 43.8, do Capítulo 43, *Anatomia e Fisiologia Hipofisária*, mostra como ocorre a liberação de ADH, conforme as modificações de osmolaridade e de volume circulante que ocorrem no nosso organismo.

Em situações de perda de água pelo corpo, ocorre aumento da osmolaridade do sangue, levando à sensação de sede e liberação do ADH pela neuro-hipófise. O resultado dessas alterações é uma maior ingestão hídrica pelo indivíduo e maior retenção de água pelos rins, revertendo o déficit de água. Quando ocorre queda da pressão arterial (hemorragia, choque), o ADH também é liberado na tentativa de elevar a pressão arterial à custa da vasoconstrição arteriolar. Já nas situações de hiper-hidratação, a redução da osmolaridade plasmática inibe a sede e a secreção de ADH. Sem o ADH, não há reabsorção renal de água e o rim consegue excretar todo o excesso de água livre acumulada por meio de uma urina diluída. Esse mecanismo de regulação do volume corporal está ilustrado na Figura 55.1.

Quando os mecanismos fisiológicos não conseguem manter o equilíbrio da quantidade adequada de água corporal por qualquer motivo, têm-se os distúrbios de água e sódio.

Diabetes insípido

O diabetes insípido é clinicamente caracterizado pela excreção de volume urinário excessivo por uma urina diluída (poliúria hipotônica), provocando uma perda de água livre pelo organismo que, se não for compensada pelo aumento da ingesta ou oferta hídrica, pode levar a um quadro de desidratação hipernatrêmica.

Etiologia

O diabetes insípido pode resultar de um dos três distúrbios relacionados com o ADH: deficiência de sua secreção (diabetes insípido central), redução de sua sensibilidade aos receptores V2 nos túbulos coletores renais (diabetes insípido nefrogênico) e, mais raramente, degradação do ADH por uma vasopressinase produzida pela placenta (diabetes insípido gestacional).

O diabetes insípido neurogênico ou central é o tipo mais comum, responsável por 80 a 85% dos casos. Qualquer lesão na região hipotálamo-hipofisária que leve à destruição dos neurônios produtores de vasopressina ou que impeça o transporte desse hormônio por meio da haste hipofisária pode causar diabetes insípido central. É necessária a destruição de 75 a 85% do trato supraóptico-hipofisário para causar degeneração neuronal bilateral nos SON e PVN. A simples retirada da neuro-hipófise não causa diabetes insípido obrigatoriamente. A Tabela 55.1 mostra várias das etiologias possíveis para a DI de causa central.

Quadro clínico

Os principais sintomas do diabetes insípido são a poliúria e a polidipsia, com preferência a bebidas geladas, pois estas costumam matar a sede agudamente, que se manifestam durante o dia e à noite. Ou seja, ao contrário do que acontece na polidipsia primária, no diabetes insípido o paciente acorda também de madrugada para urinar e beber água. Nos casos de diabetes insípido central, o início dos sintomas é em geral abrupto, já no diabetes insípido nefrogênico pode ser insidioso. Se o acesso à água for interrompido, por inconsciência, anestesia ou imobilidade, o mecanismo compensatório de ingestão hídrica é perdido e ocorre a elevação da osmolaridade plasmática com hipernatremia, podendo surgir sintomas neurológicos, como irritabilidade, confusão mental, ataxia, hipertermia e coma. Crianças podem apresentar irritabilidade, vômitos após a ingestão de leite, constipação intestinal, febre inexplicável e irregular e incapacidade de ganhar peso. Se não reconhecido o diabetes insípido, a criança pode apresentar episódios frequentes de desidratação hipertônica, com possibilidade de complicações como convulsões, retardo mental e morte. Baixa estatura, alterações do trato urinário e enurese são outros sinais encontrados em crianças maiores.

Na presença de insuficiência adrenal e/ou hipotireoidismo, tem-se uma redução da depuração de água livre, podendo, em alguns casos, mascarar um quadro de diabetes insípido. Após o tratamento dessas patologias, desmascara-se o diabetes insípido, levando o paciente a queixar-se de poliúria e polidipsia antes não relatadas.

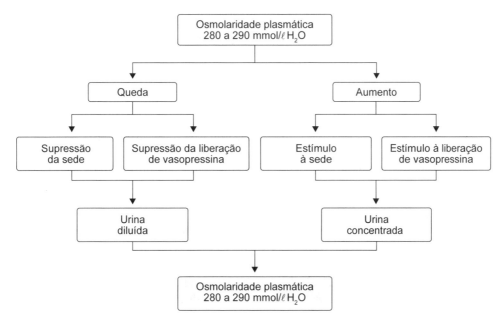

FIGURA 55.1 Mecanismos fisiológicos de regulação do volume corporal total.

TABELA 55.1 Etiologias do DI central.*

Genética

Autossômico dominante: cromossomo 20, gene da
   AVP-neurofisina
Autossômico recessivo: cromossomo 20, gene da
   AVP-neurofisina
Recessivo, ligado ao X: cromossomo Xq28
Autossômico recessivo: síndrome de Wolfram, cromossomo
   4 p16, gene *WFS1*

Congênita

Displasia septo-óptica
Associado a lábio leporino, palato em ogiva e outros defeitos
   craniofaciais da linha média
Microcefalia, porencefalia, síndrome de Laurence-Moon-Biedl etc.
Agenesia ou hipogenesia da hipófise

Adquirida

Neoplasias
Primárias: craniofaringioma, disgerminoma, meningioma. Os
   adenomas hipofisários raramente causam DI, a não ser no
   pós-operatório (PO) ou em casos de apoplexia
Metastáticas: pulmão, mama
Hematológica: linfoma, leucemia não linfocítica
PO de cirurgia selar: 30% dos PO cursam com DI transitório;
   0,5 a 15% evoluem para DI permanente
Traumatismo cranioencefálico (TCE) por contusão ou secção
   de haste hipofisária
Vasculares: hemorragia intracraniana, trombose intracraniana,
   acidente vascular cerebral
Granulomas: neurossarcoidose, histiocitose, granulomatose
   de Wegener, xantoma disseminado
Autoimune: infundibuloneuro-hipofisite linfocítica,
   esclerodermia, esclerose sistêmica, lúpus eritematoso sistêmico
Infecções: meningite crônica, encefalite viral, toxoplasmose,
   em até 50% dos casos de abscesso hipofisário
Toxinas: veneno de serpente, tetrodotoxina

Outras

Púrpura trombocitopênica trombótica
Doença de Erdheim-Chester
Doença de Behçet
Esclerose múltipla

*Além da idiopática (50%). *AVP*, arginina vasopressina; *DI*, diabetes insípido.
(Adaptada de Vilar, 2013.)

Diagnóstico

Antes de submeter o paciente a uma investigação laboratorial mais extensa, é necessário confirmar que ele apresenta mesmo poliúria. Esta é definida quando a diurese é > 300 mℓ/h, > 40 mℓ/kg/dia, > 3 ℓ/dia em adultos ou > 100 mℓ/kg/dia em crianças.

No diabetes insípido, as principais características laboratoriais são osmolaridade urinária baixa < 300 mOsm/kg, hipostenúria persistente e densidade específica urinária < 1.010. Nos casos parciais, a osmolaridade urinária pode ser entre 300 e 600 mOsm/kg. A osmolaridade plasmática encontra-se normal (280 a 295 mOsm/kg) ou levemente elevada. O sódio sérico está discretamente elevado (> 143 mEq/ℓ) na maioria dos casos de acordo com a sede e a ingestão de água do indivíduo.

Geralmente, os valores basais de osmolaridade plasmática e Na$^+$ não são úteis para o diagnóstico, pois muitas vezes estão dentro da normalidade semelhante aos resultados encontrados em outras causas de poliúria, como a polidipsia primária. Todavia, em pacientes com osmolaridade sérica > 295 mOsm/kg e Na$^+$ > 143 mEq/ℓ em condições de ingestão de água irrestrita, pode-se excluir o diagnóstico de polidipsia primária e pensar em diabetes insípido como a principal hipótese.

Diagnóstico diferencial: diabetes insípido central × nefrogênico × polidipsia primária

Teste da restrição hídrica

O objetivo do teste da restrição hídrica é alcançar um sódio sérico > 150 mEq/ℓ ou uma osmolaridade sérica > 295 mOsm/kg para avaliar a osmolaridade urinária nesse momento. Deve-se verificar se o rim mantém ou não sua capacidade de concentrar a urina diante de um sangue hiperosmolar. O teste deve ser realizado em ambiente hospitalar com o paciente em repouso e sob supervisão. Inicia-se a restrição hídrica e, a cada 1 ou 2 horas, mede-se o peso, pressão arterial, frequência cardíaca, diurese, Na$^+$ sérico, osmolaridade plasmática, densidade e osmolaridade urinária. Se disponível, dosa-se também o ADH, porém os *kits* atuais não são muito confiáveis.

Interromper o teste se houver:

- Perda de peso > 3%
- Taquicardia, hipotensão postural e sinais clínicos de desidratação
- Na$^+$ sérico > 150 mEq/ℓ ou osmolaridade plasmática > 300 mOsm/kg
- Incapacidade de concentração urinária em duas urinas seguidas, com diferença de osmolaridade inferior a 30 mOsm/kg entre as duas urinas.

Se, ao interromper o teste, a urina estiver hipotônica (< 300 a 600 mOsm/kg), faz-se o diagnóstico de diabetes insípido. Se a osmolaridade urinária for > 600 mOsm/kg exclui-se diabetes insípido, uma vez que essa urina concentrada evidencia a capacidade de concentração urinária intacta.

Na situação de osmolaridade urinária < 300 a 600 mOsm/kg, quando disponível, deve-se dosar o ADH, que se for < 5 pg/mℓ confirma o diagnóstico de diabetes insípido central, e se for > 5 pg/mℓ atesta para diabetes insípido nefrogênico. Caso a dosagem do ADH esteja indisponível, pode-se administrar DDAVP (desmopressina) 40 μg nasal (4 *puffs* ou 0,4 mℓ) ou 4 μg (1 ampola) intravenoso (IV) ou subcutâneo com dosagem da osmolaridade urinária após 1 e 2 horas. O diagnóstico será de diabetes insípido central caso o rim passe a concentrar a urina com a administração de DDAVP, e diabetes insípido nefrogênico se as urinas continuarem hipo-osmolares mesmo após a administração de DDAVP.

Interpretação

No paciente sadio e no paciente com polidipsia primária, após a restrição hídrica, ocorre concentração da urina em 2 a 4 vezes, a osmolaridade urinária fica entre 800 e 1.000 mOsm/kg e ocorre redução do fluxo urinário para < 0,5 mℓ/min. Após o DDAVP, a osmolaridade aumenta em menos de 9%, porque o ADH endógeno já está bastante estimulado nessa situação.

No paciente com diabetes insípido central total, a osmolaridade urinária não aumenta com a restrição hídrica e, após o DDAVP, ela aumenta em mais de 50%.

No paciente com diabetes insípido nefrogênico total, não há mudança na osmolaridade urinária com a restrição hídrica, semelhante ao que ocorre no diabetes insípido central, porém não há concentração urinária importante (< 9%) após o DDAVP exógeno.

No paciente com diabetes insípido central parcial, a capacidade residual de ADH limita-se a cerca de 10 a 20% do normal. Nesses casos, a urina pode aumentar discretamente sua concentração no teste da restrição hídrica e responder com aumento de 10 a 50% da osmolaridade urinária após o DDAVP. Nos casos de diabetes insípido nefrogênico parcial após a restrição hídrica, tem-se um aumento moderado da osmolaridade urinária (300 a 750 mOsm/kg) e após o DDAVP tem um incremento da osmolaridade urinária < 50%.

A Tabela 55.2 mostra os possíveis resultados encontrados no teste de restrição hídrica com seus respectivos diagnósticos.

Uma opção ao teste da restrição hídrica é o teste da infusão salina a 3% (1 mℓ/kg/min) até atingir osmolaridade sérica > 295 mOsm/kg, que geralmente acontece após 1 a 2 horas de infusão. Nesse momento, verifica-se a osmolaridade urinária (se < 600 mOsm/kg, confirma-se diabetes insípido) e dosa-se o ADH, que se eleva no diabetes insípido nefrogênico e na PP, mas não no diabetes insípido central. O diagnóstico diferencial entre diabetes insípido central e nefrogênico é feito pela dosagem do ADH ou pela resposta à administração do DDAVP.

Teste terapêutico com desmopressina

Administra-se DDAVP 10 a 20 µg por via nasal (1 a 2 *puffs*) ou 1 a 2 µg por via subcutânea (1/4 a 1/2 de ampola) em paciente hospitalizado por 2 a 3 dias. Monitoram-se o Na$^+$ sérico, o volume urinário e a osmolaridade plasmática a cada 8 horas durante 48 horas. Existem variantes mais curtas do teste. A interpretação do teste é:

- Se não houver redução da polidipsia e do volume urinário, trata-se provavelmente de diabetes insípido nefrogênico
- Se houver redução da polidipsia, do volume urinário associado à concentração adicional da urina, sem hiponatremia, existe 90% de chance de ser diabetes insípido central

- Se houver redução do volume urinário, sem redução da polidipsia, associado à hiponatremia dilucional, trata-se de polidipsia primária.

Deve-se ter cuidado para não levar o paciente à intoxicação hídrica nos casos de polidipsia primária. Caso ocorra hiponatremia, o tratamento deve ser interrompido e a restrição hídrica é mandatória para correção do distúrbio hidreletrolítico.

Dosagem plasmática da copeptina

Com o advento recente da dosagem plasmática da copeptina, peptídeo correspondente a porção C-terminal da proteína precursora do ADH, abriu-se novamente a possibilidade de um teste direto para diabetes insípido. A copeptina é secretada em quantidades equivalentes ao ADH e apresenta correlação robusta com o hormônio em diferentes faixas de osmolaridade plasmática. Ao contrário do ADH, a copeptina apresenta excelente estabilidade e pode ser utilizada como biomarcador substituto. A dosagem da copeptina em condições basais (sem restrição hídrica) permite diferenciar claramente os portadores de diabetes insípido nefrogêncio dos demais grupos diagnósticos. Valores > 21,4 pg/mℓ apresentam sensibilidade e especificidade de 100% para tal quadro clínico. Para os outros grupos diagnósticos, é necessária a dosagem de copeptina sob estímulo osmótico. Valores de copeptina > 4,9 pmol/ℓ após infusão de NaCl 3% (não associado a restrição hídrica e objetivando Na$^+$ sérico > 150 mEq/ℓ) apresentam sensibilidade de 93% e especificidade de 100% para diferenciar polidipsia primária de diabetes insípido central. Apesar desses e outros resultados promissores, a dosagem de copeptina ainda não está amplamente disponível, limitando sua utilização na prática clínica.

Exames de imagem

Nos casos de diabetes insípido central, deve-se solicitar uma ressonância magnética (RM) de sistema nervoso central (SNC) para excluir a presença de algum tumor ou doença na região hipotálamo-hipofisária. Na RM, algumas vezes, pode-se detectar a perda do brilho espontâneo da neuro-hipófise em T1, porém esse não é 100% específico nem 100% sensível para o diagnóstico. Sabe-se que 20% das pessoas normais podem ter a perda do brilho da neuro-hipófise espontaneamente de maneira não

TABELA 55.2 Interpretação do teste da restrição hídrica.					
	Osmolaridade urinária (mOsm/kg)				
Diagnóstico	Após restrição hídrica	Após DDAVP®	Incremento de U$_{osm}$	Níveis ADH	Resposta ao ADH
DI central completo	< 300	> 750	> 50%	Baixo	Presente, sem hiponatremia
DI central parcial	300 a 750	< 750	9 a 50%	Baixo	Presente, sem hiponatremia
DI nefrogênico completo	< 300	< 300	< 9%	Normal ou alto	Ausente
DI nefrogênico parcial	300 a 750	< 750	< 50%	Normal ou alto	Ausente
Polidipsia primária (PP)	> 750	> 750	< 9%	Baixo	Presente, com hiponatremia

ADH, hormônio antidiurético; *DI*, diabetes insípido; *PP*, polidipsia primária. (Adaptada de Vilar, 2013.)

patológica. Os pacientes com o diagnóstico inicial de diabetes insípido central idiopático e RM normal devem ser acompanhados com novas imagens, pois em alguns casos os tumores podem aparecer alguns anos após o diagnóstico.

Outros diagnósticos diferenciais

É necessário sempre excluir o diabetes insípido de outras causas de poliúria, como diabetes melito descompensado, hipercalcemia, hipopotassemia, uso de substâncias osmóticas, hiperhidratação e polidipsia primária.

A polidipsia primária é um dos principais diagnósticos diferenciais de diabetes insípido. A polidipsia primária dipsogênica é causada por alguma lesão central que causou redução do limiar osmótico para a sede. Nesses casos, o indivíduo sente muita sede na presença de uma osmolaridade plasmática normal ou mais baixa. Dentre as causas já associadas à polidipsia primária dipsogênica, têm-se algumas cirurgias, TCE, doenças granulomatosas, meningite tuberculosa, vasculites, uso de lítio ou até idiopática.

Mais frequentemente, tem-se a polidipsia primária psicogênica, que ocorre em pacientes psiquiátricos com ingestão compulsiva de água sem desregulação no limiar osmótico. As causas mais comuns são esquizofrenia, psicose maníaco-depressiva e neuroses. Geralmente, os pacientes referem poliúria episódica que não ocorre no período da noite. Volumes urinários maiores do que 18 ℓ/dia são altamente indicativos de polidipsia primária, uma vez que excede a quantidade possível de urina liberada no ducto coletor. Nesses casos, os valores de Na e osmolaridade plasmática são levemente reduzidos, e não aumentados como ocorre no diabetes insípido.

Os casos de diabetes insípido cursam geralmente com volumes urinários na faixa de 6 a 12 ℓ/dia, desidratação moderada e redução da taxa de filtração glomerular. Pacientes com hipopotassemia, hipercalcemia ou doenças renais ou em uso de lítio, demeclociclina, anfotericina B ou metoxiflurano direcionam o diagnóstico para diabetes insípido do tipo nefrogênico.

Tratamento

O tratamento de diabetes insípido tem algumas particularidades:

- Deve-se manter hidratação adequada, idealmente via oral (VO), se necessário IV, a fim de promover o conforto do paciente, sem sintomas de poliúria e polidipsia ao longo de todo o dia
- Pacientes com forma parcial podem não requerer nenhum medicamento, se mantiverem a ingesta de água adequada
- Nos casos mais graves de encefalopatia hipertônica com redução do nível de consciência e necessidade de hidratação IV, a escolha do líquido a ser administrado depende de três fatores: a intensidade do eventual colapso circulatório, a velocidade com que a hipernatremia se instalou e a magnitude da hipernatremia
- Em casos com contração volumétrica moderada (Na < 160 mEq/ℓ), opta-se por soro fisiológico – SF (NaCl a 0,9%) ou reposição VO. Em pacientes com hipernatremia mais grave com mais de 24 horas de evolução, é mais prudente administrar-se SF a 0,9% lentamente, para diminuir o risco de edema cerebral iatrogênico

- O déficit de água estimado para reposição pode ser calculado pela fórmula 0,6 × peso × (1 – 140/sódio sérico)
- Deve-se manter o balanço hídrico zerado.

Diabetes insípido central

DDAVP é um análogo da vasopressina com efeito mínimo na pressão arterial, maior atividade antidiurética e meia-vida prolongada de 6 a 24 horas. As formas disponíveis, do menos para o mais potente, são:

- Comprimido: 1 comprimido equivale a 100 ou 200 µg de DDAVP. É 10 vezes menos potente do que DDAVP nasal. É pouco absorvido VO, pois é um hormônio peptídico, logo quase todo destruído pelas enzimas do trato gastrintestinal. Orienta-se a tomar longe das refeições, antes ou 1 hora e 30 minutos depois. Indicado em pacientes com dificuldade na via nasal, extremos de idade, deficiência física ou mental ou rinite crônica, ou em pacientes com tampão nasal após cirurgia transesfenoidal. A dose usual é de 200 µg, 2 a 3 vezes/dia
- Nasal (solução ou spray): 1 *puff* (10 µg) equivale a 0,1 mℓ da solução nasal. O *spray* costuma ser preferido pelos pacientes pela conveniência. A dose usual é de 1 *puff* (10 µg) a cada 12 horas. O pico sérico ocorre após 1 hora do *puff*. A solução nasal é a mais utilizada no nosso meio e tem a vantagem de se titular a dose de 5 em 5 µg, porém sua aplicação é mais complicada. Para administração da solução nasal, é necessário aspirar pelo canudo o medicamento até a marca de 0,1 mℓ (10 µg) ou mais, de acordo com a dose desejada, e depois assoprar o canudo para que o líquido entre no nariz. A dose máxima é de 40 µg/dia (4 *puffs* ou 0,4 mℓ). Os inconvenientes são rinite ou alteração de mucosa nasal
- Ampola: 1 ampola de DDAVP tem 4 µg. É 10 vezes mais potente que DDAVP nasal, de modo que se deve ofertar 1/4 a 1/8 de ampola de cada vez. Pode ser administrado por via intravenosa ou subcutânea, porém a duração da ação subcutânea é maior do que a do IV. Geralmente, nos pacientes internados a próxima dose deve ser administrada quando a diurese for > 600 mℓ nas últimas 2 horas, com densidade urinária < 1.005 e osmolaridade urinária < 200 mOsm/kg.

Se o paciente estiver internado ainda em ajuste de dose, deve-se dosar Na, osmolaridade sérica e densidade urinária 6/6 horas.

Nos casos ambulatoriais, a dose de DDAVP deve ser feita conforme demanda, evitando-se prescrever DDAVP de horário para evitar intoxicação hídrica e hiponatremia. Inicialmente, prescreve-se uma dose noturna ao deitar, a menor possível (5 a 10 µg) e aumenta-se posteriormente, se o paciente mantiver os sintomas de poliúria. Acrescenta-se uma dose pela manhã, caso o paciente apresente poliúria importante durante o dia. Para os pacientes acordados e com centro da sede preservado, a próxima dose deve ser no momento que os sintomas de poliúria e polidipsia retornarem.

Os efeitos colaterais do DDAVP são: cefaleia, náuseas, congestão nasal, *flushing*, dor abdominal, intoxicação hídrica e hiponatremia. Todos esses efeitos são raros e dose-dependentes. O DDAVP não causa hipertensão arterial, pois não age nos receptores V1 da musculatura lisa vascular, apenas nos receptores V2 em nível renal. É, portanto, uma medicação segura para pacientes com hipertensão arterial e insuficiência cardíaca congestiva.

Outras opções terapêuticas em casos de diabetes insípido central leve a moderado são: clorpropramida, que potencializa a ação do ADH nos túbulos renais, carbamazepina, que estimula a secreção de ADH pelos neurônios hipotalâmicos, e diuréticos tiazídicos, que podem ser associados à clorpropramida para potencializar efeito. Todavia, essas medicações são pouco utilizadas atualmente, tanto pelo risco de efeitos colaterais maiores quanto pela facilidade do uso do DDAVP.

Diabetes insípido nefrogênico

Sempre que possível, deve-se tratar o fator desencadeante, como lítio, outras substâncias, hipopotassemia, hipercalcemia ou doenças renais. Algumas vezes, os pacientes melhoram apenas com a redução da medicação. DDAVP tem pouca resposta nesses casos, sendo indicado apenas em formas parciais com resposta apenas com uso de altas doses (40 μg 4/4 horas).

Os medicamentos habitualmente utilizados para tratamento de diabetes insípido nefrogênico são:

- Hidroclorotiazida: eficaz pela natriurese primária que promove mais reabsorção de água e sódio no túbulo proximal renal associado à dieta hipossódica
- Amilorida: menos eficaz que o tiazídico, pode ser utilizado em combinação. É o medicamento de escolha para pacientes que usam lítio, pois previne a captação do lítio nos túbulos distais e ductos coletores, evitando a sua ação inibitória sobre a reabsorção de água nesses locais
- Indometacina: a prostaglandina E_2 (PGE_2) inibe a absorção de sódio estimulada pelo ADH no ramo ascendente da alça de Henle e nos ductos coletores. A indometacina, ao bloquear a síntese de PGE_2, aumenta a concentração urinária. Já foi relatado também aumento da expressão de AQP 2 nos ductos coletores.

Polidipsia primária

Tratamento da doença de base, evitar diuréticos e DDAVP. O propranolol tem sido utilizado com algum sucesso na redução da sede por inibir o sistema renina-angiotensina.

Diabetes insípido gestacional

O tratamento de escolha é DDAVP, geralmente em uma dose maior que em pacientes não grávidas. Deve ser suspenso após o parto, na primeira ou segunda semana, quando o diabetes insípido desaparece. É seguro para o feto e para a mãe, e não há contraindicações para a amamentação.

Diabetes insípido pós-operatório

O diabetes insípido após uma cirurgia selar tem incidência entre 15 e 30%. Em geral é transitória, mas também podendo ser uma complicação permanente. O diabetes insípido pós-operatório transitório acontece por disfunção temporária dos neurônios produtores de ADH em decorrência do estresse da manipulação cirúrgica local. Geralmente, inicia-se após 24 a 48 horas de pós-operatório e é autolimitada, melhorando em 5 a 7 dias. O diabetes insípido pós-operatório permanente acontece por lesão da haste, sobretudo se houver lesão na parte mais superior, bem perto do hipotálamo, causando degeneração walleriana e morte dos neurônios hipotalâmicos produtores do ADH. É preciso haver lesão de mais de 80 a 90% dos axônios dos neurônios hipotalâmicos da haste hipofisária para haver diabetes insípido permanente.

Há também a possibilidade de haver distúrbios de água e sódio no período pós-operatório com a distribuição clássica trifásica que é caracterizada por:

- Fase 1: poliúria, ocorre devido à incapacidade da secreção de ADH pelas células lesadas da hipófise posterior (fase de "choque neuronal") ou pela secção da haste. Com a haste íntegra, essa fase dura em torno de 2 a 5 dias
- Fase 2: liberação excessiva e desordenada de ADH decorrente da apoptose dos axônios terminais, que contém grande quantidade de grânulos contendo ADH, causando uma antidiurese máxima, que pode durar entre 5 e 10 dias. Pode ocorrer síndrome de secreção inapropriada de hormônio antidiurético (SIADH) de acordo com a quantidade de líquido ingerido pelo paciente, com hiponatremia ou simplesmente a correção da poliúria determinada pelo ADH endógeno, mantendo-se o sódio sérico em níveis normais
- Fase 3: estado poliúrico permanente, devido à apoptose de mais de 80% dos neurônios secretores de ADH, completando assim o estado trifásico. Comumente ocorre após o 10º dia da cirurgia. Em geral, os pacientes que chegam à terceira fase permanecem com diabetes insípido definitivo, porém em alguns casos pode ocorrer hipertrofia dos neurônios remanescentes, com secreção suficiente de ADH para manter o volume urinário em limite aceitável.

As Figuras 55.2 e 55.3 mostram alguns padrões diferentes possíveis de secreção de ADH em pacientes em pós-operatório de cirurgia selar.

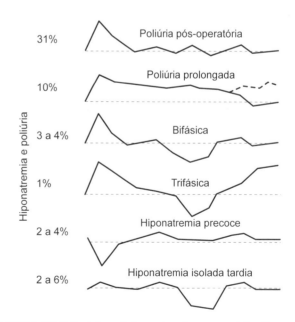

FIGURA 55.2 Padrões típicos de pós-operatório. O movimento para cima é poliúria > 2.500 mℓ, e o movimento para baixo é hiponatremia. Dados obtidos em 1.571 pacientes submetidos à cirurgia transesfenoidal. A prevalência dos vários padrões é dado no lado esquerdo. (Adaptada de Hensen, 1999.)

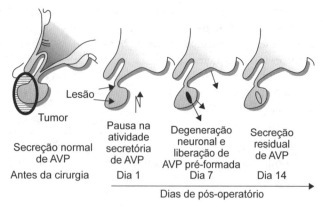

FIGURA 55.3 Mecanismo proposto de diabetes insípido trifásico e hiponatremia retardada que pode ocorrer 10 dias após a cirurgia transesfenoidal. *AVP*, arginina vasopressina. (Adaptada de Hensen, 1999.)

Síndrome da secreção inapropriada de hormônio antidiurético

A SIADH é um quadro caracterizado pela secreção inapropriadamente elevada de ADH, que causa a reabsorção hídrica e a retenção de água, em um estado de euvolemia ou com tendência a hipervolemia, e ocasiona hiponatremia dilucional (< 135 mEq/ℓ). A SIADH é causa de até 40% dos casos de hiponatremia e é considerada a causa mais comum de hiponatremia euvolêmica.

Etiologia

Muitas condições já foram associadas à SIADH. Geralmente suas causas principais são classificadas como neoplásicas, pulmonares, distúrbios do SNC e medicamentosas. As neoplasias representam a causa mais comum de SIADH, principalmente o carcinoma pulmonar de pequenas células. Essas neoplasias sintetizam e secretam ADH ou o seu peptídeo precursor ou o peptídeo semelhante ao ADH, aumentando suas concentrações inapropriadamente. A hipoxemia e a hipercapnia parecem estimular a síntese e liberação de ADH e podem ser uma das explicações para SIADH em algumas doenças pulmonares. Várias substâncias podem causar SIADH por estímulo à secreção de ADH e/ou potencialização de sua ação. As mais frequentemente associadas são clorpropamida, ciclofosfamida e carbamazepina. Os inibidores de recaptação de serotonina podem causar SIADH, quase exclusivamente em idosos. Na Tabela 55.3 estão descritas as diversas causas de SIADH.

Quadro clínico

O quadro clínico da SIADH depende do grau da hiponatremia e da velocidade da sua instalação, sendo o último mais importante para o aparecimento dos sintomas neurológicos. A maioria dos pacientes encontra-se assintomático quando o nível de sódio está entre 125 e 135 mEq/ℓ ou apresentam sintomas leves como cefaleia, dificuldade de concentração, problemas de memória, fraqueza e disgeusia. Pacientes com natremia < 125 mEq/ℓ, principalmente se tiver redução rápida, podem apresentar confusão mental, alucinação, paralisia pseudobulbar, alterações dos reflexos, convulsões, coma e parada respiratória, levando à morte.

TABELA 55.3 Etiologias de SIADH.

Neoplásicas

Carcinomas: pulmão (pequenas células), pâncreas, ureter, próstata, bexiga, endométrio
Tumores cerebrais primários e metastáticos: mama, estômago e melanoma
Outros: linfoma, leucemia, timoma

Distúrbios do SNC

TCE
Trombose cerebral
Hemorragia cerebral
Encefalite
Cisto aracnoide
Cisto da bolsa de Rathke
Hematoma subdural
Atrofia cerebral ou cerebelar
Meningite
Hidrocefalia
Esclerose múltipla
Aneurisma gigante da carótida interna

Substâncias

Clorpromamida
Carbamazepina
Ciclofosfamida
Clofibrato
Morfina
Barbitúricos
Antipsicóticos
Inibidores seletivos da recaptação de serotonina (ISRS)
Bromocriptina
Bupropiona
Quimioterápicos e imunossupressores (tacrolimus, imatinibe)
Cocaína, nicotina, *ecstasy*
Outros: inibidores da enzima de conversão da angiotensina, amiodarona, inibidores da bomba de prótons, valproato sódico, ciprofloxacino

Doenças pulmonares benignas

Pneumonias: virais ou bacterianas
Tuberculose
Asma, bronquite
Fibrose cística
Síndrome da angústia respiratória do adulto
Abscesso pulmonar
Aspergilose
Atelectasia
Doença obstrutiva crônica
Empiema

Outras

AIDS
Abscesso hepático amebiano
Psicose aguda
Estrongiloidíase grave
Leishmaniose visceral
Idade avançada
Herpes-zóster oftálmico
Transitória em situações de dor, náuseas, estresse, atividade física excessiva e anestesia
Cirurgias abdominais ou torácicas
Idiopática
Genética: ganho de função do receptor V2 ou perda de sensibilidade à hiposmolaridade

AIDS, síndrome da imunodeficiência adquirida; *SIADH*, síndrome da secreção inapropriada de hormônio antidiurético; *SNC*, sistema nervoso central. (Adaptada de Vilar, 2013.)

Diagnóstico

Diante de um paciente com hiponatremia deve-se questionar sobre a história de vômitos, diarreia, ingesta excessiva de água, hiper-hidratação e medicamentos em uso. Avaliar sinais de hipovolemia ou hipervolemia, como turgência jugular, edema, sinal da prega e hipotensão postural. Os exames laboratoriais que podem ser solicitados na investigação são inicialmente sódio sérico, glicose, perfil lipídico, proteínas totais e frações, ureia e creatinina para descartar pseudo-hiponatremia. Se houver suspeição de SIADH, solicitar osmolaridade plasmática e urinária, sódio urinário, função tireoidiana, cortisol basal, sorologia para vírus da imunodeficiência humana (HIV), caso haja suspeita, bem como ácido úrico e albumina. Esses dois últimos podem estar reduzidos na SIADH pelo efeito dilucional. Os critérios diagnósticos da SIADH são:

- Hiponatremia com sódio plasmático < 135 mEq/ℓ
- Euvolemia ou hipervolemia leve
- Osmolaridade sérica efetiva baixa < 275 mOsm/kg
- Sódio urinário > 40 mEq/ℓ
- Osmolaridade urinária > 100 Osm/kg (incapacidade de diluir mais a urina)
- Funções adrenal e tireoidiana normais.

Os achados frequentes da SIADH são:

- Ácido úrico < 4 mg/dℓ, devido ao defeito no transporte renal de urato, causando aumento (> 10%) da fração de excreção de urato
- Ureia < 30 mg/dℓ
- FeNa > 1%
- Teste da sobrecarga hídrica: administra-se 20 mℓ/kg de água em 4 horas e a excreção é de < 80% ou não ocorre diluição urinária
- ADH inapropriadamente elevado para o valor da osmolaridade sérica.

É necessário descartar insuficiência adrenal (IA), hipotireoidismo, insuficiência renal crônica (IRC), uso de diuréticos como hidroclorotiazida, desidratação (hipotensão postural, taquicardia), uso de fármacos retentores de sódio (fludrocortisona, anti-inflamatórios), pseudo-hiponatremias (hiperglicemia, hiperproteinemia e hipertrigliceridemia) e estados edematosos, como cirrose, insuficiência cardíaca congestiva e síndrome nefrótica para o diagnóstico de SIADH.

O teste da furosemida auxilia no diagnóstico diferencial de SIADH e da síndrome cerebral perdedora de sal (SCPS). Administra-se 20 mg, IV, de furosemida e dosa-se o sódio antes e a cada 1 hora por 6 horas. Na SIADH, ocorre melhora importante da hiponatremia com a furosemida. Na SCPS, ocorre piora ou manutenção da hiponatremia com esse teste. Algumas vezes, mesmo após investigação extensa, não se encontra a causa da SIADH; nesses casos, considera-se SIADH idiopática, presente principalmente em idosos. Muitas vezes, a etiologia da SIADH pode ser algum tumor oculto ou arterite de células gigantes.

Tratamento

Sempre que possível, deve-se tratar o fator etiológico se identificado. Nos casos de fármacos, tentar suspender ou diminuir a dose ao máximo possível.

As medidas são:

- Restrição hídrica: principal elemento do tratamento, visando manter o balanço hídrico negativo
  - 130 mEq/ℓ: restringir líquidos a 1.200 mℓ/dia
  - 126 a 130 mEq/ℓ: restrição a 800 mℓ/dia
  - < 125 mEq/ℓ: restrição a 600 mℓ/dia
- Furosemida 20 a 40 mg, IV ou VO, se necessário. Monitorar o sódio sérico a cada 3 horas nas primeiras 12 horas
- Ureia: 15 a 60 g, VO. Promove diurese osmótica, poupando natriurese
- Antagonistas do receptor renal de ADH ("Vaptans"): causam bloqueio dos receptores renais V1 e V2. São drogas de alto custo, não disponíveis no Brasil e com potencial de alteração de função hepática.

Atenção, pacientes com SIADH e vasospasmo cerebral não devem fazer restrição hídrica, pelo risco de desidratação e acidente vascular encefálico isquêmico. Nesses casos, corrigir hiponatremia com solução salina hipertônica.

Solução hipertônica deve ser utilizada também se houver hiponatremia sintomática. Cuidado para não corrigir mais de 12 mEq/ℓ em 24 horas, pelo risco da síndrome de desmielinização osmótica, que pode gerar sequelas neurológicas irreversíveis (quadriplegia flácida ou paraplegia, fraqueza flácida, coma). O soro NaCl 3% contém 512 mEq de sódio/ℓ.

Em caso de SIADH crônica, o tratamento deve ser:

- Demeclociclina é o inibidor mais potente da ação do ADH nos túbulos renais. A dose é 900 a 1.200 mg/dia
- Outros: lítio, ureia e fludrocortisona são menos utilizados pelos efeitos colaterais. Recentemente, a empagliflozina vem sendo estudada para tratamento de SIADH por causar diurese osmótica secundária a glicosúria.

Síndrome Cerebral Perdedora de Sal

A SCPS caracteriza-se pela perda renal de sódio durante uma doença intracraniana, ocasionando hiponatremia e diminuição do volume extracelular. A fisiopatologia da SCPS não está totalmente clara. Acredita-se que ocorra um aumento de secreção cerebral dos peptídeos natriuréticos cerebral (BNP) e atrial (ANP) que levam à perda renal de sal e água, hiponatremia e desidratação. Esses fatores natriuréticos são responsáveis pela inibição do sistema renina-angiotensina-aldosterona e do sistema nervoso simpático, além de suprimir o ADH, a natriurese e a diurese.

Diagnóstico

Para estabelecer o diagnóstico, devem-se analisar alguns parâmetros:

- Hiponatremia: Na < 135 mEq/ℓ
- Hipovolemia: taquicardia postural, renina elevada, aldosterona elevada
- Osmolaridade plasmática efetiva sérica < 275 mOsm/kg
- Sódio urinário alto > 40 mEq/ℓ
- Osmolaridade urinária alta
- Ácido úrico comumente > 4 mg/dℓ

- ADH normal ou elevado
- Teste da furosemida com piora ou manutenção da hiponatremia após 20 mg, IV, de furosemida.

A diferenciação da SCPS com SIADH pode ser difícil, pois a bioquímica de ambos pode ser idêntica. A Tabela 55.4 mostra algumas características que podem auxiliar nessa diferenciação. A principal diferença vai ser o estado de hidratação, que na SIADH é normal ou hipervolêmico, e na SCPS é hipovolêmico – apesar de também ter ácido úrico baixo nessa condição, não se sabe o motivo. A SCPS pode ter ADH elevado também, como um mecanismo de proteção para evitar a desidratação. Um BNP baixo fala muito a favor de SIADH, porém, se estiver alto, pode ser tanto SIADH quanto SCPS, pois pode se elevar em ambas as condições.

TABELA 55.4 Diagnóstico diferencial entre SCPS e SIADH.

Marcador bioquímico	SIADH	SCPS
Volume extracelular	Normal ou alto	Baixo
Sódio urinário	> 40 mEq/ℓ	> 40 mEq/ℓ
Ácido úrico	Baixo	Normal ou baixo
Fração de excreção de ácido úrico	Alto	Alto
Osmolaridade urinária	Alta	Alta
Osmolaridade sérica	Baixa	Baixa
Relação ureia/creatinina	Baixa ou normal	Alta
Potássio sérico	Normal	Normal ou alto
Pressão venosa central	Normal ou alta	Baixa
Pressão pulmonar capilar	Normal ou alta	Baixa
Nível de BNP	Normal	Alto
Tratamento	Restrição salina	Volume

SIADH, hormônio antidiurético; *SCPS*, síndrome cerebral perdedora de sal; *BNP*, peptídeo natriurético cerebral. (Adaptada de Da Cunha Neto, 2013.)

Tratamento

O tratamento é feito com:

- Hidratação até restaurar a volemia: utilizar soro hipertônico (NaCl 3%) se houver hiponatremia grave ou mantida após volemia restaurada, ou cloreto de sódio (em *tablets* ou em solução salina) para hiponatremia leve à moderada
  - 130 mEq/ℓ: NaCl oral 1 a 3 g/dia
  - 121 a 130 mEq/ℓ: NaCl a 0,9% ou suplementação oral (4 a 12 g)
  - < 120 mEq/ℓ: soro hipertônico, a depender do quadro clínico e das concentrações sanguíneas de sódio
- Fludrocortisona 0,1 a 0,4 mg/dia, pois aumenta a reabsorção renal de sódio.

A SCPS é uma condição transitória que se resolve em 3 a 4 semanas, dispensando tratamento a longo prazo.

Leitura recomendada

Adrogué HJ, Madias NE. Hyponatremia, primary care. N Engl Med. 2000;342(21):1581-89.

Burke WT, Cote DJ, Penn DL, Iuliano S, McMillen K, Laws ER. Diabetes insipidus after endoscopic transsphenoidal surgery. Neurosurgery. 2020;87(5):949-55.

Garmes HM, Boguszewski CL. Guia prático em neuroendocrinologia. 1. ed. São Paulo: Editora Clannad; 2020. "Diabetes *insipidus*" e "Secreção inapropriada de ADH".

Hensen J et al. Prevalence, predictors and patterns of postoperative polyuria and hyponatraemia in the immediate course after transsphenoidal surgery for pituitary adenomas. Clin Endocrinol. 1999;50:431-39.

Naves LA, Vilar L, Costa ACF et al. Distúrbios na secreção e ação do hormônio antidiurético. Arq Bras Endocrinol Metab. 2003;47:347-57.

Refardt J, Imber C, Sailer CO, Jeanloz N, Potasso L, Kutz A et al. A randomized trial of empagliflozin to increase plasma sodium levels in patients with the syndrome of inappropriate antidiuresis. J Am Soc Nephrol. 2020;31(3):615-24.

Salgado LR. Hipófise: glândula fundamental em endocrinologia. São Paulo: Atheneu: 2013. Alterações hormonais e hidroeletrolíticas nas cirurgias transesfenoidais.

Capítulo 56

Tratamento Cirúrgico dos Adenomas Hipofisários

Anatomia da hipófise

A hipófise normal mede 10 a 12 mm no eixo laterolateral, 6 mm no eixo superoinferior (até 10 mm na mulher jovem e até 12 mm na grávida) e 9 mm no eixo anteroposterior. Localiza-se no interior da sela túrcica, que por sua vez está dentro das estruturas da base do crânio. A Figura 56.1 ilustra bem a anatomia da hipófise e sua relação com as estruturas vizinhas.

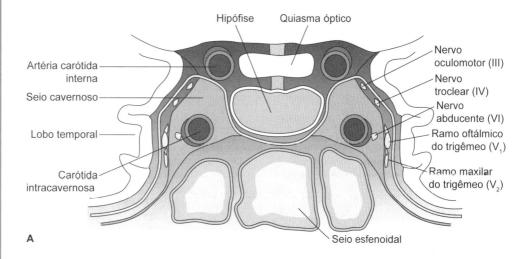

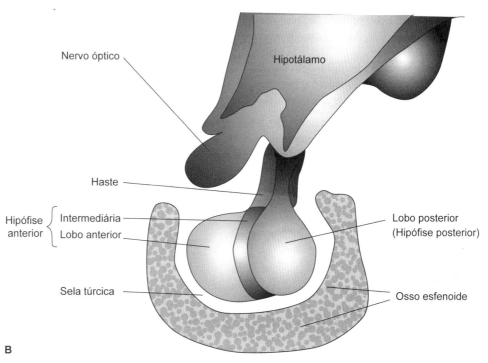

FIGURA 56.1 Anatomia da hipófise. **A.** Visão coronal. **B.** Visão sagital.

O limite superior da sela é o diafragma. Essa é uma fina membrana que consiste na reflexão da dura-máter, que separa a sela túrcica da cisterna suprasselar. O diafragma é penetrado pela haste hipofisária. Dentro da sela, não há liquor, mas a cisterna suprasselar é preenchida por liquor. Portanto, quando ocorre lesão desse diafragma, percebe-se rapidamente pela entrada de liquor dentro da sela. O quiasma óptico situa-se cerca de 10 a 15 mm acima do diafragma. Anteriores ao quiasma, encontram-se os nervos ópticos, posteriores, estão os tratos ópticos.

Os limites laterais da sela são os seios cavernosos. Cada seio cavernoso contém a artéria carótida interna daquele lado (porção intracavernosa) e os nervos cranianos: III (oculomotor), IV (troclear), V (trigêmeo), V1 (ramo oftálmico), V2 (ramo maxilar) e VI (abducente). O comprometimento desses nervos (por invasão tumoral, por trombose de seio cavernoso ou infecção local, por exemplo) pode causar oftalmoplegia, diplopia, ptose, midríase, abolição do reflexo corneano, dor e parestesias no território inervado pelo ramo oftálmico do trigêmeo.

O limite inferior da sela é o osso esfenoide, que forma o assoalho da sela. O limite anterior da sela é uma fina camada do osso esfenoide, que forma a parede posterior do seio esfenoidal. O crescimento de um tumor para esse seio pode ser assintomático ou cursar com fístula liquórica e rinorreia aquosa. O limite posterior da sela é o clivus, que é um osso que separa a sela do tronco encefálico.

Tratamento cirúrgico

Objetivos

Os objetivos principais de uma cirurgia para retirada de tumor hipofisário são:

- Remover o máximo de tecido neoplásico possível para descomprimir aparato óptico e estruturas adjacentes (inclusive o parênquima hipofisário normal)
- Eliminar o máximo possível de tecido neoplásico hipersecretor de hormônio, diminuindo chance de resquício/recidiva tumoral
- Evitar danos ao tecido hipofisário normal e neurológicos adicionais ao paciente, visando, inclusive, reestabelecer o funcionamento normal de tais estruturas.

Os fatores determinantes do sucesso do tratamento cirúrgico são a experiência do cirurgião e as caraterísticas da lesão, como: volume, consistência, vascularização, localização, presença de extensão e invasão para seios cavernosos e estruturas vizinhas. A Tabela 56.1 abaixo mostra como se classificam os tumores hipofisários conforme o grau de extensão e erosão do assoalho selar.

Indicações

São indicações cirúrgicas de tumores de região selar:

- Tumor hipofisário com hipersecreção hormonal
  - Doença de Cushing, acromegalia e tireotropinoma (TSHoma): primeira linha de tratamento
  - Prolactinoma: em geral, cogita-se cirurgia, se o tratamento clínico falhar por resistência ou intolerância à medicação

TABELA 56.1 Classificação dos tumores hipofisários conforme o grau de erosão do assoalho selar de acordo com a tomografia computadorizada.

Grau 0	Sela normal
Grau 1	Rebaixamento inferior do assoalho, mas com tamanho normal
Grau 2	Sela aumentada de tamanho
Grau 3	Erosão do assoalho selar
Grau 4	Destruição da sela, com invasão do seio esfenoidal

- Adenomas clinicamente não funcionantes com sintomas compressivos: hemianopsia, sintomas decorrentes de compressão de outros nervos cranianos adjacentes à sela túrcica, hipopituitarismo e cefaleia
- Apoplexia hipofisária, se houver sintomas compressivos ou neurológicos, ou nos casos em que se optou por iniciar o tratamento conservador, mas o quadro clínico não apresentou melhora após 1 semana de tratamento clínico com hidratação e dexametasona em altas doses (4 mg, via intravenosa (IV), a cada 6 horas)
- Tumores selares/parasselares com sintomas compressivos e/ou deficiências hormonais hipofisárias: craniofaringiomas, meningiomas, cistos de bolsa de Rathke, cordoma de clivus.

De qualquer maneira, a decisão, a indicação, o *timing* e, além de tudo, a preparação para o tratamento cirúrgico deverão ser sempre discutidos dentro de um contexto multidisciplinar. Ou seja, o paciente deve ser avaliado pelo neuroendocrinologista, neurocirurgião de hipófise, otorrinolaringologista (rinologista) e neuro-oftalmologista para um resultado terapêutico adequado e o mínimo de complicações possível.

Manejo pré-operatório

Status basal hormonal hipofisário

Hipersecreção hipofisária

Além de confirmar laboratorialmente de maneira adequada as síndromes hipersecretórias – doença de Cushing, acromegalia e tireotropinomas (conforme protocolos descritos em capítulos específicos) –, convém dar atenção especial ao perfil de prolactina. Em pacientes em que há sinais e sintomas compatíveis com hiperprolactinemia associados a tumores hipofisários volumosos e níveis séricos de prolactina relativamente baixos, deve-se solicitar diluição da amostra de prolactina para afastar-se o efeito-gancho. Nesse contexto, após a aplicação dessa técnica, pode haver a revelação de concentrações muito elevadas de prolactina, já que há correlação entre o volume tumoral e a alteração hormonal nos casos de prolactinomas. Assim, faz-se o diagnóstico de prolactinoma, que tem indicação terapêutica medicamentosa de primeira linha. De outro modo, no paciente sem quadro clínico decorrente de hiperprolactinemia e com níveis elevados de prolactina, por vezes, até já tratado inicialmente com agonistas dopaminérgicos e sem grande resposta sobre o volume tumoral, convém fazer o diagnóstico diferencial com adenomas hipofisários que geram compressão de haste hipofisária, que podem cursar com aumento de prolactina pela desconexão hipotálamo-hipofisária, causando menor chegada de dopamina na hipófise, o que, por sua vez, aumenta o nível de prolactina sem se tratar de um prolactinoma. Esses tipos de lesão, pseudoprolactinomas, em geral, têm indicação de tratamento cirúrgico.

Hiposecreção hipofisária

Eixo tireotrófico

Se houver detecção de redução dos níveis de hormônios tireoidianos (T4-livre abaixo de 0,6 ng/dℓ), é adequado tentar sempre fazer o diagnóstico diferencial entre hipotiroidismo primário e central. Importante lembrar que nessa última situação o TSH pode estar baixo, normal ou até discretamente elevado na vigência de concentrações reduzidas de T4-livre. O paciente deve ter a função tireoidiana compensada, mantendo níveis de T4-livre próximos a 1,3 ng/dℓ ou ao ponto médio do intervalo de referência para o método laboratorial utilizado nos casos de hipotiroidismo central, para que se evite disfunção cardíaca, hipotermia, íleo paralítico e hiponatremia nos períodos trans e pós-operatórios. A reposição com levotiroxina deve ser iniciada sempre após se descartar ou compensar hipocortisolismo para evitar quadros de crise adrenal.

Eixo corticotrófico

Existem variedades de protocolos para determinar níveis séricos de cortisol seguros para a realização de cirurgia hipofisária. Em termos mais práticos, de acordo com referências mais recentes e para evitar realização de testes dinâmicos em pacientes com lesões hipofisárias (com risco de apoplexia hipofisária), tem-se utilizado o ponto de corte de cortisol basal matinal de 11 µg/dℓ. Valores iguais ou abaixo desse limite tornam mandatória a cobertura com glicocorticoide no perioperatório. Previamente à cirurgia, deve-se utilizar doses fisiológicas de reposição. Logo no início do ato operatório, durante a indução anestésica, faz-se hidrocortisona 100 mg IV e mantém-se em seguida, pelo menos no início, 50 mg IV, 8/8 horas.

Hormônio antidiurético

Principalmente em lesões com componentes suprasselares significativos pode haver comprometimento de produção e secreção do hormônio antidiurético por compressão hipotalâmica, de haste hipofisária ou até mesmo de neuro-hipófise. É importante avaliar então se há presença de diabetes insípido, que irá se manifestar com poliúria associada à polidipsia compensatória. Nesses casos, laboratorialmente, irá se observar presença de densidade e/ou osmolalidade urinárias reduzidas e natremia e/ou osmolalidade séricas elevadas. Com o diagnóstico, também deve-se compensar o paciente antes da cirurgia utilizando DDAVP (desmopressina).

Os demais eixos não precisam de reposição antes da cirurgia, até para que se consiga avaliar a eventual recuperação desses eixos após remoção da lesão selar. Nos casos de hipogonadismo,

por exemplo, prefere-se que a reposição dos esteroides sexuais seja iniciada apenas no pós-operatório tardio para evitar risco de trombose nesse período em que o paciente costuma ficar menos ativo.

Além da avaliação hormonal basal hipofisária, solicita-se antes da cirurgia: hemograma completo, glicemia, ureia, creatinina, sódio, potássio e coagulograma. Em situações específicas, deve-se colher também:

- Marcadores tumorais: na suspeita de germinoma, beta hCG, alfafetoproteína e antígeno carcinoembrionário (CEA); na suspeita de metástase para hipófise, CA 125, CA 19-9 ou outros marcadores tumorais, conforme a suspeição do local primário do tumor
- Peptídeo natriurético cerebral (BNP): pode ajudar no diagnóstico diferencial de estados de hiponatremia
- Urina tipo 1 e urocultura: se houver risco de infecção do trato urinário.

Suspensão de medicamentos

Os medicamentos que precisam ser suspensos no pré-operatório das cirurgias selares são: ácido acetilsalicílico (AAS), antiagregantes plaquetários, anticoagulantes, cetoconazol (interage com alguns anestésicos), antidiabéticos orais, hormônios sexuais (pelo aumento no risco de trombose), agonistas dopaminégicos (para não falsear o seguimento do paciente e permitir a comparação dos níveis de PRL no pré e pós-operatório sem o uso da medicação) e análogos de somatostatina. Se possível, suspender cetoconazol, agonistas dopaminérgicos, análogos de somatostatina e hormônios sexuais aproximadamente 30 dias antes da cirurgia.

Os medicamentos que não devem ser suspensos são: reposição tireoidiana, reposição de glicocorticoide, DDAVP (desmopressina), betabloqueadores, insulina e anti-hipertensivos.

Técnicas cirúrgicas

Cirurgia transesfenoidal

A cirurgia transesfenoidal (CTS) é a técnica cirúrgica mais utilizada para tratamento dos tumores de hipófise. Geralmente, ela é realizada via transnasal, mas o acesso também pode ser sublabial. A cirurgia transesfenoidal pode ser feita somente com microscópio cirúrgico, microscópio auxiliado pela endoscopia ou exclusivamente com endoscopia. Resumidamente, a equipe cirúrgica faz o acesso endoscópico utilizando os dois orifícios nasais, podendo ser realizado por entre a mucosa e o septo nasal, até chegar ao osso vômer posteriormente, que deve ser fraturado e atravessado até se chegar à parede anterior do seio esfenoidal. Ao chegar no seio esfenoidal, o cirurgião faz o acesso para entrar no seio, retira a mucosa, quebra a parede posterior do seio esfenoidal, abrindo a porção óssea da sela túrcica. Abre a dura-máter entre as artérias carótidas internas e os seios intercavernosos e adentra à sela túrcica. O tumor é retirado sob visão microscópica (em três dimensões, tridimensional ou 3D) ou endoscópica (em duas dimensões, bidimensional ou 2D), conforme ilustrado na Figura 56.2. Sempre que possível

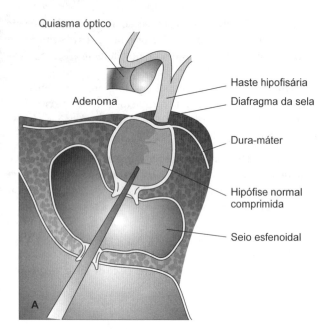
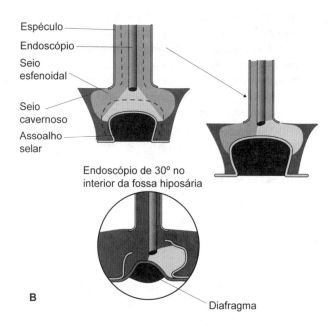

FIGURA 56.2 A e **B**. A microcirurgia assistida por endoscópio fornece uma visão panorâmica do seio esfenoidal. Com o emprego do endoscópio de 30°, é possível uma visão de 90°. As estruturas parasselares podem ser visualizadas, e o tumor residual, detectado e ressecado. (Adaptada de Melmed, 2011.)

deve-se tentar a ressecção extracapsular em bloco do tumor, possibilitando maior chance de exérese total da lesão e menor chance de resquício/recidiva tumoral. Sistemas de neuronavegação e a RM intraoperatória podem ajudar para a maior eficácia do procedimento.

As complicações desse tipo de cirurgia incluem: lesão da artéria carótida interna, lesão das vias ópticas, lesão dos nervos cranianos (III, IV, V, VI), fístula liquórica, meningite, sangramentos maiores, hematoma de leito tumoral, sangramento de remanescente tumoral no pós-operatório, diabetes insípido transitório ou permanente, síndrome da secreção inapropriada de hormônio antidiurético (SIADH), síndrome cerebral perdedora de sal (SCPS), hipopituitarismo, hemorragia subaracnóidea (HSA), vasospasmo e acidente vascular cerebral isquêmico. A mortalidade deste tipo de cirurgia é baixa, por volta de 0,5%.

Cirurgia aberta (transcraniana)

A cirurgia aberta (transcraniana) isolada ou combinada com acesso transesfenoidal é a via escolhida em pacientes selecionados principalmente em macroadenomas gigantes com expansão suprasselar fora da linha média ou que a localização do tumor torna muito difícil o acesso via CTS isoladamente. Faz-se uma abertura no sentido coronal, com acesso subfrontal do lado mais próximo ao tumor. Levanta-se o lobo frontal e segue-se o nervo óptico até o quiasma. O tumor fica abaixo e medial ao nervo óptico.

Manejo pós-operatório

Distúrbios de sódio

Já no período pós-operatório precoce, é possível detectar distúrbios dos níveis de sódio por alterações na secreção de hormônio antidiurético (ADH) consequente à manipulação/secção da haste hipofisária. Existe um padrão trifásico clássico, quando, após as primeiras 24 horas, pode haver um quadro de diabetes insípido (DI) transitório, seguido, após alguns dias, de síndrome de secreção inapropriada de ADH (SIADH) e, em média, aproximadamente 2 semanas depois da cirurgia, o surgimento de DI permanente, a depender da lesão ocorrida no trato hipotálamo-hipofisário e nos núcleos paraventricular e supraóptico hipotalâmicos.

A DI transitória surge aproximadamente entre 24 e 48 horas após a cirurgia hipofisária e tem incidência variável entre 15 e 30%. Tem caráter autolimitado e duração aproximada de 5 a 7 dias. Os principais fatores de risco são as situações que levam a grande manipulação cirúrgica e lesões com componentes suprasselares significativos. O diagnóstico nesse período (pós-operatório precoce) será feito quando houver as 3 condições em associação, a seguir:

- Débito urinário maior que 300 mℓ/h por 2 a 3 horas consecutivas
- Densidade urinária < 1005
- Natremia acima do limite superior da normalidade.

O paciente deve ser deixado sob orientação de ingestão oral hídrica conforme sua sede e o tratamento medicamentoso se faz com DDAVP (desmopressina) 1 a 2 μg (1/4 a 1/2 ampola), IV ou subcutânea. Importante frisar que DDAVP deve ser feito sob demanda e não prescrito de horário já que, além do quadro ser tipicamente transitório, deve-se evitar hiponatremia iatrogênica e não fazer sobreposição com SIADH que pode ocorrer na sequência da evolução.

A SIADH classicamente pode ocorrer após o surgimento da fase de DI transitório, mas também de maneira isolada em 8 a 21% dos casos. O quadro inicia-se entre o 4º e o 10º dias após cirurgia e pode ter duração de 2 a 14 dias. O paciente, que habitualmente estará já de alta hospitalar após 72 horas do procedimento, deve ter sódio sérico dosado periodicamente até 10 a 15 dias após cirurgia. Para evitar queda significativa de natremia e reinternação hospitalar, atualmente, orienta-se iniciar restrição hídrica profilática (inicialmente em 1.000 mℓ/dia) já na alta hospitalar até 1 semana pelo menos. A ingestão hídrica vai sendo aumentada gradualmente ao longo dos dias e de acordo com os níveis séricos de sódio. Caso haja necessidade de intensificação do tratamento da hiponatremia, pode-se utilizar furosemida ou reposição de sódio intravenoso.

Existem outras causas de hiponatremia no período pós-operatório precoce que devem ser lembradas e entrar no diagnóstico diferencial: síndrome cerebral perdedora de sal, hipotiroidismo prévio não tratado e hipocortisolismo (prévio não tratado ou surgido após procedimento).

Diabetes insípido permanente tem incidência entre 2 e 10% nos pacientes submetidos a cirurgia hipofisária e é mais frequente nos pacientes mais jovens e com cistos de bolsa de Rathke e craniofaringiomas. É possível detectar indícios do quadro clínico já após 15 a 20 dias após cirurgia. Na maioria dos pacientes o tratamento será feito com DDAVP (desmopressina). Nos quadros de DI parcial, pode-se tentar o uso de carbamazepina ou oxcarbamazepina, pois é dito que tais drogas podem aumentar a meia-vida do ADH, a sensibilidade renal ao ADH e a expressão de aquaporina.

Eixo corticotrófico

O paciente que manteve o eixo corticotrófico funcionante após a cirurgia hipofisária normalmente vai exibir uma hipersecreção de cortisol nessa fase. O que se tenta validar é o nível da concentração sérica de cortisol e quando deve-se dosar o hormônio após a cirurgia. Tem-se que pacientes que não estejam em uso de glicocorticoides e apresentem concentrações de cortisol basal matinal acima de 15 μg/dℓ entre o 1º e o 5º dia pós-operatório tenham seu eixo corticotrófico intacto. Dessa maneira, fica excluída insuficiência adrenal e sem necessidade de cobertura com glicocorticoide.

Já o paciente previamente em eucortisolismo, terá indicação de reposição de glicocorticoide no pós-operatório, se cortisol basal for menor que 5 μg/dℓ ou entre 5 e 15 μg/dℓ com sintomas de insuficiência adrenal. O paciente com hipocortisolismo prévio à cirurgia deverá manter no pós-operatório a reposição de glicocorticoide iniciada previamente ao procedimento e ajustada fisiologicamente ao longo dos dias.

No paciente operado por doença de Cushing o ideal é manter sem uso de glicocorticoide no trans e pós-operatório para avaliar resposta precoce do tratamento. Entretanto, há que se monitorar com bastante cautela os níveis de cortisol logo a partir do 1º dia pós-operatório. Em uma cirurgia eficaz, o nadir de cortisol deve acontecer até o 2º dia após o procedimento e tem valor prognóstico. Nesse período, níveis abaixo de 2 μg/dℓ têm alta associação com remissão e entre 2 e 5 μg/dℓ podem ser considerados em remissão. Sendo assim, cortisol basal sérico abaixo de 5 μg/dℓ ou sintomas de insuficiência adrenal geram indicação de iniciar reposição de glicocorticoide.

A reposição de glicocorticoide no pós-operatório com esta indicação deve ser feita com dose de ataque de hidrocortisona de 100 mg IV e mantendo-se 50 mg, IV, 8/8 horas em seguida. No dia seguinte, se o paciente estiver acordado e sem outras intercorrências, fazer transição para reposição oral com acetato de cortisona da seguinte maneira:

- D1: 20 mg às 08h, 14h e 22h (equivalente: prednisona 15 mg/manhã)
- D2: 20 mg às 08h e 14h (equivalente: prednisona 10 mg/manhã)
- D3: 20 mg às 08h e 10 mg às 14h (equivalente: prednisona 7,5 mg/manhã).

Após alta hospitalar, é sempre interessante manter o paciente com doses fisiológicas de reposição de glicocorticoide e tentar desmame. No caso dos pacientes com doença de Cushing, pode ser que haja necessidade de uso prolongado até uma eventual recuperação fisiológica do eixo corticotrófico ou até mesmo durante toda vida. A dosagem de cortisol sérico pela manhã deve ser realizada pelo menos de 3 em 3 meses e, de acordo com os resultados, decide-se pela descontinuação ou não da reposição dos glicocorticoides. É preciso lembrar que o corticoide em uso precisa ser descontinuado cerca de 12 a 24 horas antes da dosagem do nível sérico de cortisol, se forem corticoides de meia-vida curta, como a cortisona ou a hidrocortisona, e 24 a 48 horas antes, se forem corticoides de meia-vida média, como a prednisona ou prednisolona.

Avaliação tardia

Em 4 a 6 semanas após cirurgia, o paciente deve ser avaliado do ponto de vista endocrinológico para averiguar eventual remissão de hipersecreções, surgimento de deficiências e recuperação funcional de eixos hipofisários. Já é possível nesse momento discutir resultados imuno-histoquímicos. Em 12 semanas após procedimento, deve-se novamente examinar hipersecreção, deficiências e reposições de hormônios hipofisários, bem como reavaliação neuro-oftalmológica. Nessa ocasião, que já houve tempo necessário para ocorrer reabsorção dos hematomas e secreções do leito cirúrgico permitindo uma melhor visualização da região, pode ser realizada a primeira ressonância magnética de sela túrcica para avaliar extensão de ressecção tumoral e presença de resquício tumoral.

Leitura recomendada

Biller BM, Grossman AB, Stewart PM, Melmed S, Bertagna X, Bertherat J et al. Treatment of adrenocorticotropin-dependent Cushing's syndrome: a consensus statement. J Clin Endocrinol Metab. 2008; 93(7):2454-62.

Burke WT, Cote DJ, Iuliano SI, Zaidi HA, Laws ER. A practical method for prevention of readmission for symptomatic hyponatremia following transsphenoidal surgery. Pituitary. 2018;21(1): 25-31.

Burke WT, Cote DJ, Penn DL, Iuliano S, McMillen K, Laws ER. Diabetes insipidus after endoscopic transsphenoidal surgery. Neurosurgery. 2020;87(5):949-55.

Cote DJ, Iuliano SL, Catalino MP, Laws ER. Optimizing pre-, intra-, and postoperative management of patients with sellar pathology undergoing transsphenoidal surgery. Neurosurg Focus. 2020; 48(6): E2.

McLaughlin N, Laws ER, Oyesiku NM, Katznelson L, Kelly DF. Pituitary centers of excellence. Neurosurgery. 2012;71(5):916-24.

Melmed S. Anterior pituitary and posterior pituitary. In: Melmed S, Polonsky KS, Larsen PR, Kronenberg HM. Williams textbook of endocrinology. 12. ed. Philadelphia: Saunders; 2011.

Melmed S, Casanueva FF, Hoffman AR, Kleinberg DL, Montori VM, Schlechte JA et al; Endocrine Society. Diagnosis and treatment of hyperprolactinemia: an Endocrine Society clinical practice guideline. J Clin Endocrinol Metab. 2011;96(2):273-88.

Stolyarov Y, Mirocha J, Mamelak AN, Ben-Shlomo A. Consensus-driven in-hospital cortisol assessment after ACTH-secreting pituitary adenoma resection. Pituitary. 2018;21(1):41-49.

Woodmansee WW, Carmichael J, Kelly D, Katznelson L; AACE Neuroendocrine and Pituitary Scientific Committee. American Association of Clinical Endocrinologists and American College of Endocrinology Disease State Clinical Review: Postoperative Management Following Pituitary Surgery. Endocr Pract. 2015;21(7):832-38.

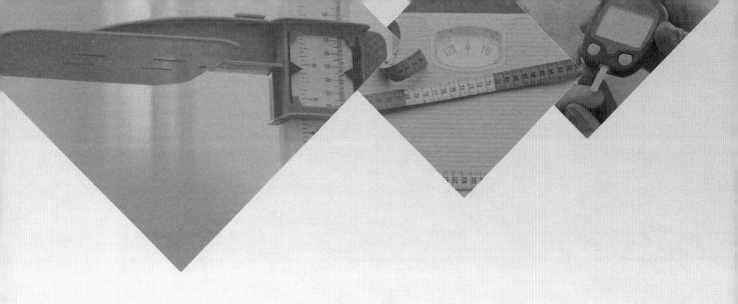

Parte 5

Seção Tireoide

Patrícia Sales • Márcio Garrison Dytz

Capítulo 57

Fisiologia dos Hormônios Tireoidianos e Interpretação de Resultados de Provas de Função Tireoidiana

Introdução

A tireoide é um dos maiores órgãos endócrinos do corpo, pesando cerca de 15 a 20 g. Localiza-se na região anterior do pescoço sobre a cartilagem tireoide. Tem dois lobos unidos pelo istmo e, eventualmente, pode estar presente um terceiro lobo, o piramidal. É uma glândula extremamente vascularizada, que produz e armazena hormônios em grande quantidade, os quais participam da regulação do metabolismo de todas as células do organismo.

Produção dos hormônios tireoidianos

A tireoide é composta de dois tipos principais de células: foliculares, originadas no endoderma da faringe embrionária, que produzem T3 (triiodotironina) e T4 (tetraiodotironina ou tiroxina), e parafoliculares (ou células C, por serem células claras que se coram muito pouco à microscopia), com origem neuroendócrina e responsáveis pela produção de calcitonina, um hormônio importante para a regulação do metabolismo do cálcio no organismo.

As células foliculares são polarizadas, com sua porção basal em contato com os vasos sanguíneos, enquanto sua porção apical fica em contato com o coloide.

A produção dos hormônios tireoidianos passa por quatro etapas:

- Captação do iodo
- Oxidação do iodo
- Organificação
- Acoplamento.

Captação do iodo

A captação do iodo é um processo ativo realizado pelo cotransportador sódio/iodeto (NIS) presente na porção basal das células foliculares. Esse transportador é uma proteína de membrana que capta o iodo da circulação e leva-o para o interior da célula com dois íons sódio. Existe uma bomba de sódio-potássio na membrana, que mantém o gradiente favorável para a entrada do sódio com a entrada do iodo.

Em uma situação de suficiência em iodo, a tireoide capta cerca de 10% do iodo circulante, enquanto nos estados de deficiência de iodo, a captação tireoidiana atinge valores de até 80% de todo o iodo sérico que passa pela glândula. A recomendação de ingestão diária de iodo é de aproximadamente 150 μg/dia em adultos, aumentando para 250 μg/dia na gestação e 290 μg/dia na lactação.

Como cerca de 90% do iodo ingerido é excretado na urina, a concentração urinária de iodo é um excelente indicador da ingestão recente de iodo. O iodo urinário pode ser expresso como uma concentração ($\mu g/\ell$) com relação à excreção de creatinina (μg iodo/g creatinina) em uma amostra isolada de urina, ou como excreção de 24 horas (μg/dia), que é denominada excreção urinária de iodo.

No entanto, a concentração urinária de iodo pode ser mal interpretada. Portanto, a ingestão individual de iodo e as concentrações de iodo urinário na amostra isolada de urina são altamente variáveis no dia a dia, sendo um erro comum presumir que todos os indivíduos com concentração < 100 µg/ℓ são deficientes em iodo.

Para estimar a ingestão de iodo em indivíduos, as coletas de 24 horas são preferíveis, mas difíceis de obter em estudos populacionais. Uma alternativa é utilizar a razão iodo/creatinina ajustada para idade e sexo em adultos, mas isso também tem limitações. A creatinina pode não ser confiável para estimar a excreção diária de iodo de amostras pontuais, sobretudo em indivíduos desnutridos, que têm a concentração de creatinina baixa. A ingestão diária de iodo para estimativas populacionais pode ser extrapolada da amostra isolada utilizando estimativas de volume médio de urina de 24 horas. A Tabela 57.1 mostra uma sugestão de como avaliar o estado nutricional de iodo em uma população baseado na concentração do iodo urinário em amostra isolada de urina.

Esse exame é útil em situações para confirmar se o paciente está realmente fazendo a dieta pobre em iodo recomendada, por exemplo, na preparação para exames, como a cintilografia de tireoide, a pesquisa de corpo inteiro ou para receber dose terapêutica de iodo radioativo.

TABELA 57.1 Critérios epidemiológicos para avaliar o estado nutricional de iodo em uma população com base na mediana e/ou no intervalo de concentrações de iodo urinário.

Mediana de iodo urinário (μg/ℓ)	Ingesta de iodo	Estado nutricional de iodo
Crianças em idade escolar		
< 20	Insuficiente	Deficiência de iodo grave
20 a 49	Insuficiente	Deficiência de iodo moderada
50 a 99	Insuficiente	Deficiência de iodo leve
100 a 199	Adequado	Ótimo
200 a 299	Mais que adequado	Risco de hipertireoidismo induzido por iodo em grupos suscetíveis
> 300	Excessivo	Risco de efeitos adversos (hipertireoidismo induzido por iodo, doença tireoidiana autoimune e hipotireoidismo)
Gestantes		
< 150	Insuficiente	
150 a 249	Adequado	
250 a 499	Mais que adequado	
≥ 500	Excessivo	
Lactantes^a		
< 100	Insuficiente	
≥ 100	Adequado	

*Em lactantes, os valores de iodo urinário mediano são mais baixos do que as necessidades de iodo por causa do iodo excretado no leite materno.

Oxidação do iodo

Após ser captado, o iodo é transportado da membrana basal até a membrana apical da célula por uma proteína, conhecida como pendrina. Chegando à membrana apical, será então transportado para dentro do líquido coloide, que fica dentro do folículo. No coloide, é oxidado pela enzima tireoperoxidase (TPO), em uma reação dependente de cálcio, nicotinamida adenina dinucleotídeo fosfato reduzida (NADPH) e peróxido de hidrogênio (H_2O_2). O H_2O_2 é formado pelas enzimas ThOX 1 e 2 (*thyroid oxidases 1 e 2*, também conhecidas como *dual oxidases 1 e 2* [DUOX1 e DUOX2]), que também estão presentes na membrana apical das células foliculares.

Organificação do iodo

A organificação do iodo é um processo também mediado pela TPO, no qual o iodo oxidado é ligado a carbonos presentes em resíduos de tirosina da tireoglobulina (Tg), uma glicoproteína produzida pelas próprias células foliculares da tireoide. De acordo com a quantidade de iodo ligado nas moléculas de tireoglobulina, podem ser formados dois tipos de moléculas: as MIT (monoiodotirosinas) e as DIT (di-iodotirosinas).

Acoplamento

Sob ação da TPO, moléculas de MIT e DIT são agrupadas formando os hormônios tireoidianos finais. A tetraiodotironina (T4 ou tiroxina) é formada pela junção de duas DIT, enquanto a tri-iodotironina (T3) é formada pela junção de uma MIT com uma DIT.

Os hormônios tireoidianos ficam armazenados dentro do coloide dos folículos e, quando necessário, ocorre endocitose do coloide pela membrana apical com liberação de tireoglobulina, T3 e T4 para circulação pela membrana basal da célula folicular. A T4 é o principal hormônio liberado pela tireoide (85% do hormônio total liberado) e tem meia-vida de 4 a 7 dias, porém tem menor afinidade pelo receptor dos hormônios tireoidianos. Já a T3 corresponde a 15% do hormônio liberado pela tireoide, tem meia-vida mais curta (1 dia) e maior afinidade pelo receptor (4 a 10 vezes maior). A maior parte da T3 circulante (80%) provém da conversão periférica de T4 em T3, que ocorre pela ação das enzimas chamadas deiodinases.

Regulação da função tireoidiana

O hipotálamo produz hormônio liberador de tireotrofina (TRH) que, via circulação porta hipofisária, chega à adeno-hipófise e estimula a secreção de hormônio tireoestimulante (TSH) pelos tireotrofos. O TSH é um hormônio glicopeptídeo formado por duas subunidades: subunidade alfa, responsável pela afinidade ao receptor [essa subunidade é comum a outros hormônios hipofisários, como o luteinizante (LH) e o foliculoestimulante (FSH)], e subunidade beta, responsável pela especificidade e atividade biológica. O TSH age em seu receptor acoplado à proteína G nas células foliculares da tireoide, nas quais aumenta a produção de adenosina monofosfato cíclico (cAMP) intracelular e estimula todas as etapas de síntese dos hormônios tireoidianos: desde a captação do iodo pelo NIS, o transporte pela pendrina, a oxidação pela TPO e DUOX, a organificação, a síntese e liberação dos hormônios tireoidianos para o sangue e a conversão periférica de T4 para T3 pelas deiodinases. Também é capaz de aumentar a vascularização da glândula e promover mitogênese.

A T3 exerce *feedback* negativo sobre a produção de TSH e TRH, caracterizando uma alça de retroalimentação negativa, mantendo assim o equilíbrio e a homeostase. No hipotálamo e na hipófise, existe a deiodinase tipo 2, uma enzima que converte T4 em T3 localmente, de modo a manter esse *feedback* negativo. Outros hormônios e situações também regulam a função tireoidiana, conforme destacado na Figura 57.1.

Além da regulação externa pelo TSH, a tireoide também apresenta um mecanismo de autorregulação. Na presença de níveis elevados de iodeto, ocorre o bloqueio da captação e organificação do iodo, fenômeno conhecido como Wolff-Chaikoff. O mecanismo para esse bloqueio ainda não é totalmente conhecido, mas aparenta estar relacionado com a inibição na geração de H_2O_2, de modo a bloquear a iodação da Tg. Um mecanismo proposto é que o excesso de iodeto leve à formação do 2-iodohexadecanal, que possui ação inibitória sobre a geração de H_2O_2. O efeito Wolff-Chaikoff é transitório e, após alguns dias de excesso de iodo, pode ocorrer escape com retorno à síntese dos hormônios tireoidianos.

Entretanto, alguns pacientes exibem a resposta oposta ao excesso de iodo. Em vez de hipotireoidismo transitório, eles desenvolvem hipertireoidismo, escapando do mecanismo de *feedback* negativo fisiológico do efeito Wolff-Chaikoff. Essa resposta patológica à carga de iodo administrada de maneira exógena é chamada "síndrome de Jod-Basedow". Acredita-se que ocorra como resultado de autorregulação prejudicada.

Deiodinases

Existem no organismo humano três tipos de enzimas deiodinases:

- Deiodinase tipo 1: presente sobretudo no fígado, converte a T4 da circulação sistêmica em T3, sendo a grande responsável pelos níveis sistêmicos de T3. Essa enzima é inibida por medicamentos como amiodarona, propranolol, propiltiouracil (PTU), corticoides e agentes iodados, restrição calórica, anorexia nervosa, doença hepática, doenças sistêmicas graves e deficiência de selênio, e é ativada por medicamentos como rifampicina, hidantoína, carbamazepina, fenobarbital e sertralina
- Deiodinase tipo 2: presente principalmente no hipotálamo e na hipófise, converte T4 em T3 localmente para que lá possam exercer *feedback* negativo sobre a produção de TRH e TSH
- Deiodinase tipo 3: inativa a T4 em T3 reverso – rT3 (que é um hormônio inativo) e T2 sistemicamente. Também expressa na placenta, protegendo o feto dos excessos de hormônios tireoidianos maternos.

Transporte dos hormônios tireoidianos

Na circulação sistêmica, os hormônios tireoidianos se ligam em grande parte às suas proteínas transportadoras, que podem ser a globulina ligadora de tiroxina (TBG – principal proteína de ligação e de transporte dos hormônios tireoidianos), a transtirretina (pré-albumina), a albumina e algumas lipoproteínas. A maior parte dos hormônios fica ligada a proteínas (> 99,5%), e a menor parte fica livre na circulação. Apenas 0,5% do T3 e 0,03% do T4 ficam na circulação sob a forma livre, que é a fração ativa destes hormônios.

Algumas situações podem cursar com aumento das proteínas transportadoras (sobretudo da TBG) e, com isso, aumentar os valores de T3 e T4 totais, mas sem interferir nos níveis séricos das frações livres, que são as biologicamente ativas. Aumento de TBG resulta em maiores níveis de T3 e T4 totais, com falsa redução das suas frações livres caso sejam dosadas por métodos indiretos, como é feito habitualmente na prática clínica. Já a queda da TBG promove a redução dos hormônios totais e o aumento das frações livres, se dosadas por métodos indiretos. Mudanças nos níveis séricos de albumina ou de transtirretina não causam alterações nas concentrações séricas de T3 e T4, por serem numericamente bem menos importantes do que a TBG no transporte desses hormônios.

- Causas de aumento de TBG: estrógenos (anticoncepcionais, terapia de reposição hormonal estrogênica, tamoxifeno, gestação), hepatite aguda, doenças agudas graves, porfiria intermitente aguda, doença hereditária (herança ligada ao X que pode causar excesso de TBG), fármacos (narcóticos, 5-fluoracil) e hipotireoidismo
- Causas de redução de TBG: desnutrição, doenças sistêmicas, cirrose, síndrome nefrótica, andrógenos (síndrome dos ovários policísticos, síndrome de Cushing), uso de corticoides, deficiência genética de TBG (ligada ao X) e hipertireoidismo.

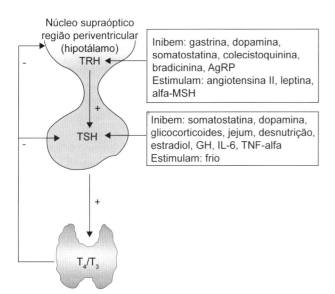

FIGURA 57.1 Eixo hipotálamo-hipófise-tireoide. *AgRP*, peptídeo relacionado com o Agouti; *MSH*, hormônio estimulador do melanócito; *TRH*, hormônio liberador de tireotrofina; *TSH*, hormônio tireoestimulante; *GH*, hormônio do crescimento; *IL*, interleucina; *TNF-alfa*, fator de necrose tumoral alfa; *T3*: tri-iodotironina; *T4*: tetraiodotironina.

Ocasionalmente, a quantidade de proteínas transportadoras pode até estar normal, mas pode haver maior afinidade dos hormônios tireoidianos pelas suas proteínas transportadoras, aumentando também a dosagem de T3 e T4 totais e falsamente elevando a T4 livre. Isso ocorre pois o cálculo dos hormônios livres é feito subtraindo os hormônios totais da quantidade de TBG, e, desse modo, parecerá que há uma concentração de hormônios livres maior do que existe realmente.

São causas do aumento da afinidade dos hormônios tireoidianos pelas proteínas transportadoras:

- Hipertiroxinemia disalbuminêmica familiar: é uma desordem genética autossômica dominante, causada pela mutação no gene *ALB*, que aumenta a afinidade da albumina pela T4, de modo que a T4 total fica elevada. Dependendo do método utilizado para dosagem dos hormônios livres, pode haver também elevação de T4 livre e, bem menos comumente, de T3 livre. Isso acontece sobretudo quando se utilizam métodos *one step* indiretos. A dosagem pelo método direto, por equilíbrio de diálise, que é o padrão-ouro, resolve esse problema e mostra que, na verdade, somente as frações totais estão elevadas, mas as frações livres estão normais
- Hipertiroxinemia associada à transtirretina: desordem que causa uma transtirretina (pré-albumina) com grande afinidade com os hormônios tireoidianos.

Já as causas de redução da afinidade dos hormônios tireoidianos pelas proteínas transportadoras *in vitro* (causam elevação das frações livres apenas *in vitro*) estão relacionadas com medicamentos: heparina (principalmente heparina não fracionada, mas também, com menor frequência, a heparina de baixo peso molecular), salicilatos (ácido acetilsalicílico – AAS), anti-inflamatórios não esteroides (AINEs), furosemida, sulfonilureias, diazepam, fenitoína, carbamazepina e mitotane, apenas em doses muito elevadas, não utilizadas habitualmente. Causam um falso aumento do nível sérico dos hormônios livres *in vitro*, mantendo normais o TSH e os hormônios totais, quando dosados de maneira indireta.

Até o momento, não há situações comprovadas de aumento ou redução da afinidade dos hormônios com a TBG *in vivo* em situações fisiológicas/habituais. Parece que esse fenômeno pode ocorrer apenas com a albumina, com a transtirretina ou com a TBG *in vitro*, em caso de uso dos medicamentos citados anteriormente. Além desses medicamentos, sabe-se que vários outros podem influenciar a síntese e secreção dos hormônios tireoidianos de diversas maneiras, conforme explicado a seguir:

- Causam redução do transporte de iodo pelo NIS: lítio, ânions monovalentes, tionamidas
- Causam redução da síntese dos hormônios tireoidianos: sulfonilureias, sulfonamidas, cetoconazol, tionamidas
- Causam redução na secreção dos hormônios tireoidianos: iodo, corticoide, heparina, furosemida, lítio, sulfonilureias
- Causam redução na secreção do TSH: dopamina, dobutamina, corticoterapia prolongada, T3 e T4, interferon-alfa, interferon-beta, IL-1, anticorpos monoclonais (rituximabe, anti-CD20).

Ação dos hormônios tireoidianos

A fração livre de T3, que corresponde a aproximadamente 0,5% do total de T3 sérica, é a forma de hormônio tireoidiano que realmente entra nas células e se liga aos receptores nucleares para exercer seus efeitos. Existem três tipos de receptores nucleares de hormônios tireoidianos, que variam conforme o tecido em que estão presentes. Há dois genes codificadores das subunidades destes receptores: *THRA* e *THRB*. Estes dois genes vão codificar três tipos de receptores nucleares:

- TR alfa1: presente nos sistemas nervoso, cardiovascular e musculoesquelético. Responsável pelos efeitos cardiovasculares dos hormônios tireoidianos (aumento do inotropismo e cronotropismo, aumento de receptores beta-adrenérgicos, redução dos receptores alfa-adrenérgicos) e da regulação do metabolismo energético
- TR beta1: presente em fígado e rim
- TR beta2: presente em hipófise e hipotálamo.

Métodos de dosagem dos hormônios tireoidianos

Hormônio tireoestimulante

A maioria dos ensaios para dosagem do TSH utiliza um método de medida baseado em um modelo "sanduíche", no qual há um anticorpo de captura, que fica em uma superfície sólida e que se liga a um dos epítopos do TSH, e um anticorpo de leitura, que fica no meio líquido e se liga ao outro epítopo do TSH. O anticorpo de leitura emite fluorescência para marcar onde o TSH está ligado. Depois que se lava o meio, o TSH que ficou preso no meio sólido entre os dois anticorpos é sinalizado. Geralmente, os resultados são confiáveis e raramente ocorrem falso-positivos ou falso-negativos.

Anticorpos heterófilos surgem após contato direto (dieta, vacina, zoonose, animais de estimação, pecuária) ou indireto (transfusão) com uma espécie animal. Estabelecem com frequência uma ligação de afinidade reduzida entre o anticorpo de captura e o de detecção presentes no ensaio (técnica de sanduíche), originando um falso sinal na ausência do antígeno (TSH) que se pretende dosar.

Algumas situações podem causar um falso-negativo, se impedirem que o TSH seja lido, ou até um falso-positivo, se a molécula mimetizar um TSH, como a presença de agentes que possam se ligar ao TSH (macroTSH), impedindo que ele se ligue aos anticorpos de captura ou de leitura, ou presença de anticorpos heterófilos que se ligam aos próprios anticorpos do ensaio, bloqueando a interação com o TSH. O fator reumatoide é um exemplo de anticorpo que pode causar esse efeito. O fator reumatoide liga-se especificamente a anticorpos humanos e, com menor afinidade, a imunoglobulinas de outras espécies. Essa reatividade cruzada justifica a interferência em imunoensaios, particularmente na técnica de sanduíche para a dosagem da TSH.

Para resolver esse problema, nas situações clínicas em que o valor do TSH não é compatível com o quadro clínico do paciente, vale a pena dosar o TSH por outro ensaio, outro método diagnóstico (idealmente o método de diálise, que é o padrão-ouro) ou tentar diluir a amostra para saber se, após a diluição, a concentração detectada foi condizente com o valor encontrado na primeira dosagem ou se realmente sugere a presença de algum interferente.

Existe também o macroTSH, que à semelhança da macroprolactina, é uma molécula de TSH ligada a uma imunoglobulina que faz com que a molécula perca sua atividade biológica, mas continue sendo dosada e, portanto, o nível de TSH fica elevado, mas sem atividade e nem significado biológico. Esse fator de interferência deve ser avaliado em pacientes com valores de TSH muito elevados e incongruentes com os níveis de T4 livre e ausência de sintomas. Para se confirmar a presença do macroTSH, deve-se fazer a precipitação com polietilenoglicol – PEG (cuja recuperação deve baixar, muitas vezes vindo < 4%, confirmando que se trata de macro TSH) ou a análise da cromatografia em gel de filtração, que mostrará um pico monoclonal de alguma proteína que esteja se ligando ao TSH, da mesma maneira que se faz com a pesquisa de macroprolactina.

Ainda, pode haver na dosagem do TSH o efeito gancho em casos de TSH muito elevados, semelhante ao que pode acontecer em casos de prolactina muito elevada. O efeito gancho ocorre quando a concentração de TSH é muitíssimo elevada. Neste caso, os anticorpos de captura, que ficam na fase sólida, se ligam todos a moléculas de TSH, e ficam rapidamente saturados. Mas, como o TSH é muito alto, sobram muitas moléculas dissolvidas no meio líquido ligadas aos anticorpos de leitura. Dessa maneira, quando o meio é lavado, jogam-se fora todos os anticorpos de leitura que estavam ligados a moléculas de TSH no meio líquido, e muitas moléculas de TSH que ficaram ligadas aos anticorpos de captura no meio sólido não conseguiram se ligar aos anticorpos de leitura, formando poucos "sanduíches", que serão as moléculas realmente lidas pela leitora óptica. Assim, a dosagem de TSH aparece com valores muito abaixo dos valores reais. A diluição da amostra corrigirá esse problema e confirmará esse resultado.

Geralmente, valores de TSH entre 5 e 10 mUI/ℓ e entre 0,5 e 0,03 mUI/ℓ devem ser repetidos e confirmados, pois podem normalizar em uma próxima dosagem. Já valores > 10 mUI/ℓ ou < 0,03 mUI/ℓ são bastante confiáveis e raramente mudarão na próxima medida espontaneamente. Por isso, para casos de hipotireoidismo subclínico e hipertireoidismo subclínico, recomenda-se sempre repetir e confirmar a dosagem do TSH antes de considerar o início de um tratamento.

T4 livre e T3 livre

São moléculas de difícil mensuração pelo seu tamanho muito pequeno e pela sua concentração muito baixa no sangue. Na maioria dos laboratórios emprega-se métodos indiretos de mensuração dos hormônios livres, o que pode causar muitos falsos aumentos ou falsas reduções, nos casos em que houver alterações qualitativas ou quantitativas nas proteínas de ligação desses hormônios, uma vez que esses métodos de mensuração indireta são desenvolvidos considerando-se o valor total de hormônio no sangue, o valor das proteínas de ligação e, ainda, que a capacidade de ligação dos hormônios às proteínas de ligação está dentro da normalidade.

Nos métodos indiretos, como os ensaios imunoenzimáticos (ELISA), utiliza-se uma placa com anticorpo de captura. Mistura-se no mesmo recipiente o soro do paciente e outra molécula

conhecida que também compete com a T4 livre do paciente pelos locais do anticorpo de captura. Essa molécula conhecida pode ser lida pela leitora óptica, de modo que, quanto mais ela se liga à fase sólida do anticorpo de captura, considera-se que a concentração da T4 livre seja menor, conforme um gráfico que correlaciona a intensidade da leitura óptica inversamente à concentração de T4 livre. No entanto, para fazer essa correlação, aceita-se que a capacidade de ligação da tiroxina às suas proteínas de ligação está normal. Nos casos em que a capacidade de ligação está muito alta, como na hipertiroxinemia disalbuminêmica familiar, o resultado será o falso aumento de T4 livre. Em situações como na deficiência de TBG, o resultado será o falso aumento de T4 livre, pois já que há falta de TBG, a T4 está mais disponível para se ligar ao anticorpo de captura. No aumento de TBG, há uma falsa redução de T4 livre (p. ex., na gravidez). No entanto, caso sejam dosadas diretamente pelo método de diálise (padrão-ouro), será verificado que na verdade as frações livres não mudam nas alterações de proteínas ligadoras, mas apenas as frações totais desses hormônios.

O método ideal padrão-ouro para medida dos hormônios tireoidianos livres seria o método direto, no qual se faz um radioimunoensaio pós-diálise, com a mensuração de T4 livre só depois que já se retirou a T4 total da amostra, de modo que a capacidade de ligação da T4 às suas proteínas transportadoras não influencia na dosagem de T4 livre. No entanto, esse método é muito pouco disponível na prática. Uma segunda opção seria a dosagem dos hormônios livres pelo método *two step*, que, apesar de não ser o padrão-ouro, tem menos interferentes do que os métodos *one step*.

Fatores que interferem na dosagem dos hormônios tireoidianos na sua fração livre

Heparina (fracionada e não fracionada)

Causa aumento de ácidos graxos livres (AGL) pela sua ação ativadora da lipoproteína lipase do endotélio. Os AGL desviam os hormônios tireoidianos da sua ligação com a albumina, de modo que aumentam falsamente a T3 e T4 livres *in vitro*. Esse efeito é ainda maior, caso se demore muito para analisar a amostra. Uma maneira de "driblar" esse efeito seria medir os hormônios nas suas frações totais e não livres, ou então medir antes da administração da heparina.

AAS, AINEs, furosemida, diazepam, mitotane, fenitoína e sulfonilureia

Competem e deslocam a T4 da proteína de ligação quando utilizados em doses muito altas.

Anticorpos

Aqueles que possam se ligar à T4 livre ou ao substrato que compete com a T4 livre pelo anticorpo de captura durante o ensaio para medida de T4 livre (anticorpos heterófilos).

Situações em que há mudança na capacidade de ligação da tiroxina

Aumento ou diminuição das proteínas de ligação ou da afinidade do hormônio pelas proteínas de ligação.

Interpretação de resultados na avaliação das provas de função tireoidiana

Aumento de T3 e T4 totais e/ou livres com TSH normal ou alto

- Aumento da quantidade ou da afinidade das proteínas de ligação aos hormônios tireoidianos. Sempre dosar novamente a fração livre dos hormônios por um método de diálise ou algum método de dosagem direta para se obter o valor real dos hormônios livres. Nesse caso, ocorrerá TSH normal com hormônios T3 e T4 totais altos e hormônios livres normais ou altos, se dosados por métodos indiretos
- Paciente em uso de levotiroxina que tomou o comprimido logo antes da coleta de sangue. Ocorrerá aumento da dosagem de T4 livre, que acabou de ser tomado, então é dosado quando está fazendo pico sérico. Portanto, para todos os pacientes em uso de levotiroxina, deve-se orientar, no dia da coleta de exame de sangue, que tomem a medicação logo após a coleta
- Fármacos que inibem a deiodinase tipo 1 e reduzem a conversão de T4 em T3: amiodarona, propranolol, propiltiouracil (PTU), contrastes iodados, podendo causar elevação de T4, com TSH normal e T3 normal ou baixa
- Síndrome do eutireoideo doente. Causa inibição da deiodinase 1 e ativação da deiodinase 3, reduzindo T3 e aumentando T4 e rT3
- Resistência aos hormônios tireoidianos (RHT). É uma doença genética causada por mutação no gene THRB, de modo que os hormônios tireoidianos passam a ter muito pouca afinidade pelos receptores TR beta. Cursa com elevação de T3 e T4 (total e livre) na vigência de TSH no limite superior da normalidade ou aumentado. O paciente pode ter bócio em 65% das vezes, devido ao hiperestímulo do tecido tireoidiano pelo TSH. Pode apresentar alguns sinais de hipertireoidismo devido à ação dos hormônios tireoidianos nos receptores alfa, pois a resistência ocorre geralmente apenas nos receptores beta. Como exemplo de sintomatologia causada pela ativação dos receptores alfa, há taquicardia, hiperatividade, transtorno do déficit de atenção e hiperatividade (TDAH), dificuldades de aprendizado, alterações emocionais, retardo mental, distúrbios cognitivos. Como não ocorre ativação dos receptores beta, não ocorre elevação de ferritina nem da globulina ligadora dos hormônios sexuais (SHBG), nem inibição da secreção hipofisária de TSH. Há diversos fenótipos diferentes para essa doença que dependem de quais tecidos estão com o receptor mutado e quais não estão. O paciente pode apresentar desde um quadro clínico bem sintomático, caso tenha praticamente só o receptor hipofisário resistente e os demais receptores do corpo normofuncionantes, até um quadro clínico bem frustro e praticamente assintomático, caso tenha resistência em praticamente todos os receptores beta do organismo. A RHT pode ser diferenciada bioquimicamente do TSHoma pela dosagem da subunidade alfa, que costuma estar elevada no TSHoma, e normal na RHT. Além disso, a ressonância magnética (RM) de hipófise na RHT é normal, e costuma mostrar o achado de um macroadenoma hipofisário nos pacientes com TSHoma. O paciente com RHT geralmente tem história familiar positiva para essa condição, uma vez que é uma doença genética de herança autossômica dominante (75% das vezes herdada, 25% das vezes com mutação *de novo*), causada por mutação no gene *THRB*, que inclusive pode ser analisado geneticamente. No entanto, 15% das vezes não se encontra mutação nesse gene, de modo que a ausência da mutação não exclui definitivamente essa condição
- Adenoma hipofisário produtor de TSH (TSHoma). Doença muito rara, com prevalência de 1:1 milhão de pessoas. Cursa com elevação de T3 e T4 (total e livre) na vigência de TSH limite superior ou aumentado. O paciente tem sintomas compatíveis com hipertireoidismo, inclusive com aumento de ferritina e de globulina ligadora de hormônios sexuais (SHBG), que são sinais sistêmicos da ação aumentada dos hormônios tireoidianos sobre o fígado, podendo também ter redução de colesterol e aumento de creatinofosfoquinase (CPK), e pode apresentar inclusive bócio, pelo aumento da estimulação do TSH. A dosagem da subunidade alfa dos hormônios hipofisários está bastante aumentada, e a RM de hipófise geralmente mostra um macroadenoma hipofisário. No teste dinâmico com estímulo com TRH, ocorre em 80 a 90% das vezes um incremento de TSH baixo (menor que 150% do basal), uma vez que o adenoma hipofisário é autônomo e não responde ao estímulo exógeno. Já na resistência aos hormônios tireoidianos, geralmente há incremento exagerado após o estímulo com TRH. Há também protocolos de supressão do TSH com T3, que é administrada em doses crescentes de 50, 100 e 150 µg/dia, e com repetição do teste com TRH na vigência de cada dose de supressão com T3. Na resistência aos hormônios tireoidianos, o incremento de TSH após o estímulo com TRH é progressivamente menor a cada aumento da dose de T3, enquanto no adenoma produtor de TSH, o incremento é sempre o mesmo e não muda com a supressão, uma vez que a produção é autônoma e não depende de *feedback*. A doença é esporádica e não há história familiar. O tratamento é cirúrgico (cirurgia hipofisária), e também pode haver grande melhora com uso de octreotida (análogo da somatostatina, que inibe a produção hipofisária de TSH)
- Fármacos que aumentam a T4 livre por desviarem da sua ligação com proteínas ligadoras: AAS, AINEs, heparina, furosemida, diazepam, mitotane, fenitoína. Causam TSH normal, T4 livre alto e hormônios totais normais
- Tireoidite fase inicial. Pode cursar com hormônios T3 e T4 totais e livres altos, mas em vigência de TSH ainda normal (na primeira fase da tireoidite)
- Outros: erro laboratorial e doença psiquiátrica aguda.

Redução de T4 total e/ou livre com TSH normal ou baixo

- Hipotireoidismo central: causa redução dos hormônios T3 e T4 totais e livres com TSH normal ou baixo
- Síndrome do eutireóideo doente: para proteger o organismo do gasto energético exacerbado em situações em que o paciente esteja muito doente, ocorre uma reação protetora do organismo de reduzir o TSH e os hormônios tireoidianos T3 e T4 para reduzir o gasto energético metabólico, mimetizando um hipotireoidismo central
- Uso de T3: pode causar queda de TSH, com T4 baixa e T3 alta
- Tireoidite: na fase de virada da tireotoxicose para hipotireoidismo, quando o TSH ainda está baixo pela supressão dos hormônios que estavam elevados anteriormente, mas os hormônios T3 e T4 já começam a diminuir.

Redução de T3 e T4 totais e/ou livres com TSH alto

Hipotireoidismo primário.

Aumento de T3 e T4 totais e/ou livres com TSH baixo

- Hipertireoidismo clínico
- Uso de Biotina: o excesso de biotina resulta em interferência variável em ensaios que utilizam reagentes biotinilados. Em ensaios de sanduíche, incluindo aqueles para TSH, o nível pode aparecer falsamente baixo ou indetectável. Os componentes do ensaio incluem um anticorpo antitirotropina biotinilado como o anticorpo de captura e um segundo anticorpo antitireotropina para emissão de sinal. Em condições normais, o complexo que consiste no TSH ligado aos dois anticorpos antitireotropina, um dos quais é biotinilado, se ligam à estreptavidina no receptor de fase sólida, tal como um ensaio de imunoabsorção enzimática. Após a lavagem, o sinal será diretamente proporcional ao nível de TSH na amostra. Na presença de excesso de biotina, o complexo de TSH com os anticorpos antitireotropina não pode competir efetivamente pela ligação da estreptavidina na fase sólida. Após a lavagem, um sinal baixo resulta em um valor falsamente baixo de TSH. Em alguns imunoensaios competitivos, incluindo aqueles para T4 livre, T3 livre e TRAb, os resultados podem ser falsamente elevados. Os componentes do ensaio de T4 livre incluem T4 marcado e um anticorpo anti-T4 biotinilado, além da fase sólida com estreptavidina. O T4 livre no soro do paciente compete com o T4 marcado pela ligação ao anticorpo anti-T4 biotinilado. A quantidade de sinal após a lavagem será inversamente proporcional ao nível de T4 livre no soro do paciente. Excesso de biotina no soro monopoliza os locais de ligação da fase sólida, evitando a ligação do anticorpo anti-T4 (além do T4 livre e T4 marcado). Uma vez que o valor de T4 livre do paciente no ensaio é inversamente proporcional à quantidade do rótulo ainda presente após a lavagem, o sinal baixo ou ausente leva ao cálculo de um valor de T4 livre falsamente elevado.

T3 e T4 totais e/ou livres normais com TSH baixo

- Hipertireoidismo subclínico
- Tratamento de hipertireoidismo, quando ainda não deu tempo de o TSH voltar ao normal, pois pode ficar suprimido ainda por alguns meses após o tratamento
- Tireoidite
- Fármacos que reduzem secreção de TSH (corticoide e dopamina).

T3 e T4 totais e/ou livres normais com TSH elevado

- Hipotireoidismo subclínico
- Paciente que mostra má adesão ao tratamento de hipotireoidismo: fica, portanto, com o TSH elevado, mas no dia do exame toma a levotiroxina antes da coleta, então a dosagem de T4 fica normal
- Disabsorção de levotiroxina intermitente
- Fase de recuperação de tireoidite
- Fase de recuperação de eutireoideo doente
- Resistência aos hormônios tireoidianos: pode cursar com aumento de TSH e dos hormônios T3 e T4 ou, às vezes, com apenas aumento de TSH, e ainda, às vezes, apenas com aumento de T3 e T4
- Insuficiência adrenal: a falta de glicocorticoides causa aumento de TSH
- Interferência dos ensaios
- Fármacos que inibem a deiodinase: amiodarona, lítio, propranolol, iodeto de potássio e contrastes iodados.

Leitura recomendada

Bernal J. Thyroid hormone resistance syndromes. Endocrinol Nutr. 2011;58(4):185-96.

Burch HB. Drugs effects on the thyroid. N Engl J Med. 2019;381:749-61.

Després N, Grant AM. Antibody interference in thyroid assays: a potential for clinical misinformation Clin Chem. 1998;44(3):440-54.

Eastman C, Zimmermann M. The iodine deficiency disorders. Endotext. 2018.

Gouveia S et al. Fatores de interferência no estudo da função tireoideia. Rev Port Endocrinol Diabetes Metab. 2016;11(2):277-86.

Gurnell M et al. What should be done when thyroid function tests do not make sense? Clinical Endocrinology. 2011;74:673-78.

Melmed S et al. Thyroid physiology and diagnostic evaluation of patients with thyroid disorders. In: Melmed S, Polonsky KS, Larsen PR, Kronenberg HM. Williams textbook of endocrinology. 12. ed. Philadelphia: Saunders; 2011.

Refetoff S. Syndromes of reduced sensitivity to thyroid hormone: genetic defects in hormone receptors, cell transporters and deiodination. Best Practice & Research Clinical Endocrinology & Metabolism. 2007;21(2):277-305.

Ross DS. Thyroid hormone synthesis and physiology. UptoDate; 2014.

Sociedade Brasileira de Endocrinologia e Metabologia (SBEM). Doenças da tireoide: utilização dos testes diagnósticos. Projeto Diretrizes; 2004.

Vilar L, Kater CE, Naves, LA et al. Endocrinologia Clínica. 7. ed. Rio de Janeiro: Guanabara Koogan; 2021.

World Health Organization/International Council for the Control of the Iodine Deficiency Disorders/United Nations Childrens Fund (WHO/ICCIDD/UNICEF). Assessment of the iodine deficiency disorders and monitoring their elimination. Geneva: World Health Organization; 2007.

Ultrassonografia de Tireoide

Capítulo 58

Critérios de normalidade

Os critérios de normalidade da ultrassonografia (USG) de tireoide são:

- Volume tireoidiano de aproximadamente 6 a 12 cm³ na mulher, podendo chegar a 20 cm³ no homem. Na verdade, cada ultrassonografista colocará no laudo do seu exame qual é o valor de referência do volume tireoidiano para as medidas habitualmente feitas com aquele aparelho, podendo esse valor mudar um pouco de um aparelho para o outro. Ao analisar a imagem, deve-se sempre comparar o diâmetro de cada lobo com o da traqueia, que deve ser maior que o de cada lobo isoladamente
- Ecogenicidade normal: a tireoide deve ser hiperecoica em relação à musculatura pré-tireoidiana, que é sempre um pouco mais hipoecogênica na imagem. O que dá ecogenicidade à tireoide é a quantidade de coloide presente na glândula. Glândulas mais ricas em coloide são mais hiperecogênicas. Quando a glândula está muito infiltrada por células inflamatórias, como nas tireoidites, ela fica mais hipoecogênica
- Bordas regulares
- Homogênea
- Sem nódulos
- Vascularização pequena ao Doppler.

Achados ultrassonográficos

Na doença de Graves

Os achados ultrassonográficos comumente encontrados na doença de Graves são:

- Volume tireoidiano aumentado difusamente: o cálculo do volume é importante fator prognóstico no tratamento e também para cálculo de dose de radioiodo, caso se opte por este tipo de tratamento para o paciente
- Parênquima hipoecogênico: pela alta celularidade decorrente do infiltrado linfocitário
- Bordas regulares ou não
- Parênquima heterogêneo: pode ter áreas mais hipoecogênicas que outras, já que a inflamação na glândula não ocorre de maneira homogênea por toda a glândula
- Sem nódulos
- Vascularização exuberante (tempestade tireoidiana), com aumento de velocidade do pico de fluxo sistólico da artéria tireoidiana inferior (ATI). O valor de referência da normalidade da velocidade de fluxo sistólico na ATI é 15 a 20 cm/s; na doença de Graves, esta velocidade é > 50 cm/s.

Na tireoidite de Hashimoto

Os achados ultrassonográficos comumente encontrados na tireoidite de Hashimoto são:

- Bócio firme, levemente endurecido como borracha, simétrico e indolor. A maioria tem bócio (aumento de volume tireoidiano), mas 10% podem ter redução volumétrica da glândula em estágios mais avançados da doença
- Parênquima hipoecogênico: pela alta celularidade decorrente do infiltrado linfocitário. Pode ter traves hiperecogênicas (fibrose)

- Heterogênea, áreas mais e menos hipoecoicas. Às vezes, o infiltrado inflamatório é tão intenso que fica bem preto, parecendo cisto; outras vezes, parece vários cistos ou pseudonódulos conglomerados de limites mal delimitados, e a punção mostra apenas folículos linfocitários
- Contornos lobulados
- Vascularização: pode estar aumentada na fase mais aguda, inflamada, mas com velocidade de pico sistólico de artéria tireoidiana inferior normal. Já na fase crônica, mais destrutiva, a vascularização fica normal ou baixa.

Na tireoidite subaguda dolorosa de DeQuervain

Os achados ultrassonográficos comumente encontrados na tireoidite subaguda dolorosa de DeQuervain:

- Volume tireoidiano aumentado difuso, tireoide dolorosa
- Tireoide hipoecogênica (inflamada) focal ou difusa, parecendo uma nuvem preta
- Vascularização aumentada.

Na tireoidite aguda supurativa

Os achados ultrassonográficos na tireoidite aguda supurativa são:

- Glândula heterogênea
- Área focal dolorosa hipoecogênica, correspondente ao abscesso tireoidiano.

Avaliação ultrassonográfica dos nódulos tireoidianos

Características de nódulo tireoidiano

As características avaliadas de um nódulo tireoidiano são:

Tamanho

Avaliado pela mensuração do nódulo nos três eixos, com dois eixos axiais e um eixo longitudinal.

Forma

Avaliada no plano axial, comparando-se altura e largura, sendo o nódulo medido paralela e perpendicularmente ao feixe de ultrassom e classificado em mais alto que largo (maior risco de malignidade) ou mais largo que alto.

Ecogenicidade

Relacionado com a refletividade do nódulo em relação ao tecido tireoidiano adjacente, sendo hiperecogênicos aqueles com maior refletividade, isoecogênicos aqueles com refletividade semelhante ao parênquima, hipoecogênicos aqueles menos refletivos e muito hipoecogênicos os que têm ecogenicidade muito menor e similar à musculatura adjacente. Essa categoria também incluiu os nódulos anecoicos, que correspondem a nódulos completamente císticos e que não apresentam nenhuma refletividade. A hipoecogenicidade indica que o nódulo é muito celular, pois o que lhe dá ecogenicidade é principalmente a quantidade de material coloide. Portanto, nódulos muito hipoecogênicos costumam ser muito celulares e com menor quantidade de material coloide, por isso, se tornam mais suspeitos.

Composição

Descreve o componente interno do nódulo, a presença de componente de tecido mole ou líquido e a proporção de ambos. Os nódulos sólidos são formados por tecido mole e podem apresentar até 5% de componente líquido, os mistos são formados por conteúdo sólido e líquido e os císticos são formados por conteúdo completamente líquido.

Há uma outra categoria de nódulos, que são espongiformes, que são nódulos constituídos por pequenos cistos agrupados, que lembram o aspecto de uma esponja molhada, pelo léxico proposto pelo American College of Radiology (ACR), esse componente deve ocupar pelo menos 50% do nódulo. A característica espongiforme aumenta muito a probabilidade de benignidade do nódulo.

Margens

Definidas pela característica com a interface do tecido intra ou extratireoidiano, as margens são lisas, têm interface gradual. Margens lobuladas ou irregulares ocorrem quando há angulação ou lobulação do nódulo em relação ao tecido adjacente. A extensão extratireoidiana ocorre quando há clara invasão de estruturas adjacentes, sendo patognomônica de malignidade.

Focos ecogênicos

São áreas de maior ecogenicidade do nódulo, sendo as macrocalcificações ou calcificações periféricas de fácil caracterização. O maior desafio dessa categoria é a distinção dos focos coloides de focos ecogênicos puntiformes, denominada microcalcificações (que são um sinal suspeito de malignidade).

Focos coloides são pequenos focos ecogênicos com reverberação posterior, formando uma imagem de rabo de cometa branco atrás do coloide espesso ou uma forma de "V" em sua porção posterior, e são um sinal de benignidade associado ao coloide e encontrados em nódulos com componente cístico. Já as microcalcificações são focos menores que 1 mm, que não apresentam reverberação posterior e são muito sugestivas de carcinoma papilífero, pois correspondem aos corpos psamomatosos da histologia.

Os critérios mais sugestivos de malignidade são nódulos sólidos, hipoecogênicos, mais altos que largos, com margens lobuladas/irregulares/extensão glandular e presença de microcalcificações. O conjunto desses critérios permite definir quais nódulos apresentam maiores riscos de malignidade e, desse modo, têm indicação para prosseguimento da investigação com punção aspirativa por agulha fina (PAAF).

Vascularização do nódulo

Avaliada pelo Doppler colorido, foi muito utilizada enquanto havia evidências que a presença de vascularização central teria relação com malignidade. No entanto, estudos posteriores descreveram que a taxa de benignidade e malignidade é similar em nódulos com vascularização central e que a combinação de estudo Doppler associado aos parâmetros em escala de cinza teve pior desempenho que estes últimos avaliados isoladamente. A Classificação de Chammas para a vascularização dos nódulos de tireoide é:

- Chammas 1: sem vascularização
- Chammas 2: apenas periférica
- Chammas 3: periférica > central
- Chammas 4: central > periférica
- Chammas 5: apenas central.

Presença de linfonodo suspeito

Arredondado/globoso, heterogêneo, com contornos mal definidos e diâmetro anteroposterior/superoinferior < 1,5; sem hilo hiperecogênico central, com microcalcificações, > 7 a 8 mm de diâmetro transversal ou formando conglomerados, com áreas de necrose/liquefação/degeneração cística, assimétrico, com vascularização periférica e IR > 0,8. Observa-se que a vascularização suspeita em um nódulo tireoidiano é a vascularização central, mas no linfonodo ocorre o contrário, sendo suspeita no linfonodo a vascularização periférica.

Níveis dos linfonodos cervicais avaliados na ultrassonografia de tireoide

Os níveis dos linfonodos cervicais avaliados na ultrassonografia de tireoide (Figura 58.1) são:

- Nível 1: entre osso hioide e músculo milo-hioide (submentoniano)
- Nível 2: entre a base do crânio e a borda inferior do hioide até a bifurcação carotídea
- Nível 3: à frente do músculo esternocleidomastóideo (ECM), abaixo da bifurcação carotídea até o istmo da tireoide
- Nível 4: à frente do ECM, abaixo do istmo da tireoide
- Nível 5: atrás do ECM, lateral aos vasos do pescoço
- Nível 6: pré-traqueal, entre as carótidas comuns
- Nível 7: abaixo do manúbrio esternal.

Presença de halo hipoecogênico circundando o nódulo tireoidiano é um bom sinal de que o nódulo foi de crescimento lento. No entanto, a ausência do halo não é um fator de prognóstico ruim (é um fator neutro).

Atualmente, classifica-se o nódulo tireoidiano conforme a classificação TI-RADS, que avalia a necessidade de punção conforme uma pontuação que estima o risco de malignidade do nódulo, conforme explicado na Tabela 58.2.

Classificação ultrassonográfica dos nódulos de tireoide

A classificação ultrassonográfica dos nódulos de tireoide segundo TI-RADS é:

- TI-RADS 1 – benigno (0 pontos). Risco de malignidade de 0,3%
  - Sem indicação de PAAF
- TI-RADS 2 – não suspeito (1 a 2 pontos). Risco de malignidade de 1,5%
  - Sem indicação de PAAF
- TI-RADS 3 – leve suspeita (3 pontos). Risco de malignidade de 4,8%
  - Se ≥ 1,5 cm: acompanhamento
  - Se ≥ 2,5 cm: PAAF
- TI-RADS 4 – moderada suspeita (4 a 6 pontos). Risco de malignidade de 9,1%
  - Se ≥ 1,0 cm: acompanhamento
  - Se ≥ 1,5 cm: PAAF
- TI-RADS 5 – alta suspeita (≥ 7 pontos). Risco de malignidade de 35%
  - Se ≥ 0,5 cm: acompanhamento
  - Se ≥ 1,0 cm: PAAF.

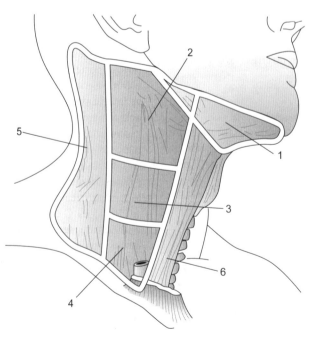

FIGURA 58.1 Anatomia dos linfonodos cervicais.

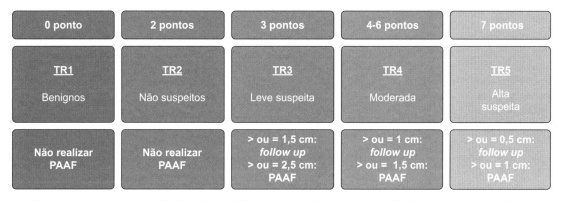

FIGURA 58.2 Sistema de pontuação ACR TI-RADS. *PAAF*, punção aspirativa por agulha fina (Adaptada de Thyroid Ultrasound Reporting Lexicon: White Paper of the ACR Thyroid Imaging, Reporting and Data System (TI-RADS) Committee.)

Leitura recomendada

Blum M. Overview of the clinical utility of ultrasonography in thyroid disease. UpToDate. 2014

Bonavita JA, Mayo J, Babb J et al. Pattern recognition of benign nodules at ultrasound of the thyroid: which nodules can be left alone? Am J Roentgenol. 2009;193:207.

Brander A, Viikinkoski P, Tuuhea J, Voutilainen L, Kivisaari L. Clinical *versus* ultrasound examination of the thyroid gland in common clinical practice. J Clin Ultrasound. 1992;20:37-42.

Cappelli C, Castellano M, Pirola I et al. The predictive value of ultrasound findings in the management of thyroid nodules. QJM. 2007;100:29.

De Camargo RYA, Tomimori EK. Diagnóstico dos nódulos tireóideos baseado na avaliação ultrassonográfica e citológica combinada. Arq Bras Endocrinol Metab. 1998;42(4).

Frates MC et al. Management of thyroid nodules detected at US: Society of Radiologists in Ultrasound Consensus Conference Statement. Radiol. 2005;237(3):794-800.

Müller HW, Schroder S, Schneider C, Seifert G. Sonographic tissue characterisation in thyroid gland diagnosis. A correlation between sonography and histology. Klin Wochenschr. 1985;63:706-10.

Tessler FN et al. ACR Thyroid Imaging, Reporting and Data System (TI-RADS): White Paper of the ACR TI-RADS Committee. J Am Coll Radiol. 2017;14(5):587-95.

Yamashiro I et al. Achados ultrassonográficos na tireoidite. Radiol Bras. 2007;40(2).

Yamashiro I, Saito OC, Chammas MC, Cerri GG. Ultrasound findings in thyroiditis. Radiol Bras. 2007;40(2).

Capítulo 59

Medicina Nuclear Aplicada às Doenças Tireoidianas

Introdução

A medicina nuclear se utiliza de substâncias radioativas para diagnosticar e tratar alguns tipos específicos de doenças. Uma vez administradas no paciente (vias oral [VO], intravenosa [IV], subcutânea ou inalatória), as substâncias radioativas irão se acumular em determinados tipos específicos de tecidos, de acordo com as características da substância administrada e do tecido do paciente. Dessa maneira, podem-se fazer exames de imagem para detectar onde estão sendo captados os radioisótopos, pois emitem radiação que pode ser captada por uma gama-câmara. Cada tipo de elemento emite preferencialmente algum tipo específico de radiação (leia a seguir sobre as radiações alfa, beta e gama).

No âmbito da endocrinologia, a medicina nuclear é especialmente útil no que diz respeito às tireoidopatias. Ela pode nos ajudar tanto em nível diagnóstico, como na cintilografia de tireoide, na cintilografia de paratireoides, na pesquisa de corpo inteiro, em PET/CT FDG, tomografia por emissão de pósitrons fluor-desoxi-2-glicose, quanto em nível terapêutico, no tratamento do hipertireoidismo com radioiodo (RAI) e nas doses ablativas e terapêuticas de RAI para tratamento de carcinoma diferenciado de tireoide.

Tipos de radiação

Alfa

É uma radiação com alto potencial ionizante (penetra no organismo e causa grande destruição nos tecidos ao redor) e baixo potencial lambda, que é a capacidade de emitir radiação que pode ser captada a distância em um exame diagnóstico, por exemplo, em uma gama-câmara. Um exemplo de elemento químico que é rico em radiação alfa é o radônio. Por serem elementos causadores de grande destruição tecidual e com baixa captação em exames de imagem, os elementos que emitem prioritariamente radiação alfa não costumam ser utilizados na medicina nuclear.

Beta

É uma radiação com moderado potencial ionizante. Portanto, tem a capacidade de penetrar nos tecidos em volta, ionizá-los e causar uma destruição moderada e controlada dos tecidos circundantes, não tão intensa como ocorre com a radiação alfa. Por isso, elementos que emitem esse tipo de radiação podem ser utilizados como potencial terapêutico, como é o caso do I^{131} (iodo131), muito útil no tratamento de hipertireoidismo e para destruir tecido tireoidiano remanescente em tratamento de carcinoma diferenciado de tireoide. A radiação beta tem também um moderado potencial lambda, podendo, por isso, ser utilizada para exames diagnósticos, pois pode ser captada por uma gama-câmara e formar uma imagem. Essa imagem não é tão nítida como com outros elementos que têm um potencial lambda ainda maior, como o I^{123}.

Gama

É um tipo de radiação com poder ionizante muito baixo (quase não atua nos tecidos circundantes), mas tem um alto potencial lambda, sendo muito bem captada a distância, formando uma imagem muito boa e nítida na gama-câmara. Os elementos com maior radiação gama são os mais utilizados para exames diagnósticos, sem fins terapêuticos. São exemplos: I^{123}, tecnécio (Tc) e índio.

Traçadores utilizados em medicina nuclear

A seguir estão descritos alguns traçadores utilizados em medicina nuclear:

- Iodo (I): é captado fisiologicamente pela tireoide pelo receptor NIS. Tem meia-vida longa, de 7 a 8 dias, e características de radioatividade diferentes se for I^{123} (mais radiação gama) ou I^{131} (mais radiação beta). Administrado VO (líquido ou comprimido)
- Tecnécio (Tc): um dos marcadores mais utilizados em medicina nuclear. Administrado IV. Tem meia-vida de 6 horas. Emite grande quantidade de radiação gama, que consegue atravessar os tecidos e ser captada pela gama-câmara, e quase nada de alfa e beta. O Tc é captado pela tireoide pelo receptor NIS (cotransportador sódio/iodeto). Pode ser utilizado como único marcador em exames, como a cintilografia de tireoide, ou marcando sestamibi (que é uma substância, metoxi-iso-butil-isonitrila, que entra na mitocôndria das paratireoides hiperativas) na cintilografia de paratireoides
- Flúor (F): utilizado com o radioisótopo flúor-18 marcado à glicose no ^{18}F-FDG PET/CT com meia-vida curta, avalia a captação de glicose por tecidos neoplásicos, devido sua caraterísticas de crescimento desordenado, possuem alta atividade metabólica, consumindo muita glicose e maior captação, avaliado pelo escore *standardized uptake value* (SUV). O ^{18}F-FDG PET/CT está indicado no seguimento do câncer de tireoide de alto risco que apresenta captação negativa na pesquisa de corpo inteiro com iodo radiomarcado e tireoglobulina em ascenção.
- Gálio (Ga): marcado como gálio-67, comporta-se analogamente ao íon ferro, transportado pela transferrina, passando para o tecido intersticial devido ao aumento da permeabilidade do endotélio celular e liga-se à lactoferrina, liberada pelos leucócitos, e aos sideróforos, produzidos pelos microorganismos, assim como os receptores de transferrina, que estão aumentados em alguns tumores. Capaz de avaliar processos inflamatórios e tumorais.
- Índio (In): utilizado para marcar o octreotida para fazer octreoscan. Também emite muita radiação gama.

Exames complementares e tratamentos com medicina nuclear

Cintilografia de tireoide

A cintilografia de tireoide pode ser realizada utilizando-se alguns tipos de traçadores possíveis, como Tc99, I^{131}, I^{123}, I^{125}.

O Tc é um marcador captado pela tireoide pelo NIS (o mesmo receptor que capta iodo). É um marcador barato, com meia-vida curta, de 6 horas, e emite grande parte de radiação gama, que é mais bem captada pela gama-câmara para formar a imagem. Emite bem pouca radiação alfa e beta. Por isso, a cintilografia realizada com o Tc consegue mostrar a melhor imagem de tireoide, com maior resolução e menos borrada, e por isso é o marcador atualmente mais utilizado nesse tipo de exame para a aquisição da imagem. No entanto, como sua meia-vida é curta (6 horas), o Tc é utilizado apenas para formar a imagem da cintilografia. Para calcular a captação tireoidiana do traçador, utiliza-se pequena quantidade de iodo, pois a meia-vida do iodo é longa (7 dias), o que permite seu uso para o cálculo da captação não só de 2 horas, mas também de 24 horas. Dessa maneira, geralmente na cintilografia de tireoide, a imagem é feita com Tc, e a captação, com iodo.

O I^{123} emite maior parte de radiação gama e quase nada de beta, por isso também pode ser utilizado em dose suficiente para permitir formação da imagem tireoidiana e cálculo de captação em 2 e 24 horas na cintilografia de tireoide, no entanto, o I^{123} é caro e, por isso, acaba sendo substituído pelo Tc.

O I^{131}, por emitir grande quantidade de radiação beta além da gama, não pode ser utilizado em doses suficientes para a aquisição de uma boa imagem, pois nessas doses ele ioniza e destrói os tecidos circundantes. Portanto, esse marcador é utilizado atualmente apenas em doses bem pequenas para cálculo de captação quando a imagem da cintilografia é realizada com Tc. Além disso, o I^{131} é bastante utilizado na radioiodoterapia (RIT) quando a destruição do tecido tireoidiano faz parte do planejamento terapêutico. A imagem com I^{131} é muito ruim e borrada.

Idealmente, a cintilografia de tireoide deve ser feita com o mínimo possível de contaminação por iodo, para evitar o *stunning* da glândula, que é a redução da captação do RAI. Para evitar esse *stunning*, deve-se orientar o paciente a não fazer exames contrastados iodados, evitar antissépticos, cosméticos, amiodarona ou medicamentos iodados idealmente nos últimos 3 meses antes da cintilografia (mas na prática deve-se aguardar ao menos 6 semanas após a realização da tomografia com contraste iodado para garantir a depuração do iodo), e evitar excesso de iodo na sua alimentação nos 14 dias que antecedem a data do exame (ver a descrição de uma dieta pobre em iodo na Tabela 59.1). A levotiroxina (T4) deve ser suspensa idealmente 3 a 4 semanas antes do exame, já a liotironina (T3), devido à sua menor meia-vida, pode ser suspensa por pelo menos 2 semanas antes da administração do radioiodo. O TSH deve ser medido antes da administração de I^{131} e deve ser superior a 30 mUI/dℓ. Já as drogas antitireoidianas devem ser suspensas pelo menos 7 dias antes do exame. Esse exame é contraindicado no caso de mulheres gestantes. Mulheres amamentando devem suspender o aleitamento por 48 horas após a realização do exame. Alguns médicos não acham necessária a dieta pobre em iodo para exames puramente diagnósticos, como a cintilografia, e orientam dieta sem iodo apenas para pacientes que vão realizar dose maior de iodo com finalidade terapêutica, como na RIT para tratamento de CA diferenciado de tireoide.

Depois de ter feito o preparo adequado (dieta pobre em iodo por 2 semanas na ausência de exames contrastados, amiodarona, antissépticos, cosméticos iodados pelo menos nas últimas 6 semanas), o paciente deve fazer um jejum mínimo de 4 horas para o exame. Ao chegar na clínica, recebe o iodo VO e, depois de 2 horas, faz o cálculo da primeira captação tireoidiana do iodo recebido. O paciente fica cerca de 2 minutos à frente da gama-câmara, que é a máquina que irá quantificar a captação do iodo pela tireoide. Depois dessa primeira aferição de captação, o paciente é liberado para casa, devendo retornar no dia seguinte à clínica para fazer a captação de 24 horas do iodo e a imagem da glândula após a injeção de Tc IV.

Os valores de referência para a captação tireoidiana do iodo variam, conforme o centro de medicina nuclear e o tipo de iodo administrado, mas geralmente consideram-se normais valores em torno de:

- Captação de 2 horas: 3 a 12%
- Captação de 24 horas: 8 a 35%.

A captação normal da glândula tireoide é semelhante à das glândulas salivares submandibulares. Se a captação tireoidiana for maior, então se classifica a tireoide como hipercaptante; se for menor, é considerada hipocaptante.

Nos casos em que a cintilografia é feita para cálculo de dose de I^{131} para tratamento de hipertireoidismo, o paciente deve ser orientado a suspender a tionamida em uso cerca de 7 dias antes do exame (e retornar a tionamida após 1 semana, nos casos de altas doses de tionamida, após a dose terapêutica de I^{131}). Para cálculo da dose da RIT, avalia-se a porcentagem de captação da cintilografia e o volume da glândula na ultrassonografia. As doses calculadas para doença de Plummer e bócio multinodular tóxico (BMNT) costumam ser maiores que as calculadas para doença de Graves, uma vez que na doença de Graves a captação costuma ser maior e, portanto, as doses não precisam ser tão altas.

Depois de administrada a dose de RAI para tratamento de hipertireoidismo (geralmente doses de até 30 mCi), o paciente deve ficar 2 dias longe do trabalho e sem contato a menos de 1 m de distância principalmente de gestantes e lactantes. Orienta-se o paciente a dar descarga 2 a 3 vezes depois de usar o banheiro nos próximos 2 dias e a lavar as roupas, os pratos e talheres separados dos outros habitantes da casa. Depois de 2 dias da dose de iodo, o paciente pode voltar à vida, trabalho e dieta normais. Já nos casos de RIT com doses maiores para tratamento de câncer diferenciado de tireoide, os cuidados são mais intensos, conforme detalhado a seguir.

Radioiodoterapia para carcinoma diferenciado de tireoide

O tratamento com RIT no câncer diferenciado de tireoide geralmente tem três objetivos principais:

- Reduzir recorrência e mortalidade por meio da destruição de células cancerígenas macro ou microscópicas pelo RAI
- Permitir o uso da tireoglobulina como um marcador tumoral com maior especificidade, já que o paciente teoricamente não deve ter mais tecido tireoidiano normal produtor de tireoglobulina
- Permitir a realização de uma pesquisa de corpo inteiro (PCI) após a dose de RAI com sensibilidade bem maior do que a PCI pré-dose, uma vez que a dose utilizada no tratamento é cerca de 100 vezes maior que a utilizada no diagnóstico. Portanto, a sensibilidade na captação será bem maior.

As células tireoidianas normais captam o RAI de maneira mais eficiente do que as tireoidianas cancerígenas, uma vez que essas últimas geralmente têm uma expressão muito menor de NIS, além de terem biofarmacodinâmica um pouco diferente das células tireoidianas normais. As células tireoidianas cancerígenas têm cerca de 1:100 a 1:1.000 do número de cotransportadores NIS, se comparadas às células tireoidianas normais,

mostrando com isso a necessidade de essas células serem estimuladas ao máximo para essa captação. Além de captarem menos iodo do que os tireócitos normais, as células cancerígenas também acumulam menos iodo no seu intracelular, pois dispõem de menor quantidade de tireoperoxidase (TPO) e, portanto, menor capacidade de organificar o iodo. Por isso, a RIT para câncer diferenciado de tireoide deve ser sempre precedida de tireoidectomia total, caso contrário as células tireoidianas normais captarão todo o iodo radioativo em detrimento das células tireoidianas neoplásicas.

Metástases de tireoide possuem ainda menos receptores NIS e, por isso, algumas pessoas consideram que não adianta estimular as metástases com TSH recombinante (Thyrogen®) antes da dose de RAI, mas que as metástases deveriam ser estimuladas sempre com TSH endógeno, uma vez que esse estímulo seria muito mais prolongado e potente do que o estímulo com Thyrogen® por apenas 2 dias consecutivos. No entanto, no Consenso Brasileiro de Nódulos e Carcinoma Diferenciado de Tireoide de junho de 2013 já considera o uso do Thyrogen® como método validado para estímulo de metástases para tratamento com RAI.

Por esse motivo, a atividade de iodo indicada para tratamento de metástases é sempre maior do que a indicada para ablação de restos tireoidianos normais, uma vez que as metástases captam menos e deixam o iodo por menos tempo no intracelular.

Algumas medidas são adotadas para otimizar a dose de iodo administrada que é realmente absorvida pelas células de origem tireoidiana. Entre essas medidas, é importante evitar que haja iodo exógeno circulante que possa competir com o iodo radioativo que será administrado, que as células tireoidianas sejam estimuladas para aumentar a captação de iodo pelo NIS (por meio do aumento do TSH, que é o hormônio ativador do NIS) e que a dose total de iodo radioativo ofertada seja aumentada. Nos casos de câncer de tireoide em que se programa fazer RIT com função ablativa ou terapêutica, recomenda-se fortemente que a tireoidectomia total tenha sido realizada previamente, pois, caso tenha sido feita apenas uma lobectomia, o outro lobo tireoidiano restante captará a maioria do iodo radioativo ofertado, de modo a reduzir a captação do RAI pelas células cancerígenas e metástases ganglionares ou à distância, logo no contexto da lobectomia, caso indicado, deve-se realizar primeiramente a totalização de tireoidectomia, para, a seguir, realizar a RIT. Portanto, sempre que possível, tenta-se retirar o máximo de tecido tireoidiano sadio antes de fazer a dose de RAI para tratamento do tecido tireoidiano doente.

Preparo para radioiodoterapia
Dieta pobre em iodo

Uma dieta normal tem cerca de 100 a 300 mg/dia de iodo, e geralmente não atrapalha a realização de exames diagnósticos de tireoide, como a cintilografia puramente diagnóstica. Por isso, muitos médicos não orientam dieta pobre em iodo antes de exames com função puramente diagnóstica. No entanto, quando o objetivo do iodo radioativo é fornecer uma dose ablativa ou terapêutica, sabe-se que uma dieta com < 50 mg/dia de iodo é capaz de aumentar em 2 vezes a quantidade de iodo radioativo absorvido pelos tumores e, por isso, deve ser sempre indicada por um período de 14 dias antes da dose.

As substâncias mais ricas em iodo que devem ser radicalmente evitadas antes da RIT são os contrastes iodados, medicações iodadas (amiodarona, lugol, iodeto de potássio), frutos do mar, cosméticos (tinturas de cabelo e esmaltes, por exemplo) e antissépticos iodados, como povidine e mercúrio.

Deve-se evitar idealmente nos 3 meses antes da RIT (ou, no mínimo, 1 mês antes):

- Contrastes radiológicos iodados
- Colposcopia
- Antissépticos iodados (povidine, mercúrio, álcool iodado)
- Lugol, iodeto de potássio, polivitamínicos que contenham iodo
- Xaropes que contenham iodo
- Amiodarona.

Evitar 1 mês antes da RIT:

- Levotiroxina
- Esmaltes, xampu iodado, tintura de cabelo, bronzeador iodado
- Tratamento dentário com canal.

Deve-se seguir dieta pobre em iodo por 14 dias conforme apresentado na Tabela 59.1.

Não tomar propiltiouracil (PTU) ou metimazol 7 a 14 dias antes da RIT. Algumas pessoas também orientam tomar hidroclorotiazida 3 dias antes da dose, pois essa medicação aumenta a iodúria.

Após 48 horas da dose (tempo que a tireoide leva para captar o máximo de iodo que foi ofertado), pode-se reintroduzir a levotiroxina, a alimentação normal e os medicamentos de uso habitual, sem restrições quanto à ingestão de iodo.

Estímulo com TSH endógeno × TSH recombinante (Thyrogen®)

Outra tática utilizada para aumentar a captação de iodo pelo tumor é promover o aumento do TSH, que pode ser feito de forma endógena, com a suspensão da levotiroxina por 4 a 6 semanas antes da dose terapêutica, ou exógena, por meio da administração de 0,9 mg de Thyrogen® via intramuscular (IM) ao dia por 2 dias consecutivos imediatamente antes da dose de RIT.

TABELA 59.1	Dieta pobre em iodo.	
Alimentos	**Permitidos**	**Não permitidos**
Sal	Sal não iodado	Sal iodado, salgadinhos e batata frita industrializada
Peixe	Peixes de água doce (pintado, tilápia, truta, tambaqui, pirarucu)	Peixes de água salgada (bacalhau, atum, sardinha, salmão), frutos do mar (camarão, ostras) e algas
Laticínios	Leite em pó desnatado, margarina e manteiga sem sal	Leite, sorvete, queijo, requeijão e iogurte
Carnes	Carnes frescas	Carne defumada, carne de sol, caldo de carne, presunto, embutidos (salsicha, salsichão, linguiça, patê) e *bacon*
Ovos	Clara de ovo	Gema de ovo
Molhos	Temperos naturais (alecrim, alho, cebola, cebolinha, coentro, cominho, erva-doce, açafrão, gengibre, louro, manjerona, manjericão, noz-moscada, orégano, páprica, pimenta, pimentão, salsa, sálvia, tomilho), óleos, azeites e vinagres	Maionese, *ketchup*, mostarda, molho ou extrato de tomate, molho shoyo e molho inglês
Frutas	Frutas frescas, sucos, frutas secas sem sal (damasco, ameixa) e oleaginosas sem sal (nozes, amêndoas, castanha-do-pará, castanha-de-caju ou amendoim sem sal)	Frutas enlatadas ou em calda e frutas secas salgadas
Vegetais	Alface, batata sem casca, beterraba, brócolis, cebola, cenoura, cogumelo fresco, couve, ervilha, espinafre, nabo, pepino, tomate e vagem	Vegetais em conserva ou enlatados (azeitonas, picles, cogumelos, cebola, palmito, pepino, milho, ervilha), agrião, aipo e repolho
Pães, massas, cereais e grãos	Pão sem sal, bolacha sem sal, macarrão, arroz, aveia, cevada, farinha, feijão, milho e trigo	Pães industrializados, *fast-food* (pizza, hambúrguer, cachorro-quente, xis, *nuggets*), cereais em caixas (sucrilhos, *corn flakes*) e macarrão instantâneo
Doces	Açúcar, mel, geleia e balas (exceto vermelhas)	Doces contendo gema de ovo, chocolate ou leite
Bebidas	Café passado, sucos e refrigerantes (exceto à base de cola)	Café solúvel, chá (preto, verde e mate) e refrigerantes à base de cola
Soja	Nenhum	Leite de soja (extrato de soja e sucos à base de soja), tofu (queijo de soja) e proteína texturizada (carne de soja)

A ampola do Thyrogen® tem 1,1 mg, mas deve-se utilizar apenas 0,9 mg, que é o que foi liberado pela Food and Drug Administration (FDA). Faz-se a diluição do pó da ampola para 1,2 mℓ (0,9 mg/mℓ) e administra-se 1 mℓ da medicação IM:

- D1: Thyrogen® 0,9 mg IM
- D2: Thyrogen® 0,9 mg IM
- D3: coleta de TSH (que deve estar > 30 mUI/ℓ), tireoglobulina estimulada e antitireoglobulina, depois faz a dose de iodo radioativo.

Possíveis efeitos colaterais do tratamento com Thyrogen® são cefaleia, vômitos, mal-estar e sensação gripal.

O uso do Thyrogen® é preferível no caso de pacientes idosos que não tenham reserva tireotrófica e não consigam aumentar o seu TSH para valores acima de 30 mUI/ℓ sozinhos, como no caso do hipotireoidismo central, e para aqueles pacientes com contraindicação a ficarem hipotireoideos por 4 a 6 semanas, devido a alguma cardiopatia, por exemplo. Quando esse não é o caso, prefere-se estímulo com TSH endógeno, que é mais potente que o TSH exógeno. Mesmo nos exames diagnósticos, como a PCI, parece que a sensibilidade com o uso de Thyrogen® corresponde a apenas 80% da sensibilidade de quando se utiliza o TSH endógeno. A American Thyroid Association (ATA) recomenda que o Thyrogen® seja utilizado, se possível apenas para preparo para exames diagnósticos (como PCI estimulada) e para estímulo da tireoide para realização de dose ablativa de RIT, devendo ser evitado para uso de doses terapêuticas de RAI para tratamento de doença metastática, pela falta de experiência nessa situação. No entanto, o consenso brasileiro de 2013 já autoriza o uso de Thyrogen® para tratamento de doença metastática, nesse caso, a dose para os focos metastáticos pode ser menor do que após a suspensão da levotiroxina e, portanto, uma dose equivalente ou superior de radioiodo deve ser administrada.

Alguns possíveis motivos para a maior absorção do iodo radioativo quando se utiliza TSH endógeno:

- Maior potência do TSH endógeno do que do Thyrogen®
- Menor excreção renal do iodo radioativo nos pacientes hipotireoideos, mantendo o iodo radioativo por mais tempo nos tecidos do paciente que suspendeu o uso da levotiroxina do que no paciente que recebeu dose de Thyrogen®
- Menor competição do iodo da levotiroxina com o iodo radioativo nos pacientes que suspenderam o uso da levotiroxina.

Sabe-se também que o lítio e um fármaco que reduz a eliminação do iodo, que permanece por mais tempo dentro da célula, com isso aumentando a ação do iodo radioativo. No entanto, seu uso atualmente não é recomendado como preparo para RIT, tendo em vista que é um fármaco com janela terapêutica estreita (dose tóxica muito próxima da dose terapêutica), e com risco de toxicidade razoável.

Toxicidade e dose máxima cumulativa de radioiodoterapia

O RAI se acumula não apenas nos tecidos de origem tireoidiana, mas também em diversos órgãos do paciente. O iodo, depois de ingerido, aparece no estômago, podendo causar vômitos e náuseas, sobretudo nas primeiras 24 horas. Geralmente, se faz alguma profilaxia com antiemético 2 dias antes da RIT para evitar que o paciente vomite a dose do iodo radioativo ofertado.

Depois, aparece no intestino. Pode-se prescrever algum laxante para promover uma rápida eliminação do iodo que não foi absorvido pelo trato gastrintestinal, para que esse iodo não fique retido nas fezes por muito tempo, irradiando os órgãos da pelve. O iodo que foi absorvido para a corrente sanguínea se acumula então principalmente na tireoide e em glândulas salivares e lacrimais. Posteriormente, é filtrado e se acumula nos rins (deve-se estimular ingestão de água para que esse acúmulo renal não dure muito tempo) e depois de cerca de 5 dias será metabolizado no fígado. A dose de iodo que não for rapidamente captada pela tireoide ficará na circulação e nos órgãos e, portanto, precisa ser rapidamente eliminada do corpo para não causar toxicidade e efeitos colaterais nesses locais.

Os pacientes que recebem RAI devem ter hemograma completo e avaliação de função renal realizados devido ao comprometimento renal que reduz significativamente a excreção de RAI e o potencial efeito adverso do RAI na medula óssea. Pacientes com insuficiência renal devem reduzir a dose de I^{131} reduzida de acordo com a taxa de filtração glomerular.

Doses muito elevadas de RAI podem causar toxicidade como:

- Acúmulo do iodo radioativo em medula óssea, causando mielotoxicidade e citopenias em doses cumulativas muito altas. Citopenias transitórias são mais comuns, e as permanentes podem ocorrer, se em doses cumulativas muito altas. Risco de 28% de depressão medular, se houver doses cumulativas com > 1.000 mCi
- Risco de 2% de leucemias, em caso de doses cumulativas com > 1.000 mCi
- Risco baixo de novas neoplasias primárias (risco relativo [RR] 1,19) incluindo câncer de estômago, colorretal, rim, bexiga e salivar. O risco aumenta, se a dose cumulativa for > 500 a 600 mCi
- Acúmulo em gônadas, causando infertilidade, hipogonadismo hipergonadotrófico, menopausa e andropausa. Pode haver amenorreia transitória por até 10 meses em 25% das mulheres, e algumas podem evoluir para menopausa precoce, dependendo da sua reserva ovariana. A lesão ovariana de radioiodo pode resultar em menopausa ocorrendo cerca de 1 ano antes da população em geral. Nos homens, também pode haver reduzida contagem de espermatozoides nos próximos meses, com normalização posterior. O hipogonadismo definitivo geralmente só acontece com doses cumulativas acima de 400 a 500 mCi. Para evitar comprometimento gonadal, deve-se beber bastante líquido após a RIT, esvaziamento frequente da bexiga e evitar constipação intestinal com laxantes, se necessário, para que o iodo radioativo não fique muito tempo retido no intestino nem na bexiga, que são próximos das gônadas
- Maior índice de abortamentos e de fetos com malformações em mulheres que engravidam em até 1 ano pós-RIT. Logo, as mulheres com potencial para engravidar devem realizar uma triagem negativa para gravidez (beta-hCG negativo) antes da radioiodoterapia. Está indicado que as mulheres evitem a gravidez nos 12 meses seguintes ao tratamento, enquanto os homens devem evitar ter filhos nos próximos 6 meses. O iodo radioativo pode causar destruição da tireoide fetal e, eventualmente, causar alguma outra malformação
- Lactantes devem interromper a amamentação 3 meses antes da RIT para evitar acúmulo de RAI nas mamas e, dessa maneira, diminuir o risco de câncer de mama. Pode ser

considerada a realização de uma cintilografia diagnóstica com I^{123} ou I^{131} de baixa dose para excluir a captação da mama antes da terapia com radioiodoterapia

- O acúmulo do RAI em glândulas salivares pode causar xerostomia, obstrução dos canais das glândulas salivares, sialoadenite, cáries e alterações transitórias no paladar. As medidas potenciais utilizadas para prevenir este dano incluem hidratação, balas ácidas (especialmente aquelas contendo limão) 24 horas após a administração da dose, além do uso da amifostina e de agentes colinérgicos
- Acúmulo em glândula lacrimais pode causar lacrimejamento contínuo (epífora) ou xeroftalmia, obstrução lacrimal e predispor a infecções. A correção cirúrgica dos ductos lacrimais bloqueados pode precisar ser considerada
- Náuseas, vômito, epigastralgia
- Pneumonite actínica, se houver grande captação pulmonar, em casos de muitas metástases pulmonares disseminadas. Deve-se fazer profilaxia com corticoides em casos de RIT em dose alta para metástases pulmonares importantes
- Edema cerebral, no canal medular ou na veia cava superior em casos de metástases para esses tecidos. Deve-se fazer também profilaxia (corticoides) nos casos de pacientes que recebem altas doses de iodo radioativo.

Cuidados após a radioiodoterapia

Pacientes que tomam iodo em doses maiores que 50 mCi devem ficar isolados em quarto terapêutico por 48 horas enquanto estiverem emitindo elevada radiação. Quando a dose dada é menor que 50 mCi, como ocorre nas doses utilizadas habitualmente para tratamento de hipertireoidismo ou câncer de tireoide de risco baixo ou intermediário, o isolamento é desnecessário e os pacientes podem ir para casa após a dose, mas precisam seguir diversas orientações.

Cuidados para pacientes que receberam dose de até 50 mCi de iodo radioativo

Nos 2 dias subsequentes, os pacientes devem ser orientados a evitar contato próximo com outras pessoas, a menos de 1 metro de distância, principalmente com gestantes e crianças. Devem evitar sair muito de casa, não devem ir ao trabalho e nem a locais com grandes aglomerações, como cinemas, teatros, transporte público etc. Devem dormir sozinhos em um quarto e, de preferência, usar um banheiro diferente do resto das pessoas da casa. Devem sempre lavar bem as mãos após a utilização do banheiro. Não devem beijar ninguém, nem ter relações sexuais. Devem dar três descargas após a utilização do vaso sanitário, para que suas eliminações fisiológicas não fiquem contaminando o ambiente, pois nos primeiros 3 dias a maior parte do iodo será eliminada pela urina e pelas fezes. Se for utilizado papel higiênico ou a paciente estiver menstruada, o absorvente deve ser jogado no vaso sanitário e ser eliminado com duas a três descargas, assim como o papel higiênico ou qualquer papel que contenha suas secreções. A escova de dentes deve ser isolada em um plástico ou em algum outro recipiente. Roupas, talheres, pratos e copos devem ser lavados separadamente do resto da casa pelos 2 a 3 dias subsequentes. Deve-se limpar o telefone com um pano úmido após a utilização. A paciente não deve emprestar maquiagens, batons etc. Os pacientes devem ter cuidado com secreções e eliminações fisiológicas. Devem beber bastante água. A paciente não deve amamentar por 6 meses, nem engravidar por 6 a 12 meses.

Cuidados para pacientes que receberam dose de mais de 50 mCi de iodo radioativo

O paciente que recebeu dose alta de iodo radioativo deve ficar em isolamento em quarto chumbado, e monitorado diariamente em seu quarto com um equipamento que mede a quantidade de radiação emitida pelo paciente. Quando essa radiação emitida já estiver abaixo do aceitável pelas agências regulatórias, que geralmente acontece depois de aproximadamente 48 horas, o paciente recebe alta para casa com os mesmos cuidados anteriormente descritos, a serem tomados pelos próximos 2 a 3 dias.

Pesquisa de corpo inteiro

A PCI diagnóstica é uma imagem do corpo inteiro que se faz na gama-câmara após 48 a 72 horas da administração de doses pequenas de I^{131} que variam entre 0,5 e 2 mCi. Serve para avaliar se o iodo radioativo está sendo captado por algum tecido no corpo de localização extratireoidiana e patológica, o que seria sugestivo de doença metastática. O Tc nunca deve ser utilizado para PCI, pois apesar de ser um marcador muito bom para fazer imagem de cintilografia de tireoide, é muito ruim para detectar doença à distância, além de não ser útil para avaliar a captação de 24 horas.

Os locais que fisiologicamente captam iodo são: tireoide, glândulas salivares e lacrimais, nariz, boca, parótidas, glândulas submandibulares, estômago, alças intestinais e bexiga. Após 7 dias da ingestão, o contraste se acumula no fígado, onde será metabolizado. O tórax nunca deve captar iodo. Se captar, certamente é patológico.

Geralmente a PCI é feita da seguinte maneira:

- Primeiro dia: o paciente comparece à clínica e recebe dose oral de I^{131} (iodo-131) para fazer captação cervical no dia seguinte
- Segundo dia: o paciente retorna à clínica e faz a captação cervical após 24 horas da administração do I^{131}
- Terceiro dia: o paciente descansa
- Quarto dia: o paciente faz a imagem de corpo inteiro 72 horas após a administração do iodo. Algumas clínicas fazem essa imagem 48 horas após.

Já a PCI pós-dose terapêutica de iodo é realizada cerca de 5 a 7 dias após a dose de RAI. Esse exame tem uma sensibilidade muito maior, já que as doses utilizadas na RIT são geralmente 50 a 100 vezes maiores do que as utilizadas na PCI puramente diagnóstica. Portanto, é capaz de identificar focos de lesão metastática bem mais facilmente do que a PCI diagnóstica. Entretanto, como utiliza o I^{131}, forma uma imagem grosseira e, às vezes, pode deixar passar focos de doença menores que 1,5 cm.

Stunning

Existe muita dúvida e controvérsia sobre a capacidade do iodo administrado em uma PCI diagnóstica poder causar um *stunning* (atordoamento da glândula, que reduz a captação do RAI) na glândula, diminuindo, assim, a eficácia da RIT em pacientes que tenham feito uma PCI diagnóstica antes da dose. Há dúvidas sobre qual é a melhor dose de I[131] que deve ser administrada na PCI diagnóstica para reduzir o *stunning*, e sobre qual é o espaço de tempo ideal entre a dose do iodo para a PCI e a dose do iodo para a RIT para se reduzir esse *stunning*. Muitos estudos já foram realizados, mas ainda não existe muito consenso a respeito.

Há dúvida sobre se a redução da captação de iodo, após uma dose pequena de I[131] administrada para PCI diagnóstica, ocorre realmente devido ao mecanismo de *stunning* (*down regulation* dos transportadores NIS e redução da captação de mais iodo pela célula) ou decorre de alguns outros mecanismos possíveis, como a morte de tireócitos promovida pela dose da PCI diagnóstica, que, apesar de ser uma dose pequena, pode lesar algumas células e assim reduzir a massa de células para captação da próxima dose. Outras hipóteses interrogam se a radiação nas células tireoidianas talvez possa afetar temporariamente o ácido desoxirribonucleico (DNA) e dificultar a transcrição do ácido ribonucleico mensageiro (mRNA) do NIS, ou se a pequena dose de iodo utilizado na PCI diagnóstica poderia causar destruição de alguns folículos, com liberação de mais iodo para a corrente sanguínea, e competir com o iodo terapêutico a ser administrado futuramente reduzindo sua captação, por exemplo. São algumas hipóteses para explicar a reduzida absorção do iodo ofertado na RIT após uma PCI diagnóstica.

Alguns estudos mostraram que a absorção do I[131] na RIT pós-PCI diagnóstica foi menor, mas que o resultado clínico final foi o mesmo. Alguns autores demonstraram que a tireoglobulina (Tg) no momento da RIT já era menor que a Tg antes da PCI, sugerindo que talvez o iodo administrado para PCI possa causar algum grau de destruição celular.

Estudos com ratos demonstraram que, após a administração de pequena dose do I[131], ocorre inibição da expressão do NIS nos próximos dias, e esse pode ser o mecanismo principal responsável pelo *stunning*. Nos ratos, esta *down regulation* da expressão do NIS só começava após 48 horas da exposição ao I[131]. Antes disso, o NIS estava normalmente expresso. Já quando se utilizava o I[123], a expressão do mRNA do NIS começava a se reduzir 24 horas pós a dose diagnóstica, mostrando que talvez o *stunning* com I[123] comece antes do *stunning* com I[131].

Portanto, parece que quanto maior a dose de iodo utilizada para PCI diagnóstica e, quanto mais tempo se espera para fazer a dose terapêutica nos pacientes submetidos à PCI diagnóstica, maior a chance de ocorrer *stunning* e de absorverem mal a dose terapêutica ofertada. O *stunning* acontece sobretudo quando se usa uma dose > 5 mCi na PCI diagnóstica, e quando o tempo entre as duas doses de RAI é maior que 72 horas. Quando doses pequenas de I[131] são utilizadas na PCI diagnóstica, e quando a RIT terapêutica é realizada rapidamente após a PCI diagnóstica (dentro de 72 horas), o *stunning* parece ser mínimo.

Muitos médicos preferem, por medo do *stunning*, encaminhar o paciente após a tireoidectomia total já para a dose ablativa, sem passar por uma PCI pré-dose. No entanto, já foi demonstrado que o resultado da PCI pré-dose pode mudar a conduta em cerca de 20% dos pacientes, principalmente naqueles de risco intermediário a alto, pois muitas vezes estão mais afetados pela doença do que se imaginava antes da realização da PCI. Por isso, o receio do *stunning* não deve justificar a não

realização da PCI pré-dose nesses pacientes. Se indicado (quando não se sabe a quantidade de tecido remanescente no leito tireoidiano ou em alguns casos de pacientes com risco intermediário/alto), deve ser solicitada PCI com baixa dose de I[131] (1 a 3 mCi) e com realização da RIT logo após a leitura da PCI, sem demora, idealmente nas próximas 72 horas. Se realizado dessa maneira, o *stunning* não será um problema.

Já foi tentada a utilização de PCI com Tc para reduzir o *stunning*, mas verificou-se que a sensibilidade dele para detectar doença residual cervical e metástase à distância é muito ruim. Por isso, seu uso não é recomendado para esse fim.

Leitura recomendada

Becker D, Charkes ND, Dworkin H et al. Procedure guideline for thyroid scintigraphy. J Nucl Med. 1996;37:1264-66.

Becker DV, Sawin CT. Radioiodine and thyroid disease: the beginning. Sem Nucl Med. 1996;26:155-64.

Burke G, Halko A, Silverstein GE, Hilligoss M. Comparative thyroid uptake studies with ^{131}I and ^{99m}TcO$_4$. J Clin Endocrinol Metab. 1972;34:630-37.

Cavalieri RR, McDougall IR. "In vivo" isotopic tests and imaging. In: Braverman LE, Utiger R. Werner & Ingbar. The thyroid. 7. ed. Philadelphia: Lippincott-Ranen; 1996. p. 1-372.

Filetti S, Durante C, Hartl D, Leboulleux S, Locati LD, Newbold K et al. Thyroid cancer: ESMO Clinical Practice Guidelines for diagnosis, treatment and follow-up[†]. Ann Oncol. 2019;30(12):1856-83.

Goldsmith SJ. To ablate or not ablate: issues and evidence involved in I[131] ablation of residual thyroid tissue in patients with differentiated thyroid carcinoma. Semin Nucl Med. 2011;41:96-104.

Haddad RI, Nasr C, Bischoff L, Lamki Busaidy N, Byrd D, Callender G et al. NCCN Guidelines Insights: Thyroid Carcinoma, Version 2.2018. J Natl Compr Canc Netw. Published online December 2018;16(12):1429-40.

Harbert JC. The thyroid. In: Harbert JC, Eckelman WC, Neumann RD. Nuclear medicine: diagnosis and therapy. New York: Thieme Medical Publishers; 1996. p. 407-27.

Haugen B, Alexander E, Bible K, Doherty GM, Mandel SJ, Nikiforov YE et al. 2015 American Thyroid Association Management Guidelines for Adult Patients with Thyroid Nodules and Differentiated Thyroid Cancer: The American Thyroid Association Guidelines Task Force on Thyroid Nodules and Differentiated Thyroid Cancer. Thyroid. 2016;26(1):1-133.

McDougall IR, Igaru A. Thyroid stunning: fact or fiction? Semin Nucl Med. 2011;41(2):105-12.

Nostrand DV, Khorjekar GR, O'Neil J, Moreau S, Atkins FB, Kharazi P et al. Recombinant human thyroid-stimulating hormone versus thyroid hormone withdrawal in the identification of metastasis in differentiated thyroid cancer with 131I planar whole-body imaging and 124I PET. J Nucl Med. 2012;53(3):359-62.

Potzi C, Moameni A, Karanikas G, Preitfellner J, Becherer A, Pirich C et al. Comparison of iodine uptake in tumour and nontumour tissue under thyroid hormone deprivation and with recombinant human thyrotropin in thyroid cancer patients. Clin Endocrinol (Oxf). 2006;65(4):519-23.

Sapienza MT, Shimura I, Campos Neto GC, Tavares MGM, Marília Marone MS. Tratamento do carcinoma diferenciado da tireoide com iodo-131: intervenções para aumentar a dose absorvida de radiação. Arq Bras Endocrinol Metabol. 2005;49(3).

TIRO. Thyroid International Recommendations Online; c2022 [cited 2022 December 5]. Disponível em: https://www.tiro.expert

Hipotireoidismo

Introdução

O hipotireoidismo é a síndrome clínica decorrente de redução da concentração ou de ação dos hormônios tireoidianos em nosso corpo, resultando em queda do metabolismo e prejuízo das atividades biológicas que dependem do estímulo dos hormônios tireoidianos para acontecerem.

Etiologia

Hipotireoidismo primário (95% dos casos)

Doença no tecido tireoidiano, o qual deixa de ser capaz de produzir os hormônios tri-iodotironina (T3) e tiroxina (T4) em quantidades suficientes. Pode ser causado pela destruição da tireoide por autoanticorpos presentes na tireoidite de Hashimoto (causa mais frequente atualmente), em consequência do uso de radioiodo para tratamento de hipertireoidismo (segunda causa mais frequente na atualidade), por radioterapia cervical, por medicamentos tóxicos para a tireoide (como a interferon-alfa), lítio ou medicamentos ricos em iodo (como amiodarona ou contrastes iodados, que podem causar o efeito Wolff-Chaikoff e, com isso, reduzir a síntese hormonal pela tireoide), por defeitos enzimáticos congênitos que atrapalhem a síntese e liberação de hormônios tireoidianos (quadro conhecido como hipotireoidismo congênito), pela deficiência de iodo na dieta, entre outras etiologias.

Caracteriza-se laboratorialmente pela elevação do hormônio tireoestimulante (TSH) e redução dos hormônios T3 e T4 (totais e livres).

Hipotireoidismo secundário

Causado por doença hipofisária, que compromete a síntese de TSH, de modo que não se consegue obter o estímulo necessário sobre a tireoide para a formação dos hormônios T3 e T4 nas quantidades suficientes. Pode ser consequência de um tumor hipofisário, radioterapia de sela túrcica, cirurgia hipofisária, doenças hipofisárias, como as de depósito, doenças granulomatosas, metástases, doenças autoimunes ou inflamatórias, infecções ou medicamentos que causam inibição do TSH, como corticoides em dose alta, análogos de somatostatina, dopamina e dobutamina etc. Pode vir acompanhado de disfunção de outros eixos hipofisários [geralmente sucede o aparecimento de deficiência de hormônio do crescimento (GH), hormônio luteinizante (LH) e hormônio foliculoestimulante (FSH)].

Caracteriza-se laboratorialmente pela queda de T3 e T4 (totais e livres), com TSH baixo, inapropriadamente normal, ou até discretamente elevado devido à secreção de TSH biologicamente inativo.

Hipotireoidismo terciário

Provocado pela inabilidade do hipotálamo em secretar o hormônio liberador de tireotrofina (TRH) em quantidades suficientes para uma adequada estimulação da hipófise em produzir o TSH. É a causa mais rara de hipotireoidismo, e geralmente está associado a uma doença hipotalâmica, seja tumoral, infecciosa ou inflamatória.

Caracteriza-se laboratorialmente pelo mesmo perfil do hipotireoidismo secundário (queda de T3 e T4 totais e livres com TSH baixo ou inapropriadamente normal), sendo muitas vezes difícil de fazer o diagnóstico diferencial entre essas duas entidades, já que a dosagem de TRH não é feita na prática clínica. Na prática, ambos devem ser chamados conjuntamente de hipotireoidismo central, e o diagnóstico diferencial entre essas duas etiologias não tem tanta importância, já que o prognóstico, o tratamento e o seguimento serão praticamente os mesmos.

Epidemiologia

Atualmente estima-se que a prevalência de hipotireoidismo subclínico (TSH elevado com T4 livre normal estável por algumas semanas em pacientes fora de tratamento para hipotireoidismo, sem doença aguda ou crítica e com funções hipofisária e hipotalâmica normais) seja de aproximadamente 4 a 8% da população, e que a prevalência de hipotireoidismo clínico (TSH elevado com T4 livre baixa) seja de aproximadamente 0,3% da população. O risco é bem maior em mulheres (5 a 10 vezes maior do que em homens) e aumenta com a idade.

Fatores de risco

- Sexo feminino (risco 5 a 10 vezes maior do que o sexo masculino)
- Idade > 60 anos
- História familiar de doença tireoidiana
- Presença de alguma outra doença autoimune
- Presença de anticorpos contra o tecido tireoidiano, como antitireoperoxidase (anti-TPO) e antitireoglobulina (anti-Tg). Cerca de 10% da população pode ter autoanticorpos tireoidianos e função tireoidiana normal, mas a presença principalmente de anti-TPO aumenta o risco de evolução para hipotireoidismo
- Passado pessoal de tireoidite, principalmente se houver tireoidite pós-parto
- Doenças granulomatosas e infiltrativas, como hemocromatose, sarcoidose ou amiloidose
- História de radioterapia cervical
- Tratamento prévio para hipertireoidismo (com tionamidas, radioiodo ou tireoidectomia)
- Presença de bócio
- Presença de nódulos de tireoide
- Uso de fármacos como amiodarona, interferon-alfa, lítio e tionamidas
- Hepatite C
- Síndrome de Down e síndrome de Turner
- Deficiência ou excesso de iodo na dieta.

Quadro clínico

O quadro clínico do hipotireoidismo é caracterizado por:

- Astenia, fadiga, cansaço, sonolência, falta de energia
- Pele fria e seca, cabelos finos e secos
- Fragilidade de unhas, cabelos, madarose (perda de cílios e/ou sobrancelhas)
- Queda de cabelo
- Edema facial, periorbitário e de membros inferiores (retenção hídrica e acúmulo de ácido hialurônico)
- Macroglossia
- Palidez (vasoconstrição periférica)
- Lenta cicatrização de feridas
- Intolerância ao frio
- Perda de apetite
- Ganho de peso modesto, principalmente em decorrência de retenção hídrica

- Voz arrastada
- Bradicardia, abafamento de bulhas cardíacas, eletrocardiograma (ECG) com baixa voltagem e derrame pericárdico leve
- Derrames cavitários
- Redução da pressão arterial sistólica (PAS), por reduzido inotropismo e débito sistólico, e aumento pressão arterial diastólica (PAD), por aumento da resistência vascular periférica
- Insuficiência cardíaca congestiva, por reduzido inotropismo, aumento da resistência vascular periférica e aumento da permeabilidade capilar
- Redução da frequência respiratória, dispneia e derrame pleural
- Hiporreflexia profunda
- Irregularidade menstrual, menorragia, oligomenorreia ou amenorreia, anovulação e infertilidade
- Redução de libido
- Parestesias, cãibras
- Depressão, déficits de memória, de atenção e de concentração
- Aumento do risco de glaucoma
- Constipação intestinal, retardo do esvaziamento gástrico e do trânsito intestinal, distensão abdominal
- Apneia do sono
- Síndrome de túnel do carpo
- Artralgias, derrames articulares.

Como 10 a 15% da secreção dos hormônios tireoidianos não dependem do estímulo do TSH, os pacientes com hipotireoidismo central tendem a ter sintomas menos intensos.

Achados laboratoriais

Os achados laboratoriais do hipotireoidismo são:

- Redução de T3 e T4 (totais e livres). A queda de T4 sempre antecede a queda de T3, uma vez que o aumento do TSH ativa as deiodinases que convertem mais T4 em T3, mantendo os níveis de T3 na normalidade por um período mais prolongado. Por isso, o *screening* para hipotireoidismo se faz com TSH, que geralmente é o primeiro a se alterar, e T4 livre, geralmente a segunda
- Aumento de TSH, se for hipotireoidismo primário, ou valores baixos/inapropriadamente normais, se houver hipotireoidismo central devido respectivamente à redução na secreção de TSH ou secreção de TSH biologicamente inativo pelas células tireotróficas da hipófise
- Anemia normocítica ou macrocítica: por redução da produção de eritropoetina ou deficiência de vitamina B12 associada em pacientes com presença de autoimunidade tireoidiana, que pode vir associada à presença de anticorpo anticélula parietal gástrica e anemia perniciosa por gastrite atrófica
- Dislipidemia às custas de hipercolesterolemia: ocorre reduzida expressão dos receptores BE hepáticos no hipotireoidismo, de modo a aumentar, portanto, o nível sérico do colesterol da lipoproteína de baixa densidade (LDL-c). Ocasionalmente, pode haver ainda discreta queda do colesterol da lipoproteína de alta densidade (HDL-c) e discreto aumento de triglicerídeos

- Aumento de lipoproteína (a), homocisteína e proteína C-reativa (PCR) ultrassensível, denotando aumento de risco cardiovascular
- Aumento de transaminases e desidrogenase láctica (DHL)
- Aumento da creatinofosfoquinase (CPK) e do risco de miopatia
- Reduzida resposta do GH aos testes de estímulo (clonidina, glucagon, ITT)
- Aumento de hormônio antidiurético (ADH) promovendo hiponatremia e quadro clínico semelhante à síndrome da secreção inapropriada de ADH (SIADH)
- Aumento de prolactina: devido ao estímulo dos lactotrofos por TRH e à diminuição do tônus dopaminérgico
- Aumento de paratormônio (PTH) por redução da remodelação óssea e resistência ao PTH
- Reduzida taxa de filtração glomerular (TFG), com possível aumento de creatinina e ácido úrico.

O TSH é o principal hormônio que deve ser avaliado para o diagnóstico e seguimento do tratamento do hipotireoidismo primário. Os valores de referência de normalidade podem mudar, conforme o laboratório, mas geralmente utilizam-se por base os valores encontrados em grandes estudos americanos que obtiveram como referência para 95% da população adulta normal TSH entre 0,4 e 4,5 mUI/ℓ. No entanto, estudos posteriores que conseguiram limitar a população avaliada para apenas pessoas sem histórico pessoal nem familiar de doença tireoidiana, nem bócio, com ausência de autoanticorpos tireoidianos, sem uso de medicamentos ou hormônios sexuais, com níveis urinários normais de iodo, não gestantes e na ausência de qualquer patologia, mostraram que nessa população os níveis séricos de TSH variavam em torno de 1,4 a 1,9 mUI/ℓ, mostrando que os valores de TSH na população realmente saudável do ponto de vista tireoidiano parecem flutuar principalmente na metade inferior dos valores de referência considerados normais atualmente. A média de TSH costuma subir um pouco com a idade, com exceção dos recém-nascidos, quando o TSH pode chegar a valores mais altos, como 10 mUI/ℓ, nas primeiras semanas de vida.

Já durante a gravidez, sabe-se que o TSH costuma ficar um pouco mais baixo, principalmente durante o primeiro trimestre. Dessa maneira, o ideal é que cada laboratório indique o valor de referência do TSH para cada trimestre da gravidez, mas, caso esse indicativo não seja informado, o consenso da American Thyroid Association (ATA) sugere que:

- No primeiro trimestre: o intervalo de referência inferior de TSH pode ser reduzido em aproximadamente 0,4 mUI/ℓ, enquanto o intervalo de referência superior é reduzido em aproximadamente 0,5 mUI/ℓ (TSH de 0,1 a 4,0 mUI/ℓ)
- No segundo e terceiro trimestres: utilizar os intervalos de referência fornecido pelo laboratório (intervalo para população não gestante).

Como cerca de 99,97% do T4 e 99,5% do T3 circulam ligados a proteínas (globulina ligadora de tiroxina [TBG], transtirretina ou albumina, principalmente), a dosagem de T4 total e de T3 total pode variar muito diante do aumento ou da redução dessas proteínas de ligação. Assim, a avaliação dos hormônios nas suas formas livres costuma ser preferível à avaliação na sua forma total, exceto durante a gestação, uma vez que o aumento da TBG na gestação (pelo hiperestrogenismo) eleva os hormônios totais (valores de aproximadamente 1,5 vez os valores de referência para as não gestantes), mas os livres podem aparecer falsamente baixos, e até o momento não foram estabelecidos valores de referência dos hormônios tireoidianos livres na gestante para cada trimestre. Por esse motivo, prefere-se acompanhar a função tireoidiana com os hormônios totais, que terá um aumento previsível de 5% por semana a partir da 7ª semana de gestação, atingindo um platô de 50% na 16ª semana (após 10 semanas), que permanece até o final da gestação (ver mais no Capítulo 68, *Tireoidipatias na Gestação*).

Além disso, a T4 livre deve ser também o principal hormônio avaliado nos pacientes com hipertireoidismo que acabaram de receber tratamento, como radioiodo (RAI), cirurgia ou tionamidas, uma vez que o TSH pode levar às vezes até mais de 2 meses para normalizar nessas situações.

É importante lembrar que a ingestão de levotiroxina (LT4) pode aumentar o nível sérico de T4 livre em até 20% nas próximas horas, de modo que se deve sempre recomendar aos pacientes com hipotireoidismo em uso da medicação que a tomem apenas após a coleta do exame de sangue.

Rastreamento

Até o momento, não existe consenso entre as sociedades de endocrinologia quanto à indicação e forma de rastreamento para hipotireoidismo em população saudável e assintomática. Para exemplificar, a American Thyroid Association (ATA) recomenda um *screening* com TSH a cada 5 anos em todas as pessoas acima de 35 anos. Já a American Academy of Family Phisicians (AAFP) recomenda *screening* apenas em pessoas acima de 60 anos. O Royal College of Physicians de Londres já não recomenda o *screening* em população assintomática. Portanto, até o momento, o *screening* da população assintomática ainda é motivo de controvérsia entre as sociedades, não havendo, por enquanto, um consenso a respeito.

No entanto, para subpopulações específicas de maior risco para hipotireoidismo, já se chegou a um consenso de que vale a pena solicitar ao menos um TSH para aqueles com:

- História pessoal de outras doenças autoimunes, como: diabetes tipo 1, anemia perniciosa, vitiligo, doença celíaca, doença de Addison, alopecia etc.
- História familiar de doença tireoidiana
- História pessoal de irradiação cervical ou cirurgia tireoidiana
- Exame anormal da tireoide
- Doença psiquiátrica
- Uso de amiodarona ou lítio
- Anemia em investigação
- Arritmia cardíaca em investigação, insuficiência cardíaca congestiva (ICC), prolongamento do intervalo QT do eletrocardiograma, hipertensão arterial sistêmica (HAS)
- Sintomas compatíveis com o quadro, como constipação intestinal, irregularidade menstrual, ressecamento de pele e fâneros, fadiga, cansaço e ganho de peso inexplicado
- Dislipidemia
- Demência
- Miopatia.

Tratamento

O tratamento do hipotireoidismo se faz com reposição da LT4, em dose única diária, visando manter o nível sérico dos hormônios tireoidianos normais. No entanto, aproximadamente 5 a 10% dos pacientes com reposição exclusiva de LT4 queixam-se de sintomas de hipotireoidismo, apesar dos níveis normais de TSH. Os sintomas mais relatados são fadiga, mal-estar, distúrbios do humor e da cognição. Na maioria dos pacientes tratados com LT4, a normalização dos níveis séricos de TSH resulta na diminuição da razão T3/T4 sérica, com níveis séricos de T3 relativamente mais baixos; em pelo menos 15% dos casos, os níveis séricos de T3 estão abaixo do normal.

Em indivíduos normais, apenas 20% do T3 circulante são secretados pela tireoide, enquanto 80% provêm da conversão periférica de T4 em T3, mediada pelas deiodinases tipos 1 e 2. Alguns polimorfismos descritos na deiodinase tipo 2 (polimorfismo Thr92Ala possui vários estudos em ratos e humanos) estão relacionados com a redução de 20% na conversão de T3. Nesse contexto, poderia gerar um estado de hipotireoidismo em alguns órgãos, mais marcadamente no sistema nervoso central em que a deiodinase tipo 2 é altamente expressa, resultando em um estado de hipotireoidismo cerebral, o que justificaria as queixas dos pacientes a despeito da normalização da função tireoidiana.

Segundo o consenso combinado da American Thyroid Association (ATA) e da European Thyroid Association (ETA) é viável a reposição de liotironina (LT3) em pacientes que persistem com sintomas relacionados com hipotireoidismo em uso de levotiroxina (exigindo pelo menos 1,2 µg/kg/dia de LT4) a despeito de níveis normais de TSH e afastado outras etiologias. Cabe destacar que esse é um tratamento não padronizado para o qual os riscos não são claros com o potencial de osteoporose acelerada e fibrilação atrial com risco de acidente vascular cerebral. O tratamento deve ser monitorado e alguma ferramenta para avaliar melhora clínica deve ser utilizada (questionário ThyPRO), mas será interrompido se nenhum benefício for obtido em um período de tempo razoável, como 3 a 6 meses. O uso de LT3 deve ser feito 2 vezes/dia, devido sua menor meia-vida e de preferência com uma preparação de produção industrial de liberação lenta (não disponível no Brasil). A diretriz recomenda uma proporção inicial de 13: 1 a 20: 1 (LT4: LT3), que representa uma dose de 5 µg de LT3 (2,5 µg 2 vezes/dia) para pacientes que recebem 100 µg de LT4. No início, a dose de LT4 é geralmente reduzida em 12,5 ou 25 µg para acomodar a adição de LT3.

Assim, por enquanto, parece que na abordagem atual para a reposição de hormônio tireoidiano utilizando apenas levotiroxina é satisfatória para praticamente todos os pacientes, embora não seja uma replicação perfeita da fisiologia normal. Fica pendente uma preparação LT3 de liberação sustentada, com níveis estáveis de T3, com dados de segurança clínica e disponibilizado comercialmente no Brasil para que se torne uma opção viável.

A dose de LT4 deve ser administrada em jejum (idealmente 60 minutos antes do café da manhã) ou pelo menos 4 horas após a última refeição do dia, de modo a evitar interferências em sua absorção, que é feita principalmente no jejuno. Sua meia-vida é de 8 dias, por isso pode ser dada uma única vez ao dia. A dose dependerá da idade, sexo, peso ideal (pois depende sobretudo da massa magra do indivíduo), altura e da reserva tireoidiana

que o paciente ainda apresenta. Por exemplo, pacientes com Hashimoto costumam ter uma reserva tireoidiana maior do que os tireoidectomizados, de modo que os primeiros geralmente precisam de doses menores por quilo de peso. Uma dose média seria algo em torno de 1,6 a 1,8 µg/kg de peso ideal para adultos. Crianças e adolescentes requerem doses maiores por quilo de peso, pois têm proporcionalmente mais massa magra que idosos. Além disso, pacientes com acloridria ou dificuldade absortiva gastrintestinal podem precisar de doses maiores. Recomenda-se que o paciente utilize sempre a mesma apresentação comercial de LT4, de modo a evitar que a troca de marca resulte em alterações de absorção da dose e em dificuldades para obtenção de um bom controle hormonal (Tabela 60.1).

Alguns estudos mostraram que doses de 25 µg/dia são suficientes para o tratamento de pacientes com hipotireoidismo subclínico com TSH entre 4 e 8 mUI/ℓ. Doses de 50 µg/dia costumam ser suficientes para pacientes com TSH entre 8 e 12 mUI/ℓ. Já para TSH > 12 mUI/ℓ, em geral há necessidade de doses ≥ 75 µg/dia de LT4.

Geralmente, em adultos jovens com menos de 50 anos, costuma-se iniciar o tratamento com a dose plena diária de LT4. Em pacientes acima de 50 a 60 anos, sem doença coronariana conhecida, recomenda-se iniciar com doses menores, de aproximadamente 50 µg de LT4 ao dia, com aumento gradual da dose a cada 7 dias, por exemplo. No caso de pacientes idosos (> 60 anos), coronariopatas ou com hipotireoidismo grave e de longa duração, esse início de tratamento deve ser ainda mais lento, com introdução de apenas 12,5 a 25 µg/dia, com aumento gradual de dose a cada 15 dias.

Como a dose absorvida de LT4 em geral é de cerca de 80% da dose total ingerida, recomenda-se que os pacientes que irão receber doses intravenosas (ainda não disponíveis no Brasil) recebam o equivalente a 70% da dose oral recebida. Já nos casos de pacientes com alimentação enteral, a LT4 deve ser macerada e ofertada com água na via enteral, de preferência longe da administração da dieta, 1 hora antes da próxima oferta alimentar.

No hipotireoidismo primário, a dose de LT4 deverá ser ajustada conforme o valor de TSH, que deve ser avaliado depois de 6 semanas do ajuste de dose e mantido dentro do valor de

TABELA 60.1 Dose de levotiroxina necessária para tratamento de hipotireoidismo conforme a faixa etária do paciente.	
Idade	**Dose de LT4**
Neonato	10 a 15 µg/kg/dia
1 a 6 meses	7 a 10 µg/kg/dia
7 a 11 meses	6 a 8 µg/kg/dia
1 a 5 anos	4 a 6 µg/kg/dia
6 a 12 anos	3 a 5 µg/kg/dia
13 a 20 anos	2 a 3 µg/kg/dia
Adultos	1,6 a 1,8 µg/kg/dia
Idosos	1 a 1,5 µg/kg/dia

LT4, levotiroxina.

referência para o método, idealmente dentro da metade inferior desse valor de referência (idealmente entre 0,5 e 2,5 mUI/ℓ). Já no hipotireoidismo secundário, a meta do tratamento será manter a T4 livre (dosada pela manhã antes da ingestão da LT4) na média do valor de referência para o método (em torno de 1,3 ng/dℓ). O TSH não deve ser avaliado como meta terapêutica nos casos de hipotireoidismo central.

Uma vez atingida a dose ideal, o monitoramento de provas de função tireoidiana pode passar a ser feito a cada 6 a 12 meses, com ajustes de dose, se necessário, sempre visando manter o valor de TSH e T4 livre normais. No caso de pacientes com hipotireoidismo central, apenas a T4 livre deve ficar dentro da normalidade. Cabe destacar que no hipotireoidismo central também deve ser avaliada deficiência de glicocorticoide (insuficiência adrenal secundária) e, se presente, a reposição de corticoide deve ser iniciada antes da levotiroxina.

O monitoramento deve ser feito antes em caso de mudanças de peso, mudanças de medicamentos, gravidez, planejamento de gravidez ou outras alterações que possam mudar a dose total diária necessária de hormônio tireoidiano. Lembre-se que o uso de estrógenos pode desencadear a necessidade de aumento da dose do hormônio tireoidiano, uma vez que os estrógenos aumentam o nível sérico de TBG e ativam o citocromo P450 hepático (CYP3A4), responsável pela metabolização da LT4. Da mesma maneira, o uso de medicamentos antidepressivos como a sertralina, e anticonvulsivantes como carbamazepina, fenitoína e fenobarbital, também ativa a CYP3A4 e, por isso, também demanda aumento na dose de reposição da LT4. O uso de andrógenos diminui a dose necessária de reposição, e a presença de cirrose hepática causa inibição da deiodinase tipo 1, por isso cursando com necessidade de aumento da dose de LT4 em uso.

Apresentações da LT4 atualmente disponíveis no mercado brasileiro

- Synthroid® (embalagens com 10 ou 30 comprimidos): 25, 50, 75, 88, 100, 112, 125, 137, 150, 175, 200 µg (contém corante, sacarose e lactose)
- Euthyrox® (embalagens com 50 comprimidos): 25, 50, 75, 88, 100, 112, 125, 137, 150, 175, 200 µg (contém lactose)
- Levoid® (embalagens com 15 ou 30 comprimidos): 25, 38, 50, 75, 88, 100, 112, 125, 150, 175, 200 µg (contém corante e manitol)
- Puran T4® (embalagens com 28 ou 30): 12,5, 25, 37,5, 50, 62,5, 75, 88, 100, 112, 125, 150, 175, 200, 300 µg (contém manitol).

A LT4 necessita de ambiente ácido para sua melhor absorção, e esta acontece principalmente no fim do jejuno e no início do íleo com biodisponibilidade de aproximadamente 80% após ingestão oral. Além disso, deve-se garantir que a LT4 não esteja sendo tomada de maneira errônea com a alimentação ou com outros medicamentos que sabidamente prejudicam sua absorção, como sulfato ferroso, carbonato de cálcio, colestiramina, hidróxido de alumínio, sulcrafato, inibidores de bomba de prótons, laxantes, fenitoína, carbamazepina e rifampicina.

Assim, algumas condições gastrintestinais, como acloridria por gastrite atrófica, síndrome do intestino curto, *bypass* intestinal, doença celíaca, doença inflamatória intestinal, entre outras, podem comprometer a absorção intestinal da LT4, fazendo com que o paciente algumas vezes necessite de doses altas, como > 2 a 3 µg/kg/dia da medicação. Além disso, doses mais elevadas de levotiroxina podem ser necessárias em casos raros de pacientes de síndrome de resistência ao hormônio tireoidiano.

No entanto, quando as necessidades de LT4 diárias são muito altas e não se consegue controlar de maneira adequada o hipotireoidismo, ou se o paciente tiver níveis variáveis de TSH e T4 livre, incluindo também períodos de níveis completamente normais, tendo a mesma dose de levotiroxina por muito tempo, deve-se sempre investigar a falta de adesão e simulação, que sugere um quadro de pseudomá absorção, que pode estar relacionado com um transtorno psiquiátrico. O diagnóstico de pseudomá absorção pode ser feito após a exclusão de todas as causas de má absorção e um teste de absorção de levotiroxina de 1.000 µg pode ser utilizado para demonstrar um aumento apropriado nos níveis de T4 livre (aumento de duas a três vezes) e uma diminuição do TSH em 40% dos valores iniciais depois de 2 horas. Outras estratégias que podem ser adotadas incluem a administração da dose semanal acumulada ou internação hospitalar com a administração da levotiroxina presenciada pela equipe médica.

Se todas essas situações forem excluídas e for realmente comprovado que se trata de um paciente com má absorção da LT4, pode-se tentar alternativas, como sugerir a ingestão do comprimido com vitamina C ou algo que promova acidificação do trato gastrintestinal (para otimizar a absorção) e aumento gradual da dose da LT4 até o necessário para controle do TSH, podendo chegar, ocasionalmente, até 1.000 µg/dia.

Hipotireoidismo subclínico

É o nome dado à condição quando o TSH se encontra elevado, mas com níveis séricos normais de hormônios tireoidianos (T4 livre normal). Ou seja, apesar de o nome subclínico remeter à ausência de sinais ou sintomas, o diagnóstico de hipotireoidismo subclínico é bioquímico e depende dos valores de TSH e T4 livre, e não da presença ou ausência de sintomatologia compatível com hipotireoidismo. O hipotireoidismo subclínico pode vir acompanhado de sintomatologia, mas ela geralmente é inespecífica e leve.

O hipotireoidismo subclínico é uma condição cada vez mais prevalente (4 a 8% da população geral), sobretudo em mulheres, idosos e em populações com dieta pobre em iodo. Deve ser sempre diferenciado de outras condições que podem cursar com TSH elevado, como insuficiência adrenal, hipotireoidismo em tratamento subótimo, paciente que fez dose de Thyrogen® (TSH recombinante) ou tratamento com radioiodo, recuperação de tireoidite ou de síndrome do eutireoideo doente, resistência aos hormônios tireoidianos, entre outras causas.

Uma vez diagnosticado o hipotireoidismo subclínico, deve-se inicialmente repetir o TSH em um prazo de 3 a 6 meses para confirmação dessa situação, pois muitos casos evoluirão com normalização do TSH, principalmente aqueles de hipotireoidismo subclínico leve (com TSH < 10 mUI/ℓ). Apenas os casos com a confirmação de não se tratar de hipotireoidismo subclínico transitório (ou seja, houve repetição e manutenção do TSH elevado) serão considerados candidatos ao tratamento.

O hipotireoidismo subclínico pode progredir para hipotireoidismo clínico em 3 a 5% dos casos ao ano. Os fatores preditivos de progressão do hipotireoidismo subclínico para um hipotireoidismo franco em mulheres (não há dados em homens, provavelmente pela baixa prevalência desta condição nessa população) são:

- TSH > 10 mUI/ℓ
- Níveis positivos de autoanticorpos
- Achados ultrassonográficos compatíveis com tireoidite, como hipoecogenicidade do parênquima
- Antecedentes pessoais de outras doenças autoimunes
- História familiar de hipotireoidismo de Hashimoto
- Antecedente de tratamento para hipertireoidismo com tionamidas ou radioiodo
- Alta ingestão de iodo.

Ainda há muita controvérsia diante de vários estudos que tentaram provar se o hipotireoidismo subclínico estaria ou não associado à pior qualidade de vida, pior nível cognitivo, maior incidência ou prevalência de depressão, piora dos parâmetros lipídicos e pressóricos e aumento do risco cardiovascular. Estudos pequenos mostraram que a elevação de TSH age em receptores endoteliais de TSH, dificultando a vasodilatação e contribuindo para uma disfunção endotelial reversível com o tratamento. Alguns estudos mostraram correlação entre o hipotireoidismo subclínico e a piora da ICC, principalmente em idosos. Outros mostraram associação entre hipotireoidismo subclínico, a maior incidência e a mortalidade por doença coronariana apenas em indivíduos com menos de 65 anos. No entanto, os estudos são ainda muito discordantes, de modo que o achado dessas condições por si só não constitui, até o momento, um critério para a indicação de tratamento, mas pode ser considerado individualmente, caso a caso.

Tratamento

Para o tratamento do hipotireoidismo subclínico, considera-se:

- TSH > 10 mUI/ℓ: sempre tratar
- Gestantes e mulheres que pretendam engravidar com presença de hipotireoidismo, com autoimunidade documentada ou histórico de abortamento: sempre tratar e manter TSH < 2,5 mUI/ℓ antes de engravidarem e durante o primeiro trimestre. Já no caso de mulheres eutireoidianas sem autoimunidade: considerar níveis de TSH > 4,0 mUI/ℓ para iniciar a reposição com levotiroxina.

Para indivíduos com hipotireoidismo subclínico com TSH abaixo de 10 mUI/ℓ, deve-se avaliar a idade e o quadro clínico individual de cada paciente. O Consenso de Hipotireoidismo Subclínico da Sociedade Brasileira de Endocrinologia e Metabologia, publicado em 2013, não recomenda tratamento para os pacientes do grupo etário > 65 anos, pois estudos mostraram que um hipotireoidismo subclínico com TSH < 10 mUI/ℓ nessa faixa etária parece ser, inclusive, um fator protetor do ponto de vista cardiovascular e de mortalidade, e seu tratamento não traz melhora física e nem cognitiva desse grupo de pacientes.

Já para os pacientes com menos de 65 anos, o tratamento pode ser considerado principalmente naquele grupo de pacientes com grande probabilidade de evoluírem para um hipotireoidismo franco (conforme descrito anteriormente), naqueles com diagnóstico ou muitos fatores de risco para doenças cardiovasculares ou naqueles com sintomatologia clínica que tenha potencial para melhorar com o tratamento. Neste caso, pode-se fazer um teste terapêutico, com suspensão posterior, caso não haja melhora da sintomatologia após normalização do TSH.

Portanto, fora as indicações precisas de TSH > 10 mUI/ℓ e a gravidez ou o desejo de engravidar, as demais situações devem ser avaliadas caso a caso.

Coma mixedematoso

Representa a forma mais grave do hipotireoidismo, com mortalidade elevada (40 a 50%), se não for tratado adequadamente. É mais comum em mulheres, idosos e em meses de inverno. Geralmente, um evento precipitante (infecção, exposição ao frio, síndrome coronariana aguda, medicamentos, cirurgias, traumas, não adesão à reposição de hormônios tireoidianos ou hipotireoidismo não tratado) rompe as adaptações neurovasculares do hipotireoidismo compensado. Apesar de não haver critérios diagnósticos definidos, a tríade clássica de apresentação inclui: evento precipitante, hipotermia e alteração no nível de consciência (como desorientação, letargia, confusão, convulsões e, pacientes não tratados, evoluem para coma). Edema de mãos e face e macroglossia podem ocorrer devido a depósito de albumina e mucina na pele e em outros tecidos (mixedema). Outros sintomas de hipotireoidismo, descritos anteriormente, podem estar associados, incluindo bradicardia, insuficiência respiratória, hiponatremia e hipoglicemia. Muitos pacientes desconhecem o diagnóstico prévio de hipotireoidismo.

O diagnóstico é confirmado pelas alterações dos hormônios tireoidianos, porém, devido à gravidade do quadro, não é necessário esperar a confirmação dos testes laboratoriais para iniciar o tratamento. Este inclui:

- Medidas de suporte: proteção de vias respiratórias, monitoramento, correção de hiponatremia e hipoglicemia
- Tratamento do fator precipitante. Alguns autores sugerem o uso de antibioticoterapia para todos os pacientes até ser descartada a presença de infecção
- Aquecimento corporal gradual e passivo, com cobertores e elevação da temperatura ambiente. Deve-se ter cuidado com medidas agressivas de aquecimento periférico, pois podem induzir vasodilatação e piora do estado circulatório
- Reposição de corticoide (hidrocortisona 50 a 100 mg IV a cada 6 a 8 horas, por exemplo). A associação de insuficiência adrenal com o coma mixedematoso não é incomum. Além disso, o hipotireoidismo grave reduz a produção de cortisol. Assim, a reposição de hormônios tireoidianos sem corticoide pode precipitar uma crise adrenal
- Reposição de hormônios tireoidianos (Tabela 60.2): não existe consenso sobre o melhor esquema de tratamento (uso de T4 ou T3 isoladamente ou uso de terapia combinada). Como não há disponibilidade de T3 no Brasil, o tratamento é realizado com a LT4
  - LT4 (T4) IV (não disponível no Brasil): 300-500 µg em dose de ataque, seguida de 50 a 100 µg/dia em dose de manutenção
  - LT4 (T4) VO: 500 µg em dose de ataque, seguida de 100 a 175 µg/dia em dose de manutenção.

TABELA 60.2 Reposição de hormônios tireoidianos no estado mixedematoso.

	Levotiroxina (T4)	Liotironina (T3)	Associados (T4 + T3)
Ataque IV*	300 a 500 µg		T4: 200 a 300 µg T3: 10 µg
Ataque VO₂	500 µg	–	–
Manutenção IV**	50 a 100 µg	10 µg de 4/4 horas por 24 horas; em seguida, 10 µg de 6/6 ou 8/8 horas[3]	T4: 50 a 100 µg T3: 10 µg de 8/8 a 12/12 horas***
Manutenção VO₂	100 a 175 µg	–	T4: 50 a 100 µg

*A via intravenosa (*IV*) é a de primeira escolha. **Se não disponível preparação IV, fornecer via oral (*VO*) ou por sonda. ***A manutenção IV deve ser mantida até o paciente ingerir a T4 VO.

Deve-se dosar T4 total ou livre e T3 a cada 1 a 2 dias para avaliar resposta e afastar níveis muito altos de T3. Devido a sua farmacocinética, os níveis de T3 podem estar acima do intervalo de referência, se medidos dentro de uma hora após a administração intravenosa. A melhora clínica e bioquímica é tipicamente evidente em 1 semana. O TSH sérico cai a uma taxa de aproximadamente 50% por semana em pacientes com hipotireoidismo que recebem uma dose total de reposição de hormônio tireoidiano. Portanto, a falha do TSH sérico em cair é uma indicação de terapia inadequada (uso de subdose). Uma vez que haja melhora (recuperação da consciência, melhora do estado mental, melhora da função cardíaca), o paciente pode ser tratado apenas com LT4 oral. A dose oral inicial de LT4 deve ser determinada com base no peso corporal, idade, doença cardiovascular coexistente e dose venosa recente (apenas 70% de uma dose oral é absorvida quando se converte de intravenosa a oral em condições de estado estacionário, mas a dose intravenosa administrada no tratamento inicial do mixedema é improvável que reflita condições de estado estacionário).

Leitura recomendada

Bekkering GE, Agoritsas T, Lytvyn L, Heen AF, Feller M, Moutzouri E et al. Thyroid hormones treatment for subclinical hypothyroidism: a clinical practice guideline. BMJ. 2019;36: l2006.

Bolk N. Effects of evening vs morning levothyroxine intake. A randomized double-blind crossover trial. Arch Intern Med. 2010;170(22): 1996-2003.

Danzi S, Klein I. Recent considerations in the treatment of hypothyroidism. Curr Opin Investig Drugs. 2008;9(4):357-62.

Ettleson MD, Bianco AC. Individualized Therapy for Hypothyroidism: Is T4 Enough for Everyone? J Clin Endocrinol Metab. 2020;105(9): e3090-e3104.

Garber JR, Cobin RH, Gharib H, Hennessey JV, Klein I, Mechanick JI et al. Clinical practice guidelines for hypothyroidism in adults: cosponsored by the American Association of Clinical Endocrinologists and the American Thyroid Association. Thyroid. 2012;22(12): 1200-35.

Jonklaas J, Bianco AC, Cappola AR, Celi FS, Fliers E, Heuer H et al. Evidence-Based Use of Levothyroxine/Liothyronine Combinations in Treating Hypothyroidism: A Consensus Document. Eur Thyroid J. 2021;31(2):156-182.

Melmed S. Hypothyroidism and thyroiditis. In: Melmed S, Polonsky KS, Larsen PR, Kronenberg HM. Williams textbook of endocrinology. 12. ed. Philadelphia: Saunders; 2011.

Roberts CG, Ladenson PW. Hypothyroidism. Lancet. 2004;363(9411): 793-803.

Ross DS. Diagnosis of and screening for hypothyroidism in nonpregnant adults. UptoDate; 2013.

Ross DS. Treatment of hypothyroidism. UptoDate; 2013.

Santos OC, Silva NAO, Vaisman M, Turano MD, Dytz MG, Huber GA et al. Evaluation of epicardial fat tissue thickness as a marker of cardiovascular risk in patients with subclinical hypothyroidism. J Endocrinol Invest. 2015;38(4):421-27.

Sgarbi JA, Teixeira PFS, Maciel LMZ, Mazeto GMFS, Vaisman M, Montenegro Junior RM et al. The Brazilian consensus for the clinical approach and treatment of subclinical hypothyroidism in adults: recommendations of the Thyroid Department of the Brazilian Society of Endocrinology and Metabolism. Arq Bras de Endoc Metab. 2013;57(3):166-83.

Siqueira RA. Emergências Endócrinas e Metabólicas. 1. ed. Rio de Janeiro: Rubio; 2019.

Surks MI. Clinical manifestations of hypothyroidism. UptoDate. [acessado em nov. 2002].

Van Wilder N, Bravenboer B, Herremans S, Vanderbruggen N, Velkeniers B. Pseudomalabsorption of Levothyroxine: A Challenge for the Endocrinologist in the Treatment of Hypothyroidism. Eur Thyroid J. 2017;6(1):52-56.

Vilar L, Kater CE, Naves LA, Freitas MC, Fleseriu M. Endocrinologia Clínica. 7. ed. Guanabara Koogan; 2021.

Capítulo 61

Hipotireoidismo Congênito

Introdução

O hipotireoidismo congênito (HC) é a desordem endócrina congênita mais frequente com incidência de 1:2.000 a 4.000 nascidos vivos, acometendo duas vezes mais o sexo feminino, e na maioria dos casos, trata-se de hipotireoidismo transitório. Programas de triagem neonatal possibilitam o diagnóstico e o tratamento precoces, a fim de evitar um déficit cognitivo, que pode ser irreversível se houver atraso do início do tratamento.

Embriologia da tireoide

As células foliculares da tireoide têm origem no espessamento do endoderma do assoalho da faringe embrionária entre 22 e 24 dias (quarta semana) de desenvolvimento. A partir desse momento, essas células migram em direção caudal, permanecendo ligadas à base da língua pelo ducto tireoglosso, o qual irá se degenerar posteriormente. Quando a glândula atinge sua posição definitiva, em torno de 48 dias (sétima semana) de vida embrionária, células da crista neural são incorporadas, constituindo as células parafoliculares (ou células C da tireoide). A formação inicial e a migração da tireoide independem do hormônio tireoestimulante (TSH), uma vez que ele só é sintetizado a partir da 14ª semana de gestação, quando passa a estimular o crescimento e desenvolvimento da glândula. Assim, três genes principais regulam a formação inicial da tireoide no período embrionário: *PAX8, TTF1 e 2* (fator de transcrição da tireoide 1 e 2), *FOXE1*. Mutações nesses genes podem causar malformações estruturais tireoidianas. A síntese de hormônios tireoidianos pelo feto só ocorre após 11 a 12 semanas de gestação.

Etiologias

Hipotireoidismo congênito transitório

- Deficiência de iodo na alimentação da gestante
- Transferência transplacentária de autoanticorpos maternos bloqueadores do receptor do hormônio tireoestimulante (TRAb inibitório)
- Administração de amiodarona, iodetos ou agentes iodados (p. ex., antissépticos, antitussi-genos, contrastes iodados) para a gestante que possam ter causado o efeito de Wolff-Chai-koff no recém-nascido
- Administração de medicamentos antitireoidianos para a gestante hipertireóidea, que podem ter causado toxicidade à tireoide fetal, como propiltiouracil (PTU) ou metimazol (MMZ) administrados a gestação, pois esses fármacos podem atravessar a placenta
- Mutações em heterozigose nas enzimas denominadas oxidases tireoidianas 1 e 2: da THOX 1 ou THOX 2, também conhecidas como DUOX1 (gene *DUOX1*) ou DUOX2 (gene *DUOX2*) respectivamente
- Hemangiomas cavernosos gigantes: tumor hepático benigno, que aumenta a atividade da deiodinase tipo 3, uma enzima que inativa a tiroxina (T4) em tri-iodotironina (T3) reverso.

Hipotireoidismo congênito permanente

- Malformações da tireoide (85% dos casos de hipotireoidismo congênito permanente): inclui agenesia de tireoide (principal causa), ectopia de tireoide (segunda principal causa) ou hipoplasia de tireoide. A disgenesia tireoidiana é geralmente esporádica, sendo familiar em apenas 2% dos casos por mutação de fatores de transcrição como PAX8, TTF1, TTF2

- Disormonogênese (10 a 15% dos casos de hipotireoidismo congênito permanente): mutação de enzimas da cascata de síntese dos hormônios, geralmente herdada de forma autossômica recessiva, raramente autossômica dominante ou esporádica. Pode ser causada por deficiência na captação do iodo (por mutação do NIS – cotransportador sódio/iodeto), no transporte do iodo da membrana basal para a membrana apical da célula folicular (por mutação no gene da pendrina), na oxidação do iodo (por mutação no gene da TPO, da THOX1 ou da THOX2), no acoplamento ou na deiodinação. Por exemplo, a síndrome de Pendred, uma mutação da pendrina que cursa com quadro clínico de hipotireoidismo congênito, bócio e surdez neurossensorial bilateral, de herança autossômica recessiva
- Hipotireoidismo central: por mutação de *PROP-1* ou *PIT1*, que podem causar hipopituitarismo
- Resistência aos hormônios tireoidianos: geralmente causada por mutação no gene *TR beta*, de modo que podem ocorrer sintomas de excesso de hormônio tireoidiano agindo nos receptores alfa, e falta dos hormônios tireoidianos agindo nos receptores beta. Como são os receptores beta que ficam no hipotálamo e hipófise fazendo o *feedback* negativo, então este *feedback* não ocorre, acontecendo um aumento de TSH e dos hormônios T3 e T4, mas com bócio e sintomas clínicos variáveis de hipotireoidismo
- Administração de radioiodo para a gestante, causando destruição definitiva da tireoide fetal
- Mutações inativadoras do gene do receptor de TSH: por exemplo, o pseudo-hipoparatireoidismo 1A, no qual a mutação inativadora da proteína G pode causar resistência a vários tipos de receptores hormonais acoplados a esse tipo de proteína, como o próprio receptor de TSH
- Mutações que promovam defeito no transporte dos hormônios tireoidianos para o interior das células (mutações no transportador monocarboxílico 8 (MCT8))

Quadro clínico

O feto não produz hormônios tireoidianos até 12 semanas de idade gestacional. Após esse período, ele começa a sintetizar seu próprio hormônio em quantidades progressivamente maiores, até atingir a concentração sérica equivalente à do adulto na 36ª semana de idade gestacional. Durante todo esse período, o hormônio tireoidiano materno passa pela barreira placentária em pequena quantidade para compensar a síntese fetal ainda baixa. Um recém-nascido com hipotireoidismo congênito não nasce com cretinismo porque a passagem do T4 da mãe para o feto é capaz de manter a concentração sérica de T3 e T4 no feto em, pelo menos, metade do valor de referência da normalidade, o que é suficiente para evitar o cretinismo ao nascimento. Além disso, ocorre aumento dos níveis cerebrais deiodinase tipo 2, enzima que converte o T4 em T3, fazendo com que sejam produzidas concentrações cerebrais de T3 próximas do normal, em detrimento de outras estruturas, como no esqueleto, o que determina atraso na maturação óssea. Assim, a maioria dos recém-nascidos afetados nasce e permanece nos primeiros dias de vida de forma assintomática ou com sintomas muito leves, inespecíficos e de instalação lenta. Depois de alguns dias do nascimento, como o recém-nascido deixa de receber hormônios maternos, podem aparecer alguns sintomas após 6 a 12 semanas de vida como:

- Mixedema, macroglossia
- Ganho de peso
- Icterícia prolongada
- Atraso no fechamento das fontanelas (fontanela posterior aumentada)
- Dificuldade de se alimentar/sucção
- Letargia
- Hipotermia, livedo
- Pele fria e seca
- Edema pré-tibial
- Insuficiência cardíaca congestiva (ICC)
- Bradifasia
- Taquicardia, se houver ICC acentuada
- Cabelos finos e quebradiços
- Hipotonia muscular
- Hérnia umbilical
- Atraso para queda do coto umbilical
- Constipação intestinal
- Rinorreia, obstrução nasal, secreção nasal, respiração ruidosa
- Edema de vias respiratórias, obstrução de via respiratória, retenção de dióxido de carbono (CO_2), asfixia
- Retardo mental, cretinismo (se o hipotireoidismo não for tratado antes dos 2 anos)
- Perda auditiva neurossensorial
- Ataxia, movimentos coreiformes, defeitos na fala, afasia, estrabismo
- Anemia, hipocromia
- Redução da velocidade de crescimento, atraso de idade óssea
- Atraso puberal
- Atraso na maturação óssea.

A maioria das crianças com hipotireoidismo congênito, diagnosticadas pelos programas de triagem neonatal, atingem desenvolvimento físico e intelectual dentro da faixa de normalidade.

Triagem neonatal para hipotireoidismo congênito

Teste do pezinho

A triagem neonatal para hipotireoidismo congênito é obrigatória em todo o Brasil. Ela é feita com o teste do pezinho com amostra de sangue do calcanhar do recém-nascido coletado em papel filtro, entre o terceiro e o quinto dia de vida (deve ser feito a partir de 48 horas de vida do recém-nascido, quando ocorre a diminuição do pico fisiológico de TSH), para rastreio de algumas doenças congênitas, dentre elas, o hipotireoidismo congênito, por meio da dosagem do TSH neonatal. Recém-nascidos prematuros, de muito baixo peso, com doença aguda ou crítica podem ter elevação tardia do TSH e um resultado falso-negativo. Logo, a coleta pode ser feita até o sétimo dia de vida, e uma nova amostra na alta hospitalar ou com 1 mês de vida (caso permaneça internado) deve ser realizada. Quando houver indicação de transfusão de sangue total, os testes de triagem devem ser coletados antes da transfusão. Recomenda-se também uma segunda amostra para recém-nascidos com síndrome de Down, no final do período neonatal, e para gemelares (principalmente do mesmo sexo), com 2 a 4 semanas de vida. Se um dos gêmeos for afetado, o outro deve ser acompanhado para um possível diagnóstico mais tarde. Os bebês expostos a excesso de iodo também devem ser monitorados repetindo o teste até 1 mês após a exposição, pelo risco de hipotireoidismo.

Os valores de corte de TSH variam entre diversos centros de triagem neonatal. De acordo com o Programa Nacional de Triagem Neonatal do Brasil do Ministério da Saúde, TSH do neonato com mais de 48 horas de vida deve ser < 10 mUI/ℓ. Caso o valor de TSH esteja entre 10 e 20 mUI/ℓ, deve-se solicitar uma segunda amostra do calcanhar e, na maioria das vezes, esse segundo resultado virá normal. Entretanto, quando o resultado do TSH neonatal for > 20 mUI/ℓ, a criança será convocada para coleta de sangue periférico, quando serão dosados TSH e T4 livre em amostras de soro. A maioria das crianças com valores de TSH neonatal maior do que 20 mUI/ℓ apresentará a doença. A Tabela 61.1 mostra os valores de referência de TSH na triagem neonatal preconizados pelo Programa Nacional de Triagem Neonatal e os valores adotados em vários centros do Brasil.

De acordo com a diretriz conjunta da European Society for Endocrinology (ESE) e da European Society for Pediatric Endocrinology (ESPE) publicado em 2021, o diagnóstico de hipotireoidismo congênito é confirmado com os níveis séricos do TSH acima do intervalo de referência específico para a idade acompanhado da redução dos níveis de T4 livre, ou se a concentração sérica do TSH for > 20 mUI/ℓ no teste confirmatório mesmo se o T4 livre for normal, e em ambos os casos, deve-se iniciar a reposição com levotiroxina. Para os casos de TSH sérico entre 6 e 20 mUI/ℓ com níveis de T4 livre dentro do intervalo de referência específico para a idade em recém-nascidos saudáveis com mais de 21 dias de vida, recomenda-se avaliar a função tireoidiana a cada 1 a 2 semanas, considerar o tratamento com levotiroxina e reavaliar posteriormente sem o tratamento.

Um resultado de triagem neonatal anormal deve ser encaminhado para um centro especializado para prosseguir com a investigação com dosagem sérica da função tireoidiana e ser comunicado por um profissional experiente (p. ex., membro da equipe endócrina pediátrica, pediatra ou médico geral) por telefone ou pessoalmente, e complementado com informações por escrito para a família.

Como o hipotireoidismo central não é detectado pela dosagem de TSH na triagem neonatal e há casos de hipotireoidismo primário com teste falso-negativo (elevação tardia de TSH), na suspeita clínica de hipotireoidismo deve-se fazer a dosagem sérica de TSH, T4 livre, mesmo com triagem neonatal normal. Se o T4 livre sérico estiver baixo e o TSH estiver baixo, normal ou ligeiramente elevado, o diagnóstico de HC central deve ser considerado. Em neonatos com HC central, recomendamos iniciar o tratamento com levotiroxina somente após evidência de função adrenal intacta; se a insuficiência adrenal central coexistente não puder ser excluída, o tratamento com levotiroxina deve ser precedido pelo tratamento com glicocorticoides para prevenir a possível indução de uma crise adrenal.

Causas de falso-positivo

Hipotireoidismo transitório, coleta inadequada e coleta antes de 48 horas de vida, pois a criança pode estar ainda apresentando o pico de TSH fisiológico que ocorre nas primeiras horas de vida.

Causas de falso-negativo

Hipotireoidismo central, desnutrição, prematuridade e doença grave. O ideal é iniciar o tratamento com levotiroxina logo após o diagnóstico de hipotireoidismo congênito, e apenas depois de 3 anos de idade suspender a levotiroxina para se fazer a avaliação diagnóstica completa da causa etiológica do hipotireoidismo (com cintilografia, teste do perclorato etc.). Para todas as crianças com tireoide tópica, o tratamento com levotiroxina deve ser suspenso aos 3 anos para reavaliação da presença ou não do hipotireoidismo, pois até 47% das crianças com hipotireoidismo congênito por disormonogênese apresentam quadro apenas transitório nos primeiros anos de vida, com retorno posterior da função tireoidiana adequada.

TABELA 61.1 Interpretação dos resultados na triagem neonatal na avaliação do hipotireoidismo congênito.			
Programa Nacional de Triagem Neonatal (PNTN) do Brasil			
Exame	**Valor (mUI/ℓ)**	**Interpretação**	**Conduta**
TSH	< 10	Resultado normal	Nenhuma
	10 a 20	Resultado limítrofe	Convocar para novo teste do pezinho
	> 20	Sugestivo de hipotireoidismo	Convocar com urgência para consulta médica e dosagem venosa de T4 livre e TSH
Outros centros no Brasil e no mundo			
TSH	< 5	Resultado normal	Nenhuma
	6 a 10	Resultado limítrofe	Convocar para novo teste do pezinho
	> 10	Sugestivo de hipotireoidismo	Convocar com urgência para consulta médica e dosagem venosa de TSH e T4 livre

TSH, hormônio tireoestimulante; *T4*, tetraiodotironina.

TSH, T3 e T4 totais e livres

Uma vez detectado o hipotireoidismo congênito pelo teste do pezinho com resultado alterado, pode-se optar por repetir o teste de rastreio caso os níveis de TSH estejam entre 10 e 20 mUI/ℓ (conforme o PNTN Brasileiro) ou confirmar o diagnóstico com a dosagem sérica do TSH e T4 livre.

Os valores de referência para TSH, T4 total, T4 livre e tireoglobulina venosos no período neonatal (Programa Nacional de Triagem Neonatal – PNTN, Brasil) são:

- TSH < 9 μU/mℓ
- T4 livre: 0,8 a 2,3 ng/dℓ
- T4 total: 7 a 16 μg/dℓ
- Tireoglobulina: 2,0 a 35,0 ng/dℓ.

Antitireoglobulina e antitireoperoxidase

Ajudam no diagnóstico de casos de hipotireoidismo transitório por passagem de anticorpos maternos para o recém-nascido.

Tireoglobulina

A dosagem de tireoglobulina pode ajudar na investigação da causa etiológica do hipotireoidismo congênito, uma vez que sua dosagem vem indetectável nos casos de agenesia de tecido tireoidiano e elevada nos casos de disormonogênese.

Ultrassonografia de tireoide

Deve-se avaliar se a glândula está presente e, quando estiver, sua localização, tamanho e ecotextura e se é tópica. Entretanto, é menos precisa do a cintilografia para a detecção de uma glândula tireoide ectópica. É uma técnica de imagem econômica não invasiva e sem irradiação, mas altamente dependente do observador. O volume da tireoide em recém-nascidos varia de $0,84 \pm 0,38$ a $1,62 \pm 0,41$ mℓ, sem alterações significativas nas primeiras 3 semanas de vida. O tamanho da tireoide pode ser influenciado no longo prazo pela redução do TSH durante o tratamento com LT4. Nesse caso, o TSH deve ser medido no momento do exame para que o tamanho da tireoide possa ser interpretado corretamente.

Cintilografia de tireoide

É um exame mais sensível e muito útil para avaliar presença e localização da tireoide. Caso não haja captação do marcador (tecnécio-99m (^{99m}Tc) ou iodo-123 (^{123}I)) iodo ou tecnécio), deve-se pensar em agenesia de tireoide, contaminação por iodo ou mutação do NIS, que é o receptor que capta tanto o iodo quanto o tecnécio pela tireoide. Tanto o tecnécio quanto o iodo são capturados pelo simportador de sódio-iodo (NIS) na membrana basal dos tireócitos. O tecnécio está mais amplamente disponível, menos caro, mais rápido no uso (aquisição de imagem 15 minutos após a administração) e tem meia-vida mais curta do que ^{123}I.

O ^{99m}Tc não é organificado, portanto, não quantifica a captação de radionuclídeo. As imagens são de qualidade inferior comparado com o ^{123}I. O iodo precisa de aquisições de imagens posteriores (em 2 e 24 horas), mas fornece mais contraste e adiciona informações sobre o processo de organificação, quando a tireoide é eutópica. Além disso, expõe os bebês a uma dose mais baixa de irradiação de corpo inteiro do que ^{99m}Tc (3 a 10 μCi/kg *vs.* 50 a 250 μCi/kg de peso corporal).

Nos casos de defeito na organificação do iodo (por mutação da TPO, da THOX 1 ou THOX 2), a captação em 2 horas é elevada, mas o iodo é rapidamente desprendido da glândula, e a captação de 24 horas fica menor que a de 2 horas (o iodo é captado e liberado com rapidez de dentro da tireoide). Já nos casos em que há captação de iodo normal pela NIS, oxidação e organificação normal do iodo, mas ocorre algum defeito na síntese hormonal, a captação de iodo permanece muito elevada tanto em 2 horas quanto em 24 horas, pois o iodo é muito captado, mas não consegue ser liberado da glândula, já que não ocorre liberação de hormônio formado.

Teste do perclorato

Quando a tireoide está presente e normalmente localizada, o teste de descarga de perclorato pode ser realizado para estudar a capacidade de retenção de iodo da glândula tireoide. O perclorato (KClO$_4$) é captado pelas células foliculares pelo mesmo transportador que o iodo: o NIS. Quando é administrado 4 horas após o iodo radioativo utilizado para a realização de cintilografia, geralmente ele acelera a perda de radioatividade da glândula em cerca de 10% no caso de tireoide normal, reduzindo nessa porcentagem a captação do iodo na cintilografia de tireoide. Quando há defeito de organificação do iodo pela TPO, a maior parte do iodo da glândula é inorgânico, sendo deslocado para fora da glândula após a administração do KClO$_4$, de modo que a captação de iodo se reduz em 10 a 90% após a administração de KClO$_4$.

Esse teste ajuda no diagnóstico diferencial do hipotireoidismo congênito por defeitos da organificação do iodo, que podem ser causados por defeitos da TPO ou da THOX2. Quando a captação de iodo na cintilografia de tireoide cai em mais de 10% ao se comparar a cintilografia realizada sem o KClO$_4$ com a cintilografia feita com administração de KClO$_4$ 4 horas após a administração de I^{131}, esse resultado sugere que haja alguma mutação nas enzimas responsáveis pela organificação do iodo nas células foliculares. Para diferenciar os defeitos da TPO com defeitos da THOX2, é necessário estudo genético.

A Tabela 61.2 resume as principais diferenças na avaliação etiológica do hipotireoidismo congênito.

Imagem dupla

A combinação de ultrassonografia de tireoide e cintilografia fornece informações anatômicas e funcionais permitindo distinguir entre HC permanente e transitório. Cada técnica compensa as limitações e armadilhas da outra. A imagem dupla é particularmente eficaz na confirmação da atireose (quando a cintilografia mostra ausência de captação do isótopo) e na detecção de ectopia da tireoide.

TABELA 61.2 Diagnóstico diferencial do hipotireoidismo congênito.

Características principais	Outros achados	Provável diagnóstico
TSH aumentado, T4 ou T4 livre diminuído	Tireoglobulina reduzida Ultrassonografia sem tireoide em local típico Idade óssea atrasada	Atireose
TSH aumentado, T4 ou T4 livre diminuído	Tireoglobulina mensurável Ultrassonografia sem tireoide em local típico Idade óssea normal ou atrasada	Ectopia
TSH aumentado, T4 ou T4 livre diminuído	Tireoglobulina mensurável Ultrassonografia com tireoide tópica e de volume reduzido Idade óssea normal ou atrasada	Hipoplasia
TSH aumentado, T4 ou T4 livre diminuído	Tireoglobulina normal ou elevada Ultrassonografia com tireoide tópica normal ou aumentada Idade óssea normal ou atrasada	Disormonogênese
TSH aumentado, T4 ou T4 livre diminuído ou normal	Tireoglobulina normal Ultrassonografia com tireoide tópica e normal Idade óssea normal	Hipotireoidismo transitório

TSH, hormônio tireoestimulante; *T4*, tetraiodotironina. (Adaptada de Alves C, Cargnin K, de Paula L, Garcia L, Collet-Solberg P, Liberato Jr R et al. Soc Bras Pediatr. 2018;5:1-12.)

Uma armadilha da cintilografia é a falta de captação de isótopos, apesar da presença de tecido tireoidiano. Isso pode ser devido à supressão de TSH no momento da cintilografia (quando realizada além de 5 a 7 dias após o início do tratamento com LT4), exposição prévia a iodo, anticorpos bloqueadores do receptor de TSH materno e mutações em genes que afetam a captação de iodo (*NIS*) ou defeitos no receptor de TSH (*TSHR*). Nesses casos, a US da tireoide deve ser realizada para demonstrar a presença ou ausência de tecido tireoidiano. Quando a supressão de TSH está relacionada com o tratamento e ele não pode ser interrompido, a cintilografia da tireoide e o teste de descarga de perclorato também podem ser realizados após a administração de TSH humano recombinante.

Radiografia do joelho

Ao nascimento, a maturação óssea é retardada na maioria dos pacientes com HC grave e é considerada um parâmetro de gravidade da doença. Foi demonstrado que se correlaciona com o resultado do neurodesenvolvimento, nível educacional, deficiência auditiva e pode ser avaliada por meio da realização de uma radiografia do joelho (presença ou ausência de epífise femoral e tibial). O tratamento com levotiroxina normaliza a maturação óssea no primeiro ano de vida. Embora a gravidade da doença possa ser derivada das primeiras concentrações diagnósticas de TSH e T4 livre, uma radiografia do joelho pode ser realizada como um parâmetro adicional refletindo a gravidade do hipotireoidismo.

Rastreio para outras malformações

A criança com hipotireoidismo congênito possui 10% de chance de apresentar outras malformações associadas, principalmente cardíacas, renais, gastrintestinais ou esqueléticas. Também possui 20% de chance de apresentar algum déficit auditivo,

principalmente nos casos em que o hipotireoidismo congênito for causado por mutação da pendrina, pois a síndrome de Pendred engloba tanto o hipotireoidismo congênito com bócio quanto a surdez neurossensorial bilateral.

Portanto, recomenda-se atualmente que seja feito um *screening* para avaliação de déficit auditivo em todas as crianças com hipotireoidismo congênito, além de um exame físico cuidadoso visando avaliar a necessidade de algum outro *screening* complementar para rastreio de outros tipos de malformações.

Tratamento

Deve-se iniciar o uso de levotiroxina (Tabela 61.3) o mais precocemente possível, de preferência antes de 2 semanas de vida inicialmente com dose de 10 a 15 mcg/kg/dia, via oral 1 vez/dia. A dose média para recém-nascido a termo é de 50 μg/dia e para recém-nascido pré-termo de 25 a 37,5 μg/dia. A necessidade de levotiroxina por quilo de peso reduz ao longo do crescimento da criança (7 a 10 mcg/kg/dia para 0 a 6 meses, reduzindo progressivamente para 2 a 3 mcg/kg/dia para 13 a 20 anos, e 1,6 a 1,8 mcg/kg/dia nos adultos). Deve-se fazer ajuste de dose conforme o valor de TSH, almejando TSH na metade inferior da normalidade.

A primeira avaliação clínica e laboratorial deve ocorrer 1 a 2 semanas após o início do tratamento com levotiroxina (1 semana no máximo, no caso de uma dose inicial próxima a 15 μg/kg/dia). Recomenda-se a medição sérica do TSH e T4 livre antes ou pelo menos 4 horas após a última administração de levotiroxina. A avaliação subsequente (clínica e bioquímica) deve ocorrer a cada 2 semanas até que a normalização do TSH sérico; depois, a frequência pode ser ajustada para 1 a 3 meses até 1 ano de vida. Entre 1 e 3 anos, a frequência de avaliação pode ser reduzida para cada 2 a 4 meses; a partir daí, as avaliações devem ser realizadas a cada 3 a 6 meses até que o crescimento seja concluído. Após uma mudança na dose LT4, uma avaliação extra deve ser realizada após 4 a 6 semanas. Em caso

TABELA 61.3 Dose de levotiroxina necessária para tratamento de hipotireoidismo conforme a faixa etária do paciente.	
Idade	**Dose de levotiroxina**
Neonato	10 a 15 mcg/kg/dia
1 a 6 meses	7 a 10 mcg/kg/dia
7 a 11 meses	6 a 8 mcg/kg/dia
1 a 5 anos	4 a 6 mcg/kg/dia
6 a 12 anos	3 a 5 mcg/kg/dia
13 a 20 anos	2 a 3 mcg/kg/dia
Adultos	1,6 a 1,8 mcg/kg/dia
Idosos	1 a 1,5 mcg/kg/dia

de necessidade inesperada de aumento da dose de LT4, deve-se considerar redução da absorção ou aumento da metabolização de T4 por outra doença (p. ex., gastrintestinal), alimentos ou medicamentos ou má adesão ao tratamento. Em recém-nascidos com HC central, recomendamos monitorar o tratamento medindo TSH e T4 livre de acordo com o mesmo esquema do HC primário; o T4 livre deve ser mantido na metade superior do intervalo de referência específico para a idade; se o TSH estiver baixo antes do tratamento, as determinações subsequentes de TSH podem ser omitidas.

A levotiroxina deve ser administrada por via oral, 1 vez/dia, macerada e diluída com água ou leite materno, administrada com uma colher, idealmente 30 minutos antes da primeira mamada. Se a criança vomitar logo em seguida recomenda-se repetir a mesma dose da levotiroxina. Evitar administração concomitante de: soja (leite de soja), ferro (suplementos vitamínicos) e cálcio. Deve-se manter o aleitamento materno. Em contraste com os adultos, em neonatos, bebês e crianças, a levotiroxina pode ser administrada com alimentos (mas evitando-se a proteína de soja e a fibra vegetal); mais importante, o LT4 deve ser administrado no mesmo horário todos os dias, também em relação à ingestão de alimentos. Mães que utilizam

drogas antitireoidianas podem continuar a amamentar seus filhos, mesmo que eles tenham hipotireoidismo, priorizando o uso das tionamidas em dose fracionada e após as mamadas.

Leitura recomendada

Alves C, Cargnin K, de Paula L, Garcia L, Collet-Solberg P, Liberato Jr R et al. Hipotireoidismo congênito: triagem neonatal. Soc Bras Pediatr. 2018;5:1-12.

American Academy of Pediatrics; Rose SR, Section on Endocrinology and Committee on Genetics, American Thyroid Association; Brown RS, Public Health Committee, Lawson Wilkins Pediatric Endocrine Society; Foley T, Kaplowitz PB, Kaye CI, Sundararajan S, Varma SK. Update of newborn screening and therapy for congenital hypothyroidism. Pediatrics. 2006;117(6):2290-303.

Grüters A, Krude H. Detection and treatment of congenital hypothyroidism. Nat Rev Endocrinol. 2012;8(2):104-13.

LaFranchi SH. Approach to the diagnosis and treatment of neonatal hypothyroidism. J Clin Endocrinol Metab. 2011;96(10):2959-67.

LaFranchi SH. Clinical features and detection of congenital hypothyroidism. UpToDate; 2014.

LaFranchi SH, Austin J. How should we be treating children with congenital hypothyroidism? J Pediatr Endocrinol Metab. 2007;20(5):559-78.

Maciel LMZ, Kimura ET, Nogueira CR, Mazeto GMFS, Magalhães PKR, Nascimento ML, Nesi-França S et al. Hipotireoidismo congênito: recomendações do Departamento de Tireoide da Sociedade Brasileira de Endocrinologia e Metabologia. Arq Bras End Metab. 2013;57(3).

Melmed S. Hypothyroidism and thyroiditis. In: Melmed S, Polonsky KS, Larsen PR, Kronenberg HM. Williams textbook of endocrinology. 12. ed. Philadelphia: Saunders; 2011.

Rastogi MV, LaFranchi SH. Congenital hypothyroidism. Orphanet J Rare Dis. 2010;5:17.

Selva KA, Harper A, Downs A, Blasco PA, Lafranchi SH. Neurodevelopmental outcomes in congenital hypothyroidism: comparison of initial T4 dose and time to reach target T4 and TSH. J Pediatr. 2005;147(6):775-80.

van Trotsenburg P, Stoupa A, Léger J, Rohrer T, Peters C, Fugazzola L et al. Congenital Hypothyroidism: A 2020-2021 Consensus Guidelines Update-An ENDO-European Reference Network Initiative Endorsed by the European Society for Pediatric Endocrinology and the European Society for Endocrinology. Thyroid. 2021;31(3):387-419.

Capítulo 62

Hipertireoidismo

Introdução

Tireotoxicose é o estado clínico decorrente do excesso de hormônios tireoidianos circulantes sistemicamente, seja qual for sua origem (ingestão de hormônio externo, produção de hormônio por algum tumor, produção excessiva de hormônio pela glândula tireoidiana, liberação de hormônio pré-formado pela glândula tireoidiana que tenha sofrido algum dano celular – autoimune, infeccioso, químico ou mecânico – com ruptura dos folículos, com coloide pré-formado etc.). Já o hipertireoidismo é o estado de tireotoxicose quando a origem do excesso de hormônio tireoidiano é a própria glândula tireoide que está sintetizando e liberando sistemicamente quantidades aumentadas de hormônio.

Dados epidemiológicos

A prevalência de hipertireoidismo nos EUA é de 1,2% da população, sendo 0,7% hipertireoidismo subclínico e 0,5% hipertireoidismo clínico. Sua principal etiologia é a doença de Graves, seguida do bócio multinodular tóxico (BMNT) e do adenoma tóxico.

Etiologia

Além da ingestão exógena de hormônio tireoidiano, incidental ou proposital, há outras etiologias para a tireotoxicose.

Doença de Graves

Doença autoimune, causada pela presença de autoanticorpos estimuladores do receptor de hormônio tireoestimulante (TRAb estimulante), que estimulam a glândula tireoide a aumentar sua produção hormonal. Geralmente, ocorre em mulheres jovens de 20 a 50 anos (relação aproximada de 10 mulheres para cada homem), na presença de autoimunidade. É a principal causa de hipertireoidismo. Até 30% dos pacientes podem ter remissão espontânea do quadro, mesmo na ausência de tratamento.

Bócio multinodular tóxico

Surgimento de novos nódulos e/ou crescimento de nódulos preexistentes em glândulas tireoides após longos períodos em áreas carentes em iodo. Com o passar do tempo, geralmente, esses nódulos progressivamente adquirem certa autonomia e começam a produzir hormônio tireoidiano em excesso. Acontece sobretudo em indivíduos mais idosos, sendo a principal causa de hipertireoidismo nessa população de mais idade.

Adenoma tóxico

Causado por uma mutação somática ativadora em algum gene regulador da atividade das células foliculares, determinando um aumento de sua função e de sua produção hormonal independentemente do estímulo do hormônio tireoestimulante (TSH).

Tireoidite subaguda indolor

Causada pela inflamação da glândula tireoide com lib eração de hormônio pré-formado que estava estocado nos folículos tireoidianos. Corresponde a 10% dos casos de tireotoxicose.

A inflamação tireoidiana pode ter origem medicamentosa (uso de lítio, interferon alfa, amiodarona – em 5 a 10% dos pacientes tratados com esses fármacos), autoimune (autoanticorpos positivos), no período pós-parto ou idiopática. Geralmente, ocasiona hipertireoidismo leve e transitório na primeira fase que, na maioria das vezes, não precisa de tratamento. Se o paciente estiver muito sintomático, pode ser tratado com betabloqueador. Tionamidas não estão indicadas pois não funcionam nas tireotoxicoses por tireoidite, uma vez que a síntese hormonal é baixa; o problema é a liberação de hormônio pré-formado que estava estocado na glândula.

Tireoidite subaguda dolorosa de DeQuervain

Causada por infecção de via respiratória superior atual ou recente. O antígeno viral ativa um antígeno leucocitário humano (HLA), que ativa linfócitos, que passam a atacar o tecido tireoidiano. Cursa com tireoide dolorosa (dor que pode se irradiar para os dentes e ouvidos), endurecida, inflamada, febre, mal-estar e aumento de provas inflamatórias – velocidade de hemossedimentação (VHS), proteína C reativa (PCR). É a principal causa de tireoide dolorosa. Causa dano às células foliculares, com ruptura e liberação de hormônio tireoidiano pré-formado na circulação. O diagnóstico de tireoidite subaguda dolorosa é clínico. A ultrassonografia (USG) mostra aumento difuso da tireoide e glândula hipoecogênica (pela grande quantidade de células inflamatórias), com reduzida vascularização. A cintilografia de tireoide é fria, e a cintilografia com gálio, quente. O tratamento é feito com anti-inflamatórios, prednisona 40 mg/dia durante 4 a 8 semanas, e betabloqueador, se houver sinais e sintomas de tireotoxicose na primeira fase da tireoidite.

Secreção ectópica de hormônio tireoidiano

Struma ovarii é definido como um tumor ovariano, em geral, um teratoma cístico monodérmico, que tem ao menos 50% de tireócitos em sua composição. A apresentação clínica habitual é de dor pélvica, massa abdominal ou sangramento vaginal; apenas 5 a 15% dos casos apresentam tireotoxicose. Tireotoxicose devido ao câncer de tireoide metastático é um quadro bastante raro com descrição de 70 casos na literatura. Embora os carcinomas da tireoide sejam quase invariavelmente hipo ou não funcionantes, mesmo os tumores que são relativamente ineficientes na produção do hormônio da tireoide podem causar tireotoxicose na presença de uma massa tumoral extremamente grande, sobretudo em pacientes com metástases difusas.

Quadro clínico

O quadro clínico da tireotoxicose é decorrente da ação do hormônio ativo (triiodotironina (T3)) sobre seus receptores nucleares, estimulando a transcrição gênica de alguns genes e inibindo a transcrição gênica de outros. Basicamente, a T3 age em todas as células do organismo, e por isso suas ações são bastante sistêmicas.

As principais características são:

- Aumento da taxa metabólica basal, podendo causar perda de peso
- Aumento da fome, podendo provocar ganho de peso
- Redução dos níveis de colesterol
- Perda de massa magra (muscular e óssea), podendo causar osteoporose
- Maior sensibilidade às catecolaminas, causando aumento da frequência cardíaca, taquiarritmias, palpitações, fibrilação atrial e aumento de pressão sistólica por aumento na força de contração do miocárdio
- Redução da resistência vascular periférica induzida pela T3, causando redução da pressão diastólica e aumento da pressão de pulso
- Insuficiência cardíaca congestiva (ICC) de alto débito pela taquicardia e pelo aumento da volemia e pré-carga, com redução do tempo diastólico, edema de membros inferiores, fadiga, dispneia e consequências da ICC, como colapso cardiovascular ou até morte
- Aumento de eventos tromboembólicos
- Aumento da sudorese, pele pegajosa, hiperidrose e intolerância ao calor
- Tremor de extremidades
- Fraqueza muscular proximal e hiper-reflexia
- Dermopatia infiltrativa (mixedema pré-tibial)
- Acropatia tireoidiana (baqueteamento digital e edema de tecidos moles)
- Alterações psiquiátricas e neuropsiquiátricas, ansiedade, agitação, irritabilidade e labilidade emocional
- Hiperdefecação
- Hipermenorragia ou irregularidade menstrual
- Oftalmopatia de Graves.

Abordagem inicial

Anamnese

Avaliar a presença de sintomatologia relacionada à tireotoxicose e à hiperatividade adrenérgica e de efeitos compressivos causados por bócios muito volumosos. Verificar o tempo de sintomatologia, a história de exposição recente a compostos ricos em iodo e gravidez recente.

Anamnese familiar

Avaliar a presença de história familiar de tireoidopatia.

Exame físico direcionado

Avaliar emagrecimento, palpação tireoidiana (tamanho, simetria, consistência, dor, mobilidade, nodulações, sopro), frequência respiratória, ritmo e frequência cardíaca, pressão arterial, ausculta respiratória, edema de membros inferiores, turgor da pele e tremores de extremidades. Avaliar sinais de oftalmopatia de Graves (exoftalmo, proptose, retração palpebral, *lid lag*, lagoftalmo, eritema e edema conjuntival, palpebral ou de carúnculas, dor ocular espontânea ou à movimentação).

Avaliação bioquímica

TSH (é o exame mais sensível), tiroxina (T4) livre, T3 total. Algumas situações podem mostrar TSH suprimido com T3 elevada e T4 normal (tireotoxicose por T3).

O hipertireoidismo geralmente cursa com síntese proporcionalmente maior de T3 que a habitual, enquanto as tireoidites costumam cursar com liberação muito maior de T4 pré-formada. Portanto, se disponível, pode-se dosar T3 e T4 totais para avaliar o valor dessa relação. Uma relação T3 (ng)/T4(mg) > 20 favorece o diagnóstico de hipertireoidismo, enquanto uma relação de T3/T4 < 20 favorece o diagnóstico de tireotoxicose por tireoidite.

Em caso de suspeita de tireotoxicose factícia pela ingestão de hormônios tireoidianos, pode-se fazer a dosagem de tireoglobulina, que vem muito baixa nesta situação.

Autoanticorpos: antitireoperoxidase, antitireoglobulina, antirreceptor de TSH

O anticorpo antirreceptor de TSH (TRAb) pode ajudar muito no diagnóstico da doença de Graves, pois até 95% das pessoas com essa doença apresentam TRAb positivo e, nos ensaios mais recentes, têm sensibilidade e especificidade de 97 e 98%, respectivamente. Casos muito típicos de hipertireoidismo com bócio difuso, acometimento ocular e quadro clínico muito típico de doença de Graves não necessitam da dosagem desse autoanticorpo para a sua confirmação.

Além de reduzir o tempo de diagnóstico, a dosagem do TRAb também auxilia na abordagem terapêutica (pacientes que após 12 a 18 meses de tionamida apresentaram negativação do TRAb apresentam mais chance de remissão) e prognóstico da doença de Graves. Outras situações que o TRAb deve ser dosado: gestantes com antecedente de doença de Graves (para avaliar risco de tireotoxicose fetal pela passagem transplacentária do TRAb), diagnóstico diferencial entre hipertireoidismo gestacional do primeiro trimestre ou doença de Graves na gestação, pacientes eutireóideos com acometimento ocular sugestivo de oftalmopatia de Graves.

Ultrassonografia de tireoide

Avaliam-se tamanho, simetria, ecogenicidade, nodularidade e vascularização ao Doppler.

Também não é considerado um exame essencial para a investigação do hipertireoidismo, sendo especialmente útil para os casos em que há palpação de nódulos na glândula. A utilização de Doppler pode auxiliar na avaliação etiológica de alguns casos de hipertireoidismo, pois a velocidade do fluxo das artérias tireoidianas ao Doppler ajuda no diagnóstico diferencial entre hipertireoidismo e outras causas de tireotoxicose, como as tireoidites subagudas (a velocidade de fluxo sistólico é muito mais alta no hipertireoidismo), além de ajudar a diferenciar entre os vários tipos de tireotoxicose induzidos pela amiodarona.

O fluxo sanguíneo na doença de Graves é muito alto, na tireoidite de Hashimoto, eleva-se um pouco e na tireoidite subaguda é quase ausente.

Cintilografia diagnóstica

Avaliar se a captação é difusa, sugerindo doença de Graves, se é nodular difusa, sugerindo BMNT, ou se é nodular única com inibição do restante do parênquima, sugerindo adenoma tóxico. Se a glândula for fria, sugere tireotoxicose por outra causa que não o hipertireoidismo, ou pode se apresentar dessa maneira em pacientes que tenham feito exames contrastados iodados nos últimos 30 a 60 dias ou que tenham recebido lugol ou alguma substância ou alimento rico em iodo recentemente. Deve-se aguardar pelo menos 30 dias, idealmente 3 meses, após esse tipo de exposição ao iodo para a realização da cintilografia.

A cintilografia não é obrigatória em todos os casos de hipertireoidismo. Nos casos em que a história, o exame físico e os exames laboratoriais já forem muito típicos da doença de Graves, a cintilografia não precisa ser realizada. No entanto, ela deve ser feita na coexistência de nódulo tireoidiano e hipertireoidismo, previamente à indicação da radioiodoterapia e nos casos em que ainda há dúvida etiológica da tireotoxicose, principalmente se houver suspeita de tireoidite. Lembre-se que a cintilografia não deve ser realizada em gestantes ou lactantes.

Tratamento

Betabloqueadores ou inibidores de canais de cálcio

Deve ser realizado tratamento sintomático da tireotoxicose com betabloqueadores em pacientes com sintomas adrenérgicos (palpitações, hipertensão, tremores, ansiedade) em que o uso desse tipo de fármaco não esteja contraindicado (por ICC descompensada, asma grave etc.), independentemente da causa da tireotoxicose. O uso de betabloqueadores (propranolol, atenolol, metoprolol) reduz a frequência cardíaca, a pressão arterial, os tremores, a fraqueza muscular, a ansiedade, a irritabilidade e a labilidade emocional, e aumenta a capacidade física. Altas doses de propranolol (40 mg, 4 vezes/dia) inibem conversão periférica de T4 em T3. Betabloqueadores cardiosseletivos com maiores efeitos cardioprotetores e superiores na prevenção da fibrilação atrial representam uma alternativa, especialmente para pacientes com asma. Anticoagulação com varfarina ou anticoagulantes orais diretos devem ser considerados em todos os pacientes com fibrilação atrial.

- Propranolol: 20 a 80 mg, 2 a 4 vezes/dia
- Atenolol: 25 a 100 mg, 1 vez/dia.

No caso de contraindicação ao uso de betabloqueadores, pode-se utilizar bloqueadores dos canais de cálcio não diidropiridínicos, como verapamil ou diltiazem.

Tionamidas

As tionamidas – propiltiouracil (PTU), metimazol (MMZ) e carbimazol (não disponível no Brasil) – são medicações que agem na redução e na produção de T3 e T4 pelas células foliculares tireoidianas. Apesar de não bloquearem a captação de iodo pela glândula e nem a liberação de hormônios pré-formados, as tionamidas inibem a organificação do iodo e o acoplamento das moléculas de MIT (monoiodotirosinas) e DIT (diiodotirosinas) para formar T3 e T4. O PTU ainda tem um mecanismo de ação adicional de inibir a deiodinase tipo 1 e, assim, reduzir a conversão periférica de T4 em T3, principalmente se utilizado em altas doses. Além de diminuírem a síntese hormonal pela tireoide, as tionamidas têm um efeito adicional imunomodulador, capaz de reduzir a expressão de antígenos tireoidianos e, desse modo, diminuir a imunidade contra a glândula. Por isso, são especialmente utilizadas para o tratamento do hipertireoidismo causado pela doença de Graves, uma vez que no seu decorrer podem cursar com até 30 a 50% de chance de remissão da doença (ou 20 a 30% nos casos de crianças), com a suspensão do medicamento após 12 a 18 meses do seu uso, principalmente nos casos de pacientes cujo TRAb se tornou negativo ao longo do tratamento (em 70 a 80% dos pacientes o TRAb se torna negativo após 1 a 2 anos de tratamento).

Prescrição das tionamidas

Solicitam-se coleta basal de hemograma com série branca, transaminases e enzimas hepáticas canaliculares antes de iniciar o tratamento. Não se deve prescrever tionamidas se o hemograma mostrar < 500 neutrófilos/mm^3 ou se as transaminases estiverem > 5 vezes o limite superior da normalidade (LSN).

Metimazol é sempre a primeira escolha de tionamida, exceto durante gestação até a 16ª semana, na tempestade tireoidiana ou em pacientes que apresentaram algum efeito colateral com MMZ que não contraindique o uso de PTU. Tem melhor posologia, melhor índice de resposta terapêutica e menor risco de hepatotoxicidade que o PTU. Em crianças, deve ser sempre a primeira escolha, haja vista que a hepatotoxicidade e o risco de vasculite com o PTU nessa faixa etária são ainda maiores.

Inicia-se com 10 a 30 mg, por via oral (VO), 1 vez/dia em casos leves e moderados. Em casos mais graves, pode-se utilizar 40 a 60 mg/dia com o objetivo de iniciar com a dose terapêutica eficaz, conforme ilustrado na Tabela 62.1. Em crianças, a dose varia de 0,1 a 1 mg/kg/dia. Em doses mais altas, para hipertireoidismos mais graves, a dose total de MMZ pode ser dividida em 2 vezes/dia.

Após a obtenção do controle hormonal, pode-se reduzir para dose de manutenção conforme os exames. Geralmente, 5 a 10 mg, 1 vez/dia, ou metade da dose utilizada para obtenção do controle tireoidiano. Apresentações no mercado: tapazol, 5 e 10 mg.

TABELA 62.1 Dose de metimazol com base na elevação do T4 livre acima do limite superior da normalidade	
T4 livre (razão acima do limite superior)	**Dose de metimazol (mg/dia)**
1 a 1,5 (2 a 3 ng/dℓ)	5 a 10
1,5 a 2 (3 a 4 ng/dℓ)	10 a 20
2 a 3 (4 a 6 ng/dℓ)	30 a 40

T4, tetraiodotironina (Adaptada de Ross DS, Burch HB, Cooper DS, Greenlee MC, Laurberg P, Maia AL et al. Thyroid. 2016;26(10):1343-1421.)

O PTU tem posologia pior, menor resposta e mais efeitos colaterais que o MMZ. Deve ser quase sempre a segunda escolha de medicamento para o tratamento, exceto em pacientes que desejam engravidar e durante o início da gestação, além da tempestade tireoidiana, por ter o efeito de inibir a deiodinase tipo 1, ou em casos de efeitos colaterais com o MMZ. O risco de hepatite fulminante é muito maior com o PTU do que com o MMZ.

Inicia-se com 100 a 300 mg/dia, divididos em 2 a 3 vezes. Após a obtenção do controle hormonal, reduz-se para a dose de manutenção de 50 a 100 mg/dia. Apresentação no mercado: PTU 100 mg.

Monitoramento durante o tratamento

Após ter iniciado a medicação, deve-se monitorar a função tireoidiana depois de 4 a 6 semanas, principalmente baseando-se em T4 livre e T3 total, pois o TSH pode ficar bloqueado por vários meses. Enquanto está se procedendo ao ajuste da dose, o ideal é um retorno a cada 1 a 2 meses. Depois que o paciente estiver eutireóideo, a reavaliação pode ser efetuada a cada 3 meses.

Não há consenso sobre o monitoramento de enzimas hepáticas de rotina durante o tratamento. Estudos não demonstraram que essa medida consiga prevenir a hepatite fulminante, mas ainda assim alguns especialistas recomendam o monitoramento. O PTU pode causar elevação leve e transitória de transaminases em um terço dos pacientes. O medicamento deve ser suspenso se as transaminases estiverem acima de 3 vezes o LSN sem melhora em 1 semana. A hepatotoxicidade com um fármaco não contraindica o uso de outro para tratamento (eles têm mecanismos de hepatotoxicidade diferentes). A hepatotoxicidade do PTU é muito mais hepatocelular (transaminases), enquanto a do MMZ é mais colestática (fosfatase alcalina, bilirrubinas e GGT).

Não se recomenda a realização periódica de hemograma durante o seguimento, mas apenas se houver evidência de febre ou odinofagia, uma vez que se sabe que as tionamidas podem causar redução da série branca e o raro risco de agranulocitose, aumentando o risco de infecções.

Tempo de tratamento

No caso de tratamento de hipertireoidismo por doença de Graves, o uso de tionamidas deve persistir por cerca de 12 a 18 meses, quando deve ser suspenso diante de níveis normais de hormônios tireoidianos para avaliar se o paciente entrou em remissão do hipertireoidismo, que acontece em 30 a 50% dos casos, sendo a taxa de remissão um pouco menor no caso de crianças. Após a suspensão, deve-se monitorar a função tireoidiana a cada 1 a 3 meses por 12 meses, para se detectar os casos de recidiva da doença precocemente. Após esse período, o paciente deve ser monitorado pelo menos anualmente. Pacientes cujo TRAb se tornou negativo têm maior probabilidade de terem entrado em remissão. A taxa de remissão da doença de Graves é menor em homens, crianças, tabagistas, hipertireoidismos graves (T3 > 500 ng/dℓ), pacientes com TRAb muito positivo, tireoides muito vascularizadas ao Doppler e com bócios volumosos. A remissão é considerada quando o paciente mantém o eutireoidismo após 1 ano de suspensão das medicações. Se ele voltar a ficar hipertireóideo, pode-se propor um tratamento definitivo, como a radioiodoterapia (RIT) ou a cirurgia, ou em alguns casos optar por manter o uso prolongado de tionamidas em baixa dose.

Nos pacientes com hipertireoidismo por nódulo autônomo ou BMNT, o tratamento com tionamidas deve ser por tempo indeterminado, provavelmente por toda a vida, uma vez que a suspensão das tionamidas causará recidiva da hiperprodução hormonal pelas células foliculares autônomas. Por isso, esses pacientes devem ser preferencialmente encaminhados para algum método definitivo de tratamento como RIT ou cirurgia, não sendo as tionamidas a primeira escolha de tratamento nestes casos.

Efeitos colaterais

As tionamidas podem causar efeitos colaterais leves em 1 a 5% dos pacientes tratados e efeitos colaterais graves em 1% dos casos:

- Efeitos colaterais leves: prurido, *rash*, urticária ou artralgias. Podem ser tratados com anti-histamínico ou mudando o medicamento, podendo haver, no entanto, até 50% de reação cruzada entre o MMZ e o PTU no surgimento desse tipo de sintomatologia. Se ocorrer reação alérgica muito grave, então se recomenda não fazer mais uso de tionamidas
- Efeitos colaterais graves: hepatotoxicidade (icterícia, colestase, acolia fecal, náuseas, dor abdominal, hepatite fulminante), poliartrite, síndrome *lupus-like*, vasculite ANCA positivo (principalmente com o uso de PTU prolongado), agranulocitose (raro, mas muito grave – o paciente deve ser levado ao pronto-socorro para tratamento com antibioticoterapia de amplo espectro associada à administração de fatores de crescimento de granulócitos), anemia aplásica, trombocitopenia, hipoglicemia (MMZ) e teratogenicidade (risco de aplasia cútis, atresia de coanas e de esôfago, fístula traqueoesofágica, anomalias faciais, entre algumas outras malformações fetais descritas com o uso de MMZ no primeiro trimestre da gestação).

O paciente que vai iniciar o uso de tionamidas sempre deve ser alertado sobre as possíveis reações adversas, especialmente sobre o risco de reações mais graves, como a hepatite e a agranulocitose. E, por isso, sempre deve suspender a medicação de imediato e procurar o médico em caso de odinofagia ou febre após o início das tionamidas para coleta de hemograma, ou no caso de icterícia ou outros sinais ou sintomas de hepatite fulminante.

Contraindicações

Agranulocitose por alguma das duas medicações no passado (contraindica o uso de qualquer uma delas posteriormente) ou outro efeito colateral grave com uma das tionamidas no passado (exceto a hepatotoxicidade, que contraindica apenas a repetição de uso do mesmo fármaco, mas não contraindica o uso de outra tionamida, já que elas têm mecanismos distintos de hepatotoxicidade). Estar no primeiro trimestre de gestação contraindica o uso do MMZ.

Contagem de neutrófilos < 500 neutrófilos/mm³ e transaminases acima de 5 vezes o LSN também contraindicam o uso das tionamidas.

Radioiodoterapia

A RIT é um tratamento no qual o paciente recebe uma dose oral de iodo radioativo (I^{131}), que irá se concentrar nos tecidos mais ávidos por iodo no organismo e causar a destruição actínica desses tecidos, ou seja, uma tireoidite destrutiva. Dessa maneira, consegue-se reduzir a produção hormonal pela glândula, que se torna hipofuncionante na maioria das vezes depois de alguns meses ou anos do tratamento. Tem a vantagem de ser um tratamento definitivo e muito eficaz, com baixas taxas de recidiva (10 a 20%), geralmente muito bem tolerado, capaz de trocar o hipertireoidismo, que é uma doença de morbidade bem maior e de controle mais difícil, pelo eutireoidismo ou hipotireoidismo, que é uma doença de controle muito mais fácil e morbimortalidade muito menor.

A RIT deve ser a opção de escolha de tratamento para os casos de doença de Plummer ou BMNT (que, ao contrário da doença de Graves, não apresentam remissão espontânea com o uso de tionamidas, já que sua causa não é autoimune), para os casos de recidiva pós-curso de tratamento com tionamidas, para pacientes com contraindicação ao tratamento com tionamidas e cirúrgico e para aquelas que precisam obter controle rápido do hipertireoidismo ou que queiram engravidar depois de 1 ano do tratamento e desejam reduzir o risco de evoluírem com hipertireoidismo gestacional ou pós-parto.

Pacientes com hipertireoidismo significativamente sintomático, idosos ou com comorbidades com alto risco de se manterem muito tempo em hipertireoidismo (arritmias, fibrilação atrial, ICC etc.) devem ser tratados com betabloqueador associado ou não às tionamidas enquanto aguardam a dose de radioiodo (RAI). Caso estejam estáveis e pouco sintomáticos, podem ser encaminhados diretamente para a RIT sem necessidade de controle prévio do hipertireoidismo. Prefere-se inclusive que o paciente seja encaminhado para a RIT em pleno hipertireoidismo, para que a tireoide esteja ávida pelo iodo radioativo e tenha, portanto, uma alta captação, de modo que a irradiação sobre a glândula seja mais efetiva. Caso se opte pelo tratamento prévio com tionamidas, deve-se orientar a suspensão da tionamida por 7 dias antes e após a dose de iodo, visando encaminhar o paciente à RIT com pelo menos um hipertireoidismo leve (T4 livre entre 1,5 e 2 ng/dℓ, por exemplo), mas nunca em eutireoidismo, pois, nesse caso, a captação do iodo radioativo pela glândula será menor.

Apesar de o tratamento prévio com MMZ não interferir no resultado da RIT, alguns estudos sugerem que o tratamento prévio do hipertireoidismo com PTU pode prejudicar a resposta a um futuro tratamento com RIT, sendo este um dos motivos pelos quais o MMZ deve ser preferível ao PTU como escolha de tratamento do hipertireoidismo.

Prescrição e orientação ao paciente

Encaminha-se o paciente a um centro de medicina nuclear com pedido de tratamento de hipertireoidismo com I^{131}. A dose de I^{131} geralmente é calculada no próprio centro de medicina nuclear, baseada no tamanho da glândula à USG e na captação de radioiodo na cintilografia de tireoide, portanto, é necessário certificar-se de que o paciente já tenha esses resultados em mãos, caso contrário solicite-os antes de marcar a RIT. Geralmente, calcula-se a dose da seguinte maneira: peso da glândula × dose por grama (50 a 200 mcCi/g)/captação em 24 horas (em %).

Divide-se o resultado por 1.000 para transformar mcCi em mCi. Geralmente, é necessário fazer uma dose > 150 mcCi/g de tecido tireoidiano para obter o hipotireoidismo. Por isso, costuma-se calcular 150 a 200 mcCi por grama de tecido tireoidiano. As doses habitualmente utilizadas para tratamento do hipertireoidismo são 10 a 30 mCi.

A dose de RAI em BMNT e adenoma tóxico geralmente é maior do que a dose de RIT para doença de Graves, uma vez que a captação das glândulas é bem menor nas primeiras duas condições. Em casos de captações mais baixas, o Consenso Brasileiro de Hipertireoidismo de 2013 sugere que possa ser feita dose de Thyrogen® (TSH recombinante) previamente à RIT para otimizar sua eficácia. A dose de RIT pode causar reduções de até 40 a 50% no tamanho dos bócios após 6 a 36 meses, podendo cursar com melhora nos sintomas compressivos nos casos de BMNT muito volumosos.

Preparo pré-RIT

O paciente é orientado a suspender a tionamida, caso esteja em uso, cerca de 7 a 14 dias antes da dose de iodo e a fazer dieta pobre em iodo por 14 dias antes da dose de iodo (geralmente, os próprios centros de medicina nuclear já entregam ao paciente por escrito as orientações dietéticas). Ao contrário da American Thyroid Association (ATA), o Consenso Brasileiro de Hipertireoidismo de 2013 não considera necessária a prescrição de dieta pobre em iodo para os pacientes que se submeterão à RIT para tratamento de hipertireoidismo. O centro de medicina nuclear geralmente faz a coleta de gonadotrofina coriônica humana beta (beta hCG) e TSH antes de realizar a dose de RIT, para se certificar de que a paciente não está grávida, de que o paciente suspendeu a tionamida e está em hipertireoidismo (portanto, com a glândula ávida por iodo) antes da dose de RAI.

No dia da RIT, o paciente recebe a dose calculada em forma de comprimido ou líquido e pode voltar para casa, onde deve observar alguns cuidados.

Cuidados pós-RIT

Nas primeiras 48 horas, deve-se evitar contato a menos de 1 metro com crianças ou gestantes, além de evitar frequentar locais com muitas pessoas (como mercados, *shoppings*, cinemas, metrôs e ônibus), procurar dormir em um quarto sozinho, dar duas a três descargas no vaso sanitário após a utilização, lavar suas roupas separadamente e não compartilhar talheres, pratos, copos ou utensílios de uso pessoal (Tabela 62.2). Após 48 horas, pode voltar a trabalhar e levar vida normal, mas deve evitar contato próximo com crianças e gestantes durante 7 a 10 dias.

Pacientes com quadro de oftalmopatia de Graves moderada ou grave fora de atividade ou com alto risco para desenvolvimento de oftalmopatia (homens, > 60 anos, tabagistas, com TRAb elevado e T3 > 325 a 500 ng/dℓ) devem fazer profilaxia com prednisona 0,5 mg/kg/dia durante pelo menos 30 dias após a dose de RIT, com desmame progressivo do corticoide nos 2 meses seguintes. Pacientes com oftalmopatia grave em atividade têm contraindicação à realização da RIT devido ao risco de piora da oftalmopatia.

Alguns centros recomendam a reintrodução do tratamento com MMZ 7 dias após a dose de iodo, visando reduzir a sintomatologia de tireotoxicose, que pode acontecer nos dias após a

TABELA 62.2 Orientação sobre proteção de radiação para pacientes que recebem terapia com radioiodo para hipertireoidismo.

- Evitar o contato com crianças por 7 dias, mantendo uma distância de pelo menos 1,8 metro
- Evitar o contato com gestantes por 10 dias
- Evitar passar mais de 2 horas dentro do raio de 1,8 metro de adultos não gestantes por 5 dias
- Para cumprir esta instrução, é preciso evitar viajar em um avião comercial, usar o transporte público para viagens longas e não ir para o trabalho se não puder manter uma distância segura de outros
- Se possível, usar apenas um banheiro
- Sentar-se enquanto urina, enxaguar duas vezes com a tampa para baixo para evitar respingos e lavar as mãos
- Não se envolver em beijos ou outro contato íntimo por 5 dias
- Não se envolver em nenhuma atividade que exponha outra pessoa aos seus fluidos corporais
- Não compartilhar escovas de dente, utensílios, pratos ou toalhas. Manter esses itens separados daqueles que pertencem a outros membros da família e lavá-los separadamente
- Lavar suas roupas e lençóis separadamente
- Quando possível, usar itens descartáveis que podem ser jogados no vaso sanitário após sujarem por fluidos corporais

Adaptada de American Thyroid Association Taskforce On Radioiodine Safety; Sisson JC, Freitas J, McDougall IR, Dauer LT, Hurley JR et al. Thyroid. 2011;21(4):335-46.

dose, porém muitos centros recomendam não reintroduzir as tionamidas, mas apenas retornar ambulatoriamente com nova prova de função tireoidiana após 6 a 8 semanas da dose de RIT para avaliar a necessidade de reposição com levotiroxina.

Efeitos colaterais

O pico da tireoidite actínica ocorre após 15 a 30 dias da dose de RAI. Nessa fase, o paciente pode ter alguma dor e edema cervical e inflamação da glândula, podendo ainda ter um pouco de tireotoxicose pela liberação de hormônios pré-formados (taquicardia, tremores, mal-estar). Raramente, podem ocorrer estridor, disfagia e dispneia. Se apresentar sintomas dolorosos, eles podem ser tratados com anti-inflamatórios não esteroides (AINEs) ou corticoide.

A RIT causa grande liberação de antígenos tireoidianos nos dias subsequentes à dose, podendo, por isso, cursar com aumento dos autoanticorpos e piora do TRAb nos próximos 3 meses, e agravar a oftalmopatia de Graves, se presente, ou até desencadeá-la, se houver fatores de risco adicionais.

A RIT traz um pequeno risco de hipogonadismo hipergonadotrófico nos meses seguintes à RIT, que é dose-dependente e, na grande maioria das vezes, é reversível após alguns meses. É preciso aguardar idealmente 6 meses (homens) ou 12 meses (mulheres) para ter filhos.

Apesar de, até o momento, não haver comprovação de maior incidência de câncer de tireoide ou mortalidade por outros tipos de câncer na população submetida à RIT, estudos mostraram maior incidência de alguns tipos de tumores nos 5 anos que sucedem a terapia com RAI, como tumores malignos de estômago, rins e mama, principalmente na população acima de 60 anos.

Seguimento pós-RIT

Nas próximas consultas, avalia-se a necessidade de introduzir tratamento com levotiroxina, caso o paciente evolua com hipotireoidismo, ou de reintroduzir tionamidas, caso não haja resolução do hipertireoidismo nos próximos meses. Nesses casos, lembre-se de se guiar principalmente por T4 livre e T3 total, pois o TSH pode ficar bloqueado ainda por alguns meses. Deve-se reavaliar o paciente com provas de função tireoidiana cerca de 4 a 8 semanas após a RIT. É necessário, portanto, solicitar um TSH, T4 livre e opcionalmente T3 total cerca de 6 semanas após a RIT, e depois a cada 1 a 2 meses até a estabilização da função tireoidiana. A grande maioria dos pacientes já melhora do hipertireoidismo em 1 a 2 meses e evolui para hipotireoidismo em 4 a 6 meses, mas isso pode levar até 1 ano.

No geral, mais de 80 a 90% dos pacientes atingem o eutireoidismo ou hipotireoidismo após uma dose de radioiodo, dentro de 3 a 6 meses. Depois dc o paciente atingir o equilíbrio em eutireoidismo, pode-se passar a ter consultas com provas de função tireoidianas anuais. Se ele permanecer hipertireóideo após 1 a 2 meses de RIT (primeira avaliação pós RIT), reintroduz-se a tionamida enquanto se aguarda a remissão após 6 a 12 meses da RIT. Essa conduta deve ser baseada nos valores elevados de T4 livre e T3 total, e não no valor suprimido de TSH, que pode permanecer assim por muitos meses.

10 a 20% requerem uma segunda dose de RAI, mas é raro um paciente precisar de uma terceira dose. Caso não haja remissão do hipertireoidismo após 6 a 12 meses da RIT, pode-se repetir o RAI, sempre com dose de 30 mCi nestes casos. Idealmente, deve-se esperar até 12 meses sem remissão. Nos casos de resistência a múltiplas doses de RIT, deve-se considerar o tratamento cirúrgico.

Os fatores que aumentam o risco de falência da RIT são: homens, tabagistas, bócios muito grandes > 50 g, níveis de T3 muito elevados > 500 ng/dℓ ao diagnóstico e TRAb muito elevado.

Contraindicações

- Gestantes e mulheres que queiram engravidar nos próximos 6 a 12 meses: a RIT não pode ser realizada em uma gestante, pelo risco de queimar a tireoide fetal após 10 semanas de idade gestacional, além de aumentar o risco de neoplasias e de retardo intelectual no feto. Deve-se esperar pelo menos 6 a 12 meses para engravidar após a RIT, para evitar oscilações de função tireoidiana, que costumam ocorrer no primeiro ano pós RIT, durante uma eventual gestação. A concepção também deve ser adiada em pelo menos 6 meses em homens submetidos à radioiodoterapia
- Lactantes: o radioiodo acumula-se na mama da lactante, aumentando o risco de desenvolvimento de carcinoma de mama futuramente. Caso opte por fazer RIT em uma mulher

que esteja amamentando, deve-se suspender o aleitamento por 6 semanas antes da realização da RIT para reduzir o risco de carcinoma de mama na mulher por acúmulo do iodo radioativo nas glândulas mamárias
- Crianças com < 5 anos: risco teórico de malformações, déficit de desenvolvimento e câncer de tireoide nessa faixa etária. Em crianças entre 5 e 10 anos, pode-se utilizar a RIT, desde que a dose calculada seja < 10 mCi. Em crianças com > 10 anos, deve-se calcular a dose utilizando > 160 mcCi/g de tecido tireoidiano. Ao dar alta dose, o objetivo é alcançar hipotireoidismo, e não eutireoidismo, pois o uso de baixa dose de radiação na infância deixa uma parcela de tecido tireoidiano viável com maior risco de desenvolver nódulos e carcinoma de tireoide ao longo da vida. Portanto, sempre se deve calcular doses > 160 mcCi/g de tecido nessa faixa etária. É preciso deixar a criança eutireóidea antes do RAI, pois foram descritos alguns casos de crise tireotóxica em crianças submetidas ao procedimento em hipertireoidismo. Por isso, mantém-se MMZ até 3 a 5 dias antes do dia da dose da RIT nessa faixa etária
- Pacientes com nódulo tireoidiano suspeito: deve-se excluir completamente a possibilidade de câncer de tireoide antes da RIT, pois a punção de um nódulo de tireoide pós-RIT pode vir com material bastante distorcido e prejudicado. Portanto, na presença de um nódulo frio suspeito, faz-se a punção do nódulo antes do RAI e, se a citologia for suspeita, opta-se pelo tratamento cirúrgico
- Oftalmopatia de Graves grave, com risco de perda de visão, em atividade
- Glândulas que não mostram grande captação à cintilografia
- Pessoas que não possam seguir as orientações de segurança pós-exposição ao material radioativo.

Cirurgia

O tratamento cirúrgico deve ser indicado para pacientes com hipertireoidismo na presença de câncer de tireoide ou nódulo suspeito, naqueles que não obtiveram controle com os outros tipos de tratamento ou tenham algum tipo de contraindicação aos tipos menos invasivos de tratamento disponíveis na atualidade. Também deve ser indicado nos casos de hipertireoidismo associado a hiperparatireoidismo primário com indicação cirúrgica, ou nos casos de bócios muito volumosos apresentando sintomas compressivos (principalmente bócios > 80 g), em gestantes (prioritariamente no 2º trimestre) que não tenham adquirido controle do hipertireoidismo com o uso das tionamidas ou tenham apresentado algum tipo de reação grave a esses medicamentos, mulheres que pretendam engravidar no ano seguinte que tenham algum tipo de contraindicação ao uso das tionamidas, entre alguns outros casos, como escolha do paciente.

Preparo pré-operatório

O paciente deve, sempre que possível, ser encaminhado eutireóideo para a cirurgia (faz-se o tratamento prévio com tionamidas), para evitar crise tireotóxica pelos agentes anestésicos e pela manipulação cirúrgica. Ainda, nos casos de doença de Graves, quando a tireoide costuma ser grande e ricamente vascularizada, deve-se idealmente administrar iodeto de potássio ou lugol (ou algum agente iodado) nos dias imediatamente precedentes à data cirúrgica, para ajudar na redução da vascularização da glândula e do sangramento no intraoperatório (o lugol reduz a velocidade de pico sistólico da artéria tireoidiana, de maneira comprovadamente inferior ao Doppler). Posteriormente, muitos pacientes escapam de seus efeitos inibitórios, e seus sintomas pioram após 14 dias à medida que as concentrações séricas de T4 e T3 aumentam, logo, a cirurgia não deve ser postergada após o início do iodo.

- Lugol (8 mg de iodo/gota): 3 a 5 gotas, VO, 3 vezes/dia durante 10 dias antes da cirurgia (podem ser colocadas em água ou suco)
- Iodeto de potássio (50 mg de iodo/gota): 1 gota, 3 vezes/dia, durante 10 dias antes da cirurgia.

Geralmente, é solicitada laringoscopia no pré-operatório para avaliar se há paralisia de cordas vocais prévia (o que deve fazer o cirurgião redobrar sua atenção para não lesar o nervo laríngeo recorrente, sob o risco de não conseguir extubar o paciente), e se há traqueomalácia pelo bócio, que pode também dificultar a extubação.

Tipo de cirurgia

Geralmente, é realizada tireoidectomia total ou quase total, de acordo com a presença ou não de câncer de tireoide ou de nódulo suspeito. O risco de recidiva é praticamente zero, se for realizada a tireoidectomia total, e varia de 5 a 20% nos casos de tireoidectomia quase total.

Cuidados no pós-operatório

As tionamidas devem ser suspensas logo após a cirurgia, quando o tratamento com levotiroxina deve ser prontamente iniciado com dose plena (1,6 mg/kg/dia aproximadamente). Deve-se fazer o monitoramento pós-operatório do cálcio e paratormônio (PTH), com suplementação com cálcio e calcitriol conforme os resultados laboratoriais, uma vez que até 30% dos casos podem evoluir com hipoparatireoidismo transitório pós-cirúrgico, e alguns evoluem com hipoparatireoidismo permanente. Deve-se sempre avaliar os sinais e sintomas de hipocalcemia no pós-operatório, como cãibras, parestesias, sinais de Chvostek (espasmos dos músculos faciais em resposta à percussão repetida do nervo facial na região zigomática) e Trousseau (espasmos carpais com a oclusão da artéria braquial – esse teste é realizado mantendo-se o manguito de pressão arterial insuflado 20 mmHg acima da pressão arterial sistólica do paciente durante 3 minutos e observando se ocorre fechamento da mão com adução do polegar).

Riscos cirúrgicos

Paralisia do nervo laríngeo recorrente (0,9%), hipoparatireoidismo transitório (7 a 30%) ou permanente (1%), sangramentos, infecções e riscos inerentes à anestesia.

Contraindicações

Pacientes com comorbidades importantes que tornem seu risco cirúrgico proibitivo. Pacientes que já tenham sido submetidos a cirurgias cervicais prévias ou irradiação cervical prévia não têm contraindicação absoluta ao procedimento cirúrgico, mas esse será de dificuldade bem maior pela fibrose e distorção da anatomia local, de modo que, se possível, seria melhor optar por outro tipo de tratamento nesses casos. Deve ser evitado também durante a gestação por risco de teratogenicidade de agentes anestésicos no primeiro trimestre e risco de parto prematuro no terceiro trimestre. Se necessário e possível, opta-se por operar no segundo trimestre da gestação.

O tratamento cirúrgico apresenta uma taxa de < %1 de recidiva. Nos casos de recidiva, opta-se por RIT, uma vez que a reoperação tem taxas de complicação muito maiores que a primeira abordagem cirúrgica cervical.

Escleroterapia de nódulos ou cistos

A escleroterapia de cistos autônomos com injeção de etanol ou a ablação com *laser* ou radiofrequência de nódulos sólidos autônomos são opções eficazes, baratas e seguras de tratamento para nódulos ou cistos autônomos em pacientes que tiverem contraindicação ou não queiram ser submetidos aos tipos mais tradicionais de tratamento (iodo ou cirurgia).

Crise tireotóxica

A crise tireotóxica é uma situação clínica grave com taxa estimada de mortalidade de 10%, causada pelo excesso de hormônios tireoidianos circulantes, que resulta em uma rica sintomatologia nos sistemas cardiovascular, gastrintestinal, neurológico e hepático. Trata-se de uma emergência e demanda um diagnóstico rápido, que pode ser realizado com a escala de Burch e Wartofsky, que considera os seguintes parâmetros: temperatura, frequência cardíaca, presença ou não de fibrilação atrial e ICC, disfunção hepática ou gastrintestinal, disfunção de sistema nervoso central e presença de fator precipitante (Tabela 62.3).

Geralmente, a crise tireotóxica ocorre em paciente com hipertireoidismo que interrompe o uso das medicações ou tem algum fator precipitante, como cirurgia, infecção, doença aguda, estresse agudo, RIT ou exposição a grande quantidade de iodo.

Tratamento

- PTU 500 a 1.000 mg, VO, em *bolus* + 200 a 400 mg, VO, a cada 4 a 6 horas
  - Bloqueia a síntese e a liberação de hormônio
  - Bloqueia a deiodinase tipo 1
  - Opção: MMZ 80 mg, VO, em *bolus* seguido de 20 mg, VO, a cada 4 a 6 horas (não bloqueia a deiodinase tipo 1)
- Lugol 5 gotas, VO, 6/6 horas. Iniciar 1 hora após a ingestão da tionamida para evitar fornecer mais substrato à síntese de hormônio tireoidiano
  - Bloqueia a síntese do hormônio
  - Bloqueia a liberação do hormônio formado
  - Opção: iodeto de potássio, 1 gota a cada 6 a 8 horas
- Propranolol, 60 a 80 mg, VO, 4/4 horas
  - Melhora os sintomas adrenérgicos
  - Bloqueia a deiodinase tipo 1
  - Opção: atenolol, 50 a 200 mg/dia

TABELA 62.3 Índice de Burch e Wartofsky para crise tireotóxica.

Temperatura (°C)	Pontos	Taquicardia (bpm)	Pontos
37,2 a 37,7	5	100 a 109	5
37,8 a 38,3	10	110 a 119	10
38,4 a 38,8	15	120 a 129	15
38,8 a 39,4	20	130 a 139	20
39,5 a 39,9	25	≥ 140	25
≥ 40	30		
Alterações do sistema nervoso central	**Pontos**	**Insuficiência cardíaca**	**Pontos**
Ausente	0	Ausente	0
Leve: agitação	10	Leve: edema de membros inferiores	5
Moderada: delirium, psicose	20	Moderada: congestão pulmonar	10
Grave: convulsão, coma	30	Grave: edema agudo de pulmão	15
Disfunção do trato gastrintestinal	**Pontos**	**Fibrilação atrial**	**Pontos**
Ausente	0	Ausente	0
Moderada: diarreia, náuseas, vômitos, dor	10	Presente	10
Grave: icterícia	20	**Fator precipitante**	**Pontos**
		Ausente	0
		Presente	10

Escore

< 25 pontos: crise tireotóxica improvável
25 a 44 pontos: crise tireotóxica possível
≥ 45 pontos: crise tireotóxica

- Hidrocortisona 300 mg, IV, seguida de 100 mg, IV, 8/8 horas
  - Bloqueia a deiodinase tipo 1
  - Previne a insuficiência adrenal secundária
  - Opção: dexametasona 2 mg, IV, 6/6 horas
- Suportes volêmico, respiratório, pressórico, antitérmico etc.
- Suporte intensivo
- Evitar o uso de ácido acetilsalicílico (AAS), pois aumenta a fração de hormônios tireoidianos livres
- O Consenso Brasileiro recomenda a oferta nestas situações de multiviamínicos, particularmente a tiamina
- Em casos extremos: plasmaférese e colestiramina, para reduzir a circulação êntero-hepática dos hormônios tireoidianos.

Pacientes que desenvolverem reações adversas graves ao uso das tionamidas devem ser preparados durante 5 a 7 dias com corticoides, betabloqueadores e soluções iodadas para serem submetidos à tireoidectomia total.

Hipertireoidismo subclínico

Caracteriza-se por TSH baixo com T3 e T4 normais e tem prevalência 0,7 a 1% da população. Pode ser decorrente de doença de Graves, BMNT (principal causa em idosos), adenoma tóxico, e outras condições. Suas consequências crias são aumento

no risco de fibrilação atrial, taquiarritmias, descompensações de ICC, fraturas ósseas e sintomas de hipertireoidismo.

Diagnósticos diferenciais: hipotireoidismo central, uso de corticoides, síndrome do eutireóideo doente e tireoidite.

Conduta

O exame deve ser repetido em 3 a 6 meses. Muitos pacientes entram em remissão espontaneamente, sobretudo se o TSH estiver > 0,05 mUI/ℓ. Se o paciente mantiver TSH < 0,10 mUI/ℓ, deve-se considerar tratamento do hipertireoidismo subclínico se houver:

- Idade maior que 65 anos
- Cardiopatias, arritmias ou fatores de risco para cardiopatia
- Mulheres pós-menopausa em risco de osteoporose, sem uso de bisfosfonatos ou terapia de reposição hormonal, ou já com diagnóstico de osteoporose
- Sintomas de hipertireoidismo.

Além disso, na presença de TRAb com indicação de doença de Graves "subclínica", a taxa de progressão ao hipertireoidismo manifesto é de até 30% nos próximos 3 anos. Portanto, apesar da ausência de ensaios randomizados, o tratamento é indicado em pacientes com > 65 anos com um TSH persistentemente < 0,1 mUI/ℓ para potencialmente evitar esses eventos adversos graves e o risco de progressão para hipertireoidismo manifesto. Ainda, o tratamento pode ser considerado em pacientes com > 65 anos com níveis de TSH de 0,1 a 0,39 mUI/ℓ por causa de seu aumento risco de fibrilação atrial, e também pode ser razoável em pacientes sintomáticos mais jovens (< 65 anos) com TSH < 0,1 mUI/ℓ por causa do risco de progressão, sobretudo na presença de fatores de risco ou comorbidades.

Se a opção for o tratamento, este deve seguir as mesmas orientações do hipertireoidismo clínico. A RIT seria uma boa alternativa para idosos com BMNT. As tionamidas podem ser consideradas em jovens com doença de Graves (maior chance de remissão) e a cirurgia deve ser considerada se houver sintomas compressivos ou risco de malignidade. Usam-se os betabloqueadores se houver sintomas de hipertireoidismo.

Leitura recomendada

American Thyroid Association Taskforce On Radioiodine Safety; Sisson JC, Freitas J, McDougall IR, Dauer LT, Hurley JR et al. Radiation safety in the treatment of patients with thyroid diseases by radioiodine 131I: practice recommendations of the American Thyroid Association. Thyroid. 2011;21(4):335-46.

Andrade VA, Gross JL, Maia AL. Tratamento do hipertireoidismo na Doença de Graves. Arq Bras Endocrinol Metab. 2001;45(6).

Bahn RS, Burch HB, Cooper DS, Garber JR, Greenlee MC, Klein I et al. Hyperthyroidism and other causes of thyrotoxicosis: management guidelines of the American Thyroid Association and American Association of Clinical Endocrinologists. Thyroid. 2011;21(6):593-646.

Barbesino G, Tomer Y. Clinical utility of TSH receptor antibodies. J Clin Endocrinol Metab. 2013;98(6):2247-55.

Brandt F, Green A, Hegedüs L, Brix TH. A critical review and meta-analysis of the association between overt hyperthyroidism and mortality. Eur J Endocrinol. 2011;165(4):491-97.

Braverman LE, Coopr DS, Kopp P. Werner & Ingbar's the thyroid: a fundamental and clinical text. 11th ed. Wolters Kluwer; 2021.

Davies TF, Andersen S, Latif R, Nagayama Y, Barbesino G, Brito M et al. Graves' disease. Nat Rev Dis Primers. 2020;6(1):52.

Kahaly GJ, Bartalena L, Hegedüs L, Leenhardt L, Poppe K, Pearce SH. 2018 European Thyroid Association Guideline for the Management of Graves' Hyperthyroidism. Eur Thyroid J 2018;7(4):167-86.

Laurberg P, Berman DC, Andersen S, Pedersen IB. Sustained control of Graves' hyperthyroidism during long-term low-dose antithyroid drug therapy of patients with severe Graves' orbitopathy. Thyroid 2011;21(9):951-56.

Maia AL, Scheffel RS, Meyer ELS, Mazeto GMFS, de Carvalho GA, Graf H et al. Consenso brasileiro para o diagnóstico e tratamento do hipertireoidismo: recomendações do Departamento de Tireoide da Sociedade Brasileira de Endocrinologia e Metabologia. Arq Bras Endocrinol Metab. 2013;57(3):205-32.

Maia AL, Vaisman M. Hipertireoidismo. Projeto Diretrizes. Sociedade Brasileira de Endocrinologia e Metabologia; 2006.

McKeown NJ. Hyperthyroidism. Emerg Med Clin N Am. 2005;23:669-85.

Ross DS. Diagnosis of hyperthyroidism. UptoDate. Nov/2022.

Ross DS. Overview of clinical manifestations of hyperthyroidism in adults. UptoDate. Nov/2022.

Ross DS, Burch HB, Cooper DS, Greenlee MC, Laurberg P, Maia AL et al. 2016 American Thyroid Association Guidelines for diagnosis and management of hyperthyroidism and other causes of thyrotoxicosis. Thyroid. 2016;26(10):1343-1421.

Zhyzhneuskaya S, Addison C, Tsatlidis V, Weaver JU, Razvi S. The natural history of subclinical hyperthyroidism in Graves' disease: the rule of thirds. Thyroid. 2016;26(6):765-69.

Oftalmopatia de Graves

Capítulo 63

Introdução

A oftalmopatia de Graves é uma doença inflamatória de origem autoimune que acomete a órbita ocular, causando hipertrofia da musculatura orbitária, proptose, exoftalmo, lagoftalmo (o olho não consegue se fechar completamente), eritema, ressecamento conjuntival e retração palpebral, caracterizada pelo aparecimento da esclera do olho acima da pupila. Pode causar grande comprometimento visual, com alteração da motilidade ocular extrínseca, diplopia, fotofobia, compressão de nervo óptico, ressecamento com dor e ardor ocular, lacrimejamento, perda de acuidade visual, embaçamento visual, entre outros sintomas. Geralmente é bilateral, mas algumas vezes o acometimento pode ser unilateral.

Alguns sinais, como a retração palpebral, o *lid-lag* (retardo na descida da pálpebra superior quando o globo ocular é movido para baixo) e o olhar fixo assustado indicam hiperatividade adrenérgica, que podem, portanto, estar presentes em qualquer tipo de tireotoxicose, ou mesmo em outras situações de hiperatividade adrenérgica no organismo, não necessariamente na doença de Graves. Já sinais como hiperemia palpebral e conjuntival, edema palpebral, quemose (edema da conjuntiva), edema de carúnculas, paralisia de musculatura extrínseca ocular e exoftalmia são mais específicos do acometimento autoimune da órbita, ou seja, da oftalmopatia da doença de Graves.

A oftalmopatia de Graves ocorre geralmente um pouco antes (20%) ou logo após o início das manifestações clínicas. Estudos sugerem que ela ocorra em até 50% dos pacientes com doença de Graves, é clinicamente relevante em 20 a 30% dos casos. A oftalmopatia fica em atividade por um período de alguns meses até um máximo de 3 anos, com um pico de atividade que, em geral, ocorre em aproximadamente 12 meses do seu início.

Fisiopatologia

A oftalmopatia de Graves geralmente ocorre em pacientes com autoanticorpo estimulador do receptor do hormônio tireoestimulante (TRAb) positivo, mas há casos descritos em que não se detectou a presença desse autoanticorpo, de modo que se cogita a hipótese de que outros autoanticorpos não dosáveis atualmente também possam estar relacionados com a patogênese dessa complicação.

O TRAb pode ter reação cruzada com a gordura, a musculatura e os fibroblastos retro-orbitários, causando reação inflamatória local, edema, eritema e exoftalmia.

Alguns pacientes podem ter a oftalmopatia de Graves devido à presença de TRAb, mesmo na ausência do hipertireoidismo (doença de Graves eutireóidea). Além disso, em pacientes que trataram o hipertireoidismo com radioiodo e ficaram em hipotireoidismo, sabe-se que o hipotireoidismo descompensado também é um fator de risco para a piora da oftalmopatia, uma vez que, além de haver piora do edema e da retenção hídrica, que ocorre naturalmente no hipotireoidismo, o hormônio tireoestimulante (TSH) aumentado do hipotireoidismo também se liga aos mesmos receptores que o TRAb na musculatura retro-orbitária, podendo estimulá-la e causar os mesmos efeitos deletérios aos olhos. Cerca de 10% dos pacientes com hipotireoidismo de Hashimoto podem ter oftalmopatia de Graves, provavelmente pelo aumento do TSH e pela presença de autoanticorpos não dosados.

Fatores de risco

São fatores de risco para oftalmopatia de Graves:

- Sexo masculino
- Idade > 60 anos
- Tabagismo

- Tratamento prévio com radioiodoterapia (RIT)
- TRAb fortemente positivo
- T3 muito elevado (> 325 a 500 ng/dℓ, variando conforme a literatura)
- Hipotireoidismo descompensado pós-RIT
- Genética.

Diagnóstico

O diagnóstico da oftalmopatia de Graves deve ser feito com base na associação entre o quadro clínico, a avaliação oftalmológica e os exames de imagem.

A avaliação da exoftalmia pode ser feita por dois tipos diferentes de exoftalmômetros:

- Exoftalmômetro de Hertel: mais exato, porém mais caro, exemplificado na Figura 63.1
- Exoftalmômetro de Luddle: mais barato, porém mais impreciso.

Em ambos, deve-se considerar que o normal da medida de um olho é de aproximadamente até 18 mm, podendo ser um pouco mais (20 mm) em negros e devendo ser um pouco menos em asiáticos. Acima dessas medidas, considera-se que há exoftalmia.

A retração palpebral pode ser um sinal da oftalmopatia aguda (pelo tônus adrenérgico sobre o músculo retrator da pálpebra e sobre o músculo elevador palpebral), mas pode também ser apenas sequelar pela fibrose dessa musculatura e, nesse caso, o tratamento terá de ser cirúrgico com blefaroplastia.

As alterações de movimentação da pupila, decorrentes de dano à musculatura ocular extrínseca, também podem ser agudas, por doença ativa, com edema e inflamação local desta musculatura. Nesse caso, melhoram com o tratamento clínico. Também podem ser crônicas pela fibrose local. Nesse caso, o tratamento deve ser cirúrgico.

O melhor exame de imagem para avaliação da oftalmopatia de Graves é a ressonância magnética (RM) de órbitas, pois permite identificar a fase ativa da doença e selecionar os pacientes que responderiam melhor à terapia imunossupressora. A RM de órbitas mostra hipertrofia da musculatura ocular extrínseca, que fica com diâmetro aumentado, maior que o diâmetro do nervo óptico, muitas vezes, podendo causar compressão desse nervo com diplopia. Pode haver ainda aumento da deposição de tecido fibroadiposo retro-orbitário. Pela RM, pode-se fazer diagnóstico diferencial com outras causas de exoftalmo, como a síndrome de Cushing, pseudotumor cerebral, miosite ou celulite retro-orbitária idiopática, tumores primários ou metastáticos para órbita, fístulas no seio cavernoso, doenças granulomatosas com acometimento orbitário, entre outros.

A oftalmopatia de Graves geralmente segue um curso bifásico, tendo, no início, sintomas agudos, pela atividade inflamatória da doença, que respondem melhor à corticoterapia e imunossupressão; e, depois, sintomas mais crônicos, residuais, que podem ser causados pela fibrose local, que por sua vez responderia melhor a um tratamento cirúrgico. A Figura 63.2 ilustra este curso bifásico.

Classificação

Visando determinar se a oftalmopatia encontra-se ativa ou fora de atividade, uma vez que o tratamento é diferente nessas situações, foi desenvolvido um escore de pontuação denominado Escore de Atividade Clínica (CAS, do inglês *Clinical Activity Score*), desenvolvido por Mourits et al., e ilustrada na Tabela 63.1, que avalia sete parâmetros de atividade em cada olho. A presença de cada um dos sinais ou sintomas deve somar um ponto, e a presença de três ou mais pontos em determinado olho caracteriza aquele olho como tendo oftalmopatia em atividade.

A presença de três ou mais pontos determina atividade da oftalmopatia, predizendo maior resposta desse olho ao tratamento com corticoides e/ou imunossupressores.

Além de determinar se a oftalmopatia encontra-se em atividade ou não, é importante classificar a gravidade da manifestação, baseando-se nas alterações de tecidos moles, no grau de proptose, no envolvimento da musculatura extraocular extrínseca, de nervo óptico e córnea (escore NOSPECS). Assim, a gravidade da oftalmopatia de Graves é dividida em:

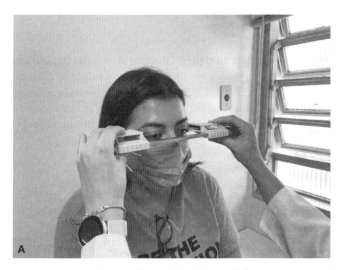
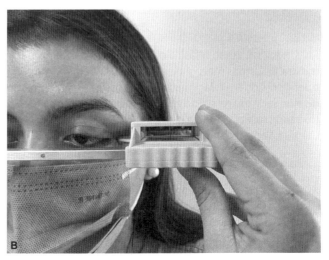

FIGURA 63.1 Técnica de medida da exoftalmometria e da base com exoftalmômetro de Hertel. A exoftalmometria representa a distância entre a rima orbitária lateral e o ápice da córnea perpendicular ao plano frontal.

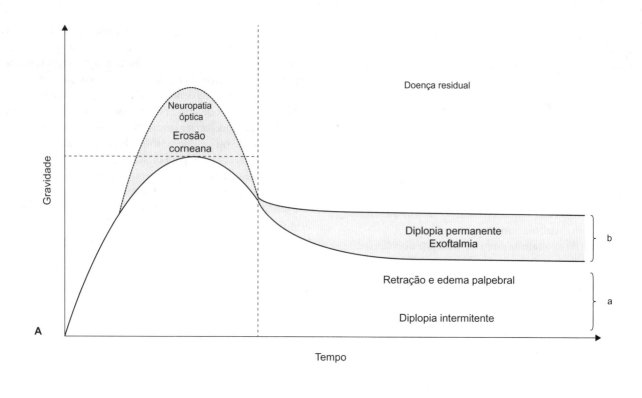
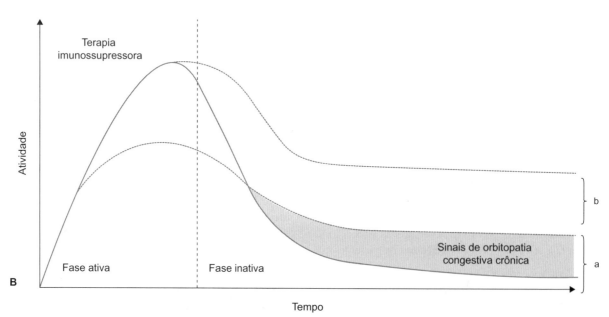

FIGURA 63.2 Curso bifásico da gravidade da oftalmopatia de Graves conforme o modelo de Rundle. **A.** A linha pontilhada mostra as formas mais graves da doença, geralmente responsivo a cirurgias urgentes descompressão da órbita. O grau de doença residual é relacionado à imunossupressão bem-sucedida (a) ou malsucedida (b). **B.** Proposta de curva das mudanças de atividade em relação à eficácia da imunossupressão. As áreas sombreadas mostram sucesso (a) ou resposta malsucedida (b) à terapia. Persistência crônica de sinais congestivos podem ser observados mesmo após a inativação da doença. (Fonte: Campi I, Vannucchi G, Salvi M. Eur J Endocrinol. 2016;175(3):R117-33.)

- Grave: presença de neuropatia óptica ou lesão de córnea. Esses pacientes necessitam de medidas terapêuticas com urgência, para evitar danos irreversíveis à visão
- Moderada: presença de retração palpebral > 2 mm, exoftalmo > 3 mm acima do limite superior aceitável para o sexo e etnia, acometimento importante de tecidos moles periorbitários e diplopia quase constante
- Leve: presença de sinais e sintomas leves, que não costumam incomodar o paciente no seu dia a dia. A retração palpebral costuma ser < 2 mm, a exoftalmia menor que 3 mm acima do limite superior aceitável para o sexo e etnia, acometimento mínimo de tecidos periorbitários, diplopia ocasional e sintomas corneanos que melhoram com o uso de colírios lubrificantes.

TABELA 63.1 Avaliação clínica do paciente com orbitopatia de Graves.

Escore de atividade clínica (CAS)		
Sinal inflamatório	**Item**	**Escore**
Dor	Dor retrobulbar espontânea Dor na movimentação ocular para baixo ou para cima	1 1
Eritema/Hiperemia	Eritema palpebral Eritema conjuntival	1 1
Edema	Edema palpebral Edema de carúncula e/ou plica Quemose (edema conjuntival)	1 1 1
Escore CAS máximo (avaliação momentânea)		7
Perda de função	Aumento na proptose ≥ 2 mm em 1 a 3 meses Diminuição ≥ 8° na motilidade do músculo ocular em qualquer direção em 1 a 3 meses Diminuição da acuidade visual de mais de uma linha na tabela de Snellen em 1 a 3 meses	1 1 1
Escore CAS máximo (avaliado ao longo do tempo)		10

Medidas de gravidade (usando o Mnemônico NO SPECS)		
Classe NO SPECS	**Item**	**Método**
0. *No signs or symptoms*		
1. *Only signs, no symptoms*	Abertura palpebral	Distância entre as margens palpebrais em mm
2. *Soft tissue involvement*	Edema de conjuntiva e pálpebras, hiperemia conjuntival	Exame dos olhos
3. *Proptosis*	Exoftalmia	Hertel em mm
4. *Extraocular muscle involvement*	Motilidade da musculatura ocular Diplopia	Limitação da elevação, abdução
5. *Corneal involvement*	Ceratite, úlcera corneal	Fluoresceína
6. *Sight loss due to optic nerve involvement*	Neuropatia óptica	Acuidade e campo visual, visão de cores, nervo óptico

Tratamento

O tratamento da oftalmopatia de Graves para todos os pacientes é:

- Estimular a cessação do tabagismo
- Manter o eutireoidismo
- Colírios lubrificantes com lágrimas artificiais, em caso de sintomas de ressecamento conjuntival (Lacrima®, Fresh Tears® etc.)
- Lacrigel® ou Epitezan® para pacientes com lagoftalmo (quando não conseguem fechar completamente os olhos à noite, de modo a causar ressecamento conjuntival de madrugada): são pomadas oftálmicas com função lubrificante. O paciente deve colocar o equivalente a 1 cm da pomada dentro do olho que tenha lagoftalmo logo antes de dormir, para não o ressecar durante a noite
- Proteção contra luz e vento com uso de óculos escuros
- Em pacientes com diagnóstico recente de oftalmopatia de Graves leve, deve-se iniciar o tratamento com selênio (selenito de sódio 100 μg, 2 vezes/dia) com duração de 6 meses,

pois melhora as manifestações oculares, qualidade de vida e previne a progressão da doença oftálmica para formas mais graves. Cabe destacar que os resultados positivos foram observados em regiões geográficas deficientes em selênio e o seu benefício em regiões suficientes em selênio é incerto. O uso prolongado de selênio está relacionado com aumento de risco de diabetes melito tipo 2, doença vascular periférica, glaucoma e mortalidade, além de interferir com anticoagulantes

- Fazer profilaxia com corticoterapia (prednisona 0,3 a 0,5 mg/kg/dia durante 30 dias após RIT com desmame nos 2 meses posteriores) para os pacientes com oftalmopatia moderada a grave fora de atividade ou alto risco de desenvolvimento de oftalmopatia que sejam encaminhados para a RIT para tratamento do hipertireoidismo.

Pacientes com oftalmopatia ativa

O tratamento da oftalmopatia de Graves para pacientes com CAS ≥ 3 (oftalmopatia ativa) é:

- No manejo da oftalmopatia leve pode ser utilizado a estratégia aguardar e observar (*wait-and-see policy*) ou uso do selênio associado. A melhora espontânea é esperada em cerca de um terço dos casos
- Corticoterapia oral: prednisona 40 mg/dia (ou 0,5 a 1 mg/kg/dia) por via oral (VO), 1 vez/dia, durante 30 dias, com desmame progressivo posterior nos próximos 2 meses
- Corticoterapia intravenosa (IV): vários estudos demonstram maior eficácia e menos efeitos colaterais com a corticoterapia intravenosa, logo esta deve ser a primeira opção nos casos de oftalmopatia ativa moderada a grave. Há vários esquemas descritos, um estudo de determinação de dose indicou que uma dose cumulativa de 4,5 g de metilprednisolona é apropriada para a maioria dos pacientes, com dose de 500 mg, IV, 1 vez/semana por 6 semanas, seguida por 250 mg, IV, 1 vez/semana por mais 6 semanas. Doses mais altas (750 mg, 1 vez/semana, por 6 semanas seguidas de 500 mg, 1 vez/semana, por mais 6 semanas para uma dose cumulativa de 7,5 g) são ligeiramente mais eficazes à custa de mais efeitos colaterais e devem ser reservadas para os piores casos. Deve-se atentar para os riscos da corticoterapia IV, como hepatotoxicidade, hipertensão, hiperglicemia, psicoses, epigastralgia, infecções sistêmicas pela imunossupressão, desequilíbrios hidroeletrolíticos, perda de massa óssea etc. Portanto, é recomendado que as doses cumulativas do corticoterapia não exceda 6 a 8 g
- Pacientes que não respondem ou respondem parcialmente à corticoterapia intravenosa e pacientes nos quais a oftalmopatia surge após a descontinuação da corticoterapia podem requerer uma terapia de segunda linha. A tomada de decisão deve ser compartilhada com os pacientes para selecionar uma das opções de tratamento disponível: prednisona oral em baixa dose + imunossupressor ou radioterapia ocular.
- Radioterapia ocular: a radioterapia com 10 a 20 Gy em cada olho (em geral, 20 Gy/órbita fracionado em 10 doses de diárias de 2 Gy ao longo de 2 semanas) parece ter um efeito com eficácia semelhante ao da corticoterapia em casos de pacientes com oftalmopatia ativa. Não tem tanto efeito nos pacientes em que os danos oculares já são cicatriciais, e não mais por atividade da doença. Parece que a associação de corticoterapia com radioterapia ocular tem um efeito ainda melhor do que cada tipo de terapia isoladamente. Esse tratamento deve ser evitado em casos de pacientes jovens (< 35 anos), devido ao possível potencial carcinogênico futuro, pacientes com retinopatia diabética proliferativa e pacientes com hipertensão mal controlada, devido ao risco de dano adicional à retina
- Imunossupressores: alguns fármacos com efeito imunossupressor, como ciclosporina, azatioprina, rituximabe, micofenolato de mofetila, teprotumumabe, tocilizumabe e inibidores de TNF-α têm sido estudados como terapia de segunda linha diante da refratariedade à pulsoterapia com metilprednisolona.

A eficácia da corticoterapia intravenosa pode ser ligeiramente melhorada pela coadministração de micofenolato – um imunossupressor que inibe a resposta proliferativa de linfócitos T e B. A posologia preconizada é de micofenolato de sódio na dose de 360 mg, 2 vezes/dia, ou de micofenolato de mofetila, na dose de 500 mg, 2 vezes/dia, com duração do tratamento de 24 semanas.

A azatioprina tem mecanismo de ação semelhante ao micofenolato, mas mostrou-se ineficaz em monoterapia no manejo da oftalmopatia de Graves. Pode ser utilizada como estratégia poupadora de corticoide, mas por questões de eficácia e tolerabilidade, o micofenolato é considerado uma opção superior. A ciclosporina também demonstrou ineficácia em monoterapia e surge como uma opção de tratamento em combinação com corticoterapia oral no manejo da oftalmopatia moderada a grave.

O rituximabe (RTX) é um anticorpo monoclonal anti-CD20 que efetivamente causa depleção de células B. Deve ser administrado na dose de 1 g, duas vezes, com um intervalo de 2 semanas entre cada dose. Deve ser evitado em caso de suspeita ou predisposição da neuropatia óptica distireoidiana, uma vez que o RTX pode deflagrar a síndrome de liberação de citocinas com piora da neuropatia óptica. Estudos clínicos não controlados observam melhora do CAS sob uso do rituximabe, entretanto nos 2 estudos clínicos randomizados controlados, em um observou neutralidade e no outro leve melhora, de modo que são necessários estudos mais robustos com maior número pacientes para uso o RTX sob a corticoterapia na oftalmopatia de Graves.

O mesmo se aplica ao tocilizumabe, um anticorpo monoclonal dirigido contra o receptor IL6. Ele teve boa eficácia em pacientes oftalmopatia de Graves refratária à corticoterapia, no entanto esses dados precisam ser replicados em estudos maiores.

O teprotumumabe é um anticorpo monoclonal da subclasse do IgG1, que se liga ao receptor do IGF-1 e comporta-se como bloqueador funcional da ativação do IGF-1 e IGF-2. Em estudo clínico multicêntrico, placebo controlado, envolvendo pacientes com oftalmopatia moderada a grave teve grande eficácia na redução do CAS, reduzindo a exoftalmia e melhorando a diplopia e os escores de qualidade de vida. Seu potencial para reduzir a exoftalmia é notável e, nesse aspecto, o medicamento poderia ser superior à corticoterapia intravenosa. Ele é administrado por via IV na dose inicial de 10 mg/kg, seguida de 20 mg/kg a cada 3 semanas, em um total de oito infusões. Trata-se do único imunossupressor que propicia melhora significativa da proptose e recentemente foi aprovado pela FDA para o uso na oftalmopatia de Graves moderada a grave. No entanto, para substituir como tratamento de primeira linha, o teprotumumabe deve ser comparado à corticoterapia em um estudo clínico controlado.

Tratamento cirúrgico

Deve ser reservado aos pacientes com doença ativa grave que não obtiverem melhora da lesão de nervo óptico após 2 semanas de tratamento com corticoterapia IV. Nesses casos, procede-se à cirurgia de descompressão ocular. O tratamento cirúrgico é também uma opção para aqueles pacientes com CAS < 3 com sequelas oculares que não respondem aos corticoides ou imunossupressores, como retração palpebral importante ou exoftalmia com lagoftalmo importante. Os pacientes com CAS 3 têm contraindicação à realização de RIT pelo aumento do risco de piora da oftalmopatia nessas situações.

Profilaxia

Em pacientes que serão submetidos à RIT para tratamento de hipertireoidismo, pode haver grande liberação de antígenos tireoidianos logo após a dose de iodo, causando aumento da autoimunidade (aumento do TRAb, com pico sérico cerca de 3 meses após o radioiodo) e piora da inflamação retro-orbitária, ocasionando surgimento ou agravamento da oftalmopatia de Graves (risco de 15 a 40%). Por esse motivo, pacientes com oftalmopatia de Graves grave em atividade têm contraindicação à RIT. Pacientes com oftalmopatia ativa leve a moderada podem fazer RIT, desde que com profilaxia com corticoide.

Alguns autores recomendam que pacientes sem oftalmopatia de Graves, mas de alto risco para desenvolvimento desse acometimento (homens com > 60 anos, tabagistas, com T3 > 325 a 500 ng/dℓ e TRAb muito elevado), também recebam profilaxia com corticoide, caso estejam em programação para tratamento com radioiodo.

Realização da profilaxia

Para a profilaxia, deve-se utilizar prednisona 0,3 a 0,5 mg/kg/dia a partir do dia da dose da RIT (ou 1 dia antes) até 30 dias após, com posterior desmame gradual do medicamento pelos próximos 2 meses. Geralmente, essa profilaxia consegue evitar a exacerbação da oftalmopatia em pacientes com doença preexistente, bem como evita seu surgimento em pessoas de alto risco para tal. Observou-se que o uso de corticoide reduz a meia-vida do radioiodo na tireoide por aumentar a excreção urinária de iodo, porém não há relatos de que a dose de prednisona reduza a eficácia do RAI sobre a tireoide, não sendo necessário aumentar a dose do RAI por causa dessa profilaxia.

Oftalmopatia leve

- Inativa: dados da Sociedade Brasileira de Endocrinologia e Metabologia (SBEM) de 2013 recomendam fazer profilaxia se houver fatores de risco, mas a ATA não recomenda fazer profilaxia nesses casos
- Ativa: fazer profilaxia.

Oftalmopatia moderada ou grave

- Inativa: dados da SBEM de 2013 recomendam fazer profilaxia se houver fatores de risco, mas a American Thyroid Association (ATA) não recomenda fazer profilaxia nestes casos
- Ativa: fazer profilaxia.

Oftalmopatia grave com risco de perda de visão

Em caso de oftalmopatia grave com risco de perda de visão, não se deve realizar a RIT.

Leitura recomendada

Bahn RS. Graves' ophthalmopathy. N Engl J Med. 2010;362(8):726-38.

Bartalena L, Baldeschi L, Dickinson A, Eckstein A, Kendall-Taylor P, Marcocci C et al. Consensus statement of the European Group on Graves Orbitopathy (EUGOGO) on management of GO. European Journal of Endocrinology. 2008;158(3):273-85.

Bartalena L, Krassas GE, Wiersinga W, Marcocci C, Salvi M, Daumerie C et al. Efficacy and safety of three different cumulative doses of intravenous methylprednisolone for moderate to severe and active Graves' orbitopathy. J Clin Endocrinol Metab. 2012;97(12):4454-63.

Bartalena L, Tanda ML. Graves ophthalmopathy. N Engl J Med. 2009;360(10):994-1001.

Campi I, Vannucchi G, Salvi M. THERAPY OF ENDOCRINE DISEASE: Endocrine dilemma: management of Graves' orbitopathy. Eur J Endocrinol. 2016;175(3):R117-33.

Cardoso GP. Oftalmopatia de Graves, sempre um desafio. Radiol Bras. 2009;42(4):IX.

Davies TF. Treatment of Graves orbitopathy. UptoDate. Nov/2022.

Davies TF. Pathogenesis and clinical features of Graves ophthalmopathy. UptoDate. Nov/2022.

Douglas RS, Kahaly GJ, Patel A, Sile S, Thompson EHZ, Perdok R et al. Teprotumumab for the treatment of active thyroid eye disease. N Engl J Med. 2020;382(4):341-52.

Kahaly GJ, Riedl M, König J, Pitz S, Ponto K, Diana T et al; European Group on Graves' Orbitopathy (EUGOGO). Mycophenolate plus methylprednisolone versus methylprednisolone alone in active, moderate-tosevere Graves' orbitopathy (MINGO): a randomised, observermasked, multicentre trial. Lancet Diabetes Endocrinol. 2018;6(4):28798.

Machado KFS, Garcia MM. Oftalmopatia tireóidea revisitada. Radiol Bras. 2009;42(4):261-66.

Maia AL, Scheffel RS, Meyer ELS, Mazeto GMFS, de Carvalho GA, Graf H et al. Consenso brasileiro para o diagnóstico e tratamento do hipertireoidismo: recomendações do Departamento de Tireoide da Sociedade Brasileira de Endocrinologia e Metabologia. Arq Bras Endocrinol Metab. 2013;57(3):205-32.

Melmed S, Auchus RJ, Golfine AB et al. Williams Textobook of Endocrinology. 14th ed. Elsevier; 2020.

Moyses NA, Lucci LMD, Junior NLF, Rehder JRCL. Valores da exoftalmometria média na população adulta da região do Grande ABC, São Paulo/Brazil. Rev Bras Oftalmol 2010;69(2):104-9.

Perez-Moreiras JV, GomezReino JJ, Maneiro JR, Perez-Pampin E, Lopez AR, Alvarez FMR et al. Efficacy of tocilizumab in patients with moderatetosevere corticosteroidresistant graves orbitopathy: a randomized clinical trial. Am J Ophthalmol. 2018;195:18190.

Salvi M, Vannucchi G, Currò N, Campi I, Covelli D, Dazzi D et al. Efficacy of B-cell targeted therapy with rituximab in patients with active moderate to severe Graves' orbitopathy: a randomized controlled study. J Clin Endocrinol Metab. 2015;100(2):422-31.

Stan MN, Garrity JA, Leon BGC, Prabin T, Bradley EA, Bahn RS. Randomized controlled trial of rituximab in patients with Graves' orbitopathy. J Clin Endocrinol Metab. 2015;100(2):432-41.

Teixeira KS, Feres RC, Pereira GMNG, Moreira MAR, Andrade DBSC. Prolapso de gordura orbitária e oftalmopatia de Graves. Rev Bras Oftalmol. 2009;68(2):103-6.

Vilar L, Kater CE, Naves LA et al. Endocrinologia clínica. 7. ed. Rio de Janeiro: Guanabara Koogan; 2021.

Ye X, Bo X, Hu X, Cui H, Lu B, Shao J et al. Efficacy and safety of mycophenolate mofetil in patients with active moderatetosevere Graves' orbitopathy. Clin Endocrinol (Oxf). 2017;86(2):24755.

Síndrome do Eutireoidiano Doente

Introdução

A síndrome do eutireoidiano doente é um conjunto de alterações em provas de função tireoidiana que ocorre em pacientes com acometimentos sistêmicos graves sem doença tireoidiana, chegando a acometer cerca de 70 a 80% daqueles internados em unidades de terapia intensiva. Previamente, possuía a nomenclatura de síndrome do T3 baixo e atualmente, em inglês, o termo utilizado é *non-thyroidal illness syndrome*. Trata-se de um mecanismo adaptativo do organismo para tentar poupar energia no paciente que se encontra gravemente doente.

Alterações fisiológicas

As alterações fisiológicas que ocorrem na síndrome do eutireoidiano doente são:

- Inibição da deiodinase 1 e da deiodinase 2 das células periféricas: consequentemente, ocorre redução da conversão de tiroxina (T4) em tri-iodotironina (T3) sistêmica. A T4 (total e livre) pode permanecer normal ou levemente aumentada no início do quadro, se não houver hipotireoidismo central associado. A redução de T3 é um achado inicial e muito comum no indivíduo doente, aparecendo desde os casos de doenças moderadas até graves, não se restringindo apenas a casos de doenças graves. Se T3 e T4 estiverem muito baixos, pode-se presumir um resultado potencialmente fatal
- Ativação da deiodinase 2 do hipotálamo/hipófise e do sistema nervoso central (SNC): ocorre aumento da conversão de T4 em T3 no tecido hipotálamo-hipofisário, causando um estado de excesso de hormônio tireoidiano local, inibindo a secreção de hormônio liberador de tireotrofina (TRH) e de hormônio tireoestimulante (TSH), que é uma das causas principais para a indução de um hipotireoidismo central. Esse hipotireoidismo central, agora com redução do TSH, já é uma etapa posterior, que acontece em pacientes mais enfermos
- Ativação da deiodinase 3 e aparecimento de sua expressão em tecidos que geralmente não expressam essa enzima, como fígado e músculo esquelético, de modo a aumentar a inativação de T4 em T3 reverso (T3r). Também ocorre em doentes de gravidade moderada a alta, contribuindo para a queda de T3 e o aumento de T3 reverso, que é o achado mais sensível e universal nesses pacientes.

Percebe-se que as adaptações fisiológicas que acontecem nas deiodinases do organismo diante de um quadro de doença moderada a grave visam reduzir a ação dos hormônios tireoidianos sobre os tecidos, buscando obter um estado metabólico mais lento, talvez almejando que o organismo poupe energia para o combate da doença em si, em detrimento do gasto de energia com a atividade metabólica do restante do corpo.

Uma variedade de mudanças nos transportadores dos hormônios tireoidianos e ação dos hormônios tireoidianos em diferentes órgãos e tecidos, como fígado e músculo, foram observadas durante a fase aguda e crônica da síndrome do eutireoidiano doente, enquanto os níveis séricos de hormônios tireoidianos são uniformemente regulados para baixo. Por um lado, pode ser um mecanismo adaptativo inicial relacionado com a gravidade da enfermidade. Por outro, os pacientes com doença crítica prolongada apresentam sintomas e sinais claros que se assemelham aos observados em pacientes com hipotireoidismo, incluindo consciência prejudicada, piora de função miocárdica, hipotermia, neuropatia, fraqueza muscular, atrofia da pele e queda de cabelo, que juntos podem impedir a recuperação.

Além das alterações das deiodinases, outras mudanças fisiológicas podem acontecer no grupo de pacientes com doenças graves, contribuindo ainda mais para o quadro de um hipotireoidismo central:

- Redução do apetite acompanhado de estado nutricional deficiente no paciente crítico, o que induz mudanças complexas no eixo hipotálamo-hipófise-tireoide (HHT), incluindo baixos níveis séricos de T3 sem aumento do TSH. Alguns autores sugerem que a inativação de T3 em T3r, como parte da resposta de jejum, pode ser uma adaptação benéfica durante a doença aguda. A redução do T3 pode ser interpretada como uma tentativa do corpo de diminuir a taxa metabólica, reduzir o gasto de energia escassa e prevenir a quebra de proteínas, promovendo assim a sobrevivência. Em contraste, a redução central de T4 pode ser prejudicial. Consistente com essa interpretação é o achado de que especialmente os pacientes gravemente enfermos têm uma diminuição nas concentrações circulantes de T4, enquanto virtualmente todos os pacientes que estão enfermos têm concentrações baixas de T3 e altas concentrações de T3r já na admissão na UTI
- Redução da leptina (por um estado de desnutrição, falta de energia e estado catabólico do doente crítico) causa redução do TRH, pois a leptina é importante para permitir a adequada secreção de TRH pelo hipotálamo. Isso explica por que pacientes com obesidade costumam ter um TSH um pouco acima dos valores de referência (pela hiperleptinemia)
- Citocinas inflamatórias produzidas na sepse e nos estados inflamatórios sistêmicos, como interleucina 6 (IL6), fator de necrose tumoral alfa (TNF-alfa) e interferon gama, causam redução da produção hipofisária de TSH
- Medicamentos muito utilizados em doentes críticos, como corticoides e dopamina, também inibem a secreção hipofisária de TSH
- Redução da amplitude dos pulsos noturnos de TSH e produção de moléculas de TSH menos ativas, causando um estado de hipotireoidismo central.

Investigação diagnóstica

No hipotireoidismo central da síndrome do eutireoidiano doente, o TSH é baixo, porém nunca suprimido, como ocorre em casos de hipertireoidismo franco. Geralmente, encontra-se em valores baixos entre 0,1 e 0,5 mUI/ℓ, mas sempre dosáveis. Os hormônios tireoidianos também estão baixos (T3 e T4 totais e livres) às custas de um aumento de T3r.

Explicações para a queda dos hormônios tireoidianos totais (T3 e T4 totais) na síndrome do eutireoidiano doente:

- Hipotireoidismo central
- Redução da ação da deiodinase 1 e aumento da deiodinase 3, reduzindo sobretudo a dosagem de T3 e aumentando a de T3r
- Redução das proteínas transportadoras: pela desnutrição e pelo estado inflamatório crônico, ocorre redução da síntese e da meia-vida e aumento da degradação da globulina ligadora de tiroxina (TBG) e das outras proteínas de transporte dos hormônios tireoidianos, como a transtirretina e a albumina, reduzindo a dosagem dos hormônios totais

- Redução da afinidade dos hormônios pelas proteínas transportadoras, devido à presença de muitos ácidos graxos livres (AGL) no sangue pelo estado inflamatório sistêmico, e também pelo uso de medicações, como furosemida, salicilatos e antimicrobianos que, em doses terapêuticas, podem também competir com o hormônio pela proteína de ligação.

Além de haver hipotireoidismo com redução dos níveis séricos de TSH, T3 e T4 totais e livres, ocorre também redução da própria ação dos hormônios tireoidianos nessa síndrome, pois ela diminui a capacidade de transporte dos hormônios tireoidianos para dentro das células, por algum mecanismo fisiopatológico ainda desconhecido, apesar de o número de transportadores na membrana estar normal ou até aumentado. Ocorre um *up-regulation* desses transportadores em situações em que a concentração dos hormônios esteja reduzida.

Teoricamente, os hormônios livres, se dosados diretamente pelo método de diálise de equilíbrio (padrão-ouro), ficam normais ou até discretamente elevados na síndrome do eutireoidiano doente, já que as proteínas de ligação estão reduzidas. No entanto, como na grande maioria das vezes se faz a dosagem por meios indiretos, sabe-se que ocorrem grandes alterações nos resultados: pela queda da concentração de TBG, as frações livres dos hormônios tireoidianos podem ficar altas nesses métodos; e pela queda da afinidade da ligação com as proteínas, podem parecer baixas. Portanto, percebe-se que as frações livres dos hormônios tireoidianos, quando dosadas de forma indireta, podem variar muito, aparecendo desde baixas, normais ou até elevadas. No entanto, sabe-se que a alteração que ocorre nos hormônios livres é sempre muito mais discreta que a alteração que ocorre nos hormônios totais.

Quando o paciente doente começa a se recuperar, inicia-se a recuperação do eixo, de modo que o TSH começa a subir, podendo atingir valores de até 20 mUI/mℓ, geralmente não mais do que isso. Depois que todo o eixo é normalizado, T3 e T4 totais e livres sobem de novo, e o T3r cai.

A Tabela 64.1 resume os principais achados encontrados na síndrome do paciente eutireoidiano doente.

Na investigação diagnóstica de um paciente crítico internado na UTI sem história pregressa de doença tireoidiana ou hipofisária e laboratório com T3 muito baixo acompanhado de T4 baixo ou normal e TSH baixo ou normal pode levantar a suspeita inicial de hipotireoidismo grave, entretanto a ausência de bócio e demais alterações clínicas do hipotireoidismo sem o aumento esperado do TSH, mesmo com o T3 muito baixo,

TABELA 64.1 Achados encontrados na síndrome do eutireoidiano doente.

Eventos	Alteração laboratorial
Inibição da deiodinase 1 e deiodinase 2 (reduz conversão periférica T4 → T3)	↓ T3 total e livre
Ativação da deiodinase 2 no hipotálamo (indução de hipotireoidismo central)	↓ TSH ↓ T4 total e livre
Ativação da deiodinase 3	↑ T3r
Redução das proteínas de ligação	↓ T3 e T4 totais
Fase de recuperação	↑ TSH

T4, tiroxina; *T3*, tri-iodotironina; *TSH*, hormônio tireoestimulante.

fortalece a suspeita da síndrome do eutireoidiano doente. Outros fatores que podem favorecer esse diagnóstico frente o hipotireoidismo grave são ausência do anticorpo antiperoxidase (anti-TPO), relação T3/T4 baixa e aumento dos níveis de T3r.

Como um fator complicador potencial, o TSH sérico pode ser relativamente baixo em pacientes criticamente enfermos com hipotireoidismo concomitante como resultado de uma variedade de medicamentos, por exemplo, dopamina que inibe a liberação de TSH, além de outros fármacos com anticonvulsivantes e corticoides.

O hipertireoidismo é a causa típica de supressão de TSH ($< 0,01$ mUI/mℓ), mas raramente é difícil excluir esse diagnóstico no contexto de T3 e T4 muito baixos. Além de não esperar a supressão do TSH no contexto da síndrome do eutireoidiano doente.

Doenças psiquiátricas também podem cursar com alterações do HHT, desde alterações com aumento de TSH e de T4 total e livre, simulando um hipertireoidismo central, até alterações com redução de TSH e de T3, junto a T4 totais e livres, à semelhança do hipotireoidismo central que ocorre nas doenças orgânicas críticas. De qualquer maneira, essas alterações são transitórias e melhoram espontaneamente em algumas semanas, não devendo ser tratadas, exceto se for comprovado que são alterações definitivas e primárias e que não se resolvem espontaneamente com conduta expectante durante 2 semanas de observação, sendo, nestes casos, indicado tratamento clínico medicamentoso para a tireoidopatia.

Tratamento

Vários estudos são realizados na tentativa de avaliar se a reposição de hormônio tireoidiano no paciente com síndrome do eutireoidiano doente traz algum benefício clínico ou reduz a mortalidade. Os resultados do tratamento de levotiroxina (isoladamente ou em associação com T3) são amplamente negativos em termos de benefício clínico. Isso pode ser parcialmente explicado pelo fato de que a síndrome do eutireoidiano doente não se limita apenas à diminuição das concentrações séricas de dos hormônios tireoidianos durante a doença, mas compreende alterações complexas de órgãos e tecidos específicos no metabolismo dos hormônios como reflexo de mudanças marcantes nas vias inflamatórias locais e no estado nutricional. Assim, a normalização das concentrações dos hormônios tireoidianos no soro não é igual à normalização de concentrações no tecido, bem como sua a ação local. De maneira que a principal estratégia é abordagem adequada na UTI do quadro crítico.

Nenhum desses estudos conseguiu comprovar benefício da reposição hormonal, com exceção de um estudo realizado com pacientes com insuficiência cardíaca (ICC) grave que iriam se submeter ao transplante cardíaco, nos quais a reposição de hormônio tireoidiano conseguiu melhorar a função cardíaca destes pacientes. Portanto, o tratamento com levotiroxina nessa síndrome não é recomendado atualmente, exceto para estes casos de cardiopatia grave na fila de transplante.

Uma perspectiva promissora levantada pela Dra. Van den Berghe sobre o uso de neuropeptídeos hipotalâmicos, por exemplo, hormônio liberador do hormônio do crescimento (GHRH), peptídeo liberador do hormônio do crescimento 2 (GHRP2), hormônio liberador da gonadotrofina (GRH) e hormônio liberador de tireotropina (TRH), poderiam ser utilizados em pacientes com doença crítica de longo prazo na tentativa de estimular a hipófise anterior, restaurando assim a função endócrina em termos de concentrações plasmáticas e pulsatilidade hormonal. Uma série de pequenos estudos mostraram que o TRH IV em combinação com GHRP2 podem restaurar a pulsatilidade do TSH e as concentrações circulantes dos hormônios tireoidianos. Esses achados parecem apontar para o impulso hipotalâmico insuficiente de liberação de TSH pela hipófise em doenças críticas prolongadas. No entanto, não existem estudos sobre o uso de neuropeptídeos hipotalâmicos em pacientes com doença crítica prolongada que relatem desfechos clinicamente relevantes relacionados à morbidade e mortalidade. Novos ensaios clínicos randomizados com grupos pareados são necessários para avaliar os efeitos positivos dos neuropeptídeos hipotalâmicos.

Leitura recomendada

Beckett GJ. Thyroid function and thyroid function tests in non-thyroidal illness. CPD Bulletin Clinical Biochemistry. 2006;7:107-16.

Brent GA, Hershman JM. Thyroxine therapy in patients with severe nonthyroidal illness and low serum thyroxine concentration. J Clin Endocrinol Metab. 1986;63(1):1-8.

Fliers E, Bianco AC, Langouche L, Boelen A. Thyroid function in critically ill patients. Lancet Diabetes Endocrinol. 2015;3(10):816-25.

Fliers E, Boelen A. An update on non-thyroidal illness syndrome. J Endocrinol Invest. 2021;44(8):1597-1607.

Gibson SC, Hartman DA, Schenck JM. The endocrine response o critical illness: update and implications for emergency medicine. Emerg Med Clin North Am. 2005;23(3):909-29.

Glinoer D. Comment on dangerous dogmas in medicine – the non thyroidal illness syndrome. J Clinic Endocr Metab. 1999;84(6):2262-63.

Berghe, VDG. Non-thyroidal illness in the ICU: a syndrome with different faces. Thyroid. 2014;24(10):1456-65.

Warner MH, Beckett GJ. Mechanisms behind the non-thyroidal illness syndrome: an update. J Endocrinol. 2010;205(1):1-13.

Wartofsky L, Burman KL, Ringel MD. Trading one "dangerous dogma" for another? Thyroid sick syndrome. J Clin Endocrinol Metab. 1999;84(5)1759-60.

65

Nódulos de Tireoide

Introdução

Um nódulo tireoidiano é uma lesão dentro do parênquima da tireoide que tem características radiologicamente distintas do parênquima ao redor. Pode ser palpável ou não, dependendo de seu tamanho e profundidade e da experiência de quem palpa. Quando não é palpável e é descoberto por acaso em uma USG de tireoide, é chamado de incidentaloma, tendo o mesmo risco de malignidade dos nódulos palpáveis de mesmo tamanho.

Prevalência

A prevalência de nódulos de tireoide à palpação na população corresponde a 5% das mulheres e 1% dos homens. Em contraste, estudos que utilizaram a ultrassonografia como método de rastreio observaram a prevalência de 19 a 68% em indivíduos selecionados aleatoriamente, com maior frequência em mulheres e idosos.

Fatores de risco

Os fatores de risco dos nódulos de tireoide são: sexo feminino, idade superior a 40 anos, deficiência de iodo e história familiar de nódulos de tireoide.

Importância da correta avaliação

Excluir um eventual carcinoma diferenciado de tireoide (CDT), que corresponde a 5 a 15% dos nódulos. Os CDT (papilíferos e foliculares) compreendem de 90 a 95% de todos os cânceres de tireoide, e sua incidência vem aumentando muito nos últimos anos, sobretudo de microcarcinomas e carcinomas com menos de 2 cm, provavelmente devido ao uso cada vez mais frequente de ultrassonografia (USG) como rastreio da população geral. Segundo o Consenso Brasileiro de Nódulos e Câncer Diferenciado de Tireoide publicado em junho de 2013, os cânceres diferenciados de tireoide já são o quarto tipo mais comum de câncer entre mulheres brasileiras.

Teoricamente, apenas os nódulos com mais de 1 cm deveriam ser investigados, pois estes têm chance maior de serem um carcinoma clinicamente significativo. Os nódulos com menos de 1 cm podem até se tratar também de carcinomas (são os chamados microcarcinomas), mas na quase totalidade das vezes são clinicamente insignificantes, assintomáticos e não aumentam a mortalidade. Por isso, a grande maioria dos nódulos com menos de 1 cm devem ser apenas seguidos com USG e, caso cresçam ou mudem suas características e se tornem mais suspeitos, então terão indicação de punção.

Alguns carcinomas com menos de 1 cm raramente podem já causar morbidade e mortalidade, mas como isto é muito raro, não é custo-efetivo investigar esses nódulos. Os nódulos com menos de 1 cm são investigados somente se forem de alto risco por características ultrassonográficas suspeitas, como presença de microcalcificações, ou história clínica de risco, história pessoal ou familiar de câncer de tireoide, irradiação cervical prévia ou síndrome genética de risco para carcinoma de tireoide.

Além disso, nódulos encontrados incidentalmente em PET-FDG (tomografia por emissão de pósitrons com 18-fluorodesoxiglicose), realizada para avaliar alguma outra patologia, também devem ser investigados, mesmo quando com menos de 1 cm, pois o risco de malignidade nesses casos é de 33%, maior que o risco de malignidade de um nódulo encontrado incidentalmente em uma USG cervical, além do fato de que carcinomas de tireoide que apresentam captação na PET-FDG costumam ser mais agressivos. No entanto, a chance de que uma lesão tireoidiana captante na PET seja benigna, em especial tireoidite, é maior do que a chance de ser um carcinoma, sobretudo se a captação for difusa em toda a tireoide.

Investigação

Anamnese

Idade (maior risco de câncer se < 20 ou > 70 anos), sexo (maior risco de malignidade se o nódulo ocorrer em sexo masculino), história pessoal ou familiar de câncer de tireoide, doença genética que aumente o risco de câncer de tireoide (síndrome de Cowden, polipose adenomatosa familiar, neoplasia endócrina múltipla tipo 2 (NEM-2), complexo de Carney, síndrome de Pendred, síndrome de Werner, síndrome de Gardner etc.), irradiação cervical prévia, irradiação prévia de todo o corpo para transplante de medula óssea, exposição à radiação ionizante, tabagismo, crescimento progressivo do tamanho do nódulo, rouquidão, disfagia ou sintomas compressivos.

Exame físico

Deve-se verificar o tamanho do nódulo, a regularidade, a consistência endurecida, a mobilidade, a aderência aos planos profundos e a presença de linfadenopatia associada.

Exames laboratoriais

Hormônio tireoestimulante

Deve ser solicitado para todo nódulo tireoidiano acima de 1 cm que será investigado. Se o hormônio tireoestimulante (TSH) estiver baixo ou no limite inferior da normalidade, deve-se obter uma cintilografia da tireoide, pois nódulos quentes têm probabilidade muito pequena de malignidade e não precisam ser puncionados. Se o TSH estiver alto ou no limite superior da normalidade, a chance de malignidade do nódulo aumenta e reforça que realmente ele precisa ser investigado.

O TSH é trófico para os nódulos, por isso, na vigência de um nível alto desse hormônio, torna-se mais provável que o nódulo seja maligno. Se o TSH estiver normal, também é preciso investigar. Na prática, não há diferença na conduta dos nódulos com TSH normal ou alto.

Anti-TPO (tireoperoxidase)

É coletada apenas se o TSH estiver elevado para investigar doença autoimune tireoidiana.

Calcitonina

Muito controverso, pois os carcinomas medulares de tireoide (CMT) correspondem a menos de 0,5% dos nódulos de tireoide, representando 5% da totalidade dos cânceres de tireoide. Europeus fazem sua dosagem rotineiramente, e americanos, não. O Consenso Brasileiro sugere pedir calcitonina apenas em pacientes com nódulo tireoidiano e fatores de risco para CMT, como NEM-2 ou história familiar de CMT. Valores de calcitonina acima de 100 pg/mℓ são muito sugestivos de CMT, e abaixo de 10 pg/mℓ são pouco prováveis de se tratar de CMT. Valores intermediários são muito duvidosos e devem ser melhor avaliados com teste de infusão do cálcio ou teste da pentagastrina, que só está disponível na Europa.

É preciso lembrar que os ensaios para dosagem de calcitonina são muito ruins, e que há vários diagnósticos diferenciais para hipercalcitoninemia. Para mais informações, ver o Capítulo 67, *Carcinoma Medular de Tireoide*.

Tireoglobulina

Não deve ser realizada, pois não tem valor no diagnóstico diferencial entre neoplasias benignas ou malignas.

Exames de imagem

Ultrassonografia

É a ferramenta de primeira linha para imagens da tireoide e deve ser realizada em qualquer paciente com nódulo palpável ou em qualquer suspeita de nódulo tireoidiano levantada por outros exames de imagem, como tomografia computadorizada (TC), ressonância magnética (RM) e PET, pois se sabe que a USG é o exame mais sensível dentre todos os outros para a avaliação de nódulos de tireoide. São avaliados: tamanho da glândula, número de nódulos, localização, tamanho dos nódulos, ecogenicidade, formato, heterogeneidade, delimitações, halo, calcificações, vascularização e presença de componente cístico e de linfonodos suspeitos. As características suspeitas de um nódulo à USG são:

- Hipoecogenicidade
- Margens infiltrativas, irregulares ou lobuladas
- Microcalcificações intranodulares
- Formato mais alto do que largo.

Além do nódulo em si, todos os estudos de US devem incluir uma exploração completa de todos os compartimentos dos linfonodos cervicais, e a presença de qualquer linfonodo suspeito deve ser observada. As características do linfonodo suspeito são: sólido, hipoecogênico, arredondado, com diâmetro anteroposterior/superoinferior < 1,5, sem hilo hiperecoico, com vascularização periférica, microcalcificações ou áreas císticas de necrose, além da presença de bordas irregulares.

A sensibilidade diagnóstica e a especificidade dessas características variam, e nenhuma característica isolada provou ser capaz de distinguir com segurança as lesões malignas daquelas que são benignas.

Cintilografia

Deve ser realizada se houver nódulo na presença de TSH baixo ou no limite inferior, pois nódulos quentes não precisam ser puncionados. Cerca de 10% dos pacientes com nódulos únicos terão um nódulo quente e, por isso, não precisarão de punção. Além disso, no Consenso Brasileiro de Nódulos e Câncer Diferenciado de Tireoide, recomenda-se também que a cintilografia de tireoide seja realizada nos casos de nódulos com TSH normal e punção aspirativa por agulha fina (PAAF) compatível com classificação Bethesda IV, com vistas a evitar o tratamento cirúrgico de nódulos que aparecerem quentes à cintilografia (mesmo com TSH normal).

A cintilografia de tireoide deve ser realizada preferencialmente com I^{123} (iodo-123) ou I^{131} (iodo-131), uma vez que 3 a 8% dos nódulos hipercaptantes ao pertecnetato na verdade são frios quando avaliados pela captação de iodo. Isso acaba sendo um problema na prática, pois a maioria dos centros realiza a imagem da cintilografia de tireoide com pertecnetato, devido ao seu menor custo, utiliza o I^{131} em doses bem pequenas apenas para obter o valor da captação de 2 e 24 horas, já que a meia-vida do tecnécio é de apenas 6 horas e, portanto, não pode ser utilizado para obter a captação mais tardia do nódulo.

Elastografia

Esse exame é capaz de avaliar o grau de rigidez do nódulo. O transdutor é pressionado no local de interesse, gerando deformações no tecido. Quanto mais deformável (mole) o nódulo, maior a chance de ser benigno. Quanto mais rígido, maior o risco de malignidade. Geralmente, o resultado aparece em espectro de cores, e os nódulos mais rígidos aparecem em azul, enquanto os mais deformáveis, em vermelho. Portanto, apesar de ainda não estar amplamente disponível e não haver indicação precisa para a sua realização, sabe-se que a elastografia, quando disponível, realizada em conjunto com a USG do nódulo, é capaz de prever com maior acurácia a chance de malignidade desse nódulo. Entretanto, a elastografia só pode ser realizada em nódulos sólidos, excluindo assim sua utilidade para nódulos císticos ou mistos. Além disso, pacientes com obesidade, com bócio multinodular, nódulos coalescentes ou que se sobrepõem no plano anteroposterior, também não são candidatos à realização deste exame.

TC ou RM cervical e de tórax

Têm um papel apenas na avaliação de bócios mergulhantes com componente subesternal mal avaliado pela USG, com o objetivo de avaliar a compressão de estruturas nobres, como traqueia, esôfago ou estruturas adjacentes. A presença de compressão dessas estruturas pode indicar tratamento cirúrgico para o bócio tireoidiano, mesmo com resultado benigno da PAAF. Em tireoides sem componente subesternal, esses exames são desnecessários e não devem ser indicados.

PET-FDG

É um exame baixa acurácia para detectar lesões malignas da tireoide. No entanto, nódulos tireoidianos com captação aumentada (SUV elevado) detectados ao acaso (incidentalomas tireoidianos) devem ser puncionados devido ao risco elevado de malignidade (1 em cada 3 é maligno).

Punção aspirativa com agulha fina

É o exame padrão ouro para excluir carcinoma nos nódulos tireoidianos suspeitos que tenham indicação de punção. Idealmente, deve ser feita guiada por USG. As características dos nódulos devem ser avaliadas individualmente e punciona-se todos os nódulos suspeitos no caso da presença de vários nódulos. Nódulos quentes à cintilografia não precisam ser puncionados.

Evitar PAAFs desnecessárias é uma meta importante. Além de considerações de custo, esses procedimentos podem estar associados a complicações, embora menores e transitórias (p. ex., hematomas leves, dor, inchaço, desconforto no pescoço). Os resultados da citologia inconclusivos não são raros e frequentemente levam a testes adicionais (frequentemente muito caros) e/ou cirurgia diagnóstica, realizada com o propósito de confirmar que o nódulo é realmente benigno.

Os critérios para puncionar nódulos variam conforme o consenso adotado. Atualmente, duas abordagens são dominantes: baseado em pontos conforme a diretriz do American College of Radiology (ACR) com o uso da ferramenta TI-RADS (explicada melhor na Figura 65.1) ou baseado no padrão de suspeita conforme a diretriz do American Thyroid Association (ATA).

Ambos os consensos são concordantes em não se puncionar nódulos menores que 1 cm, independentemente das características ultrassonográficas.

Segundo o TI-RADS, a indicação para a PAAF é a seguinte:

- Nódulos altamente suspeitos (TI-RADS 5) ≥ 1 cm de diâmetro: nódulos com soma ≥ 7 pontos com base na presença de características ultrassonográficas. Podem ser observados com US se menores que 1 cm
- Nódulos moderadamente suspeitos (TI-RADS 4) ≥ 1,5 cm de diâmetro: nódulos com uma soma na faixa de 4 a 6 pontos com base na presença de características ultrassonográficas. Podem ser observados com US se menores que 1,5 cm
- Nódulos tireoidianos levemente suspeitos (TI-RADS 3) ≥ 2,5 cm de diâmetro: nódulos com uma soma de 3 pontos com base na presença de características ultrassonográficas. Podem ser observados com a US se menores que 2,5 cm
- PAAF não é recomendada para nódulos considerados não suspeitos com base em sua aparência ultrassonográfica. Os nódulos da tireoide são classificados como não suspeitos se sua aparência ultrassonográfica resultar na soma de 1 ou 2 pontos. Os nódulos da tireoide classificados como não suspeitos não requerem acompanhamento com US
- PAAF também não é recomendada para nódulos considerados benignos com base em sua aparência ultrassonográfica. Os nódulos da tireoide são classificados como benignos se sua aparência ultrassonográfica resultar na soma de 0 pontos. Nódulos tireoidianos de aparência benigna não requerem acompanhamento com US.

Segundo a ATA, a indicação para a PAAF é a seguinte:

- Nódulos tireoidianos de alta suspeita ≥ 1 cm de diâmetro. Os nódulos alta suspeita são definidos como nódulos hipoecoicos com uma ou mais das seguintes características: margens irregulares, microcalcificações, formato mais alto do que largo, calcificações de borda com pequeno componente extrusivo de tecido mole ou evidência de extensão extratireoidiana
- Nódulos tireoidianos de suspeita intermediária ≥ 1 cm de diâmetro. Os nódulos de suspeita intermediária são definidos como nódulos hipoecoicos sem microcalcificações, extensão extratireoidiana ou formato mais alto que largo
- Nódulos tireoidianos de baixa suspeita ≥ 1,5 cm de diâmetro. Os nódulos de baixa suspeita são definidos como nódulos hiperecoicos ou isoecoicos, ou nódulos parcialmente císticos

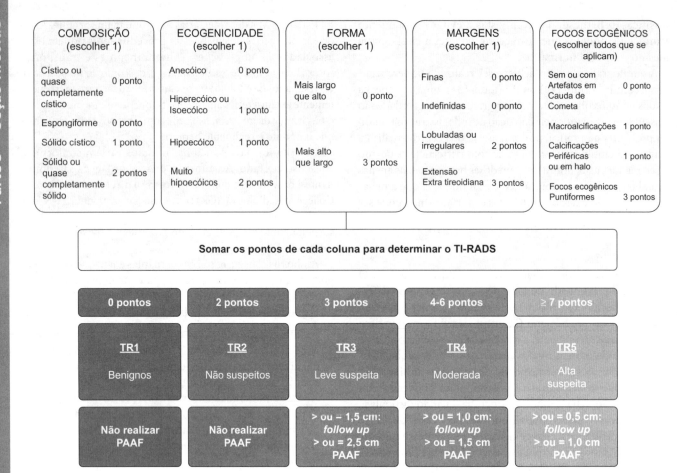

FIGURA 65.1 Sistema de pontuação ACR TI-RADS. *PAAF*, punção aspirativa por agulha fina (Adaptada de Thyroid Ultrasound Reporting Lexicon: White Paper of the ACR Thyroid Imaging, Reporting and Data System (TI-RADS) Committee.)

com áreas sólidas excêntricas sem microcalcificações, margens irregulares, extensão extratireoidiana ou forma mais alta que larga
- Nódulos tireoidianos de suspeita muito baixa ≥ 2 cm em sua maior dimensão. Os nódulos de suspeita muito baixa são definidos como nódulos espongiformes ou parcialmente císticos sem nenhuma das características ultrassonográficas descritas nos padrões de suspeita baixa, intermediária ou alta
- Nódulos puramente císticos e outros nódulos que não atendem aos critérios descritos acima não devem ser submetidos à PAAF.

A Figura 65.2 resume semelhanças e diferenças ao se comparar a classificação ultrassonográfica de risco dos nódulos tireoidianos segundo a ATA ou TI-RADS.

Interpretação da PAAF (classificação de Bethesda – 2007)

Bethesda I – Material insatisfatório

Corresponde a 10 a 30% das PAAF e traz 5 a 10% de risco de malignidade. É quando o material obtido pela PAAF é insuficiente (por conter menos de seis grupos foliculares compostos de pelo menos 10 células foliculares bem visualizadas e com aparência benigna em cada uma), com muita hemorragia e poucas células para avaliação, ou quando a amostra está preparada de maneira inadequada, com muito sangue, bolhas de ar e esfregaço espesso, não permitindo uma adequada avaliação.

Constituem exceção a essa classificação os casos em que há grande quantidade de células inflamatórias ou muita quantidade de coloide, pois podem ser classificados como benignos, Bethesda II, ou quando há presença de atipias, pois esses casos devem ser classificados como Bethesda III, no mínimo.

Conduta

O nódulo precisa ser repuncionado após 3 a 6 meses. No caso de nódulo cístico ou misto, deve-se repetir a PAAF apenas se observar alguma alteração no componente sólido. Após repuncionado, 7% pode continuar na classificação Bethesda I, e nesses casos pode-se optar por seguir de perto com USG seriada ou operar. Os casos com riscos clínico e ultrassonográfico mais baixos podem ser seguidos com USG seriadas, enquanto os casos com risco clínico ou ultrassonográficos maiores ou com crescimento > 20% em 2 dimensões devem ser operados. Nessa situação, o Consenso Brasileiro recomenda que os nódulos com mais de 2 cm com PAAF repetidamente inconclusivas sejam encaminhados para a cirurgia. Essa recomendação não está presente no Consenso Americano da ATA.

Bethesda II – Material benigno

Corresponde a 70% das PAAF, com 5% de falso-negativos, principalmente em nódulos com mais de 4 cm. Excluindo-se os nódulos

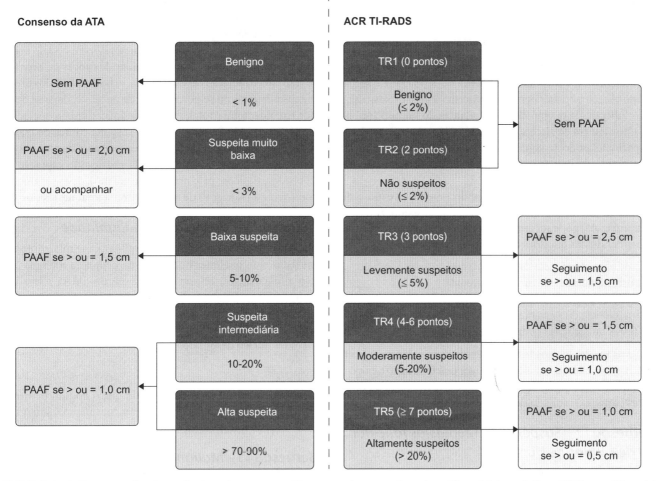

FIGURA 65.2 Comparação dos achados ultrassonográficos com base na American Thyroid Association (*ATA*) e no Thyroid Imaging Reporting and Data System (*TI-RADS*). (Adaptada de Thyroid International Recommendations Online (TIRO).)

com mais de 4 cm, o risco de malignidade dessa classe é de apenas 0 a 3%. Por este motivo, o Consenso de ATA recomenda que os nódulos com mais de 4 cm sejam sempre operados, mesmo quando a PAAF é benigna, especialmente se for detectado um padrão de crescimento ou se houver sintomas compressivos.

São nódulos caracterizados pela presença de grande quantidade de material coloide, macrofolículos, poucas células foliculares e ausência de atipias. Pode haver muitos linfócitos, se for tireoidite. Pode se tratar de bócio coloide, nódulo folicular benigno, tireoidite crônica linfocítica (Hashimoto), tireoidite subaguda ou apenas tireoide normal.

Conduta

A vigilância do nódulo deve ser realizada de acordo com a estratificação de risco de imagem ultrassonográfica, conforme definido por:

- Alta suspeita: repetir ultrassonografia e PAAF em 12 meses
- Suspeita baixa a intermediária: repetir ultrassonografia em 12 a 24 meses e considerar a repetição de PAAF no caso de crescimento de > 20% em 2 dimensões (pelo menos 2 mm ou > 50% de aumento de volume) ou novos achados de imagem
- Suspeita muito baixa: sem vigilância ou imagem após 24 meses
- Se 2 resultados de PAAF benignos são obtidos no mesmo nódulo, nenhuma vigilância adicional é necessária para esse nódulo.

Nódulos benignos que causarem incômodo pelo seu tamanho ou sintomatologia compressiva podem ser operados ou, se forem císticos, podem ser esvaziados ou tratados com injeção percutânea de etanol (esvazia-se a parte líquida e injeta-se 25% do volume retirado de etanol). Se for um nódulo sólido com sintomas compressivos e contraindicação cirúrgica, pode ser tratado com radiofrequência, termoablação ou radioiodo – RAI (calcula-se 0,1 mCi/g de tecido tireoidiano para captação de 100% em 24 horas). O tratamento de bócio multinodular atóxico com RAI pode ser otimizado pela administração prévia de Thyrogen. Não se indica terapia supressiva com levotiroxina (LT4) para reduzir o tamanho dos nódulos, devido aos riscos inerentes a esse tipo de terapia, como osteoporose e arritmias.

Bethesda III – Atipia de significado indeterminado

Apresenta 10 a 30% de risco de malignidade. Na grande maioria das vezes, os achados citológicos são benignos, mas há alguma alteração que deixou o patologista inseguro em dar certeza de benignidade, como alguma célula atípica, alterações focais e leves sugestivas de carcinoma papilífero em uma parte muito pequena da amostra, ou algumas células formando microfolículos, muitas células de Hürthle, infiltrado linfocitário atípico, artefatos de preparação ou escassez de material coloide, por exemplo.

Conduta

Repete-se PAAF em 3 a 6 meses. Se o paciente continuar na classificação Bethesda III, poderá ser operado ou se mantém o seguimento clínico ultrassonográfico, conforme o grau de suspeita.

A lobectomia diagnóstica ou vigilância do nódulo (orientada por fatores de risco clínicos e radiológicos e preferência do paciente) pode ser considerada após um diagnóstico inicial ou repetido de Bethesda III, ou se o teste molecular não for realizado ou não for informativo.

A lobectomia diagnóstica ou tireoidectomia total é indicada se o teste molecular produzir um resultado suspeito. A tireoidectomia total pode ser apropriada para a excisão diagnóstica, dependendo das questões de imagem e clínicas, como:

- Nódulo > 4 cm
- História familiar de câncer de tireoide
- História prévia de exposição à radiação
- Preferência do paciente
- Testes moleculares com resultado positivo.

Se os resultados dos testes moleculares (em conjunto com os achados clínicos e radiológicos) sugerirem uma lesão benigna, recomenda-se a vigilância do nódulo de acordo com as diretrizes para um resultado de PAAF benigno.

Bethesda IV – Suspeita de neoplasias folicular ou de células de Hürthle

Corresponde de 10 a 20% das PAAF e traz risco de malignidade de 25 a 40%. Trata-se de um crescimento folicular com algumas atipias arquiteturais, ou seja, características arquiteturais que sugerem não se tratar apenas de bócio, mas de uma neoplasia, como a presença de microfolículos, coloide escasso, grande quantidade de material celular, grupos densos de células foliculares e alterações estruturais. É impossível saber se é uma neoplasia benigna (adenoma folicular, que é a hipótese diagnóstica mais provável nesses casos) ou maligna (carcinoma papilífero variante folicular, ou carcinoma folicular – muito raro no Brasil, pois somos suficientes em iodo), uma vez que a única maneira de se fazer esse diagnóstico diferencial é pela identificação da invasão da cápsula ou de vaso, que só pode ser vista na avaliação histopatológica de toda a cápsula daquele nódulo.

A presença de células de Hürthle na tireoide é normal. São células grandes, de citoplasma abundante, e sua presença não aumenta o risco de malignidade da amostra. No entanto, caso estejam presentes em quase toda a amostra (> 75 a 95% da amostra composta de células de Hürthle), então essa já passa a ser suspeita de neoplasia de células de Hürthle (atualmente, chamada de neoplasia folicular variante oncocítica), que é um subtipo bastante agressivo de neoplasia.

Conduta

Caso o nódulo tenha caraterísticas de risco de malignidade, deve ser realizada lobectomia diagnóstica ou tireoidectomia total. Caso contrário, o teste molecular pode ser considerado

para informar a tomada de decisão futura. A excisão diagnóstica é indicada se o teste molecular não for realizado, não for informativo ou produzir um resultado suspeito. A vigilância do nódulo pode ser considerada se o nódulo for de baixo risco ou se houver preferência do paciente para vigilância.

Nos casos de classificação de Bethesda IV com nódulo maior que 4 cm, ou havendo história familiar de câncer de tireoide, se realizada irradiação cervical prévia, se houver nódulos tireoidianos bilaterais ou se por vontade do paciente, deve-se optar por tireoidectomia total, em vez de lobectomia associada a istmectomia. Ainda, se houver alta suspeita clínica de malignidade por algum outro achado (p. ex., presença de marcadores moleculares positivos ou PET-FDG mostrando captação de fluorodesoxiglicose pelo nódulo tireoidiano), deve-se também considerar a realização de tireoidectomia total nestes casos.

Bethesda V – Suspeito de malignidade

Nódulo suspeito para carcinoma papilífero, medular, linfoma, metástase, ou qualquer outro tipo de neoplasia maligna que não a folicular. Corresponde de 3 a 8% das PAAF e traz um risco de 50 a 75% de malignidade. Encontram-se alterações muito típicas de carcinoma papilífero na avaliação citológica, como núcleo bipartido em semente de café, corpos psamomatosos ou núcleo despolido.

Conduta

Deve ser abordado do mesmo modo que o nódulo Bethesda VI (abaixo). O teste molecular pode ser considerado, se o resultado do teste interferir na extensão de abordagem cirúrgica.

Bethesda VI – Maligno

Corresponde a 3 a 7% das PAAF e traz 97 a 99% de chance de malignidade. Esse diagnóstico é determinado quando se detecta alguma característica patognomônica de um tumor maligno, que pode ser um carcinoma papilífero (com pseudoinclusões nucleares, núcleo pálido, cromatina mais condensada, corpos psamomatosos), um carcinoma medular (células parecidas com plasmócitos, com o núcleo desviado para o canto da célula), um carcinoma anaplásico, um linfoma, ou até mesmo metástases para a tireoide de outros cânceres a distância.

Conduta

A cirurgia geralmente é indicada no manejo de Bethesda VI de carcinomas papilíferos com nódulos > ou = 1,0 cm. A lobectomia pode ser apropriada para carcinomas papilíferos de baixo risco entre 1 e 4 cm com as seguintes características:

- Sem evidências de metástases linfonodais ou a distância
- Nenhuma evidência de extensão extratireoidiana
- Sem exposição prévia à radiação.

Caso contrário, a tireoidectomia total é preferida. A cirurgia pode não ser indicada em pacientes com baixa expectativa de vida, presença de comorbidade que contraindique o ato cirúrgico ou que possua maior urgência.

Em geral, a cirurgia é indicada para o diagnóstico de carcinoma medular, independentemente do tamanho.

O carcinoma anaplásico precisa de avaliação adicional para avaliar a ressecabilidade do tumor.

A PAAF de um nódulo cervical não consegue diferenciar um nódulo de tireoide de um nódulo de paratireoide quando o padrão é folicular e sem coloide (Bethesda IV). Nesses casos, o patologista diz que, se for nódulo de tireoide, é um Bethesda IV e, se de paratireoide, é uma hiperplasia de células de paratireoide (adenoma ou carcinoma).

Marcadores moleculares

Atualmente, sabe-se que há marcadores moleculares que, quando presentes, aumentam muito o risco de malignidade do nódulo tireoidiano. Portanto, na sua presença, o nódulo se torna de maior suspeição e a conduta cirúrgica passa a ser mais considerada, sendo este dado especialmente útil para os casos de citologia duvidosa (Bethesda III ou IV). Ainda não estão amplamente disponíveis, mas alguns laboratórios já estão aptos a fazer essa dosagem com alto custo no material da PAAF. São exemplos de alguns desses marcadores:

- BRAF: é a mutação mais frequente nos carcinomas papilíferos de tireoide, e com especificidade muito alta. Cerca de 50% deles têm mutação no BRAF. Principalmente em pacientes mais velhos e em subtipos histológicos mais agressivos. Em crianças, essa mutação é mais rara. Ela só é encontrada nesse tipo de neoplasia, ou então em carcinomas anaplásicos derivados de papilíferos. Ou seja, é muito específica. Nunca aparece em neoplasias foliculares ou benignas, nem em carcinomas medulares. Mas só tem 50% de sensibilidade. O gene *BRAF* mutado causa hiperativação da via das proteinoquinases ativadas por mitógenos (MAPK), que é uma via que sinaliza proliferação celular para as células. Então elas perdem o controle e passam a se proliferar de maneira desequilibrada. Esses tumores perdem sua diferenciação, passam a captar menos iodo e a responder pouco ao RAI, por isso se tornam mais agressivos e mostram pior resposta ao tratamento e pior prognóstico. Ao saber que o tumor sofre mutação no BRAF, deve-se programar uma conduta mais agressiva. Como é uma mutação da via da MAPK, então são excludentes da mutação *RAS* e *RET/PTC*, pois todas essas são mutações da mesma via e, em um mesmo tumor, não aparece mais de uma ao mesmo tempo
- *RET/PTC*: trata-se de um gene que normalmente não é expresso na tireoide, mas quando sofre esse rearranjo passa a estimular a proliferação celular também via ativação da MAPK. Esse rearranjo está presente em 20 a 30% dos carcinomas papilíferos de adultos e em 60% das crianças, principalmente se realizada irradiação cervical prévia. É a segunda mutação mais comum nos carcinomas papilíferos de tireoide, e é excludente com as outras que atacam a mesma via (*BRAF* e *RAS*)
- *RAS*: é uma mutação muito descrita em diversos tipos de tumores no corpo, e no caso da tireoide, pode ativar a mesma via da MAPK e causar também carcinoma ou adenoma folicular, ou até carcinoma papilífero de tireoide (15% têm mutação do RAS). Ou seja, essa mutação pode estar presente nos papilíferos e nos foliculares, nos benignos e nos malignos (não é específica)
- Galectina 3: marcador de carcinoma papilífero, pouco sensível e específico

- Citoqueratina: marcador de carcinoma papilífero, pouco sensível e específico
- HMBE: marcador de carcinoma papilífero, pouco sensível e específico
- CK19: marcador de carcinoma papilífero, pouco sensível e específico
- PAX8/PPAR-Y: é um rearranjo presente em 30 a 50% dos carcinomas foliculares. Já foi encontrado também em 5% dos adenomas foliculares e em poucos casos de variante folicular de carcinoma papilífero. Então não é tão específico como as outras mutações descritas anteriormente
- NTRK
- P53: presente nos carcinomas anaplásicos
- RET: presente nos carcinomas medulares.

Uma característica importante é que todos esses marcadores são mutuamente exclusivos, pois todos atuam sobre a mesma via da MAPK. Portanto, caso se encontre um dos marcadores positivos, não precisa mais pesquisar por outros, pois só ocorre um deles por tumor.

Esses testes moleculares devem ser realizados em laboratórios devidamente certificados. Os pacientes devem ser aconselhados sobre os benefícios e limitações dos testes moleculares e a incerteza quanto à importância dos resultados. Embora não esteja explicitamente declarado na diretriz da ATA, há concordância de que, se os resultados dos testes moleculares (em conjunto com os achados clínicos e radiológicos) sugerirem uma lesão benigna, a vigilância do nódulo de acordo com as diretrizes para um resultado de PAAF benigna é recomendada. Se o teste molecular for sugestivo de malignidade, a excisão diagnóstica (lobectomia ou tireoidectomia total) é recomendada.

Se o teste molecular indicar uma alta probabilidade de carcinoma papilar (particularmente uma mutação BRAF V600E, translocação RET/PTC), o manejo deve ser feito de acordo com as diretrizes para PAAF com resultado de carcinoma papilífero.

Outro exame que pode ajudar nesses casos de Bethesda 3-4 é a PET, pois se o resultado for negativo favorecerá muito a benignidade, mas se for positivo continua sendo necessário operar, porque pode ser maligno ou tireoidite.

Leitura recomendada

Alexander EK, Heering JP, Benson CB, Frates MC, Doubilet PM, Cibas ES et al. Assessment of non-diagnostic ultrasound-guided fine needle aspiration of thyroid nodules. J Clin Endocrinol Metab. 2002;87:4924-27.

American Thyroid Association (ATA) Guidelines Taskforce on Thyroid Nodules and Differentiated Thyroid Cancer; Cooper DS, Doherty GM, Haugen BR, Kloos RT, Lee SL. Revised American Thyroid Association Management Guidelines for patients with thyroid nodules and differentiated thyroid cancer. Thyroid. 2009;19(11):1167-214.

Cavalcanti A, Muxfeldt ES. Clínica médica: experiência do Hospital Universitário Clementino Fraga Filho UFRJ. 2 ed. Rio de Janeiro: Revinter; 2018.

Cibas ES, Ali SZ. The Bethesda system for reporting thyroid cytopathology. Thyroid. 2009;19(11):1159-65.

Grani G, Sponziello M, Pecce V, Ramundo VR, Durante C. Contemporary Thyroid Nodule Evaluation and Management. J Clin Endocrinol Metab. 2020;105(9):2869-83.

Haddad RI, Nasr C, Bischoff L, Busaidy NL, Byrd D, Callender G et al. NCCN Guidelines Insights: Thyroid Carcinoma, Version 2.2018. J Natl Compr Canc Netw. 2018;16(12):1429-40.

Hagag P, Strauss S, Weiss M. Role of ultrasound-guided fine-needle aspiration biopsy in evaluation of non-palpable thyroid nodules. Thyroid. 1998;8(11):989-95.

Haugen B, Alexander E, Bible K, Doherty GM, Mandel SJ, Nikiforov YE et al. 2015 American Thyroid Association Management Guidelines for Adult Patients with Thyroid Nodules and Differentiated Thyroid Cancer: The American Thyroid Association Guidelines Task Force on Thyroid Nodules and Differentiated Thyroid Cancer. Thyroid. 2016;26(1):1-133.

Hegedus L. Clinical practice. The thyroid nodule. N Engl J Med. 2004;351(17):1764-71.

Leenhardt L, Hejblum G, Franc B, Fediaevsky LD, Delbot T, Le Guillouzic D et al. Indications and limits of ultrasound-guided cytology in the management of nonpalpable thyroid nodules. J Clin Endocrinol Metab. 1999;84(1):24-8.

Marqusee E, Benson CB, Frates MC, Doubilet PM, Larsen PR, Cibas ES et al. Usefulness of ultrasonography in the management of nodular thyroid disease. Ann Intern Med. 2000;133(9):696-700.

Rosário PW, Ward LS, Carvalho GA, Graf H, Maciel RMB, Maciel LMZ et al. Thyroid nodules and differentiated thyroid cancer: update on the Brazilian Consensus. Arq Bras Endoc Metab. 2013;57(4): 240-64.

Singer PA, Cooper DS, Daniels GH, Ladenson PW, Greenspan FS, Levy EG et al. Treatment guidelines for patients with thyroid nodules and well-differentiated thyroid cancer. American Thyroid Association. Arch Intern Med. 1996;156(19):2165-72.

Tessler FN, Middleton WD, Grant EG, Hoang JK, Berland LL, Teefey SA et al. ACR Thyroid Imaging, Reporting and Data System (TI-RADS): White Paper of the ACR TI-RADS Committee. J Am Coll Radiol. 2017;14(5):587-95.

Thyroid International Recommendatios Online (TIRO) [Internet]; c2002 [cited 2022 Dez 11]. Disponível em: https://tiro.expert/

Carcinoma Diferenciado de Tireoide

Capítulo 66

Introdução

Os carcinomas diferenciados de tireoide (CDT) compreendem 90 a 95% dos cânceres de tireoide. Destes, 85% são do tipo papilífero (subtipo mais comum), 10% são do tipo folicular e 5% são tumores oncocíticos (tumores com mais de 70% de células de Hürthle, podendo derivar de carcinomas papilíferos ou foliculares). Os tumores oncocíticos são bastante agressivos e de prognóstico ruim. Já os carcinomas papilíferos e foliculares, quando comparados a tumores dentro do mesmo estadiamento, apresentam prognóstico bom e semelhante. Há ainda os tumores anaplásicos e os medulares, que, em conjunto, correspondem a 5 a 10% dos tumores malignos dessa glândula.

Os carcinomas de tireoide podem ser:

- Diferenciados (90%)
  - Papilíferos: 85%
  - Foliculares: 10%
  - Oncocíticos: 5%.
- Medulares (3 a 4%)
- Anaplásicos (< 5%)
- Outros (linfoma, sarcoma, carcinoma de células epidermoides, fibrossarcoma, carcinoma mucoepitelial e tumor metástatico).

Os carcinomas papilíferos de tireoide são multicêntricos em 20 a 80% das vezes, têm envolvimento linfonodal macroscópico em 33% das ocorrências, e microscópico em até 60% das vezes. Ocorrem principalmente em mulheres de 30 a 50 anos. 30% desses tumores têm menos de 1 cm ao diagnóstico e são chamados de microcarcinomas papilíferos. As variantes mais comuns (clássica e folicular) são as de melhor prognóstico, mas há algumas variantes mais agressivas e de prognóstico um pouco pior.

Os carcinomas papilíferos de tireoide possuem diferentes tipos histológicos:

- Variantes de melhor prognóstico
  - Variante clássica
  - Variante folicular.
- Variantes de pior prognóstico
  - Variante colunar
  - Variante de células altas
  - Variante esclerosante difusa
  - Variante sólida
  - Variante insular
  - Variante trabecular.

Mutações importantes na sua patogênese são:

- BRAF: mutação mais importante no carcinoma papilífero. Presente em 45% dos pacientes, indica pior prognóstico e maior agressividade. Pode ajudar no diagnóstico em casos de citologia duvidosa. A mutação do promotor de telomerase da transcriptase reversa (TERT) pode vir acompanhada da mutação do BRAF, o que resulta em pior prognóstico, alto risco de recorrência e elevada prevalência de doença metastática
- Translocação RET/PTC: segundo tipo de mutação mais comum em carcinoma papilífero, principalmente em crianças expostas à radiação. Causa carcinoma papilífero variante folicular. Está presente em 20 a 30% dos adultos e 60% das crianças com carcinoma papilífero de tireoide

- RAS: presente em 15% dos carcinomas papilíferos de tireoide, mas não é específico de carcinoma, podendo também ser encontrado em adenomas e carcinomas foliculares de tireoide.

Essas três mutações são mutuamente exclusivas, pois as três envolvem a mesma via (via das proteinoquinases ativadas por mitógenos (MAPK)). Há, ainda, outras mutações menos prevalentes, que também podem aumentar o risco desse tipo de tumor.

Os carcinomas foliculares são mais comuns em mulheres acima dos 50 anos, e principalmente em áreas em que há deficiência de iodo (o que é raro no Brasil atualmente). Geralmente, os carcinomas foliculares são maiores do que os papilíferos (é muito raro se encontrar microcarcinomas foliculares), e o comprometimento linfonodal também é raro. Possui padrão de metástase a distância devido à disseminação hematogênica. São mutações importantes na patogênese dos carcinomas foliculares: translocação PAX8/PPAR gama (é a mutação mais frequente nos carcinomas foliculares), RAS (a mesma mutação pode causar carcinoma papilífero ou tumor folicular, benigno ou maligno) e PTEN.

Os carcinomas medulares de tireoide (CMT) são bem menos comuns, correspondendo a apenas 5% dos tumores da glândula, podendo ser esporádicos ou associados a síndromes genéticas, como neoplasia endócrina múltipla tipo 2 (NEM-2) e CMT familiar.

Já os carcinomas anaplásicos de tireoide são os subtipos mais raros de tumores tireoidianos, correspondendo a menos de 5% dos tumores. Geralmente, são bastante agressivos e levam à mortalidade de maneira bastante rápida, sendo alvo de tratamento exclusivamente paliativo, com traqueostomia e cirurgia cervical com função meramente descompressiva.

Conduta

Extensão da cirurgia inicial de tireoide

Uma vez feito o diagnóstico de CDT (seja por citologia ou resultado anatomopatológico de uma tireoidectomia total ou parcial realizada pelo achado de algum nódulo suspeito), deve-se avaliar a extensão apropriada da ressecção da tireoide. Existe controvérsia sobre a abordagem de lobectomia ipsilateral *versus* tireoidectomia total em pacientes com CDT de baixo risco. A decisão sobre a extensão da tireoidectomia deve ser individualizada e determinada durante a consulta com o paciente. Deve-se levar em consideração que a tireoidectomia total permite retirar não só todo o tecido cancerígeno, mas também a maior quantidade possível de tecido tireoidiano normal, de modo que é possível realizar a terapia com iodo radioativo, facilita a avaliação de recidiva com dosagem de tireoglobulina (Tg) e, no geral, cursa com menor taxa de recorrência. No entanto, há maior taxa de complicações cirúrgicas, incluindo hipoparatireoidismo e lesão do nervo laríngeo recorrente, especialmente entre cirurgiões menos experientes.

A avaliação de risco pré-operatório e a tomada de decisão determinada pelo risco quanto à extensão da tireoidectomia são cruciais. Em geral, a tireoidectomia total é recomendada para casos de alto risco e lobectomia para casos de baixo risco conforme o consenso da American Thyroid Association (ATA). Pacientes com CDT de baixo risco conforme a ATA devem apresentar os seguintes critérios:

- Câncer de tireoide < 4 cm sem extensão extratireoidiana e estadiamento com N0 e M0
- Ausência de linfonodos clinicamente evidentes ou menos de 5 linfonodos patológicos, nos quais todos são micrometástases (< 2 mm)
- Nódulos tireoidianos contralaterais ausentes ou de baixo risco
- Ausência de exposição prévia à radiação de cabeça e pescoço
- Ausência de história familiar de câncer de tireoide
- Ausência de características agressivas na citologia.

Na presença de nódulos contralaterais que apresentam critérios para PAAF, estes devem ser puncionados antes da intervenção cirúrgica. A indicação de lobectomia também é uma opção para os casos de neoplasia folicular (Bethesda IV) que não apresentam evidência de invasão ou doença metastática.

Para pacientes com CDT de risco intermediário conforme a ATA, pode-se optar pela tireoidectomia total ou a lobectomia. Algumas características só poderão ser conhecidas após a análise histológica da peça cirúrgica. Critérios que determinam CDT de risco intermediário incluem:

- Extensão extratireoidiana mínima
- Presença de acometimento linfonodal durante a pesquisa de corpo inteiro (PCI) pós-tratamento
- Presença de características histológicas agressivas, incluindo células altas, colunares, esclerosante difusa ou perda da polaridade com aparência em miniatura (*hobnail*)
- Evidência de invasão vascular
- Metástase linfonodal clinicamente evidentes (N1) ou > 5 linfonodos acometidos com < 3,0 cm na sua maior dimensão
- Microcarcinoma papilífero multifocal com extensão extratireoidiana e mutação BRAF positiva (quando disponível).

A presença de algum dos últimos quatro critérios favorece a tireoidectomia total em detrimento da lobectomia após uma discussão completa com o paciente e a equipe multiprofissional.

Já para pacientes com DCT de alto risco conforme a ATA, é aconselhável realizar a tireoidectomia total, conforme os seguintes critérios:

- Diâmetro do tumor > 4 cm
- Presença de extensão extratireoidiana macroscópica
- Metástase linfonodal (N1) com qualquer linfonodo ≥ 3,0 cm
- Metástase a distância (M1)
- Características pouco diferenciadas ou agressivas na citologia
- Exposição prévia à radiação de cabeça e pescoço na infância.

O exame intraoperatório de congelamento pode ser útil na confirmação de malignidade e fornecer informações importantes sobre a presença de metástases linfonodais do compartimento central em situações em que essas informações alterem o procedimento cirúrgico. Em pacientes submetidos a lobectomia por doença benigna presumida ou doença maligna conhecida, a análise patológica da peça fornecerá dados quanto à agressividade do tumor. A decisão para novo ato cirúrgico para completar a tireoidectomia deve ser feita com base nos seguintes achados intra ou pós-operatórios:

- Tumor > 4 cm
- Identificação de metástase a distância
- Ressecção incompleta com margens comprometidas
- Extensão extratireoidiana grosseira incluindo acometimento do nervo laríngeo recorrente ou traqueia
- Doença multifocal macroscópica (> 1 cm)
- Metástase linfonodal confirmada, exceto quando incidental (N1a) em que o acomete menos de cinco linfonodos e nenhum deles é > 5 mm ou todos são < 2 mm
- Câncer de tireoide mal diferenciado
- Presença de câncer de tireoide no lobo contralateral.

Algumas caraterísticas favorecem a opção pela tireoidectomia total e devem ser avaliadas no carcinoma folicular:

- Fatores de alto risco como: idade > 45 anos e tamanho > 4 cm
- A invasão vascular (> 4 vasos) deve ser submetida a uma tireoidectomia total.

A presença de um carcinoma folicular minimamente invasivo não requer tireoidectomia completa. Todos os pacientes candidatos à tireoidectomia total devem ser submetidos à videolaringoscopia para confirmar a mobilidade das cordas vocais no lado inicial da cirurgia.

Para os pacientes que não serão submetidos à tireoidectomia por algum motivo (como alto risco cirúrgico, doença muito avançada, ou em caso de gestantes que vão aguardar o segundo trimestre ou término da gestação para serem operadas), na ausência de contraindicação, o hormônio tireoestimulante (TSH) deve ser mantido suprimido (< 0,5 mUI/ℓ, conforme o Consenso Brasileiro de 2013) indefinidamente ou até a realização da cirurgia.

Linfadenectomia e esvaziamento cervical

Indica-se, atualmente, a pesquisa de linfonodos cervicais em cadeia central e lateral com USG pré-operatória em todos os pacientes com carcinoma papilífero de tireoide. Esse exame costuma detectar comprometimento linfonodal em cerca de 30% dos pacientes com carcinoma papilífero e aproximadamente outros 30% ainda terão diagnóstico de linfonodopatia no intraoperatório. Sabe-se que a metástase ganglionar é o principal local de metástase dos carcinomas papilíferos, e ainda há controvérsias nos estudos sobre a presença de acometimento linfonodal no carcinoma papilífero de tireoide ser ou não um fator de pior prognóstico e de maior mortalidade.

Os linfonodos acometidos pelo carcinoma papilífero de tireoide geralmente encontram-se nas cadeias III, IV ou VI. Na suspeita de acometimento gerada pela USG, deve-se solicitar punção aspirativa por agulha fina (PAAF) do linfonodo com análise citológica e dosagem de Tg no lavado da agulha da PAAF, o que ajuda no diagnóstico diferencial. Valores de Tg abaixo de 1 ng/mℓ demonstram pouquíssima probabilidade de que o linfonodo seja metastático, enquanto valores acima de 100 ng/mℓ dão praticamente certeza de metástase. Valores intermediários devem ser interpretados em conjunto com a Tg

sérica, o resultado da avaliação citológica da PAAF do linfonodo e as características ultrassonográficas do linfonodo. Na dúvida, o linfonodo deve ser retirado cirurgicamente.

Níveis (cadeias) dos linfonodos cervicais

- Nível 1: entre osso hioide e músculo milo-hioide (linfonodos submentonianos e submandibulares)
- Nível 2: no trajeto da veia jugular superiormente, entre a base do crânio e a borda inferior do hioide até a bifurcação carotídea
- Nível 3: na frente do músculo esternocleidomastóideo (ECM), no trajeto da veia jugular, entre a bifurcação carotídea e a cartilagem cricoide
- Nível 4: na frente do ECM, no trajeto da veia jugular inferiormente, abaixo da cartilagem cricoide
- Nível 5: atrás da borda posterior do ECM, lateral aos vasos do pescoço
- Nível 6: pré-traqueal, entre as carótidas comuns, abaixo do hioide e acima das veias braquiocefálicas. Compreende o leito tireoidiano
- Nível 7: abaixo do manúbrio esternal.

As cadeias I, VI e VII são chamadas de centrais, e as cadeias II, III, IV e V, de laterais.

Quando for detectado um linfonodo suspeito, indica-se a ampliação da abordagem cirúrgica para exploração cervical do lado acometido. Na presença de linfonodo em compartimento central, deve-se realizar o esvaziamento cervical central. A extensão dessa abordagem cirúrgica não é especificada na maioria dos consensos, no entanto a Europen Society for Medical Oncology (ESMO) recomenda o esvaziamento central bilateral acompanhado da tireoidectomia total na presença de linfonodos do compartimento central comprovados por biopsia.

Existem controvérsias quanto à indicação de esvaziamento cervical central profilático (ipsilateral ou bilateral) para o carcinoma papilífero de tireoide sem acometimento dos linfonodos centrais do pescoço (N0). Para pacientes com carcinoma papilífero pequeno, intratireoidiano, sem presença de linfonodos, e para a maioria dos carcinomas foliculares, o esvaziamento cervical central profilático não é recomendado. Apesar de o esvaziamento cervical profilático poder detectar linfonodos doentes não detectados no pré-operatório, ele aumenta muito o tempo operatório, a morbidade cirúrgica, o risco de lesão de nervo laríngeo recorrente e de hipoparatireoidismo transitório e permanente no pós-operatório, bem como de outras complicações operatórias. Além disso, sabe-se que esses linfonodos acometidos, mesmo que não sejam ressecados na cirurgia, podem ainda ser destruídos com o tratamento com RAI no pós-operatório.

No entanto, para pacientes com história de radiação na infância ou adolescência, história familiar de câncer de tireoide ou com carcinoma papilífero em estágio avançado (tumores grandes, T3 ou T4), presença de características citológicas agressivas, extensão extratireoidiana ou linfonodos cervicais laterais clinicamente acometidos (N1b), deve-se considerar o esvaziamento profilático do compartimento central devido ao alto risco de linfonodos metastáticos nesse compartimento.

Paciente com presença de linfadenopatia lateral metastática suspeita ou comprovada por biopsia (N1b) deve realizar tireoidectomia total, esvaziamento central profilático ou terapêutico, além de esvaziamento cervical lateral terapêutico (níveis II, III, IV e VB). A dissecção estendida, incluindo os níveis I ou VA, só é indicada quando esses níveis estão clinicamente envolvidos.

Depois de completado o tratamento cirúrgico, é necessário estadiar o tumor para possibilitar a programação do restante do tratamento e do seguimento. Existem dois tipos de estadiamento para câncer de tireoide: quanto ao risco de mortalidade e quanto ao risco de recorrência.

Estadiamento quanto ao risco de mortalidade

O estadiamento da American Joint Cancer Committee/Union Internationale Contre le Cancer (AJCC/IUCC) baseia-se na idade e nos achados clínicos e anatomopatológicos encontrados logo após o diagnóstico (TNM). É um estadiamento que não muda ao longo do seguimento e prediz o risco de mortalidade, mas não o de remissão ou recorrência.

A extensão do tumor (T) deve ser avaliada conforme o tamanho do tumor identificado no anatomopatológico e a presença ou não de invasão de estruturas vizinhas, o que também pode ser identificado no anatomopatológico ou em exames de imagem pré-operatórios, como tomografia computadorizada (TC), ressonância magnética (RM), esofagoscopia ou laringoscopia, em casos selecionados. Esses exames não devem ser solicitados de rotina, mas apenas em casos específicos de suspeita clínica ou ultrassonográfica de invasão dessas estruturas:

- T1a: tumor ≤ 1,0 cm limitado à tireoide
- T1b: tumor > 1,0 cm e ≤ 2,0 cm limitado à tireoide
- T2: tumor > 2,0 cm e ≤ 4,0 cm limitado à tireoide
- T3a: tumor > 4,0 cm limitado à tireoide
- T3b: tumor de qualquer tamanho com extensão extratireoidiana envolvendo apenas a musculatura
- T4a: tumor de qualquer tamanho com extensão extratireoidiana grosseira moderada, incluindo invasão de tecidos moles subcutâneos, laringe, traqueia, esôfago e/ou nervo laríngeo recorrente ou qualquer tecido fora da tireoide
- T4b: tumor de qualquer tamanho com extensão extratireoidiana grosseira avançada, incluindo invasão da fáscia pré-vertebral, a carótida interna ou os vasos mediastinais.

O acometimento linfonodal (N):

- N0: sem acometimento linfonodal
- N1a: acometimento do nível VI ou VII (mais comum)
- N1b: acometimento de outros níveis.

A presença de metástases a distância (M):

- M0: sem metástase a distância
- M1: com metástase a distância.

Na 8ª edição do sistema TNM, alterou-se a idade de corte do estadiamento de 45 para 55 anos. Logo, para pacientes com menos de 55 anos, o estadiamento pode ser:

- E1: engloba todos os pacientes com CDT, com menos de 55 anos e sem metástases a distância. A sobrevida estimada em 10 anos é de 98 a 100%. O risco de mortalidade é de 1,7% em 10 anos
- E2: pacientes com menos de 55 anos com CDT com metástase a distância. A sobrevida estimada em 10 anos é de 85 a 95%.

Em pacientes com mais de 55 anos, o estadiamento pode ser:

- E1: T1(a ou b), T2 + N0 M0
- E2: T3N0 M0 ou T1, T2, T3 + N1 M0
- E3: T4a + qualquer N + M0
- E4a: T4b + qualquer N + M0
- E4b: qualquer M1.

A sobrevida estimada em 10 anos conforme o estadiamento da AJCC é de 98 a 100%, 85 a 95%, 60 a 70% e < 50%, respectivamente para os pacientes classificados em estádios 1, 2, 3 e 4.

Estadiamento quanto ao risco de recorrência

Existem diferentes estratificações de risco para avaliar o risco de recorrência no câncer de tireoide, desenvolvidas pela ATA, pela Sociedade Brasileira de Endocrinologia e Metabologia (SBEM) e pela European Society of Endocrinology e Latin American Thyroid Society (LATS). A mais utilizada atualmente é a da ATA, que divide o risco em baixo, intermediário e alto, conforme explicitado na Figura 66.1.

Risco de recorrência do carcinoma diferenciado de tireoide conforme o consenso da American Thyroid Association

Baixo risco se refere a um tumor operado que tem bom subtipo histológico (variante clássica ou folicular) e foi ressecado completamente. Não há invasão extratireoidiana ou vascular, ausência de histologia agressiva, ausência de acometimento ganglionar (N0) ou ≤ 5 linfonodos com micrometástases (< 0,2 cm na maior dimensão) e ausência de metástase a distância. A PCI pós-dose ablativa, caso tenha sido realizada, capta o tumor apenas em leito cervical. Microcarcinomas intratireoidianos papilíferos, unifocais ou multifocais, mesmo que com mutação BRAF presente (se conhecido) também são considerados com baixo risco de recorrência. Risco de recorrência de < 1 a 8%.

Risco intermediário é a classificação de um tumor tireoidiano com algum dos seguintes itens desfavoráveis: extensão extratireoidiana mínima, presença de linfonodos metastáticos (N1) ou > 5 linfonodos com < 3,0 cm na maior dimensão, carcinoma papilífero com invasão vascular, histologia agressiva e captação na PCI pós-dose ablativa fora do leito tireoidiano. Risco de recorrência de 10 a 30%.

Alto risco trata de um tumor tireoidiano com algum dos seguintes itens: extensão extratireoidiana grosseira, ressecção tumoral incompleta, linfonodo metastático > 3,0 cm na maior dimensão, metástase a distância, Tg pós-operatória sugestiva de metástase a distância ou carcinoma folicular com invasão vascular extensa (> 4 focos). Risco de recorrência de > 40%.

O reconhecimento do risco de recorrência das doenças estruturais é mais bem avaliado de maneira contínua do que com categorias de risco discretas, por isso o uso de variáveis prognósticas adicionais é recomendado para refinar ainda mais as estimativas de risco individual. Fatores associados ao aumento do risco de recorrência de doença são:

- Idade no momento do diagnóstico: as taxas de recorrência são maiores em extremos de idade
- Aumento do tamanho do tumor primário
- Aumento do tamanho dos linfonodos cervicais metastáticos

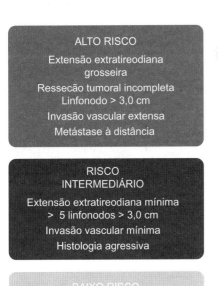

FIGURA 66.1 Risco de recorrência/persistência do câncer de tireoide conforme o consenso da American Thyroid Association (ATA). *CDT*, carcinoma diferenciado de tireoide; *CP*, carcinoma papilífero; *CPT*, carcinoma papilífero de tireoide. (Adaptada de Haugen BR et al Thyroid 2016;26(1):1-133.)

- Aumento do número de linfonodos cervicais metastáticos
- Extensão extranodal em linfonodos metastáticos
- Aumento da extensão da invasão vascular: mais de quatro focos
- Histologia mais agressiva: por exemplo, câncer papilífero variante de células altas ou esclerosante difuso, carcinoma de células de Hürthle e câncer de tireoide pouco diferenciado
- Perfil molecular potencialmente agressivo: por exemplo, mutação do promotor BRAFV + TERT ou mutação do promotor RAS + TERT
- Tiroglobulina pós-operatória elevada: pelo menos 4 a 6 semanas após a cirurgia da tireoide
- Achados anormais em exames de diagnóstico pós-operatório ou em PCI pós-dose ablativa com iodo radioativo (I^{131}).

Vigilância ativa

Em pacientes selecionados com carcinoma papilífero de baixo risco ≤ 1 cm em dimensão máxima (T1a, microcarcinoma papilífero) e que parece estar confinado à tireoide, uma abordagem de gerenciamento de vigilância ativa pode ser considerada como uma alternativa à cirurgia da tireoide. Os critérios de elegibilidade para a vigilância ativa estão explicitados na Tabela 66.1. Os tumores primários que estão localizados na superfície posterior do lobo da tireoide nas proximidades do nervo laríngeo recorrente não são considerados candidatos ideais para a vigilância ativa.

Entre os fatores que favorecem a vigilância ativa no microcarcinoma papilífero, cabe destacar:

- O aumento na incidência de carcinoma papilífero de tireoide, principalmente pela detecção de microcarcinomas papilíferos (cerca de 50% dos cânceres de tireoide), e os índices de mortalidade relacionados com câncer de tireoide permaneceram estáveis
- O diagnóstico precoce de microcarcinomas papilíferos tratados com intervenções agressivas não melhorou os resultados de sobrevida
- Estudos não encontraram benefício significativo na sobrevida em pacientes submetidos a tireoidectomia (em comparação com lobectomia) entre os pacientes com tumores menores que 4 cm de diâmetro.

Deve-se levar em consideração o impacto psicológico sobre o paciente de viver com câncer e a necessidade de monitoramento com maior periodicidade. A ultrassonografia cervical deve ser realizada com intervalo mínimo de 6 meses no primeiro ano. A seguir, controla-se anualmente ou em intervalos menores conforme os achados.

Em caso de rápido crescimento tumoral (maior que 3 mm no diâmetro ou aumento de 50% do volume), invasão direta de estruturas extratireoidianas, aparecimento de linfonodos suspeitos ou mudança na preferência do paciente, deve-se aconselhar a estratégica cirúrgica.

TABELA 66.1 Critérios de elegibilidade para vigilância ativa em pacientes com microcarcinoma papilífero.

Candidato ideal	Candidato apropriado	Candidato inapropriado
Idade ≥ 60 anos Compreende que a cirurgia pode ser necessária no futuro Adere ao acompanhamento Presença de comorbidades graves ou baixa expectativa de vida	Idade entre 18 e 59 anos Compreende que a cirurgia pode ser necessária no futuro Adere ao acompanhamento	Idade < 18 anos Baixa adesão no acompanhamento Não aceita abordagem não cirúrgica
Nódulo único com margens bem-definidas Envolto por ≥ 2 mm de parênquima tireoidiano Sem evidência de extensão extratireoidiana Tamanho de estável ao longo do tempo Ausência de linfonodos suspeitos (N0) Ausência de metástase a distância (M0) Ausência de características de alto risco citológico ou mutações moleculares	Microcarcinoma multifocal Localização subcapsular afastado de estruturas críticas (nervo laríngeo recorrente) Sem evidência de extensão extratireoidiana USG com achados que podem dificultar o acompanhamento (bócio multinodular, tireoidite, linfonodos não suspeitos) Captação positiva no PET-CT	Citologia agressiva na PAAF Localização subcapsular próxima do nervo laríngeo recorrente Extensão extratireoidiana Evidência de invasão na traqueia ou esôfago Metástase linfonodal (N1) Metástase a distância (M1) Aumento de tamanho na USG

PET-CT, tomografia por emissão de pósitrons; *USG*, ultrassonografia. (Adaptada de Brito et al., 2016.)

Ablação e terapia com iodo radioativo

Em vista das incertezas específicas da doença e das necessidades específicas de cada paciente, o tratamento pós-operatório do carcinoma da tireoide não ocorre com um algoritmo rígido. Na verdade, os médicos devem considerar a extensao da doença na cirurgia, a histopatologia e a diferenciação do tumor, a idade do paciente e sua categoria de grupo de risco para morte e recorrência relacionadas com o tumor, além dos resultados dos níveis de Tg sérica pós-operatória e ultrassonografia cervical.

A radioiodoterapia pode auxiliar no acompanhamento do paciente, uma vez que, além de destruir possíveis focos de doença remanescente, o radioiodo destrói as células tireoidianas normais, que, por sua vez, sabidamente, podem: atrapalhar no seguimento do paciente com a dosagem de Tg (já que esta é produzida também por células tireoidianas sadias, não apenas pelas tumorais); atrapalhar na interpretação da USG, na PCI, e até atrapalhar se for indicada uma dose terapêutica de radioiodoterapia (RIT) para metástases, uma vez que as células tireoidianas normais captam muito melhor o iodo do que as células tireoidianas neoplásicas. Por isso, é importante que reste o mínimo possível de células tireoidianas normais no organismo para um seguimento adequado dos pacientes com CDT. A terapia ablativa, além de destruir as células tireoidianas normais, pode agir também em algum foco de micrometástase ou célula cancerígena ainda remanescente no paciente, ou seja, sua finalidade, nesse caso, seria terapêutica, e não apenas ablativa.

Embora os dados de segurança sobre os riscos associados a uma única administração de I[131] sejam tranquilizadores, com efeitos mínimos, seus benefícios potenciais são limitados e ainda não foram demonstrados na maioria dos pacientes com CDT de baixo risco. A quantidade de radioatividade administrada deve ser tão baixa quanto possível para evitar exposição desnecessária à radiação, principalmente quando se espera pouco benefício, de acordo com os conceitos gerais de radioproteção. Cabe destacar que pacientes submetidos à lobectomia não possuem indicação da RAI.

Em pacientes com CDT de baixo risco, estudos retrospectivos não demonstraram benefícios da administração pós-operatória de I[131]I na mortalidade e mostraram resultados conflitantes em termos de recorrência. Esses achados não são surpreendentes, dado que a doença estrutural persiste após a cirurgia em aproximadamente 2,5% dos pacientes e pode frequentemente ser curada com nova cirurgia ou RIT, com risco de mortalidade de < 1%.

Além disso, a tireoidectomia total sozinha deixa apenas pequenos remanescentes da tireoide, e o acompanhamento pode ser baseado de modo confiável na determinação dos níveis séricos de tiroglobulina.

Em pacientes de alto risco, com risco de recorrência acima de 40%, a administração pós-operatória de iodo radioativo (Tabela 66.2) é realizada rotineiramente, porque tal terapia pode diminuir potencialmente as taxas de recorrência e mortalidade.

A Tg pós-operatória não estimulada tem relação com a extensão da cirurgia, o tamanho do remanescente tireoidiano e/ou presença de doença tumoral residual. Ela atinge um nadir entre 3 e 4 semanas após a cirurgia, e a medição em 6 a 12 semanas pode ser utilizada para orientar a tomada de decisão da terapia com radioiodo.

A dosagem de antitireoglobulina deve ser realizada, pois, caso seja positiva, pode haver interferência na determinação da Tg. Há falta de consenso em relação aos níveis de Tg pós-operatória. Algumas recomendações propõem um prognóstico favorável se a Tg pós-operatória não estimulada for < 1 ng/ml na ausência de anticorpos anti-Tg detectáveis e, normalmente, recomendam RAI para Tg pós-operatória não estimulada > 5 a 10 ng/ml.

A USG cervical tem como objetivo avaliar a presença de remanescentes tireoidianos e/ou presença de linfonodos patológicos. Deve ser realizada idealmente após 3 meses do ato cirúrgico para evitar achados inespecíficos relacionados com a cirurgia. A presença de remanescentes extensos e/ou doença locorregional pode indicar a necessidade de nova intervenção cirúrgica antes da RAI.

Antes da dose ablativa de RAI, é importante garantir que o paciente não esteja contaminado com iodo, devendo fazer dieta com < 50 µg/dia de iodo por, pelo menos, 15 dias antes da dose de iodo, e evitar exames contrastados com iodo por pelo menos

TABELA 66.2 Tomada de decisão sobre a ablação remanescente.

Descrição do tumor	Risco de recorrência ATA	Redução de mortalidade pela RAI	Aumento de sobrevida livre de doença pela RAI	Indicação da RAI
Tumor ≤ 1 cm	Baixo	Não	Não*	Não
Tumor 1 a 4 cm	Baixo	Não	Dados imprecisos*	Não rotineiramente
Tumor > 4 cm	Baixo	Dados imprecisos*	Dados imprecisos*	Considerar
Extensão extratireoidiana mínima	Baixo/intermediário	Não	Dados imprecisos*	Considerar
Linfonodos centrais metastáticos	Baixo/intermediário	Não	Dados imprecisos*	Considerar
Linfonodos laterais metastáticos	Baixo/intermediário	Não	Dados imprecisos*	Considerar
Extensão extratireoidiana grosseira	Alto	Sim	Sim*	Sim
Metástase a distância	Alto	Sim	Sim*	Sim

ATA, American Thyroid Association; *RAI*, radioiodo; *Dados observacionais conflitantes.

1 mês antes da dose. Pode-se certificar de que o paciente não esteja contaminado com iodo por meio da medição da iodúria, pois valores acima de 200 a 300 μg/24 horas são altos e indicam que o paciente está ingerindo muito iodo e, portanto, não seguiu adequadamente a dieta. Além disso, deve-se certificar que mulheres em idade fértil não estejam grávidas, com dosagem de gonadotrofina coriônica humana beta (beta-hCG) sérica antes da administração da dose ablativa de RAI.

Antes da dose do iodo radioativo, é necessário que o TSH esteja > 30 mUI/ℓ. Isso pode ser conseguido com a descontinuidade da levotiroxina por 4 semanas ou de T3 por 2 semanas, ou com uso do TSH recombinante (Thyrogen®) 0,9 mg IM 1 vez/dia durante 2 dias consecutivos antes da dose de RAI (dada 24 horas após a última dose do Thyrogen®). Para os pacientes que não possam ser mantidos em hipotireoidismo por algumas semanas, devido a comorbidades agravadas por essa condição (como disfunção cardíaca, respiratória, aterosclerose grave, falência renal, depressão grave, idade muito avançada ou doenças muito debilitantes), ou que não tenham reserva tireotrófica para conseguir aumentar seu TSH endógeno para valores acima de 30 mUI/ℓ (como no hipopituitarismo ou hipotireoidismo central), deve-se indicar o uso de Thyrogen®. Para os pacientes sem esses tipos de comorbidades e que tenham sido submetidos à ressecção completa do tumor e sem clínica de metástases, o uso do Thyrogen® também é preferido, se disponível. Já para os casos de ressecções incompletas, presença de metástases, em crianças e adolescentes (pela falta de estudos suficientes com Thyrogen®) ou se o Thyrogen® não estiver disponível, indica-se a suspensão do tratamento com levotiroxina por, pelo menos, 4 semanas para a administração da dose ablativa do RAI.

Teoricamente, a dose ablativa de RAI deveria ser dada no mês seguinte à cirurgia, assim que o TSH estiver > 30 mUI/ℓ. No entanto, na prática, algumas vezes pode ocorrer certa demora em se conseguir fazer essa dose, principalmente se forem administradas doses acima de 30 mCi, porque, nesses casos, é necessária a internação dos pacientes em quarto chumbado isolado por aproximadamente 48 horas. Antes do RAI, deve-se sempre fazer a dosagem de Tg, anti-Tg e TSH, para se certificar de que o TSH esteja > 30 mUI/ℓ e avaliar o valor da Tg estimulada pós-operatória.

Muitos estudos têm sido realizados para verificar qual é a dose ideal a ser administrada na ablação. Os últimos estudos mostraram que, para pacientes de baixo risco, a terapia com 30 mCi é equivalente à terapia com 100 mCi. Por isso, prioriza-se o uso da menor dose necessária, sendo que os consensos consideram doses de 30 a 50 mCi.

Já nos casos de risco intermediário, geralmente prefere-se fazer a ablação com 30 a 150 mCi, sendo o uso de 30 mCi indicado após tireoidectomia total com características de menor risco. Caso houver remanescente tireoidiano > 2 g à USG, captação tireoidiana de > 2% de iodo em uma eventual PCI pré-dose, ou valor elevado de Tg pós-operatória, prefere-se maior dose ablativa (100 a 150 mCi).

Para pacientes de alto risco ou com metástase a distância conhecida, recomenda-se o uso de doses mais elevadas, variando entre 100 e 200 mCi. Os estudos de dosimetria de depuração de corpo inteiro e sangue podem ser utilizados para determinar uma dose máxima a ser administrada fora dessa faixa, mas isso só está disponível em alguns centros especializados de alto volume. A dose de corpo inteiro de 48 horas não deve exceder 80 mCi para evitar fibrose pulmonar em pacientes com metástases pulmonares e a retenção da medula óssea não deve exceder 120 mCi em 48 horas. O radioiodo administrado empiricamente acima de 150 mCi pode exceder a dose máxima tolerável no tecido e deve ser evitado em pacientes com mais de 70 anos.

Entre outros efeitos adversos da terapia com iodo radioativo, pode-se destacar alterações na função gonadal, menopausa precoce, sialoadenite aguda, xerostomia ou xeroftalmia persistentes e risco adicional de segundos tumores primários. Além disso, deve-se aconselhar as mulheres a não engravidarem nos próximos 6 a 12 meses, e os homens a não terem filhos nos próximos 3 a 6 meses.

Considera-se sucesso na ablação quando a Tg estimulada (ou seja, com TSH > 30 mUI/ℓ) permanece < 2 ng/mℓ após a dose ablativa, e quando a PCI diagnóstica realizada futuramente (longe da dose ablativa) não mostre mais captação cervical.

Quando fazer uma pesquisa de corpo inteiro pré-dose ablativa

Há alguns casos de pacientes que aparentemente tinham doença apenas localizada, mas apresentam metástases quando realizam uma PCI pré-dose ablativa. Por este motivo, prefere-se solicitar uma PCI diagnóstica antes da dose ablativa nos casos de pacientes de risco intermediário ou alto, pois a PCI pode mudar a conduta em cerca de 20% desses casos, uma vez que, caso sejam detectadas metástases, a dose de radioiodo (RAI) deverá ser terapêutica para as metástases, muito maior do que a dose apenas ablativa que seria oferecida anteriormente. O I123 é preferido devido à falta de atordoamento com ele, mas o custo e a disponibilidade podem limitar o acesso. Caso seja realizada a PCI diagnóstica com I^{131}, deve ser com pequena dose de iodo (1 a 3 mCi) e pouco antes da dose ablativa, idealmente com 72 horas de antecedência, para evitar o *stunning* (*down regulation* do transportador de iodo após a primeira dose, causando menor absorção da dose ablativa a ser ofertada posteriormente com redução da eficácia do tratamento). O *stunning* acontece principalmente quando se usa dose alta (> 5 mCi) na PCI pré-dose e quando essa dose é administrada mais de 72 horas antes da dose ablativa. Por isso, ambas as doses devem ser bem próximas uma da outra.

A PCI pré-dose ablativa também pode ser solicitada para o paciente que operou em um serviço desconhecido e se desconhece quanto de resto tireoidiano há no leito cirúrgico. Se há uma grande quantidade, com captação > 10% na PCI pré-ablação, deve-se preferir a reoperação para retirada de restos tireoidianos antes da dose ablativa. O ideal é que a captação cervical na PCI pré-dose seja < 2%. Quando os valores com captação são > 2%, deve-se fazer a ablação com 100 mCi, e valores com captação > 10% devem ser reoperados.

Se não for realizada a PCI pré-dose ablativa, corre-se o risco de a PCI pós-dose mostrar presença de metástase a distância. Nesses casos, a próxima dose de RAI deve ser indicada após um período de pelo menos 6 meses, tempo suficiente para que o paciente se descontamine da alta dose de iodo ofertada na RIT ablativa antes de receber a nova dose.

Sempre depois da ablação, deve-se- fazer a *PCI pós-dose* (após cerca de 5 a 7 dias da RIT ablativa) para verificar se todo o iodo ofertado foi captado apenas na região cervical. Como a dose ablativa é muito maior do que a dose de iodo administrada anteriormente para os exames diagnósticos, sabe-se que a PCI pós-dose tem sensibilidade muito maior para detecção de metástases do que a PCI diagnóstica, realizada com apenas 0,5 a 2 mCi de iodo. Eventualmente, em 10 a 26% dos pacientes é diagnosticada uma metástase a distância na PCI pós-dose e, nesse caso, será necessário complementar o estudo da região acometida com outro método de imagem (TC, RM, USG etc.). Se confirmado o acometimento a distância, deve-se avaliar o melhor tratamento proposto (retirada cirúrgica da metástase ou aguardar 6 meses para nova RIT, agora em dose terapêutica). A PCI pós-dose não objetiva avaliar a porcentagem de captação, mas apenas verificar se há um local de captação fora da região cervical.

Recomendações de acompanhamento após a resposta à terapia ser estabelecida

Em pacientes que não serão submetidos à ablação ou para aqueles em que a ablação será feita com Thyrogen®, a introdução de levotiroxina deve ser feita imediatamente após a tireoidectomia. Naqueles que farão dose ablativa com suspensão da levotiroxina por 4 semanas, a reposição deve ser iniciada 48 horas após essa dose. Caso a dose ablativa de RAI seja postergada para mais de 4 semanas de pós-operatório, o tratamento com levotiroxina deve ser iniciado no pós-operatório imediato e suspenso 4 semanas antes da data programada para a dose ablativa.

A reposição de levotiroxina é iniciada geralmente com 2 µg/kg/dia, com ajustes de dose conforme o TSH após 4 a 6 semanas (em paciente idoso, começa-se com 25 µg/dia, aumentando a dose a cada 1 a 2 semanas).

A terapia supressiva com doses suprafisiológicas de levotiroxina para manter o TSH em níveis reduzidos é uma terapia que, comprovadamente, exerce uma ação inibitória sobre o crescimento tumoral e a progressão da doença em pacientes de maior risco. Por isso, a meta de TSH almejada depende da classificação de risco de recorrência do paciente.

Um método para facilitar a avaliação de risco contínua é classificar os pacientes com base em sua resposta à terapia, conforme detalhado na Tabela 66.3:

- Excelente resposta: nenhuma evidência clínica, bioquímica ou estrutural de doença
- Resposta bioquímica incompleta: Tg anormal ou anticorpos anti-Tg crescentes na ausência de doença localizável
- Resposta estrutural incompleta: metástases locorregionais ou distantes persistentes, ou recentemente identificadas
- Resposta indeterminada: achados bioquímicos ou estruturais não específicos que não podem ser classificados com segurança como benignos ou malignos, incluindo pacientes com anticorpos anti-Tg estáveis ou em declínio sem evidência estrutural definitiva de doença.

As estimativas de risco de recorrência devem ser reavaliadas e modificadas durante o acompanhamento.

Excelente resposta

Em pacientes de risco baixo e intermediário, uma excelente resposta à terapia deve levar a uma redução precoce da intensidade e frequência do acompanhamento e do grau de supressão do TSH.

Em pacientes de risco baixo e intermediário que demonstram uma excelente resposta à terapia, a meta de TSH deve estar no limite inferior da normalidade (0,5 a 2 mUI/ℓ). Em pacientes de alto risco com excelente resposta à terapia, as diretrizes da ATA recomendam manter o TSH entre 0,1 a 0,5 mUI/ℓ por até 5 anos, enquanto as diretrizes da ESMO recomendam uma meta de TSH de 0,5 a 2 mUI/ℓ. A dosagem de TSH deve ser repetida 6 a 8 semanas após ajuste de dose e pelo menos a cada 12 meses em casos de manutenção de dose de levotiroxina. A ultrassonografia cervical pode ser realizada periodicamente, dependendo do risco do paciente de recorrência e do estado de Tg.

TABELA 66.3 Resposta ao tratamento conforme a resposta ao tratamento inicial.

Resposta ao tratamento	Tireoidectomia total + RAI	Tireoidectomia total sem RAI	Lobectomia
Resposta excelente	Tg não estimulada < 0,2 ng/mℓ ou Tg estimulada < 1 ng/mℓ e Anti-Tg indetectável e Exames de imagem negativos	Tg não estimulada < 0,2 ng/mℓ ou Tg estimulada < 2 ng/mℓ e Anti-Tg indetectável e Exames de imagem negativos	Tg não estimulada < 30 ng/mℓ e Anti-Tg indetectável e Exames de imagem negativos
Resposta indeterminada	Tg não estimulada 0,2 a 1 ng/mℓ e/ou Tg estimulada 1 a 10 ng/mℓ e/ou Anti-Tg estável ou em queda e/ou Exames de imagem com achados inespecíficos e/ou Captação discreta em região cervical na PCI diagnóstica	Tg não estimulada 0,2 a 5 ng/mℓ e/ou Tg estimulada 2 a 10 ng/mℓ e/ou Anti-Tg estável ou em queda e/ou Exames de imagem com achados inespecíficos	Anti-Tg positivo estável ou em queda e/ou Exames de imagem com achados inespecíficos
Resposta bioquímica incompleta	Tg não estimulada ≥ 1 ng/mℓ e/ou Tg estimulada ≥ 10 ng/mℓ e/ou Anti-Tg em ascensão e Exames de imagem negativos	Tg não estimulada ≥ 5 ng/mℓ e/ou Tg estimulada ≥ 10 ng/mℓ e/ou Aumento de Tg com mesmos níveis de TSH e/ou Anti-Tg em ascensão e Exames de imagem negativos	Tg não estimulada ≥ 30 ng/mℓ e/ou Aumento de Tg com mesmos níveis de TSH e/ou Anti-Tg em ascensão e Exames de imagem negativos
Resposta estrutural incompleta	Evidência de doença estrutural em exames de imagem	Evidência de doença estrutural em exames de imagem	Evidência de doença estrutural em exames de imagem

Resposta indeterminada

A Tg sérica em terapia com levotiroxina deve ser medida a cada 6 a 12 meses. Medições de Tg mais frequentes podem ser apropriadas para pacientes de alto risco pela ATA.

Geralmente, é recomendado manter a terapia supressiva com levotiroxina para manter os níveis de TSH entre 0,1 e 0,5 mUI/ℓ por até 5 anos. Em pacientes inicialmente classificados como de baixo risco de recorrência, o TSH sérico pode ser direcionado para o intervalo inferior da normalidade (0,5 a 2 mUI/ℓ). Após 5 anos, o grau de supressão do TSH pode ser reconsiderado e potencialmente reduzido com vigilância cuidadosa.

Resposta bioquímica incompleta

O acompanhamento deve ser realizado pelo menos a cada 6 a 12 meses por vários anos e, em seguida, periodicamente, dependendo do risco do paciente e do status de Tg.

O TSH sérico deve ser mantido entre 0,1 e 0,5 mUI/ℓ, levando em consideração a classificação inicial de risco pela ATA, o nível de Tg, a tendência de Tg ao longo do tempo e os riscos associados à supressão do TSH.

Resposta estrutural incompleta

O monitoramento em série é geralmente recomendado a cada 6 meses ou menos. Pacientes com doença estruturalmente recorrente ou persistente devem receber terapia supressiva com meta de TSH com meta < 0,1 mUI/ℓ.

A identificação de doença estrutural recorrente ou persistente locorregional é mais comumente confirmada por achados anormais na ultrassonografia, seguido da confirmação com PAAF.

A doença estrutural persistente ou recorrente que é seguida de maneira conservadora deve ser monitorada por meio de avaliação periódica regular utilizando:

- Avaliação clínica
- Imagem (principalmente ultrassonografia)
- Dosagem de Tg e anti-Tg.

A meta de TSH para os pacientes com terapia supressiva com levotiroxina deve ser baseada com o risco inicial de doença.

O uso de supressão do hormônio da tireoide deve ser baseado no risco inicial de doença e na avaliação contínua do estado clínico do paciente, bem como o desenvolvimento de fatores de risco, como idade avançada, menopausa, osteoporose com risco aumentado de fratura e doença cardiovascular, que podem ser agravados no estado de tireotoxicose. Nesse contexto, deve-se avaliar o risco e o benefício da terapia supressiva com levotiroxina e utilizar a menor dose necessária (conforme detalhado na Figura 66.2).

Para os pacientes mantidos em tireotoxicose por longos períodos, deve-se garantir a oferta adequada de cálcio e vitamina D, fazendo-se avaliação de massa óssea em mulheres na pós-menopausa, considerando o uso de bisfosfonatos se houver

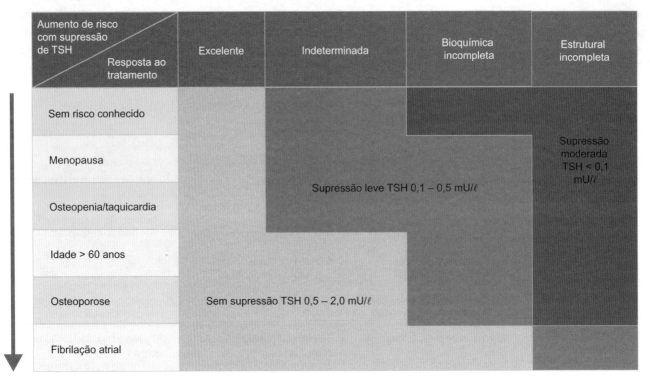

FIGURA 66.2 Supressão do hormônio tireoestimulante (*TSH*) no longo prazo conforme o perfil clínico do paciente.

perda de massa óssea considerável, e avaliação cardiovascular pelo aumentado risco de taquiarritmias nesses pacientes, considerando-se o uso de betabloqueador quando houver sintomas cardiovasculares ou alterações morfológicas de câmaras cardíacas.

Seguimento ambulatorial a longo prazo

Dosagem de Tg

Se disponível, a dosagem de Tg ultrassensível (ideal) deve ser idealmente < 0,2 ng/mℓ. Caso não se tenha disponível a dosagem da Tg ultrassensível, então se deve fazer dosagem da Tg basal, que deve ser idealmente < 1 ng/mℓ. Se for indetectável no primeiro ano, com USG cervical também negativa, pode ser realizada a cada 12 a 24 meses.

Os pacientes classificados pela ATA como de alto risco devem ser submetidos a determinações de Tg em intervalos de 6 a 12 meses por vários anos. Já para pacientes com doença residual, essa avaliação deve ser realizada a cada 6 meses ou menos, conforme a indicação clínica.

Dosagem de Tg e Tg estimulada no final do primeiro ano de tratamento na ausência de Tg ultrassensível

Nesse caso, a ATA recomenda que deva ser feita uma dosagem de Tg estimulada no final do primeiro ano de tratamento, com < 2 ng/mℓ como valor ideal. Na disponibilidade de dosagem de Tg ultrassensível, a ATA considera que a dosagem de Tg estimulada não é necessária, pois estudos demonstraram que valores de Tg ultrassensível < 0,2 ng/mℓ e 5 ng/mℓ equivalem aos valores de Tg estimulada < 2 ng/mℓ e de aproximadamente 10 ng/mℓ, respectivamente.

O teste de Tg estimulada não é recomendado para pacientes de risco baixo e intermediário com excelente resposta à terapia, bem como para pacientes submetidos a lobectomia.

O teste de Tg estimulada (com a interrupção da levotiroxina por 4 semanas ou com o uso do TSH humano recombinante) pode ser considerado em pacientes com uma resposta indeterminada ou bioquímica incompleta após terapias adicionais ou um declínio espontâneo da Tg ao longo do tempo para reavaliar a resposta à terapia.

Já nos casos em que se realizou a dose ablativa, mesmo na disponibilidade de Tg ultrassensível < 0,2 ng/mℓ, o Consenso Brasileiro recomenda que seja feita a Tg estimulada depois de 1 ano da cirurgia, e que esse valor seja < 1 ng/mℓ.

Depois do primeiro ano de seguimento sem sinais de recidiva, não serão mais necessárias novas dosagens de Tg estimulada, podendo-se fazer o acompanhamento apenas com a Tg basal, que deve ser sempre < 0,2 ng/mℓ (ou menor que 1 ng/mℓ, se não for ultrassensível).

Anti-Tg com Tg

O anti-Tg deve sempre ser avaliado com a dosagem de Tg, pois, se positivo, poderá falsear a Tg para baixo e, portanto, tornar sua medida menos confiável. Se anti-Tg positivo, deve-se dosar Tg por método de RIA (radioimunoensaio), se possível, já que é um método que interage menos com o anticorpo na dosagem. No entanto, na prática, RIA é um método pouco prático, caro e quase não é realizado. O Consenso Brasileiro sugere que os casos de Tg negativa e USG negativa com anti-Tg positiva sejam submetidos à PCI estimulada com dosagem de Tg estimulada, exceto quando o anti-Tg tenha reduzido para títulos < 50% dos valores detectados anteriormente. Nos casos em que o anti-Tg é sempre negativo, ele deve ser repetido na mesma frequência em que for dosada a Tg, ou seja, semestral no primeiro ano, e anual nos casos de Tg negativa e USG negativa no primeiro ano.

Ultrassonografia cervical

A ultrassonografia cervical é a principal ferramenta de vigilância para identificar a recorrência do leito tumoral ou doença linfonodal e deve ser realizada a cada 6 a 12 meses. Se o paciente manteve USG normal e Tg indetectável com anti-Tg negativo durante todo o primeiro ano, então poderá ser avaliado com Tg, anti-Tg e USG cervical anual. Havendo aumento de Tg durante o seguimento, a USG cervical deve ser repetida em busca de linfonodomegalia cervical ou resto de tecido tireoidiano. Se for detectada alguma imagem suspeita à USG durante o seguimento, é preciso fazer a biopsia para avaliação citológica e dosagem de Tg no lavado da agulha da PAAF. Se confirmada a suspeita, deve-se proceder à cirurgia, se possível, e discutir RIT terapêutica. A injeção percutânea de etanol é, ainda, uma possibilidade terapêutica para pacientes com número limitado de linfonodos acometidos. Linfonodos suspeitos menores que 8 mm (compartimento central) e 10 mm (compartimento lateral) não precisam ser submetidos à biopsia, pois o cirurgião não consegue encontrá-los na cirurgia por serem muito pequenos. Nesses casos, então, faz-se apenas o seu seguimento clínico com indicação de PAAF ou intervenção se houver crescimento ou se o nódulo ameaçar estruturas vitais. Linfonodos maiores que 8 mm (compartimento central) e 10 mm (compartimento lateral) tornam-se suspeitos, principalmente se forem arredondados, sem hilo, com vascularização periférica ao Doppler, mostrarem microcalcificações ou degeneração e crescimento acelerado (> 3 a 5 mm/ano).

Pesquisa de corpo inteiro diagnóstica

Em pacientes de risco baixo ou intermediário que alcancem uma resposta excelente ao tratamento, a PCI diagnóstica de rotina não é recomendada. Já nos casos de risco alto ou intermediário com características de alto risco pela ATA, em pacientes com achados ultrassonográficos anormais ou indeterminados ou ocorrendo anti-Tg positivo (exceto nos casos de comprovação de queda de pelo menos 50% nos seus títulos), a PCI diagnóstica com iodo radioativo pode ser útil.

Pelo consenso da ATA, depois que se faz a PCI pós-ablação, não seria mais preciso repeti-la ao longo do seguimento, exceto à suspeita de doença ativa por aumento de Tg, por exemplo, ou achado suspeito em USG cervical ou em algum outro órgão incidentalmente detectado em outros exames de imagem. Isso porque a Tg com a USG cervical tem > 99% de sensibilidade para detectar recorrência, não sendo necessária PCI de rotina para rastreio de recorrência na ausência de outros sinais de retorno da doença. A PCI pode ser estimulada por TSH endógeno (suspendendo a levotiroxina por 4 semanas) ou exogenamente com Thyrogen® da seguinte maneira:

- Dia 1: Thyrogen® 0,9 mg IM
- Dia 2: Thyrogen® 0,9 mg IM
- Dia 3: dosagem de Tg estimulada e receber a dose oral de I^{131} no centro de medicina nuclear
- Dia 4: descanso
- Dia 5: PCI.

Casos de tireoglobulina detectável

Quando a Tg se torna detectável (> 0,2 ng/mℓ), a literatura mostra que um terço desses pacientes tem doença persistente ou recorrente, e dois terços deles acabam reduzindo o nível sérico da Tg espontaneamente, até que ela se torne negativa novamente. Ou seja, isso significa que nem todo paciente que evolui com Tg detectável tem doença presente, sendo necessário acompanhar e avaliar caso a caso. Pacientes não submetidos à ablação podem, eventualmente, não ter sua Tg indetectável, pois, na verdade, ainda têm remanescentes tireoidianos. Nesses casos, valoriza-se mais o aumento da Tg do que a sua positividade.

- Se a Tg ultrassensível for < 0,2 ng/mℓ, mantém-se o seguimento habitual com Tg ultrassensível a cada 6 meses no primeiro ano e a seguir a cada 12 a 24 meses
- Se a Tg ultrassensível for > 0,2 ng/mℓ, pode prosseguir a avaliação com a Tg estimulada
  - Se a Tg estimulada for < 2 ng/mℓ (sem RAI) ou < 1 ng/mℓ (com RAI), mantém-se o seguimento com Tg, anti-Tg e USG cervical em 6 meses
  - Se a Tg estimulada for > 2 ng/mℓ (sem RAI) ou > 1 (com RAI), investiga-se com exames de imagem iniciais: PCI, USG cervical e TC de tórax. Manter os níveis de TSH conforme a resposta inicial ao tratamento (idealmente nesses casos entre 0,1 a 0,5 mUI/ℓ)
  - Se a Tg estimulada for < 10 ng/mℓ (resposta indeterminada ao tratamento) e os exames de imagem iniciais normais: mantém-se seguimento com Tg, anti-Tg e USG cervical em 6 meses e o TSH entre 0,1 a 0,5 mUI/ℓ. A Tg estimulada pode ser repetida em 18 a 24 meses para avaliar se há incremento ou decremento desse marcador
  - Se a Tg estimulada for > 10 ng/mℓ (resposta bioquímica incompleta) e exames de imagem iniciais normais (ou em casos que não se enquadrem nesse item, mas se a Tg basal ou estimulada ou anti-Tg estiverem em ascensão ao longo do seguimento): prossegue-se a investigação com exames de imagem adicionais, como tomografia por emissão de pósitrons (PET-CT) utilizando glicose radioativa (F18-fluorodeoxiglicose – FDG) com ou sem estimulação de TSH, particularmente para pacientes com imagem radiográfica negativa, mas também em pacientes com suspeita de doença desdiferenciada que podem ter focos neoplásicos sem captação de radioiodo. Em casos selecionados, pode-se complementar a avaliação com cintilografia óssea (na suspeita de metástase óssea), RM de sistema nervoso central (SNC), na suspeita de metástase cerebral, TC de tórax, para pesquisa de metástase pulmonar e/ou mediastinal, ou exames de imagem direcionados para locais suspeitos de metástase, se for o caso. Se o contraste iodado for administrado, será necessário adiar a avaliação do radioiodo por 6 a 8 semanas

- O PET-CT tem boa sensibilidade apenas para lesões acima de 1 cm de diâmetro e quando a Tg estimulada > 2 a 5 ng/mℓ. Um foco de doença captado na PET-CT, mas não na PCI, indica que se trata de doença mais indiferenciada e agressiva e, portanto, com menor resposta terapêutica ao RAI empírico e maior mortalidade nos 3 anos seguintes. Isso acontece pois as células tireoidianas mais diferenciadas expressam mais cotransportador sódio/cloreto – NIS (captam mais iodo) e as mais indiferenciadas expressam mais *GLUT* (captam mais glicose)
- Se a doença ativa não for localizada, mas houver Tg ou anti-Tg em ascensão ou Tg estimulada > 10 ng/mℓ (estimulada com a suspensão da levotiroxina) ou > 5 ng/mℓ (se obtida com Thyrogen®), pode-se optar pela realização de dose empírica de RIT 100 – 200 mCi ou determinada pela dosimetria com PCI pós-dose. Caso a PCI pós-dose tenha resultado negativo, o paciente tem doença refratária ao radioiodo e não se deve mais administrar radioiodoterapia. Algumas diretrizes não apoiam a indicação de RAI com Tg elevada e sem doença estrutural aparente
- Se os exames mostrarem imagem sugestiva de doença: considera-se o tratamento cirúrgico (se a metástase for operável) ou RIT (100 a 200 mCi, dependendo do tamanho e local da doença).

Seguimento dos casos com doença metastática

Para os pacientes com doença metastática, deve-se procurar fazer tratamento cirúrgico das metástases sempre que possível, para evitar complicações locais. Se o tratamento cirúrgico não for possível, tentar o tratamento com RIT em alta dose.

Se o tratamento com RIT em alta dose não for possível (por não haver resposta ou pela dose acumulada de RAI já ser muito alta), deve-se procurar manter apenas conduta expectante naqueles pacientes em que a doença metastática seja estável e não esteja progredindo, sempre mantendo TSH < 0,1 mUI/ℓ.

Nos pacientes com doença inoperável, intratável com RIT e progressiva, apesar de TSH < 0,1 mUI/ℓ, tenta-se a radioterapia se o problema for crescimento local com compressão de estruturas nobres (esôfago, traqueia, SNC, medula etc.) e, no caso de pacientes com doença progressiva disseminada, buscam-se protocolos de pesquisa com quimioterapia com inibidores de tirosinoquinase, fármacos antiangiogênicos e outros fármacos em estudo.

Para confirmar que a metástase é realmente de origem tireoidiana, pode-se fazer sua biopsia, solicitando-se imuno-histoquímica para TTF1 (um marcador de tecido tireoidiano) e para Tg.

Para a RIT terapêutica para metástases, deve-se lembrar sempre de fazer o preparo com dieta pobre em iodo (< 50 μg/dia) por pelo menos 2 semanas, e estimular o TSH idealmente com suspensão de levotiroxina por 4 semanas. Apesar de o Consenso da ATA considerar que o uso do Thyrogen® ainda não é aprovado para estímulo de metástases por ser aparentemente menos eficiente para esse fim do que o TSH endógeno, o Consenso Brasileiro de 2013 diz que estudos mostraram equivalência entre o estímulo de metástases com TSH endógeno ou exógeno, de modo que esse último considera o preparo com Thyrogen® seguro e eficaz para o tratamento de metástases em pacientes idosos ou com comorbidades que não possam permanecer em hipotireoidismo por algumas semanas ou não disponham de reserva tireotrófica para conseguir manter seu TSH endógeno > 30 mUI/ℓ.

Para metástases linfonodais, geralmente, faz-se a excisão cirúrgica, sempre que possível, e prossegue-se com RIT com 150 mCi.

Para metástases pulmonares, pode-se fazer dose de RIT de 100 a 200 mCi, seguida de doses repetidas em intervalos de 6 a 12 meses por 1 a 2 anos, desde que haja evidência de benefício clínico contínuo (como melhora sintomas, diminuição do tamanho dos nódulos pulmonares, diminuição da Tg sérica), e enquanto o paciente não estiver desenvolvendo toxicidade pela dose cumulativa de iodo. A maioria das remissões acontece com doses cumulativas menores que 600 mCi. Acima desse valor cumulativa, os riscos podem não compensar e, por isso, cada caso deve ser avaliado individualmente. Pacientes com muitas metástases pulmonares que serão submetidos à RIT devem fazer uma profilaxia com corticoide para evitar pneumonite actínica pós-RIT. Pneumonite e fibrose pulmonar são possíveis complicações da RIT em metástases pulmonares e limitam o uso de outras doses posteriores dessa terapia.

Para metástases ósseas (40% dos pacientes com doença metastática à distância mostram envolvimento ósseo), deve-se tentar o tratamento cirúrgico sempre que possível, pois esse tipo de metástase geralmente capta muito mal o iodo. Na impossibilidade de tratamento cirúrgico, pode-se tentar a realização de ciclos de RIT com dose empírica de 100 a 200 mCi ou determinada por dosimetria individual. Se a lesão estiver em local delicado, deve-se fazer radioterapia ou tratamento prévio com corticoides antes da RIT para evitar edema do osso e piora clínica que possam causar fraturas ou danos neurológicos após o procedimento. Tratamentos direcionados ao osso com bisfosfonatos ou denosumabe também devem ser considerados em pacientes com metástases ósseas. A frequência de administração pode ser a cada 4 semanas (bisfosfonato e denosumabe) ou a cada 12 semanas para o bisfosfonato, com uma duração mínima de 2 anos. Outras opções de tratamento da metástase óssea são a radioterapia, a radiofrequência e a embolização arterial.

Para metástases de SNC, tenta-se inicialmente o tratamento cirúrgico, em segundo lugar a radioterapia e, como última opção, RIT, se for captante. A grande maioria das metástases para o SNC não capta iodo, mas, mesmo assim, deve-se sempre fazer profilaxia de edema com radioterapia ou corticoide antes da RIT.

No câncer de tireoide refratário ao radioiodo, não há evidências fortes que indiquem o benefício clínico da quimioterapia citotóxica. No entanto, a quimioterapia citotóxica (doxorrubicina) pode ser considerada em casos selecionados.

Inibidores de tirosinoquinase, sorafenibe e lenvatinibe estão aprovados para o tratamento de CDT com recorrência local ou metastático refratário ao iodo. Essas medicações podem causar efeitos colaterais que precisam ser monitorados, como hipertensão arterial sistêmica, descoloração de cabelo e pelos, diarreia, fadiga, *rash*, eritema, perda de peso, proteinúria, síndrome pé-mão e náuseas.

No câncer de tireoide refratário ao radioiodo avançado não ressecável e/ou metastático, os dados dão suporte à terapia específica do gene. O larotrectinibe, aprovado pela Food and Drug Administration (FDA) e pela EMA (European Medicines Agency), e o entrectinibe, aprovado pela FDA, funcionam para manejo de cânceres avançados com fusão NTRK positivos. Já o selpercatinibe e o pralsetinibe são aprovados pela FDA para cânceres de tireoide avançados com fusão RET.

Leitura recomendada

Abraham T, Schöder H. Thyroid cancer – Indications and opportunities for positron emission tomography/computed tomography imaging. Semin Nucl Med. 41(2):121-38.

American Thyroid Association (ATA) Guidelines Taskforce on Thyroid Nodules and Differentiated Thyroid Cancer; Cooper DS, Doherty GM, Haugen BR, Kloos RT, Lee SL et al. Revised American Thyroid Association management guidelines for patients with thyroid nodules and differentiated thyroid cancer. Thyroid. 2009;19(11):1167-214.

Biondi B, Cooper DS. Thyroid Hormone Suppression Therapy. Endocrinol Metab Clin North Am. 2019;48(1):227-37.

Brito JP, Ito Y, Miyauchi A, Tuttle RM. A clinical framework to facilitate risk stratification when considering an active surveillance alternative to immediate biopsy and surgery in papillary microcarcinoma. Thyroid. 2016;26(1):144-49.

Filetti S, Durante C, Hartl D, Leboulleux S, Locati LD, Newbold K ct al. Thyroid cancer: ESMO Clinical Practice Guidelines for diagnosis, treatment and follow-up†. Ann Oncol. 2019;30(12): 1856-83.

Haddad RI, Nasr C, Bischoff L, Busaidy NL, Byrd D, Callender G et al. NCCN Guidelines Insights: Thyroid Carcinoma, Version 2.2018. J Natl Compr Canc Netw. 2018;16(12):1429-40.

Haugen B, Alexander E, Bible K, Bible KC, Doherty GM, Mandel SJ et al. 2015 American Thyroid Association Management Guidelines for Adult Patients with Thyroid Nodules and Differentiated Thyroid Cancer: The American Thyroid Association Guidelines Task Force on Thyroid Nodules and Differentiated Thyroid Cancer. Thyroid. 2016;26(1):1-133.

Ito Y, Onoda N, Okamoto T. The revised clinical practice guidelines on the management of thyroid tumors by the Japan Associations of Endocrine Surgeons: Core questions and recommendations for treatments of thyroid cancer. Endocr J. 2020;67(7):669-717.

Lohia S, Hanson M, Tuttle RM, Morris LGT. Active surveillance for patients with very low-risk thyroid cancer. Laryngoscope Investig Otolaryngol. 2020;5(1):175-82.

Maciel RMB, Kimura ET, Cerutti JM. Patogênese dos tumores diferenciados da tireoide (papilífero e folicular). Arq Bras Endocrinol Metab. 2005;49(5):691-700.

Pitoia F, Ward L, Wohllk N, Friguglietti C, Tomimori E, Gauna A et al. Recommendations of the Latin American Thyroid Society on diagnosis and management of differentiated thyroid cancer. Arq Bras Endocrinol Metab. 2009;53(7):884-87.

Rosário PW, Ward LS, Carvalho GA, Graf H, Maciel RMB, Maciel LMZ et al. Thyroid nodules and differenciated thyroid cancer: update on the Brazilian consensus. Arq Bras Endocrinol Metabol. 2013;57(4):240-64.

Sapienza MT, Endo IS, Campos Neto GC, Tavares MGM, Marone MS. Tratamento do carcinoma diferenciado da tireoide com iodo-131: intervenções para aumentar a dose absorvida de radiação. Arq Bras Endocrinol Metabol. 2005;49(3):341-49.

Schlumberger M, Leboulleux S. Current practice in patients with differentiated thyroid cancer. Nat Rev Endocrinol. 2021;17(3):176-88.

Silberstein EB. The problem of the patient with tireoglobulin elevation but negative iodine scintigraphy: the TENIS syndrome. Sem in Nucl Med. 2011;41(2):113-20.

Sociedade Brasileira de Endocrinologia e Metabologia. Câncer diferenciado de tireoide: diagnóstico. Diretrizes clínicas na saúde suplementar; 2011.

Tuttle M, Gonzalez-Velazquez C, Alexander E et al. Thyroid International Recommendatios Online (TIRO) [Internet]; c2002 [cited 2022 Dez 11]. Disponível em: https://tiro.expert/.

Tuttle RM, Haugen B, Perrier ND. Updated American Joint Committee on Cancer/Tumor-Node-Metastasis Staging System for Differentiated and Anaplastic Thyroid Cancer (Eighth Edition): What Changed and Why?. Thyroid. 2017;27(6):751-56.

Vaisman F, Tuttle RM. Clinical Assessment and Risk Stratification in Differentiated Thyroid Cancer. Endocrinol Metab Clin North Am. 2019;48(1):99-108.

Van Nostrand D, Khorjekar GR, O'Neil J, Moreau S, Atkins FB, Kharazi P et al. Recombinant human thyroid-stimulating hormone versus thyroid hormone withdrawal in the identification of metastasis in differentiated thyroid cancer with 131I planar whole-body imaging and 124I PET. J Nucl Med. 2012;53(3):359-62.

Carcinoma Medular de Tireoide

Introdução

O carcinoma medular de tireoide (CMT) é um tipo de tumor raro do tecido tireoidiano, com prevalência estimada de 0,4 a 1,4%, derivado das células C ou parafoliculares da tireoide, que são as produtoras de calcitonina e derivadas da crista neural. O CMT tem um comportamento mais agressivo do que os cânceres diferenciados de tireoide e é responsável por 13,4% do total de mortes relacionadas com o câncer de tireoide. Portanto, o diagnóstico precoce do CMT é importante para melhorar o prognóstico no longo prazo.

Carcinoma medular de tireoide esporádico *versus* familiar

Entre 20 e 25% de todos os pacientes com CMT têm uma causa genética herdada para a doença, que consiste na mutação germinativa no proto-oncogene *RET* (*rearranged during transfection*); ou seja, ela tem caráter familiar. A mutação nesse proto-oncogene causa um ganho de função que predispõe à tumorigênese, é de herança autossômica dominante e com alta penetrância, de modo que 50% dos filhos de um indivíduo afetado têm chance de apresentar a doença. Os 75 a 80% dos casos restantes têm a doença de modo esporádico e, em 40 a 50% destes, a mutação do gene *RET* também pode ser encontrada, mas de maneira somática, apenas no tecido tumoral, e não germinativa, em todas as células do organismo. Portanto, percebe-se que a investigação da mutação germinativa no gene *RET* diante do diagnóstico desse tipo de tumor se faz obrigatória, tendo em vista a grande probabilidade de se tratar de uma forma familiar da doença, de herança autossômica dominante.

Os CMT com mutação germinativa no gene *RET* costumam ocorrer em idade mais jovem (terceira década) que os esporádicos (quinta década), além de serem geralmente multicêntricos (65 a 90% dos casos), bilaterais, envoltos por hiperplasia de células C e associados ao desenvolvimento da neoplasia endócrina múltipla do tipo 2 (NEM-2). O CMT de caráter familiar pode se apresentar como:

- NEM-2A: CMT (95%), feocromocitoma (50%) e hiperparatireoidismo (20%)
- NEM-2B: CMT (90%), feocromocitoma (45%), ganglioneuromatose (100%) hábito marfanoide (65%), além de anormalidades oculares (nervos corneanos espessados e proeminentes, neuromas palpebrais e conjuntivais)
- CMT familiar isolado.

Existe controvérsia na literatura em relação com o CMT familiar ser considerado uma síndrome independente ou não, mas a maioria dos autores concordam que ele deve representar uma variante ao longo do espectro de expressão da NEM-2A. Isso pode ser ilustrado por uma família brasileira com análise de 6 gerações com a mutação no gene RET no códon G553C, incluindo 76 portadores da mutação (29 com CMT, com nenhum caso de feocromocitoma e hiperparatireoidismo). Posteriormente, um familiar desenvolveu feocromocitoma.

Procedimento diante de suspeita

Frente a um paciente com nódulo tireoidiano suspeito de ser CMT, que inclui achados suspeitos na ultrassonografia ou resultado de atipia de significado indeterminado (Bethesda 3) no resultado da citologia da punção aspirativa por agulha fina (PAAF), presença de altos níveis séricos de calcitonina ou pela história familiar de CMT, deve-se:

- Dosar nível sérico de calcitonina. Valores de calcitonina acima de 100 pg/mℓ são muito sugestivos de CMT, enquanto valores < 10 pg/mℓ mostram pouca probabilidade. Valores intermediários são muito duvidosos e podem ser discriminados com teste estimulatório com cálcio (infusão de 25 mg de gliconato de cálcio, IV, após 4 horas de jejum e dosagem dos níveis de calcitonina basal, 2, 5 e 10 minutos após a infusão do cálcio), uma vez que o teste da pentagastrina está disponível apenas na Europa. É preciso se lembrar de que os ensaios para dosagem de calcitonina são muito ruins e que há vários diagnósticos diferenciais para hipercalcitoninemia como tumores endócrinos pancreáticos ou pulmonares, insuficiência renal, doença tireoidiana autoimune e hipergastrinemia (p. ex., devido ao uso de inibidores de bomba de prótons)
- Dosar nível sérico de antígeno carcinoembrionário (CEA), que pode estar elevado no CMT. Valores de CEA acima de 30 ng/mℓ sugerem presença de metástases em linfonodos cervicais centrais e laterais ipsilaterais, além de baixa taxa de cura. Valores acima de 100 ng/mℓ estão presentes nas metástases para linfonodos cervicais contralaterais e a distância
- Realizar imuno-histoquímica do aspirado da PAAF para detectar presença de marcadores como calcitonina, cromogranina e CEA, além da ausência de tireoglobulina
- Fazer ultrassonografia (USG) cervical com avaliação cautelosa de linfonodos. Em alguns casos, podem-se ver focos brilhantes intranodulares que se correlacionam com depósitos de cálcio
- Em casos suspeitos de acometimento linfonodal ou se a calcitonina estiver > 400 pg/mℓ, pesquisar doença metastática com tomografia computadorizada (TC) cervical, TC de tórax e TC ou ressonância magnética (RM) de abdome
- Fazer pesquisa genética para mutação no gene *RET*
- Dosar nível sérico de cálcio. Se estiver elevado, dosa-se o paratormônio (PTH) para pesquisa de hiperparatireoidismo primário, que pode estar presente nos casos de pacientes com mutação do *RET* (é um dos três principais acometimentos da NEM-2A)
- Caso ainda não se tenha resultado do *RET* ou a pesquisa do *RET* seja positiva para a mutação, deve-se fazer pesquisa de feocromocitoma com metanefrinas séricas ou urinárias, associada ou não a exame de abdome, como TC, RM ou cintilografia com MIBG (metaiodobenzilguanidina). Caso o paciente tenha feocromocitoma associado, esse tumor deve ser abordado antes do CMT (após o adequado preparo medicamentoso).

Procedimento em paciente com CMT familiar (presença de mutação germinativa no gene *RET*)

Diante do achado de síndromes genéticas causadoras de CMT, torna-se importante o rastreio de todos os familiares acometidos pela mutação quanto ao risco de CMT, avaliando-se USG cervical, dosagem do nível sérico de calcitonina e PAAF de nódulos tireoidianos suspeitos. Sabe-se que o achado de hiperplasia de células C no exame citológico ou anatomopatológico da tireoide é uma alteração que justifica um aumento no nível sérico de calcitonina. Além disso, diante da presença de mutação no gene *RET*, esse achado sugere uma lesão pré-maligna, sendo indicado o tratamento cirúrgico. Já nos pacientes sem mutação no gene *RET*, a hiperplasia de células C é um achado que pode estar presente secundário a uma série de outras condições (como a própria tireoidite de Hashimoto, hipergastrinemia primária ou secundária ao uso de inibidores de bombas de prótons, idade avançada, hiperparatireoidismo, entre outras causas). Nesse grupo de pacientes sem mutação do gene *RET*, a hiperplasia de células C é um achado benigno e sem significado de lesão pré-maligna, ao contrário do que ocorre naqueles com a mutação identificada. Portanto, nos pacientes sem mutação germinativa, o achado de hiperplasia de células C não deve levantar suspeita de malignidade e não deve indicar tratamento cirúrgico.

Diante do rastreio para a mutação do gene *RET* nos familiares dos pacientes sabidamente portadores, com muita frequência são encontrados indivíduos assintomáticos portadores da mutação. Para guiar o seguimento desses pacientes, a diretriz da American Thyroid Association (ATA) de 2015 alterou a classificação prévia que dividia os grupos de A a D e distribuiu as mutações descritas no gene *RET* se baseando no risco:

- Risco moderado (engloba as classificações prévias dos grupos A e B): inclui as mutações no gene *RET* relacionadas com o desenvolvimento de CMT de menor agressividade, o que inclui os pacientes com mutações diferentes das M918T, C634 E A883F. São exemplos de mutações encontradas nesse grupo: G553C, C609F, C611F, C618F, C620F, C630R, D631Y, K666E, E768D, L790F, V804L, V804M, S891A, R912P. Nas famílias portadoras desse tipo de mutação, deve-se fazer a avaliação com exame físico, ultrassonografia de tireoide, dosagem de calcitonina e teste genético em todas as crianças começando por volta dos 5 anos. O momento da tireoidectomia deve ser baseado no nível aumentado de calcitonina, no entanto, as avaliações semestrais ou anuais podem se estender por vários anos ou décadas. Caso os familiares estejam apreensivos com o seguimento seriado, pode-se optar pela tireoidectomia por volta dos 5 anos
- Risco alto (engloba a classificação prévia C): inclui mutações que geram CMT de agressividade ainda maior, localizadas nos códons C634 e A883F. As crianças também devem ser rastreadas para a mutação antes dos 3 a 5 anos, os testes bioquímicos e a USG de tireoide também devem ser realizados, e a tireoidectomia total profilática nesse grupo deve ser feita preferencialmente antes dos 5 anos. O esvaziamento com compartimento central deve ser realizado em crianças com calcitonina > 40 ng/mℓ ou com evidência de linfonodo metastático
- Risco muito alto (engloba a classificação prévia D): inclui mutações de risco altíssimo de CMT, de alta agressividade, em pacientes com NEM-2B e mutação do gene *RET* no códon M918T. Portanto, recomenda-se, nesse grupo, o *screening* da mutação já no primeiro ano de vida, com tireoidectomia total profilática o mais precoce possível, dentro do primeiro ano de vida, preferencialmente antes de 6 meses de idade. Na ausência de linfonodos suspeitos, o esvaziamento de

linfonodos centrais deve ser baseado na identificação das paratireoides e deixadas *in situ* ou autotransplantantadas, uma vez que a principal complicação nessa faixa etária é o hipoparatireoidismo, pois apresentam paratireoides pequenas, translúcidas e com difícil distinção dos tecidos circundantes.

A tireoidectomia total profilática melhora muito o prognóstico e a sobrevida dos pacientes, uma vez que promove a retirada da glândula antes que ocorra o desenvolvimento de tumores metastáticos e incuráveis. Em contrapartida, postergar a cirurgia reduz o risco de complicações cirúrgicas como hipoparatireoidismo e lesão de nervo laríngeo recorrente. Por isso, as idades recomendadas para tireoidectomia foram escolhidas baseadas nas idades de risco de desenvolvimento do CMT sabidamente conhecidas na literatura de acordo com cada tipo de mutação, considerando os fatores favoráveis e contrários à cirurgia precoce.

Os pacientes já sabidamente com CMT familiar devem ser operados com tireoidectomia total associada a esvaziamento cervical central [níveis VI e VII (linfonodos em mediastino superior)] em todos os pacientes e lateral (níveis IIA, III, IV e V) apenas nos pacientes com acometimento ultrassonográfico dessas cadeias. O seguimento pós-operatório será o mesmo dos pacientes com CMT esporádico, conforme descrito adiante.

Procedimento em paciente com CMT esporádico

No grupo de pacientes com diagnóstico de CMT na ausência da mutação do gene *RET*, o rastreio de familiares acometidos não se faz necessário, uma vez que não se trata da doença familiar. Além disso, o risco de hiperparatireoidismo primário e de feocromocitoma nesse grupo de pacientes com CMT esporádico é muito pequeno, mas, como a disponibilidade de dosagem de cálcio é muito grande, o consenso da ATA 2015 recomenda a dosagem no pré-operatório apenas para certificação de que não haja um hiperparatireoidismo coincidente e, nos casos em que a pesquisa do gene *RET* ainda não tenha sido feita, para a exclusão da possibilidade de feocromocitoma, mesmo em paciente assintomático no pré-operatório, pelo risco de crise adrenérgica durante a cirurgia do CMT na vigência de um feocromocitoma não tratado.

O nível de calcitonina basal no pré-operatório também é útil para determinar a extensão de linfonodos metastáticos. O risco de metástases linfonodais é virtualmente nulo quando a calcitonina pré-operatória está abaixo de 20 pg/mℓ. Níveis basais séricos superiores a 20, 50, 200 e 500 pg/mℓ foram associados, respectivamente, com metástases em linfonodos ipsilaterais centrais e laterais, contralaterais centrais, contralaterais laterais e em mediastino superior.

Nos pacientes com CMT esporádico e com doença aparentemente não metastática (USG cervical sem acometimento linfonodal, calcitonina < 400 pg/mℓ, ou calcitonina mais elevada com exames negativos para doença a distância – TC cervical, TC de tórax e TC ou RM abdominal normais), deve-se indicar tratamento cirúrgico com tireoidectomia total associada o esvaziamento da cadeia linfonodal cervical central de maneira profilática.

O esvaziamento das cadeias ganglionares cervicais laterais não deve ser indicado profilaticamente, mas apenas nos casos confirmados pela USG ou TC cervical de acometimento dessas cadeias, tendo em vista o aumento de risco de complicações cirúrgicas possíveis decorrentes desse tipo de esvaziamento cervical.

Já nos casos de pacientes com acometimento linfonodal das cadeias centrais sem identificação de acometimento das cadeias laterais pela USG, a recomendação da ATA é que seja feita apenas tireoidectomia total com esvaziamento das cadeias centrais, sem esvaziamento lateral profilático.

Caso o paciente tenha CMT com acometimento linfonodal de cadeia lateral, tanto as cadeias centrais como as laterais devem ser esvaziadas no procedimento cirúrgico. Na presença de linfonodo ipsilateral metastático em cadeia lateral, mas negativo no compartimento contralateral, o esvaziamento dos níveis laterais contralaterais (níveis IIA, III, IV e V) deve ser considerado se o nível de calcitonina basal for > 200 pg/mℓ.

Nos casos de pacientes com doença localmente avançada e agressiva, mas sem metástases a distância, a agressividade da cirurgia (com ressecção de nervo laríngeo recorrente, esôfago, traqueia, ou outras estruturas que eventualmente possam estar acometidas) deve ser considerada caso a caso, tendo em vista a expectativa de vida do paciente, a possibilidade de tratamento com intenção curativa e as morbidades que serão causadas no pós-operatório em decorrência da extensão da cirurgia. Idealmente, essa escolha deve ser feita em conjunto com o paciente, colocando os prós e os contras da agressividade do procedimento.

Nos casos de pacientes já com doença avançada e metastática, recomenda-se a realização de cirurgia cervical menos agressiva visando à preservação da fala, da deglutição, da função das paratireoides e mobilidade do ombro, mas com a retirada do tumor de modo a manter livres as vias respiratórias e impedir sintomas compressivos cervicais. Nessa situação, a doença é considerada incurável e, portanto, o tratamento cirúrgico tem função meramente paliativa. Nesses casos, deve-se considerar a possibilidade de outras modalidades de intervenções paliativas caso a caso, como radioterapia externa, embolização hepática ou estudos clínicos com fármacos quimioterápicos em centros de referência para o tratamento desse tipo de neoplasia.

Nos pacientes que não tinham suspeita de CMT, mas que descobriram esse diagnóstico apenas no pós-operatório de tireoidectomia realizada por outra razão, permite-se a realização de apenas uma tireoidectomia parcial nos casos de CMT esporádico menor que 1 cm, focal, unicêntrico, com margens cirúrgicas livres, ausência de hiperplasia de células C ao redor, com USG cervical sem acometimento linfonodal e calcitonina indetectável no pós-operatório. Caso contrário, deve-se fazer a totalização da tireoidectomia com esvaziamento ganglionar pelo menos da cadeia central. Caso o paciente já tenha sido submetido à tireoidectomia total, mas não tenha realizado o esvaziamento central, então se pode optar por apenas seguimento, sem necessariamente reoperar para fazer o esvaziamento. Essa conduta só é possível se o nódulo for menor do que 1 cm, sem invasão neural ou vascular, sem comprometimento dos linfonodos, sem fator de risco adicional, com calcitonina basal e pós-estímulo indetectável em 2 meses de pós-operatório.

Apesar de estudos mostrarem que aproximadamente 40 a 50% dos CMT esporádicos apresentam mutações somáticas (no tecido doente, e não no sangue periférico) do gene *RET*, a pesquisa dessa mutação no tecido tireoidiano doente não é atualmente indicada, pois não mudará a conduta do seguimento, apesar de alguns estudos mostrarem que os tumores com esse tipo de mutação parecem ter um curso clínico mais agressivo do que os sem a mutação.

Estadiamento TNM para carcinomas medulares de tireoide

- **T (tamanho e extensão do tumor)**
  - T1a: tumor ≤ 1,0 cm limitado à tireoide
  - T1b: tumor > 1,0 cm e ≤ 2,0 cm limitado à tireoide
  - T2: tumor > 2,0 cm e ≤ 4,0 cm limitado à tireoide
  - T3a: tumor > 4,0 cm limitado à tireoide
  - T3b: tumor de qualquer tamanho com extensão extratireoidiana envolvendo apenas a musculatura
  - T4a: tumor de qualquer tamanho com extensão extratireoidiana grosseira moderada, incluindo invasão de tecidos moles subcutâneos, laringe, traqueia, esôfago e/ou nervo laríngeo recorrente ou qualquer tecido fora da tireoide
  - T4b: tumor de qualquer tamanho com extensão extratireoidiana grosseira avançada, incluindo invasão da fáscia pré-vertebral, a carótida interna ou os vasos mediastinais
- **N (acometimento linfonodal)**
  - N0: sem acometimento linfonodal
  - N1a: acometimento do nível VI ou VII (mais comum)
  - N1b: acometimento de outros níveis
- **M (presença de metástases a distância)**
  - M0: sem metástase a distância
  - M1: com metástase a distância.

O estadiamento é apresentado na Tabela 67.1.

Seguimento pós-operatório

Após a tireoidectomia total com esvaziamento cervical central (e lateral nos casos de acometimento de cadeia lateral), deve-se aguardar pelo menos 2 a 3 meses para fazer a primeira dosagem

TABELA 67.1 Estadiamento TNM para carcinomas medulares de tireoide.

Estágio	Tumor (T)	Linfonodos (N)	Metástase (M)
E1	T1a, T1b	N0	M0
E2	T2, T3	N0	M0
E3	T1, T2, T3	N1a	M0
E4A	T1, T2, T3 T4a	N1b Qualquer N	M0 M0
E4B	T4b	Qualquer N	M0
E4C	Qualquer T	Qualquer N	M1

TNM, classificação dos tumores malignos.

de calcitonina e CEA, porque eles demoram aproximadamente esse tempo para chegarem ao seu nadir.

Nos pacientes com calcitonina basal indetectável no pós-operatório, considera-se que estão em remissão bioquímica, com risco de recorrência ao longo da vida de apenas 3%. Nesses casos, a chance de se encontrar alguma doença a distância em exames de imagem é muito pequena e, por isso, recomenda-se apenas obter uma USG cervical (para se ter um exame de controle basal) no pós-operatório, sem necessidade de exames de imagem adicionais, mantendo o seguimento com dosagem de calcitonina e CEA a cada 6 meses por pelo menos 2 anos, e, caso se mantenham indetectáveis, fazer reavaliação anual após os dois primeiros anos.

Para os pacientes com calcitonina detectável no pós-operatório, mas em valores inferiores a 150 pg/mℓ, é maior a probabilidade de que se trate de doença local cervical. Portanto, recomenda-se realizar uma USG cervical de boa qualidade para avaliação de linfonodomegalias ou doença residual local. Caso haja suspeita de linfonodo acometido, deve-se fazer a punção com dosagem da calcitonina no lavado da agulha. Confirmando-se o acometimento do linfonodo, deve-se realizar nova cirurgia cervical para a retirada de todos os linfonodos acometidos, com ideal curativo. Infelizmente, uma porcentagem pequena de pacientes obtém cura bioquímica com negativação da calcitonina com esse tipo de procedimento, de modo que a maioria manterá calcitonina detectável e não obterá a cura.

Nos casos em que não se detectar doença cervical à ultrassonografia, a reabordagem cirúrgica cervical empírica em busca de linfonodos acometidos não está indicada, pois os resultados de estudos feitos com essa conduta foram desanimadores. Nesses casos, o paciente deve ser acompanhado com avaliação clínica, dosagem de calcitonina e CEA a cada 3 a 6 meses, além de USG cervical a cada 6 a 12 meses por pelo menos 2 a 3 anos. Exames de imagem adicionais (TC cervical, TC de tórax, TC ou RNM abdome, cintilografia óssea, RNM de coluna e pelve, podendo estender a investigação em casos selecionados com PET-FDG [tomografia por emissão de pósitrons com 18-fluorodesoxiglicose], MIBG, octreoscan, entre outros, como o PET-DOPA e o 68 Ga-DOTATATE PET/CT que são mais sensíveis que o PET-FDG) devem ser considerados em pacientes com valores crescentes de calcitonina e CEA.

Já nos pacientes com valores de calcitonina > 150 pg/mℓ no pós-operatório, os exames de imagem listados anteriormente para investigação de doença metastática devem ser solicitados. Nos casos de pacientes com apenas linfonodos cervicais menores de 1 cm, assintomáticos e sem crescimento rápido, pode-se considerar apenas conduta expectante, pois muitos cirurgiões consideram este tamanho muito difícil para ressecção cirúrgica, principalmente em um pescoço que já foi previamente operado. A intervenção cirúrgica é reservada para pacientes que apresentam progressão estrutural da doença ganglionar. Nos casos de presença de doença metastática, o paciente deve ser considerado incurável e, portanto, o tratamento passa a ser apenas paliativo, com cirurgia apenas para descompressão, nos casos de sintomas compressivos, e tratamentos adicionais como radioterapia, quimioembolização ou estudos clínicos com quimioterapia em casos selecionados.

Nos últimos anos, novas drogas estão sendo estudadas para o tratamento do CMT metastático, tendo como alvo o bloqueio da ativação descontrolada de receptores tirosinoquinase, incluindo *RET*, fator de crescimento endotelial vascular (VEGF) e fator de crescimento epidérmico (EGF), que estão associados ao crescimento e progressão tumoral. Nos EUA, já existe aprovação pela Food and Drug Administration (FDA) do uso de inibidores de quinase que atuam seletivamente sob o *RET* (selpercatinibe, pralsetinibe). Logo, pacientes com CMT com doença metastática progressiva ou sintomática que não podem ser tratados com cirurgia ou radioterapia devem ser considerados candidatos para o tratamento com o selpercatinibe ou pralsetinibe como primeira linha. Para pacientes sem a mutação germinativa ou somática no gene *RET*, é sugerido o uso dos inibidores de quinase com alvos múltiplos como o vandetanibe e cabozantinibe. Sorafenibe, sunitinibe ou lenvatinibe são opções razoáveis para pacientes que falham com o cabozantinibe e/ou vandetanibe. No Brasil, somente o vandetanibe (Caprelsa®, comprimidos de 100 mg e 300 mg) está liberado. Ele atua sobre o *RET, VEGF* e *EGF*, promovendo um aumento da sobrevida livre de progressão da doença, sem melhora, entretanto, na sobrevida dos pacientes. Deve ser utilizado na dose de 300 mg/dia, com redução até 100 mg/dia se houver efeitos colaterais importantes ou insuficiência renal moderada. Os efeitos colaterais mais comuns incluem sintomas gastrintestinais (diarreia, náuseas), erupção cutânea (síndrome mão-pé), hipertensão e prolongamento do intervalo QTc (dose-dependente e com indicação de monitorar periodicamente eletrocardiograma e eletrólitos). É contraindicado na síndrome do QT longo congênito e na insuficiência hepática.

Devem ser consideradas como alvos do tratamento paliativo as metástases que se encontrarem em localizações críticas [como sistema nervoso central (SNC), coluna, muito próximas de vias respiratórias com risco de compressão, metástases ósseas causando dor ou fratura] ou metástases funcionantes provocando síndromes clínicas de hiperprodução hormonal.

A radioterapia cervical não deve ser realizada de rotina no pós-operatório de pacientes que permanecem com calcitonina elevada, mas apenas naqueles com margens cirúrgicas comprometidas (R1) ou livres, porém com acometimento de tecidos extratireoidianos, como tecido subcutâneo, na avaliação anatomopatológica, com manutenção da calcitonina elevada no pós-operatório.

Pacientes com metástases cerebrais isoladas são candidatos à ressecção cirúrgica ou radiocirurgia estereotáxica. Na presença de múltiplas lesões, realiza-se a radioterapia do cérebro inteiro.

As metástases ósseas para a coluna com compressão medular devem ser tratadas com glicocorticoides e avaliadas para a possibilidade de tratamento cirúrgico ou radioterápico. Metástases ósseas em locais suscetíveis à fratura também devem ser consideradas para tratamento cirúrgico paliativo. Metástases ósseas dolorosas devem ser tratadas com bisfosfonatos intravenosos (ácido zoledrônico ou pamidronato) ou com o inibidor no RANKL (denosumabe) para alívio da dor e prevenção de fraturas. Aquelas que forem assintomáticas e indolores podem ser apenas seguidas clinicamente.

As metástases pulmonares e mediastinais devem ser tratadas cirurgicamente, por radioterapia ou ablação por radiofrequência, se estiverem causando compressão de traqueia ou via respiratória,

ou sangramentos. Podem, ainda, ser candidatas à participação de estudos clínicos para novos quimioterápicos.

As metástases hepáticas devem ser ressecadas em pacientes com lesão única ou agrupadas em um pequeno segmento do fígado. Lesões disseminadas com menos de 30 mm são candidatas para tratamento com quimioembolização, ablação por radiofrequência, injeção percutânea de etanol, ou com fármacos experimentais em estudos clínicos.

Nos pacientes com calcitonina elevada, mas sem metástases a distância detectadas em exames de imagem, o prognóstico costuma ser bom. Recomenda-se fazer a avaliação com CEA e calcitonina a cada 6 meses pelo menos durante 2 anos para calcular com mais precisão o tempo de duplicação desses marcadores, e então fazer uma reavaliação desses pacientes com exame físico, calcitonina e CEA (associado a exames de imagem adicionais, se houver incremento de pelo menos 20% no valor da calcitonina ou se ela estiver > 150 pg/mℓ) com frequência mínima anual ou em um tempo correspondente a um quarto do tempo de duplicação desses marcadores, o que for menor. Deve-se deixar claro que o tratamento com radioiodo não está indicado nos pacientes com carcinoma medular de tireoide, ao contrário do que é feito nos pacientes com carcinoma diferenciado de tireoide, uma vez que as células C não captam iodo. Além disso, é importante se lembrar de que nesse tipo de câncer de tireoide a reposição de levotiroxina no pós-operatório deve almejar manter o TSH nos níveis da normalidade, também não havendo indicação de supressão do TSH.

Tratamento paliativo dos sintomas de hipersecreção hormonal

O CMT pode cursar com sintomas clínicos causados pela hipersecreção hormonal. A hipercalcitoninemia, por exemplo, pode causar diarreia tanto por aumento das secreções digestivas quanto por aumento da motilidade gastrintestinal. Medidas dietéticas, como evitar a ingestão de álcool e manter uma dieta com restrição de fibras, além do uso de medicamentos inibidores do peristaltismo, como loperamida ou codeína, são a terapia de primeira linha. Os análogos da somatostatina, como octreotida, podem fornecer melhora sintomática modesta em alguns pacientes. Em pacientes selecionados, a redução de volume de grandes depósitos tumorais com o *debulking* tumoral, com vistas a reduzir os níveis séricos de calcitonina ou quimioembolização pode melhorar a diarreia.

Os casos de síndrome de Cushing ectópica, causados por CMT secretor de hormônio adrenocorticotrófico (ACTH) ou hormônio liberador de corticotrofina (CRH), podem ser tratados com o vandetanibe como terapia de primeira linha, com base em relatos de um declínio muito rápido nos níveis de cortisol em vários pacientes. Como a síndrome de Cushing está associada a efeitos colaterais graves e debilitantes, o controle da hipersecreção de cortisol pode ser tentado com medicamentos, como cetoconazol, aminoglutetimida, mitotane, mifepristona, metirapona, entretanto o controle é difícil e mal tolerado. A ressecção cirúrgica ou radioablação das metástases hepáticas pode ser uma estratégia, entretanto esses pacientes geralmente apresentam vários locais de doença com grande volume. Por fim, a adrenalectomia bilateral é uma estratégia eficaz, mas desafiadora, dado o estágio neoplásico avançado associado ao hipercortisolismo.

Prognóstico

A sobrevida atual de pacientes com diagnóstico de CMT em 10 anos é de aproximadamente 75%, variando conforme idade, tamanho do tumor, acometimento linfonodal e metástases a distância:

- Pacientes em estádio I pela classificação TNM: sobrevida em 10 anos de 100%
- Pacientes em estádio II pela classificação TNM: sobrevida em 10 anos de 93%
- Pacientes em estádio III pela classificação TNM: sobrevida em 10 anos de 71%
- Pacientes em estádio IV pela classificação TNM: sobrevida em 10 anos de 21%.

Além disso, o tempo de duplicação (DB) da calcitonina e do CEA também se mostraram como fatores preditivos independentes de sobrevida. Estudos mostraram uma sobrevida de 8% em 10 anos quando o DB da calcitonina foi inferior a 6 meses, 37% se o DB está entre 6 e 12 meses e 100% de sobrevida, quando o DB é > 2 anos. Esse cálculo deve ser feito com o uso de calculadoras de risco, encontradas no *site* da ATA.

Apesar de a maioria dos pacientes que apresenta aumento progressivo da calcitonina também apresentar aumento do CEA, sabe-se que uma pequena parcela deles pode mostrar incremento do CEA na vigência de calcitonina estável ou até decrescente. Nesses casos, deve-se lembrar de que o CEA pode ser produzido por outros tipos de tumores malignos (como tumores digestivos, pulmonares, de mama, próstata e ovários), por doenças benignas (como cistos broncogênicos, doenças inflamatórias intestinais, doença pulmonar obstrutiva crônica, pneumopatias benignas) e, em última instância, sabe-se que pode haver uma pequena parcela de CMT que sofre desdiferenciação ao longo do seu seguimento, tornando-se mais agressiva, deixando de produzir calcitonina e passando a produzir mais CEA. Nesses casos, o prognóstico torna-se bastante reservado.

Leitura recomendada

Ahmed SR, Ball DW. Clinical review: Incidentally discovered medullary thyroid cancer: diagnostic strategies and treatment. J Clin Endocrinol Metab. 2011;96(5):1237-45.

American Thyroid Association Guidelines Task Force; Kloos RKT, Eng C, Evans DB, Francis GL, Gagel RF et al. Medullary thyroid cancer: management guidelines of the American Thyroid Association. Thyroid. 2009;19(6):565-612.

Cherenko M, Slotema E, Sebag F, De Micco C, Henry JF. Mild hypercalcitoninaemia and sporadic thyroid disease. Br J Surg. 2010;97(5):684-90.

Da Silva AM, Maciel RM, Da Silva MR, Toledo SR, De Carvalho MB, Cerutti JM. A novel germ-line point mutation in RET exon 8 (Gly(533)Cys) in a large kindred with familial medullary thyroid carcinoma. J Clin Endocrinol Metab. 2003;88(11):5438-43.

Doyle P, Düren C, Nerlich K, Verburg FA, Grelle I, Jahn H et al. Potency and tolerance of calcitonin stimulation with high-dose calcium versus pentagastrin in normal adults. J Clin Endocrinol Metab. 2009;94(8):2970-74.

Filetti S, Durante C, Hartl D, Leboulleux S, Locati LD, Newbold K et al. Thyroid cancer: ESMO Clinical Practice Guidelines for diagnosis, treatment and follow-up[†]. Ann Oncol. 2019;30(12):1856-83.

Gharib H, Papini E, Garber JR, Duick DS, Harrell RM, Hegedüs L et al. American Association of Clinical Endocrinologists, American College of Endocrinology, and Associazione Medici Endocrinologi medical guidelines for clinical practice for the diagnosis and management of thyroid nodules--2016 update. Endocr Pract. 2016;22(5):622-39.

Kendall-Taylor P, Guidelines Working Group. Guidelines for the management of thyroid cancer. Clin Endocrinol (Oxf). 2003;58(4):400-2.

Maciel RMB, Camacho CP, Assumpção LVM, Bufalo NE, Carvalho AL, de Carvalho GA et al. Genotype and phenotype landscape of MEN2 in 554 medullary thyroid cancer patients: the BrasMEN study. Endocr Connect. 2019;8(3):289-98.

Maia AL, Siqueira DR, Kulcsar MAV, Tincani AJ, Mazeto GMFS, Maciel LMZ. Diagnóstico, tratamento e seguimento do carcinoma medular de tireoide: recomendações do Departamento de Tireoide da Sociedade Brasileira de Endocrinologia e Metabologia. Arq Bras Endocrinol Metabol. 2014;58(7):667-700.

Sherman SI. Medullary thyroid cancer: systemic therapy and immunotherapy. UpToDate.

Tuttle RM. Medullary thyroid cancer: surgical treatment and prognosis. UpToDate. Nov/2022.

Wells Jr SA, Asa SL, Dralle H, Elisei R, Evans DB, Gagel RF et al. Revised American Thyroid Association guidelines for the management of medullary thyroid carcinoma. Thyroid. 2015;25(6):567-610.

Wells Jr SA, Pacini F, Robinson BG, Santoro M. Multiple endocrine neoplasia type 2 and familial medullary thyroid carcinoma: an update. J Clin Endocrinol Metab. 2013;98(8):3149-64.

Tireoidopatias na Gestação

Modificações fisiológicas da função tireoidiana na gestação

Durante a gravidez, algumas modificações ocorrem de maneira fisiológica no funcionamento da glândula tireoidiana, conforme descrito a seguir.

Primeiro trimestre

O incremento do beta-hCG (gonadotrofina coriônica humana beta), que é uma molécula com grande mimetismo molecular com o hormônio tireoestimulante (TSH) devido à subunidade alfa semelhante entre as duas moléculas, causa um aumento na síntese dos hormônios tireoidianos, resultando em aumento de triiodotironina (T3) e tiroxina (T4) totais e leve supressão do TSH. Tem-se, então, um hipertireoidismo leve típico do final do primeiro trimestre da gestação. Além disso, o hiperestrogenismo da gestação causa um aumento de globulina ligadora de tiroxina (TBG), que culmina em aumento adicional de T3 e T4 totais. Portanto, o primeiro trimestre da gestação é caracterizado por uma redução discreta do TSH, com aumento de T3 e T4 totais (1,5 vez o valor de referência das não gestantes) e aumento de até 10% nos hormônios tireoidianos livres, caso fossem medidos por método direto, de diálise. No entanto, como medimos os hormônios livres na prática apenas por métodos indiretos, então eles acabam aparecendo falsamente reduzidos, devido ao aumento sérico da TBG.

Durante a gestação, a tireoide aumenta de 10 a 20% de tamanho e passa a sintetizar 50% a mais de hormônio tireoidiano, de modo que a necessidade de ingesta de iodo também aumenta bastante durante o período gestacional; pelo menos 250 µg/dia, em vez dos 150 µg/dia necessários para as não gestantes.

Segundo trimestre

O TSH volta para valores de referência da não gestante, mas costuma ficar no limite inferior da normalidade. Os hormônios livres também começam a normalizar e os totais permanecem cerca de 1,5 vez o limite superior da normalidade para não gestantes devido ao aumento da TBG, que permanece bastante alta em função do hiperestrogenismo.

Terceiro trimestre

Nesse momento, o TSH e os hormônios tireoidianos livres já normalizaram. Os hormônios totais continuam elevados, assim como a dosagem de T3 e T4 livres permanece falsamente baixa em função do aumento contínuo da TBG.

Ingesta de iodo durante a gestação

A gestante e a lactante necessitam de ingesta de quantidades maiores de iodo [250 µg/dia em vez de 150 µg/dia das não gestantes, segundo a Organização Mundial da Saúde – (OMS)] para evitar déficit neurológico fetal. Isso porque a síntese de hormônio tireoidiano pela gestante aumenta em 50% para conseguir manter o nível de T4 livre normal, já que a TBG aumenta muito pelo hiperestrogenismo. Além disso, deve haver maior aporte de iodo para a tireoide fetal sintetizar hormônios tireoidianos.

A concentração de iodo urinário é um bom marcador para determinar o estado de iodo nas populações, mas devido à substancial variabilidade nos níveis de iodo urinário ao longo dos dias, esse marcador não se mostra seguro para avaliar deficiência de iodo para uso individual.

Para avaliação populacional, a concentração de iodo urinário esperado é entre 149 e 249 µg/ℓ. Polivitamínicos utilizados em gestantes devem conter no mínimo 150 µg de iodo por comprimido. A não ingestão de iodo pela gestante causa queda dos hormônios tireoidianos, aumento de TSH, aumento da relação T3/T4 e bócio materno e fetal.

Doses acima de 500 µg/dia de iodo podem causar efeito Wolff-Chaikoff (bloqueio da organificação do iodo) com hipotireoidismo fetal e, por isso, devem ser evitadas. Um comprimido de 200 mg de amiodarona, por exemplo, contém 75 mg de iodo; 1 mℓ de contraste iodado contém 380 mg de iodo. Alguns antissépticos iodados também são riquíssimos em iodo e devem ser evitados na gestação.

Valores de referência dos testes de função tireoidiana na gestação

O ideal seria definir os intervalos de referência para o TSH durante cada trimestre da gestação com base na população local. As determinações do intervalo de referência do TSH devem incluir apenas mulheres grávidas sem doença tireoidiana conhecida, com ingestão ideal de iodo e com anticorpo anti-TPO negativo. Estudos populacionais atuais demonstraram apenas uma redução modesta no limite de referência superior do TSH. No entanto, na ausência de estudos populacionais específicos, a American Thyroid Association (ATA) recomenda que sejam considerados como valores normais de TSH durante a gestação:

- No primeiro trimestre: o intervalo inferior de referência de TSH pode ser reduzido em aproximadamente 0,4 mUI/ℓ, enquanto o intervalo superior de referência é reduzido em aproximadamente 0,5 mUI/ℓ (TSH de 0,1 a 4,0 mUI/ℓ)
- No segundo e terceiro trimestres: utilizar os intervalos de referência fornecidos pelo laboratório (intervalo para população não gestante).

Já as recomendações pelo último consenso brasileiro de tireoidopatias na gestação, de 2013, seriam de manter o TSH entre 0,1 e 2,5 mUI/ℓ no 1º trimestre, entre 0,2 e 3,5 mUI/ℓ no 2º trimestre, e entre 0,3 e 3,5 mUI/ℓ no 3º trimestre. No entanto, como esse consenso não foi atualizado desde então, recomenda-se que sejam utilizadas as metas de TSH estipuladas pela ATA-2017.

Já para T3 e T4, como suas frações livres aparecem falsamente baixas na gestação devido ao aumento da TBG, mas não há dados compilados para estabelecimento de valores de referência nas gestantes, recomenda-se que nesse período a função tireoidiana seja avaliada baseando-se no TSH e em T3 e T4 totais.

As mudanças são previsíveis, com um aumento na concentração de T4 total da 7ª a 16ª semanas de gestação, atingindo finalmente 50% acima do nível de pré-gestacional. Esse nível é então sustentado durante a gravidez. Portanto, uma determinação de intervalo superior clinicamente aceitável pode ser calculada ajustando em valores 50% mais altos que os valores de referência das não gestantes. No entanto, esse limite só pode ser utilizado após a 16ª semana de gestação. Se uma medição T4 total é realizada em um período anterior (ou seja, da 7ª à 16ª semanas de gestação), pode-se utilizar um cálculo para definir o intervalo de referência superior com base no aumento de 5% por semana (começando na 7ª semana) do limite de referência superior de não gestantes. Por exemplo, na 11ª semana de gestação (4 semanas após a 7ª semana), o intervalor de referência superior para T4 total é aumentado em 20% (4 semanas × 5%/semana).

Autoanticorpos tireoidianos

Cerca de 10 a 20% das gestantes terão positividade para autoanticorpos tireoidianos [antitireoperoxidase (TPO) e antitireoglobulina (Tg)] na vigência de função tireoidiana normal.

A presença de anti-TPO (e outros autoanticorpos) na gestante está correlacionada positivamente com 2 a 4 vezes maior risco de abortamento. Não se sabe se a relação é causal ou se a presença dos anticorpos antitireoidianos é apenas um marcador de autoimunidade, que pode estar presente em outros locais que afetem mais diretamente a gestação. Além disso, a presença de anti-TPO na gestante está correlacionada com maior perda fetal em pacientes submetidas a técnicas de reprodução assistida, maior risco de parto prematuro e hipotireoidismo na gravidez e aumento em 27 vezes o risco de tireoidite pós-parto, que pode chegar a 33 a 50% das gestantes anti-TPO positivas no primeiro trimestre da gestação.

Até o momento, não há indicação formal para se fazer rastreio das gestantes com autoanticorpos nem tratamento específico para aquelas que tiverem positividade nesse exame. Entretanto, o uso de levotiroxina para gestantes eutireoidianas com anti-TPO positivo com histórico de aborto prévio pode ser considerado devido ao seu potencial benefício em comparação ao pequeno risco de efeitos adversos (nesse caso, a dose inicial de levotiroxina é 25 a 50 µg).

Hipertireoidismo

Etiologias possíveis

- Hipertireoidismo gestacional (causa mais comum de redução do TSH na gestação, acometendo cerca de 1 a 3% das gestantes, ocorre geralmente no primeiro trimestre da gestação, pela elevação do beta-hCG): é leve e não indica tratamento
- Doença de Graves (acomete cerca de 0,1 a 1% das gestantes): geralmente piora no primeiro trimestre, melhora no segundo e no terceiro trimestres, e piora novamente após o parto
- Bócio multinodular tóxico (BMNT): pouco comum
- Adenoma tóxico
- Tireoidite
- Mola hidatiforme ou coriocarcinoma: elevação importante do beta-hCG causando tireotoxicose semelhante à doença de Graves, mas com autoanticorpo estimulador do receptor de hormônio tireoestimulante (TRAb) negativo e sem oftalmopatia.

Diagnóstico

Deve ser baseado no valor do TSH e dos hormônios livres interpretados conforme tabelas para cada trimestre da gestação, ou dos hormônios totais, que devem ter seu valor normal durante a gestação em 1,5 vez o valor normal da não gestante.

Diagnóstico diferencial

É importante saber diferenciar a causa do hipertireoidismo. No primeiro trimestre, é muito comum o "hipertireoidismo gestacional do primeiro trimestre", que é um hipertireoidismo bioquímico, com supressão de TSH e aumento de T3 e T4 totais, devido ao mimetismo molecular que o beta-hCG exerce sobre o receptor de TSH da tireoide. No entanto, esse hipertireoidismo é fisiológico, leve, muitas vezes, assintomático, transitório, não leva a sintomas exacerbados de hipertireoidismo e não deve ser tratado, uma vez que não cursa com prejuízos para a gestante nem para o feto. Portanto, um TSH suprimido, mas ainda detectável, no primeiro trimestre da gestação, não deve ser tratado caso não seja acompanhado de sintomatologia compatível com tireotoxicose, o que sugeriria um hipertireoidismo real, como doença de Graves ou outra causa não gestacional, cujo quadro clínico é bem mais sintomático.

Para ajudar a diferenciar o hipertireoidismo transitório gestacional do primeiro trimestre de outras causas de hipertireoidismo, deve-se estar atento a sinais e sintomas, como dificuldade em ganhar peso, sudorese, palpitações, agitação, intolerância ao calor, oftalmopatia, TRAb positivo e presença de bócio. A solicitação de TRAb e de T3 não é obrigatória para todas as gestantes com hipertireoidismo, mas esses resultados podem ajudar no diagnóstico diferencial dos casos em que ainda não se tem certeza da etiologia do hipertireoidismo (favorecendo a doença de Graves, se o TRAb for positivo e se a relação T3/T4 for > 20). Pacientes com hipertireoidismo franco na gestação precisam ser tratadas, pois esses quadros (mas não o hipertireoidismo subclínico) aumentam o risco de complicações, como pré-eclâmpsia, hipertensão, parto prematuro, restrição de crescimento intrauterino e insuficiência cardíaca congestiva (ICC) materna. Além disso, deve-se tomar cuidado com o desencadeamento de tempestade tireoidiana por eventos como infecção, parto, abortamento etc.

Gestantes com quadro de hiperêmese gravídica (vômitos incoercíveis, perda de 5% do peso, desidratação, cetonúria) têm níveis de beta-hCG muito elevados e, por isso, podem cursar com um quadro de hipertireoidismo gestacional transitório mais sintomático. Geralmente, o pico de hCG ocorre na 12ª semana de gestação e, caso seja > 75 a 100.000 mUI/mℓ e dure mais de 1 semana, costumam ocorrer sintomas de hipertireoidismo associados à hiperêmese gravídica.

Já no segundo trimestre, como o beta-hCG diminui, o TSH começa a se desbloquear e os hormônios livres também se reduzem. Os hormônios totais, por dependerem da TBG que se eleva muito durante toda a gestação, continuam cerca de 1,5 vez acima do valor de referência da não grávida. No terceiro trimestre, essas alterações são ainda mais leves.

Conduta

Hipertireoidismo gestacional transitório

Não deve ser tratado. Apenas é acompanhado e seguido com avaliações clínicas e dosagens hormonais a cada 4 semanas.

Hipertireoidismo subclínico na gestação

Não há indicação de tratamento por causa do risco das tionamidas na gestação, que não compensa o benefício do tratamento do hipertireoidismo subclínico. Os estudos mostram que o hipertireoidismo subclínico não traz consequências maléficas para a mãe e nem para o feto durante a gestação, por isso, não precisa ser tratado.

Dúvida quanto à etiologia (quadro intermediário)

Pode-se tentar um curso de tionamida para avaliar se há melhora clínica. Se houver recidiva do hipertireoidismo após descontinuidade da tionamida, a probabilidade de que se trate de doença de Graves é maior.

Hipertireoidismo franco (doença de Graves ou outra etiologia)

Iniciar tionamida (propiltiouracil – PTU no primeiro trimestre; metimazol – MMZ no segundo e no terceiro trimestres). A dose inicial de tionamida depende da gravidade dos sintomas e do grau de hipertiroxinemia. Em geral, as doses iniciais durante a gravidez são:

- Tapazol 5 a 30 mg (dose típica média de 10 a 20 mg)
- Propiltiouracil 100 a 600 mg (dose típica média de 200 a 400 mg/dia).

A potência equivalente de MMZ para PTU é de aproximadamente 1:20 (p. ex., 5 mg de MMZ = 100 mg de PTU). A dosagem de PTU deve ser dividida em duas ou três doses por dia. Em comparação, o MMZ pode ser dado em dose única diária. Em casos raros de hipertireoidismo grave, o fracionamento da dose do MMZ em duas ou três vezes pode ser benéfico.

Lembre-se que a doença de Graves pode melhorar nos últimos trimestres da gestação, sendo geralmente necessário reduzir a dose da tionamida nessa fase. Como as tionamidas normalmente ultrapassam a barreira placentária, elas são capazes de inibir o funcionamento da tireoide fetal, já formada com 12 semanas de idade gestacional, e causar hipotireoidismo fetal. Portanto, devem ser administradas sempre na menor dose possível para controlar a sintomatologia materna.

Prefere-se PTU no primeiro trimestre (até a 16ª semana de gestação), pelo risco de teratogenicidade com o MMZ. Existe descrição de aplasia cútis e de embriopatia por tapazol, com um quadro de face dismórfica, atresia de coanas e de esôfago, além de defeitos da parede abdominal anterior, olho, sistema urinário e do septo ventricular. Estudos recentes têm mostrado que essas complicações são mais comuns do que se pensava anteriormente, e afetam 2 a 4% de crianças que foram expostas ao MMZ no início da gravidez, especialmente durante a 6ª a 10ª semanas de gestação.

O PTU era considerado previamente uma medicação segura para uso durante a gestação. Entretanto um estudo dinamarquês observou que 2 a 3% das crianças expostas ao PTU apresentaram malformações relacionadas com o uso desse tratamento. Os defeitos eram, principalmente, cisto na face e pescoço (muitas vezes considerados defeitos congênitos menores) e anormalidades do trato urinário (em meninos). Antes desse estudo, tais anormalidades não eram comumente associados à exposição ao PTU, provavelmente porque foram diagnosticados em uma idade mais avançada. É importante ressaltar que os defeitos relacionados com o PTU parecem menos graves do que os defeitos congênitos associados ao MMZ, mas ocorrem com incidência semelhante.

Após a 16ª semana de gestação, troca-se o PTU por MMZ (obedecendo a proporção de MMZ e PTU de 1:20), devido ao menor risco de hepatotoxicidade. Geralmente, deve-se começar com a menor dose possível (p. ex., PTU 50 mg 2 a 3 vezes/dia) e titular com dosagens hormonais até os seguintes alvos:

- TSH em torno de 0,05 mUI/ℓ
- T4 livre entre 1,7 a 2,2 ng/dℓ
- T3 total em torno de 200 a 250 ng/dℓ
- T4 total entre 14 e 20 μg/dℓ.

Ou seja, deve-se sempre deixar a mãe levemente hipertireóidea.

O tratamento do hipertireoidismo na gestação deve almejar o uso da mínima dose possível de tionamida para manter o T3 e o T4 totais cerca de 1,5 vez o valor normal da não gestante, os hormônios livres no limite superior ou um pouco elevados e o TSH levemente suprimido (mimetizando o que acontece em uma gravidez fisiológica). Se o tratamento cursar com TSH normal e T3 e T4 normais, isso significa que a gestante está hipertratada e a dose da tionamida deve ser reduzida.

Foi visto que, quando a T4L está no terço superior da normalidade, os hormônios fetais encontram-se normais em 90% dos casos. Quando a T4L materna está nos dois terços inferiores da normalidade, os hormônios fetais estão normais em apenas 36% dos casos. Quando os hormônios maternos estão abaixo do limite inferior da normalidade, os hormônios fetais estão invariavelmente baixos.

Deve-se monitorar a função tireoidiana a cada 4 semanas. O melhor exame para monitorar o tratamento é a T4 total, devido ao aumento da TBG, que dificulta a interpretação da fração livre. Deve-se realizar o ajuste no limite de referência superior conforme o período gestacional (aumento de 5% por semana da 7ª à 16ª semana de gestação, que estabiliza em 50% após a 16ª semana).

Em casos de contraindicação à tionamida ou de necessidade urgente de curar o hipertireoidismo rapidamente, indica-se tireoidectomia. A tireoidectomia deve ser evitada no primeiro trimestre, pelo risco de teratogenicidade dos anestésicos e de abortamentos, e no terceiro trimestre, pelo risco de parto prematuro. Portanto, sempre que possível, deve-se programar a cirurgia para o segundo trimestre quando os riscos são menores. O preparo para a cirurgia também inclui deixar a paciente eutireóidea (se possível, com tionamidas), usar iodo por 10 a 14 dias e betabloqueadores para controle adrenérgico.

As indicações de tratamento cirúrgico do hipertireoidismo na gestação são: reação adversa grave às tionamidas; necessidades crescentes de aumento de dose de tionamidas, com dificuldade de controlar a doença; e má adesão medicamentosa.

Nunca se deve realizar radioiodoterapia (RIT) na gestante, pois há risco de hipotireoidismo fetal, se a RIT for realizada após 12 semanas de idade gestacional, e risco teórico de câncer no feto, abortamento, malformações, retardo de crescimento intrauterino e retardo intelectual associado a hipotireoidismo fetal/cretinismo.

Os betabloqueadores, como o propranolol 10 a 40 mg, 3 a 4 vezes/dia, podem ser utilizados para as pacientes com muitos sintomas adrenérgicos, mas devem ser idealmente suspensos após o controle (tenta-se suspender já após 2 a 6 semanas), pois

seu uso prolongado na gestação está associado a retardo de crescimento intrauterino, bradicardia fetal e hipoglicemia neonatal.

Sabe-se que o TRAb materno ultrapassa a barreira placentária, de modo que pode atuar sobre a tireoide fetal, causando hipertireoidismo fetal. Cerca de 1 a 5% das gestantes com doença de Graves têm fetos com hipertireoidismo pela passagem transplacentária do TRAb. O risco aumenta se houver história de outro filho com hipertireoidismo, se já foi realizado tratamento prévio com RIT (que não tem o efeito imunomodulatório das tionamidas em reduzir o TRAb e, em menor grau, pela tireoidectomia, já que acaba retirando o estímulo antigênico), e se os níveis séricos de TRAb estiverem muito elevados no momento do parto. Portanto, toda mulher que já teve doença de Graves ou está atualmente com hipertireoidismo e engravidar, deve ser avaliada quanto à presença do TRAb.

Caso a gestante tenha TRAb positivo depois de 22 a 26 semanas de idade gestacional, o risco de o feto apresentar hipertireoidismo nos primeiros meses de vida é grande, pois o TRAb demora algumas semanas para ser clareado, enquanto o MMZ é eliminado rapidamente da circulação fetal. Por outro lado, caso o TRAb esteja negativo durante a gestação (e isso pode acontecer principalmente depois de 20 semanas), é indicado que se faça uma avaliação da suspensão da tionamida, pois ela pode cruzar a barreira e causar o hipotireoidismo fetal. A ocorrência de hipertireoidismo em fetos de gestantes com TRAb negativo é muito rara.

As gestantes com TRAb positivo devem realizar USG seriadas para avaliar crescimento intrauterino fetal, volume de líquido amniótico, bócio fetal, frequência cardíaca (FC) e vitalidade fetal, sinais de edema ou ICC fetal, avaliação cardiovascular e esquelética fetal. Fetos com hipertireoidismo geralmente desenvolvem bócio (sinal mais precoce), FC sustentada > 170 bpm, retardo de crescimento intrauterino, aceleração na maturação esquelética, hidropisia e sinais de ICC fetal. A coleta de sangue fetal por punção de cordão umbilical raramente será indicada, como nos casos em que há dúvida sobre a função tireoidiana fetal, em que o feto se apresenta apenas com bócio, mas não se sabe se por hipo ou por hipertireoidismo, e o diagnóstico realmente pode fazer diferença na conduta médica. No geral, o diagnóstico de hipo ou hipertireoidismo fetal depende mais de parâmetros clínicos e ultrassonográficos do que laboratoriais. O hipertireoidismo fetal é tratado com tionamidas e o hipotireoidismo fetal, causado pelo uso de antitireoidianos maternos, com suspensão da medicação antitireoidiana e, caso indicado, o uso de levotiroxina.

Seguimento

Mulheres que já tinham diagnóstico prévio de doença de Graves e entraram em remissão antes de engravidarem têm pequeno risco de recidiva da doença durante a gestação e risco maior de recidiva da doença no período pós-parto. O risco de tireoidite pós-parto também é aumentado nesta população. Vale a pena fazer um seguimento com dosagem de hormônios tireoidianos regularmente para monitoramento.

O uso de tionamidas não contraindica a amamentação, pois até o momento não foi possível detectar nenhuma alteração nos lactentes de mães em uso das tionamidas. Prefere-se usar o MMZ, tomando-se sempre a medicação após o término de uma amamentação e fracionando-se a dose ao longo do dia para evitar um pico sérico.

Acompanhar o recém-nascido (RN), pelo risco de hipotireoidismo (pela ação das tionamidas sobre a tireoide fetal) e de hipertireoidismo, se a gestante for TRAb-positiva.

Hipotireoidismo

Prevalência

Cerca de 0,5% das gestantes têm hipotireoidismo clínico e de 2 a 3%, hipotireoidismo subclínico, que deve ser sempre tratado nessa situação.

Etiologia

- Tireoidite de Hashimoto (grande maioria)
- Tratamento prévio de hipertireoidismo (RIT ou cirurgia)
- Hipotireoidismo central (hipofisite linfocítica na gestação ou pós-parto)
- Deficiência de iodo.

Diagnóstico

Confirmado pelas dosagens hormonais (TSH elevado com ou sem T3 e T4 normais ou reduzidos). É importante se lembrar de que, na ausência de referências populacionais para gestantes, o uso do limite superior de cerca de 4,0 mUI/ℓ (redução de 0,5 mUI/ℓ no limite superior) pode ser utilizado e que os hormônios totais (T3 e T4 totais) se elevam em 1,5 vez (após a 16ª semana de gestação) em relação com o valor de normalidade da não gestante. Portanto, deve-se atentar para não considerar os valores de referência da não gestante, para não subdiagnosticar uma gestante com hipotireoidismo. Os autoanticorpos (anti-TPO e antitireoglobulina) também devem ser dosados para avaliar a etiologia do hipotireoidismo e confirmar se é mesmo um caso autoimune.

Consequências

- Infertilidade, abortamento e morte fetal
- Anemia na gravidez
- Hipertensão na gravidez
- Ganho de peso excessivo
- Parto prematuro e baixo peso ao nascer
- Ruptura prematura de membranas
- Hemorragias
- Desconforto respiratório do RN
- Morte prematura do RN
- Déficit intelectual, déficit de QI (coeficiente de inteligência), retardo mental e neurológico e déficit de aprendizado (a tireoide fetal só começa a funcionar no meio da gestação, de modo que na primeira metade da gestação o feto depende dos hormônios tireoidianos maternos para seu adequado desenvolvimento neurológico)
- Hipotireoidismo congênito pela passagem de autoanticorpos maternos pela placenta (muito raro).

Os efeitos deletérios do hipotireoidismo materno sob o desenvolvimento neurocognitivo fetal são menos claros. Estudos de longas séries de caso-controle evidenciaram a redução de sete pontos no QI de gestante com hipotireoidismo quando comparadas com gestantes eutireóideas. Achados de retardo no desenvolvimento motor, no desenvolvimento da linguagem e na atenção em crianças entre 7 e 9 anos também são relatados. Por outro lado, dois grandes estudos prospectivos e randomizados não encontraram diferença no desenvolvimento neurocognitivo da prole de gestantes com hipotireoidismo subclínico ou hipotiroxinemia materna isolada.

Conduta

Recomenda-se ingestão suficiente de iodo (250 µg/dia), além de tratamento com levotiroxina, em todas as gestantes com hipotireoidismo clínico ou subclínico, visando a manter o TSH dentro da faixa de referência para o trimestre da gestação.

A mulher que tem hipotireoidismo antes de engravidar deve estar com sua função tireoidiana bem-compensada antes de engravidar, com TSH < 2,5 mUI/ℓ; portanto, deve-se tratar, nesse caso, o hipotireoidismo subclínico. Depois que engravida, a dose do hormônio pode ser aumentada conforme resultado de TSH nos exames de seguimento da paciente (é comum haver necessidade de aumento após 4 a 6 semanas de idade gestacional em 50 a 85% das pacientes), ou opta-se por já aumentar de 20 a 30% a dose pré-gestacional, antes mesmo de esperar o TSH se elevar um pouco. Para mulheres eutireóidcas sob uso de levotiroxina diariamente, uma recomendação para aumentar em dois comprimidos adicionais semanalmente (nove comprimidos por semana em vez de sete comprimidos por semana, dando um aumento de 29%) pode imitar efetivamente a fisiologia gestacional e, assim, prevenir o hipotireoidismo materno durante o primeiro trimestre. Uma pequena parcela de pacientes (15 a 50%, variando conforme o estudo) pode não precisar de aumento de dose da levotiroxina ao longo da gestação.

O aumento da dose de levotiroxina durante a gestação é devido a: aumento do volume de distribuição do fármaco (aumento da volemia da gestante); aumento da TBG com maior ligação do fármaco à sua proteína de transporte; e passagem transplacentária do hormônio tireoidiano para o feto. Parece que as necessidades de maiores doses de levotiroxina aumentam entre 4 e 6 semanas e atingem um platô após 16 a 20 semanas.

A porcentagem de aumento da levotiroxina requerida na gestação depende da causa do hipotireoidismo da paciente e da presença ou não de função tireoidiana residual (em geral, pacientes com Hashimoto requerem doses menores de aumento que pacientes pós-RIT ou pós tireoidectomia total). Os estudos mostram que 85% das mulheres com tireoidite de Hashimoto e 100% das tireoidectomizadas precisam aumentar a sua dose de levotiroxina já no primeiro trimestre da gestação.

Nas mulheres com hipotireoidismo diagnosticado na gestação, pode-se iniciar com dose maior nos primeiros dias de tratamento nos casos de hipotireoidismo acentuado. Outra opção seria iniciar com 100 a 150 µg/dia ou com dose calculada por quilo de peso (2 a 2,4 µg/kg/dia). Na mulher não gestante, o tratamento de hipotireoidismo é iniciado, geralmente, com 1,6 a 1,8 µg/kg/dia.

Gestantes sem diagnóstico prévio de hipotireoidismo, mas com TSH > 2,5 mUI/ℓ detectado na gestação, devem ser avaliadas quanto à autoimunidade tireoidiana e terem o anti-TPO dosado.

TABELA 68.1	Manejo do hipotireoidismo subclínico.		
TSH (mUI/ℓ)	**0,1 a 2,5**	**2,5 a 4,0**	**4,0 a 10**
Anti-TPO +	Não tratar	Tratar	Tratar
Anti-TPO -	Não tratar	Não tratar	Tratar

TSH, hormônio tireoestimulante; *TPO*, tiroperoxidase.

O manejo do hipotireoidismo subclínico deve ser abordado conforme apresentado na Tabela 68.1.

Alguns estudos mostram que a reposição de levotiroxina, quando iniciada precocemente (1º trimestre) em gestantes com níveis de TSH entre 2,5 e 4,0 mUI/ℓ e anti-TPO positivo, pode ser benéfica para reduzir risco de perda fetal.

Em paralelo ao tratamento do hipotireoidismo em geral, é razoável almejar os níveis de TSH na parte inferior da metade do intervalo de referência específico para o trimestre. Quando isso não está disponível, busca-se direcionar o TSH materno para concentrações < 2,5 mUI/ℓ. Após o ajuste da dose, deve-se dosar novo TSH a cada 4 semanas até atingir o resultado adequado. Depois, fazer controle a cada 8 semanas, com pelo menos uma dosagem entre 26 e 32 semanas.

Após o parto, a levotiroxina deve ser reduzida para a dose pré-concepção da paciente. Cabe destacar que um estudo demonstrou que mais de 50% das mulheres com tireoidite de Hashimoto exigiram um aumento na dose pré-gestacional da levotiroxina no período pós-parto, presumivelmente devido a uma exacerbação da doença tireoidiana autoimune nesse momento. Deve-se realizar uma nova dosagem de TSH aproximadamente 6 semanas após o parto.

As gestantes em que a levotiroxina foi iniciada durante a gestação podem não necessitar de suplementação após o parto. Essas mulheres podem descontinuar a levotiroxina, especialmente quando a dose for ≤ 50 μg. Caso a levotiroxina seja descontinuada, nova dosagem de TSH deve ser realizada em 6 semanas.

Toda puérpera positiva para anti-TPO deve ter seu TSH avaliado após 3 e 6 meses do parto, pelo risco de tireoidite pós-parto.

Tireoidite pós-parto

Das mulheres, 10% desenvolvem tireoidite pós-parto. A presença de anti-TPO aumenta em 27 vezes a chance de desenvolver a condição (prevalência de 33 a 60% nesses casos), que é muito rara em mulheres sem autoanticorpos tireoidianos (90% das mulheres com tireoidite pós-parto têm anti-TPO positivo). A presença de diabetes tipo 1 aumenta esse risco em 3 vezes. Por isso, as pacientes de risco devem ter seu TSH dosado em 3 e 6 meses pós-parto. Outros fatores de risco incluem tabagismo, história familiar e genética.

A presença de anti-TPO geralmente causa uma inflamação do tecido tireoidiano, com infiltração linfocitária, gerando certo grau de tireoidite subclínica, que, com o término da gestação, pode causar exacerbação da imunidade e tireoidite clínica. A tireoidite pós-parto é induzida por uma descarga de autoimunidade que pode acontecer em até 1 ano após o parto, e pode ser caracterizada pela presença de tireotoxicose (com captação na cintilografia próxima de zero), hipotireoidismo, ou hipertireoidismo seguido de hipotireoidismo.

A apresentação clássica passa por três fases:

- Tireotoxicose (1 a 6 meses): por liberação de hormônio pré-formado da glândula (cintilografia com glândula fria, mas idealmente deve-se evitar fazer cintilografia, já que a mulher vai amamentar e esse exame contraindica amamentação). Geralmente, acontece nos primeiros 2 meses após o parto, mas pode acontecer até 1 ano depois. A sintomatologia é bem mais leve do que a do hipertireoidismo de Graves, incluindo um pouco de irritabilidade, fadiga, palpitações e intolerância ao calor. Das mulheres, 30% são assintomáticas nessa fase e somente 20% das pacientes passam por ela
- Hipotireoidismo transitório (geralmente entre 3 e 8 meses, mais comumente no sexto mês): cerca de 40 a 45% das mulheres terão sintomas (intolerância ao frio, pele seca, dores, fadiga, perda de energia e de concentração) e 20 a 25% passam por essa fase sem sintoma nenhum. Ainda é muito controverso se o hipotireoidismo pós-parto tem alguma relação ou não com depressão pós-parto. No entanto, o consenso da ATA indica fazer uma avaliação de TSH, T4 livre e anti-TPO em todas as puérperas com depressão pós-parto para excluir esse possível fator contribuinte
- Eutireoidismo (entre 9 e 12 meses): a maioria das mulheres volta para a função tireoidiana normal no final do primeiro ano de puerpério, mas 10 a 20% das mulheres podem ficar com hipotireoidismo permanente.

Algumas mulheres passam pelas três fases, algumas só pela fase de tireotoxicose e outras só pela fase de hipotireoidismo. É possível que haja permanência do hipotireoidismo em alguns casos, por isso deve-se manter o monitoramento com um TSH anual. Altos títulos de autoanticorpos, glândula bastante hipoecogênica (muita infiltração inflamatória) e hipotireoidismo acentuado são fatores de risco para hipotireoidismo permanente.

O tratamento da tireoidite pós-parto deve ser apenas sintomático, uma vez que ele é transitório. Indica-se betabloqueador na fase de tireotoxicose sintomática (uso sempre por no máximo 2 meses, pois é uma fase transitória) e levotiroxina na fase de hipotireoidismo se o TSH for > 10 ou se a mulher planeja engravidar novamente nesse período. É importante monitorar e avaliar se a função tireoidiana volta ao normal ou desenvolve hipotireoidismo permanente. Pacientes que já tiveram tireoidite pós-parto deveriam ter uma dosagem de TSH a cada 2 meses durante o primeiro ano pós-parto e anual pelos próximos 5 a 10 anos, pelo risco de desenvolverem hipotireoidismo permanente neste período.

É importante saber diferenciar a 1ª fase da tireoidite pós-parto de uma puérpera com doença de Graves, que tem quadro clínico bem mais sintomático, bócio maior, vascularização maior, TRAb positivo, pode ter oftalmopatia e tem cintilografia com glândula difusamente hipercaptante. A relação T3/T4, na doença de Graves, geralmente é > 20. Nesses casos, a mulher deve ser sempre tratada.

Estudos têm demonstrado dados conflitantes sobre a suplementação com selênio (50 a 200 μg/dia) com autoimunidade tireoidiana. O estudo de Negro et al. mostrou redução na frequência de tireoidite pós-parto e nos níveis de anti-TPO, mas os níveis de iodo urinário não foram mensurados – um importante viés, pois eles influenciam os efeitos do selênio. Por outro lado, um estudo britânico com gestantes com leve deficiência de iodo não apresentou diferença na autoimunidade tireoidiana sob reposição de selênio. Pesa também o fato de a reposição de selênio poder aumentar o risco para diabetes melito tipo 2. Por essas razões, na comparação entre risco e benefício, atualmente não é recomendada a suplementação de selênio de rotina para gestantes com anti-TPO positivo.

Nódulos tireoidianos na gestação

A prevalência de nódulos tireoidianos em mulheres é muito alta, sendo de aproximadamente 5% de nódulos palpáveis e aproximadamente 20% de nódulos detectáveis à USG. Essa prevalência aumenta com a idade e a paridade. A gestação é um fator de risco para crescimento de nódulos tireoidianos preexistentes e também para o surgimento de novos nódulos.

Uma vez diagnosticado um nódulo tireoidiano na gestante, sua abordagem inicial será a mesma de um nódulo em mulher não gestante, exceto a realização de cintilografia, contraindicada na gestação. Nódulos tireoidianos suspeitos, principalmente se acima de 1 cm, podem ser puncionados durante a gestação. A diferença será o momento ideal para abordagem cirúrgica, caso esteja indicada.

Resultados Bethesda III devem ser repuncionados após o parto. A avaliação molecular não está recomendada durante a gestação. Caso seja Bethesda IV-VI (com indicação cirúrgica), pode-se optar por operar no segundo trimestre da gestação, quando o risco é menor para a mãe e para o feto, ou por aguardar o término da gestação e operar apenas depois do parto, se o nódulo for de risco baixo. Não há diferença no prognóstico entre operar no 2º trimestre ou após o término da gestação, no caso de carcinomas papilíferos de histologia menos agressiva (variantes clássica ou folicular). No caso de tumores mais agressivos, como medular, anaplásico, oncocítico, histologias mais agressivas de papilíferos, nódulos que estão apresentando crescimento rápido ou presença de linfonodos cervicais malignos, ser deve-se fazer o procedimento no 2º trimestre, mantendo-se um TSH suprimido < 0,1 mUI/ℓ até a data da cirurgia. Em caso de nódulo suspeito para neoplasia folicular, pode-se deixar para operar no pós-parto ou no 2º trimestre, dependendo do crescimento e da vontade da gestante.

Se a escolha for por operar um carcinoma papilífero de tireoide apenas após o término da gestação, deve-se acompanhar com ultrassonografia (USG) de tireoide a cada trimestre, para avaliar o crescimento do tumor e o aparecimento de linfonodos. Caso haja crescimento de > 50% no volume ou de > 20% em pelo menos dois diâmetros ou aparecimento de linfonodos acometidos, deve-se optar pela realização da tireoidectomia durante a própria gestação. Caso contrário, deve-se proceder à supressão tumoral com levotiroxina, visando manter TSH de 0,1 a 0,5 mUI/ℓ (segundo consenso da ATA) durante a gestação até o momento da cirurgia.

Já nas pacientes com diagnóstico de carcinoma diferenciado de tireoide prévio, que engravidam ao longo do seguimento, deve-se manter o TSH suprimido com os mesmos alvos estabelecidos se não estivessem gestantes (TSH de 0,5 a 2 mUI/ℓ caso seja paciente de baixo risco; TSH de 0,1 a 0,5 mUI/ℓ se for paciente de alto risco, mas sem doença clinicamente nem laboratorialmente evidente; TSH < 0,1 mUI/ℓ em casos de doença clinicamente evidente, segundo o consenso da ATA).

A RIT não pode ser realizada em gestante, lactante, nem em mulher que queira engravidar nos próximos 6 a 12 meses. A lactação deve ser suspensa 1 a 2 meses antes do radioiodo, para evitar acúmulo na mama e futuro câncer de mama na lactante.

Rastreio de tireoidopatia na gestação

Indica-se medida de TSH nas mulheres com:

- Sinais ou sintomas de tireoidopatia
- Antecedente de hipo, hiper ou tireoidite pós-parto
- Cirurgia tireoidiana prévia
- Irradiação cervical prévia
- Bócio
- Diabetes tipo 1 ou outra doença autoimune
- Autoanticorpos tireoidianos conhecidos previamente
- História familiar de tireoidopatia
- Paciente em investigação de infertilidade, abortamentos de repetição (dois seguidos ou pelo menos três abortos na vida) ou partos prematuros
- Obesidade mórbida (IMC ≥ 40 kg/m^2)
- Mulheres acima de 30 anos
- Residente em área com deficiência moderada a grave de iodo
- Mulheres tratadas com amiodarona, lítio ou expostas a contraste iodado nas últimas 6 semanas.

Estudos sugerem fortemente um aumento no risco de perda de gravidez associado a concentrações elevadas de TSH materno, especialmente quando associado ao anti-TPO. Da mesma maneira, a disfunção tireoidiana é uma condição prevalente que pode ser diagnosticada com testes baratos e prontamente disponíveis. No entanto, a eficácia da terapia com levotiroxina ainda não foi demonstrada de modo conclusivo. É importante ressaltar que muitos argumentaram que o rastreamento para disfunção tireoidiana deve ocorrer muito cedo na gravidez (p. ex., 4 a 7 semanas de gestação) para maximizar benefícios potenciais do tratamento com levotiroxina sobre as taxas de perda de gravidez e possivelmente desenvolvimento neurocognitivo.

Não há evidências suficientes para recomendar ou contraindicar triagem universal para função tireoidiana em gestantes.

Leitura recomendada

Abalovich M, Amino N, Barbour LA, Cobin RH, De Groot LJ, Glinoer D et al. Management of thyroid dysfunction during pregnancy and postpartum: an Endocrine Society Clinical Practice Guideline. J Clin Endocrinol Metab. 2007;92 (8 Suppl):S1-S47.

Alexander EK, Marqusee E, Lawrence J, Jarolim P, Fischer GA, Larsen R. Timing and magnitude of increases in levothyroxine requirements during pregnancy in women with hypothyroidism. N Engl J Med. 2004;351(3):241-49.

Alexander EK, Pearce EN, Brent GA, Brown RS, Chen H, Dosiou C et al. 2017 Guidelines of the American Thyroid Association for the Diagnosis and Management of Thyroid Disease During Pregnancy and the Postpartum. 2017;27(3):315-89.

Andersen SL, Olsen J, Wu CS, Laurberg P. Birth defects after early pregnancy use of antithyroid drugs: a Danish nationwide study. J Clin Endocrinol Metab. 2013;98(11):4373-81.

Glinoer D. The regulation of thyroid function in pregnancy: pathways of endocrine adaptation from physiology to pathology. Endocr Rev. 1997;18(3):404-33.

Mandel SJ, Larsen PR, Seely EW, Brent GA. Increased need for thyroxine during pregnancy in women with primary hypothyroidism. N Engl J Med. 1990;323(2):91-6.

Momotani N, Noh J, Oyanagi H, Ishikawa N, Ito K. Antithyroid drug therapy for Graves' disease during pregnancy: optimal regimen for fetal thyroid status. N Engl J Med. 1986;315(1):24-8.

Negro R. Significance and management of low TSH in pregnancy. In: Lazarus J, Pirags V, Butz S, editors. The thyroid and reproduction. Nova York: Georg Thieme Verlag; 2009. p. 84-95.

Negro R, Formoso G, Mangieri T, Pezzarossa A, Dazzi D, Hassan H. Levothyroxine treatment in euthyroid pregnant women with auto-immune thyroid disease: effects on obstetrical complications. J Clin Endocrinol Metab. 2006;91(7):2587-91.

Negro R, Schwartz A, Gismondi R, Tinelli A, Mangieri T, Stagna-ro-Green A. Increased pregnancy loss rate in thyroid antibody negative women with TSH levels between 2.5 and 5.0 in the first trimester of pregnancy. J Clin Endocrinol Metab. 2010;95(9): E44-E48.

Sgarbi JA, Teixeira PFS, Maciel LMZ, Mazeto GMFS, Vaisman M, Montenegro Junior RM et al. The Brazilian consensus for the clinical approach and treatment of subclinical hypothyroidism in adults: recommendations of the thyroid Department of the Brazilian Society of Endocrinology and Metabolism. Arq Bras Endocrinol Metabol. 2013;57(3):166-83.

Stagnaro-Green A, Abalovich M, Alexander E, Azizi F, Mestman J, Negro R et al. Guidelines of the American Thyroid Association for the diagnosis and management of thyroid disease during pregnancy and postpartum. Thyroid. 2011;21(10):1081-125.

Stricker R, Echenard M, Eberhart R, Chevailler M-C, Perez V, Quinn FA et al. Evaluation of maternal thyroid function during pregnancy: the importance of using gestational age-specific reference intervals. Eur J Endocrinol. 2007;157(4):509-14.

Wing DA, Millar LK, Koonings PP, Montoro MN, Mestman JH. A comparison of propylthiouracil versus methimazole in the treatment of hyperthyroidism in pregnancy. Am J Obstet Gynecol. 1994;170(1 Pt 1):905.

Capítulo 69

Amiodarona e Tireoide

Introdução

Um comprimido de 200 mg de amiodarona contém 75 mg de iodo (37% da molécula de amiodarona é composta de iodo). Desse iodo, 10% encontra-se sob a forma livre (iodeto), ou seja, apenas um comprimido de amiodarona já oferece mais de 100 vezes sua ingestão diária recomendada, que é de 0,15 a 0,30 mg/dia. O pico sérico da amiodarona ocorre em 4 a 6 horas após sua ingestão, e sua meia-vida é de cerca de 40 dias. Portanto, por ser uma fonte rica em iodo, ela pode ser causadora dos efeitos Jod-Basedow ou Wolff-Chaikoff.

A amiodarona causa doença tireoidiana em 20% dos seus usuários, incluindo hipotireoidismo, hipertireoidismo ou tireoidite. Pode causar toxicidade tireoidiana e autoimunidade contra a glândula. Por esse motivo, recomenda-se avaliar a função tireoidiana no início do tratamento e após 1, 3 e 6 meses de uso do medicamento. A seguir, os testes de função tireoidiana devem ser realizados a cada 3 a 6 meses durante o tempo de uso da amiodarona.

A dronedarona (Multaq®) é um antiarrítmico estruturalmente relacionado com a amiodarona, mas livre de iodo, que é o responsável pelos efeitos adversos da amiodarona na tireoide, e está aprovada para o tratamento de fibrilação atrial, mesmo sendo menos efetiva que a amiodarona. Nos estudos controlados, não foi observado aumento de efeitos adversos tireoidianos relacionados com a dronedarona.

Hipotireoidismo induzido por amiodarona

Pela alta carga de iodo, o uso de amiodarona pode desencadear o efeito Wolff-Chaikoff (bloqueio da organificação do iodo), causando hipotireoidismo. Esse efeito ocorre sobretudo em mulheres que vivem em áreas deficientes em iodo, principalmente se tiverem anti-TPO positivo. Devido ao efeito Wolff-Chaikoff, a tireoide se adapta à sobrecarga de iodo, inibindo a organificação do iodo e reduzindo a taxa de produção do hormônio tireoidiano, resultando no aumento do TSH. A curto prazo, ocorre redução na produção e depuração de tiroxina (T4), além da inibição do transporte intracelular de T4 e redução da atividade da deiodinase hipofisária tipo 2, com a consequente diminuição da triiodotironina (T3) intracelular. Por isso, durante seu uso pode haver redução sérica de T3, com aumento de T4 e T3 reverso e pequeno aumento de TSH durante os três primeiros meses de uso (efeito adaptativo), que simula um hipotireoidismo subclínico e não precisa ser tratado. Após 3 meses de terapia, a tireoide escapa do efeito Wolff-Chaikoff e a normalização de T4 e TSH é esperada.

Acredita-se que, nesses casos, o excesso de iodo decorrente dos comprimidos de amiodarona cause o efeito Wolff-Chaikoff em uma glândula previamente já danificada pela tireoidite de Hashimoto e, por isso, a tireoide não consegue fabricar triiodotironina (T3) e tiroxina (T4) adequadamente.

Os sintomas de hipotireoidismo não diferem daqueles de outra etiologia, mas é importante mencionar que o hipotireoidismo grave pode predispor ao aumento na suscetibilidade ventricular a arritmias com risco de vida (p. ex., *torsade de pointes*).

O metabólito da amiodarona (DEA, desetilamiodarona) reduz a ligação dos hormônios tireoidianos ao receptor alfa 1 (cardíaco), reduzindo a ação dos hormônios tireoidianos no coração. Dessa maneira, a amiodarona ajuda a reduzir a frequência cardíaca e sua suspensão repentina pode causar elevação da frequência cardíaca, tanto pelo aumento de T3 (pelo desbloqueio das deiodinases tipo 1 e 2) quanto pela maior ligação de T3 aos receptores alfa cardíacos (TR alfa), podendo causar a exacerbação da doença cardíaca.

O hipotireoidismo induzido por amiodarona é facilmente tratado com levotiroxina e não há necessidade de descontinuar a amiodarona, se considerado essencial para o manejo da doença cardíaca. É recomendado que a dose de levotiroxina seja ajustada com o objetivo de normalizar os níveis de T4L e T3L e manter o nível de TSH próximo do limite superior de referência (terço superior da faixa normal) para evitar o risco de tratamento excessivo.

O tratamento do hipotireoidismo subclínico pode ser desnecessário em alguns casos, principalmente em idosos, tendo em vista o potencial aumento de risco de eventos cardiovasculares. Nesse cenário, deve-se avaliar a função tireoidiana a cada 4 a 6 meses, pois existe o risco de progressão para franco hipotireoidismo.

Tireotoxicose induzida por amiodarona

A amiodarona pode causar o efeito Jod-Basedow (o excesso de iodo fornece substrato para a produção de hormônio tireoidiano), levando ao hipertireoidismo, também chamado "tireotoxicose induzida por amiodarona tipo 1" (TIA 1). Além disso, pode ter ação tóxica direta na tireoide, causando tireoidite com todas as suas fases habituais, incluindo a de tireotoxicose inicial, tireotoxicose induzida por amiodarona tipo 2 (TIA 2), que pode evoluir para um hipotireoidismo transitório ou permanente.

A amiodarona, portanto, pode levar à tireotoxicose por dois mecanismos: tireotoxicose induzida por amiodarona do tipo 1 e tipo 2. Na tireotoxicose induzida por amiodarona do tipo 1, ocorre um efeito semelhante ao Jod-Basedow pela oferta abundante de iodo, causando hiperfunção da glândula (grande produção de T3 e T4) e maior vascularização, detectada pela ultrassonografia com Doppler. Pacientes com doença de Graves subclínica, nódulos tireoidianos e provenientes de regiões carentes em iodo têm chance maior de desenvolver tireotoxicose tipo 1 por amiodarona. A cintilografia de tireoide pode apresentar captação baixa, normal ou alta em regiões carentes em iodo, enquanto em regiões suficientes em iodo, a captação de iodo é ausente e pouco auxilia na diferenciação da TIA 2. O tratamento deve ser feito com tionamidas ou tireoidectomia total (TT), se necessário. A radioiodoterapia (RIT) não é eficaz como tratamento para esses casos, pois a glândula está contaminada com iodo proveniente da amiodarona e, portanto, não captará o iodo radioativo ofertado. A glândula tireoide repleta de iodo torna-se menos responsiva às tionamidas, portanto, doses mais altas são necessárias (40 a 60 mg de tapazol ou doses equivalentes de propiltiouracil) por períodos de tempo mais longos que o habitual para atingir o eutireoidismo. O uso de perclorato de potássio ou perclorato de sódio auxiliam ao aumentar a sensibilidade e responsividade à tionamida, entretanto não estão disponíveis no mercado brasileiro.

Na tireotoxicose induzida por amiodarona do tipo 2, ocorre destruição da glândula (tireoidite destrutiva), com grande aumento de proteínas inflamatórias e de interleucina 6 (IL-6), liberação de hormônio pré-formado, captação baixíssima à cintilografia e vascularização pobre ao Doppler. O paciente geralmente não tem história de tireoidopatia prévia. Nesse caso, não adianta tentar tratamento com tionamidas, pois a produção hormonal já está baixa e o problema é a liberação de hormônios pré-formados. O tratamento deve ser feito com betabloqueador, prednisona 40 mg/dia (cerca de 7 dias) e suporte clínico. Geralmente, há melhora após alguns dias a semanas, mesmo sem a suspensão do medicamento. Pode evoluir para hipotireoidismo, assim como outros tipos de tireoidite.

As únicas tireoidites em que está indicado o uso de prednisona são a tireoidite por amiodarona tipo 2 e a tireoidite de DeQuervain, quando o paciente permanece com muita dor e muito sintoma cervical mesmo com o uso de anti-inflamatórios não esteroides (AINEs). Em outros tipos de tireoidite, como as indolores e a pós-parto, não está indicado o uso de corticoide na terapia.

Portanto, torna-se importante diferenciar os dois tipos de tireotoxicose induzida por amiodarona (Tabela 69.1), uma vez que os tratamentos devem ser diferentes. A cintilografia tem baixo valor diagnóstico em áreas suficientes em iodo, uma vez que tanto na TIA 1 quanto na TIA 2, a captação de iodo em 24 horas é baixa. As provas inflamatórias (principalmente IL-6) geralmente estão elevadas somente no tipo 2, enquanto bócio, presença de autoanticorpos tireoidianos e aumento de vascularização ao Doppler é característico do tipo 1. Alguns pacientes, entretanto, têm tireotoxicose por amiodarona indefinida por

TABELA 69.1 Tireotoxicose induzida por amiodarona.		
Características	**Tipo 1**	**Tipo 2**
Mecanismo	Aumento de produção de HT	Tireoidite destrutiva
Bócio/anticorpos	Frequentemente presentes	Geralmente ausentes
Vascularização ao Doppler	Aumentada	Diminuída
Captação de iodo/cintilografia	Baixa/normal/aumentada*	Baixa
IL-6	Normal	Aumentada
Remissão espontânea	Não	Possível
Hipotireoidismo subsequente	Não	Possível
Primeira linha de tratamento	Tionamidas	Corticoide oral
Tratamento definitivo da tireoide	Geralmente sim	Não

*Em áreas suficientes em iodo, a captação de iodo é sempre suprimida. *HT*, hormônios tireoidianos; *IL*, interleucina.

uma mistura desses mecanismos. Se um diagnóstico preciso não puder ser feito, duas abordagens são possíveis: a primeira é começar o tratamento com as tionamidas e betabloqueadores como na TIA 1 e, na ausência de melhora bioquímica dentro de um prazo curto (4 a 6 semanas), adiciona-se corticoide com a suposição de que um componente destrutivo também esteja presente sobreposto a um distúrbio tireoidiano subjacente; uma abordagem alternativa é iniciar com tionamidas e corticoterapia, o que pode expor um paciente cardiopata ao tratamento com corticoide.

A TIA pode ser uma condição perigosa, pois pode exacerbar anormalidades cardíacas preexistentes e está associada ao aumento de morbimortalidade, especialmente em idosos com disfunção de ventrículo esquerdo. Desse modo, o eutireoidismo deve ser alcançado o mais rápido possível, especialmente em pacientes com insuficiência cardíaca com fração de ejeção reduzida que apresentem piora da função cardíaca e pacientes com cardiopatia grave ou arritmias malignas. Nesses casos, quando não ocorre resposta ao tratamento clínico, pode-se propor a tireoidectomia total após a avaliação por equipe multiprofissional composta de endocrinologista, cardiologista, anestesiologista e cirurgião de cabeça e pescoço.

Não existe consenso sobre a decisão de continuar ou interromper a amiodarona em pacientes com TIA. Essa decisão deve ser individualizada com base no risco cardiovascular do paciente e tomada em conjunto por cardiologista e endocrinologista. Em pacientes com arritmias com risco de vida,

cardiopatia grave com prognóstico ruim e pacientes com TIA 2 (uma vez que essa forma é autolimitada), a amiodarona pode ser continuada, mas isso pode prolongar o tempo para atingir o eutireoidismo e aumentar o risco de recorrência.

Leitura recomendada

Basaria S, Cooper DS. Amiodarone and the thyroid. Am J Med. 2005;118(7):706-14.

Harjai KJ, Licata AA. Effects of amiodarone on thyroid function. Ann Intern Med. 1997;126(1):63-73.

Kahaly GJ, Bartalena L, Hegedüs L, Leenhardt L, Poppe K, Pearce SH. 2018 European Thyroid Association Guideline for the Management of Graves' Hyperthyroidism. Eur Thyroid J. 2018;7(4):167-86.

Loh KC. Amiodarone-induced thyroid disorders: a clinical review. Postgrad Med J. 2000;76(893):133-40.

Martino E, Bartalena L, Bogazzi F, Braverman LE. The effects of amiodarone on the thyroid. Endocr Rev. 2001;22(2):240-54.

Newman CM, Price A, Davies DW, Gray TA, Weetman AP. Amiodarone and the thyroid: a practical guide to the management of thyroid dysfunction induced by amiodarone therapy. Heart. 1998;79(2):121-27.

Ross DS. Amiodarone and thyroid dysfunction. UpToDate. Nov/2022.

Trohman RG, Sharma PS, McAninch EA, Bianco AC. Amiodarone and thyroid physiology, pathophysiology, diagnosis and management. Trends Cardiovasc Med. 2019;29(5):285-95.

Ursela S, Testa A, Mazzone M, Silveri NG. Amiodarone-induced thyroid dysfunction in clinical practice. Eur Rev Med Pharmacol Sci. 2005;10(5):269-78.

Tireoidites

Introdução

Tireoidite é uma inflamação da glândula tireoide que engloba uma variedade de doenças que podem ser classificadas em relação à presença ou ausência de dor ou de acordo com sua evolução clínica, em agudas, subagudas e crônicas. Os pacientes podem cursar com diversas alterações da função tireoidiana como hiper, hipo ou eutireoidismo e até mesmo evoluir de uma condição para outra. O diagnóstico é feito por meio das manifestações clínicas, dos exames laboratoriais e pela baixa captação de iodo radioativo nas 24 horas (RAIU/24 horas) pela glândula. O tratamento das tireoidites visa, sobretudo, à melhora dos sintomas e à restauração do eutireoidismo.

Tireoidites dolorosas

Tireoidite aguda

Também conhecida como tireoidite supurativa ou infecciosa. A tireoide é muito resistente aos processos infecciosos, uma vez que apresenta uma cápsula fibrosa protetora, alto conteúdo de iodo, presença de peróxido de hidrogênio e é altamente vascularizada com extensa drenagem linfática. Dessa maneira, a tireoidite aguda é uma condição rara, com casos descritos principalmente em pacientes imunodeprimidos e na presença de malformações cervicais (p. ex., cisto tireoglosso e persistência do seio piriforme).

A etiologia da infecção é bacteriana na maior parte dos casos (70%), incluindo *Staphylococcus aureus*, *Streptococcus pyogenes*, *Streptococcus pneumoniae*, *Salmonella* spp., *Pasteurella* spp. *e Treponema pallidum*, mas também pode ser causada por fungos (*Coccidioides immitis*, *Candida albicans*, *Aspergillus*, *Actinomycosis* e *Criptococcus*), micobactérias (*Mycobacterium tuberculosis*) e inclusive por parasitas. Pacientes com doença tireoidiana preexistente (neoplasia, tireoidite de Hashimoto ou bócio multinodular), anormalidades congênitas e imunodeprimidos (pessoas que vivem com AIDS e neoplasias avançadas) são mais suscetíveis. Neles, podemos encontrar infecção oportunista (*Pneumocystis jirovecii*).

Em crianças, a extensão direta da fístula do seio piriforme torna o lobo esquerdo suscetível à formação de abscessos. Nos adultos, a causa mais comum é a disseminação hematogênica ou linfática de uma infecção de vias respiratórias superiores.

As manifestações clínicas da tireoidite aguda costumam ter início agudo, com dor cervical (geralmente unilateral), que pode se irradiar para o ouvido ou a mandíbula, com formação de abscesso no local, febre, calafrios, odinofagia e disfagia. Casos mais graves podem evoluir para sepse. A função tireoidiana geralmente é normal, raramente há sintomas de tireotoxicose associados. Os exames laboratoriais mostram leucocitose e aumento de provas inflamatórias. Na ultrassonografia (USG), observa-se uma área focal dolorosa hipoecogênica, correspondente ao abscesso tireoidiano. O método diagnóstico definitivo e de escolha é a punção aspirativa por agulha fina (PAAF) guiada por USG com coleta de material para bacterioscopia e cultura. A cintilografia pode mostrar captação restrita na área envolvida.

O tratamento é realizado com antibioticoterapia parenteral, de preferência guiada pelo resultado da cultura e drenagem cirúrgica do abscesso. Caso não seja possível, pode ser feito tratamento empírico considerando os agentes mais comuns (oxacilina associada à cefalosporina de segunda ou terceira geração ou clindamicina). Até 16% dos pacientes podem apresentar recidiva após o tratamento. Na maioria dos casos, não há alteração permanente da função tireoidiana.

Em crianças, é recomendada a realização de exames de imagem para investigação de alterações anatômicas da região cervical. Na presença de fístula comunicante, como a do seio piriforme, os pacientes devem ser submetidos à correção cirúrgica.

Tireoidite subaguda

Também conhecida como tireoidite subaguda dolorosa, tireoidite granulomatosa, tireoidite de células gigantes e tireoidite de De Quervain. É uma desordem inflamatória autolimitada, associada a dor e sintomas sistêmicos, que pode durar de semanas a meses.

A tireoidite subaguda é a causa mais comum de dor na tireoide, sendo diagnosticada em até 5% dos pacientes com doença tireoidiana. Ocorre de forma mais comum em mulheres (5 vezes mais comum do que em homens) entre a 3ª e a 5ª década de vida. Parece haver uma predisposição genética, associada a antígenos de histocompatibilidade HLA-B35.

A etiologia ainda não é totalmente definida, mas parece estar relacionada com infecções virais que antecedem o quadro, e o antígeno viral ativa linfócitos que passam a atacar as células da tireoide.

O vírus da caxumba foi implicado em alguns casos; coxsackie (da família dos enterovírus), vírus influenza, vírus ECHO e adenovírus também podem ser agentes etiológicos. E, mais recentemente com a pandemia de covid-19, o coronavírus SARS CoV-2 esteve relacionado com inúmeros casos de tireoidite subaguda.

Pode haver pródromos de infecção viral, incluindo astenia, mal-estar geral, febre baixa e mialgia. Posteriormente, surge dor moderada na região cervical (geralmente difusa), com irradiação para o ouvido e a orofaringe, a glândula tireoide é tipicamente aumentada em 2 a 3 vezes e ocorre aumento de provas inflamatórias (PCR e VHS). Ocasionalmente, a condição pode ser indolor e se apresentar como febre de origem obscura.

Classicamente, a tireoidite subaguda dolorosa evolui em três fases:

- Fase tireotóxica: primeira fase, causada pela destruição das células foliculares com liberação dos hormônios pré-formados, podendo apresentar os sintomas de hipertireoidismo (agitação, palpitação, taquicardia, sudorese excessiva etc.). Nessa fase, observa-se elevação de tiroxina (T4) livre e triiodotironina (T3) e redução de hormônio tireoestimulante (TSH). O hipertireoidismo costuma cursar com síntese maior de T3 que o normal, enquanto as tireoidites costumam cursar com liberação muito maior de T4. Portanto, se disponível, podem-se dosar T3 e T4 totais para avaliar o valor dessa relação. Uma relação T3 (ng)/T4(μg) > 20 favorece o diagnóstico de hipertireoidismo, enquanto uma relação de T3/T4 < 20 favorece um diagnóstico de tireotoxicose por tireoidite. A cintilografia mostra baixa captação, e a USG, aumento difuso da tireoide e glândula hipoecogênica (pela grande quantidade de células inflamatórias), com reduzida vascularização. Essa fase regride após 2 a 6 semanas, mesmo sem tratamento
- Fase de hipotireoidismo: com a metabolização dos hormônios liberados e pela incapacidade de sintetizar novos hormônios devido à inflamação, surge a fase de hipotireoidismo, geralmente transitória, de duração variável. A maioria dos pacientes é assintomática. Nessa fase, observa-se aumento de TSH
- Fase de recuperação: após a cicatrização da glândula, a maioria dos pacientes retorna ao eutireoidismo e normaliza as provas de função tireoidiana.

Nem todos os pacientes vão apresentar as três fases da tireoidite subaguda e, muitas vezes, os sintomas de tireotoxicose ou de hipotireoidismo podem passar despercebidos.

Em alguns pacientes, nenhum tratamento é necessário. Entretanto, para a maioria, terapia analgésica é necessária até a remissão da dor. O tratamento é feito com anti-inflamatórios não esteroides (AINEs) por um período mínimo de 4 a 8 semanas. Caso não haja resposta rápida nos primeiros 2 a 3 dias ou nos casos mais graves, deve-se utilizar corticoides (prednisona 40 mg/dia). A melhora dos sintomas é dramática e serve como confirmação diagnóstica. Nos casos em que houver recidiva (20%), a medicação deve ser reiniciada. Se não houver resposta (alívio da dor) em 24 a 48 horas, deve-se pensar em outros diagnósticos. Após a resolução da dor e da hipersensibilidade local, inicia-se o desmame de corticoide por um período de 4 a 6 semanas. Os sintomas adrenérgicos, se intensos, devem ser tratados com betabloqueadores. Não há indicação para uso de tionamidas, uma vez que não há produção aumentada de hormônios, e, sim, liberação dos hormônios formados. A fase de hipotireoidismo deve ser observada e, na maioria dos casos, não há necessidade de tratamento. Hipotireoidismo permanente é incomum, mas é relatado que se desenvolve em até 15% de pacientes com tireoidite subaguda e podem desenvolver mais de 1 ano após a apresentação.

Tireoidite induzida por radiação

Aproximadamente 0,5 a 1% dos pacientes que são submetidos à terapia com radioiodo para hipertireoidismo desenvolve uma tireoidite pela radiação entre 5 e 10 dias após o procedimento. Os fatores de risco para desenvolvimento de tireoidite após radiação são as altas doses empregadas, principalmente em pacientes jovens e do sexo feminino. A glândula eventualmente sofre extensiva fibrose em seis a dezoito semanas.

A tireoidite por radiação também pode se desenvolver após terapia com radiação para tratamento de linfomas de cabeça e pescoço.

A rápida destruição do parênquima resulta em dor, aumento da sensibilidade e exacerbação da tireotoxicose pela liberação de hormônio já sintetizado. Um breve curso de anti-inflamatório não hormonal e, nos casos refratários, prednisona na dose 40 a 60 mg/dia aliviam a dor. Betabloqueadores frequentemente são necessários para atenuar os sintomas de tireotoxicose.

Tireoidites indolores

Tireoidite pós-parto

Caracteriza-se pela disfunção tireoidiana transitória ou permanente que ocorre no primeiro ano após o parto, causada por uma inflamação autoimune da glândula. Sua prevalência varia entre 1,1 e 21,1% no mundo, com uma estimativa de 14,6% das gestações no Brasil e de 40 a 70% quando anticorpo anti-TPO está presente. Pode ocorrer também após o aborto e a taxa de recorrência é alta (70%).

Ocorre a exacerbação de uma tireoidite autoimune, agravada pelo rebote imunológico que segue à imunossupressão parcial da gestação. Histologicamente, apresenta infiltração linfocítica ou destruição difusa (similar à tireoidite de Hashimoto e à tireoidite subaguda indolor).

O diagnóstico deve ser baseado no alto índice de suspeição. Portanto, mulheres com sintomas físicos ou psicológicos inespecíficos durante o primeiro ano pós-parto devem ser investigadas.

A forma mais comum de apresentação (43% dos casos) é o hipotireoidismo não precedido de tireotoxicose. A tireotoxicose isolada ocorre em 32% dos casos e, em 25%, ocorre tireotoxicose seguida de hipotireoidismo. A fase de tireotoxicose ocorre entre 1 e 6 meses após o parto e é importante diferenciá-la da doença de Graves.

O tratamento do tireotoxicose envolve o alívio dos sintomas com betabloqueadores, embora seja necessário cuidado em mães que amamentam, porque os betabloqueadores são secretados no leite materno. As tionamidas não são úteis porque a causa do hipertireoidismo é a liberação de hormônio pré-formado secundário à destruição da glândula. Para hipotireoidismo, a levotiroxina está indicada se o TSH for > 10 mUI/ℓ ou se a mulher planeja engravidar novamente nesse período. É importante monitorar e avaliar se a função tireoidiana volta ao normal ou desenvolve hipotireoidismo permanente.

Tireoidite subaguda indolor

A tireoidite subaguda indolor é clínica e patologicamente semelhante à tireoidite pós-parto, mas ocorre na ausência de gestação. Possui provável etiologia autoimune (associação com HLADR3) e histopatologicamente se assemelha à tireoidite de Hashimoto com infiltrado linfocítico, mas sem fibrose, células de Hürthle e formação de folículos linfoides.

Geralmente, segue as mesmas fases clínicas descritas para a tireoidite de DeQuervain, mas sem dor ou sensibilidade alterada na tireoide e o tratamento é feito com sintomáticos se necessário.

Tireoidite de Hashimoto

A tireoidite de Hashimoto é a causa mais comum de hipotireoidismo com bócio nas áreas onde há suficiência de iodo. A incidência é de 0,3 a 1,5 casos por 1.000 pessoas por ano, sendo 15 a 20 vezes mais comum em mulheres entre 30 e 50 anos.

É considerada parte da doença tireoidiana autoimune, na qual se inclui a própria tireoidite de Hashimoto e a doença de Graves. São diferentes expressões clínicas do mesmo processo autoimune que reflete uma resposta imunológica particular de cada paciente. Ambas apresentam autoanticorpos contra tireoglobulina, tireoperoxidase e o receptor de TSH, o que nos leva a concluir que a doença tireoidiana autoimune pode ser vista com um espectro que abrange desde o hipertireoidismo até o hipotireoidismo.

Microscopicamente, existe um processo difuso consistindo na combinação da destruição das células epiteliais, infiltração linfocitária e fibrose. As células epiteliais remanescentes estão aumentadas de tamanho com características oxifílicas em seu citoplasma, as chamadas "células de Askanazy" ou "células de Hürthle". Os espaços foliculares estão reduzidos, e o coloide, ausente ou escasso. A fibrose pode se apresentar em graus variáveis, geralmente presente em lesões antigas, mas nunca com a intensidade da tireoidite de Riedel.

O diagnóstico diferencial inclui a tireoidite pós-parto, a tireoidite linfocítica indolor e a forma indolor da tireoidite subaguda.

O bócio frequentemente se desenvolve lentamente associado ao desenvolvimento gradual do hipotireoidismo. Em algumas ocasiões, é percebido pelo próprio paciente, mais frequentemente pelo médico em exame de rotina. O bócio é geralmente simétrico com aumento do lobo piramidal e de consistência firme.

Em 20% dos casos, sintomas moderados de hipotireoidismo já estão presentes, e entre 3 e 5% dos pacientes ao ano evoluem do hipotireoidismo subclínico ao manifesto. O hipotireoidismo atrófico é considerado a fase final de destruição autoimune da glândula e se apresenta na ultrassonografia com uma tireoide de tamanho reduzido, com contornos irregulares e mal definidos e com textura heterogênea em razão da fibrose intensa.

O hipertireoidismo pode ocorrer no início da doença como resultado de um processo inflamatório transitório devido à destruição da glândula ou pela presença de TRAb.

Geralmente, a progressão do eutireoidismo para o hipotireoidismo é considerada irreversível devido à destruição celular provocada pela doença. Porém, em um quarto dos pacientes, a função tireoidiana pode retornar ao normal com o passar dos anos. Isso pode estar relacionado com a presença inicial de elevados títulos de anticorpos bloqueadores do receptor de TSH que se reduzem com o passar dos anos.

O anticorpo antiperoxidase (anti-TPO), em geral, em alta titulação, está presente em 90 a 95% dos pacientes. O anticorpo antitireoglobulina (anti-Tg) é menos sensível e está presente em 20 a 50% dos pacientes. A associação de bócio difuso com hipotireoidismo e anticorpo positivo é virtualmente diagnóstica.

As indicações para o tratamento da doença de Hashimoto são bócio ou hipotireoidismo clínico, e deve-se realizar uma avaliação individualizada no paciente com hipotireoidismo subclínico com TSH entre 4,5 e 10 mUI/ℓ para se decidir sobre a entrada ou não da levotiroxina.

Tireoidite de Riedel

A tireoidite de Riedel é a manifestação local de um processo fibrótico sistêmico. Possíveis lesões associadas são: fibrose retroperitoneal e mediastinal, colangite esclerosante, pseudotumor orbitário e fibrose de parótidas e glândulas lacrimais.

É uma doença rara, representando 0,05% das tireoidectomias. Sua prevalência é maior no sexo feminino (3 a 4:1) e a média de idade ao diagnóstico é em torno de 50 anos. O mecanismo fisiopatológico ainda não foi definido. Pode tratar-se de uma desordem fibrótica idiopática ou fazer parte do novo grupo de doenças caracterizado por excesso de imunoglobulina G4 (IgG4).

Os sintomas se desenvolvem insidiosamente e estão relacionados principalmente com a compressão de estruturas adjacentes, incluindo traqueia, esôfago e nervos laríngeos recorrentes resultando em sintomas como: disfagia, dispneia, dificuldade na movimentação cervical, disfonia, rouquidão, tosse, além de massa cervical endurecida, indolor e aderente a estruturas vizinhas. A maioria dos pacientes não apresenta alteração na função tireoidiana, embora o hipotireoidismo na tireoidite de Riedel já tenha sido relatado.

A glândula tireoide fica moderadamente aumentada, dura como pedra, e geralmente assimétrica. A consistência da glândula e a invasão de estruturas adjacentes sugerem carcinoma, mas não há aumento dos linfonodos regionais. Os exames de imagem são inespecíficos: a cintilografia mostra captação diminuída e heterogênea; a USG costuma evidenciar áreas hipoecoicas devido à fibrose; a tomografia computadorizada (TC) revela melhor a extensão da lesão. O diagnóstico é confirmado pelo estudo anatomopatológico, que mostra fibrose intensa e infiltrado eosinofílico. Geralmente, a PAAF não fornece material suficiente para o diagnóstico. O diagnóstico diferencial é feito com a variante esclerosante da tireoidite de Hashimoto (infiltrado linfocitário predominante, sem extensão extratireoidiana), carcinoma anaplásico e linfoma de tireoide.

O tratamento é feito com glicocorticoides em altas doses no início (prednisona 80 a 100 mg/dia), seguido de doses de manutenção mais baixas, apesar de não haver consenso sobre o modo de tratar. O objetivo do corticoide é reduzir a produção de citocinas fibrosantes, e alguns pacientes apresentam redução do bócio. O tamoxifeno (10 a 20 mg/dia) em conjunto com a manutenção da prednisona ou como monoterapia possui relatos bem-sucedidos na literatura. Não há relato de receptores estrogênicos na tireoidite de Riedel e parece que a ação do tamoxifeno é induzir a produção de TGF-beta, um inibidor da proliferação de fibroblastos.

Outras medicações também já foram utilizadas com sucesso (micofenolato, por exemplo), mas, por ser uma doença rara, não há estudos sobre o melhor tratamento. Muitas vezes, o paciente precisa ser submetido a tratamento cirúrgico para alívio dos sintomas compressivos. Geralmente, procede-se à istmectomia para aliviar a pressão constritiva quando a tireoidectomia total não é possível. Devido à obliteração dos planos de clivagem pelo processo fibrótico, o risco de hipoparatireoidismo e lesão no nervo laríngeo recorrente tornam a intervenção cirúrgica ampla uma estratégia problemática.

Tireoidite induzida por drogas

A tireoidite é um efeito adverso incomum relacionado com o uso de medicamentos. A amiodarona é uma exceção importante e foi discutida no Capítulo 69, *Amiodarona e Tireoide*. A maior parte da tireoidite induzida por medicamentos parece ser devida à exacerbação induzida por drogas de uma doença autoimune previamente já existente. Esse efeito é compreensível com agentes que são administrados especificamente para modificar o sistema imunológico. Eles incluem IL-2, interferon alfa, fator estimulador de colônias de granulócitos (G-CSF) e os moduladores de terapia imunológica mais recentes, todos os quais podem precipitar tireoidite silenciosa. Isso também foi descrito com lítio e com o agonista de GnRH leuprolida, mas o mecanismo fisiopatológico é obscuro.

Interferon-alfa

O interferon-alfa (IFN-alfa) induz a produção de autoanticorpos e pode levar à ocorrência de doença tireoidiana autoimune.

Possui maior acometimento em mulheres e, principalmente, em pacientes que apresentam anticorpos anti-TPO positivos.

Existem três tipos de disfunção tireoidiana associados ao tratamento com IFN-alfa: hipotireoidismo autoimune (frequentemente subclínico), hipertireoidismo pela doença de Graves e tireoidite destrutiva. Essas anormalidades podem ocorrer em qualquer período durante o tratamento.

Aparentemente, a doença de Graves é a causa mais comum de tireotoxicose relacionado com o uso de IFN-alfa. Entretanto, a tireoidite destrutiva está presente em um terço dos pacientes, sendo necessário realizar o diagnóstico diferencial adequado.

A tireoidite ocorre frequentemente nas primeiras semanas do tratamento, ao mesmo tempo em que surgem autoanticorpos tireoidianos, principalmente anticorpo antitireoglobulina.

O quadro clínico geralmente é moderado, transitório e indolor sendo diagnosticada nos exames laboratoriais durante o acompanhamento do uso do IFN-alfa. A ultrassonografia com doppler demonstra ecogenicidade diminuída e vascularização reduzida e a cintilografia demonstra baixa captação de iodo.

Antes de se iniciar a terapia com IFN-alfa, deve-se avaliar a função e os anticorpos tireoidianos. A presença de disfunção tireoidiana prévia não é uma contraindicação ao tratamento, mas ele só deve ser iniciado após sua correção.

O acompanhamento deve ser realizado com a avaliação do TSH a cada 8 a 12 semanas. Quando a tireoidite destrutiva for diagnosticada e o tratamento com betabloqueadores for suficiente para controlar os sintomas, a terapia com IFN-alfa deve ser mantida. Entretanto, caso os sintomas persistam, deve-se suspender a terapia com IFN-alfa e reavaliar a função tireoidiana em 4 a 6 semanas, para possível reintrodução do IFN-alfa, caso ocorra remissão ou evolução para hipotireoidismo.

Lítio

Em pacientes com autoimunidade tireoidiana preexistente, o lítio pode elevar as concentrações séricas de autoanticorpos e levar ao hipotireoidismo subclínico ou manifesto.

Em contrapartida, a tireotoxicose tem sido descrita após uso prolongado da droga. Ocorre possivelmente pelos seus efeitos tóxicos diretos nas células tireoidianas ou por tireoidite subaguda indolor induzida pela droga.

Inibidores de tirosinoquinase

Tireoidite foi encontrada em associação com inibidores de tirosinoquinase, como sunitinibe e sorafenibe, administrados para uma variedade de tumores, incluindo tumores estromais gastrintestinais, carcinoma hepatocelular e carcinoma de células renais. Podem se apresentar como tireoidite subaguda com TSH suprimido como a principal manifestação inicial, mas depois progride para a destruição da glândula por meio de um mecanismo obscuro. Embora o imatinibe tenha sido associado a um aumento nas necessidades de levotiroxina em pacientes com hipotireoidismo (análogo aos efeitos da fenitoína, carbamazepina e rifampicina), essa alteração é independente da função tireoidiana.

Inibidores de *checkpoint* imune

Os inibidores das proteínas de *checkpoints*, tais como o nivolumabe, pembrolizumabe e ipilimumabe, fazem parte do atual arsenal de combate ao câncer. Em vez de atacarem diretamente as células neoplásicas, esse tipo de tratamento tem como princípio inibir a apoptose dos linfócitos T, possibilitando a proliferação e infiltração linfocitária nos tumores e potencializando, assim, o próprio organismo no combate das células cancerígenas.

A imunoterapia, no entanto, pode desencadear o aparecimento de toxicidades inflamatórias e efeitos adversos imunomediados, em consequência da inibição das proteínas de *checkpoints* e a proliferação de linfócitos T.

Esses efeitos imunomediados são geralmente reversíveis, mas podem ser fatais em alguns casos se não detectados de modo precoce e tratados adequadamente. Na literatura, os sistemas e/ou órgãos com maior acometimento são o sistema gastrintestinal (colite), a pele (dermatite), o fígado (hepatite), o pulmão (pneumonite) e o sistema endócrino (tireoidite, hipofisite, adrenalite). Convém ressaltar, ainda, que eles podem ocorrer mesmo após a descontinuação do medicamento, necessitando de uma vigilância por um longo período após o término da medicação.

As alterações tireoidianas (hipotireoidismo, hipertireoidismo e tireoidite), induzidas tanto por anticorpos contra PD-1, PDL-1 quanto por CTLA-4, tem uma prevalência de 6 a 20% de acordo com os ensaios clínicos em fase III. O hipotireoidismo, o hipertireoidismo e a tireoidite (apresentação mais incomum) podem ocorrer com o uso de agentes anti-PD-1 em até 19% dos casos, comparado com os 9% dos inibidores do CTLA-4.

A Sociedade Americana de Oncologia Clínica (SBOC) recomenda realizar a avaliação da função hormonal tireoidiana antes de cada ciclo do medicamento ou mensalmente, e a cada 6 a 12 semanas por 6 meses após completar o tratamento. A terapêutica indicada, na vigência de alteração tireoidiana, é a reposição de levotiroxina, no caso de hipotireoidismo, ou medicamentos sintomáticos, diante da tireotoxicose, além de adiar a aplicação da próxima dose do imunoterápico nos casos graves.

A Tabela 70.1 resume as principais tireoidites conforme suas principais características clínicas e laboratoriais descritas ao longo do texto.

TABELA 70.1 Principais tireoidites com suas características clínico-laboratoriais.

Tipo	Etiologia	Duração	Função tireoidiana	RAIU/24 horas	Anticorpo anti-TPO	Prevalência/Incidência
Tireoidite dolorosa						
Aguda	Infecção (não viral)	Aguda	Normal	Normal	Ausente	Indeterminado (raro)
Subaguda	Infecção (viral)	Subaguda	Hiper, hipo ou ambas, então normal	< 5%	Baixo ou negativo	4 a 5 casos por 100.000 pessoas
Radiação	Destruição do parênquima tireoidiano	Aguda	Hiper, hipo ou normal	< 5%	Ausente*	1% dos casos de doença de Graves com tratamento com I[131]
Tireoidite indolor						
Pós-parto	Autoimune	Subaguda	Hiper, hipo ou ambas, então normal	< 5%	Título elevado, persistente	5 a 7% de puérperas
Subaguda indolor	Autoimune	Subaguda	Hiper, hipo ou ambas, então normal	< 5%	Presente, persistente	10 a 15 casos por 100.000 pessoas
Hashimoto	Autoimune	Crônica	Normal ou hipo	Normal ou baixa	Título elevado, persistente	5 a 10%
Riedel	Fibrose	Crônica	Normal ou hipo	Normal ou baixa	Presente	Indeterminado
Amiodarona	Inflamação	Agudo ou subagudo	Hiper ou hipo	Baixa	Ausente	10%
Interferon-alfa	Inflamação	Agudo ou subagudo	Hiper ou hipo	Baixa	Positivo em 5 a 10%	10 a 15%
Interleucina-2	Inflamação	Agudo ou subagudo	Hiper ou hipo	Baixa	Positivo em < 10%	Indeterminado
Lítio	Autoimune	Agudo ou subgudo	Hiper, então normal, ou hipo	Baixa	Positivo em 33% dos casos	13 casos para 100.000 pessoas

*Pode estar presente se o paciente tiver doença de Graves. *RAIU*, captação do iodo radioativo; *TPO*, tireoperoxidase.

Leitura recomendada

Bindra A, Braunstein GD. Thyroiditis. Am Fam Physician. 2006;73(10): 1769-76.

Brahmer JR, Lacchetti C, Schneider BJ, Atkins MB, Brassil KJ, Caterino JM et al. Management of Immune-Related Adverse Events in Patients Treated with Immune Checkpoint Inhibitor Therapy: American Society of Clinical Oncology Clinical Practice Guideline. J Clin Oncol. 2018;36(17):1714-68.

Brent GA, Davies TF. Hypothyroidism and thyroiditis. In: Melmed S, Polonsky KS, Larsen PR, Kronenberg HM. Williams textbook of endocrinology. 12. ed. Philadelphia: Saunders; 2011.

Freitas MC, Torres MR, Nóbrega MBM, Ramos AJS. Tireoidites: diagnóstico e tratamento. In: Vilar L. Endocrinologia clínica. 5. ed. Rio de Janeiro: Guanabara Koogan; 2013.

Guerin CK. Riedel thyroiditis. Medscape; 2014.

Hennessey JV. Clinical review: Riedel's thyroiditis: a clinical review. J Clin Endocrinol Metab. 2011;96(10):3031-41.

Khatri A, Charlap E, Kim A. Subacute Thyroiditis from COVID-19 Infection: A Case Report and Review of Literature. Eur Thyroid J. 2021;9(6):324-28.

Pearce EN, Farwell AP, Braverman LE. Thyroiditis [published correction appears in N Engl J Med. 2003;349(6):620]. N Engl J Med. 2003;348(26):2646-55.

Samuels MH. Subacute, silent, and postpartum thyroiditis. Med Clin North Am. 2012;96(2):223-33.

Singer PA. Thyroiditis. Acute, subacute, and chronic. Med Clin North Am. 1991;75(1):61-77.

Slatosky J, Shipton B, Wahba H. Thyroiditis: differential diagnosis and management. Am Fam Physician. 2000;61(4):1047-54.

Sweeney LB, Stewart C, Gaitonde DY. Thyroiditis: an integrated approach. Am Fam Physician. 2014;90(6):389-96.

Torino F, Corsello SM, Salvatori R. Endocrinological side-effects of immune checkpoint inhibitors. Curr Opin Oncol. 2016;28(4): 278-87.

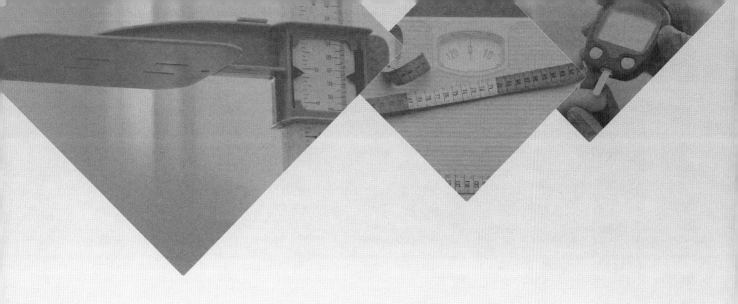

Parte 6

Parte Genética

Patrícia Sales

Conceitos em Genética

Introdução

O ser humano é formado por células, as quais são compostas de 46 cromossomos cada uma, 23 herdados da mãe e 23 herdados do pai. Cada cromossomo é uma dupla fita de ácido desoxirribonucleico (DNA), enrolada ao redor de várias proteínas conhecidas como histonas. Um cromossomo que não está se dividindo fica todo aberto, desenrolado, transcrevendo seus genes, como um barbante enorme. Quando a célula inicia o processo de divisão, os cromossomos se condensam. Na fase da divisão celular conhecida como metáfise é quando os cromossomos se encontram mais condensados, sendo por isso o melhor momento para vê-los separadamente na placa equatoriana.

Apenas 2% do nosso DNA é codificador de genes. O ser humano tem cerca de 30 a 35 mil genes. O *gene* é um segmento de uma molécula de DNA que contém o código para a produção dos aminoácidos da cadeia polipeptídica e as sequências reguladoras para a expressão, embora no genoma humano existam grandes sequências não codificantes. As sequências codificantes são chamadas "éxons". Elas são intercaladas por regiões não codificantes, chamadas "íntrons".

Cada gene é composto de uma sequência de nucleotídeos, formados por um açúcar, um fosfato e uma base nitrogenada. As bases nitrogenadas [adenina (A), citosina (C), guanina (G), uracila (U) no ácido ribonucleico (RNA) e timina (T) no DNA] se combinam de três em três, formando códons (trios de bases) que vão indicar a colocação de algum aminoácido na proteína que será sintetizada. A e G são as bases de purinas, e C, T e U são as bases de pirimidinas. Existem 64 possibilidades de códons diferentes, mas vários códons podem indicar a colocação de um mesmo aminoácido, de modo que só existem 20 tipos de aminoácidos diferentes. Por essa razão, diz-se que o código genético humano é degenerado ou redundante (pelo fato de vários códons poderem indicar um mesmo aminoácido).

A sequência de bases nitrogenadas do DNA codificará um RNA mensageiro (mRNA) composto de íntrons e éxons, processo conhecido como *transcrição*. Esse mRNA será processado (*splicing*) de modo a retirar todos os íntrons e condensar apenas os éxons e receber estruturas moleculares que tornem essa molécula mais estável, como a colocação de uma cauda "poli-A" (formada por uma sequência de adeninas) na posição 3′ terminal. Sem essa cauda poli-A, o mRNA fica instável e não consegue ser traduzido em proteína.

A maior parte dos reguladores do *splicing* situa-se em regiões intrônicas, mas alguns podem estar também em éxons, de modo que uma mutação em um éxon pode causar doença, mesmo sem modificar o aminoácido codificado, desde que seja capaz de afetar o *splicing*, formando um *splicing* alternativo.

Após o *splicing*, ocorre a *tradução* de mRNA, na qual um RNA ribossômico formará uma proteína a partir da sequência de bases nitrogenadas encontradas no mRNA. O primeiro códon (sequência de três bases nitrogenadas) do mRNA sempre vai ser o AUG, que codifica uma metionina, que sempre será o primeiro aminoácido de qualquer proteína. A sequência de aminoácidos vai se formando conforme cada códon do mRNA é traduzido, até que o RNA ribossômico encontre um códon de parada (há três tipos diferentes de códon de parada: UAA, UAG, UGA) e, então, a síntese proteica acaba. A sequência de bases que aparece antes do códon AUG iniciador é chamada "sequência de RNA *5′UTR*" (região 5 do RNA não traduzida) e a sequência de códons que vem após o códon de parada é chamada "sequência de RNA *3′UTR*" (região 3 do RNA não traduzida), e é composta de uma grande cauda de poli-A que dá estabilidade ao mRNA.

Existem mutações que podem afetar essas regiões não traduzidas, como mutações na cauda poli-A que podem causar instabilidade e degradação do RNA. Na região 5′UTR, uma pessoa normal tem cerca de 5 a 50 repetições de sequência CGC antes do primeiro éxon a ser traduzido. Na síndrome do X frágil, a pessoa apresenta muito mais códons CGC na região 5'UTR do mRNA, prejudicando seu processo de tradução.

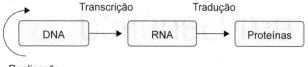

FIGURA 71.1 Dogma central da biologia celular. *DNA*, ácido desoxirribonucleico; *RNA*, ácido ribonucleico.

Após o fim da tradução, a proteína ainda vai sofrer algumas modificações conformacionais pós-traducionais, de maneira a mudar a sua arquitetura, o seu formato e a sua geometria e a adquirir a forma ideal para o seu melhor funcionamento.

Esses processos formam o dogma central da biologia celular: *replicação* do DNA, *transcrição* para mRNA e *tradução* para proteína (Figura 71.1).

Existe o processo de transformação do mRNA novamente em DNA, conhecido como *transcrição reversa*, processo realizado pela enzima transcriptase reversa, que não é encontrada nas células humanas, mas faz parte do código genético de alguns vírus, como o da imunodeficiência humana (HIV).

Mutação

As mutações são mudanças na sequência dos nucleotídeos do material genético de um organismo, como a troca de uma base nitrogenada por outra. Podem ocorrer espontaneamente ou induzidas por algum fator carcinogênico (como tabagismo, exposição solar, radiação, exposição a alguns tipos de alimentos ou outros fatores ambientais). As mutações podem ocorrer em nível genômico (perde-se ou ganha-se um cromossomo inteiro), cromossômico ou gênico.

Dependendo do tipo de mutação, pode ser que ela cause ou não um grande prejuízo funcional ao indivíduo. Mutações que não causam troca do aminoácido nem mudança no *splicing* (não acrescentam nem diminuem a quantidade de aminoácidos) são chamadas "mutações silenciosas" e não são causadoras de doença. Já as mutações não silenciosas, que causam mudança na sequência ou na quantidade de aminoácidos, podem originar uma proteína truncada ou defeituosa que não vai exercer sua função celular adequada. Porém, nem toda mudança de aminoácidos causa mudança de fenótipo. Algumas mutações precisam ser estudadas em nível celular e testadas para saber o seu real impacto sobre aquela célula.

Existe uma diferença entre os termos mutação e polimorfismo. Alguns autores consideram que mutação causa doença, enquanto polimorfismo, não. Outros consideram que mutação é uma alteração que está presente em menos de 1% da população, e polimorfismo está presente em mais de 1% da população. Enfim, não há um consenso. Pode-se falar no termo variante alélica quando se deseja referir ao conjunto completo, tanto as mutações quanto os polimorfismos, de modo a não se comprometer utilizando o termo errado. Atualmente, prefere-se falar em variantes alélicas raras e variantes alélicas comuns, independentemente de causarem doença ou não.

Alguns genes dispõem de locais específicos em que são mais suscetíveis a sofrer mutações. Esses locais são chamados "*hot spots*". Portanto, em algumas doenças genéticas em que a mutação ocorre em um gene que sabidamente já conta com *hot spots*, o estudo genético pode ser dirigido inicialmente ao estudo dessas regiões, onde mais provavelmente a mutação será encontrada. Já outros genes, que não têm *hot spots*, devem ser estudados por completo, sem dar preferência inicial a nenhum setor do gene, já que se sabe que todas as suas porções podem estar afetadas por uma mesma probabilidade, sem preferência por um ponto especificamente.

As mutações podem ser *germinativas* (se acontecem nos progenitores e são herdadas pelo descendente desde os gametas, que já estão mutados e, portanto, passam a mutação para todas as células do organismo da pessoa), *somáticas* (quando ocorrem apenas naquele indivíduo, em algum tecido específico que já foi formado e, portanto, não está presente nas suas células germinativas e não será transmitido para a sua descendência) ou *pós-zigótica* (quando ocorre no embrião recém-formado nos primeiros estágios da embriogênese, de modo que grande proporção das células do seu organismo terá a mutação presente, mas ela ocorreu após a fecundação, não estava presente nos seus progenitores, e ocorreu antes de os tecidos se diferenciarem).

De acordo com o tipo de mutação que causa determinada doença, as doenças genéticas podem ser classificadas em:

- Monogênicas: um único gene mutado explica toda a doença. Por exemplo: anemia falciforme
- Poligênica: existem vários genes mutados, que podem ser marcadores de suscetibilidade, e a manifestação da doença dependerá também de fatores do meio ambiente em que o indivíduo vive. Por exemplo: diabetes melito
- Anormalidades cromossômicas: alterações físicas em estrutura ou número dos cromossomos (deleção, inversão, translocação, trissomia). Envolve alteração em vários genes. Por exemplo: síndrome de Turner, síndrome de Klinefelter
- Herança mitocondrial: mutação do DNA mitocondrial. Por exemplo: síndrome de Kearns-Sayre
- Epigenética: ocorrem alterações bioquímicas, como metilação e acetilação nas regiões reguladoras dos genes, mudando a expressão gênica. Por definição, não há mutação, pois não ocorrem mudanças na sequência de nucleotídeos dos genes, mas eles estarão mais ou menos expressos de acordo com a alteração em sua região reguladora. Por exemplo: síndrome de Silver-Russell, síndrome de Prader-Willi.

Modelos de herança mendeliana

As doenças causadas por mutações germinativas vão ser herdadas e podem ser transmitidas para as próximas gerações, conforme o tipo de transmissão daquela doença.

Existem alguns tipos de transmissão: *autossômica* (em que a mutação se encontra em qualquer dos cromossomos, exceto nos sexuais X ou Y), *ligada ao X* (em que a mutação se encontra no cromossomo sexual X) e *herança mitocondrial* (em que a mutação está no DNA mitocondrial). As doenças autossômicas e ligadas ao X ainda podem ser classificadas como *dominantes*, nas quais um alelo mutado já é suficiente para expressão do fenótipo, ou *recessivas*, nas quais são necessários dois alelos mutados para expressão do fenótipo.

As Tabelas 71.1 e 71.2 mostram as principais características entre as doenças autossômicas ou ligadas ao X, dominantes ou recessivas.

TABELA 71.1 Doenças autossômicas.

Autossômica dominante	Autossômica recessiva
A maioria é heterozigota	Todos são homozigotos
Todo indivíduo afetado tem um pai biológico afetado	O indivíduo afetado geralmente tem pais saudáveis (portadores assintomáticos). Casamentos consanguíneos são mais frequentes
Não pula gerações	Pula gerações
Afeta igualmente homens e mulheres	Afeta igualmente homens e mulheres
O risco de transmissão para seus descendentes é de 50%	O risco de transmissão para a prole é de 25%
Irmãos não afetados não transmitem a doença para seus descendentes	Maior chance de irmãos serem afetados do que pais e até mesmo a prole
Exemplos: MODY, NEM-1, NEM-2, síndrome de Noonan, síndrome de VHL, síndrome de Li-Fraumeni	Exemplos: hiperplasia adrenal congênita, síndrome de Laron

VHL, síndrome de von Hippel-Lindau.

TABELA 71.2 Doenças ligadas ao X.

Ligada ao X dominante	Ligada ao X recessiva
A maioria das mulheres afetadas é heterozigota. Todos os homens afetados são hemizigotos	Todas as mulheres afetadas são homozigotas. Todos os homens afetados são hemizigotos. Mulher carreadora assintomática pode ser afetada se tiver desvio da inativação randômica do X (se inativar 80% dos cromossomos X sadios, por exemplo, e deixar os mutados em atividade)
Homem com a mutação: • Todas as filhas serão afetadas, independentemente de a mãe ser afetada ou não • Os filhos homens nunca receberão a mutação	Homem com a mutação: • Todas as filhas serão carreadoras assintomáticas • Os filhos nunca receberão a mutação
Mulher com a mutação: • 50% da prole (filho ou filha) serão afetados	Mulher afetada: • Todos os filhos serão afetados • 50% das filhas serão portadoras assintomáticas Mulher carreadora assintomática: • 50% dos filhos serão afetados • 50% das filhas serão carreadoras assintomáticas • Uma filha só será afetada se o pai tiver a mutação e a mãe for carreadora assintomática ou afetada
Mulheres são mais afetadas do que homens, mas a doença em homens tende a ser mais grave e letal	Doença é mais comum em homens (hemizigotos) – apesar de ser recessivo, basta um X afetado (que sempre recebeu da mãe – afetada ou portadora assintomática)
Não pula gerações	Pula gerações
Exemplo: raquitismo hipofosfatêmico ligado ao X (gene *PHEX*)	Exemplos: insensibilidade completa ou parcial aos androgênios (CAIS, PAIS), síndrome de Kallmann, deficiência de GH tipo 3, diabetes insípido nefrogênico, distrofia muscular de Duchenne, hemofilia

CAIS, síndrome de insensibilidade completa aos androgênios; *PAIS*, síndrome da insensibilidade parcial aos androgênios; *GH*, hormônio do crescimento.

Nas doenças com herança de transmissão mitocondrial, sabe-se que todo DNA mitocondrial de um indivíduo é herdado da mãe. Logo, uma mulher afetada transmite a doença para toda a sua prole (independentemente se for filho ou filha), enquanto um homem afetado não transmite nunca a doença. São doenças muito raras. Alguns exemplos são: diabetes melito de herança mitocondrial e síndrome de Kearns-Sayre (oftalmoplegia progressiva, degeneração pigmentar retiniana e bloqueio de condução cardíaca).

Nas doenças autossômicas dominantes, as mutações ocorrem geralmente por algum dos seguintes fenômenos:

• Efeito dominante negativo: uma proteína mutada impede a expressão ou o funcionamento de uma proteína normal que esteja sendo codificada pelo alelo sadio. Por exemplo:

síndrome da resistência aos hormônios tireoidianos, deficiência de hormônio do crescimento (GH)

• Haploinsuficiência: uma proteína sadia apenas não é o suficiente para manter um fenótipo normal. Por exemplo: mutação no gene *SHOX*, hipercalcemia hipocalciúrica familiar

• Perda de heterozigose: a pessoa já nasce com um alelo mutado e posteriormente na vida ocorre um *second hit* ao nível tecidual, de modo que a pessoa passa a ter ambos os alelos mutados naquele tecido. Por exemplo: neoplasia endócrina múltipla tipo 1 (NEM-1) e síndrome de Li-Fraumeni

• Mutação ativadora: a mutação de um alelo é capaz de causar hiperexpressão de uma proteína. Por exemplo: neoplasias endócrinas múltiplas tipo 2 (NEM-2).

Principais tipos de mutação

Mutações em nível genômico ou cromossômico

Alterações de número de cromossomos

- Aneuploidias: aumento ou perda de um ou mais cromossomos
  - Grandes deleções (del): síndrome de Turner (45,X → deleção de um cromossomo sexual – monossomia)
  - Grandes duplicações: síndrome de Klinefelter (47, XXY → duplicação de um cromossomo X); síndrome de Down (47, XX ou XY com trissomia do cromossomo 21)
- Euploidias: aumento de todo o genoma. Por exemplo: 3n (triploidia – 69 cromossomos), 4n (tetraploidia – 92 cromossomos). São extremamente raras e praticamente incompatíveis com a vida.

Alterações da estrutura dos cromossomos

- Deleções, duplicações e inserções de partes de cromossomos
- Rearranjos: troca de genes dentro de um mesmo cromossomo. A quebra pode ocorrer dentro de um gene e destruí-lo ou ocorrer de modo a transportar o gene inteiro para outro local do cromossomo onde ele será hiper ou hipoexpresso, dependendo do promotor que o anteceder em seu novo local. Por exemplo, ginecomastia por hiperexpressão do gene da aromatase. O gene sofre um rearranjo e vai para outro local do cromossomo onde a região promotora é hiperexpressa. Então, ele passa a ser hiperexpresso nos tecidos em que geralmente não deveria ser tão expresso
- Translocação: troca de material entre dois cromossomos diferentes. Se não houver perda de material genético (translocação balanceada), então normalmente não causará doença, a não ser que a quebra seja exatamente no meio de um gene ou a ligação do material no outro cromossomo formar um gene híbrido que produza uma proteína anômala. Se a translocação for não balanceada (com perda de material genético), poderá provocar perda funcional
- Inversões (Inv) paracêntricas: troca uma parte do braço curto com o braço longo. Muda a sequência dos genes dentro do cromossomo, mas não causa nenhum fenótipo
- Formação de isocromossomo: a divisão celular ocorre de modo errático, dois braços curtos são enviados para uma célula e dois braços longos para outra. Forma-se um gameta defeituoso que, se for fertilizado, pode formar um zigoto com três braços curtos e um longo, por exemplo.

Mutações em nível gênico (detectadas por sequenciamento de ácido desoxirribonucleico)

Variação no número de cópias

- Microdeleções (del)
- Microinserções
- Duplicações
- In-Del: deletam-se algumas bases nitrogenadas e acrescentam-se outras

  - *Frameshift*: deleção ou inserção de nucleotídeos em número não múltiplo de 3, que faz com que toda a sequência seguinte do gene seja perdida e todos os códons sejam modificados, de modo que a proteína é intensamente alterada, geralmente levando à formação de um *stop* códon precoce e uma proteína bastante comprometida e truncada
  - *Inframe*: mutação em três nucleotídeos (ou múltiplos de três) que causa alteração apenas de um ou poucos códons, mas não altera toda a sequência seguinte, que é preservada. Pode ser uma inserção, deleção ou troca, desde que ocorra em múltiplos de 3.

Mutações de ponto: polimorfismo de nucleotídeo único

O polimorfismo de nucleotídeo único, também chamado "SNP", se trata de uma troca de uma única base nitrogenada por outra. É o tipo de mutação mais comum, representa 90% da variabilidade genética entre os humanos. Ocorre em média em um a cada 300 pares de bases.

- Silenciosa (ou sinônima). Troca de um nucleotídeo que não muda o aminoácido que será colocado na proteína (o códon antigo e o códon atual codificam o mesmo aminoácido) nem o *splicing* da proteína (não causa *splicing* alternativo)
- *Missense*. Mutação de um nucleotídeo que altera o aminoácido que será colocado na proteína (o novo códon codifica um aminoácido diferente do códon antigo). Por exemplo: anemia falciforme
- *Nonsense*. Mutação de um nucleotídeo que gera um códon de parada precoce, induzindo que a proteína deixe de ser formada a partir daquele ponto
- *Sense*. Mutação de um nucleotídeo que faz com que o códon, que era de parada, deixe de sê-lo, de modo que a proteína se alonga mais do que deveria. É um tipo de mutação bastante rara.

Mutação em *splicing*

Geralmente, ocorre em alguma região intrônica, mas também pode acontecer em éxon (apesar de a maioria dos locais determinantes de *splicing* estarem em íntrons, alguns podem estar também em éxons). Faz com que o *splicing* seja diferente e acabe entrando algum íntron dentro da região codificadora, ou faz com que algum éxon, que deveria permanecer, saia da região codificadora da proteína, formando uma proteína diferente.

Repetições de sequência

- Microssatélites: repetição de sequência de dois a três nucleotídeos
- VNTR: repetição de sequência (*in tandem* de número variável) composta de mais de três nucleotídeos.

A quantidade de repetições de sequências em determinados locais do cromossomo é um fator com grande variação interindividual e muito útil para a identificação daquela pessoa pelo DNA, como nas pesquisas para identificação de indivíduos ou para teste de paternidade, por exemplo. Geralmente, esses microssatélites encontram-se em regiões não codificadoras, mas, às vezes, podem estar em regiões codificadoras e causarem um fenótipo determinado, por exemplo, a sensibilidade androgênica conforme a expressão do receptor de andrógenos.

Outro conceito importante é a definição de mutação conservadora e não conservadora. A primeira indica uma mutação de um nucleotídeo que faz com que haja troca no aminoácido, no entanto, funcionalmente, essa troca de aminoácidos não prejudicou o funcionamento da proteína, enquanto na segunda, essa troca de aminoácidos acarretou prejuízo funcional para aquela proteína.

Estratégias utilizadas na busca de mutações

Gene candidato

É a estratégia mais simples. Utilizada quando já se conhece a fisiopatologia da doença e a função do gene. Procura-se alguma mutação no próprio gene ou em suas regiões reguladoras.

Genome scan

Utilizado quando não se sabe qual gene deve ser o responsável por aquela doença. Faz-se uma pesquisa estatística que indique a probabilidade de cossegregação de uma doença com um determinado *locus* cromossômico.

É muito mais caro, pois necessita de um número muito grande de indivíduos para se examinar todos os cromossomos do genoma até encontrar uma região específica suspeita.

Reação em cadeia da polimerase

A reação em cadeia da polimerase, também chamada "PCR", é um método para amplificar alguma parte do DNA que se deseja estudar. Coloca-se o DNA dentro de um recipiente com um *primer* (que é previamente fabricado para se ligar ao início do gene que se quer estudar – *primer sense* – e ao final do gene que se quer estudar – *primer missense*). A solução de DNA e *primer* é submetida a temperaturas bem altas, que desligam as pontes de hidrogênio que mantêm a ligação entre as duas cadeias do DNA, separando-as. Depois coloca-se o DNA (já com as cadeias separadas), os *primers*, a enzima polimerase e vários nucleotídeos em uma temperatura ideal para o funcionamento da enzima DNA polimerase, que começará a sintetizar várias cadeias do gene em estudo (várias cópias).

É possível amplificar bastante esse gene (chamado "gene *template*"), que depois pode ser utilizado para outras análises, como o sequenciamento gênico.

Hibridização *in situ* com fluorescência

Existem sondas pré-fabricadas que são fluorescentes e se ligam a determinados genes ou áreas cromossômicas específicas. Ajudam a identificar a presença ou ausência de determinados genes no cariótipo da pessoa. É um pouco mais cara e mais trabalhosa que a reação em cadeia da polimerase. A hibridização *in situ* com fluresceína, também chamada "método FISH", pode ser realizada até mesmo em célula morta e não requer cultura celular para esse tipo de estudo, porque o cromossomo não precisa estar condensado para a análise.

Microarray

Hibridização genômica comparativa (CGH). Colocam-se em um recipiente vários genes já sequenciados (DNA *chip*: é um quadro onde ficam vários genes sabidamente clonados e identificados). Adiciona-se o DNA, cortado em vários pedaços, ao quadro do DNA *chip* e observa-se a ocorrência ou não do emparelhamento do DNA com os genes conhecidos (marcados com substância fluorescente).

Se houver alguma deleção ou duplicação de algum gene, o brilho no *scan* será maior ou menor para cada *probe* de cada gene especificamente conhecido e, portanto, é um bom método para identificar duplicações ou deleções de genes previamente conhecidos e diretamente pesquisados.

Estudo de microssatélites

São áreas do DNA em que há repetição sequencial de determinado nucleotídeo. Normalmente são áreas muito conservadas do DNA, e não costumam ficar dentro dos genes. Quando ficam, estão, em geral, em região intrônica. São de herança mendeliana.

Podem ser utilizados para pesquisas como teste de paternidade, identificação de indivíduos, presença de deleções gênicas, perda da heterozigose em tumores malignos (pesquisa os microssatélites que estão próximos ao p53), origem comum de mutações novas (pesquisa de um efeito fundador, avaliar origem e migração de populações), avaliação de doenças causadas por alterações no número de repetições dos microssatélites (como doença de Huntington), farmacogenética (em algumas doenças, o número de repetições dos microssatélites prediz a resposta a uma determinada medicação, com a possibilidade de um tratamento mais personalizado).

Para se estudar os microssatélites, coloca-se um *primer* para a área a ser investigada, amplifica-se a área do microssatélite e separa-se o produto conforme o peso molecular por meio de eletroforese. Então, realiza-se uma leitura óptica. Quanto maior o pico da leitora óptica, mais microssatélites a pessoa tem naquela área. Se houver só um pico, isso significa que é homozigoto (herdou do pai e da mãe a mesma sequência de microssatélites), se houver dois picos é porque há duas sequências diferentes de microssatélites.

Sequenciamento do gene

Colocam-se nucleotídeos marcados, cada um com uma cor diferente (vermelho, preto, azul, verde), e realiza-se uma eletroforese, seguida de leitura óptica, que consegue sequenciar todos os nucleotídeos de uma região específica do DNA. O resultado é visto sob a forma de ondas, cada onda de uma cor representando uma base nitrogenada (T vermelho, A verde, C azul, G preto).

Quando o indivíduo é heterozigoto, aparecem duas cores diferentes para aquele nucleotídeo. Compara-se o resultado com o gene de uma pessoa normal, buscando alterações em homo ou heterozigose. Se for diferente da pessoa normal, seria importante comparar a mutação encontrada com o banco de dados de *softwares* para saber se aquela mutação é descrita, se está presente em > 1% da população (ou seja, se é um polimorfismo) e se pode ser ou não causadora de doença.

Para grandes deleções, a técnica de sequenciamento genético não é boa, pois, nessa técnica, mostra-se a sobreposição das duas fitas de DNA. Se ambas forem idênticas, aparece só uma linha; se uma for diferente da outra, aparecem duas linhas separadas. Caso o gene inteiro esteja mutado, então só aparecerá um pico de leitura, como se ambos os alelos fossem iguais, quando na verdade só se enxerga um alelo.

Estudo de cromossomos

Para poder avaliar os cromossomos, é necessário avaliar células em processo de divisão celular, pois é na metáfise que os cromossomos estão mais condensados e pareados na linha equatorial, permitindo a melhor análise. Utilizam-se linfócitos do sangue periférico em cultura celular. Cada linfócito leva cerca de 72 horas para duplicar. Os cromossomos podem ser:

- Metacêntricos: braços do mesmo tamanho
- Submetacêntricos: braços curtos e longos (p *petit*; q, letra que vem depois do p, utilizada para os braços longos)
- Acrocêntricos: têm os braços curtos quase inexistentes por serem muito curtos (cromossomo Y).

Didaticamente, o cariótipo é dividido em sete grupos de cromossomos (A a G), conforme as características de cada cromossomo. O cromossomo X fica no grupo C, e, por isso, o homem tem apenas 15 cromossomos no grupo C, enquanto a mulher tem 16. O cromossomo Y fica no grupo G e, por isso, o homem tem cinco cromossomos no grupo G, enquanto a mulher tem quatro.

Para realizar um estudo cromossômico, o ideal é que se analisem no mínimo 30 células (para não se perderem os mosaicos) e se utilize a técnica de bandagem (bandeamento cromossômico), e não apenas o estudo com coloração convencional, dividindo os cromossomos conforme os grupos, pois a técnica de bandagem é bem mais específica.

No bandeamento cromossômico (técnica de bandagem), coloca-se uma tripsina e um corante nos cromossomos, de modo que cada um deles fica todo corado em bandas claras alternadas com bandas escuras, com um padrão específico para cada cromossomo. Com esse mecanismo, consegue-se diferenciar todos os cromossomos uns dos outros, conforme o padrão de bandas. Existem vários corantes que podem ser utilizados, e o mais comum é o Giemsa (nesse caso, fala-se em bandeamento G). De acordo com o grau de resolução da técnica, é possível ver cerca de 550 bandas em todo o cariótipo, mas resoluções maiores podem detectar até 1.000 bandas.

Outros conceitos importantes em genética

Alteração epigenética

É um fenômeno não mutacional, como uma metilação, ou uma modificação em uma histona, que modifica a transcrição de um determinado gene, que passa a ser hiper ou hipoexpresso, mas a sequência genética está íntegra, sem mutação na sequência.

Penetrância

O quanto uma pessoa com determinada mutação tem de chance de desenvolver aquela doença. Se a penetrância for de 100%, isso significa que todos os que tiverem a mutação terão a doença; se for de 50% quer dizer que metade dos indivíduos que têm a mutação terá a doença. A pessoa pode, por exemplo, ter a mutação, não desenvolver a doença, mas transmiti-la para seus filhos.

Variabilidade fenotípica (expressão variável)

A mesma mutação pode causar fenótipos de doença bastante variados (mas sempre causa algum fenótipo). A pessoa com a mutação tem a doença, que pode se manifestar de diversas maneiras. Por exemplo: NEM-1, síndrome de Li-Fraumeni.

Variante alélica

É uma variante do fenótipo habitual que tal mutação costuma acarretar. A mesma mutação que geralmente causa uma doença de um determinado tipo, às vezes, pode, em alguns indivíduos, manifestar-se de maneira um tanto peculiar. Por exemplo: hiperparatireoidismo familiar em pessoas com mutação do gene *MEN1*.

Fenocópia

O indivíduo apresenta um fenótipo característico da doença, geralmente dentro de um contexto familiar, mas sem o genótipo. Por exemplo: um indivíduo membro de uma família que segrega a mutação do gene *MEN1* desenvolve um hiperparatireoidismo esporádico, com ausência da mutação no seu sangue periférico.

Imprinting

É o nome dado ao fenômeno que ocorre com alguns genes (menos de 1% dos genes do nosso genoma), pelo qual a expressão gênica depende apenas de um dos alelos herdados (ou o do pai ou o da mãe, conforme o gene em questão), pois o outro gene sofre uma inativação e, portanto, não é expresso.

Leitura recomendada

Feero WG, Guttmacher AE, Collins FS. Genomic medicine – an updated primer. N Engl J Med. 2010;362(21):2001-11.

Guttmacher AE, Collins FS. Genomic medicine – a primer. N Engl J Med. 2002;347(19):1512-20.

Nussbaum RL, Mcinnes RR, Willard HF. Thompson & Thompson genética médica. 6. ed. Rio de Janeiro: Guanabara Koogan; 2002.

Ogino S, Gulley ML, den Dunnen JT, Wilson RB; Association for Molecular Pathology Training and Education Committee. Standard mutation nomenclature in molecular diagnostics practical and educational challenges. J Mol Diagn. 2007;9(1):1-6.

Pina-Neto JN. Genetic counseling. J Pediatr (Rio J). 2008;84(4 Suppl):S20-6.

University of Illinois at Chicago. Human genetics [cited 2014 February 22]. Disponível em: http://www.uic.edu/classes/bms/bms655/index.html

72 Neoplasia Endócrina Múltipla Tipo 1

Introdução

As neoplasias endócrinas múltiplas (NEM) são constituídas por um grupo de síndromes genéticas que incluem: neoplasias endócrinas múltiplas tipo 1 (NEM-1), tipo 2 (NEM-2), síndrome de von Hippel-Lindau, complexo de Carney e neurofibromatose.

Os principais genes responsáveis pelo desenvolvimento dessas síndromes já são conhecidos, como mostrado na Tabela 72.1. Dessas síndromes, a NEM-1 e a NEM-2 são as que apresentam a maior penetrância de tumores endócrinos.

Definição e fisiopatologia

A NEM-1 é uma síndrome de neoplasias múltiplas, endócrinas e não endócrinas, herdada de forma autossômica dominante, com penetrância de praticamente 100% aos 50 anos de idade (0% aos 5 anos, 50% aos 20 anos, 100% aos 50 anos). Apresenta igual incidência em ambos os sexos, em diferentes etnias e áreas geográficas. A prevalência estimada da NEM-1 é de 1:30.000 habitantes.

Ocorre por uma mutação germinativa (herdada) no gene supressor tumoral *MEN1*, localizado no *locus 11q13* e formado por dez éxons, dos quais apenas os últimos nove são transcritos. Esse gene foi identificado em 1997 e codifica uma proteína nuclear chamada MENIN, composta de 610 aminoácidos e responsável por uma série de funções, principalmente o controle do ciclo celular, desde a proliferação até a apoptose, a regulação da transcrição e a estabilidade do genoma. Ela age como supressora de tumores e, em sua ausência, ocorre aumento da tumorigênese.

Já foram identificadas mais de 1.300 mutações germinativas diferentes no gene *MEN1* em diferentes famílias com essa síndrome. As mutações podem ocorrer em qualquer localização desse gene, visto que ele não dispõe de *hot spot*; apesar de existirem nove áreas que concentram cerca de 20% das mutações, as outras 80% estão espalhadas por todo o gene. Isso implica que,

TABELA 72.1 Principais neoplasias endócrinas múltiplas.		
Síndrome	**Principais glândulas envolvidas**	**Gene responsável**
Neoplasia endócrina múltipla tipo 1 (NEM-1)	Paratireoides Hipófise anterior Pâncreas e duodeno	*MEN1*
Neoplasia endócrina múltipla tipo 2 (NEM-2)	Tireoide Paratireoides Adrenais	*RET*
Síndrome de Von Hippel-Lindau	Adrenais Pâncreas endócrino	*VHL*
Complexo de Carney	Tireoide Hipófise anterior Adrenais Gônadas	*PRKAR1A*
Neurofibromatose	Paratireoides Tireoide Adrenais	*NF1*

em um teste genético, o gene precisa ser todo estudado. As mutações são mais comumente deleções ou inserções em *frameshift* (41%), *nonsense* (23%) ou *missense* (20%).

Geralmente, a mutação em um dos alelos prejudica a produção da proteína MENIN, mas enquanto existir um alelo funcionante, não há desenvolvimento do fenótipo. Nas glândulas comumente afetadas (paratireoides, hipófise anterior, pâncreas e duodeno) ocorre, por mecanismos ainda desconhecidos, a perda do alelo normal devido a uma mutação somática adquirida ao longo da vida, levando à ausência da proteína ou à presença de uma proteína truncada, defeituosa, sem ação biológica nesses tecidos e, consequentemente, ao desenvolvimento do fenótipo. Esse mecanismo de doença é conhecido como *second hit* ou *perda da heterozigose*. Não se sabe por que motivo a segunda mutação ocorre preferencialmente nesses tecidos.

Sabe-se que 15% dos indivíduos com fenótipo característico de NEM-1 não apresentam mutação identificada no gene *MEN1*. Nesses casos, a mutação pode estar localizada em áreas não estudadas nos testes genéticos convencionais, como em regiões promotoras ou intrônicas não codificadas. Além disso, recentemente, outros genes foram identificados como responsáveis por alguns casos com apresentação clínica de NEM-1 e são denominados *P15*, *P18*, *P21* e *P27* (ou *CDKN1B*). Esses genes determinam o fenótipo de NEM-1 em menos de 2% dos casos.

A mutação é germinativa em 90% dos casos e, portanto, está presente em todas as células do indivíduo. Em 10% dos pacientes, ocorre uma mutação *de novo* (dessa maneira, não está presente nos pais, mas é capaz de ser transmitida para as próximas gerações).

Já foram encontradas mutações germinativas do gene *MEN1* em outras condições clínicas, como hiperparatireoidismo primário (HPP) familiar isolado (uma variante fenotípica da NEM-1 que cursa com acometimento apenas das glândulas paratireoides), e já foram encontradas mutações somáticas desse mesmo gene em adenomas de paratireoide, gastrinomas, carcinoides de pulmão, lipomas, tumores hipofisários, entre outros tumores esporádicos. Isso mostra a importância da proteína MENIN como supressora tumoral em diversos tecidos. Não se sabe por que alguns pacientes com a mutação desenvolvem NEM-1 e outros desenvolvem síndromes mais brandas, como o HPP familiar.

Como muitos tumores esporádicos também sofrem a mutação no gene *MEN1* (mas de forma somática), a melhor maneira de fazer o estudo genético de um paciente para detecção de NEM-1 é em células de tecido não tumoral [p. ex., captar ácido desoxirribonucleico (DNA) de leucócitos colhidos de sangue periférico]. Isso porque não adianta detectar a mutação no tecido do tumor, já que ela pode estar presente em tumores esporádicos, não indicando necessariamente a presença da síndrome.

Não existe correlação genótipo-fenótipo na NEM-1. Por isso, todos os indivíduos devem sofrer o mesmo tipo de rastreamento, independentemente de sua mutação. Além disso, ocorre grande variabilidade fenotípica, documentada por diferentes expressões e agressividades tumorais, tanto intra quanto interfamiliar. Ou seja, cada indivíduo pode ter um fenótipo bastante diferente de outro indivíduo, mesmo dentro de uma mesma família e tendo a mesma mutação.

Diagnóstico

O diagnóstico de NEM-1 pode ser *clínico*, definido pela presença de dois dos três acometimentos principais:

- HPP
- Tumores hipofisários
- Tumores êntero-pancreáticos.

Uma vez estabelecido o diagnóstico clínico, deve-se fazer a pesquisa genética, que pode detectar o gene mutado em 85% das vezes. Mesmo nos 15% de vezes em que não é possível encontrar a mutação, o diagnóstico não é excluído. O indivíduo portador de mutação germinativa no gene *MEN1* recebe o diagnóstico *genético* de NEM-1. Além disso, pode ser feito o diagnóstico *familiar* de NEM-1, caso haja um paciente com pelo menos um dos três acometimentos clássicos de tumores da NEM-1 e um parente de primeiro grau desse paciente já tenha diagnóstico confirmado de NEM-1.

Ao se fazer o diagnóstico clínico de NEM-1, deve-se classificar o indivíduo como:

- NEM-1 esporádico caso-índice: primeiro caso da família diagnosticado, sem mutação detectada
- NEM-1 familiar com apresentação esporádica (caso-índice): primeiro caso da família diagnosticado, com mutação detectada
- NEM-1 familiar: parente em primeiro grau de paciente com NEM-1, que tenha pelo menos um dos três acometimentos principais.

Há ainda o conceito de *fenocópia*, que é um parente de uma família que apresenta um dos três acometimentos principais, e portanto seria classificado como NEM-1 familiar, mas, ao realizar o teste genético, observa-se que essa pessoa não tem a mutação da família e, portanto, seu acometimento foi apenas uma coincidência, um caso esporádico. Ao se determinar que esse paciente é uma fenocópia e não um caso de NEM-1 verdadeiro, modifica-se todo o seu seguimento e, inclusive, o tipo de cirurgia, caso se vá operar um HPP, por exemplo.

Há, ainda, os pacientes com a síndrome chamada "PARAPIT", que consiste na associação, no mesmo indivíduo, de HPP e algum tumor hipofisário. Isso porque, dependendo da idade, o HPP pode ser bem comum e sua associação com algum tumor hipofisário, por exemplo, um prolactinoma, que também não é tão raro, pode acontecer eventualmente *ao acaso*, sem necessariamente ser uma doença de causa genética germinativa. Teoricamente, esses pacientes serão classificados clinicamente como NEM-1 esporádicos, pois têm dois dos três acometimentos. No entanto, quando é feito o estudo genético, consegue-se detectar a mutação no gene *MEN1* em apenas 7% desses casos.

Quadro clínico e acompanhamento

Hiperparatireoidismo primário

O HPP é a manifestação mais frequente e geralmente a mais precoce de NEM-1, apresentando penetrância entre 75 e 100% aos 50 anos em todas as grandes séries da literatura. É comum aparecer aos 20 a 25 anos, mas pode ser mais precoce. Por isso, o rastreamento inicia-se aos 8 anos e deve ser feito com dosagem sérica de cálcio e paratormônio (PTH) anualmente. Em geral, é a primeira manifestação clínica isolada ou em associação a outros tumores em 50 a 65% dos casos.

É causado, na maioria das vezes, por hiperplasia, ao contrário da população geral, em que 85% dos HPP são decorrentes de adenomas. Por isso, seu tratamento sempre dependerá da palpação e exploração das quatro glândulas, e não apenas da retirada da maior. Outra diferença em relação aos casos esporádicos é que a incidência é igual em ambos os sexos e apresenta maior prevalência de recidiva pós-tratamento cirúrgico. É muito importante realizar essa diferenciação, visto que a estratégia cirúrgica preconizada é bastante diferente nos pacientes com HPP esporádico ou associado à NEM-1.

O diagnóstico clínico e laboratorial nos pacientes com HPP por NEM-1 não será diferente daqueles com HPP esporádico. A indicação cirúrgica será prevalente, já que a maioria dos pacientes terá menos de 50 anos. Nesse caso, o procedimento cirúrgico deverá ser maior do que apenas a retirada de um adenoma de paratireoide único, que geralmente acontece nos casos de HPP esporádico não familiar. Portanto, duas abordagens cirúrgicas são preconizadas para o tratamento do HPP na NEM 1:

- Paratireoidectomia total com implante (autotransplante heterotópico) de fragmentos de paratireoide em antebraço não dominante
- Paratireoidectomia subtotal (exérese de pelo menos três glândulas), mantendo tecido paratireoideano viável em região cervical.

Os principais objetivos do tratamento cirúrgico dos casos de HPP nos pacientes portadores de NEM-1 são: evitar complicações ósseas e renais do hiperparatireoidismo primário (osteoporose, fraturas, nefrolitíase, insuficiência renal), manter normocalcemia por longo período e evitar os sintomas da hipercalcemia (poliuria, polidipsia, constipação intestinal, arritmias por encurtamento do QT, hipertensão, confusão mental, úlcera péptica), evitar hipocalcemia iatrogênica e outras complicações pós-operatórias e facilitar eventual cirurgia futura nos casos de recidiva da doença. Em média, 30% dos casos podem evoluir para hipoparatireoidismo pós-cirúrgico.

Em ambas as abordagens cirúrgicas, aproveita-se para realizar a timectomia profilática, com o objetivo de prevenir eventuais tumores carcinoides tímicos e retirar possíveis glândulas paratireoides ectópicas ou supranumerárias intratímicas (presentes em 6 a 20% dos pacientes com NEM-1). A timectomia é a única cirurgia profilática que se faz em paciente com NEM-1.

Nos pacientes com contraindicação para a realização de tratamento cirúrgico ou com falha nesse tratamento, deve-se considerar o tratamento clínico com o uso de calcimiméticos, como o cinacalcete.

Tumores êntero-pancreáticos

Esses tumores ocorrem em 70 a 80% dos pacientes com NEM-1. Os mais comuns são os não funcionantes. Dentre os funcionantes, os mais comuns são os gastrinomas. Há também os insulinomas (segundos mais comuns), glucagonomas, somatostatinomas, VIPomas e PPomas ou, menos comumente,

produtores de outros hormônios, como hormônio adrenocorticotrófico (ACTH) ou até peptídeo semelhante ao PTH (PTH-rp).

Na população geral (não portadora de NEM-1), 90% dos tumores pancreáticos são de pâncreas exócrino, e apenas 10% são de pâncreas endócrino (tumores neuroendócrinos de pâncreas). Destes, a maioria também é não funcionante, mas dentre os funcionantes os mais comuns são os insulinomas, diferente das NEM-1, nas quais os gastrinomas predominam.

Os tumores êntero-pancreáticos dos pacientes com NEM-1 são geralmente multicêntricos, podem variar desde micro até macroadenomas, e os maiores apresentam mais chance de malignidade e de desenvolvimento de metástases. Não há marcadores bioquímicos preditores de malignidade. Apesar de a grande maioria se tratar de tumores bem-diferenciados, eles geralmente têm comportamento maligno, com capacidade para disseminação linfonodal, hepática e a distância. Podem aparecer em qualquer região do pâncreas ou do duodeno, e são a principal causa de mortalidade nessa síndrome.

Muitos já se apresentam ao diagnóstico com tamanho maior que 2 cm e com marcador histológico de proliferação Ki67 > 2%. O Ki67 é um importante marcador de proliferação celular, e valores elevados estão relacionados com maior risco de malignidade. Os tumores neuroendócrinos podem ser classificados em relação ao risco de malignidade e pior prognóstico em G1, G2 ou G3, conforme Ki67 seja < 2%, 2 a 20% ou > 20%. Exceto nos insulinomas, cuja grande maioria é benigna (90%), nos outros tipos de tumores o risco de malignidade é bem maior. Até 30 a 50% dos tumores neuroendócrinos não funcionantes de pâncreas podem ser malignos e produzir metástases hepáticas.

As metástases hepáticas neuroendócrinas devem ser sempre ressecadas cirurgicamente ou tratadas com embolização, ablação, entre outros, para reduzir a massa tumoral produtora de hormônio e aumentar a sobrevida. Se as únicas metástases forem hepáticas, pode-se considerar a realização de transplante hepático para tratamento.

A quimioterapia (QT) sistêmica deve ser indicada para o tratamento dos pacientes com tumores duodenopancreáticos malignos que estejam progredindo e sem possibilidade de tratamento cirúrgico, mas a resposta à QT não é muito boa. O lutécio radioativo é um tipo de tratamento com radionucleotídeo marcado, que é administrado ligado a um análogo de somatostatina, e é captado por tumores que expressam receptores de somatostatina (e, consequentemente, são detectáveis no Octreoscan). Apresenta um custo muito elevado, e está sendo utilizado com boa resposta em alguns casos.

O rastreio de tumores êntero-pancreáticos na NEM-1 é feito com dosagens hormonais séricas e exames de imagem abdominal anualmente, variando a idade do início do rastreamento de acordo com o hormônio. Os métodos de imagem de abdome mais sensíveis para rastreio seriam a tomografia computadorizada (TC), a ressonância magnética (RM) e a ultrassonografia (USG) endoscópica. Enquanto a RM tem melhor acurácia para detectar tumores grandes em todas as porções do pâncreas, a USG endoscópica tem altíssima sensibilidade para detectar tumores duodenais e em cabeça e corpo de pâncreas, mas não em cauda. Outra opção de rastreamento, porém menos disponível na prática diária, é o Octreoscan.

A seguir, descrevem-se alguns detalhes dos principais tumores êntero-pancreáticos relacionados com NEM-1.

Gastrinomas

São os tumores funcionantes mais comuns (presentes em 40 a 50% dos portadores de NEM-1). Geralmente são pequenos (< 0,5 cm), múltiplos, espalhados principalmente pelas primeira e segunda porções do duodeno, sendo mais comuns no duodeno do que no próprio pâncreas. Causam hipergastrinemia com acidose gástrica (pH estômago < 2), cursando com quadro clínico da síndrome de Zollinger-Ellison: doença ulcerosa de difícil controle, esofagite, epitélio de Barret e diarreia. A diarreia ocorre pois, tanto a hipergastrinemia quanto a acidez, estimulam o peristaltismo intestinal. Um quarto dos indivíduos com gastrinoma são portadores de NEM-1. Logo, a descoberta desse tumor em um paciente incidental deve levantar a suspeita clínica e o rastreio de NEM-1. O diagnóstico é feito pela dosagem sérica de gastrina elevada (geralmente dosagem basal > 1.000 pg/ml ou elevação > 200 pg/ml após teste da secretina. O valor de normalidade basal é de 13 a 115 pg/ml, sendo o valor de referência pós-teste menor do que 2 a 3 vezes os valores basais) associada a pH gástrico < 2.

É importante lembrar sempre de suspender, antes da dosagem de gastrina, as medicações que podem elevar seu nível sérico (como omeprazol) por pelo menos 2 semanas. A hipercalcemia do HPP também é um fator que eleva por si só a gastrina, pois as células do gastrinoma têm receptor sensor de cálcio (CaSR) e aumentam a secreção de gastrina diante de uma hipercalcemia. A gastrite atrófica também é causa de hipergastrinemia, mas com pH gástrico elevado por hipocloridria.

O tratamento dos gastrinomas geralmente é feito com inibidores de bomba de prótons (IBP) em altas doses (p. ex., omeprazol 80 mg/dia) e, nos casos refratários ou de tumores grandes (com mais de 2 cm) com risco de malignidade, excisão cirúrgica dos nódulos. O tratamento cirúrgico, conhecido como cirurgia de Thompson, geralmente consiste em pancreatectomia corpo caudal associada à duodenotomia com ressecção dos nódulos em mucosa duodenal e enucleação dos nódulos na cabeça de pâncreas. Nos casos em que os nódulos da cabeça do pâncreas não possam ser apenas enucleados, devido ao grande tamanho ou pela proximidade (distância menor de 5 mm) ou compressão do ducto de Wirsung, será necessária a ressecção da cabeça do pâncreas e do duodeno em bloco. A ressecção de corpo e cauda do pâncreas depende em grande parte da presença de tumores não funcionantes nesses locais e da opinião do cirurgião.

Tumores não funcionantes

São considerados tumores não funcionantes aqueles que são *null cells*, que têm imunoexpressão positiva para glucagon, mas sem hiperprodução hormonal (glucagonomas silentes), ou secretam polipeptídeo P, que, por sua vez, não provoca nenhum quadro clínico.

Normalmente, opta-se por conduta conservadora (seguimento) em tumores menores e tratamento cirúrgico em tumores maiores. A Endocrine Society recomenda ressecção cirúrgica de tumores > 1 cm ou menores em caso de crescimento rápido, como dobrar de tamanho em 3 a 6 meses de seguimento. Já a European Neuroendocrine Tumor Society sugere tratamento conservador para tumores < 2 cm. Isso porque é muito raro que um tumor menor que 2 cm curse com metástase hepática. Metástases ganglionares podem ocorrer em tumores pequenos (< 2 cm), mas não parecem mudar a sobrevida global (apenas a sobrevida livre de recorrência), diferentemente das metástases hepáticas, que tendem a configurar um prognóstico pior e reduzir a sobrevida.

Nos tumores corpocaudais de pâncreas, geralmente é realizada a cirurgia de Thompson (pancreatectomia corpocaudal, associada ou não à esplenectomia, com limpeza ganglionar e palpação da cabeça de pâncreas com enucleação dos nódulos da cabeça e duodenotomia, se houver gastrinoma associado, para retirar os nódulos da mucosa duodenal). Se o tumor for grande e localizado na cabeça de pâncreas, opta-se pela cirurgia de Whipple (gastroduodenopancreatectomia com reconstrução do trânsito biliodigestivo), que é uma cirurgia com morbidade importante. Tumores que causem compressão do ducto de Wirsung ou estiverem a uma distância menor de 5 mm do ducto não podem ser enucleados. Nesses casos, deve-se optar pela pancreatectomia, para evitar complicações pós-operatórias, como a fístula pancreática de difícil controle. É sempre ideal fazer a USG intraoperatória para observar com segurança a relação anatômica entre o tumor e o ducto pancreático principal.

Insulinomas

São benignos em 90% das vezes, mas o tratamento será sempre cirúrgico pela resposta ruim ao tratamento clínico com diazóxido. Deve-se sempre realizar cateterismo de pâncreas com infusão de cálcio no paciente com NEM-1 com insulinoma para se conhecer a regionalização do tumor, uma vez que esses pacientes têm vários tumores não funcionantes associados, e na grande maioria das vezes, é difícil identificar o real tumor produtor de insulina. Uma vez identificado, esse tumor deve ser ressecado cirurgicamente para evitar a gravidade dos quadros clínicos de hipoglicemia.

VIPomas, somatostatinomas e glucagonomas

Somam apenas 5% dos tumores êntero-pancreáticos e seu tratamento é geralmente cirúrgico, pois costumam ser grandes e agressivos, com potencial de malignidade. O análogo de somatostatina, como o octreotida, pode ser utilizado para controle de sintomas de hipersecreção hormonal no período pré-operatório ou nos casos inoperáveis, tendo geralmente resposta muito satisfatória.

O glucagonoma cursa com quadro de catabolismo importante, emagrecimento, desnutrição, perda muscular, perda de tecido celular subcutâneo, diabetes melito de difícil controle e lesões de pele típicas por prováveis deficiências vitamínicas (eritema necrolítico migratório).

O VIPoma se apresenta com diarreia aquosa secretória abundante, com distúrbios hidroeletrolíticos (hipopotassemia, hipomagnesemia, hiponatremia, hipocloridria, hipercalcemia, acidose metabólica), perda de peso, vasodilatação e hipotensão. Esse tipo de tumor é também conhecido como síndrome de Verner-Morrisson.

O somatostatinoma cursa com quadro clínico de diabetes melito, colelitíase e dor abdominal.

Outros tumores pancreáticos neuroendócrinos

Podem produzir cromogranina, polipeptídeo pancreático, proinsulina, serotonina, calcitonina, hormônio liberador de hormônio do crescimento (GHRH) e neurotensina. Esses hormônios devem ser dosados, se possível, no rastreio dos tumores êntero-pancreáticos (anualmente, a partir dos 10 anos), uma vez que sua elevação pode preceder o aparecimento radiológico do tumor em até 5 anos.

Tumores hipofisários

Ocorrem em 20 a 60% dos pacientes com NEM-1. Um terço dos tumores é de macroadenomas enquanto dois terços são de microadenomas. Costumam ser maiores, mais invasivos e com menor resposta ao tratamento do que os tumores hipofisários esporádicos.

O subtipo mais comum são os prolactinomas, seguidos pelos produtores de GH e prolactina, produtores de GH isolado, não funcionantes e, mais raramente, os produtores de ACTH e hormônio tireoestimulante (TSH). O rastreio é feito a partir dos 5 anos, com dosagem sérica de fator de crescimento semelhante à insulina tipo 1 (IGF-1) e prolactina anualmente, além de RM de hipófise a cada 3 anos.

O diagnóstico e o tratamento são os mesmos que os estabelecidos para os tumores hipofisários esporádicos.

Tumores carcinoides

Os tumores carcinoides derivados da porção superior do intestino (*foregut* – tórax, timo, estômago e duodeno) geralmente são não funcionantes. Quando derivados da porção inferior do intestino (*hindgut* – final do intestino delgado e cólon), podem cursar com síndrome carcinoide se tiverem metástase hepática.

O tumor carcinoide tímico é mais comum em homens, geralmente é muito agressivo e de prognóstico ruim. A timectomia é uma cirurgia profilática para carcinoide tímico indicada para os pacientes com NEM-1 que vão operar as paratireoides.

O carcinoide pulmonar, por sua vez, é mais comum em mulheres e menos agressivo. O rastreio é feito com imagem do tórax a partir dos 15 anos e, então, a cada 1 a 2 anos.

O carcinoide gástrico pode ter três tipos. Os tipos 1 e 2 estão relacionados com hipergastrinemia. O tipo 1 ocorre em 80% das vezes em casos esporádicos, associado à gastrite atrófica, anemia perniciosa, uso crônico de IBP e outras causas de hipergastrinemia por hipocloridria. O tipo 2 ocorre no gastrinoma, ou seja, nas situações de hipergastrinemia com hipercloridria. Ambos os tipos geralmente são pequenos, com tamanho < 1 cm, polipoides, múltiplos e indolentes. Já o tipo 3 é esporádico, ocorre sem nenhum fator de risco, não associado à hipergastrinemia, em geral, é grande, bastante agressivo e com maior potencial de malignidade.

Outros tumores associados a NEM-1:

- Adenomas e hiperplasia de adrenal (maioria não funcionante)
- Angiofibromas em face
- Angiofibromas e colagenomas cutâneos – tumores não endócrinos mais comuns
- Lipomas
- Meningiomas
- Ependimomas
- Leiomiomas (uterino, esofágico)
- Nódulos de tireoide.

Indicações de teste genético

- Quadro clínico suspeito, com dois dos três acometimentos da síndrome (caso-índice). A confirmação genética é importante para o rastreio familiar
- Parentes em primeiro grau do caso-índice, sintomáticos ou não, para detectar os casos assintomáticos que vão precisar de rastreio, excluir as fenocópias e os indivíduos não portadores da mutação, que não precisarão de rastreio tumoral ao longo da vida
- HPP em indivíduos com < 30 anos, HPP com envolvimento multiglandular em paciente com < 40 anos, HPP recorrente ou HPP familiar
- Gastrinoma independentemente da idade, visto que 25% são associados a NEM-1
- Tumores pancreáticos neuroendócrinos múltiplos
- Dois ou mais acometimentos da NEM-1 que não sejam os três tipos mais comuns, como tumor adrenal, cutâneo, meningioma etc.

O teste genético serve para diagnóstico precoce e rastreio adequado. No entanto, como não há correlação genótipo-fenótipo, o tipo de mutação encontrado não determinará mudanças no tipo de rastreio e no seguimento.

Rastreamento dos acometimentos

- A partir dos 5 anos
  - Dosagem de glicose, insulina, prolactina e IGF-1: anual
  - RM de hipófise: a cada 3 anos
- A partir dos 8 anos
  - Cálcio e PTH: anual
- A partir dos 10 anos
  - Cromogranina, glucagon, VIP, polipeptídeo P, somatostatina e proinsulina: anual
  - RM ou TC de abdome e USG endoscópica (ou Octreoscan): anual
  - Bioquímica de tumores adrenais, se o quadro clínico for compatível ou houver tumores adrenais > 1 cm identificados
- A partir dos 15 anos
  - TC ou RM de tórax: a cada 1 a 2 anos
- A partir dos 20 anos
  - Gastrina (e pH gástrico, se necessário): anual.

Prognóstico

Os pacientes com NEM-1 têm mortalidade maior do que a população geral. Metade morre antes dos 50 anos, geralmente em decorrência de metástases hepáticas de tumores êntero-pancreáticos, ou em decorrência de sequelas de seus acometimentos.

Leitura recomendada

Coutinho FL, Lourenco Jr DM, Toledo RA, Montenegro FLM, Toledo SPA. Post-surgical follow-up of primary hyperparathyroidism associated with multiple endocrine neoplasia type 1. Clinics (São Paulo). 2012;67(Suppl 1):169-72.

Gonçalves TD, Toledo RA, Sekiya T, Matuguma SE, Maluf Filho F, Rocha MS et al. Penetrance of functioning and nonfunctioning pancreatic neuroendocrine tumors in multiple endocrine neoplasia type 1 in the second decade of life. J Clin Endocrinol Metab. 2014;99(1):E89-96.

Kamilaris CDC, Stratakis C. Multiple Endocrine Neoplasia Type 1 (MEN1): An Update and the Significance of Early Genetic and Clinical Diagnosis. Frontiers in Endocrinology 2019;10:339.

Lakhani VT, You YN, Wells SA. The multiple endocrine neoplasia syndromes. Annu Rev Med. 2007;8:253-65.

Melmed S, Polonsky KS, Larsen PR, Kronenberg HM. Williams textbook of endocrinology. 12. ed. Philadelphia: Saunders; 2011.

Thakker RV. Multiple endocrine neoplasia type 1 (MEN1) and type 4 (MEN4). Mol Cell Endocrinol. 2014;386(1-2):2-15.

Thakker RV, Newey PJ, Walls GV, Bilezikian J, Dralle H, Ebeling PR et al. Clinical practice guidelines for multiple endocrine neoplasia type 1 (MEN1). Clin Endocrinol Metab. 2012;97(9):2990-3011.

73 Neoplasia Endócrina Múltipla Tipo 2

Introdução

A neoplasia endócrina múltipla tipo 2 (NEM-2, ou síndrome de Sipple) é uma síndrome de neoplasias endócrinas e não endócrinas herdadas de forma autossômica dominante, causada por uma mutação germinativa ativadora do proto-oncogene *RET* (sigla de *REarranged during transfection*, localizado no cromossomo 10q11.2). Há cerca de 50 tipos de mutações diferentes já identificadas nesse gene e, ao contrário dos casos de NEM-1, há uma clara correlação entre genótipo e fenótipo. Portanto, a identificação de qual é a mutação presente no paciente portador de NEM-2 é muito importante, pois indica um fenótipo específico, com agressividade variável e condutas diferenciadas conforme o códon acometido. O conhecimento da mutação determina em qual idade deve ser feita a tireoidectomia profilática para carcinoma medular de tireoide (CMT), conforme a idade e a agressividade do tumor em cada tipo conhecido de mutação, além de determinar a idade de início de rastreio anual para feocromocitoma e hiperparatireoidismo primário.

A NEM-2 tem uma penetrância de 90% de CMT, que é o acometimento mais precoce, mais frequente e a principal causa de morte nessa síndrome. Consequentemente, deve ser a maior preocupação clínica, de modo que está indicada a tireoidectomia total profilática em todos os pacientes, em idades que variam conforme o genótipo. O diagnóstico da NEM-2 não é clínico como na NEM-1, mas baseado em análise genética. Pela revisão do *guideline* da *American Thyroid Association* (ATA) sobre o manejo de CMT publicado em 2015, faz-se o diagnóstico de NEM-2 na presença de paciente com CMT associado ao feocromocitoma, hiperparatireoidismo primário e detecção da mutação no gene *RET*. Algumas famílias apresentam todo o quadro clínico compatível com a síndrome, mas sem a detecção da mutação genética. Pacientes com um ou dois acometimentos sugestivos da síndrome devem ser avaliados geneticamente para sua confirmação ou, ao menos, devem ter familiares de primeiro grau com acometimentos similares para serem clinicamente considerados portadores de NEM-2. Na ausência da confirmação genética, pelo menos dois dos três principais acometimentos devem estar presentes para que o paciente seja considerado clinicamente portador da síndrome. Na presença da mutação identificada, mas sem nenhuma manifestação clínica, o paciente deve ser considerado de alto risco para os acometimentos e, então, realizar rastreamento intensivo, conforme explicado neste capítulo.

Apresentações clínicas

Neoplasia endócrina múltipla tipo 2A (síndrome de Sipple)

Corresponde a 75% dos casos de NEM-2. A maioria (85%) é causada por mutação no códon 634 do gene *RET*. Nessa variante, 90% dos pacientes têm CMT (geralmente multifocal e bilateral), 50% têm feocromocitoma (em localização adrenal, benigno e a maioria, bilateral) e 20 a 30% têm hiperparatireoidismo primário (HPP).

Neoplasia endócrina múltipla tipo 2A com líquen cutâneo e amiloidose

Alguns tipos de mutação no códon 634 do gene *RET* podem causar esse tipo de acometimento cutâneo nos pacientes, muito presente nas costas, na região escapular, associado a intenso prurido, que melhora com exposição solar e piora com estresse. Lesões hiperpigmentadas secundárias às coçaduras podem aparecer.

Neoplasia endócrina múltipla tipo 2A com doença de Hirschsprung

Até 40% dos pacientes com doença de Hirschsprung (megacólon congênito) têm mutações germinativas no gene *RET*.

Neoplasia endócrina múltipla tipo 2B

Corresponde a 5% dos casos de NEM-2 e é a forma mais agressiva das variantes. Grande parte (> 50%) dos pacientes apresenta-se com uma mutação *de novo*, pois normalmente os indivíduos não vivem até a fase reprodutiva e, portanto, não transmitem seu gene para as próximas gerações. A maioria dos casos (95%) de NEM-2B é causada por mutações no códon 918 do gene *RET*, de 2 a 3% são causados por mutações no códon 883, e há ainda outras mutações menos prevalentes. Sabe-se que 100% dos acometidos têm CMT, de apresentação muito precoce e mais agressiva do que nos outros tipos de NEM-2. Metade dos pacientes pode desenvolver feocromocitoma e 95% apresentam hábitos marfanoides no quadro clínico, isto é, redução da relação púbis-vértice/púbis-chão, aumento da envergadura e membros longos. A presença de ganglioneuromas é muito comum, tanto mucosos (boca, língua, gengiva e pálpebras) quanto intestinais (podendo, inclusive, causar constipação intestinal, diarreia ou quadros graves de obstrução intestinal). Um terço dos neuromas mucosos precisa de tratamento cirúrgico por atingirem tamanhos muito grandes, e todos os pacientes devem fazer seguimento com a gastrenterologia. Podem apresentar ainda outros tipos de malformações, como pé calvo, *pectus escavatum*, hipotonia e fraqueza muscular proximal, e anormalidades oculares, como nervos da córnea espessados e conjuntivite seca.

Carcinoma medular de tireoide familiar (CMT-F)

Corresponde a 20% dos casos de NEM-2. Nessa variante, não ocorrem outros tipos de acometimentos sistêmicos, exceto o CMT, que aparece mais tardiamente e é menos agressivo do que nas outras variantes. O diagnóstico clínico é feito por uma família com quatro ou mais membros com diagnóstico de CMT, na ausência de casos de feocromocitoma ou de HPP dentro dessa família. A análise genética não consegue diferenciar uma NEM-2A de um carcinoma medular de tireoide familiar (CMT-F), pois a mutação pode ser exatamente a mesma. A penetrância também é menor do que nas outras variantes de NEM-2.

Quadro clínico e acompanhamento

Carcinoma medular de tireoide

O CMT é um tumor de células parafoliculares da tireoide (células C), produtoras de calcitonina. Sabe-se que 75% dos casos de CMT são esporádicos e 25% são relacionados com mutação do gene *RET* e têm caráter familiar. Quando, clinicamente, o caso parece esporádico e não há história familiar conhecida, apenas 7% estarão relacionados com a mutação do gene *RET*. Os CMT relacionados com a mutação do *RET* costumam ocorrer em idade mais jovem (terceira década) que os esporádicos (quinta década), além de serem geralmente multicêntricos (65 a 90% dos casos), bilaterais e envoltos por hiperplasia de células C.

O CMT apresenta-se como a manifestação mais precoce, mais frequente e mais agressiva dos pacientes com NEM-2, sendo também a principal causa de mortalidade. O CMT que se desenvolve em um contexto de NEM-2 evolui de uma lesão pré-maligna, que é a hiperplasia de células C da tireoide, fato que não ocorre no CMT esporádico.

O CMT pode se manifestar clinicamente como um nódulo cervical palpável, dor cervical, sintomas de hipercalcitoninemia (como diarreia) ou aparecer incidentalmente em algum exame de imagem. Ao ser diagnosticado, deve-se fazer a dosagem de calcitonina, CEA, fazer a pesquisa da mutação do gene RET em células de sangue periférico (e rastreio de feocromocitoma e hiperparatireoidismo primário em caso de mutação presente), além de investigar doença metastática nos casos de doença extensa, se calcitonina > 150 pg/mℓ ou se sinais e sintomas de doença a distância (nesses casos, realizar tomografia de tórax e cervical com contraste, tomografia ou ressonância com contraste de abdome e cintilografia óssea).

A calcitonina é um excelente marcador tumoral da doença, auxiliando no diagnóstico, no seguimento, no prognóstico e na recorrência. Muitas vezes, o primeiro sinal de recorrência da doença é a elevação da calcitonina, antes mesmo que se possa detectar doença nos exames de imagem. Também pode haver elevação do antígeno carcinoembrionário (CEA), que pode ser utilizado como marcador prognóstico e sinal de recorrência da doença. Deve-se lembrar, no entanto, que outras condições como tabagismo, anticorpos heterófilos, doenças inflamatórias do trato gastrintestinal, doenças pulmonares e outras condições também podem aumentar o CEA, que não é um marcador específico. Outros peptídeos podem ser produzidos pelos CMT, como cromogranina A, hormônio adrenocorticotrófico (ACTH), substância amiloide, somatostatina, serotonina, peptídeo vasoativo intestinal (VIP), entre outros. No entanto, a calcitonina é o marcador mais sensível e mais específico e, portanto, o mais utilizado para diagnóstico e seguimento da doença. Doenças mais avançadas e mais indiferenciadas podem deixar de produzir os marcadores calcitonina e CEA.

O estadiamento é feito pelo sistema TNM. O tumor pode ter disseminação linfonodal ou metástases à distância, principalmente para pulmão, fígado ou osso. A disseminação linfonodal é muito prevalente, ocorrendo em 10% dos pacientes operados, mesmo com micro-CMT (que são aqueles tumores com menos de 1 cm, assintomáticos, descobertos em exames de *screening*) e em 90% dos pacientes operados com doença clínica.

A agressividade do CMT depende da variante clínica da NEM-2 e do códon mutado no gene *RET*, de modo que os casos de NEM-2B são os mais agressivos, e os de CMT-F, os menos agressivos.

O tratamento é cirúrgico e deve ser feito idealmente de forma profilática na infância, em idade que varia de acordo com o genótipo. Caso seja realizada cirurgia terapêutica (paciente já com nível sérico elevado de calcitonina ou doença cervical disseminada), o tratamento de escolha será a tireoidectomia total associada a esvaziamento ganglionar central, com esvaziamento ganglionar lateral, nos casos em que houver acometimento linfonodal dessa cadeia na ultrassonografia (USG) cervical ou se níveis séricos de calcitonina muito elevados (alguns advogam > 200 pg/mℓ, mas ainda não há consenso). Uma conduta ainda discutível atualmente é a necessidade ou não de retirada da porção superior do timo, com o intuito de ressecar linfonodos do mediastino superior.

A ATA, em 2015, estabeleceu uma classificação relacionada com as categorias de risco do CMT de acordo com a mutação germinativa detectada no gene *RET*. Dependendo da categoria de risco, define-se o momento mais adequado para a realização do teste genético, para o início de exames como calcitonina e USG cervical, e a idade ideal para a tireoidectomia profilática. Antigamente, pelo consenso da ATA de 2009 e pelo consenso brasileiro de 2014, dividia-se os níveis de risco entre A, B, C e D. Depois da revisão da ATA publicada em 2015, mudou-se as categorias de risco para:

- *Highest risk* (HST)
  - Categoria de risco mais alto, pelo CMT de altíssima agressividade
  - Inclui os pacientes com NEM-2B pela mutação M918T
  - Devem realizar o teste genético já ao nascimento
  - Idade do início dos exames (calcitonina e USG cervical): a dosagem sérica de calcitonina deve ser obtida antes dos 6 meses de vida e a USG cervical antes dos 12 meses, no caso de a cirurgia não tiver sido realizada até então
  - Idade da cirurgia profilática: tireoidectomia total no primeiro ano de vida, o quanto antes, idealmente nos primeiros meses de vida
- *High Risk* (H)
  - Categoria de risco alto
  - Inclui os pacientes com NEM-2A pela mutação mais comum, a C634, ou pacientes com NEM-2B pela mutação A883F
  - Devem fazer rastreio anual com exame físico, USG cervical e dosagem de calcitonina anual a partir dos 3 anos
  - Devem fazer tireoidectomia total profilática até os 5 anos (ou antes, a depender dos níveis séricos de calcitonina e achados no USG cervical). O esvaziamento cervical cadeia central deve ser realizado se calcitonina > 40 pg/mℓ ou se achados ultrassonográficos mostrarem este acometimento
- *Moderate Risk* (MOD)
  - Categoria de risco moderado
  - Inclui os pacientes com NEM-2 e mutações diferentes das M918T, C634 E A883F
  - Devem fazer rastreio anual com exame físico, USG cervical e dosagem de calcitonina anual a partir dos 5 anos
  - Devem fazer tireoidectomia total profilática durante a infância ou adolescência, a depender dos níveis séricos de calcitonina e dos achados do exame físico e USG cervical.

O Consenso de CMT revisado em 2015 pela ATA sugere que o esvaziamento cervical central e lateral não sejam feitos de rotina em todas as crianças operadas, uma vez que o risco de lesão de nervo laríngeo recorrente e de retirada inapropriada das paratireoides aumenta. Portanto, recomenda-se que o esvaziamento cervical seja realizado apenas quando a USG cervical sugerir acometimento linfonodal, ou se já houver detecção de nódulo tireoidiano > 5 mm à USG de tireoide ou calcitonina > 40 pg/mℓ em crianças com mais de 6 meses de idade. Recomenda-se fazer o esvaziamento cervical central profilático nas crianças com NEM-2B operadas com mais de 1 ano (mesmo sem outras evidências clínicas de acometimento linfonodal), estendendo-o para esvaziamento lateral apenas se houver evidência de acometimento clínico dessa cadeia. Já nas crianças com NEM-2A operadas depois dos 5 anos, não se recomenda o esvaziamento central profilático, caso todos os nódulos tireoidianos sejam menores que 5 mm, sem linfonodos acometidos à USG e com calcitonina < 40 pg/mℓ, uma vez que é muito raro haver disseminação linfonodal nessa situação e o risco de hipoparatireoidismo com o esvaziamento central é de aproximadamente 6% dos casos. Portanto, apenas se indica o esvaziamento central nos pacientes com NEM-2A se houver alguma evidência clínica de acometimento ganglionar.

Os casos de CMT esporádico sem mutação no gene *RET* podem ser tratados com tireoidectomia parcial, caso o tumor seja focal, unicêntrico, menor que 1 cm, com margens cirúrgicas livres, não apresente hiperplasia de células C ao redor, tenha um USG cervical sem acometimento linfonodal e calcitonina indetectável no pós-operatório. Caso contrário, o tratamento mínimo sempre será a tireoidectomia total com, no mínimo, esvaziamento ganglionar da cadeia central (nível VI), e possivelmente das cadeias laterais. Se o paciente já foi operado em outro serviço e não tenha realizado o esvaziamento central, então se pode optar por seguimento, sem necessariamente reoperá-lo para esvaziamento. Essa conduta só é possível se o nódulo for menor que 1 cm, sem invasão neural ou vascular, sem linfonodos comprometidos, sem fator de risco adicional e com calcitonina basal e pós-estímulo indetectável no pós-operatório.

Deve-se fazer o seguimento com dosagem de calcitonina, CEA e USG cervical a cada 6 meses. A concentração de calcitonina leva algum tempo para diminuir logo após a cirurgia, atingindo os menores valores em apenas 8 a 12 semanas. O CEA demora um tempo ainda maior para atingir o seu nadir. Se, mesmo após o tratamento cirúrgico, ainda houver valores elevados de calcitonina, doença residual, local ou à distância deve ser pesquisada com USG ou TC de pescoço, TC de tórax, RM de abdome e cintilografia óssea. Outros exames como RNM de coluna e pelve, PET-FDG, PET-F-DOPA e MIBG têm menor sensibilidade e devem ser utilizados apenas em casos selecionados. A reoperação deve ser indicada nos casos de doença residual operável em leito cervical (nesses casos, geralmente tem-se uma calcitonina basal < 150 pg/mℓ). Metástases a distância, quando bem localizadas e em situações específicas, principalmente se houver sintomas relacionados com a hipercalcitoninemia (como a diarreia), podem ser tratadas cirurgicamente, uma vez que o tratamento com rádio ou quimioterapia não apresenta boa resposta nesses tipos de tumores.

O tempo para dobrar o valor (*doubling time*) da calcitonina é um índice prognóstico importante, além dos níveis de CEA. O nível de calcitonina tem relação direta com a massa tumoral ou a quantidade de células tumorais presentes no organismo.

Um *doubling time* maior que 2 anos é considerado doença estável e esses pacientes podem ser seguidos sem tratamento adicional, apenas com observação clínica. Já os pacientes com *doubling time* menor que 6 meses indicam doença progressiva e agressiva, e devem ser tratados com cirurgia paliativa (redução do tamanho do tumor ou *debulking* tumoral), quimio ou radioterapia, inibidores de somatostatina ou inibidores de tirosinoquinase (vandetanib, cabozantinib). No entanto, se a doença estiver estável, o ideal é não indicar qualquer tratamento adjuvante, já que nenhum deles é muito bom e o tratamento pode ser mais prejudicial devido aos eventos adversos. A própria doença tem uma evolução que, muitas vezes, é indolente. Considerando que o CMT metastático é incurável, o objetivo do tratamento para esses casos é controlar a doença loco regional, paliar sintomas causados pelo excesso de secreção hormonal (como diarreia ou sintomas de hipercortisolismo nos casos de tumores secretores de CRH ou ACTH), paliar os sintomas causados por metástases (como dor óssea, fraturas, obstrução respiratória, compressão de coluna vertebral) e dar apoio psicológico para o paciente.

O critério para considerar um paciente curado do CMT é a não elevação da calcitonina no teste de infusão de cálcio realizado 6 meses pós-operatório (calcitonina basal e pós teste de estímulo < 10 pg/mℓ em todos os tempos). Caso seja assim, o paciente poderá ser avaliado a cada 6 meses por 1 ano e, depois, apenas anualmente, por no mínimo 10 anos de seguimento. Caso tenha calcitonina detectável, mas < 150 pg/mℓ, deve ser investigado para doença residual em leito cervical e, em casos de calcitonina > 150 pg/mℓ, deve ser rastreado para doença metastática a distância.

O CMT costuma ser um tumor de crescimento lento, mas o prognóstico é pior do que nos outros tipos de carcinomas de tireoide. A sobrevida é de 83% em 5 anos (variando entre 95% se for CMT restrito à tireoide, 75% se houver disseminação linfonodal e 40% se já houver metástase à distância). Os fatores que pioram o prognóstico são: idade, sexo, estadiamento (tamanho do tumor, acometimento linfonodal, metástase à distância), nível sérico de calcitonina, *doubling time* da calcitonina, CEA, tipo de mutação e apresentação esporádica ou familiar (NEM-2B tem o pior prognóstico, seguido dos casos esporádicos e finalmente da NEM-2A, que apresentam um prognóstico melhor).

Rastreamento de carcinoma medular de tireoide em nódulos tireoidianos

A European Thyroid Association (ETA) recomenda o rastreamento com dosagem de calcitonina na presença de qualquer nódulo tireoidiano. Já a American Thyroid Association (ATA) não faz essa recomendação. Os maiores especialistas no assunto recomendam que a dosagem de calcitonina possa ser útil ao menos nos pacientes com nódulo tireoidiano associado a fatores de risco para CMT, como história familiar de CMT, história pessoal de feocromocitoma ou de HPP, paciente com quadro clínico de diarreia ou *flushing* ou aqueles cujo exame citológico é suspeito de carcinoma medular. O Consenso Brasileiro de Carcinoma Medular de Tireoide de 2014 também não recomenda a dosagem de calcitonina na avaliação inicial de qualquer nódulo tireoidiano, mas sugere que a dosagem de calcitonina no lavado da agulha possa ser útil em nódulos com resultados indeterminados (Bethesda III/IV), devido à dificuldade no diagnóstico diferencial por citologia (particularmente a diferenciação com lesões foliculares). Um estudo mostrou especificidade e sensibilidade de 100% para o ponto de corte 36 pg/mℓ na calcitonina do lavado.

Homens com calcitonina basal > 80 pg/mℓ e mulheres com calcitonina basal > 20 pg/mℓ têm 88% de valor preditivo positivo de um nódulo tireoidiano ser diagnosticado como CMT. Valores intermediários ou dúbios devem ser avaliados com teste de estímulo. No Brasil, está disponível apenas o teste de infusão de cálcio, na Europa, é mais utilizado o teste de infusão de pentagastrina.

Manejo de paciente com hipercalcitoninemia assintomática

Estudos mostram que 95% da população normal sadia têm calcitonina basal < 5 pg/mℓ, com a média das mulheres um pouco inferior à dos homens (1,5 e 2,5 pg/mℓ, respectivamente). Isso porque a tireoide de homens tem cerca do dobro de células C quando comparada à tireoide das mulheres.

Diante de um paciente com calcitonina elevada, é essencial saber qual é o seu valor absoluto, sua evolução temporal e solicitar uma USG cervical, complementada com punção aspirativa por agulha fina (PAAF) com dosagem de calcitonina em qualquer nódulo tireoidiano ou linfonodo cervical suspeito. Apenas 10 a 40% dos pacientes com nódulo tireoidiano e hipercalcitoninemia têm CMT.

Os casos com alta suspeita podem ser avaliados com teste de estímulo com infusão de cálcio ou, idealmente, com infusão da pentagastrina (disponível apenas na Europa). No teste da pentagastrina, infunde-se 0,5 mg/kg de pentagastrina por via intravenosa (IV) em 10 segundos, dosando-se a calcitonina nos tempos 0, 2, 5 e 15 minutos. O pico geralmente ocorre no segundo minuto e é inferior a 37,8 pg/mℓ nos homens e inferior a 26,2 pg/mℓ nas mulheres. Portanto, considera-se normal um pico menor do que 30 pg/mℓ. Já no teste da infusão de cálcio, administram-se 2,5 mg de cálcio/kg, IV, em 1 minuto, com dosagem de calcitonina nos tempos 0, 2, 5 e 15 minutos. Cada ampola de gluconato de cálcio a 10% contém 91 mg de cálcio. A elevação da calcitonina acima de 550 pg/mℓ no teste é fortemente indicativa de CMT, enquanto valores abaixo de 80 pg/mℓ são altamente sugestivos de outras causas. Valores intermediários são duvidosos, podendo muitas vezes corresponder à hiperplasia de células C. Por volta de 95% das mulheres atingem pico menor do que 90 pg/mℓ (média de 25 pg/mℓ) e 95% dos homens atingem pico menor do que 131 pg/mℓ (média de 50 pg/mℓ). Como reações adversas, esse teste pode cursar com *flushing*, calor e parestesia facial, que duram cerca de 15 minutos.

A Tabela 72.1 resume os valores de calcitonina basal e após o estímulo com cálcio (disponível no Brasil) e a conduta a partir desses resultados.

É sempre importante fazer o diagnóstico diferencial com outras condições que também elevam o nível de calcitonina [mas raramente acima de 10 vezes o limite superior da normalidade (LSN)], como tireoidite de Hashimoto, hipergastrinemia [por uso de inibidores da bomba de prótons (IBP) por mais de 2 meses, por hipocloridria], hipercalcemia, outros tumores tireoidianos (como papilífero ou folicular, que podem secretar substâncias que exercem ação parácrina sobre as células C, estimulando sua produção), idade avançada, doença renal crônica, hiperplasia de células C (mais de 50 células C por campo de pequeno aumento), tabagismo, tumores neuroendócrinos de outros locais produtores de calcitonina, tumores de pulmão, câncer de próstata, mastocitose, doenças críticas (queimaduras, pancreatite, sepse, inflamação sistêmica), fármacos (betabloqueadores, corticoides, enzimas pancreáticas, glucagon, IBP, entre outros), presença de anticorpos heterófilos e atividade física.

Valores de calcitonina pouco elevados, próximos do LSN, podem ser apenas acompanhados clinicamente com USG cervical e dosagens seriadas de calcitonina a cada 6 meses (33% desses pacientes terão suas dosagens posteriores normalizadas sem qualquer conduta específica). Nódulos suspeitos à USG podem ser puncionados com dosagem de calcitonina no lavado da PAAF. Apesar de não haver valor de referência (um estudo mostrou sensibilidade e especificidade de 100% para calcitonina 36 pg/ml), se a dosagem for muito alta, a suspeita aumenta.

Feocromocitoma

O feocromocitoma acomete 50% dos pacientes com NEM-2A ou NEM-2B, e 97% dos casos são benignos e de origem na glândula suprarrenal, além de 65% dos casos com apresentação bilateral.

Esse tumor deve ser rastreado anualmente pelo risco de crise hipertensiva, inclusive com morte súbita, nos casos não diagnosticados. O rastreamento pode ser feito só com a análise bioquímica: catecolaminas e metanefrinas urinárias, catecolaminas e metanefrinas plasmáticas e cromogranina. O exame mais sensível para detecção de feocromocitoma em indivíduos assintomáticos é a medição das metanefrinas plasmáticas, mas ele é caro e pouco disponível. Os feocromocitomas no contexto de NEM-2 são de produção mista, com a produção de epinefrina maior do que a de norepinefrina.

O consenso de CMT da ATA revisado em 2015 sugere que o *screening* anual para feocromocitoma seja iniciado aos 11 anos para os pacientes classificados como HST e H (risco muito alto e alto), e aos 16 anos para os pacientes classificados como MOD (risco moderado). Caso o paciente seja submetido à cirurgia profilática de CMT antes dessa idade, o rastreamento pré-cirúrgico é obrigatório. O *screening* deve ser feito pela dosagem anual sérica ou urinária (em urina de 24 horas) de metanefrinas e normetanefrinas preferencialmente, e a avaliação por exame de imagem deve ser feita apenas em pacientes sintomáticos, com bioquímica positiva ou necessidade urgente de exclusão rápida da doença. Além disso, essa avaliação sempre deve ser realizada obrigatoriamente antes de qualquer pré-operatório (incluindo o pré-operatório da tireoidectomia total) e antes do planejamento de uma eventual gravidez, uma vez que caso ocorra uma crise adrenérgica durante a tireoidectomia total (ou qualquer outra cirurgia) em paciente com feocromocitoma não previamente diagnosticado, aumenta-se muito o risco de morbimortalidade do paciente. Portanto, se ambas as doenças forem diagnosticadas no indivíduo, o feocromocitoma deve ser operado antes, e o CMT apenas após a resolução do feocromocitoma. Em caso de gestação, deve-se operar o feocromocitoma preferencialmente antes do terceiro trimestre.

O tratamento é a adrenalectomia (idealmente videolaparoscópica) com preparo pré-operatório adequado, hidratação, controle pressórico e alfa e betabloqueadores se necessário. Vale a pena continuar rastreando a presença do tumor na adrenal contralateral e, nos casos de acometimento bilateral, deve-se realizar a adrenalectomia bilateral, com reposição hormonal para tratamento da insuficiência adrenal pós-cirúrgica posteriormente.

Hiperparatireoidismo

Ocorre em 20 a 30% dos pacientes com NEM-2A entre 20 e 50 anos de idade (mais precocemente que no HPP esporádico) e com curso bem mais brando que na NEM-1. A frequência de acometimento é maior quando se trata de mutação no códon 634.

O rastreamento deve ser realizado a partir dos 11 anos, nos casos de pacientes na categoria de risco H, e a partir dos 16 anos nos pacientes na categoria de risco MOD. O *screening* deve ser feito com periodicidade anual, com dosagem de cálcio iônico ou corrigido para a albumina, e paratormônio (PTH).

O diagnóstico e as indicações cirúrgicas são os mesmos que nos casos de HPP esporádico.

O tratamento ideal é a paratireoidectomia total com implante de algum tecido paratireoidiano em antebraço e criopreservação, já que a maioria dos casos se trata de hiperplasia de paratireoides, e não de adenoma de paratireoide. Alternativamente, pode-se optar por paratireoidectomia subtotal, deixando uma paratireoide ou parte dela *in situ*, ou ressecção apenas das paratireoides de tamanho aumentado, com monitoramento intraoperatório do PTH para ter certeza de que se tirou todo o tecido hiperplásico. Nesses casos, não se indica timectomia profilática, já que não há risco aumentado de tumor carcinoide tímico nessa síndrome.

Teste genético

O gene *RET* é um proto-oncogene que fica no cromossomo 10 (10q11), próximo ao centrômero, composto de 21 éxons. Sabe-se que 98% dos pacientes com NEM-2 têm uma mutação *missense* no *RET* (os outros 2% podem ter mutações em outros genes, bem menos comuns). Essa mutação costuma ocorrer nos éxons 8, 10, 11, 13, 14, 15 ou 16, que são os *hot spots*. Os laboratórios iniciam o estudo genético pelos éxons 10 e 11, e se não encontrarem mutação, estudam os éxons 8, 13, 14, 15 e 16. Quando nenhuma alteração for encontrada nesses locais, os outros 14 éxons também precisarão ser estudados. A pesquisa dessa mutação é amplamente disseminada e disponível.

O gene *RET* codifica um receptor de membrana plasmática, chamado "RET" (mesmo nome do gene), com 1.100 aminoácidos, que tem atividade de tirosinoquinase. Os primeiros 10 éxons codificam o domínio extracelular, o éxon 11 codifica o domínio transmembrana, e os 10 últimos éxons codificam os dois domínios intracelulares.

Quando conectado aos seus ligantes, o receptor RET é ativado, causando dimerização dos domínios extracelulares e, com isso, permitindo a fosforilação dos domínios intracelulares, o que ativa a via das proteinoquinases ativadas por mitógenos (MAPK), amplificando vias sinalizadoras de proliferação celular e mitose. O gene *RET* é expresso principalmente em células derivadas da crista neural, como as células C da tireoide, as enterocromafins das adrenais, as paratireoidianas e os plexos de inervação autônoma do intestino.

A mutação do gene *RET* pode causar aumento da homodimerização dos domínios extracelulares da proteína RET (o que geralmente ocorre na NEM-2A) ou cursar com ativação do domínio intracelular com atividade de tirosinoquinase da proteína RET (que geralmente ocorre na NEM-2B e no CMT-F).

Quando há mutação ativadora desse gene, essa dimerização dos receptores acontece mesmo na ausência do ligante, de modo que há uma hiperativação dessa proteína, que tem ação pró-oncogênica. Ocorre uma primeira mutação germinativa, e uma segunda mutação adquirida em nível tecidual. Alguns indivíduos podem apresentar deleção do alelo *RET* normal ou duplicação do cromossomo 10 mutado.

Muitos carcinomas papilíferos de tireoide podem ocorrer por um rearranjo somático (adquirido, não hereditário) do gene *RET* com o *PTC*, chamado "*RET-PTC*", no qual o gene *RET* é transportado para um local onde seu promotor é hiperexpresso. Essa é uma das causas genéticas do carcinoma papilífero de tireoide.

O diagnóstico da NEM-2, ao contrário da NEM-1, é genético, e não baseado apenas em critérios clínicos. O diagnóstico é estabelecido por meio do estudo genético com extração de ácido desoxirribonucleico (DNA) de sangue periférico, e confirmação da mutação germinativa do gene *RET*. Não adianta estudar o tecido tumoral, pois esse pode ter a mutação somática, o que não indica que também sofreu mutação germinativa. Por isso, os estudos genéticos precisam ser feitos em células periféricas sadias.

Indicações

Diante da suspeita clínica de mutação no gene *RET*, o estudo genético se faz muito importante, não apenas para a diferenciação entre os casos de CMT esporádicos dos familiares, indicando rastreio dos familiares em primeiro grau, nos casos dentro da família, mas também porque a própria história natural do CMT e de outros possíveis acometimentos sistêmicos associados à mutação podem variar, conforme o tipo de mutação, que pode ser mais ou menos agressiva. Ou seja, diferentemente da NEM-1, na NEM-2 ocorre sim correlação entre o genótipo e o fenótipo.

As indicações para o estudo do gene *RET* são:

- Todo paciente com CMT: 20 a 25% dos pacientes com CMT e 7% dos aparentemente esporádicos apresentarão mutação positiva no gene *RET*, especialmente os mais jovens e com doença multifocal
- Paciente com hiperplasia de células C da tireoide: se a análise genética for positiva para mutação no gene *RET*, indica lesão pré-maligna e, portanto, tratamento cirúrgico com tireoidectomia total. Hiperplasia de células C é uma lesão pré-maligna em paciente com mutação no gene *RET* positiva, com indicação de tireoidectomia total nessa condição. Na ausência da mutação, esse achado não tem potencial maligno e o paciente deve ser apenas seguido clinicamente, sem tireoidectomia

- Qualquer feocromocitoma adrenal, principalmente se for benigno e bilateral: 25% dos feocromocitomas aparentemente esporádicos têm causa genética
- Crianças com doença de Hirschsprung: deve-se pesquisar mutação no gene *RET*, éxon 10, pois 20% das crianças com megacólon congênito têm essa mutação
- Suspeita clínica de NEM-2
- Familiar em primeiro grau de paciente portador de NEM-2.

Eventualmente, podem ocorrer casos de pacientes negativos para a mutação do *RET*, mas com quadro clínico e história familiar muito sugestiva de NEM-2. Nesses casos, o rastreio dos acometimentos deve ser feito em todos os familiares de risco, com avaliação de USG cervical, calcitonina basal e estimulada, dosagem de cálcio e PTH, catecolaminas e metanefrinas, pelo menos a cada 1 a 3 anos até os 50 anos ou até 20 anos após a idade de aparecimento mais tardio de algum dos acometimentos nos indivíduos dessa família, pois se considera que possa haver a transmissão de alguma mutação ainda não identificada.

Leitura recomendada

Cherenko M et al. Mild hypercalcitoninaemia and sporadic thyroid disease. British Journal of Surgery. 2010;97:684-90.

Doyle P et al. Potency and tolerance of calcitonina stimulation with high-dose calcium versus pentagastrina in normal adults. J Clin Endocrinol Metab. 2009;94(8):2970-4.

Jr SAW, Asa LS, Dralle H, Elisei R e Cols. Revised American Thyroid Association Guidelines for the Manegement of Medullary Thyroid Carcinoma. Thyroid 2015 Jun 1; 25 (6):567-610.

Kloss RT et al. Medullary thyroid cancer: management guidelines of the American Thyroid Association. Thyroid. 2009; 19(6):565-612.

Lakhani VT et al. The multiple endocrine neoplasia syndromes. Ann. Rev. Med. 2007;58:253-65.

Maia AL, Siqueira DR, Kulcsar MAV, Tincani AJ, Mazeto GMFS, Maciel LMZ. Diagnosis, treatment and follow up of medullary thyroid carcinoma: recommendations by the Thyroid Department of the Brazilian Society of Endocrinology and Metabolism. Arq Bras End Metab 2014; 58/7

Maia AL, Siqueira DR, Kulcsar MAV et al. Diagnóstico, tratamento e seguimento do carcinoma medular de tireoide: recomendações do Departamento de Tireoide da Sociedade Brasileira de Endocrinologia e Metabologia. Arq Bras Endocrinol Metab. 2014;58(7):667-700.

Melmed S, Polonsky KS, Larsen PR, Kronenberg HM. Williams textbook of endocrinology. 12. ed. Philadelphia: Saunders, 2011.

Plaza-Menacho I et al. Sorafenibe functions to potently suppress RET tyrosine kinase activity by direct enzymatic inhibition and promoting RET lysosomal degradation independent of proteasomal targeting. J Biol Chem. 2007;282(40):29230-40.

Thosani S et al. The characterization of pheochromocytoma and its impact on overall survival in multiple endocrine neoplasia type 2. J Clin Endocrinol Metab. 2013;98(11):E1813-9.

Wells SA et al. Multiple endocrine neoplasia type 2 and familial medullary thyroid carcinoma: an update. J Clin Endocrinol Metab. 2013;98(8):3149-64.

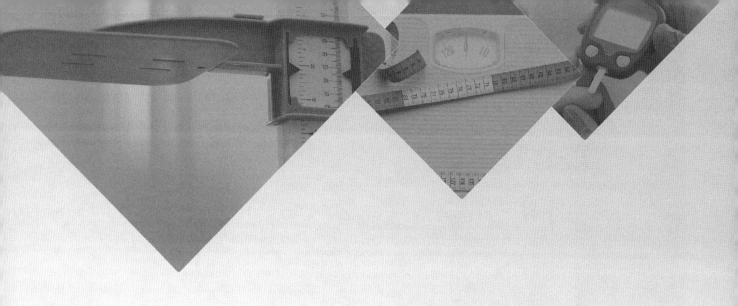

Parte 7

Seção Obesidade

Patrícia Sales • Cintia Cercato • Paula Pires Nascimento Giacomini •
Tassiane Cintra de Alvarenga Oliveira

Capítulo 74

Fisiopatologia da Obesidade

Introdução

Para explicar o ganho de peso excessivo de um indivíduo, é necessário entender que é preciso haver um balanço energético positivo, ou seja, ele precisa consumir mais calorias do que gasta, ao longo de um determinado período, para acumular adiposidade. No entanto, sabemos que algumas pessoas são muito mais propensas do que outras para ganhar peso, de acordo com a sua genética e de mais uma série de outros fatores.

Para que a obesidade se instale, é necessário que haja uma falha crônica, persistente e cumulativa no sistema de homeostase energética corporal, que não consegue mais equilibrar o gasto à ingesta energética. Isso porque, nas pessoas que não possuem predisposição à obesidade, uma vez que o indivíduo aumenta seu consumo calórico, o hipotálamo rapidamente consegue aumentar o gasto energético e inibir o consumo de alimentos, para reequilibrar o saldo energético e não permitir que a variação de peso seja muito grande (da mesma maneira que acontece, por exemplo, se uma pessoa saudável passar a ingerir muito sódio: seu organismo excretará mais sódio na urina e aumentará o reflexo da sede, para evitar um aumento muito significativo da natremia. Outro exemplo ocorre quando nos expomos a temperaturas muito altas: nosso organismo promove uma vasodilatação para promover perda de calor pela sudorese, visando não permitir uma variação tão grande em nossa temperatura corporal interna).

O hipotálamo é o grande centro regulador do nosso peso e de mais uma série de outros itens importantes para a nossa sobrevivência: temperatura, pressão, fome, sede, dentre outros. No entanto, sabemos que, na obesidade, ocorre uma desregulação hipotalâmica no *setpoint* do peso, que fica sempre desregulado, para cima. Ou seja, em vez do hipotálamo regular as funções vitais para manter o peso do indivíduo com obesidade em um patamar mais baixo (e portanto, mais saudável e mais adequado), ele passa a sempre "brigar" para conseguir atingir um patamar de peso mais elevado: logo, ativa vias de fome, de compulsão alimentar, de procura incessante por alimentos de alta densidade energética, além de inibir a queima calórica, ativar as vias metabólicas de lipogênese e de estoque energético, e inibir as vias metabólicas de lipólise e de oxidação de gorduras, sempre com o objetivo de defender um "peso-alvo" mais elevado. Portanto, para que uma pessoa fique com obesidade, não basta ter um estilo de vida inadequado: é necessário haver uma desregulação hipotalâmica no *setpoint* do peso, que fica sempre regulado para cima e gera como resultado um balanço energético positivo cronicamente, com acúmulo progressivo de adiposidade. Assim como, de maneira análoga, para ficar hipertenso, não basta comer muito sal; e para ficar diabético, não basta comer muito doce.

É imprescindível que haja outras falhas no sistema homeostático do paciente para que haja descontrole do peso, da pressão arterial e da glicemia. Por isso, é necessário entender que a obesidade é uma doença, e não uma má escolha de estilo de vida, muito menos um sinal de preguiça ou de falta de vontade do indivíduo. Entender isso é fundamental para que o paciente, o médico e a sociedade quebrem a barreira do preconceito contra essa doença, e permitam que o tratamento adequado possa ser instituído, sem que isso signifique fraqueza, impotência ou incapacidade do indivíduo que é tratado. Outras doenças crônicas que também necessitam de mudança de estilo de vida para seu tratamento, como o diabetes, a hipertensão e a dislipidemia, não sofrem tanta resistência e tanto preconceito da sociedade contra a instituição de tratamento medicamentoso, quando necessário; e por que em relação à obesidade, que é a "doença-mãe" de todas essas outras, o preconceito e a resistência ao tratamento medicamentoso e cirúrgico são tão grandes?

Talvez muito desse preconceito se dê pelo fato das pessoas (não apenas a sociedade externa, mas muitas vezes os próprios pacientes) julgarem que o resultado do peso é inteiramente mérito ou demérito próprio (o que é uma inverdade). O Estudo Action mostrou que 82% dos indivíduos com obesidade consideram que a perda de peso é completamente sua responsabilidade e, por isso, não procuram tratamento especializado. Esse tipo de pensamento faz o indivíduo com obesidade pensar que, se ele for uma pessoa dedicada, ele será obrigado a dar conta desse trabalho sozinho. Na verdade, sabemos que a obesidade é uma doença multifatorial, não é uma responsabilidade individual de quem sofre com a doença. Assim como a hipertensão e o diabetes, por exemplo, também não ocorrem por mérito ou por demérito do doente. Como muitas vezes ocorrem várias dificuldades ao longo do tratamento do paciente com obesidade (pessoais, sociais e fisiológicas, uma vez que a perda de peso por si só já causa aumento adicional na fome e uma redução maior no gasto energético, tornando o processo da manutenção do peso perdido muito mais difícil do que o próprio processo da perda de peso), costumamos observar períodos de rápida recuperação de peso no meio de árduas batalhas para a perda de poucos quilos, que geram frustrações, pensamentos negativistas, autoboicotes, e fazem com que a história do efeito sanfona seja a regra na vida dos indivíduos que sofrem com a obesidade.

A obesidade é uma doença multifatorial. Estudos mostram que 40 a 70% do nosso peso é determinado geneticamente e outros fatores, como estilo de vida, hábitos alimentes, prática de atividade física, manejo de *stress*, sono, infecções prévias, uso de medicamentos, doenças psiquiátricas, microbiota intestinal, idade materna avançada, obesidade e desnutrição maternas, aleitamento materno, disruptores endócrinos, cessação de tabagismo e fatores socioeconômicos, podem colaborar com os outros 30 a 60%. Por isso, sabemos que pessoas com predisposições diferentes ganham peso de maneira diferente, mesmo quando submetidas a um mesmo tipo de dieta e com um mesmo nível de atividade física, assim como mostra a Figura 74.1. Portanto, a obesidade é o resultado da interação de uma carga genética com um estilo de vida e hábitos comportamentais que interfiram com o balanço energético do indivíduo. A genética faz com que o indivíduo seja mais ou menos propício a ganhar peso em um ambiente obesogênico. Há indivíduos que não ganham peso mesmo que não se preocupem com o que comem, mas a maioria dos indivíduos têm alguma predisposição intermediária e, na vigência de um ambiente mais obesogênico (como temos visto hoje em dia na maioria dos países), o ganho de peso começa a acontecer de uma maneira progressiva, que transforma a obesidade em uma doença praticamente pandêmica.

Contudo, como a genética influencia tanto no peso de um indivíduo? Sabemos hoje que há muitos genes relacionados à tendência de maior ou menor ingesta alimentar – por exemplo, genes que aumentam a fome, reduzem a saciedade (sensação de bem-estar e falta de fome entre os períodos de uma refeição e outra, fazendo com que a pessoa consiga aguardar até o momento da próxima refeição sem sentir muita fome), reduzem a saciação (sensação de bem estar e de suficiência da alimentação que ocorre logo após o término de uma refeição, evitando que se coma mais do que o necessário naquela refeição), genes que determinam diferentes preferências alimentares e tendências à compulsão alimentar, maior ou menor reforço positivo com alimentos altamente palatáveis, e há também genes importantes na determinação do gasto energético basal, da maior ou menor capacidade do indivíduo em armazenar energia na forma de gordura (lipogênese), em quebrar o excesso de gordura e liberá-la para a circulação (lipólise), na capacidade de oxidação do excesso de gordura corporal (betaoxidação de gorduras), na densidade de tecido adiposo marrom. A Figura 74.2 ilustra estudos com ressonância magnética funcional cerebral, que mostram como o cérebro de pessoas magras são estimuladas de maneira diferente do cérebro de pessoas com obesidade, diante da presença dos mesmos alimentos calóricos.

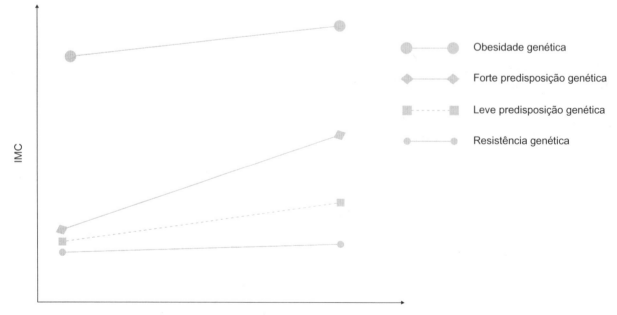

FIGURA 74.1 Indivíduos diferentes sofrem ganho de peso diferente quando expostos ao mesmo ambiente obesogênico de acordo com a sua predisposição à obesidade. *IMC*, índice de massa corpórea.

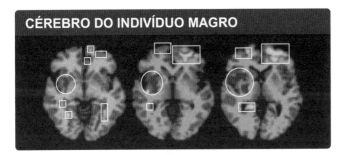

Controle. Na presença de alimentos calóricos, as áreas acionadas são do córtex pré-frontal, relacionado a decisões racionais.

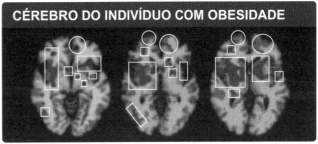

Recompensa. Em pessoas com obesidade, a visão de comidas calóricas ativou mais o sistema do prazer que o racional.

FIGURA 74.2 O mesmo alimento pode gerar prazer e estímulo de recompensa diferentes entre os pacientes magros e os com obesidade, tornando os indivíduos com obesidade muito mais propensos a desenvolverem um comportamento de comer compulsivo.

Apesar de haver 11 doenças raras monogênicas de obesidade descritas, e pelo menos 24 doenças mendelianas em que a obesidade é uma das manifestações clínicas, sabe-se que a maioria da herança genética para essa doença é poligênica e que a maioria dos genes que determinam o peso do indivíduo se encontra no cérebro (não é por acaso que a maioria dos medicamentos antiobesidade com maior eficácia disponíveis atualmente possui ação no sistema nervoso central). Estudos mostram que o risco de obesidade em um filho de pais magros é de apenas 9%, *versus* 50% se um dos pais tiver obesidade, e 80% se ambos os pais tiverem obesidade.

Assim, percebemos que, para que a obesidade se instale, é necessário que haja um saldo energético positivo cronicamente que depende da associação entre uma predisposição individual e um ambiente obesogênico, que culminem em:

- Aumento das calorias ingeridas
- Redução das calorias gastas
- Maior tendência em estoque de gordura
- Menor tendência em lipólise e oxidação de gorduras.

Mecanismos que contribuem para o aumento das calorias ingeridas

O organismo humano dispõe de mecanismos reguladores do estoque energético, na tentativa de aumentar a ingesta alimentar em situações de falta de energia e de reduzir a ingesta alimentar em situações de excesso de energia. Há mecanismos centrais e periféricos para essa regulação, e esses mecanismos estão explicados com maior detalhamento no Capítulo 76, *Regulação da Ingestão Alimentar*.

Se cada indivíduo respeitasse seus mecanismos de regulação do apetite, comendo somente quando estivesse com fome, e não se alimentasse nos momentos em que estivesse se sentindo satisfeito, talvez a obesidade não fosse um problema tão epidêmico. No entanto, o ser humano aprendeu com o passar do tempo a fazer uso da comida como um método para obtenção de prazer, de recompensa, de sensações agradáveis, de alívio de tristeza ou de ansiedade. Isto é, passou a atribuir ao alimento uma função que primariamente não era dele. Sabe-se que a ingestão de alimentos palatáveis, ricos em açúcar e gordura, é capaz de ativar a liberação de opioides endógenos, endocanabinoides, serotonina e dopamina, que se ligam a receptores hipotalâmicos e causam efeito reforçador da alimentação. Assim, o alimento deixou de ter a sua função meramente nutritiva, e passou a ter várias outras funções, como sociais, psiquiátricas e recreativas. O ser humano passou a ignorar seus mecanismos de regulação do apetite, que foram desenvolvidos e aprimorados ao longo de tantos anos para manutenção de uma adequada homeostase energética, e passou a consumir alimentos exageradamente para suprir uma série de demandas hedônicas e não energéticas.

Dessa maneira, rompe-se o mecanismo fisiológico de regulação da homeostase energética, passando a haver um consumo de calorias de maneira exagerada, independentemente da necessidade energética do organismo. Além da palatabilidade do alimento, fatores diversos como o tamanho do prato, dos talheres, a presença de outras pessoas comendo e até mesmo o fato de estar comendo enquanto se faz outra atividade, como assistir TV ou estudar, são fatores que também influenciam a quantidade de calorias ingeridas por refeição.

Além disso, sabe-se que pode ocorrer uma disfunção hipotalâmica secundária em pessoas com alimentação muito gordurosa. A presença de ácidos graxos livres (AGL) em excesso na corrente sanguínea e de citocinas inflamatórias secretadas pelo tecido adiposo, principalmente visceral, é capaz de prejudicar a sinalização da via anorexigênica hipotalâmica e comprometer a saciedade. O excesso de gordura saturada circulante na corrente sanguínea cria um estado inflamatório hipotalâmico, que impede a resposta adequada aos estímulos de saciação e saciedade (p. ex., sinalização da insulina e leptina). Alimentos ricos em açúcar e gordura, que são consumidos em proporção crescente no mundo ocidental, estão entre os principais tipos de alimentos que contribuem para essa disfunção hipotalâmica. Como a alimentação hiperlipídica pode desencadear essa resistência hipotalâmica à insulina e leptina?

1. A dieta hiperlipídica induz o aparecimento de um ambiente inflamatório sistêmico, com aumento de citocinas inflamatórias, como o fator de necrose tumoral alfa (TNF-alfa), que ativam uma série de genes hipotalâmicos. Entre eles, estão os genes codificadores de enzimas com função de serina quinases, como o Jun N-terminal quinase (*JNK*) e o gene inibidor do fator nuclear de transcrição *kappa B (NF-κB)*.

O resultado da ativação desses genes é a fosforilação em resíduos de serina em diversos locais dentro da célula, incluindo os receptores de insulina e leptina. A fosforilação em resíduos de serina desses receptores compromete a sinalização pós-receptor que, nesses casos, está relacionado com a via anorexigênica hipotalâmica. Para o correto funcionamento do receptor, é necessário que a fosforilação dos receptores de insulina e leptina ocorra em resíduos de tirosina e não nos resíduos de serina

2. O receptor de insulina é do tipo tirosinoquinase, enquanto o de leptina pertence à classe dos chamados "receptores de citocinas". Quando esses receptores de citocinas são ativados em excesso, induzem a expressão do gene de uma proteína chamada "supressor da sinalização de citocina 3" (SOCS3). A SOCS3 atua como um bloqueador dos sinais produzidos pelos receptores de citocinas. Ou seja, pessoas com níveis muito elevados de insulina e leptina induzem uma maior expressão da SOCS3, desse modo, ocorre a inativação dos receptores de citocinas e de insulina, que reduzem o sinal desses hormônios (cria-se um estado de resistência à insulina e à leptina)

3. A SOCS3 degrada proteínas citoplasmáticas importantes para a sinalização da leptina e da insulina, como os substratos 1 e 2 do receptor de insulina (IRS1 e 2), que reduzem a magnitude do sinal produzido

4. Outra enzima induzida pelo ambiente inflamatório é a proteína tirosina fosfatase 1B (PTP1B). A ativação da PTP1B promove a retirada de fósforos dos resíduos de tirosina da parte intracelular do receptor de insulina e leptina que haviam sido adequadamente fosforilados. Esse mecanismo também resulta em resistência à ação desses hormônios.

Apesar de até hoje nenhum grande estudo consistente ter conseguido comprovar que a qualidade da dieta *per si* (ou seja, a proporção de cada macronutriente da dieta) possa ser capaz de induzir a obesidade ou de mudar a composição corporal de um indivíduo quando a dieta é isocalórica, sabemos que, quando a dieta é rica em frutose, carboidratos refinados e gorduras saturadas, ocorre uma chance muito maior de ela ser consumida em maior quantidade e de se tornar hipercalórica pela sua alta palatabilidade, contribuindo, assim, para o desenvolvimento da obesidade. Além disso, sabemos que o próprio processo do emagrecimento causa aumento nos estímulos de fome (orexigênicos), que fazem com que o processo de manutenção do peso perdido seja o mais difícil de todo o tratamento. Em média, estudos mostram um aumento da fome na magnitude de aproximadamente 100 kcal para cada quilo de peso perdido.

Mecanismos que contribuem para a redução das calorias gastas

Da mesma maneira que o organismo humano tem um sistema de regulação do apetite e da ingesta alimentar, ele também dispõe de um sistema de regulação do gasto energético para manter um balanço energético, ou seja, aumentar o gasto em situações em que há grande fonte energética disponível e reduzir o gasto quando a fonte energética é escassa.

Com o aumento de peso, o gasto energético aumenta, e com a redução de peso, o gasto energético diminui. O corpo humano sempre trabalha na tendência de manter a homeostase e a estabilidade, para evitar grandes flutuações em pequenos espaços de tempo. Por esse motivo, pessoas com obesidade costumam ter um gasto energético basal um pouco maior do que pessoas magras, e pessoas alimentadas gastam mais energia por meio da termogênese alimentar do que pessoas em jejum. Contudo, esse aumento do gasto energético não é capaz de superar a quantidade de calorias ingeridas, por isso, o ganho de peso acontece apesar dessa tentativa de termogênese adaptativa.

Alguns outros fatores são também importantes para a determinação do gasto energético de repouso (que corresponde a aproximadamente 70% do gasto energético total diário e, portanto, é o fator mais importante para determinar o gasto energético total). Inicialmente, a genética constitui um elemento fundamental, uma vez que há genes associados a maior ou menor gasto energético de repouso. Outros fatores, como sexo, idade, adequação dos hormônios tireoidianos, atividade do sistema nervoso simpático, densidade de tecido adiposo marrom e quantidade de massa muscular, que é o principal tecido responsável pela taxa metabólica basal, são fatores também muito importantes para a determinação do gasto energético de repouso.

Existem polimorfismos de genes associados à maior ou menor densidade de receptores adrenérgicos no tecido adiposo e muscular, que podem ser um dos componentes associados não apenas à maior ou menor taxa metabólica basal, como também à maior ou menor perda de peso durante o tratamento com medicamentos catecolaminérgicos.

A realização de atividade física é capaz de aumentar o gasto energético diário em até 30 a 40%, de acordo com a intensidade e a frequência. Além disso, sabe-se que uma atividade aeróbica de moderada intensidade é capaz de aumentar a taxa metabólica de repouso por até 48 horas após a atividade física realizada. No entanto, como se predomina a tendência de as pessoas reduzirem a quantidade de esforço e atividade física realizada tanto no trabalho quanto nas atividades de lazer, percebemos mais um grande fator de risco para a epidemia da obesidade. Além disso, infelizmente, quando o aumento na atividade física é realizado isoladamente e não associado à dieta, possui um impacto quase nulo na perda de peso, talvez pelo mecanismo compensatório do organismo de aumento de apetite na vigência da prática da atividade física. Portanto, a prática de atividade física é muito mais importante no processo de evitar perda de massa magra e, com isso, facilitar o processo de manutenção do peso perdido por reduzir a queda na taxa metabólica basal que acontece após a perda de peso, do que efetivamente ter um papel direto muito importante na perda de peso por si só. Os estudos mostram que a perda de peso causa uma queda na taxa metabólica basal que varia em torno de -30 kcal por quilo de peso perdido por dia (termogênese adaptativa, causada principalmente por uma queda no tônus simpático e inativação periférica de T3 a T3 reverso após o processo de emagrecimento), e essa queda é menor nos pacientes que perdem menos massa magra durante seu processo de emagrecimento. Essa termogênese adaptativa é um dos fatores que torna tão difícil o processo de manutenção do peso perdido, uma vez que uma pessoa que perdeu 10 kg precisa ingerir, em média, cerca de 300 kcal a menos para conseguir se manter no peso conquistado a longo prazo.

Maior tendência ao estoque de gordura (lipogênese)

A gordura contida nos alimentos deve passar por um complexo processo até a sua completa metabolização no organismo. Quando ocorre ingestão de gordura, esta é digerida e absorvida na forma de quilomícrons (QM), que circulam na corrente sanguínea. Uma vez na circulação, os quilomícrons são metabolizados pela lipoproteína lipase (LPL), que libera AGL na circulação, para serem oxidados ou armazenados nos tecidos adiposo e muscular. Existe uma ampla variabilidade na expressão de LPL no tecido adiposo dos seres humanos, que pode ser um dos fatores que determinam a diferente tendência genética ao acumulo preferencial de gordura em determinados segmentos do corpo quando se compara um indivíduo com outro.

Fatores totalmente ambientais, como a exposição prévia à infecção por alguns vírus como a adenovírus 36, por exemplo, podem aumentar a diferenciação de células tronco em adipócitos (células de gordura), que está associado a um aumento de 60 a 100% na quantidade de tecido adiposo subcutâneo e visceral nos infectados *versus* não infectados. Além de causarem a redução da expressão de norepinefrina e dopamina no hipotálamo (reduzindo a inibição sobre as vias orexigênicas) e de reduzirem a expressão do gene da leptina pelos adipócitos, esses vírus também inibem a expressão da UCP1 c causam um "esbranquiçamento" do tecido adiposo marrom e beije. Por isso, trata-se de um fator totalmente ambiental e não dependente do paciente, que pode aumentar em até 60% o risco de obesidade nos pacientes infectados, o que mostra mais uma vez que o paciente não pode e não deve ser culpado pela sua doença.

Algumas pessoas têm maior capacidade de utilizar os AGL como fonte de energia para o funcionamento das células como fonte de adenosina trifosfato (ATP). Outras pessoas são mais propensas a utilizar carboidratos e proteínas como fonte de energia e, nesse caso, tendem a armazenar os AGL dentro dos adipócitos na forma de triglicerídeos, compondo um estoque energético. Por meio da calorimetria indireta, pode-se diferenciar indivíduos com maior propensão a oxidar gorduras ou carboidratos, de acordo com o valor do coeficiente respiratório encontrado no exame (ver Capítulo 80, *Avaliação do Gasto Energético Basal*).

A propriedade de armazenar AGL circulantes dentro dos adipócitos na forma de triglicerídeos é chamada "lipogênese". Há pessoas com maior predisposição à lipogênese, assim como há algumas situações que a favorecem. Por exemplo, a insulina é um hormônio que estimula a lipogênese, de modo que em estados pós-prandiais, quando há um pico de insulina, ocorre um estímulo para estocar a gordura ingerida. Outro hormônio que também estimula a lipogênese é o cortisol, pois induz a deposição de gordura preferencialmente no tronco. Já a testosterona, o hormônio de crescimento e as catecolaminas são hormônios que inibem a lipogênese, favorecendo a manutenção dos AGL na circulação, para que sejam oxidados em vez de armazenados pelo tecido adiposo. Por isso, estados de hiperinsulinemia e hipercortisolismo favorecem a lipogênese e inibem a lipólise e a oxidação de gorduras.

Menor tendência à quebra de gordura (lipólise) e à sua betaoxidação

A lipólise, por sua vez, é uma reação química inversa à lipogênese, na qual os triglicerídeos estocados nos adipócitos são degradados em AGL pela enzima lipase hormônio-sensível e, então, são liberados na circulação para serem utilizados como fonte energética. Caso não sejam utilizados, esses AGL são esterificados na forma de triglicerídeos nos adipócitos ou em tecidos periféricos, principalmente no fígado e nos músculos.

Algumas pessoas têm maior tendência à betaoxidação de gorduras como forma de adquirir energia (ATP), de modo a utilizar preferencialmente AGL como fonte energética, o que constitui um fator protetor contra a obesidade. Em certas situações clínicas, como na resistência à insulina, ocorre maior lipólise, uma vez que se ativa a enzima lipase hormônio-sensível, que naturalmente é inibida pela ação da insulina. No entanto, a resistência à insulina dificulta a betaoxidação de gorduras. Dessa maneira, o paciente resistente à insulina fica com muitos AGL circulantes, mas sem conseguir oxidá-los adequadamente. Quando a quantidade de AGL circulantes é grande e supera a capacidade de oxidação, o excesso irá para o fígado e será utilizado para síntese de lipoproteínas de densidade muito baixa (VLDL) ou ainda, sofrerá depósito ectópico em fígado e músculos, que causam lipotoxicidade e agravam a resistência à insulina.

Já o indivíduo que se alimenta de grande quantidade de carboidratos irá utilizá-los preferencialmente como fonte energética, uma vez que a capacidade de armazenar carboidratos estocados na forma de glicogênio é muito limitada, algo em torno de 500 a 1.000 g de glicogênio no corpo todo. Portanto, o excesso de carboidratos servirá de substrato para a lipogênese e, nesses casos, haverá prejuízo da lipólise e da betaoxidação de gorduras e maior dificuldade em perder peso.

Considerações finais

Percebe-se que o ganho de peso de um indivíduo resulta de diversos fatores. De modo dominante, verifica-se que a dieta é o principal fator que leva à obesidade. Portanto, um maior consumo calórico, seja por inadequado mecanismo regulador de apetite, ou porque o indivíduo está burlando esse mecanismo de fome/saciedade e ingerindo alimentos independentemente do seu apetite (em busca dos efeitos hedônicos e prazerosos dos alimentos e não apenas sua função nutricional), associado a menor gasto energético (por fatores intrínsecos individuais somados com fatores ambientais modificáveis) e ao fato de o indivíduo ser mais propenso à lipogênese e menos à lipólise e à betaoxidação de gorduras, são os principais fatores que explicam o ganho de peso na maior parte da população.

Uma disfunção hipotalâmica, com uma programação genética para lutar sempre por um "peso-alvo" mais elevado, faz com que o tratamento com dieta e atividade física seja insatisfatório para a maioria dos casos de obesidade. Além disso, o processo de restrição energética faz com que ocorra uma queda adicional na taxa metabólica, chamada "termogênese adaptativa", e é um dos fatores que dificulta ainda mais a manutenção do peso perdido. Indivíduos com obesidade que foram submetidos a restrições calóricas em diversos momentos da vida, ajustam seu gasto energético e se tornam cada vez mais "eco nômicos". Dessa maneira, entender melhor um pouco mais sobre sua fisiopatologia, conceitos, causas e consequências é imprescindível para que nós, médicos, possamos orientar nossos pacientes quanto à disponibilidade de tratamento seguros e efetivos para cada caso.

Leitura recomendada

Golay A, Bobbioni E. The role of dietary fat in obesity. Int J Obes Relat Metab Disord. 1997;21(suppl. 3):S2-11.

Jéquier E, Tappy L. Regulation of body weight in humans. Physiol Rev. 1999;79(2):451-80.

Korner J, Leibel RL. To eat or not to eat-how the gut talks to the brain. N Engl J Med. 2003;349(10):926-8.

Melmed S. Obesity. In: Melmed S, Polonsky KS, Larsen PR, Kronenberg HM. Williams textbook of endocrinology. 12.ed. Philadelphia: Saunders, 2011.

Prentice AM, Black AE, Cowars WA, Davies HL, Goldberg GR, Murgatroyd PR et al. High levels of energy expenditure in obese women. Br Med J (Clin Res Ed). 1986; 292(6526):983-7.

Schwartz MW, Seeley RJ, Zeltser LM, Drewnowski A, Ravussin E, Redman LM, Leibel RL. The obesity Pathogenesis: An Endocrine Society Scientific Statement. Feb 2017.

Biologia do Tecido Adiposo

Funções do tecido adiposo

O tecido adiposo é um órgão do corpo humano com diversas funções conhecidas e metabolicamente muito ativo. Mecanicamente, fornece uma proteção aos ossos e órgãos internos, além de servir como uma capa térmica protetora contra a perda de calor para o ambiente. Metabolicamente, funciona como um tampão para depósito do excesso de energia consumida e de ácidos graxos livres (AGL) circulantes, que são acumulados sob a forma de triglicerídeos dentro dos adipócitos. Sabe-se que o tecido adiposo é o principal local do nosso organismo para estoque de energia. O ser humano é capaz de armazenar 300 vezes mais calorias sob a forma de gordura no tecido adiposo, do que de carboidratos na forma de glicogênio hepático e muscular, uma vez que o estoque de glicogênio do organismo varia geralmente entre 500 e 1.000 g, enquanto o de gordura pode ultrapassar 50 kg. Além disso, sabe-se que o tecido adiposo é um grande órgão endócrino, pois produz uma infinidade de hormônios e proteínas de importância sistêmica.

O tecido adiposo pode ser dividido em dois tipos principais funcionalmente bastante diferentes e com funções quase opostas: o branco, composto por adipócitos subcutâneos e viscerais, e o marrom. Estudos recentes mostram também a presença de um intermediário entre esses dois, o chamado "tecido adiposo bege". Apenas cerca de um terço do tecido adiposo é efetivamente composto por adipócitos, sua maior parte é formada por macrófagos, células estromais, monócitos e fibroblastos e, por isso, é um tecido metabolicamente muito ativo e altamente inflamatório.

Tecido adiposo branco

O tecido adiposo branco é o principal armazenador de energia do organismo, sob a forma de triglicerídeos, que ficam estocados dentro de grandes inclusões lipídicas uniloculares, preenchendo o citoplasma de cada adipócito. Essas inclusões lipídicas não são encapsuladas, mas circunscritas por uma proteína importante chamada "perilipina". Na presença de nutrientes alimentares, ocorre um pico de insulina, que ativa a ação da enzima endotelial lipoproteína lipase (LPL), a qual, por sua vez, tem a função de metabolizar quilomícrons e lipoproteína de densidade muito baixa (VLDL), extraindo moléculas de gordura sob a forma de AGL, que serão incorporados às inclusões lipídicas dos adipócitos brancos (lipogênese). Essa ação de tamponamento da gordura ingerida é muito importante, pois evita que o excesso de ácidos graxos livres (AGL) consumidos na alimentação fique circulante na corrente sanguínea. O excesso de AGL circulante pode causar lipotoxicidade e depósito ectópico em tecidos diversos, como coração, músculo, fígado, pâncreas, dentre outros órgãos.

Já em situações de privação energética, jejum ou em situações de ativação adrenérgica com necessidade de oferta de energia para a periferia, ocorre ativação da enzima lipase hormônio-sensível, presente nos adipócitos, e fosforilação da perilipina, que possibilita que a lipase hormônio-sensível entre em contato com as gotículas de triglicerídeos e possa hidrolisá-los em AGL e glicerol, liberando-os para a circulação. Esse processo é denominado lipólise e sofre regulação de diversos hormônios, sendo ativado por catecolaminas e inibido pela insulina. Alguns estímulos, como o cortisol, podem ser lipolíticos em um determinado local, por exemplo membros e gordura subcutânea, e lipogênicos em outro local, como o tronco e a gordura visceral.

Em situações de balanço energético positivo e acúmulo de gordura, pode haver aumento do depósito de triglicerídeos dentro de cada adipócito já formado, como consequência da lipogênese, causando hipertrofia (aumento de tamanho da célula) do adipócito, bem como pode ocorrer a formação de adipócitos novos (adipogênese), que resulta em hiperplasia (aumento no número de células) dos adipócitos. Sabemos que a hiperplasia de adipócitos é metabolicamente melhor do que a hipertrofia deles, pois adipócitos pequenos têm maior capacidade de tamponar os AGL e são mais sensíveis à insulina, enquanto os adipócitos grandes são mais resistentes à insulina e tamponam menos os AGL, causando maior depósito ectópico de triglicerídeos que não conseguem ser tamponados no tecido adiposo. Existe uma predisposição genética para a maior tendência do indivíduo à hipertrofia ou à hiperplasia de adipócitos diante de um quadro de balanço energético positivo, e isso pode estar relacionado com a maior ou menor probabilidade de desenvolver resistência à insulina e síndrome metabólica.

Em contrapartida, em situações de privação energética e consumo dos estoques de energia, ocorre um "esvaziamento" dos adipócitos, que reduzem o seu tamanho. Geralmente, a gordura visceral é rapidamente mais mobilizada do que a gordura subcutânea nessas situações, por ser um tecido muito mais lipolítico.

O tecido adiposo branco subcutâneo é constituído pelos adipócitos que se depositam sobretudo nos membros, externamente à camada muscular do organismo, embora esteja presente também na região do tronco. Os adipócitos do tecido subcutâneo são pequenos, com alta taxa proliferativa (fazem muito mais hiperplasia do que hipertrofia) e muito sensíveis à insulina, portanto, são mais propensos à ativação da lipogênese e da adipogênese. Esse tipo de tecido é o principal produtor de leptina, um hormônio que sinaliza para o corpo como está o estoque energético. Ou seja, quanto maior a quantidade de tecido adiposo subcutâneo, maior o nível sérico de leptina. Além disso, o tecido adiposo branco produz também muitas citocinas inflamatórias – interleucinas (IL)-1, 6, 8, 10, fator de necrose tumoral (TNF-alfa), TGF-beta, interferon gama (IFN-γ), proteína C reativa – e adipocinas como a adiponectina. Por sua vez, a adiponectina é produzida em quantidade inversamente proporcional à de tecido adiposo, uma vez que sua síntese é inibida por IL-6 e TNF-alfa, os quais são intensamente produzidos por esse tipo de tecido. Ela tem função protetora dos pontos de vista metabólico e cardiovascular, e alguns estudos mostraram sua concentração bem elevada em indivíduos centenários.

Já o tecido adiposo branco visceral é formado pelos adipócitos situados no tronco, abaixo da camada muscular, entremeados aos órgãos, em íntimo contato com o fígado, o intestino e os órgãos abdominais. Esses adipócitos viscerais são maiores e muito resistentes à insulina e, consequentemente, vivem em estado de lipólise, liberando AGL para a circulação portal. Raramente se encontram em estado de lipogênese, tamponando os AGL circulantes; pelo contrário, são uma fonte produtora de AGL, os quais seguem diretamente para o fígado. Parte dessa resistência à insulina exacerbada presente no tecido adiposo visceral pode ser explicada pela riqueza em receptores de glicocorticoides e abundante concentração da enzima 11-beta-hidroxiesteroide desidrogenase tipo 1, que converte cortisona em cortisol nesse tecido. Desse modo, é um tecido localmente submetido a grande concentração de cortisol, que é um hormônio contrarregulatório à insulina.

O tecido adiposo visceral é extremamente ativo, pois produz grande quantidade de hormônios, como visfatina, leptina (em menor quantidade do que o adiposo subcutâneo), adiponectina (em quantidade inversamente proporcional à quantidade de tecido adiposo visceral), angiotensinogênio (cujo principal local de produção é o fígado, mas também é produzido pelo tecido adiposo, sobretudo em casos de obesidade), inibidor do ativador do plasminogênio tipo 1 (PAI-1) – proteína produzida pelo tecido adiposo que favorece trombogênese e aterosclerose – e citocinas inflamatórias, como IL-6, TNF-alfa, IL-1, IFN-gama, TGF-beta, entre outras. Cerca de um terço da secreção de IL-6 do organismo é feito pelo tecido adiposo. Sabe-se que essas citocinas inflamatórias estimulam o fígado a produzir proteínas de fase aguda, como fibrinogênio, proteína C reativa e ferritina, e o resultado final é um estado de inflamação crônica. Essa inflamação promove dano endotelial, perda de vasodilatação, aterosclerose, resistência à insulina, entre outros itens que vão se somando ao quadro clínico da síndrome metabólica. Por isso, o tecido adiposo visceral é comprovadamente o mais perigoso do ponto de vista metabólico e o mais relacionado com o risco cardiovascular e com as doenças metabólicas.

Pacientes idosos possuem uma menor capacidade de amadurecimento de pré-adipócitos em adipócitos e, com isso, passam a ter uma menor capacidade de tamponamento dos ácidos graxos livres, o que causa um maior depósito de gordura ectópica visceral, gerando mais resistência insulínica e mais síndrome metabólica. Da mesma maneira, as situações de lipodistrofias (sejam as genéticas, como síndrome de Berardinelli e síndrome de Dunnigan, ou as adquiridas, como causadas pelo HIV ou por alguns medicamentos), são causas de graves síndromes metabólicas, ocasionadas pela lipotoxicidade sistêmica que ocorre em indivíduos que perdem a capacidade de tamponamento dos ácidos graxos livres pelo tecido adiposo branco subcutâneo. Na falta deste tamponamento, o excesso de ácidos graxos livres circulantes vai se depositar ectopicamente em fígado, músculos, pâncreas, coração, que causam resistência periférica à insulina, diabetes e todos os comemorativos da síndrome metabólica.

Tecido adiposo marrom

O tecido adiposo marrom tem um papel muito importante na produção de calor, manutenção da temperatura corporal e da taxa metabólica basal. Tem uma função oposta ao do tecido adiposo branco, uma vez que o tecido adiposo branco serve para estocar o excesso de energia na forma de triglicerídeos dentro da célula, e o tecido adiposo marrom serve para dissipar a energia na forma de calor, protegendo os órgãos vitais da hipotermia em situações de baixa temperatura. Trata-se de um tecido formado por adipócitos pequenos, que têm em seu interior várias gotículas de gordura separadas, multiloculares, e muitas mitocôndrias muito bem desenvolvidas, ricas em proteína UCP1 (proteína desacopladora 1), que é uma proteína específica desse tecido cuja função é desviar as fontes de energia celulares que chegam à cadeia transportadora de elétrons para a produção de calor e aquecimento celular em vez de serem utilizadas para a produção de adenosina trifosfato (ATP). É um tecido altamente vascularizado, e a alta densidade de mitocôndrias associada à densa vascularização desse tecido é o que confere sua coloração amarronzada.

Na espécie humana, o tecido adiposo marrom geralmente se localiza nas regiões interescapular, cervical, axilar, mediastinal, paravertebral e supraclavicular. É altamente irrigado e, inervado e responsivo ao sistema nervoso simpático, aumentando a produção de calor e, portanto, a taxa metabólica basal em situações de estímulo adrenérgico, frio, atividade física e em resposta ao estímulo tireoidiano por ação de triiodotironina (T3). Além disso, a ingesta alimentar também estimula a ativação desse tecido (a chamada "termogênese alimentar"), assim como a nicotina (uma das razões pelas quais a cessação do tabagismo pode ser um fator desencadeante para o ganho de peso). Portanto, todas essas situações podem desencadear aumento da termogênese, com incremento da taxa metabólica basal e negativação do balanço energético. Já os glicocorticoides inibem a ação desse tecido, o que favorece o ganho de peso pela redução do gasto energético.

Sabe-se que, com o envelhecimento, ocorre redução da densidade de tecido adiposo marrom, de modo que, por muitos anos, acreditava-se que esse fosse um tecido exclusivo das crianças, que desaparecia na vida adulta. Os recém-nascidos possuem grande quantidade de tecido adiposo marrom, que os ajuda a manter a temperatura corporal diante de ambientes com baixa temperatura. Com o envelhecimento, a densidade de tecido adiposo marrom vai diminuindo no organismo, mas ele não desaparece. Sabe-se hoje que esse tecido está presente também nos adultos, embora em menor quantidade. E uma maior densidade de tecido adiposo marrom está associada a um menor peso corporal e um menor risco de obesidade. Algumas situações, como naqueles pacientes que vivem sob um estímulo adrenérgico constante, pode haver maior quantidade de tecido adiposo marrom do que o normal, por exemplo em indivíduos com feocromocitoma ou paraganglioma. Isso pode explicar a perda de peso vista nesses pacientes. Além disso, pessoas com maior densidade de tecido adiposo marrom podem ter melhor resposta emagrecedora com o uso de medicações catecolaminérgicas, uma vez que esses fármacos estimulam maior gasto energético basal via ativação dos adipócitos marrons. O IMC e o percentual de gordura estão inversamente relacionados à densidade de tecido adiposo marrom no indivíduo, enquanto a taxa metabólica basal está diretamente relacionada à densidade desse tecido.

Ratos com aumento da atividade do tecido adiposo marrom resistem melhor ao ganho de peso e mostram melhora metabólica na tolerância à glicose e na sensibilidade à insulina. Sabe-se que, uma vez ativado, o tecido adiposo marrom capta a gordura circulante no sangue e a metaboliza, trazendo com isso grandes benefícios metabólicos. Além disso, a presença de células adiposas marrons e beges em volta dos vasos sanguíneas (tecido adiposo perivascular) já demonstrou ser um fator protetor contra o risco de aterosclerose.

Dessa maneira, um melhor estudo do tecido adiposo marrom pode determinar alvos terapêuticos para tratamento da obesidade, diabetes, dislipidemias, aterosclerose e síndrome metabólica no geral. Na década de 1930, tentou-se tratar obesidade com o DNP (2,4 dinitrofenol), que é uma molécula que ativa a UCP-1 e, com isso, aumenta a termogênese no tecido adiposo marrom, causando perda de peso independente de mudanças na dieta e atividade física. No entanto, essa molécula apresentou efeitos colaterais graves como hipertermia e alguns casos de óbito, por isso, foi retirada do mercado. Portanto, um grande desafio é de encontrar moléculas seguras e efetivas, capazes de ativar este tecido, sem gerar desregulação da temperatura corporal ou outros efeitos colaterais mais graves.

Tecido adiposo bege

Estudos mostram que as células de tecido adiposo branco, sob estímulos adrenérgicos, com baixas temperaturas ou com determinadas substâncias, como a irisina (produzida pelo tecido muscular após a atividade física), são capazes de se diferenciar em células com comportamento muito parecido com as do tecido adiposo marrom. O estoque de gordura intracelular vai deixando de ser unilocular para se tornar multilocular, passam-se a ativar genes de conversão de energia em calor, como o gene da *UCP-1*, entre outras mudanças que tornam esse tecido funcionalmente muito parecido com o tecido adiposo marrom. Inicialmente, pensava-se que havia uma conversão de um tipo de tecido em outro e vice-versa, conforme o tipo de estímulo recebido. No entanto, ao se perceber que as origens celulares do tecido adiposo marrom e branco são totalmente diferentes (o tecido adiposo marrom se origina das mesmas células progenitoras Myf5+ que dão origem às células musculares, enquanto as células do tecido adiposo branco são derivadas de uma outra linhagem de células progenitoras), caracterizou-se então esse tipo de tecido adiposo branco que se "diferenciou" em um tecido com função primordialmente termogênica, como um terceiro tipo de tecido adiposo, denominado tecido adiposo bege (que é branco com maior densidade de mitocôndrias, o que o confere uma coloração um pouco mais escura, e maior ação termogênica da UCP1).

A Figura 75.1 apresenta a imagem histológica do tecido adiposo branco à esquerda, do marrom à direita, e do bege ao centro, ilustrando bem as diferenças e semelhanças entre cada um deles.

Considerações finais

Conclui-se, portanto, que o tecido adiposo é, na verdade, um grande órgão endócrino, metabolicamente ativo, capaz de produzir diversos hormônios e citocinas que regulam o metabolismo energético das células. Além disso, é composto por diferentes tipos de adipócitos: brancos subcutâneos, brancos viscerais, marrons e beges, cada um com suas funções, peculiaridades e importância no metabolismo energético do corpo humano. Enquanto o tecido adiposo branco tem como sua função primordial o tamponamento de ácidos graxos livres e o estoque do excesso de energia ingerido pelo indivíduo, o tecido adiposo marrom e bege se destacam pela capacidade de dissipação dessa energia na forma de calor. Se o tecido adiposo branco não funcionar adequadamente, pode haver o aparecimento da resistência a insulina e diabetes, enquanto a escassez de tecido adiposo marrom está correlacionada com maior risco de obesidade. Assim, o estudo desses tecidos pode culminar com potenciais alvos terapêuticos tanto para o tratamento da obesidade, quanto para o tratamento do diabetes tipo 2, aterosclerose, dislipidemias e da síndrome metabólica.

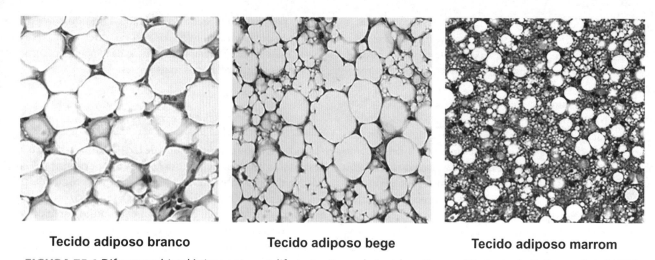

Tecido adiposo branco   **Tecido adiposo bege**   **Tecido adiposo marrom**

FIGURA 75.1 Diferenças histológicas entre os diferentes tipos de tecido adiposo. (Cortesia de Kajimura Lab/UCSF.)

Leitura recomendada

Cypess AM, Lehman S. et al. Identification and importance of brown adipose tissue in adult humans. N Engl J Med. 2009; 360: 1509-17.

Melmed S. Obesity. In: Melmed S, Polonsky KS, Larsen PR, Kronenberg HM. Williams textbook of endocrinology. 12.ed. Philadelphia: Saunders, 2011.

Nedergaard J et al. Three years with adult human brown adipose tissue. Ann N Y Acad Sci. 2010.

Park A, Kim WK, Bae KH. Distinction of white, beige and brown adipocytes derived from mesenchymal stem cells. World Journal of Stem Cells. 2014; 6(1):33-42.

Saely CH, Geiger K, Drexel H. Brown *versus* white adipose tissue: a mini-review. Gerontology 2012; 58:15-23.

Townsend KL et al. Brown adipose tissue recent insights into development, metabolic function and therapeutic potential. Adipocyte. 2012;1(1):13 24.

Wu J, Bostrom P. Sparks LM. et al. Beige adipocytes are a distinct type of thermogenic fat cell in mouse and human. Cell. 2012;150:366-76.

Regulação da Ingestão Alimentar

Capítulo 76

Introdução

O sistema nervoso central (SNC) tem, dentre outras, a função de tentar adequar a ingestão alimentar do indivíduo às suas necessidades calóricas. Ou seja, promover a fome nos momentos em que o organismo precisa de energia e induzir a saciedade quando já está repleto de energia.

Muitas vezes, o ser humano é capaz de burlar esse sistema homeostático ao se alimentar mesmo sem sentir fome, apenas pelo prazer (recompensa positiva) ou quando utiliza o alimento para promover o alívio de ansiedade, tensão, depressão ou qualquer outro sentimento (fome hedônica).

Seja qual for o motivo, a questão é que o organismo humano dispõe de uma complexa rede de comunicação dentro do SNC e entre o SNC e a periferia, que serve para o indivíduo tentar adequar ao máximo a ingestão calórica às suas reais necessidades (controle homeostático do apetite).

Para tentar determinar como deve estar o apetite do indivíduo em cada momento, o cérebro utiliza informações que vêm da periferia (estômago, intestino, tecido adiposo, fígado, pâncreas, sangue etc.), que indicam como está o nível de energia do organismo, e também utiliza informações provenientes dos centros cerebrais corticais, como visão, olfato, paladar, memória e sistema de recompensa.

O apetite se inicia já na fase cefálica, quando o indivíduo vê ou sente o cheiro da comida, antes mesmo que a comida esteja dentro da boca. Logo depois, sinais aferentes provenientes da presença do alimento na boca vão gerar um *feedback* positivo, ativando o sistema de recompensa, caso a experiência com aquele alimento tenha sido prazerosa. Logo depois, a chegada do alimento no estômago e no intestino estimulará mecanoreceptores e quimiorreceptores produtores de hormônios gastrintestinais anorexigênicos, que ajudarão a promover o fim daquela refeição. Assim, o cérebro integra estímulos centrais com estímulos periféricos, com hábitos comportamentais aprendidos, e isso tudo resultará na escolha do indivíduo, entre comer mais ou parar de comer naquele momento. Todos esses estímulos são integrados no hipotálamo, que é o centro regulador, onde os diversos fatores são somados e contabilizados para definir como ficará o estado de fome daquele indivíduo, de modo a manter a homeostase energética.

Sinalização central do apetite

Para que qualquer estímulo possa sinalizar diretamente ao SNC alguma informação a respeito da homeostase energética do organismo, é necessário que ele tenha acesso direto ao *núcleo arqueado do hipotálamo*, local onde tudo tem início. O núcleo arqueado fica na face ventral do hipotálamo, próximo do terceiro ventrículo, e é uma região em que há enfraquecimento da barreira hematoencefálica, além de ser o principal local de recepção e integração dos sinais neurais e hormonais associados ao controle do apetite.

No núcleo arqueado do hipotálamo, temos receptores para uma diversidade de hormônios e neurotransmissores, como leptina, insulina, grelina, serotonina, dopamina, norepinefrina, epinefrina, ácido gama-aminobutírico (GABA), glutamato dentre outros. Diversos nutrientes, dentre eles glicose, aminoácidos e ácidos graxos livres (AGL), também podem sinalizar diretamente para esse núcleo.

Dentro do núcleo arqueado do hipotálamo situam-se os neurônios de primeira ordem, ou seja, aqueles que receberão o primeiro estímulo, e irão encaminhá-lo adiante para fazer sinapse com outro grupo de neurônios, chamados "neurônios de segunda ordem", situados em outro local.

Há dois tipos principais de neurônios de primeira ordem dentro do núcleo arqueado do hipotálamo: os neurônios produtores de pró-opiomelanocortina (POMC) e transcrito regulado pela cocaína e anfetamina (CART), e os neurônios produtores de neuropeptídeo Y (NPY) e peptídeo relacionado com o Agouti (AgRP). Os primeiros são os responsáveis por ativar a via anorexigênica, enquanto os segundos, a via orexigênica. Em estados de jejum e privação de energia, ocorre a ativação dos neurônios produtores de NPY/AgRP. Já nos estados pós-prandiais e de riqueza de estoque energético, ocorre ativação dos neurônios produtores de POMC/CART.

Dentro do núcleo arqueado, de acordo com o estímulo recebido pelo neurônio de primeira ordem, se de fome ou de saciedade, uma mensagem é enviada ao neurônio de segunda ordem. Quando o estímulo é de saciedade e estimula a via anorexigênica, o impulso corre para o neurônio de segunda ordem que fica no núcleo paraventricular do hipotálamo (que fica no núcleo medial, bem ao lado do terceiro ventrículo cerebral). Quando o estímulo é de fome e ativa a via orexigênica, o impulso corre para o neurônio de segunda ordem que fica no núcleo lateral do hipotálamo.

Quando a via anorexigênica é estimulada, ocorre primariamente a ativação dos neurônios do núcleo arqueado produtores de POMC que, por sua vez, produzirão três substâncias: o hormônio liberador de corticotrofina (CRH), que culminará em aumento posterior do ACTH e então do cortisol; as beta-endorfinas, que se ligam em receptores opioides do hipotálamo e causam uma sensação prazerosa, provocando certo reforço positivo após a ingestão do alimento; e o hormônio estimulador de melanócito alfa (alfa-MSH).

Dentro do núcleo paraventricular do hipotálamo, região para onde se dirige o estímulo anorexigênico dos neurônios produtores de POMC, existem neurônios de segunda ordem que expressam os receptores de melanocortina 3 e 4 (MC3R e MC4R), que são receptores da molécula de alfa-MSH, um dos derivados de POMC. Uma vez ativados, os receptores MC3R e MC4R são capazes de causar a sensação de saciedade no indivíduo. Mutações desses receptores ou de alguma etapa antecedente à sua ativação podem impedir que o indivíduo sinta saciedade e, portanto, causam um estado de hiperfagia e obesidade mórbida de difícil tratamento. Além de inibir o apetite, os neurônios do núcleo paraventricular do hipotálamo são capazes de sintetizar e liberar hormônios catabólicos, como o CRH (derivado de POMC), a ocitocina e o hormônio liberador de tireotrofina (TRH), que aumentarão a termogênese e o gasto metabólico do organismo nos estados pós-alimentares. Ainda, quando a via POMC/CART é ativada, ela envia uma alça curta inibitória para a via NPY/AgRP (Figura 76.1).

Contrariamente, quando a via orexigênica é ativada, os neurônios de primeira ordem do núcleo arqueado do hipotálamo produtores de NPY/AgRP enviam impulso para ativar os neurônios de segunda ordem do núcleo lateral do hipotálamo, que por sua vez secretarão orexinas A e B (substâncias que estimulam a fome) e o hormônio concentrador de melanina (MCH), que também estimula a fome, reduz o metabolismo e a termogênese. Ocorre ainda a ativação de uma via inibitória de alça curta para a via anorexigênica POMC/CART (Figura 76.2).

Sabe-se que muitos outros estímulos, além dos hormonais sinalizadores do estoque energético do organismo (como leptina e insulina), são capazes também de estimular o núcleo arqueado do hipotálamo, em sua via orexigênica ou anorexigênica. Assim, estímulos corticais, como visão, audição, olfato, paladar e textura, também podem ativar alguma dessas vias. Nutrientes como glicose, aminoácidos e AGL também interferem nessa ativação. Quando há deficiência de nutrientes, ocorre um aumento da relação adenosina monofosfato (AMP)/adenosina trifosfato (ATP) dentro das células hipotalâmicas, e isso desencadeia a ativação da via NPY/AgRH. Já quando a oferta de nutrientes aumenta, a relação AMP/ATP diminui, ativando a via POMC/CART. A nicotina suprime o apetite ativando a via POMC/CART, enquanto o álcool aumenta o apetite ativando a via NPY/AGRP.

Além disso, outros núcleos cerebrais também possuem papel importante na regulação central do apetite. O núcleo parabraquial possui neurônios que expressam CGRP (peptídeo relacionado ao gene da calcitonina), que estimulam a amigdala com glutamato, o que causa inibição do apetite. Esses neurônios são ativados pelas refeições, e essa ativação provoca redução do tamanho da refeição. Ainda, há o núcleo da rafe dorsal (DRN), cuja ativação também gera efeito inibidor do apetite, via ativação serotoninérgica pelo receptor 5HT2c. Sua ativação reduz a ingestão alimentar e o comportamento compulsivo. O núcleo do trato solitário, que fica na medula dorsal, integra os estímulos vindos da circulação com sinais viscerais do sistema nervoso autônomo via nervo vago, que é também um núcleo muito importante na integração dos sinais periféricos com o sistema nervoso central, para melhor regulação do apetite.

Sinalização periférica do apetite

Os sinalizadores periféricos do apetite enviam seu estímulo por meio de inervação autonômica, ou seja, ativam neurônios do sistema nervoso periférico autônomo, que podem ser simpáticos ou parassimpáticos, os quais, por sua vez, farão sua primeira sinapse nos gânglios autônomos e a segunda no núcleo do trato solitário, situado na região bulbar do tronco encefálico.

Os nervos autônomos do sistema parassimpático fazem a primeira sinapse em gânglios autônomos que se situam bem próximos aos órgãos de origem. A partir de então, seguem-se os neurônios de segunda ordem, que se unirão posteriormente para formar o nervo vago, que representa o maior nervo autônomo do organismo e que, por sua vez, faz sinapse com os neurônios de terceira ordem no núcleo do trato solitário.

Já os neurônios autônomos do sistema simpático vão fazer sua primeira sinapse em gânglios autônomos situados próximos à parte superior da medula, chamados "gânglios cervicais superiores". Então, se seguem os neurônios de segunda ordem para a segunda sinapse no núcleo do trato solitário.

Alguns sinais periféricos também são capazes de fazer sinalização direta com o SNC, atuando como hormônios, caso haja receptores hipotalâmicos para esses sinalizadores.

Os principais sinalizadores periféricos do nível de energia do organismo são: leptina, adiponectina, resistina, visfatina, interleucina-6 (IL-6), insulina, amilina, polipeptídeo pancreático, enterostatina, grelina, obestatina, peptídeo semelhante ao glucagon 1 (GLP-1), colecistoquinina (CCK), peptídeo YY (PYY), oxintomodulina (OXM), Apo A4 e bombesina. A seguir, é apresentada uma breve explicação sobre alguns destes sinalizadores.

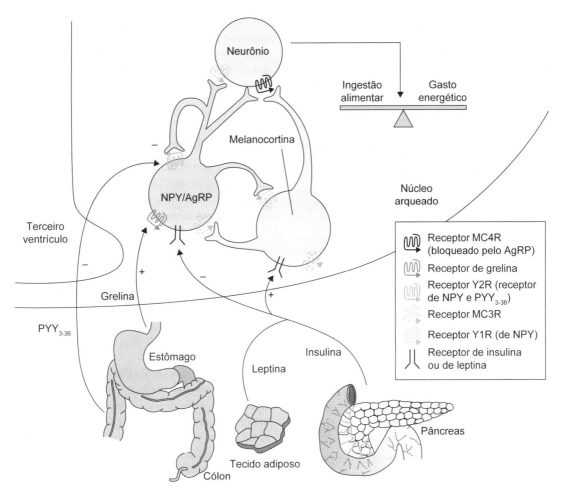

FIGURA 76.1 Vias de regulação do apetite. *AgRP*, peptídeo relacionado com o Agouti; *NPY*, neuropeptídeo Y; *PYY*, Peptídeo YY. (Adaptada de Schwartz e Morton, 2002.)

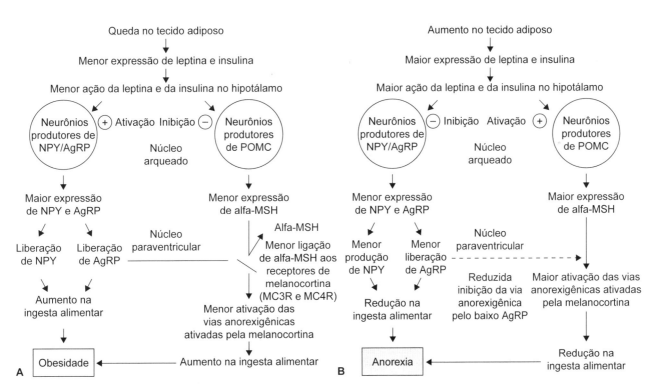

FIGURA 76.2 Regulação central do apetite. *NPY*, neuropeptídeo Y; *AgRP*, peptídeo relacionado com o Agouti; *POMC*, pró-opiomelanocortina; *MSH*, hormônio estimulador do melanócito. (Adaptada de Schwartz et al., 2000.)

Sinalizadores do estoque periférico de gordura

Leptina

A leptina é um hormônio produzido pelo tecido adiposo, principalmente o subcutâneo, sob codificação do gene *ob* (gene ativado nos adipócitos). Também é produzida por outros órgãos, embora em menor quantidade. Sua concentração no sangue é maior nos períodos pós-prandiais e também quando é maior a quantidade de tecido adiposo do indivíduo. Portanto, é maior em mulheres do que em homens, maior em indivíduos com obesidade, e é reduzida em situações de anorexia ou privação energética. Dessa maneira, representa o estoque de gordura de todo o organismo e é o principal sinalizador periférico de adiposidade responsável por ajudar o hipotálamo a regular os estoques energéticos corporais.

Tem a capacidade de sinalizar diretamente ao hipotálamo, pois há receptores para leptina dentro do núcleo arqueado do hipotálamo, e de maneira indireta via tronco encefálico, uma vez que também há receptores de leptina no núcleo do trato solitário, que o estoque de energia já é suficiente e que, portanto, se pode inibir o mecanismo da fome e ativar um maior gasto energético basal. Em situações de privação energética, os níveis de leptina diminuem, como uma maneira de estimular o apetite, reduzir o gasto energético e proteger o organismo da desnutrição. A leptina tem ainda outros efeitos secundários, como o estímulo à lipólise, inibição ao acúmulo de triglicerídeos dentro do fígado e dos músculos, proteção contra a esteatose hepática, ativação da proteinoquinase ativada por AMP (AMPK), oxidação de AGL, inibição da secreção de insulina pelo pâncreas, além de aumentar a sensibilidade à insulina. A leptina age no hipotálamo e aumenta a atividade do sistema nervoso simpático via receptor MC4R, o que, por sua vez, pode elevar um pouco o gasto energético basal e a termogênese.

O receptor de leptina OB-R é codificado pelo gene *db*, amplamente expresso no hipotálamo. Trata-se de um receptor semelhante aos receptores membros da família das citocinas, que agem via dimerização e ativação do sistema JAK/STAT (janus quinase/transdutor de sinal e ativador da transcrição), com fosforilação de proteínas citoplasmáticas que inibirão ou ativarão a transcrição de determinados genes dentro daquela célula.

Uma vez ativado, o receptor de leptina estimulará maior expressão da via POMC e menor expressão da via AgRP, causando redução da ingestão alimentar e maior gasto energético, o que possibilita a perda de peso. É, portanto, um hormônio anorexigênico. No entanto, a ativação do receptor OB-R estimula a síntese das proteínas SOCS3 (supressor da sinalização de citocina 3) e PTP1B (proteína tirosina fosfatase 1B), que bloqueiam a sinalização do receptor de leptina. Ou seja, a própria ativação do receptor da leptina produz proteínas que inibirão a ativação do mesmo receptor, provocando quadros de resistência à leptina em situações de obesidade com hiperleptinemia crônica. Além disso, a hiperleptinemia crônica leva à saturação no transporte da leptina pela barreira hematoencefálica, contribuindo ainda mais para os quadros de resistência à leptina. Pessoas com excesso endógeno ou exógeno de corticoides também desenvolvem quadros de resistência à leptina, cursando com aumento da fome e redução da saciedade.

Por essa razão, apesar de o tratamento com leptina ser extremamente útil para os casos raros de obesidade causados por deficiência genética de leptina, infelizmente, na grande maioria dos casos de obesidade, este tratamento não surtiu nenhum efeito, já que os indivíduos com obesidade são resistentes, e não deficientes com relação à leptina.

Adiponectina

A adiponectina é um hormônio produzido exclusivamente pelo tecido adiposo, mas, ao contrário da leptina, suas concentrações são inversamente proporcionais à quantidade de tecido adiposo, especialmente o visceral. Isso porque as citocinas inflamatórias, principalmente o fator de necrose tumoral alfa (TNF-alfa) e a IL-6, cuja quantidade no tecido adiposo será maior quanto maior for a camada desse tecido, inibem diretamente a produção de adiponectina. Além disso, sua produção ocorre principalmente pelos adipócitos pequenos e sadios (adipócitos que são mais sensíveis à insulina), sendo pouco produzida pelos adipócitos viscerais, que geralmente são grandes e disfuncionais. Quanto menor a inflamação sistêmica, maior a produção de adiponectina. Portanto, quanto mais acentuada for a obesidade, menor será a concentração de adiponectina.

É um hormônio produzido pelos adipócitos com propriedades sensibilizadoras da ação da insulina, efeitos anti-inflamatórios e antiaterogênicos. Tem uma função metabólica protetora, pois reduz a resistência à insulina, estimula o metabolismo da glicose, melhora o perfil lipídico, reduz os triglicerídeos, aumenta a esterificação e a oxidação de AGL, inibe a adesão de monócitos nos vasos sanguíneos bem como a proliferação e transformação de macrófagos, a migração de células musculares lisas, reduz o TNF-alfa, aumenta a produção de óxido nítrico e a vasodilatação e atenua o estresse oxidativo, exercendo, portanto, um efeito antiaterogênico. Na deficiência de adiponectina, ocorre espessamento da camada íntima das artérias. Seus níveis estão reduzidos na resistência à insulina, na síndrome metabólica e na doença coronariana. Normalmente, os níveis são menores em homens em relação às mulheres. Seus níveis aumentam em situações de restrição alimentar e com a perda de peso. Outros estímulos, como GH (hormônio do crescimento), IGF-1 (fator de crescimento semelhante à insulina 1), catecolaminas e glitazonas, também estimulam a adiponectina, enquanto os andrógenos a inibem.

Em estudos experimentais, a infusão de adiponectina parece aumentar o gasto energético e, desse modo, reduzir a massa gorda, mas ainda não é certo se há ou não alguma modificação direta no apetite.

Resistina

A resistina é uma proteína sintetizada pelos macrófagos e pelas células inflamatórias humanas, produzida pelo tecido adiposo branco em roedores. Está aumentada na obesidade, nas dietas hiperlipídicas, estando associada à resistência à insulina, diabetes, ambiente inflamatório e síndrome metabólica. A infusão de resistina aumenta a glicemia e piora o perfil metabólico, de modo que a infusão de anticorpos antirresistina melhora todos esses parâmetros. A resistina reduz após dietas hipocalóricas, perda de peso e modificações do estilo de vida.

Visfatina

A visfatina é uma proteína produzida pelo tecido adiposo visceral, cujos níveis séricos são diretamente proporcionais à quantidade de tecido adiposo visceral, obesidade, diabetes e síndrome metabólica. Atua de formas endócrina e parácrina dentro do tecido adiposo visceral.

No entanto, paradoxalmente, sua ação no organismo é protetora. Ela se liga ao receptor de insulina e tem uma ação idêntica à da insulina, de aumentar a captação de glicose, a lipogênese, a síntese de ácidos graxos, a expressão de adiponectina e de PPAR alfa e gama, que são moléculas que aumentam a sensibilidade periférica à insulina, e reduzir a síntese hepática de glicose e a glicemia plasmática. Não se sabe se existe algum outro receptor específico para a visfatina ou se ela age apenas no receptor de insulina. Ela também tem a ação de estimular as colônias de células pré-B [é a mesma molécula *pre-B-cel colony enhancing factor 1* (PBEF)].

Algumas substâncias, que agem aumentando a sensibilidade à insulina no organismo, o fazem por meio do incremento da visfatina, e algumas substâncias que aumentam a resistência à insulina, o fazem pela redução da visfatina.

Essa é uma molécula nova, pouco conhecida e bastante estudada, principalmente visando ao melhor entendimento dessa ação, a princípio paradoxal.

Interleucina-6

A IL-6 é uma citocina produzida por várias células do organismo, mas cerca de um terço de toda a IL-6 circulante no plasma é produzido pelos adipócitos, sobretudo os viscerais, por isso ela está aumentada na obesidade e na resistência à insulina.

Faz parte de um conjunto de citocinas inflamatórias que causam aumento da resistência à insulina e dos níveis de glicemia, triglicerídeos e hiperlipidemia, inibição da oxidação de AGL, associada também ao aumento de proteína C reativa e de outras proteínas de fase aguda da inflamação. Suprime a expressão de adiponectina e dos receptores de insulina, além de inibir a lipoproteína lipase. Nesse aspecto, teria alguma ação protetora contra a obesidade (teria um papel de limitar o ganho de peso adicional em indivíduos com obesidade). No entanto, ainda há dados inconsistentes quanto ao seu real papel na homeostase energética. Seus níveis se reduzem com o emagrecimento e as dietas pobres em gordura.

Sinalizadores pancreáticos

Insulina

A insulina é produzida pelo pâncreas em situação pós-prandial. Age diretamente em receptores hipotalâmicos, sinalizando que chegou alimento no organismo e que o indivíduo pode parar de comer. Atua estimulando a expressão da POMC e inibindo a expressão do NPY, possui, assim, uma ação anorexigênica na ausência de hipoglicemia, e estimuladora de maior gasto energético.

Sua produção ocorre principalmente nos períodos pós-prandiais, mas seus níveis também estão diretamente correlacionados com a quantidade de massa gorda, atuando como um sinalizador ao organismo da quantidade de gordura visceral. Assim, exerce ainda um papel semelhante ao da leptina de mostrar ao hipotálamo um pouco do estoque de adiposidade no organismo, mas também tem uma função de controle imediato da fome, uma vez que sua produção varia bastante entre os períodos de jejum ou pós-prandiais.

Na obesidade e em outras situações de resistência à insulina, essa sinalização pode ser prejudicada, e o indivíduo apresenta deficiência na sensação de saciedade, que deveria ser promovida pela insulina, o que causa maior consumo de alimentos e um ciclo vicioso, culminando em mais obesidade, mais resistência à ação da insulina e mais ganho de peso.

Amilina

A amilina é um peptídeo produzido pelo pâncreas endócrino, cossecretada com a insulina nos estados pós-prandiais. Tem as funções de suprimir o apetite, retardar o esvaziamento gástrico, diminuir a secreção ácida e inibir a secreção de glucagon. Sua administração periférica causa redução na ingesta alimentar e perda de peso.

Age tanto por sinalização central hipotalâmica quanto na via de sinalização periférica, pela aferência pelos sistemas nervosos autônomos simpático e parassimpático, representados pelo nervo vago e demais nervos simpáticos autônomos, que fazem sinapse no núcleo do trato solitário, e de lá enviam outros neurônios que se conectarão com o hipotálamo, sinalizando sobre como está a homeostase energética.

Atualmente, já existe no mercado internacional um análogo sintético da amilina, chamado "pramlintide". A administração é feita por via subcutânea (SC) em diabéticos, e sua administração mostrou ser capaz de ajudar na perda de peso em pacientes diabéticos e com obesidade.

Enterostatina

A enterostatina é produzida pelo pâncreas exócrino após uma refeição gordurosa e causa efeito supressor do apetite evidenciado, até o momento, apenas em estudos experimentais com ratos.

Polipeptídeo pancreático

O polipeptídeo pancreático (PP) é secretado pelas células PP das ilhotas pancreáticas após a ingestão alimentar. Portanto, seus níveis aumentam no período pós-prandial e reduzem no jejum. Encontra-se elevado em indivíduos com obesidade e baixo em indivíduos anoréxicos.

O polipeptídeo pancreático não atravessa a barreira hematencefálica. Age no hipotálamo via sinalização indireta pelo nervo vago, que faz conexão na área postrema, posteriormente no núcleo do trato solitário, e então o impulso chega até o hipotálamo, onde inibirá a expressão do ácido ribonucleico (RNA) do NPY, de modo a bloquear a via orexigênica. Assim, reduz a ingestão alimentar e aumenta o gasto energético, além de reduzir a grelina e retardar o esvaziamento gástrico.

Sinalizadores gástricos

Grelina

A grelina é um hormônio produzido pelo fundo gástrico, quando o estômago está vazio. Portanto, exerce a função de sinalizar ao hipotálamo a ausência de comida, estimulando a sensação de fome. No momento da chegada do alimento ao fundo gástrico e havendo distensão do estômago, a produção da grelina é suprimida. Vale a pena ressaltar que esse é o único hormônio periférico com função de aumentar o apetite.

A grelina está envolvida também no início e no número de refeições, de modo que ela aumenta imediatamente antes do momento em que o indivíduo opta por iniciar uma refeição.

Com o emagrecimento e em estados de privação energética ocorre aumento de grelina, sendo um dos fatores que causam aumento de apetite e com isso dificultam o processo de manutenção do peso perdido. Na obesidade, seus níveis geralmente são baixos. A exceção a essa regra é o quadro da síndrome de Prader-Willi, em que, apesar da obesidade, observam-se níveis elevados de grelina. Indivíduos magros têm valores de grelina mais altos do que os indivíduos com obesidade, no entanto, sua queda no período pós-prandial é bem mais eficiente nos magros que a observada em indivíduos com obesidade. Mulheres com anorexia nervosa apresentam níveis séricos de grelina muito elevados, o que ajuda até a diferenciar entre quadros de anorexia nervosa e de magreza constitucional.

A grelina atua diretamente pela corrente sanguínea no hipotálamo e indiretamente por meio do nervo vago. O impulso atinge o núcleo do trato solitário e depois o núcleo arqueado, onde ativa a transcrição de AgRP e NPY (da via orexígenica), além de inibir a transcrição da POMC (via anorexígenica). Parece atuar também em vias dopaminérgicas associadas ao comportamento do apetite.

Alguns tipos de cirurgia bariátrica envolvem a retirada do fundo gástrico com vistas a reduzir a produção de grelina, e assim otimizar a perda de apetite e de peso. Agentes bloqueadores de grelina poderiam ser um importante alvo terapêutico no tratamento da obesidade (no entanto, ainda nenhum disponível no momento).

Obestatina

O obestatina é um peptídeo produzido no estômago, causado pela clivagem da pré-pró-grelina, no entanto, tem ações opostas à da grelina, uma vez que inibe a ingestão de alimentos, reduz a motilidade intestinal, estimulando, assim, a perda de peso.

Seus valores estão reduzidos em períodos de jejum e se elevam em situações pós-prandiais.

Sinalizadores intestinais

Peptídeo semelhante ao glucagon 1

O GLP-1 é produzido pelas células L do íleo e do cólon diante da chegada de alimentos (principalmente carboidratos) nessa porção do intestino. Portanto, seu nível sérico é baixo no jejum e se eleva no período pós-prandial. Causa redução do apetite, retarda o esvaziamento gástrico, resultando em uma maior saciação e uma menor ingesta de volume de alimentos, e também uma maior saciedade, o que promove um maior tempo entre uma refeição e a próxima. Indivíduos com obesidade e diabetes apresentam valores reduzidos de GLP-1 quando comparados aos indivíduos-controle, e esse valor volta a subir após a perda de peso.

O GLP-1 exerce ainda outras funções, como a supressão do glucagon e o estímulo para liberação de insulina na vigência de hiperglicemia. Em ratos, o GLP-1 demonstrou ter a capacidade de estimular a proliferação de células beta pancreáticas. Por isso, desde 2009 foi aprovada a primeira molécula análoga do GLP-1 (liraglutida) para tratamento do diabetes. Depois disso, estudos posteriores também aprovaram esta mesma molécula para tratamento da obesidade (pelo seu potencial sacietógeno e inibidor de apetite), e outras moléculas análogas e agonistas do GLP-1 foram lançadas no mercado posteriormente (dulaglutida, semaglutida), com outras ainda em estudo para provável futura aprovação, tanto para o tratamento da obesidade quanto do diabetes.

Apesar de haver receptores hipotalâmicos para GLP-1 no núcleo arqueado e de o GLP-1 poder atuar a distância como um hormônio, ativando diretamente a via POMC/CART e inibindo a via AgRP/NPY, acredita-se atualmente que a sua principal via de sinalização é a parácrina, via nervo vago, uma vez que esse nervo também dispõe de receptores para GLP-1. Isso porque se sabe que a meia-vida do GLP-1 endógeno é de apenas 5 minutos, pois sofre clivagem pela enzima sérica DPP4 (dipeptidil peptidase 4) e, portanto, é provável que a sinalização periférica seja fisiologicamente mais importante que a central, já que este hormônio não permanece na corrente sanguínea por muito tempo.

Após a cirurgia bariátrica, ocorre grande elevação dos níveis séricos de GLP-1, essa é uma das explicações fisiopatológicas da redução do apetite e da perda acentuada de peso que ocorrem com esse tipo de cirurgia, além de explicar em parte a melhora tão acentuada do diabetes que já se observa nos primeiros dias de pós-operatório, antes mesmo que o paciente tenha perdido algum peso.

Peptídeo YY

O Peptídeo YY (PYY) é produzido pelas células L intestinais, presentes principalmente no cólon e no reto, a partir da chegada de alimentos gordurosos, fibras e ácidos biliares nessa porção do intestino. Seu nível sérico é baixo em jejum, e aumenta nos estados pós-prandiais, atingindo o pico de sua concentração cerca de 2 horas após a alimentação, e é responsável pela sensação tardia de saciedade.

Esse hormônio age pela ligação aos receptores Y2 no nervo vago, que vão ativar o núcleo do trato solitário, induzindo a chegada do estímulo até o núcleo arqueado do hipotálamo. Nesse local, promovem a inibição da expressão do NPY (via orexígenica). Esse efeito supressor do apetite se perde em casos de vagotomia. Além disso, o PYY exerce ação direta inibindo o apetite no núcleo dorsal da rafe.

O PYY exerce também os efeitos de retardar o esvaziamento gástrico, reduzir grelina e atrasar as secreções digestivas pancreática e gástrica. Promove inibição do apetite, perda de peso e melhora do controle glicêmico. Estudos com infusão de PYY em humanos mostraram uma redução de 30% nas calorias ingeridas na refeição posterior, e uma redução de 23% nas calorias ingeridas nas 24 horas quando a infusão era feita em indivíduos magros, *versus* uma redução de 16%, quando feita em indivíduos com obesidade. Sabe-se que os indivíduos com obesidade apresentam níveis séricos mais baixos de PYY e parecem ter também uma certa resistência à ação desse hormônio.

Após a cirurgia bariátrica com derivação em Y-Roux, ocorre a chegada mais rápida e mais abundante de alimentos ao cólon, aumentando de modo significativo os níveis séricos de PYY, esse é um dos mecanismos fisiopatológicos que explicam a grande perda de peso, o aumento da saciedade e a melhora do controle glicêmico que ocorrem após essa cirurgia.

Estão atualmente em estudo algumas moléculas análogas do PYY humano, com aparente potencial muito bom para tratamento clinico da obesidade.

Colecistoquinina

A CCK é produzida também pelas células L do trato gastrintestinal, principalmente duodeno e jejuno, diante da chegada de gordura e proteína nessa porção do intestino. Encontra-se em valor reduzido no jejum e se eleva no período pós-prandial, e a sua concentração começa a aumentar cerca de 15 minutos após o início da refeição. É um dos hormônios responsáveis pelo início da sensação de saciedade, promovendo redução na quantidade de alimentos ingeridos, e estimulando o término da refeição. Além de causar saciedade e inibição do apetite, a CCK causa retardo no esvaziamento gástrico e estimula a secreção de enzimas digestivas e biliares. Esta ação ocorre tanto por ação direta hipotalâmica, quanto indiretamente pelo estímulo do nervo vago, que irá chegar no hipotálamo via ativação do núcleo do trato solitário.

Estão em estudo atualmente diversas moléculas análogas da CCK e agonistas do receptor de CCK, como possíveis tratamentos clínicos futuros para a obesidade, pelo excelente potencial sacietógeno e inibidor de apetite que estas moléculas apresentam.

Oxintomodulina

A OXM é secretada pelas células L intestinais do íleo e do cólon. É um dos derivados da clivagem da molécula de pré-pró-glucagon, juntamente com o GLP-1. Aumenta após a chegada de alimentos no intestino, da mesma maneira que o GLP-1 e o PYY. Atua sobre o mesmo receptor do GLP-1, mas com afinidade bem menor, também clivado pela DPP4. Age por meio do nervo vago ativando a via anorexigênica, reduzindo a ingestão alimentar e elevando o gasto energético em até 10%. Causa redução de grelina e tem efeitos incretínico e protetor sobre as células beta. Ainda não é utilizada farmacologicamente como medicamento promotor de emagrecimento, por serem necessárias três injeções SC ao dia, mas pesquisas estão sendo feitas na tentativa de se encontrar análogos de longa ação da oxintomodulina.

Interação dos sinalizadores centrais e periféricos com o sistema hedônico

Quando o alimento ingerido é altamente palatável (p. ex., rico em açúcar e gordura), ele passa a ativar no nosso cérebro o sistema de recompensa. Ativa-se a produção de dopamina, serotonina e opioides endógenos, ativadores de receptores endocanabinoides (CB1), que por sua vez causam uma "atenuação" em toda a ativação do sistema anorexigênico, e uma ativação maior no sistema orexigênico NPY/AgRP. A sinalização da leptina fica defeituosa quando os níveis séricos de endocanabinoides endógenos está alto, além de sua ativação poder causar ativação direta da lipogênese via ligação nos receptores CB1 presentes nos adipócitos. Outras vias anorexigênicas, como as mediadas por CCK e insulina, também sofrem resistência à sua ativação, quando o sistema de recompensa está ativado.

Desta maneira, quando o alimento ingerido é altamente palatável, o estímulo para continuar comendo é mantido, e esse estímulo é mantido pela ativação do sistema de recompensa, e não mais pelo sistema homeostático.

Do mesmo modo, sabe-se que alimentos com o sabor doce tendem a ativar menos o sistema anorexigênico após sua ingestão, quando comparado a alimentos com o mesmo teor calórico, mas sem o sabor doce. O sabor doce ativa os receptores TIR2 e TIR3, presentes na boca e também no intestino, que por sua vez reduzem a secreção de GLP-1, GIP, e outros sinalizadores anorexigênicos do nosso sistema homeostático. O ser humano foi, ao longo da evolução da espécie, aprendendo que o sabor doce estava relacionado à presença de grande quantidade de energia, o que fez com que a maioria de nós tenhamos uma programação genética para ter uma especial atração pelo sabor doce, capaz de ativar todo nosso sistema de recompensa e fazer com que a ingestão de energia seja maior do que seria, caso o alimento fosse isocalórico, mas com sabor menos doce ou menos agradável ao paladar. A doçura do alimento parece execer um efeito facilitador e permissivo ao apetite, sendo o carboidrato doce menos sacietógeno que o carboidrato salgado, fazendo com que a ingestão do alimento ocorra em maior quantidade, uma vez que nessa situação o controle hedônico se sobrepõe ao controle homeostático do apetite.

Além disso, uma vez que uma pessoa fica obesa, ela desenvolve algumas alterações na sua biologia: paladar e olfato ficam menos aguçados (sendo necessário mais açúcar, mais gordura e mais sal para se ter o mesmo realce de sabor e o mesmo prazer, por exemplo). Além disso, ocorre resistência a vários dos hormônios que sinalizam saciedade ao SNC (resistência à insulina, à leptina, aos hormônios anorexigênicos do TGI), e mudanças da microbiota, que passam a prejudicar a adequada sinalização central e periférica do apetite.

Considerações finais

Por fim, viu-se nesse capítulo a complexidade do mecanismo de regulação do apetite, que conta com componentes no SNC e com sinais periféricos provenientes de diferentes partes do trato gastrintestinal, além do pâncreas. O adequado entendimento desses mecanismos possibilita melhor compreensão do processo de ganho de peso, além da possibilidade de desenvolvimento de intervenções terapêuticas futuras que possam combater a obesidade.

Leitura recomendada

Faulconbridge LF, Hayes MR. Regulation of energy balance and body weight by the brain: A distributed system prone to disruption. Psychiatr Clin N Am. 2011; 34:733-45.

Hopkins M, Blunell J, Halford J, King N e Finlayson G. The regulation of food intake in humans. www.endotext.org. Last update mar 30, 2016.

Melmed S. Obesity. In: Melmed S, Polonsky KS, Larsen PR, Kronenberg HM. Williams textbook of endocrinology. 12.ed. Philadelphia: Saunders, 2011.

Morton GJ, Cummings DE et al. Central nervous system control of food intake and body weight. Nature. 2006; 443.

Perry B, Wang Y. Appetite regulation and weight control: the role of gut hormones. Nutrition and Diabetes. 2012; 1-7.

Schwartz MW, Morton GJ. Keeping hunger at bay. Nature. 2002; 418:595-7.

Schwartz MW, Woods SC, Porte Jr. D, Seeley RJ, Baskin DG. Central nervous system control of food intake. Nature. 2000; 404:661-71.

Woods SC, D Alessio DA. Central control of body weight and appetite. J Clin Endocrinol Metab. 2008;93(11): S37-550.

77 Causas Genéticas de Obesidade

Introdução

A obesidade está se tornando um problema cada vez mais epidêmico em todo o mundo. Dados da Vigitel de 2018 mostram que, na população do Brasil, há cerca de 55,7% de pessoas com sobrepeso e 19,8% com obesidade, enquanto em países como os EUA essas taxas já chegam a valores como 65 e 35% respectivamente, sendo a média mundial um pouco mais baixa que a brasileira: 23% de sobrepeso e 9% de obesidade.

Embora a obesidade tenha como fatores de risco importantes determinadas características do estilo de vida do indivíduo, como alimentação hipercalórica e sedentarismo, sabe-se que a genética tem uma contribuição muito importante no aparecimento dessa doença. Indivíduos diferentes mostram tendências distintas a engordar, mesmo quando expostos a um mesmo ambiente obesogênico. Por exemplo, o mesmo tipo de dieta hipercalórica pode engordar um indivíduo em maior ou menor intensidade conforme a sua predisposição genética. Atualmente, sabe-se que cerca de 40 a 70% da diferença de peso entre os indivíduos pode ser explicada puramente pela genética (são mais de 600 *locus* associados ao peso corporal), sendo os 30 a 60% restantes explicados pelo tipo de ambiente e estilo de vida do indivíduo.

Já foram identificados mais de 300 genes associados a uma maior ou menor propensão ao ganho de peso. Alguns genes regulam a capacidade de formar tecido adiposo (lipogênese), outros regulam a capacidade de oxidar gorduras como fonte energética (betaoxidação de gorduras). Há genes relacionados com a densidade de receptores beta adrenérgicos, polimorfismos nas proteínas desacopladoras (UCP, proteínas que regulam a termogênese e o gasto energético), polimorfismos da lipoproteína lipase (LPL), da lipase hormônio-sensível, dos PPAR. Alguns genes são responsáveis pelo controle de peptídeos e monoaminas implicadas na regulação do apetite, na regulação da utilização metabólica dos nutrientes energéticos, na regulação da taxa metabolismo basal, no efeito termogênico dos alimentos e na atividade física espontânea. A combinação entre eles pode gerar polimorfismos que aumentem ou diminuam o risco de excesso de peso ao longo da vida. Fisiologicamente, o indivíduo herda de seus pais um conjunto de genes que, em associação, determinarão maior ou menor tendência ao ganho de peso. O balanço energético, do qual participam a energia ingerida e a energia gasta, parece depender cerca de 40 a 70% da herança genética, o que pode afetar ambas as partes da equação energética (apetite e gasto). A genética muda a fome, a saciedade, a resposta ao exercício, a taxa metabólica, além de também determinar o padrão de distribuição de gordura (se mais androide, mais ginecoide, visceral ou global).

Diversos estudos com famílias mostraram que o IMC se associa muito com o grau de parentesco. A correlação é menor entre esposos e tios-sobrinhos, maior entre pais e filhos, e ainda mais elevada em gêmeos monozigóticos e dizigóticos. O risco familiar para obesidade (a razão de risco para obesidade em um indivíduo se um parente de primeiro grau é uma pessoa com obesidade comparado com indivíduos em uma população que possui só parentes de primeiro grau sem obesidade) varia de 1,5 a 5, de acordo com a gravidade da obesidade e do grau de parentesco. Gêmeos monozigóticos têm 70 a 90% de concordância no peso, enquanto gêmeos digizóticos possuem uma concordância de 30 a 50%. Estudos com intervenções dietéticas, baseados em balanços energéticos positivos e negativos em gêmeos idênticos, mostram que as diferenças na suscetibilidade à hiperalimentação e à inanição parecem ser muito explicadas por fatores genéticos. A herança estimada tende a aumentar da infância à pré-adolescência e dessa para a adolescência, espelhando a crescente exposição a ambientes obesogênicos que tendem a atingir indivíduos com propensão genética. Os pais podem influenciar a evolução do IMC dos seus filhos na primeira década de vida, mas a curva do IMC tende a tomar sua evolução programada quando adolescentes são menos dependentes de seus parentes para comer e locomover-se. Afinal, a restrição dietética e o aumento da atividade física podem conter ou limitar o ganho de peso programado geneticamente.

A obesidade genética pode ser dividida em três categorias: por alguma mutação única (doenças monogênicas, de transmissão mendeliana), por alguma síndrome, causada por alterações cromossômicas, ou por causa multifatorial ou complexa (causada pela associação de diversos polimorfismos, associados aos fatores externos, sendo ela a responsável pela maioria dos casos de obesidade).

Obesidade monogênica

A obesidade monogênica acontece quando se herda uma mutação que, mesmo sendo única, é responsável por um ganho de peso muito expressivo e desproporcional. Geralmente, trata-se de alguma mutação que afeta o controle hipotalâmico de fome e saciedade. Muitas vezes, pode cursar também com outras alterações no organismo, como malformações, defeitos metabólicos e alterações físicas ou psíquicas.

A obesidade monogênica, embora rara, deve ser pesquisada em determinadas situações, como na obesidade grave iniciada antes dos 6 meses de vida.

Existem poucas doenças conhecidas causadoras de obesidade monogênica. Todas afetam a via anorexigênica de sinalização do estoque energético corporal. A seguir, serão descritas as principais.

Mutação do gene da leptina

Trata-se de uma mutação extremamente rara em humanos, herdada de maneira autossômica recessiva, havendo poucos relatos na literatura. Casos em heterozigotos podem apresentar quadros clínicos intermediários.

A mutação do gene *ob*, que codifica a leptina, manifesta-se por obesidade grave iniciada na primeira infância, associado a hiperfagia intensa, reduzido gasto energético, baixa temperatura corporal, resistência à insulina, propensão ao diabetes melito tipo 2 e deficiências imunológicas com frequentes infecções respiratórias que podem levar à mortalidade precoce.

Sabe-se que a leptina é muito importante para a síntese adequada de hormônios hipotalâmicos, como o hormônio liberador de gonadotrofina (GnRH), o hormônio do crescimento (GH) e o hormônio liberador de tireotrofina (TRH). Dessa maneira, os casos de deficiência de leptina descritos na literatura se acompanham de hipogonadismo hipogonadotrófico (pela deficiência de GnRH), reduzida secreção de GH ao estímulo, apesar de estatura normal, e hipotireoidismo hipotalâmico. Já o eixo corticotrófico se encontra hiperativado, inclusive com quadro clínico de hipercortisolismo.

O diagnóstico é suspeitado pelo quadro clínico compatível associado a níveis muito baixos ou indosáveis de leptina em paciente com obesidade mórbida. Pode-se, ainda, fazer a confirmação por meio de estudo genético molecular do gene *ob*.

A importância de fazer o diagnóstico dessa mutação está na possibilidade de tratamento com a administração de leptina recombinante, que reverte completamente todo o quadro clínico descrito anteriormente. Trata-se, na verdade, da única forma de obesidade monogênica descrita até o momento para a qual se dispõe de tratamento específico.

Mutação do receptor da leptina

A mutação do gene que codifica o receptor de leptina (gene *db*) é também extremamente rara na espécie humana e produz um quadro clínico fenotípico idêntico ao quadro de deficiência de leptina. No entanto, nesse caso, a dosagem de leptina mostra níveis séricos muito elevados e o tratamento com uso de leptina recombinante não traz benefício algum, não havendo um tratamento específico para esse tipo de obesidade monogênica.

Mutação da pró-opiomelanocortina

A mutação do gene codificador da POMC (pró-opiomelanocortina) traz deficiências em todos os hormônios derivados dessa molécula [melanotrofina ou MSH (hormônio estimulador do melanócito), hormônio adrenocorticotrófico ou corticotrofina (ACTH), betaendorfinas]. A deficiência do MSH causa prejuízo na ativação da via anorexigênica, com isso aumenta a fome e induz hiperfagia, além de defeitos de pigmentação da pele e cabelos, já que o MSH é um hormônio importante para a pigmentação. Por haver deficiência de ACTH, existe um quadro de insuficiência adrenal associado, que pode cursar com hipoglicemias no recém-nascido, icterícia e morte neonatal pela deficiência dos glicocorticoides. Já a deficiência de betaendorfinas não parece trazer nenhum prejuízo adicional.

Dessa maneira, a mutação da POMC causa um quadro de obesidade mórbida de início na infância, com hiperfagia importante em indivíduos com déficit de pigmentação (pele muito clara e cabelos muitas vezes ruivos), associados ao quadro de insuficiência adrenal. O diagnóstico é suspeitado pelo quadro clínico e confirmado por estudo genético, e também não há tratamento específico para esse tipo de obesidade monogênica.

Mutação de MC4R

Entre as mutações conhecidas causadoras de obesidade monogênica, a mutação do receptor de alfa-MSH (chamado "receptor MC4R") é a mais prevalente. Trata-se de uma doença de herança autossômica dominante, que cursa com quadros de obesidade grave desde a infância, e progride rapidamente para quadros de obesidade mórbida. O indivíduo tem comprometimento da via anorexigênica e, portanto, cursa com quadro clínico de hiperfagia intensa. Associa-se também a uma redução modesta da taxa metabólica basal, visto que o alfa-MSH é também um hormônio ativador do metabolismo.

Mutação de MC3R

É outro receptor para o alfa-MSH. Nos casos descritos de mutação nesse receptor, o quadro clínico é idêntico ao da mutação do MC4R, o diagnóstico diferencial é realizado apenas pelo estudo molecular.

Causas raras de obesidade monogênica

- Mutação do gene *SIM1*, que codifica uma proteína participante da via de sinalização do alfa-MSH
- Mutação do gene do fator neurotrófico derivado do cérebro (BNDF), capaz de ativar a via da leptina
- Mutação do gene do receptor de BNDF (TRKB)
- Mutação do gene da enzima carboxipeptidase, importante na clivagem dos neurotransmissores
- Mutação do gene *Tub*
- Mutação da pró-convertase 1 (PC1), enzima que metaboliza a POMC nos seus hormônios derivados
- Mutação de FTO, gene associado à massa gorda e à obesidade
- Mutação do PPAR gama.

Obesidade mórbida causada por alterações cromossômicas (síndromes genéticas)

Síndrome de Prader-Willi

É a síndrome genética mais comum entre aquelas associadas à obesidade. É causada pela deleção da região do cromossomo 15 (q11-13) e herdada do pai de forma autossômica dominante. Quando a mesma mutação é herdada da mãe, por ser uma região que sofre *imprinting* genômico (silenciamento de um alelo), a manifestação clínica é completamente diferente, não causa obesidade, e se chama de síndrome de Angelmann.

A síndrome de Prader-Willi inicia-se com um quadro de hipotonia muscular em idade muito precoce. Já durante o período da gestação, a mãe pode perceber que a quantidade de movimentos fetais é reduzida. Após o parto, tem-se uma criança hipotônica, com pouca movimentação, choro fraco e grande dificuldade de sucção e amamentação. Talvez por esse motivo, a criança é magra e até perde peso nos primeiros meses até 2 anos de vida. Há atraso de desenvolvimento neuropsicomotor, associado a criptorquidia e micropênis, em alguns casos.

A partir de aproximadamente 2 anos, surge um quadro de apetite voraz e insaciável, com desenvolvimento de obesidade progressiva e incontrolável. A criança demonstra irritabilidade que só cede ao se alimentar. Geralmente, o quadro é acompanhado ainda de outras alterações comportamentais, retardo mental, agressividade, crises de raiva, autoagressão com lesões de pele e escoriações.

Ocorrem ainda hipogonadismo hipogonadotrófico com retardo puberal e deficiência de GH levando a baixa estatura, mãos e pés pequenos, fáscies típica: dolicocefalia, estreitamento do diâmetro bifrontal, fendas palpebrais inclinadas para cima, lábio superior fino e comissura labial voltada para baixo.

O diagnóstico definitivo é feito por meio de estudo genético com o teste de metilação. A doença é herdada de forma autossômica dominante, e sua incidência é de 1:30.000 pessoas.

A mortalidade nessa síndrome é precoce e associada às complicações metabólicas da obesidade mórbida, como doenças cardiovasculares, aterosclerose precoce, ou síndrome da hipoventilação, muito comum nessas crianças.

Síndrome de Bardet-Biedl

Pode ser causada por mais de 14 tipos diferentes de mutação. Deve ser considerada em toda criança com quadro de obesidade truncal e com dificuldade visual progressiva.

Causa um quadro clínico caracterizado por obesidade central, distrofia retiniana, polidactilia, disfunção renal, hipogonadismo hipogonadotrófico em meninos, com criptorquidia e hipospadia, malformações geniturinárias em meninas, dificuldades de aprendizado, retardo mental, ataxia e incoordenação motora, alterações ecocardiográficas, malformações cardíacas, hepatopatia que pode progredir para hipertensão portal e cirrose. O peso ao nascimento é normal, mas se eleva muito já no primeiro ano de vida, com quadro de obesidade progressiva. Ainda não se sabe exatamente qual é a etiologia da obesidade nessa síndrome.

A distrofia retiniana é o achado principal, presente em todos os casos. Inicia-se com quadro de cegueira noturna entre 4 e 9 anos. Perde-se a visão central inicialmente e, depois, a visão periférica, e a cegueira acomete esses pacientes por volta dos 15 aos 16 anos.

Síndrome de Alström

É uma doença autossômica recessiva, causada pela mutação no cromossomo 2p13 e que se caracteriza por degeneração retiniana, obesidade, surdez neurossensorial (70% já apresenta surdez na primeira década de vida) e diabetes melito tipo 2 entre a 2ª e a 3ª década de vida. Pode ainda cursar com miocardiopatia dilatada e insuficiência renal, que é a principal causa de mortalidade nesses pacientes. Assemelha-se um pouco à síndrome de Bardet-Biedl, exceto pela ausência de retardo mental, polidactilia e hipogonadismo. O peso ao nascimento é normal, mas ocorre grande ganho de peso no primeiro ano de vida e assim progressivamente.

Obesidade de causa multifatorial

A maioria dos casos de obesidade não é causada por doenças monogênicas, nem mesmo por síndromes genéticas de origem cromossômica, mas, sim, pela associação entre fatores externos (hábitos alimentares, sedentarismo, dificuldade no manejo de stress, má qualidade de sono, uso de medicamentos, doenças psiquiátricas, contato com disruptores endócrinos, fatores intrauterinos, falta de aleitamento materno, alterações na microbiota intestinal, infecções passadas, cessação de tabagismo, dentre diversos outros fatores de risco já conhecidos e catalogados) em indivíduos com uma predisposição genética, que pode ter vindo da associação entre múltiplos alelos comuns diferentes, em que cada variante de cada gene tem um efeito modesto sobre o peso final do indivíduo. Nesse caso, ao contrário do que acontece na obesidade monogênica, quando a tendência à obesidade é enorme e a doença acontece invariavelmente, nos casos das formas poligênicas de obesidade comum, cada mutação leva a uma variante que acarreta apenas uma maior suscetibilidade à doença, mas requer a presença de outras variantes em adição a um meio obesogênico para determinar o fenótipo da obesidade.

Diversos índices de fenótipo da obesidade apresentam correlação positiva com polimorfismos em alguns genes como da Apo B, Apo D, TNF alfa, PAI-1, receptor D2 de dopamina, receptor de serotonina HTR2C, receptor de LDL, MC3R, MC4R, MC5R, leptina, receptor de leptina, insulina, receptor de insulina, substrato do receptor de insulina (IRS-1), receptor de glicocorticoides, PPAR, receptores adrenérgicos, proteína transportadora de ácidos graxos, proteínas desacopladoras UCP1, UCP2 e UCP3, receptores 1 e 5 no neuropeptídeo Y (NPY1R e NPY5R), POMC, ATPapse-1, receptor de colecistoquinina, transportadores de glicose GLUT, gene para glutamato descarboxilase 2 (GAD2), gene para ectonucleotídeo pirofosfatase/fosfodiesterase 1 (*ENPP1*) que tem papel no sensoriamento cerebral da insulina, gene *SLC6A14* transportador do triptofano, proteína *agouti*, moléculas implicadas na diferenciação de adipócitos e transporte de lipídeos (CEBP, PPAR), proteína TBC1D1 (ligada a adipogênese, sinalização de insulina e uso de lipídeos nos músculos esqueléticos), KCTD15, GNPDA2, MTCH2, SDCCAG8, e alguns outros. Em crianças, o *locus* mais importante descoberto foi no gene *FTO* (*fat mass and obesity-associated gene*), que causa aumento da fome, menor saciedade, preferência para alimentos com alta carga energética, e ganho ponderal já desde a segunda semana de vida. Sua prevalência é de 1 em cada 4 indivíduos com obesidade, e 1 em cada 16 indivíduos na população geral. A participação dos diversos genes no desenvolvimento da obesidade pode afetar o controle do apetite, o gasto energético e a regulação termogênica, assim como a utilização metabólica de substratos combustíveis, aumentando ou diminuindo a chance de o indivíduo ser um melhor ou pior "estocador" de gordura. A maior sobrevivência dos indivíduos com obesidade e a influência das reservas de gordura nas situações de falta de alimento podem ter sido os principais responsáveis por uma seleção natural de pessoas com tendência a obesidade ao longo da história da humanidade.

Considerações finais

As mutações causadoras de obesidade monogênica são causas raras de obesidade. No entanto, é fundamental que o endocrinologista tenha conhecimento dessas doenças para que possa orientar adequadamente esses pacientes e seus familiares, do ponto de vista de aconselhamento genético, e possibilitar um adequado tratamento e o acompanhamento correto das comorbidades a fim de minimizar seu impacto e aumentar a expectativa de vida desses pacientes. O encaminhamento desses pacientes para grandes centros de referência pode viabilizar a realização de estudos genéticos, de maneira que se possa, no futuro, ampliar o arsenal terapêutico de tratamento nessas situações.

Enquanto isso, sabemos que, na maioria dos casos, a obesidade é consequência da associação de múltiplos fatores de risco com polimorfismos genéticos de risco, de modo que para ter essa doença é necessário ter uma predisposição genética, mas associada com outros elementos desfavoráveis para o acúmulo progressivo de adiposidade. Assim, cuidar do estilo de vida para buscar ter um melhor controle alimentar, um maior gasto energético e melhores hábitos de vida são fundamentais para tentar conter o ganho de peso programado por uma genética desfavorável.

Leitura recomendada

Carvalho DF, Cercato C et al. Abordagem terapêutica da obesidade na síndrome de Prader-Willi. Arq Bras Endocrinol Metab. 2007;51(6):913-9.

Crinó A, Greggio NA et al. Diagnosis and differential diagnosis of obesity in childhood. Minerva Pediatr. 2003;55(5)461-70.

Goldstone AP, Beales PL. Genetic obesity syndromes. Front Horm Res. 2008;36:37-60.

Hanel MR, Wevrick R. The role of genomic imprinting in human developmental disorders: lessons from Prader-Willi syndrome. Clin Genet. 2001;59(3):156-64.

Holm VA, Cassidy SB, Butler MG, Hanchett JM, Greenswag LR, Whitman BY et al. Prader-Willi syndrome: consensus diagnostic criteria. Pediatrics. 1993;91(2):398-402.

Lopes IM, Marti A, Aliaga MJM, Martinez A. Aspectos genéticos da obesidade. Ver Nutr, Campinas, 17 (3):327-338, jul/set, 2004.

Melmed S. Obesity. In: Melmed S, Polonsky KS, Larsen PR, Kronenberg HM. Williams textbook of endocrinology. 12.ed. Philadelphia: Saunders; 2011.

Mosca PRF, Silveira PP, Werlang ICR, Goldani MZ. Obesidade e genética. Revista HCPA 2012; 32(3): 318-331.

Eixos Hormonais na Obesidade

Capítulo 78

Introdução

Alguns distúrbios hormonais podem levar à obesidade, que por sua vez, pode desencadear distúrbios hormonais. Apenas 2 a 3% das pessoas com obesidade têm causas hormonais para o seu excesso de peso, como hipotireoidismo, hipercortisolismo, déficit de hormônio do crescimento (GH), hipogonadismo ou hipopituitarismo. No entanto, em uma frequência bem maior de vezes, observamos alterações hormonais nos pacientes com obesidade que são consequência, e não causa, da sua obesidade (como a resistência à insulina, a síndrome dos ovários policísticos, queda de testosterona em homens ou achatamento da curva de GH). Por essa razão, é muito comum recebermos em nossos consultórios pacientes com obesidade com achados laboratoriais "anormais" na avaliação endocrinológica, que acreditam que com tratamentos hormonais curarão sua obesidade. Por isso, é muito importante que nós, endocrinologistas, saibamos interpretar e entender da maneira correta como funciona o metabolismo do paciente com obesidade, para evitar prescrições erradas, desnecessárias e inadequadas, uma vez que a maioria dessas alterações são totalmente revertidas com a perda de peso, por serem consequência, e não causa, da obesidade, e o seu tratamento específico geralmente cursará com um impacto muito discreto na perda de peso e muitas vezes riscos desnecessários para o paciente.

Algumas dessas alterações serão descritas a seguir.

Eixo somatotrófico

Na obesidade, o estímulo hipotalâmico para a produção do GHRH é menor, de forma que os níveis de GH e a sua resposta ao estímulo são menores do que nos pacientes magros, tanto em relação ao pico sérico do hormônio quanto à área sob a curva de GH. No entanto, os níveis de fator de crescimento semelhante à insulina tipo 1 (IGF-1) e IGFBP3 (proteína de ligação ao fator de crescimento semelhante à insulina 3) na obesidade são normais. A hiperinsulinemia do indivíduo com obesidade provoca maior sensibilidade hepática para a produção de IGF-1, mesmo com níveis menores de GH. Além disso, o IGF-1 livre pode ser até discretamente maior, uma vez que a hiperinsulinemia reduz a síntese das proteínas transportadoras, como IGFBP1. Portanto, apesar de o nível sérico de GH ser menor, isso não tem repercussão sistêmica e não há necessidade de tratamento, pois os valores de IGF-1 (e, portanto, as consequências do GH) são normais. Lembrando que todas essas alterações descritas são consequência, e não causa, da obesidade, e todas elas são revertidas com a perda de peso.

Para comprovar que os níveis reduzidos de GH na obesidade não têm repercussão sistêmica, basta lembrar dos casos de crianças com obesidade. Essas crianças têm altura normal, muitas vezes são até mais altas do que as crianças de mesma idade, uma vez que elas não possuem nenhum tipo de comprometimento no seu crescimento. Caso sejam submetidas a um teste de estímulo para liberação de GH, como o teste de tolerância à insulina (ITT) ou o teste de estímulo com clonidina, talvez não respondam adequadamente, pois o eixo central dos indivíduos com obesidade tem uma resposta menor ao estímulo do GH. No entanto, seus níveis de IGF-1 são normais, e sua ação, manifestada aqui pelo crescimento, encontra-se inalterada. Os casos de crianças com obesidade e déficit de crescimento devem ser sempre investigados para outras patologias, como síndrome de Cushing, hipotireoidismo, déficit real de GH ou pseudo-hipoparatireoidismo.

Por que os níveis de hormônio do crescimento são mais baixos no indivíduo com obesidade?

- Ácidos graxos livres (AGL) elevados inibem a liberação de GHRH e de GH
- Insulina elevada inibe a liberação de GH, além de aumentar a síntese de IGF-1, que reduz a síntese de GH por mecanismo de *feedback* negativo
- A grelina, que também é um hormônio estimulante da produção de GH, geralmente está baixa na maioria dos casos de obesidade
- Os efeitos inibitórios da somatostatina são mais elevados na obesidade
- Maior depuração de GH livre na urina pela maior taxa de filtração glomerular.

Por que o fator de crescimento semelhante à insulina tipo 1 é normal no indivíduo com obesidade (e o fator de crescimento semelhante à insulina tipo 1 livre pode estar até aumentado)?

- Hiperinsulinemia aumenta a síntese de IGF-1
- Hiperinsulinemia reduz a síntese de IGFBP1, aumentando o IGF-1 livre
- Maior sensibilidade hepática à ação do GH em produzir IGF-1
- Dessa maneira, o valor de IGF-1 dos indivíduos com obesidade é igual ao dos que não a têm.

Consequências do uso de hormônio do crescimento recombinante humano em paciente com obesidade

Apesar de os estudos mostrarem que o uso de GH no indivíduo com obesidade pode levar a uma discreta melhora na composição corporal, com aumento de massa magra e redução de massa gorda e de gordura visceral, mesmo não ocorrendo alteração no peso final, o fato de este tratamento com GH poder causar piora da glicemia, da resistência à insulina, crescimento de placas de ateroma e de neoplasias, edema, artralgias, parestesias, além do custo ser muito alto pela necessidade de tratamento com doses suprafisiológicas, fazem com que o seu uso não seja indicado atualmente por nenhum *guideline* de tratamento de obesidade. Por isso, seu *screening* na obesidade também não está indicado, exceto em casos muito específicos com quadro clínico muito sugestivo de déficit real de GH.

Eixo corticotrófico

O hipercortisolismo é um distúrbio hormonal que pode causar ganho importante de peso. Isso ocorre, dentre outros fatores, pois o glicocorticoide tem efeito lipogênico em tronco, aumentando o depósito de ácidos graxos e de estoque de gordura

dentro dos adipócitos maduros já formados, e tem também efeito adipogênico, pois eleva a diferenciação de pré-adipócitos em adipócitos maduros. O corticoide induz proteólise, causa perda de massa magra, tem efeito orexigênico e de resistência à leptina, cursa com o aumento de fome, além de piorar diretamente a ação da insulina, e possui efeito orexigênico adicional. Por fim, o corticoide inibe o hormônio liberador de corticotrofina (CRH) e reduz a ativação da via anorexigênica POMC/CART (pró-opiomelanocortina/transcrito regulado pela cocaína e anfetamina) pelo CRH.

No entanto, o hipercortisolismo verdadeiro (síndrome de Cushing) é uma doença muito rara, acontece em menos de 1% dos pacientes com obesidade. Portanto, seu *screening* universal não é recomendado, é indicado apenas para pacientes que tenham quadro clínico compatível com hipercortisolismo (hipertensão e/ou diabetes de difícil controle, osteoporose, fraturas, estrias roxas largas em tronco, fragilidade vascular e hematomas, atrofia de pele, tromboses, giba cervical, miopatia proximal, infecções de repetição, hipopotassemia), ou pacientes que serão submetidos à cirurgia bariátrica (uma vez que uma cirurgia desse tipo em um paciente com síndrome de Cushing verdadeira poderia levar a complicações pós-operatórias catastróficas como tromboses, elevado risco de complicações cardiovasculares como IAM ou AVC e piora da osteoporose com fraturas de repetição). Lembrando que a dosagem do cortisol basal pela manhã não é um rastreio para hipercortisolismo, mas, sim, para hipocortisolismo, portanto, não faz nenhum sentido solicitar esse exame nessa situação. O rastreio para hipercortisolismo deve ser iniciado com a dosagem de cortisol pela manhã após supressão com 1 mg de dexametasona à meia-noite e, se positivo, deve ser confirmado com a dosagem do cortisol salivar à meia-noite ou o cortisol urinário livre em urina de 24 horas. Sua interpretação deve ser muito bem delicada e estudada, uma vez que acontecem alterações fisiológicas no eixo corticotrófico durante o estado de obesidade.

O eixo hipotálamo-hipófise-adrenal (HHA) fica muito responsivo nos indivíduos com obesidade, com pulsos maiores e mais frequentes de hormônio adrenocorticotrófico (ACTH), e maior secreção de cortisol no indivíduo com obesidade do que no magro. Testes dinâmicos como o teste da cortrosina e o ITT são capazes de produzir secreções bem maiores de ACTH e de cortisol em um paciente com obesidade do que em um paciente magro. Além disso, a utilização de baixa dose de dexametasona pode não ser suficiente para suprimir o cortisol basal de um indivíduo com obesidade, mas a dexametasona em dose alta continua sendo capaz de suprimir o eixo HHA. Por isso, em caso de dúvida na interpretação dos testes, pode-se fazer o teste de supressão com doses maiores de dexametasona (2 ou até 8 mg). No entanto, o teste com 1 mg já tem 92% de especificidade para excluir a doença a maioria dos casos.

Apesar da maior ativação do eixo corticotrófico no paciente com obesidade, a maior secreção de cortisol é compensada por uma maior depuração do cortisol, tanto por uma maior taxa de filtração glomerular, com maior excreção de cortisol livre pela urina [isso porque a globulina ligadora de cortisol (CBG) é menor no indivíduo com obesidade pela hiperinsulinemia, e a quantidade de cortisol livre filtrada fica também maior], quanto pela maior concentração de receptores para glicocorticoides no tecido adiposo visceral. Assim, apesar da maior taxa de produção de cortisol na população com obesidade, o fato de a sua depuração e degradação acontecerem também de forma mais acelerada fazem com que as concentrações séricas de cortisol e de ACTH sejam iguais em indivíduos magros e em indivíduos com obesidade, não havendo hipercortisolismo laboratorial. Além disso, o ritmo circadiano de produção do cortisol não é alterado nos indivíduos com obesidade.

Apesar de, laboratorialmente, os valores de cortisol dos indivíduos com obesidade serem iguais aos dos que não a têm, clinicamente os indivíduos com obesidade podem apresentar muitas das características de um indivíduo com síndrome de Cushing, como giba cervical, aumento de gordura visceral, estrias, hiperandrogenismo, resistência à insulina, dislipidemia, hipertensão, entre outros. Por isso, os indivíduos com obesidade podem mimetizar um quadro de síndrome de Cushing, que é chamado "pseudo-Cushing". Isso pode acontecer pois se sabe que o tecido adiposo visceral tem muito mais receptores para glicocorticoides do que os outros tecidos, além de ter uma densidade muito maior da enzima 11-beta-hidroxiesteroide desidrogenase tipo 1 (11-beta-HSD1), que reativa a cortisona localmente em cortisol. Assim, quanto maior a adiposidade visceral do indivíduo (obesidade androide), maior a concentração local de cortisol ("hipercortisolismo omental") e maior a ação local do cortisol no seu tecido adiposo, que estimula a lipólise periférica, a lipogênese central (diferenciação de pré-adipócitos em adipócitos, estímulo à hipertrofia e hiperplasia adipocitária), com padrão de redistribuição de gordura, aumento de lipólise e de AGL circulantes, aumento da resistência à insulina, estímulo ao ambiente inflamatório sistêmico, dentre outros efeitos metabólicos sabidamente deletérios do excesso local de cortisol. Na atualidade, considera-se que os melhores exames laboratoriais para diferenciar a síndrome de Cushing verdadeira da pseudo-Cushing do indivíduo com obesidade são os testes dinâmicos de CRH pós-dexametasona e o teste do DDAVP (desmopressina).

Além disso, existem alguns polimorfismos diferentes de receptores para glicocorticoides, e alguns tipos de receptores são mais e outros menos sensíveis à ação do cortisol. Muitos indivíduos com quadro de obesidade do tipo androide associada à síndrome metabólica podem, na verdade, ser portadores também de polimorfismos que aumentem a sensibilidade tecidual a uma mesma concentração sérica de cortisol.

Estudos feitos com ratos mostraram que quanto maior a expressão de 11-beta-HSD1, mais eles desenvolvem obesidade e síndrome metabólica. Além disso, ratos com obesidade, quando comparados aos magros, apresentam atividade muito maior de 11-beta-HSD1, proporcional à quantidade de gordura corporal, além de maior resistência insulínica e níveis maiores de citocinas inflamatórias. Portanto, parece que o aumento da expressão dessa enzima no tecido adiposo visceral pode contribuir tanto para a gênese quanto para a perpetuação da obesidade. Inibidores seletivos dessa enzima estão em estudo como alvos promissores para o tratamento da obesidade e da síndrome metabólica.

Resumindo, no indivíduo com obesidade, o eixo HHA está mais ativado, há maior produção de ACTH e cortisol e também maior depuração do cortisol, de modo que os níveis séricos desse hormônio são normais. No entanto, clinicamente pode haver certa semelhança com quadros de hipercortisolismo já que, apesar de os níveis séricos do cortisol serem os mesmos dos indivíduos magros, a quantidade de receptores de glicocorticoides no tecido adiposo visceral é muito maior e, portanto, seus efeitos serão ainda mais pronunciados nos pacientes com obesidade. Nesses casos, é necessário saber fazer e interpretar adequadamente os testes dinâmicos diferenciais, uma vez que o tratamento específico somente está indicado para os casos de síndrome de Cushing verdadeira, que é uma situação muito rara, que acontece em menos de 1% dos casos de obesidade. Para saber mais sobre estes testes dinâmicos, leia o Capítulo 49, *Doença de Cushing*, na Parte 4 deste livro.

Eixo tireotrófico

Todo paciente com obesidade deve ser rastreado para doença tireoidiana, uma vez que o hipotireoidismo é uma condição não tão rara (prevalência média de cerca de 14% nos estudos em pacientes com obesidade) e de fácil tratamento. No entanto, é sabido que o hipotireoidismo descompensado causa o ganho de poucos quilos, e não é o principal fator responsável para a maioria dos casos de obesidade. Além disso, uma vez tratado, o paciente com hipotireoidismo volta a perder os poucos quilos que tinha ganhado em função da alteração tireoidiana, e não acontece nenhum tipo de "sequela no peso" por causa disso.

Em até 25% dos indivíduos com obesidade com indicação de cirurgia bariátrica pode acontecer um aumento discreto do hormônio tireoestimulante (TSH), geralmente não passando de 10 mcUI/mℓ, com os valores de tiroxina (T4) e T4 livre normais, pode haver aumento discreto de triiodotironina (T3) e redução de T3 reversa (T3r). Além disso, quanto maior o índice de massa corporal (IMC), maior o TSH. No entanto, de modo semelhante às outras alterações hormonais da obesidade descritas anteriormente, sabe-se que estas alterações do eixo tireotrófico também revertem completamente com a perda de peso, e o tratamento do hipotireoidismo subclínico (ou seja, TSH elevado mas menor que 10,0 com T3 e T4 normais) não está indicado nessa população se o objetivo for apenas para a perda de peso, uma vez que sabemos que essa alteração provavelmente se reverterá espontaneamente tão logo a obesidade seja tratada de maneira adequada e o paciente consiga perder peso. Além disso, os estudos mostram que a taxa de evolução do hipotireoidismo subclínico para clínico é de apenas 5% ao ano e ainda menor na população com obesidade. Os estudos randomizados e controlados mostraram que o uso de levotiroxina na população com obesidade com hipotireoidismo subclínico não trouxe alteração significativa no IMC, por isso, o seu uso não é recomendado nesse tipo de situação, muito menos quando a função tireoidiana do paciente é normal e o objetivo é apenas a perda de peso, uma vez que além da falta de benefício, ocorre aumento de risco de problemas cardíacos, osteoporose e fraturas. Nesses casos, deve-se instituir o tratamento específico para a doença de base, que é a obesidade. Para a decisão sobre tratar ou não o hipotireoidismo subclínico, deve-se levar em conta outros fatores, como a idade, a presença de autoanticorpos tireoidianos, a hipoecogenicidade importante do parênquima tireoidiano ou outras alterações ultrassonográficas compatíveis com tireoidite, e os fatores de risco de progressão para um hipotireoidismo clínico (como antecedente de tratamento com radioiodo, passado de tireoidite), além de sempre tratar as mulheres em idade fértil desejando engravidar.

Fisiopatologia das alterações do eixo tireotrófico no indivíduo com obesidade

A leptina aumentada do paciente com obesidade estimula o hipotálamo a elevar a secreção de hormônio liberador de tireotrofina (TRH). Aparentemente, a leptina e o TSH têm ritmos circadianos muito semelhantes, havendo aumento de TSH quando a leptina está elevada e queda de TSH quando a leptina está baixa.

Além disso, observamos na obesidade um aumento da atividade da deiodinase tipo 1 (aumentando a conversão de T4 em T3) e uma redução da atividade da deiodinase tipo 3 (que inativa T4 em T3r). Trata-se de uma resposta do organismo humano em tentar aumentar a taxa metabólica em estados onde o estoque de energia está alto, como acontece nos períodos pós prandiais, e também nos estados de obesidade. O contrário acontece, por exemplo, nos estados de jejum e na anorexia nervosa. Além disso, a resistência à insulina na glândula hipófise causa diminuição da ação local da deiodinase, causando uma menor concentração local de T3, que faz menos *feedback* negativo hipofisário e cursando com maior secreção hipofisária de TSH.

Parecem ser mecanismos do próprio organismo para aumentar a taxa metabólica basal nas pessoas com excesso de reserva adiposa. Com a perda de peso, o TSH volta a cair e a T3 também retorna aos valores comparáveis aos dos indivíduos magros.

Apesar de poder haver esse aumento discreto de T3, assim como a queda discreta de T3r na obesidade, a alteração do eixo tireotrófico mais encontrada na obesidade é o aumento puro do TSH, sem alteração dos demais hormônios, e esse aumento se reverte completamente com a perda de peso, sem necessidade de nenhum tratamento específico com hormônio tireoidiano.

Além disso, já foi demonstrado que a obesidade também pode cursar com alterações ultrassonográficas da tireoide: maior tamanho, maior hipoecogenicidade da glândula e maior prevalência de nódulos. Alguns estudos também sugerem maior prevalência de câncer de tireoide, proporcional ao IMC. Talvez o TSH mais elevado na obesidade e o aumento de citocinas inflamatórias circulantes, produzidas pelo próprio tecido adiposo, expliquem estes achados. Apesar disso, não há nenhuma recomendação para rastreio ultrassonográfico de rotina nos pacientes com obesidade sem que haja alguma outra indicação específica.

Eixo gonadotrófico

Hipogonadismo em homens

O hipogonadismo em homens é extremamente comum em pacientes com obesidade, sendo mais comum quanto mais grave for a obesidade. Sua prevalência pode chegar a até 40% dos homens com obesidade. Pode ocorrer tanto a queda dos níveis séricos de testosterona quanto redução no número de espermatozoides, de sua motilidade e alterações na sua morfologia, causando redução de fertilidade.

A grande quantidade de tecido adiposo, rico na enzima aromatase, que converte a testosterona livre em estradiol, causando feedback negativo no eixo hipotálamo-hipofisário e inibindo a secreção de GnRH, LH e FSH, é um dos principais fatores causadores do hipogonadismo nos homens com

obesidade. A própria síndrome de apneia obstrutiva do sono, diabetes melito, hipertensão e hiperleptinemia, muitas vezes presentes nos pacientes com obesidade, também são causas de inibição na produção do GnRH. Além disso, ocorre que a hiperinsulinemia, presente na maioria dos pacientes com obesidade, causa redução na produção da principal proteína de transporte da testosterona, a SHBG. Desta forma, como praticamente 98% da testosterona circula ligada a proteínas no sangue, e apenas 2% circula na forma livre, observamos uma queda muito expressiva nas dosagens da testosterona total nesta população.

Apesar da grande maioria dos pacientes ser assintomática ou ter apenas sintomas inespecíficos como fadiga, alterações de humor, cognitivas ou de sono, podem acontecer casos de pacientes com sintomatologia mais específica (disfunção erétil, redução das ereções matinais, redução do desejo sexual, infertilidade, fogachos, osteoporose, redução na massa e força muscular, distribuição com padrão ginecoide de gordura corporal, redução na pilificação corporal e na velocidade de crescimento da barba, ginecomastia, redução do volume testicular), e nesses casos o rastreio hormonal é mandatório, com dosagem de testosterona total e SHBG ou testosterona livre, com amostras repetidas e confirmadas, pela manhã em jejum, uma vez que a secreção de testosterona tem um ritmo circadiano com pulsos maiores nas primeiras 3 horas após o despertar, e a sua secreção é inibida pela alimentação.

Sabe-se que a queda de testosterona é uma consequência da obesidade e pode ser revertida na grande maioria dos casos com a perda de peso. Por isso, é o tratamento da obesidade a primeira linha terapêutica que deve ser indicada nesses casos de hipogonadismo secundário à obesidade. No entanto, o tratamento com testosterona pode também ser indicado, sobretudo nos casos sintomáticos, visando à melhora na qualidade de vida, enquanto o paciente faz seu tratamento para obesidade em paralelo. Com a perda de peso, muitas vezes, o eixo gonadotrófico volta ao normal, e o tratamento com testosterona pode ser descontinuado. Sempre lembrando de monitorar o hemograma, o PSA e os exames cardiovasculares quando esse tipo de tratamento for instituído. São contraindicações à terapia de reposição hormonal com testosterona: hematócrito > 54, apneia do sono grave, antecedente de câncer de próstata ou de mama, insuficiência cardíaca grave, sintomas de retenção urinária por hiperplasia prostática avançada ou desejo de preservar a fertilidade.

Caso o tratamento com testosterona não leve à melhora dos sintomas apresentados em 6 a 12 meses, indica-se a descontinuação desse tratamento, uma vez que, na ausência de benefícios, não se justifica os potenciais riscos envolvidos com este tipo de tratamento.

Síndrome dos ovários policísticos nas mulheres

Já nas mulheres com obesidade, a alteração mais comum no eixo gonadotrófico é a síndrome dos ovários policísticos (SOP). Ela pode ocorrer em até 25% das mulheres com obesidade, e deve ser rastreada se houver quadro clínico suspeito (ciclos menstruais irregulares, anovulação, infertilidade, hirsutismo ou outros sinais clínicos de hiperandrogenismo como acne ou alopecia androgênica). A principal causa para seu aparecimento é a hiperinsulinemia presente na obesidade, que estimula a camada da teca ovariana a aumentar a produção androgênica. Além disso, a hiperleptinemia reduz a produção de GnRH, reduz a ovulação e torna os ciclos menstruais irregulares e anovulatórios. O tecido adiposo, rico em aromatase, converte o excesso de andrógenos em estrógenos, especialmente estrona, que fica em altas concentrações, estimulando a proliferação endometrial, contribuindo para a infertilidade e aumentando o risco de câncer de mama e endométrio nesta população. Além disso, as baixas concentrações de SHBG promovidas pela hiperinsulinemia causam uma maior concentração de testosterona livre, biologicamente ativa, estimulando o aparecimento da acne, alopecia, hirsutismo e sinais clínicos de hiperandrogenismo.

O rastreio de SOP deve ser feito com a avaliação hormonal para avaliar se há hiperandrogenismo e anovulação (LH, FSH, estradiol, progesterona, testosterona total e livre, SHBG, prolactina, androstenediona, sDHEA, 17 hidroxiprogesterona) e ultrassom transvaginal na primeira fase do ciclo, para avaliar se há > 12 folículos entre 2 e 9 mm ou ovários > 10 cm³ na ausência de corpo lúteo ou folículo dominante). O diagnóstico, segundo os critérios de Rotterdam, é feito se houver pelo menos 2 dos 3 critérios (anovulação crônica, hiperandrogenemia, achados ultrassonográficos compatíveis), tendo excluído outras alterações que podem mimetizar esse quadro (como hiperplasia adrenal congênita, hiperprolactinemia, distúrbios tireoidianos e hipercortisolismo).

A principal abordagem terapêutica para essas mulheres é o próprio tratamento da obesidade, uma vez que a perda de 5 a 10% de peso resolve a maioria dos casos. Metformina em doses de pelo menos 1500 mg/d pode ser utilizada nos casos de pacientes com SOP associada com a resistência à insulina e a síndrome metabólica, e anticoncepcional oral com progesterona antiandrogênica é uma opção de tratamento para as pacientes que não estão buscando engravidar naquele momento. Como a SOP em mulheres com obesidade acontece principalmente em mulheres com resistência à insulina e síndrome metabólica, deve-se sempre avaliar esse *status* (com medida de glicemia e insulina de jejum, hemoglobina glicada e curva glicêmica) nessas pacientes, além de avaliação do seu risco cardiovascular para um tratamento completo e adequado.

Deficiência de vitamina D e hiperparatireoidismo secundário

Sabe-se que a vitamina D é lipossolúvel. Por isso, parece que ela fica sequestrada dentro do tecido adiposo do paciente com obesidade e faz com que seu nível sérico e sua biodisponibilidade fiquem muito baixas nessa população, que geralmente cursa com quadros de deficiência importante de vitamina D, muitas vezes associada ao hiperparatireoidismo secundário. Outros fatores de risco para sua deficiência, presentes também na população geral, como a baixa exposição solar, uso de filtro solar, idade avançada, características da pele, dentre outros fatores, podem agravar ainda mais o quadro.

Os *guidelines* da Endocrine Society recomendam que o *screening* para deficiência de vitamina D seja feito na população com IMC > 30,0 kg/m², e que sua suplementação seja feita com doses de duas a três vezes maior do que as doses habitualmente necessárias para a população geral para se conseguir atingir os níveis séricos adequados. Essas doses costumam variar entre 6 e 10.000 UI/d para os casos de deficiência, seguida de doses de manutenção que variam entre 3 e 6.000 UI/d.

Leitura recomendada

Braudrand R et al. Tejido graso como modulados endocrino. Rev Med Chile. 2010;138:1294-1301.

Chikunguwo S et al. Influence of obesity and surgical weight loss on thyroid hormone levels. Surg Obes Relat Dis. 2007;3(6):631-5.

Lordelo RA, Mancini MC, Cercato C, Halpern A. Hormonal axes in obesity: cause or effect? Arq Bras Endocrinol Metabol. 2007;51(1):34-41.

Mancini MC et al. Effect of growth bypass on spontaneous growth hormone and ghrelin release profiles. Obesity. 2006; 14(3).

Pasquali R, Casanueva F, Haluzik M, Hulsteijn LV, Ledoux S, Monteiro MP, Salvador J, Santini F, Toplak H, Dekkers OM. European Society of Endocrinology Clinical Practice Guideline: Endocrine work-up in obesity. European Journal of endocrinology (2020) 182, G1-G32.

Poddar M, Chetty Y, Chetty VT. How does obesity affect the endocrine system? A Narrative Review. Clinical Obesity 2017.

Salehi M et al. Obesity and cortisol status. Horm Metab Res. 2005;37(4):193-7.

Capítulo 79

Métodos de Avaliação da Composição Corporal

Introdução

Existem vários métodos para melhor avaliação das características da composição corporal de um indivíduo. Alguns são mais simples, mais baratos e disponíveis, porém não tão acurados. Já os métodos mais precisos são mais caros e não amplamente disponíveis. É importante conhecermos as limitações e validade de cada método, para que saibamos confiar e interpretar da melhor maneira as estimativas obtidas por cada um deles.

Conhecer adequadamente a composição corporal de cada indivíduo é importante, pois a quantidade de gordura corporal e a sua distribuição têm correlação direta com diversos riscos à saúde, principalmente no que diz respeito às doenças crônicas não transmissíveis (diabetes, hipertensão, dislipidemia, apneia do sono, esteato-hepatite não alcoólica, cânceres, IAM, AVC, doenças cardiovasculares e mais de 200 doenças diferentes podem ser causadas ou agravadas pelo excesso de adiposidade, sobretudo se forem localizadas na região mais central, especialmente como gordura visceral).

Estão descritas, a seguir, as características dos principais métodos de avaliação corporal disponíveis na atualidade.

Dados antropométricos

Índice de massa corporal

Corresponde ao peso do indivíduo dividido pela sua altura ao quadrado. É um método simples e prático, pois necessita apenas de uma balança, um estadiômetro e uma calculadora para ser realizado. Por isso, é atualmente um dos indicadores antropométricos mais utilizados na avaliação do estado nutricional de populações ao redor do mundo, apesar das suas amplas limitações, já que não diferencia a composição do peso corporal, além de não mostrar a distribuição da gordura corporal (se mais distribuída no abdome ou no quadril, por exemplo).

O índice de massa corporal (IMC) não diferencia massa magra de massa gorda, portanto, não diz se o paciente é gordo ou magro, apenas diferencia os indivíduos leves dos pesados. Sendo assim, uma pessoa com um alto percentual de gordura e pouca massa muscular pode se apresentar com um peso total normal e IMC normal (conhecido popularmente como uma pessoa "falsa-magra"), apesar de ter um valor elevado de gordura, que possa já estar comprometendo sua saúde. E o inverso também pode acontecer, pois um indivíduo altamente musculoso, com um percentual de gordura muito baixo, pode apresentar um peso elevado às custas da sua elevada massa magra, o que gerará um IMC elevado, muitas vezes, compatível com obesidade, quando, na verdade, o indivíduo é apenas pesado por ser muito forte.

Para um mesmo IMC, geralmente homens apresentam menos massa gorda do que mulheres, orientais apresentam mais massa gorda do que ocidentais e atletas têm menos massa gorda do que sedentários. Portanto, ter o mesmo IMC não significa ter a mesma composição corporal, pode variar de maneira considerável de um indivíduo para outro.

Trata-se de um método específico, mas pouco sensível. Isso acontece, porque até 30% das pessoas com IMC normal apresentam excesso de massa gorda, quando avaliadas por bioimpedância ou por algum outro método de quantificação de gordura corporal. Portanto, mesmo pessoas com IMC dentro da normalidade devem ser submetidas a um método complementar para melhor avaliação da composição corporal e quantificação da massa gorda.

Valores de referência do IMC (kg/m^2) são:

- < 16: desnutrição grau 3
- 16-16,9: desnutrição grau 2
- 17-18,4: desnutrição grau 1
- 18,5 a 24,9: normal
- 25-29,9: sobrepeso (para asiáticos, considera-se sobrepeso IMC 23 a 27,5)
- 30-34,9: obesidade grau 1 (para asiáticos, considera-se obesidade IMC > ou = 27,5)
- 35-39,9: obesidade grau 2
- 40-49,9: obesidade grau 3 (obesidade mórbida)
- 50-59,9: superobesidade
- 60: supersuperobesidade.

Para pacientes idosos com mais de 75 anos, considera-se normal um valor de IMC até 26,9 conforme dados do Ministério da Saúde no Brasil. Isso porque estudos mostraram que na faixa etária idosa, a mortalidade só aumenta para valores de IMC um pouco maiores do que o valor de normalidade para a população jovem. Assim, para o indivíduo acima de 75 anos, considera-se sobrepeso um IMC entre 27 e 29,9, e obesidade grau 1 a partir do IMC de 30.

Medida da circunferência abdominal

É a medida da circunferência que passa no ponto médio entre o último arco costal e a crista ilíaca (segundo a I Diretriz Brasileira de Diagnóstico e Tratamento da Síndrome Metabólica) ou o maior perímetro abdominal (segundo a OMS). É considerada aumentada se > 80 cm em mulheres e > 90 cm em homens segundo a International Diabetes Federation (IDF) para a população sul-americana, e muito aumentada se < 88 cm (mulheres) e < 102 cm (homens) – níveis recomendados pela National Cholesterol Education Program Adult Treatment Panel III (NCEP-ATP III).

Sua medida é importante, pois mostra se há distribuição central da gordura corporal, que é um forte preditor da quantidade de gordura visceral, que por sua vez é a principal responsável pelas alterações metabólicas e cardiovasculares decorrentes da obesidade.

Há também propostas que sugerem que a medida da CA deva ser interpretada conjuntamente com a medida da altura do indivíduo, e o ideal é que a medida CA/altura seja menor que 0,5.

Relação cintura/quadril

É o valor resultante da divisão entre as circunferências abdominal e de quadril. Trata-se de uma relação que tenta estimar a distribuição do tecido gorduroso. Uma relação aumentada indicaria maior risco, pois haveria maior deposição de tecido adiposo na região abdominal (mais tecido visceral), tendo correlação direta com aparecimento de doenças cardiometabólicas.

Existem algumas maneiras de medir a circunferência de quadril. Alguns autores consideram que ela deve ser medida no maior diâmetro da região glútea que passa na linha transtrocanteriana, outros consideram que ela deve ser medida na linha que passa entre as duas cristas ilíacas.

Valores aumentados são: < 0,85 (mulheres) e < 0,90 (homens).

Medidas de outras circunferências

Medidas das circunferências de braço (ponto médio entre o acrômio e olécrano), de coxa (ponto médio entre a prega glútea e a patela), de panturrilha (no seu maior diâmetro), além da medida do diâmetro sagital abdominal (altura lateral do abdome com o paciente deitado, medindo-se a distância entre a crista ilíaca e a altura máxima do abdome com o paciente deitado), são outros dados antropométricos que podem ser utilizados para estimar o grau de adiposidade do indivíduo, mas sempre lembrando da limitação que nem tudo o que dá volume é gordura: um paciente com muita massa magra pode apresentar todas estas circunferências aumentadas, mesmo apresentando um baixo percentual de gordura. Da mesma maneira, um indivíduo sarcopênico pode apresentar as circunferências dos braços e pernas muito finas, mesmo apresentando um teor de gordura abdominal muito elevado.

Medida das pregas cutâneas

É um método barato, simples, prático e portátil de tentativa de mensuração do percentual de gordura corporal e, por isso, é amplamente utilizado. Para sua medida, é necessário que seja adquirido um aparelho (adipômetro) e feito o treinamento prévio do avaliador. São utilizadas algumas fórmulas para se chegar ao percentual de gordura do paciente. Existem atualmente mais de 100 fórmulas disponíveis para estimar o percentual de gordura corporal conforme a espessura das principais pregas cutâneas do indivíduo.

Teoricamente, a espessura da prega cutânea teria relação com a gordura corporal total. No entanto, na prática, elas refletem apenas os depósitos de gordura subcutânea no local medido, não conseguindo estimar a gordura visceral, que, por sua vez, é a mais associada ao risco metabólico. As pregas mais centrais (como a subescapular) refletem melhor o risco cardiovascular do que as pregas mais periféricas, como as medidas nos membros.

Pontos desfavoráveis

Além de ser examinador dependente, pois é preciso que a medição seja feita exatamente no mesmo ponto e com a mesma técnica para que não ocorram diferenças muito grosseiras entre exames consecutivos, é uma técnica que depende do adipômetro, da técnica e da fórmula utilizados. Não mede a gordura corporal total nem a gordura visceral, apenas estima esses valores com base no achado da espessura da prega cutânea dos locais examinados. Em indivíduos com mais obesidade e mais musculosos, a gordura subcutânea pode ser mais difícil de ser diferenciada da camada muscular na hora da aferição, o que pode acarretar erros de medida da espessura da prega. Além disso, a limitação máxima de abertura do adipômetro limita a utilização dessa técnica em indivíduos com grau de obesidade muito acentuado. Habitualmente, são nove as pregas cutâneas consideradas:

- Subescapular: 2 cm abaixo do ângulo inferior da escápula, medida obliquamente no mesmo trajeto da costela
- Tricipital: face posterior do braço, no ponto médio entre acrômio e olécrano, medida no eixo longitudinal
- Bicipital: face anterior do braço, medida na maior circunferência do braço ou no ponto médio entre acrômio e olécrano, medido no eixo longitudinal
- Peitoral: ponto médio entre axila e mamilo, no eixo oblíquo

- Axilar média: cruzamento entre linha axilar média e linha imaginária que passaria sobre o apêndice xifoide; medida obliquamente no sentido das costelas
- Suprailíaca: 3 cm acima da crista ilíaca anterior, sob a linha axilar anterior, medida obliquamente
- Abdominal: 2 cm à direita da cicatriz umbilical, no eixo longitudinal
- Coxa anterior: ponto médio entre trocânter e epicôndilo medial do fêmur, medido no eixo longitudinal
- Panturrilha média: paciente sentado, com joelho fletido a 90°, pés sem apoio sobre o solo, tornozelo em posição anatômica. Deve-se medir na maior circunferência da perna, na face medial da perna, com o polegar tocando a face medial da tíbia, no eixo longitudinal.

Conforme o valor em milímetros das pregas cutâneas, existem fórmulas diferentes para estimar a porcentagem de gordura corporal de acordo com a soma de quatro pregas principais. A seguir, um exemplo de fórmula:

- Para homens: %G = (somatório das 4 dobras × 0,153) + 5,783
- Para mulheres: %G = (somatório das 4 dobras × 0,213) + 7,9.

As quatro dobras a serem consideradas para esse exemplo de fórmula são: subescapular, tríceps, abdominal e suprailíaca. Porém, de acordo com a fórmula utilizada, as dobras escolhidas serão diferentes, e, portanto, os resultados serão um pouco diferentes uns dos outros. Há tabelas que mostram o valor considerado normal para porcentagem de gordura corporal e de massa livre de gordura para homens e mulheres conforme a idade e conforme a fórmula escolhida para o cálculo antropométrico (Tabela 79.1).

Exames complementares

Peso hidrostático

O peso hidrostático é aferido com a submersão do indivíduo em uma grande piscina. Conhecendo o peso da pessoa e o seu volume (calculado pelo aumento da altura da água da piscina com a entrada do indivíduo), consegue-se por meio de fórmulas matemáticas chegar à composição corporal e à porcentagem de gordura corporal daquele indivíduo.

A pesagem hidrostática, foi por muito tempo, o método utilizado como de referência, ou padrão ouro, para validação de fórmulas e de outros métodos de composição corporal. Esse cálculo baseia-se no princípio de que o corpo humano é composto por dois compartimentos: massa gorda e massa magra. A massa gorda tem densidade aproximada de 0,9 g/cm³ e a massa magra tem densidade aproximada de 1,1 g/cm³. Dividindo-se o peso da pessoa pelo seu volume (calculado na pesagem hidrostática), tem-se a densidade, de modo que se pode utilizar fórmulas com regras de 3 até chegar ao peso total em massa gorda e em massa magra.

É um método inócuo, não invasivo, de alta reprodutibilidade. No entanto, não é um método prático, depende da aquisição da aparelhagem para a pesagem hidrostática, e é necessário que a pessoa consiga ficar submersa na água para o cálculo do seu volume total. Portanto, pela sua dificuldade prática e pelo desconforto e apreensão dos pacientes por precisarem ficar imersos em um tanque de água para sua aferição, acabou sendo praticamente abandonado e substituído como padrão ouro por outros métodos de realização mais prática, como o DEXA.

Bioimpedância

A bioimpedância calcula a composição corporal por meio da avaliação da resistência que os diversos segmentos corporais exercem à passagem de uma corrente elétrica de baixa intensidade e indolor (800 mA) em determinada frequência entre dois ou mais eletrodos corporais que são colocados em contato com a pele.

Quanto maior a resistência elétrica, isto é, a dificuldade para a passagem da corrente elétrica, maior a massa gorda do indivíduo, uma vez que a gordura é má condutora de eletricidade. Quanto maior a massa magra do indivíduo, menor será a resistência elétrica à passagem da corrente, uma vez que a massa muscular é rica em água, que por sua vez é uma ótima condutora de eletricidade.

Esse exame avalia também a reatância, ou seja, a propriedade de armazenar a corrente elétrica por um período antes de liberá-la. Ela ocorre quando a corrente elétrica passa pelas membranas celulares que, por terem um componente lipídico, retêm a corrente elétrica por algum tempo. Quanto maior a reatância, maior a massa magra (células musculares).

TABELA 79.1 Composição corporal populacional (não atletas).

Homens			Mulheres		
Idade (anos)	Gordura (%)	MLG (%)	Idade (anos)	Gordura (%)	MLG (%)
< 31	12 a 18	81 a 88	< 31	20 a 26	74 a 80
31 a 40	13 a 19	81 a 87	31 a 40	21 a 27	73 a 79
41 a 50	14 a 20	80 a 86	41 a 50	22 a 28	72 a 78
51 a 60	16 a 20	80 a 84	51 a 60	22 a 30	70 a 78
> 60	17 a 20	79 a 83	> 60	22 a 31	69 a 78

MLG, massa livre de gordura. (Fonte: Associação Brasileira de Nutrologia.)

Ao desenhar um gráfico com a resistência na abscissa e com a reatância na ordenada, pode-se traçar uma linha que vai do ponto 0,0 até o ponto em que se encontra a composição corporal do paciente naquele momento. Esta linha se chama impedância, e faz um ângulo com a abscissa, que é chamado "ângulo de fase". Quanto maior o ângulo de fase, melhor (significa que tem alta reatância e baixa resistência, ou seja, muita massa magra e pouca massa gorda). Com o envelhecimento, o ângulo de fase vai naturalmente diminuindo. O ápice do ângulo de fase ocorre entre 20 e 40 anos.

Para conseguir diferenciar o que é componente intracelular e extracelular, é necessário que o aparelho de bioimpedância utilize múltiplas frequências diferentes na sua avaliação. Caso contrário, esses valores serão todos apenas estimados conforme gráficos e tabelas preexistentes, e não realmente medidos. Considera-se que a massa livre de gordura é composta de aproximadamente 73% de água, dependendo do sexo e da idade, e 44% está situada no intracelular e 29% no extracelular. Essas são as porcentagens utilizadas para o cálculo estimado no caso dos aparelhos monofrequência. Portanto, justifica-se a maior acurácia dos equipamentos multifrequência (que geralmente avaliam até 1.000 kHz), pois eles conseguem realmente aferir a água intra e extracelular, e não apenas estimar o valor por meio de fórmulas. Quanto mais frequências avaliadas, maior a acurácia do aparelho de bioimpedância.

Os aparelhos de bioimpedância que medem com monofrequência são bipolares, pois utilizam a mensuração apenas nos membros inferiores ou superiores, estimando o resultado do exame para o corpo inteiro. Utilizam quatro eletrodos, dois em cada membro. Já os aparelhos multifrequência são tetrapolares (possuem pontos de medidas nas duas mãos e nos dois pés), podendo ter até oito eletrodos no total, dois em cada membro. As frequências mais altas (< 200 kHz) passam dentro da célula, e as frequências mais baixas (> 50 kHz) passam no meio extracelular.

Os eletrodos podem ser fixos, em equipamentos maiores, ou móveis, em equipamentos menores e portáteis, em que se colocam os eletrodos, fixando-os na pele. Os fixos são melhores, pois a distância entre eles será sempre a mesma, enquanto nos eletrodos móveis, pode-se variar essa distância a cada vez que são colocados na pele de um novo paciente, mas essa mudança de posição pode gerar alguma diferença no resultado do exame, que fica um pouco menos preciso.

A bioimpedância elétrica é um método prático, reprodutível e não dependente de operador. No entanto, pode sofrer interferência de alimentação, ingesta de líquidos, álcool, atividade física, edema corporal e uso de diuréticos. Por isso, para sua maior acurácia, há algumas recomendações antes do exame: jejum de 4 horas, não praticar atividade física 12 horas antes da realização do exame, não ingerir bebida alcoólica até 24 horas antes, não usar diuréticos por 7 dias, urinar 30 minutos antes do exame. Idealmente, ele deve ser realizado entre o 7º e 21º dia do ciclo menstrual, quando há menos edema, e recomenda-se a retirada de todos os acessórios metálicos (brincos, anéis, colares, pulseiras etc.) antes do exame, uma vez que a alta condução da corrente elétrica deles poderá superestimar a massa magra real do indivíduo.

O exame da bioimpedância faz o diagnóstico de obesidade não apenas pelo critério do IMC, mas principalmente pelo percentual de gordura corporal, e também pela distribuição desta gordura corporal, uma vez que consegue avaliar a relação cintura-quadril e a distribuição segmentar da gordura, caso o exame seja tetrapolar. O valor de referência do percentual de gordura pela bioimpedância depende de cada aparelho, mas costuma ser algo em torno de 18 a 28% para mulheres e 10 a 20% para homens.

É um ótimo método para fazer seguimento de pacientes em programa de perda de peso, uma vez que, com o aparelho de bioimpedância disponível, é um exame de fácil execução, rápido, inócuo, que não emite radiação e pode ser realizado a cada consulta. Além disso, retrata a situação atual do indivíduo e pode ser utilizado com análises comparativas com os exames anteriores, para verificar a qualidade da perda de peso ao longo do tratamento, pois se preconiza que a perda de peso seja de no máximo 25% sob a forma de massa magra e de pelo menos 75% na forma de massa gorda. Deve-se também instituir mudanças no tipo de dieta ou no tipo de atividade física do paciente caso a perda de massa magra esteja acontecendo em intensidade maior do que a prevista.

O resultado da bioimpedância pode fornecer as seguintes informações: peso, altura, IMC, água intra e extracelular, minerais, proteínas, massa de músculo esquelético, massa de gordura, área de gordura visceral, porcentagem de gordura corporal, relação cintura/quadril, porcentagem de água corporal em cada segmento do corpo, valores de peso e de medidas ideais para a altura, além de uma análise comparativa com dados anteriores. Divide-se o organismo em dois compartimentos: massa gorda e massa livre de gordura. Mede-se inicialmente a massa livre de gordura, que tem baixa resistência e alta condutividade elétrica. A massa livre de gordura é dividida entre massa celular corporal (componentes dentro das células – água intracelular, proteína visceral) e massa extracelular (água extracelular, osso). A massa gorda também é dividida entre tecido adiposo subcutâneo e tecido adiposo visceral.

Pacientes em uso de marca-passo têm contraindicação à sua realização.

Densitometria de corpo inteiro

A densitometria óssea de dupla energia (DEXA) é o método atualmente utilizado como padrão-ouro para avaliação da composição corporal, por ter elevada acurácia e reprodutibilidade. Baseia-se na emissão de raios X em duas faixas de energia diferentes e, conforme sua atenuação ao passar pelos tecidos, é capaz de distinguir entre tecido mineral-ósseo, massa magra livre de massa óssea e massa gorda. Avalia tanto a distribuição de gordura total quanto regionalizada, podendo também diferenciar a gordura subcutânea da visceral. Deve ser comparada sempre utilizando-se o mesmo aparelho.

É uma alternativa à pesagem hidrostática, visto ser seguro, rápido e requerer mínima cooperação dos indivíduos. Quando comparado com outros exames de imagem como tomografia e ressonância, perde em resolução por apresentar imagens apenas em 2D, enquanto os outros exames mostram as imagens em 3D. No entanto, a DEXA demanda muito menos tempo para sua realização, tem uma facilidade de acesso maior e menor custo, além de apresentar uma radiação muito inferior quando comparada à tomografia computadorizada.

Seus inconvenientes são: limite de peso (150 kg) e de largura do indivíduo devido ao tamanho do aparelho, e exposição à radiação em baixa dose, o que a impede de ser realizada em gestantes, lactantes, portadores de marca-passo, implantes metálicos e indivíduos submetidos a procedimentos com bário, iodo ou isótopos em um período de 7 dias antes da avaliação.

Ultrassonografia

Pode mapear espessura da gordura e de músculos de determinadas regiões, estimando a massa gorda. Diferencia gordura subcutânea de visceral no abdome, e localiza depósitos ectópicos de gordura como esteatose hepática e gordura infiltrada no tecido muscular.

Tomografia computadorizada

É um método que mostra a gordura muito bem localizada com imagens em 3D, conseguindo fazer a diferenciação da gordura subcutânea da visceral, porém com alto custo e muita radiação.

Ressonância magnética

Pode ser utilizada para determinar adiposidade em abdome por meio da atenuação dos tecidos. Forma uma boa imagem em 3D da gordura corporal e tem uma boa correlação com a pesagem hidrostática, além de conseguir diferenciar a gordura subcutânea da visceral e de não emitir radiação ionizante. Porém, é um método caro e de baixa acessibilidade.

Tomografia por emissão de pósitron

Tem o diferencial de poder distinguir o tecido adiposo branco do tecido adiposo marrom a partir da atividade metabólica de cada tecido. O alto custo e a alta radiação são suas principais desvantagens.

Pletismografia

A pletismografia utiliza o mesmo fundamento da pesagem hidrostática, mas esse exame estima o volume corporal a partir do deslocamento de ar em vez do volume de água. O cálculo da densidade corporal é feito por meio do deslocamento de ar dentro de uma câmara fechada chamada Bod Pod, construída com fibra de vidro acoplado a um computador, que determina as variações do volume de ar e pressão. Com base na determinação da densidade corporal, avalia o percentual de gordura corporal. É um método relativamente rápido, mas com elevado custo operacional, e que não fornece dados de segmentos corporais, não conseguindo compartimentar os depósitos de gordura.

Leitura recomendada

Halpern A. Mancini MC. Manual de obesidade para o clínico. São Paulo: Roca; 2002.

Melmed S. Obesity. In: Melmed S, Polonsky KS, Larsen PR, Kronenberg HM. Williams textbook of endocrinology. 12.ed. Philadelphia: Saunders; 2011.

National Institutes of Health. Clinical guidelines on the identification, evaluation, and treatment of overweight and obesity in adults – The evidence report. Obes Res. 1998;6(suppl. 2):51S-209S.

Ozhan H, Alemdar R, Caglar O et al. Performance of bioelectrical impedance analysis in the diagnosis of metabolic syndrome. J Investig Med. 2012;60(3):587-91.

Rezende, F, Rosado L, Franceschinni S, Rosado G, Ribeiro R e Marins JCB. Revisão crítica dos métodos disponíveis para avaliar a composição corporal em grandes estudos populacionais e clínicos. Archivos Latinoamericanos de Nutricion v.57 n.4 Caracas dic. 2007.

Souza RGM, Gomes AC, Prado CMM, Mota JF. Métodos de análise da composição corporal em adultos obesos. Rev. Nutr. Vol 27 no.5 Campinas set/out, 2014.

Tallroth K, Kettunen JA, Kujala UM. Reproducibility of regional DEXA examinations of abdominal fat and lean tissue. Obes Facts. 2013;6(2):203-10.

Avaliação do Gasto Energético Basal

Capítulo 80

Introdução

O total de energia gasto ao longo do dia por um indivíduo, ou gasto energético total (GET), é composto essencialmente por três grandes componentes:

- Em média, 70 a 75% correspondem ao GER (gasto energético de repouso), cujo principal determinante é a quantidade de massa magra do indivíduo, mas também sofre influências conforme o sexo, a idade, a genética do indivíduo, a função tireoidiana e a ativação simpática. Trata-se da energia necessária para manutenção das funções vitais do organismo
- Em média, 15 a 20% correspondem à atividade física, esse é o componente mais variável do GET entre os indivíduos, pois varia de acordo com o tipo, a intensidade, o tempo e a frequência da atividade física realizada, pode ir desde 10 a 15% em indivíduos sedentários a até 50% em atletas altamente ativos
- Em média, 10% correspondem à termogênese alimentar, ou seja, a energia gasta para a digestão, metabolização, absorção e estoque dos alimentos. Depende da quantidade, da temperatura e composição dos alimentos consumidos. A termogênese alimentar corresponde em média a cerca de 5 a 10% do conteúdo energético ingerido na forma de carboidratos, 0 a 3% de lipídeos, e 20 a 30% de proteínas, que são os macronutrientes de digestao mais difícil.

O gasto energético basal (GEB) é aquele aferido quando o indivíduo acaba de acordar e ainda permanece em repouso, deitado na cama. Portanto, é muito difícil de medir, pois teria que ser aferido antes mesmo do indivíduo se levantar da cama. Devido a essa dificuldade, o GEB geralmente é estimado por fórmulas, como a de Harris-Benedict, ou é substituído pelo gasto energético de repouso (GER), que é cerca de 3 a 5% maior que o GEB, pois se trata do gasto energético depois que o paciente já se levantou, foi ao hospital, e ficou 30 a 40 minutos em repouso para então realizar o teste para cálculo desse gasto energético.

A temperatura, tanto dentro quanto fora do organismo, é um fator muito importante na determinação do gasto energético do indivíduo. Cerca de até dois terços do GER são gastos para produção de calor pelo organismo, para manter a temperatura corporal sempre constante em torno de 36 a 37° C. Para aumentar a temperatura corporal em cerca de 1° C, é necessário um incremento de cerca de 10 a 13% na taxa metabólica basal, e o principal sítio responsável por este incremento no gasto energético é o tecido adiposo marrom, cuja densidade no organismo depende muito da idade e também da genética do indivíduo.

Existem algumas maneiras de tentar estimar o gasto energético do organismo, e a seguir explicaremos um pouco mais sobre algumas delas.

Fórmulas e equações

As fórmulas são a maneira mais simples, prática e barata de estimar o gasto energético de um indivíduo. O problema é que essas fórmulas não levam em consideração a genética, nem a composição corporal, mas apenas o peso e a altura, e, às vezes, a idade e o sexo do paciente. Dessa maneira, a aplicação das fórmulas em pacientes com obesidade superestima o gasto se utilizar o peso real do indivíduo e, por outro lado, subestima o gasto se utilizar o peso ideal, uma vez que essas fórmulas foram desenvolvidas com base em uma população com peso normal. Para o desenvolvimento da fórmula de Harris-Benedict, por exemplo, apenas 5% da população estudada tinha obesidade. São exemplos de fórmulas:

- Fórmula da Organização Mundial da Saúde (OMS) ou de Harris-Benedict
  - Homens: 66,5 + 13,7 × (peso em kg) + 5 × (altura em cm) – 6,8 × (idade em anos)
  - Mulheres: 655,1 +9,6 × (peso em kg) + 1,7 × (altura em cm) – 4,7x (idade em anos)
  - Multiplicar o resultado final pelo fator de atividade
    - 1,1, se sedentário
    - 1,3, se pratica exercícios físicos leves 1 a 3 vezes/semana
    - 1,5, se pratica exercícios moderados 3 a 5 vezes/semana
    - 1,7, se pratica exercícios intensos 6 a 7 vezes/semana
    - 1,9, se é extremamente ativo, pratica exercícios intensos 2 vezes/dia ou é atleta profissional
- Fórmula do Instituto Americano de Medicina
  - Homens: 662 a 9,53 × idade + nível de atividade física × (15,91 × peso em kg + 539,6 × estatura em metros)
  - Mulheres: 354 a 6,91 × idade + nível de atividade física × (9,36 × peso + 726 × estatura)
  - Nível de atividade física
    - 1 se sentado o dia todo ou acamado
    - 1,1 se anda um pouco, mas o trabalho é sentado, sedentário
    - 1,25 se atividade física 3 vezes/semana com 1 hora de duração
    - 1,48 se atividade física intensa, serviços pesados ou esporte todos os dias
- Tabelas de kcal/kg/dia (para pessoas eutróficas, sugere-se que o GET seja de cerca de 25 a 35 kcal/kg/dia)
- Fórmula de Schofield
- Fórmula da Organização das Nações Unidas para Agricultura e Alimentação (FAO)/OMS
- Fórmula de Cunninghan.

Apesar da praticidade dessas fórmulas, muitas vezes, elas podem superestimar ou subestimar o gasto energético de um indivíduo, uma vez que levam em consideração seu peso total, mas sabe-se que o GET será maior nos indivíduos que têm mais massa muscular, e menor nos indivíduos com menos massa muscular. Assim, aparelhos com a função de avaliação da composição corporal, como os de bioimpedância, conseguem mostrar o resultado do GEB com uma acurácia maior do que o valor encontrado nas fórmulas, uma vez que o cálculo do GEB realizado pelas fórmulas dos aparelhos de bioimpedância já leva em consideração quanto do peso daquele indivíduo corresponde às massas muscular, gorda, óssea e à água.

No entanto, a maneira ideal para medir o gasto energético do indivíduo seria a medida direta ou indireta da produção de calor por esse indivíduo. Para isso, foram desenvolvidos os métodos de calorimetria direta, que consiste na medida direta da produção de calor pelo organismo, e de calorimetria indireta, em que se mede a quantidade de energia gasta em determinado período de tempo por meio da quantidade de oxigênio (O_2) utilizada e de gás carbônico (CO_2) liberado naquele período.

Calorimetria direta

É um método muito acurado para aferir a taxa metabólica de um indivíduo, pois mede diretamente a quantidade de calor perdida para o ambiente em um determinado intervalo de tempo.

Utiliza-se uma câmara termicamente isolada, por onde entra e sai uma quantidade de água com fluxo e velocidade conhecidos, e mede-se a temperatura da água na entrada e na saída. Dessa maneira, é possível saber a quantidade de calor que o indivíduo produziu e exportou para o meio naquele momento. É um método caro, pouco prático e de disponibilidade limitada, geralmente utilizado apenas para a validação de outros métodos mais práticos. A aparelhagem é cara, pois requer uma câmara altamente sofisticada, e o indivíduo deve permanecer na câmara por um período igual ou superior a 24 horas.

Calorimetria indireta

É o método mais prático e mais utilizado para aferição da taxa metabólica real do paciente na condição em que ele se encontra durante a realização do exame.

Baseia-se na ideia de que toda a oxidação de nutrientes, seja de lipídeos, carboidratos ou gorduras pelo organismo, necessitará de determinada quantidade de oxigênio e produzirá determinada quantidade de gás carbônico.

Para essa aferição, faz-se necessário colocar no paciente uma máscara ou um capacete que mede a quantidade de oxigênio inspirada e expirada, a quantidade de gás carbônico inspirada e expirada, e o volume-minuto inspirado, obtendo a medida desses valores a cada 30 segundos. Com base nessas medidas, o equipamento coloca os valores em várias fórmulas que mostram a energia utilizada naquele período de tempo e quanto de cada nutriente é utilizado para a produção dessa energia.

Para cada molécula de glicose oxidada, são consumidas seis moléculas de O_2 e produzidas seis moléculas de CO_2 (consumo de O_2 = produção de CO_2).

Já para a oxidação de um lipídio, consomem-se 78 moléculas de O_2 e produzem-se 55 moléculas de CO_2 (é consumido mais O_2 do que a quantidade de CO_2 produzida) – relação $CO_2/O_2 = 0,70$.

No caso da oxidação de proteínas, a produção de CO_2 é cerca de $0,8 \times$ a quantidade de O_2 consumida.

Além de calcular o gasto energético de repouso, a calorimetria indireta consegue calcular o quociente respiratório, que é a quantidade de CO_2 produzida (V_{CO2}) dividida pela quantidade de O_2 consumida (V_{O2}). Desse modo, se o quociente respiratório (QR) for de cerca de 1 significa que está havendo predominantemente a oxidação de carboidratos. Se o QR estiver em torno de 0,7, isso significa que a oxidação é predominantemente de gorduras, e em torno de 0,8 indica oxidação predominante de aminoácidos. Valores de QR maiores que 1 indicam que o organismo está fazendo lipogênese, enquanto os valores inferiores a 0,7 indicam que o organismo está procedendo à gliconeogênese.

Pessoas que oxidam mais gordura têm mais facilidade em manter o peso, o que é metabolicamente favorável. Já pessoas que oxidam mais carboidratos e menos lipídeos têm maior propensão ao ganho de peso, o que é metabolicamente pior. Estudos mostram que quanto mais calórica é a dieta, menor é a oxidação de lipídeos e maior a oxidação dos carboidratos. Em contrapartida, quanto mais restrita é a dieta, maior é a oxidação de lipídeos e menor a oxidação de carboidratos.

Dessa maneira, a calorimetria indireta é um exame muito útil, pois possibilita a medida do gasto energético real do paciente, o cálculo da taxa de oxidação dos substratos e proporciona uma oferta adequada de calorias totais e de cada substrato energético necessário. Pacientes que gastam 10% a menos do que o predito pelas fórmulas são considerados hipometabólicos. Já os pacientes que gastam 10% a mais do que o predito pelas fórmulas são considerados hipermetabólicos.

No entanto, deve-se sempre considerar que determinadas situações podem falsear o resultado de uma calorimetria indireta, como a presença de doenças pulmonares, pela dificuldade de troca gasosa na membrana alveolar, e alterações do equilíbrio ácido básico, como no caso de pacientes muito ansiosos, taquipneicos, entre outros.

O preparo ideal para a realização de calorimetria indireta consiste em:

- Alimentação habitual nos últimos 3 a 4 dias
- Jejum de 12 horas, para evitar a interferência da termogênese alimentar
- Repouso de 30 minutos em um ambiente calmo, tranquilo e com pouca luz.

Deve-se ligar o monitor cerca de 30 minutos antes de iniciar o exame, para que seja obtido um estado de equilíbrio. O gasto energético é medido por 5 a 20 minutos. Geralmente, o exame leva 30 minutos, e os primeiros minutos são desprezados na interpretação, sendo considerada apenas a segunda metade do exame.

Água duplamente marcada

É um método caro, no qual se utiliza água com um isótopo de O_2 e um de hidrogênio (H_2) marcados. A pessoa ingere determinada quantidade de água com esses isótopos marcados. Essa água se misturará com a água corporal do indivíduo. Então, a concentração desses isótopos marcados é quantificada ao longo do tempo em um fluido corporal, como a urina, por exemplo. De acordo com a diferença de queda de concentração do H_2 e do O_2 marcados, consegue-se estimar quanto de CO_2 foi produzido e quanto de energia foi gasta. Dessa maneira, calcula-se o valor total de energia gasta naquele intervalo de tempo, que pode variar entre 2 e 20 dias. Ou seja, calcula-se aqui o gasto calórico total, e não apenas o gasto basal ou o de repouso, e o gasto energético por longos períodos, em vez de apenas minutos ou horas. Trata-se do método padrão ouro para o cálculo do gasto energético total durante períodos maiores de tempo, e em indivíduos vivendo livremente, em vez de confinados em uma câmara.

É um método muito bom, mas oneroso, pois necessita de uma máquina cara e de radioisótopos. Além disso, não é um método invasivo, e o paciente pode permanecer não confinado, livre e mantendo suas atividades diárias normalmente enquanto faz o exame, sem nenhum tipo de restrição. Sua variabilidade é muito baixa e é um método extremamente confiável e de alta sensibilidade. No entanto, pelo seu alto custo, esse método é geralmente utilizado apenas para a realização de pesquisas.

Leitura recomendada

Dias ACF et al. Gasto energético avaliado pela calorimetria indireta. Projeto Diretrizes. 2009.

Lam YY, Ravussin E. Analysis of energy metabolism in humans: A review of methodologies. Molecular metabolism 5 (2016) 1057-1071.

Mancini MC et al. Tratado de obesidade. São Paulo: Guanabara Koogan, 2010.

Melmed S. Obesity. In: Melmed S, Polonsky KS, Larsen PR, Kronenberg HM. Williams textbook of endocrinology. 12.ed. Philadelphia: Saunders, 2011.

Melo, CM, Tirapegui J, Ribeiro SML. Gasto energético corporal: conceitos, forma de avaliação e sua relação com a obesidade. Arq Bras Endoc Metab 2008; 52/3.

Rodrigues AE et al. Padronização do gasto metabólico de repouso e proposta de nova equação para uma população feminina. Arq Bras Endocrinol Metab. 2010:54(5).

Westphal AB et al. Contribution of individual organ mass loss to weight loss-associated decline in resting energy expenditure. Am J Clin Nutr. 2009;90:993-1001.

81

Capítulo

Avaliação Inicial do Paciente com Diagnóstico de Obesidade

Introdução

A obesidade é uma doença real, que acomete pessoais reais, que merecem cuidados reais. Na primeira consulta de um paciente com diagnóstico de obesidade, muitos fatores devem ser levados em consideração, tanto na história clínica como nos exames físico, laboratoriais e de imagem. Dependendo dos achados em cada um desses itens, o tratamento e as metas para esse paciente serão determinados.

De acordo com um *guideline* canadense recentemente publicado, cinco etapas são fundamentais neste atendimento inicial:

- Reconhecimento da obesidade como uma doença crônica pelos profissionais de saúde, que devem pedir permissão ao paciente para oferecer conselhos e ajudar a tratar essa doença de maneira imparcial, sem julgamentos
- Avaliação do paciente com obesidade, usando medidas apropriadas e identificando as causas, complicações e barreiras ao tratamento da obesidade
- Discussão das principais opções de tratamento (terapia nutricional e atividade física) e terapias auxiliares que podem ser necessárias, incluindo intervenções psicológicas, farmacológicas e cirúrgicas
- Acordo com a pessoa que vive com obesidade com relação aos objetivos do tratamento, concentrando-se principalmente no valor que a pessoa espera das intervenções na saúde
- Engajamento dos prestadores de cuidados de saúde com a pessoa com obesidade em acompanhamento e reavaliações contínuas, incentivando a melhoria do atendimento a essa doença crônica.

Nesse sentido, o paciente com diagnóstico de obesidade não deve ser medido e avaliado apenas como um número, um índice de massa corporal ou um percentual de gordura corporal, mas, sim, como um ser humano único que tem história sociocultural, herança genética, trabalho, família, crenças, medos e angústias.

A obesidade não é simplesmente um fator de risco para várias doenças como hipertensão, diabetes e dislipidemia, mas é uma doença complexa, prevalente, recidivante e de difícil tratamento, um verdadeiro quebra cabeça que requer tratamento individualizado e apoio a longo prazo como qualquer outra doença crônica.

A obesidade é considerada uma doença pela Organização Mundial de Saúde (OMS) por causar:

- Prejuízo para função corporal e global
- Piora da qualidade de vida
- Diminuição na expectativa de vida
- Mais de 200 comorbidades diferentes (podendo causar, agravar ou exacerbar essas doenças).

E as implicações práticas em reconhecer a obesidade como uma doença são:

- Trabalhar para entendê-la
- Realizar pesquisas proporcionais à magnitude e à gravidade do problema
- Tentar preveni-la
- Tratá-la sempre efetivamente

- Ter em mente que o objetivo principal é a melhor combinação risco-benefício
  - Não é o benefício máximo, independentemente do risco
  - Não é o risco mínimo, independentemente do benefício.

Teoricamente, isso é simples, pois também é feito para todas as outras doenças. Porém, um estudo mostrou que nos EUA, 45% da população preenche critérios para obesidade e apenas 2 a 3% desses pacientes recebem tratamento medicamentoso, ao passo que, também neste país, 8% da população apresenta diagnóstico de diabetes e, destes, 90% recebe tratamento medicamentoso. Esses números evidenciam a inércia da classe médica em tratar a obesidade.

Por muitos anos, a obesidade foi vista como uma doença relacionada com escolhas do estilo de vida, e emagrecer se resumia a uma simples equação: "comer menos e se exercitar mais".

Falar para um indivíduo com obesidade que ele precisa apenas parar de comer e se exercitar é como falar para um míope que ele precisa enxergar melhor. Não é uma questão apenas de esforço e força de vontade, mas, sim, uma questão de como cada indivíduo foi feito, de genética, de comportamento, de biologia, de química, de hormônios da fome e saciedade, de alimentação, de exercício físico, de sono, de estresse, de influências sociais e de amizades. O ambiente obesogênico atual contribui, mas não é a única causa e nem a única solução. Simplesmente dizer "comer menos e se exercitar mais" não é uma solução mágica, e muitos acreditam e defendem que é simples assim, contribuindo ainda mais para o preconceito e a estigmatização dessa doença. Precisamos mudar nosso *mindset* para otimizar e humanizar o tratamento da obesidade.

Avaliação

Os médicos devem promover uma abordagem holística da saúde, com foco nos comportamentos de saúde como um todo e abordar as causas do ganho de peso com cuidado, para evitar narrativas estigmatizantes e excessivamente simplistas. A história clínica é a primeira etapa deste processo, muitas vezes, é fundamental aprofundar no horizonte da vida daquele indivíduo, pois o ganho de peso pode ser apenas a ponta do *iceberg* de algo mais profundo (Figura 81.1).

História clínica

Início da obesidade/sobrepeso

É muito importante saber qual era o peso que o paciente considerava o seu "peso ideal" durante a vida, que idade tinha nessa época e quando começou a engordar (infância, adolescência, vida adulta). Pessoas que foram magras a vida toda e começaram a engordar há pouco tempo têm maior facilidade para emagrecer do que aquelas que sempre estiveram acima do peso. É também interessante saber qual é e quando foi alcançado o peso máximo, além do peso e da altura atuais.

Uma pergunta para facilitar: qual era o seu peso aos 30 anos? Pode-se traçar com o paciente uma meta de peso real que muitas vezes não é o peso ideal que ele gostaria de atingir, mas é o peso possível de alcançar e manter.

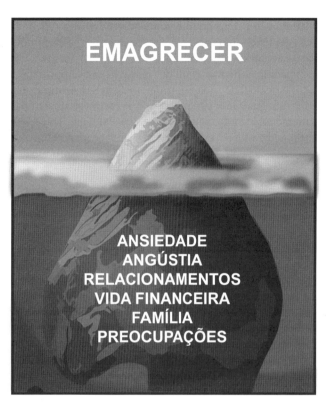

FIGURA 81.1 O *iceberg* da perda de peso.

Fatores desencadeantes do ganho de peso

Geralmente, há fatores desencadeantes do ganho de peso em cada indivíduo. Ao longo da anamnese, é importante identificar gatilhos e mudanças ao longo da vida que precipitaram o ganho de peso como ingresso na faculdade, gestação, separação, casamento, problemas no emprego ou familiares, medicamentos, ansiedade por algum tipo de mudança que tenha ocorrido na vida naquele período, como ter parado de fumar, ou alguma transformação radical na rotina. Entender o fator desencadeante é importante até para desvendar qual mecanismo favoreceu o maior ganho de peso nesse paciente, seja ansiedade, tristeza, depressão, uso de novos medicamentos, condições de saúde, mudanças de hábitos alimentares ou interrupção da prática de atividade física. Deve-se tentar compreender quais são os estímulos desencadeantes de maior ingesta alimentar desse paciente.

Padrão alimentar

O entendimento do padrão alimentar do paciente, ou seja, em quais momentos do dia ocorre o excesso, qual é o tipo de alimento consumido exageradamente, como é o perfil da alimentação desse indivíduo, qual a rotina e os horários de refeições, é fundamental na elaboração de um plano de emagrecimento. Deve-se avaliar horários, tipos de alimentos, quantidades e comportamentos alimentares. Além disso, deve-se sempre perguntar sobre episódios de compulsão, métodos purgativos, o comer noturno e de madrugada.

Os comportamentos das pessoas são resultados da interação de muitas variáveis como genética, ambiente, cultura, família, estado emocional e outros. Muito do que fazemos no nosso dia a dia não envolve decisões bem pensadas, mas, sim, hábitos.

O hábito é um comportamento que aprendemos e repetimos com frequência, muitas vezes, sem pensar e de modo automático ou até mesmo inconsciente.

O padrão alimentar é um dos itens que mais importam na história pessoal de cada um e, detalhadamente, é importante avaliar em quais momentos ocorrem os excessos e qual tipo de alimento está sendo consumido exageradamente. Traçar esse perfil ajuda a direcionar qual será o melhor plano alimentar para cada paciente e qual será o melhor tratamento medicamentoso, se ele for necessário.

Exemplos de padrões alimentares são apresentados a seguir. Pode-se ter mais de um padrão alimentar, que podem variar ao longo da vida, dependendo do estado emocional, nível de estresse, sono, ciclo menstrual etc. Ter alguém que nos aponte essas atitudes é essencial para que possamos tomar consciência do fato. Então, o primeiro passo para a mudança para uma vida mais saudável é a consciência dos comportamentos alimentares que fazemos de modo automático, sem pensar. Muitas vezes, para regular tudo isso, é necessária a associação de tratamento medicamentoso, psicológico e nutricional. Depois de trazer esses comportamentos para a consciência, é preciso entender as crenças e os afetos relacionados a eles e como esses hábitos foram construídos; a partir de então, o caminho para a mudança verdadeira deve ser traçado.

Beliscador

É um comportamento alimentar alterado que tem sido relatado com frequência na literatura, embora não haja uma definição consensual sobre os critérios diagnósticos para avaliá-lo. Nesse caso, o paciente consome pequenas porções várias vezes ao longo do dia, de modo repetido e não planejado. Em uma revisão sistemática da literatura, foi identificada uma prevalência do ato de beliscar em 23% dos indivíduos que apresentam obesidade. O tamanho das refeições não é tão grande, o que muitas vezes leva a pessoa a achar que não come tanto e que também não sente muita fome, mas muitas vezes ela não tem consciência de quantas calorias ingere ao longo do dia com tantos episódios de beliscos, que podem ser doces ou salgados, de qualquer natureza (pães, queijos, bolachas, balas, doces, pipoca, amendoim, castanhas, chocolates, enfim, qualquer tipo de alimento que é ingerido aos poucos ao longo do dia, nos períodos fora dos horários das refeições). Geralmente, esses pacientes sempre guardam alimentos em bolsa, gavetas, carro. Passam o dia todo mastigando alguma coisa. Mesmo que o alimento em questão seja saudável, é importante lembrar que o saudável também tem calorias.

Hiperfágico prandial

Hiperfágico prandial é aquela pessoa que não come fora de horário, mas nas principais refeições consome uma quantidade calórica muito importante. Os pratos são grandes e são ingeridas grandes quantidades e grandes volumes de uma só vez. Esse paciente muitas vezes diz na consulta que não come muito, pois "só almoça e janta".

Síndrome do comer noturno

A síndrome do comer noturno (SCN) é um comportamento caracterizado pela ingestão da maior parte das calorias no período da noite (> 50% das calorias totais do dia após as 19 horas), associado a dificuldades para adormecer ou manter-se dormindo e à anorexia matinal. Esse paciente não come muito durante o dia (muitas vezes apresenta anorexia matinal e até pula o café da manhã), mas durante a noite exagera e acaba comendo mais do que no dia todo. Apesar disso, não se caracteriza um episódio compulsivo, não há misturas incomuns de alimentos ou combinações bizarras, não há perda do controle e nem execução de manobras purgativas posteriormente. Esse padrão acontece por pelo menos 3 meses, sem episódios bulímicos e sem preenchimento de critérios para transtorno da compulsão alimentar (Tabela 81.1). Há lembrança total para os eventos de ingestão alimentar noturna na manhã seguinte, uma vez que os episódios não cursam com amnésia. Estudos mostram que nesses pacientes os níveis séricos noturnos de melatonina estavam abaixo do normal, assim como os de leptina, o que facilita um aumento da busca por comer durante a noite (pelo baixo nível sérico de leptina) e um aumento dos despertares noturnos (pelo baixo nível sérico de melatonina). Do mesmo modo, o modulador orexigênico grelina encontra-se em níveis plasmáticos elevados em pacientes portadores da SCN, o que sugere uma via facilitadora da ingestão alimentar. Os níveis de cortisol também estão mais elevados em pacientes com a SCN, indicando reação neuroendócrina ao estresse dos indivíduos.

Em um centro específico para tratamento de transtornos do sono, identificou-se a SCN em 5,8% dos casos avaliados. As mulheres são mais acometidas (proporção de 2:1) e a idade média de reconhecimento dos sintomas é a 3ª década. Ainda, uma prevalência de até 27% de SCN pode ser encontrada em indivíduos com obesidade de grau III.

Em geral, a polissonografia (PSG) aplicada nos portadores de SCN (em montagens especiais com vídeo e disponibilidade de alimentos no quarto de exame) revela um número variado de despertares noturnos completos (entre 2 e 8), rapidamente seguidos de ingestão alimentar e rápido retorno ao sono. A quantidade de calorias ingeridas à noite pode chegar a 2 mil kcal, e cada episódio dura em média 3,5 minutos. A síndrome pode representar um importante exemplo de dissociação dos ritmos biológicos de sono e alimentar.

O tratamento da SCN ainda está em fase inicial de avaliação. Entretanto, como qualquer outro transtorno alimentar (TA), em geral, uma combinação de intervenções como mudança do estilo de vida por meio da prática exercícios físicos regulares, psicoeducação associada a aconselhamento nutricional, além

TABELA 81.1 Síndrome do comer noturno (SCN): critérios diagnósticos por Birketvedt et al. (1999).
A. Anorexia matutina
B. Ingestão ≥ 50% do valor calórico diário após as 19 horas
C. Despertar para comer ao menos uma vez/noite nos últimos 3 meses, com consciência do ato
D. Consumo frequente de lanches de alto valor calórico nos despertares noturnos
E. Ausência de critérios para bulimia nervosa ou transtorno da compulsão alimentar periódica

de técnicas voltadas ao relaxamento muscular, parecem constituir uma boa abordagem para o tratamento bem-sucedido da SCN, acompanhada de intervenções farmacológicas (sertralina e escitalopram se mostraram eficazes em estudos clínicos).

Compulsão alimentar (*binge*)

A compulsão alimentar acontece naquela pessoa que perde o controle sobre a quantidade de alimento que desejava ou que deveria ingerir naquele momento.

De acordo com o Manual Diagnóstico e Estatístico dos Transtornos Mentais (DSM-V) um episódio de compulsão é definido por:

- Ingestão, em um período de tempo determinado (p. ex., dentro de casa em um período de 2 horas), de uma quantidade de alimento definitivamente maior que o a maioria dos indivíduos consumiria no mesmo período sob circunstâncias semelhantes
- Sensação de falta de controle sobre a ingestão durante o episódio (p. ex., sentimento de não conseguir parar de comer ou controlar o que e o quanto se está ingerindo).

Esse paciente consome quantidades enormes, muitas vezes mais de milhares de calorias ao mesmo tempo, um alimento após o outro, até mesmo alimentos que não estão de acordo com a preferência de seu paladar. Faz-se uma mistura incomum de alimentos (doces com salgados, ou alimentos que não combinam), ou come-se alimentos pouco palatáveis ou que ainda não estavam preparados para serem consumidos, como arroz gelado ou pedaços de carne em geladeira. Esse exagero ocorre fora de um contexto ambiental propício (p. ex., não ocorre apenas em festas ou festividades, mas em dias comuns em casa). A pessoa come sem parar enquanto tiver comida à sua disposição ou até passar mal e não conseguir mais comer pela limitação física. Ela tem consciência de que aquilo tudo é um exagero e sabe que não se trata de fome, mas simplesmente existe um distúrbio químico, mais forte que ela, que não a deixa parar de comer, mesmo não estando mais faminta. Geralmente, essa compulsão é acompanhada de arrependimento e vergonha após os episódios, que, muitas vezes, ocorrem de madrugada ou em momentos em que não há ninguém ao redor para presenciar o fato. Os episódios de compulsão podem ser seguidos de um comportamento purgativo ou não, e podem estar associados a outros tipos de comportamentos compulsivos, como compulsão por sexo, uso de substâncias, agressão, tricotilomania etc. Indivíduos com transtorno de compulsão alimentar geralmente sentem vergonha de seus problemas alimentares e tentam ocultar os sintomas, por isso, muitas vezes, a compulsão alimentar ocorre em segredo ou o mais discretamente possível. O antecedente mais comum da compulsão alimentar é o afeto negativo. Outros gatilhos incluem estressores interpessoais, restrições dietéticas, sentimentos negativos relacionados com o peso corporal, a forma do corpo e o alimento, e o tédio. A compulsão alimentar pode minimizar ou aliviar fatores que precipitaram o episódio em curto prazo, porém a autoavaliação negativa e a disforia com frequência são as consequências tardias.

É importante ressaltar que a compulsão por comida não é gula, mas reflexo de um desequilíbrio psicológico, no qual as insatisfações, angústias e inseguranças são momentaneamente amenizadas pela compulsão alimentar.

Transtorno de compulsão alimentar ou *binge eating disorder*

O transtorno de compulsão alimentar (TCA), ou BED (do inglês *binge eating disorder*), acomete 2 a 3% da população geral, 30% das pessoas que procuram perder peso e 50% dos casos de obesidade grave. O DSM-V classifica como TCA pacientes que experimentam episódios de compulsão alimentar/ *binge* não seguidos por qualquer comportamento compensatório não apropriado, com frequência pelo menos semanal, por um período de pelo menos três meses seguidos. A compulsão alimentar também é acompanhada por sentimentos de angústia subjetiva, incluindo vergonha, nojo e/ou culpa (Tabela 81.2).

Esses pacientes chegam a consumir de 500 a 10.000 calorias de uma só vez. Geralmente, comem mais rápido que o habitual, mesmo sem fome, quase sempre quando estão sozinhos, por vergonha de que outras pessoas vejam a quantidade de alimentos que estão ingerindo. Comem até se sentirem desconfortavelmente "cheios". Não há comportamento purgativo ou compensatório, mas ocorre uma angústia acentuada com relação a esses episódios. É um comportamento semelhante ao da bulimia nervosa (BN), mas sem a etapa purgativa. Em termos de componentes psicológicos do transtorno, os pacientes com TCA têm autoestima mais baixa e se preocupam mais com o peso e a forma física com relação a outros indivíduos que também apresentam sobrepeso sem sofrerem do transtorno. O TCA representa uma condição complexa com vários possíveis fatores etiológicos e mecanismos de manutenção, o que possibilita diversos tipos de intervenções terapêuticas, por exemplo, orientação nutricional, diferentes modelos de psicoterapia de grupo ou individual e prescrição de psicofármacos. O nível de gravidade baseia-se na frequência de episódios de compulsão alimentar:

- Leve: 1 a 3 episódios de compulsão alimentar por semana
- Moderada: 4 a 7 episódios de compulsão alimentar por semana
- Grave: 8 a 13 episódios de compulsão alimentar por semana
- Extrema: 14 ou mais episódios de compulsão alimentar por semana.

TABELA 81.2 Transtorno de compulsão alimentar (TCA): critérios diagnósticos sugeridos pela DSM-V.

A. Episódios de compulsão alimentar (excesso alimentar + perda de controle)

B. Comportamentos associados à compulsão alimentar (pelo menos 3):
  1. Comer rapidamente
  2. Comer até sentir-se cheio
  3. Comer grandes quantidades de comida mesmo sem estar com fome
  4. Comer sozinho por vergonha pela quantidade de comida
  5. Sentir repulsa por si mesmo, depressão ou demasiada culpa após a compulsão

C. Acentuada angústia pela compulsão alimentar

D. Frequência e duração da compulsão alimentar: média de 1 episódio/semana nos últimos 3 meses

E. Não se utiliza de métodos compensatórios inadequados (p. ex., purgação). Não ocorre exclusivamente durante o curso da bulimia nervosa (BN) ou anorexia nervosa (AN)

Fonte: American Psychiatric Association (2013).

Além disso, é importante avaliar outros sintomas e o grau de incapacidade funcional.

Idealmente, o tratamento do TCA deve abordar três tipos de dificuldades:

- Compulsão alimentar (componente comportamental)
- Demais sintomas psicopatológicos específicos e associados ao TCA (componente subjetivo)
- Excesso de peso (componente somático).

A orientação nutricional objetiva a redução da frequência dos episódios de compulsão alimentar, bem como a perda de peso. Por sua vez, a maior parte dos estudos que envolvem psicoterapia considera a redução da compulsão alimentar e dos sintomas psicopatológicos associados às medidas de desfecho primário, sendo a perda de peso um desfecho secundário. Por último, as abordagens farmacológicas enfocaram tanto a perda de peso quanto a redução da compulsão alimentar.

Com relação à abordagem psicológica, a terapia cognitivo-comportamental (TCC) tem sido considerada o tratamento de primeira escolha para TCA. Sua eficácia é demonstrada principalmente por meio da redução da frequência de episódios de compulsão alimentar. Ainda, observam-se efeitos positivos da TCC com relação a aspectos psicopatológicos, como preocupação com alimentação, peso e forma corporais.

Entre as classes de psicofármacos para o uso em TCA, destaca-se hoje o uso de antidepressivos, anticonvulsivantes e psicoestimulantes. Com relação aos antidepressivos, a fluoxetina, a sibutramina e a bupropiona são as mais utilizadas na prática clínica, com boa resposta. Quanto ao uso de anticonvulsivantes destaca-se o topiramato, que apresenta boa resposta com relação à perda de peso e aos episódios de compulsão, embora a tolerabilidade e a aceitação de seu uso sejam comprometidas pelos efeitos adversos neurocognitivos. Em novembro de 2018, foi liberado pela Agência Nacional de Vigilância Sanitária (Anvisa) o uso de lisdexanfetamina em pacientes adultos com TCA, demonstrando eficácia na redução de compulsão alimentar e do peso.

Bulimia

A bulimia caracteriza-se pela ocorrência de pelo menos um episódio por semana de compulsão alimentar seguido de métodos compensatórios inadequados de controle de peso nos últimos 3 meses (Tabela 81.3). Adicionalmente, esses pacientes mantêm autoavaliação negativamente influenciada pelo peso e pela forma corporais. A prevalência de bulimia pode variar de acordo com a metodologia do estudo, em geral oscilando entre 0,6 e 1,5%. Ocorrem episódios de compulsão alimentar semelhantes aos descritos anteriormente, mas seguidos de algum tipo de comportamento purgativo, na tentativa de se livrar do excesso de calorias consumido no momento da crise compulsiva. Esse comportamento purgativo pode ser a indução de vômitos, o uso de laxantes ou diuréticos, a prática exagerada e extenuante de atividade física (5 a 6 horas de exercício físico intenso) ou até jejum prolongado para compensar a crise compulsiva, por exemplo. Não é obrigatório que o método purgativo seja a indução de vômitos, mas qualquer atitude cujo objetivo seja "compensar" o excesso de calorias consumidas.

Padrão alimentar caótico

Pessoas com padrão alimentar caótico são aquelas sem qualquer tipo específico de padrão alimentar. Ora alimentam-se de forma hiperfágica, ora de forma beliscadora e, às vezes, passam longos períodos em jejum. Não se preocupam com os horários das refeições. Não têm nenhum tipo de organização ou de preocupação com a sua forma de alimentação e, muitas vezes, nem recordam o que comeram no dia anterior, demonstrando sua grande desatenção aos hábitos alimentares saudáveis.

Comportamento alimentar sofisticado

Pessoas que apresentam padrão alimentar sofisticado são aquelas que comem em horários regrados e muitas vezes até ingerem alimentos saudáveis, mas exageram nas calorias por elaborarem demasiadamente o seu prato, com excesso de alimentos, como azeite, castanhas, nozes, uvas-passas, molhos feitos com óleos ou à base de queijo ou creme de leite, sobremesas elaboradas, vinhos, licores, entradas antes da refeição principal etc. Geralmente, são pessoas que gostam de cozinhar e apreciam um bom restaurante. Exageram, no entanto, nas calorias por rebuscarem demais o prato.

Alcoolismo

Muitas pessoas ingerem muito mais calorias na forma de álcool e bebidas alcoólicas do que na forma de alimentos. Nesses casos, deve-se também prestar atenção ao risco de deficiências nutricionais, mesmo que estejam acima do peso. Outras pessoas têm o costume de consumir exageradamente alguns tipos de alimentos, em geral, frituras e alimentos de alta densidade energética e baixa densidade nutritiva, quando ingerem bebidas, sendo estas um fator desencadeante da má alimentação.

Personalidade de comedor

Alguns especialistas também gostam de classificar os pacientes que vivem com obesidade conforme sua personalidade com relação ao hábito de se alimentar.

Comedor cuidadoso

"Comedor cuidadoso" é aquela pessoa que sabe muito sobre nutrição, alimentação saudável e saúde em geral. Gosta de monitorar a quantidade de alimentos e sempre tenta comer

---

TABELA 81.3 Bulimia nervosa (BN): critérios diagnósticos sugeridos pelo DSM-V.

A. Episódios de compulsão alimentar recorrentes

B. Comportamentos compensatórios inadequados recorrentes com o objetivo de evitar o ganho de peso (p. ex., vômitos autoinduzidos, uso indevido de laxantes, diuréticos ou outros medicamentos; jejum; ou atividade física excessiva)

C. Tanto os episódios de compulsão alimentar quanto os comportamentos compensatórios inadequados ocorrem, em média, uma vez/semana nos últimos 3 meses

D. Autoavaliação indevidamente influenciada pelo peso e pela forma corporal

menos que o necessário, pois considera que essa é uma medida "saudável". Sempre olha rótulos, interroga os garçons nos restaurantes sobre os ingredientes das preparações, pesquisa muito na internet sobre assuntos relacionados com a alimentação saudável e tem grande preocupação em saber tudo que está comendo.

Profissional em dieta

"Profissional em dieta" é aquela pessoa que já testou e continua testando todas as dietas comerciais existentes. Está sempre em uma nova dieta, pois considera que a anterior falhou ou não funciona mais, sendo facilmente seduzida pela dieta do momento. Essa pessoa sabe tudo sobre regras e modismos alimentares, mistura várias informações e cria até conceitos próprios de dieta. As escolhas muitas vezes são feitas com o objetivo único de perda de peso, e não de ter saúde ou prazer. Se não está seguindo uma dieta, está pensando ou pesquisando qual será a próxima. Ao mesmo tempo, sente-se muito frustrada com as dietas, não tendo o senso crítico de que a intensidade da vigilância e a falta de habilidade para lidar com as "transgressões" podem afetar a relação com a comida e impactar negativamente o corpo. Muito provavelmente esse é o perfil de pessoa que ganha e perde peso toda hora, pois já fez milhares de dietas, mas não conseguiu encontrar um caminho sólido e consistente que fosse sustentável em longo prazo. Essa pessoa possivelmente tem uma relação conflituosa com a alimentação e não sabe identificar seus próprios comportamentos, colocando a "culpa" na dieta.

Comedor desatento

O "comedor desatento" é aquele que come e faz outras atividades ao mesmo tempo, como assistir à TV, ler, usar o computador, falar ao telefone etc. Essas atividades assumem o papel de maior importância naquele momento, por isso, é comum comer mesmo sem estar com fome ou não perceber a fome e ficar muitas horas sem comer, o que acaba levando a exageros. Essas pessoas normalmente têm uma rotina caótica, sem horários e são muito ocupadas, e isso faz com que elas comam "qualquer coisa" que esteja no alcance naquele momento. O "comedor desatento" desconsidera os sinais físicos de saciedade e, muitas vezes, usa a comida para lidar com as emoções, especialmente estresse, raiva, solidão e ansiedade.

Distorção da autoimagem

Deve-se avaliar a presença ou não de distorção da autoimagem corporal.

Tratamentos prévios

É necessário avaliar quais são os tratamentos já realizados almejando a perda de peso, como dieta com nutricionista, programas de reeducação alimentar em grupo, *shakes* industrializados, medicamentos. Deve-se avaliar os tratamentos prévios, a resposta a cada tipo de tratamento, os efeitos colaterais e o motivo da interrupção. Um antecedente de boa resposta a uma medicação é boa indicação de que aquele mecanismo de ação é eficaz para determinado paciente e, portanto, pode ser repetido, da mesma maneira que o histórico de falha ou de efeito colateral com algum tipo de fármaco já o torna um candidato mais fraco para tratamento daquele paciente. Muitos pacientes dizem "eu estou de dieta e não consigo emagrecer" e, neste caso, é fundamental revisitar alguns itens (Figura 81.2) e fazer o seguinte questionamento: será que esse paciente está mesmo de dieta? Deve-se sempre tentar detectar erros comuns:

- Frutas e vegetais, apesar de serem saudáveis, têm calorias e não devem ser ingeridos à vontade
- As bebidas alcoólicas ao final de semana precisam ser contabilizadas nas calorias totais
- Comer por gula ou ansiedade, sem conseguir perceber
- Pequenos beliscos, como, por exemplo, uma fruta depois do almoço ou vários cafés com açúcar ao longo do dia
- Algumas pessoas fazem dieta totalmente restrita de segunda a quinta-feira, porém aos finais de semana comem à vontade, e o saldo muitas vezes fica no zero a zero
- Avaliar se a estimativa do tamanho das porções e da contagem de calorias é feita corretamente.

Nível de atividade física

Deve-se avaliar o nível, a quantidade e o tipo de atividade física realizada.

Histórico familiar de obesidade

O histórico familiar informa a importância que o componente genético tem na obesidade de determinado paciente. É importante também o conhecimento dos antecedentes familiares de outras comorbidades associadas ao excesso de peso, como diabetes, dislipidemia, hipertensão arterial sistêmica (HAS), doença arterial coronariana, síndrome da apneia obstrutiva do sono (SAOS) etc.

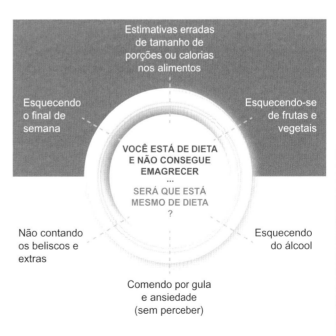

FIGURA 81.2 Possíveis escapes na dieta.

Outras comorbidades

As comorbidades associadas à obesidade, seu nível de controle e tratamentos atuais, como hipertensão arterial sistêmica, dislipidemia, diabetes, artrose, SAOS, broncospasmo, doença coronariana, insuficiência cardíaca congestiva, doença vascular periférica, varizes, refluxo gastroesofágico, esteatose hepática, colecistopatia, síndrome dos ovários policísticos (SOP), infertilidade, hipogonadismo, entre outras. Deve-se reforçar ao paciente de que o tratamento da obesidade pode causar grande melhora ou até a cura de muitas dessas comorbidades, além de evitar o aparecimento de outras.

Presença de sinais e sintomas de doença psiquiátrica

Nestes casos, além do tratamento com endocrinologista, nutricionista e psicoterapia, o paciente deve ser encaminhado ao tratamento psiquiátrico.

Depressão

Humor deprimido, tristeza desmotivada, redução do interesse ou prazer pelas atividades rotineiras, alteração do sono e apetite, limitaçao cognitiva, como dificuldade para leitura e para o aprendizado de novas informações, e desejos de morte podem ocorrer.

Transtorno de ansiedade generalizada

O transtorno de ansiedade generalizada é a preocupação excessiva com fatos futuros que ainda nem ocorreram e podem até mesmo não ocorrer, causando um grande sofrimento, a ponto de provocar sintomas físicos como tremores, suores e parestesias.

Transtorno do pânico

O transtorno do pânico caracteriza-se pelo medo constante de morrer ou de estar com alguma doença muito grave que ninguém descobre. O paciente visita vários médicos, faz vários exames e vai várias vezes ao pronto-socorro por sintomas físicos ansiosos, como palpitações, precordialgia e parestesias.

Transtorno obsessivo-compulsivo

O transtorno obsessivo-compulsivo caracteriza-se por ideias ou pensamentos repetitivos, incômodos e impróprios que a pessoa tem dificuldade de aliviar e acaba tendo algum tipo de comportamento repetitivo para aliviá-lo.

Fobia social

A fobia social caracteriza-se por temor, vergonha, constrangimento exagerado de ser exposto em público ou de participar de situações em que a pessoa pode ser avaliada ou julgada.

Fobia específica

É o medo exagerado de algo específico.

Dependência química de álcool ou outras substâncias

O paciente demonstra uso abusivo de alguma substância de maneira compulsiva, progressiva, com falta de controle sobre esse uso, apesar de saber o mal que este pode causar ao seu organismo, com presença de sintomas de abstinência, tentativas frustradas de interrupção e amplos prejuízos em sua vida. Esse paciente também deve ser encaminhado para o tratamento em conjunto da equipe de psicologia e psiquiatria.

Exame físico

No exame físico do paciente com obesidade, deve-se avaliar:

- Peso
- Altura
- Índice de massa corporal (IMC)
- Circunferência de abdome (CA: medida no ponto médio entre a crista ilíaca e a última costela, ou seja, não corresponde à medida da cintura anatômica) e circunferência de quadril (CQ: circunferência que passa entre as duas cristas ilíacas)
- Circunferência cervical (CC), podendo-se ainda calcular a medida da circunferência cervical ajustada para estimar o risco de apneia do sono. A circunferência cervical ajustada é calculada pela soma do valor da circunferência cervical (em cm) + 4 pontos (em caso de HAS) + 3 pontos (no caso da presença de roncos) + 3 pontos (no caso da presença de engasgos noturnos). É uma maneira de estimar o risco de SAOS, se houver dificuldade em conseguir a realização de uma polissonografia para aquele paciente
  - 48 cm: alto valor preditivo positivo de SAOS
  - 48 a 43 cm: médio valor preditivo positivo de SAOS
  - < 43 cm: baixo valor preditivo positivo de SAOS
- Pregas cutâneas, se o exame estiver disponível
- Inspeção da pele: deve-se avaliar a presença de estrias avermelhadas (isso nos faz pensar em síndrome de Cushing, principalmente se as estrias forem grossas > 1 cm), acantose *nigricans*, candidíase em dobras, hirsutismo, acne, sinais de hiperandrogenismo em mulheres (sugerem SOP) e de hipogonadismo em homens, celulites, dermatites e acrocórdons (podem ser sinais de resistência à insulina, mas também ocorrem na acromegalia)
- Palpação tireoidiana: a presença de bócio pode sugerir maior risco de se tratar de um paciente com hipotireoidismo
- Auscultas cardíaca e respiratória: a ausculta pode ser difícil, dependendo da espessura do panículo adiposo, e muitas vezes podem passar despercebidas as cardiopatias ou pneumopatias nesse tipo de paciente
- Saturação de oxigênio no repouso para avaliar sinais de hipoventilação da obesidade ou de hipertensão pulmonar associada à obesidade
- Pressão arterial (PA) em manguito adequado para indivíduos com obesidade (pois o manguito padrão de adulto comum superestima a PA do paciente com obesidade), devendo-se avaliar a frequência cardíaca. A American Heart Association (AHA) recomenda que a largura da bolsa de borracha do manguito seja equivalente a 40% da circunferência do braço

do paciente e o comprimento dessa bolsa seja equivalente a, pelo menos, 80% da circunferência. Para adultos normais, com circunferência do braço de 27 a 34 cm, recomenda-se a utilização do manguito de adulto comum (que tem as dimensões do manguito de 13 × 30 cm). Para indivíduos com obesidade e com circunferência do braço entre 35 e 44 cm, recomenda-se utilizar o manguito grande de adulto (16 × 38 cm); para indivíduos com obesidade e com circunferência de braço > 45 cm, recomenda-se utilizar o manguito de coxa (20×42 cm)

- Exame do abdome: a palpação pode ser difícil, mas é importante tentar avaliar se há hepatomegalia ou esplenomegalia, ou ainda alguma outra organomegalia
- Avaliação das extremidades: em busca de alterações de perfusão periférica, simetria na palpação dos pulsos, sinais de dermatite ocre, má circulação ou varizes.

Exames laboratoriais

A avaliação laboratorial do paciente com obesidade abrange:

- Hemograma completo
- Função renal e eletrólitos: ureia, creatinina, sódio, potássio, cálcio, magnésio e fósforo
- Perfil hepático: transaminases, gamaglutamil transferase (GGT), bilirrubinas e fosfatase alcalina para avaliar o risco de colecistopatia, doença gordurosa hepática ou cirrose hepática
- Proteínas totais e frações, a fim de avaliar a parte nutricional
- Paratormônio (PTH) e vitamina D, uma vez que a obesidade é fator de risco para deficiência de vitamina D
- Ácido fólico, vitamina B_{12}
- Glicemia e insulina de jejum, hemoglobina glicada
- Ácido úrico
- Lipidograma completo, sendo opcional: lipoproteína A, apolipoproteína A e apolipoproteína B
- Hormônio tireoestimulante (TSH), tiroxina (T4) livre para afastar alguma tireoidopatia associada
- Gasometria venosa, com o objetivo de avaliar se há aumento de bicarbonato que indique um perfil retentor crônico de gás carbônico (CO_2) que possa sugerir hipoventilação da obesidade
- Ferritina, uma proteína de fase aguda da inflamação, que, além de indicar o estoque corporal de ferro, também se encontra aumentada em situações inflamatórias crônicas como a obesidade e na doença hepática gordurosa não alcoólica
- Proteína C reativa (PCR) ultrassensível, um marcador clássico de risco cardiovascular.

Consideram-se outros tipos de exames conforme as queixas e as alterações encontradas a partir desses exames iniciais.

Exames de imagem

Devem ser solicitados conforme as queixas clínicas e as suspeitas de cada paciente, devendo ser considerada a avaliação com:

- Eletrocardiograma de repouso, ecocardiograma, teste ergométrico ou cintilografia/ecocardiograma sob estresse, caso não haja possibilidade de realização de atividade física em

esteira ergométrica. Esses exames devem ser solicitados se houver suspeita de acometimento cardiológico, como insuficiência cardíaca ou isquemia cardíaca
- Radiografia de tórax em incidência posteroanterior e perfil. Deve-se avaliar cardiomegalia e campos pulmonares na suspeita de cardiopatia ou de pneumopatia
- Espirometria, se houver suspeita de doença obstrutiva ou restritiva das vias respiratórias
- Polissonografia, com a finalidade de documentar e avaliar a gravidade de casos suspeitos de apneia do sono
- Ultrassonografia de abdome, caso haja suspeita de esteatose hepática, colecistopatia e alterações de rins e vias urinárias.

Caso seja considerada a possibilidade de realização de cirurgia bariátrica, deve-se solicitar:

- Endoscopia digestiva alta (EDA) e realizar tratamento para *Helicobacter pylori* em caso de positividade ao teste de urease, uma vez que após a cirurgia bariátrica haverá maior dificuldade em se diagnosticar e tratar um acometimento gástrico como úlcera ou câncer gástrico
- Tomografia computadorizada de abdome, para o adequado planejamento cirúrgico
- Densitometria mineral óssea, com o intuito de avaliar a massa óssea do indivíduo previamente à abordagem cirúrgica.

Tratamento

Na consulta de um paciente com obesidade muitas vezes é necessário escolher entre mais de uma opção de tratamento, e, muitas vezes, existem vários caminhos possíveis, tanto de dieta, quanto de exercício e tratamento medicamentoso. Quais critérios o médico deve adotar para escolher o melhor tratamento?

A medicina é uma ciência complexa, em que, muitas vezes, as verdades são transitórias, na qual a tomada de decisões depende de inúmeras variáveis, e repleta de perguntas para as quais ainda não existe uma resposta definitiva. Tal situação é recorrente na medicina: ser possível seguir dois ou mais caminhos distintos, válidos e que podem ser defendidos com argumentos consistentes, sem que haja um consenso. Cabe ao médico orientar o paciente, com base na experiência e no conhecimento, e principalmente levando em consideração as características do paciente como um todo (inclusive clínicas, mas também de personalidade e preferências individuais), para juntos, médico e paciente, chegarem à melhor escolha.

Durante muito tempo, vigorou na Medicina o modelo tradicional paternalista, em que o médico tomava as decisões e o paciente simplesmente as acatava, baseado exclusivamente nas preferências, nas crenças e nos pontos de vista do médico. Atualmente, com a facilidade de acesso a todo tipo de informação, a relação entre médico e paciente mudou: o médico, com todo conhecimento e experiência, tem a função de orientar o paciente a fazer as melhores escolhas, já que este se informa, pesquisa sobre as opções disponíveis e chega para uma consulta com questionamentos, opiniões que devem ser atentamente ouvidas e consideradas. Na língua inglesa, utiliza-se muito uma expressão por conta de um trocadilho com a palavra *matter*: a de que o médico moderno deve mudar o seu hábito de questionar o paciente, *"what is your matter"* (qual o seu problema?), para *"what matters to you"* (o que importa para você?). Essa mudança coloca o médico mais ao lado do paciente, com a função de auxiliá-lo a tomar as melhores decisões, tendo sempre em primeiro lugar o respeito à sua individualidade, em um modelo de decisão compartilhada.

Objetivos

A doença obesidade pode ser um convite criativo para uma nova vida. É fundamental em uma primeira consulta utilizar técnicas de entrevista motivacional, caracterizada por uma espécie de aconselhamento diretivo, centrado no paciente, um estilo clínico habilidoso, com escuta cuidadosa, que visa, por meio de técnicas, evocar nos pacientes a motivação intrínseca para fazer mudanças comportamentais tanto para perda quanto para a manutenção do peso perdido. A motivação refere-se ao processo de estimular o indivíduo a agir. Porém, apenas a motivação intrínseca (aquela que vem de dentro) é um preditor real da adoção de hábitos alimentares saudáveis.

Entretanto, alcançar a motivação para uma mudança efetiva do padrão alimentar ainda é um grande desafio. A aplicação do modelo transteórico (MTT) parece ter um papel promissor com relação à melhor compreensão da mudança de comportamento alimentar. Estratégias que envolvam o direcionamento para cada estágio de mudança de comportamento, identificado segundo essa teoria, podem ser mais eficazes quanto à motivação dos indivíduos a adotar práticas alimentares mais saudáveis.

O MTT, comumente conhecido como os estágios de mudança de comportamento, integra processos e princípios de mudança provenientes das principais teorias de intervenção. De acordo com esse modelo, as alterações no comportamento relacionado com a saúde ocorrem por meio de estágios distintos, os quais representam a dimensão temporal da mudança do comportamento, ou seja, mostram quando a mudança ocorre e qual é o grau de motivação para realizá-la. Os estágios são:

- Pré-contemplação: as mudanças ainda não foram consideradas ou realizadas pelo indivíduo, e não há ainda nenhuma intenção de adotá-las em um futuro próximo. Nesse estágio, as pessoas não percebem ou recusam o conhecimento do risco, ou, por outra razão, não adotam um comportamento mais saudável. Com relação ao comportamento alimentar, esse estágio corresponde àquele em que o indivíduo não reconhece suas práticas alimentares como inadequadas ou não dispõe da motivação necessária para alterá-las. O indivíduo só deixa essa fase e passa para o estágio seguinte quando é capaz de refletir sobre si mesmo e sobre seu problema e começa a sentir-se insatisfeito com sua condição
- Contemplação: início da percepção em que o indivíduo sente necessidade de superar sua dificuldade, reconhece que o problema existe e está seriamente decidido a superá-lo, mas ainda não consegue comprometer-se com a mudança. Nesse estágio, há reconhecimento dos benefícios da mudança, mas são identificadas diversas barreiras que impedem a ação desejada. Há um conflito entre manter o prazer imediato gerado pelos alimentos ou privar-se dele. Um exemplo é o indivíduo que reconhece ter um padrão alimentar pouco saudável, mas acredita que a falta de tempo, o preço ou o sabor desagradável de alimentos tidos como saudáveis não possibilitam a adoção de uma alimentação adequada. As pessoas frequentemente permanecem nesse estágio por um longo período, em razão da dificuldade de avaliação dos custos e benefícios da mudança de seu comportamento

- Preparação ou decisão: são os primeiros passos rumo à mudança, quando o indivíduo pretende alterar seu comportamento em um futuro próximo. Caracteriza-se como um período de planejamento de estratégias para essa mudança. Geralmente, após a superação de tentativas anteriores frustradas, são realizadas pequenas mudanças e um plano de ação é adotado, ainda sem assumir um compromisso sério com ele. Nesse ponto, o indivíduo propõe-se a "na próxima segunda-feira" começar uma dieta, começar a fazer exercícios ou comer um pouco menos, mas não segue à risca as normas propostas, e os resultados não ocorrem como desejado
- Ação: quando o indivíduo implementa o seu plano de mudança do comportamento e começa a efetuá-lo de maneira consciente, a mudança de atitude finalmente ocorre, e as alterações do comportamento são percebidas. É um estágio que exige grande dedicação e disposição para evitar recaídas, e o indivíduo passa a adotar estratégias que ajudem a mantê-lo longe das tentações. É nesse momento que o indivíduo recebe o reconhecimento daqueles à sua volta e sente-se entusiasmado com seu desempenho. Um exemplo é o indivíduo que guarda os alimentos longe de seu campo de visão, ou não vai ao supermercado sem uma lista de compras previamente definida, ou evita comer enquanto realiza outras atividades
- Manutenção: é a última fase, quando os hábitos adotados continuam sendo seguidos e a prática comportamental já está solidificada e incorporada à rotina. Para isso é muito importante que o indivíduo consiga organizar sua rotina e seu ambiente de modo a facilitar que os comportamentos desejados se perpetuem. O foco nessa fase é prevenir recaídas e consolidar os ganhos obtidos durante a ação. Com relação à alimentação, poderia corresponder a um adulto que passou por uma educação alimentar e adotou um hábito alimentar saudável há mais de 1 ano.

Os estágios de mudança do comportamento não devem ser observados como uma sequência estática e linear, mas como uma evolução dinâmica com um delineamento em espiral, uma vez que há uma continuidade da mudança de comportamento iniciada no estágio anterior. Além disso, deve-se reconhecer que os estágios podem ser interrompidos por recaídas, durante as quais ocorre regressão à fase anterior. Porém, as recaídas não devem ser interpretadas como fracasso, mas como uma oportunidade de aprendizado para evitar que erros se repitam no futuro.

Engajamento dos prestadores de cuidados

Estudos mostram que uma pessoa tenta perder peso em média cerca de oito vezes, até conseguir alcançar esse objetivo e manter o peso perdido com sucesso. Além disso, apenas aproximadamente 20% das pessoas que perdem peso mantêm suas perdas por mais de 1 ano.

O hipotálamo representa um centro regulador de diversas funções vitais do nosso corpo, como temperatura, fome, sede, respiração, e também apetite, peso e gasto energético. Esse centro funciona como se fosse uma balança interna (um sensor ou termômetro) que detecta alterações do peso corporal. De modo interessante, o hipotálamo tem memória com relação ao peso, e ele guarda como referência o nosso peso mais alto da vida, entende que defender esse peso é necessário para manter o nosso organismo funcionando bem, sem estar colocando a nossa saúde em risco. Dessa forma, como mecanismos cerebrais para a recuperação do peso perdido, sabe-se que quando um indivíduo emagrece, o cérebro vai progressivamente aumentando a sua fome e reduzindo o seu metabolismo. Existe uma estimativa de que para cada 1 kg de peso perdido, a fome aumente o equivalente a 100 kcal e metabolismo caia em média 30 kcal. Na busca por sobrevivência, o corpo é auxiliado por hormônios "teimosos" que fazem de tudo para estimular a recuperação do peso perdido.

Por isso, desde a primeira consulta de um paciente com diagnóstico de obesidade, é importante discutir não só a importância da fase de perda de peso, mas também a da fase de manutenção, a qual representa uma etapa difícil e totalmente ativa, pois manter o peso perdido é como subir uma escada rolante em sentido contrário, ou seja, é preciso estar ativo e manter os passos para conseguir permanecer no mesmo lugar. Na fase de manutenção de peso, entender que o risco de recuperação é real, e faz parte do processo, aumenta a consciência para manter o acompanhamento. Nessa fase, manter consultas regulares para checagem do peso, ajustar medicações com esse objetivo (nos casos com indicação de terapia farmacológica) e realizar exames periódicos para seguimento aumentam a taxa de sucesso. Existe um termo em inglês chamado "*accountability*", que pode ser traduzido como "responsabilidade", "prestação de contas" ou "apoio". Estudos sugerem que é importante que o paciente tenha alguém para relatar sua evolução. Essa pessoa pode ser o médico, o nutricionista, o *personal trainer*, o psicólogo ou até mesmo um membro da família, que tenha como responsabilidade manter um olhar atento e vigilante às possíveis mudanças ao longo do caminho, visando contribuir para a condução do processo de emagrecimento, garantindo consistência, confiança e motivação nesse longo processo (Figura 81.3).

Considerações finais

Esperamos que, após a leitura deste capítulo, todos entendam e respeitem a obesidade como uma doença crônica, prevalente, recidivante e de difícil tratamento. Uma doença crônica é "um estado de saúde alterado que não pode ser curado com uma simples intervenção cirúrgica ou com um tratamento médico de curta duração.". Que toda consulta seja uma janela de oportunidade e um convite criativo para encorajar um paciente com obesidade a mudar o seu estilo de vida, dentro de um tratamento individualizado, em que se sinta motivado, acolhido, compreendendo os motivos da sua dificuldade em perder peso, qual é a real repercussão do excesso de peso em sua saúde, tornando-o mais confiante e estimulado a enfrentar o processo de emagrecimento com todas as armas necessárias, com ciência e evidência.

Leitura recomendada

Alvarenga M, Antonaccio C, Figueiredo M, Timerman F. (orgs.) Nutrição comportamental. 2. ed. Barueri: Manole; 2018.

American Psychiatric Association. Diagnostic and statistical manual of mental disorders (DSM-V). 5.ed. 2013.

Camargo CA Jr, Weiss ST, Zhang S, Willett WC, Speizer FE. Prospective study of body mass index, weight change, and risk of adult-onset asthma in women. Arch Intern Med. 1999;159(21):2582-8.

Garvey WT, Mechanick JI. Proposal for a scientifically correct and medically actionable disease classification system (ICD) for obesity. Obesity (Silver Spring) 2020;28:484-92.

Heriseanu AI, Hay P, Corbit L, Touyz S. Grazing in adults with obesity and eating disorders: a systematic review of associated clinical features and meta-analysis of prevalence. Clin Psychol Rev. 2017;58:16-32.

Kenchaiah S, Evans JC, Levy D, Wilson PW, Benjamin EJ, Larson MG et al. Obesity and the risk of heart failure. N Engl J Med. 2002;347(5):305-13.

Mancini, Marcio C. Tratado de obesidade, 3a. ed. Rio de Janeiro: Guanabara Koogan; 2020.

Melmed S. Obesity. In: Melmed S, Polonsky KS, Larsen PR, Kronenberg HM. Williams textbook of endocrinology. 12. ed. Philadelphia: Saunders, 2011.

Obesity and overweight. Geneva: World Health Organization; 2020. Disponível em: www.who.int/news-room/fact-sheets/detail/obesity-and-overweight (accessed 2020 May 22).

Thomas, Mauer EA, Shukla AP, Rathi S, Aronne LJ. Low adoption of weight loss medications: a comparison of prescribing patterns of antiobesity pharmacotherapies and SGLT2s. Obesity (Silver Spring). 2016;24(9):1955-61. doi:10.1002/oby.21533.

Wharton S, Lau DCW, Vallis M, Sharma AM, Biertho L, Campbell-Scherer D et al. Obesity in adults: a clinical practice guideline. CMAJ. 2020;192(31); E875-891. doi:10.1503/cmaj.191707.

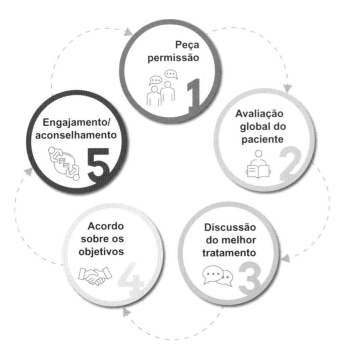

FIGURA 81.3 Abordagem da primeira consulta de um paciente com diagnóstico de obesidade.

Capítulo 82

Obesidade e Suas Comorbidades

Introdução

Ao começar a leitura deste capítulo, é importante responder mentalmente à seguinte pergunta: a obesidade é realmente uma doença?

Essa pergunta parece ser fácil de ser respondida: a obesidade é uma doença crônica, recorrente e de difícil tratamento, que causa, acelera ou exacerba mais de 200 comorbidades, de acordo com estudos realizados por Lee Kaplan, pesquisador da Universidade de Harvard, como descrito na Tabela 82.1.

TABELA 82.1 Comorbidades associadas ao excesso de peso.
Coração
Doença arterial coronariana
Hipertrofia ventricular esquerda
Angina de peito
Fibrilação atrial
Arritmia ventricular
Insuficiência cardíaca congestiva
Sistema vascular
Hipertensão arterial sistêmica
Acidente vascular cerebral
Edema de membros inferiores
Veias varicosas
Doença hemorroidária
Doença tromboembólica
Sistema respiratório
Apneia obstrutiva do sono
Asma
Hipoventilação alveolar
Policitemia secundária
Hipertrofia ventricular direita
Sistema digestório
Refluxo gastresofágico
Esofagite de refluxo
Colelitíase
Esteatose hepática
Fibrose hepática
Cirrose hepática
Doenças metabólicas/hormonais
Diabetes melito tipo 2
Gota (hiperuricemia)
Hiperlipidemias

(continua)

TABELA 82.1 Comorbidades associadas ao excesso de peso. (*Continuação*)

Rins

Proteinúria
Trombose da veia renal

Pele

Estrias
Acantose *nigricans*
Hirsutismo
Intertrigo
Calo plantar
Papilomas múltiplos

Doenças osteomusculares

Osteoartrose de joelhos
Osteoartrose de coluna
Esporão de calcâneo
Tíbia vara (doença de Blount)
Epifisiolistese femoral proximal
Agravo de defeitos posturais

Neoplasia

Endométrio
Vesícula
Mama
Próstata
Cólon
Diagnóstico de nódulos

Função sexual e reprodutora

↓ *performance* obstétrica
Risco de toxemia
Risco de hipertensão
Risco de diabetes melito
Parto prolongado
Cesárea mais frequente
Irregularidade menstrual
Ciclos anovulatórios
Fertilidade diminuída

Função psicossocial

↓ autoimagem
↓ relacionamentos
Sentimento de inferioridade
Isolamento social
Suscetibilidade a neuroses
Perda de mobilidade
Mais faltas ao emprego
Aposentadoria precoce
Mais licenças médicas

Outras comorbidades

Aumento do risco:
- Cirúrgico
- Anestésico
- De hérnias
- Propensão a acidentes
- ↓ outros diagnósticos

Nesses estudos, não é possível encontrar relação de causa e efeito para todas as doenças, mas a plausibilidade é alta, e mesmo doenças que podem não ser causadas podem ser agravadas pelo excesso de peso. Essas doenças associadas foram divididas em seis categorias:

- Metabólicas (como o diabetes tipo 2)
- Estruturais (como a doença do refluxo gastresofágico)
- Inflamatórias (como algumas doenças autoimunes)
- Degenerativas (como cirrose e doenças cardiovasculares)
- Neoplásicas (como câncer de mama, endométrio e colorretal)
- Psicológicas (como depressão, ansiedade e insônia).

É importante lembrar que a relação entre mortalidade e índice de massa corporal (IMC) segue uma curva em U: maior mortalidade (ponta inicial da curva) em pacientes com baixo peso (muito relacionada com a presença de doenças crônicas ou tabagismo), passando para um "vale" em IMC considerados normais (entre 20 e 25 kg/m^2) e subindo novamente de maneira acentuada em pessoas com IMC acima de 25 kg/m^2. A expectativa de vida cai drasticamente em obesidades mais graves. Um estudo sugeriu que um indivíduo com IMC normal tem 50% de chance de chegar aos 80 anos, enquanto apenas 18% dos pacientes com IMC acima de 40 kg/m^2 conseguiriam chegar a essa idade (a expectativa de vida média é reduzida em cerca de 10 anos nessa população).

Uma associação tão grande de uma doença com tantas outras reforça a importância do correto diagnóstico da obesidade e, mais do que isso, da importância de médicos e profissionais de saúde especializados para saber discutir possíveis tratamentos com o paciente, pois, infelizmente, a obesidade ainda é vista como um "estilo de vida", que pode ser facilmente tratado com mudanças comportamentais, o que não corresponde à realidade vista em estudos clínicos e epidemiológicos (em que os índices de obesidade só aumentam).

Vale ainda ressaltar também que a obesidade não acomete de maneira uniforme os indivíduos. Há pessoas em que ganhos de peso discretos podem ser suficientes para grandes alterações metabólicas, enquanto em outras com obesidade mais grave há poucas alterações.

Este capítulo tem como objetivo explicar as doenças mais prevalentes associadas à obesidade, sua fisiopatologia e algumas peculiaridades associadas ao achado dessas condições em um paciente com diagnóstico de obesidade.

Diabetes melito

Há conhecimento de que quanto maior o índice de massa corporal (IMC) do indivíduo, a probabilidade de desenvolver diabetes melito tipo 2 aumenta exponencialmente. Isso acontece porque tanto a resistência à insulina quanto a falência de sua secreção pancreática podem se desenvolver mais facilmente no indivíduo com excesso de peso. A associação entre obesidade e diabetes melito tipo 2 (DM2) é uma das mais fortes existentes entre fatores de risco para qualquer tipo de doença e a própria doença, chegando a se elevar de 50 a 80 vezes em indivíduos europeus brancos com IMC acima de 35 kg/m^2 em comparação com indivíduos de IMC menor que 23 kg/m^2.

Mas por que a obesidade leva a maior resistência à insulina e à falência pancreática mais precoce?

Resistência insulínica na obesidade

O receptor de insulina pertence a um grupo chamado "receptores de tirosinoquinase". Esse receptor é composto de duas subunidades alfa extracelulares e duas subunidades beta intracelulares (Figura 82.1). Quando a insulina se liga às subunidades alfa extracelulares, as subunidades beta se aproximam, são ativadas (ocorre ativação do domínio tirosinoquinase do receptor) e passam a fosforilar resíduos de tirosina que se encontram dentro da própria subunidade beta do receptor. Quando esses resíduos de tirosina são fosforilados, ativa-se uma cadeia de reações que culminam nas ações da insulina, como transporte de GLUT4 (transportador de glicose tipo 4) para a membrana, glicogênese, lipogênese e proteogênese.

No entanto, no indivíduo com obesidade ocorre um estado de inflamação sistêmica com altas concentrações de ácidos graxos livres, fator de necrose tumoral alfa (TNF-alfa), interleucina-1 (IL-1), IL-6, interferon 1 (INF1), entre outras citocinas inflamatórias. Essas citocinas causam a ativação da proteína quinase C (PKC), uma enzima que passa a fosforilar a subunidade beta do receptor de insulina nos seus resíduos de treonina e serina, em vez de fosforilá-la nos resíduos de tirosina. Além disso, ocorre ativação das tirosinofosfatases, que são enzimas que retiram os resíduos de fósforo das tirosinas do receptor. Ou seja, ocorre um padrão de fosforilação inadequado do receptor, de modo que a cascata de reações enzimáticas não se dá adequadamente. Assim, a sinalização da insulina se torna deficiente, configurando um estado de resistência à insulina.

Além disso, outros fatores contribuem para a resistência à insulina no estado de obesidade. Sabe-se que no indivíduo com diagnóstico de obesidade o depósito de gordura visceral é maior e essa gordura está diretamente relacionada com o grau de resistência à insulina. O tecido adiposo visceral é naturalmente mais resistente à ação da insulina. É um tecido composto de adipócitos grandes, mais resistentes à insulina, que não proliferam muito, causam mais hipertrofia do que hiperplasia celular e seu metabolismo é sempre desviado para a lipólise e não para a lipogênese. Consequentemente, liberam grandes quantidades de ácidos graxos livres (AGL) para a circulação portal, e estes alcançam diretamente o fígado. Populações com excesso de peso têm concentrações muito mais elevadas de AGL do que as magras. E sabe-se que os AGL circulantes aumentam diretamente a produção de citocinas inflamatórias no organismo e acentuam a resistência insulínica. Uma vez no fígado, os AGL ativam também a PKC e, desse modo, reduzem a capacidade do fígado de responder adequadamente ao nível sérico de insulina. Desse modo, o fígado vai se tornando resistente, e passa a proceder glicogenólise, gliconeogênese, lipogênese *de novo*, resultando na síntese de lipoproteína de densidade muito baixa (VLDL) e aumento da trigliceridemia, mesmo em vigência de níveis de insulina elevados. A proximidade do tecido adiposo visceral com o fígado faz com que esse órgão seja inundado de AGL, promovendo inflamação hepática precoce, resistência insulínica local e incapacidade de lidar com o excesso de AGL circulantes, que muitas vezes passam a ser depositados localmente sob a forma de esteatose hepática.

O tecido adiposo visceral não é o único culpado pela gênese da resistência insulínica na obesidade. O tecido adiposo subcutâneo também é um órgão endócrino e, portanto, produtor de hormônios.

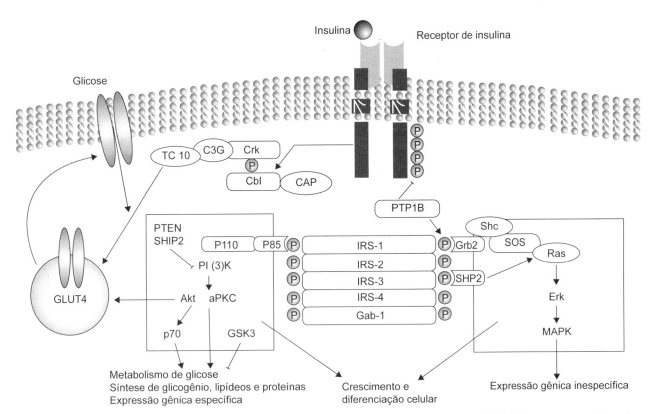

FIGURA 82.1 Mecanismo de ação da insulina no seu receptor transmembrana e a cascata de fosforilação que sucede após sua ativação. *P*, fósforo; *PTP1B*, proteína tirosina fosfatase 1B; *GLUT*, transportador de glicose; *IRS*, substrato do receptor de insulina; *ERK*, quinases reguladas por sinal extracelular; *MAPK*, proteína quinase mitógeno ativada. (Adaptada de Carvalheira et al., 2002.)

Na verdade, todo o tecido adiposo do organismo é capaz de produzir hormônios que ajudam no controle da homeostase energética do corpo. Produzem não só os AGL e as famosas citocinas inflamatórias [IL-1, IL-6, TNF-alfa, fator de crescimento transformador beta (TGF-beta), prostaglandinas], mas também sinalizadores da gordura corporal, como a leptina e a resistina, hormônios protetores, como a adiponectina, entre outras substâncias. Quanto maior a quantidade de tecido adiposo no indivíduo, maior a sua concentração de citocinas inflamatórias, como o TNF-alfa (que já se sabe ser capaz de inibir diretamente a ação da insulina). Além disso, quanto maior a produção de TNF-alfa pelo tecido adiposo, menor será sua produção de hormônios protetores e anti-inflamatórios, como a adiponectina. Esta é produzida pelo tecido adiposo de maneira inversamente proporcional à sua produção de TNF-alfa. Ou seja, quanto maior o grau de obesidade, menor será a quantidade de adiponectina, que é um hormônio antiaterogênico, anti-inflamatório e associado a melhores perfis lipídicos, a menor concentração de AGL circulantes, a melhor ação insulínica e a melhores valores glicêmicos.

Outro fator importante para a gênese da resistência à insulina no indivíduo com diagnóstico de obesidade é o depósito ectópico de gordura. Diante de um consumo exagerado de alimentos gordurosos, inicialmente, esse estoque energético é armazenado principalmente sob a forma de tecido adiposo. Isso culmina com uma concentração de AGL tão alta, que pode haver dificuldade para o tecido adiposo conseguir armazenar e tamponar todo esse excesso de gordura, que passa a se depositar em órgãos indevidos, como músculos, fígado, coração e pâncreas, causando-lhes importante resistência insulínica. Sabe-se que quanto maior a quantidade de triglicerídeos estocados dentro do músculo (gordura intramiocelular), maior a resistência insulínica desse órgão. De modo semelhante, quanto maior o grau de esteatose hepática, menor a sua capacidade de suprimir a gliconeogênese e a glicogenólise.

Falência pancreática na obesidade

Nos pacientes com diagnóstico de obesidade, além do comprometimento da ação da insulina, também há redução de capacidade pancreática de sintetizar esse hormônio. Quanto maior a concentração de interleucinas e citocinas inflamatórias, maior o índice de apoptose e necrose das células beta pancreáticas.

Além disso, em situações de alta demanda pancreática para a síntese de insulina, seja por dietas de alto índice glicêmico ou quadros de resistência periférica à insulina, ocorre maior depósito pancreático de substância amiloide, que, por sua vez, prejudica a ação e o funcionamento adequado das ilhotas, associando-se a maior disfunção e destruição das células beta.

Por fim, sabe-se que tanto a lipotoxicidade quanto a glicotoxicidade são fatores que também prejudicam a ação das ilhotas, causando a redução da capacidade da síntese de insulina induzida por glicose e de processamento da proinsulina em insulina, bem como da massa de células beta pancreáticas.

Assim, a obesidade é uma condição que não só causa uma dificuldade muito grande para a insulina agir adequadamente nos tecidos, mas também leva a um quadro de exaustão e incapacidade do pâncreas em responder de maneira adequada às necessidades periféricas de insulina, de modo que a consequência desse conjunto de disfunções poderá levar ao desenvolvimento do diabetes melito tipo 2 nessa população.

De maneira bem simplificada, o pâncreas pode ser visto com uma grande indústria produtora de insulina, e, quando um paciente tem diagnóstico de obesidade, essa fábrica é forçada por anos e anos a trabalhar mais, para compensar o excesso de peso, fazendo "horas extras". Em determinado momento, a fábrica trabalhou tanto que entra em falência.

Existe claro benefício da perda de peso na prevenção, no controle e até na reversão de DM2. O clássico estudo do Diabetes Prevention Program (DPP) mostrou que os indivíduos submetidos à mudança de estilo de vida, com média de perda de peso de 5,5% durante 2,8 anos reduziram a chance de converter pré-diabetes em diabetes em 58%. No Look AHEAD (*Action for Health in Diabetes*), a intervenção também foi em estilo de vida, mas em indivíduos que já apresentavam diagnóstico de DM2, e o grupo intensivo teve melhor controle da doença, redução dos fatores de risco cardiovasculares e do uso de medicações após 1 ano, tendo atingido uma média de 8,6% de peso perdido, 7,3% atingindo remissão do diabetes ao final de 4 anos de acompanhamento (sendo mais provável naqueles com menos de 2 anos de doença, menor HbA1C basal, maior perda de peso no 1º ano e fisicamente mais ativos).

Com a popularização da cirurgia bariátrica, o termo "remissão do diabetes" começou a ser mais utilizado. Vários estudos confirmaram a capacidade da cirurgia de levar alguns indivíduos ao controle excelente da glicemia sem medicação. Mais recentemente, porém, um estudo com dieta de baixa caloria à base de *shakes*, com objetivo de perda de peso mais rápida que a obtida nos estudos do DPP e Look AHEAD, chamado "DiRECT" (*Primary care-led weight management for remission of type 2 diabetes*), demonstrou um bom poder da perda de peso em levar pacientes diabéticos recém-diagnosticados à remissão. Esse estudo envolveu 49 centros de atenção primária na Escócia e acompanhou indivíduos portadores de DM2 com diagnósticos nos 6 anos anteriores e IMC acima de 27 kg/m². Ao final de 12 meses, 46% dos participantes do grupo intervenção atingiram remissão de diabetes (HbA1 c < 6,5%).

Os estudos de reversão de diabetes mostram que o paciente deve ser alertado sobre essa possibilidade precocemente, pois os resultados são melhores em indivíduos com menor tempo de diagnóstico de DM2 (em média, menos de 6 anos). Mesmo naqueles com mais tempo de diagnóstico, o tratamento do diabetes não deve ser dissociado do tratamento da obesidade, pois ainda assim há benefício na melhora de resistência à insulina hepática e na secreção de insulina, o que se reflete em melhor controle de doença com menor risco de complicações. Infelizmente, o que ainda se vê com muita frequência é o ganho de peso progressivo que costuma acontecer após o diagnóstico de DM2. O estudo *Coronary Artery Risk Development in Young Adults* (CARDIA) demonstrou ganho médio de 1 kg/ano em 20 anos de seguimento em indivíduos recém-diagnosticados, mesmo nos praticantes de atividade física, o que demonstra a gravidade do problema.

Hipertensão arterial sistêmica

A obesidade é sabidamente um dos maiores fatores de risco para hipertensão arterial sistêmica (HAS). Cerca de 40% dos americanos com diagnóstico de obesidade são hipertensos, uma prevalência duas vezes maior do que na população sem obesidade. Dados do estudo de Framingham mostram que cerca de 70% do risco de HAS pode ser atribuído ao excesso de peso.

É preciso lembrar que se deve utilizar um manguito de tamanho adequado para a medida da pressão arterial (PA) no indivíduo com obesidade, uma vez que manguitos estreitos para o tamanho do braço podem superestimar o valor da PA. Para braços com circunferência entre 35 e 44 cm, deve-se usar o manguito grande, de adulto, e para braços com circunferência maior que 45 cm, deve-se usar o manguito de coxa. É importante lembrar que a perda de 5 a 10% do peso corporal pode reverter a hipertensão e isso é um grande estímulo para motivar pacientes hipertensos a emagrecer.

A obesidade aumenta o risco de hipertensão por:

- Ativação do sistema renina-angiotensina-aldosterona (SRAA). O tecido adiposo é capaz de produzir muitas substâncias, como o angiotensinogênio e a angiotensina II. Desse modo, quanto maior a quantidade de tecido adiposo, maior a concentração de angiotensina II (ATII), que age diretamente causando vasoconstrição e, indiretamente, promovendo aumento da secreção de aldosterona, que, por sua vez, levará à reabsorção tubular renal de sódio
- Hiperinsulinemia. Conforme explicado anteriormente, o paciente com obesidade apresenta muitos fatores de risco para o desenvolvimento de resistência à insulina, com secreções aumentadas e muitas vezes ineficientes de insulina. A hiperinsulinemia age por diversos mecanismos, elevando os níveis pressóricos: diretamente nos túbulos renais, causando reabsorção de sódio e retenção hídrica (a resistência à insulina prejudica a ação desta em promover síntese de óxido nítrico no endotélio, dificultando, assim, a vasodilatação). A insulina age aumentando os receptores endoteliais para angiotensina II e ativando o sistema nervoso simpático
- Ativação do sistema nervoso simpático. No paciente com obesidade, há maior ativação do sistema nervoso simpático, que é diretamente proporcional à quantidade de gordura visceral. Leptina, insulina e ácidos graxos livres são todos ativadores do sistema nervoso simpático. Consequentemente, é maior a liberação de catecolaminas que promovem vasoconstrição periférica e elevação pressórica
- Compressão renal. Dependendo do grau da obesidade, a quantidade de tecido adiposo visceral pode acarretar um efeito mecânico sobre as artérias renais, causando sua compressão e determinando assim a chegada de menos sangue nos glomérulos. Ao perceber um fluxo sanguíneo reduzido, o aparelho justaglomerular renal é imediatamente ativado para aumentar a secreção de renina e, desse modo, ativar o SRAA e aumentar a reabsorção renal de sal e água
- Estresse oxidativo. A obesidade cursa com um estado inflamatório sistêmico, com aumento de prostaglandinas e citocinas inflamatórias, que resultam em estresse oxidativo e produção de radicais livres, que, por sua vez, são deletérios para a saúde endotelial, prejudicando seu adequado funcionamento, causando déficit de relaxamento, vasoconstrição, dano endotelial e aterosclerose acelerada

- Adipocinas. O tecido adiposo é capaz de secretar substâncias, como leptina, IL-6, IL-1, TNF-alfa e angiotensina II, que podem atuar diretamente sobre os vasos sanguíneos, causando vasoconstrição e elevação pressórica. Parece que a leptina age não só perifericamente, aumentando a síntese endotelial de óxido nítrico (assim como a insulina, de modo que na resistência à leptina, esse mecanismo não ocorre, gerando disfunção endotelial), mas também centralmente no hipotálamo, ativando vias simpáticas que causam aumento pressórico. Aparentemente, a leptina, assim como a insulina, também tem efeito retentor de sódio pelos rins
- Hipogrelinemia e hipoadiponectinemia. Indivíduos com diagnóstico de obesidade apresentam níveis mais baixos de grelina e de adiponectina. Esses hormônios são importantes na promoção de uma adequada produção endotelial de óxido nítrico, além de causarem redução da atividade do sistema nervoso simpático
- Disfunção de barorreceptores. Por motivos ainda não completamente explicados, parece que indivíduos com aumento de gordura abdominal apresentam reduzida sensibilidade dos barorreceptores, de modo a terem mais um mecanismo de ajuste pressórico prejudicado.

Dessa maneira, viu-se que a população com excesso de peso tem vários motivos para cursar com níveis pressóricos elevados, sistólicos e, principalmente, diastólicos. A perda de peso é capaz de reduzir esses níveis pressóricos, e a perda de 1 kg é capaz de reduzir a pressão arterial sistólica em aproximadamente 1 mmHg. Assim, deve-se sempre motivar essa população a adotar medidas para perda de peso, e tratá-la adequadamente para que mantenha os níveis pressóricos dentro das metas, por ser uma população de alto risco cardiovascular. As diretrizes clínicas para tratamento de HAS consideram os inibidores da enzima conversora da angiotensina (ECA), bloqueadores dos receptores de angiotensina (BRA) e inibidores de canais de cálcio como primeira escolha para o tratamento da HAS no indivíduo com diagnóstico de obesidade. Os diuréticos são também uma ótima escolha, mas deve-se estar atento à possibilidade de piora dos parâmetros metabólicos quando utilizados em doses maiores. Os betabloqueadores não devem ser a primeira escolha, pois podem reduzir o gasto energético basal (GEB) e, com isso, dificultar a perda de peso do paciente.

Dislipidemia

A dislipidemia associada à obesidade é um dos principais responsáveis pelo aumento de risco cardiovascular nesta população, sendo caracterizada por:

- Hipertrigliceridemia
- HDL-c baixo
- LDL pequenas e densas
- Hiperlipemia pós-prandial.

Hipertrigliceridemia

A concentração de triglicerídeos plasmática depende do somatório principalmente de triglicerídeos presentes nas moléculas de quilomícrons (QM) e triglicerídeos presentes nas moléculas de VLDL sintetizadas pelo fígado. Ressalta-se que, na obesidade, ambas as situações favorecem a elevação dos níveis de triglicerídeos séricos.

Os QM são as moléculas de lipoproteínas que nosso organismo produz para transportar os triglicerídeos que são absorvidos pelo intestino (provenientes da dieta) para a circulação sistêmica. Uma vez produzidos, esses QM transportam grande quantidade de triglicerídeos e vão sendo metabolizados na corrente sanguínea pela enzima endotelial chamada "lipoproteína lipase" (LPL), que vai retirando moléculas de triglicerídeos, transformando-as em AGL, e moléculas de glicerol que, por sua vez, caem na circulação e serão captadas perifericamente por outras células que precisem dessas moléculas como fonte de energia. Caso contrário, são captadas pelo tecido adiposo para serem estocadas como depósito de energia nos adipócitos, pela via da lipogênese. Desse modo, os QM vão se tornando menores e pobres em triglicerídeos. Passam a ser chamados "QM remanescentes", que serão captados pelo fígado por meio de receptores de apolipoproteína E (Apo E).

Em situações de resistência à insulina, como na obesidade, a LPL não funciona adequadamente. Isso ocorre porque a ação da insulina é muito importante para ativar essa enzima. A molécula de apolipoproteína C2 (Apo C2) ativa a LPL, e a molécula de apolipoproteína C3 (Apo C3) a inibe. Na resistência à insulina, ocorre aumento de Apo C3 e redução de Apo C2.

Assim, as moléculas de QM não são adequadamente metabolizadas, não se transformam em QM remanescentes e não são retiradas da circulação pelo fígado. Há, então, elevação do nível sérico de triglicerídeos à custa de hiperquilomicronemia. Além do aumento na concentração sérica de quilomícrons, na obesidade, há também maior produção hepática de VLDL, que são moléculas riquíssimas em triglicerídeos. Isso porque a resistência insulínica da obesidade cursa primariamente com níveis elevados de AGL, uma vez que a lipase hormônio-sensível (LHS) do tecido adiposo está desinibida, fazendo lipólise, liberando AGL para a circulação a todo momento. Desse modo, chega ao fígado uma quantidade imensa de AGL, que são matéria-prima para a síntese de moléculas de VLDL. Secundariamente, mas não menos importante, ocorre maior ativação de enzimas como a SREBP 1 c (proteína de ligação a elemento regulador do esterol), responsável pela lipogênese *de novo*. Ou seja, o fígado passa a produzir grande quantidade de lipoproteínas ricas em triglicerídeos (VLDL), não apenas advindas dos AGL circulantes, mas também de moléculas de glicose, aminoácidos e diversos outros tipos de fontes energéticas que chegam como matéria-prima para a lipogênese *de novo*. Como se não bastasse, na resistência à insulina ocorre também menor degradação hepática da molécula de Apo B, que fica mais disponível para síntese de VLDL, uma vez que a VLDL contém Apo B e Apo E na sua composição. Sob condições normais, a insulina age degradando a Apo B, mas, em situações de resistência, essa degradação fica prejudicada e a concentração de Apo B aumenta.

As moléculas de VLDL são não apenas mais sintetizadas, mas também são menos depuradas do sangue no estado de resistência à insulina, pois ocorre menor metabolização dessas moléculas pela LPL, bem como sua menor captação pelos receptores BE (os quais captam lipoproteínas ricas em Apo B e em Apo E, como as moléculas de LDL e de VLDL) do fígado, que são menos expressos em situações de resistência à insulina.

Ou seja, no indivíduo com diagnóstico de obesidade é maior a síntese de QM e de VLDL e há menor captação e metabolização dessas duas moléculas, de tal forma que essa situação cursa com um quadro de hipertrigliceridemia por excesso de QM e VLDL circulantes.

HDL-c baixo

Na obesidade, há queda dos valores de HDL-c por dois mecanismos principais, descritos a seguir.

O primeiro é a reduzida síntese de moléculas de HDL decorrente de menor ação da LPL. Sabe-se que uma das principais fontes de produção de HDL provém da metabolização das moléculas de QM e de VLDL pela LPL, que simultaneamente libera moléculas de AGL para a circulação, além de liberar moléculas de pré-beta-HDL, as quais serão posteriormente modificadas para moléculas de HDL maduras pela enzima LCAT (lecitina-colesterol aciltransferase). Como na situação de resistência à insulina a ação da LPL é deficiente, a formação de moléculas de HDL fica então bastante reduzida.

Um segundo mecanismo de redução dos níveis de HDL-c na obesidade é pelo aumento da atividade da enzima CETP (proteína de transferência do colesterol esterificado), cuja função é trocar triglicerídeos por colesterol entre as lipoproteínas mais ricas em triglicerídeos e aquelas mais ricas em colesterol. Assim, uma das reações que essa enzima promove é a transferência de moléculas de triglicerídeos para a partícula de HDL, em troca da transferência de colesterol para partículas de VLDL. Desse modo, estando a partícula de HDL enriquecida com triglicerídeos, ela passa a ser um substrato de alta afinidade para a metabolização pela enzima LPL hepática, resultando em moléculas de HDL bem pequenas e densas, que são rapidamente catabolizadas e retiradas da circulação.

Desse modo, na obesidade, percebe-se que ocorre menor produção de moléculas de HDL, além da retirada mais rápida desse tipo de molécula da circulação, ambos contribuindo para níveis séricos de HDL mais baixos e, portanto, para um risco cardiovascular aumentado.

Moléculas de LDL pequenas e densas

Na obesidade, a expressão dos receptores BE é menor, uma vez que a dieta rica em gordura saturada faz com que as células disponham de quantidade suficiente de colesterol no seu intracelular e não tenham tanta necessidade de captar colesterol proveniente da circulação sistêmica. Além disso, ocorre grande competição de substratos pelo local de ação do receptor BE, uma vez que, como já foi descrito anteriormente, há elevação da concentração sérica de QM e de VLDL, ambos ricos em Apo E [lembrando que os receptores BE captam as lipoproteínas ricas em Apo B, como a LDL, mas também as ricas em Apo E, como QM, VLDL e lipoproteína de intensidade intermediária (IDL)]. Desse modo, com uma quantidade menor de receptores e maior competição pelos receptores presentes, ocorre um aumento das moléculas de LDL na circulação.

Diante de uma maior concentração de moléculas ricas em triglicerídeos, como QM, VLDL, IDL, e também em colesterol, como LDL, ocorre então maior atividade da enzima CETP. De tal forma que, após a ação da CETP, as moléculas de LDL se tornam mais ricas em TG e as moléculas de QM e VLDL mais ricas em colesterol. O problema é que as moléculas de LDL enriquecidas em triglicerídeos têm grande afinidade por uma enzima chamada "LPL hepática", que metaboliza essas moléculas de LDL, transformando-as em moléculas de LDL bem pequenas e densas.

Essas moléculas de LDL pequenas e densas são menos reconhecidas pelos receptores BE, e sua retirada da circulação é menor. Além disso, atravessam a membrana endotelial dos vasos com mais facilidade e são mais suscetíveis à oxidação por macrófagos, promovendo aterosclerose mais facilmente e aumentando de modo significativo o risco cardiovascular.

Hiperlipemia pós-prandial

Na hiperinsulinemia, há maior produção de Apo B, já que essa via não é prejudicada nos estados de resistência à insulina (ao contrário de outros efeitos metabólicos). Assim, ocorre maior síntese das moléculas de Apo B48 nos enterócitos, as quais se unem aos triglicerídeos da dieta para formarem as moléculas de QM, ou seja, aumenta a produção de quilomícrons.

Esses QM são menos metabolizados na obesidade (em razão de uma ação deficitária da LPL), e são também menos captados pelo fígado (pela reduzida expressão de receptores BE). Desse modo, promovem um pico sérico lipídico maior no período pós-prandial, permanecendo na circulação por tempo prolongado.

Hipogonadismo masculino na obesidade e na síndrome metabólica

Existe uma tendência secular de queda nos níveis de testosterona explicada principalmente pela epidemia de obesidade e síndrome metabólica, pelo sedentarismo, pela exposição a disruptores endócrinos e também pelo uso frequente de antidepressivos no homem do século XXI. Indivíduos com síndrome metabólica têm maior chance de desenvolver hipogonadismo, com níveis séricos baixos de testosterona e globulina ligadora de hormônios sexuais (SHBG). Quanto maior o número de componentes da síndrome metabólica presentes, mais baixos serão os níveis de testosterona e de SHBG. Alguns autores defendem que o hipogonadismo deveria ser categorizado como um dos componentes da síndrome metabólica. Em contrapartida, indivíduos com hipogonadismo têm maior risco de desenvolver síndrome metabólica. Níveis séricos reduzidos de testosterona e de SHBG são fatores preditivos positivos para o desenvolvimento futuro de diabetes melito tipo 2 e síndrome metabólica. Indivíduos do sexo masculino com testosterona nos quartis superiores da normalidade estão em risco menor de desenvolvimento de síndrome metabólica, independentemente do peso e da idade.

Já foi comprovado que níveis normais de testosterona são importantes para promover a adequada ação da insulina. Pacientes com testosterona mais baixa mostram maior resistência insulínica avaliada por *clamp* euglicêmico hiperinsulinêmico. Além disso, pacientes hipertensos tendem a apresentar valores de testosterona menores que os normotensos de mesma idade. Os níveis de HDL-c são mais elevados nos pacientes com testosterona situada nos quartis superiores da normalidade, quando comparados aos pacientes com testosterona nos quartis inferiores. Assim, é importante avaliar a função gonadal em todo homem com síndrome metabólica, bem como a função metabólica em todo homem com hipogonadismo.

Mecanismos que explicam o hipoandrogenismo no homem com obesidade:

- Aumento de tecido adiposo causa maior aromatização da testosterona em estrogênio
- Elevação do nível estrogênico inibe a produção hipofisária de hormônio luteinizante (LH) e hormônio foliculoestimulante (FSH)
- O aumento dos opioides endógenos na obesidade também causa redução da produção hipofisária de LH, sendo esse efeito bloqueado pelo uso de naltrexona em homens com obesidade. Sabe-se que no indivíduo alimentado ocorre estímulo da via da pró-opiomelanocortina, que por sua vez será metabolizada em betaendorfinas (por isso ocorre aumento dos opioides endógenos), MSH (hormônio estimulador do melanócito, que irá ativar os receptores anorexigênicos MC3R e MC4R) e hormônio liberador de corticotrofina (CRH), que, por sua vez, estimulará a síntese de hormônio adrenocorticotrófico (ACTH) para estímulo adrenal e elevação da taxa metabólica basal. Para melhor entendimento sobre essa via, leia o capítulo Regulação da Ingestão Alimentar
- A queda das gonadotrofinas causa redução da produção testicular de testosterona, redução da espermatogênese (aumentando o risco de oligo e azoospermia), menor motilidade dos espermatozoides, aumento dos índices de espermatozoides com morfologia alterada e de fragmentação de ácido ribonucleico (DNA) dos espermatozoides e menor produção testicular de inibina B
- A hiperleptinemia aparentemente também está relacionada com o hipogonadismo masculino da obesidade. Sabe-se que há receptores para leptina nas células de Leydig, nas células germinativas e nos espermatozoides e que os homens com diagnóstico de obesidade inférteis evidenciam níveis de leptina mais altos que o grupo de homens férteis com excesso de peso. Além disso, existe uma correlação inversa entre o nível de leptina e o nível de testosterona. O excesso de leptina é tóxico para os testículos e apesar de se saber da existência dessa relação, o mecanismo fisiopatológico ainda não foi esclarecido
- Resistência à insulina causa redução de SHBG, resultando em níveis ainda menores de testosterona total.

O efeito final disso é testosterona baixa, estrogênio elevado, LH e FSH baixos ou inapropriadamente normais.

A perda de peso pode levar a restauração dos níveis de testosterona para valores dentro da janela de normalidade. Como explicar o aumento dos níveis de testosterona após a perda de peso?

- Diminuição de adipócitos e aromatização com consequente redução dos níveis de Estrogênio e liberação do eixo Hipotálamo-Hipófise-Gonadal
- Redução de adipocinas como Il-6 e TNF alfa relacionadas com RI
- Aumento de adiponectina
- Aumento de SHBG e testosterona total pela diminuição da RI
- Menor resistência à ação da leptina
- Melhora do padrão do sono.

O tratamento com testosterona pode ser impactante não só no tratamento dos sinais e sintomas do hipogonadismo, mas também como fator importante para reduzir a progressão de síndrome metabólica e diabetes melito tipo 2, diminuindo assim o risco cardiovascular do indivíduo. No entanto, vale a pena reforçar que nos referimos aos benefícios do tratamento com testosterona nos pacientes que apresentam de fato níveis séricos reduzidos desse hormônio, uma vez que é a manutenção desses valores dentro dos quartis superiores da normalidade que pode atenuar todos esses riscos. A manutenção dos valores de testosterona em níveis suprafisiológicos tem um impacto inverso, causando piora metabólica e aumento de risco cardiovascular, conforme mostra a Figura 82.2.

A reposição adequada de testosterona em indivíduos hipogonádicos com síndrome metabólica visando manter o nível sérico de testosterona dentro da normalidade é capaz de reduzir não só a circunferência abdominal, mas também o acúmulo de gordura, de aumentar a massa magra e também melhorar glicemia, triglicerídeos, aumentar HDL-c (na verdade, ainda há alguma controvérsia entre os estudos sobre quais são os efeitos da terapia de reposição androgênica sobre o metabolismo lipídico e glicídico dessa população), além de reduzir os marcadores inflamatórios (proteína C reativa, IL-1, TNF-alfa) e o estresse oxidativo sistêmico nesses indivíduos.

Essa reposição pode ser feita com testosterona diretamente ou com clomifeno, que atua como antagonista estrogênico em região hipotalâmica e hipofisária, produzindo um bloqueio no *feedback* negativo que o estrogênio exerce centralmente, de modo a promover a elevação das gonadotrofinas e cursar com aumento da produção de testosterona pelo próprio paciente, revertendo esse hipogonadismo funcional. Um exemplo de dose de clomifeno seria 50 mg VO, em dias alternados. Apesar de o clomifeno ser um medicamento atualmente muito estudado para o tratamento do hipogonadismo hipogonadotrófico do homem com obesidade, seu uso para esse fim ainda é considerado atualmente um tipo de tratamento *off label*.

No entanto, será esse hipogonadismo da síndrome metabólica uma causa ou uma consequência da situação metabólica do indivíduo? Será um ciclo vicioso? Que fatores explicariam sua fisiopatologia? Muitas dessas perguntas ainda permanecem sem resposta, havendo muitas especulações, muitas hipóteses, mas ainda sem nenhuma explicação definitiva que esclareça todas as dúvidas sobre associação dessas duas condições clínicas tão frequentes.

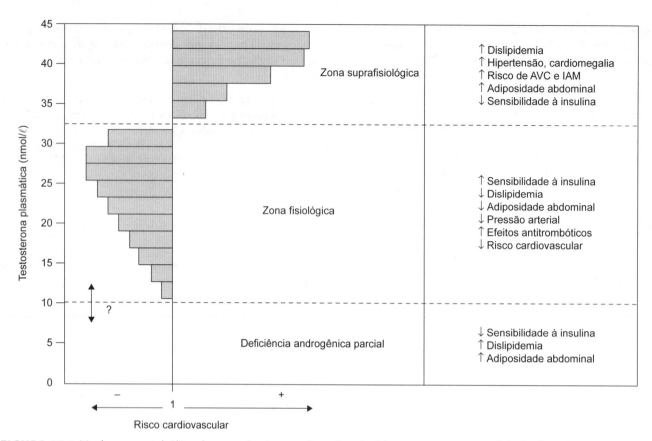

FIGURA 82.2 Mudança metabólica desencadeada nas situações de falta, excesso e normalidade dos níveis normais de testosterona no indivíduo do sexo masculino. *AVC*, acidente vascular cerebral; *IAM*, infarto agudo do miocárdio. (Adaptada de Blouin et al., 2008.)

Doença renal

A obesidade induz maior risco de queda de filtração glomerular. Alguns mecanismos fisiopatológicos que justificam o dano renal na obesidade são:

- Glomeruloesclerose segmentar e focal (GESF) secundária à hiperfiltração renal resultando em microalbuminúria progressiva. Na obesidade, aumentam as demandas metabólica e hemodinâmica, sobrecarregando cada néfron individualmente. Ocorre aumento da volemia por maior retenção hidrossalina secundária à ativação do SRAA e hiperinsulinemia. Tanto a hiperinsulinemia quanto a hiperleptinemia ativam o sistema simpático e, consequentemente, o SRAA, promovendo retenção hídrica e sobrecarga renal. Além disso, a hiperinsulinemia também causa maior retenção de água e sódio diretamente via ação insulínica nos túbulos renais. Os rins passam a ter muito mais sangue para filtrar, e esse excesso de filtração pode levar à GESF secundária
- Aterosclerose nas artérias renais, causada pelo conjunto de fatores de risco ateroscleróticos de um indivíduo com obesidade, como hipertensão arterial, diabetes, dislipidemia, estresse oxidativo, entre outros. A aterosclerose da circulação arterial renal pode cursar com queda na taxa de filtração glomerular e prejuízo da função renal
- Queda da adiponectina: a diminuição da adiponectina promove aumento da produção hepática de fetuína A, uma proteína capaz de se ligar ao receptor de insulina e reduzir a proteinoquinase ativada por AMP (AMPK) nos rins. A AMPK é uma enzima que sinaliza a quantidade de energia dentro das células. Quando ativada, denota um baixo nível energético intracelular e, desse modo, ativa a captação celular de glicose e nutrientes, por exemplo, entre outras ações metabólicas. Quando inibida, denota um estoque suficiente de energia intracelular e, assim, bloqueia a captação celular de glicose e de nutrientes. A queda de AMPK nos rins resulta em alterações e disfunções nos podócitos renais, gerando escape de proteínas na urina. A própria proteinúria, por sua vez, pode causar diretamente dano glomerular e tubular renal adicional
- Lipotoxicidade: os AGL levam a aumento do estresse oxidativo, acúmulo de radicais livres, aterosclerose, lesão mesangial e apoptose de células renais
- Hiperinsulinemia e aumento de leptina estimulam hipertrofia glomerular, glomerulomegalia, excesso de produção de matriz extracelular em áreas mesangiais e desenvolvimento de GESF
- Aumento de angiotensina II secundária à produção de angiotensinogênio pelo tecido adiposo, causando aumentos da pressão hidrostática dentro do glomérulo, bem como da filtração glomerular e microalbuminúria, além do efeito de estimular hipertrofias glomerular e mesangial
- Maior prevalência de diabéticos e hipertensos na população com obesidade. Essas duas doenças são atualmente os principais fatores de risco para insuficiência renal crônica.

A perda progressiva de peso é capaz de reduzir a proteinúria e a sobrecarga renal, melhorar o controle da pressão arterial, do diabetes, da dislipidemia, da lipotoxicidade e, portanto, causar melhora da função renal. No entanto, deve-se estar atento a situações de perda rápida de peso, como na utilização das dietas de muito baixa caloria, uma vez que causam queda da insulina que, por sua vez, leva ao aumento da natriurese e à perda de volume, podendo ocorrer desidratação e insuficiência renal aguda tipo pré-renal, que é totalmente prevenível e reversível com a hidratação adequada. O mesmo pode ocorrer em situações de rápida perda de peso após a realização de cirurgias bariátricas. Além disso, em pós-operatórios de cirurgias bariátricas ocorre maior excreção fecal de gordura, a qual se liga ao cálcio da dieta, deixando oxalato livre (geralmente este se liga ao cálcio no intestino) e aumentando a absorção intestinal de oxalato. Esse fenômeno leva à hiperoxalúria, que é um importante fator de risco para o desenvolvimento de cálculos de oxalato de cálcio no pós-operatório de cirurgias bariátricas, principalmente em pacientes desidratados, com baixa taxa de filtração glomerular. Portanto, deve-se sempre atentar para a hidratação adequada nessa situação.

Déficit cognitivo

Pessoas com obesidade são também mais suscetíveis à demência e a outros quadros de déficit cognitivo. São apresentadas a seguir algumas explicações fisiopatológicas para esse fato:

- Quadro de inflamação sistêmica presente na obesidade aumenta a síntese e o depósito de substância amiloide no sistema nervoso central (SNC)
- A substância amiloide (alfa e beta) provém da degradação de substâncias precursoras produzidas no organismo. Um exemplo dessas substâncias cuja degradação dá origem à substância amiloide é a amilina, produzida pelo pâncreas com a insulina. Situações de resistência à insulina causam aumento da produção pancreática de insulina e também de amilina, que será precursora das substâncias beta-amiloides a serem depositadas em vários órgãos, incluindo o SNC
- A enzima que degrada o excesso de substância amiloide depositada nos órgãos, principalmente no SNC, é a mesma que degrada a insulina. Em estados de hiperinsulinemia, como ocorre na obesidade, a enzima passa a ter excesso de insulina como substrato e passa a degradar a substância amiloide com menos eficiência
- Na resistência à insulina ocorre redução da ação da enzima acetilcolinesterase, elevando a concentração de acetilcolina no SNC (que é um dos fatores etiológicos da doença de Alzheimer, por exemplo)
- Na resistência à insulina há maior fosforilação da proteína Tau, que se torna neurotóxica na condição fosforilada
- Quadros de resistência à leptina (presentes na obesidade) causam o comprometimento do funcionamento do SNC, uma vez que se sabe que a leptina exerce importante ação de neuroproteção em vários locais do SNC
- O peptídeo semelhante ao glucagon 1 (GLP-1) tem receptores em vários locais do SNC, onde também tem ação neuroprotetora. Na obesidade, a baixa concentração de GLP-1 é fator contribuinte para pior desempenho cognitivo
- Pessoas com obesidade geralmente apresentam quadro de aterosclerose mais pronunciada, aumentando o risco de isquemia cerebral e demência vascular.

Câncer

A obesidade é sabidamente um fator de risco para alguns tipos de câncer e um fator de proteção para outros tipos. Talvez seja a segunda maior causa de câncer evitável do mundo, perdendo apenas para o tabagismo.

É possível que essa grande associação entre obesidade e câncer ocorra porque os indivíduos com obesidade geralmente mostram níveis mais altos de alguns hormônios que podem estar envolvidos na patogênese de alguns tipos de cânceres, como insulina, fator de crescimento relacionado à insulina tipo 1 (IGF-1), leptina, estrogênios, androgênios em mulheres, citocinas inflamatórias, bem como níveis mais baixos de outros hormônios que podem estar envolvidos na proteção contra alguns tipos de cânceres, como níveis menores de testosterona em homens e de adiponectina em ambos os sexos. Muitos tumores apresentam expressão aumentada de receptores de insulina, IGF-1 e outros fatores anabólicos e de crescimento. *In vitro*, a leptina foi capaz de aumentar a replicação de células tumorais, promover angiogênese e reduzir apoptose celular. Muitos tumores apresentam receptores para leptina. O TNF-alfa é sabidamente pró-angiogênico, aumentando o risco de metástases. A IL-6 ativa a STAT3 (transdutor de sinal e ativador da transcrição 3), que é uma oncoproteína com expressão aumentada em vários cânceres. O inibidor do ativador do plasminogênio tipo 1 (PAI-1) também estimula a angiogênese e, consequentemente, aumenta o risco de metástases. Além disso, a lipotoxicidade nos diversos órgãos de um indivíduo com obesidade aumenta a produção local de radicais livres, que podem desencadear reações deletérias causando mutações no DNA. Já a adiponectina tem uma ação inversa, de proteção contra replicação celular, com ação antiproliferativa, antiangiogênica e pró-apoptótica, havendo relação inversa entre a concentração de adiponectina e a incidência de câncer de mama, endométrio, cólon e próstata.

Além de influenciar no risco e na mortalidade do câncer, a obesidade tem implicações na terapêutica desses pacientes, pela maior dificuldade em exames de imagem e intervenções, como biopsias e radioterapia, e até procedimentos cirúrgicos. No câncer de mama, a obesidade implica maior risco de deiscência de ferida, infecção, tromboembolismo e linfedema, além de maior chance de nova operação. A obesidade pode interferir inclusive na eficácia da quimioterapia, provavelmente por subdose, sendo um dos questionamentos a respeito da pior sobrevida em mulheres com obesidade com câncer de mama. Na população com obesidade, o diagnóstico de câncer pode ser dificultado pela menor acurácia do exame físico, dificuldade de avaliação por exames de imagem e menor percepção de um possível emagrecimento, podendo o prognóstico e o tratamento serem ainda mais complexos.

Alguns cânceres são comprovadamente aumentados na obesidade:

- Mama: talvez pela maior concentração estrogênica, além do aumento de insulina e IGF-1, que também têm ação proliferativa sobre o epitélio ductal da mama. Mulheres com obesidade também apresentam maior concentração de androgênios, que são mitogênicos para a mama

- Endométrio: pela maior concentração estrogênica associada a índice elevado de anovulação, com redução da ação protetora sobre o endométrio exercida pela progesterona
- Adenocarcinoma de esôfago: talvez pela ação mecânica do excesso de gordura abdominal, promovendo maior doença do refluxo gastresofágico, que é sabidamente um fator de risco para epitélio de Barret e adenocarcinoma de esôfago
- Colorretal: além do tipo de alimentação rico em gorduras e pobre em fibras ser um fator de risco independente para câncer colorretal, sabe-se que a hiperinsulinemia presente na obesidade e o aumento de IGF-1 são fatores de risco adicionais para a proliferação do epitélio colônico
- Renal: na obesidade, ocorre um ambiente renal inflamatório, com ativação das STAT3 e mTOR (proteína-alvo da rapamicina em mamíferos), que são oncoproteínas que podem desencadear o carcinoma de células claras renais
- Vesícula: a obesidade aumenta o risco de colelitíase, que, por sua vez, promove um estado de maior inflamação crônica na vesícula biliar e, com isso, aumenta o risco de neoplasias desse órgão
- Pâncreas: a sobrecarga pancreática e a hiperinsulinemia são fatores de risco para maior incidência de neoplasia pancreática na população com obesidade e também na população diabética.

Em contrapartida, o câncer de próstata é comprovadamente diminuído na obesidade, talvez pelo hipogonadismo masculino tão presente nos homens com obesidade, o que leva a menor estímulo prostático pelos níveis séricos mais baixos de testosterona. No entanto, quando ocorre câncer de próstata em um paciente com obesidade, geralmente ele é mais indiferenciado, mais agressivo e menos responsivo a terapias hormonais.

Insuficiência cardíaca congestiva

A cada aumento de 1 ponto no IMC, o risco de insuficiência cardíaca congestiva (ICC) aumenta em 5% no homem e em 7% na mulher. Contribuem para um pior desempenho do coração no indivíduo com obesidade:

- Produção de angiotensinogênio e angiotensina II pelo tecido adiposo: a angiotensina II age diretamente na musculatura cardíaca, causando hiperplasia e hipertrofia das células musculares, fibrose cardíaca, além de ambas promoverem disfunção endotelial, aumento de citocinas inflamatórias e pró-trombóticas que agravam o risco cardiovascular e a aterosclerose
- Maior ativação simpática no indivíduo com excesso de peso: causa vasoconstrição, aumentando a pós-carga e o trabalho cardíaco; elevação da frequência cardíaca, aumento dos níveis séricos de insulina, leptina e AGL, os quais agem de maneira deletéria sobre o músculo cardíaco
- Aumento de insulina e IGF-1: causa ativação das proteínas quinases mitogênicas ERK1 (quinases reguladas por sinal extracelular) e ERK2, que promove proliferação e crescimento das células musculares cardíacas, contribuindo para cardiomiopatia hipertrófica e dilatada
- Aumento de AGL: causa lipotoxicidade na musculatura cardíaca, contribuindo para maior remodelamento de ventrículo, esteatose cardíaca (depósito de gordura dentro do coração) e cardiomiopatia dilatada
- Redução da sensibilidade dos barorreceptores: dificulta o controle pressórico e com isso aumenta a pós-carga e o trabalho cardíaco
- Aumento de citocinas inflamatórias, como TNF-alfa, IL-1, IL-6, PAI-1, proteína C reativa e fibrinogênio: causa disfunção endotelial, vasoconstrição, estado inflamatório sistêmico e pró-trombótico
- Resistência à leptina: reduz a síntese de óxido nítrico, o que interfere no relaxamento e na diástole cardíaca; elevação direta da pressão e retenção hídrica, aumentando a pós-carga e o trabalho cardíaco; tem efeito inotrópico negativo sobre o coração e induz a hipertrofia miocárdica
- Redução da adiponectina: que é um hormônio com concentração inversamente proporcional à quantidade de gordura visceral e tem efeitos anti-hipertróficos e cardioprotetores
- Aumento do volume sanguíneo total: leva ao aumento da pré-carga e da pós-carga cardíaca
- Presença de apneia do sono ou hipoventilação da obesidade: promovem hipoxia pulmonar, com isso, vasoconstrição pulmonar, podendo cursar com quadro de hipertensão pulmonar e insuficiência cardíaca direita.

Além de o indivíduo com diagnóstico de obesidade ter vários fatores que contribuem para o déficit de relaxamento ventricular, hiperplasia e hipertrofia cardíacas, depósito de gordura miocárdica, déficit inotrópico, entre vários outros fatores, deve-se ficar atento, pois nessa população o exame físico cardiovascular é dificultado. É muito mais difícil perceber estase jugular, crepitações pulmonares, ritmo de galope, sopros na ausculta cardíaca, hepatomegalia, entre outras alterações no exame físico do indivíduo com obesidade, quando comparado ao exame físico do indivíduo magro. Portanto, o nível de suspeição deve ser grande e, muitas vezes, os exames complementares serão de grande importância no diagnóstico.

Outro fator que deve ser levado em conta é que o nível de peptídeo natriurético cerebral (BNP) costuma ser menor no paciente com obesidade do que no magro. Isso ocorre porque a proteína que metaboliza e depura o BNP situa-se no tecido adiposo, e por isso ela está mais presente no indivíduo com obesidade, de modo que nesse indivíduo o BNP tem meia-vida menor com *clearance* acelerado. Desse modo, um valor de BNP < 100 pg/mℓ em um indivíduo com obesidade não exclui a presença de doença cardíaca nesse paciente.

Uma vez diagnosticada a insuficiência cardíaca em um paciente com diagnóstico de obesidade, tem-se um dos paradoxos da obesidade, no qual se sabe que indivíduos sabidamente com ICC apresentam melhor prognóstico em longo prazo e melhor sobrevida quando têm um peso maior. Apesar de se saber claramente que a obesidade é um grande fator de risco para o desenvolvimento de cardiopatias, sabe-se também que, naquela população que já tem uma cardiopatia bem estabelecida, o excesso de peso é algo protetor, pois a população cardiopata tem gasto energético muito grande, catabolismo elevado e, por isso, necessita de maior reserva energética para conseguir manter esse alto metabolismo sem evoluir para uma síndrome consumptiva com todas as suas consequências (caquexia cardíaca). Desse modo, uma pessoa com obesidade contaria com mais estoques energéticos para se defender dessa caquexia cardíaca. Esse mesmo paradoxo de melhor prognóstico na população com obesidade em comparação aos magros ocorre em outras doenças em que a taxa metabólica é muito alta, como na doença pulmonar obstrutiva crônica, em cânceres avançados, na infecção pelo vírus da imunodeficiência humana (HIV) e na insuficiência renal crônica dialítica.

Doença hepática gordurosa não alcoólica

A doença hepática gordurosa não alcoólica (DHGNA) pode ser considerada a manifestação hepática da SM, com prevalência que varia de 6 a 30% conforme a população e o método diagnóstico, e alcança patamar de doença hepática crônica mais frequente na atualidade. A presença de síndrome metabólica aumenta o risco de esteatose hepática de 3 a 5 vezes. IMC > 30 kg/m^2 (ou > 27 kg/m^2 em asiáticos), circunferência abdominal > 80 cm em mulheres e > 90 cm em homens, relação cintura-quadril > 0,85 em mulheres e > 0,90 em homens, hipertrigliceridemia, resistência à insulina, diabetes melito tipo 2 e história familiar de diabetes, hiperuricemia e HAS são todos fatores de risco independentes para NASH. Outros fatores de risco para DHGNA são alimentação parenteral, rápida perda de peso, cirurgia bariátrica, medicamentos (estrogênio, corticosteroide, tamoxifeno, amiodarona), gravidez, síndromes genéticas como lipodistrofias e erros do metabolismo (Tabela 82.2). Recentemente, tem sido sugerida a associação do polimorfismo Ile148 Met C/G no gene patatin-like phospholipase 3 (PNPLA3) à maior suscetibilidade à DHGNA e à gravidade da esteatose.

Cerca de 50% dos diabéticos e 76% dos indivíduos com obesidade têm DHGNA quando avaliado por métodos de imagem, sendo esta prevalência ainda maior quando se utilizam critérios anatomopatológicos. Em indivíduos com obesidade, a frequência de esteatose é de 76% ou mais; de esteato-hepatite, 18,5 a 37%; de fibrose, 23%; e de cirrose, 5,8%, dos quais um percentual pequeno evolui para óbito.

A esteatose costuma preceder o aparecimento do diabetes, estando presente em mais de 50% dos pacientes no momento do diagnóstico do diabetes, o que pode ser explicado pela teoria do acúmulo de gordura ectópica. Diante de ganho de peso e baixo limiar para acúmulo de gordura visceral, há acúmulo de gordura hepática e com isso RI, dislipidemia, HAS, além dos outros componentes da SM.

O diagnóstico de DHGNA é feito pela evidência de gordura hepática na ausência de causas secundárias (principalmente álcool) e representa um espectro de distúrbios que vão desde esteatose, passando por esteato-hepatite e fibrose, podendo chegar à cirrose hepática. A esteatose, primeiro grau de acometimento, é caracterizada pelo acúmulo de gordura no fígado, principalmente triglicerídeos, em mais de 5% dos hepatócitos (acúmulo menor que 5% é considerado normal), de modo macro e microvesicular, causando balonização dessas células, enquanto na esteato-hepatite (NASH), além da gordura, há sinais de inflamação e dano celular causados pelo acúmulo de gordura. O estágio posterior é a fibrose, em que a inflamação coexiste com maior quantidade de tecido de fibrose, indo do

TABELA 82.2 Fatores de risco para doença hepática gordurosa não alcoólica (DHGNA).
Metabólicos e Genéticos
Obesidade
Diabetes
Dislipidemia
Resistência à insulina
Lipodistrofia
Erros inatos do metabolismo
Nutricionais
Pós-cirurgia bariátrica
Alimentação parenteral
Emagrecimento rápido
Desnutrição
Farmacológicos
Estrógenos
Glicocorticoide
Amiodarona
Tamoxifeno
Bloqueador dos canais de cálcio
Metotrexato
Aspirina
Outros
Doença inflamatória intestinal
Infecção por HIV
Fármacos hepatotóxicos
Excesso de crescimento bacteriano intestinal

HIV, vírus da imunodeficiência humana.

grau 0 ao 4, a depender do grau de acometimento do órgão. Cirrose é o grau final de inflamação, sendo caracterizada por nódulos de hepatócitos danificados em meio a cicatrizes.

A esteatose apresenta o risco de evoluir para fibrose e cirrose, sendo inclusive a principal causa de cirrose classificada como criptogênica na atualidade. Em uma população com obesidade mórbida, 85% apresentam esteatose hepática, 40% esteato-hepatite, 30% apresentam algum grau de fibrose, enquanto 3% apresentam cirrose hepática. A cirrose, por sua vez, é fator de risco para carcinoma hepatocelular (HCC). A NASH associada à obesidade é a causa de 13% dos HCC diagnosticados atualmente.

A principal explicação fisiopatológica para a ocorrência de esteatose hepática no indivíduo com diagnóstico de obesidade é o acúmulo de AGL dentro do fígado, que não consegue exportá-los completamente sob a forma de VLDL. Quando chegam AGL em excesso ao fígado, boa parte deles se unirá a moléculas de Apo B e Apo E para serem exportadas para a circulação sob a forma de VLDL, como fonte energética para as células do corpo ou serem depositados como estoque de gordura nas células adiposas. No entanto, se a quantidade de AGL é muito grande, como ocorre quando a ingestão de gorduras é excessiva e em estados de resistência à insulina, na qual ocorre maior lipólise no tecido adiposo com exportação de AGL para a circulação, muitas vezes, o fígado pode ser incapaz de mobilizar todos esses ácidos graxos e acaba estocando parte deles dentro dos próprios hepatócitos, causando sua balonização e um depósito ectópico de gordura. Esta é a primeira etapa, chamada "esteatose hepática".

Fisiopatologia da esteatose hepática na obesidade

- Chegada de maior quantidade de AGL no fígado proveniente de uma dieta rica em gorduras
- Chegada de maior quantidade de AGL no fígado proveniente da lipólise do tecido adiposo periférico, maior atividade de LHS no tecido adiposo em estados de resistência à insulina
- Aumento da síntese hepática *de novo* de AGL, em virtude da maior ação das enzimas hepáticas SREBP 1 a e 1 c, ativadas pela insulina, que não dependem dos IRS (substratos dos receptores de insulina) para funcionarem, de modo que mesmo em estados de resistência à insulina, essa via não sofre resistência e se torna hiperativa em decorrência de hiperinsulinemia. Assim, ocorre ativação da lipogênese hepática *de novo*
- Maior disponibilidade de glicose para servir como fonte energética para a síntese de AGL *de novo* pelo fígado, já que nos estados de resistência à insulina o fígado não consegue oxidar adequadamente a glicose, que passa a formar grande quantidade de acetilcoenzima A (acetil-CoA), que irá para a via de lipogênese *de novo*, dando origem a mais AGL
- Redução da betaoxidação hepática de AGL, pois essa oxidação é estimulada pela insulina, que, por sua vez, não está conseguindo agir adequadamente no indivíduo que é resistente, contribuindo ainda mais para esse acúmulo de AGL no fígado.

Caso esse depósito ectópico de gordura permaneça no fígado, pode ocorrer um estímulo à produção de citocinas inflamatórias e estresse oxidativo. Os próprios AGL e o estado de resistência à insulina são estímulos diretos à síntese de citocinas inflamatórias. Além disso, o próprio tecido adiposo, principalmente o visceral que está próximo ao fígado, secreta muitas citocinas inflamatórias, como TNF-alfa, IL-2, IL-6 e adipocinas, como leptina, resistina e visfatina, que contribuem para um ambiente maior de resistência insulínica, inflamação e fibrogênese. Esse ambiente inflamatório dentro do fígado pode atrair células inflamatórias que destroem a arquitetura celular, causando a chamada "NASH" (segunda etapa).

Fisiopatologia da evolução da esteatose para a esteato-hepatite não alcoólica no paciente com diagnóstico de obesidade

- Deposição exagerada de AGL dentro do fígado, estimulando síntese de citocinas inflamatórias
- AGL estimulando estresse oxidativo, produzindo radicais livres, que promovem a peroxidação lipídica das membranas,

provocando estímulo para inflamação local, e a quimiotaxia de leucócitos e células inflamatórias
- Toxinas bacterianas no indivíduo com obesidade (estado de endotoxemia metabólica) também promovem um estado inflamatório sistêmico que pode se localizar e atuar dentro do tecido hepático
- Tecido adiposo (principalmente visceral) produzindo citocinas e adipocinas com ação pró-inflamatória, contribuindo para um ambiente sistêmico de inflamação hepática.

Caso ocorra também estímulo às células estreladas produtoras de colágeno e fibrose, pode-se dar início a um processo de fibrose que ultrapassa a capacidade hepática de regeneração, culminando na terceira etapa dessa doença, chamada "cirrose hepática", a qual, por sua vez, aumenta o risco de evolução para carcinoma hepatocelular.

A doença hepática gordurosa não alcoólica presente na obesidade é na maioria das vezes assintomática, mas pode causar sintomas clínicos inespecíficos, como fadiga, fraqueza e mal-estar. Pode evoluir com hepatomegalia e dor discreta em hipocôndrio direito. Geralmente, essa situação é diagnosticada como um achado de exame de imagem, como ultrassonografia (USG) ou outro exame de imagem abdominal. Laboratorialmente, pode haver aumento de enzimas canaliculares fosfatase alcalina (FAL) e gamaglutamil transferase (GGT) e, em caso de esteato-hepatite, pode haver aumento de enzimas arquiteturais do fígado, como alanina aminotransferase (ALT) ou transaminase glutâmico-pirúvica (TGP) e aspartato aminotransferase (AST) ou transaminase oxaloacética (TGO). Geralmente, a ALT é maior do que a AST (diferentemente do que se observa quando a etiologia da doença hepática é alcoólica), mas o contrário começa a acontecer quando a doença evolui com fibrose importante e cirrose. Bilirrubinas e função hepática só se alteram quando a doença hepática está muito avançada. É comum haver hiperferritinemia (50% dos pacientes com esteatose hepática mostram aumento de ferritina mesmo sem o aumento do estoque corporal de ferro, sendo esta a principal causa de hiperferritinemia na atualidade) e alguns pacientes podem apresentar também maior saturação de transferrina.

É preciso lembrar sempre que o diagnóstico de doença hepática gordurosa não alcoólica é um diagnóstico de exclusão e, portanto, devem ser excluídas as seguintes condições nessa situação: hepatites virais (principalmente os vírus B e C), abuso de álcool, hemocromatose, hepatite autoimune e doença de Wilson.

Os exames de imagem podem ajudar a detectar o acúmulo de gordura no fígado. A USG pode mostrar imagem hiperecogênica quando há infiltração maior que 30% de gordura no fígado. Portanto, para quadros de esteatose mais leve, sua sensibilidade fica prejudicada. A tomografia computadorizada (TC) mostra um fígado hipodenso. A ressonância magnética (RM) de abdome é o exame de imagem mais sensível, pois consegue detectar acúmulo hepático de gordura superior a 3%. A RM por espectroscopia é capaz de medir e quantificar a gordura intra-hepática. No entanto, sabe-se que o padrão-ouro é a biopsia hepática, que consegue demonstrar claramente não apenas o depósito de gordura, mas também a presença ou não de fibrose, e a sua intensidade, além de poder excluir diagnósticos etiológicos diferenciais para essa condição. A biopsia hepática estaria indicada apenas nos casos de elevação de transaminases por 6 meses consecutivos, apesar do tratamento otimizado da síndrome metabólica, em pacientes com doença hepática grave e progressiva, em pacientes sob alto risco de cirrose ou naqueles em que a etiologia da doença hepática crônica ainda não pôde ser claramente definida.

A mudança de estilo de vida visando à perda de peso é, sem dúvida, o melhor tratamento para a DHGNA. Modificações na dieta e aumento da atividade física e perda de cerca de 10% ou mais do peso melhoram a RI e os perfis glicêmico e lipídico. A dieta deve ser rica em frutas, vegetais, ácidos graxos poli e monoinsaturados e alimentos integrais. Deve-se evitar bebidas alcoólicas e também alimentos ricos em frutose, como mel, suco de laranja, maçã, uva e adoçantes com frutose. O uso de probióticos também pode diminuir os níveis de enzimas hepáticas e melhorar a RI. Quanto à atividade física, recomenda-se exercício de resistência três vezes/semana, com duração de 45 a 60 minutos. Três meses de treinamento de resistência melhora o teor de gordura hepática, além de ocasionar mudanças favoráveis na composição corporal e nos níveis de ferritina.

Os melhores resultados demonstrados são com a cirurgia bariátrica, provavelmente por ser o tratamento que promove maior quantidade de peso perdido. É preciso lembrar que a perda de peso deve ser de no máximo 1 kg/semana, uma vez que a rápida perda de peso é também um fator que pode potencializar a progressão da NASH, em decorrência da chegada de grande quantidade de AGL ao fígado em situações de lipólise acentuada. Vários estudos mostraram o benefício da perda de peso com dieta restritiva tanto na melhora das transaminases quanto no depósito de gordura no fígado, tanto por exames de imagem quanto por biopsia. A perda de 5 a 7% do peso causa melhora na esteatose, na inflamação lobular, na balonização de hepatócitos e no NAS (um escore definido para estabelecer o grau de atividade inflamatória presente no fígado gorduroso).

Melhora de esteatose tem sido descrita também em estudos com restrição calórica e perda de peso sem cirurgia bariátrica. Estudo publicado em 2011, cujo objetivo principal era a reversão de diabetes após 8 semanas de dieta de 600 kcal, mostrou queda de 30% do conteúdo hepático de triacilglicerol após apenas 1 semana de dieta, mesmo período em que ocorreu queda significativa dos níveis de glicose. Outros estudos, como o Counterpoint e Counterbalance, reproduziram esses resultados, reforçando que o acúmulo de gordura hepática está diretamente implicado na gênese do diabetes. Diante dos dados expostos, é possível inferir que os indivíduos com diagnóstico de DHGNA, independentemente do grau, devem ser alertados sobre a correlação com diabetes e outras doenças metabólicas e cardiovasculares. Essas pessoas devem ser tratadas com ênfase em perda de peso, em que está a maior chance da quebra do ciclo que se inicia com ingesta calórica maior do que a capacidade de armazenamento como gordura periférica, definida geneticamente, transbordamento desse excesso (depositado como gordura visceral) e todas as consequências.

Além da perda de peso, o tratamento da doença hepática gordurosa não alcoólica envolverá o controle das comorbidades relacionadas com o quadro de síndrome metabólica, como controle glicêmico, lipídico e pressórico, associados ao controle da doença hepática, caso ocorra perda de função hepática.

De acordo com uma revisão publicada no JAMA em 2020, embora nenhuma medicação específica esteja atualmente aprovada pela FDA para tratamento da NASH, vitamina E na dose de 800 UI/dia (pelo seu potencial antioxidante) tem sido utilizada como benéfica nessa situação, causando redução do grau de esteatose, da inflamação, da balonização e do grau de esteato-hepatite. Além disso, a pioglitazona na dose de 15 a 30 mg tem mostrado algum benefício em ensaios randomizados. A pioglitazona é um agonista PPAR-gama que melhora a sensibilidade insulínica. Esse fármaco induz à transcrição de genes relacionados com o metabolismo glicídico e lipídico e com a expressão de proteínas inflamatórias e endoteliais associadas ao processo aterosclerótico, o que resulta em melhora da função endotelial.

Um pequeno estudo de fase 2 (envolvendo 52 pacientes) que avaliou a liraglutida em pacientes com NASH evidenciou eficiência para pacientes com NASH em termos de perda de peso, resolução da esteato-hepatite e menor progressão para fibrose quando comparados ao placebo, embora tenham sido observados efeitos adversos gastrintestinais. No entanto, estudos adicionais são necessários antes que a liraglutida possa ser oficialmente recomendada para o tratamento da NASH.

Outros medicamentos, como o ácido ursodesoxicólico, antioxidantes, como vitamina C, betaína, pentoxifilina, vitamina D e ômega-3, ainda têm resultados conflitantes e por isso ainda não são oficialmente indicados para tratamento de NASH, mas acabam sendo utilizados em alguns casos por alguns profissionais.

Síndrome dos ovários policísticos

A síndrome dos ovários policísticos (SOP) acomete atualmente cerca de 5 a 10% da população feminina adulta jovem, sendo uma das condições endócrinas que mais afeta mulheres em idade reprodutiva em todo o mundo. Sua prevalência nas mulheres com obesidade ou sobrepeso é muito maior do que nas mulheres com IMC normal: apenas cerca de um terço das mulheres com SOP têm IMC normal. Esse diagnóstico é muito importante, pois, além de acarretar consequências como infertilidade e risco de abortamento, sabe-se que a presença de SOP por si só já é um fator de risco independente para outras comorbidades, como hipertensão arterial, resistência à insulina, diabetes melito, dislipidemia, doença arterial coronariana (DAC), câncer de endométrio, síndrome da apneia obstrutiva do sono (SAOS), obesidade e doenças cerebrovasculares.

Ao longo dos anos, modificaram-se os critérios diagnósticos para SOP. Atualmente, sabe-se que, na verdade, trata-se de uma síndrome, que aglomera vários sinais e sintomas, e não apenas uma doença única. A SOP pode ser facilmente diagnosticada em mulheres que apresentam os sinais clássicos de hirsutismo, menstruações irregulares e ovários com padrão micropolicístico à ultrassonografia. Entretanto, existe controvérsia com relação aos critérios diagnósticos nas mulheres que não apresentam todas essas características clássicas.

A existência de diferentes critérios diagnósticos gera confusão para médicos e pacientes. O critério mais utilizado e mais aceito pelos especialistas é o de Rotterdam (2003), por ser o mais inclusivo. Está descrita a seguir a evolução dos critérios diagnósticos para SOP ao longo dos anos:

- Critérios do National Institute of Health (NIH), 1990 (são necessários os três critérios)
  - Distúrbio menstrual em decorrência de oligo ou anovulação
  - Hiperandrogenismo ou hiperandrogenemia
  - Exclusão de outras causas
- Critérios de Rotterdam, 2003 (são necessários dois dos três critérios)
  - Disfunção menstrual (oligo ou anovulação)
  - Hiperandrogenismo ou hiperandrogenemia
  - Critério ultrassonográfico (> 12 folículos ovarianos com < 1 cm ou algum ovário > 10 cm³)
- Critérios do Androgen Excess Society (AES), 2008 (são necessários os três critérios)
  - Hiperandrogenismo ou hiperandrogenemia
  - Disfunção ovariana: oligo ou anovulação e/ou critério ultrassonográfico
  - Exclusão de outras causas.

Para qualquer um dos critérios utilizados, o diagnóstico é sempre de exclusão, devendo-se, portanto, sempre afastar hiperplasia adrenal congênita forma não clássica, hiperprolactinemia, doença de Cushing, disfunção tireoidiana, tumores virilizantes, fármacos e outras causas conhecidas de hiperandrogenemia, que podem mimetizar o quadro clínico de SOP.

A disfunção menstrual apresentada na SOP geralmente é um quadro de oligoamenorreia, na qual a paciente se queixa de quadro de irregularidade menstrual e infertilidade, muitas vezes com ciclos menstruais ausentes ou muito espaçados uns dos outros, mas o tipo de irregularidade menstrual pode variar de uma paciente para a outra.

Os principais sintomas e sinais clínicos de hiperandrogenismo são: hirsutismo (principal indicador), acne e alopecia androgênica. A paciente também pode apresentar outras consequências do excesso de hormônios masculinos, como a hipertrofia do clitóris e o aumento da libido.

O principal indicador laboratorial de hiperandrogenemia é o nível sérico aumentado de testosterona total. Outros marcadores como testosterona livre, di-hidroepiandrosterona (DHEA) e androstenediona têm valor limitado na avaliação da SOP e não são, em geral, recomendados. O sulfato de di-hidroepiandrosterona (sDHEA) tem importância na avaliação dos casos de hiperandrogenismo grave, pois encontra-se bastante elevado na presença de tumores da adrenal, ao passo que a 17-hidroxiprogesterona dosada pela manhã na fase folicular precoce é útil para descartar o diagnóstico de hiperplasia adrenal congênita (forma não clássica).

À USG, os achados típicos de SOP são a presença de ovários micropolicísticos (> 12 folículos com menos de 1 cm) ou de um dos ovários com volume superior a 10 cm³. Geralmente, a cápsula ovariana é espessa e esbranquiçada, e o estroma é também espessado e, por isso, hiperecogênico. A doença pode aparecer uni ou bilateralmente. Idealmente, o exame deve ser realizado via transvaginal, em paciente sem uso de anticoncepcional oral há pelo menos 3 meses, na fase folicular, ou aleatoriamente se a paciente estiver em amenorreia. No entanto, sabe-se que essa morfologia ovariana pode ser encontrada em cerca de 20 a 45% das mulheres normais, e por isso não basta ter o achado ultrassonográfico, é necessário apresentar os outros critérios da síndrome para que seja feito esse diagnóstico.

Excesso de peso e maior probabilidade de desenvolver SOP

Pacientes com obesidade têm, com mais frequência, quadros de resistência à insulina. A hiperinsulinemia estimula a maior síntese androgênica na mulher, tanto por via central quanto ovariana, e estimula maior síntese hipofisária de LH, que é o principal hormônio estimulador da teca dos ovários, produtora de androgênios. Além disso, ativa o citocromo P450 c17, aumentando a atividade da 17-hidroxilase e da 17,20-liase, com produção maior de esteroides androgênicos como a androstenediona. Uma pequena fração da androstenediona é convertida em testosterona pela 17-beta-hidroxiesteroide desidrogenase (17-beta-HSD).

A produção hepática de globulina ligadora dos hormônios sexuais (SHBG) está reduzida na resistência à insulina, causando um aumento da fração livre da testosterona sérica.

A androstenediona é convertida a testosterona pela enzima 17-beta-HSD tipo 3. Sabe-se que mulheres com obesidade apresentam maior expressão da isoenzima 17-beta- HSD tipo 3 em detrimento da expressão das outras isoenzimas no tecido adiposo subcutâneo e visceral, de modo que na obesidade a síntese de testosterona pelo tecido adiposo passa a ser maior. Com a perda de peso, a expressão dessa enzima volta a reduzir e o nível de testosterona tende a se normalizar.

A testosterona aumentada dentro dos ovários causa atresia folicular, com morte de folículos que nascem, não se desenvolvem, ficam pequenos, geralmente não passam de 1 cm, depois ficam atrésicos. Desse modo, não ocorre a formação de um folículo dominante, nem ovulação. Os folículos atrésicos, por sua vez, possuem baixa atividade de aromatase, sendo mais uma fonte de produção de testosterona e de hormônios androgênicos, de maneira que ocorre um ciclo vicioso, e quanto maior a testosterona da mulher, mais folículos atrésicos ela terá, com produção ainda maior de testosterona. A atresia folicular causa substituição das células da granulosa por células da teca e estromais, que são mais responsivas ao LH e mais produtoras de esteroides androgênicos.

A produção maior de hormônios androgênicos, como a androstenediona, pelos ovários das pacientes com diagnóstico de obesidade causa maior conversão periférica a estrona, que, por sua vez, estimula a hipófise a secretar mais LH em detrimento de FSH. Com o aumento de LH, ocorre maior estímulo para produção de androstenediona pela teca; como ocorre redução de FSH, a granulosa não consegue aromatizar toda essa androstenediona, de maneira que ocorre maior liberação de androgênios para a circulação sanguínea.

Dessa maneira, nas pacientes com obesidade ocorre maior tendência em haver níveis mais elevados de LH (que estimula a teca a produzir androgênios), e níveis mais elevados de andrógenos (que causam atresia folicular e ciclos anovulatórios), de modo que um reforça o outro, causando o ciclo vicioso da SOP.

Além disso, sabe-se que o tecido adiposo visceral tem maior densidade de receptores androgênicos, de maneira que a paciente com maior nível de andrógenos passa a acumular maior quantidade de gordura visceral, piorando a resistência insulínica, e assim vai se fechando o ciclo vicioso.

Tanto a perda de peso quanto o tratamento com dieta, atividade física e sensibilizadores da ação da insulina, como a metformina, são medidas comprovadamente eficazes para o tratamento da SOP, levando a redução do hiperandrogenismo, redução do LH, aumento do FSH, de modo a tornar os ciclos ovarianos novamente ovulatórios.

O uso de anticoncepcionais orais é importante para regularizar o ciclo, reduzir o hiperandrogenismo e o risco de câncer de endométrio. Age inibindo os pulsos de LH (reduzindo, com isso, o estímulo para síntese de androgênios), aumentando SHBG (reduzindo o nível de testosterona livre) e contrabalançando o estímulo estrogênico com a progesterona, de modo a evitar hiperplasia endometrial. Deve-se optar por anticoncepcionais associados a progestágenos com ação antiandrogênica, como a ciproterona, drospirenona ou clormadinona, ou progestágenos de atividade androgênica neutra, como desogestrel ou gestodeno.

Asma

A prevalência de asma aumenta com o IMC, sendo o risco relativo de asma 1,38 para a população com sobrepeso e 1,92 para a população com diagnóstico de obesidade. Além disso, o tratamento da asma é mais difícil na população com obesidade, havendo maior resistência e menor resposta. A perda de peso é uma medida que sabidamente cura ou atenua muito a quantidade, intensidade e gravidade das crises de broncospasmo.

Alguns mecanismos explicam o aumento da reatividade brônquica no paciente com diagnóstico de obesidade, como:

- O estado inflamatório sistêmico associado à obesidade causa inflamação brônquica, estimulando o broncospasmo
- Hiperleptinemia causa maior responsividade das vias respiratórias
- A resistência à insulina também está associada a maior risco de sibilos e broncospasmos, mesmo em pessoas com peso normal, por mecanismos ainda não completamente esclarecidos
- O aumento dos níveis de TGF beta observados na obesidade causa estímulo proliferativo sobre a camada muscular brônquica, levando a espessamento brônquico e estreitamento da via respiratória
- A gordura visceral produz uma citocina inflamatória chamada "eotaxina", que exerce quimiotaxia específica para eosinófilos. Desse modo, em concentração aumentada, induz eosinofilia e infiltração pulmonar eosinofílica.

Síndrome da apneia obstrutiva do sono

Muitos pacientes com diagnóstico de obesidade apresentam roncos durante a noite causados pelo estreitamento da passagem do ar pelas vias respiratórias superiores, de modo que a passagem turbilhonada de ar gera o ruído, sem causar, no entanto, prejuízo nas trocas gasosas, uma vez que o ar ainda consegue passar.

Caso o estreitamento se torne ainda mais importante, o quadro pode evoluir para a síndrome de resistência da via respiratória, quando o paciente já necessita fazer grandes esforços para conseguir manter a passagem do ar pela via respiratória, muitas vezes apresentando até microdespertares noturnos, o que pode prejudicar a qualidade do sono, apesar de ainda não haver limitação nas trocas gasosas. Por último, se o quadro se agravar e o paciente não conseguir mais manter a via respiratória pérvia por alguns momentos durante o sono, tem-se o comprometimento da passagem de ar, surgindo:

- Hipopneia: redução de mais de 50% no fluxo de ar por pelo menos 10 s durante o sono, ou redução do fluxo aéreo inferior a 50%, mas suficiente para gerar queda de pelo menos 4% de saturação de oxigênio ou evidência de microdespertares noturnos à polissonografia
- Apneia: parada completa da passagem de fluxo aéreo por pelo menos 10 s durante o sono.

Chama-se SAOS quando a pessoa apresenta, no mínimo, cinco episódios de apneia ou hipopneia a cada hora de sono, associada a quadro de sonolência diurna, e a apneia é de causa obstrutiva, ou seja, acontece na vigência da manutenção do esforço muscular respiratório para a entrada do ar nas vias respiratórias. Cerca de 55 a 60% dos pacientes com obesidade mórbida evidenciam quadro de SAOS, e a prevalência aumenta com o aumento do IMC.

A gravidade da SAOS pode ser documentada por polissonografia, quantificando-se o número de apneias e hipopneias por hora (chamado "AIH", índice de apneia e hipopneia) e avaliando-se o grau de dessaturação durante a noite:

- De 5 a 15 apneias ou hipopneias por hora, sem dessaturar a menos de 80% durante a noite: SAOS leve
- De 15 a 30 apneias ou hipopneias por hora ou dessaturação entre 70 e 80% durante a noite: SAOS moderada
- Mais de 30 apneias ou hipopneias por hora ou dessaturação < 70% durante a noite: SAOS grave.

Outros fatores que aumentam o risco de SAOS: sexo masculino ou mulheres na pós-menopausa (parece que a testosterona aumenta a quantidade de tecido subcutâneo na região cervical), idade, presença de síndrome metabólica, tamanho da circunferência cervical, presença de hipertensão, etnia asiática (acumulam mais gordura cervical mesmo com IMC menor), além de fatores anatômicos da região de cabeça e pescoço.

Excesso de peso e maiores prevalência e gravidade de SAOS

Pacientes com diagnóstico de obesidade têm uma camada adiposa cervical muito maior, causando obstrução ao fluxo de ar durante a noite, quando ocorre relaxamento da musculatura da orofaringe e desabamento dessa camada cervical de gordura, causando obstrução ao fluxo de ar. Sabe-se que quanto maior a quantidade de gordura cervical e a circunferência cervical, maior também será o risco de desenvolvimento de SAOS e a gravidade da SAOS, quando presente. Além disso, esses pacientes geralmente apresentam maior incidência de edema generalizado, podendo haver também edema da mucosa faríngea, principalmente naqueles que já apresentam roncos durante a noite, pois a passagem do ar de forma turbilhonada pelo orifício estreito, além de produzir o ronco, causa também inflamação e dano tecidual local, que pode evoluir com edema, causando obstrução ainda maior ao fluxo de ar, predispondo ao fechamento da passagem e risco de apneia ou hipopneia.

A obesidade visceral importante pode levar concomitantemente a um efeito restritivo da gordura visceral sobre os pulmões, prejudicando a expansão pulmonar e dificultando o trabalho do paciente em exercer força suficiente para expandir os pulmões contra um gradiente de pressão produzido pela obstrução aérea alta na orofaringe.

Parece que a resistência à leptina leva a um defeito nos quimiorreceptores, de modo que o paciente passa a mostrar uma resposta insuficiente ao quadro de hipercapnia e de hipoxemia, não estimulando tanto a resposta de hiperventilação e a musculatura dilatadora da faringe, como ocorre nas pessoas com níveis de leptina normais. Talvez a redução de adiponectina também contribua de alguma maneira para um maior risco de SAOS, pois se sabe que pacientes com essa síndrome têm níveis de adiponectina mais baixos do que pacientes-controle, mesmo pareados para o mesmo peso.

Pacientes com SAOS cursam com um quadro de sono de má qualidade, o que gera como consequência um estado de hipersonolência diurna. Existem escalas para tentar quantificar esse grau de hipersonolência diurna e, dessa maneira, estimar a probabilidade de uma pessoa ter SAOS antes de saber o resultado de uma polissonografia. A mais conhecida é a escala de Epworth (Tabela 82.3), em que pessoas com mais de 12 pontos têm grande probabilidade pré-teste de apresentarem SAOS.

TABELA 82.3 Escala de Epworth para avaliar a probabilidade de SAOS. Pessoas com mais de 12 pontos nessa escala têm grande probabilidade pré-teste de apresentarem SAOS.

Situação	Pontos
Lendo sentado	0 = Sem chance de cochilar
Assistindo à televisão	1 = Pouca chance de cochilar
Sentado, parado, em um local público (p. ex., um teatro ou uma reunião)	2 = Moderada chance de cochilar
Passageiro em carro durante 1 hora sem intervalo	
Deitado para descansar à tarde, quando as circunstâncias permitirem	
Sentado conversando com alguém	
Sentado após o almoço, sem ter ingerido bebida alcoólica	
Dentro do carro, parado por alguns minutos no trânsito	

Resultados
0 a 10 = Normal
11 a 12 = Zona cinzenta
> 12 = Anormal

SAOS, síndrome da apneia obstrutiva do sono.

Existem ainda outras maneiras de conseguir avaliar a probabilidade pré-teste de SAOS em pacientes que ainda não fizeram polissonografia. Um exemplo é a avaliação da circunferência cervical ajustada: soma-se o valor da circunferência cervical (em cm) + 4 (se o paciente é hipertenso) + 3 (se o paciente é roncador) + 3 (se o paciente tem engasgos noturnos). Avalia-se o resultado da soma:

- < 43: baixa probabilidade de SAOS
- 43-48: moderada probabilidade de SAOS
- 48: alta probabilidade de SAOS.

Na prática, recomenda-se a confirmação do diagnóstico de SAOS com polissonografia naqueles pacientes com pontuação acima de 10 na escala de Epworth ou com circunferência cervical ajustada > 43. Com a polissonografia, pode-se então confirmar o diagnóstico, estabelecer a gravidade conforme o AIH e até realizar uma titulação com o aparelho de pressão positiva contínua das vias respiratórias (CPAP) para avaliar qual é a pressão ideal que deve ser ajustada no aparelho para seu uso durante a noite como tratamento (avalia-se qual é a pressão mínima que precisa ser ajustada para manter a via respiratória do paciente pérvia durante a noite).

A polissonografia é um exame que avalia durante uma noite de sono vários parâmetros do paciente, como eletrocardiograma, eletroencefalograma, eletromiografia, eletro-oculograma, saturação de oxigênio, fluxo de ar pelas narinas, movimentos respiratórios em tórax e abdome, e conta com microfone para roncos. Depois de confirmado o diagnóstico de SAOS (AIH > 5 episódios/h) durante algumas horas de monitoramento, deve-se fazer um teste com o paciente dormindo em uso do CPAP, para titular a pressão necessária na via respiratória para mantê-la patente. Essa titulação do CPAP pode ser feita em outro dia, durante realização de um segundo exame, ou na mesma noite de sono, caso se solicite um *split night*, que é um tipo de polissonografia que faz a avaliação diagnóstica durante as três primeiras horas de sono, e realiza a titulação do CPAP nas próximas horas, caso as 3 horas iniciais confirmem um AIH > 5.

O diagnóstico de SAOS é importante, pois, além de se tratar de uma condição que reduz muito a qualidade de vida do paciente, em virtude do sono de péssima qualidade (não só para o paciente, mas também para o cônjuge que dorme no mesmo ambiente, em razão do sono agitado, roncos e engasgos noturnos) e pelo quadro de hipersonolência diurna e cefaleia matinal. A SAOS aumenta também o risco de diversas comorbidades respiratórias, como hipertensão pulmonar e hipoxemia, comorbidades cardiovasculares, como HAS, DAC, doenças cerebrovasculares, dislipidemia, aumento do ambiente inflamatório sistêmico, ativação simpática, aumento do estresse oxidativo, arritmias, ICC, morte súbita, além de outros problemas, como hipogonadismo (hipoxemia e distúrbios respiratórios que inibem diretamente o eixo gonadotrófico), resistência insulínica e diabetes, esteato-hepatite não alcoólica, acidentes automobilísticos e acidentes de trabalho, em razão de hipersonolência, comprometimento cognitivo e da concentração, depressão, irritabilidade, déficit de memória, piora da resistência física ao exercício, além de problemas conjugais. Por tudo isso, seu tratamento é fundamental.

O tratamento da SAOS consiste em, inicialmente, avaliar se não há causas tratáveis que estejam contribuindo para o surgimento da SAOS, como hipotireoidismo, acromegalia, insuficiência cardíaca descompensada etc. A perda de peso (clínica ou cirurgicamente) é uma medida muito eficaz para melhora, e até resolução completa, da SAOS. Uma perda de 10% do peso reduz em média 50% o número de AIH. Deve-se evitar o uso de álcool, fumo, bebidas que contenham cafeína e grandes refeições durante as 4 horas que antecedem o sono. Não se deve lançar mão de hipnóticos e nem dormir na posição supina. Eleva-se a cabeceira cerca de 15 a 20 cm, e dá-se preferência a dormir de lado. O ideal é dormir pelo menos 7,5 horas por noite e manter um horário de sono regular. Por fim, o uso do CPAP pode parecer um pouco desconfortável no início, mas esse aparelho é capaz de manter a via respiratória patente durante a noite, permitindo uma noite de sono sem microdespertares, engasgos ou roncos, sem ativação simpática, sem picos pressóricos e sem piora do estresse oxidativo e do ambiente inflamatório sistêmico, melhorando muito todas as consequências deletérias já citadas de um paciente que convive com a SAOS não tratada.

Síndrome da hipoventilação da obesidade: síndrome de Pickwick

A síndrome de hipoventilação da obesidade é caracterizada pela presença de hipoventilação mesmo na vigília, caracterizada por um estado de hipercapnia (pressão parcial de dióxido de carbono – P_{CO_2} > 45 mmHg), hipoxemia (pressão parcial de oxigênio – P_{O_2} < 70 mmHg) e retenção de bicarbonato, em paciente com obesidade na ausência de outras condições que justifiquem essa condição. Ou seja, é um diagnóstico de exclusão, que requer avaliação completa com o objetivo de descartar pneumopatias, doenças neuromusculares, deformidades torácicas, doenças metabólicas ou outras condições que expliquem essa hipoventilação. Portanto, deve ser feita uma avaliação completa com radiografia de tórax, espirometria, gasometria arterial, ecocardiograma, entre outros exames necessários para o diagnóstico dessa condição.

Essa síndrome pode levar a quadros de hipoxemia grave, hipertensão pulmonar, insuficiência cardíaca direita, entre outras consequências que atribuem a essa condição um alto índice de morbimortalidade, tendo um prognóstico até pior do que a SAOS. Muitos pacientes apresentam tanto hipoventilação da obesidade como SAOS.

A fisiopatologia da hipoventilação ainda não é completamente esclarecida e provavelmente é multifatorial, pois muitas variáveis, como o aumento da resistência das vias respiratórias, o grande esforço mecânico imposto para vencer essa resistência, os distúrbios de ventilação/perfusão causados por edema pulmonar em alguns segmentos do pulmão, a chegada inadequada de ar em outros seguimentos, atelectasias em bases, menor sensibilidade dos receptores centrais à hipoxemia e à hipercapnia, distúrbios ventilatórios do sono associados, alterações neuro-hormonais causadas pelas adipocinas presentes na obesidade, como a leptina, entre outras, são algumas das explicações que contribuem para um estado de hipoventilação no indivíduo com obesidade.

O diagnóstico precoce é importante, uma vez que a instituição do tratamento pode mudar o curso da doença e sua morbimortalidade.

O tratamento deve ser feito com perda de peso associado ao uso de dispositivos de ventilação não invasiva, como CPAP ou pressão positiva bifásica nas vias respiratórias (BIPAP), sendo ambos igualmente efetivos, devendo o tipo de pressão positiva na via respiratória ser individualizado caso a caso, pelo menos durante o período noturno.

Hiperuricemia e gota

A hiperuricemia pode ocorrer em decorrência de fatores genéticos, mas fatores adicionais como a obesidade (especialmente em virtude da presença de resistência à insulina associada), o uso de álcool e a ingestão de alimentos ricos em purinas (carnes, frutos do mar) podem contribuir para o aumento do nível sérico de ácido úrico. A hiperuricemia pode levar não apenas aos ataques recorrentes de artrite gotosa, mas também aumentar o risco de nefrolitíase por cálculos de urato e sabidamente eleva o risco cardiovascular. Além da obesidade, estudos mostram associação de gota e hiperuricemia com SM, e a hiperuricemia podendo ter papel em inflamação, hipertensão (existe correlação linear entre níveis de ácido úrico e pressão arterial), DCV (por meio de aceleração de aterosclerose), adipogênese e RI.

A hiperuricemia ocorre como consequência de maior produção de ácido úrico pelo organismo ou da redução de sua excreção renal, sendo esta última a principal causa (80 a 90% dos casos). A resistência à insulina reduz o *clearance* renal de ácido úrico, de modo que ele passa a se concentrar mais no plasma. Considera-se normal uma excreção renal de aproximadamente 450 mg/dℓ de ácido úrico, e pacientes que excretam menos de 250 a 300 mg de ácido úrico na urina por dia, diante de uma dieta livre de purinas, são considerados hipoexcretores.

Dietas restritivas e perda de peso gradual classicamente reduzem o nível sérico de ácido úrico. No entanto, deve-se lembrar que perdas rápidas de peso, como as instituídas com as dietas de muito baixa caloria (VLCD) e as perdas após cirurgias bariátricas, em decorrência da cetonemia que causam, cursam com a redução na excreção renal de ácido úrico, podendo causar aumento transitório em seu nível sérico, sendo inclusive um fator de risco para ataques de gota. Portanto, o recomendado para pacientes com níveis séricos muito altos de ácido úrico é uma perda de peso lenta e gradual, não superior a 1 kg por semana. Pacientes com história prévia de gota devem ser alertados sobre essa possibilidade e alguns deles podem se beneficiar do tratamento profilático com medicação para redução de ácido úrico quando forem iniciar seu tratamento para perda de peso.

Depressão

Obesidade e depressão são duas doenças muito prevalentes e em ascendência nas últimas décadas. A obesidade não é considerada uma patologia psiquiátrica *per se*, embora possa estar associada a transtornos do comer compulsivo, diagnosticados conforme critérios do Manual Estatístico e Diagnóstico de Transtornos Mentais (DSM-V) em 30% dos casos, e a outros transtornos psiquiátricos, como depressão e ansiedade, em 60%

dos casos. Também não é enquadrada como transtorno alimentar, categoria na qual estão incluídas a anorexia e a bulimia. Inicialmente, é importante levantar alguns questionamentos: haveria uma associação entre depressão e obesidade? O que viria primeiro? A obesidade aumentaria o risco de depressão ou ocorreria o inverso? A relação entre as duas é recíproca ou, de fato, não há evidências quanto a essa associação?

As pesquisas apontam evidências consistentes e alguns fatores causais para a inter-relação dessas duas entidades. Uma metanálise de estudos prospectivos mostrou que a obesidade eleva o risco de desenvolvimento de depressão com OR 1,55, relação significativa para adultos de 20 a 59 anos. O *Behavioral Risk Factor Surveillance System*, que avaliou 217.379 adultos, mostrou que a prevalência de transtorno depressivo maior, moderado ou grave aumentou de 6,5%, com IMC normal, para 25,9%, com IMC > 35 kg/m².

O ganho de peso em indivíduos com depressão pode ocorrer também em decorrência do tratamento. O ganho de peso varia conforme a classe da medicação, com maior risco para tricíclicos e inibidores da monoamina oxidase, com relação aos inibidores de recaptação da serotonina, com exceção da paroxetina e mirtazapina.

Já durante o seguimento, pode ocorrer em sinal de melhora naquele paciente que tinha perdido peso pela doença, sendo considerado sintoma residual naqueles que tiveram aumento de apetite enquanto depressivos e como efeito adverso de antidepressivos.

Apesar de a associação entre depressão e ganho de peso não ser ainda totalmente entendida, o paciente deve ser alertado sobre esse risco e os profissionais da saúde devem monitorar. Se necessário, o tratamento do sobrepeso e da obesidade deve ser instituído precocemente.

Potenciais impactos da obesidade na covid-19

Pacientes com diagnóstico de obesidade apresentam risco aumentado de exacerbações de infecções respiratórias virais. Durante a pandemia de H1N1, a obesidade foi associada a um risco aumentado de internação em unidade de terapia intensiva (UTI), maior tempo de ventilação mecânica, maior tempo de internação e maior mortalidade quando comparada aos pacientes de peso normal. Essas observações levantaram uma preocupação sobre a correlação entre a obesidade e a pandemia de covid-19. Vários estudos foram realizados para avaliar o potencial impacto da obesidade na fisiologia respiratória e na resposta imune inata e adaptativa. A covid-19 foi relatada pela primeira vez à Organização Mundial da Saúde (OMS) em 31 de dezembro de 2019. Em 30 de janeiro de 2020, a OMS declarou a covid-19 como uma doença pandêmica mundial.

Pacientes idosos com comorbidades como doenças pulmonares crônicas, doenças cardíacas, doenças renais, diabetes e hipertensão são vulneráveis a um curso mais grave da doença com taxas de mortalidade mais altas. De acordo com um relatório do CDC, as condições subjacentes mais comuns entre aqueles hospitalizados com covid-19 foram diabetes, doença pulmonar crônica e doença cardiovascular. A obesidade é reconhecidamente um fator de risco para doenças cardiovasculares e diabetes melito. Além disso, muitas complicações respiratórias foram associadas à obesidade, incluindo aumento da demanda por ventilação mecânica, aumento do trabalho respiratório, ineficiência dos músculos respiratórios e diminuição da complacência respiratória. Quando comparada à China, a obesidade é mais prevalente na Itália, o que pode ter contribuído para as diferentes taxas de letalidade entre os dois países. Outro ponto digno de nota é que os EUA, que atualmente apresentam as maiores taxas de mortalidade de covid-19, têm alta prevalência de obesidade em comparação com a China quando a obesidade é definida pelo IMC. Além disso, a partir da experiência anterior sobre os impactos da obesidade na mortalidade durante a epidemia de influenza H1N1, vários desafios foram encontrados ao lidar com pacientes com obesidade dentro e fora das unidades de terapia intensiva (UTI). Todas essas observações levantaram preocupações sobre os impactos que a obesidade poderia ter na covid-19.

Em geral, a obesidade é caracterizada por uma diminuição da complacência total do sistema respiratório. Isso se deve parcialmente a uma diminuição na complacência pulmonar, mas a razão principal, entretanto, é a diminuição da complacência da parede torácica, secundária ao acúmulo de gordura nas costelas, no diafragma e no abdome. Os impactos da obesidade na fisiologia respiratória também incluem aumento da resistência das vias respiratórias e trabalho respiratório, ineficiência dos músculos respiratórios e desequilíbrio ventilação-perfusão. Também ocorre diminuição do volume expiratório forçado no primeiro segundo (VEF-1) e da capacidade vital forçada (CVF) na obesidade leve a moderada. A obesidade grave está associada a maior redução do VEF-1.

Dependendo do grau de obesidade e da distribuição do excesso de tecido adiposo, a obesidade pode causar e/ou exacerbar progressivamente uma variedade de comorbidades, incluindo hipertensão, diabetes melito tipo 2, dislipidemia, doenças cardiovasculares. De acordo com muitos estudos, comorbidades incluindo doença cardiovascular, hipertensão, diabetes melito e doenças pulmonares crônicas foram associadas a curso clínico grave de covid-19 e aumento da mortalidade. Portanto, a obesidade pode contribuir potencialmente para o aumento da morbimortalidade entre os pacientes com covid-19.

A obesidade é caracterizada por um estado de inflamação crônica e os pacientes com diagnóstico de obesidade são afetados em vários níveis de suas respostas imunes inatas e adaptativas. O tecido adiposo expandido observado em adultos com excesso de peso é decorrente principalmente da hipertrofia e não da hiperplasia dos adipócitos. Esses adipócitos hipertróficos com ingurgitamento lipídico têm maior probabilidade de ativar o retículo endoplasmático e as respostas de estresse mitocondrial. Esses fatores juntos promovem a ativação de um estado pró-inflamatório crônico dentro do adipócito. Os pacientes com diagnóstico de obesidade apresentam redução crônica da concentração de adiponectina (uma adipocina anti-inflamatória) e níveis mais elevados de leptina (uma adipocina pró-inflamatória). Há um excesso de produção de leptina e outras citocinas pró-inflamatórias, como TNF alfa, IL-6, MCP-1 e IL-1β no tecido adiposo, o que leva a um ambiente pró-inflamatório. A abundância desses mediadores pró-inflamatórios no tecido adiposo leva à disfunção da imunidade inata na obesidade. Estudos revelam ainda que as respostas das células B e T estão prejudicadas em pacientes com diagnóstico de obesidade, resultando em aumento na sensibilidade e atraso na resolução de infecções virais. Além disso, pela resposta prejudicada das células de memória TCD 8+ específicas para influenza, pode ocorrer uma menor eficiência da vacina nessa população.

Recentemente, um grande estudo de coorte examinou os fatores associados à morte hospitalar relacionada com covid-19 nos registros eletrônicos de saúde vinculados de 17 milhões de pacientes adultos do NHS. De acordo com esse estudo, o risco de morte aumentou proporcionalmente ao grau de obesidade (o risco relativo foi de 1,27 para IMC 30 a 34,9 kg/m^2, aumentando para 2,27 para IMC $\geq$ 40 kg/m^2).

Em conclusão, a obesidade é um fator bem reconhecido de comprometimento da função respiratória, o que pode colocar esse grupo de pacientes em risco de um curso clínico mais grave se contraírem covid-19. Concluímos também que esses indivíduos são potencialmente mais vulneráveis a serem infectados com covid-19 e o período de transmissão é maior, pois ocorre um tempo prolongado de eliminação viral. A obesidade é considerada um forte fator de risco independente para hospitalização em covid-19 e causa ou exacerba uma variedade de comorbidades comprovadamente associadas ao aumento da morbidade e mortalidade entre os pacientes com covid-19.

Considerações finais

A obesidade é um quebra cabeça complexo e está associada a diversas outras condições, que vão desde aquelas que apenas interferem na qualidade de vida àquelas que causam ou contribuem para reduzir de maneira significativa os anos de vida de um paciente. É importante salientar que o excesso de peso pode ser muito relativo e poucos quilos a mais podem ter impacto metabólico negativo em indivíduos com baixo limiar de acúmulo de gordura visceral, do mesmo modo que indivíduos com IMC elevado, mas com maior capacidade de tamponamento de gordura, podem não ter alteração nenhuma (o que não quer dizer que são saudáveis, visto que a obesidade é fator de risco independente para várias doenças). Cabe aos médicos e aos profissionais de saúde a conscientização de que a obesidade é muito mais que uma doença, pois representa uma "doença que gera várias outras doenças". Devemos todos nos unir em busca de um horizonte comum: a saúde do paciente.

Leitura recomendada

Aftab SAS, Kumar S, Barber TM. The role of obesity and tape 2 diabetes mellitus in the development of male obesity-associated secondary hypogonadism. Clinical Endocrinology. 2013;78:330-7.

Andò S, Gelsomino L, Panza S, Giordano C, Bonofiglio D, Barone I et al. Obesity, leptin and breast cancer: epidemiological evidence and proposed mechanisms. Cancers. 2019;11(1). pii: E62.

Armstrong MJ, Gaunt P, Aithal GP, Barton D, Hull D, Parker R et al. Liraglutide safety and efficacy in patients with non-alcoholic steato-hepatitis (LEAN): a multicentre, double-blind, randomised, placebo-controlled phase 2 study. Lancet. 2016;387(10019):679-90.

Aune D, Norat T, Vatten LJ. Body mass index and the risk of gout: a systematic review and doseresponse meta-analysis of prospective studies. Eur J Nutr. 2014;53(8):1591-601.

Barra CS, Nunes CS, Bernard DCC. Influência da nutrição e obesidade na hiperuricemia e gota. Revista Brasileira de Obesidade, Nutrição e Emagrecimento. 2007;1(1).

Billiet L, Doaty S, Katz JD, Velasquez MT. Review of hyperuricemia as new marker for metabolic syndrome. ISRN Rheumatol. 2014;2014:852954.

Blouin K, Boivin A, Tchernof A. Androgens and body fat distribution. J Steroid Biochem Mol Biol. 2008;108(3-5):272-80.

Carvalheira JBC, Zecchin HG, Saad MJA. Vias de sinalização da insulina. Arq Bras Endocrinol Metab. 2002;46/4:419-25.

Chalasani N, Younossi Z, Lavine JE, Diehl AM, Brunt EM, Cusi K et al. The diagnosis and management of non-alcoholic fatty liver disease: practice guideline by the American College of Gastroenterology, and the American College of Gastroenterology, and the American Gastroenterological Association. Hepatology. 2012;107:811-26.

Chalasani N, Younossi Z, Lavine JE, Charlton M, Cusi K, Rinella CM et al. The diagnosis and management of nonalcoholic fatty liver disease: practice guidance from the American Association for the Study of Liver Diseases. Hepatology. 2018;67(1):328-57.

Centers for Disease Control and Prevention. 2019 Novel Coronavirus, Wuhan, China. CDC, 2020. Disponível em: www.cdc. gov/coronavirus/2019-ncov/about/index.html [Accessed 10 October 2021].

Dandona P, Dhindsa S. Update: hypogonadotropic hypogonadism in type 2 diabetes and obesity. J Clin Endocrinol Metab. 2011;96(9):2643-51.

Griffin KA, Kramer H, Bidani AK. Adverse renal consequentes of obesity. Am J Physiol Renal Physiol. 2008;630:72-93.

Jiménez FL, Bergoderi MC. Obesity and the heart. Rev Esp Cardiol. 2011;64(2):140-9.

Legro RS. Obesity and PCOS: implications for diagnosis and treatment. Semin Reprod Med. 2012;30(6):496-506.

Luppino FS, de Wit LM, Bouvy PF, Stijnen T, Cuijpers P, Penninx BW et al. Overweight, obesity, and depression: a systematic review and meta-analysis of longitudinal studies. Arch Gen Psychiatry. 2010 Mar;67(3):220-9. Doi: 10.1001/archgenpsychiatry.2010.2. PMID: 20194822.

Nieman DC, Henson DA, Nehlsen-Cannarella SL, Ekkens M, Utter AC, Butterworth DE et al. Influence of obesity on immune function. J Am Diet Assoc. 1999;99:294-9.

O'Rourke RW, Kay T, Scholz MH, Diggs B, Jobe BA, Lewinsohn DM et al. Alterations in T-cell subset frequency in peripheral blood in obesity. Obes Surg. 2005;15:1463-68.

Parameswaran K, Todd DC, Soth M. Altered respiratory physiology in obesity. Can Respir J 2006;13:203-10.

Peterson SD. Metabolic complications of obesity. Best Pract Res Clin. Endocrinol Metab. 2013;27(2):179-93.

Quintão ECR, Nakandakare ER. Lipídios do metabolismo à aterosclerose. 1.ed. São Paulo: Sarvier; 2011.

Sheka AC, Adeyi O, Thompson J, Hameed B, Crawford PA, Ikramuddin S. Nonalcoholic Steatohepatitis: A Review. JAMA. 2020;323(12):1175-83. doi:10.1001/jama.2020.2298.

Souza AGP, Cercato C, Mancini MC, Halpern A. Obesity and obstructive sleep apnea-hipopnea syndrome. Obes Rev. 2008;9(4):340-54.

Wee S-L, McNeil GD, Hernández JC. W.H.O. declares global emergency as Wuhan coronavirus spreads. New York Times, 30 January 2020.

Williamson E, Walker AJ, Bhaskaran KJ, Bacon S, Bates C, Morton CE et al. OpenSAFELY: factors associated with covid-19-related hospital death in the linked electronic health records of 17 million adult NHS patients. medRxiv 2020 2020.05.06.20092999.

Younossi ZM. Review article: current management of non-alcoholic fatty liver dissese and non-alcoholic steatohepatitis. Aliment Pharmacol Ther. 28:2-12.

Capítulo 83

Condução do Tratamento de Paciente com Obesidade

Introdução

O tratamento da obesidade deve ser sempre baseado em um conjunto de elementos:

- Dieta
- Exercício físico
- Tratamento medicamentoso (este nem sempre é necessário)
- Tratamento cirúrgico (para casos refratários)
- Apoio psicoterápico, reestruturação cognitiva e apoio social.

Dieta

A orientação dietética é fundamental no tratamento da obesidade, sendo o principal e fundamental fator no sucesso terapêutico, uma vez que a perda de peso será a consequência de uma ingestão calórica quantitativamente menor que o gasto energético diário. As orientações sobre como prescrever uma dieta adequada para cada paciente estão explicitadas no Capítulo 84, *Programação de Plano Alimentar para o Paciente.*

Exercício físico

O exercício físico é fundamental não só para a obtenção da perda de peso desejada, mas principalmente para a manutenção do peso perdido. Vários estudos mostram que, apesar de a atividade física não ser um fator tão importante na perda de peso quanto a dieta (alguns estudos inclusive não mostram diferença na perda de peso com ou sem os exercícios se não houver modificação da dieta), sabemos que a atividade física é um dos fatores principais que determinam se a pessoa conseguirá manter ou não o peso perdido, sendo, por isso, um fator importantíssimo para a fase mais difícil do tratamento, que é a fase de manutenção. Além disso, o exercício físico traz importante melhora metabólica, uma vez que favorece o balanço energético negativo, promove lipólise, aumenta a sensibilidade à insulina e a produção de adiponectina, assim como reduz a síntese de adipocinas pró-inflamatórias.

O exercício físico é importante por alguns fatores. Inicialmente, promove a queima calórica acelerada durante o período em que a atividade física é realizada. A depender da intensidade e do tempo de atividade física realizada, o exercício físico pode aumentar o gasto energético total diário até o dobro de quando comparado com o gasto energético de repouso. No entanto, por essa mesma razão, ele promove, na maioria dos pacientes, um aumento na fome. Por isso, quando realizado isoladamente não associado a uma dieta restritiva, muitas vezes o efeito do exercício físico sobre o peso poderá ser neutro, pois o paciente pode "compensar" o aumento do gasto energético com um aumento de calorias ingeridas, neutralizando o saldo calórico.

Em segundo lugar, a atividade física ajuda a aumentar o trofismo muscular, reduzindo a perda de massa magra durante as dietas restritivas, de modo a evitar que o organismo reduza muito o seu metabolismo basal com a perda de peso, uma vez que a quantidade de tecido muscular é um dos principais fatores que determina o gasto metabólico basal do indivíduo. Pessoas que fazem dieta restritiva sem atividade física podem ter uma perda de massa magra correspondente a aproximadamente 50% da perda de peso total, de modo que, pela perda de massa muscular, passam a ter uma queda da taxa metabólica basal à medida que emagrecem, até chegarem em um momento platô em que, mesmo fazendo a mesma dieta restritiva, não conseguem mais obter perda ponderal, já que a queima calórica total diária diminuiu. Quando se realiza atividade física, consegue-se reduzir a perda de massa magra para menos de 25% da perda ponderal total, de modo a evitar que a queda da taxa metabólica basal seja tão acentuada com a dieta, retardando, assim, o aparecimento do platô da perda de peso.

Em terceiro lugar, mas não menos importante, a realização de atividade física aeróbica em moderada quantidade produz aumento da taxa metabólica basal, que pode permanecer mais elevada por até 48 horas após a realização do exercício físico. Ou seja, o aumento do gasto energético não ocorre apenas durante o momento em que o exercício é realizado, mas pode permanecer elevado pelos próximos 2 dias. Por isso, a realização de atividade física é uma maneira de "enganar" o organismo, mantendo sua queima calórica maior ou pelo menos não tão baixa como deveria estar, mesmo em vigência de uma redução da ingesta calórica, uma vez que as dietas restritivas causam redução da taxa metabólica basal. Além disso, há todos os benefícios cardiometabólicos já conhecidos dos exercícios físicos, de redução do risco cardiovascular, do risco de diabetes, de hipertensão arterial, de dislipidemia e de vários outros fatores de risco de morbimortalidade tão comuns na atualidade.

Estudos mostram que, para prevenir o ganho de peso e favorecer a manutenção de peso, a realização de 150 a 200 minutos semanais de atividade física de intensidade moderada são suficientes (p. ex., 1 hora de exercício três vezes na semana), o que corresponde a um gasto de 1.000 a 2.000 kcal/semana pela atividade física. Para promover perda de peso, a quantidade de exercício físico prescrita deve ser maior, algo em torno de 225 a 420 minutos/semana de exercício de intensidade moderada (p. ex., 1 hora de exercício de cinco a sete vezes na semana).

Os exercícios aeróbicos promovem aumento do transporte de oxigênio para os músculos em exercício, de modo que o metabolismo energético desses músculos passa a consumir sobretudo os estoques de gordura como principal fonte energética. Por outro lado, nos exercícios de resistência (anaeróbicos), o metabolismo energético ocorre na ausência de oxigênio suficiente e, por isso, a principal fonte de energia passa a ser o glicogênio muscular, em detrimento do tecido adiposo.

A atividade física aeróbica promove melhora da função endotelial, com maior síntese de óxido nítrico pelo endotélio, reduzindo o risco cardiovascular. Além disso, causa aumento da lipólise e da atividade da lipoproteína lipase (LPL), reduzindo a trigliceridemia e aumentando o colesterol da lipoproteína de alta densidade (HDL-c). Causa aumento de adiponectina, promovendo melhora metabólica e redução da inflamação sistêmica. Quando o exercício aeróbico é realizado em intensidade moderada (com frequência cardíaca equivalente a 50 a 70% da frequência cardíaca máxima, que pode ser calculada em um teste ergoespirométrico ou estimada pela fórmula 220 – idade = frequência cardíaca máxima aproximada), a porcentagem de oxidação de gorduras em detrimento da oxidação de carboidratos e proteínas como fonte energética é maior. No entanto, exercícios de alta intensidade (com > 70% da frequência cardíaca máxima) promovem maior gasto total de energia (pois quanto maior a intensidade, duração e frequência do exercício, maior será o déficit energético produzido), de modo que, mesmo havendo menor porcentagem de gordura consumida, o valor absoluto total de gordura consumida ao final pode ser maior, caso o déficit calórico total produzido tenha sido maior. Por isso, não há problema nenhum em se praticar exercício físico em frequência cardíaca maior que 70% da frequência cardíaca máxima se o objetivo for a perda de peso.

Estudos mostram que há maiores benefícios cardiovasculares e metabólicos quando são realizadas atividades físicas intervaladas, que consistem naquelas em que os exercícios aeróbicos de intensidade moderada são intercalados com intervalos mais curtos de exercícios aeróbicos de intensidade maior (chamados "tiros"). Os tiros causam liberação de epinefrina, norepinefrina e aminas que ativam o sistema adrenérgico do indivíduo, promovendo elevação da taxa metabólica basal, da lipólise, além de serem mais eficientes na promoção de melhor capacidade física aeróbica em longo prazo no indivíduo.

Por outro lado, o exercício físico de resistência (anaeróbico) promove pouca oxidação lipídica, pois tem como principal fonte energética os carboidratos, sobretudo o glicogênio muscular. Estudos mostram que a realização desse tipo de exercício físico isoladamente não é capaz de reduzir a quantidade de gordura corporal, mas, sim, de promover aumento da massa magra. Dessa maneira, é um bom exercício para quem deseja promover ganho de massa magra, bem como força e resistência muscular. É um tipo de exercício muito útil para evitar grandes perdas de massa magra durante as dietas restritivas. No entanto, não é o exercício de escolha quando a meta principal é a perda de gordura. Quando realizado em intensidade moderada, com carga menor e muitas repetições, cerca de 15 a 20, ajuda a aumentar a sensibilidade à insulina e a reduzir o risco de diabetes melito tipo 2. Quando realizado com menos repetições (8 a 10) e maior carga, promovem principalmente a hipertrofia e o ganho de massa muscular.

Por esse motivo, para os pacientes com obesidade ou com sobrepeso que almejam a perda de tecido gorduroso, o principal tipo de exercício a ser prescrito é o aeróbico de moderada intensidade, idealmente intercalado com períodos de intensidade mais elevada, conforme a capacidade física do paciente (exercícios intervalados). Algo em torno de 300 minutos/semana para perda de peso, e 180 minutos/semana para manutenção do peso perdido. Caso seja possível, a associação com atividade física de resistência duas a três vezes na semana seria o ideal para evitar grandes perdas de massa magra. No entanto, se o tempo for um fator limitante e se for preciso optar por apenas um tipo de exercício, o aeróbico deve ser preferencialmente o escolhido para esse paciente, caso ele não seja sarcopênico.

Tratamento medicamentoso

O tratamento medicamentoso é uma arma que pode ajudar alguns tipos de pacientes a controlar melhor o seu padrão alimentar, para que sigam a dieta prescrita com mais facilidade e menos sofrimento, tornando maior a adesão à dieta e, portanto, o sucesso terapêutico. Além disso, os medicamentos antiobesidade podem atuar no sistema nervoso central, reduzindo o *setpoint* do peso e fazendo com que o organismo lute por um peso mais baixo na vigência do tratamento.

Sua indicação deve ser feita para pacientes com obesidade (IMC maior ou igual a 30,0) ou sobrepeso (IMC maior que 25 ou 27, dependendo da medicação escolhida) associada a comorbidades causadas pelo excesso de peso, ou circunferência de abdome muito aumentada (maior de 102 em homens ou 88 em mulheres), também associada a comorbidades, em indivíduos que tenham falhado na perda de peso com dieta isoladamente.

O detalhamento do tratamento medicamentoso para obesidade está descrito nos capítulos específicos sobre esse tema neste livro.

Tratamento cirúrgico

Alguns pacientes podem demonstrar refratariedade a todos os tipos de tratamento clínico tentados e, nesses casos, podem ser candidatos à cirurgia bariátrica, dependendo do grau de obesidade, da presença ou não de comorbidades associadas ao excesso de peso e da presença ou não de fatores que contraindicam esse tipo de cirurgia.

Atualmente, são indicações para cirurgia bariátrica pacientes que tenham quadro de obesidade mórbida (IMC maior ou igual a 40) ou obesidade grau 2 associada a comorbidades causadas ou agravadas pelo excesso de peso. Com a incorporação da "cirurgia metabólica" pela IDF, passou-se a se indicar também a cirurgia bariátrica para pacientes diabéticos tipo 2 com controle inadequado da glicemia, com IMC maior ou igual a 30,0, desde que preencham alguns critérios específicos, detalhados no Capítulo 91, *Cirurgia Bariátrica, Indicações, Contraindicações e Técnicas Cirúrgicas*. Para todos os casos, é necessário que o paciente tenha tentado um tratamento clínico sem sucesso por pelo menos 2 anos.

Apoio

Muitos pacientes se beneficiam do acompanhamento psicológico e até psiquiátrico para ajudar no tratamento de condições psíquicas que desencadearam ou reforçam o comportamento que levou à obesidade.

Algumas dicas e alguns tipos de comportamento devem ser sempre incentivados durante o tratamento e seguimento de um paciente com obesidade, pois já foram demonstrados e comprovadamente aumentam a chance de sucesso nesse tipo de tratamento. São eles:

- Automonitoramento da dieta: fazer um diário alimentar, anotar a quantidade e a qualidade dos alimentos que estão sendo ingeridos diariamente, para que possa haver uma real percepção do total de calorias ingeridas, uma vez que muitos pacientes subestimam o total de calorias ingeridas habitualmente
- Conhecer o valor energético dos alimentos
- Ler os rótulos alimentares para verificar se contêm gordura *trans*, gordura saturada e saber a densidade calórica dos alimentos habitualmente consumidos
- Prestar atenção no modo de preparo dos alimentos a fim de retirar a gordura da carne e a pele do frango antes de cozinhar, não acrescentar óleo aos alimentos etc.

- Realizar atividade física frequente, já que se comprovou que esse fator é essencial não só para a perda de peso desejada, mas também, e principalmente, para manter o peso perdido
- Comer devagar e mastigar bem os alimentos. Estudos mostram que se deve mastigar idealmente pelo menos 20 a 30 vezes antes de engolir o bolo alimentar, de modo a conseguir sinalizar adequadamente ao sistema nervoso central que o alimento está sendo ingerido. Dessa maneira, a saciedade não demorará muito a aparecer, e o paciente conseguirá se contentar com menor quantidade de alimentos em cada refeição
- Não comer assistindo à televisão ou com outras distrações
- Automonitoramento do peso: comprar uma balança e ter o hábito de se pesar pelo menos 1 vez/semana, sempre nas mesmas condições (idealmente pela manhã, logo após acordar e esvaziar a bexiga). Anotar o peso para ter o acompanhamento da evolução ponderal ao longo do tempo. Pessoas que monitoram seu peso mantêm muito mais o peso perdido do que as pessoas que não fazem esse monitoramento
- Evitar *fast-foods*
- Evitar ingerir calorias líquidas (sucos, sodas, refrigerantes açucarados, *drinks*, bebidas alcoólicas)
- Ter um contato frequente com seu médico. Estudos mostram que a presença de um contato semanal por internet com os pacientes foi muito eficiente em promover e manter a perda de peso, quando comparado aos pacientes que eram vistos ou monitorados com menos frequência
- Sempre rever os progressos e parabenizar a perda de peso do paciente a cada consulta
- Nunca culpar ou recriminar o paciente por não ter atingido a meta de perda de peso ou por ter recuperado um pouco de peso. Recaídas são normais e o paciente deve ser estimulado no sentido de que isso não significa falha do tratamento, mas um motivo a mais para que volte a se empenhar
- Não fazer compras no supermercado com o estômago vazio
- Comer em casa antes de eventos sociais.

Leitura recomendada

Barte JC, Veldwijk J, Teixeira PJ, Sacks FM, Bemelmans WJ. Differences in weight loss across different BMI classes: a meta-analysis of the effects of interventions with diet and exercise. Int J Behav Med. 2014;21(5):784-93.

Nicklas BJ, Wang X, You T, Lyles MF, Demons J, Easter L et al. Effect of exercise intensity on abdominal fat loss during calorie restriction in overweight and obese postmenopausal women: a randomized, controlled trial. Am J Clin Nutr. 2009;89(4);1043-52.

Poirier P, Després JP. Exercise in weight management of obesity. Cardiol Clin. 2001;19(3):459-70.

Stiegler P, Cunliffe A. The role of diet and exercise for maintenance of fat-free mass and resting metabolic rate during weight loss. Sports Med. 2006;36(3):239-62.

Wyatt HR, Grunwald GK, Mosca CL, Klem ML, Wing RR, Hill JO. Long-term weight loss and breakfast in subjects in the national weight control registry. Obes Res. 2002;10(2):78-82.

Zachwieja JJ. Exercise as treatment for obesity. Endocrinol Metab Clin North Am. 1996;25(4):965-88.

84

Capítulo

Programação de Plano Alimentar para o Paciente

Introdução

Antes de iniciar um planejamento alimentar, é importante entender um pouco mais sobre os hábitos alimentares do paciente: o que ele come, em que horários, em quais quantidades, se faz fracionamento das refeições, quais as preferências, intolerâncias, aversões e alergias alimentares? Em que condições o paciente se alimenta? Come por que está com fome, por que está na hora de comer, por estar ansioso ou como válvula de escape? O que sente após ter comido? Saciedade, empachamento, sensação de ter comido demais, arrependimento? Deve-se ainda avaliar como é o funcionamento do trato gastrintestinal: tem constipação intestinal? Diarreia? Gases, flatulência?

Após a avaliação do tipo de alimentação habitual do paciente, deve-se obter uma estimativa do seu gasto energético basal (GEB), seja por calorimetria indireta, por bioimpedância elétrica ou por fórmulas se não tivermos disponíveis outras maneiras melhores de avaliação, para que possamos ter uma estimativa do valor calórico total que deve ser oferecido na dieta desse paciente, visando à perda de peso.

Uma vez obtido o gasto energético total do paciente, deve-se programar a quantidade calórica da dieta que será orientada. Para redução de peso, o ideal é se planejar uma dieta hipocalórica, com cerca de 500 a 1.000 kcal a menos do que o gasto energético total diário. Ao se reduzir 500 kcal ao dia, a perda de peso esperada é de aproximadamente 0,5 kg por semana. Ao se reduzir 1.000 kcal ao dia, a perda de peso esperada é de aproximadamente 1 kg por semana. Um déficit energético de 7.000 kcal equivale à perda ponderal de 1 kg aproximadamente.

Deve-se procurar manter o tipo de alimento que o paciente está habituado, visando elaborar uma dieta que seja mais familiar e mais próxima das preferências alimentares do paciente, pois acreditamos que assim a chance de aderência e de manutenção da dieta a longo prazo seja maior. Mas, é claro, sempre respeitando a regra de que a dieta precisa ser hipocalórica (caso contrário, a perda de peso não vai acontecer), e deve tentar fornecer o máximo dos macro e dos micronutrientes necessários, devendo ser suplementado apenas o que a dieta não conseguir suprir. Quanto mais variada for a dieta, maior vai ser a quantidade de micronutrientes ofertados. Deve-se sempre tentar ofertar uma alimentação rica em fibras, cálcio, ferro e vitaminas, e pobre em gordura e doces. Além disso, a alimentação deve estar adequada ao momento biológico da vida e à situação socioeconômica do indivíduo.

O *Guia Alimentar para a População Brasileira*, publicado pelo Ministério da Saúde, sugere que a alimentação do brasileiro seja composta de diversos grupos alimentares, respeitando as seguintes proporções:

- Carboidratos: 55 a 75% (sendo < 10% de açúcar simples). Para uma alimentação habitual de 2.000 kcal, esse grupo incluiria cerca de seis porções de alimentos ricos em carboidratos (pão, torrada, bolachas, arroz, massa, batatas, mandiocas, grãos e cereais), uma porção de leguminosas (feijão, lentilha, ervilha, grão-de-bico) e duas a três porções de frutas. Lembrando que para dietas hipocalóricas, por exemplo de 1.000 kcal, tudo deve ser reduzido proporcionalmente
- Gorduras: 15 a 30% (sendo < 7% saturada e < 1% *trans*). A maior parte da gordura consumida deve ser mono ou poli-insaturada, de preferência rica em ômega-3. Idealmente, o grupo das gorduras deveria ser composto de 20% de gorduras monoinsaturadas, 10% de poli-insaturadas e zero de saturada e *trans*
- Proteínas: 10 a 15%, incluindo uma a duas porções de carnes/ovos ao dia, pelo menos uma porção de leguminosas e duas a três porções de leite ou derivados ao dia.

Além disso, o Ministério da Saúde recomenda que a alimentação saudável do brasileiro tenha as seguintes características:

- < 200 a 300 mg/dia de colesterol
- 2 g/dia de fitoesteróis vegetais
- 10 a 25 g/dia de fibras ou pelo menos 14 g por 1.000 kcal consumidas
- < 5 a 6 g/dia de sal de cozinha (< 2,4 g de sódio ao dia)
- Pelo menos três porções de hortaliças/dia (folhas, saladas, legumes, vegetais).

Composição da dieta

Macronutrientes

Carboidratos

Os alimentos ricos em carboidratos (CHO) são fontes importantes de energia, fibras, vitaminas e minerais e contribuem para a palatabilidade da dieta. Têm poder sacietógeno intermediário entre as proteínas e gorduras. Cerca de 1 g de carboidrato fornece 4 quilocalorias (kcal).

Os CHO podem ser divididos em monossacarídeos (glicose, frutose, galactose), dissacarídeos (maltose – duas glicoses, sacarose – glicose + frutose, lactose – glicose + galactose) e polissacarídeos (amido, glicogênio). Os oligossacarídeos produzem três a dez moléculas de monossacarídeos quando hidrolisados; os polissacarídeos produzem mais de dez moléculas de monossacarídeos quando hidrolisados.

A frutose é um monossacarídeo presente naturalmente nas frutas. Estudos recentes vêm demonstrando que a frutose é um carboidrato que participa de vias metabólicas hepáticas capazes de estimular esteatose hepática, hipertrigliceridemia e resistência à insulina. A frutose estimula a lipogênese hepática *de novo*, inibe a betaoxidação de gorduras intra-hepáticas, aumenta a trigliceridemia e promove resistência hepática e muscular à ação da insulina. Portanto, a adição de frutose em alimentos na dieta ocidental na atualidade vem sendo vista como a grande vilã, sendo talvez uma das responsáveis pela epidemia de obesidade e síndrome metabólica observada hoje em dia. Estima-se que a dieta humana alguns anos atrás fosse composta de cerca de 15 g de frutose ao dia (correspondendo apenas à frutose presente nas frutas) mas, atualmente, estima-se que a dieta ocidental contenha aproximadamente 80 g de frutose ao dia, decorrente da grande adição de frutose (ou de xarope de glicose ou xarope de milho, que são compostos de 80% de frutose) em alimentos industrializados, como barras de cereais, bolachas, *cookies*, bebidas industrializadas, bolos, entre outros alimentos. Portanto, a recomendação atual é que se procure consumir apenas a frutose presente naturalmente nas frutas e que se evite o uso de alimentos industrializados enriquecidos em frutose ou xarope de glicose.

Os carboidratos podem estar presentes em todas as refeições, principalmente sob a forma de CHO complexos (arroz integral, pães integrais, fibras, massas integrais, cereais, grãos), pois estes têm menor índice glicêmico, maior riqueza em fibras, maior riqueza nutricional, maior quantidade de vitaminas do complexo B e outras vitaminas, e promovem maior saciedade. Os CHO simples, como os açúcares refinados, possuem alto índice glicêmico e devem ser evitados. Quando se diz CHO simples, refere-se a mono e dissacarídeos. Os CHO complexos são sempre polissacarídeos.

A ingestão de alimentos com alto índice glicêmico causa incursões insulínicas muito elevadas, que resultam em ativação do sistema nervoso simpático, maior reabsorção de sódio nos rins e elevação da pressão arterial, além de agravar a tendência à falência pancreática e aumentar o risco de diabetes melito tipo 2. O açúcar em excesso reduz a eliminação renal do ácido úrico, promovendo, portanto, hiperuricemia, que causa inibição do óxido nítrico endotelial e reduz a vasodilatação, sendo um fator de risco adicional para hipertensão e doenças cardiovasculares.

As fibras, presentes nos CHO, principalmente em folhas, raízes, talos, sementes e bagaços, são polissacarídeos de origem vegetal resistentes à digestão e à absorção no intestino delgado humano, além de sofrerem fermentação completa ou parcial no intestino grosso. São compostas de celulose (vegetais comestíveis), hemicelulose (grãos de cereais), ligninas (hortaliças), pectina (frutas) e gomas (aveia, cevada), podendo ser solúveis ou insolúveis.

A fibra solúvel (pectina, inulina, betaglucana e hidrocoloides) está presente principalmente em frutas, verduras e leguminosas. Retarda o esvaziamento gástrico, a digestão e a absorção, tem efeito hipoglicemiante e pode se ligar a ácidos biliares, aumentando sua eliminação nas fezes (por isso, pode ser prescrita também para auxiliar no tratamento de dislipidemias). Sua fermentação produz ácidos graxos de cadeia curta, que estimulam a apoptose de colonócitos, e por isso reduzem o risco de câncer colorretal. A alimentação rica em fibras solúveis é capaz de reduzir a glicemia pós-prandial, o colesterol total, o colesterol da lipoproteína de baixa densidade (LDL-c), o esvaziamento gástrico, promovendo mais saciedade e reduzindo a gordura visceral e, também, o risco de câncer colorretal.

A fibra insolúvel (celulose e hemicelulose) está presente principalmente nos cereais, nos alimentos integrais (hemicelulose) e nos legumes (celulose). Sofre pouca degradação microbiológica, fornece muitos resíduos para o bolo fecal, reduz o tempo de trânsito intestinal e estimula a evacuação. Reduz também a resistência à insulina, o índice *Homeostatic Model Assessment-Insulin Resistance* (HOMA-IR), o risco de diabetes melito tipo 2 em 30%, além do risco de doença arterial coronariana e de insuficiência cardíaca. Ajuda ainda promovendo saciedade e controle de peso, além da saúde intestinal.

Recomenda-se atualmente uma ingestão de pelo menos 14 g de fibras para cada 1.000 kcal ingeridas, ou aproximadamente 25 g de fibras ao dia para uma pessoa que não esteja em restrição calórica.

A Tabela 84.1 traz as principais fontes de CHO disponíveis na atualidade, com a quantidade aproximada de fibras em cada um deles.

Proteínas

As proteínas são o tipo de nutriente mais sacietógeno. Importantes para regeneração e síntese de tecidos, transporte de oxigênio, ferro e vitaminas, são catalisadores de reações químicas, reações imunológicas, coagulação, síntese de hormônios, contribuem para a manutenção do balanço osmótico, entre outras múltiplas funções no organismo. Devem estar presentes em pelo menos três refeições diárias na forma de carnes, aves, peixes,

TABELA 84.1 Principais fontes de carboidratos.

Alimento	Porção	Calorias	Carboidratos (g)	Proteínas (g)	Gorduras (g)	Fibras (g)
Mais consumidos no café da manhã e em lanches						
Pão francês	1 unidade	150	30	4	1,5	1,1
Pão integral	2 fatias	160	30	6	2	4
Pão *light* integral	2 fatias	109	20	5,4	0,8	2,8
Torrada integral	1 unidade	35	5,3	1,4	0,8	0,2
Bolacha *cream cracker*	5 unidades	132	20	3,6	4,4	0
Bolacha maisena	6 unidades	130	21	3,1	3,6	0
Club Social®	1 pacote	121	17	2	4	0
BelVita®	1 pacote	141	20	2	5	1
Bolacha de arroz	1 unidade	40	8	0,7	0	0
Bolacha recheada	1 unidade	56	7,6	0,9	2,4	0,4
Tapioca (farinha)	1 colher de sopa	64	16	0	0	0
Cuscuz (sem recheio)	1 xícara	176	36	5,9	0,2	2,2
Bolo sem recheio	Fatia de 60 g	260	33	5	12	0
Pão de queijo mini	1 unidade	40	4	1	2	0
Barra de cereal	1 unidade	90	15	1	3	1
Grãos e farinhas						
Granola	1 colher de sopa	40	7	1	0,6	0,9
Granola *light*	1 colher de sopa	35	8	0	0,25	1
Aveia	1 colher de sopa	52	9	2,3	1,1	1,5
Chia	1 colher de sopa	54	4,4	1,9	3,2	1,4
Linhaça	1 colher de sopa	79	4,5	3	5,3	3,9
Linchia	1 colher de sopa	76	4,8	3	5	4,5
Amaranto	1 colher de sopa	52	8	1	1,6	0,7
Farinha de banana-verde	1 colher de sopa	31	6,5	0,4	0,3	1,1
Farinha de berinjela	1 colher de sopa	25	5,5	1,5	0	3,6
Farinha láctea	1 colher de sopa	30	5	1	0,5	0,3
Frutas						
Maçã	1 unidade	71	19	0	0	1
Banana	1 unidade	95	15	1,6	0,4	3,1
Pera	1 unidade	60	14	0	0	3
Goiaba	1 unidade	70	12	2	0,4	6
Kiwi	1 unidade	44	8,5	0,9	0,4	1,5
Ameixa	1 unidade	53	14	1	0	3
Mamão papaia	Metade	70	16	0	0	1
Melão	1 fatia	65	13	1,8	0	0
Melancia	1 fatia	40	8	0,9	0,6	0,1

(*continua*)

Parte 7 • Seção Obesidade

TABELA 84.1 Principais fontes de carboidratos. (*Continuação*)

Alimento	Porção	Calorias	Carboidratos (g)	Proteínas (g)	Gorduras (g)	Fibras (g)
Abacaxi	1 fatia	50	12	0,4	0,6	1,2
Uva	9 unidades	80	17	0,7	0,2	1
Cereja	10 unidades	72	15	1,8	0,4	1
Jabuticaba	9 unidades	60	15	0	0	2
Damasco seco	1 unidade	20	4,4	0,3	0	0,8
Ameixa seca	1 unidade	20	5	0	0	0
Tâmara	1 unidade	28	7	0	0	1
Uva-passa	1 colher de sopa	45	12	0,5	0	0,6
Pistache	1 colher de sopa	85	4	3	6	1
Mais consumidos no almoço e no jantar						
Arroz branco	1 colher de sopa	40	9	0,7	0	0,5
Arroz integral	1 colher de sopa	40	9	0,8	0,3	1
Batata	50 g	60	12	0,8	0,3	0
Batata-doce	50 g	45	10	1	0,1	1,5
Batata yacon	50 g	40	9	1	0	0,8
Mandioca	50 g	60	15	0,3	0,2	0,8
Inhame	50 g	50	12	1	0	0,5
Macarrão	100 g (1 pegador)	130	22	5,4	1,7	0
Macarrão integral	100 g (1 pegador)	122	25	4,5	0,4	1,7
Purês	1 colher de sopa	40	6	0,8	1,2	0,4
Farofas	1 colher de sopa	45	8	0	1,1	1
Tabule	1 colher de sopa	50	2,1	0,5	2,3	0
Polenta	1 colher de sopa	25	5	0,3	0	0
Milho	1 colher de sopa	22	5	0,7	0,3	0,6
Sushi	1 unidade	43	7,7	0	1,1	0
Bebidas						
Suco de fruta	200 mℓ	90	22	0	0	0
Suco de laranja natural	200 mℓ	130	26	2	0	2
Refrigerante	200 mℓ	85	21	0	0	0
Doces						
Achocolatado	2 colheres de sopa	75	18	0	0	1
Açúcar	1 colher de sopa	120	30	0	0	0
Brigadeiro	1 colher de sopa	100	15	2	3	0
Doce de leite	1 colher de sopa	72	15	2	2	0
Sonho de valsa	1 unidade	113	13	1,3	6,2	0
Barra de chocolate	25 g (4 quadrados)	120	13	1,8	8	0

leite ou derivados e soja. O ideal é que o paciente tenha uma ingestão de pelo menos 0,8 a 1,2 g de proteína/kg/dia (ou até mais, no caso de atletas que praticam exercícios físicos de alta intensidade). Devem compor aproximadamente 15% das calorias ingeridas diariamente. Cerca de 1 g de proteína fornece 4 kcal.

As proteínas são compostas de aminoácidos, que podem ser essenciais ou não. Existem 20 tipos de aminoácidos, sendo nove deles essenciais (ou seja, não podem ser sintetizados pelo organismo, precisando ser ingeridos a partir da alimentação). São eles: leucina, isoleucina, valina, triptofano, lisina, metionina, treonina, fenilalanina e histidina.

São chamadas proteínas de alto valor biológico aquelas ricas em aminoácidos essenciais. Geralmente, são de origem animal. Como exceções, temos a proteína da soja, que tem origem vegetal, mas é de alto valor biológico, e o colágeno, que é uma proteína de origem animal, mas de baixo valor biológico.

As principais fontes proteicas na alimentação são carnes, aves, peixes, soja, leite e derivados, leguminosas (feijão, ervilha, lentilha, grão-de-bico), embutidos (presunto, peito de peru), ovos, cereais integrais e oleaginosas (castanhas). Na Tabela 84.2 são encontradas as principais fontes de proteínas na alimentação da população brasileira.

TABELA 84.2 Principais fontes de proteínas.						
Alimento	**Porção**	**Calorias**	**Carboidratos (g)**	**Proteínas (g)**	**Gorduras (g)**	**Fibras (g)**
Carnes						
Carne bovina	100 g	200	0	30	7,7	0
Frango	100 g	160	0	30	2	0
Peixe	100 g	120	0	26	2,7	0
Salmão	100 g	170	0	24	6	0
Atum *light*	3 colheres de sopa	60	0	14	0	0
Sardinha	3 colheres de sopa	95	2	10	6	0
Sushimi	1 unidade	20	0	3,2	1	0
Ovo						
Ovo de galinha	1 unidade	80	1	6	6	0
Leite e derivados						
Leite integral	200 mℓ	120	9	6	6	0
Leite desnatado	200 mℓ	60	9	6,3	0	0
Iogurte integral	100 g	134	17	5,6	5	0
Iogurte desnatado	100 g	78	10	4,6	2,2	0
Queijo minas	1 fatia de 30 g	70	0	5	6	0
Queijo minas *light*	1 fatia de 30 g	50	0	5,5	3,2	0
Queijo *cottage*	1 colher de sopa	25	0,8	3,3	0,8	0
Queijo ricota	1 fatia de 30 g	39	0,6	4,5	2,1	0
Queijo muçarela	1 fatia de 30 g	90	2	6	6	0
Muçarela de búfala	1 fatia de 30 g	80	0	5	7	0
Queijo prato	1 fatia de 30 g	100	0	7	8	0
Requeijão comum	1 colher de sopa	86	0	2,9	8,1	0
Requeijão *light*	1 colher de sopa	35	0	1,8	3,1	0
Requeijão zero	1 colher de sopa	16	1,2	2,8	0	0

(continua)

TABELA 84.2 Principais fontes de proteínas. (*Continuação*)

Alimento	Porção	Calorias	Carboidratos (g)	Proteínas (g)	Gorduras (g)	Fibras (g)
Embutidos						
Presunto	1 fatia	41	0	7	1	0
Peito de peru	1 fatia	20	0,5	4	0	0
Mortadela	1 fatia	60	1,2	2,4	5	0
Salame	1 fatia	42	0,1	2,2	3,7	0
Leguminosas						
Feijão	1 colher de sopa	40	6	3	0	3
Ervilha	1 colher de sopa	14	3	1	0	1
Lentilha	1 colher de sopa	30	5	2,5	0	2
Grão-de-bico	1 colher de sopa	30	4	2,1	0,5	0
Soja	100 g (4 colheres)	173	10	16	9	6
Oleaginosas						
Castanha-de-caju	5 unidades	86	5	2,3	7	0
Castanha-do-pará	3 unidades	80	1,5	2	7,5	0
Amêndoa	10 unidades	70	2	3	6	0
Macadâmia	5 unidades	80	1,5	1	8	0
Avelã	10 unidades	70	2	2	7	0
Amendoim	1 colher de sopa	94	1	4	7,6	0
Pistache	1 colher de sopa	85	4	3	6	0
Suplementos proteicos						
Whey protein isolado	30 g (1 *scoop*)	120	2	27	1	0
Barra de proteína VO$_2$	1 unidade	111	9	10	3	0
Whey bar low carb	1 unidade	142	9	16	3,2	0

Como exemplo de prescrição para um paciente de 80 kg, deve-se ofertar algo entre 64 e 96 g de proteínas ao dia (0,8 a 1,2 g/kg de peso). Essa oferta pode ser efetuada, por exemplo, da seguinte maneira:

- Uma porção de 30 g queijo branco (5 g de proteína)
- Um copo de leite ou iogurte no café da manhã e outro na ceia (6 g × 2 = 12 g)
- 100 g de carne (de preferência carne branca, que tem menos gordura) no almoço (30 g de proteína)
- Quatro colheres de sopa de feijão no almoço (3 g × 4 = 12 g)
- Dois ovos no jantar (6 g × 2 = 12 g)
- Total = 5 + 12 + 30 + 12 + 12 = 71 g de proteínas ofertadas no dia (fora uma quantidade menor de proteína que terá nos outros alimentos mais pobres em proteínas que serão incluídos na dieta).

De preferência, deve-se optar por fontes de proteínas com menor teor de gorduras saturadas. O ideal é não ultrapassar 500 g de carne vermelha na semana, pois um consumo de carne vermelha maior que esse demonstrou aumentar a mortalidade em 11% para homens e 16% para mulheres. Sugere-se tentar optar sempre por queijos brancos e por leites e iogurtes desnatados, principalmente quando precisamos conter a quantidade de calorias da dieta, quando o objetivo principal é a perda de peso.

Gorduras

As gorduras têm importância na ação energética, estrutural e hormonal. Reduzem a perda de calor do organismo, portanto, atuam como isolante térmico, transportam vitaminas lipossolúveis e fornecem ácidos graxos essenciais. Têm baixo poder sacietógeno e alta densidade calórica, tendo 1 g de gordura aproximadamente 9 kcal. No entanto, geralmente são muito consumidas, pois possuem alta palatabilidade, acentuam e melhoram o sabor dos alimentos. Devem ser consumidas em pequena quantidade e sempre optando pelas gorduras insaturadas. Sugere-se evitar margarinas cremosas, pois são ricas em ácidos graxos *trans*, e gorduras animais, pois são ricas em gordura saturada. A porcentagem de gordura na alimentação não deve ultrapassar 30% das calorias totais diárias ingeridas, idealmente sendo < 7% na forma de gordura saturada, < 1 a 2% na forma de gordura *trans* (sendo um total de < 2 g/dia de gordura *trans*) e < 200 a 300 mg de colesterol ao dia.

Ácidos graxos saturados

Ácidos graxos saturados são aqueles que têm apenas ligações simples entre os átomos de carbono. Podem ser formados por ácidos graxos de cadeia curta (até 8 carbonos), média (8 a 12 carbonos) ou longa (> 12 carbonos). As gorduras saturadas de cadeia curta são voláteis. As de cadeia média são transportadas do intestino diretamente para o fígado sem a necessidade de se ligar aos quilomícrons (QM), pois se ligam à albumina ou a outras proteínas. Por isso, situações em que é preciso diminuir a formação de QM, como em tratamento para quilotórax ou fístula linfática, deve-se fazer dieta com triglicerídeos de cadeia média (TCM). Os triglicerídeos de cadeia longa (TCL) são os mais consumidos em nossa dieta habitualmente, sendo sólidos em temperatura ambiente e se ligando aos quilomícrons para serem transportados no sangue.

Os ácidos graxos saturados têm conformação tridimensional em linha reta, ocupando pouco espaço no meio tridimensional, o que favorece a aglomeração de várias moléculas de ácido graxo saturado dentro de uma mesma molécula de LDL ou de lipoproteína de alta densidade (HDL). Por esse motivo, o consumo de grande quantidade de gordura saturada causa aumento de colesterol total, de LDL-c e de HDL-colesterol (HDL-c). Os triglicerídeos se reduzem, se houver menor ingestão de carboidratos em detrimento de maior ingestão de gordura, por causa da hipertrigliceridemia induzida por CHO, pois a gordura saturada por si só não tem efeito direto em diminuir a trigliceridemia.

A gordura saturada reduz a expressão do receptor BE pelas células, de modo que elas passam a captar menos LDL-c, aumentando essa lipoproteína no plasma. Além de ocorrer ativação da ação da acetilcolesterol acetiltransferase (ACAT), mais colesterol é esterificado e passa a ser transportado dentro de cada molécula de LDL. Ou seja, o número das partículas de LDL aumenta, porém com mais densidade de colesterol em seu interior.

As gorduras saturadas são, portanto, muito aterogênicas e estão associadas a um aumento de risco de doenças cardiovasculares, neoplasias e de menor longevidade. Aumentam LDL-c e HDL-c, aumentam a produção de citocinas inflamatórias, como o fator de necrose tumoral alfa (TNF-alfa) e a interleucina-6 (IL-6), agravam a resistência insulínica e aumentam o HOMA-IR. Devem, portanto, ser evitadas, não devendo corresponder a mais de 7% das calorias totais diárias ingeridas.

Os mecanismos das mudanças no lipidograma causadas pela ingestão de gordura saturada são:

- Redução da expressão do receptor BE
- Aumento da atividade da ACAT hepática, que enriquece as apolipoproteínas B (apo B) de colesterol esterificado
- Aumento da secreção de lipoproteína de densidade muito baixa (VLDL)
- Por serem moléculas retilíneas, é possível o maior acúmulo de ácidos graxos dentro da mesma molécula, aumentando, assim, a quantidade de gordura nas partículas de LDL e HDL.

Alguns exemplos de ácidos graxos saturados são:

- Ácido láurico (coco, carne): 12 carbonos
- Ácido mirístico (leite, queijo, manteiga): 14 carbonos
- Ácido palmítico (óleo de dendê, azeite de palma, carne): 16 carbonos
- Ácido esteárico (chocolate, gordura do cacau): 18 carbonos.

A gordura do cacau é saturada (18:0), mas o fígado humano é capaz de transformá-la em monoinsaturada (18:1), sendo essa a explicação para a gordura do cacau não elevar tanto o LDL-c como a da manteiga. Entre os tipos de chocolates, o suíço é o mais rico em cacau, enquanto o brasileiro é mais rico em manteiga (rica em ácido mirístico, que é saturado e piora muito o perfil lipídico).

Ácidos graxos monoinsaturados

Ácidos graxos monoinsaturados são aqueles que têm uma única dupla-ligação entre os átomos de carbono. São gorduras boas, pois aumentam HDL-c e diminuem LDL-c, reduzindo o risco cardiovascular. São gorduras líquidas à temperatura ambiente, e a presença da ligação dupla na sua estrutura faz com que ocupem um espaço tridimensionalmente maior, de modo que tantas moléculas não podem se aglutinar dentro de uma mesma partícula de LDL, reduzindo assim LDL-c.

Os mecanismos das mudanças no lipidograma causadas pela ingestão de gorduras insaturadas são:

- Indução de aumento de receptores BE, causando redução de LDL-c
- Redução da quantidade de colesterol por partícula de LDL, pois a conformação tridimensional das gorduras insaturadas é mais espaçosa, e as moléculas não podem se aglutinar com tanta densidade dentro de uma mesma partícula de LDL
- Inibição de LXR (receptor X do fígado), ChREBP (proteína de ligação do elemento de resposta sensível a carboidratos) e SREBP (proteína de ligação do elemento regulador do esterol) 1a e 1c, que são importantes ativadores da lipogênese hepática *de novo*, reduzindo a síntese de triglicerídeos e secreção de VLDL e, por consequência, a síntese de LDL
- Ativação do PPAR-alfa (receptor alfa do proliferador ativado de peroxissoma), com isso aumentando a síntese de LPL e a metabolização das lipoproteínas ricas em triglicerídeos, baixando, assim, a trigliceridemia a aumentando o HDL-c.

Alguns exemplos de ácidos graxos monoinsaturados são a série ômega-9, assim chamada, pois a insaturação fica no nono carbono a partir do terminal metila:

- Ácido oleico (18:1, 18 carbonos e uma insaturação) – azeite de oliva, óleo de canola, oleaginosas (nozes, castanhas, amêndoas), abacate, óleo de soja.

Ácidos graxos poli-insaturados

Ácidos graxos poli-insaturados são aqueles com mais de uma dupla-ligação entre os átomos de carbono. Causam redução de LDL-c ainda maior que os ácidos graxos monoinsaturados. São as gorduras mais saudáveis para o organismo, pois reduzem a produção de citocinas inflamatórias. Têm os mesmos mecanismos exemplificados previamente para justificar a melhora do lipidograma proporcionada pelos ácidos graxos monoinsaturados, mas no caso dos poli-insaturados esses mecanismos são ainda mais intensos, de modo que LDL-c se reduz de maneira mais potente com a ingestão desse tipo de gordura.

Alguns exemplos de ácidos graxos poli-insaturados são:

- Série ômega-3 – a primeira insaturação fica no terceiro carbono a partir do terminal metila
  - Ácido docosa-hexanoico – DHA – (22:6): óleo de peixe, encontrado em peixes de águas frias e profundas, como salmão e atum, mas não em peixes de cativeiro. É um ômega-3 animal
  - Ácido eicosapentaenoico – EPA – (20:5): também é um ômega-3 animal, encontrado nas mesmas fontes que o DHA
  - Ácido linolênico (18:3): óleo de soja e de canola, linhaça. É um ômega-3 vegetal
- Série ômega-6 – a primeira insaturação fica no carbono 6 a partir do terminal metila
  - Ácido linoleico (18:2): óleo de girassol, soja, milho, algodão
  - Ácido araquidônico (20:4): é sintetizado, mas não consumido. Dá origem a algumas prostaglandinas e leucotrienos, que são proteínas inflamatórias necessárias ao organismo para promover adequada vasodilatação, complacência vascular, fluidez de membranas e agregação plaquetária.

Os ácidos linolênico (ômega-3) e linoleico (ômega-6) são ácidos graxos essenciais para o ser humano, pois os mamíferos são incapazes de colocar insaturações antes do carbono 9 de um ácido graxo. No entanto, a partir desses dois ácidos graxos, consegue-se sintetizar EPA e DHA. Portanto, esses não são classificados como ácidos graxos essenciais.

A série de ácidos graxos ômega-3 ativa uma via mais anti-inflamatória, enquanto a série ômega-6 ativa uma via inflamatória. É muito importante que haja um consumo equilibrado dessas duas séries de ácidos graxos poli-insaturados, de modo a equilibrar a produção de prostaglandinas, essenciais para a manutenção da integridade vascular, da complacência dos vasos e a prevenção de complicações trombóticas e ateroscleróticas no organismo. O recomendado é ingerir cerca de 1 g diário de ômega-3. Pessoas com ingestão moderada de óleo de soja ou canola na dieta já consomem a quantidade necessária, não sendo recomendada uma suplementação universal de ômega-3.

As cápsulas de ômega-3 geralmente têm cerca de 300 mg de ômega-3 por cápsula. Estudos antigos mostraram que a suplementação com 850 mg de ômega-3 ao dia causava redução de 27% de mortalidade por causas cardiovasculares. Metanálises recentes, entretanto, não puderam comprovar que o uso de ômega-3 é capaz de reduzir o risco cardiovascular, além de alguns estudos terem sugerido um tipo de dano potencial causado por essa suplementação. Desse modo, a V Diretriz Brasileira de Dislipidemias de 2013 não recomenda o uso universal de ômega-3 para prevenção de risco cardiovascular.

Ácidos graxos trans

Os ácidos graxos *trans* são gorduras insaturadas submetidas à hidrogenização artificial (industrial) na posição *trans* em vez da posição *cis*. Isso é feito para transformar o óleo vegetal em gordura sólida, de conservação mais longa, mais palatável e com melhor textura. Alimentos industrializados, como *croissants*, bolachas recheadas e alimentos de restaurantes e padarias, são ricos em ácidos graxos *trans*.

O ácido oleico (ômega-9), quando sofre essa hidrogenização, transforma-se em ácido elaídico. Esta é a forma de gordura *trans* mais comum, uma vez que é de fácil formulação pela indústria alimentícia, já que o ácido oleico é monoinsaturado e, portanto, só tem uma dupla-ligação para mudar para a configuração *trans*.

A Organização Mundial da Saúde (OMS) recomenda um consumo máximo de 2 g de gordura *trans* ao dia. No entanto, a Anvisa (Agência Nacional de Vigilância Sanitária) permite informar nos rótulos dos alimentos que não há gordura *trans* em todo alimento que contenha menos de 0,2 g desse tipo de gordura em uma porção do alimento. Dessa maneira, dependendo da quantidade de porções consumidas, é possível que haja um consumo considerável de gordura *trans* mesmo em alimentos cujos pacotes são rotulados como zero de gordura *trans* por porção.

O consumo de ácidos graxos *trans* causa aumento de LDL-c, redução do HDL-c e piora muito importante do risco cardiovascular, portanto, deve ser evitado. Idealmente, deve-se consumir menos de 2 g de ácidos graxos *trans* ao dia, ou seja, menos de 1 a 2% do total de calorias diárias ingeridas.

Os mecanismos das alterações no lipidograma causadas pela ingestão de gordura *trans* são:

- Aumento do catabolismo da apo A1, reduzindo o HDL-c
- Aumento da atividade da proteína de transferência de ésteres de colesterol (CETP), deixando as partículas de LDL menores e mais densas, e reduzindo o HDL-c
- Diminuição da expressão da proteína estimuladora de ascilação (ASP), que é uma proteína que estimula a captação de triglicerídeos pelos adipócitos e a captação de glicose independente de insulina pelos tecidos. Ao se reduzir a expressão dessa proteína, ocorre maior resistência periférica à insulina
- As gorduras *trans* têm conformação rígida e linear, semelhante à das gorduras saturadas, e, dessa maneira, comportam várias moléculas de ácidos graxos *trans* organizadas dentro de uma partícula de LDL, aumentando, assim, o LDL-c
- Redução da produção de óxido nítrico e aumento da produção de espécies reativas de oxigênio (ROS) no endotélio
- Aumento da atividade inflamatória no tecido adiposo, elevando a concentração de IL-6, proteína C reativa e outros marcadores inflamatórios.

Um exemplo de gordura *trans* é o ácido elaídico (o ácido oleico com sua insaturação modificada de *cis* para *trans*), encontrado em margarinas, gordura vegetal hidrogenada, sorvetes, massa folhada e bolachas crocantes.

Colesterol

O colesterol é um componente das membranas celulares, precursor de ácidos biliares, hormônios esteroides e vitamina D. Portanto, é de grande importância no corpo humano. Porém, quando ingerido em maiores quantidades pode elevar a colesterolemia, aumentando o risco cardiovascular. Está presente apenas nos produtos de origem animal, como carnes, pele de frangos, gema de ovo, leite e derivados. Apesar de o consumo aumentado de colesterol na dieta estar relacionado com o aumento de seus níveis séricos, esse efeito é menor do que o causado pela ingestão de gorduras *trans* e saturadas.

Recomenda-se uma ingestão máxima de 200 a 300 mg de colesterol ao dia, e uma ingestão mínima de 2 a 3 g de fitoesteróis, que são moléculas estruturalmente semelhantes às de colesterol, mas presentes nos vegetais (o colesterol está presente apenas na gordura animal; na gordura vegetal, há o fitoesterol). O organismo humano não consegue esterificar e nem absorver o fitoesterol. Dessa maneira, essa molécula de fitoesterol ocupa o receptor da ACAT intestinal, mas não é esterificada e nem absorvida, de modo que o colesterol da dieta passa a ser menos absorvido também em virtude da ocupação dos receptores pelos fitoesteróis. O consumo de fitoesteróis é, portanto, capaz de reduzir o LDL-c em 6 a 15%.

A gema do ovo é o alimento mais rico em colesterol por peso. Uma gema contém cerca de 200 mg de colesterol. Já a clara do ovo é rica em proteínas.

Outros alimentos ricos em colesterol são: frutos do mar (camarão) e laticínios (porém estes têm mais gordura saturada do que colesterol). Os alimentos ricos em gordura saturada de origem animal são aqueles que, em geral, também são ricos em colesterol. Ocorre grande coincidência entre os alimentos ricos em gordura saturada e os ricos em colesterol, exceto quando a gordura saturada é de origem vegetal, já que as plantas não contêm colesterol, mas apenas fitoesterol.

Na Tabela 84.3 são apresentados os alimentos mais ricos em gorduras entre os habitualmente consumidos pela população brasileira.

TABELA 84.3 Alimentos ricos em gorduras.

Alimento	Porção	Calorias	Gorduras (g)	Saturada (g)	Insaturada (g)
Manteiga	1 colher de sopa	72	8	2	5
Margarina	1 colher de sopa	60	6,5	2	4,5
Becel®	1 colher de sopa	32	3,5	0,9	2,6
Leite integral	200 mℓ	120	6	3,7	2,3
Iogurte integral	100 g	134	5	3	2
Queijo muçarela	1 fatia de 30 g	90	6	4	2
Queijo prato	1 fatia de 30 g	100	8	5	3
Queijo branco	1 fatia de 30 g	70	6	4	2
Queijo minas *light*	1 fatia de 30 g	50	3,2	2,4	0,8
Requeijão comum	1 colher de sopa	86	8,1	5,1	3
Requeijão *light*	1 colher de sopa	35	3,1	1,2	1,9
Requeijão zero	1 colher de sopa	16	0	0	0
Cottage	1 colher de sopa	25	0,8	0,4	0,2
Ricota	1 fatia de 30 g	39	2,1	1,3	0,8
Mortadela	1 fatia	60	4	1	3
Salame	1 fatia	42	3,7	1,3	2,4
Pão francês	1 unidade	150	1,5	0,5	1
Pão integral	2 fatias	160	2	0,8	1,2
Pão integral *light*	2 fatias	109	0,8	0,3	0,5
Bolacha *cream cracker*	5 unidades	132	4,4	1,9	2,5
Bolacha maisena	6 unidades	130	3,6	1,1	2,5
Bolacha recheada	1 unidade	56	2,4	1,4	1
Bolacha BelVita®	1 pacote	141	5	1	4
Club Social®	1 pacote	121	4	1,5	2,5
Bolo sem recheio	1 fatia de 60 g	260	12	8	4

(continua)

TABELA 84.3 Alimentos ricos em gorduras. *(Continuação)*

Alimento	Porção	Calorias	Gorduras (g)	Saturada (g)	Insaturada (g)
Pão de queijo	1 unidade mini	40	2	1	1
Chia	1 colher de sopa	54	3,2	0,2	3
Linhaça	1 colher de sopa	79	5,3	0	5,3
Linchia	1 colher de sopa	76	5	0,5	4,5
Amaranto	1 colher de sopa	52	1,6	0,2	1,4
Carne	100 g	200	7,7	3	4,7
Frango	100 g	160	2	1,3	0,7
Peixe	100 g	120	2,7	0,9	1,8
Azeite	1 colher de sopa	110	12	2	10
Óleo de canola	1 colher de sopa	110	12	2	10
Óleo de soja	1 colher de sopa	110	12	2	10
Soja	100 g (4 colheres)	173	9	2	7
Brigadeiro	1 colher de sopa	100	3	1,5	1,5
Doce de leite	1 colher de sopa	72	2	1	1
Sonho de valsa®	1 unidade	113	6,2	3,2	3
Barra de chocolate	25 g (4 quadrados)	120	8	5	3
Castanha-de-caju	5 unidades	86	7	1,3	5,7
Castanha-do-pará	3 unidades	80	7,5	1,8	5,7
Amêndoa	10 unidades	70	6	1	5
Macadâmia	5 unidades	80	8	1,5	6,5
Avelã	10 unidades	70	7	1	6
Amendoim	1 colher de sopa	94	7,6	1,5	6,1
Pistache	1 colher de sopa	85	6	1	5

Deve-se observar que, em um indivíduo com dieta habitual de 2.000 kcal, para que 15 a 30% dessas calorias lhe sejam ofertadas na forma de gordura, é necessário um consumo diário de 300 a 600 kcal (33 a 66 g) de gordura. Para um indivíduo com dieta restritiva de 1.000 kcal/dia, por exemplo, o teor de gordura da dieta deve situar-se entre 16 e 33 g. É necessário observar que esse percentual de gordura é rapidamente ultrapassado, caso sejam consumidos alimentos ricos em gorduras, como laticínios não desnatados, queijos amarelos, carnes vermelhas, óleos, manteigas, bolachas, oleaginosas e doces. Portanto, a orientação para um paciente com dieta restritiva deve consistir sempre em alimentos com teor reduzido de gorduras, visando não ultrapassar esses 30% do valor total das calorias.

Segue-se um exemplo de cardápio com aproximadamente 1.200 kcal e 35 g de gordura (26% das calorias ofertadas na forma de gordura):

- Café da manhã: uma fatia de pão *light* integral, uma fatia de queijo minas *light*, um ovo, um copo de leite desnatado → 265 kcal, 9 g de gordura
- Lanche da manhã: 1 fruta → 80 kcal, 0 g de gordura
- Almoço: salada à vontade, temperada com limão e uma colher de sopa de azeite, três colheres de sopa de arroz integral, uma colher de sopa de feijão, 100 g de carne vermelha grelhada. Sem bebida e sem sobremesa → 520 kcal, 21 g de gordura
- Lanche da tarde: 1 fruta → 80 kcal, 0 g de gordura

- Jantar: salada à vontade, temperada com limão e sem azeite, 100 g de frango ou peixe grelhados. Sem bebida e sem sobremesa → 200 kcal, 3 g de gordura
- Ceia: um copo de iogurte desnatado → 80 kcal, 2 g de gordura.

Micronutrientes

Vitaminas e minerais

As vitaminas e os minerais são substâncias essenciais para reações fisiológicas específicas. A maioria não pode ser sintetizada pelo organismo, e deve ser consumida na forma de frutas, verduras e legumes. Quanto maior a diversidade da ingestão de frutas, legumes e verduras, maior a proteção contra diversos tipos de cânceres e acidentes vasculares cerebrais. O Ministério da Saúde recomenda a ingestão de pelo menos duas a três porções de frutas e pelo menos três porções de hortaliças ao dia, para obter quantidade suficiente de vitaminas, minerais e fibras necessárias no dia a dia. Quanto maior a diversidade nas cores das hortaliças, maior será a variedade de vitaminas e minerais consumidos.

Para maior entendimento sobre os micronutrientes, ver Capítulo 85, *Vitaminas e Minerais*.

Leitura recomendada

Brasil. Ministério da Saúde. Guia alimentar para a população brasileira: promovendo a alimentação saudável. 1. ed. Brasília; 2008.

Halpern A, Mancini MC. Manual de obesidade para o clínico. São Paulo: Roca; 2002.

Lim JS, Mietus-Snyder M, Valente A, Schwarz J, Lustig RH. The role of fructose in the pathogenesis of NAFLD and the metabolic syndrome. Nat Rev Gastroenterol Hepatol. 2010;7:251-64.

Mancini MC, Gelonese B, Lima JG, Salles JEN, Carro MK et al. Tratado de obesidade. Rio de Janeiro: Guanabara Koogan; 2010.

Santos RD, Gagliardi ACM, Xavier HT, Magnoni CD, Cassani R, Lottenberg AM et al. I diretriz sobre o consumo de gorduras e saúde cardiovascular. Arq Bras Cardiol. 2013;100(1 supl. 3):1-40.

Xavier HT, Izar MC, Faria Neto JR, Assad MH, Rocha VZ, Sposito AC et al. V diretriz brasileira de dislipidemias e prevenção da aterosclerose. Arq Bras Cardiol. 2013;101(4 supl. 1):1-22.

Vitaminas e Minerais

Introdução

As vitaminas e os minerais são micronutrientes essenciais, ou seja, precisam ser consumidos pelo ser humano nos alimentos, uma vez que nosso organismo não consegue sintetizar a maioria deles ou faz isso em quantidade insuficiente. São importantes para o adequado funcionamento de diversas enzimas e reações metabólicas do organismo, e tanto sua deficiência quanto seu excesso podem causar doenças.

As vitaminas são divididas conforme sua solubilidade em água ou gordura. As lipossolúveis são as vitaminas A, D, E e K, e as hidrossolúveis englobam todas as vitaminas do complexo B e a vitamina C.

Vitaminas

Vitamina A (retinol)

A vitamina A (retinol) é uma vitamina lipossolúvel essencial para o organismo humano, importante para o adequado funcionamento do sistema visual, crescimento e desenvolvimento, expressão gênica, sistema imunológico e antioxidante, manutenção da integridade celular das camadas epiteliais e mucosas, sistema reprodutivo e saúde dental e óssea.

É fornecida na dieta sob a forma de vitamina A pré-formada (alimentos de origem animal ricos em retinol ou em precursores de retinol, como fígado, gema de ovo, leite e derivados) ou sob a forma de carotenoides de origem vegetal. Os carotenoides são substâncias com atividade de pró-vitamina A que dentro do nosso organismo conseguem ser convertidos em retinol. Os alimentos vegetais ricos em carotenoides são aqueles de cor amarelo-alaranjada, como cenoura, manga, abóbora, caqui, mamão, e verde-escuros, como espinafre, brócolis, couve, rúcula, almeirão, agrião, acelga, aspargo e ervilha. A batata-doce também é rica em vitamina A.

A ingestão diária mínima recomendada de vitamina A é de aproximadamente 900 µg/dia (ou 3.000 UI/dia), sendo 1 UI equivalente a 0,3 µg de vitamina A.

A deficiência de vitamina A pode ocorrer em pessoas com baixa ingestão de alimentos ricos em vitamina A, em crianças que não tiveram amamentação suficiente (pois o leite materno é riquíssimo em vitamina A), em pessoas com esteatorreia, como após cirurgia bariátrica, e naquelas com ingestão muito baixa de gorduras ou com colestase, uma vez que é uma vitamina lipossolúvel e, para ser absorvida, é necessária a ingestão de gorduras. Em situações de deficiência podem ocorrer: cegueira noturna; ressecamento da córnea, pele e cabelos; xerose conjuntival (que pode evoluir em casos extremos para ulceração da córnea); hiperqueratose folicular, que resulta em pele muito ressecada; cicatrização lenta; perda de paladar; podendo ainda ocorrer déficit do sistema imunológico, com infecções frequentes, anemia e aumento do risco de nefrolitíase.

Por outro lado, em situações de intoxicação por vitamina A ocorre quadro de hipertensão intracraniana, com cefaleia, vômitos, confusão mental e alterações neurológicas. A intoxicação por vitamina A pode ainda causar: pele seca, áspera e descamativa; fissuras labiais; queda de cabelo; dores ósseas e articulares; sangramentos; hepato e esplenomegalia; e anorexia. Doses altas de óleo de fígado de bacalhau ou de suplementação direta com vitamina A podem causar intoxicação por vitamina A. O Ad-Til®, por exemplo, muito utilizado durante a infância para prevenção de deficiência de vitaminas D e A, pode causar intoxicação em caso de uso de mais de quatro gotas ao dia, uma vez que essa dosagem fornece 1.000 UI de vitamina D e 5.000 UI de vitamina A.

O consumo em excesso de alimentos vegetais ricos em betacaroteno pode causar uma condição chamada "betacarotenemia", em que a pele da pessoa se torna amarelada. No entanto, essa situação clínica não atribui nenhum risco à saúde do indivíduo.

O diagnóstico de falta ou de excesso de vitamina A pode ser feito com base na dosagem do nível sérico, que estará abaixo ou acima do nível de referência para o laboratório.

Comprimidos de polivitamínico costumam ter em média 400 µg (1.300 UI) de vitamina A. Em caso de deficiência, recomenda-se repor cerca de 1.200 µg (4.000 UI) ao dia, ou 30.000 UI por semana. O Ad-Til® contém 1.250 UI de vitamina A e 250 UI de vitamina D por gota do medicamento e pode ser utilizado nos casos de necessidade de suplementação da vitamina A.

Vitamina B_1 (tiamina)

A vitamina B1, ou tiamina, é hidrossolúvel, como todas as vitaminas do complexo B, absorvida no jejuno proximal, e de importância fundamental para o adequado funcionamento do sistema nervoso, muscular e cardíaco. Situações de deficiência de vitamina B_1 podem cursar com danos neurológicos irreversíveis.

Recomenda-se a ingestão diária de pelo menos 1,2 mg/dia de tiamina. As principais fontes alimentares dessa vitamina são cereais integrais, leguminosas (feijão, ervilha, soja), oleaginosas (castanhas), legumes, peixes e carnes suínas, além de todos os tipos de sementes.

A deficiência de tiamina é encontrada principalmente em alcoolistas, pois o álcool interfere em sua absorção, e em pessoas com quadro de desnutrição muito grave, vômitos frequentes ou após cirurgia bariátrica. Na sua deficiência, pode ocorrer neuropatia periférica, que se manifesta por dor, parestesias, queimações, perda de reflexos, cãibras, perda da propriocepção e sensibilidade vibratória, atrofia das panturrilhas e pé caído e alteração em sistema nervoso central (SNC) com quadro de encefalopatia de Wernicke-Korsakoff: ataxia, nistagmo e confusão mental. Pode ocorrer ainda quadro de insuficiência cardíaca de alto débito (beribéri).

Por ser uma vitamina hidrossolúvel, quando ingerida em excesso a vitamina B_1 é geralmente excretada pelos rins, não causando acúmulo no organismo, ao contrário do que ocorre com as vitaminas lipossolúveis, como a vitamina A, que se acumula no fígado causando quadros graves de intoxicação. Em poucos casos descritos de intoxicação por tiamina, podem ocorrer vasodilatação periférica com hipotensão, redução da frequência respiratória e, em casos raríssimos, até morte por parada respiratória.

O diagnóstico de deficiência de vitamina B_1 é feito pela dosagem do nível sérico de tiamina, excreção urinária ou transcetolase de eritrócitos (a medida mais sensível).

Comprimidos de polivitamínicos costumam conter aproximadamente 1,2 mg de tiamina em sua composição. O tratamento da deficiência de tiamina é feito com 100 mg de tiamina 1 vez/dia, via intramuscular (IM), durante 7 a 14 dias, nos casos de síndrome de Wernicke-Korsakoff, seguidas de 20 a 30 mg, via oral (VO), 1 vez/dia, por tempo prolongado até que a deficiência desapareça. São exemplos de comprimidos de tiamina no mercado, entre vários outros tipos de polivitamínicos, que apresentam combinações de vários tipos de vitaminas do complexo B associados ou não a outras vitaminas: Benerva® (comprimido de 300 mg), Beum® (comprimido de 300 mg), Citoneurin® (combinado de 100 mg de tiamina, 200 mg de piridoxina e 5.000 µg de B12) .

Vitamina B_2 (riboflavina)

A riboflavina, também conhecida como lactoflavina, é uma importante vitamina que participa da formação do dinucleotídeo de flavina-adenina (FAD) e mononucleotídeo de flavina (FMN), que são moléculas importantes na cadeia transportadora de elétrons para adequada metabolização de carboidratos, proteínas e gorduras, além de ter fundamental importância para a saúde de olhos, boca, pele e cabelos e para o adequado metabolismo e transporte do ferro para a síntese das hemácias.

A ingestão de riboflavina recomendada pela Organização Mundial da Saúde (OMS) é de 1,3 mg/dia para homens, 1,1 mg/dia para mulheres, 1,4 mg/dia para gestantes e 1,6 mg/dia para lactantes. Os alimentos mais ricos em riboflavina são os leites e derivados, ovos, carnes, vegetais verde-escuros, leguminosas, cereais integrais e sementes.

Pode haver deficiência de riboflavina em etilistas, desnutridos ou pessoas em uso de medicações que reduzam a absorção da riboflavina. Geralmente, a deficiência se manifesta em pessoas com níveis também insuficientes de outras vitaminas do complexo B, uma vez que os alimentos que contêm um tipo de vitamina entre as demais do mesmo complexo vitamínico são os mesmos. Na deficiência de riboflavina, podem ocorrer fissura labial, estomatite, língua-roxa, atrofia de papilas linguais, lábios vermelhos, úlceras orais, gengivite e sangramento gengival, coceira e ardor nos olhos, vermelhidão e lacrimejamento ocular, fotofobia, catarata, dermatite seborreica, neuropatias, depressão, alterações de humor e anemia ferropriva, devido ao mau aproveitamento do ferro na falta de vitamina B_2.

Por ser uma vitamina hidrossolúvel e rapidamente excretada na urina, é muito difícil ocorrer intoxicação.

O diagnóstico de deficiência de riboflavina pode ser feito pela dosagem do nível sérico, e sua reposição, se necessária, realizada por formulação manipulada, ofertando 2 a 3 mg de riboflavina ao dia, por exemplo; por comprimidos de polivitamínico ou ainda por meio de vitaminas do complexo B, uma vez que não há no mercado comprimido ofertando apenas riboflavina. Os polivitamínicos costumam ter aproximadamente 1,3 a 3 mg de riboflavina.

Vitamina B_3 (niacina)

A niacina, também chamada "nicotinamina, niacinamida ou ácido nicotínico", é uma vitamina muito importante para o organismo, pois faz parte da constituição de nicotinamida adenina dinucleotídeo (NAD), nicotinamida adenina dinucleotídeo reduzida (NADH), nicotinamida adenina dinucleotídeo fosfato (NADP) e nicotinamida adenina dinucleotídeo fosfato reduzida (NADPH). Portanto, tem ação fundamental em todo o metabolismo energético celular, na oxidação de carboidratos, proteínas e lipídeos, além da função de reparo do ácido desoxirribonucleico (DNA). Faz parte também da constituição de diversos hormônios esteroides, além de ser muito importante para a integridade da pele, das mucosas e do sistema neurológico.

A ingestão recomendada de niacina é de aproximadamente 13 mg/dia, havendo necessidade de suplementação com mais 2 mg/dia, em caso de gestantes, e mais 5 mg/dia em lactantes. Os principais alimentos ricos em niacina são fígado, aves, carnes, ovos, laticínios, frutas secas, frutas e diversos tipos de legumes, cereais integrais e batata-doce. A niacina pode ser sintetizada a partir do triptofano, aminoácido essencial que pode ser encontrado em diversos alimentos, como queijos, castanhas, frutas (abacaxi, abacate, banana, uva, maçã, pera, morango), feijão e ervilha.

Na deficiência de niacina, que pode acontecer no alcoolismo e em pacientes com os mesmos fatores de risco descritos anteriormente para as deficiências das outras vitaminas do complexo B, ocorre a doença chamada "pelagra", que se manifesta por dermatite, diarreia e demência. Fazem parte ainda da sintomatologia da deficiência de niacina: queilose angular, mucosite, estomatite, dor oral, ulcerações, língua careca, glossite, gengivite ulcerativa, irritabilidade, insônia e cefaleia.

Por ser uma vitamina hidrossolúvel e facilmente excretada pela urina, a intoxicação por niacina é extremamente rara. No entanto, quando administrada em doses muito altas, como 500 a 2.000 mg/dia, que é a dose administrada no tratamento de dislipidemias, pode ocorrer rubor facial, prurido, hepatotoxicidade, intolerância gastrintestinal, gota e piora na resistência insulínica com aumento de glicemia.

O tratamento da deficiência de niacina pode ser feito com nicotinamida 10 a 20 mg/dia. Os polivitamínicos em geral costumam conter 10 a 50 mg de nicotinamida por comprimido.

Existem ainda os comprimidos do próprio ácido nicotínico, porém em doses muito maiores, de 250 a 1.000 mg, para tratamento de dislipidemias. Nessas situações, o ácido nicotínico pode ser administrado em doses de 1 a 2 g/dia, visando obter redução de 20 a 50% na trigliceridemia e aumento de 10 a 30% no colesterol de lipoproteína de alta densidade (HDL-c). É um dos medicamentos mais eficazes na obtenção desse tipo de resultado; no entanto, é muito pouco utilizado pela sua baixa tolerância, principalmente pelos efeitos gastrintestinais nessas dosagens. Em doses elevadas, o ácido nicotínico é capaz de inibir a lipase hormônio sensível dos adipócitos, com isso diminuindo a lipólise periférica e o nível sérico de triglicerídeos e reduzir o catabolismo de apo A1, aumentando consequentemente o nível sérico do HDL-c.

Ex-vitamina B₄ (adenina)

Anteriormente, considerava-se a adenina como a vitamina B₄. Atualmente, ela deixou de ser considerada uma vitamina, e agora é considerada uma purina que, com a timina, compõe uma das duas purinas importantes para a fabricação de DNA e ácido ribonucleico (RNA). Há ainda três pirimidinas, guanina, citosina e uracila, que em conjunto com as purinas formam os cinco tipos de bases nitrogenadas disponíveis para a síntese de todo o DNA e RNA humano.

Além de participar da formação das bases nitrogenadas, a adenina tem também um importante papel no metabolismo celular e energético, uma vez que faz parte da composição de adenosina trifosfato (ATP), adenosina monofosfato cíclico (cAMP), FAD, NAD e todos os seus derivados.

Vitamina B₅ (ácido pantotênico)

O ácido pantotênico é uma vitamina muito importante para a síntese da coenzima A, importante no metabolismo de carboidratos, gorduras e proteínas, na síntese de hormônios esteroides,

na formação de anticorpos e células sanguíneas e na integridade das cartilagens.

A necessidade mínima diária de ingestão de ácido pantotênico recomendada é de 5 mg/dia. Os alimentos mais ricos nessa vitamina são fígado, aves, salmão, ovos, leite e derivados, cogumelos, abacate, milho, legumes, vegetais, cereais integrais e batata-doce. Por estar difusamente presente em diversos tipos de alimentos, sua deficiência é muito rara, ocorrendo apenas em casos de desnutrição grave.

Nessa deficiência, podem ocorrer queda de imunidade pela dificuldade na produção de anticorpos, fadiga, insônia, cãibras, fraqueza de unhas e cabelos e dores abdominais.

Por ser hidrossolúvel e excretada pelos rins, sua intoxicação é extremamente rara.

Sua reposição pode ser feita com polivitamínicos, que geralmente contêm de 5 a 10 mg de ácido pantotênico por cápsula.

Vitamina B₆ (piridoxina)

A piridoxina é uma vitamina hidrossolúvel muito importante para o adequado metabolismo dos aminoácidos, transporte de ferro e síntese de hemoglobina, funcionamento do sistema nervoso e síntese de hormônios.

A ingestão mínima diária recomendada é de 1,3 mg. Pode ser encontrada em carnes de aves, peixes, fígado, ovos, laticínios, leguminosas, oleaginosas, cereais integrais, aveia, trigo integral, batata, banana e vegetais verdes.

Pode estar deficiente em etilistas, pessoas com desnutrição grave ou pacientes em uso de medicações, como isoniazida, hidralazina e anticonvulsivantes, que aumentam seu metabolismo e reduzem sua concentração sérica.

No quadro clínico de deficiência de piridoxina podem ocorrer glossite, queilite, gengivite, dermatite, náuseas, fraqueza, anemia, hiper-homocisteinemia, irritabilidade, neuropatia periférica e convulsões.

Diferentemente das outras vitaminas do complexo B, a piridoxina não é totalmente excretada pelos rins, podendo ficar uma parte estocada dentro dos músculos do indivíduo. Portanto, em casos de suplementação excessiva pode ocorrer intoxicação com danos neurológicos, às vezes irreversíveis.

O tratamento da deficiência de piridoxina pode ser feito com polivitamínicos ou com comprimidos de piridoxina, que contêm em média 50 mg de piridoxina por comprimido.

Há ainda alguns estudos tentando demonstrar que a suplementação com piridoxina pode ser útil na redução dos sintomas da tensão pré-menstrual, mas sua eficiência nesse quesito ainda não foi comprovada.

Vitaminas B₇ ou B₈ (biotina)

A biotina, também chamada "vitamina B₇, vitamina B₈ ou vitamina H", é hidrossolúvel e muito importante para a saúde da pele e dos fâneros, sendo muito utilizada no tratamento de doenças eczematosas e calvície, também importante na via da gliconeogênese, no metabolismo de carboidratos e gorduras, na redução do nível sérico de colesterol e na saúde do sistema nervoso e hematopoiético.

A necessidade mínima recomendada de ingestão de biotina é de 30 µg/dia. Por ser uma vitamina também sintetizada pela nossa flora intestinal, sua deficiência é muito rara. Os alimentos mais ricos em biotina são oleaginosas, cereais integrais, laticínios, gema de ovo, aves, fígado, gérmen de trigo e frutas, como melão, abacaxi, morango, melancia, abacate e banana.

Na sua deficiência, podem ocorrer fotossensibilidade, eczemas, enfraquecimento de unhas e cabelos, calvície, anorexia, dores musculares, fadiga, náuseas, anemia e hipercolesterolemia.

Por ser hidrossolúvel e excretada facilmente pelos rins, sua intoxicação é extremamente rara.

Sua reposição pode ser feita com utilização de polivitamínicos, que contêm aproximadamente 30 a 50 µg de biotina por comprimido. Há ainda disponíveis comprimidos de biotina não associada a outras vitaminas, que são formulados em concentrações mais altas, como 500 µg por comprimido, muitas vezes prescritos por dermatologistas para melhora de pele e cabelos.

Vitaminas B_9, B_{10} ou B_{11} (ácido fólico)

O ácido fólico, também chamado vitamina B_9, B_{10} ou B_{11}, é uma vitamina essencial para a adequada síntese de DNA e RNA, portanto, é importante para o crescimento celular do organismo, a síntese das células hematopoiéticas e a formação do sistema nervoso central (SNC) fetal. Além disso, participa da formação e decomposição do fibrinogênio.

Sua necessidade de ingestão diária mínima recomendada é de 400 µg, e recomenda-se que mulheres que estejam planejando engravidar já iniciem sua suplementação pelo menos 1 mês antes do início da tentativa de gravidez, para prevenir defeitos de fechamento de tubo neural do recém-nascido.

Os alimentos mais ricos em ácido fólico são as folhas, mas essa vitamina também está presente em alguns legumes, leguminosas, oleaginosas e sementes. Pode estar deficiente em pessoas que não ingerem vegetais, no alcoolismo, na desnutrição ou no uso de medicamentos, como sulfassalazina, pirimetamina e triantereno, que podem prejudicar a sua absorção.

O ácido fólico e a vitamina B_{12} são essenciais para oferecer um grupo metil para a sulfidrila da homocisteína, transformando-a em metionina, que é um aminoácido muito importante para ofertar esse grupo metil na síntese de ácidos nucleicos. Portanto, na deficiência de ácido fólico ou de vitamina B_{12}, o nível sérico de homocisteína sobe. A homocisteína tem um grupo sulfidrila que é muito reativo e pode causar reação com outras substâncias no plasma, aumentando muito o estado inflamatório e o risco cardiovascular e de tromboses.

Podem ocorrer na deficiência de ácido fólico: anemia megaloblástica com hiper-homocisteinemia, dermatite, glossite atrófica, queilite angular, mucosite, risco aumentado de candidíase, gengivite, úlceras dolorosas em língua e cavidade oral, língua vermelha, aftas, náuseas, diarreia, problemas digestivos, anorexia, fadiga, depressão e problemas mentais. Além disso, sua deficiência nas primeiras semanas de gestação pode causar defeitos do tubo neural. Por esse motivo, a suplementação pré-concepcional é altamente recomendada.

Por ser hidrossolúvel e facilmente excretado na urina, a intoxicação por ácido fólico é muito rara. Em situações de ingestão acima de 100 vezes o valor diário recomendado, pode ocorrer aumento do risco de crises convulsivas e de lesões neurológicas em pacientes com déficit de vitamina B_{12} concomitante.

Na suspeita de deficiência de ácido fólico, pode-se fazer sua dosagem direta no sangue ou fazer dosagem da homocisteína, que, quando elevada, pode ser em decorrência da deficiência de ácido fólico.

O tratamento é feito com suplementação de ácido fólico, que pode ser administrado na dosagem de 1 a 5 mg/dia. Nos casos de pacientes submetidos à cirurgia bariátrica, sua deficiência é prevenida pela suplementação com polivitamínicos, que geralmente contêm uma pequena quantidade de ácido fólico dentro de cada comprimido (cerca de 250 µg).

Vitamina B_{12} (cobalamina ou cianocobalamina)

A cianocobalamina é uma vitamina importante para a conversão de homocisteína em metionina, e também importante para a conversão do ácido metilmalônico, em ácido succínico. Tem fundamental importância no metabolismo dos aminoácidos e ácidos nucleicos, na hematopoese e no adequado funcionamento do sistema nervoso.

Sua necessidade de ingestão mínima recomendada é de 2,4 µg/dia. Está presente principalmente em carnes e derivados animais, como leite e ovos. A vitamina B_{12} não está presente em alimentos de origem vegetal e, portanto, seu nível sérico pode estar reduzido em pessoas vegetarianas estritas. Para a sua absorção, é necessário que haja a ligação da vitamina B_{12} com o fator intrínseco produzido no estômago, de modo que ambos possam ser absorvidos juntos no íleo. Assim, em doenças gástricas como a anemia perniciosa, quando ocorre atrofia da mucosa gástrica e déficit na síntese do fator intrínseco, ou em cirurgias como gastroplastia redutora ou desvio do íleo terminal, a vitamina B_{12} deixa de ser absorvida VO e precisa ser suplementada por via parenteral.

A deficiência de B_{12} pode ocorrer em situações de disabsorção, como gastrectomia, cirurgia bariátrica, deficiência autoimune de fator intrínseco (anemia perniciosa), doenças no íleo terminal e dieta vegetariana estrita, ou situações de desnutrição, como alcoolismo ou doenças crônicas. Algumas medicações, como a metformina, também podem reduzir a absorção de vitamina B_{12}, que, portanto, deve ser monitorada nos pacientes diabéticos em uso dessa medicação. Na sua deficiência, podem ocorrer anemia megaloblástica, mielopatia, neuropatia, perda de propriocepção e sensibilidade vibratória, alteração de marcha, impotência, perda de concentração, memória e atenção, confusão mental e até demência. Também ocorre aumento de homocisteína e ácido metilmalônico, elevando o risco cardiovascular.

Apesar de a intoxicação por vitamina B_{12} ser bastante rara por ser facilmente excretada na urina, o quadro clínico de intoxicação consiste em lesões cutâneas e esplênicas.

Para avaliação do nível sérico de vitamina B_{12} no organismo, pode ser feita a dosagem direta no sangue ou a dosagem de marcadores bioquímicos da sua deficiência, pois parece que o nível sérico de B_{12} não reflete muito bem o nível intracelular, como a homocisteína e o ácido metilmalônico, que são marcadores mais sensíveis da deficiência de B_{12} do que o seu próprio nível sérico. A dosagem de ácido metilmalônico não é tão difundida e tão comum como a de homocisteína.

É preciso lembrar que não apenas a deficiência de vitamina B_{12}, mas também a de vitamina B_6 e B_9 podem causar hiper-homocisteinemia.

Em pacientes submetidos à cirurgia bariátrica, deve-se almejar valores sempre acima de 300 pg/mℓ de vitamina B_{12}.

O tratamento é feito com suplementação de B_{12}, que pode ser oral (500 µg, VO, ou 350 µg sublingual, por dia), parenteral (p. ex., 1.000 µg, IM, mensal, ou 5.000 µg trimestrais) ou nasal (*spray* nasal 500 µg, por semana). O Citoneurin® é uma combinação de tiamina 100 mg, piridoxina 200 mg e cianocobalamina 1.000 ou 5.000 µg, havendo disponíveis as formulações pelas vias oral e intramuscular.

Vitaminas B_{13} (ácido orótico), B_{14} (xantopterina), B_{15} (ácido pangâmico), B_{16} (dimetilglicina), B_{17} (laetrile ou amigdalina) etc.

Essas vitaminas são pouco estudadas e conhecidas, muitas delas nem são reconhecidas atualmente como vitaminas. Ainda não se conhece muito bem a quantidade mínima de ingestão recomendada, quais são os alimentos ricos em cada uma delas e nem as consequências clínicas de sua falta ou deficiência. Portanto, são micronutrientes ainda em estudo.

Complexo B

Atualmente, portanto, consideram-se como vitaminas do complexo B as oito seguintes: B_1 (tiamina), B_2 (riboflavina), B_3 (niacina), B_5 (ácido pantotênico), B_6 (piridoxina), B_7 (biotina), B_9 (ácido fólico) e B_{12} (cianocobalamina).

Vitamina C

A vitamina C, também denominada "ácido ascórbico", é uma molécula utilizada na hidroxilação de diversas reações químicas celulares. É hidrossolúvel, de coloração branca e inodora. Quando submetida a altas temperaturas, por um longo período, é destruída.

As suas funções no organismo são diversas: auxilia na resposta imunitária; ajuda no crescimento saudável das células de ossos, dentes, gengiva, ligamentos e vasos sanguíneos; auxilia na utilização eficiente do ferro, sendo importante para o funcionamento dos leucócitos sanguíneos. É essencial para a boa cicatrização e síntese de colágeno, além de ter uma função antioxidante na regeneração da glutationa.

A dose mínima recomendada de vitamina C varia com idade, peso, sexo, grupo de risco e de acordo com os critérios aplicados em cada país, mas normalmente a dose é de 60 a 90 mg/dia.

Essa vitamina é encontrada em alimentos como frutas cítricas (laranja, limão, acerola, goiaba, kiwi, morango), tomate, pimentão-doce, brócolis, couve-flor, batatas, batata-doce, goiaba, manga, alface, alho, rúcula, entre outros.

O resultado da falta prolongada de vitamina C no organismo é a avitaminose, denominada "escorbuto", em que os sintomas apresentados pelos indivíduos acometidos são: hemorragias gengivais, tumefação purulenta das gengivas, gengivite,

desestabilização dentária, péssimo estado de conservação dos dentes, cáries, língua despapilada, dores nas articulações, feridas que não cicatrizam, lesões de pele com petéquias nos folículos pilosos e equimoses. Estão sob risco de deficiência: idosos, etilistas, tabagistas e pessoas com doenças crônicas. Em caso de deficiência, a reposição de vitamina C pode ser efetuada com o uso de suplementos disponíveis nas dosagens de 500 a 1.000 mg/dia.

Por ser hidrossolúvel, a intoxicação por alta ingestão dessa vitamina ocorre raramente. No entanto, se ingerida em doses muito elevadas, pode causar efeito laxativo, epigastralgia e nefrolitíase.

Vitamina D (calciferol)

A vitamina D, ou calciferol, é lipossolúvel e possui uma peculiaridade que a distingue de todas as outras vitaminas: sua aquisição pelo organismo vem apenas em pequena quantidade pela alimentação, sendo a maior parte advinda da síntese cutânea diante da exposição aos raios ultravioleta. Pessoas com baixa exposição solar geralmente têm deficiência de vitamina D, mesmo com uma alimentação equilibrada, que fornece aproximadamente 200 UI/dia de vitamina D, enquanto as necessidades diárias dessa vitamina são de aproximadamente 800 a 1.000 UI/dia.

Existem dois tipos de vitamina D: o ergocalciferol (ou vitamina D_2, de origem vegetal, presente principalmente em cogumelos e leveduras) e o colecalciferol (ou vitamina D_3, de origem animal, presente em peixes, como bacalhau, sardinha, atum, salmão, arenque, e em alimentos como fígado, gema de ovo, manteiga, leite e derivados). O colecalciferol também pode ser sintetizado pela pele humana mediante exposição solar, dependente sobretudo da concentração cutânea de 1,7-di-hidrocolesterol [cujos valores dependem de idade, genética e níveis séricos de paratormônio (PTH)], bem como da intensidade e frequência da exposição solar.

Uma vez na corrente sanguínea, tanto o colecalciferol quanto o ergocalciferol sofrem a primeira hidroxilação no fígado, convertendo-se em 25-hidroxivitamina D (ou 25-hidroxicalciferol), que representa os estoques corporais de vitamina D no organismo. Posteriormente, ocorre uma segunda hidroxilação renal pela enzima 1-alfa-hidroxilase, formando a 1,25-di-hidroxivitamina D (ou 1,25-di-hidroxicalciferol, ou calcitriol), que é a forma mais ativa de vitamina D no organismo.

A vitamina D tem um papel clássico importante, aumentando a absorção intestinal de cálcio e fósforo, promovendo maior reabsorção tubular renal de cálcio e maior excreção renal tubular de fósforo, reduzindo a secreção de PTH pelas paratireoides e, dessa maneira, sendo uma vitamina fundamental na manutenção dos níveis séricos adequados de cálcio e fósforo, evitando doenças osteometabólicas, como raquitismo e osteomalacia. No entanto, foram descobertas, nos últimos anos, uma série de ações extracalcêmicas dessa vitamina, como sua atuação na manutenção da resposta imunológica e no combate a infecções e a doenças autoimunes, como o diabetes melito tipo 1 e a esclerose múltipla, na melhora da ação periférica da insulina e na melhor secreção pancreática de insulina, diminuindo o risco de diabetes melito tipo 2, na redução da secreção renal de renina e, portanto, dos riscos de hipertensão e cardiovascular, além de ação antineoplásica, resultando em menor incidência de vários tipos de tumores, como câncer de cólon, mama e próstata, redução da fraqueza muscular, produzindo menor índice de quedas e fraturas em idosos, entre várias outras ações benéficas dessa vitamina que vêm sendo estudadas e aprendidas com o passar dos anos.

A necessidade recomendada diária de vitamina D é de aproximadamente 800 UI (ou 20 μg) ao dia. Diversas situações podem predispor à sua deficiência, por exemplo, em recém-nascidos prematuros, idosos, pessoas institucionalizadas, com obesidade, negras ou indivíduos com doenças de pele, com pouca exposição solar ou que vivem longe dos trópicos, com quadro de disabsorção, hepatopatia ou nefropatia ou, ainda, aqueles com suspeita de doenças osteometabólicas ou em uso de medicamentos que aumentam o metabolismo da vitamina D, como corticoides, anticonvulsivantes e anticoagulantes. Para esses pacientes, a dosagem da vitamina D deve ser feita de maneira direta, solicitando a dosagem de 25-OH-vitamina D, que realmente representa os estoques corporais de vitamina D. A dosagem da 1,25-di-hidroxivitamina D só deve ser realizada nas condições em que se suspeita de deficiência da segunda hidroxilação da vitamina D, que podem acontecer na insuficiência renal crônica ou no hipoparatireoidismo.

A deficiência de vitamina D pode causar osteoporose, osteopenia, osteomalacia, raquitismo, hipocalcemia, doenças osteometabólicas e hiperparatireoidismo secundário, além de aumentar o risco de algumas doenças autoimunes e neoplasias. Em situações de deficiência, pode-se fazer a suplementação com gotas ou comprimidos de colecalciferol ou orientar o paciente a se expor mais ao sol. Geralmente, prefere-se a suplementação com aproximadamente 2.000 UI/dia de vitamina D em casos de insuficiência, podendo-se fazer uso de doses maiores ou até de doses de ataque, como 50.000 UI semanais por 6 semanas, em casos de deficiência grave.

O excesso de vitamina D pode causar problemas como hipercalcemia, hipercalciúria, nefrolitíase e perda de função renal. Esse tipo de problema surge quando o nível sérico de vitamina D ultrapassa valores de 150 ng/mℓ.

Vitamina E (tocoferol)

A vitamina E é lipossolúvel e tem importância fundamental no organismo em virtude de sua ação antioxidante, prevenindo danos celulares provenientes das espécies reativas de oxigênio (ROS) que são produzidas diariamente pelas reações metabólicas do organismo. Em conjunto, as vitaminas E, A, C e a glutationa correspondem aos principais antioxidantes endógenos de nosso organismo. A quantidade de vitamina E nas membranas celulares determinará a suscetibilidade da célula em sofrer ou não dano provocado pelos radicais livres. Ao fornecer grupos H$^+$ para radicais livres produzidos, a vitamina E consegue evitar a peroxidação lipídica das membranas, proteínas e ácidos nucleicos das células. A vitamina E também tem ação anticoagulante e ação importante para a saúde do sistema nervoso.

A vitamina E é absorvida no intestino delgado dependente da solubilização nas micelas a partir dos ácidos biliares, e é transportada nos quilomícrons, sendo hidrolisada pela lipoproteína lipase na circulação para sua captação pelos tecidos extra-hepáticos, de modo que o restante é enviado para o fígado, onde fará parte da síntese das moléculas de lipoproteína de densidade muito baixa (VLDL).

A necessidade mínima diária recomendada de vitamina E é de 15 mg (ou 15 UI), e essa vitamina pode ser encontrada principalmente em vegetais folhosos, oleaginosas, óleos vegetais, gérmen de trigo, cereais integrais, gema de ovo e fígado. Sua deficiência pode ocorrer em pessoas com ingestão muito pobre dessa vitamina ou naquelas com doenças disabsortivas, que cursam com esteatorreia, como fibrose cística, cirurgia bariátrica e doenças inflamatórias intestinais. Também pode ocorrer hipovitaminose E em doenças genéticas, como a abetalipoproteinemia, uma doença que cursa com colesterol da lipoproteína de baixa densidade (LDL-c) extremamente baixo, e na deficiência de transportador de vitamina E.

A hipovitaminose E caracteriza-se por retinite pigmentar, ataxia, arreflexia, alterações de sensibilidade, propriocepção e marcha, oftalmoplegia, neuropatia, maior agregação plaquetária, anemia hemolítica, lesões musculares, hepáticas e esqueléticas. No caso de deficiência, o tratamento é feito com 100 a 400 UI de vitamina E ao dia. Há atualmente algumas vertentes de pesquisa em suplementação com vitamina E para tratamento de esteato-hepatite não alcoólica e neuropatia diabética.

A hipervitaminose E, por sua vez, pode causar maior risco de hemorragias, acidente vascular cerebral hemorrágico, náuseas, cefaleia, hipoglicemia e alterações nas funções neutrofílicas.

Vitamina K

A vitamina K atua na regulação de três processos fisiológicos: coagulação sanguínea, metabolismo ósseo e biologia vascular.

A ingestão diária recomendada para adultos varia de 90 a 120 μg/dia. Encontra-se disponível em inúmeros alimentos de origem animal e vegetal. Entre suas principais fontes estão: leite, repolho, espinafre, nabo, brócolis, couve, ovo, alface, fígado e óleos de canola e de soja.

Suas diferentes formas são: filoquinona (vitamina K_1), forma predominante encontrada nos vegetais, sendo as principais fontes os óleos vegetais e as hortaliças; di-hidrofiloquinona (dK), formada no processo de hidrogenação de óleos vegetais; menaquinona (vitamina K_2), que é sintetizada por bactérias e pode variar de menaquinona (MK1) a menaquinona 13 (MK13) e está presente em produtos de origem animal e fermentados; e menadinona (vitamina K_3), um composto sintético que, no intestino, é convertido em K_2.

A absorção dessa vitamina ocorre no intestino delgado, e seu transporte, pelas vias linfáticas. Para que desempenhe normalmente seu papel, necessita de um fluxo biliar e de suco pancreático normal, além de um nível de gordura adequado na dieta. Existem fatores que podem interferir em sua absorção, como fisiologia individual, doenças específicas, má absorção do aparelho gastrintestinal, secreção de bile, estado nutricional, baixa ingestão das fontes dessa vitamina, utilização de anticoagulantes cumarínicos, nutrição parenteral total e ingestão excessiva de vitaminas A e E.

Sua excreção ocorre em torno de 20% pela urina e 40 a 50% pelas fezes, independentemente da dose ingerida. Concentrações plasmáticas menores ocorrem em indivíduos com mais de 30 anos, ocorrendo aumento após esse período, de modo que em pessoas com mais de 60 anos, em especial do sexo feminino, a concentração é maior do que a observada em pessoas com menos de 40 anos.

A deficiência dessa vitamina pode ocorrer em consequência de problemas na absorção intestinal, ingestão terapêutica ou acidental de uma substância antagonista da vitamina K ou, em raros casos, falta de vitamina K na alimentação. Seu resultado pode ser o risco de hemorragia, calcificação da cartilagem, malformação dos ossos ou depósito de sais de cálcio na parede das artérias.

Já em excesso, a vitamina K pode causar anemia hemolítica e icterícia.

Minerais

Ferro

O ferro é um mineral de importância fundamental no transporte do oxigênio por meio da hemoglobina. Além de participar da síntese da hemoglobina, também atua na síntese da mioglobina e em diversas reações enzimáticas no organismo. É o mineral cuja deficiência é mais prevalente no Brasil, sendo a principal causa de anemia na atualidade.

A necessidade diária de ingestão de ferro é de aproximadamente 5 mg para os homens e 8 a 10 mg para as mulheres durante a menacme, uma vez que elas perdem ferro mensalmente durante a menstruação. Na gravidez e na lactação, essa necessidade chega a 20 a 30 mg de ferro elementar ao dia. Sabe-se que apenas cerca de 2 a 15% do ferro ingerido é absorvido, e a capacidade de absorção intestinal de ferro aumenta em situações de ferropenia e reduz nas situações de suficiência de ferro. O ferro heme, de origem animal, tem absorção de 15 a 35%, muito maior que a taxa de absorção do ferro não heme, de origem vegetal, cuja absorção não ultrapassa 2 a 20%, mesmo quando ingerido com grandes quantidades de vitamina C, que sabidamente aumenta a sua absorção. O cálcio atrapalha a absorção do ferro e, por isso, não se deve recomendar a ingestão de leite ou derivados durante as principais refeições (almoço e jantar), pois esses são os momentos em que a quantidade de ferro ingerida é a maior do dia.

As principais fontes de ferro na alimentação são as carnes, na forma de ferro heme (mais bem absorvido), e vegetais folhosos, principalmente folhas verdes, na forma de ferro não heme, que é menos absorvido.

A deficiência de ferro causa anemia ferropriva, coiloníquia, atrofia de papilas linguais, alterações musculares, pica, atraso do desenvolvimento cognitivo, parto prematuro e mortalidade fetal e materna.

O melhor exame para avaliar o estoque de ferro no corpo é a ferritina, e não o ferro sérico. O segundo melhor exame é a saturação de transferrina. O valor do ferro sérico é utilizado para o cálculo da saturação de transferrina, mas, na verdade, o valor absoluto nem sempre tem correlação direta com o estoque de ferro no organismo.

Na deficiência de ferro, deve-se fazer sua reposição com suplementos que contêm 40 a 60 mg de ferro elementar por cápsula. No caso da ingestão de sulfato ferroso, a suplementação deve ser feita de preferência em meio ácido, longe das principais refeições. Em caso de ferro quelado, pode ser ingerido em qualquer momento do dia. A ingestão de 40 a 50 mg de vitamina C com o ferro aumenta a sua absorção. Nos casos de anemia ferropriva, recomenda-se repor o ferro por pelo menos 4 meses, a fim de repor os estoques adequados de ferritina, que devem permanecer idealmente acima de 50 ng/mℓ.

Como o ferro dificilmente é excretado pelo organismo, nos casos de suplementação excessiva, pacientes politransfundidos ou na hemocromatose hereditária (na qual as proteínas responsáveis pela absorção intestinal do ferro ficam constitutivamente ativas, independentemente do nível sérico desse mineral), pode ocorrer intoxicação por ferro, causando depósito ectópico de ferro em diversos órgãos do corpo, o que ocasiona prejuízo da função de múltiplos órgãos, como fígado, pâncreas, coração, articulações, pele, hipófise etc.

Cálcio

O cálcio é um mineral de fundamental importância para o metabolismo ósseo, estando 99% do cálcio do nosso organismo nos ossos e dentes, e 1% no sangue. Seu nível sérico deve ser estritamente regulado para permitir adequadas reações enzimáticas e adequada contração, relaxamento e força muscular, tanto da musculatura esquelética quanto da cardíaca e respiratória. Além disso, tem importância fundamental na transmissão dos impulsos elétricos pelo sistema nervoso e juntos, cálcio e vitamina K, também fazem parte da síntese dos fatores de coagulação.

A ingestão mínima recomendada de cálcio elementar na dieta é de 1.300 mg/dia para crianças e adolescentes na fase de estirão puberal, entre 9 e 18 anos, na gravidez e lactação; 1.000 mg/dia para adultos até 70 anos; 1.200 mg/dia para mulheres pós-menopausa (> 50 anos) e idosos > 70 anos.

Os alimentos mais ricos em cálcio são os leites e derivados, e cada porção deles (200 mℓ de leite ou iogurte ou 30 g de queijo) contém aproximadamente 300 mg de cálcio elementar.

Geralmente, apenas 30% do cálcio ingerido é realmente absorvido, e esse montante deve ser igual ao excretado pelos rins. Portanto, se uma pessoa consome 1.000 mg de cálcio ao dia, ela deve absorver 300 mg e excretar 300 mg naquele dia, para manter o equilíbrio. A absorção intestinal ocorre principalmente no duodeno e no jejuno, mas também em menor quantidade no íleo e no cólon. O cálcio ingerido é absorvido no intestino de forma transcelular, isto é, através da célula, sendo este um transporte ativo dependente da vitamina D, que estimula a síntese dos transportadores da membrana e das calbindinas, proteínas intracelulares que levarão o cálcio da membrana apical para a membrana basocelular do enterócito; e também de forma paracelular, por transporte passivo e, portanto, independente das calbindinas intestinais.

É comum haver insuficiência de cálcio na dieta, pois a necessidade diária de cálcio elementar gira em torno de 1.000 mg/dia, o que equivale a três porções de leite ou derivados ao dia, que muitas vezes não são alcançadas nas dietas tradicionais. Portanto, a sua ingestão deve ser sempre recomendada, de preferência na forma alimentar e não em suplementos, pois estudos recentes mostraram aumento do risco de calcificações vasculares se a suplementação fosse feita na forma de comprimidos de cálcio. Por isso, essa forma de suplementação deve ser reservada apenas para aqueles pacientes que não podem ou não têm condições de ingerir as quantidades recomendadas de leite e derivados ao dia por alergia ou intolerância, por exemplo. Nesses casos, orienta-se o uso de suplementos de cálcio. Vários desses suplementos estão disponíveis no mercado, como carbonato de cálcio, glucobionato de cálcio, citrato de cálcio, entre outros, com doses de aproximadamente 500 mg de cálcio elementar por comprimido, que pode ser tomado em uma até três administrações diárias.

Em situações de deficiência de cálcio, podem ocorrer doenças osteometabólicas, como osteoporose, osteopenia, osteomalacia e raquitismo, além de hiperparatireoidismo secundário. A hipocalcemia pode causar hiperexcitabilidade muscular, parestesias, sinais de Chvostek e Trousseau, alargamento do intervalo QT e arritmias cardíacas.

O excesso de cálcio na dieta geralmente é eliminado pelos rins, podendo causar hipercalciúria, nefrolitíase e comprometimento de taxa de filtração glomerular.

Iodo

O iodo é um mineral necessário para a síntese dos hormônios tireoidianos.

A dose diária recomendada de iodo para adultos é de aproximadamente 150 µg por dia, aumentando para 250 µg/dia na gestação. Os principais alimentos ricos em iodo são frutos do mar, camarões, ostras, moluscos, mariscos e peixes de água salgada. Leite e ovos também são fontes de iodo, desde que oriundos de animais que tenham pastado em solos ricos em iodo ou foram alimentados com rações que continham o nutriente. Além disso, desde a década de 1950, a iodação do sal é regulamentada em lei, de modo que todos os alimentos muito salgados também são fonte de iodo na alimentação.

Na deficiência de iodo, pode ocorrer bócio endêmico, adenomatoso e multinodular. Atualmente, a deficiência de iodo é bem rara, pois a iodação do sal praticamente erradicou essa deficiência no Brasil. Nos casos em que a deficiência de iodo ocorre em mulheres grávidas ou durante a infância, pode ocorrer o hipotireoidismo congênito, causando o cretinismo, no qual a criança nasce com comprometimento do sistema nervoso e retardo mental e físico. O tratamento da carência do iodo consiste na administração de iodo em doses de aproximadamente dez vezes a quantidade mínima recomendada diária, por várias semanas.

Já o excesso de iodo no organismo pode causar tireoidite crônica autoimune de Hashimoto, podendo gerar hipotireoidismo, pelo efeito de Wolff-Chaickoff, ou hipertireoidismo, pelo efeito de Jod Basedow.

Caso se deseje saber como anda o estoque corporal de iodo do indivíduo, deve-se dosar o iodo urinário, que é bem mais sensível do que o sérico.

Selênio

O selênio é um mineral importante, pois faz parte de muitas enzimas chamadas "selenoproteínas", que são fundamentais para o adequado funcionamento da tireoide e para a adequada formação de importantes antioxidantes naturais do organismo, como a glutationa peroxidase. Além disso, atua no sistema imunológico, e muitos estudos têm sido realizados, demonstrando sua ação como possivelmente preventiva no surgimento de alguns tipos de neoplasias. São exemplos de selenoproteínas: deiodinases, glutationa peroxidase, selenoproteína plasmática e selenoproteína muscular.

A ingestão mínima diária recomendada de selênio é de apenas 50 µg/dia. O alimento mais rico em selênio entre todos conhecidos é a castanha-do-pará, que chega a ter 160 µg de selênio, dependendo do tamanho da castanha. Outros alimentos que também contêm selênio em sua composição são ovos e grãos integrais.

A deficiência de selênio pode ocorrer em algumas situações, como quimioterapia com asparagina, ou em locais com baixo conteúdo de selênio no solo. Nesses casos, a deficiência de selênio pode estar associada a cardiomiopatia (doença de Keshan), artropatia e a maior risco de autoimunidade tireoidiana, e a reposição pode ser feita com uma castanha-do-pará ao dia ou com suplementos que contêm aproximadamente 100 a 200 µg/dia de selênio.

A intoxicação por selênio é rara e pode causar queda de unhas e cabelos, mialgia, dermatites, náuseas e vômitos.

Cromo

O cromo é um mineral importante principalmente no metabolismo dos carboidratos e proteínas, e especialmente importante na adequada ação da insulina. Tem a função de potencializar a ação da insulina via apocromodulina. A apocromodulina é uma proteína intracelular que, quando se liga a quatro moléculas de cromo, passa a ativar a função de tirosinoquinase do receptor de insulina, favorecendo a atividade da via de sinalização da insulina. Na sua deficiência pode haver maior risco de desenvolvimento de intolerância à glicose e diabetes, sendo muitas vezes até utilizada a suplementação de picolinato de cromo como uma substância com potencial de ajudar nesses estados de resistência à insulina, apesar de, até o momento, os estudos não serem unânimes na eficácia da suplementação do cromo em reduzir a glicemia e a insulinemia de pacientes diabéticos, não havendo, por isso, até o momento, nenhuma indicação formal das sociedades médicas científicas quanto a esse tipo de suplementação.

Além disso, sabe-se que o cromo inibe a atividade da enzima HMG-CoA redutase (hidroximetilglutaril Coenzima A redutase), enzima-chave na síntese de colesterol, de modo que sua suplementação pode causar melhora do perfil lipídico.

Alguns estudos sugerem que a suplementação de cromo pode ser capaz de reduzir a fissura por ingestão de doces, além de parecer melhorar a composição corporal, reduzindo a massa de gordura e aumentando a muscular. No entanto, esses efeitos ainda são controversos e não comprovados na literatura, por isso também não havendo até o momento nenhuma indicação formal para esse tipo de suplementação.

A ingestão diária recomendada de cromo é de cerca de 35 µg/dia, e os principais alimentos fonte desse mineral são fígado, carnes, oleaginosas, leguminosas, cereais integrais, levedo de cerveja e cogumelos. O aporte diário de cromo é frequentemente menor do que suas necessidades diárias, principalmente em pessoas que consomem muitos alimentos refinados e não integrais.

Na sua deficiência, podem ocorrer quadros de resistência insulínica, intolerância à glicose e fissura por doce, além de ansiedade, fadiga, problemas psiquiátricos, doenças cardiovasculares ateroscleróticas e problemas de crescimento. Pode ser tratada com picolinato de cromo, 200 a 400 µg/dia.

Pode haver toxicidade por cromo com o uso exagerado de suplementos alimentares. Em excesso, o cromo pode causar anorexia, dermatites, úlceras, problemas renais e hepáticos.

Zinco

O zinco é um mineral essencial para o corpo humano. Participa da composição de mais de 100 enzimas do nosso organismo, sendo especialmente importante para o adequado funcionamento do sistema imunológico, cicatrização de feridas, divisão celular, reparo tecidual e saúde da pele e dos cabelos. Participa do metabolismo das proteínas e dos ácidos nucleicos, da síntese do DNA e da sensação de olfato e paladar. Participa também da sinalização adequada da insulina, e sua deficiência pode causar piora na sensibilidade à insulina.

A ingestão mínima recomendada diária de zinco é de aproximadamente 8 a 10 mg/dia, e os alimentos mais ricos nesse mineral são carnes, aves, peixes, ostras, mariscos, oleaginosas, cereais integrais, arroz integral, sementes e leguminosas.

A deficiência extrema de zinco ocorre no defeito congênito de absorção de zinco (acrodermatite enteropática). A deficiência moderada pode causar atraso de crescimento e desenvolvimento em crianças e adolescentes, queda de cabelos, unhas fracas, lesões oculares e de pele, diarreia, disfunção sexual, cansaço, depressão, perda de apetite, alterações de olfato e de paladar, perda de peso, perda de memória, déficit de cicatrização e queda do sistema imunológico com infecções repetitivas. A reposição pode ser feita com 15 a 150 mg/dia de zinco elementar ao dia (p. ex., sulfato de zinco 70 mg, 1 comprimido ao dia). O excesso de zinco pode causar diarreia, vômitos, fadiga, fraqueza, sonolência e dificuldade na absorção do ferro, causando anemia e neutropenia, além de poder causar gosto metálico na boca.

Leitura recomendada

Fletcher RH, Fairfield KM. Vitamin supplementation in disease prevention. Up To Date. Fev, 2022.

Fortmann SP, Burda BU, Senger CA, Lin JS, Whitlock EP. Vitamin and mineral supplements in the primary prevention of cardiovascular disease and cancer: an updated systematic evidence review for the U.S. Preventive Services Task Force. Ann Intern Med. 2013;159(12):824.

Holick MF, Binkley NC, Bischoff-Ferrari HA, Gordon CM, Hanley DA, Heaney RP et al. Evaluation, treatment, and prevention of vitamin D deficiency: an endocrine society clinical practice guidelines. J Clin Endocrinol Metab. 2011;96(7):1911.

Oakley GP Jr. Eat right and take a multivitamin. N Engl J Med. 1998;338(15):1060.

Pazirandeh S, Lo CW, Burns DL. Overview of water-soluble vitamins. Up To Date. Out, 2022.

86 Mitos e Verdades sobre Dietas para Perda de Peso

Introdução

Como apresentado em outros capítulos deste livro, para haver perda de peso é necessário haver déficit calórico. Se a quantidade de calorias ingeridas for equivalente ou superior à quantidade de calorias gastas pelo organismo, a perda de peso simplesmente não irá acontecer, independentemente de qual for a composição dos macronutrientes da dieta (se é *low carb*, se é *low fat*, se é sem glúten, se é sem lactose), de como as calorias foram distribuídas ao longo do dia (se apenas em três refeições, se em seis refeições, se com jejum intermitente ou com dieta temporestrita), se o paciente tomou café da manhã ou não, se comeu carboidrato à noite ou não. Não importa a dieta escolhida: a perda de peso só vai acontecer se forem economizadas calorias. Pode-se até não contar essas calorias ativamente, mas o organismo as contabiliza. Nada que for ingerido será desprezado, tudo será detalhadamente calculado pelo corpo, que saberá exatamente o quanto de energia foi ingerida ao longo do dia, independentemente da fonte e do horário consumido.

Qual é a melhor composição de macronutrientes de uma dieta?

É muito comum recebermos variações desta pergunta no nosso consultório: "doutor(a), qual o melhor tipo de dieta que existe para eu seguir e conseguir finalmente emagrecer e manter meu peso perdido para o resto da vida?". Existem pacientes que idolatram as dietas *low carb*, por terem tido resultado excelentes com ela. Outros, idolatram as dietas *low fat*, pois somente conseguiram emagrecer com esse tipo de dieta. Outros, se adaptaram muito bem com dieta dos pontos, ou com variações desse tipo de dieta como as prescritas em programas como "Vigilantes do Peso", em que cada alimento tem determinada quantidade de pontos e você pode consumir uma quantidade preestabelecida de pontos por dia (que nada mais são do que algum múltiplo das calorias). O fato é que todas as dietas funcionam, desde que o paciente economize calorias.

Pode-se muito bem comer de tudo, até coisas mais calóricas das quais se goste muito, desde que haja compensação com a "economia" de calorias com outros alimentos, de modo a se obter um saldo negativo ao longo do dia. Se o saldo for negativo, a perda de peso vai ocorrer (mesmo que o paciente coma um chocolate de sobremesa, por exemplo, naquele dia). Não existe um "alimento vilão" que impeça o paciente de emagrecer, assim como também não existe um "alimento milagroso" que promova a perda de peso. Os pacientes adoram perguntar "doutor, qual alimento preciso ingerir para perder peso?". A resposta é: esse alimento não existe! Não existe nenhum alimento que faça o paciente queimar mais calorias para metabolizá-lo do que as próprias calorias contidas naquele alimento. Ou seja, não existe nenhum alimento que emagrece; todos engordam! Mas somente engordam se o paciente ultrapassar o número mágico (aquele que representa quantas calorias se gasta por dia, calculado idealmente pela calorimetria indireta ou pelos outros métodos explicados no Capítulo 80, *Avaliação do Gasto Energético Basal*, deste livro). É como se fosse um salário: se o indivíduo ganha um valor todo mês, não se pode gastar mais do que ganha, independentemente do que foi comprado. Pode-se até comprar algum item mais caro, desde que se economize no resto do mês com as demais compras, de modo que não se gaste mais do que o valor do contracheque no fim do mês. O raciocínio é o mesmo para a perda de peso. Não existe nenhuma compra que vai deixar alguém "mais rico". Tudo o que for gasto com compras deixa o indivíduo mais pobre, afinal todas as compras geram gasto de dinheiro. Porém, comprar coisas mais baratas (ou ingerir alimentos menos calóricos), resulta em mais dinheiro no fim do mês e a chance de pagamento das dívidas (ou queima da reserva de estoque de gordura) será maior. Mesmo que não se olhe o "preço" dos produtos, a conta de tudo o que se gastou vai chegar no cartão de crédito no fim do mês. Queira-se ou não olhar a caloria dos alimentos, o resultado do saldo energético aparecerá na balança no fim do mês.

Existem muitos estudos que tentam comparar dietas *low carb versus low fat*, ou dietas com composições diferentes de macronutrientes, tentando-se manter a mesma quantidade de calorias ingeridas, com o objetivo de desvendar se haveria alguma maneira mais efetiva para se perder peso. E o resultado desses estudos sempre mostra que a diferença entre elas, quando as dietas são de calorias semelhantes, é praticamente nula no médio e longo prazos. Alguns estudos mostram uma discreta vantagem com as *low carb*, outros uma discreta vantagem com as *low fat*. Quando juntamos todos os estudos em grandes metanálises, vemos que realmente não há diferença com significância estatística entre as mais variadas dietas. Com base nesses achados, em 2013, a revista internacional JAMA publicou um apelo, intitulado *A Call for an End to the Diet Debates*, em que solicitou para que fossem interrompidos os inúmeros estudos e metanálises que comparavam os diversos tipos de dietas. Nesse texto, colocou-se que inúmeros estudos já mostraram que não há nenhuma diferença significativa em resultados no médio e longo prazos de acordo com os macronutrientes da dieta. Esses estudos também mostraram que o que determina a perda de peso é a restrição calórica, e que os principais fatores que determinam sucesso na perda de peso são a aderência à dieta, o seguimento em longo prazo do paciente e a velocidade (maior) de perda de peso no início do tratamento.

Portanto, o que precisamos determinar é, por meio do diálogo com o paciente, quais são as preferências alimentares, os hábitos rotineiros, os aspectos financeiros, o estilo de vida, o que o paciente faz questão ou não de comer e o que abre mão ou não de ter na dieta. Para que uma dieta seja bem-sucedida, o paciente precisa mantê-la no longo prazo, modificando os seus hábitos alimentares para o resto da vida, e não apenas por um tempo predeterminado. Portanto, não adianta cortar da dieta um alimento de que o paciente gosta muito, pois a chance de ele começar a furar a dieta para comer aquele alimento vai ser muito grande. O melhor a fazer é manter o alimento na dieta, mas reduzir a quantidade, e retirar outras coisas de que o paciente não faz tanta questão assim. É importante elaborar uma dieta personalizada, que se adeque ao paciente. Porém, se ele se adapta muito bem a dietas com baixo índice de carboidrato por ter uma preferência maior por carnes, não há nenhum problema em prescrever para ele uma dieta *low carb*. E, se o paciente gosta muito de arroz, pães e massas, não há nenhum problema em permiti-los na dieta, desde que em quantidade calculada e preestabelecida. É completamente possível emagrecer comendo pão e arroz. Se no fim do dia o indivíduo ingeriu apenas 1.000 kcal e ele gasta 1.500 kcal/dia, todo o pão e o arroz serão metabolizados, tornam-se energia para as funções vitais e nada será acumulado.

Por isso, tanto as Diretrizes brasileiras como as americanas e europeias para tratamento de sobrepeso e obesidade recomendam que a dieta prescrita seja hipocalórica, independentemente da composição dos seus macronutrientes, pois esta é irrelevante no resultado final de emagrecimento. Quanto mais variada a dieta, maior a oferta dos micronutrientes (vitaminas e minerais), e qualquer deficiência de micronutrientes na dieta deve ser suplementada. E, dependendo dos macronutrientes da dieta, ela pode influenciar de maneira diferente o perfil metabólico e pode gerar alguns sinais e sintomas diferentes. Dietas pobres em carboidratos, por exemplo, serão mais efetivas em reduzir o nível de glicemia, insulina e triglicerídeos. No entanto, poderão causar constipação intestinal pela falta de fibras, halitose e cetose, tonturas, cefaleia, fadiga, aumento de LDL-c e de ácido úrico. Dietas pobres em gorduras causarão redução maior nos níveis de LDL-c, mas podem cursar com aporte insuficiente das vitaminas lipossolúveis (A, D, E e K), aporte insuficiente de vitamina B_{12} e ferro, se houver restrição de proteína animal, e queda de HDL-C.

Dietas com diferentes índices glicêmicos não fazem absolutamente nenhuma diferença no que diz respeito à perda de peso. Podem influenciar a subida da glicemia em um paciente diabético, e também a saúde intestinal, que fica melhor se os alimentos escolhidos forem os integrais. Porém, um alimento integral não é menos calórico que um não integral (p. ex., um pão branco pode ser até menos calórico do que um pão integral). Portanto, apenas essa substituição, se não for aliada a uma redução de calorias, não resultará em perda de peso.

Da mesma maneira, cortar o glúten isoladamente da dieta, sem reduzir calorias, não traz perda de peso. Claro que, ao retirar o glúten da dieta, muitas vezes ela pode se tornar menos calórica, uma vez que muitos alimentos calóricos como pães, massas, bolos, biscoitos, rosquinhas, pizzas, sanduiches e guloseimas contêm glúten. Nesse caso, porém, a perda de peso ocorre pela redução de calorias totais ingeridas, e não pela retirada do glúten por si só. Por outro lado, a troca do pão pela tapioca, que não contém glúten, pode inclusive dificultar a perda de peso, uma vez que a tapioca é altamente calórica, muitas vezes mais que o pão, dependendo da quantidade de farinha de tapioca utilizada no seu preparo. Do mesmo modo, trocar alimentos com glúten por outros feitos sem glúten, muitas vezes até mais calóricos, acaba por tornar a dieta mais cara e mais difícil de ser colocada em prática, sem que essa mudança traga nenhum benefício adicional sobre o peso, sendo indicada apenas para pacientes que apresentam intolerância ao glúten ou algum sinal ou sintoma inflamatório que sugira que ele possa estar com alguma sensibilidade ao glúten (e a troca seria para melhorar a sensibilidade, e não para baixar o peso).

O mesmo raciocínio se aplica para dietas sem lactose. Ao cortar o leite e derivados, costuma-se cortar chocolates, sorvetes, a maioria dos bolos, doces e sobremesas. Com isso, muitas vezes consegue-se perder peso uma vez que esses alimentos contêm alta densidade energética. No entanto, apenas trocar leite, iogurte ou queijo para os mesmos alimentos sem lactose e não diminuir a quantidade ingerida, não faz com que ocorra perda de peso, apenas pode trazer benefício sobre a produção de gases, secreções, funcionamento intestinal, azia, sintomas dispépticos, refluxo, principalmente nos pacientes que apresentam algum grau de intolerância à lactose. Portanto, apenas trocar os produtos para as versões sem lactose, sem reduzir a quantidade total de calorias ingeridas, pensando que esta atitude causaria perda de peso, é uma crença sem nenhuma evidência científica plausível.

Perdas de peso rápidas são piores que perdas de peso lentas?

Por muito tempo pensou-se que perdas de peso rápidas não seriam saudáveis para o organismo, uma vez que levariam a uma recuperação rápida de peso, e que, consequentemente, não seriam a maneira mais adequada e sustentável de emagrecimento. Sabemos, no entanto, que a obesidade é uma doença crônica e progressiva. Isso significa dizer que, na falta de tratamento, a tendência natural de uma pessoa que sofre com a obesidade é que ela aumente seu peso um pouco mais a cada dia. E, quando o tratamento é interrompido (seja apenas com dieta, exercícios ou medicamentos), a recuperação de peso tende a acontecer e a levar o paciente ao peso que ele deveria ter caso nunca tivesse se tratado (e, por estarmos falando de uma doença progressiva, o peso geralmente sobe para um patamar ainda maior do que aquele que o paciente apresentava no início da dieta ou do tratamento). Isso pode ser bem exemplificado pela Figura 86.1, retirada de um artigo publicado em 1975, sobre ratos com obesidade que passavam por dietas restritivas. Na vigência da dieta, eles perdiam peso. Porém, quando a dieta era interrompida e eles passavam a se alimentar *ad libitum* novamente, seu peso aumentava para um patamar ainda maior do que o que tinham antes de iniciar a dieta. Passavam a pesar o equivalente aos seus pares, que nunca tinham passado por dieta, e foram seguindo o ganho de peso natural correspondente à evolução natural da doença, que é progressiva.

Isso significa que, após dietas, é muito comum e esperado que haja alguma recuperação de peso. No entanto, será que se as perdas de peso forem maiores e mais rápidas, a recuperação é maior? Os estudos mostram exatamente o contrário: quem perde peso mais rápido é quem tem melhor resultado a longo prazo.

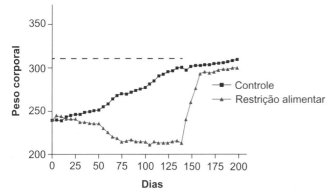

FIGURA 86.1 Perda de peso mediada por balanço energético negativo em ratos com obesidade é completamente recuperada após término de dieta forçada. Quando ocorre o retorno da alimentação conforme demanda, o peso dos ratos aumenta até igualar-se ao peso dos seus ratos pares, que também sofrem de obesidade, e por isso apresentam um ganho de peso progressivo ao longo da vida. As *linhas pontilhadas* indicam o período de restrição alimentar. (Retirada de Bernstein IL, Lotter EC, Kulkosky PJ, Porte D Jr, Woods SC. Effect of force-feeding upon basal insulin levels of rats. Proc Soc Exp Biol Med. 1975;150(2):546-8.)

O estudo Look AHEAD, por exemplo, que foi o maior estudo com mudanças de estilo de vida realizado até hoje, mostrou que:

- No grupo de pacientes que tinham perdido menos de < 5% do seu peso inicial em 1 ano, > 40% deles já tinham recuperado absolutamente tudo e mais um pouco após 8 anos de seguimento, 23% tinham mantido essa perda em 8 anos, 19% tinham conseguido perder mais um pouco, inteirando até 10% de perda, e 15% conseguiram perder mais de 10% do peso inicial após 8 anos
- No grupo de pacientes que tinham perdido > 10% do seu peso no 1º ano, 40% conseguiram manter esta perda após 8 anos de seguimento, 25% tiveram uma recuperação de < 5%, 20% recuperaram entre 5 e 10%, e apenas 14% estavam mais pesados do que no início da dieta há 8 anos (lembrando que no primeiro grupo, esse percentual era de mais de 40%).

Isso mostra que a ocorrência de alguma recuperação ponderal é a regra, mas ela parece ser menor, e o peso final, em média, parece ser menor naqueles pacientes que conseguiram ter uma perda ponderal mais intensa e mais efetiva no 1º ano de dieta.

Há algumas possíveis explicações para esse achado: talvez os indivíduos que perdem mais peso no início são aqueles que estavam mais motivados, que eram mais disciplinados, que tinham uma predisposição genética à obesidade um pouco menor (e, por isso, respondiam com uma perda de peso maior em um ambiente menos obesogênico). Mas, também, sabemos que a força da termogênese adaptativa conta muito para frear a perda de peso depois de 6 a 12 meses de qualquer tratamento. O hipotálamo está programado geneticamente para sempre tentar chegar novamente àquele maior peso que o paciente apresentou ao longo da vida. Depois de um processo de emagrecimento, o hipotálamo irá reorganizar todas as forças metabólicas visando aumentar o apetite, aumentar a gula/vontade de comer, a compulsividade, a preferência por doces e gorduras, reduzir a taxa metabólica basal, reduzir o efeito térmico dos alimentos, reduzir a queima calórica mediada por atividade física, desacelerar a termogênese, aumentar a quantidade de receptores de captação de açúcar e gordura pelas células, reduzir sua capacidade de oxidação desses substratos, aumentar sua capacidade de armazenamento de energia, entre diversos outros mecanismos que desviam todo o metabolismo de um paciente no sentido de recuperação de peso. Os estudos mostram que, em média, para cada 1 kg de peso perdido, o metabolismo desacelera cerca de 30 kcal/dia, e a fome aumenta aproximadamente 100 kcal/dia. E todos estes mecanismos vão estar maximamente ativados cerca de 6 a 12 meses após o início do processo do emagrecimento. Portanto, no tratamento da obesidade, temos um *golden time*, ou um tempo de ouro, que são os primeiros 6 a 12 meses. É o período em que nosso organismo aceita a maior perda de peso. Depois desse período, a perda de peso pode continuar acontecendo, mas em velocidade muito menor, chegando-se mais rapidamente ao "efeito-platô". Por isso, infelizmente, para o tratamento da obesidade, o famoso "devagar e sempre" não acontece, pois a perda de peso não vai ocorrer para sempre. Em algum momento ela vai acabar e o peso vai se estabilizar. Por isso, diferentemente de algumas diretrizes antigas para tratamento da obesidade, os últimos estudos mostram que o paciente deve ser encorajado para que sua perda de peso seja a maior possível no 1º ano, podendo tentar-se dietas mais restritas, atividades físicas mais intensas, medicamentos em doses otimizadas, associações de medicamentos quando necessário, tudo o que for possível, com segurança, para que a perda de peso seja mais intensa no 1º ano do tratamento, e não mais lenta como se pregava anteriormente, uma vez que se observou que a velocidade da perda de peso mais rápida no início é um dos principais fatores de melhor prognóstico no resultado final do tratamento desses pacientes.

A dieta precisa ser fracionada?

Por muito tempo, pensava-se que, para otimizar a perda de peso, a dieta deveria ser fracionada ao longo do dia. Ou seja, pensava-se que, se o paciente consumisse a mesma quantidade de energia, mas distribuída, por exemplo, em seis refeições diárias, a perda de peso seria maior do que se essas mesmas calorias fossem distribuídas em apenas duas ou três refeições.

A lógica para esse tipo de pensamento vinha de três principais crenças: que o fato consumir calorias várias vezes ao dia aumentaria o gasto energético diário, pelo efeito térmico dos alimentos (energia gasta para digerir e metabolizar o alimento ingerido); que comer várias vezes ao dia reduziria a fome e aumentaria a saciedade do indivíduo; que a oferta de nutrientes com maior frequência no organismo aumentaria mais a oxidação de gorduras.

No entanto, diversos estudos com calorimetria indireta mostraram que, ao se mudar a frequência alimentar do indivíduo, não havia aumento de queima calórica ao longo das 24 horas, como se pensava anteriormente. Na verdade, refeições maiores geram um efeito térmico de alimentos maior após o seu consumo (proporcional ao tamanho da refeição), com uma queda na taxa metabólica nos períodos entre as refeições principais. Quando a dieta é fracionada, realmente ocorre um aumento discreto na taxa metabólica após o consumo de cada pequeno lanche, mas como esse aumento é menor pelo fato de a refeição ser mais branda, mesmo a refeição acontecendo mais vezes ao dia, quando se avalia a queima calórica total no fim do dia, ela é equivalente nos dois grupos se a quantidade de energia total consumida tiver sido a mesma. Ou seja, apenas fracionar a dieta, se a quantidade de calorias totais ingeridas for a mesma, não muda o gasto energético no fim das 24 horas do dia.

Outros estudos que tentaram avaliar se a fome e a vontade de comer diminuiriam ao longo do dia, quando o alimento era ofertado mais vezes ao dia, mostraram muitas vezes o inverso: que o fato de comer várias vezes ao dia fazia o paciente pensar mais em comida, ter escores maiores de fome e de vontade de comer e ter menor saciedade do que se ele se alimentasse apenas com as três principais refeições (café da manhã, almoço e jantar).

Da mesma maneira, muitos estudos mostraram que aumentar a frequência alimentar não aumentava a oxidação de gorduras ao longo do dia. Na verdade, mostraram que há um aumento na oxidação de carboidratos após as principais grandes refeições, que é compensado com um aumento na oxidação de gorduras que ocorre nos períodos interprandiais. Por outro lado, no padrão alimentar com dietas mais fracionadas, a oxidação de carboidratos e gorduras permanece um pouco mais constante ao longo do dia. Ao fim das 24 horas, não há diferença estatisticamente significativa entre os dois padrões alimentares.

Portanto, ocorre que de todos os fundamentos que levariam a pensar que comer mais vezes ao dia ajudaria na perda de peso, nenhum deles teve comprovação científica nos estudos bem conduzidos. E, de fato, essa recomendação que passou a ser dada para se comer mais vezes ao dia nos últimos anos, não gerou perda de peso na população mundial. Pelo contrário, muitos estudos mostram que comer mais vezes ao dia, na maioria das vezes, culmina em maior ingesta energética nas 24 horas, podendo até favorecer o ganho de peso, e não o contrário. É evidente que se deve analisar cada caso separadamente, e todos os pacientes devem ter um planejamento alimentar individualizado, com base em suas próprias necessidades e características. Não é um erro orientar o paciente a fazer os lanches intermediários, porém sabemos que as calorias desses lanches precisam ser descontadas das refeições principais e que apenas a orientação de "precisar comer a cada 3 horas para emagrecer" não é baseada em evidência científica e, se não for aliada a um saldo energético negativo, não traz benefício algum sobre a perda de peso.

E o jejum intermitente?

Muitos estudos têm mostrado que ficar muitas horas sem se alimentar faz bem à saúde, contrariando as crendices antigas que diziam que não deveríamos ficar muito tempo sem comer nada. Existem diferentes protocolos: as dietas tempo-restritas (modelo no qual o indivíduo tem a alimentação "liberada" por 4 a 8 horas no dia, e faz jejum nas outras 16 a 20 horas); e as restrições energéticas intermitentes (quando o indivíduo faz jejum ou come muito pouco, como < 500 kcal, alguns dias da semana, por exemplo 2 ou 3 dias, e come normalmente nos outros dias).

Modelos animais e humanos vêm mostrando que as dietas tempo-restritas e as restrições energéticas intermitentes podem trazer benefício metabólico, anti-inflamatório e antioxidante para o organismo, reduzindo a pressão arterial, a resistência à insulina, melhorando a função das células beta, melhorando o grau de inflamação hepática na esteato-hepatite, reduzindo o grau de inflamação sistêmica e o risco cardiovascular, e reduzindo a progressão de doenças neurodegenerativas, como Parkinson e Alzheimer.

Talvez algumas possíveis explicações para essas melhoras metabólicas se devem a uma diferente ativação de genes dependentes do ritmo circadiano. Cerca de 10% dos nossos genes têm sua transcrição influenciada pelo ritmo circadiano. E não apenas o sistema luz/sombra, mas também a situação jejum/pós-prandial influencia os centros hipotalâmicos cerebrais que coordenam o ritmo circadiano de todo o corpo. E, na ausência de alimento, ocorre maior ativação de genes que estimulam a maior produção de antioxidantes endógenos, de enzimas neuroprotetoras e fatores tróficos neuronais, de genes que promovem queda de pressão, maior sensibilidade à insulina, redução na síntese de fatores pró-coagulantes e de fatores pró-inflamatórios.

No entanto, quando se fala em perda de peso, o jejum intermitente e as restrições energéticas intermitentes nada mais são do que uma forma de restrição calórica diferente da convencional, podendo ser útil para alguns grupos de pacientes, mas podendo ter um alto índice de abandono em outros. Existe uma parcela de pacientes que acha mais fácil seguir planos alimentares como este do que uma restrição calórica mais "monótona" todos os dias, mas esse grupo não é a maioria. Na verdade, a perda de peso vai ocorrer se a quantidade de calorias ingeridas durante a semana for menor quando o paciente aplica esse modelo de alimentação do que quando ele se alimenta da maneira tradicional. No entanto, se o paciente "compensar" as horas sem se alimentar com uma hiperalimentação nas horas seguintes do dia, a perda de peso não vai acontecer, pois ela depende exclusivamente do saldo energético, não havendo nenhuma "mágica" especial que faça com que o jejum cause perda de peso, exceto pelas calorias economizadas com essa estratégia. O que levará o paciente ao emagrecimento é tão somente a restrição calórica, nada mais. Além disso, deve-se ressaltar que caso essa estratégia seja escolhida, deve-se sempre preferir ingerir as calorias na primeira metade do dia, fazendo o jejum à tarde/noite, e não o contrário, como vemos muitos pacientes fazendo, já que o corpo metaboliza muito melhor as calorias durante as fases ativas do dia. Portanto, mais uma vez, a estratégia alimentar proposta para o paciente deve ser sempre individualizada, conforme suas peculiaridades e características.

É necessário tomar café da manhã?

Muitos estudos epidemiológicos transversais e observacionais de coorte prospectiva têm mostrado correlação positiva entre obesidade e o hábito de pular o café da manhã. Esses achados têm feito muitos pensarem que o fato de pular o café da manhã poderia causar ganho de peso, levando alguns profissionais a recomendarem que os pacientes com obesidade que não tinham esse hábito passassem a fazer essa refeição, como se isso fosse facilitar o processo do emagrecimento.

No entanto, sabemos que encontrar uma correlação positiva não significa necessariamente que haja relação causal direta entre os dois achados. Na verdade, não existe até hoje nenhum estudo randomizado e controlado que comprove a existência de qualquer relação causal entre o fato de pular o café da manhã e isso gerar ganho de peso. Muito provavelmente, o hábito de pular o café da manhã deve ser um marcador de outro hábito alimentar ruim, que é a ingestão excessiva de calorias à noite (esta sim, muito relacionada com o ganho de peso, já que o organismo metaboliza melhor as calorias ingeridas nas horas ativas do dia). Dessa maneira, seria o hábito comedor noturno, e não o fato de pular o café da manhã, que estaria desencadeando o ganho de peso nessa população. Portanto, dar a simples orientação de incluir um café da manhã para esse paciente, que já acorda sem fome como reflexo do tanto que comeu na noite anterior, deve inclusive atrapalhar seu processo de emagrecimento, uma vez que incluirá ainda mais calorias no seu cardápio diário. O manejo correto, nesse caso, seria o de tratar a compulsão alimentar noturna, de modo a reduzir as calorias ingeridas no período da noite e, assim, o paciente passará a acordar naturalmente com mais fome, talvez passando a incluir o café da manhã em sua rotina diária.

Portanto, mais uma vez, o que vai determinar a perda de peso será o saldo energético: apenas recomendar aos pacientes que passem a ingerir o café da manhã quando antes eles não tinham este hábito, não acarretará perda de peso caso não sejam reduzidas as calorias ingeridas nos outros horários do dia. Entretanto, tentar redistribuir as calorias do dia, tentando priorizar maior ingestão nas horas mais ativas e menor ingestão nas horas menos ativas do dia, somando no fim do dia um saldo energético negativo, pode ser uma estratégia metabolicamente mais interessante.

Considerações finais

Apesar das inúmeras dietas da moda e recomendações sem evidências científicas que vemos atualmente, amplamente difundidas, visando auxiliar a perda de peso, o fato é que há muito mais dúvidas do que certezas. Uma das poucas certezas é que a perda de peso vai acontecer se houver um saldo energético negativo diário. Portanto, o paciente deve reduzir as calorias diárias consumidas de uma maneira que o seguimento da dieta se torne mais fácil. Afinal, quanto maior a adesão do paciente à dieta prescrita, maiores serão os resultados, independentemente de qual for a estratégia escolhida. Existem várias estratégias possíveis, e nenhuma é certa ou errada. A estratégia mais acertada é aquela em que o paciente consegue melhor se adequar, para conseguir o seguimento no longo prazo. No tratamento da obesidade, tudo precisa ser individualizado.

Leitura recomendada

Brown AW, Brown MMB, Allison DB. Belief beyond the evidence: using the proposed effet of breakfast on obesity to show 2 practices that distort scientific evidence. Am J Clin Nutr. 2013;98:1298-308.

Chowdhury EA, Richardson JD, Holman GD, Tsintzas K, Thompson D, Betts JA. The causal role of breakfast in energy balance and health: a randomized controlled trial in obese adults. Am J Clin Nutr. 2016;103(3):747-56.

Dallosso HM, Murfatroyd PR, James WP. Feeding frequency and energy balance in adult males. Hum Nutr Clin Nutr. 1982;36C(1):25-39.

Dhurandhar EJ, Dawson J, Alcorn A, Larsen LH, Thomas EA, Cardel M et al. The effectiveness of breackfast recommendations on weight loss: a randomized controlled trial. Am J Clin Nutr. 2014;100(2):507-13.

Halpern B, Mendes TB. Intermittent fasting for obesity and related disorders: unveiling myths, facts and presumptions. Arch End Metab. 2021;65(1):14-23.

Howarth NC, Huang TT, Roberts SB, Lin BH, McCrory MA. Eating patterns and dietary composition in relation to BMI in younger and older adults. Int J Obes (Lond). 2007;31(4):675-84.

Ohkawara K, Cornier MA, Kohrt WM, Melanson EL. Effects of increased meal frequency on fat oxidation and perceived hungry. Obesity (Silver Spring) 2013;21(2): 336-43.

Pagoto SR, Appelhans BM. A call for en end to the diet debates. JAMA. 2013;310(7):687(8).

Sacks FM, Bray GA, Carey VJ, Smith SR, Ryan DH, Anton SD et al. Comparison of weight-loss diets with different compositions of fat, protein and carbohydrates. N Engl J Med. 2009;360(9):859-73.

Smeets AJ, Westerterp-Plantenga MS. Acute effects on metabolism and appetite profile of one meal difference in the lower range of meal frequency. Br J Nutr. 2008;99(6):1316-21.

Taylor MA, Garrow JS. Compared with nibbling, neither gorging nor a morning fast affect short-term energy balance in obese patients in a chamber calorimeter. Int Obes Relat Metab Disord. 2001;25(4):519-28.

Verboeket-van de Venne WP, Westerterp KR. Influence of the feeding frequency on nutrient utilization in man: consequences for energy metabolism. Eur J Clin Nutr. 1991;45(3):161-69.

Wadden TA, West DS, Neiberg RH, Wing RR, Ryan DH, Johnson KC et al. One-year weight losses in the Look AHEAD study: factors associated with success. Obesity (Silver Spring). 2009;17(4):713-22.

Adoçantes

Capítulo 87

Introdução

Os adoçantes são moléculas tipicamente não calóricas ou com poucas calorias, que servem para adoçar os alimentos, sendo uma opção de substituição ao açúcar, quando se deseja evitar as calorias ou o aumento da glicemia promovidos pela ingestão deste último. Em razão das recomendações para limitar a ingestão de açúcar na dieta, eles passaram a ser utilizados amplamente em uma variedade de produtos alimentícios. Dependendo de suas características químicas, alguns podem ser utilizados como adoçantes de mesa, enquanto outros, apenas em alimentos industriais. Muitos produtos preparados comercialmente usam uma combinação de adoçantes diferentes, e a maioria dos consumidores desconhece a presença desses adoçantes nos alimentos e bebidas processadas que consomem. Por isso, é de extrema importância que o profissional de saúde aprenda um pouco mais sobre esses produtos e ensine o seu paciente a ler esses rótulos e a saber identificar a composição dos produtos industrializados que consomem. Como os ingredientes são listados em ordem decrescente de quantidades, os adoçantes normalmente estão entre os últimos ingredientes listados.

Classificação

Alguns adoçantes são produtos derivados de plantas de ocorrência natural, enquanto outros são sintéticos ("artificiais"). A doçura deles é medida em comparação com uma solução de sacarose de 30 g/ℓ, que é considerada a concentração mínima de detecção para as nossas papilas gustativas.

Adoçantes naturais incluem os compostos de glicosídeos e não glicosídeos:

- Glicosídeos: primeira geração de polióis (p. ex., sorbitol, xilitol e eritritol), glicosídeos de estévia e extrato de fruta luo han guo (fruta do monge)
- Não glicosídeos: os compostos nitrogenados taumatina, o derivado flavonoide brazzeína e os polióis não glicosídeos de segunda geração, exemplificados pelo maltitol.

Adoçantes sintéticos (artificiais) incluem sacarina, ciclamato, acessulfame de potássio, sucralose, aspartame e neotame.

A seguir serão apresentadas as principais características dos adoçantes mais comumente utilizados.

Aspartame

O aspartame é o adoçante mais comumente utilizado, respondendo por 75% das vendas de adoçantes. Embora a maior parte do aspartame seja utilizado em bebidas dietéticas, ele também o é em mais de 6 mil produtos, incluindo alimentos, produtos farmacêuticos e de cuidados pessoais (p. ex., cosméticos, desodorizantes de hálito). Está disponível em várias formas, incluindo líquido, encapsulado e em pó, e disponíveis também ao consumidor para uso como adoçantes de mesa.

O aspartame é instável em altas temperaturas e não pode ser utilizado para assar ou cozinhar; é frequentemente encontrado em gelatinas, iogurtes, cereais e em produtos de confeitaria congelados sem açúcar. O aspartame é catabolizado em fenilalanina entre outros compostos, tornando-o inseguro para consumo em indivíduos com fenilcetonúria.

Foi o terceiro adoçante artificial, fabricado em 1965, e teve associado a câncer linfático em ratos, mas nenhum tipo de carcinogênese foi comprovado em humanos. Tem sabor 200 vezes mais doce que o açúcar e não tem gosto residual.

É considerado risco B na gestação (portanto, pode ser utilizado); passa pelo leite materno.

Sacarina

A sacarina é estável em baixo pH e altas temperaturas, tornando-a adequada para uso na maioria das aplicações de alimentos processados. É utilizada em sucos de frutas, frutas processadas, gelatinas, geleias, molhos, marinadas, sobremesas, gomas de mascar e refrigerantes e está disponível para uso como adoçante de mesa na maioria dos países, exceto no Canadá.

Foi o primeiro adoçante artificial, fabricado em 1878. Em 1972, houve evidência de carcinogênese de bexiga em ratos.

Em 2000, a Food and Drug Administration (FDA) tirou a sacarina da lista de potenciais carcinogênicos em humanos, pois concluiu que a carcinogênese ocorre apenas em ratos, uma vez que o urotélio de ratos tem estímulos proliferativos diferentes do urotélio de humanos.

Tem sabor 400 vezes mais doce que o açúcar e gosto residual amargo, que geralmente é mascarado pela sua mistura com o ciclamato na proporção de 1:10.

Não é recomendada na gestação, sendo classificada como risco C, pois não há dados disponíveis e sabe-se que passa para o leite materno.

Não é metabolizada pelo organismo humano, sendo excretada de maneira intacta pelos rins.

Ciclamato

O ciclamato é amplamente utilizado fora da América do Norte em sobremesas, frutas enlatadas, gelatinas, alimentos cozidos e processados e refrigerantes; também está disponível como adoçante de mesa. O ciclamato e a sacarina são os adoçantes mais baratos e fáceis de produzir. Ele não é aprovado para uso nos EUA. Foi o segundo adoçante artificial, fabricado em 1937.

Em 1970 surgiu dúvida quanto ao potencial de carcinogênese em bexiga de ratos, mas estudos posteriores concluíram que esse composto não é cancerígeno nem para animais.

Tem sabor 50 a 100 vezes mais doce que açúcar, sendo o adoçante mais fraco, mas não tem gosto residual e é muito utilizado para atenuar o gosto amargo da sacarina.

Não é recomendado na gestação, sendo classificado como risco C.

É estável a altas temperaturas e, portanto, pode ir para o forno. Mas não é utilizado isoladamente, apenas em associação com outros adoçantes.

Portanto, como nem a sacarina nem o ciclamato são aprovados para uso na gestação, deve-se ressaltar que gestantes não devem beber CocaCola® zero, Guaraná® zero, Kuat® zero, Sprite® zero ou Fanta® *light*, uma vez que todos esses refrigerantes contêm sacarina ou ciclamato (risco C). Os refrigerantes permitidos são: CocaCola® *light* ou Pepsi® *light*, que contêm aspartame ou acessulfame K (risco B).

Acessulfame de potássio

O acessulfame de potássio (K) é único em sua capacidade de resistir a altas temperaturas de cozimento sem decomposição e é frequentemente utilizado em pratos prontos, assados e outros doces. Também está disponível na forma granular para uso como adoçante de mesa. O potássio compreende 20% do composto em peso, portanto deve ser restringido em pessoas com recomendação para dieta pobre em potássio (p. ex., pessoas com insuficiência renal).

Pode ser consumido na gestação (risco B). Não é metabolizado e tem excreção integralmente renal.

Tem sabor 200 vezes mais doce que o açúcar e não apresenta gosto residual.

Até hoje não há descrição de nenhum tipo de carcinogênese ou de qualquer outro problema de saúde associado ao uso de acessulfame K.

Sucralose

A sucralose é termoestável em altas temperaturas, podendo ser utilizada para assar e cozinhar. É utilizada em sobremesas, confeitos, frutas em conserva, gelatinas, iogurtes e algumas bebidas (que contêm ácido láctico e não alcoólicas). Também está disponível como adoçante de mesa. A sucralose é pouco absorvida pelo trato gastrintestinal.

Foi descoberta em 1976 e aprovada pela FDA em 1999.

É o único edulcorante não calórico obtido a partir do próprio açúcar. Tem, portanto, o sabor bem parecido com o do açúcar, sem apresentar gosto residual. Veio da modificação da molécula de sacarose – faz-se uma substituição em três grupos hidrogênio-oxigênio da molécula de sacarose por três moléculas de cloro. Com essa substituição, a molécula fica bem mais doce que o açúcar e, como o organismo não dispõe de aparato enzimático para digerir ou metabolizar essa molécula, não se consegue extrair energia e calorias dela. Assim, a molécula de sucralose tem o sabor 600 vezes mais doce que o açúcar e a maior parte dela passa pelo sistema digestivo sem ser absorvida, sendo eliminada nas fezes. A pequena parte que é absorvida é eliminada inalterada na urina, exatamente com a mesma estrutura, sem nenhuma modificação. Não tem gosto residual.

Pode ser consumida na gestação (risco B). Não passa pela barreira placentária e nem para o leite materno.

Não foi relatado nenhum caso de carcinogênese ou de qualquer tipo de risco relatado associado ao uso desse tipo de adoçante até o momento.

Neotame

O neotame é semelhante em estrutura ao aspartame. É utilizado como adoçante e intensificador de sabor e, em razão de sua estabilidade superior, é amplamente utilizado em alimentos e bebidas preparadas comercialmente. Não tem gosto amargo e, por esse motivo, é frequentemente preferido para produtos sem açúcar para diabéticos. Pode ser encontrado em refrigerantes, bebidas que contenham ácido láctico, molhos, iogurtes, gomas de mascar e confeitos de frutas; também está disponível como adoçante de mesa. Não contém fenilalanina, o que o torna seguro para indivíduos com fenilcetonúria.

É 7 mil vezes mais doce que o açúcar e não tem gosto residual.

Pode ser consumido na gestação (risco B) e é estável em altas temperaturas.

Sorbitol

O sorbitol é uma substância natural encontrada em algumas frutas e algas marinhas. Apresenta o sabor doce, mas 50% menos doce que o açúcar, e com um terço das calorias (possui cerca de 0,01 kcal/gota). É frequentemente encontrado em gomas de mascar.

Em virtude das propriedades laxativas e diuréticas do sorbitol, algumas pessoas podem não ter uma tolerância tão boa a essa substância. Apesar disso, é uma substância muito segura, sem nenhum dado de carcinogênese ou outro mal à saúde, portanto, as agências regulatórias não determinaram nenhum limite máximo para sua ingestão diária.

Pode ser ingerido na gestação, não apresenta gosto residual e é estável em altas temperaturas, apesar de perder o sabor doce quando vai ao fogo.

Xilitol

O xilitol é um adoçante encontrado naturalmente nas fibras de algumas plantas, como ameixa e milho. Apresenta poder adoçante 50% menor que o do açúcar, e com 40% menos calorias (cerca de 2,4 kcal/grama). Portanto, é importante perceber que não é um produto isento de calorias como a maioria dos adoçantes.

Seu uso foi aprovado pela FDA em 1963, como um aditivo alimentar substituto do açúcar. Não há estudos que mostrem qualquer tipo de malefício à saúde causado pelo uso do xilitol.

A OMS considera o xilitol muito seguro para consumo em humanos, e não estabelece um limite para a quantidade máxima de ingestão diária. No entanto, em doses altas, pode causar flatulência, cólicas e diarreia, em virtude de sua fermentação pela microbiota intestinal.

É termoestável, pode ser utilizado por gestantes e não tem gosto residual.

Eritritol

O eritritol pertence à família dos alcoóis de açúcar também conhecidos como polióis, que são formados pelos processos de hidrólise do grupo aldeído ou cetona em vários carboidratos. Os polióis são naturalmente abundantes em frutas e vegetais, como uvas e cogumelos, bem como em alimentos fermentados como molho de soja. As propriedades mais valiosas desses alcoóis de açúcar são sua doçura próxima à da sacarose (60 a 70% da doçura do açúcar comum) na vigência de pouquíssimas calorias (0,2 kcal/grama), combinados com o fato de não serem cariogênicos. Não apresenta gosto residual e é bem tolerado. A maior parte do eritritol não pode ser metabolizada pelo corpo humano e é excretada sem modificações na urina. O eritritol também é um eliminador de radicais livres com a capacidade de exercer potencialmente sua atividade antioxidante enquanto circula pelo corpo antes de ser excretado na urina, e parece não ter qualquer impacto nos níveis de glicose no sangue e insulina.

É considerado muito seguro, não havendo limite máximo de ingestão diária recomendado pela FDA. Pode ser consumido por gestantes.

Estévia

Os glicosídeos de estévia estão ganhando popularidade em todo o mundo. A estévia pode ser utilizada como um adoçante de mesa e, uma vez que é relativamente estável no calor e em uma ampla faixa de pH, também o é comercialmente em produtos preparados como sorvetes, iogurtes, bolos, molhos, bebidas e doces.

É uma substância natural derivada da planta *Stevia rebaudiana*, utilizada por indígenas. Tem o sabor 200 vezes mais doce que o açúcar. No entanto, possui um gosto amargo residual. Pode ser consumida na gestação (risco B).

Alguns estudos descrevem potenciais benefícios para a saúde, por uma ação anti-hipertensiva e possível efeito em redução da glicemia pós-prandial em diabéticos tipo 2.

Extrato de luo han guo (fruta do monge)

O extrato de luo han guo é derivado da fruta da *Siraitia grosvenorii*, a planta da fruta do monge. O extrato é 250 a 300 vezes mais doce que a sacarose. Não é amplamente utilizado em produtos comerciais, mas está disponível como adoçante de mesa, isolado ou como um produto combinado com outros adoçantes. Por ser uma substância mais nova e pouco conhecida (aprovada como adoçante pela FDA apenas em 2010), ainda é pouco disponível, cara e mais difícil de encontrar.

Ainda há poucos estudos de segurança sobre essa substância, apesar de já ser utilizada há séculos pela medicina tradicional chinesa. Também não há ainda dados sobre dose máxima diária aprovada. É termoestável e pode ser utilizado por gestantes.

Taumatina

A taumatina, classificada como intensificadora de sabor, é estável em temperaturas mais altas e pode tolerar um ambiente ácido. É a substância mais doce conhecida, sendo 3 mil vezes mais doce que o açúcar. Trata-se de uma proteína vegetal derivada de um fruto africano, sendo, portanto, um adoçante natural, mas atualmente também é produzido de forma recombinante por meio de *Escherichia coli* e *Saccharomyces cerevisiae*. Está aprovada como adoçante no Brasil desde 2008.

É solúvel em solução aquosa e é comumente utilizada na indústria farmacêutica. Também pode ser empregada em conjunto com outros intensificadores de sabor em sopas, molhos, vegetais processados e produtos à base de ovo. É doce, mas deixa um gosto residual. Em razão de seu custo, é produzida tanto por microrganismos recombinantes quanto extraído de plantas transgênicas (geneticamente modificadas).

Não foi estudada na gestação.

É estável em altas temperaturas.

Questões regulatórias

Aprovação para uso em alimentos

Nos EUA, a Food and Drug Administration (FDA) classifica seis adoçantes como aditivos alimentares, incluindo sacarina, aspartame, acessulfame de potássio, sucralose, neotame, glicosídeos de estévia e extratos de fruta luo han guo (fruta do monge). Os alcoóis de açúcar (p. ex., sorbitol, xilitol) não são considerados aditivos alimentares pela FDA. Além disso, a FDA fornece recomendações de avaliação de risco para o consumo de aditivos alimentares com base em estudos científicos ou um histórico substancial de consumo por humanos, designando compostos considerados seguros para consumo como "geralmente considerados seguros" (*generally regarded as safe* – usam a sigla: *GRAS*).

Na década de 1970, estudos em animais levantaram preocupações de que a sacarina causava câncer de bexiga em roedores, e a FDA removeu a designação *GRAS* da sacarina em 1977. No entanto, avaliações adicionais não demonstraram relação entre o consumo de sacarina e o desenvolvimento de doenças malignas em humanos, e a designação *GRAS* foi restaurada. Não há evidências de que o uso de qualquer um dos adoçantes disponíveis atualmente aumente o risco de câncer em humanos.

Internacionalmente, o Comitê de Especialistas em Aditivos Alimentares da Organização Conjunta para Alimentos e Agricultura (FAO)/Organização Mundial da Saúde (OMS) fornece avaliações de risco e recomendações para a ingestão diária aceitável (IDA) de aditivos alimentares com base em estudos científicos. A IDA é derivada do consumo total seguro do adoçante durante a vida, e é definida em 1/100 do nível máximo no qual nenhum efeito adverso foi observado em estudos com animais (calcula-se uma quantidade de adoçante que pode ser consumida diariamente pelo animal durante toda a sua vida sem causar nenhum tipo de dano e divide-se essa quantidade, geralmente por 100, e, então, obtém-se o resultado da IDA). A União Europeia, entretanto, tem uma lista mais extensa de adoçantes aprovados do que os EUA, bem como diferentes IDAs; ciclamatos são aprovados para uso como adoçantes na União Europeia, enquanto esses compostos não são aprovados para uso nos EUA.

A seguir é apresentada a IDA para os principais tipos de adoçantes consumidos pela população brasileira:

- Aspartame: 40 mg/kg
- Acessulfame: 15 mg/kg
- Sacarina: 5 mg/kg
- Ciclamato: 11 mg/kg
- Sucralose: 15 mg/kg
- Estévia: 4 mg/kg.

No *site* da Associação Brasileira da Indústria de Alimentos Dietéticos e para Fins Especiais (ABIAD) ainda é possível calcular qual seria o limite de consumo diário de adoçante em miligramas (mg) para cada indivíduo baseado no peso corpóreo e a quantidade de sachês recomendados por dia.

Exemplificando, para uma mulher de 55 kg, o limite de consumo diário é:

- Aspartame: 2.200 mg ou 72 sachês
- Sacarina: 275 mg ou 22 sachês
- Ciclamato: 605 mg ou 5 sachês
- Sucralose: 825 mg ou 83 sachês
- Estévia: 220 mg ou 3 sachês.

Para um homem com peso de 70 kg, o limite de consumo diário é:

- Aspartame: 2.800 mg ou 92 sachês
- Sacarina: 350 mg ou 28 sachês
- Ciclamato: 770 mg ou 6 sachês
- Sucralose: 1.050 mg ou 105 sachês
- Estévia: 280 mg ou 4 sachês.

É muito comum vermos nas prateleiras dos supermercados a presença de vários produtos *light* e *diets*, feitos geralmente com adoçantes, sendo recomendados para o público que quer emagrecer. E o consumo desse tipo de produto é cada vez maior. Por isso, é muito importante entender a diferença entre eles:

- *Light*: produto que apresenta 25% menos calorias ou redução de 35% dos seguintes nutrientes: açúcar, gordura saturada, gorduras totais, colesterol ou sódio – quando comparado com o produto tradicional ou similar
- *Diet*: produto que não contém um ou mais dos seguintes nutrientes: açúcar, carboidrato, proteína, gordura ou sódio. Destinado a dietas que precisam da restrição completa de algum tipo de nutriente. Nem sempre significa que é um produto que contenha menos açúcar, e nem sempre significa que será um produto menos calórico que o tradicional (p. ex., muitas vezes o açúcar daquele produto pode ter sido trocado pela gordura, tendo deixado o produto ainda mais calórico). Isso porque em muitos produtos *diet* ou *light* os fabricantes acabam aumentando a quantidade de algum outro nutriente para garantir sabor, durabilidade ou textura melhor. No caso dos produtos *diet*, frequentemente adiciona-se mais gordura para melhorar o sabor. Por isso, é um erro achar que todo produto *diet* é menos calórico ou até mesmo mais saudável. E muitos deles têm uma combinação de adoçantes para manter o sabor doce.

Efeitos do consumo dos adoçantes para a saúde

O consumo de produtos que apresentam adoçantes pode ter alguns efeitos para a saúde, incluindo efeitos favoráveis (p. ex., risco reduzido de cárie dentária) e, possivelmente, efeitos negativos (alguns estudos mostram alterações no peso, glicemia e função intestinal, mas ainda não completamente comprovados). Os mecanismos exatos pelos quais o consumo de adoçantes poderia afetar adversamente a saúde não são definitivamente conhecidos, mas provavelmente incluem o desenvolvimento de disbiose (mudanças na microbiota intestinal), alterações no paladar com maior preferência por doces e impactos na sinalização intestinal ao cérebro.

Como a alteração da microbiota intestinal poderia afetar adversamente a saúde? A microbiota intestinal desempenha um papel importante na homeostase metabólica, controlando processos como sensibilidade à insulina, tolerância à glicose, armazenamento de gordura, apetite e inflamação. Uma população microbiana entérica favorável pode afetar positivamente a energia, o apetite, a adipogênese e a termorregulação. A exposição a adoçantes pode estar associada a alterações nas proporções usuais de bactérias entéricas, o que pode resultar em várias alterações fisiológicas e hormonais, como a intolerância a glicose. Alguns estudos mostraram que o uso de adoçantes em uma refeição poderia piorar a resposta glicêmica aos alimentos na refeição seguinte. Em um estudo, foram fornecidas aos participantes bebidas adoçadas com diferentes adoçantes ou açúcar e depois analisou-se a resposta da glicemia de cada um na refeição seguinte (a mesma para todos). Após o consumo da bebida com adoçantes, a resposta glicêmica na refeição seguinte foi maior do que quando os participantes tomaram a bebida adoçada com açúcar, praticamente anulando o benefício observado no momento do consumo da bebida. No entanto, muitos outros estudos já não encontraram esse achado, de modo que esse assunto se mostra cada vez mais controverso. Apesar de em alguns estudos observacionais e ensaios randomizados o consumo dos adoçantes se mostrar associado a efeitos glicêmicos adversos, incluindo intolerância à glicose, aumento da resistência à insulina, aumento da liberação de peptídeo semelhante ao glucagon 1 (GLP-1) e desenvolvimento de diabetes melito tipo 2, muitos outros estudos não mostraram evidências de qualquer efeito no metabolismo da glicose, de modo que uma conclusão definitiva ainda não pode ser tirada no momento, em razão de as evidências serem de baixa qualidade.

Pacientes com distúrbios intestinais devem evitar o uso regular de produtos que contêm adoçantes, pois muitos deles, particularmente os polióis, podem causar uma alteração da microbiota intestinal normal e agravar os sintomas intestinais como síndromes de má absorção, doenças inflamatórias intestinais (doença de Crohn, colite ulcerativa), síndrome do intestino irritável, doença celíaca, sensibilidade ao glúten, crescimento excessivo de bactérias no intestino delgado e síndromes de descarga.

Além disso, mesmo entre indivíduos sem distúrbios intestinais conhecidos, os polióis e outros adoçantes podem causar flatulência, distensão abdominal e diarreia osmótica. Em qualquer paciente com sintomas intestinais inexplicáveis, uma história dietética cuidadosa deve ser obtida, com atenção ao uso de quaisquer produtos (particularmente doces, gomas de mascar, gomas de nicotina e pastilhas) que possam utilizar esses adoçantes, visando descartar que não sejam a causa desses sintomas desagradáveis.

Sabemos que no sobrepeso e na obesidade, o consumo excessivo de alimentos e bebidas com alto teor calórico e que contêm açúcar é um dos principais contribuintes para a perpetuação dessas condições. Porém, ainda não está claro se a substituição do açúcar da dieta por produtos que utilizam adoçantes pode reverter as consequências do consumo excessivo de açúcar para a saúde. Alguns estudos demonstraram perda de peso, alguns não mostraram nenhuma alteração de peso e outros estudos mostraram uma associação entre o consumo de adoçantes e ganho de peso.

Uma possível explicação para que a simples troca do açúcar pelo adoçante possa não necessariamente promover perda de peso nos indivíduos é o fato de que talvez as pessoas compensariam as calorias economizadas com o uso de adoçantes comendo uma maior quantidade de alimentos durante o dia. O adoçante desregularia a capacidade do corpo de perceber a quantidade de calorias consumidas, podendo induzir a um consumo aumentado em outras refeições. Além disso, a exposição ao adoçante poderia talvez aumentar a vontade de comer alimentos com sabor doce em outros momentos do dia. Ainda são necessários mais estudos para que possamos concretamente entender o que acontece com o corpo ao consumir adoçantes.

Ainda, a maioria das informações sobre os efeitos do consumo de adoçantes é baseada em estudos com adultos, e apresentam informações limitadas disponíveis na população pediátrica. Embora o consumo de adoçantes em crianças não seja incentivado, pode haver algum papel para o uso desses produtos como substitutos de alimentos açucarados e de alto teor calórico entre crianças e adolescentes com diagnóstico de diabetes melito, sobrepeso e obesidade. No entanto, o Institute of Medicine e a American Academy of Pediatrics afirmam que o uso de adoçantes não deve ser parte significativa da ingestão alimentar das crianças, e a American Heart Association desaconselha o consumo prolongado de bebidas que contêm adoçantes por crianças.

Por isso, é muito importante saber que o uso dos produtos que contêm adoçantes pode ser uma estratégia pontual para ajudar pacientes com obesidade e diabéticos, mas que não deve ser banalizado ou ter uma indicação generalizada, totalmente liberada ou exagerada. O consumo de água e outras bebidas não adoçadas deve ser muito mais incentivado do que o uso dos adoçantes.

Leitura recomendada

Associação Brasileira da Indústria de Alimentos Dietéticos e para Fins Especiais (ABIAD). Disponível em: www.abiad.org.br. Acesso em: 21 nov. 2022.

Bellisle F, Drewnowski A. Intense sweeteners, energy intake and the control of body weight. Eur J Clin Nutr. 2007;61(6):691-700.

Berry C, Brusick D, Cohen SM, Hardisty JF, Grotz VL, Williams GM. Sucralose non-carcinogenicity: a review of the scientific and regulatory rationale. Nutr Cancer 2016; 68:1247-61.

Blundell JE, Hill AJ. Paradoxical effects of an intense sweetener (aspartame) on appetite. Lancet. 1986;1(8489):1092-93.

Food and Drug Administration. Additional information regarding high intensity sweeteners permitted for use in food in the United States. https://www.fda.gov/food/food-additives-petitions/additional-information-about-highintensity-sweeteners-permitted-use-food-united-states. Acesso em: 15 fev. 2019.

Gallus S, Scotti L, Negri E, Talamini R, Franceschi S, Montella M et al. Artificial sweeteners and cancer risk in the network of casecontrol studies. Ann Oncol. 2007;18:40-4.

Gualano B, Coelho D, Benatti F, Artioli G, Roschel H. Alimentação saudável: perguntas e respostas ao sabor da ciência. 1. ed. São Paulo: SENAC; 2020.

Lohner S, Toews I, Meerpohl JJ. Health outcomes of non-nutritive sweeteners: analysis of the research landscape. Nutr J 2017;16(1):55.

Magnuson BA, Burdock GA, Doull J, Kroes RM, Marsh GM, Pariza MW. Aspartame: a safety evaluation based on current use levels, regulations, and toxicological and epidemiological studies. Crit Rev Toxicol. 2007;37(8):629-727.

Mattes RD, Popkin BM. Nonnutritive sweetener consumption in humans: effects on appetite and food intake and their putative mechanisms. Am J Clin Nutr. 2009;89(1):1-14.

Shankar P, Ahuja S, Sriram K. Non-nutritive sweeteners: review and update. Nutr. 2013;29:129-33.

Suez J, Korem T, Zeevi D, Zilberman-Schapira G, Thaiss CA, Maza O et al. Artificial sweeteners induce glucose intolerance by altering the gut microbiota. Nature. 2014;514:181-86.

Tey SL, Salleh NB, Henry J, Forde CG. Effects of aspartame-, monk fruit-, stevia- and sucrose-sweetened beverages on postprandial glucose, insulin and energy intake. Int J Obes (Lond). 2017;41(3):450-57.

Dietas Famosas

Capítulo 88

Introdução

A palavra "dieta" tem origem no latim *diaeta,* que vem do grego *díaita,* que significa "modo de vida". As recomendações da Organização Mundial da Saúde (OMS) para uma dieta saudável enfatizam a redução da ingestão de ácidos graxos saturados e trans, açúcares livres e sal, e o aumento da ingestão de frutas, vegetais, legumes, nozes e grãos inteiros. Uma metanálise de 2014, com 11 estudos de coorte em adultos na Europa e nos EUA descobriu que uma maior adesão às diretrizes dietéticas da OMS estava associada ao aumento da expectativa de vida. Assim como estudos demostram uma redução da mortalidade em indivíduos que aderem tanto à dieta mediterrânea quanto à dieta DASH (que serão detalhadas a seguir). Ao se observar todos esses estudos, pode-se concluir que, tão importante quanto o que se exclui da alimentação é também o que se inclui nela.

Contudo, atualmente, dieta virou sinônimo de "dieta restritiva", a qual a finalidade primordial é o emagrecimento. As dietas podem excluir alguns alimentos ou grupos alimentares, como a dieta paleolítica, por exemplo, que prevê a exclusão de açúcar, sal, óleos vegetais refinados, álcool, cereais, grãos, legumes, leite e derivados. Elas podem também simplesmente ditar horários específicos em que a pessoa pode consumir alimentos, como a dieta do jejum intermitente, por exemplo. E a cada dia que passa temos mais e mais tipos de dietas restritivas diferentes e seus defensores ferrenhos com diversos argumentos de que "a minha dieta é melhor que a sua".

Existe uma verdadeira guerra de vários lados. Os comedores de carne "brigam" com os veganos, os *low carb* com os *low fat,* os paleolíticos "brigam" com todo mundo. É uma guerra sem fim, em que os perdedores são as milhares de pessoas que estão apenas tentando entender e descobrir qual a melhor maneira de cuidar de si mesmo.

Todos esses "radicais" falam: "vou te ajudar com estratégias diferentes. A minha dieta é a melhor". Mas antes de mostrar quais são as diferentes dietas e suas respectivas evidências científicas, é importante fazermos uma reflexão: se essas dietas são tão diferentes e as brigas são tão intensas e ferozes, como é que os resultados podem ser tão parecidos, com a melhora significativa da saúde e o emagrecimento?

A razão para isso é que os princípios básicos são os mesmos para qualquer uma das dietas a seguir, das mais populares às mais estudadas: DASH, *plant-based*, vegana, paleolítica, *low carb*, mediterrânea etc. Na verdade, esses métodos dietéticos que parecem ser tão conflitantes entre si, são complementares em muitos aspectos e as semelhanças entre todas essas dietas são:

- Quantidade adequada de fibras
- Base do prato formada por vegetais, legumes e folhas
- Fonte de gordura boa
- Prato colorido, rico em leguminosas, sementes, raízes e grãos
- Controle de calorias
- Ausência de excesso de açúcar, comidas muito processadas, *fast-food* com muitas calorias e pouco nutritivos. Ou seja, comida caseira, de verdade, fonte de nutrientes, vitaminas, fitoquímicos, antioxidantes e minerais.

As dietas restritivas populares são frequentemente divididas em:

- Dietas pobres em carboidratos (CHO) (< 100 g de carboidratos) e ricas em gorduras (55 a 65% do valor energético total), as chamadas *low carb*
- Dietas pobres em gorduras (11 a 20% do valor energético total) ou muito pobres em gorduras (< 10% do valor energético total) e muito ricas em carboidratos (65 a 75% do valor energético total), as chamadas *low fat*
- Dietas balanceadas, com quantidades moderadas de gorduras (10 a 30% do valor energético total) e altas em carboidratos (55 a 65% do valor energético total)
- Dietas de baixíssimas calorias

- Dietas da moda (dietas que envolvem combinações incomuns de alimentos ou sequências alimentares), que são extremamente populares, mas apenas por um curto período. A maioria das dietas da moda não é sustentável a longo prazo
- Dietas hiperproteicas, que preconizam o aumento da ingestão de proteínas na dieta e podem compor tanto uma dieta rica como pobre em carboidratos e lipídeos
- Dietas balanceadas de baixa caloria e versões de baixa caloria das dietas saudáveis (p. ex., dietas mediterrâneas e DASH).

O planejamento de uma dieta requer a seleção de uma ingestão calórica e, em seguida, a seleção de alimentos para atender a essa ingestão. Para o emagrecimento saudável, é importante, além de reduzir as calorias, comer alimentos com nutrientes adequados. Portanto, as dietas para redução de peso devem minimizar ou eliminar o álcool, as bebidas que contêm açúcar e a maioria dos doces altamente concentrados, porque eles podem não conter quantidades adequadas de outros nutrientes, contendo apenas muitas calorias.

Para promover a perda de peso a curto prazo, o que importa é que a dieta seja hipocalórica, e não a distribuição dos macronutrientes, dados que foram comprovados por revisões do *New England Journal of Medicine* (NEJM). Cada tipo de dieta tem um perfil de perda de peso mais rápido ou mais lento, além de outras alterações metabólicas, que podem ser induzidas pelo tipo de nutriente que é preponderantemente consumido. No entanto, a perda de peso será diretamente proporcional ao tamanho da restrição calórica.

Então, a decisão de escolher uma dessas dietas precisa ser baseada na preferência do paciente e na capacidade de adesão a uma dieta a longo prazo.

Há atualmente uma infinidade de dietas conhecidas e divulgadas, e a Tabela 88.1 traz alguns exemplos de dietas classicamente conhecidas para exemplificar o racional de cada tipo.

Dietas pobres em carboidratos

Nessas dietas, o total de calorias não importa, mas o excesso de CHO é condenado, por causar "vício em comida", não promover adequadamente a saciedade, causar fome precocemente e picos de insulina, promovendo hiperinsulinemia, lipogênese, resistência à insulina, defeito na oxidação da glicose e aumento de seu estoque na forma de gordura.

No entanto, por mais que a insulina seja necessária para o acúmulo de gordura e, portanto, medeie parte dos processos que levam ao ganho de peso, não é correto dizer que seja o fator desencadeante disso.

A hipótese carboidrato-insulina ainda é apenas um modelo teórico, e, portanto, não existem evidências experimentais suficientes que a validem. A vantagem metabólica das dietas *low carb*, caso realmente exista (nem todos os estudos confirmam isso), é de que ela acaba sendo de poucas calorias, portanto, e tende a desaparecer em um curto espaço de tempo.

Na verdade, ao restringir os CHO, as dietas tornam-se monótonas e naturalmente a pessoa passa a consumir calorias em menor quantidade, de modo que, indiretamente, ocorre também uma redução do valor total diário de calorias ingeridas, mesmo que a pessoa não esteja conscientemente "contando" calorias.

As dietas pobres em CHO são as que promovem a perda de peso de maneira mais rápida, se comparadas com os outros tipos de dietas. A longo prazo, essa perda de peso tende a se igualar àquela observada em outros tipos de dietas.

A maioria dos estudos mais longos não mostrou a superioridade das dietas *low carb* com relação a outras dietas restritivas de igual conteúdo calórico, o que sugere que o que realmente importa para o emagrecimento é o déficit calórico. Desses trabalhos, também se pode concluir que dietas restritivas, incluindo as *low carb*, são muito pouco eficientes para manter o peso perdido a longo prazo.

Dietas *low carb* parecem ter maior capacidade de induzir saciedade, provavelmente em função do aumento de consumo de gorduras e proteínas que acompanha a menor ingestão de carboidratos. A redução do apetite somada a redução das opções de alimentação e da monotonia alimentar fazem com que o déficit energético gerado pelas dietas *low carb* seja tipicamente maior do que com outros tipos de dieta. Isso explica por que as *low carb* levam a uma perda de peso mais rápida e também por que as pessoas sentem mais dificuldade em manter a aderência à dieta e sua baixa eficiência a longo prazo.

Dietas com restrição de carboidratos apresentam resultados melhores do que dietas *low fat* na redução de alguns fatores de risco cardiometabólicos, como redução de triglicerídeos, aumento do colesterol bom (HDL), redução da pressão arterial e dos níveis de açúcar no sangue. Essas vantagens são evidentes nos primeiros 12 meses de dieta, mas não após 24 meses, o que reflete a dificuldade de manter uma dieta tão restritiva a longo prazo.

Logo, dietas *low carb* podem estar no *hall* das opções de manejo da obesidade, mas não são as únicas nem as melhores soluções. As dietas *low carb* insistem no erro histórico de procurar um único culpado por uma condição tão complexa como a obesidade.

Sabe-se que, se forem utilizadas por longos períodos, essas dietas podem trazer complicações, como deficiências vitamínicas, disfunções cognitivas, aumento do colesterol de lipoproteína de baixa densidade (LDL-c), nefrolitíase, perda de cálcio, osteoporose

TABELA 88.1 Tipos de dietas e distribuição de calorias e macronutrientes.				
Tipo de dieta	Total de kcal	Gordura (%)	CHO (%)	Proteína (%)
Dieta-padrão	2.200	85 (35)	275 (50)	82 (15)
Rica em gordura	1.414	94 (60)	35 (10)	105 (30)
Balanceada	1.450	40 (25)	218 (60)	54 (15)
Rica em CHO	1.450	16 a 24 (10 a 15)	235 a 271 (65 a 75)	54 a 72 (15 a 20)

CHO, carboidratos.

e disfunção renal. Isso porque geralmente são ricas em gordura saturada e deficientes em frutas, hortaliças, grãos, fibras e alimentos integrais. Portanto, o ideal é que sejam prescritas para um paciente que necessite de rápida perda de peso, mas que não vá mantê-la por muito tempo e não tenha nenhuma contraindicação.

Dieta do Dr. Atkins

É uma dieta com grande restrição de CHO, mas sem restrição voluntária de calorias ou da qualidade das gorduras e proteínas (Figura 88.1). É muito gordurosa, pois se baseia em grande parte em leite e derivados, carnes e ovos e muito pobre em fibras, vitaminas e minerais. Pode ter alguns efeitos colaterais, como a dislipidemia com aumento de LDL-c e HDL-c (colesterol da lipoproteína de alta densidade) pelo alto teor de gordura da dieta, hiperuricemia (pelo aumento de consumo proteico), cetose com cetonúria, constipação intestinal ou diarreia, halitose (pela cetose), cefaleia, insônia, tontura, náuseas, sede e fadiga. Por seu alto conteúdo proteico, pode causar piora de função renal. Os benefícios metabólicos, além da perda de peso muito rápida e acentuada, são a queda da glicemia, da insulina e da pressão arterial (PA).

- Fase de indução
  - Duração de 14 dias com menos de 20 g/dia de CHO
  - Saladas, verduras, queijos, oliva, abacate, sementes, nozes
- Fase de manutenção da perda de peso
  - Aumenta 5 g/dia de CHO a cada semana até atingir o máximo de CHO ao dia que ainda promova perda de pelo menos 0,9 kg/semana
  - Exige cuidado com excesso de gorduras saturadas. Prefere-se insaturadas, para não piorar muito o lipidograma
- Fase de pré-manutenção
  - 45 g/dia de CHO
  - Manutenção ou pequena perda de peso
- Fase de manutenção
  - Aumentar 10 g/dia de CHO a cada semana, até um valor que interrompa a perda de peso
  - Máximo de 60 g/dia de CHO
  - Voltar para o início, se tiver ganho de > 2,5 kg.

Dieta de South Beach (Dr. Arthur Agatston)

Essa dieta também é pobre em CHO e rica em proteínas, mas há uma preocupação em escolher fontes mais saudáveis de alimentos (preferência por carnes magras, azeite, nozes, castanhas e gorduras insaturadas), sendo menos restritiva e de mais fácil adesão. Tolera uma quantidade um pouco maior de CHO do que a dieta do Dr. Atkins, principalmente após a 3ª semana (Tabela 88.2).

- Fase 1: 15 dias com restrição de CHO
- Fase 2: reintrodução de CHO complexos, como grãos integrais, frutas e vegetais
- Fase 3: aumento de CHO integrais, frutas e vegetais.

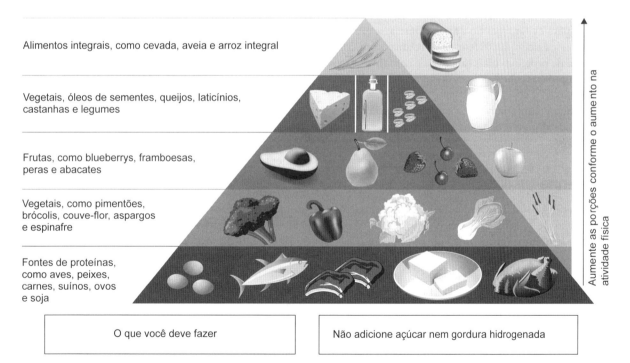

FIGURA 88.1 Pirâmide alimentar do Dr. Atkins.

TABELA 88.2 Exemplo de cardápio baseado na dieta de South Beach.

Refeição	Fase 1	Fase 2	Fase 3
Café da manhã	Queijo, suco de tomate, chá ou café sem açúcar (com adoçante)	Cereal com morangos, café ou chá com adoçante	Vegetais, aveia, suco de uva
Lanche	Tiras de aipo	Iogurte sem gordura e sem açúcar	Não precisa
Almoço	Queijo *cottage*, vegetais com pimenta vermelha	Frango, salada	Carne vermelha, maçã
Lanche	Nozes	Maçã	Não precisa
Jantar	Frango assado, ovos, salada	Peixe assado com molho agridoce, couve-flor, aspargo	Frango, salada mediterrânea
Sobremesa	Gelatina sem açúcar com amêndoas	Creme de ricota com limão	Iogurte com morango

Dieta Dukan

É uma dieta desenvolvida por um nutricionista francês, na qual o paciente se cadastra em um *site*, paga uma taxa e passa a receber qual será seu cardápio para as fases seguintes.

Há uma fase de ataque que dura 4 dias, para perda rápida de peso (2 a 3 kg); depois, uma "fase de cruzeiro", que dura 4 meses, na qual se perde a maior parte do peso desejado; depois, uma "fase de consolidação", que dura 6 meses com a pretensão de se manter o peso; e, por último a "fase de estabilização", com duração indeterminada, que visa apenas estar sempre alerta para evitar reganho de peso. Baseia-se em uma dieta mais proteica e com baixo teor de CHO, mas com critérios na escolha de proteínas mais saudáveis e com menor teor de gordura saturada, assemelhando-se, nesse aspecto, à dieta de South Beach.

Não restringe voluntariamente a quantidade de calorias, mas sim o tipo de alimento, como ocorre em todas essas dietas do tipo *low carb*.

Dieta Ravenna

É uma dieta hipocalórica, também pobre em CHO, mas com as características de se fazer reuniões e ginástica em grupo, atividades que lembram o grupo dos Vigilantes do Peso.

Dietas pobres em gorduras

Um padrão alimentar de baixo teor de gordura com carboidratos saudáveis (p. ex., frutas, vegetais e grãos inteiros) não está associado ao ganho de peso. Isso foi demonstrado pelo *Women's Health Initiative Dietary Modification Trial*, publicado no *JAMA*, em 2006, com 48.835 mulheres pós-menopáusicas, com mais de 50 anos, que foram aleatoriamente designadas para uma intervenção dietética que incluiu sessões em grupo e individuais para promover uma diminuição na ingestão de gordura e aumento na ingestão de frutas, vegetais e produtos integrais e grãos, mas não incluiu perda de peso ou metas de restrição calórica, ou a um grupo de controle que recebeu apenas materiais educacionais dietéticos.

Após uma média de 7,5 anos de acompanhamento, os seguintes resultados foram observados:

- Os indivíduos do grupo de intervenção perderam peso no 1º ano (média de 2,2 kg) e mantiveram peso inferior ao do grupo controle em 7,5 anos (diferença de 1,9 kg em 1 ano e 0,4 kg em 7,5 anos).
- Nenhuma tendência de ganho de peso foi observada no grupo de intervenção geral ou quando estratificado por idade, etnia ou índice de massa corporal (IMC)
- A perda de peso foi relacionada com o nível de ingestão de gordura e foi maior naqueles que reduziram mais a porcentagem de energia proveniente da gordura. Uma tendência semelhante, porém menor, foi observada com o aumento da ingestão de vegetais e frutas.

Ao se reduzir a quantidade de gorduras, acaba-se muitas vezes reduzindo também a quantidade de calorias e, por isso, cursando com perda de peso. Ocorre redução de LDL-c e melhora do perfil lipídico. No entanto, como geralmente ocorre aumento da ingestão de CHO em detrimento das gorduras, pode ocorrer hipertrigliceridemia induzida por CHO, aumento de glicemia e insulina. Essas alterações metabólicas podem ser evitadas, se houver redução do número de calorias diárias (sem aumentar compensatoriamente a ingestão de CHO).

Independentemente do tipo de dieta, *low carb* ou *low fat*, o que melhor prediz a manutenção do peso é a aderência. Portanto, continuar de dieta (dieta = "modo de vida") é o fator mais importante para a manutenção do peso, o que não depende da quantidade de carboidratos ou de gorduras da dieta. Logo, as dietas *low carb* não apresentam muita vantagem com relação às outras no quesito manutenção do peso. O que é mais importante na manutenção do peso, vai ser a continuidade da dieta a longo prazo, não importa qual a dieta escolhida.

Dietas ricas em proteínas

As dietas ricas em proteínas, nas quais pelo menos 20% das calorias diárias vêm de proteínas, têm sido recomendadas para o tratamento da obesidade porque dão mais saciedade e estimulam a termogênese. Porém, em uma metanálise de estudos que compararam os efeitos a longo prazo de dietas com baixo teor de gordura com alto ou baixo teor de proteína, não houve diferenças significativas na perda de peso, circunferência da cintura, lipídeos e pressão arterial.

Dieta paleolítica

É uma dieta em que se consome primariamente alimentos de origem animal – por exemplo, carnes, peixes, frutos do mar e ovos, além de nozes, frutas e vegetais coletados na natureza (como na era paleolítica). Não se consome açúcar, sal, óleos vegetais refinados, álcool, cereais, grãos, legumes, leite (exceto o materno) e derivados.

A curto prazo, a dieta paleolítica é mais efetiva em melhorar fatores cardiometabólicos do que as dietas restritivas em geral recomendadas. Todavia, essas conclusões são baseadas em apenas quatro estudos originais, com duração de 4 a 6 meses, períodos muito curtos para se avaliar o impacto a longo prazo de uma dieta. O estudo mais longo que investigou os efeitos da dieta paleolítica em mulheres com obesidade encontrou perdas de gordura corporal e melhora de marcadores cardiometabólicos similares aos obtidos com uma dieta hipocalórica comum.

A dieta paleolítica, portanto, parece proporcionar resultados positivos a curto prazo, que provavelmente advêm da redução do consumo de alimentos de baixo valor nutricional. Porém, como em toda dieta restritiva, a aderência a longo prazo é o fator central.

Dieta Ornish

É uma dieta criada principalmente para redução de risco cardiovascular, e não necessariamente para perda de peso. Foi retirada do livro *Salvando seu Coração*. Restringe as gorduras da comida, mas não a quantidade de calorias. A gordura não pode exceder 10% do total de calorias do dia. Estimula a atividade física, proíbe açúcares refinados e há preocupação com a qualidade dos alimentos.

A fonte de proteínas provém quase totalmente de ovos e laticínios desnatados, quase não contém derivados de carne, frango e peixe, de modo que se torna uma dieta quase vegetariana. É rica em frutas, vegetais e grãos integrais.

Dieta do tipo sanguíneo

Essa dieta propõe uma alimentação distinta para cada tipo sanguíneo, excluindo vários alimentos conforme cada tipo, de modo que assim se torna um pouco monótona e acaba, consequentemente, restringindo as calorias indiretamente.

Dietas balanceadas

São dietas nas quais nenhum alimento é proibido, mas restringe-se a quantidade total de calorias e orienta-se que estas sejam ingeridas de maneira equilibrada, sendo algo em torno de 60% de CHO, 25% gorduras e 15% de proteínas. São dietas socialmente mais fáceis de serem seguidas, já que nenhum tipo de alimento é proibido. Caso haja algum tipo de excesso em um dia, ele poderá ser compensado por um déficit calórico extra no dia seguinte. O indivíduo aprende a se alimentar e a se comportar nas diversas situações sociais, promovendo, assim, com mais facilidade, uma reeducação alimentar.

Guia alimentar da Anvisa

O guia da Anvisa diz como deve ser distribuída quantitativa e qualitativamente a alimentação rotineira do brasileiro, de modo a não proibir nenhum tipo de alimento, mas ensinando a distribuir melhor a alimentação ao longo da semana, prevalecendo alimentos mais saudáveis, como CHO integrais, e reduzindo o consumo de doces e gorduras (Figura 88.2).

Pirâmide alimentar de Harvard

A nova pirâmide alimentar de Harvard (Figura 88.3), proposta pelo departamento de nutrição dessa universidade, propõe que o consumo de carnes vermelhas, carnes processadas (*bacon*, salsichas, embutidos), manteigas, gorduras, doces, açúcar, bebidas açucaradas, sucos de frutas, sal, batatas e grãos refinados (como arroz branco, pão branco e massas brancas) seja eventual (topo da pirâmide).

Como novidade, essa pirâmide estabelece apenas uma a duas porções de leite e derivados desnatados por dia (no lugar das três porções diárias que eram anteriormente recomendadas). Como explicação para essa mudança, alega-se que as três porções diárias de leite e derivados já contribuiriam para mais de 300 kcal diárias, dificultando a perda de peso da população americana, que se encontra em sua maioria com excesso de peso, além dos riscos adicionais pelo excesso de gordura saturada presente nos derivados integrais do leite e nos estudos que demonstraram aumento no risco de câncer de próstata e de ovário associado à maior ingestão diária desse tipo de produto.

A pirâmide alimentar de Harvard recomenda aumentar a ingestão de alimentos vegetais, frutas, hortaliças, legumes, grãos integrais, feijões e castanhas. Recomenda também que os peixes sejam consumidos pelo menos duas vezes na semana e enfatiza que as fontes de proteína na dieta não são todas nutricionalmente iguais, sendo as carnes vermelhas, as aves e os ovos mais ricos em gorduras saturadas, enquanto peixes e oleaginosas (castanhas) são fontes de proteínas mais ricas em gorduras boas (insaturadas), devendo ser, por isso, as preferidas.

Um quarto do prato deve ser preenchido por verduras, hortaliças, frutas e vegetais, um quarto por fontes saudáveis de proteína e metade do prato deve ser preenchido por CHO e grãos integrais, segundo essa pirâmide alimentar. Deve-se procurar ingerir gorduras boas e insaturadas (óleo de oliva, girassol, canola, milho, soja etc.) e beber água, chás ou cafés sem açúcar no lugar de sucos, refrigerantes e bebidas açucaradas.

Dieta dos pontos

Esta dieta dá mais liberdade, autonomia e flexibilidade na escolha dos alimentos, não restringindo os tipos de alimentos, mas sim a quantidade de pontos, conforme o número de calorias que se deseja que determinado paciente consuma.

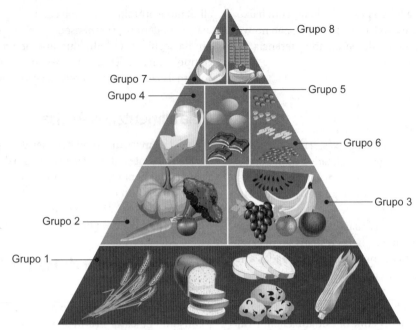

FIGURA 88.2 Pirâmide dos alimentos segundo dados da Anvisa.

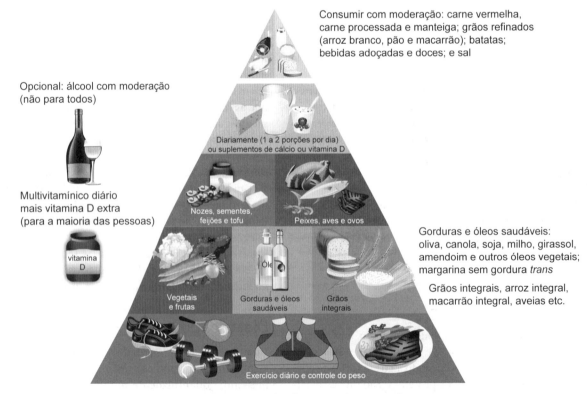

FIGURA 88.3 Pirâmide alimentar de Harvard.

Este tem consigo uma relação de todos os pontos preestabelecidos para cada tipo de alimento. Deve-se consumir uma quantidade de pontos determinada pelo seu médico, conforme o grau de restrição calórica que deseja obter, sendo 1 ponto equivalente a 3,6 kcal, e 275 pontos equivalentes a 1.000 kcal.

O número de estudos bem controlados que avaliam a eficácia e a viabilidade desse tipo de dieta ao longo dos anos é limitado. Parece que essa dieta funciona melhor no indivíduo com características acentuadas de autocontrole e disciplina.

Vigilantes do Peso

Não proíbe nenhum alimento, desde que respeitadas as quantidades estabelecidas. Ocorrem reuniões regulares com pessoas que convivem e conviveram com obesidade, as quais dão depoimentos para incentivar os participantes do grupo.

Dieta ZONE

Esta dieta foca a proporção entre os macronutrientes: 40% de CHO, 30% de gorduras e 30% de proteínas.

É um pouco restrita em CHO e seu foco está em CHO integrais e gorduras boas (insaturadas).

Dieta do Mediterrâneo

O termo "dieta mediterrânea" se refere a um padrão alimentar comum nas áreas de cultivo de azeitonas do Mediterrâneo. Embora haja alguma variação nas dietas mediterrâneas, existem alguns componentes comuns, que incluem um alto nível de gordura monoinsaturada com relação à gordura saturada (azeite de oliva); consumo moderado de álcool, principalmente vinho tinto; alto consumo de vegetais, frutas, legumes, leguminosas (grão-de-bico, lentilha), nozes e grãos; um consumo moderado de leite e laticínios, principalmente na forma de queijo; e uma ingestão relativamente baixa de carne vermelha (Figura 88.4).

O interesse pela dieta mediterrânea teve início nos anos 1960, com a observação de que a mortalidade por doenças cardíacas era menor em países mediterrâneos do que nos EUA e no norte da Europa. Diversos estudos subsequentes demonstraram que o engajamento à dieta mediterrânea previne eventos cardiovasculares, diabetes tipo 2, obesidade, síndrome metabólica, depressão, transtornos cognitivos, cálculo renal e mortalidade por todas as causas.

Atualmente, a dieta mediterrânea é recomendada pela Organização Mundial da Saúde e pelo Guia Alimentar Americano para a promoção de saúde e prevenção de doenças crônicas.

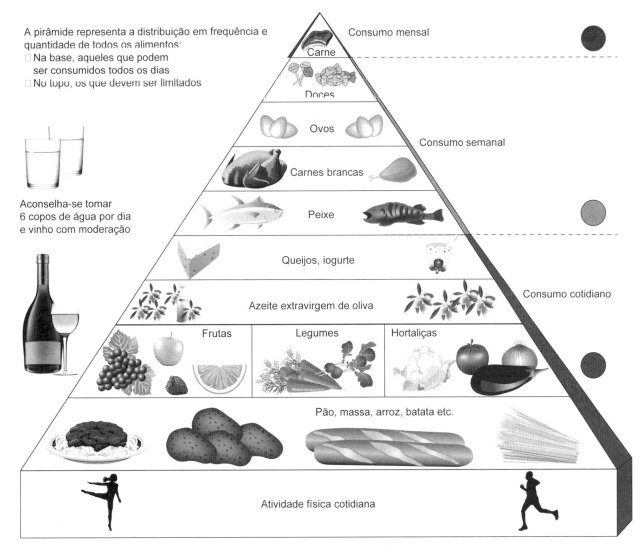

FIGURA 88.4 Pirâmide do Mediterrâneo.

As refeições contêm alimentos variados e as porções são moderadas. A base da dieta são os vegetais, compondo de sete a dez porções por dia. O consumo moderado de vinho, a alimentação prazerosa compartilhada com familiares e amigos, a prática regular de atividade física, o repouso e o sono adequados são outras recomendações que integram o estilo de vida mediterrâneo "cardioprotetor".

O consumo elevado de alimentos ricos em fibras, ômega-3, gordura monoinsaturada e compostos bioativos – como os polifenóis, os antioxidantes diversos e as proteínas de alto valor biológico – pode explicar os benefícios cardiovasculares provenientes dessa dieta. Todavia, não se pode desconsiderar o efeito aditivo trazido pela atividade física, a qualidade do sono e o prazer na alimentação para a prevenção de doenças crônicas.

Por isso, a expressão estilo de vida mediterrâneo tem paulatinamente substituído o termo "dieta mediterrânea". A adoção de elementos do estilo de vida mediterrâneo previne a mortalidade por todas as causas em 73%. Essa dieta tem o foco ampliado na alimentação para além do efeito biológico do nutriente isolado.

Dieta vegetariana

Os efeitos a longo prazo da dieta vegetariana sobre os resultados de saúde são difíceis de separar dos elementos de estilo de vida associados a essa mesma dieta (p. ex., exercícios regulares, evitar tabaco e produtos alcoólicos). No entanto, estudos observacionais sugerem que o consumo de uma dieta vegetariana está associado a menor incidência de obesidade, hipertensão, diabetes tipo 2 e alguns tipos de câncer. Os resultados de estudos randomizados encontraram um impacto benéfico das dietas vegetarianas em uma série de fatores de risco cardiovascular.

A adequação nutricional de uma dieta vegetariana deve ser avaliada individualmente, com base no tipo, na quantidade e na variedade de nutrientes que são consumidos. Os veganos, que excluem os produtos lácteos de sua dieta, podem ter baixa densidade mineral óssea e maior risco de fraturas em razão da ingestão inadequada de cálcio. Pacientes em dieta vegetariana que excluem completamente os produtos de origem animal também podem ter ingestão inadequada de vitamina B_{12} e podem precisar tomar suplementos de vitamina B_{12} e ferro.

Dieta para combate da hipertensão

A dieta DASH (dieta para combate da hipertensão) é composta de quatro a cinco porções de frutas, quatro a cinco porções de vegetais e duas a três porções de laticínios com baixo teor de gordura por dia e menos de 25% da ingestão dietética de gordura. Ou seja, essa dieta é rica em vegetais, laticínios que contêm pouca gordura, grãos integrais, nozes, aves, peixes, pouca carne vermelha, pouco açúcar e pouca gordura. A dieta DASH foi estudada em populações normotensas e hipertensas e descobriu-se que reduz a pressão sistólica e diastólica mais do que uma dieta rica apenas em frutas e vegetais. Comprovadamente, mostrou redução de 11% na pressão arterial e de 18% na doença cardiovascular. Foi demonstrado que a combinação de uma dieta DASH com restrição calórica com aproximadamente 25 minutos de atividade física por dia resulta em uma perda média de 5,8 kg de peso em 26 semanas.

A dieta DASH também foi associada a menor risco de câncer colorretal, doença cardiovascular (DCV), mortalidade prematura e gota (em homens).

Dietas de muito baixas calorias e dieta cetogênica

As dietas de muito baixas calorias (VLCD) podem ter três tipos de definições: dietas com níveis de energia entre 200 e 800 kcal/dia, menos de 10 kcal/kg de peso desejável/dia ou com redução diária de calorias superior a 50% do gasto energético basal calculado. Podem causar perda de peso muito rápida e importante, em média de 50 kg em 6 meses, comparável à perda de peso adquirida nas cirurgias bariátricas. São dietas geralmente prescritas em *spas* (regime de internação), mas também podem ser prescritas ambulatorialmente se o paciente for bem acompanhado.

A base dessas dietas era a noção de que quanto menor a ingestão de calorias, mais rápida a perda de peso, porque a energia retirada das reservas de gordura corporal é diretamente proporcional ao déficit energético.

As dietas de muito baixas calorias não se mostraram superiores às dietas convencionais para perda de peso a longo prazo. Em uma metanálise de seis ensaios comparando dietas de muito baixas calorias com dietas convencionais de baixas calorias, a perda de peso a curto prazo foi maior com dietas de muito baixas calorias (16,1 *versus* 9,7% do peso inicial), mas não houve diferença a longo prazo de perda de peso a termo (6,3 *versus* 5% em 1 a 5 anos).

Os efeitos colaterais de dietas de muito baixas calorias incluem perda de cabelo, adelgaçamento da pele e frio. Essas dietas são contraindicadas em lactantes ou grávidas e em crianças que necessitam de proteína para crescimento linear. Como acontece com todas as dietas, há maior mobilização do colesterol dos depósitos de gordura periférica, aumentando, assim, o risco de cálculos biliares.

Dietas de muito baixas calorias devem ser reservadas para indivíduos que precisam de perda rápida de peso para um propósito específico, como uma cirurgia. O ganho de peso quando a dieta é interrompida geralmente é rápido, e é melhor adotar uma abordagem mais sustentável do que usar um método que não pode ser sustentado.

Essas dietas devem conter idealmente pelo menos 0,8 a 1 g de proteína/kg/dia para evitar sarcopenia pós-dieta. É praticamente impossível não haver perda de massa magra durante o emagrecimento com as VLCD, mas sabe-se que a oferta de proteínas de alto valor biológico em uma quantidade mínima de 0,6 g/kg/dia já é capaz de reduzir muito essa perda de massa magra, além de aumentar a sensação de bem-estar durante a terapia. É preciso haver um mínimo de quantidade de gordura na dieta (pelo menos 10 a 15 g/dia), para evitar estase de vesícula muito importante e colelitíase. Sabendo-se que restrições com < 50 g/dia de carboidratos podem desencadear cetogênese, geralmente se fornece cerca de 50 a 80 g/dia de carboidratos. O paciente deve consumir um mínimo de 2 ℓ de líquido isento de calorias diariamente, para evitar desidratação e insuficiência renal aguda (IRA) pré-renal.

Deve-se também fornecer as quantidades recomendadas de vitaminas, minerais e ácidos graxos. Dietas com menos de 600 kcal muitas vezes precisam ser suplementadas com polivitamínicos, pois quando as calorias são reduzidas a esses níveis, muitas vezes a dieta não é suficiente para ofertar todas as vitaminas e os minerais nas quantidades diárias necessárias.

As VLCD podem ser prescritas na forma de alimentos ou de *shakes* pré-prontos (p. ex., Optifast® e Medifast®, da Jason Pharmaceuticals, e Slimfast®, da Unilever, HMR Health Management Resources and the Cambridge Diet, Pronokal). Esses *shakes* são geralmente muito ricos em proteínas (cerca de 70 g de proteínas ao dia, principalmente na forma de proteínas de alto valor biológico, como as proteínas do soro do leite – *whey protein*), pobres em carboidratos (< 30 g/dia de açúcar), com um mínimo de 20 g de gorduras ao dia e ricos nas vitaminas e minerais necessários diariamente de acordo com a recomendação de ingestão diária (RDA).

O ideal é que essas dietas sejam utilizadas por um período limitado de tempo (geralmente poucos meses, até um máximo de 6 meses) e sejam seguidas com monitoramento médico das funções renal e hepática, hemograma e avaliação bioquímica e nutricional.

Geralmente, ocorre melhora importante da esteatose hepática, da apneia do sono, do diabetes melito, da hipertrigliceridemia, da disfunção diastólica do miocárdio, além da doença aterosclerótica coronariana. Pode haver piora da função renal provisoriamente, por uma IRA pré-renal, principalmente se não houver ingestão abundante de líquidos. Por isso, é importante otimizar bastante a ingestão de líquidos (no mínimo 2 ℓ diários).

As VLCD podem ser utilizadas nas semanas pré-operatórias de cirurgia bariátrica, visando causar redução do peso, das dimensões do fígado, da circunferência abdominal e da gordura visceral, e melhora do diabetes melito e das funções cardíaca e pulmonar, reduzindo, assim, as complicações intra e pós-operatórias da cirurgia bariátrica, facilitando a técnica cirúrgica e reduzindo o tempo cirúrgico.

Pode haver cetose, mas esta é protetora, pois reduz a fome e protege o balanço nitrogenado. Pode haver o efeito psicológico da restrição alimentar, mas geralmente a fome é menor nas VLCD do que nas *low calorie diet*. Dietas de 1.000 a 1.200 kcal ao dia não induzem cetose e, por isso, costumam causar muito mais fome do que as dietas de 600 kcal/dia.

A restrição de carboidratos leva à mobilização de glicogênio e, se a ingestão de carboidratos for inferior a 50 g/dia, ocorrerá cetose. A rápida perda de peso ocorre, principalmente, em virtude da quebra de glicogênio e da perda de fluidos, em vez de perda de gordura. Além disso, as dietas cetogênicas com muito baixo teor de carboidratos estão associadas a um pequeno aumento no gasto de energia que diminui com o tempo.

As VLCD devem ser associadas a outros tipos de terapia, como terapia cognitivo-comportamental, educação nutricional, exercícios físicos e outros tipos de modificação comportamental, para que não haja muito reganho de peso após a interrupção do período da dieta.

Algumas situações clínicas contraindicam o uso das VLCD, como insuficiência cardíaca descompensada, diabetes melito tipo 1 descompensado, hipertireoidismo ativo e síndromes de tireotoxicose, disfunção renal, cirrose hepática, anorexia e bulimia nervosas, neoplasias, tuberculose ativa, síndrome da imunodeficiência adquirida (AIDS), gestação, uso prolongado de corticoides, condições psiquiátricas descompensadas (depressão, bipolar, esquizofrenia, demência, oligofrenia etc.), histórico de arritmias, cálculo biliar ou colecistite.

Riscos das dietas de muito baixas calorias

Os riscos da VLCD são:

- Distúrbios hidroeletrolíticos graves (hipopotassemia, hipomagnesemia) que causam arritmias ventriculares e prolongamento do intervalo QTc
- Deficiência de cobre
- Desidratação com hipotensão ortostática e IRA pré-renal
- Perda de massa magra
- Hiperuricemia, pois a maior excreção de cetonas urinárias leva à menor excreção de ácido úrico na urina e seu maior acúmulo no sangue
- Colecistite por atonia da vesícula biliar, em decorrência do baixo consumo de gordura
- Queda de cabelo
- Cãibras
- Constipação intestinal
- Cefaleia, tontura
- Síndrome de realimentação.

Deve-se evitar ofertar grande quantidade de alimentos logo após o fim do período de VLCD, pois ocorrem grandes alterações da taxa metabólica basal e no balanço eletrolítico nessa fase, com entrada de eletrólitos para o intracelular, podendo causar hipopotassemia, hipofosfatemia e hipomagnesemia. Por isso, deve-se voltar as calorias da dieta de maneira lenta e progressiva. Alterações que podem ocorrer na síndrome de realimentação: arritmias, aumento de enzimas hepáticas e canaliculares, hiperglicemia, hipertrigliceridemia, hiperuricemia, distúrbios hidroeletrolíticos.

Na maioria das vezes, a VLCD é uma dieta segura, se respeitadas as contraindicações e realizado o monitoramento adequado. Existem poucos casos descritos de morte no mundo todo desde o início da descrição das VLCD. Esses casos de óbito ocorreram até a década de 1970, quando ainda não se utilizavam proteínas de alto valor biológico nessas dietas e quando elas eram seguidas por pacientes que tinham doenças de base que contraindicavam a realização das VLCD. Após a introdução de proteínas de alto valor biológico, a partir da década de 1980, nunca mais houve descrição de óbitos de pacientes em uso de VLCD.

Jejum intermitente

A ciência apresenta dados bastante interessantes quanto à efetividade do jejum intermitente em reduzir o peso e as gorduras corporais, e diminuir a concentração de açúcar circulante no sangue.

Os resultados obtidos a partir das diferentes estratégias de jejum intermitente parecem não diferir daqueles observados com uma restrição calórica similar oferecida de maneira contínua, ou seja, com uma dieta convencional restrita em calorias.

Estratégias de jejum intermitente, incluindo jejum em dias alternados e alimentação com restrição de tempo, têm sido utilizadas como abordagens para perda de peso, embora as evidências de sua eficácia sejam confusas. Como exemplos, em um estudo de 12 semanas incluindo 32 indivíduos, o jejum em dias alternados (25% da energia consumida em dias de jejum alternando com dias de comer "à vontade") resultou em uma perda de peso de 5,2 kg em comparação com o grupo controle (sem restrição calórica). Em outro estudo, no entanto, a perda de peso não foi maior com o jejum intermitente. Outro estudo, de 1 ano, incluindo 100 indivíduos com obesidade, comparou o jejum em dias alternados com a restrição calórica (75% do total de energia necessária consumido diariamente) ou com um grupo controle sem intervenção. Aos 6 e 12 meses, em comparação com o grupo controle, a perda média de peso foi semelhante para os indivíduos no grupo de jejum em dias alternados e no grupo de restrição calórica diária. Ainda que não se demonstre superior ao modelo mais tradicional de restrição de calorias, as diferentes possibilidades de diminuir o aporte energético pode ser interessante, favorecendo, por exemplo, a sua aderência ao tratamento.

A alimentação com restrição de tempo (TRF) é um tipo de jejum intermitente em que a interrupção da alimentação em determinado horário do dia (p. ex., no início da tarde) resulta em um período prolongado de jejum que persiste até o dia seguinte. Ensaios de TRF a curto prazo demonstraram que o alinhamento do período de alimentação com os ritmos circadianos pode resultar em perda de peso e melhorar os parâmetros metabólicos. Os mecanismos pelos quais o jejum intermitente (incluindo o TRF) afetam a saúde não são completamente compreendidos, mas podem incluir a melhora da sensibilidade à insulina e os efeitos anti-inflamatórios.

Um importante conceito que adquirimos com os dados sobre o jejum intermitente foi o fato de percebermos que não somos obrigados a comer a cada 3 horas ou a cada intervalo de tempo predeterminado, como se pensava anteriormente. Pelo contrário, percebeu-se que não há nenhum problema para a saúde em se ficar 16 horas ou mais seguidas sem se alimentar. Ou seja, não existe uma frequência alimentar ideal. No entanto, quando se compara a perda de peso com a estratégia do jejum ou com uma restrição calórica equivalente, mas com as calorias divididas normalmente ao longo do dia, percebe-se que não há vantagem em perda maior de peso de uma estratégia sobre a outra, desde que a restrição calórica seja a mesma. Apesar de a estratégia do jejum não considerar uma restrição calórica voluntária, como se limita o tempo de ingestão alimentar a apenas algumas horas do dia ou alguns dias da semana, naturalmente acaba se consumindo uma menor quantidade de calorias ao longo da semana (na maioria das vezes), mesmo que de forma não voluntária. No entanto, se isto não acontecer e o indivíduo realmente conseguir "compensar" o tempo de jejum ingerindo calorias em excesso no tempo de ingesta, a perda de peso não vai acontecer, podendo inclusive acontecer até ganho de peso, dependendo do saldo calórico final.

É interessante termos essa opção de dieta para indicar a alguns pacientes que se encaixariam bem neste perfil, por não terem fome em determinado horário do dia, podendo, por isso, sem prejuízo para a saúde e sem hipercompensar nas refeições seguintes, ficar sem se alimentar naquele período, sem a ideia da obrigatoriedade de comer sem fome. Mas, é sempre bom lembrar que, quanto mais alinhada com o ritmo circadiano (ou seja, comendo mais nas primeiras horas do dia, e menos nas horas seguintes do dia), maior benefício esse tipo de dieta trará para a saúde do paciente. Não é interessante para a saúde que a maior parte das calorias sejam ingeridas tarde da noite, horário em que o metabolismo estará mais lento e o processamento de todos os nutrientes estará mais prejudicado.

Refeições controladas por porção

Uma abordagem simples para fornecer uma dieta controlada em calorias é usar alimentos embalados individualmente, como bebidas dietéticas em pó ou líquidas, barras nutricionais, alimentos congelados e refeições pré-embaladas que podem ser congeladas.

Refeições congeladas de baixas calorias que contêm 250 a 350 kcal/pacote podem ser uma maneira conveniente e nutritiva de se ter uma refeição controlada por porção. Pode-se recomendar, por exemplo, o uso de dietas líquidas ou em barras no café da manhã; dietas líquidas ou congeladas para o almoço; e uma entrada congelada com controle de calorias, com vegetais adicionais para o jantar. Dessa maneira, é possível obter uma dieta com controle calórico de 1.000 a 1.500 kcal/dia. Em um estudo randomizado de 4 anos, a substituição de duas refeições e dois lanches por alimentos preparados com controle de calorias e suplementados com vitaminas e minerais resultou em maior perda de peso inicial e mantida quando comparada com uma dieta isocalórica (−8,4 ± 5% *versus* −3,2 ± 4,9%).

Para os pacientes, essa abordagem tem várias vantagens: simplifica o planejamento das refeições; reduz o número de decisões alimentares e o tempo gasto cozinhando e fazendo compras; e promove um automonitoramento mais preciso da ingestão de calorias.

Restrição calórica prolongada e longevidade

Em alguns estudos, a restrição calórica prolongada melhorou a longevidade em roedores e primatas não humanos, mas o impacto da restrição calórica na longevidade em humanos ainda é desconhecido. Tem-se como hipótese que os efeitos antienvelhecimento da restrição calórica ocorrem em decorrência do gasto energético reduzido, o que resulta em uma redução na produção de espécies reativas de oxigênio (e, portanto, uma redução no dano oxidativo). Além disso, outros efeitos metabólicos associados à restrição calórica, como melhora da sensibilidade à insulina, também podem ter um efeito antienvelhecimento. Em um ensaio com 48 pessoas sedentárias com sobrepeso, 6 meses de restrição calórica (com ou sem exercícios) resultaram em perda de peso significativa, conforme esperado. Mas, além disso, observaram-se reduções mediadas por restrição calórica nas concentrações de insulina em jejum, temperatura corporal central, níveis séricos de triiodotironina (T3) e dano oxidativo ao DNA (conforme refletido por uma redução na fragmentação do DNA), sugerindo um possível efeito antienvelhecimento da restrição calórica.

Escolha de uma dieta

Há o consenso de que o consumo excessivo de calorias de qualquer origem, associado ao sedentarismo, causa ganho de peso e obesidade. O objetivo da terapia dietética, portanto, quando o objetivo é a perda de peso, é reduzir o número total de calorias consumidas. É importante que se escolha um padrão dietético de alimentos saudáveis, como a dieta DASH ou uma dieta de estilo mediterrâneo, em vez de focar um nutriente específico. Em geral, a preferência é por: dietas que enfatizam a redução de carboidratos refinados, carnes processadas e alimentos ricos em sódio e gordura *trans*; moderação em carnes vermelhas não processadas, aves, ovos e leite; e alta ingestão de frutas, nozes, peixes, vegetais, óleos vegetais, grãos inteiros minimamente processados, legumes e iogurte. Essa abordagem permite maior flexibilidade e preferência pessoal na dieta e pode melhorar a adesão a longo prazo.

Na maioria dos pacientes, a composição de macronutrientes das refeições parece ter menos impacto na perda de peso do que as taxas de adesão. Em algumas populações de pacientes, no entanto, a modificação das composições de macronutrientes pode otimizar adesão, padrões alimentares, perda de peso, perfis metabólicos, redução do fator de risco e/ou resultados clínicos. Por isso, a indicação de uma dieta em detrimento de outra deve sempre ser individualizada e levar em conta as preferências alimentares de cada paciente.

Antes de mais nada, é necessário lembrar que a medicina e a nutrição são ciências de verdades transitórias. Não se sabe tudo sobre elas e muito ainda está por ser descoberto! Não existe uma dieta única que se adapte a todos os pacientes; há uma variedade de estratégias dietéticas que podem ser eficazes na redução da ingestão de calorias e na promoção da perda de peso. Os pacientes muitas vezes precisam de orientação na escolha da estratégia dietética mais adequada para eles com base em hábitos alimentares usuais e preferências alimentares, estilo e capacidades de aprendizagem preferidos e capacidade percebida de controlar a fome, manter a adesão e manter o prazer de comer.

Na experiência médica, alguns pacientes preferem seguir uma estratégia de dieta por conta própria usando livros de dieta de autoajuda, aplicativos ou programas de Internet, ao passo que outros pacientes preferem programas de intervenção no estilo de vida que oferecem educação sobre nutrição, atividades e tópicos comportamentais e incluem o elemento de apoio em grupo e troca de informações por meio de reuniões presenciais ou virtuais. Por outro lado, alguns pacientes preferem aconselhamento individual e se beneficiam do encaminhamento a um nutricionista que pode personalizar um plano de nutrição com base em avaliação individual do padrão alimentar usual, preferências alimentares, objetivos metabólicos, capacidade de aprendizagem, disponibilidade de alimentos e fatores socioeconômicos. Uma vez que um plano é estabelecido, o nutricionista orienta os pacientes em uma série de visitas para ajudar a integrar o plano em seu estilo de vida, usando uma variedade de estratégias cognitivas e comportamentais.

Outras abordagens: nutrição comportamental, *mindful eating* e medicina culinária

Compartilhar a comida é uma das felicidades do ser humano. Ela geralmente está presente nos momentos de celebração, de alegria e nos encontros com aqueles que amamos. Sentar-se em volta da mesa, com a família ou amigos, é mais importante do que pensamos, pois não satisfaz apenas às nossas necessidades fisiológicas. Comer junto nutre a alma, alimenta a memória, fortalece laços e cria vínculos entre as pessoas, fatores essenciais à nossa saúde como um todo.

O fato de viver em restrição alimentar e ter problemas com relação à comida transformam a refeição em um momento de ansiedade e estresse, que traz culpa e sofrimento. Isso pode levar a comportamentos transtornados: medo de sentir fome, de comer, de errar, de ganhar peso, medo daquela fatia de pizza ou do bolo de aniversário, insatisfação com o corpo, obsessão pela balança etc.

Muitas vezes, as pessoas comem como se estivessem no piloto automático. Não se presta atenção ao que se come e nem às sensações de fome e saciedade; ou ainda nem se mastiga direito os alimentos que são ingeridos.

Uma maneira de tentar resgatar a conexão com o corpo é por meio do *mindful eating* e da abordagem da nutrição comportamental, que auxiliam na prática do comer consciente, com atenção plena. Trata-se de estar presente e plenamente consciente do ato de comer. Isso significa ouvir os sinais de fome e saciedade que o corpo proporciona, tirar todas as distrações no momento da refeição (como televisão, celular ou computador); sentir o cheiro da comida; perceber a cor, a textura, a temperatura, o sabor dos alimentos; mastigar devagar, saboreando cada pedaço; e perceber as sensações que são despertadas. É aproveitar os alimentos, comer com prazer, sem julgamentos ou críticas a alimentos específicos, como aqueles com carboidratos ou gorduras, por exemplo. Comer de modo consciente ajuda a evitar que se coma por ansiedade ou compulsivamente. Pode ajudar também na redução da quantidade de comida ingerida, além da melhora na qualidade alimentar.

Ao adotar essa prática, os indivíduos trabalham a consciência dos sinais físicos e emocionais da alimentação, o que permite reconhecer quando realmente se está com fome ou com vontade de comer, além dos gatilhos que despertam o desejo de comer. Além disso, ao se mastigar devagar, saboreando a refeição, consegue-se perceber os sinais de saciedade enviados pelo corpo. Isso faz com que o indivíduo pare de comer quando se sente satisfeito e não apenas depois de exagerar e se sentir "estufados" e desconfortável. O uso de telas ou outros distratores durante a refeição também impede a percepção desses sinais de saciedade, levando a uma maior ingestão de alimentos.

Existem várias pesquisas que mostram que o *mindful eating* ajuda a reduzir os quadros de compulsão alimentar, facilita escolhas alimentares conscientes, permite reconhecer os sinais de fome e saciedade, controla vários estados emocionais, permite reequilibrar a relação com a comida, além de cultivar a autoaceitação.

Vale lembrar que comer com prazer não significa comer com gula, e sim ingerir o alimento de que se gosta devagar, realmente saboreando-o, aproveitando o momento e parar quando se sentir satisfeito. O simples fato de não se proibir um determinado alimento, já diminui a sua importância. Deixa-se de comer com a sensação de despedida, pois pode-se comer mais no dia seguinte ou qualquer outro dia, se houver vontade. Assim, aos poucos, aprende-se a equilibrar e a comer tudo com mais moderação e consciência.

A Medicina Culinária é considerada uma nova área de conhecimento que vem se expandindo no mundo todo e propõe a união da ciência da medicina com a arte da culinária para estimular os médicos, de todas as especialidades, em três pilares principais:

- Autocuidado: propõe ao médico fazer o que ele pede que o seu paciente faça. O médico que cozinha e se alimenta de maneira saudável, estimula mais o seu paciente a também cozinhar de maneira saudável
- Comunicação: por meio de técnicas de *coach* em saúde e do estudo da ciência comportamental para que as orientações médicas sobre alimentação sejam mais eficazes
- Alimentação saudável: médicos não são bem treinados em nutrição e a Medicina Culinária propõe a união de médicos, *chefs* de cozinha e nutricionistas. É uma abordagem que pode ajudar os médicos a se comunicarem melhor com seus pacientes e promover uma mudança mais efetiva.

Leitura recomendada

Brasil. Ministério da Saúde. Guia alimentar para a população brasileira. Promovendo a alimentação saudável. Brasília: Ministério da Saúde; 2008.

Dansinger ML, Gleason JA, Griffith JL, Selker HP, Schaefer EJ. Comparison of the Atkins, Ornish, Weight Watchers, and Zone diets for weight loss and heart disease risk reduction: a randomized trial. JAMA. 2005;293(1):43-53.

Diolintzi A, Panagiotakos DB, Sidossis IS. Mediterranean diet to Mediterranean lifestyle: a narrative review. Public Health Nutr. 2019;22(14):2703-13.

Foster GD, Wyatt HR, Hill JO, McGuckin BG, Brill C, Mohammed BS et al. A randomized trial of a lowcarbohydrate diet for obesity. N Engl J Med. 2003;34(8):2082-90.

Freedman MR, King J, Kennedy E. Popular diets: a scientific review. Obes Res. 2001;9(Supl 1):1S-40S.

Gualano B, Coelho D, Benatti F, Artioli G, Roschel H. Alimentação saudável: perguntas e respostas ao sabor da ciência. 1. ed. São Paulo: SENAC; 2020.

Larsen TM, Dalskov SM, van Baak M, Jebb SA, Papadaki A, Pfeiffer ASH et al. Diets with high or low protein content and glicemic index for weight-loss maintenance. N Engl J Med. 2010;363(22):2102-13.

Manheimer EW, van Zuuren EJ, Fedorowicz Z, Pijl H. Paleolithic nutrition for metabolic syndrome: systematic review and meta-analysis. Am J Clin Nutr. 2015;102(4):922-32.

Melo EA, Jaime PC, Monteiro CA. Guia alimentar para a população brasileira [Internet]; 2014. [acessado em 22 nov. 2022]. Disponível em: http://portalsaude.saude.gov.br/images/pdf/2014/novembro/05/Guia-Alimentar-para-a-pop-brasiliera-Miolo-PDF-Internet.pdf.

Monroe JT. Mindful eating: principles and practice. Nutrition Review. 2015;9(3).

Mustajoki P, Pekkarinen T. Very low energy diets in the treatment of obesity. Obes Rev. 2001;2(1):61-72.

Naves B, Katekawa A, Teixeira de Góis AF, Martinez D, Figliuolo FNF. Médicos na cozinha. São Paulo: Martins Fontes; 2018.

Sacks FM, Bray GA, Carey VJ, Smith SR, Ryan DH, Anton SD et al. Comparison of weightloss diets with different compositions of fat, protein and carbohydrates. N Engl J Med. 2009;360(9):859-73.

Shai I, Schwarzfuchs D, Henkin Y, Shahar DR, Witkow S, Greenberg I et al. Weight loss with a low-carbohydrate, Mediterranean, or low-fat diet. N Engl J Med. 2008;859(3):229-41.

Tsai AG, Wadden TA. The evolution of very-low-calorie diets: an update and meta-analysis. Obesity. 2006;14(8):1283-93.

Capítulo

89

Tratamento Medicamentoso da Obesidade: Fármacos *On Label*

Introdução

No tratamento da obesidade, muitas vezes é necessário associar um medicamento para auxiliar o paciente com obesidade a alcançar suas metas, pois seguir adequadamente a dieta e a atividade física recomendadas, entre outras mudanças de estilo de vida, representam tarefas muito difíceis. Além disso, os indivíduos com obesidade geralmente sofrem de estados de ansiedade, compulsão alimentar, *binges* e transtorno do comer noturno, que podem ser mais bem controlados com o uso de medicamentos. Os medicamentos isolados não são o suficiente para emagrecer o paciente; no entanto, aumentam a chance de o paciente poder seguir adequadamente as orientações dietético-nutricionais e as mudanças comportamentais que foram orientadas, uma vez que essas medidas são fundamentais para a perda de peso nesse cenário. Afinal, para que se possa obter a perda de peso em um paciente, é necessário se basear em um tripé: mudanças dietéticas, atividade física, associadas ou não ao tratamento medicamentoso.

Ação dos medicamentos para perda de peso

Os medicamentos utilizados atualmente para perda de peso podem agir de diversas maneiras:

- Inibindo diretamente o apetite no centro da fome hipotalâmico: pela ativação da via anorexigênica e/ou inibição da via orexigênica
- Retardando o esvaziamento gástrico, provocando uma sensação de saciedade e, desse modo, reduzindo a ingestão alimentar por refeição
- Aumentando o gasto energético basal e, consequentemente, a queima calórica do organismo (efeito termogênico)
- Inibindo a absorção de gorduras pelo trato gastrintestinal
- Inibindo a compulsão alimentar e a ansiedade.

Cada paciente, conforme seu padrão alimentar, poderá se beneficiar mais ou menos de cada classe de medicação conforme seu mecanismo de ação.

A maioria dos medicamentos para o tratamento da obesidade na atualidade são utilizados de maneira *off label*. Isto significa que são medicamentos desenvolvidos inicialmente para o tratamento de outras doenças e, portanto, as indicações de uso em bula dessas substâncias não incluem o tratamento da obesidade. No entanto, com o conhecimento maior desses fármacos e com o seu uso na prática médica, observa-se que são medicações que causam perda de peso na maioria dos pacientes, de modo que hoje em dia muitas vezes são utilizadas diretamente para esse fim, mesmo que suas indicações de bula sejam outras. Isso ocorre não apenas no tratamento da obesidade, mas também em diversas outras áreas da medicina, por exemplo, no tratamento da síndrome de Cushing, em que o cetoconazol também é utilizado de maneira *off label* em ampla escala, uma vez que sua indicação de bula é para tratamento antifúngico. O Conselho Federal de Medicina (CFM) considera que o uso de medicamentos *off label* é ético quando há evidência de potencial benefício de doença e a terapia-padrão foi inadequada (Consulta CREMESP nº 55.838/2008). As medicações *on label* para tratamento da obesidade disponíveis atualmente no Brasil são: sibutramina, orlistate, liraglutida e a associação de bupropiona com naltrexona. Os fármacos catecolaminérgicos foram retirados do mercado brasileiro, mas estão disponíveis e são muito utilizadas nos EUA, onde há ainda o Qsymia® (associação entre fentermina e topiramato), e, recentemente, foram aprovados a semaglutida 2,4 mg e o setmelanotide. A lisdexanfetamina encontra-se aprovada para tratamento de transtorno de compulsão alimentar. A lorcaserina foi retirada do mercado, mas será brevemente abordada neste capítulo.

Indicações

As indicações formais para o tratamento medicamentoso da obesidade, de acordo com as Diretrizes Brasileiras de Obesidade, são:

- Falha no tratamento conservador não medicamentoso da obesidade em paciente com:
  - Índice de massa corporal (IMC) $\geq$ 30 kg/m² ou
  - IMC $\geq$ 25 kg/m² ou $\geq$ 27 kg/m² associado a comorbidades agravadas pela obesidade (p. ex., diabetes melito, hipertensão arterial, dislipidemia, síndrome da apneia obstrutiva do sono, osteoartrose, entre outras) ou
  - IMC normal associado a aumento de circunferência abdominal, na presença de comorbidades (indivíduo com obesidade visceral).

É preciso lembrar que os asiáticos podem apresentar comorbidades mesmo com IMC abaixo de 25 kg/m² e, portanto, a presença de gordura visceral aumentada pode justificar a prescrição de medicamentos nesses pacientes, ainda que o IMC seja normal, desde que apresentem comorbidades causadas ou agravadas pelo excesso de gordura visceral. Além disso, o paciente que se apresenta com quadro de ganho progressivo de peso sem controle com dieta e exercícios, com antecedentes familiares de doenças metabólicas, como a obesidade, também deve ser considerado como candidato ao uso de medicamentos que auxiliem a perda de peso, mesmo sem ter ainda alcançado o IMC de 30 kg/m².

Critérios de eficácia

- Perda de 5% do peso inicial após 12 semanas de tratamento (FDA)
- Perda de 10% do peso inicial após 12 semanas de tratamento (*Committee for Medicinal Products for Human Use* – CHMP)
- Perda de 7% do peso inicial [American Diabetes Association (ADA)].

Essa perda ponderal deve sempre ser comparada com o placebo, mantida por pelo menos 1 ano e ser acompanhada de melhora dos parâmetros metabólicos considerados como fatores de risco cardiovasculares.

Apesar de a perda de 5 a 10% do peso inicial ainda não ter sido capaz de comprovar redução de mortalidade nos estudos atuais, essa perda ponderal já traz comprovada a significativa melhora na hemoglobina glicada (HbA1C), na glicemia de jejum, reduz consideravelmente as quantidades e doses dos medicamentos para tratamento de diabetes, reduz pressão arterial sistólica (PAS), pressão arterial diastólica (PAD), LDL-c (colesterol da lipoproteína de baixa densidade), triglicerídeos,

aumenta o HDL-c (colesterol da lipoproteína de alta densidade), além de reduzir em quase 60% a progressão de pré-diabetes para diabetes. Por esses motivos, essa perda de 5 a 10% do peso é considerada um sucesso de tratamento, mesmo que subsequentemente o paciente continue com obesidade. O IMC final do paciente não é importante para dizer se o tratamento foi bem-sucedido, mas sim a porcentagem de peso perdida.

Se os pacientes não se beneficiarem do uso das medicações antiobesidade, ou seja, não conseguirem alcançar a meta de perda de 5 a 10% de peso na vigência do seu uso, suas medicações devem ser suspensas, pois, nesse caso, o risco de eventos adversos torna-se maior do que o benefício da medicação. Geralmente, a perda máxima de peso costuma ser observada entre 20 e 24 semanas de tratamento nos diversos estudos com a maioria das medicações (mas esse platô pode ocorrer um pouco mais tardiamente, como entre 1 a 1,5 ano de tratamento, no caso do uso da semaglutida).

Classificação das medicações antiobesidade

Conforme seu mecanismo de ação, as medicações antiobesidade podem ser classificadas em:

- Catecolaminérgicos
- Inibidores da recaptação de norepinefrina e serotonina – sibutramina
- Serotoninérgicos
- Inibidores de recaptação de norepinefrina e dopamina – bupropiona
- Antagonistas opioides
- Topiramato, há múltiplos mecanismos de ação, destacando-se a ativação de ácido gama-aminobutírico (GABA)
- Inibidores das lipases do trato gastrintestinal
- Análogos de peptídeo semelhante ao glucagon 1 (GLP-1)
- Biguanidas
- Inibidores da SGLT2
- Agonistas do MC4R.

Neste capítulo, serão abordadas as medicações *on label* disponíveis para o tratamento da obesidade no Brasil e nos EUA. Os tratamentos *off label* são discutidos no Capítulo 90, *Tratamento Medicamentoso da Obesidade: Fármacos Off Label*.

Medicamentos aprovados no Brasil

Inibidores da recaptação de norepinefrina e serotonina: sibutramina

A sibutramina age inibindo a recaptação de norepinefrina e serotonina na fenda sináptica. Também reduz um pouco a recaptação de dopamina, mas o efeito predominante é o *serotoninérgico*. Desse modo, tem efeitos sacietógenos (inibe a fome no centro hipotalâmico), além de um pequeno efeito de ativar a lipólise e aumentar o gasto energético basal. É eficaz para quase todos os padrões alimentares, sendo especialmente útil para pessoas que sentem muita fome ou tendem a ingerir grandes quantidades de doces ao longo do dia, buscando o efeito de bem-estar serotoninérgico produzido pela ingestão de doces.

A serotonina, ao se ligar aos receptores do tipo 5-HT2c, ativa a via POMC/CART (portanto, ativa toda a via anorexigênica) e inibe os neurônios produtores de AgRP e NPY (via orexigênica). O efeito serotoninérgico se soma ao efeito de maior concentração de norepinefrina nas fendas sinápticas. Portanto, são efeitos aditivos para inibição do apetite.

A norepinefrina e a serotonina ativam os neurônios hipotalâmicos produtores de pró-opiomelanocortina (POMC) e transcrito regulado pela cocaína e anfetamina (CART), neurônios de primeira ordem presentes no núcleo arqueado do hipotálamo, que vão ativar toda a via anorexigênica. A POMC, uma vez liberada, será clivada em algumas substâncias, entre elas o alfa-MSH, as betaendorfinas e a corticotrofina (ACTH). O alfa-MSH (melanotrofina) é uma substância reconhecidamente anorexigênica e capaz de aumentar o metabolismo basal, pois ela estimula os receptores MC3R e MC4R, que são receptores dos neurônios de segunda ordem que se encontram no núcleo paraventricular do hipotálamo. Esse núcleo, uma vez estimulado, vai causar ativação da saciedade e estimular o aumento da secreção de hormônios catabólicos, como hormônio liberador de tireotrofina (TRH) e hormônio liberador de corticotrofina (CRH), ou seja, ativando o gasto energético do organismo e ajudando a interromper o consumo de calorias. Dessa maneira, o aumento de serotonina e norepinefrina no sistema nervoso central (SNC) vai ativar a via anorexigênica e aumentar o gasto energético basal.

Ao mesmo tempo, o aumento de norepinefrina e de serotonina vai também inibir os neurônios AgRP (peptídeo relacionado com o Agouti) e NPY (neuropeptídeo Y), que são os neurônios de primeira ordem da via orexigênica, também localizados no núcleo arqueado do hipotálamo. Ao inibir esses neurônios, ocorre menor ativação dos neurônios de segunda ordem do hipotálamo lateral e, com isso, há menor sensação de fome e menor produção dos hormônios anabólicos e poupadores de estoque de energia, como hormônio concentrador de melanina (MCH) e orexinas A e B. Ou seja, tem-se um efeito duplo com essas medicações: ativação da via anorexigênica e inibição da via orexigênica, contribuindo para o paciente apresentar menos sensação de fome e ajudando-o a seguir a orientação nutricional com mais facilidade e menos sofrimento.

O estudo STORM comprovou a eficácia da sibutramina tanto para perda quanto para a manutenção do peso, mostrando um reganho de peso muito maior no grupo que não usava sibutramina como medicamento de manutenção.

Entre os anos 2003 e 2009, foi realizado o estudo SCOUT (do inglês, *Sibutramine Cardiovascular Outcome Trial*), com mais de 10 mil pacientes distribuídos em 298 centros de 16 países diferentes. O objetivo do estudo era provar que, com o emagrecimento, o paciente teria uma redução do seu risco cardiovascular. Para isso, foram selecionados pacientes de alto risco cardiovascular. Com eles, a quantidade de desfechos primários – que seriam infarto agudo do miocárdio (IAM) não fatal, acidente vascular cerebral (AVC) não fatal, morte de causa cardiovascular ou parada cardiorrespiratória – seria maior e, com isso, o estudo poderia demorar menos tempo para chegar a uma conclusão estatisticamente significativa. Todos os pacientes tinham mais de 55 anos, 15% deles tinham

antecedente de "apenas" doença cardiovascular estabelecida (doenças coronariana, cerebrovascular ou arterial periférica), 25% tinham antecedente de "apenas" diabetes melito associado a mais um fator de risco (hipertensão, dislipidemia, tabagismo ou nefropatia diabética) e 60% tinham ambas as condições presentes (diabetes associado a mais um fator de risco e à presença de doença cardiovascular estabelecida). Dessa maneira, é importante dizer que 91% dos pacientes do estudo tinham contraindicação de bula para o uso da sibutramina. Todos eles participavam de um programa de dieta e exercícios físicos para perda de peso e o grupo foi randomizado para receber sibutramina 10 mg/dia, que poderia ser titulada para 15 mg/dia ou placebo. O tempo médio de acompanhamento foi de aproximadamente 3 a 4 anos para cada paciente.

Ao longo do estudo, percebeu-se que houve um aumento de 16% na incidência de desfechos primários entre o grupo-sibutramina e o grupo-placebo (11,4% de desfechos primários no grupo-sibutramina *versus* 10% de desfechos primários no grupo-placebo). O risco de infarto agudo do miocárdio (IAM) não fatal aumentou em 28% e o risco de AVC não fatal aumentou em 36%. O risco de morte por causa cardiovascular e o risco de parada cardiorrespiratória não foram diferentes nos dois grupos. Além disso, quando foi feita uma análise de subgrupos, observou-se que, na verdade, apenas o grupo de pacientes com doença cardiovascular estabelecida ou com diabetes melito associado à doença cardiovascular estabelecida tiveram aumento no índice de desfechos primários. Ou seja, no grupo de pacientes que tinham apenas diabetes associado a mais um fator de risco não houve aumento da incidência de desfechos primários.

Os resultados do SCOUT motivaram a Agência Europeia de Medicamentos (EMA) a suspender a comercialização da substância na Europa em janeiro de 2010. A FDA optou por não suspender a substância (o laboratório Abbott voluntariamente retirou o medicamento do mercado norte-americano em outubro de 2010), emitindo um parecer que reforçava contra o uso do medicamento em pacientes com essas características, o que já era previsto em bula. No Brasil, a Agência Nacional de Vigilância Sanitária (Anvisa) manteve sua comercialização; no entanto, é necessária a apresentação de receituário B2 controlado (que vale apenas por 30 dias), além de um "termo de responsabilidade do prescritor para uso de medicamento contendo sibutramina" preenchido pelo médico e pelo paciente, em três vias (uma para o prontuário, uma para o paciente e uma fica retida na farmácia), informando o paciente sobre os resultados desse estudo e sobre as contraindicações e restrições ao uso de sibutramina. Deve-se estar atento às suas restrições de uso descritas no termo (diabetes melito associado a outro fator de risco para doença cardiovascular, como HAS, dislipidemia, tabagismo ou microalbuminúria; HAS mal controlada > 140 × 90 mmHg; doença cardiovascular estabelecida, como insuficiência cardíaca, doença arterial coronariana, doença arterial periférica, doença cerebrovascular e arritmias; IMC < 30 kg/m^2; idade > 65 ou < 18 anos; histórico de anorexia ou bulimia; uso de outros medicamentos de ação central). A Anvisa só permite o uso de sibutramina por até 2 anos.

- Posologia: 10 a 15 mg, por via oral (VO), 1 vez/dia (receituário B2). Seu pico sérico de ação ocorre cerca de 3 horas após a ingestão, com meia-vida de 16 horas, sendo metabolizada pelo citocromo P450. Portanto, o ideal seria tomá-la cerca de 3 horas antes do momento de mais fome do dia. No entanto, pode causar insônia e, por isso, muitos pacientes preferem tomá-la pela manhã

- Nomes comerciais: Biomag® (cápsulas de 10 e 15 mg – Aché), Sibus® (10 e 15 mg – Eurofarma), Saciette® (15 mg – Glenmark), Vazy® (10 e 15 mg – Sigma Pharma, Grupo EMS)
- Efeitos colaterais: boca seca, insônia, constipação intestinal, tremores, palpitações, ansiedade, cefaleia, tontura, taquicardia, hipertensão, sudorese, náuseas, dor abdominal
- Contraindicações: doença cardiovascular ou cerebrovascular estabelecida, insuficiência cardíaca, arritmias, hipertensão mal controlada (> 140 × 90 mmHg), uso de álcool, uso de inibidores da monoamina oxidase (MAO), presença de diabetes melito associado a outro fator de risco para doença cardiovascular, como hipertensão, dislipidemia, tabagismo ou microalbuminúria. Não deve ser prescrita para pacientes com história passada ou atual de episódios bulímicos, para pacientes com mais de 65 anos e menos de 18 anos (nesse caso, o seu uso é considerado *off label*). Uso de outras medicações de ação central (deve-se considerar caso a caso)
- Na gestação/lactação: risco C (teratogênico em animais e sem estudos em humanos); portanto, não usar.

Inibidores de lipase do trato gastrintestinal: orlistate

Esta classe é representada pelo orlistate, que é um medicamento seguro do ponto de vista cardiovascular e de sistema nervoso central, por ser um fármaco que não é absorvido pelo trato gastrintestinal e, portanto, não tem efeitos colaterais sistêmicos. Sua ação é inibir a ação das lipases intestinal e pancreática, de modo a dificultar a digestão das gorduras ingeridas. Causa uma inibição irreversível das lipases (no entanto, após sua suspensão, uma maior quantidade dessas lipases é secretada e sua atividade é, portanto, rapidamente restabelecida). Assim, evita a absorção de 30% das gorduras ingeridas na dieta, que passam a ser excretadas nas fezes. Como efeitos colaterais, o paciente pode cursar com diarreia, dor abdominal, borborigmos e flatulência, além de perceber a presença de gordura nas fezes, principalmente após a ingestão de refeições muito gordurosas. É importante lembrar que 70% da gordura ingerida continua a ser absorvida e que o paciente não deve consumir alimentos gordurosos em grande quantidade, pois esse medicamento só evita a absorção de 30% dessas gorduras.

Pelo seu efeito de causar disabsorção de gorduras, deve-se ficar atento à possibilidade de deficiência de vitaminas lipossolúveis (A, D, E e K), principalmente nos pacientes em anticoagulação com Marevan®, nos quais a redução da vitamina K pode causar grande alargamento da relação normalizada internacional (INR). Estudos mostram que pacientes em uso de orlistate por 1 a 2 anos não tiveram mudanças nas concentrações séricas das vitaminas lipossolúveis, mas após 4 anos de uso, os níveis séricos começaram a diminuir. Portanto, deve-se considerar a suplementação com polivitamínicos em pacientes que fizerem uso desse medicamento a longo prazo. Nesses casos, os polivitamínicos devem ser utilizados 2 horas antes ou 1 hora após a ingestão do orlistate. Deve-se ressaltar que os pacientes em uso de vitaminas D ou E também devem ser orientados a tomá-las com um intervalo de pelo menos 1 hora do horário de utilização do orlistate, para que as vitaminas não sejam eliminadas nas fezes.

É um medicamento aprovado diretamente para o tratamento da obesidade (*on label*), mas cuja eficiência em redução de peso mostra-se bem inferior às outras classes mais comumente utilizadas, como sibutramina, liraglutida, topiramato, entre outras. O orlistate é um medicamento extremamente seguro e foi liberado no Brasil 1 ano após liberação da sibutramina. É preferível para pessoas com padrão alimentar mais prandial e com preferência por ingestão de alimentos gordurosos.

O estudo XENDOS mostrou que o uso de orlistate, associado a mudanças do estilo de vida (MEV), foi bem melhor do que apenas MEV para evitar a progressão de pacientes de risco para diabetes ao longo dos anos. Houve uma redução de 37% no risco de desenvolver diabetes melito na população em uso do orlistate. Esse medicamento melhora a sensibilidade à insulina por meio de um mecanismo independente da perda de peso, reduz glicemia de jejum, HbA1C, PAS e PAD, colesterol total e LDL, obesidade visceral e circunferência abdominal, e melhora a esteato-hepatite não alcoólica (NASH). Também reduz a circulação de ácidos graxos livres (AGL) e, consequentemente, a resistência à insulina, além de aumentar a passagem de gordura pelo íleo, aumentando a produção ileal de GLP-1.

- Posologia: 60 a 120 mg, VO, 1 a 3 vezes/dia. Deve ser tomado imediatamente antes ou no máximo até 1 hora após as três principais refeições e, de preferência, longe de outras medicações, para que não haja interferência na sua absorção
- Nomes comerciais: Orlipid®, Lipiblock®, Lystate®
- Efeitos colaterais: diarreia, dor abdominal, flatulência, borborigmos, dispepsia, náuseas, urgência fecal, disabsorção de vitaminas lipossolúveis, interferência na absorção de outras medicações (afeta a absorção de ciclosporina). Atenção à INR em pacientes em uso de Marevan®. Risco de nefrolitíase por aumento da absorção intestinal de oxalato, semelhantemente ao que ocorre em quadros de esteatorreia, como em pós-cirurgia bariátrica
- Contraindicações: doenças inflamatórias intestinais, colestase e síndromes de má absorção
- Gestação: classe B (sem teratogenicidade em animais).

Agonistas do peptídeo semelhante ao glucagon 1: liraglutida (Saxenda®)

A liraglutida é um análogo de GLP-1 classicamente utilizado para tratamento do diabetes melito tipo 2 na dose de até 1,8 mg (nome comercial: Victoza®). O GLP-1 além de atuar no controle glicêmico por seu efeito incretínico, também atua no controle da saciedade, tendo sido desenvolvido programa de estudo clínico para o tratamento da obesidade na dose de 3 mg/dia, que levou a sua aprovação para o tratamento da obesidade nos EUA em 2014 e pela Anvisa em 2016 (nome comercial: Saxenda®).

Outros agonistas e análogos de GLP-1 também são utilizados atualmente de maneira *off label* para o tratamento da obesidade. Eles serão mais bem explicados no Capítulo 90.

O racional para a utilização desses medicamentos para o tratamento de obesidade consiste no conhecimento de que o GLP-1 tem receptores hipotalâmicos que atuam ativando as vias anorexigênicas e sinalizando saciedade para o organismo. A liraglutida estimula diretamente os neurônios que sintetizam pró-opiomelanocortina e transcrito regulado por cocaína e anfetamina (POMC/CART), e indiretamente inibe a neurotransmissão nos neurônios que expressam neuropeptídeo Y (NPY) e peptídeo relacionado ao agouti (AgRP), vias de sinalização dependentes de GABA. Esses resultados indicam que o GLP-1R está expresso em neurônios do núcleo arqueado (ARC) do hipotálamo envolvidos na perda de peso. Além disso, estudos com ressonância magnética funcional demonstraram que a liraglutida diminuiu a ativação de vias relacionadas com a recompensa alimentar após visualização de alimentos altamente palatáveis, demonstrando que esse medicamento tem efeito sobre o apetite hedônico.

O programa de estudos que levou à aprovação da liraglutida para o tratamento da obesidade é chamado SCALE (*Satiety and Clinical Adiposity – Liraglutide Evidence*), e envolveu quatro grandes estudos, que demonstraram que esse medicamento foi eficaz na perda e manutenção do peso perdido, reduziu o risco de desenvolvimento de diabetes em pacientes com pré-diabetes, reduziu episódios de apneia do sono em pacientes com SAOS e melhorou o controle do diabetes em pacientes diabéticos.

A posologia desse medicamento é por administração subcutânea, com dose inicial 0,6 mg/dia, durante 1 semana. A dose deve ser aumentada em intervalos semanais (1,2; 1,8; 2,4 mg) até a dose recomendada de 3 mg/dia. Se após 16 semanas o paciente não atingir pelo menos 5% de perda de peso, o medicamento deve ser descontinuado. A perda de peso média com esta dose é de 5,8 kg a mais do que o placebo.

Os principais efeitos colaterais do liraglutide são náuseas, vômitos, refluxo gastresofágico, dispepsia e diarreia ou constipação intestinal. Esses efeitos costumam ser transitórios e de intensidade leve a moderada, mas podem ser mais bem manejados com uma titulação mais lenta do medicamento.

O risco de pancreatite ainda é controverso. Houve, por certo tempo, medo com relação ao potencial aumento no risco de câncer de pâncreas promovido por esse medicamento, mas, em fevereiro de 2014, a FDA e a EMA publicaram um artigo completo no *New England Journal of Medicine* (NEJM), afirmando não haver associação causal entre o uso dos medicamentos baseados em incretinas e esse tipo de tumor. Ainda houve maior risco de carcinoma medular de tireoide em roedores em uso de liraglutida, mas estudos posteriores mostraram não haver receptores de GLP-1 nas células C da tireoide de humanos, ao contrário do que ocorre nas células C de roedores.

Esse medicamento está contraindicado em pacientes com doença do refluxo muito acentuada.

A liraglutida é considerada segura do ponto de vista cardiovascular e psiquiátrico, não sendo contraindicada em pacientes portadores dessas condições. É um medicamento aprovado para uso a longo prazo.

Em 2020 a liraglutida foi aprovada para adolescentes com obesidade e com mais de 12 anos.

Semaglutida 2,4 mg

A semaglutida é um análogo do GLP-1 de uso semanal. A eficácia e a segurança demonstradas pela liraglutida constituíram a base para o desenvolvimento da semaglutida. Pequenas modificações na estrutura da liraglutida permitiram o desenvolvimento de uma molécula com maior afinidade pela albumina, permitindo uma meia-vida de 165 a 184 horas (aproximadamente 1 semana), com um tempo médio para a concentração máxima ($T_{máx}$) de 24 a 36 horas. O medicamento está aprovado no Brasil para o tratamento do DM tipo 2, desde 2018, na dose de até 1 mg/semana, com o nome comercial de Ozempic®. Para o tratamento da obesidade, a dose estudada foi de 2,4 mg/semana e obteve a aprovação pela FDA em 2021, e pela Anvisa no Brasil, em janeiro de 2023, com o nome comercial de Wegovy®. Trata-se do medicamento antiobesidade com a maior eficácia já demonstrada, atingido um novo patamar de perda de peso, até então nunca observado com tratamento clínico. A semaglutida tem uma potente ação de inibir as vias orexigênicas, ativar as vias anorexigênicas, inibir áreas do sistema límbico de recompensa associado ao comer emocional e ao comer compulsivo (*cravings*), retardar o esvaziamento gástrico promovendo mais saciedade, aumentar a secreção de insulina e reduzir a secreção de glucagon de maneira glicose dependente (ajudando no tratamento do diabetes melito tipo 2 e reduzindo o risco de diabetes em quem não a possui), além de melhorar vários parâmetros e fatores de risco cardiovasculares, como pressão arterial sistólica e diastólica, redução de gordura visceral e circunferência de cintura, redução de PCR ultrassensível, redução de LDL-c, aumento de HDL-c, redução de trigliceridemia e de ácidos graxos livres, redução do índice de NASH e de apneia do sono, e com tudo isso, causando uma grande proteção cardiovascular, com redução importante de aterosclerose, infarto e derrame, sendo, por isso, a opção de escolha para tratamento de pacientes com obesidade, sejam diabéticos ou não, de alto risco cardiovascular.

O programa de estudos que avaliou a semaglutida na dose de 2,4 mg/semana para o tratamento da obesidade é chamado STEP (*Semaglutide Treatment Effect in People with Obesity*). O principal estudo – o STEP-1– demonstrou uma variação média do peso corporal de –16,9% no grupo semaglutida em comparação com –2,4% com placebo, após 68 semanas, conferindo uma diferença estimada de –14,5% de peso. O estudo STEP 5 mostrou que essa perda de peso é sustentada pelas 104 semanas que duraram o estudo (2 anos). No entanto, assim como qualquer medicamento para tratamento de sobrepeso e obesidade, deve ser usado cronicamente, perdendo-se todos os benefícios em caso de suspensão da medicação (como mostrado nos estudos STEP 4 e STEP 1 *extension*, que deixaram claro que a recuperação de peso é a regra em caso de suspensão do medicamento). Ou seja, essa medicação foi criada, aprovada e estudada para uso contínuo. Náuseas, vômitos e diarreia são os eventos adversos mais comuns com semaglutida; eles são tipicamente transitórios e leves a moderados em gravidade e diminuem com o tempo, à semelhança do que é observado com liraglutida.

A principal razão para a semaglutida ter resultados tão impressionantes e superiores à liraglutida parece estar relacionada com a maior capacidade de atravessar a barreira hematencefálica, maior afinidade de ligação ao receptor de GLP-1, atingindo mais regiões envolvidas na regulação do balanço energético, com ação mais significativa no apetite hedônico, além de sua ação em hipotálamo. Além disso, o fato de ser de uso semanal facilita muito a aderência, evitando esquecimentos quando comparado a medicamentos de uso diário.

Posologia: A dose inicial é de 0,25 mg, 1 vez/semana, sendo a dose aumentada a cada 4 semanas nas seguintes doses: 0,5 mg, 1 mg, 1,7 mg e, posteriormente, após 16 semanas sendo atingida a dose de 2,4 mg por semana.

Associação de bupropiona + naltrexona: Contrave®

O Contrave® é a associação entre a bupropiona SR e a naltrexona SR. Essa associação de medicamentos foi aprovada pela FDA no fim de 2014 para o tratamento da obesidade, e aprovada no Brasil em 2021.

A bupropiona é um medicamento da classe dos antidepressivos que atua inibindo a recaptação de norepinefrina e dopamina no sistema nervoso central. Desse modo, atua tanto ativando a via anorexigênica e aumentando a concentração cerebral de POMC, quanto inibindo a via orexigênica e reduzindo a concentração cerebral de NPY e AgRP. Na metabolização da POMC formam-se compostos que causam retroinibição da via anorexigênica. Esses compostos são as betaendorfinas. Dessa maneira, o uso da naltrexona (que é um antagonista opioide utilizado no tratamento de alcoolismo e que inibe a ação das betaendorfinas) associado ao uso da bupropiona conseguiu amplificar o efeito emagrecedor da bupropiona, uma vez que consegue reduzir essa retroinibição que as betaendorfinas derivadas da POMC exercem sobre o sistema anorexigênico. Assim, apesar de a naltrexona isoladamente ter efeito quase nulo do ponto de vista de perda ponderal, quando associado à bupropiona, ela consegue aumentar a perda ponderal promovida por esse medicamento isoladamente.

O programa de desenvolvimento dessa associação compreende os estudos COR (*Contrave Obesity Research)* que demonstraram que a associação leva à perda de peso significativa além de melhora das comorbidades associadas à obesidade. Existe uma preocupação com a segurança cardiovascular, uma vez que a bupropiona pode aumentar a PA e FC. Estudo de segurança cardiovascular foi encerrado antes do desenvolvimento de qualquer análise definitiva, em virtude da divulgação precoce dos resultados intermediários pelo patrocinador do estudo, o que é firmemente proibido pela FDA pelos possíveis vieses capazes de comprometer o resultado final.

A posologia desse medicamento é de um comprimido de 90/8 mg, 1 vez/dia, com aumento semanal da dose até dois comprimidos, 2 vezes/dia (até dose total diária de 360/32 mg/dia), e os efeitos colaterais são os mesmos da bupropiona (boca seca, tremores, taquicardia, aumento de pressão arterial, insônia, constipação intestinal, cefaleia, irritabilidade) associados aos da naltrexona (náuseas, vômitos, dispepsia, intolerância gastrintestinal). Por reduzir o limiar convulsivo, esse medicamento é contraindicado em pacientes com histórico de crises convulsivas, antecedente de anorexia nervosa ou bulimia, hepatopatas, pacientes em uso de medicamentos opioides e gestantes.

Fármacos aprovados pela Food and Drug Administration ainda não aprovados no Brasil

Associação de fentermina + topiramato: Qsymia®

Qsymia® é uma associação entre dois fármacos: fentermina e topiramato. Já está disponível no mercado americano, mas ainda não disponível no Brasil.

A fentermina é um derivado anfetamínico (derivado fenetilamínico) muito utilizado nos EUA para perda de peso pelo seu efeito catecolaminérgico, mas nunca disponibilizado ou comercializado no Brasil. O topiramato é um medicamento que tem vários mecanismos de ação, mas cujo agonismo gabaérgico e efeito antiglutamatérgico pode trazer benefício em situações como transtorno alimentar compulsivo e síndrome do comer noturno. Portanto, ambos os medicamentos têm ações sinérgicas como inibidores do apetite.

A associação entre esses dois fármacos potencializou a perda de peso, o que possibilitou que ambos fossem utilizados em doses menores que as aprovadas para uso isolado, reduzindo os efeitos colaterais, como aqueles em SNC. Isso porque o primeiro tem um efeito estimulador de SNC (catecolaminérgico), e o segundo, um efeito mais alentecedor (gabaérgico). O topiramato, por exemplo, muitas vezes tem seu uso limitado em virtude da sonolência excessiva e da redução de atenção que pode causar, mas esse efeito colateral pode ser reduzido quando associado à fentermina, uma vez que esta estimula o SNC. Dessa maneira, um medicamento ameniza os efeitos colaterais do outro.

Em média, a perda de peso é de cerca de 6 a 9%, o que representa em média 6,6 a 8,6 kg e 65% dos pacientes perdem mais de 5% de seu peso. As doses utilizadas nas pesquisas de desenvolvimento foram 7,5 ou 15 mg de fentermina, associada a 46 ou 92 mg de topiramato.

- Posologia: inicia-se com 1 comprimido de 3,75/23 mg, 1 vez/dia, durante 2 semanas; aumenta-se para 7,5/46 mg, mantendo-se essa dose por mais cerca de 10 semanas. Caso a perda de peso seja ainda insatisfatória, ou seja, menor do que 5% do peso inicial, aumenta-se para a dose intermediária de 11,25/69 mg e após 2 semanas atinge-se a dose de 15/92 mg
- Efeitos adversos: alterações psiquiátricas, disfunção cognitiva, distúrbios do sono, acidose metabólica, nefrolitíase, parestesias, aumento da frequência cardíaca em média de 1,6 bpm, queda da PA em cerca de 5 mmHg, boca seca, constipação intestinal. Na verdade, são todos os possíveis efeitos adversos do topiramato somados aos possíveis efeitos adversos de um catecolaminérgico
- Contraindicações: glaucoma de ângulo fechado (em decorrência do topiramato), hipertireoidismo (pelo efeito catecolaminérgico da fentermina), uso de inibidores da MAO, gestantes
- Na gestação apresenta risco D, ou seja, teratogenicidade comprovada em humanos, com lábio leporino e fenda palatina. É obrigatória a realização de avaliação com dosagem

da subunidade beta da gonadotrofina coriônica humana (beta-hCG) antes de iniciar o uso da medicação, mensalmente durante o uso, bem como empregar anticoncepção eficiente durante todo o uso. Essa medicação pode reduzir o nível sérico dos anticoncepcionais orais, sendo fundamental a associação de um método de barreira.

Agonista do receptor 4 da melanocortina – setmelanotide

No fim de 2020, a FDA aprovou o setmelanotide para o tratamento de pacientes acima de 6 anos portadores de obesidade decorrente de três raras condições genéticas: deficiência pró-opiomelanocortina (POMC), deficiência de subtilisina/Kexin tipo 1 (PCSK1) e deficiência do receptor de leptina (LEPR) confirmada por testes genéticos demonstrando variantes nos genes POMC, PCSK1 ou LEPR consideradas patogênicos, provavelmente patogênicos ou de significado incerto. Setmelanotide é o primeiro tratamento aprovado para essas condições genéticas. Atua por se ligar e ativar o MC4R no núcleo paraventricular (PVN) do hipotálamo e na área hipotalâmica lateral (LHA), áreas envolvidas na regulação do apetite. Além de reduzir o apetite, o setmelanotide aumenta o gasto energético em animais com obesidade e em humanos.

A eficácia do medicamento foi avaliada em dois estudos de 1 ano. O primeiro estudo avaliou pacientes com obesidade e deficiência de POMC ou PCSK1, enquanto o segundo estudo incluiu pacientes com obesidade e deficiência de LEPR. A eficácia foi avaliada em 21 pacientes, 10 no primeiro estudo e 11 no segundo. No primeiro estudo, 80% dos pacientes com deficiência de POMC ou PCSK1 perderam 10% ou mais de seu peso corporal. No segundo estudo, 46% dos pacientes com deficiência de LEPR perderam 10% ou mais de seu peso corporal.

- Posologia: a setmelanotida foi injetada por via subcutânea, 1 vez/dia, em uma dose inicial de 1 mg para adultos (com idade igual ou superior a 18 anos) e 0,5 mg para participantes pediátricos (menores de 18 anos). As doses foram tituladas, com um aumento de 0,5 mg a cada 2 semanas até atingir uma dose terapêutica individualizada, definida como perda de peso de aproximadamente 2 a 3 kg por semana para adultos ou aproximadamente 1 a 2 kg por semana para participantes pediátricos, sendo permitida uma dose máxima de até 3 mg.

Os efeitos colaterais mais comuns incluem reações no local da injeção, hiperpigmentação da pele (manchas de pele mais escuras que a pele circundante), dor de cabeça e efeitos colaterais gastrintestinais (como náuseas, diarreia e dor abdominal).

Fármacos retirados do mercado

Catecolaminérgicos

Os catecolaminérgicos são medicamentos derivados da anfetamina, com a propriedade de aumentar a liberação de norepinefrina nas fendas sinápticas (anfepramona, femproporex e fentermina) ou de reduzir a sua recaptação (mazindol). Dessa maneira, aumentam a concentração de norepinefrina na fenda sináptica. Em nível central, são capazes de inibir a fome (ativando vias anorexigênicas e inibindo vias orexigênicas) e, em nível periférico, são capazes de estimular o sistema nervoso simpático, de modo a aumentar o gasto energético basal e, consequentemente, a queima calórica diária do indivíduo (aumentam o consumo de oxigênio e o estímulo sobre a gordura marrom), além de aumentar a lipólise, por meio da ligação aos receptores beta-adrenérgicos periféricos nas células de tecido adiposo branco.

Os catecolaminérgicos estão presentes no mercado há mais de 50 anos, por isso, seu custo é baixo. Como exemplos de catecolaminérgicos, há a fentermina, a anfepramona (ou dietilpropiona), o femproporex e o mazindol. A sibutramina, apesar de também conter o anel derivado das anfetaminas e, por isso, também ser um derivado fenetilamínico, não é classificada como um catecolaminérgico, pois inibe a recaptação da norepinefrina e também da serotonina nas fendas sinápticas; portanto, enquadra-se em uma classe diferente de medicações.

A FDA aprova o uso dos catecolaminérgicos atualmente por um tempo máximo de 12 semanas. Isso porque a maioria dos estudos realizados para avaliar a eficácia e segurança desses medicamentos teve duração de aproximadamente 12 semanas, com poucos estudos chegando a 6 meses de seguimento. No entanto, na prática, muitos pacientes fazem uso dessas medicações por longos períodos, como meses ou até anos, com boa resposta e boa tolerabilidade.

No Brasil, os catecolaminérgicos foram proibidos pela Anvisa em 2011. Em 02/09/2014, o Senado Federal aprovou o projeto de decreto legislativo (PDS) 52/2014, que anula a resolução da Anvisa que proibia a comercialização dos catecolaminérgicos no Brasil. No entanto, logo em seguida, a Anvisa publicou a resolução 50/2014, dizendo que admitia a prescrição e venda desses medicamentos no Brasil, desde que se iniciasse um novo processo regulatório exigindo a inclusão de novos estudos que comprovassem a utilidade desses medicamentos. Portanto, não se sabe quando, e se isto será possível algum dia, tendo em vista que a realização desses novos estudos demoraria anos e custaria milhões de reais. Em junho de 2017, o presidente em exercício Rodrigo Maia sancionou a lei que permite produção, comercialização e consumo de inibidores de apetite catecolaminérgicos no Brasil. Atualmente, essa lei está em discussão no STF após pedido de inconstitucionalidade por parte da Confederação Nacional de Trabalhadores na Saúde. Nenhuma indústria pediu o registro dessas medicações no Brasil.

Como efeitos colaterais, todos os catecolaminérgicos podem causar boca seca, insônia, constipação intestinal, agitação, irritabilidade (e, às vezes, até culminar em estados de depressão, psicoses e ansiedade), cefaleia, tontura, palpitações, tremores e elevação de pressão arterial e de frequência cardíaca. Portanto, não podem ser prescritos para pacientes de alto risco cardiovascular (p. ex., pacientes com hipertensão descontrolada, arritmias, cardiopatias estruturais e doença aterosclerótica manifesta) nem para aqueles com doenças psiquiátricas descontroladas. A hipertensão pulmonar é um efeito colateral descrito com alguns tipos de medicações antiobesidade, mas ocorre somente com aquelas medicações que causam elevação do nível sérico de serotonina. Os catecolaminérgicos não aumentam o nível sérico de serotonina e, até o momento, não há evidência científica suficiente para que se atribua o risco de desenvolvimento de hipertensão pulmonar a esse tipo de medicamento anorexígeno.

Anfepramona

- Posologia: 25 a 100 mg/dia, podendo ser tomados em 1 a 3 vezes/dia, dependendo da dose total diária. A meia-vida é curta (4 a 6 horas). Existiam comprimidos de 25, 50 e 75 mg. Havia também comprimidos de liberação prolongada que podiam ser tomados apenas 1 vez/dia
- Nomes comerciais quando eram disponíveis: Inibex®, Dualid®, Hipofagin®, Moderine®
- Efeitos colaterais: boca seca, insônia, constipação intestinal, agitação, irritabilidade (podendo às vezes até culminar em estados de depressão, psicoses e ansiedade), cefaleia, tontura, palpitações, tremores e aumento de pressão arterial e de frequência cardíaca
- Encontra-se disponível nos EUA.

Femproporex

- Posologia: 25 a 50 mg/dia em 1 ou 2 vezes. Meia-vida de 10 a 12 horas. Comprimidos de 25 e de 50 mg
- Nomes comerciais quando eram disponíveis: Desobesi®, Lipomax®, Inobesin®
- Não está disponível nos EUA.

Mazindol

- Posologia: 1 a 3 mg/dia, deve ser tomado antes das refeições. Meia-vida de 20 horas. Comprimidos de 1 e de 2 mg
- Nomes comerciais quando eram disponíveis: Fagolipo®, Absten®
- Não é aprovado pela FDA e não se encontra, portanto, disponível no mercado americano.

Lorcaserina (Belviq®)

É uma medicação agonista específica do receptor 5-HT2c. Com esse agonismo, é capaz de estimular os neurônios produtores de POMC (via anorexigênica) e de inibir a produção do AgRP (via orexigênica), inibindo a fome e promovendo a saciedade.

Esse medicamento foi aprovado pela FDA para tratamento da obesidade no fim de 2012. No Brasil, foi aprovado pela Anvisa no fim de 2016, mas passou a ser comercializado apenas em 2019. Os estudos que embasaram a aprovação da comercialização da locarserina pela FDA nos EUA foram: BLOOM, BLOSSOM e BLOOM-DM. A perda de peso era modesta e de cerca de 3,5 kg a mais do que o placebo.

Havia um receio com relação à sua segurança, pelo risco de valvulopatia. Isso porque no passado havia um fármaco chamado "fenfluramina" (um derivado fenetilamínico com ação de aumentar a liberação e reduzir a recaptação serotoninérgica, mas não específico para o receptor 5-HT2c), que era utilizado para o tratamento de obesidade e foi retirado do mercado em 1997, em virtude do incremento de valvulopatias e hipertensão pulmonar primária com o seu uso. Mas acredita-se que esse risco aumentado de valvulopatias seja decorrente do agonismo do receptor do tipo 5-HT2b. A lorcaserina é um agonista altamente seletivo dos receptores 5HT2c e, portanto, aparentemente sem esse efeito cardíaco. Foi realizado estudo de desfecho cardiovascular CAMELLIA-TIMI 61 Trial que demonstrou segurança cardiovascular com o medicamento. Entretanto, a FDA informou em fevereiro de 2020 um aumento do risco de câncer com lorcaserina no seguimento do estudo CAMELLIA-TIMI 61, o que culminou na retirada do medicamento do mercado.

- Posologia: 10 mg, VO, 2 vezes/dia
- Nome comercial: Belviq®
- Efeitos colaterais: infecção das vias respiratórias superiores, nasofaringite, cefaleia, náuseas, fadiga, constipação intestinal. Não mostrou diferença em alterações ecocardiográficas com relação ao placebo
- Contraindicações: pacientes em uso de medicações antidepressivas ou com efeito serotoninérgico. Gestantes e pacientes com menos de 18 anos. Deve-se estar atento se houver valvulopatias (não é contraindicação)
- Sem estudos na gestação (risco C).

Tratamento do transtorno da compulsão alimentar – *on label*

Lisdexanfetamina

A lisdexanfetamina é um fármaco habitualmente utilizado para tratamento do transtorno do déficit de atenção e hiperatividade (TDAH), sob o nome comercial de Venvanse®. Foi aprovada também para o tratamento do transtorno da compulsão alimentar moderada a grave sob o nome comercial de Juneve®. Tem na sua estrutura um anel fenetilamínico semelhante ao presente nos fármacos catecolaminérgicos. Atua como agonista dopaminérgico e noradrenérgico, ativando, portanto, o sistema anorexigênico e atuando também no sistema de recompensa, além dos seus efeitos estimulantes sobre o sistema nervoso central.

No início de 2015, a FDA aprovou a utilização desse medicamento para tratamento do transtorno de compulsão alimentar periódica. A Anvisa aprovou a indicação do medicamento para TCA em 2019. O medicamento é vendido nas posologias de 30, 50 e 70 mg. Os estudos mostraram eficácia nas doses de 50 e 70 mg, mas não nas doses de 30 mg, em reduzir os episódios compulsivos dos pacientes.

Os efeitos adversos desse medicamento são seu potencial para agitação, exacerbação de psicoses preexistentes, possível indução de episódio maníaco em pacientes bipolares, aparecimento de sintomas psicóticos, agressão e maior risco de crises convulsivas, além do aumento potencial de risco cardiovascular, à semelhança do que ocorre com os medicamentos catecolaminérgicos.

O medicamento tem potencial aditivo, por isso está contraindicado em pacientes com histórico de abuso de drogas, além de ser contraindicado em pacientes cardiopatas, hipertensos mal controlados, coronariopatas, pacientes com estados de agitação, com hipertireoidismo, glaucoma, ou se houve uso de inibidores da monoamina oxidase nos últimos 14 dias. Pacientes com doenças psiquiátricas devem ser avaliados cautelosamente, sendo avaliados o risco e o benefício do tratamento pelo médico psiquiatra.

Leitura recomendada

Andraca-Carrera E, Sharretts J, Galescu O, Gomatam S, Hampp C, Yanoff L. Cancer Risk Associated with Lorcaserin – The FDA's Review of the CAMELLIA-TIMI 61 Trial. N Engl J Med. 2020;383(11): 1000-2.

Apovian CM, Aronne LJ, Bessesen DH, McDonnell ME, Murad MH, Pagotto U et al. Pharmacological management of obesity: an Endocrine Society Clinical practice guideline. J Clin Endocrinol Metab. 2015;100(2):342-62.

Avenell A, Broom J, Brown TJ, Poobalan A, Aucott L, Stearns SC et al. Systematic review of the long-term effects and economic consequences of treatments for obesity and implications for health improvement. Health Technol Assessment. 2004;8(21):1-182.

Bohula EA, Wiviott SD, McGuire DK, Inzucchi SE, Kuder J, Im K et al. CAMELLIA–TIMI 61 Steering Committee and Investigators. Cardiovascular safety of lorcaserin in overweight or obese patients. N Engl J Med. 2018;379(12):1107-17.

Faria AM, Mancini MC, Melo ME, Cercato C, Halpern A. Progressos recentes e novas perspectivas em farmacoterapia da obesidade. Arq Bras Endocrinol Metab. 2010;54(6).

Fidler MC, Sanchez M, Raether B, Weissman NJ, Smith SR, Shanahan W et al. A one-year randomized trial of lorcaserin for weight loss in obese and overweight adults: the BLOSSOM trial. J Clin Endocrinol Metab. 2011;96(10):3067-77.

Gadde KM, Allison DB, Ryan DH, Peterson CA, Troupin B, Schwiers ML et al. Effects of low-dose, controlled-release, phentermine plus topiramate combination on weight and associated comorbidities in overweight and obese adults (CONQUER): a randomised, placebo-controlled, phase 3 trial. Lancet. 2011;377(9774): 1341-52.

Garvey WT, Ryan DH, Look M, Gadde KM, Allison DB, Peterson CA et al. Two-year sustained weight loss and metabolic benefits with controlled-release phentermine/topiramate in obese and overweight adults (SEQUEL): a randomized, placebo-controlled, phase 3 extension study. Am J Clin Nutr. 2012;95(2):297-308.

Hurt RT, Edakkanambeth Varayil J, Ebbert JO. New pharmacological treatments for the management of obesity. Curr Gastroenterol Rep. 2014;16(6):394.

James WP, Caterson ID, Coutinho W, Finer N, Van Gaal LF, Maggioni AP. Effect of sibutramine on cardiovascular outcomes in overweight and obese subjects. N Engl J Med. 2010;363(10):905-17.

James WP, Caterson ID, Coutinho W, Finer N, Van Gaal LF, Maggioni AP. Effect of sibutramine on weight maintenance after weight loss: a randomised trial. Lancet. 2000;356(9248):2119-25.

Kushner RF, Calanna S, Davies M, Dicker D, Garvey WT, Goldman B et al. Semaglutide 2.4 mg for the treatment of obesity: key elements of the STEP trials 1 to 5. Obesity (Silver Spring). 2020;28(6):1050-61.

Manning S, Pucci A, Finer N. Pharmacotherapy for obesity: novel agents and paradigms. Ther Adv Chronic Dis. 2014;5(3):135-48.

Markham A. Setmelanotide: first approval. Drugs. 2021;81(3):397-403.

O'Neil PM, Smith SR, Weissman NJ, Fidler MC, Sanchez M, Zhang J et al. Randomized placebo-controlled clinical trial of lorcaserin for weight loss in type 2 diabetes mellitus: the BLOOM-DM study. Obesity. 2012;20(7):1426-36.

Scheen AJ. Cardiovascular risk-benefit profile of sibutramine. Am J Cardiovasc Drugs. 2010;10(5):321-34.

Shin JH, Gadde KM. Clinical utility of phentermine/topiramate (Qsymia™) combination for the treatment of obesity. Diabetes Metab Syndr Obes. 2013;6:131-9.

Shyh G, Cheng-Lai A. New antiobesity agents: lorcaserin (Belviq) and phentermine/topiramate ER (Qsymia). Cardiol Rev. 2014;22(1):43-50.

Torgerson JS, Hauptman J, Boldrin MN, Sjöström L. XENical in the prevention of diabetes in obese subjects (XENDOS) study: a randomized study of orlistat as an adjunct to lifestyle changes for the prevention of type 2 diabetes in obese patients. Diabetes Care. 2004;27(1):155-61.

Wilding JPH, Batterham RL, Calanna S, Davies M, Van Gaal LF, Lingvay I et al. STEP 1 Study Group. Once-weekly semaglutide in adults with overweight or obesity. N Engl J Med. 2021;384(11):989.

Yanovski SZ, Yanovski JA. Obesity. N Engl J Med. 2002;346:591-602.

Yanovski SZ, Yanovski JA. Progress in pharmacotherapy for obesity. JAMA. 2021;326(2):129-30.

Tratamento Medicamentoso da Obesidade: Fármacos *Off Label*

Capítulo 90

Introdução

Como mencionado no capítulo anterior, a maioria dos medicamentos para tratamento da obesidade na atualidade é utilizada de maneira *off label*. Isto significa que esses fármacos foram desenvolvidos inicialmente para tratamento de outras doenças, e, portanto, as indicações de uso em bula dessas substâncias não incluem o tratamento da obesidade. No entanto, com o conhecimento maior desses medicamentos e seu emprego na prática clínica, observou-se que causam perda de peso na maioria dos pacientes; assim, atualmente, são cada vez mais utilizados diretamente com essa finalidade, mesmo sendo outras as suas indicações de bula.

Serotoninérgicos

Os serotoninérgicos são representados principalmente pelos inibidores seletivos de recaptação de serotonina (ISRS), fluoxetina e sertralina. São medicações classicamente utilizadas para tratamento de depressão, estados ansiosos, pânico, estresse pós-traumático, transtorno obsessivo-compulsivo (TOC), bulimia, entre outros distúrbios psiquiátricos. No entanto, em razão de seu efeito em aumentar a concentração de serotonina na fenda sináptica e, dessa maneira, ativar os receptores 5-HT2c – capazes de ativar a via anorexigênica pró-opiomelanocortina/transcrito regulado pela cocaína e anfetamina (POMC/CART) e inibir o AgRP (peptídeo relacionado com o Agouti) da via orexigênica, muitas vezes acabam sendo fármacos utilizados também *off label*, como coadjuvantes para auxiliar no tratamento da obesidade, principalmente em algumas situações específicas para as quais essas medicações já foram estudadas e mostraram comprovada eficácia.

Inibidores seletivos de recaptação de serotonina

Os inibidores seletivos de recaptação de serotonina (ISRS) no tratamento da obesidade devem ser indicados nos seguintes casos:

- Componente depressivo associado
- Transtorno da compulsão alimentar periódica (TCAP): comprovadamente reduz os *binges* (episódios compulsivos)
- Transtorno obsessivo-compulsivo
- Ansiedade e fissura por doces, principalmente na tensão pré-menstrual (TPM)
- Bulimia nervosa
- Transtorno de ansiedade generalizada
- Síndrome do comer noturno
- Fobia social ou fobia específica.

Além de ajudar na inibição do apetite, os ISRS têm o efeito de aumentar o controle sobre os impulsos (hábito alimentar beliscador, fissura por doces). Geralmente, a fissura por doces ocorre quando há queda nos níveis cerebrais de serotonina; assim, após a ingestão de carboidratos (geralmente doces), a serotonina aumenta. Então, o uso de ISRS pode ser bem indicado nesse tipo de paciente, com quadro de fissura por doces, muitas vezes associado a TPM e a quadros depressivos.

A associação de serotoninérgicos com a sibutramina é *off label*, uma vez que a bula de ambas as medicações chama a atenção para o risco de síndrome serotoninérgica diante da associação de duas ou mais medicações com efeito serotoninérgico. Portanto, caso se considere que o benefício da associação possa ser maior que o risco para o paciente, deve-se estar atento para não usar doses altas das medicações em conjunto, para reduzir o risco de síndrome serotoninérgica, causada pelo excesso de serotonina nos receptores 5-HT1a do sistema nervoso central (SNC), do tronco cerebral e da medula espinal. A síndrome é caracterizada pelo conjunto de alterações mentais (agitação, confusão, hipomania), neuromusculares (mioclonias, tremores, hiper-reflexia, incoordenação) e autonômicas (taquicardia, febre, diaforese, sudorese, diarreia). A síndrome é muito rara e com risco pequeno nas doses habitualmente utilizadas.

Fluoxetina

A fluoxetina comprovadamente ajuda na redução de peso em cerca de 4 a 5 kg a mais que o placebo, e também contribui na manutenção do peso perdido. No entanto, parece que seu efeito é maior no começo do uso, e se perde com o passar do tempo. Tem grande interação com o citocromo P450, sendo, por isso, alvo de interação medicamentosa com diversos fármacos. É utilizada em casos de transtorno de compulsão alimentar e bulimia.

- Posologia: 20 a 80 mg/dia (na prática, para tratamento de obesidade raramente se utilizam doses acima de 60 mg/dia). De preferência, uma administração diária pela manhã, para evitar insônia. Receituário C1 (branco carbonado)
- Nomes comerciais: Daforin®, Prozac®, Verotina®, Eufor®, Fluxene®
- Efeitos colaterais: boca seca, queda de libido, nervosismo, ansiedade, tremores, sudorese, náuseas, vômitos, diarreia, fadiga, astenia, insônia ou sonolência, *rash* ou prurido, dor de cabeça, rinite
- Contraindicações: uso de inibidores da monoamina oxidase (MAO) ou outro agente serotoninérgico. Na gestação apresenta risco B.

Sertralina

A sertralina é um medicamento que, em estudos, mostrou ser eficaz no tratamento da síndrome do comer noturno, com menos despertares noturnos para comer, menor ingestão de calorias à noite e maior perda de peso (com uma dose média de 125 mg/dia), além do transtorno do comer compulsivo (*binge eating disorder*), com menor frequência de *binges* e maior perda de peso. Por isso, deve ser indicada principalmente para esse tipo de paciente. Também é eficaz para perda e manutenção do peso, porém, como com a fluoxetina, em poucos meses ocorre a recuperação do peso. Tem menor interação medicamentosa que a fluoxetina.

- Posologia: 50 a 200 mg/dia. Receituário C1 (branco carbonado)
- Nomes comerciais: Zoloft®, Assert®, Serenata®, Tolrest®, Zoltralina®
- Efeitos colaterais: praticamente os mesmos efeitos da fluoxetina

- Contraindicações: uso de inibidores da MAO ou outro agente serotoninérgico. Na gestação apresenta risco C.

Para pacientes com disfunção renal, prefere-se o uso de citalopram 20 a 60 mg/dia (que contém menos metabólitos ativos, se comparados com fluoxetina ou sertralina). Além disso, o citalopram mostra menor interação medicamentosa, por isso pode ser também melhor opção como agente serotoninérgico em pacientes com múltiplas comorbidades e polimedicados.

Inibidores da recaptação de norepinefrina e dopamina

Bupropiona

A bupropiona foi desenvolvida para atuar como antidepressivo e atualmente é indicada principalmente para auxílio na cessação do tabagismo. No entanto, os estudos mostram que, quando utilizada na dose de 300 a 400 mg/dia, é capaz de otimizar a perda de peso (3% de perda em média no placebo, 7,5% nos usuários de 300 mg e 8,6% em média nos usuários de 400 mg). A proporção de pacientes capazes de perder 5 e 10% de peso é dose-dependente e ocorre principalmente na dose de 400 mg. Por esse motivo, atualmente é utilizada de maneira *off label* para tratamento da obesidade, principalmente no grupo de pacientes com histórico de depressão ou naqueles que desejam parar de fumar. Mostra um benefício com relação aos outros antidepressivos no aspecto da libido, uma vez que é o único antidepressivo que causa melhora ou que menos afeta a libido.

Atua inibindo a recaptação de norepinefrina (os efeitos dessa inibição já foram discutidos na seção dos catecolaminérgicos, tanto inibindo o apetite quanto aumentando a termogênese e o gasto energético diário do paciente), e também inibe a recaptação de dopamina na fenda sináptica. A dopamina atua sobre os receptores D2 hipotalâmicos, que uma vez ativados, vão ativar a via da POMC e inibir a síntese do neuropeptídeo Y (NPY). Ou seja, ativam a via anorexigênica e inibem a via orexigênica, promovendo, dessa maneira, a perda de peso.

- Posologia: 300 a 400 mg/dia. No Brasil, temos comprimidos de 150 mg (que pode ser utilizado 2 vezes/dia) ou 300 mg (1 vez/dia). Não deve ser tomado muito próximo da hora de dormir para evitar insônia. Intervalo de, no mínimo, 8 horas entre os comprimidos. Receituário C1 (branco carbonado)
- Nomes comerciais: Bup®, Bupium®, Zyban®, Zetron®, Wellbutrin®. Existem o Wellbutrin XL®, Zetron XL® 150 e Bup XL® 300 mg (de liberação prolongada, que podem ser tomados apenas 1 vez/dia)
- Efeitos colaterais: boca seca, constipação intestinal, dispepsia, dor abdominal, cefaleia, insônia, ansiedade, agitação, palpitações, tontura, *rash* ou prurido, aumento pressórico, tremores nas mãos. Reduz o limiar convulsivo.
- Contraindicações: epilepsia (por reduzir o limiar convulsivo), uso de inibidores da MAO, anorexia ou bulimia (pois a indução de vômitos por si só já reduz o limiar convulsivo e, além disso, esses pacientes podem apresentar distúrbios hidroeletrolíticos que também reduzem o limiar convulsivo) e alcoolismo. Não deve ser utilizada em associação com

adesivos de nicotina, pois isso aumenta o risco de hipertensão. Deve-se preferir a não utilização em pacientes que já façam uso de medicamentos de uso central com ação semelhante à da bupropiona, como antidepressivos, serotoninérgicos, catecolaminérgicos, entre outros. Na gestação apresenta risco B.

Antagonistas opioides

Naltrexona

A naltrexona é um antagonista opioide, utilizado classicamente para ajudar no combate ao alcoolismo. Quando utilizada isoladamente, não traz absolutamente qualquer mudança no peso do indivíduo. No entanto, foi comprovado que, quando associada à bupropiona, ela otimiza muito o efeito perdedor de peso da bupropiona isoladamente.

Isso acontece porque a bupropiona, ao ativar o receptor D2, ativa a POMC, a qual, após ser clivada, gera uma série de substâncias, incluindo o hormônio estimulador do melanócito alfa (alfa-MSH), que vai ativar o MC4R no núcleo hipotalâmico paraventricular, da via anorexigênica, e as betaendorfinas. Estas são responsáveis pelo prazer que a pessoa tem em comer, dando um reforço positivo à ingestão alimentar, e também promovem um *feedback* negativo, inibindo a POMC (como uma via de retroalimentação negativa de alça curta). Ou seja, as betaendorfinas acabam atenuando a ativação da via anorexigênica da POMC pela bupropiona.

Com o uso de naltrexona (antagonista opioide e, portanto, antagonista da ação das betaendorfinas endógenas), é possível cortar essa alça de *feedback* negativo (possibilitando maior ativação da via anorexigênica da POMC pela bupropiona) e também reduzir o efeito aditivo de reforço positivo que se tem ao ingerir determinados tipos de alimentos mais palatáveis, como açúcares e gorduras. Por esse motivo, o uso desses dois medicamentos associados acaba trazendo um grande benefício na perda de peso (Figura 90.1).

Os estudos mostram que o uso de naltrexona 16 mg em associação com bupropiona 300 mg trouxe uma perda de peso de em média 4% a mais do que a bupropiona isolada, e o uso de naltrexona 32 mg associada à bupropiona 300 mg trouxe uma perda de mais 6%. A dose de 48 mg de naltrexona foi abandonada, em virtude do excesso de efeitos colaterais. Portanto, a associação de naltrexona com bupropiona realmente faz diferença na perda de peso, mas apenas quando as medicações são utilizadas em associação. A naltrexona isolada não teve absolutamente qualquer efeito no peso.

Em 2014, foi aprovada pela FDA a medicação chamada Contrave® (bupropiona SR 360 mg + naltrexona SR 32 mg), e, em 2021, foi aprovada pela Anvisa, que é uma medicação *on label* para o tratamento da obesidade, e, por isso, está mais bem explicada no Capítulo 89, *Tratamento Medicamentoso da Obesidade: Fármacos On Label*.

- Posologia: 16 a 32 mg/dia. Receituário C1 (branco carbonado)
- Nomes comerciais: Revia®, Uninaltrex® (apresentação de apenas 50 mg e de liberação rápida)
- Efeitos colaterais: náuseas, vômitos, dor abdominal, fraqueza, cefaleia, insônia, ansiedade, boca seca, constipação intestinal ou diarreia, tontura

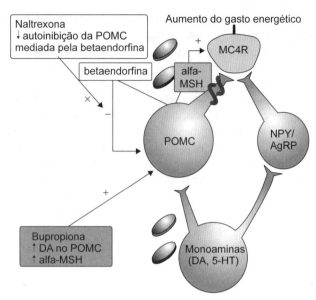

FIGURA 90.1 Hipótese do mecanismo de ação da bupropiona em associação com a naltrexona. *5 HT*, serotonina; *alfa-MSH*, hormônio alfamelanócito estimulante; *AgRP*, peptídeo relacionado ao gene Agouti; *DA*, dopamina; *MC4R*, receptor de melanocortina tipo 4; *NPY*, neuropeptídeo Y; *POMC*, pró-opiomelanocortina.

- Contraindicações: uso de medicamentos opioides (diminui a ação desses medicamentos), hepatite aguda, hepatopatia grave
- Gestação: não há evidência científica, por isso não deve ser utilizada. Até mesmo em animais os estudos não foram suficientes para terem alguma significância.

Agonista gabaérgico

Topiramato

O topiramato é um fármaco classicamente anticonvulsivante (pois bloqueia os canais de sódio e de cálcio voltagem-dependentes), utilizado também para tratamento de enxaqueca, como estabilizador de humor e tratamento de dor neuropática.

Percebeu-se que humanos e ratos tratados com essa medicação apresentavam perda de peso significativa. Acredita-se que o mecanismo para essa perda de peso seja a ativação do ácido gama-aminobutírico (GABA) e a inibição do glutamato, que, por sua vez, atuariam centralmente, ativando POMC e inibindo NPY.

Estudos clínicos mostram que o uso do topiramato é especialmente eficaz para o tratamento do transtorno do comer compulsivo, além do comer noturno (NES), reduzindo muito a frequência dos *binges* e a ingestão alimentar à noite. Isso ocorre em virtude de sua ótima ação no controle de impulsos. Ou seja, sua ação principal não é reduzir tanto a fome, mas *ajudar a controlar os impulsos* e, desse modo, as crises compulsivas alimentares.

Em roedores, o topiramato mostrou otimizar a ativação do receptor de leptina, aumentar a expressão de peptídeos anorexigênicos, como a POMC, inibir a lipoproteína lipase (LPL) do tecido adiposo (reduzindo o substrato para lipogênese) e ativar a LPL do tecido muscular e da gordura marrom, aumentando o metabolismo e a termogênese.

- Posologia: inicia-se com 25 mg/dia, aumentando progressivamente em 25 mg a cada 1 a 2 semanas, conforme tolerado. A dose máxima efetiva é de 200 mg/dia. Doses maiores que essa não foram mais efetivas para perda de peso, mas causaram mais efeitos colaterais. Receituário C1 (branco carbonado). Há no mercado comprimidos de 25, 50 e 100 mg
- Nomes comerciais: Topamax®, Égide®, Amato®, Vidmax®
- Efeitos colaterais: o grande problema do topiramato no tratamento da obesidade são os seus efeitos colaterais. O mais comum é a parestesia de extremidades, que geralmente afeta a ponta dos dedos das mãos, mas pode também afetar os dedos dos pés, o nariz ou qualquer extremidade do corpo. Em segundo lugar, vêm as disfunções cognitivas, como sonolência, lentidão, lapsos de memória e déficit de concentração. Pode haver perversão do apetite. Ocorre aumento do risco de nefrolitíase, uma vez que o topiramato é inibidor da enzima anidrase carbônica renal e, portanto, aumenta a excreção de bicarbonato e reduz a excreção de citrato na urina. Ocorre então hipocitratúria (fator de risco para nefrolitíase) e acidose metabólica hiperclorêmica, pela excreção renal do bicarbonato. Deve-se recomendar sempre ao paciente que ingira no mínimo dois litros de água diariamente durante o uso do topiramato. Outros efeitos são: cefaleia não enxaquecosa, constipação intestinal ou diarreia, boca seca, dor abdominal, sintomas gastrintestinais e tontura. Atenção: cuidado com o uso de anticoncepcionais orais (o topiramato aumenta a metabolização de alguns anticoncepcionais orais, podendo reduzir sua eficácia; os estudos que mostraram este efeito utilizaram doses de 200 mg de topiramato). Não causa dependência, e pode ser utilizado por tempo indeterminado. Pode ainda causar um quadro de miopia aguda nas primeiras semanas de uso, com quadro clínico de cegueira súbita, que é reversível após a suspensão do tratamento. Recomenda-se fazer o seguimento com a dosagem das transaminases em pacientes em uso de topiramato. Idealmente, avalia-se também com gasometria venosa para determinar como está o grau de acidose metabólica hiperclorêmica, principalmente em pacientes com riscos adicionais de acidose metabólica.
- Contraindicações: nefrolitíase, glaucoma de ângulo fechado, gestação, insuficiência hepática. Na gestação apresenta risco C (causou hidronefrose e atraso de ossificação em roedores; lábio leporino e fenda palatina) e não deve ser utilizado.

Agonistas e análogos de peptídeos semelhantes ao glucagon 1

Os análogos de GLP-1 (peptídeo semelhante ao glucagon 1) já aprovados para obesidade pela FDA são a liraglutida e a semaglutida, discutidos no Capítulo 89, *Tratamento Medicamentoso da Obesidade: Fármacos On Label*. Outros agonistas ou análogos são representados pelo exenatide, cujas formas de apresentação consistem em: aplicação diária (Byetta®) e aplicação semanal (forma LAR – Bydureon®); lixisenatide (Lyxumia®), e dulaglutide (Trulicity®).

São medicações atualmente aprovadas para o tratamento de diabetes melito tipo 2 (DM2), pois seu efeito é semelhante ao do GLP-1 endógeno, aumentando a secreção de insulina de maneira glicose-dependente (é necessária a presença de hiperglicemia para ocorrer a liberação da insulina pelo pâncreas), além de ter o efeito de reduzir a secreção de glucagon e, portanto, reduzir a gliconeogênese hepática.

Além disso, percebeu-se que esses medicamentos promovem o retardo do esvaziamento gástrico (causando sensação maior de saciedade, empachamento pós-prandial) e de inibição direta do apetite em nível hipotalâmico (há receptores para GLP-1 no centro da fome hipotalâmico no núcleo arqueado).

Os estudos clínicos com exenatide mostram uma perda de peso de aproximadamente 5 kg em média a mais do que o grupo-placebo.

Além disso, o uso dos análogos de GLP-1 parece trazer uma série de benefícios metabólicos, como melhora do controle glicêmico sem risco de hipoglicemia, redução da variabilidade glicêmica e dos níveis pressóricos.

O grande problema desses medicamentos é o custo, que ainda é alto, e a forma de administração, que é quase sempre subcutânea. Foi aprovado no Brasil em 2022 o primeiro análogo de GLP-1 de administração oral, chamado Rybelsus®, que se trata da semaglutida via oral.

Tem sido interrogado na literatura a respeito de um possível aumento do risco de pancreatite e talvez de câncer de pâncreas com o uso desse tipo de medicamento. Sabe-se que o paciente com obesidade e diabético já está em maior risco de pancreatite e câncer de pâncreas do que a população geral, o que resulta em um viés, interferindo na interpretação dos achados para concluir se essas medicações seriam fatores de risco adicionais e independentes para esses acometimentos pancreáticos. Sobre uma publicação no *New England Journal of Medicine* (NEJM), de fevereiro de 2014, a respeito da segurança pancreática desses fármacos, após extensa investigação e análise de diversos estudos, tanto a agência americana FDA quanto a agência europeia European Medicines Agency (EMA) concluíram que não há associação causal entre a utilização das terapias baseadas em incretinas e o aumento do risco de pancreatite ou de câncer de pâncreas. Sabe-se que pode ocorrer elevação transitória e flutuação dos níveis séricos dessas enzimas pancreáticas e sua dosagem rotineira ainda é controversa, não sendo obrigatória no acompanhamento dos pacientes.

Além disso, houve alguma dúvida com relação ao possível aumento de risco de carcinoma medular de tireoide, possivelmente induzido com o uso de liraglutide. Estudo com roedores mostraram essa associação, mas esses animais apresentam receptores para GLP-1 nas células C da tireoide, e esses receptores não existem nessas células de humanos, tornando a associação de análogos de GLP-1 e câncer medular de tireoide em humanos pouco provável. A indicação de dosagem de calcitonina basal no paciente antes da introdução do uso do liraglutide também permanece controversa e seria prudente evitar seu uso em pacientes com história pessoal de câncer medular ou de alto risco pelo histórico familiar de câncer medular de tireoide, embora essa associação também não pareça real no caso de seres humanos.

Exenatide (Byetta®)

- Posologia: há canetas de 5 e de 10 µg disponíveis atualmente no mercado. Não há como titular a dose, pois a dose de cada caneta é sempre fixa (5 ou 10 µg). Deve-se iniciar com 5 µg

2 vezes/dia (aplicando-se meia hora antes do café e do jantar) e depois de 1 mês aumentar para 10 µg, 2 vezes/dia. O inconveniente do Byetta® é que as canetas precisam permanecer o tempo todo em geladeira, e que as aplicações devem ser feitas 2 vezes/dia

- Efeitos colaterais: náuseas, vômitos, dor abdominal, diarreia, refluxo, dispepsia, pancreatite (risco controverso), infecção de vias respiratórias superiores (IVAS), cefaleia, desenvolvimento de anticorpos antiexenatide (com perda do efeito da medicação em alguns pacientes)
- Contraindicações: *clearance* de creatinina (ClCr) < 30 mℓ/min. Deve-se usar dose máxima de 5 µg, 2 vezes/dia, se o ClCr estiver entre 30 e 50 mℓ/min. Não tem contraindicação em pacientes com insuficiência hepática. Na gestação apresenta risco C.

Exenatide LAR (Bydureon®)

- Posologia: caneta pré-preenchida de 2 mg por dose administrada por via subcutânea, 1 vez a cada 7 dias, a qualquer horário, com ou sem refeição
- Efeitos colaterais: semelhantes aos observados no uso de exenatide 2 vezes/dia, porém menos frequentes
- Contraindicações: semelhantes às observadas no uso de exenatide 2 vezes/dia.

Dulaglutida (Trulicity®)

A dulaglutida é aprovada apenas para tratamento de diabetes melito tipo 2, mas estudos com esse medicamento têm mostrado eficácia para perda de peso apenas um pouco inferior à liraglutida na dose diária de 1,8 mg. De aplicação semanal, a caneta é de fácil manejo, pois a agulha fica embutida e o paciente não enxerga a agulha na hora de aplicar a medicação. A desvantagem é que a dose de cada caneta é fixa, não permitindo a titulação nos casos em que o paciente apresenta efeitos colaterais.

- Posologia: canetas de 0,75 mg ou 1,5 mg, descartáveis, que devem ser aplicadas apenas 1 vez/semana
- Efeitos colaterais: náuseas, vômitos, diarreia ou constipação intestinal, dor abdominal, refluxo gastroesofágico, reação no local da injeção. Os efeitos colaterais são maiores nas primeiras 2 semanas de uso, melhorando bastante com o tempo de uso do medicamento.

Lixisenatida (Lyxumia®)

- Posologia: caneta preenchida descartável de 10 e 20 µg. A dose inicial é de 10 µg ao dia, durante 14 dias. Depois, a dose deve ser aumentada para 20 µg, 1 vez/dia, como dose de manutenção. O medicamento em uso deve ser mantido em temperatura ambiente, protegido da luz.

Biguanidas

As biguanidas são representadas pela metformina, que é o medicamento de primeira linha para tratamento de diabetes melito tipo 2, e mostrou uma pequena perda de peso com seu uso, maior que o placebo, mas menor que mudanças de estilo de vida (MEV) isoladamente. Portanto, não é uma medicação potente para perda de peso, e nem deve ser prescrita para esse fim, mas deve ser fortemente considerada nos casos de pacientes diabéticos, pré-diabéticos ou com resistência à insulina, com obesidade ou com sobrepeso como um fator desencadeante e agravante dessa comorbidade.

Inibidores de cotransportadores de sódio-glicose 2

Embora a importância do papel dos rins no metabolismo dos carboidratos seja conhecida há muitos anos, o uso de medicamentos que agem nesses mecanismos é recente. Em indivíduos normais, não diabéticos, aproximadamente 180 g de glicose são filtrados pelos glomérulos diariamente e reabsorvidos em sua totalidade nos túbulos proximais por meio do sistema de cotransporte de sódio e glicose (SGLT).

Há dois tipos de SGLT: o tipo 2, com baixa afinidade, mas com capacidade para 90% da glicose reabsorvida; e o tipo 1, de alta afinidade e baixa capacidade, também encontrado no intestino delgado, que responde pelos restantes 10% da reabsorção de glicose. O uso da florizina, substância com capacidade inibitória desses receptores em animais diabéticos, mostrou redução substancial e dos níveis glicêmicos; entretanto, os efeitos colaterais impediram sua aprovação para uso clínico. Posteriormente, foram desenvolvidas outras substâncias seletivas para o transportador mais potente, o tipo 2, com melhores perfis de eficácia e segurança.

No Brasil, são três os medicamentos dessa classe aprovados para o tratamento de pacientes com DM2: dapagliflozina, canagliflozina e empagliflozina. Estudos clínicos demonstram que pacientes com DM2 apresentam aumento no número de receptores ao transportadores de sódio-glicose, causando aumento na capacidade da reabsorção tubular de glicose, constituindo adicional fator hiperglicêmico. O uso de inibidores do SGLT-2 por um período de 6 meses promove perda urinária média de 80 g/dia com consequente redução significativa nos valores das glicemias de jejum, pós-prandiais e da HbA1c e discreta redução de peso. A perda de peso se dá principalmente nos primeiros meses de tratamento e está associada à quantidade de glicose urinária perdida (200 a 300 calorias/dia). No entanto, tem sido descrita uma hiperfagia compensatória, sendo o seu efeito no peso corporal bastante discreto, devendo ser um medicamento considerado principalmente para pacientes com DM tipo2.

Medicamentos novos

Agonistas duplos e triplos

Os agonistas são medicamentos em desenvolvimento que se baseiam na associação de dois ou mais hormônios em uma única molécula. Não constituem, a rigor, o uso concomitante de dois ou mais medicamentos, mas sim um único fármaco com ação simultânea de mais de uma substância. Alguns exemplos em desenvolvimento são os agonistas GLP-1/glucagon, o GLP-1/amilina, o GLP-1/peptídeo inibidor gástrico (GIP) e o GLP-1/glucagon/GIP.

O GLP-1 é uma incretina secretada pelas células L intestinais com efeitos na secreção de insulina, na motilidade gastrintestinal e no controle central do apetite. Os agonistas de GLP-1 são eficazes no tratamento do diabetes e do excesso de peso.

O glucagon é conhecido por seus efeitos hiperglicemiantes, mas apresenta também outros efeitos interessantes, como redução da ingesta alimentar, aumento do gasto energético, lipólise e inibição da liponeogênese. A associação do GLP-1 ao glucagon, em uma molécula única coagonista, leva à atenuação dos efeitos hiperglicemiantes do glucagon, com potencialização da perda de peso induzida pelos dois hormônios.

De maneira semelhante, o GIP potencializa o controle glicêmico e permite o controle do peso. A tirzepatida é um coagonista GIP/GLP-1 que demonstrou resultados significativos em pacientes com DM tipo 2 com relação ao controle glicêmico e à perda de peso. Estão sendo estudadas as doses de 5 mg, 10 mg e 15 mg, SC, 1 vez/semana de tirzepatida no tratamento de pacientes com obesidade e sem diabetes, com resultados promissores. Essa medicação foi aprovada no mercado americano em 2022 e deve chegar em breve ao mercado brasileiro.

O coagonismo de GLP-1, glucagon e GIP possibilita buscar controle glicêmico pelas ações do GLP-1 e do GIP contrabalanceando as ações hiperglicemiantes do glucagon, além da obtenção de perda ponderal pelas ações do GLP-1 e do glucagon. A perda de peso em ratos com obesidade induzida por dieta submetidos a tratamento com triagonistas por 7 dias foi de 20% do peso inicial. Ainda não existem estudos clínicos em humanos com essa associação.

Tesofensina

A tesofensina é um catecolaminérgico que inibe a recaptação de norepinefrina, serotonina e dopamina. Era inicialmente utilizada para tratamento das doenças de Parkinson e de Alzheimer, mas verificou-se que é uma medicação muito eficaz para perda de peso (que pode chegar a 13 kg em 3 meses de tratamento). No entanto, ainda não foi liberada com esse intuito e tem o mesmo espectro de efeitos colaterais de qualquer outro catecolaminérgico, como hipertensão. Atualmente, encontra-se em estudo.

Cetilistate

O cetilistat é um inibidor da lipase gastrintestinal e pancreática, com mecanismo de ação semelhante ao do orlistate, sendo o segundo medicamento desenvolvido dessa mesma categoria. Tem aparentemente a mesma eficácia do orlistate, mas com menos 30% de efeitos colaterais.

Empatic

O empatic é uma associação entre a bupropiona e a zonisamida. A zonisamida é uma medicação derivada das sulfas, da classe dos anticonvulsivantes, pois bloqueia os canais de sódio e cálcio, mas também tem atividade serotoninérgica e dopaminérgica e, por isso, traz como efeitos colaterais anorexia e perda de peso, podendo causar também outros sintomas, como distúrbios cognitivos, ataxia, sonolência, fadiga, tontura e aumento de risco de nefrolitíase. Esta associação ainda não está disponível no Brasil.

Pramlintide/metreleptina

O pramlintide é um análogo da amilina, que é uma substância liberada pelo pâncreas com a insulina, que sinaliza saciedade para o organismo, reduzindo a ingestão alimentar. A metreleptina é um análogo da leptina. Também não estão disponíveis comercialmente no Brasil.

Leitura recomendada

Abtahi MA, Abtahi SH, Fazel F, Roomizadeh P, Etemadifar M, Jenab K et al. Topiramate and the vision: a systematic review. Clin Ophtalmol. 2012;6:117-31.

Astrup A, Rössner S, Van Gaal L, Rissanen A, Niskanen L, Al Hakim M et al. Effects of liraglutide in the treatment of obesity: a randomised, double-blind, placebo-controlled study. Lancet. 2009;374(9701):1606-16.

Astrup A, Toubro S. Topiramate: a new potential pharmacological treatment for obesity. Obes Res. 2004;12(suppl):167S-73S.

Bazzano A, Mangione-Smith R, Schonlau M, Suttorp MJ, Brook RH. Off-label prescribing to children in the United States outpatient setting. Acad Pediatr. 2009;9(2):81-8.

Caricilli AM, Penteado E, de Abreu LL, Quaresma PG, Santos AC, Guadagnini D et al. Topiramate treatment improves hypothalamic insulin and leptin signaling and action and reduces obesity in mice. Endocrinology. 2012;153(9):4401-11.

Darga LL, Carroll-Michals L, Botsford SJ, Lucas CP. Fluoxetine's effect on weight loss in obese subjects. Am J Clin Nutr. 1991;54(2):321-25.

Egan AG, Blind E, Dunder K, De Graeff PA, Hummer T, Bourcier T et al. Pancreatic safety of incretin-based drugs – FDA and EMA assessment. N Engl J Med. 2014;370(9):794-97.

Li Z, Maglione M, Tu W, Mojica W, Arterburn D, Shugarman LR et al. Meta-analysis: pharmacologic treatment of obesity. Ann Intern Med. 2005;142(7):532-46.

Mancini MC. Tratado de obesidade. 3. ed. Rio de Janeiro: Guanabara Koogan; 2021.

McElroy SL, Casuto LS, Nelson EB, Lake KA, Soutullo CA, Keck PE Jr et al. Placebo-controlled trial of sertraline in the treatment of binge eating disorder. Am J Psychiatry. 2000;157(6):1004-6.

Merino-Salas S, Arrabal-Polo MA, Cano-Garcia Mdel C, Arrabal-Martin M. Calcium nephrolithiasis induced by topiramate. Arch Esp Urol. 2014;67(3):284-7.

Moradi S, Kerman SR, Mollabashi M. The effect of topiramate on weight loss in patients with type 2 diabetes. J Res Med Sci. 2013;18(4):297-302.

O'Reardon JP, Allison KC, Martino NS, Lundgren JD, Heo M, Stunkard AJ. A randomized, placebo-controlled trial of sertraline in the treatment of night eating syndrome. Am J Psychiatry. 2006;163:893-98.

O'Reardon JP, Stunkard AJ, Allison KC. Clinical trial of sertraline in the treatment of night eating syndrome. Int J Eat Disord. 2004;35(1):16-26.

Radley DC, Finkelstein SN, Stafford RS. Off-label prescribing among office-based physicians. Arch Int Med. 2006;166(9):1021-26.

Verpeut JL, Bello NT. Drug safety evaluation of naltrexone/bupropion for the treatment of obesity. Expert Opin Drug Saf. 2014;13(6):831-41.

Vilsboll T, Christensen M, Junker AE, Knop FK, Gluud LL. Effects of glucagon-like peptide-1 receptor agonists on weight loss: systematic review and meta-analyses of randomised controlled trials. BMJ. 2012;344:d7771.

Wilding J, Van Gaal L, Rissanen A, Vercruysse F, Fitchet M; OBES-002 Study Group. A randomized double-blind placebo-controlled study of the long-term efficacy and safety of topiramate in the treatment of obese subjects. Int J Obes Relat Metab Disord. 2004;28(11):1399-410.

Yanovski SZ, Yanovski JA. Long-term drug treatment for obesity: a systematic and clinical review. JAMA. 2014;311(1):74-86.

Cirurgia Bariátrica: Indicações, Contraindicações e Técnicas Cirúrgicas

Capítulo 91

Indicações

As indicações para cirurgia bariátrica são:

- Índice de massa corporal (IMC) $\geq$ 40 kg/m^2 ou $\geq$ 35 kg/m^2 associado a comorbidades agravadas pela obesidade
- Intratabilidade clínica (tentativa de tratamento clínico por 2 anos sem sucesso).

Atualmente, a International Diabetes Federation (IDF) incorporou como indicação de cirurgia bariátrica os pacientes diabéticos com obesidade grau 1 e controle glicêmico insuficiente, apesar da otimização do tratamento clínico. Assim, surgiu o termo "cirurgia metabólica" para denominar esse tipo de cirurgia, na qual a grande meta seria o controle glicêmico, e não a perda de peso.

No Brasil, o Conselho Federal de Medicina (CFM) reconheceu, por meio da Resolução nº 2.172/2017, a cirurgia metabólica como opção terapêutica para pacientes com diabetes melito tipo 2 (DM2) que tenham índice de massa corpórea (IMC) entre 30 kg/m^2 e 34,9 kg/m^2, desde que a enfermidade não tenha sido controlada com tratamento clínico. Pelos critérios estabelecidos, além de ter IMC entre 30 kg/m^2 e 34,9 kg/m^2, pacientes poderão ser elegíveis para se submeter a esse procedimento se apresentarem: idade mínima de 30 anos e máxima de 70 anos; diagnóstico definido de diabetes tipo 2 há menos de 10 anos; refratariedade comprovada ao tratamento clínico; e não apresentar contraindicações para o procedimento cirúrgico proposto. Pela regra aprovada, a indicação cirúrgica se dará por dois médicos especialistas em endocrinologia, mediante parecer fundamentado que ateste a refratariedade ao tratamento clínico otimizado com uso de antidiabéticos orais e/ou injetáveis, além de mudanças no estilo de vida do paciente. O CFM definiu também que a cirurgia metabólica para pacientes com DM2 se dará, prioritariamente, por derivação gastrojejunal em Y de Roux (DGJYR). Somente em casos de contraindicação ou desvantagem da DGJYR, a gastrectomia vertical (GV) será a opção disponível. Nenhuma outra técnica cirúrgica é reconhecida para o tratamento desses pacientes.

Contraindicações

As contraindicações para cirurgia bariátrica são:

- Ausência de tentativa de tratamento clínico prévio
- Má adesão ao tratamento clínico
- Doença psiquiátrica ativa
- Alcoolismo ou uso de substâncias, pelo maior risco de evoluir no pós-operatório com síndrome de Wernicke-Korsakoff ou desnutrição
- Incapacidade para o autocuidado e ausência de estrutura familiar adequada
- Síndrome de Cushing ou outras causas secundárias tratáveis de obesidade
- Doenças graves de alta mortalidade a curto prazo
- Comorbidade grave ou descompensada que torne o risco cirúrgico inaceitável naquele momento

- Idade < 16 anos: adolescentes entre 16 e 18 anos podem ser operados se houver consolidação das cartilagens epifisárias de punho, concordância dos pais e presença de pediatra na equipe multiprofissional.[1]
- Idade superior a 70 anos: não é uma contraindicação absoluta, mas deve ser avaliado o risco e o benefício caso a caso, pois o risco de perda de massa óssea com osteoporose grave e fraturas é bem maior; além do risco maior de doença do refluxo gastroesofágico (DRGE) pela menor contratilidade esofágica nessa idade, e maior risco de complicações pós-operatórias. A mortalidade da cirurgia bariátrica em idosos é de 3 a 4% (*versus* 0,2 a 0,7% em jovens) e as complicações são de 35% (*versus* 20% em jovens).

Técnicas cirúrgicas

Técnicas puramente restritivas

As técnicas puramente restritivas em geral são mais simples, menos invasivas, de menor risco e atuam apenas restringindo o volume gástrico, mas sem grandes interferências na digestão ou na absorção dos alimentos. Portanto, funcionam melhor para pacientes com hábitos hiperfágicos, consumidores de grande volume de alimentos, e não tanto para pacientes beliscadores, que comem volumes pequenos várias vezes ao dia. Essas técnicas têm a vantagem de não necessitar de reposição vitamínica no pós-operatório, já que não interferem na absorção dos nutrientes. A efetividade em termos de perda de peso costuma ser bem menor do que as técnicas disabsortivas. Por isso, costumam ser indicadas como um tratamento temporário até o planejamento de uma cirurgia disabsortiva, ou então para o caso de pacientes de alto risco cirúrgico, nos quais a realização de uma cirurgia disabsortiva teria uma morbimortalidade muito elevada.

Balão intragástrico

O balão intragástrico é indicado para pacientes com IMC > 27 kg/m² ou com obesidade. Como qualquer técnica restritiva, terá melhor resposta se o padrão alimentar for hiperfágico. Atualmente, costuma ser uma técnica utilizada como ponte para pacientes com obesidade mórbida, superobesos ou com

---

[1]Deve-se ressaltar que a resolução do Conselho Federal de Medicina – CFM no 1766/05, de 2005, define que podem ser operados pacientes maiores que 18 anos, e que idosos e jovens entre 16 e 18 anos só podem ser operados mediante precauções especiais e avaliação de custo-benefício. No fim de 2012, o Sistema Único Saúde (SUS) passou a liberar a cirurgia bariátrica para uma idade mínima de 16 anos em vez de 18, que era a idade mínima anteriormente. No entanto, a experiência mostra que jovens menores de 18 anos e idosos com mais de 65 anos, quando cuidadosamente selecionados e operados em centros apropriados, com equipe experiente e seguimento adequado, geralmente evoluem com boa resposta, baixa morbimortalidade e melhora importante das comorbidades e da qualidade de vida. Alguns centros de cirurgia bariátrica estabelecem um *cut off* empírico de até 65 a 70 anos, haja visto que se sabe que o aumento da idade é um fator de risco adicional para complicações pós-cirúrgicas, mas dever-se-ia avaliar o quadro clínico e as comorbidades de cada paciente individualmente, mais do que colocar um limite empírico de idade para a realização da cirurgia.

risco cirúrgico muito elevado, para que eles possam perder previamente uma parcela do excesso de peso com o balão e, com isso, reduzir seu risco cirúrgico para uma cirurgia mais efetiva, em outro momento. Isso porque vários estudos mostraram que o balão intragástrico é uma técnica efetiva no controle de peso a curto prazo, permitindo em média uma perda de peso de 45% do excesso de peso, mas que, na maioria das vezes, evolui com reganho posterior. O excesso de peso é geralmente calculado subtraindo-se o peso atual do paciente do peso que ele teria para um IMC de 25. Deve ser uma técnica temporária, com o objetivo de perda de peso como preparo para uma cirurgia de maior porte, com caráter definitivo. É aprovada para uso por, no máximo, 6 a 12 meses, dependendo do modelo do balão colocado (em 2015, a FDA aprovou modelos que podem permanecer por até 1 ano).

É uma técnica simples, de baixo risco, realizada por via endoscópica. Coloca-se uma prótese de silicone preenchida por 400 a 700 mℓ de água com 10% de azul de metileno dentro do estômago, restringindo o seu espaço interno.

Traz riscos como perfuração do balão ou sua migração com obstrução do trato gastrintestinal. Em caso de perfuração do balão, há saída de líquido azulado nas fezes, de modo que o paciente pode perceber essa complicação e procurar sua equipe médica. É muito comum o paciente se queixar de muitas náuseas no pós-operatório. Pode haver vômitos e sensação de empachamento pós-prandial.

Após o procedimento, o paciente alimenta-se por 2 a 3 dias com dieta líquida clara, depois adiciona progressivamente leite, iogurte e alimentos pastosos, até que em 15 dias são reintroduzidos os alimentos sólidos.

Banda gástrica ajustável

A Food and Drug Administration (FDA) aprovou a realização dessa técnica para pacientes com obesidade grau 1 (IMC > 30 kg/m²) com diabetes melito ou outras comorbidades associadas ao excesso de peso.

É indicada preferencialmente para pacientes com perfil alimentar hiperfágico, por ser um método puramente restritivo. Os resultados costumam ser ruins para pacientes com perfil beliscador e comedores de doces.

É um método de fácil colocação e reversão, por ser realizado por via laparoscópica e, portanto, tem menor risco cirúrgico do que as cirurgias restritivas abertas, como a gastrectomia vertical e a gastroplastia a Mason, mas com um risco maior do que procedimentos endoscópicos, como o balão intragástrico. A mortalidade é praticamente nula. É capaz de promover perda de cerca de 45% do excesso de peso.

Tecnicamente, mede-se um volume de cerca de 20 a 30 mℓ do estômago, e após esse volume coloca-se uma banda que restringe a passagem do alimento. Essa banda fica geralmente a uns 2 cm da cárdia e se comunica com um cateter preenchido por soro fisiológico, cuja extremidade se encontra em um dispositivo (portal da banda) inserido na musculatura abdominal do paciente, geralmente na região epigástrica ou no hipocôndrio esquerdo. O médico pode acrescentar ou retirar soro fisiológico do portal com uma agulha simples e sem necessidade de anestesia, de modo a apertar ou afrouxar mais a banda (Figura 91.1).

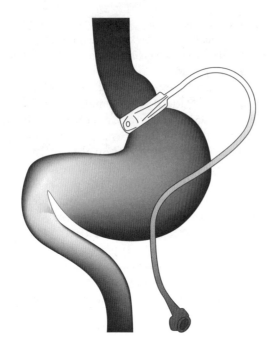

FIGURA 91.1 Banda gástrica ajustável laparoscópica.

Após a cirurgia laparoscópica, o paciente tem alta para casa inicialmente com a banda desinsuflada. Após a colocação, é necessária a realização de uma radiografia de abdome para confirmar se a posição da banda está correta, pois ela deve estar a uma angulação de 45°, apontando para o ombro esquerdo, quando avaliada na radiografia de abdome posteroanterior do paciente. Então, em cada visita ambulatorial (entre 7 e 14 dias), insufla-se um mililitro de soro fisiológico na banda. Vai-se tateando, a cada consulta, sobre qual será o volume necessário para que o paciente fique bem, perdendo peso, mas sem refluxo exacerbado, vômitos e intolerância. Em cada marca de banda cabe uma quantidade diferente de volumes, mas em média é de cerca de 10 mℓ de capacidade máxima para preenchimento do sistema da banda.

Não é uma técnica temporária, como o balão; teoricamente, o paciente pode até permanecer a vida toda com essa banda. Deve-se evitar a indicação desse procedimento nas seguintes situações: pacientes com antecedente de cirurgia na transição esofagogástrica, com hérnias de hiato muito grandes ou com hipertensão portal e varizes de esôfago.

Complicações

- Deslizamento da banda: acontece se os pontos de fixação da banda no estômago se soltarem e ela deslizar para frente, causando obstrução de algum ponto adiante. Pode levar ao quadro clínico de obstrução aguda do trato gastrintestinal, com náuseas, vômitos, dor abdominal e, eventualmente, até provocar isquemia gástrica. É uma emergência cirúrgica, pois essa situação de isquemia pode levar à necrose, se não tratada a tempo. O diagnóstico é feito por radiografia de abdome, que identifica o mau posicionamento da banda, isto é, que ela está horizontalizada. A conduta baseia-se em desinsuflá-la, aliviando a possível isquemia e submetendo o paciente ao tratamento cirúrgico com retirada ou reposicionamento da banda, idealmente por videolaparoscopia
- Migração da banda/erosão: caso a banda seja "fagocitada" pelo organismo e acabe sendo internalizada, entrando no estômago. Pode causar dor abdominal, sangramentos ou reganho de peso, pois o paciente deixa de ter seus efeitos restritivos. Às vezes, pode cursar com quadro de infecção de repetição do portal da banda. O diagnóstico é feito por endoscopia digestiva alta (EDA) ou seriografia. Alguns cirurgiões fazem EDA anualmente nesses pacientes, para verificar se há algum grau de erosão em algum ponto da banda. O tratamento consiste na sua retirada por via endoscópica caso mais de 50% da banda esteja dentro do estômago, ou por cirurgia videolaparoscópica, acompanhada da retirada do cateter da região abdominal do paciente, caso a migração seja de menos de 50% da banda
- Exacerbação de DRGE: por aumento da pressão do conteúdo dentro do lúmen gástrico. Deve-se orientar o paciente a reduzir o tamanho das porções e fracionar as refeições.

Gastrectomia vertical (*sleeve*)

A gastrectomia vertical (*sleeve*) é um método intermediário entre a banda gástrica e o *bypass* no que diz respeito à perda de peso, resolução de comorbidades e complicações cirúrgicas (Figura 91.2).

Geralmente, é realizada por via laparoscópica e tem duração de cerca de 1 hora. Faz-se um corte vertical ao longo do estômago, paralelamente à pequena curvatura, de modo a retirar todo o fundo do estômago, região produtora de grelina e grande parte do corpo e do antro gástricos. Assim, o estômago fica com volume de 250 a 300 mℓ, isto é, bem reduzido, visto que o seu volume normal é de cerca de 1.000 mℓ, e o novo estômago fica tunelizado, composto apenas por uma pequena parte do corpo e do antro, além do piloro, que é preservado. É uma técnica irreversível, pois o restante do estômago é ressecado, causando queda nos níveis de grelina.

É uma técnica bem mais simples que as cirurgias disabsortivas, uma vez que não há necessidade de fazer anastomoses intracavitárias, mas apenas uma linha longa de grampeamento.

Inicialmente foi pensada como uma primeira etapa cirúrgica para a cirurgia de *duodenal switch*, almejando uma perda de peso inicial para pacientes superobesos que seriam submetidos

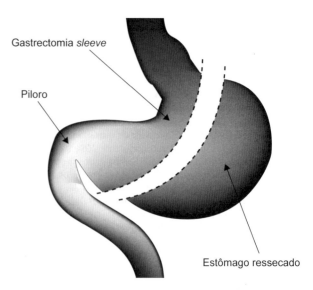

FIGURA 91.2 Gastrectomia vertical (*sleeve*).

posteriormente à parte disabsortiva da técnica. No entanto, muitos pacientes obtiveram respostas muito boas apenas com a gastrectomia vertical, de modo que hoje, muitas vezes, essa cirurgia é feita sem a intenção de complementação, mas apenas com a intenção de manter um procedimento puramente restritivo. No entanto, em casos de falha, pode ser realizada a complementação com uma segunda etapa disabsortiva: a *duodenal switch* ou o *bypass* em Y de Roux.

A complicação mais temida da cirurgia de *sleeve* é a fístula na porção superior do estômago que, quando ocorre, geralmente é de difícil fechamento pela alta pressão. Há maior risco de ocorrer fístula nos casos em que a passagem gástrica é muito estreita ou quando há estenose. Algumas vezes, a estenose pode ser tratada com dilatação endoscópica, porém os casos mais graves acabam sendo submetidos à gastrectomia total com esofagojejunostomia, que apresenta alta morbimortalidade. Outras complicações possíveis são: náuseas, vômitos, dispepsia, refluxo gastroesofágico e empachamento pós-prandial. Apesar de ser uma técnica puramente restritiva, pode cursar com deficiência de vitamina B_{12} pela falta do fator intrínseco produzido pelas células parietais gástricas. Portanto, os pacientes precisam ser monitorados nutricionalmente com dosagem do nível sérico de vitamina B_{12}. Além disso, minerais que dependem do meio ácido para melhor absorção também devem ser monitorados, como ferro e cálcio.

Gastroplastia vertical em banda (gastroplastia a Mason)

A gastroplastia vertical em banda foi uma das primeiras técnicas de cirurgia bariátrica a ser utilizada, sendo a técnica de eleição no início da década de 1990. Atualmente, não é mais utilizada.

Não há retirada de nenhuma parte do estômago, por isso é chamada "gastroplastia" e não de gastrectomia. Grampeia-se o estômago verticalmente paralelamente à pequena curvatura, fazendo um pequeno túnel de 40 a 50 mℓ de volume (Figura 91.3). Após 4 cm desse túnel, coloca-se um anel com diâmetro de 1 cm. O alimento precisa então passar por esse túnel e por esse anel para chegar ao piloro. O fundo do estômago e a grande curvatura ficam desviados do trânsito, mas presentes anatomicamente, portanto a grelina não cai. O *pouch* de estômago que permanece é idêntico ao que é deixado na cirurgia de *bypass*. É uma cirurgia simples e rápida, com baixos índices de complicação e mortalidade quase nula. Pode causar náuseas, vômitos, empachamento pós-prandial e esofagite.

A gastroplastia vertical em banda não é tão eficaz para a perda de peso como as técnicas disabsortivas. Promove perda de aproximadamente 50% do excesso de peso, com tendência a certo reganho posterior, que pode ser justificado pelo fato de o paciente aprender a ingerir alimentos líquidos hipercalóricos, ou por falhas técnicas, como deiscência da linha de grampeamento ou alargamento do orifício de passagem. Pode ser facilmente convertida em *bypass* se o resultado pós-operatório for insuficiente, uma vez que apenas seria necessário acrescentar a parte disabsortiva da técnica.

Técnicas malabsortivas

As técnicas malabsortivas são mais invasivas, cirurgias de maior porte, mas de efetividade muito maior do que as técnicas puramente restritivas para perda de peso. Causam disabsorção e, portanto, requerem um seguimento com reposição de vitaminas e minerais conforme a técnica utilizada. Hoje em dia, são realizadas na maioria das vezes por via laparoscópica, que geralmente cursa com menos desconforto no pós-operatório, recuperação mais rápida e menor incidência de hérnias incisionais, embora o custo hospitalar seja mais alto e exija equipe especializada.

Bypass em Y de Roux

O *bypass* em Y de Roux é a técnica de uso mais ampla atualmente (Figura 91.4). É de grande benefício não apenas na perda de peso, mas principalmente na parte metabólica, pois causa melhora do diabetes melito em virtude de mudanças hormonais como aumento de incretinas – peptídeo semelhante ao glucagon 1 (GLP-1) e peptídeo YY (PYY), por exemplo. Há também a hipótese de que parece haver a redução de substâncias anti-incretínicas produzidas no duodeno. Na realidade, até o momento essas anti-incretinas nunca foram identificadas, mas se percebeu que cirurgias que excluem o duodeno do trânsito alimentar conseguem causar um aumento muito maior das incretinas do que aquelas que mantêm o duodeno. Por isso, existe essa hipótese de que o duodeno talvez secrete hormônios anti-incretínicos.

Pacientes submetidos a cirurgias bariátricas com componente disabsortivo apresentam uma melhora do diabetes melito mais expressiva que pacientes que perdem exatamente o mesmo peso, mas de maneira não cirúrgica. A explicação para isto baseia-se no aumento das incretinas e na redução das anti-incretinas após esse tipo de cirurgia.

Portanto, o *bypass* é geralmente a opção de escolha para pacientes diabéticos que serão submetidos à cirurgia bariátrica. Além disso, é uma boa escolha para pacientes beliscadores e comedores de doces, uma vez que a chegada de açúcar ao jejuno repentinamente pode causar síndrome de *dumping* precoce (taquicardia, sudorese, hipotensão, pela grande transferência de líquido do intravascular para dentro do lúmen intestinal

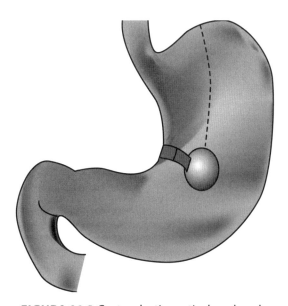

FIGURA 91.3 Gastroplastia vertical em banda.

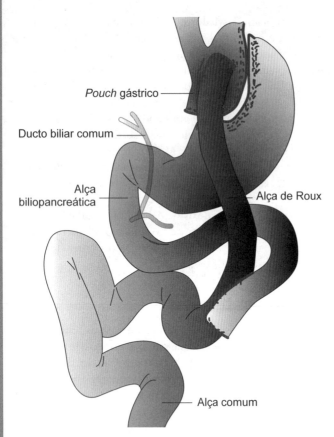

FIGURA 91.4 Cirurgia de *bypass* em Y de Roux.

promovido pelo efeito osmótico do açúcar caindo diretamente dentro do jejuno), e essa sintomatologia geralmente faz com que o paciente reduza muito o hábito de beliscar doces.

Técnica

Faz-se uma gastroplastia semelhante à gastroplastia a Mason, grampeando verticalmente o estômago e deixando apenas um túnel de cerca de 40 a 50 mℓ para a passagem do alimento. Pode ou não ser colocado o anel no fim desse túnel de estômago. Quando o anel é colocado, essa cirurgia passa a ser chamada "cirurgia de Fobi-Capella". Porém, na maioria das situações atualmente esse anel não é mais colocado, pois se percebeu que, apesar de aumentar um pouco a perda de peso, também aumenta muito o risco de complicações, como o deslizamento e a migração do anel, confere maior intolerância a carnes e fibras e tem a mesma porcentagem de resolução das comorbidades associadas à obesidade. Portanto, quando o anel não é colocado, a cirurgia é chamada apenas de *bypass* (e não de Fobi-Capella). O fundo do estômago é desviado do trânsito, mas continua presente anatomicamente na barriga, por isso não ocorre queda tão acentuada da grelina, como ocorre na gastrectomia vertical (*sleeve*).

Em seguida, é feito um corte no fim desse *túnel gástrico de 40 a 50 mℓ* e uma anastomose diretamente no jejuno, fazendo uma anastomose terminolateral. Dessa maneira, ocorre um desvio de grande parte do estômago, com o piloro, os 25 cm de duodeno (e, portanto, a região da chegada das enzimas pancreáticas e bile) e 50 cm do jejuno, que ficam todos fora do trânsito, sem contato com o alimento. Permanece uma alça exclusa de cerca de 70 a 75 cm (25 cm de duodeno e 50 cm de jejuno), que é chamada "alça biliodigestiva" (ou biliopancreática).

O alimento ingerido, portanto, passará primeiro pela pequena câmara gástrica, depois transitará por um comprimento de cerca de 100 cm de jejuno na ausência de qualquer secreção digestiva (esta é a alça digestiva, ou alça alimentar, que mede cerca de 100 cm na cirurgia de bypass). Depois desses 100 cm, ocorre uma anastomose entre o jejuno e a alça que foi exclusa (alça biliodigestiva). Após essa anastomose, inicia-se então a *alça comum*, por onde passam juntos o alimento e as enzimas biliodigestivas, que na cirurgia de *bypass* mede *cerca de 5 a 6 m*. Quanto maiores as alças digestiva e biliopancreática e menor a alça comum, mais disabsorção de micro e macronutrientes, principalmente gordura, ocorrerá.

A função da alça alimentar é prover um intervalo para que a bile e as enzimas pancreáticas não sejam despejadas diretamente sobre a anastomose gástrica, pois casos assim realizados no passado complicaram com altas taxas de refluxo biliopancreático, gastrite e esofagite de difícil controle. Dessa maneira, deixam-se atualmente cerca de 100 cm de folga para fazer a anastomose da alça biliopancreática bem longe da anastomose gastrojejunal e não se correr o risco de ocorrência desse tipo de complicação.

Está descrita a seguir uma comparação das medidas anatômicas de um indivíduo saudável e um indivíduo submetido à cirurgia de *bypass* (Tabela 91.1).

A mortalidade dessa cirurgia varia de 0,5 a 1% na atualidade. Dados sobre a eficácia da técnica revelam uma perda de peso média de 35 a 40% (65 a 80% do excesso de peso), que ocorre de maneira mais rápida nos primeiros meses, mantém-se mais lenta, chegando ao nadir do peso por volta de 2 a 3 anos de pós-operatório, com reganho posterior de até 15% do peso perdido entre 3 e 5 anos de pós-operatório. Cerca de 10 a 20% dos pacientes operados voltam completamente ao seu peso no pós-operatório, caso não consigam obter uma reeducação alimentar. A complicação mais comum da cirurgia de *bypass* é o *dumping* precoce. Também podem ocorrer: fístulas (2%), trombose venosa profunda (1 a 2%), infecções respiratórias (5 a 7%), infecções de ferida operatória (2 a 5%), úlcera péptica (2,5%), colelitíase (5 a 20%) e hérnia incisional (6%), principalmente se a técnica for feita por via aberta e suboclusão intestinal (4%). Diferentemente das cirurgias puramente restritivas, aqui é necessário fazer reposição de vitaminas e minerais, principalmente pela exclusão do

TABELA 91.1 Medidas anatômicas de indivíduo saudável e de indivíduo submetido à cirurgia de *bypass*.

Órgão	Indivíduo saudável	Indivíduo após *bypass*
Estômago	1.000 mℓ	40 a 50 mℓ
Duodeno	25 cm	Desviado do trânsito
Jejuno	2,5 m	Alça alimentar: 100 cm Alça biliodigestiva: 70 cm Alça comum: 100 cm
Íleo	4,5 m	4,5 m (fazendo parte da alça comum)
Cólon	1,5 a 2 m	1,5 a 2 m

duodeno, que é o principal local de absorção de ferro, cálcio e vitaminas A e do complexo B. Apesar de a vitamina B_{12} ser absorvida no íleo, ela precisa do fator intrínseco produzido no fundo gástrico para sua absorção, por isso sua deficiência também é muito comum no pós-operatório e sua reposição também deve ser contemplada com a reposição do ferro, cálcio, vitamina D e polivitamínicos. Apesar da necessidade de suplementação, a anemia, as hipovitaminoses e a desnutrição proteica no pós-operatório da cirurgia de *bypass* são de muito mais fácil manejo do que nas cirurgias mais disabsortivas, como as derivações biliopancreáticas.

Derivações biliopancreáticas

As derivações biliopancreáticas são cirurgias muito disabsortivas, que podem cursar com desidratação, desnutrição, deficiências vitamínicas e perda óssea, entre outras complicações metabólico-nutricionais no pós-operatório, por isso são pouco utilizadas atualmente. A parte restritiva da cirurgia não é tão agressiva, de modo que o *pouch* gástrico fica com um volume de cerca de 200 a 500 mℓ. No entanto, o componente disabsortivo é muito maior, pois a alça comum se restringe a cerca de 0,5 a 1 m (em comparação aos 5 a 6 m no caso da cirurgia de *bypass*). Além de a disabsorção ser muito maior, essas técnicas causam grande esteatorreia, diarreia, fezes malcheirosas e flatulência no pós-operatório. O incremento do GLP-1 e PYY são também muito maiores do que no *bypass*, de modo que o emagrecimento é muito acentuado (cerca de 70% do excesso de peso é perdido), bem como a taxa de manutenção do emagrecimento e a taxa de cura do diabetes melito. São as técnicas com maior taxa de cura do diabetes, mas o risco cirúrgico, de desnutrição e desidratação e os efeitos colaterais, além das complicações pós-operatórias, fazem com que atualmente as derivações biliopancreáticas sejam pouco indicadas.

Cirurgia de Scopinaro

A cirurgia de Scopinaro é realizada por meio de *gastrectomia horizontal*, com retirada do antro e do piloro, deixando um reservatório gástrico de cerca de 250 mℓ e mantendo o fundo gástrico produtor de grelina. Faz-se uma *anastomose direta da boca gástrica nos últimos 200 cm do íleo*, excluindo da alça comum, portanto, todo o antro, piloro, duodeno, jejuno e grande parte do íleo (Figura 91.5).

Já a anastomose da alça biliodigestiva é feita apenas no fim do íleo, de modo que a *alça comum é de apenas 50 cm*, diferentemente do *bypass*, em que a alça comum é de 5 a 6 m. Por fim, a alça alimentar é de apenas 200 cm. Portanto:

- Alça alimentar: 200 cm de íleo
- Alça biliodigestiva: antro, piloro, duodeno, jejuno e maior parte do íleo
- Alça comum: 50 cm de íleo.

A cirurgia de Scopinaro causa a maior perda de peso, cerca de 50% do peso absoluto, mas cursa com alta incidência de desnutrição proteico-energética e deficiência de vitaminas e minerais.

Duodenal switch

Na técnica duodenal *switch* realiza-se uma gastrectomia vertical com preservação do piloro, mantêm-se alguns centímetros de duodeno para otimizar a absorção de cálcio e ferro, e então é feita a anastomose entre o duodeno e os 250 cm finais do íleo (Figura 91.6). A alça biliopancreática é anastomosada nos últimos 75 a 100 cm do íleo. Aqui, a alça alimentar é de 250 cm, mas a alça comum é de 75 a 100 cm. Ou seja, é um pouco menos disabsortiva e menos agressiva que a técnica de Scopinaro (Figura 91.5). Portanto:

- Alça alimentar: estômago e parte do duodeno e do íleo (250 cm)
- Alça biliodigestiva: parte do duodeno, do jejuno e do íleo
- Alça comum: 75 a 100 cm de íleo.

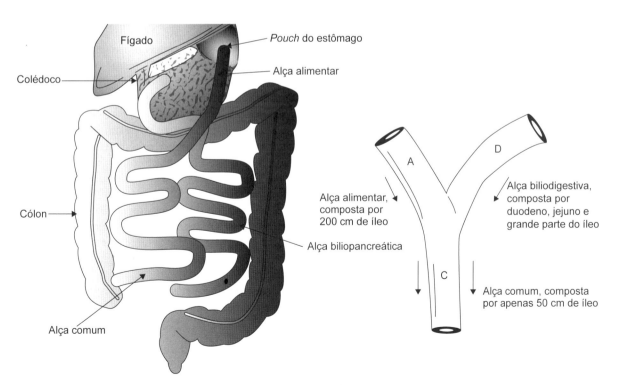

FIGURA 91.5 Cirurgia de Scopinaro.

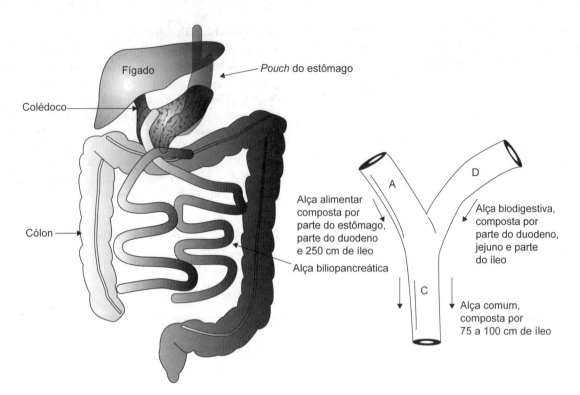

FIGURA 91.6 Duodenal *switch*.

Bypass jejunoileal

O *bypass* jejunoileal foi uma das primeiras técnicas utilizadas, muito antiga. Fazia-se uma anastomose após cerca de 35 cm de jejuno diretamente nos últimos 10 cm do íleo. Ou seja, a alça comum ficava extremamente pequena, e ocorria um quadro de disabsorção muito grave, com grande desnutrição e altíssimo índice de nefrolitíase por hiperoxalúria. Por esse motivo, essa técnica não é mais utilizada atualmente.

Cirurgias metabólicas

As cirurgias metabólicas visam à melhora do diabetes melito tipo 2 e acarretam como consequência da cirurgia uma perda significativa de peso, mas que não é o objetivo principal da cirurgia. Esse conceito de cirurgia metabólica surgiu quando se percebeu que muitos pacientes submetidos a cirurgias bariátricas apresentavam melhora importante e até remissão do diabetes já nos primeiros dias após a cirurgia, mesmo antes que a perda de peso acontecesse, principalmente nos casos de cirurgias com componente disabsortivo, como *bypass* em Y de Roux ou derivações biliodigestivas, nas quais a remissão do diabetes melito tipo 2 chega a 80 e 100%, respectivamente. Portanto, passou-se a considerar alguns tipos de técnicas cirúrgicas que tivessem como objetivos primários o aumento da produção de hormônios incretínicos e a redução da produção de hormônios anti-incretínicos, a fim de promover melhora ou remissão do diabetes.

Para tanto, faz-se necessária uma avaliação inicial do paciente para garantir que ainda há reserva de secreção de insulina pelo pâncreas, como níveis séricos basais ou estimulados de peptídeo C adequados, maiores que 1 ng/mℓ. O paciente ideal para ser submetido a uma cirurgia metabólica seria, portanto, idealmente aquele com menos de 60 anos, com IMC > 30 kg/m², portador de diabetes melito tipo 2 há menos de 5 anos, com peptídeo C ainda dosável, sem autoimunidade pancreática, com um componente de resistência à insulina muito grande e sem contraindicações para esse tipo de procedimento cirúrgico.

Como consequência, as cirurgias metabólicas trazem também uma significativa perda de peso, com redução principalmente de gordura visceral, e, portanto, de várias outras comorbidades associadas ao excesso de gordura visceral, como melhora de hipertensão, dislipidemia, apneia do sono, asma, doenças ateroscleróticas etc. Para a maioria dos pacientes é possível suspender o uso de insulina no momento da alta hospitalar ou prescrever uma dose muito menor de medicação para o controle glicêmico. A médio prazo, intensifica-se o emagrecimento, e com ele ocorre queda adicional da resistência insulínica, de modo que a chance de remissão do diabetes se torna ainda maior.

Estudos mostraram que existe uma duplicação na capacidade de secreção insulínica pela célula beta diante do mesmo valor de glicemia elevada, se comparado o mesmo paciente no pré e no pós-operatório de uma cirurgia bariátrica. A capacidade secretiva da célula beta no pré-operatório é um fator preditivo de remissão do diabetes no pós-operatório, portanto, pacientes com valores de peptídeo C muito baixo no pré-operatório provavelmente não terão normalização do controle glicêmico, por isso esse tipo de cirurgia, nesses casos, não está indicada.

São mecanismos pelos quais as cirurgias metabólicas ajudam a melhorar o diabetes melito tipo 2:

- Restrição calórica imposta no pós-operatório: funcionando como uma dieta de muito baixa caloria (VLCD), pois a ingestão calórica cai tanto que a insulinemia cai também. Ocorre redução da resistência insulínica, aumento da lipólise e da oxidação de gorduras e açúcares

- Aumento dos hormônios incretínicos, como GLP-1 e PYY, por meio do desvio do trânsito alimentar, de modo que os alimentos ingeridos atinjam mais rapidamente o íleo distal, onde essas incretinas são produzidas e secretadas na corrente sanguínea
- Redução dos hormônios anti-incretínicos produzidos pelo duodeno: hipótese ainda não confirmada, já que esses hormônios nunca foram identificados até o momento
- Redução da grelina, uma vez que cirurgias com componente restritivo que retiram o fundo gástrico cursam com redução desse hormônio, que é produzido pelo estômago e induz a fome e maior ingestão alimentar
- Perda de peso, pois toda perda de peso induz a melhora na resistência insulínica e a menor ambiente inflamatório sistêmico, que pode estar contribuindo para o aumento da resistência insulínica e para um maior déficit na secreção pancreática endócrina
- Diminuição da gordura visceral, seja por meio do emagrecimento que se segue à cirurgia, ou pela omentectomia realizada em algumas técnicas. A redução da gordura visceral causa redução da produção de citocinas inflamatórias e aumento da produção de adipocinas anti-inflamatórias, como a adiponectina, de modo a melhorar a sensibilidade à insulina e, desse modo, levar a importante melhora ou até à remissão do diabetes melito tipo 2.

A seguir estão descritos alguns exemplos de cirurgias metabólicas.

Interposição ileal

A interposição ileal (cirurgia do Dr. Áureo Ludovico, de Goiânia) consiste tecnicamente em uma gastrectomia vertical associada à interposição de uma alça de 150 a 170 cm de íleo dentro do jejuno proximal, em uma distância de 20 a 50 cm do piloro. Ou seja, não há componente disabsortivo nessa cirurgia. Não reduz o tamanho do intestino, mas torna o íleo mais proximal. Portanto, há um componente restritivo e um componente metabólico, uma vez que o alimento chegará rapidamente ao íleo distal, de modo que há grande incremento de GLP-1 e PYY no pós-operatório, sendo esta a principal causa de remissão do diabetes melito nessa cirurgia.

São critérios de inclusão para esse tipo de cirurgia: pelo menos 3 anos de diabetes melito tipo 2, com hemoglobina glicada elevada (mau controle) e no mínimo 1 ano de tratamento clínico, valores de peptídeo C dosáveis (> 1 ng/mℓ) e anti-GAD (ácido glutâmico descarboxilase) e anti-IA2 (anticorpo antitirosina fosfatase) negativos. Deve-se excluir diabetes tipo MODY como etiologia do diabetes melito. No pós-operatório pode haver piora de DRGE, em virtude do componente restritivo da técnica.

Com essa técnica, observam-se os seguintes resultados: remissão do diabetes em 60% dos pacientes em 2 anos; manutenção do bom controle glicêmico a longo prazo; melhora de outros fatores de risco, como hipertensão, dislipidemia, microalbuminúria; e perda de peso. Apresenta taxa em torno de 6% de complicações, como insuficiência renal aguda, tromboembolismo venoso e cerca de 0,4% de mortalidade perioperatória. Ocorre perda de peso maior nos indivíduos com obesidade mais grave. A maioria dos pacientes fica com IMC entre 23 e 28 no pós-operatório.

Alguns dos maiores fatores preditivos de remissão do diabetes no pós-operatório são: resistência à insulina mais acentuada, peptídeo C dosável, peso maior no pré-operatório, diabetes de início recente e a não necessidade de insulinoterapia. Não se sabe ainda se uma resposta ineficaz ao tratamento com análogos de GLP-1 deve ser ou não um fator preditivo de má resposta após a cirurgia de transposição ileal, porque os níveis de GLP-1 aumentam muito mais após a cirurgia do que com o tratamento clínico.

Essa técnica cirúrgica ainda é considerada experimental, pois não foi reconhecida pela Resolução 2.172/2017 do CFM.

Cirurgia de Santoro

Na cirurgia de Santoro realiza-se gastrectomia vertical associada à ligação do jejuno diretamente no estômago, mas também é preservada a saída gástrica via piloro e duodeno. O estômago fica com duas saídas: duodeno e jejuno. Em seguida, mais adiante, é realizada uma anastomose entre as duas saídas. São duas anastomoses: uma comunica o jejuno com o estômago e a outra comunica a outra parte do jejuno com o fim do íleo.

Essa técnica cirúrgica também não foi reconhecida pela Resolução 2.172/2017 do CFM.

Bipartição do trânsito gastrintestinal

A bipartição do trânsito gastrintestinal traz o íleo diretamente ao estômago, que fica com duas saídas: duodeno e íleo. Mais à frente, é feita uma anastomose entre o jejuno e o íleo, reunindo os segmentos novamente. Faz com que o alimento venha preferencialmente pela saída do íleo, de modo a aumentar a secreção dos hormônios incretínicos e, assim, melhora muito o diabetes melito tipo 2. Essa técnica cirúrgica também não foi reconhecida pela Resolução nº 2.172/2017 do CFM.

Leitura recomendada

Gracia JA, Martínez M, Elia M, Aguilella V, Royo P, Jiménez A et al. Obesity surgery results depending on technique perfomed: long-term outcome. Obes Surg. 2009;19(4)432-38.

Lim RB. Bariatric operations for management of obesity: indications and preoperative preparation. Up to Date. Nov, 2022.

Lim RB. Bariatric surgical operations for the management of severe obesity: descriptions. Up to Date. Nov, 2022.

Melmed S. Obesity. In: Melmed SK, Polonsky KS, Larsen PR, Kronenberg HM. Williams textbook of endocrinology. 12. ed. Philadelphia: Elsevier/Saunders; 2011.

Rubino F, Forgione A, Cummings DE, Vix M, Gnuli D, Mingrone G et al. The mechanism of diabetes control after gastrintestinal bypass surgery reveals a role of the proximal small intestine in the pathophysiology of type 2 diabetes. Ann Surg. 2006;244(5):741-49.

Cirurgia Bariátrica: Pré e Pós-Operatório

Capítulo 92

Avaliação pré-operatória

Avaliação clínica

Deve-se avaliar o histórico e as causas da obesidade, os tratamentos prévios, a adesão aos tratamentos e às mudanças de estilo de vida (MEV) orientadas, fatores desencadeantes, hábitos alimentares (para ajudar a escolher a melhor técnica cirúrgica), comorbidades associadas, real indicação da cirurgia e presença de alguma contraindicação. São avaliadas também as medidas antropométricas, como peso, altura, medidas da circunferência abdominal e da relação cintura-quadril, pregas cutâneas e bioimpedância, se possível, pois também serão reavaliadas ao longo do seguimento dos pacientes. Todos os pacientes devem ser submetidos a uma avaliação nutricional e psicossocial.

Avaliação laboratorial

A avaliação laboratorial inclui:

- Hemograma completo
- Perfil de ferro
- Lipidograma
- Função renal e eletrólitos, incluindo o perfil de cálcio
- Enzimas hepáticas
- Glicemia, hemoglobina glicada, insulina, índice HOMA (do inglês *Homeostatic Model Assesment*)
- Ácido úrico: considerar tratamento profilático com alopurinol em pacientes com antecedentes de gota e hiperuricemia importante, uma vez que a perda rápida de peso que ocorre no pós-operatório é um fator de risco para exacerbação temporária da hiperuricemia
- Proteínas totais e frações
- Paratormônio (PTH) e vitamina D
- Ácido fólico, vitamina B_{12} (opcional: homocisteína e ácido metilmalônico, que mostram com maior sensibilidade a deficiência dessas vitaminas), vitamina D, que deve ser sempre solicitada, e coagulograma, que se mostra alterado em casos de deficiência de vitamina K
- Opcional: tiamina (vitamina B_1), zinco e vitaminas A e E
- Gonadotrofina coriônica humana, subunidade beta (beta-hCG), se a mulher estiver em idade fértil
- Tipagem sanguínea
- Hormônio tireoestimulante (TSH), se houver suspeita de hipotireoidismo
- *Screening* para síndrome de Cushing, se houver suspeita de hipercortisolismo (cortisol pós 1 mg de dexametasona, cortisol salivar à meia-noite, cortisol urinário de 24 horas)
- Androgênios, se houver suspeita de síndrome do ovário policístico – SOP [testosterona total e livre, androstenediona, sulfato de di-hidroepiandrosterona (sDHEA)]
- Gasometria arterial, se houver pneumopatia.

Deve-se começar a tratar as deficiências vitamínicas e de minerais ainda no pré-operatório, se confirmadas. Além disso, otimizar o controle glicêmico e de todas as outras comorbidades (hipertensão, hipercolesterolemia, hiperuricemia etc.) no pré-operatório.

Avaliação radiológica

A avaliação radiológica inclui:

- Eletrocardiograma (ECG) e radiografia de tórax para todos os pacientes
- Endoscopia digestiva alta (EDA) para avaliar a anatomia do estômago e para *screening* de *H. pylori*, que deve ser sempre tratado, se positivo, uma vez que sua presença aumenta o risco de carcinoma de estômago, que, por sua vez, é dificilmente diagnosticado e tratado em pacientes submetidos à derivação gástrica para perda de peso. Recomenda-se fazer a EDA sempre em pacientes em áreas de maior prevalência da infecção por *H. pylori*. No Brasil, portanto, recomenda-se sempre investigar
- Ecocardiograma, se houver suspeita de cardiopatia ou de hipertensão pulmonar. Deve ser solicitado, se houver dispneia de origem não esclarecida ou história documentada de insuficiência cardíaca congestiva (ICC), mas com piora recente da classe funcional ainda não investigada
- Teste ergométrico, se o paciente tiver sintomatologia cardíaca ao esforço, para melhor avaliação de doença arterial coronariana (DAC)
- Cintilografia miocárdica ou *ecostress*, se o paciente mostrar baixa capacidade física, de < 4 METS (equivalentes metabólicos), não conseguir realizar teste ergométrico e tiver pelo menos um fator de risco cardiovascular. Essa investigação deve ser realizada apenas caso o paciente esteja em programação para ser submetido à cirurgia bariátrica não endoscópica (ou seja, classificada como cirurgia de médio risco)
- Espirometria, se houver quadro clínico compatível com pneumopatia. Nesse caso, solicitar também gasometria arterial
- Polissonografia, se o *screening* para síndrome da apneia obstrutiva do sono (SAOS) for positivo (escala de Epworth > 10 pontos ou circunferência cervical ajustada > 43). Para mais detalhes, ver Capítulo 82, *Obesidade e suas Comorbidades*.
- *Doppler* venoso de membros inferiores, se houver antecedente de *cor pulmonale* ou de tromboembolismo venoso (TEV)
- Ultrassonografia (USG) de abdome se houver sintomas compatíveis com colecistopatia ou alterações de enzimas hepáticas sugestivas de esteato-hepatite. Nesse caso, também devem ser solicitadas sorologias para hepatites virais. Deve-se considerar tratamento com ácido ursodesoxicólico em pacientes com colecistopatia que não serão submetidos à colecistectomia, uma vez que a rápida perda de peso que ocorre após a cirurgia é um fator de risco para exacerbação da doença biliar calculosa
- Densitometria óssea basal do paciente no pré-operatório está recomendada nas diretrizes da Abeso 2016.

Avaliação do risco cirúrgico

A avaliação do risco cirúrgico do paciente pode aumentar dependendo dos seguintes fatores:

- Sexo masculino
- Idade > 45 anos
- IMC extremo > 50 kg/m^2

- Comorbidades importantes: SAOS, ICC, antecedente cardiovascular ou cerebrovascular, hipertensão arterial sistêmica (HAS), diabetes melito, insuficiência renal crônica (IRC), hipertensão portal com varizes gástricas e antecedente de tromboembolismo venoso
- Capacidade física muito limitada
- Tabagismo, que pode prejudicar a cicatrização, aumenta o risco de úlcera anastomótica e piora a saúde em geral
- Manipulação cirúrgica prévia do abdome
- Tipo de cirurgia proposta.

Avaliação cardiovascular

Os dados para avaliação cardiovascular descritos a seguir têm como base o algoritmo da American Heart Association (AHA) de 2007, de risco cardíaco em cirurgias não cardíacas. Deve-se excluir condições cardiovasculares proibitivas que tornem inaceitável a realização de uma cirurgia eletiva. São elas: angina instável ou em crescendo, infarto agudo do miocárdio (IAM) nos últimos 6 meses, ICC classe funcional IV ou III piorando para IV, bloqueios atrioventriculares de grau II ou III, Mobitz II, bradicardias sintomáticas, taquiarritmias ventriculares, taquicardia supraventriculares com frequência cardíaca não controlada > 100 bpm, estenose aórtica grave (com gradiente > 40 mmHg, ou área < 1 cm^2 ou sintomática) e estenose mitral grave, com dispneia progressiva aos esforços, pré-síncope aos esforços ou ICC.

Deve-se considerar qual é o risco da cirurgia proposta. Os procedimentos endoscópicos são de baixo risco, com < 1% de mortalidade (balão intragástrico), e podem ser realizados normalmente, sem nenhum exame ou preparo adicional. Os procedimentos por laparoscopia ou laparotomia são de médio risco, com 1 a 5% de mortalidade. Para esse tipo de paciente, deve-se considerar a capacidade funcional do paciente: ruim (< 4 METS), boa (4 a 7 METS – o paciente consegue subir escadas, correr pequenas distâncias, andar a 6,4 km/h, fazer atividades recreativas como danças e esportes), ótima (> 7 METS – o paciente consegue fazer esportes mais extenuantes, corridas mais intensas). Caso o paciente tenha capacidade funcional de > 4 METS sem sintomas cardíacos, não precisa de avaliação coronariana adicional, podendo ser encaminhado para a cirurgia, já que o exercício de 4 a 5 METS é equivalente ao estresse fisiológico da maioria das cirurgias não cardíacas que requerem anestesia geral. Caso a capacidade seja < 4 METS ou haja sintomatologia cardíaca, será necessário complementar a avaliação com o estudo dos fatores de risco.

Avaliam-se os cinco fatores de risco de Lee: presença de ICC, por meio de dados da história clínica, exame físico ou radiografia de tórax; doença coronariana, a partir da história clínica ou presença de onda Q no ECG; doença cerebrovascular; IRC, com creatinina > 2; e diabetes melito.

Na ausência de fator de risco segundo o critério de Lee, deve-se encaminhar o paciente para a cirurgia. Se houver um ou mais fatores de risco, deve-se introduzir betabloqueador pelo menos 7 dias antes da cirurgia, titulando a dose com o objetivo de manter a frequência cardíaca < 65 bpm, e mantê-lo por pelo menos 30 dias no pós-operatório com a finalidade de redução do risco cardiovascular, além de considerar a realização de exames não invasivos para avaliação coronária, como teste ergométrico, cintilografia miocárdica ou ecostresse, caso esse resultado implique mudança de conduta pré-operatória.

Em pacientes com DAC conhecida, deve-se optar por tratamento agressivo para estabilização da DAC no pré-operatório. Esse tratamento pode ser apenas medicamentoso, com angioplastia ou cirúrgico, obedecendo às mesmas indicações que justificam o procedimento fora do contexto pré-operatório. No caso de pacientes que realizaram angioplastia com balão, o ideal seria aguardar no mínimo 14 dias para a realização de uma cirurgia eletiva. Se fizeram angioplastia com *stent* não farmacológico, o ideal seria esperar pelo menos 30 a 45 dias. No caso de angioplastia com *stent* farmacológico, o ideal seria adiar o procedimento eletivo por pelo menos 1 ano (tempo de uso do clopidogrel).

Em pacientes com fatores de risco para IAM, deve-se orientar no sentido de manter monitoramento eletrocardiográfico contínuo por pelo menos 24 horas de pós-operatório.

Com relação aos valores de pressão arterial recomendados, sugerem-se como seguros valores $< 160 \times 90$ mmHg para realização de procedimento cirúrgico.

Perda de peso pré-operatória

Estudos mostram que a perda de 5 a 15% de peso no pré-operatório é capaz de reduzir o tamanho do fígado gorduroso, facilitando a técnica cirúrgica, além de controlar melhor as comorbidades do paciente no pré-operatório e, com isso, reduzir o risco cirúrgico do paciente. Portanto, a perda de peso pré-operatória deve ser sempre orientada.

Cessação do tabagismo

Orientação para cessação do tabagismo por pelo menos 6 semanas antes da cirurgia, para evitar a hipersecreção brônquica que ocorre nas 6 semanas seguintes à interrupção do tabagismo. Além disso, o tabagismo aumenta o risco de não cicatrização, de úlcera de boca anastomótica, além do risco cardiovascular geral do paciente.

Suspensão de cumarínicos

Orientação para suspensão de cumarínicos 5 dias antes (troca-se por clexane dose plena) e ácido acetilsalicílico (AAS) 7 dias antes da cirurgia, para evitar complicações hemorrágicas na cirurgia.

Risco de engravidar

Orientação às pacientes do sexo feminino quanto ao risco de engravidarem no pré ou nos 18 meses de pós-operatório. Os anticoncepcionais devem ser suspensos idealmente 1 mês antes da cirurgia, e nas pacientes menopausadas em terapia de reposição hormonal, seus hormônios devem ser suspensos 3 semanas antes, com vistas a reduzir o risco de TEV na cirurgia causado pelo hormônio. Entretanto, no pós-operatório de cirurgias disabsortivas, as pacientes devem usar métodos preferencialmente não orais para anticoncepção, como preservativos ou dispositivo intrauterino (DIU), podendo fazer uso de anticoncepção hormonal parenteral (intramuscular) cerca de 1 mês após a cirurgia.

A gravidez nos primeiros 18 meses de pós-operatório, quando ocorre a maior taxa de perda de peso e o risco de carências nutricionais é muito grande, aumenta muito o risco de complicações maternas e fetais, e por isso deve ser evitada. Em caso de gestação, é necessário suplementação com ácido fólico, cálcio, vitamina D, sulfato ferroso e polivitamínicos. Nos casos de restrição de crescimento intrauterino ou incapacidade de ganho de peso na gestação, sugere-se a introdução de suplementos alimentares hiperproteicos. Nos casos de desnutrição grave e baixo peso fetal, mesmo com o uso de suplemento nutricional, podem ser indicadas a nutrição enteral e até a parenteral.

Consentimento informado sobre a cirurgia

Consentimento informando sobre os riscos, benefícios, tipo de cirurgia escolhida, experiência do cirurgião e do serviço com aquele tipo de cirurgia, necessidade e custo com exames e medicações necessárias no pós-operatório, deve ser lido e assinado por todos os pacientes no pré-operatório.

Profilaxia quanto ao tromboembolismo venoso

Até o momento não há consenso sobre qual é a dose e o tempo mínimo de uso de anticoagulação profilática. No Hospital das Clínicas da Faculdade de Medicina de São Paulo (HC-FMUSP) administra-se enoxaparina 40 mg, por via subcutânea (SC), 12 horas antes da cirurgia, e depois se mantêm 40 mg, SC, após 24 horas de cirurgia 1 vez/dia, por 7 a 14 dias, ou por tempo prolongado em casa, a depender do risco de TEV do paciente, por exemplo, para pacientes que já tiveram antecedente de TEV.

Cuidados pós-operatórios

Os cuidados a serem instituídos no pós-operatório imediato são:

- Monitoramento eletrocardiográfico contínuo nas primeiras 24 horas para pacientes de alto risco cardiovascular
- Profilaxia para TEV com compressão pneumática, deambulação precoce e heparina profilática depois de 24 horas de cirurgia, por período variável, a depender do risco de TEV daquele paciente individual
- Fisioterapia respiratória, toalete brônquico, suporte com oxigenoterapia, se necessário, e pressão positiva contínua das vias respiratórias (CPAP), se o paciente tiver antecedente de SAOS. Existe muita controvérsia entre os cirurgiões, que receiam que o aparelho de CPAP cause ruptura dos pontos de sutura do estômago, e os clínicos, que conhecem o benefício clínico de CPAP para o paciente. Estudos atuais vêm demonstrando que o uso de CPAP no pós-operatório não aumenta o risco de complicações na anastomose digestiva, assim, seu uso não deve ser contraindicado por esse motivo. Todo cuidado é pouco para evitar atelectasias, pneumonias, hipoxemia e acidose respiratória no pós-operatório desses pacientes

- Controle glicêmico e pressórico adequados. Em caso de taquicardia e instabilidade hemodinâmica, deve-se pensar em tromboembolismo pulmonar (TEP) e em fístula anastomótica, investigados com tomografia computadorizada (TC) de tórax, protocolo para TEP e TC abdome ou deglutograma com contraste iodado para avaliação de fístula. Em casos de alta suspeita, eventualmente uma laparotomia exploradora será necessária
- Progressão de dieta conforme protocolo preestabelecido (ver, em seguida, o protocolo seguido no HC-FMUSP)
- Manutenção de hidratação adequada para evitar insuficiência renal aguda (IRA) pré-renal (pelo menos 2 ℓ de líquidos por dia).

Em caso de suspeita de rabdomiólise (pacientes com IMC > 50, cirurgias muito demoradas, dor muscular difusa e disfunção renal no pós-operatório), deve-se solicitar dosagem de creatinofosfoquinase (CPK), urina tipo 1 e função renal e instituir hidratação intravenosa. Deve-se sempre estar atento à colocação de coxins protetores sob os pontos de maior pressão do paciente para evitar esse tipo de complicação.

Orientação nutricional no pós-operatório

- **1 a 2 dias:** inicia-se dieta líquida clara, como chás claros com adoçante (chá de camomila, cidreira, erva-doce), água, água de coco, sucos bem diluídos ou outros repositores hidroeletrolíticos diluídos 50% em água. Não se deve ofertar líquidos escuros, como chás escuros, café, ou qualquer outra bebida que contenha cafeína, pois são irritantes gástricos, bem como não se deve oferecer nenhum alimento ácido, que tenha gordura ou açúcar para evitar *dumping* precoce nesse momento. Deve-se beber, no mínimo, 2 ℓ de líquido por dia
- **3 a 4 dias:** é acrescentada alguma fonte proteica. É mantida a dieta líquida clara e se associa uma dieta líquida clara coada e sem resíduos, acrescentando-se derivados lácteos desnatados (ou leite de soja, se houver intolerância ao leite de vaca) para fornecer no mínimo 20 g de proteínas ao dia, além de sopas e caldos salgados coados e sem resíduos
- **5 a 9 dias:** fase de dieta líquida evoluída ou pastosa. Pode-se iniciar com iogurte desnatado, leite desnatado batido com frutas, sopas batidas e coadas, pudim *diet*, alimentos batidos, purês e frutas raspadas. Já se pode iniciar suplementação de polivitamínicos de apresentação preferencialmente líquida ou mastigável: sulfato ferroso, cálcio, vitaminas B_{12} e D. No caso de comprimidos, devem ser macerados e dissolvidos nos líquidos ingeridos
- **10 a 14 dias:** iniciam-se os alimentos sólidos macios, como pedaços de carne ou de frango bem pequenos, picados, desfiados e macios. Deve-se orientar o paciente a sempre iniciar a refeição com a proteína. Ele deve mastigar cerca de 20 vezes cada pedaço de carne antes de engolir, para evitar engasgos, dor abdominal, intolerância, náuseas e vômitos
- **3ª e 4ª semanas:** dieta branda. Não é mais preciso amassar ou desfiar os alimentos. Pode-se ingerir alimentos sólidos desde que cortados em pedaços pequenos, em cubos. Frutas, batatas e verduras podem ser consumidas desde que cozidas e descascadas, para amolecerem um pouco. São introduzidos: carne moída ou cortada em cubos, arroz, pão de forma ou pães macios em pequenos pedaços
- **5ª semana:** dieta branda evoluída. São introduzidos os alimentos crus, como frutas, verduras e alimentos integrais. Almeja-se uma oferta proteica de pelo menos 60 g ao dia, sempre evitando a ingestão de carboidratos simples
- **6ª semana:** fase de dieta geral saudável
- **8ª semana:** pode-se iniciar a ingestão de comprimidos inteiros.

Geralmente, a dieta no 1º mês pós-operatório oferece cerca de 600 a 800 kcal/dia, aumentando para 700 a 800 kcal/dia no segundo mês e, posteriormente, uma dieta em torno de 1.000 a 1.200 kcal/dia a longo prazo, a fim de manter uma perda ponderal sustentada.

Orientações alimentares

As orientações alimentares gerais a serem dadas a todos os pacientes após uma cirurgia bariátrica são:

- Passar no mínimo 20 minutos na mesa na hora da refeição (não fazer refeições rápidas)
- Mastigar bem
- Fracionar as refeições
- Sempre começar a refeição com a ingestão de proteínas
- Ingerir no mínimo 60 g de proteína ao dia, no caso das cirurgias de *bypass*, e 120 g ao dia, no caso das cirurgias biliopancreáticas. Nesses casos, essa quantidade é dificilmente atingida na dieta, sendo muitas vezes necessária a suplementação proteica
- Não beber líquidos durante a refeição. Deve-se aguardar pelo menos 30 minutos após a refeição
- Ingerir no mínimo 2 ℓ de líquido ao dia.

Acompanhamento pós-operatório

Para pacientes submetidos ao procedimento de colocação de banda gástrica ajustável, a reavaliação para titulação do preenchimento da banda deve ser feita a cada 1 a 2 meses até se atingir o preenchimento considerado mais adequado. A partir de então, o paciente poderá ser visto anualmente.

Para pacientes submetidos à cirurgia de *bypass* ou apenas à gastrectomia, a reavaliação deve ser realizada a cada 3 meses no 1º ano e, depois de obtida a estabilidade clínica, o paciente poderá ser visto anualmente. Para os pacientes submetidos a derivações biliodigestivas, o acompanhamento não deve ser mais espaçado do que, no máximo, a cada 6 meses. Idealmente, o seguimento deve ser feito em conjunto com endocrinologista, nutricionista, psicólogo e cirurgião.

Avaliação laboratorial durante o seguimento

A avaliação laboratorial durante o seguimento inclui:

- Hemograma, para avaliar anemia e contagem leucocitária
- Perfil de ferro: deve-se manter sempre o nível sérico de ferritina acima de 50 mg/dℓ

- Vitamina B_{12}: deve-se manter sempre o nível sérico de B_{12} > 300 pg/mℓ (opcionais: dosagem de homocisteína e ácido metilmalônico)
- Ácido fólico, que deve permanecer dentro do valor de referência da normalidade
- Perfil de cálcio: cálcio sérico total e livre, fósforo, magnésio e calciúria, que deve ser mantida entre 2 e 4 mg/kg de peso ideal
- PTH e vitamina D, que deve ser mantida > 30 ng/mℓ
- Proteínas totais e frações, visando detectar casos de desnutrição proteica
- Coagulograma em casos de cirurgias disabsortivas, que podem cursar com deficiência de vitamina K
- Tiamina (B1) para pacientes com perda de peso muito rápida e intensa, ou aqueles com histórico de alcoolismo, má alimentação e vômitos, ou com sintomas de neuropatia, encefalopatia ou ICC
- Vitamina A: o consenso americano da AACE de 2013 recomenda sua dosagem para todos os pacientes submetidos a cirurgias disabsortivas
- Dosagem de vitamina E em pacientes que não estejam utilizando adequadamente o polivitamínico
- Dosagem sérica de zinco: o consenso americano da American Association of Clinical Endocrinologists (AACE) de 2013 sugere que essa dosagem deve ser indicada de rotina para todos os pacientes, principalmente naqueles que apresentam queda importante de cabelo, picacismo (hábito de mastigar coisas que não sejam alimentos nem tenham valor nutricional), disgeusia, disfunção erétil e hipogonadismo
- Selênio para os pacientes com anemia inexplicada, fadiga, diarreia, doença óssea ou cardiomiopatia
- Cobre para pacientes com anemia, neutropenia, mieloneuropatia ou deficiência de cicatrização
- Avaliação metabólica das comorbidades: glicemia, hemoglobina glicada, ácido úrico, lipidograma, função renal e eletrólitos, enzimas hepáticas etc.

Recomenda-se, ainda, realizar uma densitometria óssea de coluna lombar e fêmur total pelo menos 2 anos após a realização da cirurgia, para avaliação de perda de massa óssea. O seguimento com densitometria óssea pode ser anual, em caso de alterações importantes, ou mais espaçado, se não demonstrar alterações (a cada 3 a 5 anos). Pacientes com osteoporose em piora mesmo com oferta de cálcio e vitamina D otimizadas devem ser tratados com bisfosfonatos intravenosos (ácido zoledrônico, 5 mg, intravenoso (IV), anual ou ibandronato, 3 mg, IV, a cada 3 meses) ou denosumabe 60 mg, SC, semestral, uma vez que pouco se sabe a respeito da absorção oral dos bisfosfonatos nesses pacientes após cirurgia, além de se temer que esses medicamentos possam aumentar o risco de úlcera de boca anastomótica.

Suplementação de vitaminas e minerais no pós-operatório

Ferro

Deve ser suplementado visando manter a ferritina > 50 mg/dℓ. O sulfato ferroso é mais bem absorvido em meio ácido, portanto, longe das refeições. Pode ser ingerido com vitamina C para otimizar a absorção. Geralmente, a dose é em torno de 40 a 60 mg de ferro elementar (200 a 300 mg de sulfato ferroso) de 2 a 3 vezes/dia. Por outro lado, o ferro quelado acarreta menor intolerância gástrica e não requer um meio ácido para absorção, por isso sua reposição seria ideal, mas tem o custo mais alto. Às vezes, pode ser necessária a suplementação IV (Noripurum® 100 mg, 1 ampola de 5 mℓ – em soro fisiológico 200 a 500 mℓ, IV, em 1 hora). Deve-se lembrar que 20% do sulfato ferroso é constituído de ferro elementar, e não adianta suplementar mais de 100 mg de ferro elementar por vez, pois não ocorre absorção. Deve-se orientar o paciente a não tomar o medicamento simultaneamente com cálcio, pois este inibe a absorção do ferro.

Cálcio

Deve-se ofertar 1.500 mg de cálcio elementar ao dia, de preferência o citrato de cálcio, que tem melhor absorção e independe do pH ácido gástrico para ser absorvido. O carbonato de cálcio tem 40% de sua composição composto de cálcio elementar, enquanto no citrato de cálcio esse percentual é de apenas 20%. Deve-se fracionar a reposição ao longo do dia, pois o intestino não absorve mais de 1 g de cálcio elementar por vez. Pacientes com ingestão alimentar suficiente de cálcio eventualmente podem não necessitar da suplementação de cálcio, e isto pode ser verificado a partir da calciúria, que deve ficar entre 2 e 4 mg/kg de peso ideal/dia para mostrar que a oferta de cálcio (alimentar ou suplementar) está sendo suficiente.

Vitamina D

A vitamina D deve ser suplementada de maneira que seu nível sérico seja superior a 30 ng/mℓ, o que geralmente requer mais de 3.000 UI ao dia de suplementação. No HC-FMUSP, suplementam-se 50.000 UI semanais de vitamina D continuamente em pacientes após cirurgia bariátrica, pois a experiência desse serviço mostrou que a suplementação em doses menores é insuficiente na maioria dos casos. Deve-se fazer a suplementação com controle e com base em níveis séricos.

Vitamina B_{12}

A vitamina B_{12} deve ser suplementada para manter o nível sérico sempre acima de 300 pg/mℓ. Pode-se tentar inicialmente reposição via oral (VO), com 100 µg/dia de vitamina B_{12} por 3 meses. Se a deficiência permanecer, modifica-se a via de reposição para intramuscular, que é a habitualmente mais utilizada. Geralmente, a reposição se dá com Citoneurin® 5.000 µg, intramuscular (IM), a cada 3 meses, porém, na verdade, esse intervalo pode ser encurtado ou espaçado conforme o nível sérico dessa vitamina.

Polivitamínico

O consenso americano da AACE de 2013 sugere que seja ofertado um comprimido ao dia de polivitamínicos para os pacientes que realizaram colocação de banda gástrica ajustável, e dois comprimidos ao dia de polivitamínicos para os pacientes que realizaram outros tipos de cirurgias. A deficiência de vitaminas lipossolúveis, como A, D, E e K, no pós-operatório, pode chegar a 70%, principalmente nas derivações biliodigestivas. Por isso, a reposição com polivitamínicos é fundamental. Além disso, é comum a deficiência de tiamina (B1) e ácido fólico, caso não seja feita a suplementação com polivitamínicos.

Vitamina C

Pode ser necessária a suplementação de vitamina C para aumentar a acidez gástrica e otimizar a absorção de ferro e cálcio.

Ácidos graxos essenciais

Deve-se ofertar uma a duas cápsulas de óleo de peixe ou óleo de linhaça ao dia, pois esses óleos apresentam ômega-3, 6 e 9.

Ácido fólico

A quantidade de ácido fólico contida nos diversos polivitamínicos já é suficiente, na maioria das vezes, para manter o nível sérico adequado. A necessidade diária é de apenas 1 mg/dia e, geralmente, os polivitamínicos trazem algo em torno de 400 µg de ácido fólico por cápsula.

Tiamina (B$_1$)

A quantidade de tiamina contida nos polivitamínicos geralmente é suficiente; o mesmo ocorre com a vitamina B$_6$. Se houver deficiência de tiamina, como nos casos de nistagmo, parestesias e fraqueza muscular no pós-operatório, deve-se repor 100 mg/dia, IV ou IM, nos primeiros dias, e depois 30 mg/dia, VO, por 3 meses.

Sulfato de zinco

A absorção de sulfato de zinco é dependente da absorção de gordura, por isso pode ocorrer deficiência no pós-operatório, mas, geralmente, não é necessária a suplementação, uma vez que os polivitamínicos já contêm certa quantidade de zinco. No entanto, se os níveis estiverem baixos ou houver queixas de queda de cabelos ou fraqueza das unhas, pode-se utilizar suplementos de zinco de diversas formulações comerciais: biovitazinco, Cebion® zinco, Ceglen® zinco, Cenevit® zinco etc. Cerca de 15 mg/dia de sulfato de zinco costuma ser o suficiente. É preciso lembrar que a suplementação de zinco pode levar à queda do cobre, que, nessas situações, também deveria ser avaliado (ver adiante).

Kanakion®

Deve-se ofertar esse suplemento apenas em casos comprovados de deficiência de vitamina K.

Suplementos proteicos

Deve-se ofertar os suplementos proteicos em casos de deficiência proteica, principalmente nas cirurgias com potencial disabsortivo maior, como as biliodigestivas. O ideal é que a oferta de proteínas seja pela dieta. Se isso não for possível,

recomenda-se trocar o lanche da tarde por um suplemento hiperproteico, como Isopure® – 50 g de proteína em uma porção; Sustacal® – 27 g de proteína por porção; *whey protein* – 30 g de proteína por porção; Optisourse® – 24 g de proteína por porção; albumina – 24 g de proteína por porção; clara de ovo – 10 g de proteína em duas a três claras etc. No entanto, esses suplementos devem ser iniciados somente após cerca de 3 meses de pós-operatório, pois são muito osmóticos e, por isso, podem precipitar intensa diarreia.

Probióticos

Probióticos podem ser prescritos nos casos de queixas de diarreia ou gastrintestinais, pois ajudam a evitar quadro de supercrescimento bacteriano, e na recomposição da flora intestinal. São exemplos: Sinfort®, Benévola® e Lifeflora®. Orienta-se tomar diariamente por 1 mês, em seguida, duas vezes na semana por 2 meses e depois interromper o uso.

Sulfato de cobre

Para os casos de deficiência comprovada, indica-se 3 a 8 mg de sulfato de cobre ao dia, em uma ou duas administrações diárias. É preciso manipular o comprimido, pois não existe essa formulação comercialmente disponível. Para pacientes em suplementação de zinco deve-se adicionar 1 mg de sulfato de cobre para cada 8 a 15 mg de sulfato de zinco reposto diariamente.

Complicações possíveis após cirurgia bariátrica

Atualmente, cerca de 10% dos pacientes submetidos a cirurgias bariátricas evoluem com algum tipo de complicação, precoce ou tardia, necessitando muitas vezes de internação hospitalar ou até de reintervenção cirúrgica. Quanto maior o IMC e quanto mais graves as comorbidades do paciente, maior o risco de que ele evolua com algum tipo de complicação no pós-operatório, que pode ser decorrente da obesidade ou do próprio procedimento cirúrgico. Por outro lado, a mortalidade nesse tipo de cirurgia vem se reduzindo muito com o tempo, estando atualmente na faixa de 0,3 a 1%. A seguir, são descritos alguns tipos de complicações mais específicas relacionadas com as cirurgias bariátricas.

Infecção do sistema pneumático da banda gástrica ajustável

A calibragem da banda por punção percutânea leva à possibilidade de contaminação do sistema, que pode se disseminar por toda a banda, sendo, inclusive, motivo para reintervenção e retirada da banda infectada.

Deslizamento de banda gástrica ajustável

A banda deve ficar sempre a uma angulação de 45° na radiografia simples de abdome, apontando para o ombro esquerdo. Se ocorrer deslizamento da parede gástrica anterior, a banda adotará a posição horizontalizada. Caso haja deslizamento da parede gástrica posterior, a banda fica verticalizada. Em qualquer dessas situações, pode ocorrer um quadro agudo de obstrução digestiva alta, com intolerância alimentar, náuseas, vômitos e desidratação. A conduta é desinsuflar a banda e promover seu reposicionamento por meio de nova laparoscopia.

O tratamento endoscópico está contraindicado.

Migração da banda gástrica ou do anel gastrojejunal

Ocorre migração quando a banda ou o anel são fagocitados pelo estômago e internalizados na cavidade do trato gastrintestinal. Cursa com a perda do efeito restritivo que esses dispositivos exercem e, como consequência, há recuperação do peso. Pode haver também sangramentos, dor abdominal e infecção do portal da banda.

O tratamento é a retirada da banda ou do anel, que pode ser por via endoscópica caso mais de 50% do dispositivo já esteja internalizado, ou por via laparoscópica se a migração ainda for incipiente.

Esofagite e dilatação esofágica

Podem ocorrer esofagite e dilatação esofágica em casos de bandas muito apertadas, cursando com refluxo gastroesofágico e megaesôfago.

O tratamento é feito por meio do afrouxamento da banda.

Hemorragias

Quadros de instabilidade hemodinâmica, com queda de hematócrito, taquicardia e taquipneia, devem ser investigados para detecção de quadros de sangramentos, que podem ocorrer para o interior de cavidades ocas, como estômago, esôfago e intestino, causando exteriorização; ou ser para o interior da cavidade abdominal, causando apenas quadro de instabilidade hemodinâmica, muitas vezes sem irritação peritoneal, que, por sua vez, é difícil de ser avaliada no paciente com obesidade. Podem ser decorrentes de lesões vasculares não vistas e não corrigidas no intraoperatório. O diagnóstico pode ser feito por exames de imagem, como TC com contraste ou cintilografia com hemácias marcadas.

O tratamento é cirúrgico, com identificação do local do sangramento e hemostasia do mesmo.

Fístula/deiscência de anastomose

Ocorre fístula/deiscência quando uma anastomose da cirurgia se abre e ocorre extravasamento de conteúdo do lúmen intestinal para dentro da cavidade abdominal. A incidência dessa complicação é em torno de 1%. Para evitá-la, geralmente os cirurgiões injetam azul de metileno no trato gastrintestinal do paciente ao fim da cirurgia e testam todo o trânsito gastrintestinal para ver se há extravasamento da solução azul em algum lugar. Todavia, mesmo com essa preocupação, pode ocorrer alguma fístula no pós-operatório.

Em virtude da maior extensão da linha de grampeamento, parece que na gastrectomia vertical a incidência de fístulas é maior do que no *bypass* em Y de Roux. Nas derivações biliodigestivas,

por outro lado, esse tipo de complicação não é tão comum. Geralmente, essa fístula ocorre na região proximal, próximo à transição esofagogástrica. Pode ser bastante grave, pois, muitas vezes, os pacientes com obesidade não apresentam clinicamente um abdome em tábua ou sinais clássicos de peritonite para facilitar o diagnóstico, mas apenas se apresentam com taquicardia inexplicável, hipotensão e quadro séptico, podendo evoluir para uma sepse bem grave e choque séptico se não diagnosticados e tratados a tempo. Juntos, as fístulas e os eventos tromboembólicos são a principal causa de mortalidade após cirurgia bariátrica em Y de Roux. Portanto, no caso de qualquer taquicardia inexplicada no pós-operatório ou qualquer sinal suspeito, o diagnóstico deve ser feito pela realização de deglutograma com contraste iodado ou TC com contraste IV e VO.

As fístulas precoces (< 3 dias) são tratadas com reintervenção cirúrgica enquanto as tardias podem ser tratadas de maneira conservadora com jejum, hidratação, drenagem e antibioticoterapia. Se a drenagem não for suficiente, então a reoperação é mandatória.

Vômitos

Vômitos não são normais no pós-operatório. Se estiverem acontecendo com frequência, deve-se tentar descobrir sua causa, que, muitas vezes, é a não adesão à dieta prescrita no pós-operatório, por excesso de líquido às refeições, mastigação inadequada e ingestão de grandes volumes de alimentos. Nesse caso, percebe-se que embora o paciente apresente queixa de vômitos, isso não cursa com perda de peso.

Caso o paciente apresente vômitos, acompanhados de perda excessiva de peso e desnutrição, deve-se pensar em outros tipos de complicações, como intolerância alimentar à lactose e à carne vermelha, deslizamento de anel, estenose de anastomose que deve se avaliada por EDA, impactação de algum alimento no estreitamento do anel, nos casos de Fobi-Capella, colelitíase, doença do refluxo gastresofágico, hérnias internas, úlcera de boca anastomótica, entre outras causas.

Estenose de anastomose

A estenose de anastomose é uma complicação mais tardia, geralmente acontece cerca de 3 a 6 meses de pós-operatório e é mais comum ocorrer nas anastomoses gastrojejunais, raramente ocorre nas jejunojejunais. A incidência é de cerca de 12%. O risco é maior em cirurgias laparoscópicas, pois, nesses casos, a anastomose é feita com o grampeador. A boca anastomótica deve ter um diâmetro de, no mínimo, 1 cm. Caso ocorra estenose e ela fique mais estreita do que isso, o paciente pode começar a apresentar intolerância aos alimentos sólidos, com náuseas e vômitos, e começar a regredir a dieta novamente para alimentos líquidos e pastosos.

O diagnóstico é feito pela realização de EDA com medida do diâmetro da anastomose, e o tratamento consiste na dilatação endoscópica, evitando-se dilatar acima de 15 mm.

Colelitíase

A colelitíase pode ocorrer após cirurgias bariátricas e após qualquer quadro de emagrecimento rápido, pois com o emagrecimento há maior mobilização de colesterol da periferia para ser eliminado pela bile, associada à disabsorção de ácidos biliares, de modo que o colesterol fica menos solubilizado na vesícula. Além disso, pela dieta hipogordurosa ocorre redução da colecistoquinina e menor motilidade da vesícula biliar.

Por todos esses motivos, muitos grupos já são adeptos da conduta de sempre realizar colecistectomia profilática no mesmo tempo operatório de pacientes que serão submetidos à cirurgia bariátrica, embora essa conduta ainda não seja um consenso na literatura. Deve-se ressaltar que casos suspeitos de coledocolitíase no pós-operatório de cirurgia bariátrica devem ser confirmados com colangiorressonância, pois a realização de colangiopancreatografia retrógrada endoscópica (CPRE) nesses pacientes é muito difícil de ser realizada, já que a abertura do duodeno se encontra na alça exclusa.

Nefrolitíase

Também pode acontecer nefrolitíase após cirurgias disabsortivas, pois a esteatorreia leva a maior perda de cálcio nas fezes, uma vez que o cálcio se liga à gordura fecal, de modo que há maior oxalato disponível no intestino para ser absorvido. Ocorre então hiperoxalúria, que estimula a formação de cálculos de oxalato de cálcio na urina.

Diarreia

Não é comum ocorrer diarreia após a cirurgia de *bypass*. É muito mais comum após as técnicas biliodigestivas, que são muito mais disabsortivas e causam esteatorreia. Se ocorrer diarreia após um *bypass*, deve-se pensar em causas como intolerância à lactose e supercrescimento bacteriano, que pode ser tratado empiricamente.

Quando a diarreia se torna crônica, o intestino pode sofrer desepitelização, de modo a deixar de absorver os nutrientes e causar um quadro de desnutrição grave. Nesses casos, muitas vezes é necessário iniciar uma dieta oligomérica, administrada via sonda enteral, pois seu paladar é muito desagradável; enzimas pancreáticas (Creon® 25 mil UI) antes do almoço e do jantar, para que a digestão do alimento já comece desde o início da alça alimentar, e não apenas na alça comum, glutamina, tratamento empírico para supercrescimento bacteriano com ciclos de ciprofloxacino e metronidazol e probióticos.

Quando a reabsorção ileal de sais biliares é insuficiente, pode-se associar colestiramina. Deve-se sempre investigar os quadros de diarreia pós-bariátrica com exame parasitológico de fezes e coprocultura com pesquisa de fungos nas fezes. É necessário avaliar a possibilidade de colite e realizar pesquisa de gordura fecal e até colonoscopia nos casos refratários. Deve-se adequar uma dieta isenta de sacarose, lactose, fracionada 6 vezes/dia, com oferta de fibra solúvel e redução de fibra insolúvel, além de redução da ingestão de alimentos crus.

Os casos refratários podem ser corrigidos com reintervenção cirúrgica e aumento do comprimento da alça comum.

Úlcera de boca anastomótica

A úlcera de boca anastomótica é uma úlcera isquêmica, por tensão dos pontos, que pode ocorrer nas anastomoses e é muito difícil de cicatrizar, devido à isquemia. Ocorre principalmente em tabagistas, etilistas e pacientes usuários de anti-inflamatórios não esteroides (AINE). Pode-se tentar tratar com inibidor de bomba de prótons e sulcrafato, além de evitar AINE. Algumas vezes é preciso reabordar cirurgicamente para afrouxar os pontos e aliviar a isquemia.

Com frequência (incidência de 3 a 10%), podem acontecer também na porção intestinal das anastomoses gastrojejunais, principalmente nas cirurgias em que se preserva o nervo vago e o antro gástrico, pois, nesses casos, ocorre hipergastrinemia, com elevação da acidez gástrica, a fim de chegar a um conteúdo muito ácido no jejuno, que não está adaptado a esse tipo de pH. Assim, habitualmente forma-se uma úlcera péptica na mucosa jejunal, que deve ser tratada com inibidor de bomba de prótons, antiácidos e tratamento de *H. pylori*, se presente.

Hérnias internas

Quando o cirurgião leva o jejuno superiormente para ser anastomosado com o estômago, ele pode levá-lo de forma antecólica ou retrocólica. Para que o jejuno seja levado de forma retrocólica, é necessário fazer uma abertura no meso transverso do cólon. Essa abertura pode ser um local futuro de herniação (esse é o tipo de hérnia interna mais comum, pelo espaço mesocólico).

Outra opção é quando o jejuno é levado superiormente via antecólica. Nesse caso, não deve haver nenhuma alça entre o jejuno e o cólon. No entanto, algumas vezes, uma alça pode acabar entrando inadvertidamente nesse espaço (espaço de Peterson) e fazer compressão sobre a alça alimentar, causando quadro de obstrução intestinal alta, com vômitos não biliosos.

A terceira opção, mais rara, é quando a hérnia ocorre na abertura do mesojejunal, que é realizada no meso para a anastomose jejunojejunal. Geralmente, essas hérnias acontecem depois que o paciente emagrece, pois é quando a abertura dos mesos se torna mais frouxa, possibilitando a entrada ocasional de alguma alça. Além disso, o risco é maior após cirurgias abertas do que após cirurgias por videolaparoscopia. Eventualmente, a alça intestinal pode permanecer entrando e saindo do espaço que delimita a hérnia, causando quadros de obstrução intestinal intermitente, principalmente pós-alimentar, até que em determinado momento a alça não consegue mais sair e sofre estrangulamento, se não tratada a tempo.

O diagnóstico é feito por meio da realização de TC de abdome com contraste IV e VO, que mostra dilatação das alças pré-obstrução, às vezes com torção dos vasos mesentéricos do tipo cabeça de medusa. O tratamento é realizado com cirurgia de desobstrução da alça e fechamento dos espaços, idealmente via laparoscópica.

Dumping precoce

O *dumping* precoce é uma complicação bastante comum após a cirurgia de *bypass*, ocorrendo em cerca de 50% dos pacientes, principalmente nos comedores de doces. Ocorre pela chegada rápida de alimento não digerido hiperosmolar no jejuno, principalmente açúcar, causando grande transferência de líquido do meio intravascular para dentro do lúmen intestinal, além de uma grande reação vagal e liberação de peptídeos vasoativos que causam vasodilatação esplâncnica, causando quadro de hipotensão, taquicardia, sudorese, mal-estar, *flushing*, dor abdominal, borborigmos e diarreia. Esse mal-estar ocorre cerca de 10 a 15 minutos após a ingestão do alimento doce hiperosmolar.

O tratamento de *dumping* precoce consiste em não ingerir líquidos durante a refeição (deixá-los para 30 minutos antes ou após a refeição), dieta fracionada, evitar açúcar simples, preferir carboidratos de lenta absorção e dieta rica em fibras, podendo-se fazer suplementação de fibras às refeições. A última alternativa é o uso de octreotida, que funciona para *dumping* precoce e tardio.

Dumping tardio

O *dumping* tardio é menos comum do que o precoce. Trata-se de um quadro de hipoglicemia reativa que pode acontecer cerca de 2 a 3 horas após a ingestão de alimento muito doce. Isso ocorre, pois o açúcar que chega diretamente ao jejuno pode acabar sendo absorvido muito rapidamente, de modo a fazer um pico muito grande de glicemia logo após a ingestão, comprovado por valores de glicemia > 200 mg/dℓ entre 30 e 60 minutos da ingestão do alimento, que, por sua vez, estimula um pico enorme de insulina, o qual pode se tornar excessivo e causar hipoglicemia rebote cerca de 2 horas após a ingestão do doce. Acontece no pós-operatório da cirurgia de *bypass*, mas não com a mesma intensidade após as cirurgias biliopancreáticas, provavelmente porque nessas últimas o alimento chega intacto ao íleo, e este não absorve açúcar tão bem como o jejuno. Por esse motivo, as cirurgias biliopancreáticas são mais adequadas para comedores de gordura, pois causam grande esteatorreia, mas não são tão resolutivas para comedores de doces como o *bypass*, porque não têm esse efeito de *dumping*.

O tratamento para *dumping* tardio consiste em dieta, devendo-se preferir alimentos de menor índice glicêmico, menos açúcar, mais fibras e mais carboidratos de lenta absorção; acarbose, pelo alentecimento à absorção dos carboidratos; diazóxido e octreotida. Os casos extremos podem precisar de reversão da cirurgia.

Insuficiência renal aguda

Após a realização de cirurgia bariátrica pode ocorrer grande perda de líquidos, em virtude da baixa ingestão alimentar, associada a grandes perdas na cirurgia e no pós-operatório, principalmente se houver vômitos ou diarreia, e à queda da insulina no pós-operatório, pois se sabe que esse hormônio tem a ação de reter sódio e líquido nos túbulos renais, e à sua queda ocorre significativo aumento da diurese com grande perda líquida. Dessa maneira, o balanço hídrico no pós-operatório costuma ser bem negativo, podendo levar comumente à IRA pré-renal. Por esse motivo, deve-se sempre estimular a ingestão hídrica no pós-operatório, e ficar atento à função renal dos pacientes, principalmente daqueles em que essa função estava alterada no pré-operatório.

Outra complicação possível no pós-operatório de cirurgia bariátrica é a rabdomiólise da musculatura dorsal e glútea, principalmente em casos de cirurgias prolongadas e com hipotensão no intraoperatório. Pode ocorrer elevação de CPK para valores muito altos, causando mioglobinúria, contribuindo também para a piora de função renal.

Critérios de sucesso da cirurgia

- Perda de, no mínimo, 50% do excesso de peso
- Manutenção do peso perdido por pelo menos 5 anos, devendo a recuperação de peso ser inferior a 10 a 20% do total de peso perdido
- Saída da categoria de obesidade mórbida.

Investigação da recuperação de peso no pós-operatório

Deve-se investigar a má adequação à dieta proposta, a não adesão às MEV orientadas, o uso de medicamentos que causem ganho de peso, o comportamento alimentar inadequado e alterações psiquiátricas, além de obter radiografia para avaliar posicionamento adequado da banda, EDA para avaliar dilatação da anastomose gastrojejunal ou alargamento do *pouch* gástrico, fístula gastrogástrica em paciente submetido a *bypass* e restrição inadequada da banda.

Leitura recomendada

Mechanick JI, Youdim A, Jones DB, Garvey WT, Hurley DL, McMahon MM et al. Clinical practice guidelines for the perioperative nutritional, metabolic, and nonsurgical support of the bariatric surgery patient – 2013 update: cosponsored by American Association of Clinical Endocrinologists, The Obesity Society, and American Society for Metabolic & Bariatric Surgery. Endocr Pract. 2013;19(2):337-72.

Melmed S. Obesity. In: Melmed SK, Polonsky KS, Larsen PR, Kronenberg HM. Williams textbook of endocrinology. 12. ed. Philadelphia: Elsevier/Saunders; 2011.

Monkhouse SJW, Morgan JDT, Norton SA. Complications of bariatric surgery: presentation and emergency management – a review. Ann R Coll Surg Engl. 2009;91:280-86.

Owers CE, Abbas Y, Ackroyd R, Barron N, Khan M. Perioperative optimization of patients undergoing bariatric surgery. J Obes. 2012;2012(781546):6.

Quiley S, Colledge J, Mukherjee S, Patel K. Bariatric surgery: a review of normal postoperative anatomy and complications. Clin Radiol. 2011;66(10):1-12.

Ramanan B, Gupta PK, Gupta H, Fang X, Forse RA. Development and validation of a bariatric surgery mortality risk calculator. J Am Coll Surg. 2012;214(6):892-900.

Tack J, Arts J, Caenepeel P, De Wulf D, Bisschops R. Pathophysiology, diagnosis and management of postoperative dumping syndrome. Nat Rev Gastroenterol Hepatol. 2009;6(10):583-90.

Ukleja A, Stone RL. Medical and gastroenterologic management of the post-bariatric surgery patient. J Clin Gastroenterol. 2004;38(4):312-21.

Obesidade Infantil

Capítulo 93

Introdução

A prevalência de obesidade infantil vem aumentando muito na atualidade, de modo que talvez essa geração de crianças com obesidade seja a primeira a ter uma expectativa de vida menor que a dos seus pais, em decorrência das comorbidades e doenças associadas à obesidade. Ou seja, talvez seja a primeira vez na história em que uma geração tem queda de expectativa de vida com relação à geração anterior. Trata-se, portanto, de um fato de extrema importância e relevância para toda a sociedade. Dados do Sistema de Vigilância Alimentar e Nutricional, de 2019, revelam que 16,33% das crianças brasileiras entre cinco e dez anos estão com sobrepeso; 9,38% com obesidade; e 5,22% com obesidade grave. Com relação aos adolescentes, 18% apresentam sobrepeso; 9,53% têm obesidade; e 3,98% têm obesidade grave.

São fatores preditivos de ganho de peso excessivo na infância e na adolescência:

- Peso materno pré-gestacional
- Ganho de peso da mãe durante a gestação
- Tabagismo durante a gestação
- Desmame precoce do aleitamento materno
- Introdução precoce e inadequada de alimentos complementares antes dos 6 meses de vida da criança
- Não realização do café da manhã
- Consumo de bebidas adoçadas
- Fazer muitas refeições em restaurante
- Consumo de *junk food* pela família
- Muito tempo gasto em frente à televisão (mais de 2 horas por dia)
- Sedentarismo
- Baixo nível educacional materno
- Baixo nível socioeconômico
- Mãe, pai ou avós com obesidade
- Obesidade presente em algum momento da vida.

Anamnese

Na realização da anamnese da criança e do adolescente com obesidade, destacam-se, além dos dados comumente coletados, os seguintes fatores:

- História da obesidade: idade de início, relação com fatores desencadeantes, tentativas anteriores de tratamento e percepção da família sobre o problema
- Antecedentes pessoais: alto ou baixo peso ao nascer, ganho de peso acentuado no 1º ano de vida e uso de medicamentos (anti-histamínicos, corticosteroides e imunossupressores, psicotrópicos, entre outros)
- Antecedentes familiares: dados relacionados com obesidade e doença cardiovascular precoce. Considera-se risco cardiovascular familiar se houver, em pais, avós, tios e tias, história de doença cardiovascular antes dos 55 anos nos homens e dos 65 anos nas mulheres
- Antecedentes alimentares: tempo de aleitamento materno (cada período de 3,7 meses no tempo total de aleitamento materno reduz em 6% o risco de desenvolvimento de obesidade); introdução da alimentação complementar e seus aspectos quantitativos e qualitativos
- Hábitos alimentares: esses dados são obtidos com base em informações sobre o dia alimentar habitual. Deve-se investigar também a dinâmica da refeição: onde é realizada, se ocorre com ou sem a presença de pais e irmãos, em que ambiente, horários, intervalos, o tempo gasto, se ocorre repetição, se há ingestão concomitante de líquidos, como é a mastigação

- Comportamento e estilo de vida: investigar a presença de ansiedade, depressão e compulsão alimentar. Pesquisar a duração das atividades físicas, o tempo gasto com televisão, videogames e computador. Investigar *bullying*.

Diagnóstico

O estado nutricional deve ser classificado pelo IMC, utilizando-se os referenciais da OMS, 2006 e 2007. As Figuras 93.1 a 93.4 correspondem às curvas da OMS utilizadas pelo Ministério da Saúde. Os valores do IMC estão distribuídos em percentis e escores-Z, segundo sexo e idade (Tabela 93.1).

Deve-se lembrar que os quadros de obesidade exógena, que são as causas mais comuns de obesidade infantil, acompanham-se de obesidade com altura > P50 e idade óssea normal ou até avançada. Por outro lado, os quadros de obesidade de causa endócrina, os quais são raros, cerca de 2 a 3% do total, geralmente se caracterizam pela presença de obesidade com baixa estatura e atraso de idade óssea, como ocorre em hipotireoidismo, síndrome de Cushing, deficiência de hormônio de crescimento (GH), hipoparatireoidismo e pseudo-hipoparatireoidismo; com raras exceções, como o insulinoma, que causa obesidade com estatura normal. Uma criança com obesidade P de altura e idade óssea e desenvolvimento neuropsicomotor normais praticamente confirma tratar-se de quadro de obesidade exógena. As endocrinopatias só devem ser pesquisadas na presença de obesidade em vigência de déficit estatural, retardo de idade óssea ou se houver outro sinal ou sintoma de alguma endocrinopatia específica. Quando a obesidade for muito precoce, por exemplo, antes de 6 meses, causas genéticas como mutações na via anorexigênica devem ser pesquisadas (conforme discutido no Capítulo 77, *Causas Genéticas de Obesidade*).

A principal causa de obesidade na infância é sem dúvida a exógena, com hábitos alimentares e estilo de vida desfavoráveis em uma criança que já tenha herdado predisposição genética à obesidade e que, na maioria das vezes, é uma herança poligênica. Sabe-se que se um dos pais tiver obesidade, a chance de a criança ter obesidade é de 40%. Se ambos os pais tiverem obesidade, a chance se eleva para 80%. Se ambos os pais são magros, o risco de obesidade na criança cai para 10%.

Circunferência abdominal

Para a realização da circunferência abdominal deve-se marcar, inicialmente, o ponto médio entre a última costela fixa (décima) e a borda superior da crista ilíaca, local onde a fita será colocada. Em crianças e adolescentes, em razão das modificações da composição corporal em função do sexo, da idade e da maturação sexual, é necessário o emprego de pontos de corte específicos. Porém, até o momento não se têm valores de corte bem definidos para a normalidade conforme idade e sexo. Para solucionar esse problema, foi realizado o estudo de Bogalusa, no qual se conseguiu obter uma média do valor da normalidade de circunferência abdominal para cada idade e sexo. Atualmente, recomenda-se que o valor da circunferência abdominal seja menor que o percentil 90 (P90) para cada idade e sexo, conforme a Tabela 93.2, que foi construída segundo esse estudo.

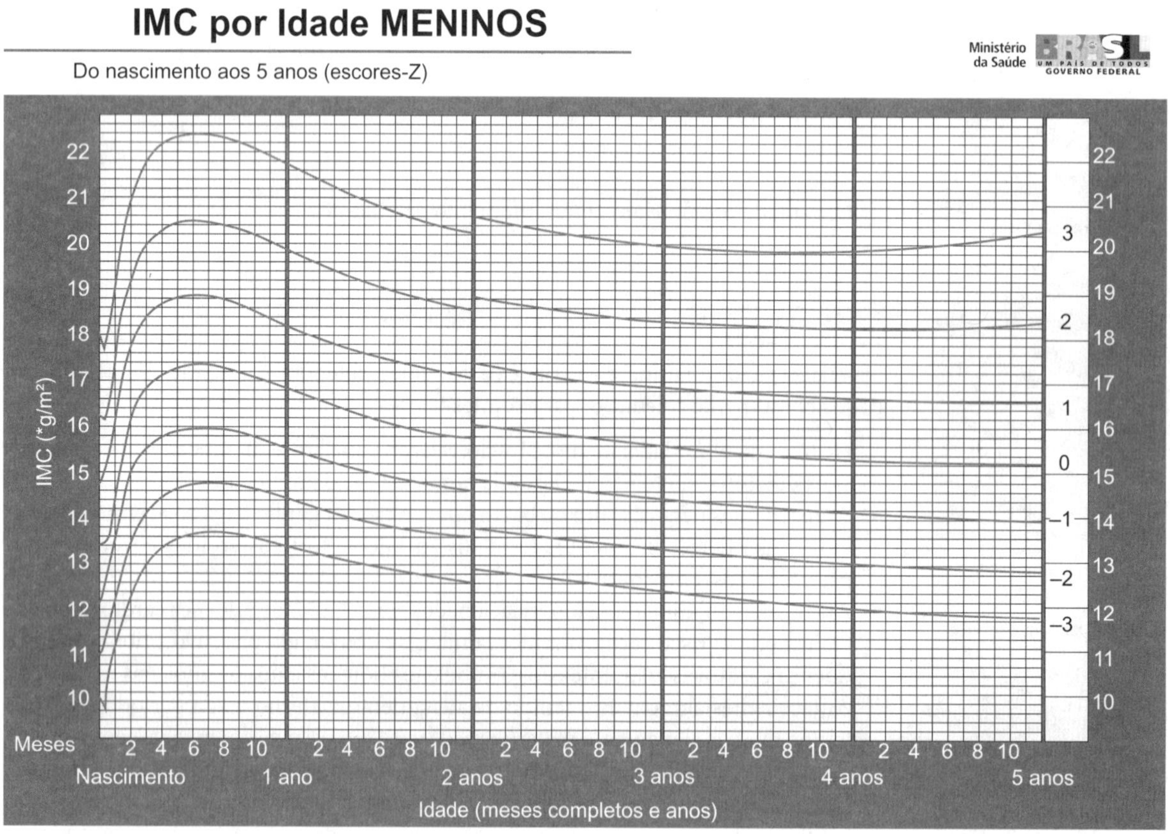

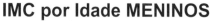

FIGURA 93.1 Índice de massa corporal (IMC) por idade para meninos – nascimento a 5 anos. (Fonte: WHO Child Growth Standards, 2006 [http://www.who.int/childgrowth/en/].)

IMC por Idade MENINOS
Dos 5 aos 19 anos (escores-Z)

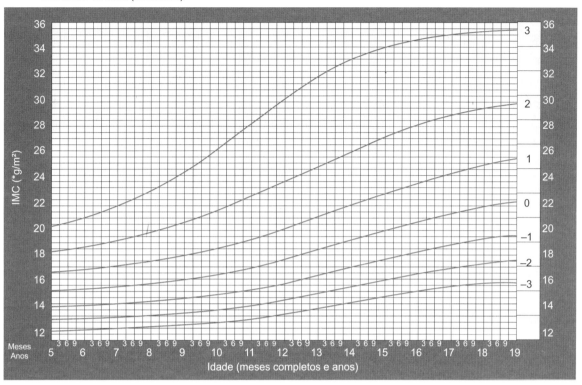

FIGURA 93.2 Índice de massa corporal (IMC) por idade para meninos – 5 a 19 anos. (Fonte: WHO Growth reference data for 5-19 years, 2007 [http://www.who.int/growthref/en/].)

IMC por Idade MENINAS
Do nascimento aos 5 anos (escores-Z)

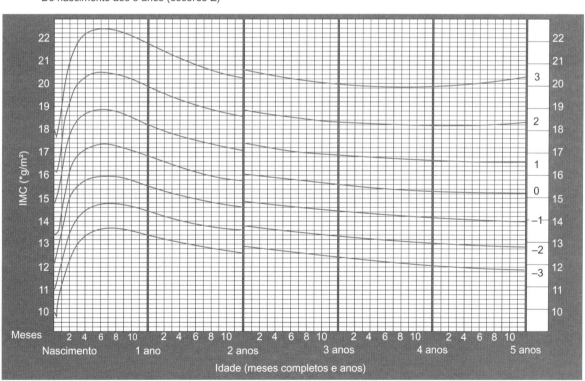

FIGURA 93.3 Índice de massa corporal (IMC) por idade para meninas – nascimento a 5 anos. (Fonte: WHO Child Growth Standards, 2006 [http://www.who.int/childgrowth/en/].)

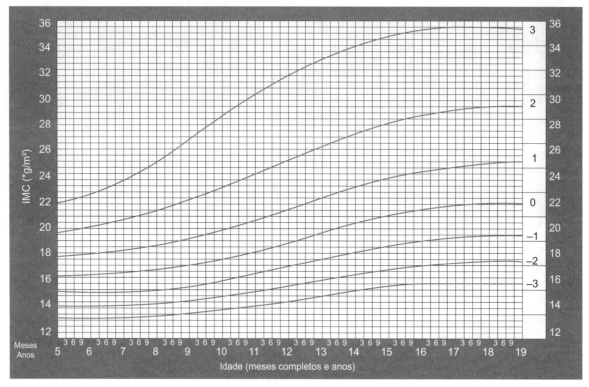

FIGURA 93.4 Índice de massa corporal (IMC) por idade para meninas – 5 a 19 anos. (Fonte: WHO Growth reference data for 5-19 years, 2007 [http://www.who.int/growthref/en/].)

TABELA 93.1 Classificação do estado nutricional de acordo com o índice de massa corporal (IMC)/idade por percentil e escore-Z.			
Percentil	Escore-Z	0 a 5 anos incompletos	5 a 20 anos incompletos
> 85 e ≤ 97	> +1 e ≤ +2	Risco de sobrepeso	Sobrepeso
> 97 e ≤ 99,9	> +2 e ≤ +3	Sobrepeso	Obesidade
> 99,9	> +3	Obesidade	Obesidade grave

Fonte: WHO, 2006.

TABELA 93.2 Percentis de circunferência de abdome por idade, sexo e etnia segundo o estudo de Bogalusa.												
	Meninos brancos			Meninas brancas			Meninos negros			Meninas negras		
		Percentis (cm)			Percentis (cm)			Percentis (cm)			Percentis (cm)	
Idade	n	50	90	n	50	90	n	50	90	n	50	90
5	28	52	59	34	51	57	36	52	56	34	52	56
6	44	54	61	60	53	60	42	54	60	52	53	59
7	54	55	61	55	54	64	53	56	61	52	56	67
8	95	59	75	75	58	73	54	58	67	54	58	65
9	53	62	77	84	60	73	53	60	74	56	61	78
10	72	64	88	67	63	75	53	64	79	49	62	79

(continua)

TABELA 93.2 Percentis de circunferência de abdome por idade, sexo e etnia segundo o estudo de Bogalusa. (*Continuação*)

| | Meninos brancos | | | Meninas brancas | | | Meninos negros | | | Meninas negras | | |
| | Percentis (cm) | | | Percentis (cm) | | | Percentis (cm) | | | Percentis (cm) | | |
Idade	n	50	90	n	50	90	n	50	90	n	50	90
11	97	68	90	95	66	83	58	64	79	67	67	87
12	102	70	89	89	67	83	60	68	87	73	67	84
13	82	77	95	78	69	94	49	68	87	64	67	81
14	88	73	99	54	69	96	62	72	85	51	68	92
15	58	73	99	58	69	88	44	72	81	54	72	85
16	41	77	97	58	68	93	41	75	91	34	75	90
17	22	79	90	42	66	86	31	78	101	35	71	105

Percentis baseados em exame de crianças em idade escolar, entre 1992 e 1994, no *Bogalusa Heart Study*, estimados separadamente dentro de cada grupo de etnia, sexo e idade.

O estudo de Bogalusa analisou a circunferência abdominal de algumas crianças conforme a idade e correlacionou o percentil 90 da circunferência abdominal com piores níveis de colesterol das lipoproteínas de baixa densidade (LDL-c) e de alta densidade (HDL-c), glicemia e insulina.

Uma medida antropométrica que tem sido cada vez mais utilizada para avaliar a gordura abdominal é a relação circunferência abdominal/estatura (CA/E). Essa relação é considerada adequada menor ou igual a 0,5. Acima desse valor, sugere-se risco de adiposidade central

Pressão arterial

Os níveis pressóricos são baseados na distribuição da pressão arterial em crianças saudáveis e devem ser interpretados de acordo com o sexo, a idade e a altura. Novas tabelas foram disponibilizadas após a última atualização do protocolo de hipertensão arterial da American Academy of Pediatrics em 2017.

No novo protocolo foi definido como pressão arterial normal, a pressão arterial sistólica (PAS) e a pressão arterial diastólica (PAD) em níveis abaixo do percentil 90 em crianças entre 1 e 13 anos e abaixo de 120/80 mmHg em maiores de 13 anos. O termo "pré-hipertensão" foi substituído por pressão sanguínea elevada e é definida com PAS e PAD maior ou igual ao percentil 90 e menor que o percentil 95 em crianças de 1 a 13 anos. Em maiores de 13 anos é definida acima que 120/80 mmHg e menor que 129/80 mmHg. Os hipertensos, também foram classificados em estágios 1 e 2, conforme a Tabela 93.3.

A Tabela 93.4 mostra a distribuição em percentis da pressão arterial segundo percentis de estatura, idade e gênero.

TABELA 93.3 Atualização nas categorias de pressão arterial.

	Crianças entre 1 e 13 anos	Crianças com 13 anos ou mais
Normal	< percentil 90	< 120/80 mmHg
Elevada	≥ 95 percentil e < percentil 95 ou 120/80 mmHg e < 95 (o que for mais baixo)	120/< 80 mmHg até 129/< 80 mmHg
	Crianças entre 1 e 13 anos	Crianças com 13 anos ou mais
Estágio 1	≥ 95 percentil e < 95 percentil + 12 mmHg ou 130/80 mmHg até 139/89 mmHg (o que for mais baixo)	130/80 mmHg até 139/89 mmHg
Estágio 2	≥ 95 percentil + 12 mmHg ou ≥ 140/90 mmHg (o que for mais baixo)	≥ 140/90 mmHg

Fonte: Protocolo da American Academy of Pediatrics, 2017.

TABELA 93.4 Percentis de pressão arterial segundo idade e estatura.

Idade (anos)	Percentil da PA	PAS, em mmHg Percentil de estatura							PAD, em mmHg Percentil de estatura						
		5	10	25	50	75	90	95	5	10	25	50	75	90	95
10	90	112	112	114	115	116	118	118	73	73	73	74	75	76	76
	95	116	116	117	119	120	121	122	77	77	77	78	79	80	80
	99	123	123	125	126	127	129	129	84	84	85	86	86	87	88
11	90	114	114	116	117	118	119	120	74	74	74	75	76	77	77
	95	118	118	119	121	122	123	124	78	78	78	79	80	81	81
	99	125	125	126	128	129	130	131	85	85	86	87	87	88	89
12	90	116	116	117	119	120	121	122	75	75	75	76	77	78	78
	95	119	120	121	123	124	125	126	79	79	79	80	81	82	82
	99	127	127	128	130	131	132	133	96	86	87	88	88	89	90
13	90	117	118	119	121	122	123	124	76	76	76	77	78	79	79
	95	121	122	123	124	126	127	128	80	80	80	81	82	83	83
	99	128	129	130	132	133	134	135	87	87	88	89	89	90	91
14	90	119	120	121	122	124	125	125	77	77	77	78	79	80	80
	95	123	123	125	126	127	129	129	81	81	81	82	83	84	84
	99	130	131	132	133	135	136	136	88	88	89	90	90	91	92
15	90	120	121	122	123	125	126	127	78	78	78	79	80	81	81
	95	124	125	126	127	129	130	131	82	82	82	83	84	85	85
	99	131	132	133	134	136	137	138	89	89	90	91	91	92	93

PA, pressão arterial; *PAS*, pressão arterial sistólica; *PAD*, pressão arterial diastólica.

Exames laboratoriais

Os exames laboratoriais devem ser criteriosamente escolhidos e interpretados. Para a maioria deles há tabelas e pontos de corte específicos para a faixa etária pediátrica. Importante ressaltar que, mesmo que não haja obesidade grave, várias comorbidades já podem estar presentes, pois outros fatores (genéticos, padrão alimentar, atividade física) colaboram de modo importante para o desenvolvimento de complicações. O Departamento Científico de Nutrologia da Sociedade Brasileira de Pediatria sugere a realização dos exames subsidiários, mostrados na Tabela 93.5, como *screening* universal para crianças e adolescentes com excesso de peso

Síndrome metabólica na infância e adolescência

Existem controvérsias quanto à definição da síndrome metabólica na faixa etária pediátrica. Entre os critérios mais utilizados para diagnosticar a síndrome metabólica (SM) estão os da National Colesterol Education Program-Adult Treatment Panel (NCEP-ATP III), International Diabetes Federation (IDF) e da Organização Mundial de Saúde (OMS). Em nosso meio, a classificação do IDF é a mais utilizada (Tabela 93.6).

Tratamento

As opções de tratamento da obesidade na faixa etária pediátrica são:

- Dieta
- Atividade física
- Tratamento farmacológico: nenhum medicamento antiobesidade é completamente seguro e isento de efeitos colaterais na faixa etária pediátrica. Deve-se, sempre que possível, evitá-los e preferir uma terapia baseada na mudança de alimentação, comportamentos e estilo de vida.

TABELA 93.5 Exames complementares para avaliação laboratorial de crianças e adolescentes com obesidade.

Exame		Valores de referência	Interpretação dos valores
Glicemia de jejum (feita com mínimo de 8 h e máximo de 12 h de jejum)		< 100 mg/dℓ	Adequado
		100 a 126 mg/dℓ	Alterada (ampliar a investigação com teste de tolerância oral à glicose)
		≥ 126 mg/dℓ	Diabetes melito
Teste oral de tolerância à glicose (TOTG) 2 h após 75 g de glicose		< 140	Adequado
		≥ 140 a < 200	Diminuída – Intolerância à glicose
		≥ 200	Diabetes melito
Glicemia casual*		≥ 200	Diabetes melito
Perfil lipídico (jejum de 12 h)	Colesterol total	< 150 mg/dℓ	Desejável
		150 a 169 mg/dℓ	Limítrofe
		≥ 170 mg/dℓ	Aumentado
	LDL-c	< 100 mg/dℓ	Desejável
		100 a 129 mg/dℓ	Limítrofe
		≥ 130 mg/dℓ	Aumentado
	HDL c	≥ 45 mg/dℓ	Desejável
	Triglicerídeos	< 100 mg/dℓ	Desejável
		100 a 129 mg/dℓ	Limítrofe
		≥ 130 mg/dℓ	Aumentado
Alanima aminotransferase (ALT ou TGP)	< 40 UL		Alguns estudos propõem valores inferiores, especialmente para crianças, sendo importante o acompanhamento longitudinal desses valores

Manual obesidade, Weffort. *Glicemia plasmática casual é aquela realizada a qualquer hora do dia, sem se observar o intervalo desde a última refeição. Devendo ser confirmada. (Fonte: Giuliano SBD, SBC.)

TABELA 93.6 Classificação da síndrome metabólica em crianças e adolescentes de acordo com os critérios da Federação Internacional de Diabetes, adotados pela Sociedade Brasileira de Pediatria (SBP).

Idade	Cintura abdominal	Triglicerídeos (mg/dℓ)	HDL-c (mg/dℓ)	Pressão arterial (mmHg)	Glicemia jejum (mg/dℓ)
< 6 anos	Considerar os itens isoladamente				
6 a 10 anos	> percentil 90	Considerar os itens isoladamente			
10 a 16 anos	> percentil 90	≥ 150	<40	PAS > 130 PAD > 85	> 100
> 16 anos	Considerar os critérios para adultos				
	M > 94 cm F > 80 cm	≥ 150	M < 40 F < 50	PAS > 130 PAD > 85	> 100

As medicações antiobesidade aprovadas para crianças e adolescentes acima de 12 anos são a liraglutida e o orlistate. A sibutramina pode ser usada em casos isolados de forma *off label*, assim como a metformina.

- Liraglutida: foi aprovada pela Anvisa em associação a aconselhamento de nutrição saudável e atividade física para controle de peso em adolescentes a partir de 12 anos com:
  - Peso corporal acima de 60 kg
  - Obesidade (IMC correspondendo a ≥ 30 kg/m² para adultos por pontos de corte internacionais – IOTF, do inglês *International Obesity Task Force*), devendo-se fazer a avaliação do IMC por sexo e idade entre 12 e 18 anos, conforme ilustrado na Tabela 93.7.
- Orlistate: pela FDA, seu uso é liberado para > 12 anos. Recomenda-se monitorar os níveis séricos de vitamina D, pois níveis normais são muito importantes para a formação óssea adequada da criança e do adolescente. Recomenda-se fazer suplementação de vitaminas lipossolúveis em toda criança e adolescente em uso de orlistate, com vitamina A 5.000 UI/dia, vitamina D conforme nível sérico, vitamina E 50 UI/dia e vitamina K pelo menos 25 µg/dia.
- Sibutramina: pode ser utilizada como alternativa *off label* para crianças > 12 anos sem resposta ao tratamento clínico não farmacológico, sem hipertensão arterial sistêmica e sem doença psiquiátrica. Pelo termo de responsabilidade do prescritor instituído pela Agência Nacional de Vigilância Sanitária (Anvisa), o uso da sibutramina em menores de 18 anos seria contraindicado
- Metformina: seu uso é autorizado para crianças > 10 anos, principalmente aquelas com quadros de resistência à insulina associada à obesidade. Dose máxima estudada na faixa etária pediátrica: 850 mg, 2 vezes/dia.

Outros anorexígenos devem ser utilizados apenas para maiores de 18 anos, pela falta de segurança e de estudos na população com faixa etária pediátrica.

Cirurgia bariátrica

Entre os critérios que permitem a realização de cirurgia bariátrica no Brasil – em adolescentes com idades entre 16 e 18 anos – estão o índice de massa corporal (IMC) superior a 35 e a existência de doenças associadas à obesidade. Além disso, desde o início de 2016, o CFM exige a indicação de um pediatra, comprovando que outros tratamentos anteriores foram ineficazes, além de exame comprovando consolidação do crescimento ósseo do paciente.

Tratamento de dislipidemia e hipertensão arterial na infância e adolescência

Lipídeos

Deve-se evitar ao máximo o tratamento medicamentoso com estatinas na infância, em virtude das dúvidas quanto à sua segurança na faixa pediátrica. Atualmente, indica-se tratamento medicamentoso da dislipidemia em casos de crianças diabéticas com LDL-c > 130 mg/dℓ, crianças com outros fatores de risco com LDL > 160 mg/dℓ ou crianças sem fator de risco apenas se LDL > 190 mg/dℓ, de preferência após os 10 anos.

As estatinas aprovadas pela FDA, com as doses e a idade de início, podem ser encontradas na Tabela 93.8.

Hipertensão arterial

O tratamento medicamentoso da hipertensão arterial sistêmica (HAS) na criança e no adolescente está indicado quando ocorre alguma das situações a seguir:

- Falta de resposta ao tratamento não medicamentoso
- Hipertensão sintomática
- Presença de hipertrofia de ventrículo esquerdo
- HAS estágio 2 sem fator modificável identificado
- HAS em paciente com doença renal crônica
- HAS em paciente com diabetes melito tipo 1 ou 2.

TABELA 93.7 Pontos de corte de IMC IOTF para obesidade por sexo entre 12 e 18 anos.

| Idade (anos) | IMC correspondente a 30 kg/m² para adultos de acordo com os pontos de corte internacional (IMC IOTF) | |
	Masculino	Feminino
12	26,02	26,67
12,5	26,43	27,24
13	26,84	27,76
13,5	27,25	28,20
14	27,63	28,57
14,5	27,98	28,87
15	28,30	29,11
15,5	28,60	29,29
16	28,88	29,43
16,5	29,14	29,56
17	29,41	29,69
17,5	29,70	29,84
18	30,0	30,0

IMC, índice de massa corporal; IOTF, pontos de corte internacionais.

TABELA 93.8 Estatinas aprovadas pela Food and Drug Administration para crianças e adolescentes.

Fármaco	Idade (anos)	Dose (mg/dia)
Atorvastatina	10	10 a 20
Fluvastatina	10	20 a 80
Lovastatina	10	10 a 40
Pravastatina	8 a 13 ≥ 14	20 40
Rosuvastatina	10	5 a 20
Sinvastatina	10	10 a 40

O objetivo do tratamento é a diminuição da pressão arterial (PA) abaixo do percentil 90 da referência (para faixa etária, sexo e estatura) ou abaixo de 130/80 mmHg para os pacientes acima de 13 anos. O tratamento inicial para a HAS secundária à obesidade deve ser feito com inibidor da enzima conversora da angiotensina (IECA) ou bloqueador do receptor da angiotensina (BRA).

Leitura recomendada

Daniels SR, Greer FR. Committee on Nutrition. Lipid screening and cardiovascular health in childhood. Pediatrics. 2008;122(1):198-208.

Flynn JT, Kaelber DC, Baker-Smith CM, Blowey D, Carroll AE, Daniels SR et al. Clinical practice guideline for screening and management of high blood pressure in children and adolescents. Pediatrics. 2017;140(3): e20171904.

Freedman DS, Serdula MK, Srinivasan SR, Berenson GS. Relation of circumferences and skinfold thicknesses to lipid and insulina concentrations in children and adolescents: The Bogalusa Heart Study. Am J Clin Nutr. 1999;69(2):308-17.

Jolliffe CJ, Janssen I. Development of age-specific adolescent metabolic syndrome criteria that are linked to the Adult Treatment Panel III and International Diabetes Federation criteria. J Am Coll Cardiol. 2007;27;49(8):891-98.

Weffort VRS. Obesidade na infância e adolescência: Manual de Orientação/Sociedade Brasileira de Pediatria. Departamento Científico de Nutrologia. 3. ed. São Paulo: SBP; 2019. 236 p.

Weiss R, Dziura J, Burgert TS, Tamborlane WV, Taksali SE, Yeckel CW et al. Obesity and the metabolic syndrome in children and adolescents. N Engl J Med. 2004;350(23):2362-74.

WHO. Growth reference. Anthro e Anthro plus https://www.who.int/childgrowth/software/en/ e https://www.who.int/growthref/tools/en/.

Obesidade e Gestação

Capítulo 94

Introdução

A gestação pode ser um fator desencadeante, ou até agravante, de um quadro de obesidade. A incidência de gestantes com obesidade vem crescendo muito a cada ano e a obesidade aumenta o risco não apenas de infertilidade e aborto, mas também de uma série de outras condições para a gestante e o recém-nascido.

Riscos da obesidade

A obesidade durante os períodos pré-concepcional, gestação, parto e pós-parto traz riscos maiores de:

- Infertilidade em razão da presença de ciclos anovulatórios, síndrome dos ovários policísticos e endométrio menos receptivo à nidação
- Aborto e morte fetal
- Hipertensão arterial sistêmica gestacional, doença hipertensiva específica da gestação (DHEG), diabetes melito gestacional (DMG), síndrome da apneia obstrutiva do sono (probabilidade de hipoxemia materna e fetal) e dislipidemia na gestação
- Retardo de crescimento intrauterino ou macrossomia fetal
- Pré e pós-maturidade
- Trabalho de parto prolongado
- Macrossomia fetal, causando distocia de apresentação, desproporção cefalopélvica, laceração no canal de parto, mais necessidade de cesáreas e maior probabilidade de hemorragias
- Durante cesárea, o risco se acentua pela maior dificuldade na intubação orotraqueal, no acesso venoso e na punção lombar anestésica, além de dosagem de anestésicos mais errática
- Maior índice de complicações maternas pós-parto: hemorragias por redução da contratilidade do miométrio, seromas, hematomas, infecções de feridas, endometrite e tromboembolismo venoso
- Menor sucesso na amamentação pela diminuição da resposta da prolactina à sucção mamária
- Malformações congênitas na criança, como defeitos de fechamento de tubo neural, maior propensão à obesidade na vida adulta e síndrome metabólica.

Avaliação

Toda gestante deve ser avaliada nutricionalmente da mesma maneira que a não gestante, a diferença é que os pontos de corte são diferentes.

Anamnese

- Tempo de gestação
- Passado obstétrico
- Comorbidades e uso de medicações
- Recordatório alimentar: características e números de refeições ao dia, quantidade de água ingerida, diminuição da ingestão de grupos alimentares específicos, aversões a determinados tipos de alimentos, compulsões alimentares, repulsas. Deve-se lembrar que a gestante apresenta aumento volêmico e precisa ingerir quantidades maiores de líquido, cálcio, ferro e proteínas
- Histórico de ganho de peso ao longo da vida.

Exame físico

- Peso, altura, IMC (índice de massa corporal), circunferências de abdome e de quadril
- Antropometria
- Restante do exame físico detalhado.

Classifica-se a gestante quanto ao peso, de acordo com o seu IMC pré-gestacional, e determina-se, então, qual é a variação de peso desejável ao fim da gestação (Figura 94.1). Deve-se sempre recomendar à gestante que ganhe algo em torno do valor do limite inferior do intervalo de peso descrito na Tabela 94.1.

Quando a gestação é gemelar, o ganho de peso deve ser maior (Tabela 94.2).

Na prática, sabe-se que dois terços das gestantes ganham mais peso do que o recomendado; isso contribui para aumentar os riscos maternos e fetais.

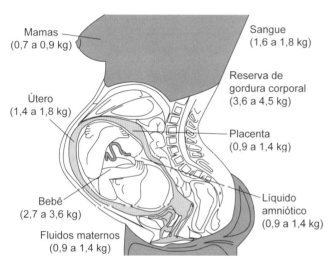

FIGURA 94.1 Ganho de peso ao fim de uma gestação.

TABELA 94.1 Variação do ganho de peso durante a gestação de acordo com o índice de massa corporal (IMC) pré-gravídico.

IMC pré-gravidez (kg/m²)	Classificação	Variação do ganho de peso na gravidez (kg)
Até 18,5	Baixo peso	12 a 18,1
18,6 a 24,9	Peso normal	11,3 a 15,8
25 a 29,9	Sobrepeso	6,8 a 11,3
> 30	Obesidade	4,9 a 9,07

TABELA 94.2 Variação de peso estimado em gestação gemelar de acordo com o índice de massa corporal (IMC) pré-gestacional.

Grávida	IMC (kg/m²)	Variação de ganho de peso (kg)
Peso normal	18,5 a 24,9	16 a 24
Sobrepeso	25 a 29,9	14 a 22,6
Obesidade	≥ 30	11,3 a 19

Avaliação bioquímica

Consiste na avaliação de exames laboratoriais necessários para cada trimestre específico da gestação:

- 1º trimestre
  - Hemograma completo
  - Ureia, creatinina, eletrólitos
  - Transaminases, gamaglutamil transferase (GGT), bilirrubinas, fosfatase alcalina
  - Perfil de ferro, vitamina B_{12}, ácido fólico, vitamina D
  - Glicemia de jejum, hemoglobina glicada
  - Lipídeos: o colesterol total aumenta em 50% e os triglicerídeos podem até triplicar durante a gestação, principalmente nos últimos trimestres
  - O hormônio tireoestimulante (TSH) deve ser mantido abaixo de 2,5 mU/ℓ no 1º trimestre e menor que 3,0 mU/ℓ nos 2º e 3º trimestres, tiroxina (T4) livre, antitireoperoxidase (TPO)
  - Sorologias para hepatite B (HBV), hepatite C (HCV), vírus da imunodeficiência humana (HIV), teste *Venereal Disease Research Laboratory* (VDRL), toxoplasmose, rubéola, citomegalovírus (CMV). Existe tratamento profilático para a gestante e para o recém-nascido, a fim de evitar a transmissão de infecção por HBV e HIV à criança. No caso de sífilis e toxoplasmose, deve-se realizar o tratamento de infecção aguda da gestante. No caso de HCV, rubéola e CMV, não há tratamento específico. Toda mulher em idade fértil deve ter sido previamente vacinada contra rubéola
  - Tipagem sanguínea e fator Rh: se a gestante for Rh-negativa, é necessário que ela realize o teste de Coombs indireto, e deve-se pesquisar o Rh de seu marido. Se o marido for Rh-positivo e a gestante Rh-negativa, ela deve ser orientada a receber a dose de imunoglobulina anti-Rh (Rhogan) com 28 semanas de idade gestacional (IG)
  - Exames de urina, urocultura e protoparasitológico de fezes
  - Ultrassonografia (USG) para avaliação de idade gestacional e translucência nucal com menos de 14 semanas de IG. A avaliação da IG é mais precisa se efetuada da 6ª à 12ª semanas, em que se define a IG pelo comprimento cabeça-nádega (CCN).
- 2º trimestre
  - Teste oral de tolerância à glicose (TOTG) com 75 g de glicose entre 24 e 28 semanas de gestação, pois nesse período ocorre o pico de resistência insulínica e do DMG, com dosagem de glicemia nos tempos 0, 1 e 2 horas: valores de referência inferiores a 92-180-153 mg/dℓ, respectivamente. Qualquer valor acima destes estabelece diagnóstico de diabetes gestacional. Para mais detalhes, ver Capítulo 121, *Diabetes Melito Gestacional*, deste livro.
  - Outros exames de sangue, conforme o quadro clínico
  - Exames de urina e urocultura
  - Ultrassonografia morfológica.
- 3º trimestre
  - Repetir VDRL, HIV
  - Outros exames de sangue, conforme o quadro clínico
  - Exames de urina e urocultura.

É preciso lembrar que alguns exames laboratoriais têm seu valor de referência diferente na gestante, quando comparado à mulher não gestante (Tabela 94.3).

TABELA 94.3 Valores de referência para os exames laboratoriais em gestantes.

Dosagens sanguíneas	Não grávida	Grávida	Níveis alterados
Hematócrito (%)	37 a 47	33 a 44	< 33
Hemoglobina (g/dℓ)	12 a 16	10,5 a 14	< 10
Ferritina (ng/100 mℓ)	15 a 200	5 a 150	< 5
Ácido fólico (ng/mℓ)	5 a 21	4 a 14	< 4
Vitamina B$_{12}$	430 a 1.025	Diminuída	Diminuída
Ferro (mg/100 mℓ)	> 50	> 60	< 60
Capacidade de ligação do ferro (mg/100 mℓ)	250 a 460	300 a 600	< 450
Colesterol total (g/100 mℓ)	< 200	< 345	–
Triglicerídeos (g/100 mℓ)	< 150	< 400	–

Adaptada de Audrey e Cueca VG, 1975; Burrow e Ferris, 1996.

Seguimento

Define-se a quantidade de calorias e nutrientes a serem oferecidos à mulher ao longo da gestação.

Requerimento energético estimado

Deve-se utilizar um método de escolha para o cálculo do gasto energético basal (GEB) da gestante, por exemplo, a fórmula de Harris-Benedict ou outras fórmulas de escolha; ou, idealmente, calorimetria indireta, se disponível.

Depois de calculado o gasto energético total (GET), deve-se acrescentar uma determinada quantidade de calorias, conforme o período da gestação:

- 1º trimestre: GET + 0
- 2º trimestre: GET + 300 kcal/dia
- 3º trimestre: GET + 300 kcal/dia.

A lactação consome cerca de 500 kcal/dia, em caso de aleitamento materno exclusivo ou um pouco menos, se o aleitamento não for mais exclusivo. Nesse período, a mulher deve consumir menos calorias do que a quantidade gasta, com os objetivos de manter um balanço energético negativo e a perda de peso após o parto, bem como retornar ao peso pré-gestacional.

Não se deve fazer dieta hipocalórica durante a gestação. Muitas gestantes podem até perder peso durante o 1º trimestre, caso sejam orientadas a seguir uma dieta normocalórica nesse período, pois algumas pacientes alimentam-se de maneira tão inadequada e tão hipercalórica no período pré-gestacional, que ocasionalmente podem apresentar perda de peso no 1º trimestre quando orientadas quanto a uma dieta saudável e normocalórica. No entanto, elas não devem receber menos calorias do que o calculado com relação às suas necessidades basais.

Durante o seguimento da paciente, é muito importante sempre fazer a aferição do peso a cada consulta, para avaliar se o ganho de peso está adequado. O ideal é não haver ganho durante o 1º trimestre da gestação, ou que seja no máximo de 2 kg. No 2º trimestre, o ideal é um ganho aproximado de 300 g/semana e, no 3º trimestre, de 400 g/semana. No entanto, esse ganho de peso pode ser um pouco maior ou um pouco menor, conforme o IMC pré-gestacional:

- IMC pré-gestacional < 18,5 kg/m^2: ganho de 500 g/semana (a partir do 2º trimestre)
- IMC entre 18,5 e 25 kg/m^2: ganho de 400 g/semana (a partir do 2º trimestre)
- IMC entre 25 e 30 kg/m^2: ganho de 300 g/semana (a partir 2º trimestre)
- IMC > 30 kg/m^2: ganho de 200 g/semana (a partir do 2º trimestre).

No 3º trimestre, o ganho de peso semanal deve ser de aproximadamente 100 g a mais do que no 2º trimestre. Ou seja, para pacientes que já tinham diagnóstico de sobrepeso pré-gestacional, o ideal é um ganho de 300 g/semana no 2º trimestre e de 400 g/semana no 3º trimestre. No caso de pacientes com obesidade, o ideal é ganharem 200 g/semana no 2º trimestre e 300 g/semana no 3º trimestre.

Em nosso meio, não existe uma curva de referência brasileira com valores de IMC por idade gestacional. Assim, o Ministério da Saúde utiliza como base a tabela de Atalah, que foi construída a partir de uma população de gestantes do Chile. Essa tabela permite avaliar e diagnosticar o estado nutricional da gestante expresso por valores de IMC conforme a semana gestacional (Figura 94.2)

Nutrientes específicos

Água

A gestante deve ser muito estimulada a beber água, cerca de um copo a cada 2 horas, pois a volemia aumenta muito na gestação.

Ferro

A demanda por ferro é muito maior na gestação em função do aumento da massa eritrocitária. Então, deve-se consumir muito ferro, com pelo menos três porções de carne vermelha na semana,

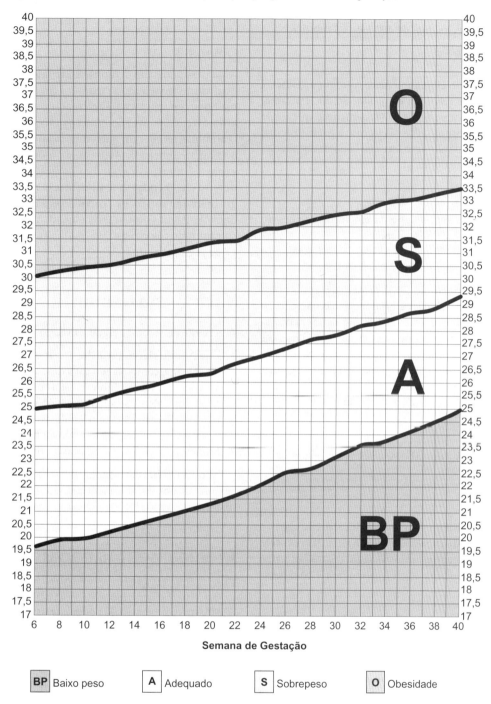

FIGURA 94.2 Curva de índice de massa corporal (IMC) por idade gestacional.

com o objetivo de dobrar o consumo diário de 15 para 30 mg de ferro elementar ao dia. Estimula-se a ingesta de feijões e vegetais verde-escuros, de preferência com alimentos ácidos, que aumentam a absorção de ferro não heme dos vegetais (portanto, temperar a salada com limão é uma técnica que ajuda muito nesse sentido). Geralmente, a necessidade de ferro da gestante não pode ser suprida pela alimentação e recomenda-se profilaxia com 30 a 60 mg de ferro elementar (300 mg de sulfato ferroso, por exemplo, que contém 20% de ferro elementar) a partir de 20 semanas de IG até o fim da lactação ou até 2 a 3 meses de pós-parto em não lactantes; ou ainda,

tratamento com doses maiores, se houver uma real deficiência de ferro. É preciso lembrar que o cálcio interfere na absorção de ferro e, portanto, deve-se evitar ingestão de leites, iogurtes ou queijos de sobremesa após as principais refeições, quando é ingerida a maior porção de ferro do dia.

Ácido fólico

O ácido fólico deve ser suplementado na fase bem inicial da gravidez, isto é, antes de 1 mês de gestação, pois os requerimentos de ácido fólico são maiores nas primeiras semanas, em razão do aumento da massa eritrocitária e, geralmente, a quantidade de ácido fólico, cujas fontes são os vegetais escuros, feijão, suco de laranja, ovos e fígado, é insuficiente. Portanto, o ideal é que a mulher inicie sua suplementação ainda antes de confirmar sua gravidez, na dose de 400 mcg a 1 mg/dia.

Cálcio

As necessidades de cálcio estão aumentadas durante a gestação, variando entre 1.200 e 1.400 mg elementar ao dia. Portanto, deve-se estimular o consumo de leite, iogurtes e queijos, e suplementar com comprimidos de cálcio, caso a paciente tenha intolerância a esse tipo de alimento (sempre lembrar que precisa ser em horário diferente do ferro).

Vitamina A

A vitamina A deve ser reposta apenas em certas regiões do Brasil, como o Norte, onde é deficiente.

Proteína

As demandas são maiores no 2º e, principalmente, no 3º trimestre. O ideal é que 25% das calorias ingeridas na gestação sejam em forma de proteínas, cerca de 1,1 g/kg/dia. Será necessária a suplementação em gestantes vegetarianas estritas, pois as proteínas de origem vegetal não fornecem todos os tipos de aminoácidos essenciais, ou naquelas que não conseguem ganhar peso, ou estejam perdendo peso durante a gestação, em virtude do quadro de hiperêmese gravídica, por exemplo.

Carboidratos

Mantém-se um consumo de carboidrato de aproximadamente 175 g ao dia.

Álcool

O álcool atravessa a barreira hematoencefálica, é teratogênico e está envolvido na síndrome do alcoolismo fetal. Não existem estudos para definir qual é o limite de segurança de ingestão alcoólica na gravidez, então o ideal é não ingerir álcool nessa fase da vida.

Adoçantes

O ideal é o uso de adoçantes naturais, como o de estévia, ou artificiais, como o de sucralose, que é minimamente absorvido pelo trato gastrintestinal. O ciclamato e a sacarina são de risco C na gestação (faltam estudos a respeito), e os demais são de risco B (ausência de risco em animais). Porém, mesmo os de risco C não são completamente proibidos pela Food and Drug Administration (FDA), mas há dúvidas quanto à sua segurança quando consumidos em grandes quantidades. Portanto, caso se faça o uso de adoçantes, o ideal é preferir bebidas adoçadas com estévia ou sucralose, pelo menos em casa ou quando for possível escolher, para que os outros adoçantes sejam usados apenas em situações menos comuns.

Sal

O sal não precisa ser restringido na gestação, exceto se a gestante apresentar alguma comorbidade cardíaca, hipertensiva ou renal que justifique sua restrição.

Tabaco e drogas ilícitas

Sugere-se a interrupção de tabaco e drogas ilícitas o quanto antes.

Ômega-3

Alguns estudos vêm demonstrando benefícios para a gestante e o neonato, no sentido de reduzir o risco de partos prematuros, melhorar a placentação, aumentar o peso do recém-nascido e promover o desenvolvimento cognitivo dos neonatos de gestantes que receberam suplementação com doses diárias de 600 mg de ômega-3. Além disso, o ômega-3 pode ajudar a evitar a hipertrigliceridemia na gestante. Dessa maneira, deve-se recomendar uma alimentação rica nesse tipo de ácido graxo insaturado (p. ex., peixes, óleos de soja e canola, chia e linhaça). Alguns obstetras recomendam a suplementação com comprimidos de ômega-3 na gestação, com doses entre 300 e 1.000 mg/dia.

Vacinas na gestante

A gestante deve tomar algumas vacinas:

- DTPA (difteria, coqueluche e tétano): vacina-se a partir da 20ª semana, completando cada dose a cada 1 a 2 meses. Caso a paciente já tenha sido vacinada com reforço há mais de 5 anos, administra-se apenas o reforço
- Hepatite B: caso a gestante ainda não esteja imunizada para hepatite B, essa vacinação pode ser feita durante a gestação
- *Influenza*: vacinam-se todas as gestantes.

Não são aplicadas vacinas para: febre amarela, sarampo, caxumba, rubéola, *Bacillus* Calmette-Guérin (BCG), papilomavírus humano (HPV), varicela e vírus vivos atenuados.

Medicamentos não usados na gestação

Alguns medicamentos não podem ser usados durante a gestação, a saber:

- Medicamentos antiobesidade (nenhum medicamento para perda de peso pode ser utilizado durante a gestação e nem durante a amamentação, em razão da teratogenicidade comprovada, no caso do topiramato, ou ausência de estudos, no caso dos demais).
- Sulfas
- Quinolonas
- Antifúngicos orais (apenas tópicos, se houver candidíase vaginal)
- Inibidores da enzima conversora de angiotensina (ECA)
- Betabloqueadores
- Diuréticos
- Marevan: deve ser evitado especialmente no 1º e no 3º trimestre, quando deve ser substituído por heparina
- Benzodiazepínicos
- Estatinas e fibratos
- Anti-inflamatórios não esteroides (AINES) e opioides.

Gestação pós-cirurgia bariátrica

Com a perda de peso que ocorre após a cirurgia bariátrica, torna-se muito mais provável que a mulher em idade fértil passe a ter ciclos ovulatórios. Dessa maneira, são comuns os casos de pacientes que engravidam logo após essa cirurgia, pois não se protegiam adequadamente contra uma gestação por se considerarem inférteis previamente à perda de peso.

Deve-se evitar ao máximo engravidar nos 18 meses subsequentes a uma cirurgia bariátrica, pois nesse período a perda de peso é maior, e a chance de ocorrerem deficiências de macro ou micronutrientes não é desprezível. O método ideal de contracepção nos anos seguintes a uma cirurgia bariátrica é a colocação de um dispositivo intrauterino (DIU). Isso porque os anticoncepcionais hormonais que contêm estrogênio aumentam o risco de tromboembolismo, que já é maior no pós-operatório dessas pacientes. Além disso, não se sabe muito bem como ocorre a absorção oral desses tipos de hormônio. E o uso de progesterona de depósito causa grande retenção hídrica e ganho de peso.

Embora a perda de peso que ocorre após a cirurgia bariátrica reduza muitos riscos para a gestante e para o feto, como os de infertilidade, abortamento, hipertensão arterial gestacional, DHEG, DMG, macrossomia fetal, distocia, cesáreas e complicações de partos, os antecedentes da realização de uma cirurgia bariátrica acentuam alguns riscos durante a gestação, como:

- Deficiências vitamínicas, podendo até cursar com anomalias congênitas, como defeitos no fechamento do tubo neural. Deve-se estar atento ao ferro, à vitamina B_{12}, ao ácido fólico, ao cálcio e às vitaminas lipossolúveis (A, D, E, K)
- Restrição de crescimento intrauterino, caso a gestante não consiga ganhar o peso necessário durante a gestação
- Bridas, obstrução intestinal, estenoses, hérnia interna, complicações mecânicas cirúrgicas.

Toda gestante pós-bariátrica deve receber suplementação adequada de:

- Ferro: em quantidade suficiente para evitar ferropenia. A oferta deve ser conforme o monitoramento do nível sérico de ferritina, que idealmente deve estar acima de 50 mg/dℓ.
- Ácido fólico: 1 a 5 mg/dia
- Vitamina D: suplementa-se conforme o nível sérico, que deve ser mantido acima de 30 ng/mℓ
- Cálcio: necessidades de ao menos 1.200 mg/dia de cálcio elementar, que muitas vezes necessita ser suplementado, de preferência com citrato de cálcio, para manter a calciúria entre 2 e 4 mg/kg de peso ideal
- Vitamina B_{12}, para manter o nível sérico acima de 300 pg/mℓ
- Polivitamínicos
- Proteínas: gestantes que engravidam poucos meses após a cirurgia ou não consigam ganhar peso, ou até estejam perdendo peso durante a gestação, devem receber suplementos proteicos nesse período e durante a lactação.

Leitura recomendada

Audrey RH, Cueca VG. The assessment of maternal nutrition. Clin Perinatol. 1975;2:207-19.

Burrow GN, Ferris TF. Complicações clínicas durante a gravidez. 4. ed. São Paulo: Roca; 1996.

Dewey KG, Heinig MJ, Nommsen LA. Maternal weight-loss patterns during prolonged lactation. Am J Clin Nutr. 1993;58(2)162-66.

Gunatilake RP, Perlow JH. Obesity and pregnancy: clinical management of the obese gravida. Am J Obstet Gynecol. 2011;204:106.

Hezelgrave NL, Oteng-Ntim E. Pregnancy after bariatric surgery: a review. J Obes. 2011;2011:501939.

Nuthalapati FS, Rouse DJ. The impact of obesity on female fertility and pregnancy. Up to Date. [acessado em Nov/2022].

Torloni MR, Betrán AP, Horta BL, Nakamura MU, Atallah AN, Moron AF et al. Prepregnancy BMI and the risk of gestational diabetes: a systematic review of the literature with meta-analysis. Obes Rev. 2009;10(2):194.

Capítulo 95

Obesidade e Microbiota Intestinal

Composição da microbiota intestinal

O corpo humano abriga 10 a 100 trilhões de microrganismos diferentes. Há dez vezes mais microrganismos do que células no corpo, e a maioria deles está localizada no cólon, o qual chega a ter 10^{10} a 10^{12} unidades formadoras de colônias (UFC)/mℓ.

Ao nascimento, o intestino do feto é estéril. Sua colonização começa durante o parto e é modificada ao longo da vida, conforme fatores como o tipo de parto, a colonização materna, a presença e o tempo de amamentação, o tipo de dieta dada à criança, a higiene da criança e de seus cuidadores, o uso de medicamentos e de antibióticos, a idade, entre outros. A dieta e o uso de antibióticos são os fatores que mais modificam a microbiota intestinal ao longo da vida.

Quando se estuda a variedade de microrganismos que há no intestino, nota-se que eles se agrupam em dois filos principais:

- Firmicutes (60% das bactérias intestinais): cocos ou bacilos, maioria gram-positiva, grupos de aeróbios e de anaeróbios. Por exemplo: *Lactobacillus, Enterococcus, Eubacterium, Clostridium, Bifidobacterium, peptostreptococcus*
- Bacteroidetes (30% das bactérias intestinais): bastonetes ou cocobacilos gram-negativos, anaeróbios obrigatórios. Por exemplo: *Bacteroides*
- Filos menos importantes (10% das bactérias intestinais): Proteobacteria, Actinobacteria, Fusobacteria, Cyanobacteria, Verrucomicrobia.

Mudança da dieta e microbiota intestinal

Estudos têm demonstrado que a composição da dieta e o número de calorias consumidas ao longo do dia são capazes de regular a composição e a função da microbiota intestinal. Os primeiros estudos que mostraram que a microbiota intestinal de pessoas com obesidade é diferente da microbiota intestinal de magros foram os estudos de Ley, em 2005 (Figura 95.1).

Ley comparou a microbiota de camundongos magros com a de camundongos com obesidade e observou que os com obesidade tinham 50% de redução na porcentagem de Bacteroidetes e aumento proporcional da porcentagem de Firmicutes em sua microbiota intestinal. Quando ofereceu dieta rica em gordura para os camundongos magros, percebeu que eles modificaram sua microbiota intestinal e passaram a ter microbiota semelhante à dos camundongos com obesidade, mesmo antes de ganharem peso. Ou seja, parece que a dieta estava modulando a microbiota intestinal, e não o peso diretamente. Ao dar dieta rica em gordura para ratos *knockout* para o gene da resistina (ratos geneticamente modificados para serem resistentes à obesidade), eles não engordaram, mas também mudaram sua microbiota (redução de Bacteroidetes, aumento de Firmicutes), comprovando novamente que foi o tipo de dieta, e não o peso diretamente, que modificou a microbiota intestinal. Seguindo o mesmo raciocínio, Ley passou a oferecer dieta restritiva para camundongos com obesidade; eles, então, passaram a ter a microbiota intestinal com as mesmas características da microbiota dos camundongos magros, também mesmo antes de perderem peso. Ou seja, parece realmente que foi o tipo de dieta que modulou a microbiota intestinal do animal, independentemente de seu peso.

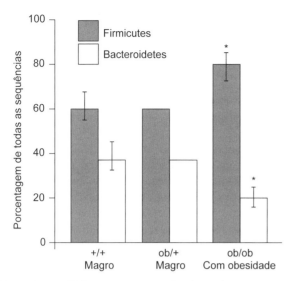

FIGURA 95.1 Diferença entre a microbiota bacteriana cecal de camundongos magros, de camundongos magros e heterozigotos para a mutação ob, e de camundongos com obesidade homozigotos para a mutação ob. (Adaptada de Ley et al., 2005.)

Em 2006, estudos com humanos, realizados por Ley, mostraram que a microbiota intestinal de humanos com obesidade também é diferente da de humanos magros, e que essa diferença pode ser modificada com a perda de peso com diferentes tipos de dieta restritiva (restrita em carboidratos ou em gorduras), conforme ilustrado pela Figura 95.2.

Estudos semelhantes foram realizados nos últimos anos por diversos autores e ficou mais que comprovado que a microbiota bacteriana intestinal é realmente diferente em pessoas com obesidade e magras, não apenas no mundo animal, mas também na espécie humana. Mas seria isso um fator prejudicial para a população com obesidade? Teria essa microbiota alguma relação causal com a obesidade ou seria apenas consequência dela e dos maus hábitos alimentares?

Microbiota intestinal e ganho de peso do indivíduo

Um dos primeiros estudos que sugeriram que talvez o tipo de microbiota intestinal também fosse importante na determinação do gasto energético basal do indivíduo e do padrão de acúmulo de gordura corporal foram os estudos realizados por Backhed, publicados em 2004. Backhed percebeu que camundongos *germ free* (sem colonização bacteriana em seu intestino) tinham menor acúmulo de gordura corporal, quando comparados com camundongos convencionais, mesmo consumindo 30% a mais de calorias e tendo um metabolismo de repouso menor (Figura 95.3).

Além disso, Backhed percebeu que, quando esses camundongos recebiam transplante de microbiota intestinal de outros camundongos, eles ganhavam mais gordura abdominal, a circulação de citocinas inflamatórias aumentava, como fator de necrose tumoral alfa (TNF-alfa), interleucina-1 (IL-1) e IL-6, havia piora da resistência à insulina e da glicemia de jejum e começavam a apresentar maior acúmulo de gordura no fígado. Quando o transplante era feito com bactérias da microbiota intestinal de camundongos com obesidade em vez de camundongos magros, todos esses parâmetros se agravavam ainda mais (Figura 95.4).

Com base no resultado desses estudos, percebeu-se que apesar de a dieta ser um importante modulador da microbiota intestinal independente do peso corporal, uma vez colonizado com uma microbiota "de obesidade", o indivíduo teria propensão muito maior em desenvolver maior obesidade, acúmulo de gordura corporal, ambiente pró-inflamatório com todas as suas consequências metabólicas. Ou seja, entra-se em um ciclo vicioso em que a alimentação hipercalórica e rica em gordura leva à modificação de microbiota, que, por sua vez, determina maior ganho de peso e obesidade, que vão causar piora ainda maior nos parâmetros metabólicos, levando a um ciclo difícil de ser quebrado.

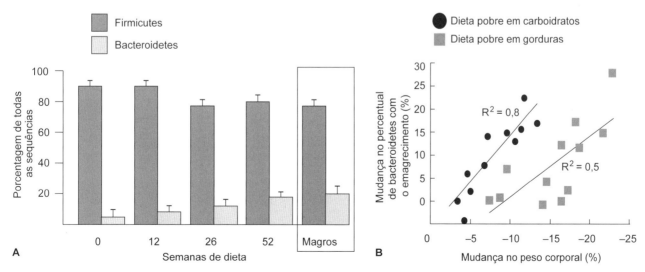

FIGURA 95.2 A e B. Aumento da proporção de Bacteroidetes e redução da proporção de Firmicutes, à medida que humanos com obesidade seguem com perda de peso em dieta restritiva, seja ela restrita em carboidratos ou em gordura (o segundo tipo de dieta promoveu perda de peso mais acentuada). Em ambos os grupos, a microbiota intestinal passou a se assemelhar cada vez mais à microbiota intestinal de indivíduos magros, conforme os com obesidade emagrecem. (Adaptada de Ley et al., 2006.)

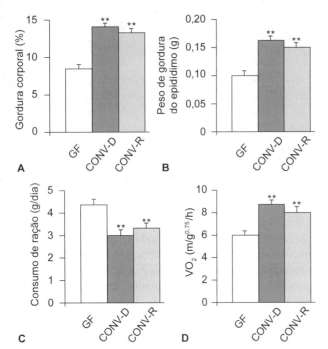

FIGURA 95.3 A a D. Estudo de Backhed mostrando três grupos de camundongos de 8 a 10 semanas. O primeiro grupo cresceu *germ free*. O segundo adquiriu a microbiota naturalmente desde o nascimento até a vida adulta (grupo convencional, ou CONV-R). O terceiro grupo, chamado CONV-D, cresceu *germ free* até a vida adulta, e depois foi colonizado com a microbiota cecal do grupo CONV-R durante 2 semanas. Os três grupos foram analisados quanto ao conteúdo total corporal de gordura, peso da gordura do epidídimo, consumo de ração diária e consumo de oxigênio (O_2). O estudo mostrou que, quanto menor a microbiota intestinal (ou, pelo menos, quanto mais tempo se permaneceu sem a microbiota intestinal natural desses camundongos), menor era a taxa de gordura total e de epidídimo desses animais, menor era o consumo calórico diário e maior a taxa de gasto energético basal diário. Portanto, a microbiota intestinal natural desses camundongos seria desfavorável ao processo de emagrecimento desses animais. (Adaptada de Backhed et al., 2004.)

Mecanismos promotores de ganho de peso pela microbiota intestinal de pessoas com obesidade

Como a "microbiota de pessoas com obesidade" consegue fazer o indivíduo ganhar mais peso, ainda que com o mesmo consumo energético?

Uma primeira explicação seria a capacidade da microbiota das pessoas com obesidade de metabolizar os elementos da dieta de maneira mais eficiente, de modo que maior quantidade de calorias é absorvida e poucas são excretadas nas fezes. Já foi comprovado que as fezes de indivíduos magros contêm maior quantidade de calorias que as dos indivíduos com obesidade, ainda que a dieta seja a mesma. Ou seja, os magros absorvem uma proporção menor das calorias que comem. Isto é comprovado pela Figura 95.5, extraída do artigo do autor Peter Turnbaugh (2006), que dosou as calorias por gramas de fezes em camundongos magros e com obesidade submetidos à mesma dieta.

A microbiota intestinal dos indivíduos com obesidade tem uma quantidade maior de genes que não estão presentes no genoma humano, que possibilitam uma melhor digestão de alguns tipos de polissacarídeos geralmente não digeríveis pela espécie humana, de modo a conseguir extrair uma quantidade maior de calorias daquele tipo de alimento.

Além disso, a microbiota intestinal de indivíduos com obesidade tem menor concentração de bifidobactérias, que são bactérias importantes nas *tight junctions* da barreira epitelial do intestino, controlando sua permeabilidade. Com a redução desse tipo de bactérias, ocorre aumento da permeabilidade intestinal para vários tipos de nutrientes e de toxinas.

Por fim, as bactérias predominantes na microbiota dos indivíduos com obesidade são bactérias gram-negativas, ricas em lipopolissacarídeos (LPS) em suas paredes celulares. Com maior permeabilidade intestinal e maior concentração de LPS no lúmen intestinal, torna-se uma regra que indivíduos

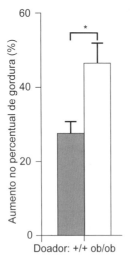

FIGURA 95.4 Estudos de Backhed mostrando o ganho de gordura corporal apresentado pelos camundongos *germ free* quando recebiam transplante de bactérias intestinais de doadores magros e de doadores com obesidade. (Adaptada de Backhed et al., 2004.)

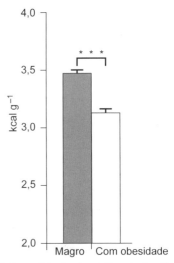

FIGURA 95.5 Quantidade de quilocalorias (kcal) por grama é maior nas fezes de indivíduos magros do que nas de indivíduos com obesidade, mesmo quando submetidos à mesma dieta. (Adaptada de Turnbaugh et al., 2006.)

com obesidade cursam com maior absorção de LPS para sua circulação sanguínea, apresentando níveis séricos de LPS cerca de duas a três vezes mais elevados do que essas concentrações nos indivíduos magros. Essa concentração sérica elevada de LPS provoca um estado de "endotoxemia metabólica", que, por sua vez, tem diversas consequências ruins, entre elas:

- Maior estímulo à produção de citocinas inflamatórias [níveis séricos mais elevados de IL-1, IL-6, TNF-alfa, inibidor do ativador do plasminogênio 1 (PAI-1) observados nos pacientes com obesidade], produzindo um quadro inflamatório sistêmico que propicia o aparecimento de resistência à insulina, diabetes melito tipo 2, esteatose hepática, acúmulo de gordura visceral, aterosclerose e doenças cerebrovasculares
- O ambiente inflamatório na circulação hipotalâmica causa aumento de fome e reduz a sensação de saciedade, em virtude de um quadro de resistência insulínica hipotalâmica
- Menor produção de proteínas com ação anti-inflamatória, como peptídeo semelhante ao glucagon 2 (GLP-2)
- Maior estresse oxidativo, comprovado pelo aumento do nível de marcadores, como NADPH (nicotinamida adenina dinucleotídeo fosfato reduzido) e STAMP2 (proteína transmembrana-seis de próstata 2)
- Maior atividade inflamatória de macrófagos, comprovado pelo aumento de marcadores de infiltração de macrófagos, como MCP-1 (proteína quimiotática de monócitos 1) e F4/80
- Menor expressão do fator adipocitário induzido pelo jejum (FIAF), causando maior atividade da lipoproteína lipase e, com isso, maior lipólise e maior liberação de ácidos graxos livres para a circulação
- Redução da proteinoquinase ativada por AMP (AMPK) fosforilada em fígado e músculo, reduzindo a metabolização desses ácidos graxos livres e aumentando seu estoque no tecido adiposo, o que induz à lipogênese no fígado sob a forma de esteatose hepática
- Aumento na expressão das enzimas ChREBP (proteína de ligação do elemento de resposta sensível a carboidratos) e SREBP (proteína de ligação do elemento regulador do esterol), responsáveis pela lipogênese hepática *de novo*
- Aumento da vasodilatação do epitélio de revestimento intestinal, aumentando a capacidade de absorção de nutrientes
- Alguns tipos de gorduras alimentares, como o ácido palmítico, que é um tipo de gordura saturada presente principalmente nas carnes vermelhas, também são capazes de se ligar ao mesmo receptor do LPS na membrana celular de macrófagos e adipócitos, estimulando de maneira direta um maior ambiente inflamatório sistêmico.

Dessa maneira, constata-se que o tipo de bactéria predominante na microbiota intestinal é capaz não só de aumentar a absorção de calorias pelo trato gastrintestinal, mas também de reduzir a sua oxidação de gorduras, aumentar sua síntese *de novo* (lipogênese) e seu estoque no tecido adiposo, fígado, gordura visceral e como depósito ectópico de gordura, propiciando um ambiente sistêmico de inflamação e estresse oxidativo, que, além de aumentar a fome e reduzir a saciedade, é capaz de causar uma série de comorbidades associadas à síndrome metabólica.

Perspectivas para o tratamento da obesidade baseadas na microbiota intestinal

Pensando em tentar amenizar os efeitos deletérios da microbiota intestinal presente nos camundongos que se alimentam com dietas ricas em gordura, fez-se a tentativa de associar um tratamento antibiótico para verificar quais seriam as consequências da modificação de microbiota intestinal induzida por esse tipo de medicação.

Como resultado, verificou-se no grupo de camundongos com dieta *high fat* que passaram pela antibioticoterapia, uma melhora importante com redução da permeabilidade intestinal, de endotoxemia plasmática, da massa gorda, da esteatose hepática, da resistência à insulina e do estado inflamatório sistêmico. Por outro lado, no grupo de camundongos que tinham dieta normal, o tratamento com antibióticos não fez nenhuma diferença. Portanto, talvez o uso de antibióticos seja um tratamento adjuvante promissor na associação de outras medidas para perda de peso e melhor controle metabólico em pessoas com alimentação muito gordurosa. No entanto, os estudos ainda se limitam a camundongos, e sabe-se dos efeitos adversos e dos riscos do uso indiscriminado desse tipo de medicação, que, por esse motivo, atualmente ainda não está indicado para essa finalidade (Figura 95.6).

Outra perspectiva de tratamento da obesidade baseada no conhecimento atual sobre a importância da microbiota intestinal na fisiopatologia dessa doença é o uso de probióticos e prebióticos. Os probióticos são microrganismos que podem trazer algum benefício, como o uso de *Lactobacillus paracasei* (que aumentam a expressão de FIAF), *Lactobacillus gasseri* (reduzem gordura abdominal), *Lactobacillus plantarum* (reduzem o tamanho dos adipócitos) e VSL3 (uma mistura de oito cepas de microrganismos, que reduzem esteatose hepática, resistência à insulina e ambiente inflamatório). Já os prebióticos são compostos não digeríveis que estimulam seletivamente o crescimento de determinadas cepas de bactérias vantajosas no cólon, como o uso de fruto-oligossacarídeos (que causam aumento das bifidobactérias e, com isso, causam melhor tolerância à glicose, reduzem a permeabilidade intestinal e a endotoxemia, aumentam GLP-2 e reduzem as citocinas inflamatórias) e de oligofrutose (que reduz esteatose e depósito de gordura visceral).

No entanto, até o momento, ainda não há um papel estabelecido para o uso de antibióticos, probióticos nem prebióticos para modular a microbiota intestinal humana como tratamento da obesidade. Apesar de seu uso em ratos parecer ter benefício, o uso em humanos ainda está em estudo.

Considerações finais

A disbiose da microbiota intestinal tem se mostrado intimamente ligada à obesidade. Muitos microrganismos intestinais foram identificados como relacionados com a obesidade. Eles induzem a ocorrência e o desenvolvimento da obesidade aumentando a absorção de energia do hospedeiro, aumentando o apetite, aumentando o armazenamento de gordura, contribuindo

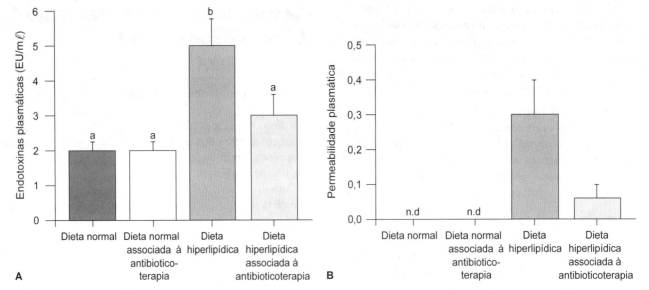

FIGURA 95.6 A e **B.** Tratamento com antibióticos causando mudança na permeabilidade intestinal e na endotoxemia plasmática em camundongos submetidos à dieta hiperlipídica. (Adaptada de Cani et al., 2008.)

para a inflamação crônica e regulando ritmos circadianos. Em virtude da complexidade e diversidade da microbiota intestinal, o mecanismo pelo qual a mesma induz a obesidade ainda precisa ser mais estudado.

Ter um conhecimento a respeito da importância da microbiota intestinal na fisiopatologia e na perpetuação da obesidade se torna um ponto bastante interessante, uma vez que desperta a possibilidade de desenvolvimento futuro de novos alvos terapêuticos para o tratamento do excesso de peso e de suas consequências metabólicas.

Leitura recomendada

Backhed F, Ding H, Wang T, Hooper LV, Koh GY, Nagy A et al. The gut microbiota as an environmental factor that regulates fat storage. Proc Natl Acad Sci. 2004;101(44):15718-23.

Cani PD, Amar J, Iglesias MA, Poggi M, Knauf C, Bastelica D et al. Metabolic endotoxemia initiates obesity and insulina resistance. Diabetes. 2007;56(7):1761-72.

Cani PD, Bibiloni R, Knauf C, Waget A, Neyrinck AM, Delzenne NM. Changes in gut microbiota control metabolic endotoxemia-induced inflammation in high-fat diet – Induced obesity and diabetes in Mice. Diabetes. 2008;57(6):1470-81.

Leber B, Tripolt NJ, Blattl D, Eder M, Wascher TC, Pieber TR et al. The influence of probiotic supplementation on gut permeability in patients with metabolic syndrome: an open label, randomized pilot study. Eur J Clin Nutr. 2012,66(10):1110-15.

Ley RE, Bäckhed F, Turnbaugh P, Lozupone CA, Knight RD, Gordon JI. Obesity alters gut microbial ecology. Proc Natl Acad Sci. 2005;12(31):11070-75.

Ley RE, Turnbaugh PJ, Klein S, Gordon JI. Microbial ecology: human gut microbes associated with obesity. Nature. 2006;444:1022-23.

Liu BN, Liu XT, Liang ZH, Wang JH. Gut microbiota in obesity. World J Gastroenterol. 2021;27(25):3837-50.

Pistelli GC, Da Costa CEM. Bactérias intestinais e obesidade. Rev. Saúde e Pesquisa. 2010;3(1):115-19.

Rodrigues A. Microbiota intestinal e sua possível relação com a obesidade. ABESO. 2011;53.

Tsukumo DM, Carvalho BM, Carvalho-Filho MA, Saad MJA. Translational research into gut microbiota: new horizons in obesity treatment. Arq Bras Endocrinol Metab. 2009;53(2):139-44.

Turnbaugh PJ, Ley RE, Mahowald MA, Magrini V, Mardis ER, Gordon JI. An obesity-associated gut microbiome with increased capacity for energy harvest. Nature. 2006;444:1027-31.

Vrieze A, Van Nood E, Holleman F, Salojärvi J, Kootte RS, Bartelsman JF. Transfer of intestinal microbiota from lean donors increases insulina sensitivity in individuals with metabolic syndrome. Gastroenterology. 2012;143(6):913-16.

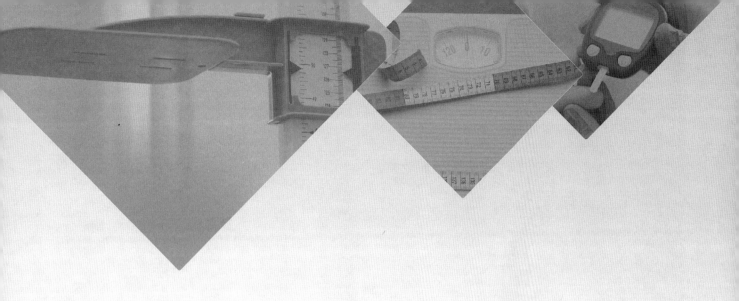

Parte 8

Lipídeos

Patrícia Sales • Daniela de Paiva Rosa Amaral

Capítulo 96

Lipídeos, Lipoproteínas e Apolipoproteínas

Introdução

Os lipídeos são substâncias orgânicas caracterizadas pela insolubilidade no meio aquoso. São representados, principalmente, pelos ácidos graxos livres (AGL), triglicerídeos (TG), fosfolipídeos, colesterol livre e colesterol esterificado, sendo importantes por desempenhar funções vitais no organismo, como:

- Ofertar energia para as células
- Fornecer material para síntese de hormônios esteroides, vitaminas lipossolúveis, componentes da bile e das membranas celulares
- Atuar como sinalizadores em vias metabólicas e reações bioquímicas intracelulares (na forma de prostaglandinas, leucotrienos e tromboxanos).

Tipos de lipídeos

Ácidos graxos livres

Os AGL são lipídeos simples, formados por uma cadeia de carbonos ligada a átomos de hidrogênio até um grupamento carboxiterminal. A cadeia de carbonos pode ser curta, média ou longa, com ligações simples ou duplas (denominadas "insaturações") entre esses carbonos, configurando, assim, os chamados "ácidos graxos saturados" ou insaturados, respectivamente.

O ácido graxo saturado tem todas as ligações simples entre os carbonos e, tridimensionalmente, se apresenta como uma molécula linear no espaço, em um único plano. Por outro lado, o ácido graxo insaturado tem uma ou mais ligações duplas entre os carbonos e, tridimensionalmente, sua molécula se apresenta tortuosa no espaço, em mais de um plano, ou seja, ocupa mais espaço do que o ácido graxo saturado. As ligações duplas da molécula podem se romper, permitindo a quebra e a oxidação do ácido graxo.

- Ácidos graxos saturados
  - Láurico (coco, carne): 12 carbonos
  - Mirístico (leite, manteiga): 14 carbonos
  - Palmítico (óleo de dendê, azeite de palma, carne): 16 carbonos
  - Esteárico (chocolate, gordura do cacau): 18 carbonos
- Ácido graxo monoinsaturado (apenas uma ligação dupla)
  - Ômega-9 (ácido oleico – azeite)
- Ácidos graxos poli-insaturados (mais de uma ligação dupla)
  - Ômega-3: DHA – ácido docosa-hexaenoico, EPA – ácido eicosapentaenoico (salmão, atum) e alfalinolênico (óleo de canola, linhaça)
  - Ômega-6 (ácido linoleico – óleo de milho, soja e girassol; e ácido araquidônico)
- Ácido graxo *trans*.

Ácidos graxos *trans* são ácidos graxos insaturados nos quais os átomos de hidrogênio das ligações duplas encontram-se em lados opostos da molécula. São formados pelo processo de hidrogenização, que converte óleos vegetais (líquidos) em gordura sólida. Normalmente, os ácidos graxos estão na conformação *cis*, ou seja, os átomos de hidrogênio dos carbonos que fazem a ligação dupla ficam ambos do mesmo lado da molécula. Somente uma pequena porção de ácidos graxos *trans* pode ser encontrada naturalmente em carnes e leites. A molécula *trans* tem conformação linear, mais rígida, aumentando a interação entre as moléculas.

São mais estáveis e resistentes aos processos oxidativos e têm um ponto de fusão mais alto que a forma *cis*. São encontradas em muitos alimentos industrializados, principalmente alimentos crocantes. Aumentam o colesterol da lipoproteína de baixa densidade (LDL-c) e reduzem o colesterol da lipoproteína de alta densidade (HDL-c).

Dentro de uma molécula de LDL cabem poucas moléculas de ácidos graxos insaturados (pois eles têm conformação tridimensional que ocupa muito espaço), mas muitas de ácidos graxos saturados (moléculas menos espaçosas, que conseguem se agrupar em maior quantidade em menor espaço). O consumo de grande quantidade de ácido graxo insaturado causa maior expressão dos receptores celulares para captação de LDL (denominados "receptores BE"), enquanto o consumo de ácido graxo saturado reduz a expressão celular desses receptores (de modo a reduzir a captação celular de LDL). Por essa razão, pode-se concluir que o consumo de gordura saturada causa aumento do LDL-c (pelo maior número de moléculas de ácido graxo dentro de cada partícula de LDL e maior acúmulo de moléculas de LDL no plasma em decorrência de sua menor captação periférica pelas células via receptor BE), enquanto o consumo de gordura insaturada reduz LDL-c (menos ácidos graxos dentro de cada partícula de LDL e menor quantidade de partículas no plasma em razão da maior captação via receptor BE).

Triglicerídeos

Os ácidos graxos podem circular livres no plasma, porém a maior parte encontra-se na forma de triglicerídeos, que são moléculas com três cadeias de ácidos graxos conectados a um glicerol. O tipo de ácido graxo varia principalmente de acordo com a dieta do indivíduo, podendo predominar ácidos graxos saturados ou insaturados. Os triglicerídeos têm função basicamente energética e constituem uma das formas de armazenamento energético mais importantes no organismo, sendo depositados nos tecidos adiposo e muscular.

Fosfolipídeos

Os fosfolipídeos são formados por um glicerol ligado a dois ácidos graxos. No terceiro local de ligação, há um átomo de fósforo e uma molécula carregada eletricamente. Essa composição garante a presença de dois polos nos fosfolipídeos: um hidrofílico, formado pelos fosfatos, e um hidrofóbico, formado pelas duas cadeias de ácidos graxos. São muito importantes para a formação da membrana plasmática das células, dando fluidez a essas membranas.

Colesterol

Embora seja quimicamente classificado como um álcool, o colesterol é altamente solúvel em gorduras, principalmente na sua forma esterificada. É formado por quatro anéis de carbono, originando uma estrutura muito rígida. Tem origem animal. Pode estar livre (desesterificado) ou ligado a um ácido graxo (esterificado):

- Colesterol esterificado: mais hidrofóbico e muda seu ponto de fusão, cristalizando-se. É a forma de colesterol que fica estocada no interior das lipoproteínas plasmáticas

- Colesterol não esterificado: é a forma livre do colesterol, biologicamente ativa. Não está ligado a nenhuma cadeia de ácido graxo. É a forma mais importante de colesterol no meio intracelular, disponível para ser utilizado pela célula para a síntese de hormônios e ácidos biliares, para formação da membrana plasmática, entre outras possíveis funções.

A maior parte das gorduras na dieta está sob a forma de triglicerídeos e não de colesterol. O colesterol alimentar diário se limita geralmente a cerca de 300 a 400 mg/dia. Portanto, a maior parte do colesterol que há no organismo é proveniente da própria síntese intracelular pelas células que vão utilizá-lo, enquanto a menor contribuição provém do colesterol dietético.

A maior parte do conteúdo de colesterol de uma célula é o colesterol livre não esterificado, que é a forma metabolicamente ativa. Porém, nas lipoproteínas do sangue, a maior parte do colesterol encontra-se esterificada, para permitir seu melhor transporte, pois com a esterificação, o colesterol se torna mais hidrofóbico, formando cristais, o que favorece a migração para dentro da partícula de lipoproteína, que é o seu centro apolar. Caso não seja esterificado, ele fica mais hidrossolúvel, dissolvendo-se no plasma e saindo de dentro da partícula de lipoproteína, portanto com maior dificuldade para ser transportado. Fazem parte da esterificação e desesterificação do colesterol as seguintes enzimas:

- Acetilcolesterol acetiltransferase (ACAT): enzima que esterifica o colesterol no intracelular
- Lecitina-colesterol aciltransferase (LCAT): enzima que esterifica o colesterol no plasma
- Colesterol éster hidrolase neutra (CEHN): enzima que desesterifica o colesterol.

Lipoproteínas

As lipoproteínas constituem agregados macromoleculares de lipídeos com proteínas (chamadas "apolipoproteínas"), formando estruturas que têm uma porção hidrofóbica central (muitos triglicerídeos e colesterol esterificado) e uma porção hidrofílica periférica (fosfolipídeos e apolipoproteínas). Apresentam como principal função o transporte de lipídeos na circulação sanguínea para fornecê-los às células da periferia (Figura 96.1).

Apo (ou apolipoproteína ou apoproteína) é o nome dado à proteína que entra na constituição das lipoproteínas. Suas funções são dar hidrofilidade, formar um arcabouço estrutural

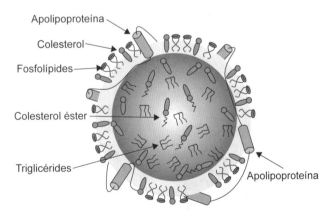

FIGURA 96.1 Estrutura das lipoproteínas.

da lipoproteína e prover direcionamento metabólico (ligar-se a receptores específicos).

Existem cinco grandes tipos de lipoproteínas em nosso organismo. Estas são classificadas de acordo com o tipo de apo que as formam, com a proporção de triglicerídeos, de colesterol e de proteínas na sua constituição, conforme seu tamanho e sua densidade (quanto maior a quantidade de gordura, maior o tamanho e menor a densidade da lipoproteína). São elas: quilomícrons (QM), lipoproteína de muito baixa densidade (VLDL), lipoproteína de densidade intermediária (IDL), lipoproteína de baixa densidade (LDL) e lipoproteína de alta densidade (HDL).

O que determina qual é o tipo de lipoproteína é principalmente o tipo de apo que entra na sua constituição e a proporção de colesterol e de apo dentro da partícula de lipoproteína. O QM é a maior partícula porque tem grande proporção de gorduras e pouquíssima proteína. A HDL é pequena por ser rica em proteínas e conter pequena quantidade de gordura.

Quilomícrons

Os QM são as maiores (1 μm = 1/7 do diâmetro de uma hemácia) e menos densas (1,006 g/mℓ) partículas de lipoproteínas. São formados por 90% de TG provenientes da dieta e o restante de uma combinação de colesterol, fosfolipídeos e apo (apo B48, A, C e E). São sintetizados nos enterócitos e liberados para a circulação linfática, até serem despejados no ducto torácico para a circulação sistêmica, onde serão hidrolisados pelas LPL (lipoproteínas lipases), que são enzimas localizadas na superfície endotelial de capilares do tecido adiposo e músculos, com consequente liberação de ácidos graxos e glicerol do core, e de colesterol não esterificado da superfície dessas partículas. Após esse processo de lipólise, os ácidos graxos são capturados por células musculares e também adipócitos – estes últimos são importantes reservatórios de TG elaborados a partir de ácidos graxos. Remanescentes de quilomícrons e ácidos graxos também são capturados pelo fígado, onde são utilizados na formação de VLDL.

Lipoproteína de muito baixa densidade

As VLDL são de tamanho menor que os QM, mas ainda com densidade bem baixa (1,006 g/mℓ, igual ou somente um pouco maior que a do QM. Formadas no fígado, têm 60% de triglicerídeos, 10% de apo (B100, A, C e E), e o restante de colesterol e fosfolipídeos. Exerce a função de transportar o excesso de lipídeos que chega ao fígado para a circulação sistêmica. São hidrolisadas perifericamente pela LPL, que retira suas moléculas de TG, e recebem colesterol perifericamente por ação da enzima CETP (proteína de transferência do colesterol esterificado), que faz trocas de colesterol e triglicerídeos entre as VLDL e as LDL e HDL. Portanto, essas moléculas vão sendo modificadas ao longo de sua vida, reduzindo progressivamente a quantidade de TG e de apolipoproteínas e aumentando a quantidade de colesterol, até se transformarem em uma molécula de IDL.

Lipoproteína de densidade intermediária

A IDL representa uma molécula de VLDL que já perdeu uma parte dos seus triglicerídeos e ganhou um pouco de colesterol, tornando-se uma molécula intermediária quanto ao seu peso e densidade (1,006 a 1,019 g/mℓ), quando se compara à VLDL e à LDL.

Lipoproteína de baixa densidade

A LDL é a via final da VLDL, quando essa molécula já perdeu grande parte de triglicerídeos (que agora só consistem em 10% dessa lipoproteína) e ganhou quantidade significativa de colesterol pela CETP (agora o colesterol corresponde a 40% da molécula). Além de colesterol e triglicerídeos, contém 20% de fosfolipídeos e 20% da sua única proteína, a apo B100 (presente em uma proporção de apenas uma molécula de apo B100 para cada molécula de LDL). A LDL já perdeu todas as outras apo que a VLDL tinha (apo A, C e E, e ficou apenas com uma única partícula de apo B100). A densidade é de 1,019 a 1,063 g/mℓ. É a principal transportadora de colesterol no organismo. Por ser uma molécula pequena, é capaz de entrar no interior das células e ser oxidada no interior do endotélio, sendo, por isso, considerada uma partícula muito aterogênica.

Lipoproteína (a) é uma molécula de LDL na qual a apo B100 se liga covalentemente a uma apo (a), produzida pelos hepatócitos, conforme determinação genética. A função fisiológica da Lp(a) não é conhecida, mas, em estudos mecanísticos e observacionais, ela tem sido associada à formação e à progressão da placa aterosclerótica. Como a apo (a) tem estrutura semelhante à do plasminogênio, tem efeito trombogênico e é extremamente aterogênica, mais do que a LDL. A densidade é de 1,050 a 1,120 g/mℓ. Ainda não se sabe muito bem como ocorre essa ligação entre a apo B100 e a apo (a). A apo (a) não é removida pelos receptores BE, apenas pelos rins da circulação.

Lipoproteína de alta densidade

A HDL é uma molécula pequena e densa (1,063 a 1,210 g/mℓ), composta de 50% de proteínas (apo A1 e outras apo), 20% de fosfolipídeos e 20% de colesterol. Tem a função de penetrar no endotélio e remover o excesso de colesterol que se deposita nas placas (remove o colesterol livre de dentro dos macrófagos e também do interior de várias células). Faz o transporte reverso desse colesterol para o fígado, além de ter também algumas outras funções no organismo (p. ex., funções anti-inflamatória e antitrombótica). Pode ser subdividida em pré-beta HDL (densidade 1,210 g/mℓ), HDL_3 (1,125 g/mℓ) e HDL_2 (1,063 a 1,125 g/mℓ), conforme vão capturando colesterol da periferia e diminuindo sua densidade. A Figura 96.2 ilustra o tamanho e a densidade das proteínas.

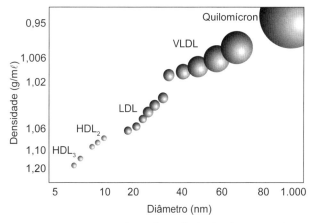

FIGURA 96.2 Tamanho e densidade das lipoproteínas.

Apolipoproteínas

Apolipoproteína A

As apo A são as principais constituintes de HDL-c (principalmente a apo A1). Removem o colesterol das outras células e das outras lipoproteínas para levar ao fígado (transporte reverso do colesterol). Além disso, apresentam ações antiinflamatória, antioxidante e antitrombótica, aumentam a sensibilidade à insulina, a secreção pancreática de insulina, a oxidação de ácidos graxos e a produção de óxido nítrico pelo endotélio (ação vasodilatadora). A apo A1 ativa a LCAT e a remoção de colesterol celular. A apo A2 inibe a ligação da apo E aos receptores e, talvez, a remoção celular de colesterol. Sua expressão elevada produz hiperlipidemia combinada e resistência à insulina.

Apolipoproteína B

As apo B são as apo estruturais mais importantes. A maior parte (95%) das apo B no organismo são apo B100, uma proteína muito grande, que participa da formação dos VLDL, IDL e LDL. Cada uma dessas lipoproteínas contém apenas um apo B100. Por outro lado, os QM são formados por apo B48, que é uma proteína menor, mas que também está presente na proporção de apenas uma molécula de apo B48 para cada molécula de QM. As apo B são reconhecidas pelos receptores BE, e o grau de afinidade para esse receptor dependerá também da presença das apo E. A razão colesterol total/apo B pode dar uma ideia do tamanho das partículas de LDL. Partículas menores são mais aterogênicas.

Apolipoproteína C

As apo C servem para modular a atividade da LPL. A apo C1 não interfere nessa atividade; a apo C2 ativa a LPL; a apo C3 inibe a LPL. A insulina ativa a apo C2 e inibe a apo C3. Na resistência à insulina, ocorre redução da apo C2 e aumento da apo C3, de modo que a LPL passa a funcionar menos, permitindo o acúmulo de QM e de VLDL, causando hipertrigliceridemia. Além disso, a principal causa de hipertrigliceridemia familiar é a mutação que causa deficiência de apo C2. Existem também outras causas de hipertrigliceridemia familiar menos comuns, como mutação da LPL.

Apolipoproteína E

A apo E aumenta a afinidade da apo B ao receptor BE, facilitando a remoção de colesterol pelo fígado e pelas células periféricas. A apo E é uma proteína polimórfica na população. Existem três alelos (apo E2, 3 e 4). Cada indivíduo vai ter a combinação de dois desses alelos, de seis combinações diferentes possíveis. Cerca de 60% é E3/E3, e apenas 1% é E2/E2. O alelo E2 é o que apresenta menor afinidade pelo receptor BE e também pela LPL. Porém, a apo E4 é a que tem maior afinidade pelo receptor BE e pela LPL. A apo E3 produz um fenótipo intermediário entre os dois anteriores. Pacientes com o genótipo E2/E2 podem ser portadores da disbetalipoproteinemia, caracterizada pelo acúmulo de lipoproteínas ricas em apo E (QM, VLDL, remanescentes), que passam a ser captadas muito lentamente pelo fígado e também lentamente metabolizadas pela LPL

Apolipoproteína (a)

A apo (a) liga-se de modo covalente a apo B da LDL, formando a lipoproteína (a), que é extremamente aterogênica e pró-inflamatória.

Leitura recomendada

Davis Jr HR, Altmann SW. Niemann-Pick C1 like 1 (NPC1 L1) an intestinal sterol transporter. Biochim Biophys Acta. 2009;1791(7):679-83.

Faludi AA, Izar MCO, Saraiva JFK, Chacra APM, Bianco HT, Afiune A Neto et al. Atualização da Diretriz Brasileira de Dislipidemias e Prevenção da Aterosclerose – 2017. Arq Bras Cardiol. 2017;109(2Supl. 1):1-76.

Koschinsky ML. Lipoprotein(a) and atherosclerosis: new perspectives on the mechanism of action of an enigmatic lipoprotein. Curr Atheroscler Rep. 2005;7(5):389-95.

Koschinsky ML, Marcovina SM. Structure-function relationships in apolipoprotein(a): insights into lipoprotein(a) assembly and pathogenicity. Curr Opin Lipidol. 2004;15(2):167-74.

Mansbach CM, Siddiqi SA. The biogenesis of chylomicrons. Annu Rev Physiol. 2010;72:315-33.

Otokozawa S, Ai M, Diffenderfer MR, Asztalos BF, Tanaka A, Lamon-Fava S et al. Fasting and postprandial apolipoprotein B-48 levels in healthy, obese, and hyperlipidemic subjects. Metabolism. 2009;58(11):1536-42.

Quintão RC Nakandakare ER, Passarelli M. Lipídios: do metabolismo a aterosclerose. São Paulo: Sarvier; 2011. p. 1-66.

Van Dijk KW, Rensen PC, Voshol PJ, Havekes LM. The role and mode of action of apolipoproteins CIII and AV: synergistic actors in triglyceride metabolism? Curr Opin Lipidol. 2004;15(3):239-46.

Ciclo das Lipoproteínas no Organismo

Capítulo 97

Introdução

Geralmente, 98% da gordura da dieta é formada por triglicerídeos, compostos na sua maioria de ácidos graxos de cadeia longa, com mais de 16 carbonos. A minoria da gordura da dieta é composta de colesterol. O colesterol proveniente da dieta geralmente não passa de 300 mg/dia, enquanto o proveniente da bile é de cerca de 1.000 mg/dia.

No intestino, a gordura ingerida se soma ao colesterol, aos fosfolipídeos dos sais biliares e aos lipídeos provenientes da descamação celular de enterócitos. Todos esses lipídeos precisam ser digeridos e absorvidos pela mucosa intestinal.

No lúmen intestinal, o transportador *NPC1-L1* (proteína de *Niemann Pick C1-L1*), que é inibido pelo medicamento ezetimiba, contribui para o transporte facilitado do colesterol para o interior dos enterócitos. Os ácidos biliares são absorvidos de modo ativo no íleo terminal, pelos transportadores intestinais de ácidos biliares (IBAT), que são regulados por retroalimentação negativa.

Uma vez absorvido pelos enterócitos, o colesterol será esterificado pela enzima ACAT2 (acetilcolesterol acetiltransferase 2). Os ácidos graxos e o glicerol são novamente agrupados no intracelular, formando triglicerídeos. A enzima MTP (proteína de transferência microssomal de lipídeos) faz a transferência dessas moléculas de triglicerídeos, fosfolipídeos, colesterol livre e esterificado para dentro do retículo endoplasmático dos enterócitos, onde ocorre o empacotamento desses lipídeos (principalmente dos triglicerídeos, que são os que chegam em maior quantidade) com as apolipoproteínas (apo) B48, podendo haver também inclusão de uma parcela menor de apo A, C e E, formando as moléculas de quilomícrons (QM). Quanto maior a quantidade de ácidos graxos insaturados, maior será o tamanho dos QM. Os QM vão para o aparelho de Golgi e depois são liberados nos ductos linfáticos. Uma vez na linfa, circulam até atingirem o ducto torácico e alcançarem a circulação sanguínea. O único lugar do organismo capaz de produzir apo B48 é o intestino, que é, portanto, o único local do corpo produtor de QM.

Uma vez na corrente sanguínea, o QM será hidrolisado pela enzima lipoproteína lipase (LPL), que fica na matriz do endotélio vascular. A LPL é uma enzima cuja atividade é estimulada diretamente pela insulina e pela apo C2 e inibida pela apo C3. Na resistência à insulina, ocorre redução da atividade da apo C2, aumento da atividade da apo C3 e redução direta da atividade da LPL. Como a LPL metaboliza tanto QM quanto lipoproteína de densidade muito baixa (VLDL), quando ocorre redução da atividade da LPL (seja por alguma mutação inativadora, seja por um quadro de resistência à insulina, p. ex.), gera-se um acúmulo de proteínas ricas em triglicerídeos dentro do plasma (QM e VLDL) e, dessa maneira, a hipertrigliceridemia.

À medida que a LPL metaboliza as moléculas de QM e VLDL, ocorre liberação de ácidos graxos livres (AGL), glicerol e fosfolipídeos no sangue. Essas partículas podem ser captadas por células como adipócitos (para estoque), hepatócitos ou qualquer outra célula do corpo que precise de uma fonte energética para oxidação. Após cerca de 2 a 4 horas da ingestão alimentar, os QM normalmente já foram todos hidrolisados e se tornam QM remanescentes, que são rapidamente captados pelo fígado via receptores BE ou via receptores para remanescentes (chamados receptores LRP1). A insulina aumenta a concentração desses receptores na membrana dos hepatócitos. Na resistência à insulina, há menos receptores LRP1 e, portanto, menos captação das partículas ricas em triglicerídeos. Dentro do fígado, os QM remanescentes serão degradados em seus componentes essenciais (AGL, glicerol, colesterol livre e esterificado, aminoácidos etc.), que serão utilizados para a síntese de outras lipoproteínas.

O fígado passa, a partir da ação da *MTP* (proteína de transferência de TG microssomal), a sintetizar novas lipoproteínas ricas em triglicerídeos, que são as chamadas *VLDL*. São lipoproteínas ricas em triglicerídeos, com uma molécula de apo B100 por partícula, além de outras apo (apo A, C e E). Para sintetizar as VLDL, o fígado precisa ter uma produção constitutiva de apo B100. A insulina inibe a expressão e síntese dessa proteína. Em situações de jejum ou resistência à insulina, ocorre aumento da expressão de apo B100 e, portanto, maior produção de VLDL, contribuindo para hipertrigliceridemia à custa de VLDL.

A VLDL, uma vez formada, cai direto na circulação sanguínea e será também metabolizada pela LPL, que hidrolisa os triglicerídeos da molécula de VLDL, convertendo-a em moléculas de lipoproteína de intensidade intermediária (IDL) e depois de lipoproteína de baixa densidade (LDL). Nesse processo de transformação, o principal evento é a perda progressiva de triglicerídeos pela ação da LPL, mas ocorre também perda de apo A, C e E (porque são proteínas menores, mais hidrofílicas e vão saindo dessa molécula) e fosfolipídeos, e ganho de moléculas de colesterol, já que a enzima plasmática CETP (proteína de transferência de colesterol esterificado) vai transferindo colesterol de outras lipoproteínas para VLDL e IDL, formando as moléculas de LDL.

Dessa maneira, a molécula de LDL tem apenas uma molécula de apo B100 por partícula, poucos triglicerídeos e muito colesterol. É a lipoproteína mais enriquecida em colesterol, e sua principal função é o transporte de colesterol para as células da periferia, que expressam receptores BE. O fígado também tem receptores BE em grande quantidade e também pode captar esse LDL-colesterol (LDL-c) de volta. Mutações da apo B ou do receptor BE podem ser responsáveis por hipercolesterolemia à custa de aumento de LDL-c, pois este não pode ser captado pelas células e, portanto, acumula-se no sangue.

Quando as moléculas de QM e de VLDL vão sendo progressivamente metabolizadas pela LPL, elas se tornam pobres em triglicerídeos, de modo que vão ficando "murchas" e começa a haver sobra de membrana plasmática. Esse excesso vai sendo desligado da molécula e formando moléculas de HDL. Ou seja, a metabolização dos QM e da VLDL dá origem a moléculas de HDL. E em situações em que essa metabolização está deficiente, como na resistência à insulina, ocorre então acúmulo de triglicerídeos, presentes nas moléculas de QM e VLDL, e redução do HDL-colesterol (HDL-c), que passa a ser formado em menor quantidade. A Figura 97.1 mostra o ciclo das proteínas no organismo.

Como exemplo de novos medicamentos que atuam nesta via de síntese das lipoproteínas, tem-se a lomitapida, que é um inibidor da proteína microssomal da transferência de triglicéridos (MTP), que foi criada para terapêutica da hipercolesterolemia familiar homozigótica (HFHo). O efeito do fármaco nos eventos cardiovasculares ainda não foi definido. Como consequência do seu mecanismo de ação, a lomitapida tem demonstrado estar associada a níveis aumentados de aminotransferases, o que muito provavelmente reflete teor aumentado de gordura no fígado, assim como baixa tolerância gastrintestinal.

Já foram desenvolvidos também inibidores da síntese de apolipoproteína B (antissenso anti-apo B), indicados para tratamento de pacientes com HFHo. Ainda não aprovado no Brasil, o mipomersen, único representante da classe, é administrado por via subcutânea e consiste em oligonucleotídeos que atingem o núcleo do hepatócito e se hibridizam ao RNA mensageiro da apo B, formando um RNA de fita dupla, que é reconhecido e degradado por uma ribonuclease e, portanto, impede a formação (tradução) da proteína (apo B). Além de reduzir a formação de VLDL, os produtos de sua metabolização também são reduzidos, como IDL, LDL e Lp(a).

Ciclo do colesterol no organismo

O colesterol desempenha diversas funções em nosso organismo, destacando:

- Biossíntese de membranas
- Síntese de hormônios esteroides adrenais (a adrenal é o órgão mais denso em receptores BE no organismo) e gonadais
- Síntese de vitamina D
- Síntese de ácidos biliares.

A maior parte do colesterol presente dentro de cada célula origina-se da própria síntese intracelular, e a menor parte é captada da circulação. A adrenal é capaz de sintetizar colesterol no intracelular em condições em que não é possível captá-lo da circulação em quantidade suficiente para a síntese dos seus hormônios esteroides.

O colesterol sintetizado no intracelular vem da acetilcoenzima A (acetil-CoA), que se transforma em acetoacetil-CoA e, posteriormente, em hidroximetilglutaril Coenzima A (HMG-CoA). Esse último vai produzir ácido mevalônico por meio da hidroximetilglutaril Coenzima A redutase (HMG-CoA redutase), que é a enzima-chave para a síntese intracelular do colesterol. O mevalonato é transformado, após sucessivas condensações, em colesterol. Diante da inibição da HMG-CoA redutase, por exemplo, pelas estatinas, ocorre redução da síntese do colesterol intracelular, de modo que a célula passa a expressar mais receptores BE para captar mais colesterol da circulação sistêmica, sendo este o principal mecanismo pelo qual as estatinas conseguem causar redução significativa do nível sérico de colesterol, diminuindo o LDL-c, além de reduzirem a expressão da ACAT, enzima que esterifica o colesterol no intracelular e aumenta o seu armazenamento.

Para a célula captar LDL-c, ela precisa ter receptores BE na membrana plasmática, ou alguns outros tipos de receptores, como LRP1 ou E. Esses receptores ficam em cavidades revestidas por proteínas chamadas "clatrinas". Dentro dessas cavidades, é necessário que haja proteína *ARH* (receptor da hipercolesterolemia autossômica recessiva), que é essencial para manter a estabilidade da ligação do receptor BE com o LDL-c. Depois que LDL-c se liga no receptor BE, com ajuda da ARH, a cavidade revestida é internalizada sob a forma de endossomo, que precisa ser todo revestido pela clatrina para manter a estabilidade. Esse endossomo se liga a um lisossomo, que traz enzimas que vão degradar a LDL para garantir o aproveitamento do colesterol dentro da célula. As LDL são degradadas em aminoácidos, ácidos graxos, glicerol e colesterol, que são aproveitados pela célula.

Uma vez no intracelular, o colesterol será esterificado pela ACAT para ser armazenado dentro da célula na forma de gotículas e evitar que fique na sua forma livre, causando toxicidade

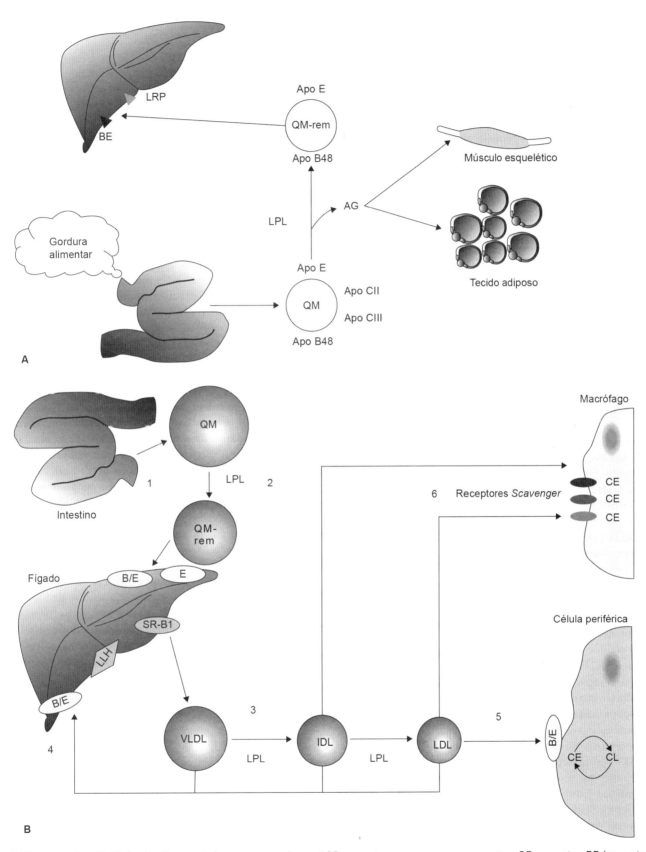

FIGURA 97.1 A e **B.** Ciclo das lipoproteínas no organismo. *LRP*, receptores para remanescentes; *BE*, receptor BE (receptor de partículas de LDL-c); *LPL*, lipoproteína lipase; *AG*, ácidos graxos; *QM*, quilomícron; *QM-rem*, quilomícrons remanescentes; *SR-B1*, receptor scavenger classe B1; *VLDL*, lipoproteína de muito baixa densidade; *LLH*, lipoproteína lipase hepática; *CE*, colesterol esterificado; *CL*, colesterol livre. (Adaptada de Quintão, 2011.)

e estresse celular. Se a célula apresentar defeito na ACAT ou se não conseguir esterificar todo o colesterol que entra no seu interior, ocorre acúmulo de colesterol livre no intracelular. Esse excesso de colesterol livre pode entrar nas membranas plasmáticas, mudando sua composição, fluidez e funcionalidade, causando estresse de retículo endoplasmático e morte celular. Deve ocorrer um equilíbrio muito grande entre a concentração de colesterol esterificado e livre dentro da célula. O colesterol livre em excesso deve ser esterificado pela ACAT e, quando ocorre sua redução, o colesterol estocado deve ser desesterificado pela enzima *CEHN* (colesterol éster hidrolase neutra), para que ele possa ser utilizado pela célula para suas funções biológicas.

A fluidez da membrana depende da sua proporção de colesterol e fosfolipídeos, além do tipo de ácido graxo que compõe esses fosfolipídeos, pois quanto maior o número de carbonos e mais insaturações no ácido graxo, mais rígido ele é. Em situações em que existe muito colesterol na membrana dos retículos endoplasmáticos, pode ocorrer rigidez da membrana, não possibilitando a passagem adequada do cálcio e, desse modo, a produção de proteínas fica prejudicada dentro desses retículos. Nessas situações, a célula começa a formar algumas proteínas malformadas. Geralmente, proteínas malformadas são destruídas pelos proteossomos intracelulares. No entanto, caso haja acúmulo muito grande de proteínas malformadas que não conseguem ser destruídas pelos proteossomos, a célula pode sofrer apoptose. É o que ocorre em muitos macrófagos, que sofreram apoptose e se transformaram em células espumosas nas placas ateroscleróticas dos vasos sanguíneos.

O macrófago expressa quantidades diminutas de receptores BE, mas apresenta receptores *scavenger*, capazes de captar várias partículas, como células mortas, microrganismos e LDL oxidada, glicada ou carbamilada, além de receptores de anticorpos, que também conseguem captar partículas de LDL modificadas ligadas a anticorpos. O macrófago tem alta afinidade por LDL glicada e LDL carbamilada, presente no paciente renal crônico, urêmico. No endotélio dos vasos, o macrófago acumula progressivamente grande quantidade de colesterol. Inicialmente, esse excesso de colesterol é esterificado. Em determinado ponto, o macrófago não consegue mais esterificar o colesterol e sobra colesterol livre em seu interior. Como consequência do excesso de colesterol livre no intracelular, o macrófago pode entrar em estresse e sofrer apoptose, formando as chamadas "células espumosas". Por isso, nos pacientes diabéticos e renais crônicos, os macrófagos fagocitam grandes quantidades de LDL, o que resulta em aterosclerose, que é a principal causa de mortalidade desses pacientes.

Após se ligarem às moléculas de LDL e serem internalizados, os receptores BE são degradados no intracelular pela enzima *PCSK9* (proproteína convertase subtilisin/kexin tipo 9), e os receptores que não forem degradados voltam para a membrana plasmática. Existe também a proteína *idol*, que também degrada o receptor BE dentro dos lisossomos. A PCSK9 é uma protease expressa predominantemente pelo fígado, intestino e rins, e por ser capaz de inibir a reciclagem do receptor BE de volta à superfície celular, resulta em menor número de receptores e aumento dos níveis plasmáticos de LDL. Essa enzima aumenta sua atividade sob estímulo da ação insulínica e da alimentação, e reduz sua atividade no jejum.

Já foram detectadas mutações ativadoras da PCSK9 (cursam com aumento de LDL-c e de triglicerídeos, pois as células passam a captar menos as partículas de LDL-c e VLDL-c), e também mutações inativadoras (cursam com redução do LDL e TG e aumento da longevidade). Os fármacos inibidores de PCSK9 (iPCSK9) são uma nova opção terapêutica que permite uma redução significativa do LDL-c (na ordem de 50 a 60%), uma vez que bloqueiam a degradação do receptor BE, que pode voltar rapidamente à membrana celular, gerando uma maior capacidade de *clearance* do LDL circulante. Essa nova classe de medicação mostrou nos ensaios clínicos uma redução adicional de risco cardiovascular, sendo uma alternativa de tratamento para pacientes de alto risco cardiovascular que sejam intolerantes às estatinas ou que não tenham atingido as metas ideais de LDL-c apesar do uso otimizado delas. Os fibratos e os agonistas do PPAR gama (receptor proliferador ativado de peroxissoma gama) causam também redução da atividade da PCSK9, mas em intensidade bem mais leve.

Cada célula do organismo consegue regular a concentração de colesterol presente no seu intracelular, em grande parte pela presença da proteína *SREBP2* (proteína de ligação ao elemento de resposta a esterol). Esta é uma proteína que fica na membrana do retículo endoplasmático, ligada nas proteínas *SCAP* (proteína ativadora de clivagem da SREBP) e *INSIG* (gene de estimulação da insulina). Na presença de muito colesterol no meio intracelular, o colesterol se liga a INSIG e SCAP, e essas proteínas ficam bem presas na membrana do retículo. Quando a concentração do colesterol no intracelular cai, a ligação entre essas proteínas se torna mais frouxa. A SCAP sai do retículo e leva SREBP2 para a membrana do Golgi, onde existem duas proteínas (S1 P e S2 P) que vão clivar sequencialmente a SREBP em frações que funcionam como fatores de transcrição (conseguem ir para o núcleo da célula e se ligar em pontos que vão ativar e inibir a expressão de alguns genes). No ácido desoxirribonucleico (DNA), essa fração de SREBP, que se tornou um fator de transcrição, consegue aumentar a expressão de receptores BE e de HMG-CoA redutase, e inibir a expressão de PCSK9. Ou seja, por esse mecanismo, a queda de colesterol no intracelular é capaz de aumentar a captação de colesterol pela célula via receptores BE e aumentar a síntese de colesterol dentro do meio intracelular. Dessa maneira, consegue-se fazer um ajuste estreito na concentração intracelular do colesterol, associando o mecanismo de controle do SREBP/receptor de LDL e HMG-CoA redutase com a autorregulação da concentração de PCSK9.

Colesterol intracelular

Consequências da queda:

- Desligamento da SREBP2 das moléculas SCAP e INSIG
- Aumento na produção de receptores BE
- Aumento na atividade da HMG-CoA redutase
- Inativação da enzima PCSK9.

Consequências do aumento:

- Ligação da SREBP2 das moléculas SCAP e INSIG
- Redução na produção de receptores BE
- Redução na atividade da HMG-CoA redutase
- Ativação da enzima PCSK9.

Existem três tipos de SREBP (1 a, 1 c e 2). O mecanismo de funcionamento delas é basicamente o mesmo, mas o tipo 2 está mais relacionado com o controle da biossíntese do colesterol em todas as células do corpo, e os tipos 1 estão mais relacionados com o controle de síntese de ácidos graxos, triglicerídeos e fosfolipídeos, e são mais regulados por dieta, insulina e glucagon. A homeostase intracelular do colesterol é mostrada na Figura 97.2.

Lipoproteína de alta densidade e transporte reverso de colesterol

A lipoproteína de alta densidade (HDL) é uma molécula pequena, que consegue chegar ao macrófago (ou qualquer outra célula do corpo), interagir com sua membrana, captar colesterol livre por meio da ligação de sua apo A-1 com os receptores ABC (cassete de ligação da ATP) – *ABCA-1* ou *ABCG-1* – e fazer o transporte reverso desse colesterol diretamente para o fígado, adrenais, gônadas ou qualquer outra célula que tenha os receptores *SRB1* (*scavenger receptor class B member 1*). Esse transporte também pode ser feito via indireta, pela transferência do colesterol captado da periferia para as partículas de LDL, por meio de trocas mediadas pela CETP. O LDL-c passa a levar esse excesso de colesterol para o fígado via sua captação por receptores BE hepáticos.

O HDL-c é formado 25% pela metabolização de QM e de VLDL pela LPL (liberando pré-beta-HDL), 50% pelo fígado e 25% pelo intestino. A proteína *ABCA-1* dos enterócitos e dos hepatócitos reconhece a apo A-1 do sangue (há uma pequena porção de apo A-1 que circula livre no sangue) e libera colesterol livre para ser conjugado com essa apo A-1 do sangue, sob a forma de pré-beta-HDL. Mutações da ABCA-1 hepática cursam com redução de 80% de HDL-c em roedores.

As causas de HDL-c muito baixo são: deficiência de apo A-1, de LCAT (lecitina-colesterol aciltransferase) ou de ABCA-1.

O miR33 é um micro-RNA, localizado nas regiões intrônicas (regiões não codificadas) dos genes *SREBP 1* e *2*, que promove a repressão pós-traducional de ABCA-1, por induzir a degradação de seu ácido ribonucleico mensageiro (mRNA) ou por reprimir a tradução proteica. Camundongos *knockout* para miR33 expressam mais ABCA-1 e têm nível mais elevado de HDL-c.

Funções da lipoproteína de alta densidade

As funções da lipoproteína de alta densidade são:

- Transporte reverso do colesterol para fígado, adrenal e gônadas
- Antioxidante
- Anti-inflamatória
- Antitrombótica
- Vasodilatadora (aumenta a síntese de óxido nítrico pelo endotélio)
- Reduz a resistência periférica à insulina
- Aumenta a secreção de insulina pelo pâncreas
- Aumenta a oxidação de ácidos graxos.

O marcador de HDL é a apo A-1, mas a quantidade de apo A-1 por molécula de HDL é muito variável, não é fixa como a relação entre LDL e apo B100. Não basta ter muito HDL-c, este precisa ser funcional. Em pacientes com doenças inflamatórias crônicas, várias proteínas inflamatórias entram na HDL e deslocam sua apo A-1. Por isso, a molécula de HDL passa a ser disfuncional e a carregar proteínas inflamatórias em vez de transportar colesterol para o fígado e outros locais (deixa de ter a função de transporte reverso de colesterol). Transforma-se em uma HDL inflamatória. Além disso, é importante que as células tenham receptor para HDL, para reconhecer a apo A-1. Não adianta ter HDL em boa quantidade se esta não for capaz de se ligar às células para retirar seu colesterol e fazer o transporte reverso. Por isso, sabe-se que o número de HDL-c consegue refletir em parte a sua função no papel de transporte reverso de colesterol, mas não reflete o restante das outras funções do HDL-c, que são imensuráveis atualmente.

O exercício físico geralmente eleva o nível sérico de HDL-c. No entanto, sabe-se que em alguns indivíduos esse aumento de HDL-c não ocorre, mas a função do HDL-c sempre melhora, o que é comprovado pela demonstração da redução da oxidação de LDL-c nesses indivíduos.

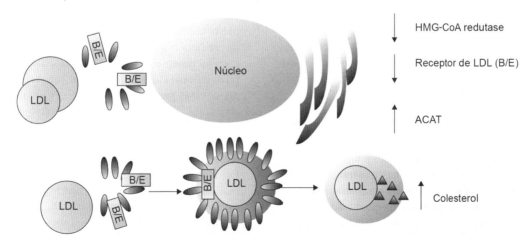

FIGURA 97.2 Homeostase intracelular do colesterol: consequência do aumento do colesterol intracelular. *LDL*, lipoproteína de baixa densidade; *HMG-CoA*, hidroximetilglutaril Coenzima A; *ACAT*, acetilcolesterol acetiltransferase. (Adaptada de Quintão, 2011.)

Quando há colesterol em excesso dentro da célula, os óxidos de colesterol se ligam em receptores nucleares chamados *LXR* (receptor X do fígado). O LXR se liga ao *RXR* (receptor do retinoide X) no núcleo da célula, e isso estimula a transcrição do gene da ABCA-1, que vai para a membrana plasmática para possibilitar o transporte reverso do colesterol (ABCA-1 é a proteína celular que exporta o excesso de colesterol de dentro da célula para se ligar à apo A-1 e tornar possível o transporte reverso do colesterol – pode ser de apo A-1 isolada circulante no plasma, ou apo A-1 de algum pré-beta-HDL, p. ex.).

A ABCA-1 está localizada nos fibroblastos e nos macrófagos, mas também em grande quantidade no fígado e no intestino. Como a massa de células do fígado e intestino é numericamente muito importante no organismo, esses órgãos são primordiais para o valor numérico de HDL-c no organismo. Por meio da expressão da ABCA-1 nessas células, esses tecidos conseguem se ligar à apo A-1 e às moléculas pré-beta-HDL e formar grande quantidade de HDL 3 e 2.

A pré-beta-HDL tem uma alta avidez por colesterol, sendo ótima incorporadora de colesterol celular, por meio de mecanismo de transporte reverso do colesterol, ligando-se à ABCA-1. Depois de formada, a pré-beta-HDL será modificada pela LCAT, que esterifica o colesterol livre de pré-beta-HDL e o transporta para o centro da molécula, de modo a torná-la mais esférica, sendo agora chamada HDL 3. A molécula de HDL 3 também tem alta afinidade por ABCA-1 e faz o transporte reverso de colesterol com muita eficiência. Enquanto circula no plasma, as moléculas de HDL 3 são alvo da ação da CETP, que passa a transferir grande quantidade de triglicerídeo para essas moléculas. Forma-se, então, a HDL 2, que é maior, menos densa e mais rica em triglicerídeo, além de ser capaz de fazer o transporte reverso de colesterol ao se ligar aos receptores celulares ABCG-1. Quanto maior a partícula de HDL, mais eficiente ela é em fazer o transporte reverso do colesterol (está conseguindo se encher de colesterol e se tornar grande e redonda). Ou seja, se o indivíduo apresenta grandes quantidades de HDL 2, significa que essa HDL é de grande funcionalidade no transporte reverso.

Existem várias frações diferentes de HDL, de diferentes tamanhos e composições. As pré-beta-HDL são as menores e primeiras a serem formadas. À medida que elas vão conseguindo incorporar colesterol da periferia e fazer o transporte reverso, vão crescendo e se tornando HDL pré-alfa (3 → 2 → 1) e alfa (3 → 2 → 1). As HDL 1 e 2 estão maduras para entregarem o excesso de colesterol para o fígado (ligam-se aos receptores hepáticos SRB1, que retiram seletivamente o colesterol da molécula e devolvem a parte proteica para a circulação). O tecido adiposo também é rico em SRB1 e também é capaz de captar colesterol das moléculas de HDL.

Acredita-se que no indivíduo que tenha frações menores de HDL (pré-beta, alfa 3) em detrimento das frações maiores (alfa 2 e 1), estas não conseguem fazer o transporte reverso com tanta eficiência, de modo que ocorre mais aterogênese (como nos diabéticos). Por outro lado, se predominarem as frações maiores de HDL, há maior proteção contra doença coronariana e aterosclerose. Geralmente, encontra-se pequena quantidade de partículas circulantes de pré-beta-HDL, porque essa partícula deve ser rapidamente convertida em HDL madura, que é redonda e maior, com mais moléculas de colesterol esterificado em seu núcleo, prontas para levar esse colesterol para o fígado.

Uma vez captado pelo fígado, o colesterol em excesso será eliminado do organismo pela bile, sob a forma de ácidos biliares. Quando a captação hepática do colesterol aumenta, eleva-se a quantidade de colesterol dentro do fígado, e isso estimula a maior atividade das enzimas 7-alfa-hidroxilase e 24-alfa-hidroxilase, que aumentam a conversão de colesterol em ácidos biliares. A única maneira capaz de eliminar o excesso de colesterol do organismo é por meio da eliminação hepática de ácidos biliares e de colesterol livre na bile.

A cada aumento de 1 mg/dℓ de HDL-c, observa-se redução de risco de doença arterial coronariana (DAC) em 2 a 4%. Se o aumento for de 1 mg/dℓ em HDL do tipo alfa 1, ocorre redução de 26% no risco de DAC. A HDL protege contra DAC em todos os gêneros, idades e graus de risco. Em população com LDL abaixo de 100, o aumento progressivo de HDL causa redução progressiva de risco. São fatores que determinam o depósito de colesterol dentro do endotélio: quantidade de LDL-c, tamanho das partículas de LDL, carga e composição e permeabilidade endotelial. Embora a LDL seja a principal responsável pela aterosclerose, os remanescentes de QM e de VLDL também têm seu papel aterogênico, uma vez que a massa de colesterol carregada com essas partículas, em termos absolutos, é muito grande.

O benefício cardiovascular do álcool e dos estrógenos é devido ao aumento do tamanho das partículas de HDL que essas substâncias promovem, resultando em moléculas de HDL mais eficientes em retirar o excesso de colesterol das células e fazer o transporte reverso. As estatinas e a niacina promovem o aumento de HDL alfa 1 e pré-alfa 1 e reduzem o HDL pré-beta e alfa 3.

Etapas do transporte reverso do colesterol

1. Remoção do colesterol celular pelas partículas séricas de apo A-1 e de HDL (via ligação com os receptores ABCA-1 e ABCG-1 das células). O receptor ABCG-1 consegue se ligar apenas a partículas maiores de HDL (1 e 2). A hiperglicemia destrói os receptores ABCA-1, reduzindo a eficiência do transporte reverso do colesterol.

2. Esterificação do colesterol dentro da HDL pela LCAT, formando um núcleo hidrofóbico na lipoproteína, com colesterol esterificado (transformação das pré-beta-HDL em HDL 3). Pacientes com mutação da LCAT têm esterificação do colesterol prejudicada. Dessa maneira, eles formam pré-beta-HDL, mas não conseguem concentrar colesterol na pré-beta-HDL porque o colesterol fica livre, não esterifica e sai facilmente da célula. Por isso, as concentrações de HDL-c ficam muito baixas, assim como as de LDL-c. Além disso, esses pacientes têm anemia hemolítica (porque o colesterol livre entra em grande quantidade dentro das hemácias, que então sofrem hemólise) e doença renal (não se sabe o motivo). Não apresentam risco aumentado de DAC.

3. Ação da enzima CETP sobre as moléculas de HDL 3, transferindo muitos triglicerídeos em troca de colesterol para essas moléculas, que vão se tornando, então, ainda maiores e mais redondas, e formando as HDL 2 e 1.

4. Transporte direto de colesterol: captação do colesterol das HDL diretamente pelo fígado, gônadas e adrenais pela ligação ao receptor *SRB1*. Responde a 30% do transporte reverso de colesterol na prática. Quando há pico de hormônio

luteinizante (LH), hormônio foliculoestimulante (FSH) ou hormônio adrenocorticotrófico (ACTH), aumenta a expressão de SRB1 nas gônadas e adrenais e diminui a expressão de SRB1 no fígado, de modo a priorizar a captação de colesterol por essas glândulas, que são sintetizadoras de hormônios esteroides. As mutações de SRB1 no homem são muito raras e causam aterosclerose precoce.

5. Transporte indireto do colesterol: transferência do colesterol captado pela HDL para as lipoproteínas que contêm apo B pela enzima CETP. Responsável por 70% do transporte reverso de colesterol na prática. A CETP transfere colesterol da HDL para VLDL e LDL, e transfere triglicerídeos destas para a HDL. A lógica dessa transferência seria porque o fígado dispõe de quantidade muito maior de receptores BE do que de receptores SRB1, de modo que o transporte reverso do colesterol para o fígado seria teoricamente muito mais eficiente, caso fosse feito pelas partículas ricas em apo B (LDL, VLDL), do que pelas partículas ricas em apo A-1 (HDL). Seria um *bypass* para acelerar a entrega de excesso de colesterol para o fígado, para que ele pudesse eliminar esse excesso na bile. No entanto, no indivíduo que já tem grande quantidade de LDL, essa LDL também acaba indo para os vasos, levando colesterol para os macrófagos e aumentando a aterosclerose, principalmente quando as partículas de LDL são modificadas (glicadas, carbamiladas), pois são mais captadas pelos macrófagos. Portanto, a CETP promove um transporte reverso de colesterol à custa do enriquecimento do colesterol em lipoproteínas aterogênicas, como LDL e VLDL, e, por isso, essa enzima acaba por ser pró-aterogênica. A CETP também tem ação anti-inflamatória, reduzindo a produção de interleucina-6 (IL-6) e o fator de necrose tumoral alfa (TNF-alfa) nos macrófagos infectados com lipopolissacarídeos (LPS) de bactérias, tendo importante ação no combate de infecções pelo organismo.

6. Uma vez em excesso no fígado, o colesterol será expelido pelas fezes na forma de colesterol livre e sais biliares dentro da bile. A Figura 97.3 ilustra o transporte reverso de colesterol.

Estão sendo estudadas medicações inibidoras da CETP. Sabe-se que a redução da atividade da CETP poderia cursar com elevação de HDL-c e aumento de tamanho das partículas de LDL-c, que seriam, portanto, menos aterogênicas. O primeiro medicamento desenvolvido (torcetrapib) aumentou a mortalidade por aumento pressórico (maior absorção de sódio) e de infecções, porque a CETP também tem uma importante ação antibacteriana ao se ligar aos LPS de bactérias, desempenhando ação fundamental na defesa imunológica. O segundo medicamento (dalcetrapib) não gerou aumento pressórico nem de infecções, mas foi retirado do mercado pela indústria farmacêutica, sob a alegação de que não alcançaram os efeitos desejados do estudo, mas sem a divulgação do conhecimento dos efeitos colaterais dessas medicações. Depois, o evacetrapib também falhou em demonstrar benefício clínico em pacientes com alto risco cardiovascular, apesar da grande diferença nas taxas de HDL-c e LDL-c no grupo que recebeu o evacetrapib quando comparado ao grupo placebo. A quarta medicação

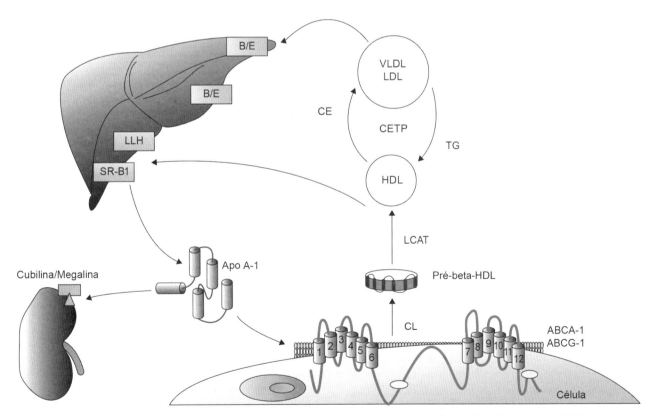

FIGURA 97.3 Transporte reverso de colesterol. *CL*, colesterol livre; *LCAT*, lecitina-colesterol aciltransferase; *HDL*, lipoproteína de alta densidade; *CE*, colesterol esterificado; *VLDL*, lipoproteína de muito baixa densidade; *LDL*, lipoproteína de baixa densidade; *TG*, triglicerídeos; *CETP*, proteína de transferência de colesterol esterificado; *LLH*, lipoproteína lipase hepática; *SR-B1*, receptor *scavenger* classe B1. (Adaptada de Quintão, 2011.)

testada foi o anacetrapib, com melhoras marcantes no perfil lipídico e com redução do desfecho primário comparado ao placebo (não houve redução de morte coronariana, porém IAM não fatal foi reduzido, assim como a necessidade de procedimentos de revascularização miocárdica). Embora tenha demonstrado benefícios, o laboratório responsável pelo estudo com anacetrapib não tentou aprovação por agências regulatórias, pois entendeu que o perfil clínico do medicamento não suportava registros regulatórios.

Também foram desenvolvidos medicamentos agonistas do LXR para tentar aumentar a expressão celular de ABCA-1, mas esses medicamentos causaram ativação do SREBP 1-c, que, por sua vez, causou aumento da síntese de triglicerídeos, com consequente esteatose hepática nesses pacientes. Por isso, também não permaneceram no mercado.

Leitura recomendada

Cuchel M, Bloedon LT, Szapary PO, Kolansky DM, Wolfe ML, Sarkis A et al. Inhibition of microsomal triglyceride transfer protein in familial hypercholesterolemia. N Engl J Med. 2007;356(2):148-56.

Davis Jr HR, Altmann SW. Niemann-Pick C1 like 1 (NPC1 L1) an intestinal sterol transporter. Biochim Biophys Acta. 2009;1791(7): 679-83.

Faludi AA, Izar MCO, Saraiva JFK, Chacra APM, Bianco HT, Afiune A Neto et al. Atualização da Diretriz Brasileira de Dislipidemias e Prevenção da Aterosclerose – 2017. Arq Bras Cardiol. 2017; 109(2Supl. 1):1-76.

Horton JD, Cohen JC, Hobbs HH. PCSK9: a convertase that coordinates LDL catabolism. J Lipid Res. 2009;50 Suppl:S172-7.

Koschinsky ML. Lipoprotein(a) and atherosclerosis: new perspectives on the mechanism of action of an enigmatic lipoprotein. Curr Atheroscler Rep. 2005;7(5):389-95.

Koschinsky ML, Marcovina SM. Structure-function relationships in apolipoprotein(a): insights into lipoprotein(a) assembly and pathogenicity. Curr Opin Lipidol. 2004;15(2):167-74.

Mansbach CM, Siddiqi SA. The biogenesis of chylomicrons. Annu Rev Physiol. 2010;72:315-33.

Otokozawa S, Ai M, Diffenderfer MR, Asztalos BF, Tanaka A, Lamon-Fava S et al. Fasting and postprandial apolipoprotein B-48 levels in healthy, obese, and hyperlipidemic subjects. Metabolism. 2009; 58(11):1536-42.

Quintão RC, Nakandakare ER, Passarelli M. Lípides: do metabolismo a aterosclerose. São Paulo: Sarvier; 2011. p. 1-66.

Raal FJ, Santos RD, Blom DJ, Marais AD, Charng MJ, Cromwell WC et al. Mipomersen, an apolipoprotein B synthesis inhibitor, for lowering of LDL cholesterol concentrations in patients with homozygous familial hypercholesterolaemia: a randomised, double-blind, placebo-controlled trial. Lancet. 2010;375(9719):998-1006.

Tall AR. CETP inhibitors to increase HDL cholesterol levels. N Engl J Med. 2007;356(13):1364-66.

Van Dijk KW, Rensen PC, Voshol PJ, Havekes LM. The role and mode of action of apolipoproteins CIII and AV: synergistic actors in triglyceride metabolism? Curr Opin Lipidol. 2004;15(3):239-46.

Conceitos em Dislipidemias

Capítulo 98

Introdução

Dislipidemia é o nome dado às alterações nas concentrações plasmáticas dos lipídeos, podendo se manifestar por aumento ou diminuição de colesterol e triglicerídeos.

De acordo com a sua etiologia, as dislipidemias podem ser classificadas como: primárias, quando decorrentes de alterações genéticas; ou secundárias, quando desencadeadas por outras doenças (obesidade, resistência à insulina, alterações hormonais), fatores ambientais (alimentação, principalmente) ou intervenções medicamentosas. Essa classificação é apenas didática, uma vez que o meio ambiente interfere acentuadamente na penetrância e no fenótipo das dislipidemias. Há também vários polimorfismos que influenciam os níveis de colesterol e de triglicerídeos.

A classificação laboratorial das dislipidemias, segundo a atualização da Diretriz Brasileira de Dislipidemias e Prevenção da Aterosclerose de 2017, sofreu modificações e os valores referenciais e os alvos terapêuticos foram determinados de acordo com o risco cardiovascular individual e com o estado alimentar do paciente (Tabela 98.1). As dislipidemias podem ser classificadas de acordo com a fração lipídica alterada em:

- Hipercolesterolemia isolada: aumento isolado do LDL-c (LDL-c ≥ 160 mg/dℓ)
- Hipertrigliceridemia isolada: aumento isolado dos triglicerídeos (TG ≥ 150 mg/dℓ ou ≥ 175 mg/dℓ, se a amostra for obtida sem jejum)
- Hiperlipidemia mista: aumento do LDL-c (LDL-c > 160 mg/dℓ) e dos TG (TG ≥ 150 mg/dℓ ou ≥ 175 mg/dℓ, se a amostra for obtida sem jejum). Se TG ≥ 400 mg/dℓ, o cálculo do LDL-c pela fórmula de Friedewald (explicada adiante) fica inadequado, devendo-se considerar a hiperlipidemia mista quando o não HDL-c ≥ 190 mg/dℓ

TABELA 98.1 Valores referenciais e alvo terapêutico* do perfil lipídico (adultos > 20 anos)

Lipídeos	Com jejum (mg/dℓ)	Sem jejum (mg/dℓ)	Categoria referencial
Colesterol total[†]	< 190	<190	Desejável
HDL-c	> 40	> 40	Desejável
Triglicerídeos	< 150	< 175[‡]	Desejável
Categoria de risco			
LDL-c	< 130	< 130	Baixo
	< 100	< 100	Intermediário
	< 70	< 70	Alto
	< 50	< 50	Muito alto
Não HDL-c	< 160	< 160	Baixo
	< 130	< 130	Intermediário
	< 100	< 100	Alto
	< 80	< 80	Muito alto

*Conforme avaliação de risco cardiovascular estimado pelo médico solicitante. [†]Colesterol total > 310 mg/dℓ há probabilidade de hipercolesterolemia. [‡]Quando os níveis de triglicerídeos estiverem acima de 440 mg/dℓ (sem jejum) o médico solicitante faz outra prescrição para a avaliação de triglicerídeos com jejum de 12 horas e deve ser considerado um novo exame de triglicerídeos pelo laboratório clínico.

- HDL-c baixo (Hipoalfalipoproteinemia): redução do HDL-c (homens < 40 mg/dℓ e mulheres < 50 mg/dℓ) isolada ou em associação ao aumento de LDL-c ou de TG
- Hipobetalipoproteinemia: defeito do fígado em produzir apo B100, podendo cursar com nível muito baixo de LDL-c
- Abetalipoproteinemia: defeito no fígado e no intestino, que não produzem nem apo B100 nem apo B48. Causa mortalidade já na infância.

O LDL-c pode ser dosado diretamente ou calculado. Para valores de triglicerídeos em jejum abaixo de 400 mg/dℓ, pode-se utilizar a fórmula de Friedewald para estimar o valor do LDL-c.

Para valores maiores de triglicerídeos, essa fórmula subestima o valor de LDL-c e, nesse caso, a dosagem direta do LDL-c se torna preferível.

Esse problema pode ser também contornado pela nova fórmula sugerida por Martin et al. (Tabela 98.2) com o uso de diferentes divisores (×) para o TG, onde × varia de 3,1 a 11,9. Assim, o LDL-c pode ser calculado com valores de TG na amplitude de 7 mg/dℓ a 13.975 mg/dℓ, ficando na dependência dos valores do não HDL-c para obter seu respectivo divisor (×).

Existem vários métodos comercialmente disponíveis para determinação direta do LDL-c. Apesar de esses métodos terem a vantagem de que a análise é feita em uma única etapa, sem a

TABELA 98.2 Valores utilizados para o cálculo do colesterol da lipoproteína de densidade muito baixa e posterior cálculo do colesterol da lipoproteína de baixa densidade.

Triglicerídeos (mg/dℓ)	Não HDL-c mg/dℓ				
	< 100	100 a 129	130 a 159	160 a 189	190 a 219
7 a 49	3,5	3,4	3,3	3,3	3,2
50 a 56	4,0	3,9	3,7	3,6	3,6
57 a 61	4,3	4,1	4,0	3,9	3,8
62 a 66	4,5	4,3	4,1	4,0	3,9
67 a 71	4,7	4,4	4,3	4,2	4,1
72 a 75	4,8	4,6	4,4	4,2	4,2
76 a 79	4,9	4,6	4,5	4,3	4,3
80 a 83	5,0	4,8	4,6	4,5	4,3
84 a 87	5,1	4,8	4,6	4,5	4,3
88 a 92	5,2	4,9	4,7	4,6	4,4
93 a 96	5,3	5,0	4,8	4,7	4,5
97 a 100	5,4	5,1	4,8	4,7	4,5
101 a 105	5,5	5,2	5,0	4,7	4,6
106 a 110	5,6	5,3	5,0	4,8	4,6
111 a 115	5,7	5,4	5,1	4,9	4,7
116 a 120	5,8	5,5	5,2	5,0	4,8
121 a 126	6,0	5,5	5,3	5,0	4,8
127 a 132	6,1	5,7	5,3	5,1	4,9
133 a 138	6,2	5,8	5,4	5,2	5,0
139 a 146	6,3	5,9	5,6	5,3	5,0
147 a 154	6,5	6,0	5,7	5,4	5,1
155 a 163	6,7	6,2	5,8	5,4	5,2
164 a 173	6,8	6,3	5,9	5,5	5,3
174 a 185	7,0	6,5	6,0	5,7	5,4
186 a 201	7,3	6,7	6,2	5,8	5,5
202 a 220	7,6	6,9	6,4	6,0	5,6
221 a 247	8,0	7,2	6,6	6,2	5,9
248 a 292	8,5	7,6	7,0	6,5	6,1
293 a 399	9,5	8,3	7,5	7,0	6,5

HDL, lipoproteína de alta densidade.

interferência de altos níveis de TG, ainda persiste um alto grau de variação entre as metodologias disponíveis no mercado, fazendo com que a dosagem direta do LDL-c seja pouco realizada na prática clínica.

Fórmula de Friedewald

A fórmula de Friedewald para o cálculo do LDL-c é:

$$LDL = CT - HDL - VLDL$$
$$(VLDL = TG/5)$$

Essa fórmula só deve ser utilizada para valor de TG medido em jejum. Com TG > 400 mg/dℓ, o ideal é usar LDL dosada, não a calculada.

Duas publicações em 2016 recomendaram o fim do jejum para o perfil lipídico: o consenso da European Atherosclerosis Society (EAS) e da European Federation of Clinical Chemistry and Laboratory Medicine (EFLM) e outra publicação americana. Esta quebra de paradigma traz para a rotina o estado metabólico habitual dos pacientes. O jejum não é necessário para realização do CT, HDL-c e apolipoproteínas (apo A-1 e apo B), pois o estado pós-prandial não interfere na concentração dessas partículas. Por outro lado, a concentração de TG sofre um incremento nessa mudança, e a elevação dos triglicerídeos no estado pós-prandial é indicativa de maior risco cardiovascular.

Em algumas situações clínicas específicas, em que a concentração de TG encontra-se muito elevada (> 440 mg/dℓ), uma nova coleta de amostra para o perfil lipídico deve ser solicitada com jejum de 12 horas. Estão entre elas a doença cardiovascular (DCV) aterosclerótica precoce e a história de hiperlipidemia genética familiar. O resultado do perfil lipídico deve ser avaliado de acordo com a indicação do exame, o estado metabólico e a estratificação de risco do paciente.

O colesterol não HDL é utilizado como estimativa do número total de partículas aterogênicas no plasma [VLDL + IDL (lipoproteína de intensidade intermediária) + LDL], sendo um indicativo também dos níveis séricos de apo B e, portanto, um dado que pode fornecer melhor estimativa do risco cardiovascular em comparação com LDL-c, principalmente nos casos de hipertrigliceridemia associada ao diabetes, à síndrome metabólica ou à doença renal. O colesterol não HDL é calculado facilmente pela subtração de HDL-c do colesterol total pela seguinte fórmula:

$$Colesterol \ não \ HDL = CT - HDL$$

Índice de Castelli

O índice de Castelli é muito utilizado, principalmente por cardiologistas, para avaliar o risco cardiovascular do indivíduo baseado nas suas relações entre CT/HDL e LDL/HDL:

- Índice de Castelli 1: é a relação entre CT/HDL (valores acima de 4,4 indicam aumento de risco cardiovascular)
- Índice de Castelli 2: é a relação entre LDL/HDL (valores acima de 2,9 indicam aumento de risco cardiovascular).

Classificação de Fredrickson

A classificação de Fredrickson para as dislipidemias é um tipo de classificação que não considera a fisiopatologia, mas apenas o fenótipo da dislipidemia. Pode ser utilizada para classificação de dislipidemias primárias e secundárias. A classificação é baseada apenas no perfil lipídico laboratorial, independentemente da causa e da origem daquele tipo de dislipidemia, conforme descrito a seguir:

- Tipo I: TG > 1.000 mg/dℓ e CT < 200 mg/dℓ
- Tipo IIa: CT > 300 mg/dℓ e TG < 150 mg/dℓ
- Tipo IIb: CT > 300 mg/dℓ e TG 150 a 300 mg/dℓ
- Tipo III: CT 350 a 500 mg/dℓ e TG 350 a 500 mg/dℓ
- Tipo IV: CT < 260 mg/dℓ e TG 200 a 1.000 mg/dℓ
- Tipo V: CT > 300 mg/dℓ e TG > 1.000 mg/dℓ.

Embora se reconheça a grande contribuição dessa classificação, ela é hoje muito pouco utilizada, pois pouco colabora para o conhecimento da etiologia (exceto na disbetalipoproteinemia) ou da decisão terapêutica.

Relação apo B/apo A-1

Outro índice de risco cardiovascular utilizado em alguns estudos prévios é a relação apo B/apo A-1, que tem como valor de referência um resultado < 0,9 para homens e < 0,8 para mulheres, e valores acima destes como indicativos de aumento de risco.

Considerando a falta de um consenso na atualidade sobre a relevância clínica do uso da apo B como preditor de risco cardiovascular e o custo adicional que representa com relação à fração não HDL-c (gratuitamente implícita no perfil lipídico de rotina), surge uma limitação natural de seu uso na prática clínica. De modo semelhante ao desempenho da apo B, a utilização da dosagem da apo A-1 não mostrou superioridade à dosagem do HDL-c na previsão do risco cardiovascular. Diversos estudos prospectivos analisaram a relação entre a apo B e apo A-1 (indicadora do balanço aterogênico no plasma), mas não se mostraram efetivas na melhora da estratificação do risco.

Em conclusão, a dosagem de rotina da apo B a apo A-1 não é recomendada na avaliação ou estratificação do risco cardiovascular, de acordo com a Atualização da Diretriz Brasileira de Dislipidemia e Prevenção de Aterosclerose de 2017.

Já a diretriz americana da American Heart Association/American College of Cardiology (AHA/ACC) de dislipidemia de 2018, considera que a apo B, por ser a principal proteína ligada ao LDL e VLDL, é um indicador mais forte de aterogenicidade do que o LDL-c isolado e sua medição pode ser útil para determinar se a hipertrigliceridemia é uma condição aterogênica. E que uma indicação relativa para sua medição seria TG ≥ 200 mg/dℓ, o nível > 130 mg/dℓ corresponde a um nível de LDL-c ≥ 160 mg/dℓ e constitui um fator de aumento de risco. Uma elevação persistente da apo B pode ser considerada também um fator de aumento de risco.

Lipoproteína (a)

Existem evidências robustas de associação independente entre elevações de Lp (a) e risco de DCV na população geral. Essa associação existe não apenas pelo conteúdo lipídico da Lp (a), mas também por suas propriedades pró-trombóticas e pró-inflamatórias.

Em levantamentos de diferentes grupos étnicos e populacionais, que avaliaram a Lp (a) como preditora de risco de DCV, os valores de corte arbitrados variaram em uma ampla faixa. O estudo de Copenhagen estabeleceu como valor elevado de Lp (a) > 50 mg/dℓ, equivalente ao percentil 80, e quando o resultado for em nmol/ℓ, deve-se multiplicar o resultado por 2,5, sendo considerados elevados valores > 125 nmol/ℓ.

Segundo a última diretriz brasileira de dislipidemia, a análise da Lp (a) não é recomendada de rotina para avaliação do risco de DCV na população geral, mas sua determinação deve ser considerada na estratificação de risco em indivíduos com história familiar de doença aterosclerótica de caráter prematuro e na HF.

A diretriz norte-americana de dislipidemia de 2018 considera a Lp(a) um fator de aumento de risco, especialmente em níveis elevados, e faz uma indicação relativa de dosagem, em pacientes com história familiar de doença aterosclerótica de caráter prematuro, e também em pacientes com doença aterosclerótica não explicada pelos principais fatores de risco. E considera que só deve ser dosada no sexo feminino na presença de hipercolesterolemia, já que um grande ensaio clínico mostrou que a predição de risco da Lp (a), em mulheres adultas, foi mínima.

Alterações no exame físico

Pacientes com dislipidemias graves, principalmente em casos de dislipidemias primárias, podem apresentar alterações no exame físico que devem ser reconhecidas:

- Xantomas tuberosos: acúmulo de colesterol na derme ou em articulações. Podem desaparecer totalmente com o tratamento. Não causam dor
- Xantomas tendinosos, principalmente em adultos. Causado pela captação do LDL por macrófagos nos tendões. O tendão fica endurecido, mas torna-se frágil, pois é todo infiltrado e lesionado pelos macrófagos. É a manifestação mais típica da hipercolesterolemia primária. Geralmente, atinge tendões extensores (joelho, cotovelo, calcanhar)
- Xantomas planares: xantomas menores ao longo da pele, mais planos, não são tão arredondados como os xantomas tuberosos
- Xantomas eruptivos: representados por pápulas com pontas brancas, são comuns em hipertrigliceridemias mais graves, mas não em hipercolesterolemia
- Xantelasma nas pálpebras: nem sempre está associado à hipercolesterolemia, podendo ser xantelasma apenas familiar. Porém, na maioria das vezes, está associado ao aumento dos níveis séricos de colesterol
- Arco senil/arco córneo: depósito de colesterol ao redor da íris. Muito comum em idosos, também pelo acúmulo de colesterol nessa população.

Aterosclerose: conceitos e fisiopatologia

A aterosclerose pode ser definida como uma afecção de artérias de grande e médio calibres, caracterizada pela presença de lesões com aspectos de placas ou ateromas. É considerada atualmente uma doença inflamatória crônica, de origem multifatorial, que ocorre em resposta à agressão endotelial, acometendo principalmente a camada íntima de artérias de médio e grande calibres. Uma das primeiras lesões associadas à aterosclerose são as estrias gordurosas, que são formações planas e amareladas na parede dos vasos e não têm repercussão clínica. Essas lesões podem evoluir para placas fibrolipídicas, que são formações elevadas na superfície da camada íntima da artéria, que podem se associar a complicações, como fissuras, trombose, rupturas, calcificação e necrose. Podem ser estáveis ou instáveis.

A formação da placa aterosclerótica inicia-se por agressão ao endotélio vascular, mediada por diversos fatores que incluem, entre outros, elevação de lipoproteínas aterogênicas (LDL, IDL, VLDL, remanescentes de QM), hipertensão arterial e tabagismo. O depósito de lipoproteínas na parede arterial, processo-chave no início da aterogênese, ocorre de maneira proporcional à concentração dessas lipoproteínas no plasma. O endotélio disfuncional apresenta maior permeabilidade às lipoproteínas plasmáticas, favorecendo sua retenção no espaço subendotelial. Posteriormente, as partículas de LDL sofrem oxidação, levando novamente à disfunção do endotélio, que passa a ter menor reatividade vascular. Outra alteração que aumenta o risco de eventos cardiovasculares é a alteração neuropática autonômica, que pode prejudicar ainda mais a reatividade vascular.

A presença da partícula de LDL oxidada no endotélio leva ao aparecimento de moléculas de adesão, que atraem monócitos e linfócitos para a parede arterial. Esses liberam proteínas quimiotáticas, estimulando a migração de monócitos para o espaço subendotelial, em que se diferenciam em macrófagos que, por sua vez, captam as partículas de LDL oxidadas. Os macrófagos repletos de lipídeos são chamados "células espumosas" e constituem o principal componente das estrias gordurosas, que são as lesões macroscópicas iniciais da aterosclerose. Em geral, essas lesões iniciais formam-se ainda na infância. O processo inflamatório mantido estimula a migração e a proliferação de células musculares lisas, que irão formar as placas ateroscleróticas (Figura 98.1).

Outras células inflamatórias também participam do processo aterosclerótico. Os linfócitos T, embora menos numerosos que os macrófagos no interior do ateroma, são de grande importância na aterogênese. Mediante interação com os macrófagos, as células T podem se diferenciar e produzir citocinas que modulam o processo inflamatório local. Diversos mecanismos têm sido propostos para a aterogênese e suas complicações, como a oxidação de lipoproteínas (principalmente lipoproteínas de baixa densidade) e a alteração fenotípica do endotélio vascular, produzindo substâncias quimiotáticas de linfócitos, liberando espécies reativas de oxigênio, promovendo vasoconstrição e reduzindo propriedades antitrombóticas. Recentemente, o comprometimento da resposta imune de linfócitos, diminuindo a produção de anticorpos anti-LDL oxidada, foi associado à aterosclerose e a complicações.

A estabilidade ou não da placa aterosclerótica depende da quantidade de colágeno que se distribui em sua superfície, formando uma capa fibrótica. Algumas placas podem ser estáveis, quando há predomínio de colágeno que se organiza em placa fibrótica espessa. Outras placas apresentam atividade

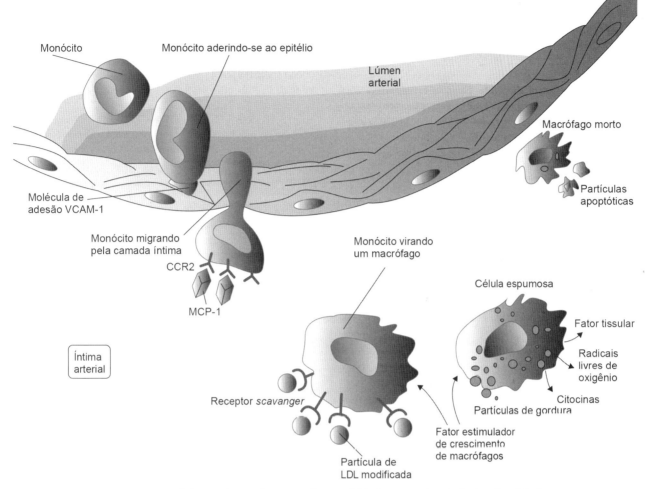

FIGURA 98.1 Fisiopatologia da aterosclerose. *LDL*, lipoproteína de baixa densidade.

inflamatória intensa com capa fibrótica tênue, o que confere maior instabilidade à placa. Se houver ruptura dessa capa, ocorre liberação de material lipídico altamente trombogênico, com formação de aterotrombose, que é a principal responsável pelas manifestações clínicas agudas da aterosclerose.

O National Cholesterol Education Program (NCEP) recomenda a dosagem de CT, HDL-c, LDL-c e triglicerídeos em pacientes com 20 anos ou mais, com repetição a cada 5 anos em caso de lipidograma normal. Essa recomendação se justifica para o rastreamento das causas genéticas monogênicas de dislipidemia, que podem causar eventos adversos em pacientes a partir dessa idade.

Várias linhas de evidência, que envolvem ensaios clínicos, ensaios experimentais em animais, estudos epidemiológicos e formas genéticas de hipercolesterolemia, indicam uma forte relação causal entre LDL-c elevado e eventos cardiovasculares. Por esse motivo, a recomendação é que LDL-c deva ser o principal alvo da terapia.

Leitura recomendada

Alexopoulos N, Raggi P. Calcification in atherosclerosis. Nat Rev Cardiol. 2009;6(11):681-88.

Berglund L, Brunzell JD, Goldberg AC, Goldberg IJ, Sacks F, Murad MH et al. Evaluation and treatment of hypertriglyceridemia: an Endocrine Society Clinical Practice guideline. J Clin Endocrinol Metab. 2012;97(9):2969-89.

Faludi AA, Izar MCO, Saraiva JFK, Chacra APM, Bianco HT, Afiune A Neto et al. Atualização da Diretriz Brasileira de Dislipidemias e Prevenção da Aterosclerose – 2017. Arq Bras Cardiol. 2017; 109(2Supl. 1):1-76.

Ference BA, Yoo W, Alesh I, Mahajan N, Mirowska KK, Mewada A et al. Effect of long term exposure to lower low density lipoprotein cholesterol beginning early in life on the risk of coronary heart disease: a Mendelian randomization analysis. J Am Coll Cardiol. 2012;60(25):2631-39.

Forti AC, Golbert A, Vasques ACJ, Faria ACRA, Lottenberg AMP, Bauer A et al. Diretrizes da Sociedade Brasileira de Diabetes 2019-2020. Avaliação do risco cardiovascular em pacientes com diabetes mellitus tipo 2. Clanad. 2020;299-303.

Grundy SM, Stone NJ, Bailey AL, Beam C, Birtcher KK, Blumenthal RS et al. 2018 AHA/ACC/AACVPR/AAPA/ABC/ACPM/ ADA/AGS/APhA/ASPC/NLA/PCNA Guideline on the Management of Blood Cholesterol. A Report of the American College of Cardiology/American Heart Association Task Force on Clinical Practice Guidelines. J Am Coll Cardiol. 2019;73(24): 3168-3209.

Lewington S, Whitlock G, Clarke R, Sherliker P, Emberson J, Halsey J et al. Prospective studies collaboration. Blood cholesterol and vascular mortality by age, sex, and blood pressure: a meta-analysis of individual data from 61 prospective studies with 55,000 vascular deaths. Lancet. 2007;370(9602):1829-39.

Nakashima Y, Fujii H, Sumiyoshi S, Wight TN, Sueishi K. Early human atherosclerosis: accumulation of lipid and proteoglycans in intimal thickenings followed by macrophage infiltration. Arterioscler Thromb Vasc Biol. 2007;27(5):1159-65.

National Cholesterol Education Program (NCEP): Expert Panel on Detection, Evaluation, and Treatment of High Blood Cholesterol in Adults (Adult Treatment Panel III). Third report of the National Cholesterol Education Program (NCEP): Expert panel on detection, evaluation, and treatment of high blood cholesterol in adults (adult treatment panel III) final report. Circulation. 2002;106:3143.

Pollex RL, Hegele RA. Genetic determinants of plasma lipoproteins. Nat Clin Pract Cardiovasc Med. 2007;4(11):600-9.

Recomendações de 2019 da ESC/EAS sobre o tratamento de dislipidemias: alteração dos lípidos para reduzir o risco cardiovascular. Eur Heart Journal; 2019.

Steinberg D1, Witztum JL.Inhibition of PCSK9: a powerful weapon for achieving ideal LDL cholesterol levels. Proc Natl Acad Sci USA. 2009;106(24):9546-47.

Vodnala D, Rubenfire M, Brook RD. Secondary causes of dyslipidemia. Am J Cardiol. 2012;110:823.

Yusuf S, Hawken S, Ounpuu S, Dans T, Avezum A, Lanas F. Effect of potentially modifiable risk factors associated with myocardial infarction in 52 countries (the Interheart study): case-control study. Lancet. 2004;364(9438):937-52.

Classificação de Risco Cardiovascular na População

Capítulo 99

Introdução

Um evento coronário agudo é a primeira manifestação da doença aterosclerótica em pelo menos metade dos indivíduos que apresentam essa complicação. Dessa maneira, a identificação dos indivíduos assintomáticos que estão mais predispostos é crucial para a prevenção efetiva, com a correta definição das metas terapêuticas individuais. Para determinar os níveis lipídicos desejados para um indivíduo em particular, inicialmente deve-se estimar o seu risco cardiovascular.

A estimativa do risco de doença aterosclerótica resulta da somatória do risco associado a cada um dos fatores de risco mais a potenciação causada por sinergismos entre alguns desses fatores. Diante da complexidade dessas interações, a atribuição intuitiva do risco frequentemente resulta em sub ou superestimação dos casos de maior ou menor risco, respectivamente. Para contornar essa dificuldade, diversos algoritmos têm sido criados, baseados em análises de regressão de estudos populacionais, por meio dos quais a identificação do risco é substancialmente aprimorada.

Entre os diversos algoritmos existentes, a atualização da Diretriz Brasileira de Dislipidemias e Prevenção da Aterosclerose de 2017, bem como a atualização da Diretriz de Prevenção Cardiovascular da Sociedade Brasileira de Cardiologia (SBC) de 2019, recomendam a utilização do Escore de Risco Global (ERG), baseado na equação de Framingham, que estima o risco de infarto do miocárdio, AVC ou insuficiência cardíaca, fatais ou não fatais, ou insuficiência vascular periférica em 10 anos, para adultos acima de 20 anos.

Esse escore deve ser utilizado na avaliação inicial, ou mesmo em pacientes em uso de estatinas, entre os indivíduos que não foram enquadrados nas condições de muito alto ou alto risco, apresentadas a seguir, e pode ser encontrado pelo aplicativo obtido no *site* do Departamento de Aterosclerose da SBC para os sistemas Android e IOS (Calculadora para Estratificação de Risco Cardiovascular).

A estratificação do risco cardiovascular em pacientes sem tratamento hipolipemiante, segundo essas últimas atualizações das diretrizes brasileiras (Figura 99.1), considera quatro níveis de risco CV:

- Risco muito alto
  - Indivíduos que apresentem doença aterosclerótica significativa (coronária, cerebrovascular, vascular, com ou sem eventos clínicos), ou obstrução $\geq 50\%$ em qualquer território arterial
- Alto risco
  - Indivíduos em prevenção primária com
    - LDL-c entre 70 e 189 mg/dℓ e risco calculado pelo ERG > 20% no sexo masculino, ou > 10% no sexo feminino
    - Condições agravantes de risco com base em dados clínicos ou de aterosclerose documentada por metodologia diagnóstica
      - Ultrassonografia de carótidas com presença de placa
      - Índice tornozelo-braquial (ITB) < 0,9
      - Escore de cálcio arterial coronariano (CAC) > 100 ou
      - Presença de placas ateroscleróticas na angiotomografia (ângio-TC) de coronárias

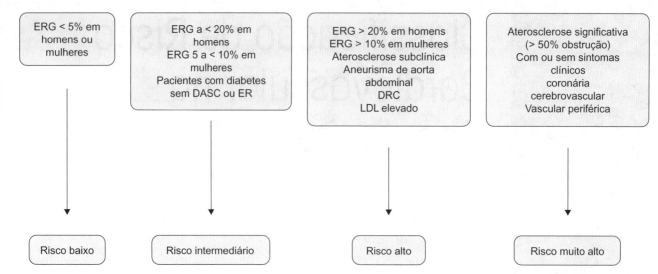

FIGURA 99.1 Estratificação do risco cardiovascular. *ERG*, Escore de risco global; *DASC*, doença aterosclerótica; *ER*, estratificadores de risco; *DRC*, doença renal crônica (taxa de filtração glomerular < 60 ml/min, não dialítica); *LDL*, lipoproteína de baixa densidade.

- Aneurisma de aorta abdominal
- Doença renal crônica definida por taxa de filtração glomerular (TFG) < 60 ml/min, e em fase não dialítica
○ Pacientes com LDL-c ≥ 190 mg/dl
○ Presença de diabetes melito tipos 1 ou 2, e com LDL-c entre 70 e 189 mg/dl e presença de estratificadores de risco (ER) ou doença aterosclerótica subclínica (DASC). Definem-se estratificadores de risco (ER) e DASC no diabetes como
  - ER: idade ≥ 48 anos no homem e ≥ 54 anos na mulher; tempo de diagnóstico do diabetes > 10 anos; história familiar de parente de primeiro grau com DCV prematura (< 55 anos para homem e < 65 anos para mulher); tabagismo (pelo menos um cigarro no último mês); hipertensão arterial sistêmica; síndrome metabólica, de acordo com a International Diabetes Federation (IDF); presença de albuminúria > 30 mg/g de creatinina e/ou retinopatia; TFG < 60 ml/min
  - DASC: ultrassonografia de carótidas com presença de placa > 1,5 mm; ITB < 0,9; escore de CAC > 10; presença de placas ateroscleróticas na ângio-TC de coronárias
• Risco intermediário
  ○ Indivíduos com ERG entre 5 e 20% no sexo masculino e entre 5 e 10% no sexo feminino, ou ainda os diabéticos sem os critérios de DASC ou ER listados anteriormente
• Baixo risco
  ○ Indivíduos do sexo masculino e feminino com risco em 10 anos < 5%, calculado pelo ERG.

A Atualização da Diretriz Brasileira de Dislipidemias e Prevenção da Aterosclerose de 2017 também incorporou mudança na estratificação de risco CV de indivíduos já em uso de estatina. Considerando-se a imprecisão do cálculo de risco nesses pacientes, a diretriz propõe o uso de fator de correção para o colesterol total (CT) no cálculo do escore de risco nesse contexto, derivado de estudos que compararam a eficácia de várias estatinas nas doses utilizadas e que admitem redução média de LDL-c de cerca de 30% com o tratamento. Isso se aplica à maior parte dos pacientes que usam doses moderadas de estatinas. Dada a redução média de 30% do CT com estatinas, sugere-se multiplicar o CT por 1,43 em pacientes que as utilizam. A utilização desse fator de correção tem limitações: pode subestimar o CT basal nos pacientes que utilizam estatinas potentes e em doses altas ou em combinação de fármacos, não considera a variabilidade na resposta individual ao tratamento, e nem mesmo os efeitos do tempo de exposição ao tratamento na atenuação do risco. Porém, como o colesterol é classificado em faixas, o impacto do fator de correção é atenuado.

Fatores de risco

Os fatores agravantes de risco não são utilizados para pacientes considerados de baixo risco CV (mesmo na presença de outros fatores agravantes de risco, o paciente de baixo risco continua sendo classificado como baixo risco). A Atualização da Diretriz de Prevenção Cardiovascular da SBC de 2019 destaca que algumas recomendações mais recentes valorizam condições inflamatórias e o uso do escore de cálcio coronário para uma reestratificação de pacientes em risco intermediário.

O escore de cálcio coronariano (CAC) avalia o conteúdo cálcico na topografia das artérias coronárias e se correlaciona fortemente com a aterosclerose. O CAC é obtido por meio de exame de imagem não invasivo realizado por tomografia computadorizada não contrastada do tórax e mede a extensão da calcificação coronariana.

A SBC considera que, embora o uso do CAC para pacientes considerados de baixo risco não seja recomendado, pacientes em risco intermediário não diabéticos, sem histórico familiar de doença coronariana prematura e que tenham escore de cálcio zero poderão ser considerados de baixo risco e postergar o início da terapia redutora de colesterol com estatinas, em concordância com as recomendações da diretriz norte-americana de dislipidemias de 2018.

Fatores agravantes de risco

- História familiar de doença coronariana prematura (em parente de primeiro grau masculino com menos de 55 anos ou feminino com menos de 65 anos)
- Síndrome metabólica pelos critérios da International Diabetes Federation (IDF)
- Micro ou macroalbuminúria (> 30 µg/min)
- Hipertrofia ventricular esquerda
- Proteína C-reativa de alta sensibilidade > 2 mg/ℓ (na ausência de etiologia não aterosclerótica, como infecções e inflamações)
- Escore de cálcio coronariano (CAC) > 100 ou percentil acima de 75 para idade ou sexo
- Espessamento de carótida (IMT, camada íntima-média) máximo > 1 mm
- Índice tornozelo-braquial (ITB) < 0,9.

Outros fatores de risco menores e modificáveis para DCV incluem sobrepeso, obesidade, sedentarismo e dieta aterogênica. Recentemente, estudos tentam identificar novos fatores de risco que aumentarão o valor preditivo da avaliação do risco cardiovascular, sendo estes denominados *fatores de risco emergentes* ou *não clássicos*. Didaticamente podem ser divididos em duas categorias:

- Fatores de risco lipídicos
  - Triglicerídeos
  - Remanescentes de lipoproteínas
  - Lipoproteína (a)
  - Partículas de lipoproteína de baixa densidade (LDL) pequenas e densas

- Subespécies de lipoproteínas de alta densidade (HDL)
  - Apolipoproteína B (apo B) e apo A-1
  - Relação colesterol total/HDL
- Fatores de risco não lipídicos
  - Homocisteína
  - Fibrinogênio
  - Marcadores inflamatórios: proteína C-reativa ultrassensível (já utilizada como fator agravante para a classificação de risco).

Os fatores de risco cardiovascular não clássicos anteriormente descritos são adjuntos potenciais para avaliação do risco cardiovascular, mas não devem ter prioridade sobre os fatores de risco maiores, sendo apenas complementares quando a avaliação for possível, contribuindo para a conduta terapêutica.

Muitos pacientes são classificados como de risco baixo ou intermediário a curto prazo, para aparecimento de DCV nos próximos 10 anos, mas por serem jovens, podem não ter um risco tão baixo assim para o aparecimento de DCV ao longo da vida, uma vez que têm ainda longa expectativa de vida. Visando evitar o subtratamento desse grupo de pacientes, a V Diretriz Brasileira de Dislipidemias de 2013 criou ainda um novo escore de risco, chamado "escore de risco pelo tempo de vida", que deveria ser utilizado para pacientes a partir de 45 anos. Caso o risco de DCV ao longo de toda a vida seja maior que 39% em homens ou maior que 20% em mulheres, deve-se considerar esse paciente também como de alto risco, e tratá-lo como tal. As Tabelas 99.1 a 99.3 apresentam os dados necessários para o cálculo do escore de risco pelo tempo de vida.

TABELA 99.1 Classificação dos fatores de risco conforme sua importância e seu controle.

Fator de risco	Fatores de risco ótimos	Um fator de risco não ótimo	Fatores de risco elevados	Fatores de risco principais
Colesterol total	< 180 mg/dℓ	180 a 199 mg/dℓ	200 a 239 mg/dℓ	> 240 mg/dℓ
Pressão arterial sistólica	Não tratada < 120 mmHg	Não tratada 120 a 139 mmHg	Não tratada 140 a 159 mmHg	Tratamento para HAS ou PAS não tratada ≥ 160 mmHg
Pressão arterial diastólica	Não tratada < 80 mmHg	Não tratada 80 a 89 mmHg	Não tratada 90 a 99 mmHg	Tratamento para HAS ou PAD não tratada ≥ 100 mmHg
Fumo	Não	Não	Não	Sim
Diabetes	Não	Não	Não	Sim

HAS, hipertensão arterial sistêmica; *PAD*, pressão arterial diastólica.

TABELA 99.2 Risco de eventos cardiovasculares ao longo de toda a vida para homens a partir dos 45 anos. Deve ser considerado de alto risco o homem que tiver > 39% de risco de eventos cardiovasculares por toda a vida.

Risco (IC 95%)	Todos os fatores de risco ótimos	Um ou mais fatores de risco não ótimos	Dois ou mais fatores de risco elevado(s)	Um fator de risco principal	Dois ou mais fatores de risco principais
DAC fatal ou IAM não fatal	1,7 (0 a 4,3)	27,5 (15,7 a 39,3)	32,7 (24,5 a 41)	34 (30,4 a 37,6)	42 (37,6 a 46,5)
Acidente vascular cerebral fatal ou não fatal	6,7 (1,4 a 11,9)	7,7 (5 a 10,4)	8,5 (6,9 a 15,6)	8,4 (7,5 a 9,4)	10,3 (9 a 11,7)
Morte cardiovascular	9,1 (0 a 18,6)	13,1 (9,9 a 16,3)	15,3 (13,3 a 17,3)	20,7 (19,4 a 22,2)	32,5 (30,5 a 34,5)
Eventos cardiovasculares ateroscleróticos	1,4 (0 a 3,4)	31,2 (17,6 a 44,7)	35 (26,8 a 43,2)	39,6 (35,7 a 43,6)	49,5 (45 a 53,9)

IC, intervalo de confiança; *DAC*, doença arterial coronariana; *IAM*, infarto agudo do miocárdio.

TABELA 99.3 Risco de eventos cardiovasculares ao longo de toda a vida para mulheres a partir dos 45 anos. Deve ser considerada de alto risco a mulher que tiver > 20% de risco de eventos cardiovasculares por toda a vida.

Risco (IC 95%)	Todos os fatores de risco ótimos	Um ou mais fatores de risco não ótimos	Dois ou mais fatores de risco elevados	Um fator de risco principal	Dois ou mais fatores de risco principais
DAC fatal ou IAM não fatal	1,6 (0 a 4,3)	9,3 (3 a 15,6)	9,3 (5 a 13,7)	12,7 (10,3 a 15)	21,5 (17,5 a 25,5)
Acidente vascular cerebral fatal ou não fatal	8,3 (3,8 a 12,8)	8,9 (6,5 a 11,3)	9,1 (7,5 a 10,9)	9,1 (7,9 a 15,9)	11,5 (9,5 a 13,5)
Morte cardiovascular	4,8 (0,8 a 8,7)	4,9 (3,1 a 6,7)	6,9 (5,4 a 8,3)	11,2 (9,9 a 12,5)	21,9 (19,4 a 24,5)
Eventos cardiovasculares ateroscleróticos	4,1 (0 a 8,2)	12,2 (4,6 a 19,7)	15,6 (10,3 a 20,9)	20,2 (17,2 a 23,2)	30,7 (26,3 a 35)

IC, intervalo de confiança; *DAC*, doença arterial coronariana; *IAM*, infarto agudo do miocárdio.

A Tabela 99.4 sumariza as recomendações para a estratificação do risco CV, de acordo com Atualização da Diretriz de Prevenção Cardiovascular da SBC de 2019, que endossa essa possibilidade de avaliação da estimativa de risco por tempo de vida em pacientes de 20 a 59 anos classificados como risco baixo ou intermediário em 10 anos.

Metas terapêuticas conforme a classificação de risco

Estudos de intervenção demonstram inequívoca diminuição da taxa de desfechos cardiovasculares proporcionada pela redução do colesterol plasmático, particularmente dos níveis de LDL-c. Grandes ensaios clínicos com estatinas demonstram que, quanto maior a redução absoluta do LDL-c, maior a redução do risco relativo de eventos cardiovasculares. Até o momento,

não se identifica um limiar abaixo do qual o tratamento hipolipemiante deixa de promover benefício cardiovascular.

As metas de lipídeos desejados para a população variam um pouco conforme a literatura considerada.

A Atualização da Diretriz Brasileira de Dislipidemias e Prevenção da Aterosclerose de 2017 manteve a recomendação de se alcançar metas de LDL-c (meta primária) e de não HDL-c (meta secundária) de acordo com o risco cardiovascular, e reconhece que essas metas foram derivadas de subanálises de estudos randomizados e controlados. A avaliação de meta pelo não HDL-c é recomendada quando os níveis de TG estiverem acima de 300 mg/dℓ. O objetivo do uso de metas é, principalmente, garantir a adesão ao tratamento, visto que existe grande variabilidade de resposta a uma mesma dose de estatina. A recomendação dessa diretriz corresponde tanto a pacientes que nunca passaram por tratamento como a pacientes já em uso de estatina (Tabela 99.5).

TABELA 99.4 Recomendações para estratificação do risco cardiovascular.

Recomendação	Classe de recomendação	Nível de evidência	Referência
Avaliação rotineira dos fatores de risco CV para adultos de 40 a 75 anos, segundo ERG para 10 anos	I	B	2,9,10
Avaliação periódica dos fatores de risco CV para adultos de 20 a 39 anos, segundo escore de risco global a cada 4 a 6 anos	IIa	B	2,9,10
Adulto com risco limítrofe (5 a < 7,5%/10 anos) ou intermediário (≥ 7,5 a < 20%/10 anos), sugere-se acrescentar fatores agravantes para orientar decisões terapêuticas	IIa	B	2,9,10
Adulto com risco limítrofe (5 a < 7,5%/10 anos) ou intermediário (≥ 7,5 a < 20%/10 anos), pode-se avaliar o escore de cálcio para orientar decisões terapêuticas	IIa	B	2,9,10
Para adultos de 20 a 59 anos com estimativa de risco < 7,5%/10 anos, a estimativa do risco de vida ou para 30 anos pode ser considerado	IIb	B	2,9,10

CV, cardiovascular; *ERG*, Escore de Risco Global.

TABELA 99.5 Redução percentual e metas terapêuticas absolutas do LDL-c e do colesterol não HDL para pacientes sem ou com uso de hipoglicemiantes.

Risco	Sem hipolipemiantes		Com hipolipemiantes	
	Redução (%)	Meta de LDL-c (mg/dℓ)		Meta de não HDL-c (mg/dℓ)
Muito alto	> 50	< 50		< 80
Alto	> 50	< 70		< 100
Intermediário	30 a 50	< 100		< 130
Baixo	> 30	< 130		< 160

LDL-c, colesterol da lipoproteína de baixa densidade; não HDL-c, colesterol não HDL. (Adaptada da Atualização da Diretriz de Dislipidemias e Prevenção da Aterosclerose.)

Indivíduos de muito alto risco

O objetivo é atingir e manter LDL-c abaixo de 50 mg/dℓ e/ou não HDL-c abaixo de 80 mg/dℓ (se TG > 300 mg/dℓ). Recomenda-se iniciar com estatinas de alta potência em suas doses máximas, desde que toleráveis.

Se o paciente nunca usou estatinas, uma redução inicial acima de 50% é recomendada. Isso é especialmente importante nos casos em que o LDL-c inicial não é muito alto, mas está acima da meta (p. ex.: 80 mg/dℓ). Nesses casos, uma redução de 50% levaria o LDL-c para 40 mg/dℓ, sendo mais benéfico ao paciente em termos de redução de risco do que o LDL-c de 50 mg/dℓ (redução de 37%). Isso se deve ao fato de haver uma relação direta entre a redução de LDL-c e a diminuição de risco cardiovascular, em que cada redução de LDL-c de 40 mg/dℓ leva a uma redução proporcional de 20% do risco; assim, nessas situações, quanto mais baixo, melhor. Se, por sua vez, o paciente tiver LDL-c inicial muito alto (p. ex., 170 mg/dℓ), a redução inicial de 50% não será suficiente para atingir a meta de LDL-c. Dessa maneira, ao fim de 3 meses, se a meta LDL-c não for atingida, deve-se intensificar o tratamento.

Em pacientes que estão fora da meta, mas usam estatinas, o tratamento deve ser intensificado por meio de três diferentes estratégias: 1) aumento da dose; 2) troca da estatina por outra mais potente; ou 3) associação de ezetimiba. O uso de inibidores da PCSK9 pode ser eventualmente considerado nessas situações, avaliando-se cada caso e levando-se em conta a relação custo-benefício.

Indivíduos de alto risco

O objetivo principal é atingir e manter LDL-c abaixo de 70 mg/dℓ e/ou não HDL-c abaixo de 100 mg/dℓ (se TG > 300 mg/dℓ). Recomenda-se iniciar com estatinas de alta potência em suas doses máximas, desde que toleráveis, visando à redução de LDL-c > 50%, podendo-se associar ezetimiba à estatina para se atingir essa meta ou caso o paciente não tolere doses altas da estatina.

Indivíduos de risco intermediário

O LDL-c deve ser reduzido para < 100 mg/dℓ e o não HDL-c para < 130 mg/dℓ. Recomenda-se, sempre que possível e tolerado, dar preferência para o uso de estatina de intensidade pelo menos moderada, visando à redução de LDL-c de 30 a 50%.

Indivíduos de baixo risco

O LDL-c deve ser < 130 mg/dℓ e o não HDL-c < 160 mg/dℓ. O tratamento medicamentoso deve ser considerado principalmente naqueles com LDL-c persistentemente acima de 160 mg/dℓ, visando à redução de LDL-c > 30%.

Com a instituição de metas para o controle do colesterol, o objetivo do tratamento passa a ser buscar – e manter – a meta de LDL-c ou de não HDL-c relacionada com a categoria de risco, por tempo indeterminado. À exceção dos pacientes de risco baixo, pacientes de maior risco devem iniciar o uso de estatinas o mais cedo possível, se o LDL-c estiver acima da meta correspondente. O tipo e a potência da estatina devem adaptar-se à magnitude necessária de redução inicial (Tabela 99.6).

É importante lembrar, entretanto, que qualquer estatina é útil, desde que a meta seja atingida. Sabe-se que a resposta às estatinas é heterogênea; por isso, o paciente deve ser avaliado a cada 3 meses para garantir a manutenção das metas.

A hipertrigliceridemia é fator de risco independente para a DCV, em especial a DAC. Entretanto, não está claro se a hipertrigliceridemia é a causa da aterosclerose, já que os TG pouco se acumulam nas paredes arteriais, ou se as anormalidades a ela associadas, como baixo HDL-c, partículas LDL pequenas e densas, resistência insulínica e aumento da coagulabilidade e hiperviscosidade sanguínea predispõem à aterosclerose. Paralelamente, existem dúvidas se a diminuição dos TG reduz também o risco cardiovascular.

A Atualização da Diretriz Brasileira de Dislipidemias e Prevenção da Aterosclerose de 2017 sugere que pacientes com valores de triglicerídeos acima de 500 mg/dℓ recebam tratamento medicamentoso com fibratos para reduzir o risco de pancreatite, e pacientes com valores intermediários de triglicerídeos, entre 150 e 499 mg/dℓ, recebam terapia individualizada conforme o risco cardiovascular e as condições associadas (Tabela 99.7). Após excluídas as causas secundárias para aumento de TG, como diabetes, insuficiência renal, ingestão excessiva de álcool e uso de certos medicamentos e, após ajustadas as medidas comportamentais, deve-se considerar o tratamento medicamentoso da hipertrigliceridemia. A diretriz brasileira não estabelece meta de tratamento para triglicerídeos nessa população.

TABELA 99.6 Intensidade do tratamento hipolipemiante.

	Baixa	Moderada	Alta
Redução de LDL-c esperada com dose diária, %	< 30	30 a < 50	≥ 50
Exemplos, doses diárias em mg	Lovastatina 20 Sinvastatina 10 Pravastatina 10 a 20 Fluvastatina 20 a 40 Pitavastatina 1	Lovastatina 40 Sinvastatina 20 a 40 Pravastativa 40 a 80 Fluvastatina 80 Pitavastatina 2 a 4 Atorvastatina 10 a 10 Rosuvastatina 5 a 10	Atorvastatina 40 a 80 Rosuvastatina 20 a 40 Sinvastatina 40/ezetimiba 10

LDC-c, colesterol da lipoproteína de baixa densidade.

TABELA 99.7 Indicação de fármacos para o tratamento da hipertrigliceridemia.

Recomendação	Classe de recomendação	Nível de evidência	Referência
Fibratos			
Triglicerídeos acima de 500 mg/dℓ	I	A	32,33
Dislipidemia mista com predomínio de hipertrigliceridemia	IIa	B	32,33
Em pacientes com diabetes e TG > 200 mg/dℓ e HDL-c < 35 mg/dℓ, a combinação de fenofibrato e estatina pode ser considerada quando as modificações do estilo de vida falharam	IIa	B	32,33
Ácido nicotínico (niacina)			
Não há evidência de benefício do fármaco em indivíduos com LDL-c controlado	III	A	32,33
Pode, excepcionalmente, ser utilizado em pacientes com HDL-c baixo isolado e como alternativa aos fibratos e estatinas, ou em associação com esses fármacos em indivíduos com hipercolesterolemia, hipertrigliceridemia ou dislipidemia mista resistente	IIa	A	32,33
Ácidos graxos ômega-3			
Ácidos graxos ômega-3 em altas doses (4 a 10 g ao dia) podem ser utilizados associados a outros hipolipemiantes em indivíduos com hipertrigliceridemia grave que não atingiram níveis desejáveis com o tratamento	I	A	32,33
Pode ser recomendada suplementação com formulação à base de EPA (icosapenta-etil, 4 g/dia) em pacientes de alto risco com TG elevados, em uso de estatinas, uma vez que parece reduzir o risco de eventos isquêmicos, incluindo morte cardiovascular*	–	–	32,33

TG, triglicerídeos; *HDL-c*, colesterol da lipoproteína de alta densidade; *LDL-c*, colesterol da lipoproteína de baixa densidade; *EPA*, ácido ecosapentaenoico.
*Essa formulação não existe comercialmente em nosso país. (Adaptada de I Diretriz Brasileira sobre Consumo de Gorduras e Saúde cardiovascular.)

De acordo com as diretrizes da Sociedade Brasileira de Diabetes (SBD) de 2019/2020, em pacientes com DM e hipertrigliceridemia leve a moderada (TG < 400 mg/dℓ), a combinação de estatina e fibrato não é recomendada para reduzir o risco cardiovascular. Mas, em pacientes com DM e em uso de estatina, com TG > 204 mg/dℓ e HDL-c < 34 mg/dℓ, a adição de um fibrato para reduzir risco cardiovascular pode ser considerada.

Ainda nessa mesma diretriz, não são propostas metas para o HDL-c e não se recomenda tratamento medicamentoso visando à elevação dos níveis de HDL-c. Para outras variáveis, como níveis de apolipoproteínas ou de Lp(a), também não foram especificadas metas terapêuticas.

Posicionamento e mudanças na diretriz de dislipidemia norte-americana de 2018

A Diretriz de Dislipidemia da American Heart Association e do American College of Cardiology (AHA e ACC) de 2018 estabeleceu novas metas terapêuticas, com algumas modificações com relação à diretriz anterior de 2013, em que não se propunha metas lipídicas (alvos específicos de LDL-c ou de não HDL-c), mas sim o uso de estatinas em intensidades diferentes conforme o grau de risco do paciente: grupos que se beneficiavam de tratamento com estatinas em alta intensidade, capaz de reduzir o LDL-c em > 50%; tratamento com estatinas em moderada intensidade, capaz de reduzir o LDL-c em 30 a 50%; ou tratamento com estatinas em baixa intensidade, capaz de reduzir o LDL-c em menos de 30%.

Nesse novo consenso, as metas continuam sendo baseadas na redução do percentual de LDL-c com estatinas de acordo com a classificação de risco, porém recomenda-se que pacientes com risco muito elevado também devem ter a terapia ajustada visando atingir LDL-c < 70 mg/dℓ, já que metanálises robustas e grandes ensaios clínicos randomizados com estatinas, acrescidas de outras terapias medicamentosas, demonstraram que uma grande redução absoluta do LDL-c foi associada a uma maior redução proporcional em eventos vasculares maiores. Assim, houve outra mudança nesse último consenso, que passou então a recomendar a associação de medicamentos às estatinas quando em doses máximas toleradas, nos grupos de mais alto risco, como a ezetimiba e, em casos muito especiais, os inibidores da pró-proteína PCSK9, quando LDL-c ≥ 70 mg/dℓ ou não HDL-c ≥ 100.

Nesse consenso, os pacientes foram divididos em quatro grupos que se beneficiam do uso de estatina e possíveis associações medicamentosas, com recomendações específicas para cada um deles.

Grupo 1

Pacientes com doença cardiovascular aterosclerótica (ASCVD), considerado como grupo de prevenção secundária. Recomenda-se reduzir o LDL com estatinas de alta intensidade ou na maior dose tolerada, visando à redução de 50% ou mais do LDL.

A definição de ASCVD é: síndrome coronariana aguda, angina estável, revascularização arterial, AVE ou ataque isquêmico transitório, doença arterial periférica incluindo aneurisma da aorta de origem aterosclerótica.

Em pacientes com risco muito alto para ASCVD, utilizar o ponto de corte de 70 mg/dℓ do LDL para considerar a associação de terapia não estatina (ezetimiba e inibidores da PCSK9) à estatina. O paciente com muito alto risco é definido pela história de múltiplos eventos para ASCVD ou um evento maior para ASCVD e múltiplas condições de risco. Quando o LDL permanece ≥ 70 mg/dℓ em uso de estatina na dose máxima tolerada, orienta-se primeiro a adição de ezetimiba. Se mesmo após uso de ezetimiba o LDL permanece ≥ 70 mg/dℓ, um inibidor da pró-proteína PCSK9 pode ser utilizado.

Em pacientes > 75 anos com ASCVD, os benefícios potenciais contra os efeitos adversos da terapia com estatinas devem ser considerados antes do início da terapia. Porém, diferentemente do consenso anterior, que considerava iniciar uso apenas de estatina de ação moderada nesses pacientes, o atual consenso pontua que a decisão de iniciar estatina de alta ou de moderada intensidade deve ser individualizada e baseada na avaliação de benefícios *versus* riscos. E para os pacientes que já estejam em tratamento com estatina de alta intensidade, com boa tolerância e sem efeitos colaterais, a AHA julga razoável manter esse tratamento.

Em pacientes com insuficiência cardíaca (IC) em virtude de cardiopatia isquêmica, podem ser consideradas estatinas de intensidade moderada, embasadas em dois grandes ensaios clínicos que demonstraram benefício em redução de risco

cardiovascular nesses pacientes (no último consenso, o uso de estatina para pacientes com IC classes II a IV era contraindicado, independentemente da etiologia).

Grupo 2

Pacientes com hipercolesterolemia primária grave (LDL ≥ 190 mg/dℓ), na faixa etária de 20 a 75 anos. Recomenda-se iniciar estatina de alta intensidade, não sendo necessário, nesses casos, o cálculo do risco em 10 anos para ASCVD. Se o LDL permanece ≥ 100 mg/dℓ, é razoável, nesses casos, adicionar ezetimiba. Se o LDL permanece ≥ 100 mg/dℓ após uso de ezetimiba e estatina, o inibidor de PCSK9 pode ser considerado.

Grupo 3

Pacientes com diabetes melito. Os pacientes diabéticos com idades entre 40 e 75 anos, independentemente do risco calculado, já têm indicação de iniciar estatina em moderada intensidade. Se o paciente tem LDL entre 70 e 189 mg/dℓ e risco calculado mais elevado (> 20%) em virtude de múltiplos fatores de risco, então deve-se considerar estatina de alta intensidade para alcançar a meta de redução do LDL em ≥ 50%, e considerar associação de ezetimiba à dose máxima tolerada de estatina para alcançar essa meta.

Em pacientes diabéticos de 20 a 39 anos deve-se avaliar os potenciadores de risco específicos para diabetes, que são independentes de outros fatores de risco no DM: longa duração (≥ 10 anos no DM2 ou ≥ 20 anos no DM1), albuminúria ≥ 30 mcg de albumina/mg de creatinina, TFG < 60 mℓ/min/1,73 m^2, retinopatia, neuropatia, ITB < 0,9. A diretriz considera razoável iniciar a terapia de estatina nesse grupo.

Pacientes diabéticos com mais de 75 anos são considerados grupo de alto risco e o início ou a continuidade da terapia com estatina pode trazer benefícios, devendo ser avaliado risco-benefício conjuntamente entre o médico e o paciente.

Grupo 4

Pacientes com idades entre 40 e 75 anos que não se enquadram nos grupos 1, 2 e 3. Recomenda-se fazer o cálculo do risco cardiovascular em 10 anos para ASCVD:

- ≤ 5% – risco baixo
- 5 a < 7,5% – risco limítrofe
- 7,5 a < 20% – risco intermediário
- ≥ 20% – alto risco.

Esse cálculo deve ser feito com a calculadora de risco, que pode ser acessada pelo *site* http://www.cvriskcalculator.com/. Se o *status* do risco for incerto, recomenda-se considerar a utilização do escore de cálcio coronariano.

Deve- se considerar também os fatores que aumentam o risco em pacientes com risco limítrofe ou intermediário: história familiar de ASCVD, LDL colesterol ≥ 160 mg/dℓ, síndrome metabólica, doença renal crônica, história de pré-eclâmpsia, menopausa prematura (< 40 anos), grupos étnicos de alto risco (sul-asiáticos), triglicerídeos ≥ 175 mg/dℓ, doenças inflamatórias crônicas (artrite reumatoide, psoríase, HIV crônica), se medidos em pacientes selecionados: PCR US > 2 mg/ℓ, apo B ≥ 130 mg/dℓ.

Nos pacientes com idades entre 40 e 75 anos com alto risco calculado (≥ 20%), recomenda-se iniciar estatina em alta intensidade, com meta de redução do LDL > 50%, e considerar associação de ezetimiba à dose máxima tolerada de estatina para alcançar essa meta.

Nos pacientes com risco limítrofe (5 a < 7,5%) ou risco intermediário (7,5 a < 20%), recomenda-se discutir com o paciente sobre os riscos antes de iniciar estatina. Tópicos a serem discutidos: fatores de risco maiores e o risco em 10 anos para ASCVD, benefícios da mudança do estilo de vida e do uso de estatinas, potenciais efeitos colaterais e interações medicamentosas, custo da terapia, crescimento de fatores de risco que favorecem a terapia com estatina, preferência do paciente para tomada de decisão compartilhada. Se a discussão com o paciente for a favor da estatina, recomenda-se iniciar estatina de moderada intensidade, com meta de redução do LDL > 30%.

Caso o *status* do risco permaneça incerto nos pacientes com risco intermediário e em alguns casos de pacientes com risco limítrofe, após essas considerações, recomenda-se a avaliação do escore de cálcio coronariano.

- CAC de 1 a 99 em indivíduos, especialmente > 55 anos: favorece o uso de estatina
- CAC > 100 (ou percentil 75): justifica o uso de estatina
- CAC zero: a estatina pode ser retirada ou seu início adiado, exceto se condições de mais alto risco estiverem presentes, como diabetes, tabagismo, forte história familiar de DCV precoce e, possivelmente, doenças inflamatórias crônicas, como HIV. Recomenda-se repetir o CAC a cada 5 a 10 anos, assim como reavaliar a presença dos fatores de risco maiores.

Nos pacientes de baixo risco (≤ 5%), deve-se apenas orientar modificações de estilo de vida como dieta associada à atividade física. Não se deve indicar estatina para esse grupo de pacientes, pois o benefício não ultrapassa o risco.

Indivíduos que não se enquadram nos grupos

Para os indivíduos que não se enquadram em nenhum dos quatro grupos com maior benefício do uso das estatinas, como os pacientes com menos de 40 anos e mais de 75, outros fatores podem ser levados em consideração para a decisão terapêutica, e devem ser reavaliados a cada 4 a 6 anos:

- Hipercolesterolemia primária (LDL-c 160 a 189 mg/dℓ; não HDL-c 190 a 219 mg/dℓ, persistentes em pelo menos três exames)
- História familiar de doença cardiovascular prematura (< 55 anos em sexo masculino e < 65 anos em sexo feminino)
- Doença renal crônica (TFG 15 a 60 mℓ/min/1,73 m², com ou sem albuminúria, não tratada com diálise)
- Síndrome metabólica, segundo definição da IDF
- Condições específicas das mulheres, como histórico de pré-eclâmpsia, diabetes gestacional e menopausa precoce
- Doenças inflamatórias, especialmente artrite reumatoide, psoríase, HIV
- Etnicidade, como sul-asiáticos
- Hipertrigliceridemia (≥ 175 mg/dℓ) persistente
- Proteína C-reativa ultrassensível > 2 mg/dℓ

- Lp (a) > 50 mg/dℓ ou 125 nmol/ℓ
- Apo B ≥ 130 mg/dℓ (principalmente quando acompanhada de TG ≥ 200 mg/dℓ persistentemente
- ITB < 0,9.

Nessa diretriz, assim como nas diretrizes brasileiras atuais, considera-se avaliar início ou manutenção do uso de estatinas de moderada intensidade em pacientes com mais de 75 anos com LDL-c entre 70 e 189 mg/dℓ, já que estudos recentes de maior robustez demonstram benefícios do uso de estatina em desfechos cardiovasculares, especialmente em pacientes com menos de 80 anos. Uma discussão entre o médico e o paciente também se faz necessária, nesses casos, avaliando-se risco-benefício, possíveis efeitos colaterais (que podem ser mais intensos nessa faixa etária), interações medicamentosas (polifarmácia), bem como custos. Nos pacientes entre 75 e 79 anos, pode ser útil a avaliação do CAC, pois aqueles com escore de cálcio coronariano (ECC) zero não se beneficiariam do uso da estatina. Recomenda-se, ainda, considerar a suspensão da estatina, de acordo com o declínio de funções (física ou cognitiva), múltiplas comorbidades, fragilidade e redução de expectativa de vida, especialmente nos pacientes com 80 anos ou mais. Para pacientes com mais de 75 anos que já estejam em tratamento com alta intensidade, boa tolerância e sem efeitos colaterais, a AHA e a ACC julgam razoável manter esse tratamento.

Em virtude da falta de evidência científica de benefício do início de estatina em pacientes renais crônicos em diálise, assim como a SBC e a SBD, essa diretriz não orienta essa prática, mas considera a razoável manter o uso da estatina nos pacientes que vinham em uso e com boa tolerabilidade, antes de iniciar o tratamento dialítico, pois um grande estudo recente mostrou benefício em manter a estatina nesse grupo.

Para crianças, adolescentes e adultos jovens entre 20 e 39 anos, a diretriz recomenda um estilo de vida saudável, com dieta e peso adequados, exercícios físicos regulares, prevenção e controle de comorbidades associadas (como hipertensão, tabagismo, obesidade). Em razão da falta de pesquisas para esse grupo etário mais jovem, as recomendações de estatina são reservadas para aqueles que apresentam um risco muito elevado (como hipercolesterolemia primária grave) e, a depender do julgamento clínico, aqueles com LDL-c > 160 persistente e história familiar de doença cardiovascular precoce ou de alto risco cardiovascular previsto até o fim da vida pela calculadora de risco, mas o consenso não especifica quanto seria o valor considerado como de alto risco para eventos cardiovasculares até o fim da vida.

Tanto a diretriz de dislipidemia brasileira de 2017 quanto a norte-americana de 2019, classificam da seguinte maneira os tratamentos com estatina de baixa, moderada e alta intensidade:

- Tratamento de baixa intensidade: tratamento que tem como objetivo redução < 30% do LDL-c. Exemplos: sinvastatina 10 mg/dia, pravastatina 10 a 20 mg/dia, lovastatina 20 mg/dia, fluvastatina 20 a 40 mg
- Tratamento de moderada intensidade: tratamento que tem como objetivo redução de 30 a 50% do LDL-c. Exemplos: atorvastatina 10 a 20 mg/dia, rosuvastatina 5 a 10 mg/dia, sinvastatina 20 a 40 mg/dia, pravastatina 40 a 80 mg/dia, lovastatina 40 mg/dia ou pitavastatina 1 a 4 mg/dia, fluvastatina 80 mg/dia

- Tratamento de alta intensidade: tratamento que tem como objetivo redução de > 50% do LDL-c. Exemplos: atorvastatina 40 a 80 mg/dia ou rosuvastatina 20 a 40 mg/dia.

Deve-se avaliar aderência ao tratamento, repetir medidas dos lipídeos 4 a 12 semanas após iniciar estatina ou ajustes de doses; após ajustes, repetir medidas a cada 3 a 12 meses; calcular respostas como redução percentual no LDL com relação à dosagem basal.

Assim como acontece com todas as diretrizes, o contexto, a individualização do tratamento e a análise cuidadosa dos fatores de risco de cada paciente devem prevalecer. Mais importante do que o risco absoluto, como um simples número para o paciente, é a avaliação de suas características individuais (idade, etnia, comorbidades, expectativa de vida, outros fatores de risco cardiovasculares e aderência ao tratamento).

Leitura recomendada

Berglund L, Brunzell JD, Goldberg AC, Goldberg IJ, Sacks F, Murad MH et al. Evaluation and treatment of hypertriglyceridemia: an Endocrine Society Clinical Practice guideline. J Clin Endocrinol Metab. 2012;97(9):2969-89.

Bertoluci MC, Pimazoni-Netto A, Pires AC, Pesaro AE, Schaan BD, Caramelli B et al. Diabetes and cardiovascular disease: from evidence to clinical practice – position statement 2014 of Brazilian Diabetes Society. Diabetol Metab Syndr. 2014;6:58.

Faludi AA, Izar MCO, Saraiva JFK, Chacra APM, Bianco HT, Afiune A Neto et al. Atualização da Diretriz Brasileira de Dislipidemias e Prevenção da Aterosclerose – 2017. Arq Bras Cardiol. 2017;109(2Supl.1):1-76.

Forti AC, Golbert A, Vasques ACJ, Faria ACRA, Lottenberg AMP, Bauer A et al. Diretrizes da Sociedade Brasileira de Diabetes 2019-2020. Avaliação do risco cardiovascular em pacientes com diabetes mellitus tipo 2. Clanad. 2020;299-303.

Goff DC, Lloyd-Jones DM, Bennett G, Coady S, D'Agostino RB, Gibbons R et al. 2013 ACC/AHA Guideline on the assessment of cardiovascular risk: a report of the American College of Cardiology/ American Heart Association task force on practice guidelines. Circulation. 2014;129(25 Suppl 2):S49-73.

Grundy SM, Stone NJ, Bailey AL, Beam C, Birtcher KK, Blumenthal RS et al. 2018 AHA/ACC/AACVPR/AAPA/ABC/ACPM/ADA/ AGS/APhA/ASPC/NLA/PCNA Guideline on the Management of Blood Cholesterol. A Report of the American College of Cardiology/ American Heart Association Task Force on Clinical Practice Guidelines. Circulation. 2019;139(25):e1082-e1143.

Mach F, Baigent Coli, Catapano AL. Recomendações de 2019 da ESC/ EAS sobre o tratamento de dislipidemias: alteração dos lípidos para reduzir o risco cardiovascular. European Heart Journal. 2019.

National Cholesterol Education Program (NCEP). Expert Panel on Detection, Evaluation, and Treatment of High Blood Cholesterol in Adults (Adult Treatment Panel III). Third report of the National Cholesterol Education Program (NCEP) expert panel on detection, evaluation, and treatment of high blood cholesterol in adults (adult treatment panel III) final report. Circulation. 2002;106(25):3143-421.

Sociedade Brasileira de Cardiologia. V Diretriz brasileira de dislipidemias e prevenção da aterosclerose. Arq Bras Cardiol. 2013;101(4).

Xavier HT, Izar MC, Faria Neto JR, Assad MH, Rocha VZ, Sposito AC et al. V Diretriz brasileira de dislipidemia e prevenção de aterosclerose. Arq Bras Cardiol. 2013;101(4Supl.1):1-20.

Dislipidemias Primárias

Capítulo 100

Introdução

As dislipidemias primárias representam alterações nas concentrações plasmáticas dos lipídeos relacionadas com defeitos genéticos que afetam diretamente o metabolismo das lipoproteínas. Podem ser classificadas em:

- Hipercolesterolemias primárias
  - Hipercolesterolemia familiar
  - Defeito familiar da apolipoproteína B (apo B100)
  - Hiperlipidemia familiar combinada
  - Mutação ativadora da PCSK9, pró-proteína convertase subtilisin/kexin tipo 9, que degrada o receptor de LDL, denominado "receptor BE"
  - Hipercolesterolemia autossômica recessiva
- Hipertrigliceridemias primárias
  - Hiperquilomicronemia
  - Hipertrigliceridemia familiar
  - Hiperlipidemia familiar combinada
- Hiperlipidemias mistas primárias
  - Disbetalipoproteinemia
  - Hiperlipidemia familiar combinada
- Distúrbios primários do metabolismo da lipoproteína de alta densidade (HDL)
  - Hipoalfalipoproteinemia familiar
  - Deficiência de lecitina-colesterol-aciltransferase (LCAT)
  - Doença de Tangier
  - Deficiência da proteína de transferência do colesterol esterificado (CETP).

O conhecimento das dislipidemias genéticas é importante, pois, apesar de menos frequentes que as dislipidemias secundárias, em algum momento o médico pode deparar com um paciente portador de uma dislipidemia genética, o que pode ser um desafio diagnóstico e terapêutico. A distinção entre dislipidemias primárias e secundárias não é tão fácil, uma vez que a maioria das dislipidemias é de herança poligênica, resultante da combinação de fatores genéticos e não genéticos. Na presença de alterações moderadas do perfil lipídico e descartadas as causas secundárias, deve-se considerar as dislipidemias primárias poligênicas ou monogênicas.

As dislipidemias poligênicas são causadas pelo efeito cumulativo de variantes genéticas denominadas "Polimorfismos de um único nucleotídeo" (SNP, do inglês *single nucleotide polymorphism*). Individualmente, não alteram significativamente o perfil lipídico, mas o efeito cumulativo dos SNP dentro do genoma é amplificado, resultando em dislipidemia clínica. Essas variantes são segregadas em cromossomos independentes, sem padrões de transmissão mendeliana clássicas (transmissão dos caracteres de pai para filho). Apresentam as seguintes características: são pacientes geneticamente suscetíveis, ainda que com ou sem expressão clínica do fenótipo; são alterações moderadas a graves do perfil lipídico, não explicadas somente por causa secundária; são indivíduos com menor suscetibilidade, mas, se expostos intensamente a fatores secundários, desenvolvem franca dislipidemia; são indivíduos que, apesar da elevada suscetibilidade genética, mas com hábitos de vida saudáveis (que incluem atividade física e alimentação adequada), terão o risco minimizado de evoluir com dislipidemia. O diagnóstico genético das dislipidemias poligênicas por meio do escore genético do SNP não é indicado, pois não altera o tratamento. O rastreamento do perfil lipídico deve ser feito nos parentes de primeiro grau dos pacientes com dislipidemia poligênica. Como alguns SNP tendem a permanecer segregados dentro de determinadas famílias, pacientes com dislipidemia poligênica devem ter seus familiares identificados e tratados corretamente.

As dislipidemias monogênicas apresentam as seguintes características: alterações mais graves do perfil lipídico; histórico familiar de dislipidemia e/ou aterosclerose precoce; idade de apresentação da dislipidemia mais precoce (na infância ou adolescência); presença de sinais e sintomas determinados por alterações lipídicas extremas, muitos dos quais patognomônicos de algumas formas monogênicas; ausência de fatores secundários que justifiquem a presença de alterações lipídicas importantes ou em idades precoces.

Em indivíduos com dislipidemia grave, a possibilidade de uma causa monogênica é grande, mas não é uma certeza. Muitos casos resultam de acentuada suscetibilidade genética interagindo com fatores secundários. Esses casos não apresentam os critérios listados anteriormente, exceto o perfil lipídico muito alterado. Nesses pacientes, o tratamento é mais fácil, com resposta terapêutica eficaz, pois os fatores secundários, apesar de exacerbarem em muito a dislipidemia, quando eliminados, podem normalizar os níveis lipídicos.

O diagnóstico das dislipidemias genéticas monogênicas é clínico, mas a determinação da mutação, pela análise de DNA, pode ser útil para um diagnóstico preciso. A análise de DNA é considerada parte dos critérios diagnósticos para algumas dislipidemias monogênicas. No entanto, a determinação genética não tem impacto no tratamento e nem no prognóstico dos pacientes.

Hipercolesterolemias primárias

As hipercolesterolemias primárias são as dislipidemias caracterizadas por aumento de LDL-c e do colesterol total, causadas por alterações genéticas. As mais conhecidas estão descritas a seguir.

Hipercolesterolemia familiar

A hipercolesterolemia familiar (HF) é uma doença de herança autossômica dominante, relativamente comum, com incidência de 1:500 para heterozigotos e 1:1.000.000 para homozigotos.

É causada pela mutação no gene do receptor de LDL (*LDLR*), conhecido como receptor BE (localizado no cromossomo 19), resultando em disfunção ou ausência desse receptor nas células do fígado e tecidos periféricos, levando a aumento das concentrações plasmáticas de LDL-c e de colesterol total. Existem mais de 1.800 mutações do gene *LDLR* documentadas como causadoras de HF até momento, representando cerca de 85 a 90% dos casos de HF. A HF é mais comumente atribuível a mutações (incluindo deleções, missense, nonsense e inserções) no gene *LDLR*, resultando em *LDLR* com reduções funcionais (parcial a completa) em sua capacidade de remover LDL da circulação. Dependendo do impacto da mutação sobre a proteína resultante, o paciente pode ser receptor-negativo, que expressa pouco ou nenhum *LDLR*, ou receptor-defeituoso, que, por sua vez, expressa isoformas de *LDLR* com afinidade reduzida para LDL na superfície dos hepatócitos.

Em pacientes heterozigotos (HFHe), um alelo mutado para o *LDLR* é herdado de um dos pais e um alelo normal, do outro. Como dois alelos funcionais são necessários para manter o nível plasmático normal de LDL-c, a ausência de um alelo funcional pode causar um aumento no nível de LDL para aproximadamente duas a três vezes o valor normal (os valores de LDL-c considerados para o diagnóstico são acima de 190 mg/dℓ para adultos e acima de 160 mg/dℓ para crianças e adolescentes).

Os pacientes homozigotos (HFHo) herdam dois alelos mutados; consequentemente, os *LDLR* não têm funcionalidade e os pacientes são portadores de uma hipercolesterolemia do tipo grave (LDL-c de três a seis vezes do valor normal). O LDL-c já se apresenta elevado desde o nascimento.

Ambas as formas de HF causam doença arterial coronariana (DAC) precocemente, presente em indivíduos desde a infância até os 20 anos, no caso de homozigotos, e antes dos 40 anos, no caso dos heterozigotos.

Pesquisas recentes sugerem um efeito aditivo de mutações únicas em diferentes genes componentes da via do *LDLR* que, combinadas, podem levar a um fenótipo intermediário entre indivíduos com mutações em heterozigose e homozigose para a HF. Apesar disso, níveis normais de colesterol já foram descritos em indivíduos com variantes patogênicas, em cujas famílias já foram detectados pacientes afetados. Esses achados evidenciam a importância de se realizar o teste genético familiar e de se conhecer melhor o impacto de cada mutação no espectro da HF.

Existem cinco principais classes de mutações no gene *LDLR*. O defeito genético pode estar na síntese do LDLR (classe 1), no transporte do *LDLR* do retículo endoplasmático para o aparelho de Golgi (classe 2), na ligação do *LDLR* à apo B do LDL-c (classe 3), na internalização do complexo *LDLR*- LDL-c (classe 4) ou no desligamento do *LDLR*- LDL-c (classe 5), não conseguindo reciclar o *LDLR* para a membrana plasmática da célula (Figura 100.1).

A ausência de receptores BE prejudica a remoção do plasma das lipoproteínas que dependem desses receptores para sua remoção, como as partículas de LDL-c, cujo ligante é a apo B100, e as lipoproteínas de densidade intermediária (IDL) remanescentes, cujo ligante é a apo E. Apesar de os receptores

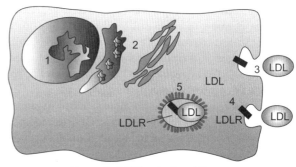

Cerca de 1.000 variantes alélicas

Classes	Tipo de mutação
1	Defeito na síntese
2	Ausência de transporte do RE para Golgi
3	Deficiência na ligação a LDL
4	Defeito na internalização do complexo LDLR-LDL
5	Defeito no desligamento do complexo LDLR-LDL

FIGURA 100.1 Hipercolesterolemia familiar. Mutação no receptor BE. *RE*, Retículo Endoplasmático; *LDL*, lipoproteína de baixa densidade; *LDLR*, receptor de lipoproteína de baixa densidade. (Adaptada de Quintão, 2011.)

BE serem também importantes para o clareamento das partículas de lipoproteína de densidade muito baixa (VLDL), estas são retiradas do sangue por outros tipos de receptores que se ligam também à apo E (p. ex., LPR-1, proteína 1 relacionada ao receptor da lipoproteína de baixa densidade) e, por isso, não ocorre hipertrigliceridemia nos quadros de hipercolesterolemia familiar.

O excesso de LDL-c no plasma passa a ser captado pelos receptores *scavenger* dos macrófagos, principalmente as partículas de LDL oxidadas, levando ao acúmulo de colesterol esterificado no interior desses macrófagos, principalmente na camada íntima arterial e na pele. Nos tendões, o colesterol não esterificado se acumula no extracelular em associação com fibrilas de colágeno, formando os xantomas tendinosos, achado característico da hipercolesterolemia familiar. Esses xantomas estão presentes em 75% dos heterozigotos e em 100% dos homozigotos. Geralmente, são vistos no tendão do calcâneo ou nos tendões extensores das mãos. Pode haver dor articular semelhante à artrite reumatoide por infiltração de cristais de colesterol no líquido sinovial e também tendinites recidivantes. Outras características clínicas da hipercolesterolemia familiar incluem o xantelasma e o arco córneo prematuro (em indivíduos com menos de 40 anos). Os indivíduos homozigotos apresentam frequentemente os xantomas tuberosos (acúmulo de colesterol na derme ou em articulações) quase exclusivos dessa doença, que podem ser observados a partir dos 6 anos (Tabela 100.1).

Apesar de sua importância, a HF ainda é uma condição subdiagnosticada e subtratada. A Diretriz de Prevenção Cardiovascular da SBC de 2019 reforça que valores muito aumentados de colesterol podem ser indicativos de HF, uma vez excluídas as dislipidemias secundárias. Indivíduos adultos com valores de $CT \geq 310$ mg/dℓ ou crianças e adolescentes ≥ 230 mg/dℓ devem ser avaliados para essa possibilidade. Dentre os escores clínicos para HF disponíveis, destaca-se o escore de *Dutch Lipid Clinic Network*, utilizado em nosso meio, e que é apresentado na Tabela 100.2. Além dos escores clínicos, o teste genético para HF é uma ferramenta muito útil, porém não obrigatória, na confirmação de casos suspeitos e no rastreamento de familiares dos casos-índice confirmados, sendo que a detecção de uma das várias mutações no receptor do LDL-c (receptor BE) apenas é realizada em centros de pesquisa especializados.

É importante ressaltar que um teste genético negativo não exclui a HF. Além disso, indivíduos com LDL-c elevado permanecem em alto risco e devem ser tratados de acordo com diretrizes aceitas, independentemente dos resultados dos testes genéticos.

TABELA 100.1 Características da hipercolesterolemia familiar: heterozigoto × homozigoto.

Características	Heterozigoto	Homozigoto
Frequência	1/500	1/1.000.000
Aumento de LDL-c	2 a 3 vezes	3 a 6 vezes
Início clínico de DAC	40 anos	Da infância aos 20 anos
Xantomas	75%	100%

DAC, doença arterial coronariana; *LDL-c*, colesterol da lipoproteína de baixa densidade.

TABELA 100.2 Critérios diagnósticos de hipercolesterolemia familiar (baseado nos critérios da Dutch Lipid Clinic Network).

Parâmetro	Pontos
Histórico familiar	
Parente de 1º grau com doença vascular/coronária prematura (homem < 55 anos, mulher < 60 anos) OU Parente adulto de 1º ou 2º grau com CT > 290 mg/dℓ*	1
Parente de 1º grau com xantoma tendinoso e/ou corneano OU Parente de 1º grau < 16 anos com CT > 269 mg/dℓ*	2
Histórico clínico	
Paciente com doença arterial coronária prematura (homem < 55 anos, mulher < 60 anos)	2
Paciente com doença arterial cerebral ou periférica prematura (homem 55 anos, mulher 60 anos)	1
Exame físico	
Xantoma tendinoso	6
Arco corneano < 45 anos	4
Nível de LDL-c (mg/dℓ)	
≥ 330	8
250 a 329	5
190 a 249	3
156 a 189	1
Análise do DNA	
Presença de mutação funcional do gene do receptor de LDL da apo B ou da PCSK9*	8
Diagnóstico de HF	
Certeza se	> 8
Provável se	6 a 8
Possível se	3 a 5
Não é HF	< 3

CT, colesterol total; *HF*, hipercolesterolemia familiar; *LDL-c*, colesterol da lipoproteína de baixa densidade. *Modificada do Dutch MEDPED, adotando um critério presente na proposta do Simon Broome Register Group. (Adaptada da Atualização da Diretriz de Dislipidemias e Prevenção da Aterosclerose (5) e da I Diretriz Brasileira de Hipercolesterolemia Familiar.)

Não se utilizam os escores clínicos de risco tradicionais (Framingham, entre outros) na estratificação de risco dessa população. O critério utilizado encontra-se na Tabela 100.3. Os fatores de risco na HF estão no Tabela 100.4.

Apesar de os pacientes com HF serem considerados de alto risco, a chance de ocorrência de eventos cardiovasculares é variável. Deve-se considerar a pesquisa de aterosclerose nos

TABELA 100.3 Estratificação de risco na hipercolesterolemia familiar baseada na Dutch Lipid Clinic Network, adotando um critério presente na proposta do Simon Broome Register Group.

Doença coronária ou cardiovascular estabelecida	História prévia de infarto do miocárdio, acidente vascular cerebral, doença arterial periférica, revascularização miocárdica, angina estável ou instável, ataque isquêmico transitório e estenose
Tabagistas	
História clínica	Paciente com doença coronária prematura (homens < 55, mulheres < 60 anos) Paciente com doença cerebral ou periférica prematura (homens < 55, mulheres < 60 anos)
Diabetes melito	
História familiar de doença coronária prematura	Parentes de primeiro ou segundo graus com início da doença antes dos 45 anos no sexo masculino e antes dos 65 anos no sexo feminino
Dois ou mais fatores de risco	Conforme Tabela 100.4

Modificada da Dutch Lipid Clinic Network (Dutch MEDPED).

TABELA 100.4 Fatores de risco em indivíduos com hipercolesterolemia familiar.

Fatores de risco	Se mais de dois fatores de risco estiverem presentes, recomenda-se intensificar o tratamento
Idade	Homem com mais de 30 anos Mulher com mais de 40 anos
LDL-c basal	> 250 mg/dℓ
Sexo	Sexo masculino
Tabagismo	Tabagismo atual
História familiar de doença coronária prematura	Parentes de primeiro grau Homem < 55 anos Mulher < 65 anos
Síndrome metabólica	Considerar os critérios da IDF
HDL-c baixo	HDL-c < 40 mg/dℓ para homens e < 50 mg/dℓ para mulheres
Hipertensão arterial sistêmica	PA ≥ 140 × 90 mmHg ou tratamento medicamentoso de HAS
Aumento da lipoproteína (a)	Níveis ≥ 60 mg/dℓ
Exame físico	Xantoma de tendão

LDL-c, colesterol da lipoproteína de baixa densidade; *IDF*, International Diabetics Federation; *HDL-c*, colesterol da lipoproteína de baixa densidade; *PA*, pressão arterial; *HAS*, hipertensão arterial sistêmica.

pacientes assintomáticos, por meio de teste ergométrico, ecocardiograma (para avaliação da valva aórtica), escore de CAC, Doppler de carótidas e angio-TC de coronárias.

O tratamento desses pacientes inclui sempre pesquisar e tratar outros fatores de risco cardiovasculares presentes, como hipertensão, tabagismo, diabetes, baixas concentrações de HDL-colesterol (HDL-c), sedentarismo e obesidade. O tratamento deve ser baseado em dieta com baixos teores de gordura total e saturada (aproximadamente 20 e 7% das calorias totais diárias, respectivamente) e de colesterol (< 200 mg/dia), associado ao tratamento medicamentoso. As modificações da dieta geralmente cursam com redução de 15 a 20% do colesterol plasmático.

A terapia farmacológica é a base para o tratamento da HF. A meta terapêutica de LDL-c deve ser inferior a 70 mg/dℓ. Para isso, as estatinas são os medicamentos de primeira escolha, sendo indicadas as de alta potência, como a atorvastatina (40 a 80 mg) e a rosuvastatina (20 a 40 mg), para se obter redução de LDL-c ≥ 50% a partir dos níveis basais, sendo difícil alcançar essa meta com o seu uso isolado (especialmente na HFHo, em que reduzem, em média, 10 a 25% do LDL-c). A associação com ezetimiba pode elevar a redução dos valores de LDL-c para cerca de 40% dos valores basais. Outros hipolipemiantes podem ser associados para reduções adicionais nos valores do LDL-c, como resinas de troca e ácido nicotínico. Nos EUA, o mipomersen e a lomitapida foram aprovados para o tratamento da HFHo como terapia adjuvante aos medicamentos clássicos. A aférese de lipoproteínas tem indicação para os casos refratários. Em 2015, os medicamentos evolocumabe e alirocumabe, anticorpos monoclonais contra a PCSK9 (inibidores da PCSK9), foram aprovados nos EUA e Europa e, em 2016, no Brasil, para tratamento da HF. O medicamento evolocumabe foi testado na HFHo no estudo Tesla B, com redução adicional de LDL-c de 21,3%, não sendo efetivo nas formas homozigóticas, em que o receptor é negativo ou nulo.

Para pacientes que não podem usar estatina, está indicada a terapia combinada de niacina, ezetimiba e/ou colestiramina. Fibratos estão indicados nos pacientes com hipertrigliceridemia associada. Inibidores de PCSK9 podem ser considerados em associação a outros agentes hipolipemiantes ou, de maneira isolada, nos intolerantes às estatinas, ou quando não forem atingidas as metas preconizadas para o risco cardiovascular.

Em razão da alta penetrância dessa doença e do grande risco cardiovascular que ela pode promover, os indivíduos acometidos devem ser tratados desde jovens.

Resumo do tratamento

- A dieta pobre em gorduras é capaz de reduzir o LDL em, no máximo, 15 a 20%, caso seja bem restrita. Deve-se evitar carne, embutidos e queijos, para conseguir menos de 20% e de 7% de gorduras total e saturada, respectivamente, e menos de 200 mg/dia de colesterol na dieta
- A estatina nos indivíduos homozigotos não apresenta boa resposta, mas deve ser sempre prescrita. Só pode ser prescrita para crianças acima de 8 anos. Antes disso, o tratamento farmacológico deve ser realizado com colestiramina e fitoesteróis
- Ezetimiba atua na porção proximal do intestino delgado, bloqueando o transportador NPC1L1 e, portanto, a absorção do colesterol proveniente da alimentação e da bile, ocasionando redução adicional de aproximadamente 20 a 40% no LDL-c
- Inibidores da PCSK9 podem ser indicados tanto nos intolerantes às estatinas quanto de maneira associada aos demais medicamentos, quando não se atinge a meta de LDL-c para redução de risco cardiovascular. Novos fármacos, como a lomitapida e o mipomersen, também podem ser considerados como terapias adjuvantes nesses casos refratários
- O meio mais eficaz de tratamento seria a remoção seletiva de LDL-c do plasma ou do sangue, por meio de aférese extracorporal associada à adsorção de LDL-c, realizada a cada 1 a 3 semanas com o tratamento medicamentoso com redutores de LDL-c. Esse tratamento se reserva aos casos excepcionais, como crianças portadoras da forma homozigótica com níveis plasmáticos de LDL-c muito elevados ou gestantes
- Perspectivas: transplante hepático, que leva à produção de receptores funcionais de LDL-c, e terapia gênica, com o desenvolvimento de um receptor de LDL-c transgênico para as células hepáticas.

Defeito familiar da apo B100

O defeito familiar da apo B100 é uma doença de herança autossômica dominante, relativamente comum, com incidência de 1:1.000, menos comum que a hipercolesterolemia familiar forma heterozigótica. É causada por uma mutação no gene da apo B100, localizado no cromossomo 2. A apo B100 é responsável pela afinidade da ligação do LDL-c ao seu receptor (*LDLR*). Essa mutação causa redução da afinidade de ligação da LDL ao seu *LDLR*, retardando a remoção do LDL-c do plasma (em cerca de 50%) e, consequentemente, causando aumento de LDL-c no plasma. A mutação mais frequente é caracterizada pela troca de arginina por glutamina na posição do aminoácido 3.500. Essa mutação leva à alteração da conformação da proteína no domínio de ligação ao *LDLR* e reduz sua capacidade de acoplamento a esse receptor. O isolamento de partículas LDL-c com mutação na apo B100 demonstrou que a capacidade de ligação dessa lipoproteína ao *LDLR* é de cerca de 4 a 9% do valor normal. Outras mutações já foram descritas, como a troca da arginina por um triptofano no aminoácido de posição 3.500 e a substituição de cisteína por arginina no aminoácido de posição 3.531.

Apesar de outras partículas, como VLDL e quilomícrons, também apresentarem a proteína apo B100 na sua composição, essas lipoproteínas não se acumulam nessa condição clínica, pois podem ser captadas do sangue por outros tipos de receptores celulares, específicos para moléculas de apo E.

O quadro clínico de uma família com defeito familiar de apo B100 é muito semelhante ao de uma família com hipercolesterolemia familiar. Caracteriza-se por aumento importante de LDL-c desde a infância, presença de xantomas tendinosos, xantelasmas e história pessoal ou familiar de doença coronariana prematura. Embora compartilhem várias características, pacientes com hipercolesterolemia familiar parecem ter um fenótipo mais grave do que os portadores de defeito familiar da apo B100, tanto nas formas homozigóticas quanto nas heterozigóticas. Presumivelmente, acredita-se que o fenótipo da deficiência familiar de apo B100 seja menos grave, pois apesar de a ligação da apo B100 aos *LDLR* estar prejudicada no defeito familiar de apo B100, ela não está ausente.

Apenas pela avaliação clínica não é possível realizar o diagnóstico diferencial entre hipercolesterolemia familiar e defeito familiar da apo B100, sendo o diagnóstico diferencial possível somente pelo estudo genético da mutação. Geralmente, diante de um quadro clínico como este, a principal hipótese diagnóstica é de hipercolesterolemia familiar, por ser mais frequente que o defeito familiar da apo B100, e, caso a pesquisa da mutação do receptor BE resulte negativa, então se procede à pesquisa da mutação da apo B100.

O tratamento é semelhante ao descrito para hipercolesterolemia familiar e consiste em dieta pobre em gorduras e colesterol associada a um esquema de medicamentos incluindo inibidores de HMG-CoA redutase (estatinas), inibidores da absorção intestinal do colesterol (ezetimibe) e, muitas vezes, sequestrante de ácidos biliares (colestiramina), além dos inibidores de PCSK9 nos casos refratários a essas combinações. Os membros da família também devem ser rastreados para a mutação.

Hiperlipidemia familiar combinada

Originalmente descrita em 1973, a hiperlipidemia familiar combinada é uma doença de herança autossômica dominante, de causa genética e patogênese metabólica desconhecida (acredita-se que seja uma doença poligênica), caracterizada por elevação plasmática de colesterol, triglicerídeos e maior suscetibilidade à DAC.

Apresenta incidência de 1:100 na população geral, e está presente em 10 a 20% dos indivíduos que já apresentaram infarto agudo do miocárdio, caracterizando-se por ser a mais comum de todas as dislipidemias primárias. É a única hipercolesterolemia primária que não cursa com xantomas.

Apesar de mostrar padrão de herança autossômica dominante, sabe-se que esse tipo de dislipidemia é fortemente influenciado por fatores ambientais, e acredita-se que a resistência à insulina seja peça-chave no seu desenvolvimento. Causa um tipo de hiperlipidemia mista, com aumento de LDL-c e triglicerídeos, portanto, diferente dos dois tipos descritos anteriormente, mas também pode ocorrer como hipercolesterolemia isolada ou hipertrigliceridemia isolada. Pode ainda cursar com aumento de VLDL, apo B, quilomícrons e remanescentes, além de partículas de LDL-c pequenas e densas e redução de HDL-c.

O fenótipo é variável e existem indivíduos com hipertrigliceridemia isolada, hipercolesterolemia isolada ou associação de ambas as manifestações. Na mesma família, podem ser encontrados indivíduos com manifestações diferentes. Além disso, a apresentação pode ser variada ao longo da vida da pessoa afetada, conforme mudanças em seu peso e sensibilidade à insulina. A variabilidade no tipo de hiperlipidemia é uma pista útil que indica que o paciente pode apresentar essa doença. Muitas vezes, vem associada a manifestações de síndrome metabólica e resistência à insulina, como redução das concentrações de HDL-c, hipertensão, hiperuricemia, obesidade visceral e intolerância à glicose. Apesar de ter herança autossômica dominante, na maioria dos casos a manifestação clínica de dislipidemia ocorre após a puberdade, com outros componentes da síndrome metabólica (diferentemente da hipercolesterolemia familiar e do defeito familiar da apo B100, nas quais os indivíduos já nascem com LDL-c elevado), mas já foram descritas crianças com o fenótipo.

O tratamento envolve dieta associada à atividade física e tratamento farmacológico com estatinas ou fibratos (direcionado à anormalidade lipídica predominante) e, se necessário, associação com outros fármacos (ezetimibe, colestiramina, fitoesteróis, inibidores da PCSK9). Os familiares afetados devem ser identificados e tratados.

Mutação no gene que codifica a proproteína convertase subtilisin/kexin tipo 9

A proteína convertase subtilisin/kexin tipo 9 (PCSK9) se liga nos receptores de LDL (receptor BE), promovendo sua degradação e, consequentemente, reduzindo a taxa de remoção de LDL-c do plasma.

A mutação ativadora do gene que codifica a proteína PCSK9 (gene presente no cromossomo 1) pode levar a um quadro de hipercolesterolemia primária muito rara, de herança autossômica dominante. Por outro lado, pacientes que apresentam mutações relacionadas com a redução de função dessa proteína (mutações inativadoras) apresentam concentrações mais baixas de LDL-c e risco mais baixo de doença cardiovascular, como já demonstrado na população afro-americana.

Oligonucleotídeos *antisense* são pequenas sequências de nucleotídeos que se ligam ao RNA mensageiro e inibem a síntese proteica. Oligonucleotídeos *antisense* dirigidos para o gene da PCSK9 e anticorpos monoclonais dirigidos contra a proteína PCSK9 foram desenvolvidos e podem levar à redução do LDL-c em 20 a 50%. Os inibidores PCSK9 devem ser considerados nessas dislipidemias, principalmente nos casos em que o alvo não foi atingido com altas doses de estatinas ou naqueles pacientes intolerantes às estatinas.

Hipercolesterolemia autossômica recessiva

A hipercolesterolemia autossômica recessiva foi identificada em famílias da Sardenha e do Líbano. É uma doença de herança autossômica recessiva raríssima, causada por mutação no gene *Arh*, que codifica a proteína ARH, essencial para a estabilidade da ligação da LDL ao seu receptor BE e a internalização desse conjunto. Causa redução na internalização do receptor de LDL, com consequente aumento do nível sérico dessa lipoproteína. Os pacientes afetados apresentam características clínicas semelhantes aos pacientes com hipercolesterolemia familiar homozigótica, porém o nível sérico de colesterol e LDL-c dos pais é normal. É a única hipercolesterolemia familiar autossômica recessiva. O tratamento é semelhante aos descritos anteriormente.

Hipertrigliceridemias primárias

São as dislipidemias de origem genética caracterizadas pelo aumento do nível sérico de triglicerídeos. A hipertrigliceridemia leva também a maior risco cardiovascular e de pancreatite nos casos com triglicerídeos acima de 500 a 1.000 mg/dℓ. Para pacientes com triglicerídeos entre 200 e 1.000 mg/dℓ, o ideal é avaliar o colesterol não HDL como meta terapêutica no lugar do LDL-c.

Entre as causas de hipertrigliceridemia primária, as mais importantes estão descritas a seguir.

Hiperquilomicronemia

A hiperquilomicronemia é causada por um defeito autossômico recessivo no gene da lipoproteína lipase (LPL) ou, mais comumente, no gene da apo C2, que é um cofator para ativação da LPL. A LPL é uma enzima presente na matriz do endotélio vascular, que metaboliza os triglicerídeos de quilomícrons e VLDL, que são as lipoproteínas ricas em triglicerídeos.

A deficiência da LPL é uma doença rara, de frequência muito baixa (1:1.000.000), quando se considera a frequência combinada de homozigotos e heterozigotos. A deficiência de LPL heterozigótica ocorre na frequência de 1:500 indivíduos na população geral, e esses indivíduos apresentam cerca de 50% de atividade da LPL, geralmente concomitante a hipertrigliceridemia leve a moderada, sendo o fenótipo exacerbado pela idade, obesidade e resistência insulínica. O diagnóstico definitivo é estabelecido pela demonstração da ausência de atividade da LPL no plasma após administração de heparina (que solubiliza a LPL no plasma e aumenta sua atividade) ou por estudo molecular. A deficiência da apo C2 é uma doença autossômica recessiva, com quadro clínico idêntico ao da deficiência de LPL.

Sabe-se que cinco genes são responsáveis por causar as alterações lipídicas. Três deles afetam a atividade da LPL, enquanto outros dois afetam a montagem e o transporte da LPL. Entre os genes que afetam a função da LPL, estão defeitos no gene *LPL*, em seu cofator, *Apo C2*, ou no gene *APOAV*, embora o mecanismo da hipertrigliceridemia não seja bem compreendido nessa situação; os outros dois genes, o *fator de maturação de lipase-1* (*LMF-1*) e a *glycosylphosfatidylinositol-anchored HDL-binding protein* (*GPIHBP-1*), afetam a montagem e o transporte da LPL. Porém, em cerca de 30% das quilomicronemias, não foram encontradas mutações em nenhum desses genes, sugerindo que outros possam causar esse fenótipo.

Na hiperquilomicronemia, os quilomícrons e as VLDL formadas pelo fígado não conseguem ser adequadamente hidrolisadas pela LPL, que pode estar presente em menor quantidade ou com atividade menor que a habitual. O nível sérico de HDL-c cai, pois sua formação depende em 25% da ação da LPL. As partículas grandes de quilomícrons e VLDL são hidrolisadas pela lipoproteína lipase hepática (LLH), enzima que reconhece tanto triglicerídeos quanto fosfolipídeos e não precisa de cofator para agir, formando partículas menores, que são mais aterogênicas e mais facilmente captadas por macrófagos. Pela ação da enzima CETP, ocorre significativa troca de colesterol e triglicerídeos entre as partículas ricas em colesterol (LDL) e as partículas ricas em triglicerídeos (quilomícrons e VLDL). Assim, as partículas de LDL também ficam grandes e passam a ser metabolizadas pela lipase hepática, até ficarem pequenas e densas, ou seja, mais aterogênicas (Figura 100.2).

Clinicamente, ocorre hipertrigliceridemia grave (> 1.000 mg/dℓ), com alto risco de pancreatite. O HDL-c é classicamente baixo e o LDL-c é quantitativamente normal, mas as partículas são pequenas e densas. Esse perfil sempre ocorre em hipertrigliceridemia de qualquer causa, pela ação da CETP seguida da ação da LLH. O diagnóstico geralmente é feito na infância ou na adolescência. Além dos episódios recorrentes de pancreatite, pode haver a formação de xantomas eruptivos (semelhantes a pústulas, que são formadas pela infiltração de triglicerídeos ao longo da pele) e, no fundo de olho, pode ser observada hiperlipemia retinal (vasos da retina esbranquiçados, repletos de triglicerídeos). Além disso, o acúmulo de triglicerídeos no sistema reticuloendotelial pode levar à hepatoespenomegalia.

O plasma se torna visivelmente lipêmico após permanecer em repouso por 10 a 12 horas, apresentando uma camada cremosa na sua superfície, composta dos quilomícrons. Se o infranadante do plasma for turvo, indica-se também a presença de uma concentração elevada de VLDL-colesterol (VLDL-c; Figura 100.3).

O tratamento com fibratos e ácido nicotínico não é muito efetivo, já que esses pacientes não apresentam LPL para metabolizar os quilomícrons advindos da dieta. O tratamento dessa

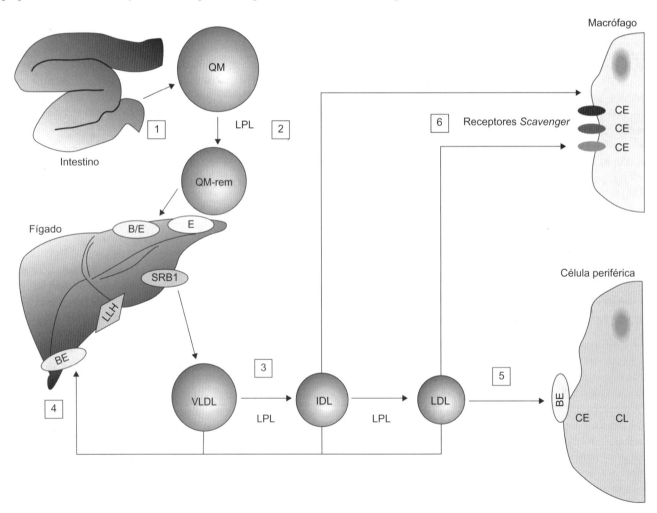

FIGURA 100.2 A hiperquilomicronemia é causada por deficiência da lipoproteína lipase ou, mais comumente, por deficiência da apo C2, cofator para ativação da LPL. Esquema simplificado mostrando o metabolismo normal dos quilomícrons no organismo. *QM*, quilomícron; *QM-rem*, quilomícrons remanescentes; *SR-B1*, receptor scavenger classe B1; *LLH*, lipoproteína lipase hepática; *VLDL*, lipoproteína de muito baixa densidade; *LPL*, lipoproteína lipase; *IDL*, lipoproteína de intensidade intermediária; *CE*, colesterol esterificado; *CL*, colesterol livre. (Adaptada de Quintão, 2011.)

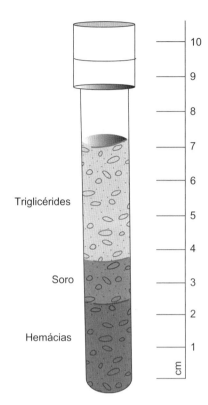

FIGURA 100.3 Hipertrigliceridemia grave – triglicerídeos (TG) de 1.200 mg/dℓ.

doença precisa ser baseado na restrição dietética, com dieta muito pobre em gordura (10 a 15% das calorias totais diárias), causando melhora clínica muito rápida e em poucas semanas.

O ideal é manter apenas a gordura inerente aos alimentos pobres em gordura e evitar todos os alimentos que apresentam gordura visível (manteiga, margarina, laticínios, gordura de carne, frango ou peixe e todos os tipos de óleos). Deve-se ter preferência por carnes grelhadas, leite desnatado e queijos pobres em gordura, como ricota e queijo branco. Desse modo, o máximo que se consegue é deixar cerca de 12 a 14% das calorias diárias na forma de gordura; não se obtém uma redução maior por causa da gordura inerente aos alimentos.

Hipertrigliceridemia familiar

Doença de herança autossômica dominante, com gene mutado ainda não definido e frequência também ainda não estabelecida. Causa elevação de triglicerídeos (principalmente à custa de aumento do tamanho das partículas de VLDL-c e remanescentes), HDL-c baixo e LDL-c quantitativamente normal, mas com partículas pequenas e densas. A produção de apo B é igual, consequentemente não aumenta o número de partículas de VLDL-c, mas elas ficam maiores e mais ricas em triglicerídeos. É um diagnóstico de exclusão, feito após a puberdade.

O tratamento das hipertrigliceridemias tem dois objetivos: a redução imediata do risco de pancreatite em pacientes com hipertrigliceridemias graves (> 1.000 mg/dℓ) e a diminuição do risco cardiovascular global. Como as hipertrigliceridemias caracterizam-se por concentrações aumentadas de lipoproteínas remanescentes ricas em TG, as concentrações de não HDL-c são alvos terapêuticos secundários no tratamento das hipertrigliceridemias, após o LDL-c. Nas hipertrigliceridemias leves a moderadas (TG < 500 mg/dℓ), se após mudanças de estilo de vida os níveis de TG permanecerem entre 200 e 499 mg/dℓ, pode-se utilizar associação de estatina com fibratos (excetuando-se a genfibrozila, pelo risco aumentado de rabdomiólise quando essa medicação é utilizada associada à estatina), especialmente em diabéticos. Os fibratos disponíveis e que podem ser associados às estatinas são bezafibrato 200 a 400 mg/dia, fenofibrato 160 a 250 mg/dia e ciprofibrato 100 mg/dia. Uma metanálise de estudos com fibratos demonstrou que indivíduos com TG > 204 mg/dℓ e HDL-c < 34 mg/dℓ podem se beneficiar da associação de fibrato e estatina, com 27% de redução de desfechos cardiovasculares.

Para TG acima de 500 mg/dℓ após mudanças de estilo de vida, os fibratos são a primeira opção de tratamento. As hipertrigliceridemias graves, com concentrações de TG acima de 1.000 mg/dℓ, requerem medidas imediatas e redução intensa de TG, para minimizar o risco de pancreatite, sendo indicados dieta restrita em gorduras e carboidratos simples, restrição de álcool e uso de fibratos, isolados ou associados a ácidos graxos, como ômega-3 (cerca de 4 g ao dia de EPA/DHA marinho), e o ácido nicotínico (500 mg a 2,0 g ao dia). No entanto, algumas formas genéticas, que incluem as quilomicronemias familiares, são pouco responsivas à associação de fármacos. Novas terapêuticas para essas formas graves estão sendo testadas. A presença de dores abdominais ou de pancreatite requer hospitalização, interrupção da alimentação, VO, plasmaférese (se disponível) e medidas de suporte, que incluem reposição de fluidos e tratamento dos fatores desencadeantes (p. ex., diabetes).

Hiperlipidemias mistas primárias

São as dislipidemias caracterizadas pelo aumento do nível sérico de LDL-c e de triglicerídeos, causadas por algum tipo de mutação genética. São as causas mais importantes:

- Hiperlipidemia familiar combinada (já descrita nas hipercolesterolemias primárias)
- Disbetalipoproteinemia (hiperlipidemia do tipo III de Fredrickson).

Disbetalipoproteinemia

A disbetalipoproteinemia é uma doença rara (prevalência geral de 1:10.000), de herança autossômica recessiva, causada por um defeito na apo E, que apresenta afinidade reduzida aos seus receptores, prejudicando a captação periférica das lipoproteínas ricas nessa lipoproteína (quilomícron, VLDL-c e remanescentes). A apo E é uma proteína polimórfica na população. Existem três alelos (apo E2, E3 e E4). Cada indivíduo terá a combinação de dois desses alelos (seis combinações diferentes possíveis). Cerca de 60% da população é E3/E3, e apenas 1% é E2/E2. O alelo E2 é o que apresenta menor afinidade pelo receptor BE e também pela LPL; a apo E4 tem alta afinidade pelo receptor BE e pela LPL; e a apo E3 tem um fenótipo intermediário entre os dois anteriores.

A descrição da disbetalipoproteinemia foi realizada em indivíduos E2/E2 ou com mutação da apo E. Esses pacientes não conseguem ter a apo E reconhecida pelos receptores BE, de modo que acumulam as lipoproteínas ricas em apo E (quilomícrons, VLDL, remanescentes), que passam a ser captadas muito lentamente pelo fígado, e também lentamente metabolizadas pela LPL. Então, sua captação dependerá muito dos receptores LRP-1, capazes de reconhecer a apo E. No entanto, não é todo indivíduo E2/E2 que apresenta o diagnóstico de disbetalipoproteinemia. Está muito associada à presença concomitante de componentes da síndrome metabólica, como obesidade visceral e resistência insulínica, ou outras causas secundárias associadas de dislipidemia, como consumo de álcool e hipotireoidismo. Isso porque o receptor LRP-1 hepático é expresso na membrana dos hepatócitos por estímulo da insulina. Em situações de resistência à insulina, ocorre menor expressão de receptores LRP-1 e, portanto, menor captação das partículas de quilomícrons e VLDL, que passam a se acumular ainda mais e a cursar com níveis de triglicerídeos ainda maiores.

Na disbetalipoproteinemia, ocorre elevação concomitante de LDL-c e triglicerídeos em torno de 300 e 500 mg/dℓ de ambos. Os quilomícrons e VLDL acumulados podem ser metabolizados pela lipase hepática, que hidrolisa partículas de triglicerídeos e fosfolipídeos dessas lipoproteínas, deixando-as menores e mais aterogênicas. Além disso, serão alvo da ação da CETP, que também retira triglicerídeos dessas lipoproteínas e as enriquece de colesterol, com o enriquecimento de LDL e HDL de triglicerídeos, que também passam a ser alvo da LLH e acabam se tornando menores e mais aterogênicas.

O diagnóstico dessa doença é feito geralmente na idade adulta, e raramente em indivíduos com menos de 20 anos. O acúmulo plasmático de lipoproteínas ricas em colesterol leva à deposição destas nos macrófagos teciduais, que avidamente ligam e captam a VLDL e remanescentes. Ocorre, assim, a formação de células espumosas, que se manifestam como xantomas cutâneos (geralmente localizados em dobras, superfície flexora das mãos e joelhos) e também como doença vascular aterosclerótica. O desenvolvimento de aterosclerose clinicamente evidente após os 20 a 30 anos indica a aterogenicidade potente dos remanescentes de lipoproteínas. O diagnóstico deve ser suspeitado em pacientes com elevações moderadas a intensas tanto das concentrações de LDL-c quanto de triglicerídeos, com valores aproximadamente iguais variando de 300 a 400 mg/dℓ. Como essa doença é comumente recessiva, em geral não há história familiar de hiperlipidemia ou doença arterial aterosclerótica prematura. A presença de xantomas palmares ou tuberosos torna o diagnóstico altamente provável. A avaliação das concentrações de VLDL-c permite a detecção de partículas de remanescentes ricas em colesterol e, além disso, a determinação da razão entre VLDL-c e triglicerídeos (valores em mg/dℓ) maior que 0,3 sugere o diagnóstico (a relação normal geralmente é próxima de 0,2). A relação está elevada, pois os remanescentes de VLDL são ricos em colesterol e causam aumento do colesterol na fração de VLDL.

Distúrbios primários do metabolismo do colesterol da lipoproteína de alta densidade

Os distúrbios primários do metabolismo do HDL-c são as dislipidemias caracterizadas pela redução no nível sérico de HDL-c, com valores normais de triglicerídeos e LDL-c, causadas por algum tipo de mutação genética. Cursam com aumento do risco de doença cardiovascular aterosclerótica prematura. Cerca de 50% dos casos de HDL-c baixo na população não têm etiologia definida, entretanto, 20% desses casos estão relacionados com alterações genéticas. Entre as causas genéticas, podem ocorrer mutações na LCAT (em cerca de 25% dos casos), no ABCA-1 (20%) e na apo A-1 (2,5%).

Hipoalfalipoproteinemia familiar

A hipoalfalipoproteinemia familiar é uma doença autossômica dominante caracterizada por baixos níveis plasmáticos de HDL-c (< 30 mg/dℓ em homens e < 40 mg/dℓ em mulheres), com valores normais de triglicerídeos e de LDL-c, e que leva a aumento do risco de doença aterosclerótica prematura. A deficiência de HDL-c no plasma acelera o desenvolvimento de aterosclerose em razão de comprometimento do transporte reverso de colesterol e de outras propriedades cardioprotetoras do HDL-c, como ações anti-inflamatórias, antioxidantes e antitrombóticas (Figura 100.4). Clinicamente, podem apresentar opacidade da córnea e xantomas.

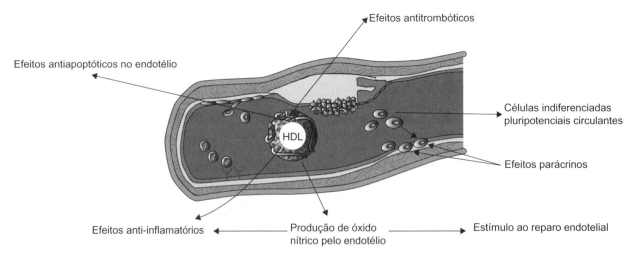

FIGURA 100.4 Efeitos protetores do HDL-c. *HDL*, lipoproteína de alta densidade; *HDL-c*, colesterol da lipoproteína de alta densidade.

Essa doença é causada por mutações no gene da apo A-1, principal constituinte do HDL-c, e classicamente resulta em níveis de HDL-c menores que 10 mg/dℓ nas formas homozigóticas. O diagnóstico molecular pode ser feito por eletroforese das apolipoproteínas plasmáticas e estudo molecular (análise do DNA) para identificar a mutação. O gene da apo A-1 consiste em quatro regiões codificadoras e está agrupado com genes da apo C3 e apo A4 no cromossomo 11. O impacto do gene da apo A-1 sobre a aterosclerose é muito variável, havendo variantes de risco e variantes protetoras (apo A-1 Milão e apo A-1 Paris).

É importante afastar casos de baixos níveis plasmáticos de HDL-c relacionados com síndrome metabólica. Nesses casos, geralmente ocorre hipertrigliceridemia associada, além de resistência insulínica, hipertensão e obesidade visceral. O tratamento pode ser realizado com fármacos que aumentem o HDL-c, como fibratos, ácido nicotínico e inibidores da CETP, porém não existem estudos demonstrando redução de eventos coronarianos, quando comparado com o tratamento isolado com estatinas. Aumentar o HDL-c nessa população é difícil e o tratamento deve ser direcionado em reduzir as taxas do não HDL-c. Assim, o tratamento não farmacológico caracterizado por modificações no estilo de vida (exercício, cessação do tabagismo, consumo moderado de álcool e dieta equilibrada) em associação com estatinas deve ser o de primeira escolha.

Deficiência de lecitina colesterol aciltransferase

A deficiência de LCAT é uma doença autossômica recessiva rara que cursa com níveis plasmáticos reduzidos de HDL-c associada a opacificações corneanas, anemia normocrômica (porque o colesterol livre entra em grande quantidade nas hemácias, que então sofrem hemólise) e insuficiência renal (não se sabe o motivo) em pacientes adultos jovens. Foram descritas mais de 30 linhagens afetadas e várias mutações no gene da LCAT. A deficiência de LCAT (enzima que esterifica o colesterol) resulta em diminuição da esterificação do colesterol nas partículas de HDL-c. Consequentemente, ocorre acúmulo de colesterol livre nas partículas de lipoproteínas e nos tecidos periféricos, como córnea, membranas de eritrócitos e glomérulos renais, presumivelmente em virtude do transporte reverso de colesterol prejudicado. A maior parte do transporte reverso de colesterol passa a ser mediada pela CETP, que troca colesterol esterificado e triglicerídeos entre as partículas de HDL e LDL/VLDL. As concentrações plasmáticas de colesterol são variáveis (pode ocorrer redução de LDL-c) e ocorre aumento da razão entre o colesterol livre e o esterificado. Normalmente o colesterol livre é responsável por cerca de um terço do colesterol plasmático e, na deficiência de LCAT, o colesterol livre passa a representar quase todo o colesterol plasmático. Ainda existem controvérsias com relação à ocorrência de doença cardiovascular aterosclerótica precoce.

Uma variante da deficiência de LCAT é denominada "doença do olho-de-peixe". Embora também possa ser causada por mutações no gene da LCAT, o fenótipo é menos grave do que o encontrado na deficiência completa de LCAT, e é caracterizada por níveis plasmáticos reduzidos de HDL-c associada a opacificações corneanas, sem anemia ou insuficiência renal.

Até o momento atual, não há meios de aumentar a atividade plasmática da LCAT, assim o tratamento é baseado em modificações no estilo de vida (exercício, cessação do tabagismo, consumo moderado de álcool e dieta equilibrada).

Doença de Tangier

É uma doença autossômica recessiva rara, que ocasiona ausência completa ou deficiência extrema de HDL-c e de apo A-1, com níveis de HDL-c inferiores a 5 mg/dℓ e concentrações reduzidas de LDL-c. Clinicamente, exterioriza-se pela presença de amígdalas aumentadas, com coloração alaranjada, opacificações corneanas, hepatoesplenomegalia, neuropatia periférica, DAC prematura. Pode ter hipertrigliceridemia leve.

Os estudos mostram que essa doença está associada ao aumento do catabolismo da HDL plasmática. É causada geralmente por mutações no ABCA-1 (receptor que reconhece a apo A-1 circulante e libera colesterol livre para ser conjugado com as lipoproteínas), o que prejudica o efluxo de colesterol dos macrófagos e, consequentemente, ocorre acúmulo de ésteres de colesterol nos macrófagos do retículo endoplasmático. As amígdalas alaranjadas nessa doença são reflexo do depósito de colesterol. Atualmente, não há tratamento específico.

Deficiência de lipase ácida lisossomal

A deficiência de lipase ácida lisossomal (LAL-D) é uma doença autossômica recessiva rara, com uma prevalência estimada entre 1:130 mil a 1:300 mil, podendo ser muito maior em comunidades com casamentos consanguíneos, como judeus asquenazes, chegando a 1:4.200 na comunidade de Los Angeles. Pertence ao grupo das doenças de depósito lisossômico, resultando em um importante acúmulo sistêmico lisossomal de ésteres de colesterol e TG. A LAL-D era anteriormente conhecida como doença de Wolman (em lactentes) e doença do acúmulo dos ésteres de colesterol (CESD, do inglês *cholesteryl ester storage disease*), em crianças e adultos.

É causada por mutações no gene *LIPA*, no cromossomo 10, que codifica para a enzima lipase ácida lisossomal, com mais de 40 mutações com perda de função identificadas até o momento, sendo as mais graves encontradas em lactentes (é rapidamente progressiva e fatal, com sintomas nas primeiras semanas de vida, raramente sobrevivendo mais de 6 meses, e com uma média de idade de morte de 3,7 meses). Crianças e adultos, em geral, apresentam-se com dislipidemia, hepatomegalia, elevação de transaminases hepáticas e esteatose microvesicular à biopsia. Lesão hepática com progressão para fibrose e cirrose, e insuficiência hepática ocorrem em grande proporção de pacientes. Elevação do LDL-c e diminuição das concentrações de HDL-c são as alterações lipídicas mais comuns, podendo haver hipertrigliceridemia associada. A dislipidemia aparece desde a infância, podendo-se acompanhar de DCV e morte prematura. Estudos que avaliaram a expressão de *LIPA* em macrófagos consideram que a LAL-D é um fator de risco independente para DAC, mas faltam estudos clínicos para avaliar o risco de DCV na LAL-D.

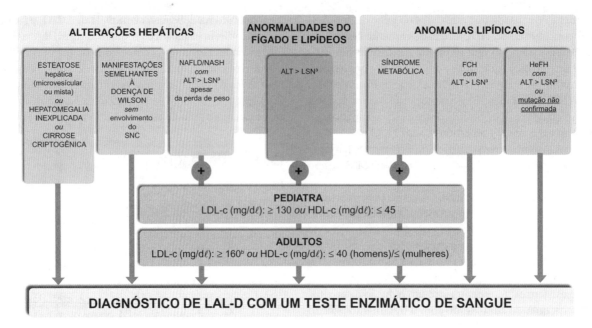

FIGURA 100.5 Algoritmo diagnóstico da deficiência de lipase ácida lisossomal (LAL-D). LDL-c ≥ 130 mg/ml em pacientes que tomam medicamentos hipolipemiantes. *SNC*, sistema nervoso central; *NAFLD*, fígado gorduroso não alcoólico; *NASH*, esteato hepatite não alcoólica; *ALT*, alanina aminotransferase; *LSN*, limite superior da normalidade; *FCH*, hiperlipidemia familiar combinada; *HeFH*, hipercolesterolemia familiar heterozigótica; *LDL-c*, colesterol da lipoproteína de baixa densidade; *HDL-c*, colesterol da lopoproteína de alta densidade. (Adaptado de Reiner et al.; Hamilton et al.; Roberts et al.; Manolaki et al.)

Como as manifestações de LAL-D são comuns em outras DCV, metabólicas e hepáticas, a LAL-D pode não ser reconhecida na prática clínica. Os diagnósticos diferenciais incluem HF, hiperlipidemia familiar combinada, esteato-hepatite não alcoólica, doença do fígado gorduroso não alcoólico e cirrose criptogênica.

No momento da suspeição clínica, um algoritmo diagnóstico proposto por especialistas deve ser utilizado. Este inclui os diagnósticos diferenciais com dislipidemias, hepatopatias em crianças e adultos (Figura 100.5). A confirmação diagnóstica (padrão-ouro) é o teste enzimático de sangue para avaliar a atividade da lipase ácida lisossomal.

Deficiência na proteína de transferência de ésteres de colesterol

A deficiência da proteína de transferência de ésteres de colesterol (CETP) é uma síndrome hereditária caracterizada por níveis plasmáticos elevados de HDL-c, geralmente > 100 mg/dl em homozigotos. A redução da atividade da CETP resulta em menor transferência de ésteres de colesterol da HDL para as apo B das lipoproteínas (LDL e VLDL). Como resultado, mais ésteres de colesterol são encontrados nas partículas de HDL e a razão entre colesterol total e HDL-c é marcadamente reduzida. O diagnóstico molecular da deficiência de CETP exige a medida da atividade desta no plasma *in vitro* ou estudo molecular com identificação da mutação. Apesar dos níveis elevados de HDL-c, os efeitos das mutações genéticas que reduzem a atividade da CETP sobre o risco de doença cardiovascular aterosclerótica não são claros. Inibidores de CETP têm sido estudados como fármacos potenciais para o tratamento de dislipidemias.

Avalição do paciente com níveis de lipoproteína de alta densidade menores que 20 mg/dl

É importante saber como era o HDL-c prévio do paciente. Se normal, deve-se excluir as causas secundárias que reduzem as concentrações do HDL-c: hipertrigliceridemia; artefatos secundários à paraproteinemia; medicamentos (tibolona, andrógenos em doses elevadas e reações idiossincráticas a fibratos e tiazolidinedionas); quedas súbitas de HDL-c (abaixo de 20 mg/dl) – excluir doença maligna oculta; e doença hepática grave ou sepse; além de queimaduras extensas.

Se os valores de HDL-c prévios já eram muito baixos, é necessário pensar nas causas monogênicas ou primárias: história familiar detalhada e exame físico focado, com especial atenção para pele, olhos, amígdalas e baço. Nesses casos, os níveis plasmáticos de apo A-1 devem ser obtidos.

Leitura recomendada

American Academy of Pediatrics. Expert panel on integrated guidelines for cardiovascular health and risk reduction in children and adolescents: summary report. Pediatrics. 2011;128(Suppl 5): S213-56.

Coker M, Ucar SK, Simsek DG, Darcan S, Bak M, Can S. Low density lipoprotein apheresis in pediatric patients with homozygous familial hypercholesterolemia. Ther Apher Dial. 2009;13:121-28.

Faludi AA, Izar MCO, Saraiva JFK, Chacra APM, Bianco HT, Afiune A Neto et al. Atualização da Diretriz Brasileira de Dislipidemias e Prevenção da Aterosclerose – 2017. Arq Bras Cardiol 2017;109 (2 Supl. 1):1-76.

Forti AC Golbert A, Vasques ACJ, Faria ACRA, Lottenberg AMP, Bauer A et al. Diretrizes da Sociedade Brasileira de Diabetes 2019-2020. Avaliação do risco cardiovascular em pacientes com diabetes mellitus tipo 2. Clanad. 2020;299-303.

Grundy SM Stone NJ, Bailey AL, Beam C, Birtcher KK, Blumenthal RS et al. 2018 AHA/ACC/AACVPR/AAPA/ABC/ACPM/ADA/ AGS/APhA/ASPC/NLA/PCNA Guideline on the Management of Blood Cholesterol. A Report of the American College of Cardiology/ American Heart Association Task Force on Clinical Practice Guidelines. Circulation. 2019.

Humphries SE. Guidelines for the identification and management of patients with familial hypercholesterolaemia (FH): are we coming to a consensus? Atheroscler Suppl. 2012;12:217-20.

Lüscher TF, Landmesser U, von Eckardstein A, Fogelman AM. High-density lipoprotein: vascular protective effects, dysfunction, and potential as therapeutic target. Circ Res. 2014;114:171-82.

Quintão RC, Nakandakare ER, Passarelli M. Lípides: do metabolismo à aterosclerose. São Paulo: Sarvier; 2011. p. 1-66.

Roth E M, McKenney JM, Hanotin C, Asset G, Stein EA. Atorvastatin with or without an antibody to PCSK9 in primary hypercholesterolemia. N Engl J Med. 2012;367:1891-900.

Stein EA, Honarpour N, Wasserman SM, Xu F, Scott R, Raal FJ. Effect of the proprotein convertase subtilisin/kexin 9 monoclonal antibody, AMG 145, in homozygous familial hypercholesterolemia. Circulation. 2013;128:2113-20.

Tsuang W, Navaneethan U, Ruiz L, Palascak JB, Gelrud A. Hypertriglyceridemic pancreatitis: presentation and management. Am J Gastroenterol. 2009;104:984-91.

Xavier HT, Izar MC, Faria Neto JR, Assad MH, Rocha VZ, Sposito AC et al. V Diretriz brasileira de dislipidemia e prevenção de aterosclerose. Arq Bras Cardiol. 2013;101(4):1-22.

Yuan G, Al-Shali KZ, Hegele RA. Hypertriglyceridemia: its etiology, effects and treatment. CMAJ. 2007;176(8):1113-20.

Yuan G, Wang J, Hegele RA. Heterozygous familial hypercholesterolemia: an underrecognized cause of early cardiovascular disease. CMAJ. 2006;174(8):1124.

Dislipidemias Secundárias

Capítulo 101

Introdução

Define-se dislipidemia como qualquer alteração nos níveis dos lipídeos com relação a valores referenciais de determinada amostra populacional. Os distúrbios do metabolismo lipídico têm forte relação com a doença vascular aterosclerótica, em especial a doença arterial coronariana (DAC), e, no caso da hipertrigliceridemia grave, ocorre ainda um aumento substancial no risco de pancreatite aguda.

De acordo com sua etiologia, as dislipidemias podem ser classificadas como primárias, quando decorrentes de alterações genéticas, ou secundárias, quando desencadeadas por outras doenças (obesidade, resistência à insulina, alterações hormonais), fatores ambientais (alimentação, principalmente) ou intervenções medicamentosas. Essa classificação é apenas didática, uma vez que o meio ambiente interfere acentuadamente na penetrância e no fenótipo das dislipidemias. Há também vários polimorfismos que influenciam os níveis de colesterol e de triglicerídeos.

Determinadas patologias (particularmente diabetes melito, obesidade, hipotireoidismo e alcoolismo) e, ainda, diversas medicações podem predispor à dislipidemia, por interferirem no metabolismo de uma ou mais lipoproteínas, levando ao aumento do colesterol e/ou triglicerídeos plasmáticos. Podem também exacerbar significativamente as alterações lipídicas das hiperlipoproteinemias primárias. Os pacientes com dislipidemias secundárias estão sujeitos às mesmas consequências induzidas pelas hiperlipidemias primárias ou de causas genéticas: aterosclerose prematura, pancreatite e xantomatose.

O diagnóstico das dislipidemias baseia-se na anamnese, no exame físico e na dosagem dos lipídeos séricos. Diante de um paciente com dislipidemia, deve-se procurar estabelecer a época de seu diagnóstico, a história familiar de dislipidemia e DAC prematura e a história pessoal ou familiar de diabetes melito. Além disso, deve-se investigar, no paciente, o uso de medicações ou patologias que possam levar à dislipidemia secundária. Alterações do exame físico decorrentes de distúrbios lipídicos são incomuns, mas, quando presentes, podem ser úteis na identificação do tipo de dislipidemia (Tabela 101.1).

TABELA 101.1 Dislipidemias e lesões cutâneas características.

Lesão cutânea	Tipo de dislipidemia
Xantomas eruptivos	Hipertrigliceridemia grave (TG > 2.000 mg/dℓ)
Hiperlipemia retinal (*Lipemia retinalis*)	Hipertrigliceridemia grave (TG > 2.000 mg/dℓ)
Arco corneano, xantelasmas*	Hipercolesterolemia
Xantoma tendinoso	Hipercolesterolemia familiar (quase patognomônico)**
Xantoma palmar	Disbetalipoproteinemia (quase patognomônico)***
Xantoma tuberoso ou tuberoeruptivo	Disbetalipoproteinemia

*Podem ocorrer em indivíduos normocolesterolêmicos, sobretudo nos mais idosos. Xantelasmas também podem ser encontrados em pacientes com apo E estruturalmente anormal ou com níveis elevados de apo B. **Também vistos na apo B100 defeituosa familiar, disbetalipoproteinemia e nos raros casos de sisterolemia e xantomatose cerebrotendinosa. ***Também ocorre na dislipidemia da colestase. (Adaptada de Vilar, 2013.)

Causas secundárias de dislipidemias

Distúrbios endócrinos

Diabetes melito e síndrome metabólica

A resistência insulínica é o grande denominador comum, capaz de explicar todas as alterações lipídicas encontradas no paciente diabético. A dislipidemia na síndrome metabólica e no diabetes melito tipo 2 é caracterizada por:

- Hipertrigliceridemia
- Hiperlipidemia pós-prandial
- Redução da quantidade e do tamanho das partículas de HDL
- Partículas de lipoproteína de baixa densidade (LDL) pequenas e densas (altamente aterogênicas).

A resistência insulínica é a chave do entendimento de todas essas alterações, como explicado no Capítulo 102, *Dislipidemia na Síndrome Metabólica e Dislipidemia Diabética*.

Hipotireoidismo

O distúrbio lipídico mais característico do hipotireoidismo é a elevação do LDL-colesterol (LDL-c), a qual pode ocorrer isolada ou associada à hipertrigliceridemia, resultante de baixa atividade da lipase lipoproteica. O HDL-c encontra-se inalterado ou um pouco baixo. O aumento de LDL-c resulta da diminuição de sua depuração, provavelmente em razão da menor expressão do receptor hepático de LDL (LDL-R). As partículas de LDL desses pacientes parecem ser mais suscetíveis à oxidação, o que potencialmente as torna mais aterogênicas. Ocasionalmente, um padrão lipídico compatível com disbetalipoproteinemia (elevação concomitante de LDL-c e triglicerídeos em torno de 300 e 500 mg/dℓ de ambos) é observado no hipotireoidismo. Essas alterações lipídicas contribuem para o maior risco de surgimento de DAC observado nesses pacientes. Outros fatores de risco cardiovasculares, eventualmente encontrados nessa população, incluem elevação da proteína C reativa, homocisteína e lipoproteína (a). No hipertireoidismo, ocorre o contrário, com aumento de LDL-R e maior atividade de LPL (lipase lipoproteica), melhorando o perfil lipídico.

As alterações nos lipídeos plasmáticos ocorrem no hipotireoidismo clínico, porém sua ocorrência na forma subclínica é controversa e apresenta dados divergentes na literatura. Mesmo o efeito da reposição hormonal sobre o perfil lipídico no hipotireoidismo subclínico apresenta resultados divergentes, com alguns trabalhos mostrando benefício e outros sem efeito.

O tratamento com estatinas não está contraindicado para esses indivíduos, mas a estatina só deve ser iniciada após a regularização dos níveis hormonais, em função do risco aumentado de miosite nesses pacientes. A simples reposição hormonal pode corrigir a dislipidemia induzida pelo hipotireoidismo. Mesmo assim, alguns indivíduos permanecem dislipidêmicos, demonstrando a coexistência da dislipidemia primária. No caso, o perfil lipídico pode ser avaliado para se estabelecer a necessidade do tratamento adicional.

Acromegalia

É caracterizada por quadro de resistência à insulina e consequente redução da atividade da LPL, com aumento de lipoproteína de muito baixa densidade (VLDL) e remanescentes, queda de HDL-c e formação de partículas de LDL pequenas e densas.

Lipodistrofia

As lipodistrofias podem ser classificadas como genéticas ou adquiridas. Existem pelo menos duas formas genéticas: a síndrome de Dunnigan ou Kobberling-Dunnigan e a síndrome de Berardinelli-Seip. A primeira, também conhecida como lipodistrofia parcial familiar, manifesta-se por lipodistrofia parcial, com acúmulo de gordura na face, tem herança autossômica dominante e é causada por mutações no gene *lamin A/C* (ou LMNA). A segunda, também chamada "lipodistrofia generalizada congênita", decorre de mutações nos genes *BSCL2* ou *AGPAT2*, é transmitida de modo autossômico recessivo, e suas manifestações comuns são: *acantose nigricans*, esteatose com hepatomegalia (com ou sem esplenomegalia) e alta estatura. Aspectos acromegaloides, cardiomiopatia, hipertensão e retardo mental também podem ocorrer.

Nas mulheres, achados adicionais incluem clitoromegalia, hirsutismo, ovários policísticos e fertilidade reduzida. O tecido glandular mamário é bem desenvolvido, mas há escassez de tecido subcutâneo ao redor das mamas.

As lipodistrofias são caracterizadas por quadro de resistência à insulina grave, com todas as suas consequências: aumento de triglicerídeos, redução de HDL-c e aumento de partículas de LDL pequenas e densas.

Anorexia nervosa

Ocorre aumento de LDL-c, pois é um estado catabólico, no qual há destruição de grande quantidade de células e liberação de colesterol pré-formado para a circulação. Pode ocorrer acúmulo de triglicerídeos hepáticos e esteatose hepática, como em qualquer quadro de emagrecimento rápido, como em pós-operatório de cirurgia bariátrica.

Glicogenose tipo 1

Ocorre um defeito na quebra de glicogênio hepático para glicose, com acúmulo de glicogênio no fígado. Como o glicogênio não pode ser convertido em glicose, ele se desvia para outra via, que acumula acetilcoenzima A (acetil-CoA), a qual, por sua vez, é utilizada para a síntese de VLDL. Há maior produção de VLDL e redução de seu catabolismo pela ação diminuída da LPL. Ocorre hipoglicemia hipoinsulinêmica desde o nascimento, esteatose hepática e hipertrigliceridemia. A insulina baixa estimula a lipólise, provocando a elevação de ácidos graxos livres (AGL) na circulação e redução do tecido adiposo, que é escasso nessas crianças.

As crianças apresentam baixa estatura, fácies característica e hepatomegalia, e pode haver déficit cognitivo pelas hipoglicemias recorrentes.

Distúrbios renais

Síndrome nefrótica e outras causas de hipoalbuminemia

Como há perda de proteínas pelos rins, ocorre maior produção hepática de várias proteínas como um método compensatório para evitar hipoproteinemia. Entre as proteínas produzidas, está a apo B, então ocorre aumento de LDL-c e VLDL.

Há também menor *turnover* de LDL-c, que permanece circulante por mais tempo, então a partícula de LDL fica mais rica em colesterol. Em casos mais graves, pode haver aumento de triglicerídeos e redução do HDL-c.

Insuficiência renal crônica

Os pacientes com doença renal crônica apresentam alterações qualitativas e quantitativas do perfil lipídico. Com a redução da função renal e do *clearance* de creatinina, a remoção anormal das lipoproteínas é um mecanismo que contribui para as alterações lipídicas. Inicialmente, observam-se hipertrigliceridemia e baixos níveis de HDL-c. A redução da lipólise pode ser atribuída a aumentos da concentração de apo C-III e à redução da atividade da LPL. Além disso, a atividade de lecitina-colesterol aciltransferase (LCAT) também pode estar diminuída, provocando redução adicional de HDL-c. O risco de DCV é maior nesses pacientes.

Nos pacientes em diálise, a hipercolesterolemia está presente e se associa a maior risco de mortalidade cardiovascular. Estudos observacionais mostraram que, dentre os pacientes em tratamento dialítico, os que apresentavam índice de massa corporal mais elevado, obesidade e hipercolesterolemia evoluíam com maior sobrevida. Esse fenômeno foi denominado "reverso epidemiológico", em que colesterol elevado e obesidade foram marcadores de maior sobrevida nos pacientes dialíticos. Subnutrição e inflamação, em doenças crônicas, reduzem em muito a sobrevida dessa população. Embora esses estudos tenham demonstrado que a redução do colesterol, em pacientes em diálise, esteja associada a aumento na mortalidade, outros concluíram que, nessa população de dialíticos sem desnutrição e/ou inflamação, a hipercolesterolemia ainda é associada ao aumento da mortalidade cardiovascular.

Distúrbios gastrintestinais

Ingestão alcoólica crônica

O álcool é uma grande fonte energética, por isso inibe a oxidação de ácidos graxos no fígado, os quais se acumulam e são utilizados para síntese de VLDL. Além disso, o metabolismo do álcool gera grande quantidade de acetil-CoA, que também é matéria-prima para síntese hepática de VLDL. O álcool ainda reduz a atividade da LPL e da lipoproteína lipase hepática (LLH). Como consequência da menor atividade da LLH, ocorre redução do *turnover* do HDL-c, que permanece mais tempo na circulação. Portanto, o álcool causa, como efeitos finais, elevação de triglicerídeos e de HDL-c.

A LLH metaboliza as moléculas de HDL, retirando triglicerídeos e fosfolipídeos de sua membrana, liberando a molécula de HDL menor para a circulação. Essa partícula menor de HDL é mais facilmente catabolizada pelos rins, onde ocorre a eliminação da apo A-1. É por isso que a menor atividade da LLH aumenta a concentração de HDL-c, que não é captado pelo fígado, mas apenas modificado, saindo desse órgão como uma molécula menor para permitir a eliminação renal. Tanto o álcool quanto os estrógenos reduzem a atividade da LLH, de modo que as partículas de HDL ficam maiores e com meia-vida mais longa, representando as duas únicas causas de hipertrigliceridemia com HDL elevado.

Cirrose biliar primária

É a causa gastrintestinal mais significativa de dislipidemia. Nos estágios iniciais da cirrose biliar primária, quando ainda resta alguma função hepatocelular, ocorre aumento discreto dos níveis de VLDL e LDL-c, em razão da elevação dos níveis de lipoproteína remanescente e HDL-c. A doença hepática terminal com cirrose resulta na elevação grave dos níveis de colesterol, em decorrência da produção aumentada de lipoproteína X – uma partícula de lipoproteína anormal que contém albumina e outros componentes plasmáticos e é rica em colesterol livre e fosfolipídeos. O tratamento desse distúrbio terminal requer transplante de fígado.

Doença hepática gordurosa não alcoólica

A doença hepática gordurosa não alcoólica (DHGNA) é considerada uma manifestação comum da síndrome metabólica e tem alta prevalência (75 a 100%) em populações com alterações metabólicas consequentes à resistência insulínica, como obesidade abdominal, síndrome metabólica e diabetes tipo 2.

Estudos de seguimento a longo prazo observaram que a presença de DHGNA confere risco elevado de eventos cardiovasculares, e esse risco é proporcional ao grau de inflamação e fibrose hepáticas, independentemente de outros fatores associados. Dislipidemia e transaminases elevadas frequentemente estão associadas à DHGNA e, historicamente, as estatinas foram contraindicadas em pacientes com enzimas hepáticas basais elevadas, mas, atualmente, esse conceito foi abandonado e recentes estudos têm demonstrado efeito hepatoprotetor das estatinas nesses indivíduos (melhora na histologia e diminuição das enzimas hepáticas foram descritas com diferentes estatinas).

Infecção pelos vírus das hepatites C e B

Está bem documentado que a esteatose hepática é um achado histopatológico comum em pacientes com vírus da hepatite C (HCV), o qual tem uma relação única de dependência de lipídeos, lipoproteínas plasmáticas e cofatores do hospedeiro, facilitadores da replicação viral. O HCV causa profundas alterações no hospedeiro infectado, resultando em esteatose hepática, hipocolesterolemia circulante e aterogênese. A infecção pelo HCV está associada à prevalência elevada de síndrome metabólica, que se sobrepõe ao observado na DHGNA.

Estudos longitudinais em pacientes com infecção crônica pelo HCV e síndrome metabólica, comparados a pacientes não infectados, sugerem risco elevado de desenvolver aterosclerose precoce e DCV. As estatinas têm demonstrado papel importante nesses casos, podendo representar potencial terapêutico para pacientes com hepatite C crônica. O estudo longitudinal ERCHIVES (*Electronically Retrieved Cohort of HCV Infected Veterans*), que é uma coorte bem estabelecida de veteranos com HCV, foi conduzido para se avaliar o impacto das estatinas nessa população e, após 10 anos de seguimento, o uso de estatinas foi significativamente associado à redução da replicação viral, redução da progressão para cirrose e carcinoma hepatocelular.

Relatos isolados também têm demonstrado melhora histológica na infecção pelo vírus da hepatite B (HBV). A sinvastatina pode contribuir para a diminuição da pressão portal em pacientes com cirrose. Diferentes estatinas foram avaliadas no contexto do câncer de fígado secundário a infecções crônicas pelo HBV, mostrando clara diminuição na incidência.

Vírus da imunodeficiência humana

O aumento da expectativa de vida dos indivíduos infectados pelo vírus da imunodeficiência humana (HIV) após a introdução do tratamento antirretroviral (TARV) modificou completamente o perfil dessa população. De um lado, esses indivíduos ficaram expostos por mais tempo aos fatores de risco cardiovasculares mais prevalentes nesse grupo, como tabagismo, alcoolismo, dieta não saudável e sedentarismo. Do outro, a persistência da infecção pelo HIV mantém um estado crônico de agressão inflamatória comumente associado à gênese e à progressão da aterosclerose (o próprio vírus parece ter uma ação direta sobre o sistema circulatório).

O sinergismo aterogênico dessas condições foi amplificado pelos efeitos da TARV, muitas vezes responsável pela modificação do perfil metabólico, com grande elevação de TG, redução de HDL-c, resistência à insulina e diabetes. Os mecanismos envolvidos no desenvolvimento desse intenso desequilíbrio metabólico parecem residir na interferência no processo de diferenciação dos adipócitos e no funcionamento de proteínas envolvidas no metabolismo lipídico.

O primeiro passo na prevenção da aterosclerose nesse grupo populacional está na avaliação do risco por meio do escore de Framingham, antes mesmo da instituição do TARV. Paralelamente, tendo em vista a importância de seu efeito no perfil inflamatório e metabólico, é fundamental buscar o controle da infecção por meio da redução da carga viral. Por outro lado, o monitoramento clínico e laboratorial de eventuais efeitos adversos deve ser frequente, incluindo a pesquisa de toxicidade muscular por avaliação de sintomas de miopatia e dosagens de creatina fosfoquinase (CPK).

Os inibidores de protease, classe de medicamentos fundamental no esquema TARV, são preferencialmente metabolizados pelo CYP P450 3A4 e apresentam interações com estatinas, por compartilharem os mesmos sítios de metabolização hepática. Portanto, deve-se dar preferência a estatinas que atuem em sítios de metabolização distintos, como a pitavastatina e pravastatina, evitando aquelas com metabolização exclusiva por essa via metabólica hepática, como a sinvastatina. A rosuvastatina e a atorvastatina também foram utilizadas com segurança. Fibratos (à exceção da genfibrozila) podem ser administrados em concomitância aos inibidores de protease e/ou em associação com estatinas, no caso de dislipidemias mistas com maior risco cardiovascular.

Doenças reumatológicas autoimunes

As doenças reumatológicas autoimunes, incluindo lúpus eritematoso sistêmico (LES), artrite reumatoide (AR), síndrome do anticorpo antifosfolípide, esclerose sistêmica progressiva, síndrome de Sjögren, vasculite sistêmica primária e psoríase, estão associadas a índices mais altos de morbidade e mortalidade cardiovascular. Essa associação ocorre pela presença de fatores de risco convencionais para aterosclerose nessa população, somada ao uso de fármacos com potencial aterogênico, como corticoides, e pela própria atividade inflamatória da doença, contribuindo para aterogênese e trombogênese.

O uso crônico de glicocorticoides, que é frequente nessa população, leva a resistência à insulina e, com isso, aumenta a lipólise no tecido adiposo, produzindo ácidos graxos livres que, no fígado, são matéria-prima para a produção de VLDL. Além disso, reduz a atividade da LPL, diminuindo a metabolização de VLDL, elevando os níveis de triglicerídeos, reduzindo HDL-c e contribuindo para a formação de partículas de LDL pequenas e densas.

A última diretriz brasileira de dislipidemia de 2017 recomenda que a dislipidemia, nessas doenças reumáticas sistêmicas crônicas, deva ser tratada agressivamente, para minimizar o risco cardiovascular e proteger os órgãos de danos permanentes. Ademais, concluiu que, embora não haja estudos controlados randomizados para orientar guias para pacientes com doenças reumáticas sistêmicas, pacientes com LES e artrite reumatoide devem ser considerados com risco aumentado de DCV. Além do cálculo do escore de risco em 10 anos e dos fatores de risco tradicionais (idade, sexo, diabetes, hipertensão, hiperlipidemia e fumo), a adição de fatores relacionados à artrite reumatoide e ao LES, como atividade de doença (moderada ou alta atividade vs. baixa ou remissão), incapacidade (moderada vs. baixa ou nenhuma), uso de prednisona (uso vs. não uso), duração da doença (< 10 anos vs. > 10 anos), contribuem significativamente para a melhora do modelo de predição de evento CV. A diretriz também recomenda que, além de controle adequado dos fatores de risco tradicionais, é muito importante se alcançar a supressão do processo inflamatório, ou das alterações imunológicas, e utilizar a menor dose possível de corticosteroide.

A diretriz de dislipidemia norte-americana de 2019 incluiu recomendações específicas para pacientes com as doenças reumatológicas crônicas e portadores de HIV:

- Em adultos de 40 a 75 anos com LDL-C 70 a 189 mg/dℓ (1,7 a 4,8 mmol/ℓ) que têm um risco calculado de 7,5% ou superiores (segundo classificação de risco dessa diretriz), doenças inflamatórias crônicas e HIV são fatores de aumento de risco e, por isso, favorecem terapia com estatina de alta intensidade. Um perfil lipídico em jejum para avaliação dos fatores de risco cardiovasculares pode ser útil nesses pacientes, como
  - Um guia para o benefício da terapia com estatina
  - Para monitorar ou ajustar terapia com drogas hipolipemiantes antes e 4 a 12 semanas após o início da terapia modificadora da doença inflamatória ou da terapia antirretroviral
- Em adultos com AR submetidos à avaliação de risco cardiovascular com medição de um perfil lipídico, pode ser útil verificar novamente valores lipídicos e outros principais fatores de risco de 2 a 4 meses após a doença inflamatória do paciente ter sido controlada, já que a doença em atividade e não tratada reduz os valores de CT, LDL-c, HDL-c e TG.

Dislipidemia na gestação e na menopausa

Gestação

Pelo aumento do estrógeno e da progesterona e também pela resistência insulínica, ocorre grande aumento de colesterol total, LDL-c, HDL-c, triglicerídeos e apo B na gestação. A progesterona reduz a HDL-c e aumenta a LDL-c, tendo um efeito androgênico no que diz respeito ao perfil lipídico. É uma resposta fisiológica.

O colesterol é muito importante para o desenvolvimento fetal, mas geralmente o feto consegue sintetizá-lo independentemente da mãe, exceto se ele tiver a doença de Smith-Lemni-Opitz (quando não consegue sintetizar colesterol endógeno e nasce com baixas concentrações de colesterol tecidual e plasmático). O feto sintetiza ácidos graxos de cadeia curta e média, mas precisa receber da mãe os ácidos graxos essenciais para que possa sintetizar os ácidos graxos de cadeia longa:

- 1º trimestre: caracteriza-se por um estado anabólico, com maior sensibilidade à insulina, aumento da lipogênese e redução da lipólise. Por isso, nessa fase ocorre uma redução de triglicerídeos (TG), LDL-c, HDL-c e apo B
- 3º trimestre: grande resistência à insulina, aumento da síntese hepática de glicose. Nessa fase ocorre aumento de LDL-c, apo B, triglicerídeos e HDL-c. O valor de triglicerídeos no fim da gestação tem mais correlação com o peso fetal ao nascimento do que com a própria glicemia (é um importante marcador de resistência insulínica). Ocorre significativa transferência de ácidos graxos da mãe para o feto, importantes para o desenvolvimento neural e vascular. Após o parto, ocorre a normalização dos níveis lipídicos.

A terapia com estatinas está *proscrita* durante a gestação e para mulheres em idade fértil sem contracepção adequada ou que desejam engravidar, pois esses fármacos atravessam a barreira placentária e prejudicam a síntese de colesterol fetal, que é indispensável para a mielinização do seu sistema nervoso central. Da mesma maneira, outros fármacos hipolipemiantes devem ser evitados na gestação, como ezetimiba, fibratos e ácido nicotínico. Caso seja necessário tratar a dislipidemia da gestante, pode-se utilizar apenas a colestiramina (que não é absorvida). Os fibratos poderão ser considerados nos casos de hipertrigliceridemia muito grave (triglicerídeos > 1.000 mg/dℓ), sob análise de riscos e benefícios para o binômio mãe-feto. O controle dietético, entretanto, deve ser o tratamento de eleição em gestantes e, em casos extremos, a aférese poderá ser recomendada.

Climatério e menopausa

A deficiência estrogênica, resultante tanto da menopausa natural quanto da cirúrgica, aumenta o risco de DAC em aproximadamente três a sete vezes, constituindo-se na maior causa de morte no sexo feminino após a menopausa. Em relação aos efeitos sobre o metabolismo das lipoproteínas, a menopausa produz um perfil pró-aterogênico, caracterizado principalmente pela elevação do colesterol total (CT) em aproximadamente 15%, associada ao aumento do LDL-c e da apo B em 25%.

O mecanismo pelo qual a falência gonadal no climatério pós-menopausal eleva o CT e o LDL-c pode estar condicionado à diminuição do catabolismo das LDL pela diminuição do número de receptores hepáticos B/E. Na menopausa, ocorre diminuição da atividade hepática da 7-alfa-hidroxilase, reduzindo a síntese de ácidos biliares e, consequentemente, diminuindo a excreção de colesterol. Pode também ocorrer elevação dos TG e VLDL-c, decorrente da menor atividade da LPL, com menor produção de VLDL remanescente e maior proporção das partículas LDL pequenas, densas e mais aterogênicas. Após a menopausa, ocorre ainda redução dos níveis de HDL-c até 25%, representada principalmente pela subfração HDL2.

A terapia de reposição hormonal (TRH) após a menopausa pode reduzir o LDL-c em até 20 a 25% e aumentar o HDL-c em até 20%. Entretanto, essa terapêutica nunca está recomendada com a finalidade exclusiva de reduzir o risco cardiovascular em mulheres no período de transição menopáusica ou da pós-menopausa, seja em prevenção primária ou secundária.

Medicações

Diversos fármacos podem interferir no perfil lipídico, aumentando LDL-c (principalmente diuréticos, mitotane e progestógenos), elevando os níveis de triglicerídeos (principalmente estrogenioterapia oral, tamoxifeno, betabloqueadores e isotretinoína) ou ambos (principalmente inibidores de proteases, ciclosporina e glicocorticoides).

Tamoxifeno

Reduz atividade da LPL, causando hipertrigliceridemia à custa de aumento de quilomícrons e de VLDL.

Anticoncepcional oral

Pode cursar com aumento de triglicerídeos. Os anticoncepcionais orais que contêm uma combinação de estrogênio e progesterona podem exercer efeitos variáveis sobre as lipoproteínas, dependendo da combinação específica usada. O estrogênio tende a elevar os níveis de VLDL e HDL-c e a diminuir os níveis de LDL-c. As progesteronas tendem a diminuir os níveis de VLDL e HDL-c e a aumentar os níveis de LDL-c, embora seus efeitos sejam consideravelmente variáveis.

O estrogênio pode elevar os níveis de triglicerídeos em mulheres com distúrbio de triglicerídeos primário subjacente, levando ao desenvolvimento de pancreatite. Dessa maneira, os níveis de triglicerídeos devem ser monitorados nesses pacientes.

Estrógenos

Aumentam a síntese de VLDL hepática (apenas se for estrógeno oral, o estrógeno tópico não tem esse efeito), reduzem a atividade da LLH (aumentando HDL-c pelo mesmo mecanismo do álcool) e aumentam os receptores BE. Portanto, causam aumento de triglicerídeos e HDL-c, reduzindo LDL-c. O estrógeno e o álcool são as únicas condições que cursam com aumento concomitante de triglicerídeos e de HDL-c.

O estrogênio, utilizado por via oral, sofre a primeira passagem hepática, produzindo elevação dos TG. Assim, em mulheres que apresentam hipertrigliceridemia, a reposição estrogênica oral pode desencadear aumento importante da trigliceridemia, às vezes com níveis maiores que 1.000 mg/dℓ, aumentando o risco de pancreatite aguda. Nessas pacientes, o uso de estrogênios transdérmicos deve ser considerado, os quais não apresentam primeira passagem hepática e, portanto, não elevam os TG. Entretanto, o uso de estrogênio tópico pode cursar com aumento de CT e LDL-c.

Anabolizantes

Podem cursar com aumento de colesterol total e redução de HDL-c.

Inibidores de protease
(principalmente ritonavir)

Aumentam muito a resistência à insulina e todas as suas consequências, como diminuição da atividade da LPL, aumento de apo C-3 e redução de apo C-2, causando assim hipertrigliceridemia e queda de HDL-c. Podem elevar também LDL-c em menor intensidade.

Também têm efeito direto na inibição dos receptores LRP (para remanescentes) e dos receptores BE, reduzindo a captação hepática de remanescentes e de LDL-c. Já os inibidores de transcriptase reversa parecem não ter esse efeito.

Diuréticos de alça, tiazídicos
e betabloqueadores

Em altas doses, causam inibição da LPL (o que reduz a metabolização de quilomícrons e VLDL), cursando com aumento de triglicerídeos e redução de HDL-c.

Glicocorticoides

Induzem a resistência à insulina e, assim, aumentam a lipólise no tecido adiposo, pois deixam de inibir a lipase hormônio-sensível. Produzem mais ácidos graxos livres que, no fígado, são matéria-prima para produzir VLDL, diminuem a metabolização de VLDL (reduzida atividade da LPL) e aumentam a produção hepática de apo B. Como consequência, ocorre aumento de triglicerídeos, redução de HDL-c e formação de LDL pequenas e densas.

Imunossupressores
(principalmente ciclosporina)

Causam hipercolesterolemia por redução de receptor BE. Além disso, a ciclosporina compete com atorvastatina e sinvastatina pelo sistema do citocromo P450.

Antipsicóticos

Medicamentos como olanzapina, risperidona, clozapina e quetiapina podem causar elevação de triglicerídeos, além de ganho de peso e síndrome metabólica. Outros antipsicóticos, como aripiprazol e ziprasidona, estão menos associados a esse tipo de efeito colateral.

Leitura recomendada

Adiels M et al. Diabetic dyslipidaemia. Curr Opin Lipidol. 2006;17:238-46.

American Diabetes Association. Diagnosis and classification of diabetes mellitus. Diabetes Care. 2014;37(1).

Anderson GL et al. Effects of conjugated equine estrogen in postmenopausal women with hysterectomy: the Women's Health Initiative randomized controlled trial. JAMA. 2004; 291(1701).

Cornier MA et al. The metabolic syndrome. Endocr Rev. 2008;29: 777-822.

Faludi AA et al. Atualização da Diretriz Brasileira de Dislipidemias e Prevenção da Aterosclerose – 2017. Arq Bras Cardiol. 2017; 109 (2Supl.1):1-76.

Forti AC et al. Diretrizes da Sociedade Brasileira de Diabetes 2019-2020. Avaliação do risco cardiovascular em pacientes com diabetes melito tipo 2. Clanad. 2020; 299-303.

Garg A. Acquired and inherited lipodystrophies. N Engl J Med. 2004;350:1220-34.

Grundy SM et al. 2018. AHA/ACC/AACVPR/AAPA/ABC/ACPM/ADA/AGS/APhA/ASPC/NLA/PCNA Guideline on the Management of Blood Cholesterol. A Report of the American College of Cardiology/American Heart Association Task Force on Clinical Practice Guidelines. Circulation. 2019.

Kapoor JR. Management of dyslipidemia associated with protease inhibitors. Am J Cardiol. 2009;103:292-3.

Lüscher TF et al. High-density lipoprotein vascular protective effects, dysfunction, and potential as therapeutic target. Circulation Research. 2014;114:171-82.

Murphy E. Estrogen signaling and cardiovascular disease. Circulation Research. 2011;109:687-96.

Neeli H et al. Managing diabetic dyslipidemia. beyond statin therapy. Curr Diab Rep. 2009;9:11-7.

Neves C et al. Thyroid diseases, dyslipidemia and cardiovascular pathology. Rev Port Cardiol. 2008;27:1211-36.

Quintão RC et al. Lípides: do metabolismo à aterosclerose. 2011. p. 1-66.

Rossouw JE et al. Postmenopausal hormone therapy and risk of cardiovascular disease by age and years since menopause. JAMA. 2007;297:1465-77.

Vaziri ND et al. Down-regulation of hepatic lecithin: cholesterol acyltransferase gene expression in chronic renal failure. Kidney Int. 2001;59:2192-6.

Vilar L. Endocrinologia clínica. 5.ed. Rio de Janeiro: Guanabara Koogan, 2013.

Vilar L et al. Lipid profile and high sensitivity C reactive protein levels in subclinical and overt primary hypothyroidism. Arq Bras Endocrinol Metab. 2008;52:S482.

Xavier HT et al. V Diretriz brasileira de dislipidemia e prevenção de aterosclerose. Arq Bras Cardiol. 2013;101(4):1-22.

Capítulo 102

Dislipidemia na Síndrome Metabólica e Dislipidemia Diabética

Introdução

A síndrome metabólica é caracterizada por adiposidade de distribuição central (obesidade visceral), resistência à insulina, diabetes melito ou intolerância à glicose, hipertensão (HAS), dislipidemia e estado pró-trombótico e pró-inflamatório.

Ao longo do tempo, alguns critérios foram definidos para estabelecer o diagnóstico de síndrome metabólica. O *National Cholesterol Education Program Adult Treatment Panel III* (NCEP ATP-III) sugere o uso de cinco variáveis clínicas como critérios diagnósticos para a síndrome metabólica, sendo necessários pelo menos três dos cinco critérios para diagnóstico da síndrome:

- Circunferência da cintura aumentada > 102 cm em homens e > 88 cm em mulheres
- Pressão arterial (PA) elevada ≥ 130/85 mmHg ou tratamento medicamentoso para hipertensão
- Níveis plasmáticos aumentados de triglicerídeos ≥ 150 mg/dℓ ou tratamento medicamentoso para hipertrigliceridemia
- Níveis plasmáticos diminuídos de colesterol da lipoproteína de alta densidade (HDL-c): < 50 mg/dℓ (mulheres) ou < 40 mg/dℓ (homens) ou tratamento medicamentoso para HDL-c baixo
- Glicemia de jejum ≥ 110 mg/dℓ ou tratamento medicamentoso para hiperglicemia.

Já de acordo com a International Diabetes Federation (IDF), os melhores critérios para o diagnóstico da síndrome metabólica seriam:

- Obesidade central (circunferência abdominal > 90 cm para homens asiáticos, > 94 cm para homens europeus e > 80 cm para mulheres) associada a dois ou mais dos seguintes critérios
  - PA elevada caracterizada por pressão arterial sistólica ≥ 130 mmHg, diastólica ≥ 85 mmHg ou tratamento medicamentoso para hipertensão
  - Níveis plasmáticos aumentados de triglicerídeos ≥ 150 mg/dℓ ou tratamento medicamentoso para hipertrigliceridemia
  - Níveis plasmáticos diminuídos de HDL-c: < 50 mg/dℓ (mulheres) ou < 40 mg/dℓ (homens) ou tratamento medicamentoso para HDL-c baixo
  - Glicemia de jejum ≥ 100 mg/dℓ ou diagnóstico prévio de diabetes melito tipo 2.

Por fim, a Organização Mundial da Saúde (OMS) caracteriza a síndrome metabólica na presença de pelo menos dois dos seguintes critérios (Tabela 102.1):

- Relação cintura/quadril > 0,85 para mulheres ou > 0,9 para homens ou IMC > 30 kg/m²
- Diabetes melito tipo 2, intolerância à glicose ou resistência à insulina comprovada pelo *clamp*
- Triglicerídeos ≥ 150 mg/dℓ ou HDL-c < 35 mg/dℓ para homens ou HDL-c < 39 mg/dℓ para mulheres
- PA ≥ 140/90 mmHg ou tratamento medicamentoso para HAS
- Microalbuminúria ≥ 20 µg/24 h ou 30 mg/g de creatinina.

Mais recentemente, um consenso diagnóstico foi publicado conjuntamente pela IDF, pelo National Heart, Lung, and Blood Institute, pela American Heart Association (AHA), World Heart Federation, International Atherosclerosis Society e International Association for the Study of Obesity. Nesse consenso, o diagnóstico de síndrome metabólica é feito pelos critérios da IDF, porém a obesidade central não é mais obrigatória, devendo-se preencher pelo menos três critérios para o diagnóstico.

Fatores	OMS	IDF	NCEP****
Obesidade	Relação cintura/quadril > 0,9 em homens e 0,85 em mulheres, ou IMC > 30 kg/m²	Cintura abdominal > 94 cm em homens europeus, > 90 cm em homens asiáticos e > 80 cm em mulheres***	Cintura abdominal > 102 cm em homens e > 88 cm em mulheres
Glicose plasmática	Diabetes, intolerância glicídica ou resistência insulínica comprovada pelo clamp*	≥ 100 mg/dℓ ou diagnóstico prévio de diabetes	≥ 110 mg/dℓ
Triglicerídeos	≥ 150 mg/dℓ**	≥ 150 mg/dℓ ou tratamento para dislipidemia	≥ 150 mg/dℓ
HDL	< 35 mg/dℓ em homens e < 39 mg/dℓ em mulheres	< 40 mg/dℓ em homens ou < 50 mg/dℓ em mulheres ou tratamento para dislipidemia	< 40 mg/dℓ em homens e < 50 mg/dℓ em mulheres
Pressão arterial	Pressão sistólica ≥ 140 mmHg ou diastólica ≥ 90 mmHg ou tratamento para hipertensão arterial	Pressão sistólica ≥ 130 mmHg ou diastólica ≥ 85 mmHg ou tratamento para hipertensão arterial	Pressão sistólica ≥ 130 mmHg ou diastólica ≥ 85 mmHg
Outros	Excreção urinária de albumina ≥ 20 μg ou relação albumina/creatina ≥ 30 mg/g		

OMS, Organização Mundial da Saúde; IDF, International Diabetes Federation; NCEP, National Cholesterol Education Program; HDL, lipoproteína de alta densidade. *Dois fatores e obrigatoriamente o componente assinalado. **Tanto triglicerídeos elevados quanto HDL baixo constituem apenas um fator pela OMS. ***Componente obrigatório. ****Presença de três ou mais dos componentes citados.

O diabetes melito tipo 2 é a forma predominante de diabetes em todo o mundo, sendo responsável por cerca de 90% dos casos. Representa uma doença metabólica complexa, caracterizada por hiperglicemia, resultante de defeitos na secreção de insulina, na ação da insulina, ou em ambas. A hiperglicemia crônica do diabetes está associada a danos a longo prazo em múltiplos órgãos, especialmente nos olhos, rins, nervos periféricos, coração e vasos sanguíneos. A dislipidemia diabética muitas vezes se manifesta antes do estabelecimento do diagnóstico de diabetes e contribui para o elevado risco de doença arterial aterosclerótica nesses pacientes.

Pacientes com DM têm um risco médio de 2 a 4 vezes maior de desenvolver doença coronariana comparados a indivíduos sem diabetes. O DM2 também é fator de risco para acidente vascular cerebral isquêmico (AVC), insuficiência cardíaca congestiva (ICC), doença arterial obstrutiva periférica (DAOP) e doença microvascular, afetando a expectativa e a qualidade de vida dos indivíduos afetados. Há também um aumento entre 1,5 a 3,6 vezes na mortalidade geral, estimando-se uma redução da expectativa de vida de 4 a 8 anos em relação à população geral. Os principais determinantes do risco cardiovascular são: a idade, os fatores de risco tradicionais, a presença de aterosclerose subclínica detectada por métodos diagnósticos e a história de eventos cardiovasculares.

A dislipidemia na síndrome metabólica e no diabetes melito tipo 2 é caracterizada por:

- Hipertrigliceridemia
- Hiperlipidemia pós-prandial
- Redução da quantidade e do tamanho das partículas de HDL
- Partículas de lipoproteína de baixa densidade (LDL) pequenas e densas (altamente aterogênicas).

A resistência insulínica é o grande denominador comum, capaz de explicar todas essas alterações.

Hipertrigliceridemia causada por resistência insulínica

As razões da hipertrigliceridemia causada por resistência insulínica são descritas a seguir (Figura 102.1).

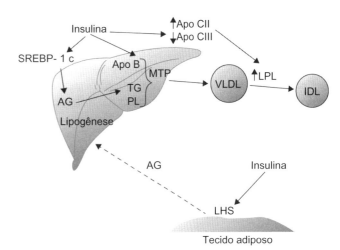

FIGURA 102.1 Ações da insulina que contribuem para a hipertrigliceridemia. Estímulo de SERB-1 c (não ocorre resistência à insulina nessa via) à síntese hepática de triglicerídeos. Na resistência à insulina, deixa de haver inibição da lipase hormônio-sensível com consequente maior lipólise periférica e oferta de ácidos graxos para o fígado. Além disso, deixa de haver a ativação da Apo C-2, cofator importante na ativação da LPL. *SREBP-1c*, proteína de ligação do elemento regulador do esterol do tipo 1c; *AG*, ácidos graxos; *TG*, triglicerídeos; *PL*, plasmático; *MTP*, proteína de transferência microssomal de lipídes; *VLDL*, lipoproteína de muito baixa densidade; *LPL*, lipoproteína lipase; *IDL*, lipoproteína de intensidade intermediária; *LHS*, lipase hormônio sensível.

Aumento da síntese de lipoproteína de muito baixa densidade

O aumento do colesterol da lipoproteína de muito baixa densidade (VLDL-c) pelo fígado, devido à maior oferta de matéria-prima para síntese dessa lipoproteína por alguns mecanismos: aumento da chegada de ácidos graxos livres (AGL) na circulação porta dentro do fígado devido à lipólise aumentada, aumento da produção intra-hepática *de novo* de AGL e redução da oxidação intra-hepática dos AGL, redução da degradação de apolipoproteína B (apo B), associada a maior estímulo e ativação das enzimas dessa via de síntese.

Lipólise aumentada

A insulina é grande inibidora da lipase hormônio-sensível, enzima localizada no interior dos adipócitos, cuja função é ativar a lipólise, ou seja, a degradação dos triglicerídeos em AGL para serem liberados no plasma. Na resistência à insulina, a lipólise deixa de ser inibida e ocorre grande liberação de AGL no sangue. Geralmente, a quantidade de AGL circulante no plasma de um indivíduo normal é proveniente principalmente do tecido adiposo (80% em estado de jejum e 60% em estado pós-alimentar). Nos estados de resistência à insulina, essa oferta de AGL para o fígado aumenta muito, pois a lipólise está exacerbada, aumentando a matéria-prima para síntese de VLDL.

Aumento da síntese *de novo* de triglicerídeos pelo fígado

O fígado começa a sintetizar grande quantidade de triglicerídeos *de novo* a partir da acetilcoenzima A (acetil-CoA) hepática, proveniente do metabolismo da glicose, que entrou no fígado via GLUT2 (transportador de glicose tipo 2) e, em seguida, na via glicolítica, até formar acetil-CoA. Essa acetil-CoA é transformada em AGL (síntese *de novo* de AGL), que, por sua vez, produzirá VLDL.

Em um indivíduo normal em jejum, o fígado sintetiza pouco AGL *de novo*, sendo essa síntese responsável por apenas 5% da VLDL circulante. Já nos estados de resistência à insulina, o fígado passa a sintetizar grande quantidade de AGL *de novo*, sendo responsável por até 25% da VLDL produzida em jejum. No estado pós-alimentar, o fígado é capaz de sintetizar ainda mais AGL, pois aumenta o aporte energético de glicose para esse órgão.

Menor oxidação de ácidos graxos livres pelas mitocôndrias

Na resistência à insulina, as mitocôndrias têm uma menor capacidade de oxidação dos AGL, sendo este mais um motivo para o seu aumento no sangue, servindo como matéria-prima para a síntese hepática *de novo* de triglicerídeos.

Degradação reduzida de apolipoproteína B

A degradação de apo B é estimulada pela insulina, por uma via que depende dos substratos dos receptores de insulina (IRS). Como na resistência à insulina há redução dos IRS, a degradação de apo B passa a ocorrer em menor quantidade, oferecendo assim mais matéria-prima para se ligar aos triglicerídeos intra-hepáticos e, desse modo, promover síntese de VLDL, para ser exportada ao plasma. Além disso, a insulina suprime a formação de apo B no hepatócito por diminuir a expressão da proteína de transferência microssomal (MTP) e, na resistência insulínica, a MTP deixa de ser inibida, e, consequentemente, há maior formação de apo B.

Aumento da atividade das proteínas de ligação do elemento regulador do esterol 1 a e 1 c

As SREBP (proteína de ligação do elemento regulador do esterol) são importantes ativadoras da síntese lipídica no fígado e atuam como mediadoras da ação da insulina nesse órgão. Dessa maneira, alterações na sua atividade na vigência de hiperinsulinemia podem contribuir para elevação dos lipídeos plasmáticos. A SREBP 2 regula a síntese de colesterol no interior das células, e as SREBP 1 a e 1 c regulam a síntese de AGL e triglicerídeos. A função dessas duas últimas é a mesma, tendo a SREBP 1 c maior expressão e a SREBP 1 a, maior potência.

Em estados de hiperinsulinemia, ocorre maior atividade das SREBP 1 a e 1 c. Isso porque essa via é estimulada pela insulina de modo independente da fosforilação do receptor de insulina. Como a ativação das SREBP 1 a e 1 c não depende dos IRS, essas enzimas se tornam muito ativas nos estados de hiperinsulinemia, pois não sofrem resistência, mesmo quando o indivíduo tem resistência insulínica em outras vias. A ativação de SREBP 1 a e 1 c causa maior síntese hepática *de novo* de AGL, triglicerídeos e fosfolipídeos, que serão utilizados como matéria-prima para a síntese de lipoproteínas ricas em triglicerídeos (VLDL).

Além disso, a hiperglicemia causa diretamente maior ativação de LXR (receptor X do fígado) e ChREBP, que são enzimas que, por sua vez, também ativam a enzima SREBP 1, traduzindo-se em lipogênese hepática.

Aumento do tamanho das partículas de lipoproteína de muito baixa densidade

Ocorre aumento do tamanho das partículas de VLDL, que ficam muito ricas em triglicerídeos. Isso porque, para o fígado sintetizar VLDL, ele sintetiza apo B e, à medida que a apo B é traduzida dentro do retículo endoplasmático, ela vai sendo ligada a moléculas de triglicerídeos pela enzima MTP, capaz de colocar triglicerídeo na molécula de apo B que está em processo de formação. Quando as moléculas de triglicerídeos começam a ser incorporadas na apo B, a molécula de apo B começa a ser chamada "pré-VLDL" (VLDL 2), que pode ser secretada para o plasma ou ser transportada para o aparelho de Golgi, onde pode incorporar ainda mais triglicerídeo pelas enzimas ARF-1 [fator 1 de ribosilação de adenosina monofosfato (ADP)], fosfolipase D e ERK-2 (quinase reguladora de sinal extracelular), e se tornar uma VLDL 1, que é maior e será mais secretada. Quando a partícula de apo B não é ligada às moléculas de triglicerídeos, ela passa a ser degradada pelo sistema lisossomal da célula. A insulina inibe a ação e a produção de MTP e ARF-1, de modo a estimular a formação de partículas de VLDL menos enriquecidas em triglicerídeos.

No entanto, na síndrome de resistência à insulina ocorre o contrário, e as partículas de VLDL ficam grandes e ricas em triglicerídeos (VLDL 1) devido à maior ativação das enzimas MTP e ARF-1, que enriquecem a partícula de VLDL em triglicerídeos.

Aumento da formação intestinal de quilomícrons

Maior formação intestinal de quilomícrons (QM), uma vez que em estados de resistência à insulina ocorre incremento na síntese intestinal de apo B-48, que é a apo-chave na síntese dos QM.

Redução da metabolização dos quilomícrons e lipoproteína de muito baixa densidade pela lipoproteína lipase

A resistência à insulina leva a uma menor ativação da LPL, tanto direta quanto indiretamente pelo aumento de apo C-3 e redução de apo C-2, que é um cofator importante para a atividade enzimática da LPL.

Aumento de ácidos graxos livres

Uma das primeiras alterações metabólicas observadas na resistência à insulina é o aumento de AGL no plasma, antes mesmo que ocorra aumento das lipoproteínas. Esses AGL provêm da lipólise do tecido adiposo, uma vez que a lipase hormônio-sensível deixa de ser inibida nessas situações. O excesso de AGL, além de ir para o fígado e ser substrato para a síntese de VLDL, também chega ao músculo, onde é captado e depositado dentro e entre os miócitos, consequentemente aumenta muito a resistência insulínica no músculo. O excesso de AGL também interage com a LPL e reduz a sua ação sobre VLDL e QM, reduzindo assim a metabolização dessas moléculas ricas em triglicerídeos, que podem começar a se elevar no plasma e causar hipertrigliceridemia com queda de HDL.

O excesso de AGL dentro das células ativa a proteino-quinase C, que passa a fosforilar o receptor de insulina em serina e treonina em vez de tirosina. Desse modo, a cascata de sinalização da insulina fica prejudicada, causando mais resistência e reduzindo a via de exportação do GLUT-4 para a membrana, promovendo aumento da gliconeogênese hepática, redução da formação de glicogênio muscular pós-prandial e hiperglicemia.

O excesso de AGL que chega ao fígado pode ser maior do que a capacidade hepática de síntese de apo B para formação e exportação de moléculas de VLDL. Caso isso ocorra, sucede um acúmulo de triglicerídeos no fígado sob a forma de esteatose hepática.

Por que a resistência à insulina causa lipoproteína de baixa densidade mais aterogênica?

Há menor ação da LPL e maior ação da enzima CETP (proteína de transferência de ésteres de colesterol) e da lipoproteína lipase hepática (LLH). Na resistência insulínica, as moléculas de VLDL e remanescentes são muito grandes e ricas em triglicerídeos, além de permanecerem mais tempo na circulação em razão de menor atividade da LPL. Essas moléculas grandes de VLDL e remanescentes sofrem maior ação da enzima CETP, que é ativada por quantidade de substrato, ou seja, pela quantidade de partículas ricas em triglicerídeos. Assim, ocorre intensa troca de triglicerídeos e colesterol entre as moléculas ricas em triglicerídeos (VLDL e remanescentes) e as moléculas ricas em colesterol (LDL e HDL). Como na resistência insulínica ocorre menor atividade da enzima LPL, as VLDL e remanescentes ficam circulantes por muito tempo, sendo alvos da ação da CETP. Depois disso, a molécula de LDL fica maior (cheia de triglicerídeos provenientes de VLDL e remanescentes). A enzima lipoproteína lipase hepática (LLH, nos sinusóides hepáticos) é ativada pela grande chegada de AGL ao fígado. Essa enzima tem alta afinidade por essas partículas de LDL grandes e passa a hidrolisá-las, transformando-as em moléculas de LDL menores e mais densas (LDL pequena e densa, altamente aterogênica).

A função principal da LLH é a de captar e hidrolisar partículas de HDL, removendo TG e fosfolipídeos de sua estrutura e liberando-a para a circulação de um tamanho menor e mais denso. No entanto, a LLH também tem afinidade por LDL ricas em triglicerídeos e acaba também hidrolisando essas partículas, deixando-as menores e mais aterogênicas. A LDL pequena e densa é facilmente oxidada e passa a ser absorvida pelos macrófagos. Essas moléculas têm menor captação pelos receptores BE e maior captação pelos receptores *scavenger* dos macrófagos. Por isso, essas partículas são mais aterogênicas. Quanto maior a trigliceridemia do indivíduo, maior a quantidade de partículas de LDL pequenas e densas.

Além disso, na hiperglicemia há mudança qualitativa das lipoproteínas. Essas lipoproteínas ficam glicadas, oxidadas e/ou carbamiladas nos casos de disfunção renal. Quimicamente alteradas, elas são mais captadas pelos macrófagos (maior afinidade pelo receptor *scavenger* do macrófago e, portanto, mais aterogênicas).

Por que a resistência à insulina causa lipoproteína de alta densidade baixa?

A reduzida ação da LPL causa menor metabolização dos QM e das VLDL, com menor formação de HDL. Esse é o principal motivo, lembrando que 25% da HDL no corpo são formados pela ação de LPL plasmática ao metabolizar as partículas de QM e VLDL (Figura 102.2).

A hiperglicemia causa aumento de espécies reativas de oxigênio (ROS), que, por sua vez, causam redução de ABCA-1 (*ATP-binding cassette subfamily*) da parede das células (receptor que exporta colesterol do interior da célula para partículas de apo A-1 e para HDL madura). Com isso, há redução da formação de HDL, da quantidade de partículas grandes de HDL (1 e 2) e do transporte reverso de colesterol (Figura 102.3).

A HDL também será fruto da ação da CETP, que lhe transfere triglicerídeos e retira colesterol dela para transferi-lo para a IDL, reduzindo assim o HDL-c e aumentando o tamanho da HDL. Essas partículas de HDL maiores sofrem hidrólise pela LLH nos sinusoides hepáticos, ocorrendo formação de partículas de HDL menores, que apresentam menor atividade e são mais rapidamente eliminadas da circulação pelos rins, via cubilina e megalina.

Quando aumenta a expressão do gene de SREBP-1, automaticamente também aumenta a síntese de um micro-RNA (ácido ribonucleico), chamado "mir 33", que é uma porção intrônica dos genes das SREBP. O mir 33 destrói o gene de ABCA-1 e, portanto, reduz a sua expressão. Ou seja, sempre que SREBP-1 aumenta, como em hiperglicemia e hiperinsulinemia, ocorre automaticamente elevação de mir 33 e redução de ABCA-1, diminuindo ainda mais o HDL-c.

O tratamento do diabetes e a otimização do controle glicêmico com dieta, atividade física, hipoglicemiantes orais e/ou insulina são a principal arma para o controle lipídico nesses pacientes. O tratamento medicamentoso das dislipidemias, incluindo a dislipidemia na síndrome metabólica e a dislipidemia diabética, será discutido no Capítulo 105, *Tratamento Medicamentoso das Dislipidemias*.

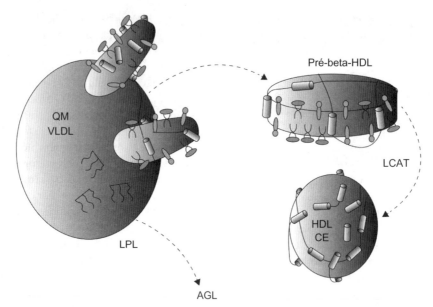

FIGURA 102.2 Reduzida ação da LPL e, consequentemente, menor metabolização de QM e VLDL com menor formação de HDL: principal motivo da redução de HDL na dislipidemia da síndrome metabólica e na dislipidemia diabética. *QM*, quilomícron; *VLDL*, lipoproteína de muito baixa densidade; *LPL*, lipoproteína lipase; *LCAT*, lecitina-colesterol aciltransferase; *HDL*, lipoproteína de alta densidade; *CE*, colesterol esterificado. (Adaptada de Rye et al., 2014.)

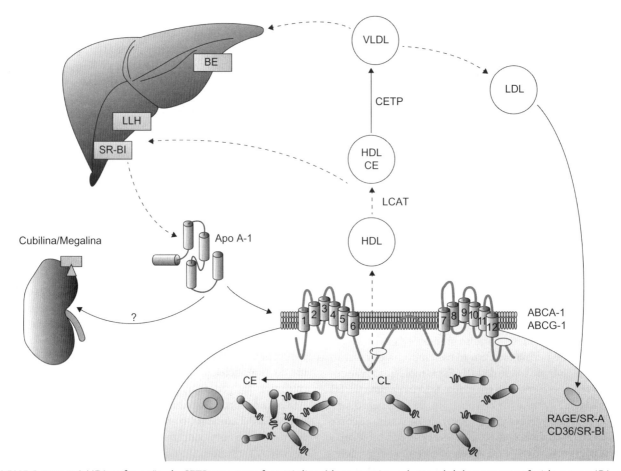

FIGURA 102.3 A HDL sofre ação da CETP, que transfere triglicerídeos e retira colesterol dela para transferi-lo para a IDL, reduzindo o HDL-c e aumentando o tamanho da HDL. Essas partículas de HDL maiores sofrem hidrólise pela LLH, ocorrendo formação de partículas de HDL menores, que apresentam menor atividade e são mais rapidamente eliminadas da circulação pelos rins. *HDL*, lipoproteína de alta densidade; *LCAT*, lecitina-colesterol aciltransferase; *CE*, colesterol esterificado; *CETP*, proteína de transferência do colesterol esterificado; *VLDL*, lipoproteína de muito baixa densidade; *BE*, receptor BE (receptor de partículas de LDL-c); *LLH*, lipoproteína lipase hepática; *LDL*, lipoproteína de baixa densidade; *SR-A*, receptor "scavenger" classe A; *SR-BI*, receptor "scavenger" classe B tipo I. (Adaptada de Quintão et al., 2011.)

Leitura recomendada

Adiels M et al. Diabetic dyslipidaemia. Curr Opin Lipidol. 2006;17: 238-46.

American Diabetes Association. Diagnosis and classification of diabetes mellitus. Diabetes Care. 2014;37(suppl 1).

Faludi AA et al. Atualização da Diretriz Brasileira de Dislipidemias e Prevenção da Aterosclerose – 2017. Arq Bras Cardiol 2017; 109(2Supl.1):1-76

Forti AC et al. Diretrizes da Sociedade Brasileira de Diabetes 2019-2020. Avaliação do risco cardiovascular em pacientes com diabetes mellitus tipo 2. Clanad. 2020; 299-303.

Grundy SM et al. 2018. AHA/ACC/AACVPR/AAPA/ABC/ACPM/ADA/AGS/APhA/ASPC/NLA/PCNA Guideline on the Management of Blood Cholesterol. A Report of the American College of Cardiology/American Heart Association Task Force on Clinical Practice Guidelines. Circulation. 2019.

Kelley DE et al. Fatty liver in type 2 diabetes melito: relation to regional adiposity, fatty acids, and insulina resistance. Am J Physiol Endocrinol Metab. 2003;285:E906-16.

Lüscher TF et al. High-density lipoprotein vascular protective effects, dysfunction, and potential as therapeutic target. Circulation Research. 2014;114:171-82.

Quintão RC et al. Lipídios: do metabolismo à aterosclerose, 2011. p. 1-66.

Capítulo 103

Tratamento Dietético das Dislipidemias

Introdução

Nos últimos anos, o padrão alimentar e o estilo de vida saudável ganharam evidência em estudos epidemiológicos observacionais e de intervenção, como a DASH (abordagem dietética para evitar a hipertensão, do inglês *Dietary Approachs to Stop Hypertension*), o Interheart (abordagem dietética para evitar infarto do miocárdio) e a Predimed (prevenção com dieta mediterrânea, do inglês *Prevención con Dieta Mediterránea*), e reforçaram as diretrizes nutricionais atuais. Essas recentes diretrizes e guias internacionais apontam para os benefícios de padrões alimentares saudáveis, como demonstrado nos estudos Interheart e em diversos estudos que testaram a eficiência da Dieta do Mediterrâneo, nos quais a matriz alimentar assume papel de destaque. Em comum, todos esses estudos reafirmam a relevância de se manterem quantidades moderadas de gordura na dieta, eliminar ácidos graxos *trans*, controlar o consumo de saturados, priorizar poli-insaturados e monoinsaturados, reduzir açúcares e incluir carnes magras, frutas, grãos e hortaliças na dieta.

O padrão alimentar deve ser resgatado por meio do incentivo à alimentação saudável, junto à orientação sobre a seleção dos alimentos, o modo de preparo, a quantidade e as possíveis substituições alimentares, sempre em sintonia com a mudança do estilo de vida. Na Tabela 103.1 estão expostas as recomendações dietéticas para tratamento da hipercolesterolemia.

Em resumo, as principais recomendações da última diretriz brasileira de dislipidemias, corroboradas pela Diretriz de Prevenção Cardiovascular da SBC 2019, são:

- A gordura saturada deve corresponder a menos de 7% das calorias totais do dia para pacientes de risco cardiovascular aumentado e menos que 10% das calorias para indivíduos saudáveis
- Dieta isenta de ácidos graxos *trans*
- Consumo máximo de 5% em kcal do valor energético da dieta na forma de açúcares de adição, nos quais se incluem a sacarose e o xarope de milho, bem como sucos de frutas concentrados, mesmo que não adoçados
- Consumo diário de uma a duas porções de alimentos fonte de proteína de soja, totalizando de 15 a 30 g de proteína
- Consumo mínimo de 2 g/dia de fitoesteróis vegetais, pois reduzem a absorção do colesterol em 10 a 15%
- Consumo de 3 g/dia de fibras solúveis e 25 g/dia de fibras totais
- Controle do peso corporal
- Redução de bebida alcóolica, sendo não recomendado o consumo por indivíduos com hipertrigliceridemia.

Balanceamento da dieta

Em uma dieta balanceada:

- Das calorias, 50 a 60% devem ser constituídas por carboidratos
- Das calorias, 25 a 35% devem ser representadas por gorduras. Destas, 10% idealmente por gordura monoinsaturada e 15 a 25% por gordura poli-insaturada
- Das calorias, 15% devem ser constituídas por proteínas.

Em pacientes com hipertrigliceridemia primária grave, a quantidade de gordura na dieta deve atingir no máximo 10% do valor calórico total. Na hipertrigliceridemia primária moderada, recomendam-se aproximadamente de 25 a 35% das calorias na forma de gorduras e controle da

TABELA 103.1 Recomendações dietéticas para o tratamento das dislipidemias.

Recomendações	LDL-c dentro da meta e sem comorbidades* (%)	LDL-c acima da meta ou presença de comorbidades* (%)	Triglicerídeos		
			Limítrofe 150 a 199 mg/dℓ (%)	Elevado 200 a 499 mg/dℓ (%)	Muito elevado[†] > 500 mg/dℓ (%)
Perda de peso	Manter peso saudável	5 a 10	Até 5	5 a 10	5 a 10
Carboidrato (%VCT)	50 a 60	45 a 60	50 a 60	50 a 55	45 a 50
Açúcares de adição (%VCT)	< 10	< 10	< 10	5 a 10	< 5
Proteína (%VCT)	15	15	15	15 a 20	20
Gordura (%VCT)	25 a 35	25 a 35	25 a 35	30 a 35	30 a 35
Ácidos graxos *trans* (%VCT)			Excluir da dieta		
Ácidos graxos saturados (%VCT)	< 10	< 7	< 7	< 5	< 5
Ácidos graxos monoinsaturados (%VCT)	15	15	10 a 20	10 a 20	10 a 20
Ácidos graxos poli-insaturados (%VCT)	5 a 10	5 a 10	10 a 20	10 a 20	10 a 20
Ácido linolênico, g/dia	1,1 a 1,6	–	–	–	–
EPA e DHA, g	–	–	0,5 a 1	1 a 2	> 2
Fibras	25g, sendo 6 g de fibra solúvel				

*Comorbidades: hipertensão arterial sistêmica, diabetes, sobrepeso ou obesidade, circunferência da cintura aumentada, hipercolesterolemia, hipertrigliceridemia, síndrome metabólica, intolerância à glicose ou aterosclerose significativa; [†]Recomendação dietética na hipertrigliceridemia primária homozigótica: ver texto. *LDL-c*, colesterol da lipoproteína de baixa densidade; *VCT*, valor calórico total; *EPA*, ácido eicosapentanoico; *DHA*, ácido docosahexaenoico. (Adaptada de American Heart Association e I Diretriz sobre o Consumo de Gorduras e Saúde Cardiovascular.)

ingestão de açúcares. Já na hipertrigliceridemia de causa secundária, observada na obesidade e no diabetes, mantém-se o controle de gorduras (de 30 a 35% das calorias) e a adequação no consumo de carboidratos, com ênfase na restrição de açúcares.

Tipos de gordura

Saturadas (ausência de ligações duplas)

Podem ser formadas por ácidos graxos de cadeia curta (até 8 carbonos), cadeia média (de 8 a 12 carbonos) ou cadeia longa (> 12 carbonos). As gorduras saturadas de cadeia curta são voláteis. As gorduras de cadeia média são transportadas do intestino diretamente para o fígado, sem precisar se ligar aos quilomícrons, pois se ligam à albumina ou a outras proteínas, que não os quilomícrons. Por isso, em situações em que é necessário diminuir a formação de quilomícrons, como em quilotórax ou fístula linfática, é preciso fazer dieta com triglicerídeos de cadeia média (TCM). Os de cadeia longa são os mais consumidos na dieta habitualmente, sendo sólidos à temperatura ambiente.

Os ácidos graxos saturados têm conformação tridimensional em linha reta, ocupando pouco espaço no meio tridimensional. Por isso, podem se aglomerar várias moléculas de ácido graxo saturado em uma mesma molécula de lipoproteína de baixa (LDL) ou de alta densidade (HDL). Por esse motivo, o consumo de grande quantidade de gordura saturada causa aumento de colesterol total (CT), de LDL-colesterol (LDL-c) e de HDL-colesterol (HDL-c). Os triglicerídeos se reduzem se houver menor ingestão de carboidratos em detrimento de maior ingestão de gordura, por causa da hipertrigliceridemia induzida por carboidratos, pois a gordura saturada por si só não tem efeito direto em reduzir a trigliceridemia.

A gordura saturada reduz a expressão do receptor BE pelas células, de modo que elas passam a captar menos LDL-c, aumentando essa lipoproteína no plasma. Além disso, ocorre ativação da ação da acetilcolesterol acetiltransferase (ACAT), de modo que mais colesterol é esterificado e passa a ser transportado dentro de cada molécula de LDL. Ou seja, as partículas de LDL ficam em maior número, mas também com maior densidade de colesterol no seu interior.

Mecanismos das mudanças no lipidograma causadas pela ingestão de gordura saturada

- Reduzem a expressão do receptor BE
- Aumentam a atividade da ACAT hepática, que enriquece a apolipoproteína B (apo B) de colesterol esterificado
- São moléculas retilíneas e, portanto, é possível um maior acúmulo de ácidos graxos dentro da mesma molécula, aumentando a quantidade de gordura dentro das partículas de LDL e de HDL.

Exemplos de ácidos graxos saturados:

- Ácido láurico (coco, carne): 12 carbonos
- Mirístico (leite, queijo, manteiga): 14 carbonos
- Palmítico (óleo de dendê, azeite de palma, carne): 16 carbonos
- Esteárico (chocolate, gordura do cacau): 18 carbonos.

A gordura do cacau é saturada (18:0), mas o fígado é capaz de transformá-la em monoinsaturada (18:1), sendo esta a explicação para a gordura do cacau não elevar tanto a colesterolemia. O chocolate suíço é o mais rico em cacau. O brasileiro é mais rico em manteiga, rica em ácido mirístico, que é saturado e faz muito mal ao perfil lipídico.

Embutidos, como presunto, salsicha e linguiça, são ricos em gordura saturada e em colesterol.

Água de coco não contém gordura, apenas açúcar e outros elementos. A gordura fica só na parte sólida do coco.

Insaturadas (presença de pelo menos uma ligação dupla)

São gorduras líquidas à temperatura ambiente. Causam redução de CT e LDL-c e aumento de HDL-c. As gorduras poli-insaturadas (duas ou mais ligações duplas) são mais potentes em baixar o LDL-c, enquanto as gorduras monoinsaturadas são mais potentes em aumentar o HDL-c.

Mecanismos das mudanças no lipidograma causadas pela ingestão de gorduras insaturadas

- Induzem aumento de receptores BE, causando redução do LDL-c
- Provocam a redução da quantidade de colesterol por partícula de LDL, pois a conformação tridimensional das gorduras insaturadas é mais espaçosa, e as moléculas não conseguem se aglutinar com tanta densidade dentro de uma mesma partícula de LDL
- Inibem LXR, ChREBP e SREBP 1a e 1c, que são importantes ativadores da lipogênese *de novo* hepática, reduzindo a síntese de TG e a secreção de VLDL e, por consequência, a de LDL
- Ativam o PPAR-alfa, aumentando a síntese de lipoproteína lipase (LPL) e a metabolização das lipoproteínas ricas em triglicerídeos, reduzindo a trigliceridemia e aumentando a formação de HDL.

Exemplos de ácidos graxos insaturados:

- Monoinsaturados: uma dupla ligação, que fica na conformação *cis*
  - Ômega-9: a insaturação fica no nono carbono a partir do terminal metila
  - Ácido oleico (18:1, 18 carbonos e 1 insaturação): azeite de oliva, óleo de canola, nozes, castanhas
- Poli-insaturados: mais de uma cadeia dupla, que também ficam na conformação *cis*
  - Ômega-3: a primeira insaturação fica no terceiro carbono, a partir do terminal metila
    - Docosaexanoico – DHA (22:6): óleo de peixe encontrado em peixes de águas frias e profundas, como salmão e atum, mas não em peixes de cativeiro. É um ômega-3 de origem animal

- Eicosapentaenoico – EPA (20:5): também é um ômega-3 de origem animal, encontrado nas mesmas fontes que o DHA
    - Linolênico (18:3): óleo de soja, canola e linhaça. É um ômega-3 de origem vegetal
  - Ômega-6: primeira insaturação no carbono 6 a partir do terminal metila
    - Linoleico (18:2): óleo de girassol, soja, milho, algodão
    - Araquidônico (20:4): é sintetizado, não é consumido. Dá origem a prostaglandinas e leucotrienos, que são proteínas inflamatórias necessárias ao organismo para promover adequada vasodilatação, complacência vascular, fluidez de membranas, agregação plaquetária etc.

Os ácidos linolênico (ômega-3) e linoleico (ômega-6) são ácidos graxos essenciais para o ser humano, pois os mamíferos são incapazes de colocar insaturações antes do carbono 9 de um ácido graxo. No entanto, a partir desses dois primeiros, consegue-se sintetizar EPA e DHA. Portanto, os dois últimos não são classificados como ácidos graxos essenciais.

A série de ácidos graxos ômega-3 ativa uma via mais anti-inflamatória, enquanto a série ômega-6 ativa uma via inflamatória. É muito importante que haja um consumo equilibrado dessas duas séries de ácidos graxos poli-insaturados, de modo que ocorra uma produção equilibrada de prostaglandinas, que são essenciais para a manutenção da integridade vascular e da complacência dos vasos e prevenção de complicações trombóticas e ateroscleróticas no organismo. O recomendado é que se ingira cerca de 1 g diário de ômega-3. Pessoas com ingestão moderada de óleo de soja ou canola na dieta já consomem a quantidade necessária, sendo dispensável sua suplementação na dieta.

Apesar de haver correlação positiva entre os níveis séricos de EPA e DHA e redução do risco cardiovascular, estudos clínicos randomizados recentes não comprovam benefício da suplementação de EPA e DHA na redução de eventos cardiovasculares maiores, como infarto agudo do miocárdio, AVC e morte por doença cardiovascular (DCV).

Como adjuvante no tratamento da hipertrigliceridemia, a suplementação de ômega-3 (EPA e DHA) entre 2 e 4 g ao dia pode reduzir a concentração plasmática de TG entre 25 e 30%. Em estudo recente, indivíduos normolipidêmicos e levemente hiperlipidêmicos (TG > 150 e < 200 mg/dℓ) também se beneficiam com o consumo > 4 g ao dia de EPA e DHA provenientes de alimentos enriquecidos ou de animais marinhos, com redução entre 9 e 26% da trigliceridemia, enquanto a suplementação entre 1 e 5 g de EPA e/ou DHA pode reduzir entre 4 e 51% em indivíduos com níveis limítrofes. Alguns estudos mostram que a suplementação com ômega-3 pode aumentar discretamente a concentração plasmática de HDL-c (de 1 a 3%) e aumentar o LDL-c (entre 5 e 10%), em razão de reduzir os receptores de LDL (receptores B/E).

Trans (insaturação da gordura na configuração *trans* em vez da configuração *cis*)

São gorduras insaturadas submetidas à hidrogenização artificial (industrial) na posição *trans* em vez da posição *cis*. Isso é feito para transformar o óleo vegetal em uma gordura sólida, de conservação mais prolongada e sabor e textura melhores. Alimentos industrializados, como *croissants*, bolachas recheadas e alimentos de restaurantes e padarias, são ricos em ácidos graxos *trans*.

O ácido oleico, quando sofre essa hidrogenização, transforma-se em ácido elaídico, sendo esta a gordura *trans* mais comum, pois é a mais fácil de elaborar, já que o ácido oleico é monoinsaturado e, portanto, só tem uma dupla ligação para mudar para a configuração *trans*.

A ingestão de gordura *trans* causa aumento de CT e LDL-c e redução de HDL-c.

Segundo as atuais diretrizes, os ácidos graxos *trans* devem ser excluídos da dieta por aumentarem a concentração plasmática de LDL-c e induzirem intensa lesão aterosclerótica, condições que culminam em maior risco cardiovascular, conforme demonstrado em estudos experimentais, clínicos e epidemiológicos.

A Organização Mundial da Saúde (OMS) recomenda um consumo máximo de 2 g de gordura *trans* ao dia. No entanto, a Agência Nacional de Vigilância Sanitária (Anvisa) permite informar nos rótulos dos alimentos que não há gordura *trans* em todo alimento que contiver menos de 0,2 g desse tipo de gordura em uma porção do alimento. Dessa maneira, dependendo da quantidade de porções consumidas, é possível que haja um consumo considerável de gordura *trans* por meio de alimentos, mesmo que no rótulo seja indicado como zero de gordura *trans* por porção.

Mecanismos das alterações no lipidograma causadas pela ingestão de gordura *trans*

- Aumentam o catabolismo da apo A-1 (reduz HDL-c)
- Aumentam a atividade da proteína de transferência de ésteres de colesterol (CETP). Desse modo, deixam as partículas de LDL menores e mais densas e reduzem o HDL-c
- Diminuem a expressão da proteína estimuladora de acilação (ASP), que estimula a captação de triglicerídeos pelos adipócitos e a captação de glicose independente de insulina pelos tecidos. Ao se reduzir a expressão dessa proteína, ocorre maior resistência periférica à insulina
- Apresentam uma conformação rígida e linear, semelhante à das gorduras saturadas, cabendo várias moléculas de ácidos graxos *trans* organizadas dentro de uma partícula de LDL, aumentando assim o LDL-c
- Reduzem a produção de óxido nítrico e aumentam a de espécies reativas de oxigênio (ROS) no endotélio
- Aumentam a atividade inflamatória no tecido adiposo, pois aumentam a concentração de interleucina-6 (IL-6), proteína C-reativa e outros marcadores inflamatórios.

Colesterol

O colesterol está presente em alimentos de origem animal, como carnes, pele de frango, gema de ovo, leite e derivados. Apesar de o seu consumo aumentado na dieta estar relacionado com o aumento de seus níveis séricos, esse efeito é menor do que o causado pela ingestão de gorduras *trans* e saturadas.

Alimentos ricos em colesterol são: ovos, carnes, frutos do mar, como camarão, e laticínios, mas estes contêm mais gordura saturada do que colesterol. Os alimentos ricos em gordura saturada de origem animal são aqueles que, em geral, também são ricos em colesterol. Ocorre grande coincidência entre os alimentos ricos em gordura saturada e os ricos em colesterol, exceto quando a gordura saturada é de origem vegetal, já que as plantas não contêm colesterol, mas apenas fitoesterol, que não pode ser esterificado nem absorvido pelo intestino humano.

Em razão de estudos mais recentes da literatura, que evidenciaram que o colesterol alimentar exerce pouca influência na mortalidade cardiovascular, as atuais diretrizes, tanto nacionais quanto internacionais de prevenção cardiovascular, mostram que não há evidências suficientes para estabelecimento de um valor de corte para o consumo de colesterol (as antigas diretrizes recomendavam uma ingestão máxima de 200 a 300 mg de colesterol ao dia).

Fitoesteróis

Os fitoesteróis são um tipo de colesterol presente nos vegetais. O organismo humano não consegue esterificar e nem absorver o fitoesterol. Dessa maneira, essa molécula ocupa o receptor da ACAT intestinal, mas não é esterificada nem absorvida, de modo que o colesterol da dieta passa a ser menos absorvido também em razão da ocupação dos receptores pelos fitoesteróis. O consumo de fitoesteróis é, portanto, capaz de reduzir o LDL-c em 6 a 15%.

Proteína da soja

O consumo diário de uma a duas porções de alimentos fonte de proteína de soja, totalizando de 15 a 30 g de proteína, está associado à redução de 5% de LDL-c, ao aumento de 3% de HDL-c e à redução de 11% na concentração de TG.

Fibras solúveis

A ação das fibras na redução do colesterol está relacionada ao consumo de fibras solúveis, que formam um gel que se liga aos ácidos biliares no lúmen intestinal, aumentando sua excreção nas fezes e diminuindo sua reabsorção durante o ciclo êntero-hepático. Essa redução induz a síntese de novos ácidos biliares, diminuindo o colesterol disponível para incorporação em lipoproteínas. Quanto maior o grau de viscosidade da fibra, maior o efeito de redução do colesterol. Além disso, as fibras solúveis e o amido resistente são fermentados por bactérias presentes no intestino grosso, produzindo ácidos graxos de cadeia curta, que auxiliam na redução dos níveis de colesterol. Em contraste, o consumo de fibras insolúveis não mostra efeitos na redução do colesterol e do risco cardiovascular.

Psyllium é a fibra solúvel mais estudada na redução do colesterol e doses de 7 a 15 g ao dia estão associadas com uma redução de 5,7 a 20,2% de LDL-c e redução de 2 a 14,8% de CT. Deve-se orientar o consumo fracionado, antes das grandes refeições. Estudos com aveia demonstram resultados semelhantes ao *Psyllium*, com redução de 5,3 a 5,6% do LDL-c, sem efeitos significativos sobre o HDL-c e os TG. Vale ressaltar que é no farelo de aveia que encontramos os maiores teores de fibras solúveis (betaglucanas). Sugere-se o consumo de aproximadamente 3 g ao dia de betaglucanas.

A ingestão recomendada mínima de fibras por dia é de 25 g, a fim de proteger contra DCV e câncer.

Álcool

A inibição da lipase das lipoproteínas pelo excesso de etanol e a consequente redução na hidrólise de quilomícrons parecem justificar a lipemia induzida pelo etanol. Além disso, o produto da metabolização do álcool é a acetilcoenzima A (acetil-CoA), principal precursora da síntese de ácidos graxos.

Sabe-se que ingestões de pequenas quantidades de álcool ao dia (< 15 g/dia para mulheres e < 30 g/dia para homens, equivalente a aproximadamente uma cerveja, uma taça de vinho ou uma dose de 50 mℓ de destilados, para mulheres, e o dobro dessas doses para homens) são capazes de aumentar o HDL-c. No entanto, ingestões moderadas, por sua vez, são capazes de aumentar a trigliceridemia.

O consumo de bebida alcoólica não é recomendado para indivíduos com hipertrigliceridemia. No entanto, há alguma divergência no impacto da ingestão de etanol nos triacilglicéróis (TAG) em situações de consumo moderado (até 30 g/dia). A combinação de um consumo excessivo de etanol e ácidos graxos saturados potencializa a elevação da trigliceridemia.

Portanto, recomenda-se atualmente que, se o indivíduo já tiver o hábito de ingerir quantidades consideradas pequenas de álcool, pode-se orientar a manutenção dessa ingestão, exceto em pacientes com hipertrigliceridemia, em que deve- se ressaltar o impacto da ingesta alcóolica nos TG. No entanto, em vista do potencial de dependência que o consumo de álcool pode causar, não se recomenda encorajar o uso dessa substância em indivíduos sem esse hábito. Para aqueles que o fazem em doses excessivas, deve-se desencorajar o seu uso.

Leitura recomendada

AHA/ACC/AACVPR/AAPA/ABC/ACPM/ADA/AGS/APhA/ASPC/ NLA/PCNA. Guideline on the Management of Blood Cholesterol. A Report of the American College of Cardiology/American Heart Association Task Force on Clinical Practice Guidelines. Circulation; 2019.

Allen RR et al. Daily consumption of a dark chocolate containing flavanols and added sterol esters affects cardiovascular risk factors in a normotensive population with elevated cholesterol. J Nutr. 2008;138:725.

Esposito K et al. Effect of a mediterranean-style diet on endothelial dysfunction and markers of vascular inflammation in the metabolic syndrome: a randomized trial. JAMA. 2004;292:1440.

Faludi AA et al. Atualização da Diretriz Brasileira de Dislipidemias e Prevenção da Aterosclerose – 2017. Arq Bras Cardiol 2017; 109(2Supl. 1):1-76.

Fitó M et al. Effect of a traditional Mediterranean diet on lipoprotein oxidation: a randomized controlled trial. Arch Intern Med. 2007;167:1195.

Forti AC et al. Diretrizes da Sociedade Brasileira de Diabetes 2019-2020. Avaliação do risco cardiovascular em pacientes com diabetes mellitus tipo 2. Clanad. 2020;299-303.

Grundy M Scott et al. 2018 AHA/ACC/AACVPR/AAPA/ABC/ACPM/ ADA/AGS/APhA/ASPC/NLA/PCNA Guideline on the Management of Blood Cholesterol: A Report of the American College of Cardiology/American Heart Association Task Force on Clinical Practice Guidelines. Circulation, vol 139, No 25, junho/ 2018.

King De et al. Turning back the clock: adopting a healthy lifestyle in middle age. Am J Med. 2007;120:598.

Lichtenstein et al. Science Advisory. Stanol/sterol ester-containing foods and blood cholesterol levels. A statement for healthcare professionals from the Nutrition Committee of the Council on Nutrition, Physical Activity, and Metabolism of the American Heart Association. Circulation. 2001;103:1177.

Mach F et al. Recomendações de 2019 da ESC/EAS sobre o tratamento de dislipidemias: alteração dos lípides para reduzir o risco cardiovascular. European Heart Journal. 2019. Disponível em: https:// academic.oup.com/eurheartj/article/41/1/111/5556353doi:10.1093/ eurheartj/ehz455.

Miettinen TA et al. Reduction of serum cholesterol with sitostanol-ester margarine in a mildly hypercholesterolemic population. N Engl J Med. 1995;333:1308.

Mussner MJ et al. Effects of phytosterol ester-enriched margarine on plasma lipoproteins in mild to moderate hypercholesterolemia are related to basal cholesterol and fat intake. Metabolism. 2002;51:189.

Obarzanek E et al. Effects on blood lipids of a blood pressure- lowering diet: the dietary approaches to stop hypertension (DASH) trial. Am J Clin Nutr. 2001;74:80.

Rayman MP et al. Effect of supplementation with high-selenium yeast on plasma lipids: a randomized trial. Ann Intern Med. 2011;154:656.

Santos RD et al. I Diretriz sobre o consumo de gorduras e saúde cardiovascular. Arq Bras Cardiol. 2013;100(1).

Varady KA, Jones PJ. Combination diet and exercise interventions for the treatment of dyslipidemia: an effective preliminary strategy to lower cholesterol levels? J Nutr. 2005;135(1829).

Efeitos do Exercício Físico nos Lipídeos

Capítulo 104

Introdução

A realização de atividade física é fundamental para a melhora do perfil lipídico, tanto para a queda de triglicerídeos quanto para o aumento de colesterol da lipoproteína de alta densidade (HDL-c) e do tamanho das partículas de lipoproteína de baixa densidade (LDL), com redução da sua aterogenicidade. Estão descritas a seguir as características da melhora do perfil lipídico promovida pela atividade física.

Melhoras do perfil lipídico promovidas pela atividade física

Redução de triglicerídeos pelos exercícios físicos

O exercício físico gera aumento da produção da lipoproteína lipase (LPL) pelo músculo e melhora da resistência periférica à insulina, o que estimula ainda mais a LPL, que passa a metabolizar melhor os quilomícrons (QM) e a lipoproteína de muito baixa densidade (VLDL). Além disso, promove melhor captação periférica de glicose, de modo a gerar menos substrato para lipogênese hepática e, com isso, menor produção hepática de VLDL.

Quando se utiliza energia muscular, ocorre maior depleção no miócito de AMP cíclico (monofosfato cíclico de adenosina) e, com isso, ocorre ativação da proteína quinase ativada por AMP (AMPK), que, entre outras ações, causa maior síntese de LPL.

Aumento de colesterol da lipoproteína de alta densidade pelos exercícios físicos

Em virtude da melhor metabolização dos QM e da VLDL pela LPL, ocorre:

- Aumento da geração de partículas de HDL
- Aumento da meia-vida da HDL na circulação
- Aumento da formação de apolipoproteína A-1 (apo A-1) e da pré-beta-HDL
- Aumento da expressão hepática de ABCA-1 (receptores que se ligam à apo A-1, otimizando a formação de HDL), de modo a liberar mais pré-beta-HDL para a circulação
- Aumento da expressão de receptor periférico de HDL.

Durante o exercício físico agudo, o músculo ativa a proteína de ligação do elemento regulador do esterol (SREBP) 1 a e 1 c, de modo a produzir certa quantidade de triglicerídeos, sintetizados para consumo próprio, e também acaba sintetizando um pouco de colesterol, que é exportado sob a forma de pré-beta-HDL para a circulação.

Em algumas pessoas, a concentração de HDL-c pode não mudar com a realização de exercícios, mas ocorre no mínimo uma maior maturação dessa HDL (reduz pré-beta-HDL e aumenta o tamanho das partículas de HDL, com mais triglicerídeos em cada partícula, mostrando que o transporte reverso fica mais eficaz).

Aparentemente, indivíduos com fenótipo apo E-2/E-2 respondem desfavoravelmente ao exercício no que diz respeito a HDL-c.

O exercício físico aumenta a capacidade do HDL-c de diabéticos de proteger o LDL-c desses pacientes contra oxidação (aumenta o tempo para o LDL-c oxidar).

Aumento no tamanho das partículas de lipoproteína de baixa densidade (ficam menos aterogênicas) pelos exercícios físicos

Como o exercício físico reduz a quantidade de triglicerídeos, causa redução da atividade da proteína de transferência do colesterol esterificado (CETP), aumentando o tamanho das partículas de LDL, que se tornam menos aterogênicas.

A recomendação das diretrizes brasileiras de dislipidemias de 2017 é de que sejam realizadas no mínimo de três a cinco sessões de exercícios físicos por semana para melhora do perfil lipídico. A sessão de exercício deve incluir aquecimento e alongamento (5 minutos), exercício aeróbico (de 30 a 40 minutos), exercício de resistência muscular localizada com intensidade menor ou igual a 50% da força de contração voluntária máxima (de 15 a 20 minutos) e exercícios de alongamento e relaxamento (5 minutos).

Já a diretriz norte-americana de 2019 recomenda pelo menos de três a quatro sessões por semana, com duração mínima de 40 minutos, de exercícios físicos de moderada a alta intensidade.

A mudança do lipidograma do indivíduo após o início do exercício físico depende muito do perfil lipídico basal do paciente, da quantidade e intensidade do exercício, da idade, do sexo (parece que o homem responde melhor ao exercício do que a mulher), da variação de peso com o exercício, da tolerância à glicose e da presença de deficiências genéticas de HDL e polimorfismos genéticos de proteínas e enzimas envolvidas no metabolismo da HDL (p. ex., CETP, apo E, apo A-1, lipase endotelial). Na presença dessas alterações genéticas, a resposta ao exercício pode ser maior ou menor.

Leitura recomendada

AHA/ACC/AACVPR/AAPA/ABC/ACPM/ADA/AGS/APhA/ASPC/ NLA/PCNA Guideline on the Management of Blood Cholesterol. A Report of the American College of Cardiology/American Heart Association Task Force on Clinical Practice Guidelines. Circulation. 2019.

Faludi AA et al. Atualização da Diretriz Brasileira de Dislipidemias e Prevenção da Aterosclerose – 2017. Arq Bras Cardiol. 2017;109 (2Supl. 1):1-76.

Grundy SM et al. 2018. AHA/ACC/AACVPR/AAPA/ABC/ACPM/ ADA/AGS/APhA/ASPC/NLA/PCNA Guideline on the Management of Blood Cholesterol: A Report of the American College of Cardiology/American Heart Association Task Force on Clinical Practice Guidelines. Circulation, vol 139, No 25, junho/ 2018.

Kelley GA, Kelley KS. Aerobic exercise and HDL2-C: a meta-analysis of randomized controlled trials. Atherosclerosis. 2006;184:207.

Kraus WE et al. Effects of the amount and intensity of exercise on plasma lipoproteins. N Engl J Med. 2002;347:1483.

Mach F et al. Recomendações de 2019 da ESC/EAS sobre o tratamento de dislipidemias: alteração dos lípidos para reduzir o risco cardiovascular. Eur Heart J. 2019.

Ruaño G et al. Apolipoprotein A-1 genotype affects the change in high density lipoprotein cholesterol subfractions with exercise training. Atherosclerosis. 2006;185:65.

Rubinstein A et al. Lipoprotein profile changes during intense training of Israeli military recruits. Med Sci Sports Exerc. 1995;27:480.

Seip RL et al. Exercise training decreases plasma cholesteryl ester transfer protein. Arterioscler Thromb. 1993;13:1359.

Seip RL et al. The effect of apolipoprotein E genotype on serum lipoprotein particle response to exercise. Atherosclerosis. 2006;188:126.

Stefanick ML et al. Effects of diet and exercise in men and postmenopausal women with low levels of HDL cholesterol and high levels of LDL cholesterol. N Engl J Med. 1998;339:12.

Taylor RS et al. Exercise-based rehabilitation for patients with coronary heart disease: systematic review and meta-analysis of randomized controlled trials. Am J Med. 2004;116:682.

Wood PD et al. The effects on plasma lipoproteins of a prudent weight-reducing diet, with or without exercise, in overweight men and women. N Engl J Med. 1991;325:461.

105 Tratamento Medicamentoso das Dislipidemias

Introdução

A decisão para o início da terapia medicamentosa das dislipidemias depende do risco cardiovascular global do paciente e do tipo de dislipidemia presente (que define a escolha da classe terapêutica).

Atualmente, existem diferentes tipos de estratificações de risco cardiovascular (descritas mais detalhadamente no Capítulo 99, *Classificação de Risco Cardiovascular na População*). As atuais diretrizes de dislipidemia (brasileira, norte-americana e europeia) dispõem de calculadoras de estimativa do risco cardiovascular (RCV) para os pacientes > 40 anos que não se enquadram nos grupos de alto e muito alto risco cardiovascular. No Brasil, a SBC e a SBD utilizam o escore de risco global, baseado na equação de Framingham, disponível no *site* https://sbcda.com.br/framingham-2/ e em aplicativo para androide – a Figura 99.1 resume a classificação de risco segundo esta diretriz. A American Heart Association (AHA) e o American College of Cardiology (ACC) calibraram o *ASCVD risk*, em 2019, que também se encontra disponível no *site* http://www.cvriskcalculator.com/. Já a European Society of Cardiology (ESC) e a European Atherosclerosis Society (EAS) utilizam o SCORE (*Systematic Coronary Risk Evaluation*), e a versão eletrônica, o *HeartScore,* encontra-se disponível no *site* https://www.heartscore.org/en_GB/. Não há consenso de qual delas é a mais precisa.

O paciente deve ser classificado em uma das categorias de risco, e a partir daí as metas de tratamento são estabelecidas. As metas terapêuticas das diretrizes atuais diferem um pouco, mas todas se valem de redução de valores absolutos e percentuais do LDL-c e, de maneira secundária, do não HDL-c. À exceção dos pacientes de risco baixo, pacientes de maior risco devem iniciar o uso de estatinas o mais cedo possível, se o LDL-c estiver acima da meta correspondente, acompanhado por mudanças de estilo de vida.

Os medicamentos hipolipemiantes costumam ser divididos nos que agem predominantemente nas taxas séricas de colesterol e naqueles que agem predominantemente nas taxas de TG.

Medicamentos disponíveis para hipercolesterolemia (para promover queda do colesterol da lipoproteína de baixa densidade)

Para obter o nível de LDL-c desejado, pode-se utilizar as seguintes classes de medicamentos:

- Estatinas: inibidores da HMG-CoA (hidroximetilglutaril Coenzima A) redutase
- Ezetimiba: inibidor da absorção intestinal de colesterol
- Colestiramina: resina quelante de ácidos biliares
- Inibidores da PCSK9.

Estatinas

As estatinas são os fármacos de primeira linha, mais amplamente estudados, sendo os medicamentos mais validados e reconhecidos na atualidade para tratamento das dislipidemias, por sua alta capacidade de redução principalmente do LDL-c, e reconhecida capacidade de redução de risco cardiovascular. São fármacos relativamente novos, começaram a ser comercializados no Brasil na década de 1990. Bloqueiam a atividade da HMG-CoA redutase, que é a enzima intracelular que produz colesterol para o seu uso dentro da célula. É um bloqueio competitivo. Com esse bloqueio, a célula deixa de fabricar seu próprio colesterol, torna-se pobre em colesterol e passa a sintetizar maior quantidade de receptor BE (LDLR) para captar maior quantidade de colesterol do sangue para dentro do meio intracelular, reduzindo a hipercolesterolemia. Dessa maneira, por aumentar a quantidade de LDLR na membrana celular, as estatinas conseguem aumentar a captação celular de todas as lipoproteínas com interação com os LDLR, como LDL-c, o VLDL-c e os remanescentes de quilomícrons. Assim, reduzem não apenas LDL-c, mas também a trigliceridemia, por retirarem do plasma também as lipoproteínas ricas em triglicerídeos. Além disso, as estatinas aumentam a atividade da acetilcolesterol acetiltransferase (ACAT) por efeito indireto, pelo aumento da captação celular de colesterol, e reduzem a síntese intracelular de substâncias pró-inflamatórias, como o mevalonato e radicais isoprenil, diminuindo o estado inflamatório sistêmico associado às dislipidemias e ao risco cardiovascular do indivíduo.

Estudos mostraram que a maior atividade das células em sintetizar seu próprio colesterol acontece à noite, provavelmente por ser o período em que chega menos colesterol proveniente da dieta, se o indivíduo não costumar comer de madrugada. Dessa maneira, os estudos comprovaram que as estatinas de meia-vida mais curta (sinvastatina, lovastatina, fluvastatina, pravastatina) têm eficácia muito maior em reduzir a LDL quando ingeridas à noite. Já para as estatinas de meia-vida mais longa (rosuvastatina, atorvastatina, pitavastatina), como se tornam circulantes, exercendo efeito durante muito tempo, não precisam ser administradas necessariamente à noite, podendo ser administradas em qualquer horário do dia.

A potência em reduzir o LDL-c e as outras frações do colesterol varia conforme o tipo de estatina e sua dose, e o valor de LDL-c pode cair de 20 a 55%, geralmente reduzindo-se um adicional de mais 6 a 7% a cada vez que se dobra a dose da estatina.

Quanto ao efeito sobre o HDL-c, as estatinas costumam aumentar seu nível sérico em aproximadamente 10% por induzirem maior expressão de apolipoproteína A-1 (apo A-1), cassete de ligação ao ATP subfamília 1 (ABCA-1) e cassete de ligação ao ATP subfamília G, membro 1 (ABCG-1), por reduzirem a atividade da proteína de transferência do colesterol esterificado (CETP) e por reduzirem as lipoproteínas ricas em triglicerídeos, que são o substrato de ação da CETP.

A maioria das estatinas tem metabolismo hepático e excreção fecal, por isso, geralmente não é necessário corrigir a dose para disfunção renal.

As estatinas são contraindicadas na gravidez e na lactação, e recomenda-se evitar sua utilização em crianças abaixo dos 10 anos (em casos especiais, acima de 7 anos), estágio II de Tanner em meninos ou menarca nas meninas, devendo-se avaliar o risco e o benefício para cada criança conforme seu nível de LDL-c e seus fatores de risco associados.

Estatinas disponíveis atualmente

- Pitavastatina (doses de 2 e 4 mg)
  - Capaz de reduzir LDL-c em 30 a 40% e triglicerídeos em 15 a 20%
  - Metabolização: minimamente metabolizada pelo citocromo P450
  - Nomes comerciais: Livalo®, Lester®, Ebast®, Pivast®

- Lovastatina (doses de 10 a 80 mg/dia)
  - Capaz de reduzir LDL-c em 20 a 35% e triglicerídeos em 20 a 25%
  - Metabolização via citocromo P450 hepático (CYP3A4)
  - Nomes comerciais: Lipoclin®, Lovaton®, Lovax®, Redustatin®
- Fluvastatina (doses de 20 a 80 mg/dia)
  - Capaz de reduzir LDL-c em 20 a 35% e triglicerídeos em até 25%
  - Metabolização hepática pelo CYP2C9
  - Nomes comerciais: Lescol XL® e Fluvastat®
- Pravastatina (doses de 10 a 80 mg/dia)
  - Capaz de reduzir LDL-c em 20 a 30% e triglicerídeos em até 24%
  - Metabolização por sulfatação e não por metabolização hepática
  - Nomes comerciais: Pravacol®, Lenitra®, Mevalotinc®
- Sinvastatina (doses de 10 a 80 mg/dia, mas atualmente recomenda-se não ultrapassar 40 mg/dia)
  - Capaz de reduzir LDL-c em 30 a 46% e triglicerídeos em até 18%
  - Metabolização via CYP3A4
  - Nomes comerciais: Sinvalip®, Vaslip®, Zocor®, Clinfar®, Cordiron®, Lipistatina®, Lipotex®, Liptrat®, Menocol®, Mevlip®, Revastin®, Sinvane®, Sinvascor®, Sinvasmax®, Sinvastacor®, entre outros
- Atorvastatina (dose de 10 a 80 mg/dia)
  - Capaz de reduzir LDL-c em até 51% e triglicerídeos em até 29%. A estatina é mais eficaz para redução de triglicerídeos
  - Metabolização via CYP3A4
  - Nomes comerciais: Lipitor®, Atorless®, Citalor®, Kolevas®, Lipigran®, Lipistat®
- Rosuvastatina (dose de 5 a 40 mg/dia)
  - Capaz de reduzir LDL-c em até 55% e triglicerídeos em até 23%
  - Metabolização via CYP2C9
  - Nomes comerciais: Crestor®, Rusovas®, Trezor®, Plenance®, Rostatin®, Rosucor®, Rosustatin®, Vivacor®.

O tipo e a potência da estatina devem adaptar-se à magnitude necessária de redução inicial do LDL-c. Pode-se propor o seguinte esquema:

- Avaliar o risco CV global do indivíduo
- Determinar os objetivos da terapêutica (dependendo do risco presente)
- Envolver o paciente nas decisões sobre a gestão do risco CV
- Escolher um regime de estatinas e, quando necessário, de terapêuticas adicionais (ezetimiba, inibidores da PCSK9) que possam cumprir os objetivos da terapêutica (porcentagem e valor absoluto, como mostrado nas Tabelas 105.1 e 105.2)
- A resposta à terapêutica com estatinas é variável, de modo que pode ser necessário reforçar a titulação da dose de estatinas antes de iniciar as terapêuticas hipolipemiantes adicionais.

Esses são os critérios gerais para a escolha do fármaco. Fatores como a situação clínica do paciente, medicamentos concomitantes, tolerabilidade farmacológica, tradição da terapêutica local e custo dos fármacos têm os papéis principais ao determinar a escolha final do fármaco e da dosagem.

TABELA 105.1 Intensidade do tratamento hipolipemiante.

	Baixa	Moderada	Alta
Redução de LDL-c esperada com dose diária, %	< 30	30 a < 50	≥ 50
Exemplos, doses diárias em mg	Lovastatina 20 Sinvastatina 10 Pravastatina 10-20 Fluvastatina 20-40 Pitavastatina 1	Lovastatina 40 Sinvastatina 20-40 Pravastatina 40-80 Fluvastatina 80 Pitavastatina 2-4 Atorvastatina 10-20 Rosuvastatina 5-10	Atorvastatina 40-80 Rosuvastatina 20-40 Sinvastatina40/Ezetimiba 10

LDL-c: colesterol da lipoproteína de baixa densidade.

TABELA 105.2 Redução percentual e metas terapêuticas absolutas do LDL-c e do colesterol não-HDL para pacientes sem ou com uso de hipolipemiantes.

Risco	Sem Hipolipemiante	Com Hipolipemiante	
	Redução (%)	Meta de LDL-c (mg/dL)	Meta de não-HDL-c (mg/dL)
Muito alto	> 50	< 50	< 80
Alto	> 50	< 70	< 100
Intermediário	30-50	< 100	< 130
Baixo	> 30	< 130	< 160

LDL-c: colesterol da lipoproteína da baixa densidade; Não-HDL-c: colesterol não HDL. (Adaptada da Atualização da Diretriz de Dislipidemias e Prevenção da Aterosclerose.)[7]

Efeitos colaterais

Os efeitos colaterais são raros no tratamento com estatinas, sendo os mais comuns: sintomas musculares relacionados com a estatina (SMRE), cefaleia, fadiga, intolerância digestiva, sintomas *flu-like* e hepatotoxicidade.

Os SMRE são os mais frequentes, sendo a mialgia a forma mais comumente relatada, cujo padrão dificilmente a distingue de outras etiologias. Em ensaios clínicos, sua incidência foi de apenas 1 a 5 %, mas, em estudos observacionais e estudos clínicos não controlados, a sua incidência foi de 7 a 29%, podendo ser maior na prática devido à associação com outras medicações ou presença de múltiplas comorbidades. Os SMRE são causas importantes de não adesão ao tratamento e podem impactar adversamente os resultados de prevenção das doenças cardiovasculares.

Ao avaliar um caso potencial de SMRE, é importante: 1) valorizar todas as queixas musculares (dor, fraqueza ou cãibras), levando em conta o histórico de queixas musculares prévias, comorbidades e uso de outros fármacos; 2) reconhecer a temporalidade usual entre o início da terapia com estatina e o início dos sintomas musculares (que geralmente aparecem até 4 a 12 semanas após o início de uso das estatinas, raramente aparecendo após mais de 1 ano de uso); 3) em geral, o padrão de dor muscular e fraqueza é simétrica e proximal, e afeta grandes grupos musculares, como nádegas, coxas, panturrilhas e musculatura dorsal. As queixas musculares tendem a ser mais frequentes em quem pratica atividades físicas.

O manejo clínico dos SMRE, segundo a atualização da diretriz de dislipidemia de 2017 pela SBC, deve ser baseado tanto na presença de sintomas musculares como na elevação da CPK (creatinofosfoquinase), tendo como princípio os sete padrões de SMRE adotados por essa diretriz (conforme detalhado na Tabela 105.3): elevação de CPK assintomática (SMRE 0), mialgia tolerável (SMRE 1), mialgia intolerável (SMRE 2), miopatia moderada (SMRE 3), miopatia grave (SMRE 4), rabdomiólise (SMRE 5) e miosite necrosante autoimune (SMRE 6). O reconhecimento dos distintos fenótipos e dos graus de gravidade ajuda a tornar o manejo clínico mais prático.

Nos casos de dor muscular tolerável sem/com elevação de CPK de até três vezes o LSN (SMRE 1), pode-se considerar uma redução temporária de dose ou mudança da estatina, mas sem maiores preocupações adicionais. Caso haja elevação da CPK > 3 a 7 vezes o LSN com sintomas toleráveis, é necessária a redução de dose seguida de um monitoramento mais cauteloso da CPK.

Naqueles indivíduos assintomáticos que tiverem elevação de CPK de três a sete vezes o LSN (SMRE 0/SMRE 1), o período de suspensão não é necessário, podendo-se reiniciar a mesma estatina ou uma nova, em baixa dose, com ajuste de dose a cada 4 a 6 semanas.

Recomenda-se a suspensão transitória da estatina e o monitoramento periódico dos níveis de CPK a cada 4 a 6 semanas, caso haja elevação da CPK entre três a sete vezes o LSN na presença de sintomas musculares intoleráveis (SMRE 2).

Se níveis de CPK maiores que sete vezes o LSN forem observados (mesmo que assintomático), a suspensão da estatina deve ser realizada por 4 a 6 semanas, seguida de nova dosagem de CPK e reavaliação.

Na presença de dor muscular intolerável e níveis de CPK mais que sete vezes o LSN ou persistentemente mais que três

TABELA 105.3 Classificação para os sintomas musculares relacionados com as estatinas (SMRE).

Classificação	Fenótipo	Incidência	Definição	Referências
SMRE 0	Aumento assintomático de CK 1 a 4 vezes o LSN	1,5 a 26%	Ausência de sintomas musculares	516, 540 a 542
SMRE 1	Mialgia tolerável	190/100 mil pacientes-ano	Sintomas musculares sem elevação de CK ou assintomático com elevação < 7 vezes o LSN	507, 516, 543 a 545
SMRE 2	Mialgia intolerável	30 a 260/100 mil pacientes-ano	Sintomas musculares, CK < 7 vezes o LSN; melhora completa após a descontinuação	542
SMRE 3	Miopatia	5/100 mil pacientes-ano	Elevação da CK > 7 vezes, mas < 10 vezes o LSN, com ou sem sintomas, com resolução completa após a descontinuação	516
SMRE 4	Miopatia grave	140/100 mil pacientes-ano	Elevação da CK > 7 vezes, mas < 50 vezes o LSN, com sintomas musculares, e resolução completa após a descontinuação	377, 542
SMRE 5	Rabdomiólise	0,1 a 8,4/100 mil pacientes-ano	Elevação da CK > 10 vezes e disfunção renal com sintomas musculares, ou CK > 50 vezes o LSN	377, 515, 546 a 549
SMRE 6	Miosite necrotizante autoimune	0,01 a 0,3/100 mil pacientes-ano	Anticorpos anti-HMGCR, HMGCR expressa em biópsias musculares, resolução incompleta após descontinuação	514, 518, 519

CK, creatinoquinase; *LSN*, limite superior da normalidade; *HMGCR*, hidroximetilglutaril CoA. Critérios numéricos e definição adaptados de Afirevic et al. e American College of Cardiology/American Heart Association/National Heart, Lung, and Blood Institute Clinical Advisory Board.

vezes o LSN, devem-se também avaliar causas secundárias, com dosagem de hormônios tireoidianos (TSH, T4 livre), velocidade de hemossedimentação (VHS) e fator antinuclear (FAN), além da dosagem sérica de ureia, creatinina e mioglobinúria para avaliação de rabdomiólise. Havendo causa secundária que possa explicar os SMRE por estatinas, deve-se tentar corrigir a causa, bem como reiniciar a estatina em doses baixas, com aumento progressivo de dose.

Caso não haja melhora da dor com a suspensão da estatina e não sejam encontradas causas associadas, deve-se considerar o diagnóstico diferencial entre miopatia autoimune (SMRE 6) e miopatia não relacionada com as estatinas. A miopatia necrosante autoimune (SMRE 6) está relacionada com o aparecimento de autoanticorpos séricos dirigidos contra a HMGCR (Hidroximetilglutaril CoA redutase), o alvo farmacológico das estatinas. A avaliação dos anticorpos (HMGCR) tem alto poder preditivo para essa diferenciação, mas, em alguns casos, pode ser necessária a pesquisa da expressão da HMGCR no tecido muscular. Ao contrário das outras formas de SMRE, os sintomas na SMRE 6 não melhoram após a suspensão da estatina e o paciente deve ser referenciado para acompanhamento com neurologista especialista em doenças neuromusculares. Por se tratar do mecanismo causal, a exposição ao fármaco deve ser logo evitada.

A rabdomiólise é um efeito colateral raríssimo. Para efeito de critério diagnóstico, considera-se rabdomiólise quando há aumento assintomático de CPK > 50 vezes LSN, ou quando há dor muscular associada a CPK dez vezes maior que o LSN, com disfunção renal (elevação da creatinina sérica ≥ 0,5 mg/dℓ) e mioglobinúria. Embora a rabdomiólise possa cursar com sintomas menos intensos, ela também pode evoluir de maneira fulminante com insuficiência múltipla de órgãos, portanto requer assistência médica imediata e hospitalização. Em geral, a morbidade e as mortes ocorrem como resultado de hiperpotassemia, acidose metabólica e lesão renal aguda. O risco de lesão renal aguda gira em torno de 30 a 40%, e a mortalidade é de 5%. A estatina deve ser descontinuada por tempo indefinido e causas associadas devem ser sempre investigadas.

A hepatotoxicidade é um evento adverso muito raro das estatinas. As estatísticas mostram que o número necessário para causar dano (NNH, do inglês *number needed to harm*) de hepatotoxicidade aguda é de 1:1 milhão. Elevações estáveis e assintomáticas das transaminases (de até três vezes o valor normal), como ocorre nos casos de doença hepática gordurosa não alcóolica, frequentemente associada à síndrome metabólica e dislipidemias, não contraindicam a introdução e a manutenção do uso das estatinas. Historicamente, as estatinas foram contraindicadas nesses casos, mas atualmente esse conceito foi abandonado e recentes estudos têm demonstrado efeito hepatoprotetor, com melhora na histologia e diminuição das enzimas hepáticas descritas com diferentes estatinas. As recomendações atuais de controle da função hepática com uso de estatinas são de dosar o valor inicial de transaminases hepáticas antes do início do tratamento, bem como investigar histórico de alterações hepáticas com o uso de medicamentos. Deve-se também atentar para fármacos com potencial interação, o que potencializaria a chance de efeitos colaterais.

O uso de estatinas está associado a um aumento na ocorrência de diabetes melito, especialmente em pacientes com obesidade, mulheres, idosos, descendentes de asiáticos, e na síndrome metabólica. É uma observação recente pautada em estudos observacionais epidemiológicos de base populacional e metanálises de estudos clínicos de prevenção de doenças cardiovasculares.

Em metanálise, observou-se maior risco entre os doentes tratados com estatinas em doses mais elevadas comparadas a doses mais baixas. Entre as estatinas, as lipofílicas apresentam maior risco de diabetes: sinvastatina e atorvastatina. A causa desse aumento do risco de diabetes em pacientes em uso de estatina não está totalmente elucidada. Entretanto, há vários mecanismos fisiopatológicos decorrentes do uso das estatinas que podem explicar o aumento da resistência à insulina e à diminuição da secreção de insulina, como: alteração do tamanho das partículas de lipoproteínas, inibição da enzima da via do mevalonato, a HMG-CoA redutase, redução da expressão de transportador de glicose 4 (GLUT 4), redução dos níveis de adiponectina e ubiquinona, entre outros.

Entre as estatinas, a pitavastatina é considerada a menos diabetogênica, mas as diretrizes atuais recomendam considerar-se a efetividade dos diferentes tipos de estatinas, a classificação do risco cardiovascular do paciente, bem como o efeito diabetogênico das estatinas. Pacientes com risco cardíaco alto e muito alto, mesmo em casos propensos a desenvolver diabetes ou com diabetes, devem ter o uso da estatina mantido e avaliada a necessidade de substituição do tipo de estatina. Para esse grupo, como persiste o benefício da redução de risco cardiovascular, não se justifica mudar a decisão de iniciar o tratamento com estatina ou suspendê-la, já que a relação risco × benefício do uso das estatinas nessa população continua sempre sendo favorável ao seu uso.

Monitoramento das transaminases

Deve-se sempre solicitar avaliação laboratorial das transaminases antes de iniciar o uso de estatinas. Se alteradas, deve-se investigar a causa. O controle periódico de enzimas hepáticas não é mais obrigatório, devendo ser realizado quando forem feitas novas dosagens de colesterol ou em caso de sintomas de hepatotoxicidade, como letargia, icterícia, astenia, dor abdominal. O aumento das bilirrubinas é o melhor marcador de lesão hepática por estatinas, devendo ser realizado sempre que a suspeita de alteração hepática for aventada.

Caso haja aumento de transaminases > 3 vezes o LSN (efeito dose-dependente, raro, ocorre em < 1% dos casos e até 2 a 3% dos usuários de doses máximas), deve-se reduzir a dose ou suspender a medicação. Problemas hepáticos graves são muito raros. A rosuvastatina é considerada a mais segura quanto ao perfil hepático. A sinvastatina 80 mg e a atorvastatina 80 mg têm risco razoável de hepatotoxicidade.

Se houver aumento de transaminases < 3 vezes o LSN, pode-se manter o uso das estatinas. Se houver aumento maior de bilirrubinas e transaminases: deve-se descontinuar estatina e avaliar outras possíveis causas de hepatotoxicidade.

Pacientes com hepatopatia crônica, esteato-hepatite e doença hepática alcoólica podem usar estatinas, desde que com acompanhamento dos parâmetros hepáticos.

Monitoramento da creatinofosfoquinase

A dosagem de CPK deve ser avaliada no início do tratamento ou quando a elevação da dose é necessária. Não se deve seguir rotineiramente com CPK, apenas se o paciente tiver sintomas musculares ou for de alto risco. O risco de miopatia com estatinas aumenta em caso de: idade avançada, sexo feminino, insuficiência renal crônica (IRC), disfunção hepática, hipotireoidismo, associação de fármacos que possam interagir com estatina, doenças musculares e atividade muscular intensa.

Não existe ainda evidência de que a suplementação com coenzima Q10 cause melhora da miopatia, embora seja cada vez mais utilizada por alguns pacientes. Aqueles que já têm miopatia, por polimiosite, vírus da imunodeficiência humana (HIV), ou qualquer outra causa, podem fazer uso de estatinas, desde que se monitore a CPK para verificar se a estatina não está causando piora dos seus níveis.

Rosuvastatina é a estatina com menor risco de miopatia, seguida pela atorvastatina. A estatina com maior risco de miopatia é a sinvastatina, principalmente na dose de 80 mg/dia. Genfibrozila é o fibrato que mais interage com as estatinas, por inibição do metabolismo destas, e, por isso, a associação dessas duas classes de fármacos aumenta muito o risco de miopatia.

Interações medicamentosas

Inibem a metabolização das estatinas, aumentando seu tempo de ação e seus efeitos colaterais:

- CYP3A4 (sinvastatina, atorvastatina e lovastatina): antifúngicos, cimetidina, ranitidina, antirretrovirais inibidores de proteases, claritromicina, eritromicina, ciclosporina, diltiazem, verapamil, *grapefruit*, amiodarona, fluoxetina
- CYP2C9 (rosuvastatina): amiodarona, antifúngicos.

Induzem o metabolismo das estatinas (reduzem, portanto, seu efeito):

- CYP3A4: fenitoína, rifampicina, isoniazida, carbamazepina, fenobarbital
- CYP2C9: fenobarbital, carbamazepina, fenitoína, rifampicina.

No paciente com HIV: deve-se preferir pravastatina, rosuvastatina e pitavastatina, pois não são metabolizados pela CYP3A4. Isso porque os inibidores de protease reduzem a ação dessa enzima, aumentando a toxicidade pela sinvastatina ou atorvastatina.

As estatinas potencializam o efeito da varfarina, de modo que geralmente é necessário reduzir a dose de Marevan® após a introdução ou a mudança de dose da estatina.

Ezetimiba

A ezetimiba é um medicamento que atua na parte proximal do intestino delgado (duodeno e jejuno), bloqueando a absorção do colesterol proveniente da alimentação e da bile. Age inibindo o transportador de colesterol do delgado chamado NPC1L1 (proteína Niemann-Pick C1 L1).

Reduz de 10 a 25% o LDL-c. Doses acima de 10 mg/dia não mostraram benefício adicional, sendo empregada na dose única de 10 mg/dia.

Em comparação com placebo, a ezetimiba associada à estatina reduziu eventos cardiovasculares em pacientes com estenose aórtica degenerativa e doença renal crônica. Em comparação com monoterapia com sinvastatina, o estudo *IMPROVE-IT* mostrou redução significativa de eventos cardiovasculares após síndrome coronária aguda com uso da associação estatina e ezetimiba.

A ezetimiba isolada constitui opção terapêutica em pacientes que apresentam intolerância às estatinas, porém alguns estudos vêm mostrando que apesar da ezetimiba conseguir reduzir bem o LDL-c, aparentemente não tem o mesmo efeito das estatinas na redução da placa de ateroma e do risco cardiovascular. Talvez isso ocorra pelo efeito adicional anti-inflamatório característico das estatinas, que não está presente na ezetimiba.

Além disso, seu uso como medicamento isolado no tratamento da hipercolesterolemia tem efeito limitado, pois, como consequência de uma reduzida absorção intestinal do colesterol pelo organismo, as células do corpo passam a ativar sua própria enzima capaz de sintetizar colesterol *de novo* (ocorre uma ativação da HMG-CoA redutase), aumentando a produção de colesterol dentro das células. No entanto, quando é utilizada em associação com as estatinas, que inibem a HMG-CoA redutase, ocorre potencialização do efeito hipolipemiante, com redução de > 50% de LDL-c.

A ezetimiba pode ser vendida de maneira isolada (Zetia®, Ezetrol®), associada à sinvastatina (Zetsim® ou Vytorin® 10/10 mg, 10/20 mg, 10/40 mg, 10/80 mg), ou à rosuvastatina (Trezete® ou Plenance Eze® 10/10 mg, 10/20 mg).

A associação do ezetimiba com doses menores de estatina é também uma alternativa para pacientes que apresentam efeitos adversos com doses elevadas de estatina.

A ezetimiba é absorvida, passa pelo fígado, onde é transformada em metabólito ativo, é secretada na circulação êntero-hepática e volta para o intestino, onde exercerá efeito. Ou seja, precisa de metabolização hepática para funcionar.

Do ponto de vista clínico, não existem efeitos significativos relacionados com idade, gênero ou raça na farmacocinética da ezetimiba e não é necessário o ajuste da dose nos pacientes com insuficiência hepática leve ou com insuficiência renal leve a grave. Insuficiência hepática grave por ezetimiba em monoterapia ou em combinação com estatinas é extremamente rara. A adição de ezetimiba à terapia com estatinas não parece aumentar a incidência de níveis elevados de CPK para além do que é observado na terapêutica isolada com estatinas.

Resinas quelantes de ácido biliar

As resinas sequestradoras de ácidos biliares são medicações não absorvidas sistemicamente (passam pelo lúmen intestinal e saem nas fezes) que reduzem a absorção dos sais biliares no íleo. Com isso, ocorre grande eliminação do colesterol presente nos sais biliares pelas fezes, o que estimula a produção hepática de mais sais biliares. O fígado passa a expressar maior quantidade de receptores LDLR, que captam colesterol do sangue para utilizá-lo na produção de sais biliares. Como consequência negativa, o fígado também pode começar a produzir mais partículas ricas em triglicerídeos, como o VLDL, aumentando seu nível sérico. Por isso, não devem ser utilizadas em caso de triglicerídeos > 400 mg/dℓ.

Reduzem de 15 a 20% o LDL-c, tendo potência semelhante à da ezetimiba. Têm efeito aditivo se associadas à estatina ou à ezetimiba. Também aumentam o nível sérico de HDL-c.

Foram desenvolvidos três tipos de resinas sequestradoras de ácidos biliares:

- Colestiramina (Questran®): único sequestrador de ácidos biliares disponível no Brasil, em forma de pó para dissolver na água. Um envelope tem 4 g de colestiramina (diluir na água e tomar, embora não seja muito solúvel em água, o gosto é ruim e a tolerância é baixa). Dose de 12 a 24 g/dia (três a seis envelopes/dia)
- Colestipol e colesevelam: importados e em cápsula.

São indicações da colestiramina:

- Crianças com dislipidemia e com menos de 8 a 10 anos, especialmente aquelas com hipercolesterolemia familiar, para as quais o uso de estatinas não é recomendado antes dessa idade
- Gestantes ou mulheres no período reprodutivo sem uso de contraceptivo efetivo e com hipercolesterolemias muito graves, que também não podem usar estatinas.

Esse tipo de medicamento é muito utilizado em pacientes com icterícia colestática, pois consegue reduzir o prurido em razão da eliminação de sais biliares pelas fezes.

Por serem capazes de reduzir a absorção de vários tipos de medicamentos, recomenda-se que sejam sempre ingeridas sozinhas, longe dos demais medicamentos (1 hora antes ou 4 horas depois). Podem ainda causar, como efeito colateral, o alentecimento do ritmo intestinal, plenitude intestinal, náuseas, meteorismo e exacerbação de hemorroidas.

Inibidores da proproteína convertase subtilisin/kexin tipo 9

Recentemente, uma nova classe de fármacos, os inibidores da proproteína convertase subtilisin/kexin tipo 9 (PCSK9), está disponível e tem como alvo uma proteína, a PCSK9, responsável pelo controle do receptor do LDL-c (LDLR).

Dois inibidores da PCSK9 totalmente humanos foram aprovados no Brasil para comercialização em 2016, o alirocumabe e o evolocumabe. Ambos são aplicados por meio de injeção subcutânea – o alirocumabe a cada 2 semanas, na dose de 75 mg ou 150 mg, enquanto o evolocumabe, com injeção de 140 mg, a cada 2 semanas, ou 420 mg, uma vez ao mês.

Essa classe farmacológica reduz de maneira bastante intensa as concentrações de LDL-c em comparação ao placebo (redução média de 60%).

Dados de ensaios de fase 3 sugerem uma redução de eventos CV de acordo com a redução alcançada do LDL-c. No ensaio clínico *FOURIER*, depois de um seguimento médio de 2,2 anos, a terapêutica com evolocumabe reduziu significativamente o risco do objetivo primário (composto de morte CV, IAM, AVC, internação por angina instável ou revascularização coronária) em cerca de 15%. Nos resultados do ensaio *ODYSSEY* houve uma redução relativa de 15% no objetivo primário (composto de morte por doença CV, IAM não fatal, AVC isquêmico ou angina instável necessitando de internação), após um seguimento médio de 2,8 anos.

Embora os inibidores da PCSK9 sejam fármacos muito eficazes que podem reduzir LDL-c e os eventos CV para além da terapia com estatinas e/ou com ezetimiba, o fato de o custo desses medicamentos serem muito elevados e a limitação de dados de segurança do uso a longo prazo até o momento fazem com que esse tipo de tratamento seja considerado como custo-efetivo apenas em pacientes com risco muito elevado de DCV, e a sua administração pode não ser possível em alguns países com recursos limitados aos cuidados à saúde.

TABELA 105.2 Indicações para associação de outros hipolipemiantes (não estatinas).

Recomendação	Classe de recomendação	Nível de evidência	Referência
Ezetimiba			
Quando a meta do LDL-c não for atingida com o tratamento com estatinas na dose máxima tolerada em pacientes de muito alto risco	I	B	7
Quando a meta do LDL-c não for atingida com o tratamento com estatinas na dose máxima tolerada em pacientes em prevenção primária	IIb	C	7
Isolada ou associada a estatinas, constitui opção terapêutica em pacientes que não toleram doses recomendadas de estatinas	IIa	C	7
Pode ser empregada na esteatose-hepática	IIb	C	7
Resinas			
Adição de colestiramina ao tratamento com estatinas pode ser recomendada quando a meta de LDL-c não é obtida apesar do uso de estatinas potentes em doses efetivas	IIa	C	7
Inibidores de PCSK9			
Indicado para pacientes com risco cardiovascular elevado, em tratamento otimizado com estatinas na maior dose tolerada, associado ou não à ezetimiba, e que não tenham alcançado as metas de LDL-c ou não HDL-c recomendadas*	IIa	A	7

*Nos pacientes de muito alto risco e em algumas situações de alto risco, quando já houver o uso de estatina na dose máxima tolerada e ezetimiba, a adição de um inibidor de PCSK9 é razoável, embora a segurança no longo prazo (> 3 anos) ainda não esteja estabelecida e a custo-efetividade seja baixa de acordo com dados disponíveis até o momento. *LDL-c*, colesterol da lipoproteína de baixa densidade; *HDL-c*, colesterol da lipoproteína de alta densidade. (Adaptada da Atualização da Diretriz de Dislipidemias e Prevenção da Aterosclerose.)

Levando-se isso em consideração, as atuais diretrizes de dislipidemias nacionais e internacionais recomendam a utilização dos inibidores da PCSK9 somente em pacientes com risco cardiovascular muito elevado, em tratamento otimizado com estatinas na maior dose tolerada, associado ou não à ezetimiba, e que não tenham alcançado as metas de LDL-c ou não HDL-c recomendadas.

O uso dos inibidores da PCSK9 em geral é seguro e bem tolerado. É descrita a ocorrência de nasofaringite, náuseas, fadiga e aumento da incidência de reações no local da injeção (vermelhidão, prurido, edema ou sensibilidade/dor).

A Tabela 105.2 resume as indicações atuais da diretriz da SBC de 2019.

Novos fármacos

Lomitapida

A lomitapida é um inibidor da proteína de transferência de triglicerídeos microssomal (MTP), que atua reduzindo a formação de quilomícrons no intestino e VLDL pelo fígado. Pelo fato de a VLDL ser um precursor metabólico da LDL, as concentrações plasmáticas de LDL são reduzidas. Está indicado somente nos casos de hipercolesterolemia familiar homozigótica (HoHF), mas seu uso ainda não foi aprovado no Brasil.

A administração é por via oral, na dose inicial de 5 mg/dia e com dose de manutenção que varia de 5 a 60 mg/dia, sendo que a dose deve ser individualizada de acordo com as metas terapêuticas e com a resposta ao tratamento.

Um estudo de fase 3 demonstrou reduções de 50% no LDL-c e de 49% na apo B, quando associado à terapia de base em pacientes com HoHF.

Os efeitos adversos mais comuns são gastrintestinais, como náuseas, flatulência e diarreia, que podem ser minimizados pela redução da ingesta de gordura ou pela titulação escalonada do medicamento. Pode ocorrer aumento de transaminases, em geral reversível com a redução ou a descontinuação do fármaco, ou mesmo, transitório com a manutenção do tratamento. Também foi descrito o acúmulo de gordura hepática, que varia de paciente para paciente, mas é acentuado pelo consumo de álcool. Os efeitos desse acúmulo de gordura em longo prazo, decorrentes dessa intervenção medicamentosa, não são conhecidos.

Mipomersen

Ainda não aprovado no Brasil, o mipomersen, único repretante da classe dos inibidores da síntese de apolipoproteína B (antissenso anti-apo B), é indicado em pacientes com HoHF. É administrado por via subcutânea e consiste em oligonucleotídeos que atingem o núcleo do hepatócito e se hibridizam ao RNA mensageiro da apo B, formando um RNA de fita dupla, que é reconhecido e degradado por uma ribonuclease H RNase H e, portanto, impede a formação (tradução) da proteína (apo B). Além de reduzir a formação de VLDL, os produtos de sua metabolização também são reduzidos, como IDL, LDL e Lp(a).

Estudos fase 3 mostraram que a eficácia do produto é bastante variável, com reduções de 25 a 37%, em média, dependendo das características das populações estudadas (formas homozigóticas ou heterozigóticas da HF (hipercolesterolemia familiar), hipercolesterolemias graves ou pacientes de alto risco cardiovascular).

Eventos adversos são comuns, principalmente reações no local de aplicação, aumento de enzimas hepáticas e esteatose, que, em geral, declinam com o tempo de uso do fármaco, mas outro evento adverso comum, os sintomas de resfriado, tende a persistir mesmo em longo prazo.

Medicamentos para redução dos triglicerídeos e aumento do colesterol da lipoproteína de alta densidade

As medidas que cursam com maior impacto na queda dos níveis séricos de triglicerídeos e no aumento dos níveis de HDL-c são as medidas não farmacológicas, como:

- Perda de peso
- Interrupção do uso de álcool
- Redução da ingestão de gorduras totais para menos de 30% do valor calórico total diário
- Restrição de carboidratos e tratamento da resistência à insulina e síndrome metabólica.

Como tratamento farmacológico associado, existem os seguintes medicamentos disponíveis:

- Fibratos
- Ácido nicotínico
- Ômega-3
- Estatinas.

No tratamento da hipertrigliceridemia isolada, são prioritariamente indicados os fibratos e, em segundo lugar, o ácido nicotínico ou a associação de ambos. Pode-se utilizar nessa dislipidemia, ainda, os ácidos graxos ômega-3, isoladamente ou em associação com outros fármacos.

Na hiperlipidemia mista, a taxa sérica de TG deve orientar como o tratamento farmacológico será iniciado. Caso essas taxas estejam acima de 500 mg/dℓ, deve-se iniciar o tratamento com um fibrato, adicionando-se, se necessário, ácido nicotínico e/ou ômega-3. Nessa situação, a meta prioritária é a redução do risco de pancreatite. Após reavaliação, caso haja a necessidade de redução adicional da colesterolemia, pode-se adicionar uma estatina e/ou outros redutores da colesterolemia. Nesses casos, o uso do genfibrozila deve ser evitado nas associações de fibratos e estatinas. Caso as taxas de TG estejam abaixo de 500 mg/dℓ, deve-se iniciar o tratamento com uma estatina isoladamente e, se necessário, associando-se a ezetimiba, priorizando-se a meta de LDL-c ou não HDL-c.

Fibratos

Os fibratos são medicamentos que imitam a estrutura dos ácidos graxos livres (AGL), de modo que são agonistas do receptor nuclear PPAR-alfa (receptor do proliferador ativado de peroxissoma alfa), um receptor nuclear que estimula a oxidação dos ácidos graxos. É um fator de transcrição muito expresso em fígado e tecido muscular, enquanto o PPAR-gama, que é o fator ativado pelas glitazonas no tratamento do diabetes melito tipo 2, é mais expresso em tecido adiposo.

Mecanismos de ação

- Aumento da oxidação de AGL pelo fígado, que passa a utilizar menos esses AGL para síntese de partículas ricas em triglicerídeos, como VLDL
- Aumenta a síntese da lipoproteína lipase (LPL) e reduz a produção de apo C-3, aumentando, portanto, a metabolização plasmática dos quilomícrons e VLDL e reduzindo a concentração sérica das lipoproteínas ricas em triglicerídeos
- Aumenta a síntese da apo A-5, que é um ativador de lipólise
- Reduz indiretamente a formação de LDL pequenas e densas, pois reduz a atividade da CETP
- Aumenta a expressão de apo A-1 e apo A-2, aumentando a síntese de HDL
- Aumenta a expressão de ABCA1 (aumenta a remoção de colesterol dos macrófagos e a formação de HDL) e de SRB1 em macrófagos (receptores para HDL)
- Aumenta a apo E nas artérias.

Fibratos disponíveis atualmente

- Genfibrozila (300 até 1.200 mg/dia)
  - Reduz triglicerídeos de 20 a 60% e aumenta HDL-c em 5 a 30%
  - Nome comercial: Lopid® (apresentações de 300, 600 e 900 mg). Doses maiores podem ser divididas em 2 a 3 tomadas diárias
- Bezafibrato (200 a 600 mg/dia)
  - Reduz triglicerídeos (TG) de 15 a 55% e aumenta HDL-c de 5 a 30%
  - Nomes comerciais: Cedur® (apresentação de 200 mg) e Cedur® Retard (apresentação de 400 mg). Doses maiores devem ser divididas em 2 a 3 tomadas diárias. Comprimido Retard® é utilizado 1 vez/dia
- Ciprofibrato (100 mg/dia)
  - Reduz triglicerídeos de 15 a 45% e aumenta HDL-c de 5 a 30%
  - Nomes comerciais: Lipless®, Cibrato®, Lipneo®, Ciprolip® (apresentações de 100 mg)
- Fenofibrato (200 a 250 mg/dia)
  - Reduz triglicerídeos de 15 a 55% e aumenta HDL-c de 5 a 30%
  - Nomes comerciais: Lipidil® (apresentação de 200 mg) ou Lipanon® (apresentação de 250 mg – Retard®)
- Etofibrato (500 mg/dia)
  - Reduz triglicerídeos de 10 a 30% e aumenta HDL de 5 a 20%
  - Nome comercial: Tricerol® (apresentação de 500 mg).

Efeitos colaterais

Distúrbios de trato gastrintestinal, miosite e aumento de enzimas hepáticas são efeitos colaterais dos fibratos. Qualquer fibrato pode causar aumento da concentração de creatinina no plasma, e isso não significa que piorou a taxa de filtração glomerular, sendo apenas um efeito direto do fibrato. No entanto, devem ser descontinuados no caso de *clearance* de creatinina (ClCr) < 30 mℓ/min.

Às vezes, pode haver aumento de LDL-c quando se utiliza o fibrato (em 20 a 30% dos pacientes) pela maior atividade da LPL, que metaboliza as moléculas ricas em TG, havendo maior formação de LDL pelo fígado.

A associação de fibrato com estatina causa maior risco de miopatias, especialmente em casos de associação de sinvastatina com genfibrozila, que deve ser evitada. Esse risco é menor quando a associação é com o fenofibrato, que deve ser, portanto, o fibrato de escolha para os casos em que a associação é inevitável. Deve-se sempre evitar a sinvastatina nos casos de associações, por ser a estatina com maior risco de miopatias, e também a genfibrozila. As outras associações podem ser feitas, mas deve-se monitorar a CPK.

Os fibratos podem potencializar a ação dos cumarínicos e, portanto, a relação normalizada internacional (INR) deve ser sempre avaliada quando ocorre introdução ou mudança de dose dos fibratos.

Restrições de uso

- Insuficiência renal: nenhum pode ser utilizado com ClCr < 30 mℓ/min, entre 30 e 60 mℓ/min é necessário fazer ajuste de dose
- Insuficiência hepática: esteatose ou esteato-hepatite com aumento de transaminases até, no máximo, 3 vezes o LSN, pode-se utilizar fibratos sem problemas
- Colecistopatia
- Gestação
- Crianças.

Ácido nicotínico

É uma medicação de uso bem antigo. Faz parte do complexo de vitaminas B. É o melhor agente atualmente disponível para aumento de HDL-c, podendo aumentá-lo em até 10 a 30%, além de ser um importante redutor de triglicerídeos, reduzindo em 20 a 50% seus níveis séricos. No entanto, é uma medicação geralmente muito mal tolerada. Alguns estudos antigos mostram redução de risco coronariano com sua utilização. Geralmente, o efeito terapêutico aparece com doses a partir de 1.000 mg/dia, que são comumente muito mal toleradas em razão do excesso de efeitos colaterais gastrintestinais nesses pacientes.

Mecanismos de ação

- Reduz a lipólise do tecido adiposo → reduz o influxo de gordura para o fígado → reduz a produção de VLDL. O ácido nicotínico se liga a um receptor acoplado à proteína G (GPR109A), que inibe a lipase hormônio-sensível do adipócito. Não se sabe até hoje qual é o ligante natural desse receptor. Ao se ligar nesse receptor, o ácido nicotínico bloqueia a perilipina, que não pode mais ser fosforilada, de modo que a lipase hormônio-sensível não consegue mais ter acesso aos triglicerídeos dentro das gotículas de gordura e, portanto, não é capaz de promover a lipólise
- Inibe a diacilglicerol aciltransferase (DGAT-2) que faz parte da cascata para a síntese de acetilcoenzima-A (acetil-CoA) no fígado, reduzindo a síntese de triglicerídeos hepáticos
- Aumenta o catabolismo hepático da apo B, reduzindo a produção de VLDL e LDL
- A redução da VLDL causa redução da atividade da CETP
- Reduz o catabolismo de apo A-1 (aumenta o HDL). Não aumenta a síntese de HDL, apenas reduz sua metabolização
- Aumenta a remoção de colesterol intracelular (aumenta a transferência de colesterol pelo ABCA-1 para o HDL-c).

Produtos disponíveis no mercado

- Ácido nicotínico de liberação imediata (de 2 a 4 g ao dia em doses fracionadas). Disponível apenas em farmácia de manipulação. Deve-se iniciar com 100 mg, 3 vezes/dia, e aumentar a dose a cada 1 a 2 semanas até a dose máxima tolerada ou até 3 a 4 g ao dia divididos em 3 vezes
- Ácido nicotínico de liberação programada (1 a 2 g/dia). Niaspan®, produto norte-americano; Metri®, comprimidos de 250, 500, 750 e 1.000 mg; Acinic®, comprimidos de 500 e 750 mg. Acarretam menos efeitos colaterais. Deve-se iniciar com, no máximo, 500 mg e aumentar a dose a cada 1 a 2 semanas até a dose máxima tolerada ou até 2.000 mg/dia.

Efeitos colaterais

- Aumento da resistência à insulina: não se sabe muito bem o motivo, na verdade, é um paradoxo do ácido nicotínico, pois reduz a quantidade de AGL no plasma, porém, mesmo assim, aumenta a resistência à insulina
- Aumento de ácido úrico: como consequência ao aumento da resistência à insulina
- Muita intolerância gastrintestinal, hepatotoxicidade, ativação de úlcera péptica
- Rubor, *flushing* e calor, pela liberação de prostaglandinas. Esses efeitos podem ser minimizados com o uso do medicamento após as refeições e a administração de ácido acetilsalicílico (AAS) 100 a 300 mg, 30 minutos antes do ácido nicotínico
- Prurido
- Cefaleia.

O estudo *Aim High* foi interrompido precocemente por ter mostrado aumento de eventos cerebrovasculares na população em uso de ácido nicotínico associado a estatinas, quando comparado com o grupo que usava apenas estatina. Eram pacientes com LDL-c baixo, em uso de ácido nicotínico para tentar aumentar o HDL-c. Dessa maneira, o ácido nicotínico não é recomendado como profilaxia primária para aumento de HDL-c em pacientes com LDL-c normal.

Contraindicações

- Hepatopatias graves, com redução de função hepática
- Portadores de úlcera péptica.

Monitoramento e cuidado dos pacientes

O consenso americano da AHA de 2013 recomenda que seja sempre feita uma dosagem basal de transaminases, glicemia, hemoglobina glicada e ácido úrico em todo paciente candidato à introdução do ácido nicotínico, e que essa dosagem seja repetida a cada 6 meses e a cada aumento de dose. Recomenda-se que o uso seja suspenso em caso de: aumento persistente de transaminases acima de 2 a 3 vezes o LSN, descontrole glicêmico, crise de gota, aparecimento de fibrilação atrial aguda, sintomas cutâneos ou gastrintestinais mal controlados e perda de peso importante.

Ômega-3

Os ácidos graxos ômega-3 – ácido docosa-hexaenoico (DHA), ácido eicosapentaenoico (EPA), alfalinolênico – são gorduras poli-insaturadas derivadas de óleos de peixes, que, em doses mais altas (4 a 10 g/dia), são comprovadamente capazes de reduzir os níveis séricos de triglicerídeos em até 30 a 40% e aumentar os níveis séricos de HDL-c. As cápsulas geralmente têm 300 mg de ômega-3. Portanto, seria necessário o consumo de mais de 10 cápsulas de ômega-3 ao dia para poder obter esse benefício de redução da trigliceridemia.

A administração de ômega-3 (EPA + DHA) reduziu mortalidade e desfechos coronários em estudos de prevenção secundária. Entretanto, nos anos mais recentes, com maior emprego de estatinas, não foram evidenciados benefícios na DCV, sendo recomendado seu uso principalmente como adjunto da terapia das hipertrigliceridemias e não como prevenção de DCV.

Mecanismos de ação

- Reduz a lipogênese hepática *de novo* [reduz o receptor X do fígado (LXR), levando a uma menor síntese da proteína de ligação do elemento regulador do esterol 1 c (SREBP-1c)]
- Aumenta a oxidação de ácidos graxos no fígado e no tecido muscular esquelético (via estímulo das PPAR-alfa)
- Efeitos diretos anti-inflamatórios, antitrombóticos e vasodilatadores em parede arterial independente da alteração dos lipídeos.

A Tabela 105.3 resume as indicações de fármacos para tratamento da hipertrigliceridemia, segundo as diretrizes da SBC e da SBD de 2019.

TABELA 105.3 Indicação de fármacos para o tratamento da hipertrigliceridemia.

Recomendação	Classe de recomendação	Nível de evidência	Referência
Fibratos			
Triglicérides acima de 500 mg/dℓ	I	A	32, 33
Dislipidemia mista com predomínio de hipertrigliceridemia	IIa	B	32, 33
Em pacientes com diabetes e com TG > 200 mg/dℓ e HDL-c < 35 mg/dℓ, a combinação de fenofibrato e estatina pode ser considerada quando as modificações do estilo de vida falharam	IIa	B	32, 33
Ácidos nicotínicos (niacina)			
Não há evidência de benefício do fármaco em indivíduos com LDL-c controlado	III	A	32, 33
Pode, excepcionalmente, ser utilizado em pacientes com HDL-c baixo isolado e como alternativa aos fibratos e estatinas, ou em associação com esses fármacos em indivíduos com hipercolesterolemia, hipertrigliceridemia ou dislipidemia mista resistente	IIa	A	32, 33
Ácidos graxos ômega-3			
Ácidos graxos ômega-3 em altas doses (4 a 10 g ao dia) podem ser utilizados associados a outros hipolipemiantes em pacientes com hipertrigliceridemia grave que não atingiram níveis desejáveis com o tratamento	I	A	32, 33
Pode ser recomendada suplementação com formulação à base de EPA (icosapenta-etil, 4 g/dia) em pacientes de alto risco com TG elevados, em uso de estatinas, uma vez que parece reduzir o risco de eventos isquêmicos, incluindo morte cardiovascular*	I	B	32, 33

TG, triglicerídeos; *HDL-c*, colesterol da lipoproteína de alta densidade; *LDL-c*, colesterol da lipoproteína de baixa densidade; *EPA*, ácido eicosapentaenoico.
*Tal formulação não existe comercialmente no Brasil. (Adaptada de I Diretriz Brasileira sobre Consumo de Gorduras e Saúde Cardiovascular.)

Leitura recomendada

AHA/ACC/AACVPR/AAPA/ABC/ACPM/ADA/AGS/APhA/ASPC/NLA/PCNA Goff DC et al. ACC/AHA Guideline on the Assessment of Cardiovascular Risk: A report of the American College of Cardiology/American Heart Association task force on practice guidelines. Circulation. 2013.

Bertoluci et al. Diabetes and cardiovascular disease: from evidence to clinical practice – position statement 2014 of Brazilian Diabetes Society. Diabetes & Metabolic Syndrome. 2014;6(58).

Catapano AL et al. European Society of Cardiology (ESC); European Atherosclerosis Society (EAS). ESC/EAS Guidelines for the management of dyslipidaemias: the task force for the management of dyslipidaemias of the European Society of Cardiology (ESC) and the European Atherosclerosis Society (EAS). Atherosclerosis. 2011; 217(1):3-46.

Expert Panel on Detection, Evaluation, and Treatment of High Blood Cholesterol in Adults. Executive summary of the third report of the National Cholesterol Education Program (NCEP) Expert Panel on Detection, Evaluation, and Treatment of High Blood Cholesterol in Adults (Adult Treatment Panel III). JAMA. 2001;285(19): 2486-97.

Faludi AA et al. Atualização da Diretriz Brasileira de Dislipidemias e Prevenção da Aterosclerose – 2017. Arq Bras Cardiol 2017; 109(2Supl. 1):1-76.

Forti AC et al. Diretrizes da Sociedade Brasileira de Diabetes 2019-2020. Avaliação do risco cardiovascular em pacientes com diabetes melito tipo 2. Clanad. 2020; 299-303.

Grundy SM et al. 2018 AHA/ACC/AACVPR/AAPA/ABC/ACPM/ADA/AGS/APhA/ ASPC/NLA/PCNA Guideline on the Management of Blood Cholesterol: Executive Summary: A Report of the American College of Cardiology/American Heart Association Task Force on Clinical Practice Guidelines. Am Coll Cardiol. 2019 Jun 25;73(24):3168-3209.

Guidelineon the Management of Blood Cholesterol. A Report of the American College of Cardiology/American Heart. Association Task Force on Clinical Practice Guidelines. Circulation. 2019.

Mach F et al. Recomendações de 2019 da ESC/EAS sobre o tratamento de dislipidemias: alteração dos lípidos para reduzir o risco cardiovascular. European Heart Journal. 2019.

Sociedade Brasileira de Cardiologia. V Diretriz brasileira de dislipidemias e prevenção da aterosclerose. Arquivos Brasileiros de Cardiologia. 2013;101(4).

Sposito AC et al. Sociedade Brasileira de Cardiologia. IV Diretriz brasileira sobre dislipidemias e prevenção da aterosclerose. Arq Bras Cardiol. 2007;88(Supl. 1):1-18.

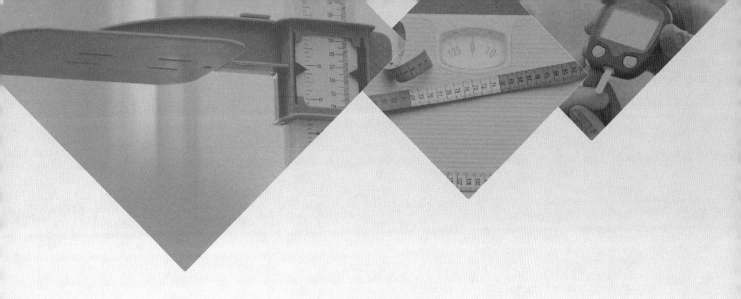

Parte 9

Diabetes Melito

Patrícia Sales • Marcela Widmer • Thais Lauand • Leonardo Garcia Miranda

Capítulo 106

Diabetes Melito: Epidemiologia, Classificação, Diagnóstico e Metas

Dados epidemiológicos

O diabetes melito é uma das doenças mais prevalentes da atualidade. Dados da International Diabetes Federation (IDF) mostram uma prevalência de 463 milhões de indivíduos diabéticos no mundo no ano de 2019, sendo que 16,8 milhões destes encontram-se no Brasil. Em valores percentuais, dados da IDF de 2017 estimavam uma prevalência de 8,8% da população mundial com diabetes melito naquele ano, sendo que cerca de 50% dos casos em adultos não são diagnosticados e, por isso, não são tratados, gerando um aumento significativo da morbimortalidade no mundo por essa doença, que é o terceiro maior fator de risco para morte prematura, segundo a Organização Mundial da Saúde (perdendo apenas para hipertensão arterial e tabagismo), sendo responsável por mais de 10% das mortes mundiais por todas as causas.

A incidência e a prevalência dessa doença vêm crescendo exponencialmente ao longo dos anos. Enquanto no ano de 1985 a população mundial de diabéticos se restringia a apenas 30 milhões de pessoas, esse valor subiu para 135 milhões no ano de 1995 e para 250 milhões no ano de 2013. Entre as principais causas desse aumento de diabéticos no mundo estão os maus hábitos alimentares, a epidemia de obesidade e de sedentarismo e o aumento da expectativa de vida da população.

No Brasil, a prevalência de diabetes, segundo dados provenientes da pesquisa Vigitel de 2019, publicados pela Sociedade Brasileira de Endocrinologia e Metabologia (SBEM), varia conforme a idade (Tabela 106.1).

O aumento do número de diabéticos no Brasil e no mundo se reflete em um aumento proporcional no número de internações hospitalares, de falta ao serviço, de incapacitações e aposentadorias por invalidez, de piora significativa na qualidade de vida da população e de aumento importante da morbimortalidade, não apenas diretamente pelo diabetes, mas principalmente por doenças ateroscleróticas cardiovasculares, que afetam de maneira muito mais intensa e rápida a população diabética, quando comparada à população não diabética. Pacientes diabéticos têm mortalidade de duas a três vezes maior que os não diabéticos, com redução de expectativa

TABELA 106.1 Prevalência do diabetes melito por idade no Brasil.			
Idade (anos)	Geral (%)	Homens (%)	Mulheres (%)
18 a 24	0,7	0,6	0,9
25 a 34	1,9	2,4	1,3
35 a 44	3,6	3,7	3,5
45 a 54	7,4	6,4	8,3
55 e 64	17,3	18,9	16,1
> 65	23,0	24,6	22,0

Adaptada das Diretrizes da Sociedade Brasileira de Diabetes de 2019/2020.

de vida de até 8 anos, segundo alguns estudos, sendo as doenças cardiovasculares a principal causa de óbito nessa população, sendo responsáveis por cerca de metade dos óbitos por diabetes na maioria dos países. O diabetes é responsável por cerca de 10% da mortalidade mundial por todas as causas.

Além de acelerar a aterosclerose, a hiperglicemia é capaz de causar dano tecidual a uma série de tipos celulares, como às células da retina, aos glomérulos renais, aos nervos periféricos e autonômicos, de modo que o diabetes, hoje, é a principal causa de cegueira adquirida do mundo, de amputações não traumáticas de membros inferiores e de insuficiência renal crônica dialítica, sendo responsável por 65% das doenças renais crônicas.

Classificação

O diabetes melito pode ser classificado em alguns tipos, conforme sua causa etiológica. Independentemente do tipo e da causa do diabetes, todos são caracterizados pelo mesmo resultado final: a hiperglicemia. O quadro clínico e o tratamento sofrem variações conforme a causa básica fisiopatológica de cada tipo de diabetes. A seguir, há uma breve explicação sobre cada um dos tipos conforme a Sociedade Brasileira de Diabetes (SBD), que serão detalhados nos próximos capítulos desta parte.

Tipo 1

Corresponde a 5 a 10% dos casos de diabetes melito, sendo causado pela destruição das células beta pancreáticas, ocasionando deficiência completa na produção de insulina, que fica insuficiente para manter a normoglicemia. É a apresentação mais comum no caso de crianças e adolescentes. Subdivide-se em:

- Tipo 1A: causa autoimune, ou seja, na vigência de pelo menos um autoanticorpo positivo (compreende cerca de 90% dos casos de diabetes melito tipo 1)
- Tipo 1B: causa idiopática (10% dos casos de diabetes melito tipo 1), quando os autoanticorpos são todos negativos
- Diabetes autoimune latente do adulto (LADA): forma lentamente progressiva de diabetes por destruição do pâncreas por autoanticorpos. Portanto, é de causa autoimune como o tipo 1A, mas costuma abrir o quadro clínico em idade um pouco mais tardia (geralmente > 30 anos) e ainda com um peptídeo C detectável. Geralmente, esses pacientes ainda não precisam de insulinoterapia nos primeiros 6 meses após o diagnóstico, uma vez que a destruição pancreática é mais lenta e menos abrupta do que no DM1 clássico. Geralmente, são magros e não têm resistência à insulina associada, o que ajuda no diagnóstico diferencial com DM2.

Tipo 2

Corresponde a 90 a 95% dos casos de diabetes e é causado pela resistência à insulina em um indivíduo com incapacidade pancreática de manter os níveis séricos de insulina altos o suficiente para vencer essa resistência e manter a normoglicemia. Trata-se

da causa mais comum de diabetes melito na atualidade, uma vez que estudos mostram que até 25% da população saudável apresenta quadros de resistência à insulina, sendo, portanto, a capacidade de secreção pancreática o fator diferencial entre aqueles pacientes que irão ou não evoluir para a hiperglicemia (ou seja, para o diabetes melito). Geralmente, acomete pessoas acima dos 40 anos, e em 80 a 90% dos casos ocorre em indivíduos com excesso de peso ou com outros itens da síndrome metabólica, como hipertensão ou dislipidemia. Aliás, sabe-se que a perda de peso e a prática regular e frequente de atividade física são as principais medidas preventivas contra essa doença.

Diabetes melito gestacional

Diagnosticado quando ocorre hiperglicemia que se inicia durante a gestação atual, sem critérios para diabetes melito (DM) prévio. Sabe-se que a gestação é um fator de risco importante para diabetes, uma vez que a placenta produz hormônios contrarregulatórios da insulina, que fazem com que a resistência à insulina seja maior nessa situação, sobrecarregando o pâncreas e aumentando sua produção de insulina. Caso o pâncreas não tenha capacidade de aumentar sua produção de maneira suficiente a combater a hiperglicemia, ocorre o diabetes gestacional, cujo rastreio deve ser obrigatório em toda gestante com glicemia de jejum no 1º trimestre (que deve ser menor que 92 mg/dℓ) e com curva glicêmica com 75 g de glicose entre 24 e 28 semanas, com pontos de corte diferentes dos padronizados para os demais tipos de diabetes (se houver um valor alterado, maior ou igual a 92 mg/dℓ no jejum, 180 mg/dℓ 1 hora após sobrecarga ou 153 mg/dℓ 2 horas após sobrecarga, já se confirma o diagnóstico de DMG).

Sabe-se que o DMG aumenta muito a morbimortalidade materna e fetal e, por isso, precisa ser agressivamente rastreado e tratado. Seu adequado tratamento reduz o risco de prematuridade, partos cesáreos, hipertensão gestacional, recém-nascidos PIG e GIG, internações em UTI e hipoglicemias no recém-nascido, além de melhorar o índice de Apgar ao nascimento e após o primeiro minuto de vida. Para mais detalhes sobre essa doença, ver Capítulo 121, *Diabetes Melito Gestacional*.

Outros tipos específicos de diabetes

Diabetes da maturidade com início no jovem

É um tipo de diabetes monogênico, herdado de forma autossômica dominante, portanto ligado a alterações genéticas hereditárias, e que sofre influência de fatores ambientais. É caracterizado pelo surgimento de diabetes em indivíduos jovens, geralmente antes dos 25 anos, na ausência de resistência à insulina, com a ocorrência de indivíduos acometidos em pelo menos três gerações consecutivas da mesma família. As mutações herdadas comprometem a função das células beta, prejudicando a secreção de insulina. Na atualidade, já existem mais de 13 tipos de MODY descritos (cada um relacionado com uma mutação diferente), sendo o MODY 2 o mais prevalente atualmente. Os autoanticorpos são negativos, e o peptídeo C > 0,6 ng/dℓ após 5 anos do diagnóstico. Os testes genéticos, nesses casos, são úteis, pois podem modificar a terapia recebida pelo paciente dependendo do tipo de MODY diagnosticado.

Diabetes causado por defeitos genéticos na ação da insulina

Outros tipos de diabetes monogênicos, também causados pela herança de genes mutados, que comprometem a sinalização correta do receptor de insulina, portanto, cursando com quadros de resistência à insulina muito graves. Há mais de 70 tipos de mutações descritas no receptor de insulina, e cada mutação pode cursar com quadros mais ou menos graves de diabetes, conforme o grau de comprometimento da sinalização do receptor, incluindo leprechaunismo, síndrome de Rabson-Mendenhall, resistência à insulina do tipo A, diabetes lipoatrófico, entre outros.

Diabetes causado por doenças pancreáticas

Causado pelo acometimento do pâncreas por doenças como pancreatites, trauma, tumores de pâncreas, hemocromatose, fibrose cística, entre outras. Podem cursar com destruição do pâncreas endócrino e exócrino e, desse modo, comprometer a capacidade desse órgão em secretar quantidades suficientes e apropriadas de insulina.

Diabetes causado por endocrinopatias

Causado pelo aumento de hormônios contrarregulatórios da insulina, que reduzem sua secreção e dificultam sua ação, aumentando o risco de aparecimento de hiperglicemia. Entre elas, há doença de Cushing, acromegalia, somatostatinoma, glucagonomas, hipertireoidismo, feocromocitoma e aldosteronoma.

Diabetes secundário a fármacos ou medicamentos

Causado por redução na produção ou na ação da insulina. Por exemplo: glicocorticoides, hormônios tireoidianos, antipsicóticos, antirretrovirais, interferon-alfa, diuréticos tiazídicos, fenitoína, agonistas beta-adrenérgicos, diazóxido, ácido nicotínico, pentamidina, entre outros.

Diabetes secundário a infecções

Causado por destruição de células beta, incluindo rubéola congênita, citomegalovírus e vírus coxsackie B.

Formas incomuns de diabetes autoimune

Diabetes causado pela presença de receptores anti-insulina e diabetes na síndrome da pessoa rígida.

Diabetes associado a síndromes genéticas

Síndromes de Down, de Klinefelter, de Turner, de Prader-Willi, de Friedreich, Coreia de Huntington, Síndrome de Laurence-Moon-Biedl, distrofia miotônica e porfiria são exemplos de doenças sindrômicas com alto risco de desenvolvimento de DM.

Na maioria das vezes, o diagnóstico do tipo de diabetes deve ser clínico, baseado na idade do diagnóstico, peso do paciente, tempo para iniciar o uso de insulina, tendência à cetose, presença de sinais e sintomas de resistência à insulina e de falência pancreática. Casos com apresentação atípica e mais duvidosa podem passar por exames complementares, como a dosagem dos autoanticorpos pancreáticos e o peptídeo C (que se apresenta < 0,6 ng/dℓ ou < 0,2 nmol/ℓ, nos casos de DM1), por exemplo, para melhor elucidação diagnóstica.

Definição e critérios diagnósticos

O diabetes melito é caraterizado pelo distúrbio no metabolismo de carboidratos, que traz como consequência o aumento nos níveis séricos de glicose. Ou seja, seu diagnóstico exige que seja comprovada a elevação inapropriada da glicemia. Os critérios diagnósticos atualmente aceitos para o diabetes melito são:

- Achado de glicemia randômica > 200 mg/dℓ associada a sinais e sintomas clássicos de diabetes, que incluem poliúria, polidipsia e perda de peso involuntária. Se presente, esse critério é suficiente para estabelecer o diagnóstico, não sendo necessária a confirmação por outro exame laboratorial
- Glicemia de jejum ≥ 126 mg/dℓ
- Curva glicêmica pós-sobrecarga com 75 g de glicose (teste de tolerância de glicose oral – TTGO) com glicemia ≥ 200 mg/dℓ em 2 horas
- Hemoglobina glicada (HbA1C) ≥ 6,5%, por um método laboratorial certificado pelo National Glycohemoglobin Standardization Program (NGSP).

Para confirmação do diagnóstico de diabetes melito, são necessários dois exames alterados. Caso um exame venha alterado, o ideal é repeti-lo para excluir erro laboratorial (ou realizar algum outro exame citado anteriormente – glicemia de jejum, hemoglobina glicada ou curva glicêmica –, não necessariamente o mesmo exame, repetido e confirmado). Exceção a essa regra é a presença de glicemia plasmática randômica > 200 mg/dℓ em paciente sintomático, que não requer confirmação ou outro teste laboratorial para definir o diagnóstico de diabetes melito.

O TTGO é o teste que tem maior variabilidade e menor reprodutibilidade, com variação de até 15% no mesmo indivíduo. A hemoglobina glicada, por sua vez, é o exame mais reprodutível entre todos esses (< 2% de variação). O diagnóstico utilizando os valores de HbA1C foi acrescentado em 2010 pela American Diabetes Association (ADA), sendo os valores definidos pelo risco de retinopatia. Segundo a Diretriz da SBD de 2019-2020, para que a HbA1C seja utilizada como critério diagnóstico, sua determinação deve ocorrer pelo método padronizado no *Diabetes Control and Complications Trial* (DCCT) e certificado pelo *National Glycohemoglobin Standardization Program* (NGSP).

Quadros intermediários de alteração na glicemia – pré-diabetes

Existe um grupo de indivíduos que apresentam níveis alterados de glicemia nos exames laboratoriais, porém essas alterações não são suficientes para o diagnóstico de diabetes melito. Esses indivíduos apresentam um quadro intermediário, muitas vezes chamado "pré-diabetes", uma vez que apresentam risco maior de evolução para o diabetes melito e suas complicações, além de terem maior risco de doença cardiovascular. Esses grupos incluem:

- Glicemia de jejum alterada (GJA): glicemia de jejum entre 100 e 125 mg/dℓ

- Intolerância aos carboidratos: glicemia 2 horas após o TTGO com 75 g de glicose entre 140 e 200 mg/dℓ
- HbA1c alterada: HbA1c entre 5,7 e 6,4%.

A Tabela 106.2 resume os critérios diagnósticos adotados pela SBD para a definição de diabetes e pré-diabetes.

Quadro clínico

O diabetes melito, na maioria dos pacientes, tem um quadro clínico assintomático, sendo, portanto, uma doença muitas vezes subdiagnosticada. Estima-se que 50% dos indivíduos com diabetes não tenham ainda o diagnóstico da doença.

Pacientes com hiperglicemia muito descontrolada podem cursar com glicosúria (a urina pode aparecer com odor adocicado) e diurese osmótica, provocando quadro de poliúria e polidipsia (como mecanismo protetor contra a desidratação). A hiperglicemia aumenta o risco de vários tipos de infecções, destacando-se as vulvovaginites e infecções urinárias.

Os pacientes insulinopênicos (diabéticos tipo 1, diabéticos por doença pancreática ou diabéticos tipo 2 em estágio avançado sem reserva pancreática) podem cursar com polifagia e perda progressiva de peso, causadas pela falta da ação anabólica da insulina.

Pacientes com diabetes por um período maior que 5 a 10 anos, principalmente aqueles com mau controle glicêmico ou predisposição genética maior às complicações micro e macrovasculares da doença, podem apresentar sintomatologia decorrente das complicações crônicas do diabetes, incluindo: perda de acuidade visual, dor neuropática e parestesias de membros inferiores (e menos comumente acometendo outros nervos), insensibilidade de membros inferiores, sintomas de disautonomia gastrintestinal (retardo no esvaziamento gástrico, constipação intestinal ou diarreia), geniturinária (bexiga neurogênica, infecções urinárias de repetição, disfunção erétil), cardiovascular (taquicardia de repouso, intolerância ao exercício físico, hipotensão postural, síncopes) e sudomotora (sudorese de tronco, hiperidrose gustatória, hipoidrose de extremidades), além de sintomatologia causada pela doença aterosclerótica (claudicação de membros inferiores, angina estável ou instável).

Rastreamento para diabetes melito tipo 2

A ADA e a SBD recomendam que o *screening* para diabetes melito seja realizado em qualquer pessoa com sintomatologia compatível, conforme explicitado no item anterior, ou em indivíduos assintomáticos que preencham algum dos seguintes critérios:

- Indivíduos acima de 45 anos (todos)

- Indivíduos com menos de 45 anos, desde que tenham sobrepeso – índice de massa corporal (IMC) > 25 kg/m² (para pacientes de origem asiática, o ponto de corte do IMC passa a ser 23 kg/m²) associado a, pelo menos, um dos seguintes fatores de risco
  - Sedentarismo
  - História familiar de diabetes melito em parentes de primeiro grau
  - Hipertensão arterial sistêmica
  - Colesterol da lipoproteína de alta densidade (HDL-c) < 35 mg/dℓ ou triglicerídeos > 250 mg/dℓ
  - Síndrome dos ovários policísticos (SOP)
  - Histórico de DMG ou macrossomia fetal
  - *Acantose nigricans* ou sinais clínicos de resistência à insulina
  - Etnias de risco (indígenas, hispânicos, afrodescendentes, asiáticos, latinos, americanos, originários do Pacífico)
  - Pré-diabéticos
  - Pacientes com doença cardiovascular estabelecida
  - Crianças a partir dos 10 anos ou a partir da puberdade com sobrepeso e pelo menos dois dos fatores de risco citados anteriormente.
  - Pacientes com infecção pelo vírus HIV.

O rastreio pode ser feito com glicemia de jejum (GJ), hemoglobina glicada ou TTGO e deve ser repetido a cada 3 anos se os exames vierem normais. A SBD recomenda que o rastreio seja repetido anualmente caso haja ganho de peso, mudança nos fatores de risco, presença de mais de um fator de risco ou alguma alteração compatível com pré-diabetes.

Além disso, pacientes com comorbidades associadas a diabetes secundário, como endocrinopatias, doenças pancreáticas, infecção pelo HIV, doença periodontal, esteatose-hepática, ou pacientes que precisem iniciar medicamentos hiperglicemiantes como corticoides ou antipsicóticos, também devem ser rastreados para a presença de diabetes.

Crianças e adolescentes com mais de 10 anos ou após início da puberdade, na presença de sobrepeso ou obesidade associada a pelo menos mais um fator de risco (diabetes materno ou em parente de 1º ou 2º grau, etnia de risco, *acantose nigricans* ou sinais de resistência à insulina, HAS, DLP, SOP ou baixo peso ao nascimento), também devem ser rastreados para diabetes melito tipo 2. Já a triagem para DM1 com dosagem de autoanticorpos apenas deve ser considerada para familiares de primeiro grau de pessoas acometidas, se houver possibilidade de essas pessoas de risco entrarem em estudos clínicos de prevenção de DM.

TABELA 106.2 Critérios diagnósticos para DM e pré-DM segundo a SBD 2021 e a ADA 2020.				
	Glicemia em jejum (mg/dℓ)	TOTG	HbA1c	Glicemia randômica
Diabetes	> ou = 126	> ou = 200 em 120′	> ou = 6,5	> 200 com sintomas
Pré-diabetes	100 a 125	140 a 200 em 120′	5,7 a 6,5	–
Normoglicemia	< 100	< 140 em 120′	< 5,7	–

DM, diabetes melito; *TOTG*, teste oral de tolerância à glicose; *HbA1c*, hemoglobina glicada.

Metas glicêmicas

Sabe-se que um bom controle glicêmico tem boa correlação com redução no risco de complicações micro e macrovasculares no paciente diabético. No entanto, dependendo do paciente e da situação, pode ser que, para se conseguir uma média glicêmica mais próxima da normalidade, o paciente acabe passando por muitas situações de hipoglicemia, que, às vezes, podem ser muito graves, principalmente se assintomáticas. Pensando nisso, as diversas sociedades médicas atualmente concordam que as metas de controle glicêmico devem ser individualizadas, com alvos mais baixos em indivíduos mais jovens, com menor risco de hipoglicemia e com maior capacidade para tratá-la prontamente caso ela aconteça, e metas maiores para pacientes mais idosos, frágeis, com muitas comorbidades, cardiopatas, nefropatas, hepatopatas, com menor expectativa de vida, muito tempo de diabetes, na presença de complicações microvasculares, e com menor capacidade para sentir e para corrigir as hipoglicemias caso elas apareçam.

Assim, desde 2014, a ADA passou a recomendar que a HbA1c de crianças e adolescentes fique abaixo de 7,5 (opcional de 7,0 caso não traga riscos) e, para adultos, as recomendações variam entre 6,5 a 7,0 conforme a sociedade científica, mas sempre lembrando de individualizar o tratamento, permitindo-se metas menos rigorosas para os casos de pacientes com risco aumentado de hipoglicemia, menor expectativa de vida, comorbidades importantes, função cognitiva comprometida ou capacidade funcional comprometida (< 7,5 para idosos, < 8,0 se múltiplas comorbidades, < 8,5 se doenças crônicas terminais), ou ainda em pacientes crianças ou adolescentes com DM1 com histórico de hipoglicemias graves ou assintomáticas, falta de acesso a análogos de insulina ou SICI, impossibilidade de monitoramento glicêmico regular e/ou incapacidade de relatar sintomas de hipoglicemia. Por outro lado, as metas podem ser mais rígidas (HbA1c < 6,5) desde que isso seja seguro para o paciente, com baixa frequência de hipoglicemia, sem que essa meta traga uma piora em sua qualidade de vida ou uma sobrecarga exagerada nos cuidados com o diabetes.

A Tabela 106.3 resume as metas de controle metabólico do diabetes de acordo com as principais sociedades científicas.

Ainda, segundo a SBD, as metas de controle glicêmico devem ser individualizadas conforme o grau de risco do paciente, conforme sugerido na Tabela 106.4, retirada das Diretrizes da SBD de 2021:

Mais recentemente, com o advento do monitoramento contínuo da glicose (CGM), foram incorporados novos parâmetros, como o tempo no alvo (*time in range*), o tempo de hipoglicemia e o tempo de hiperglicemia. A SBD recomenda que pacientes com DM1 ou DM2 não gestantes estejam com > 70% do tempo no alvo entre 70 e 180 mg/dℓ, conforme ilustra a Figura 106.1.

Ainda, recomenda-se que a variabilidade glicêmica, medida mediante o cálculo do coeficiente de variação, deva ser < 36%.

Para pacientes gestantes com DMG, as metas serão explicadas no Capítulo 121, *Diabetes Melito Gestacional*.

TABELA 106.3 Metas de controle glicêmico conforme as principais sociedades médicas.

Sociedade	Glicemia de jejum (mg/dℓ)	Glicemia pós-prandial (mg/dℓ)	HbA1c (%)
SBD	80 a 130	< 180	< 7,0
ADA	80 a 130	< 180	< 7,0
IDF	< 115	< 160	< 7,0
AACE	< 110	< 140	< 6,5

HbA1c, hemoglobina glicada; *SBD*, Sociedade Brasileira de Diabetes; *ADA*, American Diabetes Association; *IDF*, International Diabetes Federation; *AACE*, American Association of Clinical Endocrinologists.

TABELA 106.4 Metas individualizadas em diversas situações no diabetes.

	Pacientes DM1 ou DM2	Idoso saudável*	Idoso Comprometido**	Idoso muito comprometido***	Criança e adolescente
HbA1c (%)	< 7,0	< 7,5	< 8,5	Evitar sintomas de hiper ou hipoglicemia	< 7,0
Glicemia de jejum e pré-prandial	80 a 130	80 a 130	90 a 150	100 a 180	70 a 130
Glicemia 2h pós-prandial	< 180	< 180	< 180	–	< 180
Glicemia ao deitar	90 a 150	90 a 150	100 a 180	110 a 200	90 a 150
TIR 70 a 180 mg/dℓ	> 70%	> 70%	> 50%	–	> 70%
T Hipog < 70 mg/dℓ	< 4%	< 4%	< 1%	0	< 4%
T Hipog < 54 mg/dℓ	< 1%	< 1%	0	0	< 1%

DM1, diabetes melito do tipo 1; *DM2*, diabetes melito do tipo 2; *HbA1c*, hemoglobina glicada; *TIR*, tempo no alvo (*time in range*); *T Hipog*, tempo em hipoglicemia. *Idoso com poucas comorbidades, com estado funcional e cognitivo preservados. **Idoso com múltiplas comorbidades, com estado funcional e/ou cognitivo comprometidos de forma leve a moderada. ***Idoso com doença terminal, estado funcional e/ou cognitivo comprometidos gravemente.

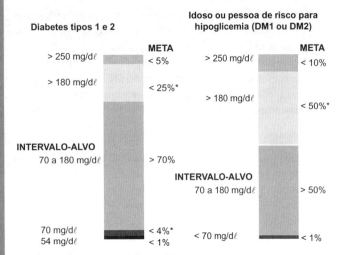

FIGURA 106.1 Metas de controle glicêmico para pacientes em uso de CGM, conforme as Diretrizes da SBD de 2021. *DM1*, diabetes melito do tipo 1; *DM2*, diabetes melito do tipo 2; *CGM*, monitoramento contínuo da glicose; *SBD*, Sociedade Brasileira de Diabetes.

Prevenção

Atualmente, não existem muitas medidas cientificamente comprovadas de prevenção para DM1, exceto estimular o aleitamento materno e evitar a introdução do leite de vaca antes dos 3 meses de vida. Apesar de se pensar que outros fatores ambientais também possam aumentar o risco dessa doença (como excesso de peso, infecções, déficits nutricionais, alterações na microbiota intestinal, exposição precoce a alimentos com glúten e estresse psicológico), as intervenções nesse sentido ainda são teóricas e sem dados que as confirmem.

Já para o caso de DM2, dados vindos do estudo DPP (Diabetes Prevention Program) mostraram uma redução de 58% na incidência de DM2 em população pré-diabética que conseguiu perder e manter pelo menos 7% do seu peso inicial, além de realizar pelo menos 150 minutos de atividade física na semana. Por isso, sabe-se hoje que a perda de pelo menos 5 a 10% do peso inicial é a medida de maior impacto na prevenção do DM2. Além disso, o uso de medicamentos como metformina, GLP-1, glitazonas, orlistate e inibidores de alfa-glicosidase comprovadamente reduz a progressão de pré-diabetes para diabetes na população de risco, sendo possíveis medidas importantes para o tratamento dessa população, sempre associados às mudanças de estilo de vida.

Leitura recomendada

American Diabetes Association. Standards of medical care in diabetes – 2021 (position statement). Diabetes Care. 2021;44(Suppl. 1).

Buse JB, Polonsky KS, Burant CF. Type 2 diabetes melito. In: Melmed S, Polonsky KS, Larsen PR, Kronenberg HM. Williams textbook of endocrinology. 12. ed. Philadelphia: Saunders; 2011.

Forti A, Gusmão A, Loureiro R, Montenegro R, Vilar L. Diabetes melito – classificação e diagnóstico. In: Vilar L. Endocrinologia clínica. 4. ed. São Paulo: Guanabara Koogan; 2009.

Genuth S, Alberti KG, Bennett P et al. Expert Committee on the Diagnosis and Classification of Diabetes melito. Follow up report on the diagnosis of diabetes melito. Diabetes Care. 2003;26:3160-67.

McCulloch DK. Classification of diabetes melito and genetic diabetic syndromes. UptoDate. [acessado em nov. 22].

Sociedade Brasileira de Diabetes. Diretrizes da Sociedade Brasileira de Diabetes 2019-2020. Clannad Editora Científica, 2019.

Sociedade Brasileira de Diabetes. Diretrizes da Sociedade Brasileira de Diabetes 2021. Clannad Editora Científica, 2021.

NGSP. Certified Methods and Laboratories http://www.ngsp.org/certified.asp [acesso em 27 maio 2019].

Diabetes Melito Tipo 1

Introdução

O diabetes melito tipo 1 (DM1) pode ser entendido genericamente como secundário à destruição pancreática resultante de processos imunológicos, sendo mais frequente em pacientes jovens. A fisiopatologia não é completamente conhecida, e recentemente registra-se um aumento na frequência da doença além da mudança do pico de diagnóstico para idades ainda mais jovens. Alterações na tolerância do sistema imune herdadas geneticamente, associadas a fatores ambientais como composição da microbiota, infecções e alimentação parecem ser os gatilhos para o desenvolvimento da doença. Por outro lado, quanto maior a idade ao diagnóstico, mais lenta costuma ser a destruição das células beta, às vezes, podendo ser desafiadora a distinção com o DM2.

Estima-se que mais de 88 milhões de brasileiros tenham DM1, e que o Brasil ocupe o 3º lugar em prevalência de DM1 no mundo, segundo dados da IDF.

Classificação

O DM1 é classificado em dois tipos:

- Diabetes melito tipo 1A (90% dos casos de diabetes melito tipo 1): imunomediado, autoanticorpos positivos
- Diabetes melito tipo 1B (10% dos casos de diabetes melito tipo 1): não imunomediado (fisiopatologia não conhecida), autoanticorpos negativos.

Autoanticorpos

Os autoanticorpos são marcadores da autoimunidade, mas não são os diretamente implicados na patogênese da doença, apenas marcam a autoimunidade. A destruição das ilhotas é mediada pelos linfócitos T, e não pelos autoanticorpos. Os autoanticorpos geralmente precedem a hiperglicemia por meses a anos, e quanto maior o número e titulação dos anticorpos, maior a chance de o indivíduo desenvolver DM1. No entanto, podem se tornar negativos ao longo dos anos, de modo que um paciente com diagnóstico de diabetes melito tipo 1 há muitos anos pode ter apresentado autoanticorpos dosáveis ao diagnóstico, mas com a negativação deles ao longo dos anos. Assim, a presença de todos os autoanticorpos negativos em paciente com diabetes melito tipo 1 de longa data não indica necessariamente que se trate de diabetes melito tipo 1B.

Apesar de a especificidade desses autoanticorpos ser alta, não é de 100%. Indivíduos hígidos podem ter pelo menos um dos autoanticorpos positivos, sem nenhum significado patológico. Além do mais, ainda não existe prevenção para a destruição pancreática imunomediada. Por esse motivo, não há sentido em dosar autoanticorpos como parte de triagem populacional; sua dosagem é indicada apenas para a população que já tem o diagnóstico de diabetes melito tipo 1, visando avaliar a autoimunidade e o maior entendimento do mecanismo fisiopatológico da doença em cada caso.

Diversos trabalhos estão em curso procurando a prevenção ou o retardo no aparecimento do DM1. Uma forte linha de pesquisa está na identificação de populações de risco para o DM1, como familiares de primeiro grau de pacientes-índices, com dosagem de autoanticorpos e, naqueles com resultado positivo, na utilização de drogas com o intuito de modular a resposta imune e tentar prevenir ou adiar o desenvolvimento da fase clínica da doença. Em 2021, o fármaco teplizumabe (anticorpo monoclonal anti-CD3) foi submetida à agência reguladora americana Food And Drugs Administration (FDA), mas recebeu um primeiro parecer negativo.

Os principais autoanticorpos relacionados com o diabetes melito tipo 1 são:

- Anti-GAD (anticorpo antidescarboxilase do ácido glutâmico): é o autoanticorpo mais sensível (de 70 a 90% de sensibilidade) e tem excelente especificidade (99%). Pode estar presente também em algumas doenças neurológicas, como a ataxia cerebelar
- Anti IAA (anticorpo anti-insulina): sensibilidade de 40 a 70%, especificidade de 99%. Sua mensuração não é recomendada após início do tratamento com o uso de insulina, pois podem se tornar positivos com o uso de insulina exógena. Esse anticorpo costuma ser o primeiro a aparecer no diabetes melito tipo 1
- Anti-IA2 e IA2B (anticorpo antitirosina fosfatase): sensibilidade de 50 a 70% e especificidade de 99%
- Anti-ZnTB (anticorpo antizinco): é muito sensível e específico, porém, atualmente, ainda é pouco utilizado na prática clínica
- Anti-ICA (anticorpo anti-ilhota): na verdade, é um conjunto de anticorpos contra todos os componentes da ilhota, incluindo o anti-GAD, o anti-IA2 e outros anticorpos contra pelo menos dois outros tipos de antígenos diferentes das ilhotas. Os anticorpos anti-ICA foram os primeiros a serem utilizados na prática clínica.

Histologia pancreática

Pacientes com diabetes melito tipo 1 apresentam, na realidade, destruição seletiva das células beta das ilhotas pancreáticas, e os pacientes recém-diagnosticados apresentam um padrão de lesão heterogênea, com alguns focos com grande destruição e inflamação intercalados com focos de tecido preservado.

Ao longo do tempo, esse padrão inflamatório e de destruição celular progride, sendo necessário acometimento de pelo menos 90% das células beta pancreáticas para o surgimento de manifestações clínicas de diabetes melito tipo 1. Após esse período, na avaliação histológica pancreática desses pacientes, passa-se a encontrar inúmeras ilhotas pancreáticas com padrão de pseudoatrofia (com ausência de células beta visualizadas), enquanto as células alfa produtoras de glucagon e demais células não produtoras de insulina permanecem intactas.

Nas ilhotas de pacientes com diabetes melito tipo 1A, constatou-se a superexpressão de antígenos leucocitários humanos (HLA) da classe I, interferon alfa (IFN-alfa) e moléculas inflamatórias com rara expressão de antígenos HLA classe II, sugerindo marcação imunológica específica dessas células.

Epidemiologia e genética

O diabetes melito tipo 1 é geralmente uma doença decorrente de múltiplos fatores, incluindo a suscetibilidade genética (há descrição de uma série de genes associados a maior risco de diabetes melito tipo 1, cada um atuando isoladamente e aumentando gradualmente o risco de desenvolvimento da doença) e sempre associado a múltiplos fatores ambientais. Trata-se, portanto, de doença poligênica na maioria dos casos.

Entre os diversos genes que influenciam o desenvolvimento da doença, atualmente, os identificados como de maior risco para diabetes melito tipo 1 são aqueles relacionados com HLA I e II.

Antígenos leucócitos humanos

O *locus* gênico mais importante para determinação de risco de diabetes melito tipo 1 situa-se no local que sintetiza o complexo de histocompatibilidade principal (MHC), mais precisamente no cromossomo 6, em seu braço curto (6p21), onde se encontram os locais codificadores do HLA das classes I, II e III.

A função do HLA é a apresentação de antígenos aos linfócitos T. A presença de determinados alelos de HLA aumenta o risco de desenvolvimento de autoantígenos nas células beta, sendo os de maior risco os HLA da classe II.

O HLA II é formado por três moléculas: DR, DQ e DP. Cada molécula, por sua vez, é formada por duas cadeias, e cada cadeia é codificada por um gene diferente. Cada indivíduo herda duas moléculas DR, DQ e DP, uma de cada progenitor.

As principais moléculas que, quando mutadas, determinam risco de desenvolvimento de diabetes melito 1 são a DR e a DQ.

Já o HLA I tem menor influência no risco para diabetes melito tipo 1. Este é formado pelos genes Mic-A e Mic-B e pelos genes HLA A, B e C. Os genes *HLA A*, *B* e *C*, por sua vez, são formados por uma cadeia de beta 2-microglobulina ligada a uma cadeia polimórfica.

As diferentes combinações moleculares podem ser relacionadas epidemiologicamente com o risco de desenvolvimento de diabetes melito tipo 1, como mostra a Tabela 107.1.

Como as moléculas de DR, DQ, DP, A, B e C estão todas muito próximas dentro do cromossomo 6, muitas vezes são herdadas em bloco, chamados "haplótipos". Ou seja, as combinações gênicas entre elas não são totalmente randômicas, existindo, desse modo, combinações mais prevalentes na população. Um exemplo de combinação frequente é: haplótipo A*0101, B*0801, DRB1*0301, DQA1*0501, DQB1*0201, sendo este um haplótipo associado a alto risco de diabetes melito tipo 1, provavelmente pela presença do DRB1*0301, que, por si só, é uma molécula mais associada à doença.

TABELA 107.1 Moléculas de risco para desenvolvimento de diabetes melito tipo 1.				
Locus	**Alto risco**	**Médio risco**	**Média proteção**	**Alta proteção**
DRB1	0401, 0403, 0405, 0301	0801, 0404, 0101, 0901	0403, 0701, 1101	1501, 1401, 0701
DQA1	0301, 0501	0401, 0301, 0101, 0301	0301, 0201, 0501	0102, 0101, 0201
DQB1	0302 (DQ8), 0201 (DQ2)	0402, 0302, 0501, 0303	0302, 0201, 0301	0602 (DQ6), 0503, 0303

Alguns haplótipos, por sua alta frequência, recebem nomes abreviados para se tornarem mais facilmente identificados. Por exemplo:

- DQA1*0501 DQB1*0201 5 DQ2: alto risco de diabetes melito tipo 1
- DQA1*0301 DQB1*0302 5 DQ8: alto risco de diabetes melito tipo 1
- DQA1*0102 DQB1*0602 5 DQ6: protetor para diabetes melito tipo 1.

Os genótipos associados ao maior risco de desenvolvimento de diabetes melito tipo 1 são: *DR3DQ2* e *DR4DQ8*, sendo que 90% dos pacientes com doença têm algum desses genótipos.

Também são estudados genótipos "protetores", ou seja, combinações que sejam altamente prevalentes na população geral e infrequentes entre os pacientes com diabetes melito tipo 1. Os principais exemplos são: DRB1*1501, DQA1*0102 e DQB1*0602, estando presentes em 20% da população geral contra incidência inferior a 3% nos pacientes com diabetes melito tipo 1.

Outros genes que conferem risco de diabetes melito tipo 1

Fora do MHC, os polimorfismos com relação mais intensa no desenvolvimento do DM1 estão nos genes da insulina (*INS*) e *PTPN22* (que codifica uma tirosina fosfatase linfocitária). Diversos outros *loci* relacionados com o DM1 estão sendo descritos, mas essas novas regiões tendem a mostrar efeitos menores no risco de DM1. Na maioria dos casos, os genes identificados estão associados com regulação imune ou função das células beta.

Os principais *loci* não HLA relacionados com o DM1, além dos seus principais mecanismos, estão na Tabela 107.2.

TABELA 107.2 Polimorfismos de genes associados ao risco de DM1, fora das regiões HLA.

Gene	Proteína	Polimorfismos associados a risco de DM1	Função afetada pelo genótipo de risco
INS	Proinsulina → insulina	rs689, VNTR	Indução de tolerância central contra a proinsulina devido à baixa expressão no timo (fases 1 e 2 da doença)
PTPN22	Proteína tirosina fosfatase, não receptor, tipo 22	rs2476601	Resposta à ativação de células T e receptores de antígenos de células B. Sobrevivência de células autorreativas no timo a partir de seleção negativa (fases 1 e 2 da doença)
IL2RA	Receptor IL-2 subunidade alfa	rs12722495	Resposta a IL-2 em células T reguladoras e células T de memória
CTLA4	Linfócito T citotóxico associado à proteína 4	rs3087243	Regulação negativa por meio de CTLA4 em células T autorreativas
IFIH1	Interferon induzido por helicase C domínio 1	rs1990760; raras variantes não funcionais são protetoras	Receptor para dsRNA. Induz a produção de interferon tipo I
ERBB3	Erb-b2 receptor tirosinoquinase 3	rs2292239	Regulador da apoptose de células beta. A expressão em células dendríticas modula a função de apresentação de antígeno (fases 1 e 2 da doença)
PTPN2	Proteína tirosina fosfatase, não receptor tipo 2	rs45450798	Sensibilidade das células beta para indução de apoptose. Regulação da ativação de células T (fase 2 da doença)
CTSH	Catepsina H, proteína cisteína lisossomal	rs3825932	Afeta a função das células beta e as protege de danos imunomediados
FUT2	Fucosiltransferase 2	rs601338	Risco associado à variante não secretora. Receptor de norovírus, faltando em homozigotos para o genótipo de risco
BACH2	Domínio BTB e homólogo CNC 2	rs3757247	Regulador de apoptose de células beta (fase 1 da doença)
UBASH3A	Ubiquitina associada e SH3 contendo domínio A	rs11202303 e rs80054410	Regulação negativa da ativação de células T CD4

DM1, diabetes melito do tipo 1; *HLA*, antígeno leucocitário humano; *CTLA4*, antígeno 4 de linfócitos T citotóxicos; *dsRNA*, RNA de fita dupla; *VNTR*, número variável de repetições tandem. (Fonte: Ilonen J, Lempainen J, Veijola R. The heterogeneous pathogenesis of type 1 diabetes mellitus. Nat Rev Endocrinol. 2019;15:635-50.)

As fases do processo da doença são definidas pelo desenvolvimento de autoanticorpos (fase 1) e progressão para diabetes melito tipo 1 (DM1) após o desenvolvimento de autoanticorpos (fase 2).

Mutações específicas isoladas raramente podem ser causadoras de diabetes melito tipo 1, caracterizando uma espécie da doença de origem monogênica. As duas principais são descritas a seguir:

- Gene *AIRE*: este gene está envolvido na apresentação de antígenos próprios ao timo, induzindo a tolerância imunológica a estes. Com a mutação desse gene, essa tolerância é comprometida, levando ao surgimento da síndrome poliglandular autoimune do tipo 1, que se caracteriza por: candidíase mucocutânea, hipoparatireoidismo, doença de Addison, diabetes melito tipo 1, além de várias outras possíveis manifestações de autoimunidade. Essa síndrome é fruto de mutação de herança autossômica recessiva, mais presente em populações específicas, como finlandeses, nascidos na Sardenha (na Itália) e judeus iranianos
- Gene *FOXP3* (Scurty): causa a ativação de linfócitos que passam a invadir e destruir múltiplos órgãos. A mutação nesse gene leva à síndrome conhecida como IPEX/XPID, caracterizada por poliendocrinopatia ligada ao cromossomo X associada à disfunção imune e diarreia. A maioria dos portadores falece no período neonatal ou na infância. Trata-se de uma herança recessiva ligada ao X.

Risco de repetição de diabetes melito tipo 1 na família

Apesar do conhecido fator genético, a epidemiologia mostra que 85% dos casos da doença são esporádicos, ou seja, sem outro familiar com doença diagnosticada. Estudos mostram que apenas de 15 a 20% dos pacientes com diabetes melito tipo 1 têm história familiar positiva. Isso comprova que o risco genético é presente, como demonstrado anteriormente, porém insuficiente quando isolado na maior parte dos casos.

Estudos demonstram que o risco de diabetes melito tipo 1 na população geral americana é de 0,3%. Em filhos de mãe portadora da doença, esse risco se eleva para 2%, enquanto em filhos de pai portador da doença, o risco aumenta para 4,6%, e em caso de pai e mãe portadores da doença, chega a 10%.

Em casos de irmão com diabetes melito tipo 1, o risco de um novo filho do casal manifestar a doença é de 3,2%. Se os irmãos forem gêmeos dizigóticos, esse risco sobe para 6% (porcentagem maior do que o irmão não gêmeo, refletindo eventualmente fatores ambientais em comum; por exemplo, o ambiente gestacional). Já em casos de gêmeos monozigóticos, se um dos irmãos for portador da doença, o risco de o outro irmão desenvolvê-la chega a 50%.

Se outro parente, que não é de primeiro grau, for portador de diabetes melito tipo 1, o risco estimado de que um novo membro da família manifeste a doença é de 1% contra 0,3% da população geral, demonstrando seu caráter genético.

Outro ponto importante é a idade em que o indivíduo se tornou diabético, e quanto mais precoce a manifestação da doença na família, maior o risco de um novo membro também se tornar.

Por fim, sabe-se que a maioria dos pacientes com diabetes melito tipo 1 também desenvolve outras doenças autoimunes. As condições mais comumente associadas são as doenças autoimunes da tireoide (DAT, de 15 a 30%), gastrite atrófica (15%), doença celíaca (3 a 12%), vitiligo (1 a 7%), artrite reumatoide (1,2%), lúpus eritematoso sistêmico (1,15%) e doença de Addison (0,5%). Algumas doenças genéticas estão mais associadas ao DM1 do que à população geral. Como exemplo, temos a síndrome de Down, a síndrome de Turner e a síndrome de Klinefelter.

Fatores de risco ambientais no diabetes melito tipo 1

Cerca de 40% da população geral é portadora de alelos HLA descritos como de risco para diabetes melito tipo 1, mas não chega a desenvolver a doença, comprovando que a condição genética aumenta o risco, mas não é suficiente para o seu desenvolvimento, sendo necessária a interação com fatores ambientais propícios.

O fator ambiental pode ser exemplificado observando-se o aumento progressivo na incidência de diabetes melito tipo 1 constatada em diversos países, ao longo das últimas décadas, principalmente no Ocidente, onde esse valor quase dobrou em 20 anos. Mudanças de hábitos alimentares e de atividade física nesses ambientes aparentemente justificam esses números, uma vez que a incidência de diabetes melito tipo 1 é 15 vezes maior entre os japoneses que vivem nos EUA, quando comparada à incidência da doença entre população semelhante que vive no Japão.

Outros fatores ambientais em estudo são:

- Infecções: rubéola congênita é uma infecção que está comprovadamente associada a um maior risco de diabetes melito tipo 1 na criança. Outras infecções em estudo com resultados controversos são: enterovírus, coxsackie, rotavírus, entre outros
- Vacinação: alguns estudos, ainda de maneira controversa, demonstraram associação de alguns tipos de vacinas com desenvolvimento de diabetes melito tipo 1
- Dieta: fatores como introdução precoce de leite bovino na dieta, menor tempo de aleitamento materno, introdução precoce de cereais e deficiência de vitamina D e de ômega-3 são estudados e podem estar associados a maior risco de diabetes melito tipo 1.

História natural

A história natural do diabetes melito tipo 1 é uma combinação dos fatores descritos a seguir.

Predisposição genética

Pacientes com haplótipo de maior risco, como DR3DQ2 ou DR4DQ8, costumam desenvolver a doença em idade mais precoce. Outros haplótipos, ditos "de proteção", tanto de HLA II quanto de HLA I, influenciam de maneira oposta o surgimento da doença, sendo mais tardio o seu desenvolvimento nesses casos. A predisposição genética associada a um fator precipitante levaria ao aparecimento dos autoanticorpos. A presença e a quantidade de autoanticorpos também atuam como fator preditor para início mais precoce do diabetes melito tipo 1. A maior parte das pessoas com somente um autoanticorpo não desenvolverá diabetes, por outro lado, a presença de dois ou mais confere uma conversão em DM1 em 84% das crianças menores de 18 anos. A presença de dois ou mais autoanticorpos marca a fase 1 da doença (Tabela 107.2).

Progressão metabólica

A destruição de células beta ocorre de maneira progressiva, com perda inicial da primeira fase de secreção da insulina e aumento das glicemias pós-prandiais. Progressivamente, a glicemia do paciente aumenta aos poucos, levando a um quadro de glicemia de jejum alterada ou intolerância à glicose e marcando a fase 2 do DM1 (Tabela 107.3). Neste momento, a dosagem do peptídeo C é um marcador importante da reserva pancreática residual.

Cerca de alguns meses depois, com a progressão da destruição pancreática, o quadro evolui para a fase 3 (Tabela 107.3), o DM 1 franco, com o aparecimento dos sintomas de intensa hiperglicemia (perda inexplicada de peso, poliúria, polidipsia). Muitos pais relatam que a criança, que já tinha deixado a fralda, volta a ter episódios de enurese. Nesse momento, o conhecimento da família sobre sintomas pode prevenir que o paciente entre em cetoacidose, caso procure atendimento de maneira precoce.

Apresentação clínica

Geralmente, a doença acomete crianças, adolescentes e adultos jovens. O pico da incidência ocorre na puberdade, apesar de estudos já mostrarem uma redução na idade desse pico, na maior parte dos casos antes dos 30 anos. Acima dessa idade pode-se considerar o diabetes autoimune latente do adulto (LADA) ou diabetes tipo 1 de início tardio. O diagnóstico de LADA prevê, por definição, a presença de peptídeo C detectável.

O quadro clínico pode ser composto de poliúria, polidipsia, polifagia, perda de peso, borramento visual, hálito cetótico e infecções. Na presença de descompensação aguda ou cetoacidose, podem ainda estar presentes dor abdominal, náuseas, vômitos, desidratação e alteração de nível de consciência.

Principais alterações em exames laboratoriais

O diagnóstico glicêmico do DM1 em vigência de sintomas baseia-se na glicemia de jejum ≥ 126 mg/dℓ ou glicemia aleatória acima de 200 mg/dℓ ou, ainda, uma glicemia ≥ 200 mg/dℓ

TABELA 107.3	Fases clínico-laboratoriais do DM1		
	Fase 1	Fase 2	Fase 3
Autoanticorpos	2 ou mais presentes	Presentes	Presentes
Glicemia	Normal	Alterada	Alterada
Sintomas	Ausentes	Ausentes	Presentes

DM1, diabetes melito do tipo 1.

na curva glicêmica. Na ausência de sintomas, as glicemias alteradas precisam ser repetidas. O diagnóstico também pode ser feito pela presença de HbA1c $\geq 6,5\%$.

Além da alteração da glicemia, o paciente com DM1 pode apresentar elevação de triglicerídeos, redução do colesterol das lipoproteínas de alta densidade (HDL-c) e baixa densidade (LDL-c) em níveis normais ou elevados (com moléculas pequenas e densas) – sendo essa a característica típica da dislipidemia diabética.

Em caso de cetoacidose diabética: hiperpotassemia, hiponatremia, acidose metabólica e, muitas vezes, insuficiência renal aguda de origem pré-renal (pela desidratação).

As recomendações da International Society for Pediatric and Adolescent Diabetes (ISPAD) sugerem o rastreamento para DAT e doença celíaca ao diagnóstico de DM1. Para as demais DAI (doenças autoimunes), o rastreamento deve ser feito de acordo com o aparecimento de sintomas:

- Rastreio para DAT: anticorpo antitireoperoxidase, anticorpo antitireoglobulina e função tireoidiana, pelo risco aumentado de tireoidopatia autoimune. Deve ser avaliada ao diagnóstico do DM1, e depois a cada 1 a 2 anos ou antes, caso haja quadro clínico sugestivo de tireoidopatia
- Rastreio para doença celíaca: anticorpo antiendomísio, anticorpo antitransglutaminase e imunoglobulina A. Devem ser dosados ao diagnóstico do DM1 e após 2 e 5 anos, caso haja sintomas gastrintestinais ou redução na velocidade de crescimento da criança/adolescente. No adulto, deve ser considerado em caso de sintomas gastrintestinais, perda de peso, controle metabólico ruim ou hipoglicemias inexplicadas
- Cortisol sérico às 8 horas da manhã: apenas se houver sintomas sugestivos de insuficiência adrenal.

Diabetes autoimune latente do adulto

O LADA é um diabetes com origem autoimune, de evolução lentamente progressiva e que não requer insulina ao diagnóstico. Por definição, o LADA deve ter peptídeo C detectável no início do quadro, e sua velocidade de queda é muito inferior ao do DM1. Corresponde a 2 a 12% da população com diabetes e representa um grupo muito heterogêneo.

O anti-GAD é o marcador mais sensível para LADA, sendo positivo em 90% dos pacientes. O consenso internacional de especialistas sobre o diagnóstico e tratamento do LADA publicado em 2020 (Buzzetti 2020) sugere que todos os pacientes diagnosticados com DM2 deveriam ter autoanticorpos dosados para diagnóstico diferencial com LADA. A suspeita deve ser maior em casos de pacientes com hiperglicemia de início recente, sem necessidade de insulinização, menores de 50 anos, com história de autoimunidade pessoal ou familiar, e IMC menor que 25 kg/m^2.

O tratamento do LADA deve basear-se na reserva pancreática medida pelo peptídeo C:

- Peptídeo C < 0,3: considerar insulinização plena e seguir como DM1
- Peptídeo C entre 0,3 e 0,7: deve-se utilizar os consensos para tratamento de DM2, exceto secretagogos de insulina. Repetir o peptídeo C a cada 6 meses. A maioria dos pacientes será

diagnosticada nessa faixa. Deve-se ter cuidado especial em relação ao risco de cetoacidose euglicêmica na vigência do uso de medicamentos da classe iSGLT2 (ver Capítulo 122, *Cetoacidose Diabética e Estado Hiperosmolar Hiperglicêmico*)

- Peptídeo C > 0,7: deve-se utilizar os consensos para tratamento de DM2, exceto o uso de secretagogos de insulina. Repetir o peptídeo C a cada 6 meses. Alguns pacientes nessa faixa serão DM2 com autoanticorpos falsamente positivos.

Leitura recomendada

Atkinson MA, Maclaren NK. The patohogenesis of insulin-dependent diabetes mellitus. N Engl J Med. 1994;331(1428).

Buzzetti R, Tuomi T, Mauricio D, Pietropaolo M, Zhou Z, Pozzilli P et al. Management of latent autoimmune diabetes in adults: a consensus statement from an International Expert Panel. Diabetes. 2020;69(10):2037-47.

Chiang JL, Kirkman MS, Laffel LM, Peters AL. Type 1 Diabetes Sourcebook Authors. Type 1 diabetes through the life span: a position statement of the American Diabetes Association. Diabetes Care. 2014;37(7):2034-54.

Concannon P, Rich SS, Nepom GT. Genetics of type 1A diabetes. N Engl J Med. 2009;360(1646).

Deschamps I, Beressi JP, Khalil I et al. The role of genetic predisposition to type 1 diabetes. Ann Med. 1991;427-35.

DiMeglio LA, Evans-Molina C, Oram RA. Type 1 diabetes. Lancet. 2018;391(10138):2449-62.

Ilonen J, Lempainen J, Veijola R. The heterogeneous pathogenesis of type 1 diabetes mellitus. Nat Rev Endocrinol. 2019;15:635-50.

Nederstigt C, Uitbeijerse BS, Janssen L, Corssmit E, de Koning E, Dekkers OM. Associated auto-immune disease in type 1 diabetes patients: a systematic review and meta-analysis. Eur. J. Endocrinol. 2019;180(2):135-44.

Pietropaolo M. Pathogenesis of type 1 diabetes mellitus. UptoDate. Nov, 2022.

Reijonen H, Concannon P. Genetics of type 1 diabetes. In: Kahn CR, Weir GC, King GL, Jacobson AM, Moses AC, Smith RJ. Joslin – diabetes mellitus. 14th ed. Philadelphia: Lippincott Williams & Wilkins; 2009.

Sociedade Brasileira de Diabetes. Diretrizes da Sociedade Brasileira de Diabetes 2021. Clannad, 2021.

108 Genética do Diabetes Monogênico

Capítulo

Introdução

A maioria dos casos de diabetes melito é desencadeada pela combinação de fatores genéticos de herança poligênica com fatores ambientais. Vários genes relacionados com maior resistência à insulina ou redução da reserva pancreática já foram descritos, sendo a combinação destes a causadora da suscetibilidade genética nos pacientes com diabetes melito tipo 2.

No entanto, existem determinados subtipos de diabetes melito que estão relacionados com genes específicos que, por si sós, acarretam mudança na metabolização glicêmica desses indivíduos, sendo conhecidos como diabetes monogênicos. As formas monogênicas de diabetes melito são o modelo de uma medicina de precisão, na qual o tratamento para uma condição mais ampla como o diabetes é feito de acordo com as características fisiopatológicas da doença e específicas para cada paciente. Chamamos de diabetes de precisão quando a medicina de precisão é aplicada ao tratamento do diabetes.

As formas monogênicas de diabetes são divididas em:

- Defeitos genéticos na ação da insulina
  - Mutações no receptor de insulina: resistência à insulina tipo A, síndrome de Rabson-Mendenhall, síndrome de Danohue (ou leprechaunismo)
  - DM lipoatrófico
- Defeitos na função de células beta pancreáticas
  - Diabetes da maturidade com início no jovem (MODY)
  - Diabetes melito neonatal
  - Diabetes melito mitocondrial.

Mutação no receptor de insulina

Já foram descritos mais de 70 tipos de mutações possíveis no receptor de insulina, levando ao seu mau funcionamento e, consequentemente, a graves quadros de resistência à insulina. De maneira geral, essas mutações originam quadro clínico de variado espectro:

- Resistência à insulina do tipo A: resistência à insulina, *acantose nigricans* e hiperandrogenismo, na ausência de obesidade e de lipoatrofia. É o espectro clínico mais leve entre aqueles causados por mutações no receptor de insulina
- Síndrome de Rabson-Mendenhall: baixa estatura, abdome protuberante, anormalidades em dentes e unhas e hiperplasia de pineal, além de sinais de resistência à insulina. Espectro clínico de gravidade intermediária
- Leprechaunismo ou síndrome de Donohue: restrição de crescimento intrauterino, hipoglicemia neonatal, múltiplas malformações, baixa expectativa de vida (morte ao redor de 2 anos). Espectro clínico mais grave, com mortalidade precoce.

Diabetes melito lipoatrófico

As lipoatrofias ou lipodistrofias são distúrbios raros, com prevalência de 1:1.000.000 de pessoas, caracterizadas pela perda e/ou diminuição, generalizada ou parcial, do tecido adiposo. Podem ter causas genéticas (diabetes melito lipoatrófico, entre outras) ou adquiridas [p. ex., lipoatrofia relacionada com o vírus da imunodeficiência humana (HIV)].

Podem ser suspeitadas pela medida da prega cutânea da coxa anterior < 10 mm em homens e < 22 mm em mulheres. Além disso, a avaliação do percentual de gordura pela DEXA também pode ajudar. Uma relação do percentual do tronco/percentual gordura de membros inferiores > 1,5 é sugestiva de lipodistrofia parcial (síndrome de Dunnigan). Nos casos de suspeita de formas familiares, deve ser considerada a realização de testes genéticos para o diagnóstico.

Na ausência de tecido adiposo, não há local para depósito dos ácidos graxos livres (AGL) provenientes da alimentação, pois o tecido adiposo tem como uma das suas funções ser um órgão "tamponador" dos AGL. Dessa maneira, AGL circulantes depositam-se em outros órgãos, como o fígado, induzindo esteatose hepática e resistência hepática à insulina, os músculos e outros tecidos, levando a um estado de lipotoxicidade.

O resultado final é um quadro semelhante à resistência à insulina por outras etiologias, com quadro inflamatório sistêmico (aumento de citocinas inflamatórias), aterosclerose acelerada, aumento de risco cardiovascular e outras manifestações da resistência à insulina. Geralmente, os pacientes com lipoatrofia têm diabetes melito de difícil controle, hipertrigliceridemia grave, muitas vezes acompanhada de complicações como pancreatite, hiperuricemia, esteatose hepática (com possível evolução para cirrose) e síndrome dos ovários policísticos (SOP). De maneira geral, quanto mais grave for a lipodistrofia, mais intensa será a síndrome metabólica e suas consequências. Os principais casos de lipoatrofias congênitas são descritos a seguir.

Síndrome de Dunnigan

Forma congênita parcial de lipodistrofia, de herança autossômica dominante. Quatro genes já foram relacionados com a síndrome de Dunnigan, sendo a mutação no *LMNA* (gene encontrado no cromossomo 1q21-22, que codifica a laminina) a mais comum.

Quadro clínico

Pode iniciar apenas na juventude ou idade adulta, uma vez que a mutação herdada ocasiona apoptose precoce do tecido adiposo do glúteo e dos membros, com consequente acúmulo de gordura nas regiões não acometidas (região cervical, submentoniana e supraclavicular). A gordura em tronco é variável. Fenotipicamente, trata-se de um indivíduo com membros superiores e inferiores afinados, face arredondada, semelhante à fácies cushingoide (com queixo duplo e giba), devido ao acúmulo de gordura nessa região.

Achados laboratoriais

Hipertrigliceridemia, baixa concentração do colesterol da lipoproteína de alta densidade (HDL-c), esteatose hepática, depósito ectópico de gordura, *acantose nigricans*, síndrome dos ovários policísticos (SOP), hiperandrogenismo, hirsutismo e outros sinais de resistência à insulina. Normalmente, apresenta diabetes melito com alta necessidade de insulina para controle glicêmico.

Síndrome de Berardinelli-Seip

Forma congênita generalizada de lipoatrofia, com herança autossômica recessiva. Existem dois genes principais descritos na síndrome de Berardinelli-Seip:

- Gene *AGPAT 2* (cromossomo 9q34): codifica a enzima AGPAT 2 (1-acilglicerol-2-fosfatase-O-acetiltransferase), responsável pela produção de triglicerídeos e fosfolipídeos
- Gene *BSCL 2* (cromossomo 11q13): codifica a seipina, proteína que participa da diferenciação dos adipócitos e formação de partículas de gordura. É a forma mais grave de lipoatrofia generalizada, caracterizada por falta de tecido gorduroso metabólico, mecânico e em medula espinal, além de maior prevalência de retardo mental e cardiomiopatia hipertrófica.

Quadro clínico

O indivíduo nasce sem nenhum tecido adiposo metabolicamente ativo (subcutâneo ou visceral), tendo apenas o tecido adiposo mecânico (articular, em região palmar, plantar e perineal). Dada a ausência total de tecido adiposo, não há local para depósito de triglicerídeos, ocasionando quadro de hipertrigliceridemia grave, muitas vezes com xantomas eruptivos e complicações graves, como pancreatite, hepatomegalia e cirrose (secundária a esteato-hepatite). Esses pacientes também desenvolvem aumento da gordura intramiocelular, RI grave e diabetes melito com necessidade de doses crescentes de insulina. A hiperinsulinemia pode ser tão pronunciada que passa a estimular receptores de fator de crescimento semelhante à insulina (IGF-1), que são semelhantes ao receptor de insulina, levando ao crescimento de extremidades similar ao quadro de acromegalia.

Achados laboratoriais

A hiperinsulinemia intensa pode estimular a produção androgênica pelos ovários, gerando quadro clínico de SOP, hiperandrogenemia, hirsutismo e clitoromegalia.

MODY

Também conhecido como defeito monogênico da função de células beta, engloba um conjunto de subtipos de diabetes originados por diferentes mutações, sempre de herança *autossômica dominante*, que se iniciam geralmente na adolescência ou no início da vida adulta (normalmente por volta de 25 anos). Estima-se que sejam responsáveis por 5% dos casos de diabetes.

São pacientes com antecedentes familiares importantes de diabetes melito (normalmente, ao menos três gerações consecutivas da família apresentam diabetes melito). Ocasionalmente, esses pacientes podem ser os primeiros portadores de mutação na família, a chamada mutação *de novo*, que corresponde a cerca de 5% dos indivíduos com MODY tipo 2, 20% nos MODY tipo 3 e 30% nos MODY tipo 5.

Na maioria das vezes, são pacientes sem obesidade e que não apresentam os critérios da síndrome metabólica (geralmente com triglicerídeos e HDL-c normais), que, a depender de sua mutação, podem apresentar apenas glicemia de jejum alterada ou intolerância à glicose, descompensando apenas em situações de estresse, como gestação, infecções, puberdade ou obesidade.

Hoje, já existem pelo menos treze subtipos diferentes de MODY descritos, decorrentes de mutações em diferentes genes, mas alguns são extremamente raros, com apenas relatos de casos. Até o momento, cerca de 12 a 20% dos pacientes têm o chamado MODY "X", situação em que o quadro clínico é compatível com o diagnóstico de MODY, porém a pesquisa genética ainda não identificou mutação responsável. Os principais tipos de MODY são descritos a seguir.

MODY 1

Originado pela mutação no gene *HNF* (fator nuclear do hepatócito) do tipo 4α. Esse gene é responsável pela regulação da expressão do *HNF1α*, fator de transcrição que modula a expressão do gene da insulina na célula beta. Assim, com a mutação do regulador (*HNF4α*), a expressão de *HNF1α* fica prejudicada e passa a haver déficit na secreção pancreática de insulina, principalmente após estímulo prandial. Seu quadro clínico inicialmente caracteriza-se por apenas hiperglicemia pós-prandial, que evolui ao longo do tempo para descontrole em jejum e, eventualmente, complicações classicamente descritas no diabetes melito 2, como doença cardiovascular. Esse quadro clínico é muito parecido com o dos pacientes com MODY 3 (descrito a seguir) mas, nesse último, os níveis de HDL-c, a idade ao diagnóstico e a glicosúria costumam ser maiores. No entanto, como a mutação no HNF4α é muito menos frequente na população do que a do *HNF1α* (causadora do MODY 3), a suspeita inicial é feita para MODY 3 e, caso seja negativo, faz-se a pesquisa para MODY 1. A mutação em heterozigose do gene *HNF4α* leva à hiperinsulinemia intraútero, macrossomia e hipoglicemia neonatal que pode ser transitória ou persistente e responsiva a diazoxido. O tratamento do MODY 1 deve ser feito com sulfonilureias (secretagogos de insulina) ou insulina. O uso de medicações como metformina não surte efeito no controle glicêmico, dado que o mecanismo não é a resistência periférica, mas sim a própria secreção ineficiente de insulina nesses casos.

MODY 2

É o tipo de MODY mais comum, causado pela mutação inativadora do gene da glucoquinase, enzima essencial à glicólise, responsável pela conversão de glicose em glicose-6-fosfato (etapa limitante ao metabolismo da glicose), sendo que as mutações podem ocorrer em qualquer local do gene (não tem *hotspot* descrito), e é possível haver mais de 600 mutações diferentes no mesmo gene. Alterações da enzima reduzem a sensibilidade para secreção de insulina via estímulo da glicose, ou seja, são necessários níveis mais elevados de glicemia para a síntese e liberação de insulina. O resultado é uma hiperglicemia leve (glicemia de jejum alterada, com valores geralmente inferiores a 130 mg/dℓ), presente desde o nascimento e não progressiva. Muitas vezes, esses indivíduos não preenchem critérios diagnósticos para diabetes melito, tendo glicemia após estímulo no teste de tolerância de glicose oral (TTGO) dentro dos limites da normalidade, com alteração apenas na glicemia de jejum. Assim, o subdiagnóstico é frequente e a estimativa de sua real prevalência na população, falha. O quadro clínico caracteriza-se por paciente com quadro de glicemia de jejum alterada, não progressiva, com TTGO normal. É o tipo de MODY com evolução mais benigna de todos e não leva a complicações micro ou macrovasculares nem a sintomatologia clínica específica. O tratamento baseia-se geralmente em apenas orientações de dieta e modificações do estilo de vida (MEV), objetivando controle de peso. O excesso de peso poderia agravar o equilíbrio glicêmico pelo surgimento de resistência à insulina. É importante destacar as consequências possíveis em caso de gravidez em famílias com histórico de MODY 2, compreendendo as diferentes combinações e consequências para o recém-nascido, dependendo de quem tem ou não a mutação do gene da glucoquinase na família:

- Mãe não portadora da mutação e feto com mutação (herdou do pai): o recém-nascido é pequeno para a idade gestacional (PIG), uma vez que a glicemia materna manteve-se em patamares "insuficientes" para desencadear a produção de insulina fetal, de modo a impedir os efeitos anabólicos da insulina
- Mãe e feto com mutação: o recém-nascido tem peso e comprimento adequados para a idade gestacional, pois a hiperglicemia materna foi suficiente para desencadear liberação insulínica pelo pâncreas fetal, promovendo desenvolvimento adequado no ambiente intrauterino
- Mãe portadora da mutação e feto não portador (não herdou o gene materno): o recém-nascido é grande para a idade gestacional (GIG), uma vez que a hiperglicemia materna proporcionou maior liberação de insulina pelo pâncreas fetal, e essa hiperinsulinemia tem efeitos anabólicos e promove aumento de peso.

Quando o feto herda a mutação inativadora do gene da glucoquinase em heterozigose, passa a ser uma criança com o quadro clínico de MODY 2. Em casos raros, em que o feto herda a mesma mutação do pai e da mãe, portanto mutação em homozigose, ele torna-se incapaz de secretar qualquer quantidade de insulina, com expressão clínica de diabetes neonatal com necessidade de tratamento insulinoterápico antes dos 6 meses de vida. No caso de mutações *ativadoras* desse mesmo gene, a produção de insulina passa a ser excessiva, gerando quadros de hipoglicemia hiperinsulinêmica.

MODY 3

É causado pela mutação no gene *HNF1α*, um dos principais moduladores da produção e da secreção insulínica. Tem o mesmo quadro clínico do MODY 1. É o segundo tipo de MODY mais comum no mundo. Seu quadro clínico inicia-se geralmente na adolescência e no começo da vida adulta, com idade média de diagnóstico de 23 anos. Tem alta penetrância (cerca de 95% aos 50 anos), porém com diferentes graus de hiperglicemia em indivíduos com a mesma mutação dentro da mesma família. Classicamente, inicia-se com alteração de glicemia pós-prandial, com progressão e agravamento ao longo da vida, levando a riscos de complicações micro e macrovasculares semelhantes às encontradas em pacientes com diabetes melito 2. Apresentam glicosúria como marcador clínico, uma vez que na haploinsuficiência do gene *HNF1α* ocorre reduzida expressão do canal responsável pela reabsorção renal de glicose nos rins (SGLT-2). Assim, passa a haver perda renal importante de glicose. O tratamento desses pacientes baseia-se no uso de medicações indutoras de secreção de insulina, como as sulfonilureias, ou mesmo de insulina, com necessidade de aumento de doses ou adaptação de esquema terapêutico ao longo da vida para manutenção do controle adequado, já que o quadro é progressivo. A mutação em heterozigose do gene *HNF1α* não costuma impactar o crescimento fetal.

MODY 4

Secundário à mutação no gene *PDX1*, o qual codifica IPF1, que é um fator de transcrição da insulina. É extremamente raro e pode apresentar deficiência também no pâncreas exócrino.

MODY 5

Resultado da mutação no HNF1β, também é um fator de transcrição da insulina importante. Como esse gene é expresso não só no pâncreas, mas também no fígado e nos rins, os pacientes estão sujeitos a apresentar doenças císticas nesses órgãos, além de alteração hepática, como hiperuricemia e anomalias do trato genital (útero bicorno, duplo útero, hipospadia, agenesia de canais deferentes, alteração de espermograma etc.).

MODY 6

Mutação em NeuroD1. É muito raro, com pouquíssimos casos descritos na literatura.

Diabetes melito neonatal

Doença rara, caracterizada por hiperglicemia persistente presente já no primeiro mês de vida, que dura mais de 2 semanas. O diabetes melito neonatal pode ser dividido em transitório ou permanente. O diabetes neonatal permanente está associado a mutações que interferem na função da célula beta, reduzindo a secreção de insulina:

- Gene *KCNJ11*: codifica a subunidade Kir6.2 dos canais de potássio da célula beta pancreática. São mutações ativadoras, que mantêm os canais abertos, hiperpolarizando a célula beta e impedindo a secreção de insulina. Essa mutação pode resultar em uma síndrome caracterizada pela associação de diabetes, atraso do desenvolvimento e epilepsia (síndrome DEND)
- Gene *ABCC8*: codifica a subunidade SUR1 dos canais de potássio das células beta pancreáticas. Pode causar tanto diabetes melito permanente como transitório
- Anormalidades de imprinting em região do braço curto do cromossomo 6 (6q24) – alteração presente em 2/3 dos casos de DM neonatal transitório
- Outras mutações possíveis: genes *INS*, *HNF1B*, *GCK*, *EIF2AK3*.

Devem ser sempre excluídas causas secundárias de hiperglicemia, como medicações, nutrição parenteral e sepse. Após excluídas essas condições, os testes genéticos devem ser recomendados, pois mudam a conduta e o tipo de tratamento escolhido, como a troca de insulina pelo tratamento com sulfonilureia, nos casos em que for diagnosticada alguma mutação ativadora nos genes dos canais de potássio.

Apesar de o tratamento inicial do diabetes melito neonatal ser feito com insulina, pacientes com mutações nos genes *KCNJ11* e *ABCC8* respondem bem ao uso de sulfonilureias. Mutações inativadoras desses canais estão relacionadas com o desenvolvimento de hipoglicemia hiperinsulinêmica congênita.

Diabetes melito mitocondrial

É uma forma rara de diabetes melito monogênico relacionada com mutações no ácido desoxirribonucleico (DNA) mitocondrial. Como esse DNA é composto quase exclusivamente de regiões codificadoras, qualquer mutação tem manifestação clínica. Tem origem materna e apresenta alterações na secreção de insulina semelhantes às do MODY 2, porém com manifestações progressivas e dificuldade no controle glicêmico. A anormalidade mais comumente relacionada com o diabetes melito mitocondrial promove um fenótipo de doença associado à surdez (MIDD – diabetes e surdez de herança materna) ou oftalmoplegia progressiva. A mesma mutação (substituição de A por G na posição 3243) também está associada à síndrome de MELAS.

Pacientes com diabetes mitocondrial devem evitar o uso de metformina, pelo risco de acidose metabólica.

Outras formas de diabetes melito monogênico

Existem outras formas de DM monogênico, incluindo mutações no receptor PPAR-gama (fator de transcrição importante para uma adequada ação periférica da insulina), síndrome de Wolfram [autossômica recessiva, caracterizada por diabetes melito, diabetes insípido, atrofia óptica e surdez (DIDMOAD), relacionada com mutações no gene *WSF1* ou wolframina, que codifica uma proteína de função ainda desconhecida], formas raras de lipoatrofias congênitas (displasia mandibular associada à lipoatrofia, síndrome JMP – contraturas articulares, atrofia muscular e paniculite).

Leitura recomendada

Fajans S, Bell G, Polonsky K. Molecular mechanisms and clinical pathophysiology of maturity-onset diabetes of the young. N Engl J Med. 2001;13:971-80.

Hattersley AT. Mature onset diabetes of the young. In: Kahn CR, Weir GC, King GL, Jacobson AM, Moses AC, Smith RJ. Joslin – diabetes mellitus. 14th ed. Philadelphia: Lippincott Williams & Wilkins; 2009.

McCulloch DK. Classification of diabetes mellitus and genetic diabetic syndromes. UptoDate. Nov, 2022.

Moisés RCS. Genética do diabetes melito tipo 2 e outros tipos de diabetes melito. In: Saad M, Maciel R, Mendonça B. Endocrinologia. São Paulo: Atheneu; 2007.

Nkonge KM, Nkonge DK, Nkonge TN. The epidemiology, molecular pathogenesis, diagnosis, and treatment of maturity-onset diabetes of the young (MODY). Clin Diabetes Endocrinol. 2020;6(1):20.

Peixoto-Barbosa R, Reis AF, Giuffrida FMA. Update on clinical screening of maturity-onset diabetes of the young (MODY). Diabetol Metab Syndr. 2020;12:50.

Simsha V, Garg A. Inherited lipodystrophies and hypertriglyceridemia. Current Opinion in Lipidology. 2009;20:300-8.

Sociedade Brasileira de Diabetes. Diretrizes da Sociedade Brasileira de Diabetes 2021. Clannad, 2021.

Urakami T. Maturity-onset diabetes of the young (MODY): current perspectives on diagnosis and treatment. Diabetes Metab Syndr Obes. 2019;12:1047-56.

Capítulo 109

Patogênese do Diabetes Melito Tipo 2

Introdução

O diabetes melito tipo 2 é uma doença complexa, com diversas alterações metabólicas que resultam em hiperglicemia. Existe um componente genético ainda não totalmente definido, de característica poligênica, que determina tanto a sensibilidade à insulina como a massa de células beta pancreáticas do indivíduo ao longo da vida (células produtoras de insulina). Esse componente genético associado aos fatores ambientais, como alimentação, atividade física, obesidade, envelhecimento, entre outros, é responsável pelas diversas alterações metabólicas encontradas nessa doença.

Patogênese

A fisiopatologia do diabetes melito tipo 2 é complexa e multifatorial e envolve mecanismos complementares que podem ser sumarizados por:

- Resistência periférica à ação da insulina, principalmente em tecidos muscular, adiposo e no fígado
- Defeito progressivo na secreção pancreática de insulina
- Resistência à ação e redução na secreção de incretinas gastrintestinais
- Aumento da reabsorção tubular renal de glicose.

Resistência à insulina

A resistência à insulina é geralmente o fator fisiopatológico inicial no desenvolvimento do diabetes melito tipo 2, muitas vezes com início anos antes da consolidação da doença. Funciona como fator preditor do desenvolvimento de diabetes melito.

Para melhor entendimento sobre a resistência à insulina, é importante saber como funciona o receptor de insulina. Esse é um receptor de membrana do tipo tirosinoquinase, formado por duas subunidades alfa extracelulares e duas subunidades beta intracelulares, o qual se encontra dimerizado na superfície celular. A ligação da insulina à subunidade alfa promove mudanças conformacionais intracelulares, que ativam o domínio de tirosinoquinase situado na própria subunidade beta intracelular do receptor. Uma vez ativado, esse domínio passa a fosforilar resíduos de tirosina do próprio receptor e outros resíduos de tirosina presentes em proteínas intracelulares responsivas a esse receptor, como as proteínas do substrato de receptor de insulina (IRS) do tipo IRS-1, IRS-2, IRS-3, IRS-4, GAB-1 e Shc. Essas proteínas, quando fosforiladas em tirosina, ativam uma série de reações enzimáticas intracelulares em cascata [como ativação da fosfatidilinositol-3-quinase (PIK3), das proteínas quinases ativadas por mitógenos (MAPK) e de outras enzimas], que determinarão os efeitos da insulina, como o transporte dos canais transportadores de glicose do tipo 4 (GLUT-4) para a membrana plasmática, levando à captação de glicose pela célula. Na verdade, a ação da insulina não se resume ao aumento de transporte de glicose para o intracelular, mas há diversas outras ações, como o efeito estimulador de glicogênese, proteogênese e lipogênese, aumento da reabsorção renal de sódio e de ácido úrico, estímulo à produção de óxido nítrico, promovendo vasodilatação periférica, e ação pró-mitótica, ativando as vias de proliferação celular.

Para a ação plena da insulina por meio da ligação ao seu receptor, a fosforilação dos resíduos de tirosina é essencial. Na ausência dessa adequada reação enzimática, muitas das ações da insulina não se completam e a ação hormonal é prejudicada.

Algumas combinações de polimorfismos genéticos podem favorecer o aparecimento de resistência à insulina na população, mas os principais fatores de risco para o seu aparecimento na atualidade são, aparentemente, os fatores de risco modificáveis: obesidade, alimentação hiperlipídica rica em gordura saturada e sedentarismo. Estudos mostram que a prevalência de indivíduos resistentes à insulina (não diabéticos, mas apenas resistentes à insulina) é alta, chegando a quase 25% da população geral não diabética.

A gordura visceral é um tecido que produz e aumenta a concentração sérica de citocinas inflamatórias sistêmicas, como o fator de necrose tumoral alfa (TNF-alfa), interferon-gama (INF-gama), interleucina-1 (IL-1), IL-6, dentre outras. Tais citocinas, ao se ligarem aos seus receptores celulares, ativam cascatas de enzimas intracelulares com propriedades de *serinoquinases* [p. ex., C-Jun N-terminal quinase (JNK), proteinoquinase C (PKC) e IKK-beta]. Uma vez ativadas, passa a existir a fosforilação do receptor de insulina em resíduos de serina e treonina (e não de tirosina), prejudicando a cascata de reações enzimáticas e a adequada ação desse hormônio.

Além disso, as citocinas inflamatórias elevadas no indivíduo com aumento da gordura visceral resultam em meia-vida mais curta dos receptores de insulina, sendo esse um mecanismo adicional para o aparecimento de resistência a esse hormônio. Após determinado período ativo, o receptor de insulina deve ser fisiologicamente internalizado e submete-se a um processo de desfosforilação, realizado por enzimas tirosinofosfatases, que o inativam. Citocinas inflamatórias, como TNF-alfa e IL-6, aumentam a atividade das enzimas tirosinofosfatases, inativando os receptores de insulina de maneira precoce. Assim, em situações em que há aumento dessas citocinas, como obesidade visceral e esteatose hepática, os receptores de insulina permanecem menos tempo ativados, diminuindo consequentemente a ação da insulina por falta de receptores.

Por fim, o tecido adiposo visceral é do tipo naturalmente muito mais resistente à insulina do que o tecido adiposo subcutâneo. As células de gordura visceral são mais ricas em receptores adrenérgicos (lembrando que a norepinefrina é um hormônio contrarregulador da insulina), além de serem mais ricas em receptores de cortisol e na enzima 11-beta-hidroxiesteroide desidrogenase (11-beta-HSD) tipo 1, que ativa localmente a cortisona em cortisol, que também é um hormônio sabidamente contrarregulador da insulina. O tecido adiposo visceral tem, portanto, alta concentração local de cortisol, o que faz com que seu metabolismo esteja sempre desviado para a lipólise. Por isso, as células de tecido adiposo visceral são menores e bastante lipolíticas. Liberam grande quantidade de ácidos graxos livres (AGL) para a circulação portal, que alcança diretamente o fígado. Sabe-se que quanto maior a quantidade de AGL que chega ao fígado, maior será sua resistência à insulina. Não apenas no fígado, mas em todos os órgãos periféricos em que houver depósito de gordura ectópica (destaca-se aqui especialmente o tecido muscular), haverá grande dificuldade da insulina em exercer a ativação adequada do seu receptor, uma vez que os AGL também são capazes de ativar enzimas estimuladoras das serinoquinases, como a PKC. Além disso, a quantidade de AGL circulantes é um fator pró-inflamatório, estimulador da síntese de citocinas inflamatórias pelo organismo (e já foi visto anteriormente que as citocinas inflamatórias

prejudicam, e muito, a sinalização adequada da insulina). Sabe-se que, quanto maior a quantidade de triglicerídeos estocados no músculo (gordura intramiocelular), maior a resistência insulínica desse tecido. De maneira semelhante, quanto maior o grau de esteatose hepática, menor a sua capacidade de suprimir a gliconeogênese e a glicogenólise. Além disso, quanto maior a quantidade de gordura visceral, menor será a produção de citocinas protetoras do ponto de vista metabólico, como a adiponectina.

Fatores que influenciam a sensibilidade à insulina

Idade

Idosos dispõem de maior proporção de adiposidade visceral, mais proteínas inflamatórias circulantes e maior acúmulo celular de triglicerídeos.

Etnia

Latinos, ameríndios e negros têm risco aumentado frente à população branca nos EUA. No entanto, há grande variação na ocorrência de diabetes melito tipo 2 dentro da mesma etnia, demonstrando a importância da herança genética, porém ressaltando a relevância das condições ambientais (hábitos de vida) no desenvolvimento da resistência à insulina.

Genética

A captação muscular de glicose está reduzida em 60% nos parentes de indivíduos com diabetes melito tipo 2, e há um aumento de 80% na gordura intramuscular nessa população, mostrando reduzida capacidade de oxidação de glicose e de AGL nesses indivíduos. Consequentemente, parentes em primeiro grau das pessoas com diabetes melito tipo 2 podem apresentar resistência à insulina, mesmo sem obesidade e sem outros fatores de risco evidentes.

Excesso de ingestão calórica, de gorduras e carboidratos

O excesso de nutrientes é inicialmente estocado na forma de triglicerídeos nos adipócitos. Se a capacidade de estoque é excedida, os triglicerídeos adicionais são desviados para tecidos não adiposos, como os do fígado, dos músculos e das células vasculares, produzindo um estado inflamatório sistêmico e consequente resistência à insulina.

Obesidade

Nesta, há adipócitos muito ricos em triglicerídeos, que produzem leptina, IL-6, IL-8, TNF-alfa, fatores de crescimento e citocinas inflamatórias, criando um ambiente inflamatório sistêmico favorável à resistência à insulina.

Quantidade de gordura visceral

Tem associação direta com a disfunção metabólica global – resistência à insulina, glicemia de jejum alterada, hiperinsulinemia, aumento de triglicerídeos, redução do colesterol da lipoproteína de alta densidade (HDL-c) e aumento de AGL. Os adipócitos viscerais são mais lipolíticos, tamponando menos os AGL da circulação e, consequentemente, aumentando os AGL circulantes e possibilitando a chegada de maior quantidade destes ao fígado, além de também secretarem grande quantidade de adipocinas inflamatórias, como TNF-alfa, visfatina e resistina, responsáveis por piorar a resistência à insulina.

Atividade física

Induz a maior capacidade de oxidação dos AGL pelos músculos, consequentemente, reduzindo a concentração de AGL e a inflamação sistêmica. Além disso, o exercício físico aumenta o transporte de GLUT para a membrana plasmática das células musculares, independentemente da ação da insulina, melhorando a glicemia de forma independente de insulina.

Medicações

Diversas medicações influenciam diretamente os fatores metabólicos. Exemplos importantes são: corticoides, que aumentam adiposidade visceral, lipólise e produção de AGL, tendo ação direta na resistência à insulina; antirretrovirais utilizados no tratamento do vírus da imunodeficiência humana (HIV), uma vez que estes promovem redução em número e tamanho de mitocôndrias, diminuindo a capacidade oxidativa celular, provocando acúmulo de gordura intramuscular e dentro de outros tecidos e lipotoxicidade; e imunossupressores, principalmente o tacrolimus, que aumentam muito a chance de desenvolvimento de hiperglicemia em situação de pós-transplante.

Ativação do sistema imune

Quadros infecciosos causam liberação de cortisol, epinefrina e outros hormônios contrarreguladores, aumentando a resistência periférica à insulina e reduzindo a secreção pancreática, podendo piorar o nível glicêmico.

Hormônio do crescimento

Atua como contrarregulador, aumentando a resistência à insulina.

Prolactina e hormônio lactogênio placentário

Também são hormônios contrarreguladores da insulina.

Restrição de sono

A redução na quantidade e qualidade do sono provoca maior concentração de grelina, diminuição de leptina e aumento de apetite, com consequente aumento de peso e suas consequências como a própria resistência à insulina.

Comorbidades

Diversas condições clínicas podem alterar a ação da insulina. A infecção pelo vírus HIV, por exemplo, gera quadro de lipodistrofia, além da ativação da enzima 11-beta-HSD tipo 1 na periferia, causando elevação do cortisol local nos tecidos e amplificando ainda mais a resistência à insulina.

Métodos de avaliação da resistência à insulina
Clamp euglicêmico hiperinsulinêmico

Na tentativa de se mensurar e quantificar a resistência insulínica *in vivo*, diversas técnicas já foram experimentadas e testadas. O teste padrão-ouro para a avaliação da resistência

insulínica *in vivo* chama-se *clamp* euglicêmico hiperinsulinêmico. Trata-se de um teste no qual o indivíduo recebe uma infusão contínua de insulina intravenosa para manter uma hiperinsulinemia fixa em determinado valor preestabelecido, geralmente algo em torno de 100 microunidades internacionais (mcUI) por mℓ. Com esse valor de insulinemia, ocorre supressão na gliconeogênese hepática, de modo que o indivíduo deixa de liberar glicose para a corrente sanguínea. Para que não ocorra uma hipoglicemia, o paciente passa a receber, ao mesmo tempo, em outro acesso venoso, uma infusão contínua de glicose, suficiente para manter a normoglicemia (p. ex., em torno de 80 a 90 mg/dℓ). O indivíduo é deixado em um estado de equilíbrio normoglicêmico e hiperinsulinêmico durante aproximadamente 2 horas. A taxa de glicose infundida nesse período reflete aquela que foi captada perifericamente pelos tecidos de maneira insulinodependente, de modo a refletir diretamente a sensibilidade à insulina. Quanto mais sensível à insulina for o indivíduo, maior deverá ser a taxa de infusão de glicose, a fim de evitar hipoglicemia. Quanto mais resistente o indivíduo, menor será a captação periférica de glicose e, portanto, também menor será a taxa de infusão de glicose periférica. Estudos sugerem que indivíduos que requerem menos de 150 mg/m^2/min de glicose exógena para manter a normoglicemia diante de insulinemia de 100 mcUI/mℓ são resistentes à insulina (de 20 a 25% da população normal não diabética). Para que o método seja ainda mais acurado, o ideal é que se some à taxa de infusão de glicose o valor de glicose perdido na urina, que pode acontecer em pacientes diabéticos, e o valor de glicose residual produzida pelo fígado, que pode ser calculada utilizando-se infusão de glicose marcada com trício. Apesar de ser um método bastante acurado e fidedigno, a realização do *clamp* euglicêmico hiperinsulinêmico é um teste demorado, que demanda muito esforço e tempo, não é prático e, por isso, atualmente quase não é utilizado em ambiente clínico.

Insulinemia de jejum

A insulinemia de jejum é um método prático e fácil para estimar a resistência periférica à insulina, tendo correlação positiva com os achados do *clamp* euglicêmico hiperinsulinêmico. No entanto, tem suas falhas, pois pode cursar com falso-positivos em situações em que houver cruzamento laboratorial entre a dosagem de insulina e de proinsulina (o que pode acontecer, às vezes), e também com falso-negativos em situações em que o paciente já for diabético e, portanto, já apresenta falha na secreção pancreática de insulina. Nessa situação, a insulinemia de jejum pode não estar tão elevada, não por falta de resistência periférica, mas pela incapacidade secretória pancreática. Dessa maneira, uma insulinemia de jejum alta com glicemia de jejum normal certamente indica presença de resistência à insulina. No entanto, a insulinemia de jejum normal ou baixa, em vigência de hiperglicemia, provavelmente reflete certo grau de falência de células beta.

Apesar de a maioria dos laboratórios determinar um valor de referência de insulina de jejum de até 29 mcUI/mℓ, na prática, valores bem menores do que esses já podem estar presentes em indivíduos resistentes à insulina, principalmente dependendo do nível sérico da glicemia. Por isso, foram desenvolvidos índices que levam em consideração tanto a glicemia quanto a insulinemia de jejum, para determinar o risco de resistência à insulina presente no indivíduo. Na prática, dependendo do valor da glicemia de jejum, valores de insulina de jejum acima de 15 mcUI/mℓ já podem ser relativamente altos e indicar certo grau de resistência insulínica.

Homeostatic Model Assessment-Insulin Resistance

O índice HOMA-IR é um modelo matemático desenvolvido para tentar predizer a sensibilidade à insulina do indivíduo, baseando-se apenas na medida da glicemia e na insulina de jejum. Para tanto, é feito o seguinte cálculo:

HOMA-IR = glicose (mmol/ℓ) × insulina basal (mcUI/mℓ)/22

- Valor de referência: < 2,7
- Para transformação de glicose de mg/dℓ para mmol/ℓ: divida por 18 o valor da glicemia
- Relaciona-se principalmente à resistência hepática à insulina, uma vez que avalia a glicemia e a insulinemia de jejum, e não à do período pós-prandial. Não avalia tão bem a resistência em tecidos adiposo e muscular.

Está descrito a seguir um exemplo de indivíduo com glicemia de 90 mg/dℓ e insulinemia de 15 mcUI/mℓ:

HOMA-IR = 90 (dividido por 18 para transformar em mmol/ℓ) × 15/22 = 3,4

Portanto, veja que esse indivíduo, mesmo tendo um valor de insulinemia de jejum de 15 mcUI/mℓ e, portanto, um valor dentro da "normalidade" para a maioria dos laboratórios, já tem um índice HOMA bem elevado, de 3,4, mostrando que, realmente, muitas vezes, uma insulinemia de 15 mcUI/mℓ pode já ser um valor elevado para aquele indivíduo, a depender do seu valor de glicemia.

Homeostatic Model Assesment Beta

O HOMA Beta é um índice que tenta predizer a capacidade secretória das células beta. Ou seja, quanto maior, indica que as células beta estão ainda muito secretantes. Índices de HOMA Beta baixos indicam falência das células beta. Portanto, é diretamente proporcional ao nível sérico de insulina e indiretamente proporcional ao nível sérico da glicemia:

HOMA Beta = insulina (mcUI/mℓ)/(glicemia em mmol/ℓ – 3,5)

- Deve-se dividir a glicemia por 18 para converter para mmol/ℓ
- Valor de referência: 150 a 380
- Avalia a capacidade secretória de insulina pela célula beta.

Quantitative Insulin Sensitivity Check Index

Assim como o HOMA, este é mais um método calculado que utiliza também a glicemia e a insulina de jejum que, colocadas em uma fórmula, resultam em um valor que vai sugerir se o paciente tem ou não resistência insulínica.

Quicki = 1/(log da insulina + log da glicemia)

- Valor de referência: > 0,34 (abaixo desse valor, indica resistência à insulina).

Curva glicoinsulinêmica após sobrecarga com 75 g de glicose

Ainda não foram determinados valores de referência de insulina na curva glicêmica com dosagem simultânea de insulina. No entanto, estudos realizados pelo autor Gerald Reaven têm demonstrado que até 25% da população não diabética é resistente à insulina pela técnica de *clamp* euglicêmico hiperinsulinêmico (padrão-ouro para o diagnóstico de resistência à insulina). Quando realizou teste de tolerância de glicose oral (TTGO) com dosagem simultânea de glicemia e insulina em população não diabética, esse mesmo autor percebeu que, apesar de os valores de glicemia serem semelhantes entre todos os indivíduos (afinal, eram sabidamente não diabéticos), os valores de insulina eram muito variáveis, e, na maior parte desses indivíduos, não ultrapassavam cerca de 60 mcUI/mℓ, mas naqueles com insulinorresistência havia picos bem mais altos de insulina na curva. Outros autores fizeram estudos semelhantes, mas encontraram valores de corte um pouco mais altos.

Dessa maneira, até o momento ainda não há um ponto de corte dos valores de insulina na curva de TTGO, mas sabe-se que valores mais altos, como > 150 µg/UI, são invariavelmente elevados e geralmente determinam a presença de resistência insulínica com maior sensibilidade do que quando comparado à dosagem apenas da insulinemia de jejum. Quanto maior a área sob a curva das dosagens de insulina, maior a resistência à insulina do indivíduo.

É preciso lembrar que a insulinemia de jejum é um método de aferição principalmente da resistência hepática à insulina, já que mede a taxa de insulinemia necessária para suprimir a gliconeogênese e a glicogenólise hepáticas no período de jejum, visando manter uma glicemia de jejum < 100 mg/dℓ. Já a curva glicoinsulinêmica mede também a resistência dos tecidos periféricos à insulina, uma vez que mede a insulinemia necessária para que os tecidos muscular e adiposo e outros tecidos periféricos possam captar a glicose sanguínea de maneira suficiente, a fim de evitar picos hiperglicêmicos no período pós-prandial.

Como crítica a esse teste, deve-se lembrar que o TTGO é um teste pouco reprodutível, podendo variar de 20 a 30% quando repetido no mesmo indivíduo sob as mesmas condições.

Teste com sobrecarga de glicose intravenosa

É um teste de pouca praticidade. No início, o paciente faz um jejum de 10 a 12 horas. É feita uma coleta de sangue basal para dosagem de glicemia e insulina. Em seguida, administra-se uma infusão de glicose 300 mg/kg de peso de glicose 50% em *bolus* de 1 minuto. Então, procede-se a uma série de coletas de sangue nos próximos 240 minutos (tradicionalmente, as coletas são feitas nos tempos 2, 3, 4, 5, 6, 8, 10, 14, 19, 22, 24, 27, 30, 40, 50, 70, 120, 150, 180, 210 e 240 minutos). Em um programa de computador, são introduzidas todas as medidas de glicemia e insulina, podendo-se obter um índice de sensibilidade à insulina, dependendo do quanto a glicemia pode baixar para cada variação de insulina durante o teste.

Como inconvenientes do teste, além da grande quantidade de dosagens séricas, ele não consegue predizer o índice de resistência em indivíduos diabéticos tipo 1 e nem em diabéticos tipo 2 com déficit grave na capacidade secretória de célula beta.

Teste de tolerância à insulina

Realiza-se um *bolus* de 0,1 UI/kg de insulina intravenosa e avalia-se a taxa de queda da glicemia nos próximos 15 minutos. Essa queda é avaliada em porcentagem de queda por minuto. Quanto maior a queda, maior a sensibilidade à insulina.

É um teste com alta correlação clínica com o *clamp* euglicêmico e hiperinsulinêmico, mas tem o inconveniente de risco de hipoglicemia durante sua realização, sendo necessária a presença de um médico durante o procedimento.

Teste de supressão de insulina

O teste de supressão de insulina é tradicionalmente utilizado com injeção contínua de epinefrina, visando obter seu efeito inibitório sobre a secreção pancreática de insulina, associado à administração de propranolol, com o objetivo de inibir o efeito da epinefrina sobre o estímulo à gliconeogênese hepática. Versões mais modernas desse teste utilizam somatostatina em vez da combinação de epinefrina com propranolol, para evitar os efeitos cardiovasculares deletérios da epinefrina.

Durante esse teste, administra-se ao mesmo tempo uma infusão contínua de epinefrina, propranolol, insulina e glicose. O racional é que a administração de epinefrina com propranolol impeça que o pâncreas produza insulina e que o fígado produza glicose. Assim, todo o açúcar e insulina medidos seriam os próprios injetados. A infusão de insulina é feita de maneira a se atingir um *steady state* de hiperinsulinemia em um valor fixo estável de equilíbrio previamente estabelecido. A glicose também é infundida em velocidade fixa durante o estado de equilíbrio da insulinemia. Depois de 120 minutos de infusão quádrupla, passa-se a dosar a glicemia e a insulina a cada 5 a 10 minutos. Assim, quanto maior a concentração da glicose durante o estado de equilíbrio de hiperinsulinemia, mais resistente à insulina será o indivíduo.

Consequências da resistência insulínica

Redução da formação de colesterol da lipoproteína de alta densidade e acúmulo de triglicerídeos

A insulina atua como fator ativador da enzima lipoproteína lipase (LPL), enzima endotelial responsável pela metabolização de quilomícrons (QM) e VLDL. Consequentemente, na resistência à insulina, a ação de tal enzima é prejudicada levando ao acúmulo plasmático de lipoproteínas ricas em triglicerídeos (QM e VLDL) e à redução da formação de HDL-c no plasma.

Hipertensão

A insulina estimula a vasodilatação arterial por promover maior síntese de óxido nítrico. Na resistência à sua ação, essa vasodilatação não ocorre, sendo um fator contribuinte para elevação da pressão arterial (PA) nesses indivíduos. Além disso, a hiperinsulinemia promove maior reabsorção tubular renal de sódio, deixando os pacientes levemente hipervolêmicos, e também o aumento do nível sérico de diversas substâncias com ação hipertensiva, como angiotensinogênio, homocisteína, fibrinogênio, inibidor do ativador do plasminogênio 1 (PAI-1), entre outras.

Hiperuricemia

A hiperinsulinemia compensatória do paciente resistente à insulina reduz o *clearance* renal de ácido úrico, que pode se elevar nesses pacientes, sendo um fator de risco adicional de hipertensão e de risco cardiovascular.

Aumento do risco cardiovascular

A resistência à insulina está muito associada a um bem documentado aumento de risco cardiovascular. Em parte, explica-se esta relação em vista do tipo de dislipidemia aterogênica que ocorre nesses indivíduos: hipertrigliceridemia, HDL-c baixo, partículas de lipoproteína de baixa intensidade (LDL) pequenas e densas, que são mais aterogênicas (para mais informações, ver Capítulo 102, *Dislipidemia na Síndrome Metabólica e Dislipidemia Diabética*). Além disso, a resistência à insulina associa-se a maior vasoconstrição, hipertensão arterial sistêmica (HAS), estado inflamatório sistêmico, estado pró-coagulante e obesidade visceral, que causa redução de adiponectina, uma proteína produzida pelos adipócitos que estimula a oxidação energética das mitocôndrias. Todos também são fatores de risco para maior incidência de doenças cardiovasculares.

Redução no transporte de glicose do plasma para dentro das células

Como o transporte de glicose do plasma para dentro das células depende da adequada ação da insulina, nos quadros de resistência insulínica pode haver um efeito hiperglicemiante.

Hiperglucagonemia

Sem ação direta da insulina, há menos supressão da produção pancreática de glucagon, resultando em excesso desse hormônio, o que, por sua vez, pode estimular maior glicogenólise e gliconeogênese hepáticas, acentuando a glicemia de jejum.

Resistência muscular

É bastante precoce e caracteriza-se pela reduzida capacidade de o músculo captar, metabolizar e estocar a glicose, reduzindo a glicólise e a glicogênese.

Redução na capacidade oxidativa mitocondrial com aumento de radicais livres

A ação da insulina é importante regulador da biogênese das mitocôndrias. Na resistência à insulina, as mitocôndrias ficam menores e menos eficientes, assim, passam a ter menor capacidade oxidativa, gerando menos trifosfato de adenosina (ATP) e energia, consequentemente formando mais radicais livres pelo estresse oxidativo.

Resistência no tecido adiposo

Causa menor captação de glicose e aumento da lipólise do tecido adiposo, secundária à resistência à ação inibitória da insulina sobre a ação da lipase hormônio-sensível dos adipócitos, que se tornam bem ativos e lipolíticos, liberando AGL para a circulação.

Aumento de ácidos graxos livres circulantes

Causam inflamação sistêmica, promovendo resistência à insulina. Majoritariamente, o excesso de AGL concentra-se no fígado, piorando a resistência à insulina hepática e a utilização hepática de glicose localmente. Entende-se que o aumento de AGL circulante sirva como fator preditor da progressão de glicemia de jejum alterada (GJA) para diabetes melito tipo 2.

Resistência à insulina hipotalâmica

Aumenta a fome e reduz mecanismos de saciedade, causando ganho de peso e, então, mais resistência periférica.

Hiperinsulinemia

Gera *down-regulation* dos próprios receptores de insulina, aumentando ainda mais a resistência à insulina, como um círculo vicioso.

Glicotoxicidade

Hiperglicemia intracelular intensa limita a ação de algumas enzimas intracelulares e ativa a ação de outras, ocorrendo o acúmulo de alguns precursores da via glicolítica, como a glicose-6-fosfato (G6P). O excesso da G6P acaba sendo desviado para a via das hexosaminas, visando à formação de glicosaminas e outros derivados. Nesse processo também são sintetizadas citocinas inflamatórias, como o fator de crescimento transformador beta (TGF-beta) e PAI-1, que somadas ao excesso de glicosaminas induzem a alteração da fosforilação do receptor de insulina e, com isso, aumentam a resistência periférica à insulina. Dessa maneira, a própria hiperglicemia gerada por ação deficiente da insulina causa diretamente mais resistência à insulina, resultando em um círculo vicioso, que recebe o nome de glicotoxicidade.

Medidas para reduzir a resistência à insulina

Perda de peso

A perda de 5 a 10% do peso corporal pode melhorar a oxidação energética muscular, reduzir o depósito de gordura ectópica nos órgãos, bem como a formação de radicais livres. É um dos principais fatores capazes de melhorar a ação da insulina no organismo.

Atividade física

Provoca aumento do transporte de GLUT4 para a membrana celular dos músculos independentemente da ação da insulina. Também aumenta a densidade e o tamanho das mitocôndrias, melhorando a capacidade oxidativa e o aproveitamento energético dos substratos, reduzindo consequentemente os seus estoques, assim como as fibras musculares do tipo 2A, que são as mais glicolíticas, oxidando mais substratos e produzindo mais energia e menos radicais livres.

Tratamento medicamentoso básico metformina e glitazonas

Secreção inadequada de insulina pelas células beta pancreáticas

A síntese de insulina ocorre na célula beta pancreática, que incialmente produz a proinsulina, pró-hormônio que é clivado em concentrações equimolares de insulina, peptídeo C e outros aminoácidos. A proinsulina acaba sendo secretada em pequena quantidade para a circulação, tendo reduzida ação biológica, cerca de 10% da ação da insulina.

Já o peptídeo C, uma fração sem ação biológica esclarecida, pois ainda não se detectou nenhuma ação desse peptídeo diretamente no metabolismo dos carboidratos, é totalmente liberado para circulação periférica, sendo eliminado por via renal exclusiva. O peptídeo C se encontra em proporção suficiente para ser dosado na circulação e serve como marcador indireto da síntese de insulina. Tem boa aplicabilidade prática, dado que sua meia-vida é de 30 minutos, enquanto a meia-vida da insulina é de apenas 4 minutos.

Por fim, de toda insulina secretada, apenas 40% chegam à circulação periférica, e os outros 60% sintetizados e secretados pelo pâncreas em última instância são retidos pelo fígado na circulação porta e não têm atuação efetiva periférica.

Mecanismo de secreção pancreática de insulina

A glicose entra na célula beta pancreática através dos canais transportadores de glicose do tipo 2 (GLUT2). Ao entrar na célula, a glicose é fosforilada pela enzima glucoquinase, produzindo glicose-6-fosfato (G6P), sendo esta a principal via limitante da glicólise. A G6P continua na via glicolítica, em todas as suas etapas bioquímicas, produzindo energia na forma de ATP no final.

O ATP, uma vez formado, promove o fechamento de canais de potássio (K) dependentes de ATP. Esses canais são conhecidos como SUR1/Kir6.2, assim denominados por serem formados por uma porção extracelular (SUR, onde se ligam medicações como as sulfonilureias e as glinidas) e uma porção transmembrana (Kir6.1 e 6.2, por onde passa o K do extra para o intracelular). Esse canal se fecha na presença de ATP (ou quando ativado pela ligação de medicações), despolarizando a célula beta pancreática, o que provoca a abertura dos canais de cálcio da superfície celular. O influxo de cálcio promove exocitose dos grânulos de insulina pré-formados (efeito agudo), além de estimular maior síntese de insulina pelas células beta pancreáticas (efeito crônico).

Dinâmica da secreção insulínica

Cerca de 50% da insulina secretada durante o dia ocorre de maneira contínua (basal), enquanto os outros 50% ocorrem sob a forma de picos pós-alimentares.

Após uma refeição, a secreção insulínica ocorre em duas fases. A primeira, também conhecida como fase rápida, tem um pico maior de concentração hormonal e menor duração. Ocorre um aumento de cerca de cinco vezes na produção de insulina, quando comparada ao nível basal, com maior pico após 1 hora da ingestão alimentar. Entende-se que essa fase seja o resultado da liberação de grânulos pré-formados de insulina.

A segunda fase constitui-se em uma secreção menor comparativamente, porém de duração mais prolongada. É reflexo da produção e secreção de insulina recém-formada. Após aproximadamente 4 horas, a insulinemia volta ao seu nível basal.

Assim, sabe-se que o maior estímulo à secreção insulínica é a própria glicose, normalmente ingerida na forma de carboidratos. Vale ressaltar que aminoácidos, principalmente os essenciais como leucina, arginina e lisina, e lipídeos também podem estimular a produção de insulina, mas em menor proporção.

A secreção insulínica depende também de outros fatores diferentes da alimentação. Há uma variação de acordo com o período do dia, com maior pico de produção pela manhã, após o café da manhã, independentemente da ingestão de carboidratos nessa refeição, refletindo maior resistência periférica à insulina no período da manhã ou talvez menor sensibilidade à variabilidade glicêmica das células beta nos períodos da tarde e da noite.

Os estímulos parassimpáticos e vagal também estimulam a síntese e a secreção de insulina. Os estímulos simpáticos e adrenérgicos são capazes de inibir esse processo e aumentar a resistência periférica.

Secreção inadequada de insulina no diabetes melito tipo 2

Nos pacientes portadores de diabetes melito tipo 2, essa dinâmica está alterada. Inicialmente, há perda da secreção de primeira fase, com defeito na liberação dos grânulos pré-formados e, evolutivamente, passa a ocorrer perda da secreção de segunda fase. Como reflexo, há inicialmente grande incremento de glicemia pós-prandial, manifestada como intolerância à glicose no TTGO, e somente depois há alteração da glicemia nos outros horários, como nos pré-prandiais.

Portanto, pacientes diabéticos passam a secretar maior proporção de insulina durante o estado basal, e menor proporção no estado pós-prandial, já que perdem essa secreção de primeira fase. Parentes em primeiro grau de pacientes com diabetes melito tipo 2, mesmo antes de terem qualquer manifestação clínica, já podem apresentar perda relativa da capacidade de secreção de insulina de primeira fase, prevendo-se predisposição para desenvolvimento de diabetes melito tipo 2 futuramente.

Pacientes sujeitos a alterações que determinem resistência à insulina, como obesidade, geralmente mostram aumento relativo na massa de células beta, para compensar a resistência periférica com maior secreção de insulina. Mecanismo aparentemente efetivo em um primeiro momento.

Porém, a exposição prolongada de células beta aos AGL leva à disfunção no mecanismo de sensibilidade dessas células à glicose, o que, a longo prazo, provoca secreção inadequada de insulina, inibindo o mecanismo de compensação pancreática à resistência à insulina sistêmica, levando à alteração da glicemia de jejum e, finalmente, ao diabetes melito 2.

Resistência à ação e redução na secreção de incretinas gastrintestinais

As incretinas são hormônios produzidos no intestino, principalmente no íleo distal, diante da chegada local de alimentos. Como principais exemplos de incretinas, há peptídeo semelhante ao glucagon 1 (GLP-1), peptídeo semelhante ao glucagon 2 (GLP-2) e polipeptídeo inibitório gástrico (GIP).

Após sua liberação na corrente sanguínea, esses hormônios ligam-se ao receptor na célula beta pancreática, promovendo a formação de adenosina monofosfato cíclico (cAMP) intracelular. Na presença de AMP cíclico e do ATP, formado pela via glicolítica, ativada quando há glicose circulante, ocorre síntese de insulina e liberação dos grânulos pré-formados, descrita anteriormente. Ou seja, hormônios incretínicos são incapazes, isoladamente, de aumentar a secreção pancreática

de insulina, pois essa ação é dependente da presença de ATP no meio intracelular, que se forma quando há glicose no meio. Assim, as incretinas são elementos colaboradores da secreção de insulina na vigência de hiperglicemia.

Em pacientes com diabetes melito tipo 2 ou portadores de outras condições que aumentam a resistência à insulina, a produção e a liberação de incretinas pelas células do íleo distal estão reduzidas, eliminando, portanto, esse mecanismo complementar de secreção insulínica, o que contribui para a patogênese do diabetes melito tipo 2.

Aumento na reabsorção tubular renal de glicose

Por fim, um último mecanismo fisiopatológico descrito é o aumento da reabsorção tubular de glicose pelos rins. No rim, a glicose filtrada é reabsorvida através de canais de alta afinidade chamados "cotransportador sódio-glicose" (SGLT), sendo 90% da glicose filtrada reabsorvida pelo SGLT tipo 2 e os remanescentes 10% pelo SGLT tipo 1. Percebe-se, portanto, que o rim também é um órgão importante na regulação periférica da glicemia sistêmica.

Nos pacientes com diabetes melito tipo 2, parece haver uma resposta adaptativa desse sistema de reabsorção renal de glicose após hiperglicemia mantida a longo prazo. Nesse caso, passa a existir maior ação dos canais transportadores, especificamente o SGLT2, promovendo maior reabsorção da glicose filtrada pelos rins e, consequentemente, elevando a glicemia sistêmica. Recentemente, esse mecanismo passou a ser alvo de medicações específicas para o controle glicêmico, que são os inibidores de SGLT2, mais bem discutidos no Capítulo 118, *Tratamento do Diabetes Melito Tipo 2*.

Considerações finais

O diabetes melito tipo 2 é uma doença complexa, relacionada com a predisposição genética, aliada a fatores ambientais, que resultam em resistência à insulina (e suas consequências) associada à perda da função de células beta.

Em 2008, DeFronzo resumiu os vários elementos da fisiopatologia do diabetes melito 2 em um conjunto de alterações metabólicas que se tornou conhecido como octeto ominoso. Na verdade, os oito elementos do octeto nada mais são do que as consequências da resistência à insulina no fígado, nos tecidos musculares, adiposos, cerebral e no próprio pâncreas, associada à deficiência pancreática de secreção da insulina, à deficiência gastrintestinal na secreção das incretinas e à deficiência renal na eliminação tubular de glicose.

Os elementos do octeto são:

- Aumento da produção hepática de glicose: consequência da resistência à insulina no fígado
- Redução da captação muscular de glicose: consequência da resistência à insulina no músculo
- Aumento da lipólise: consequência da resistência à insulina no tecido adiposo
- Disfunção hipotalâmica nas vias de regulação da fome e do apetite, desviando o estímulo para as vias orexígenas, favorecendo o ganho de peso e, desse modo, piorando todo

o processo de resistência à insulina: consequência da resistência à insulina no hipotálamo

- Aumento da secreção pancreática de glucagon: consequência da resistência à insulina pancreática
- Deficiência na secreção pancreática de insulina
- Redução da secreção de incretinas gastrintestinais
- Aumento da reabsorção renal de glicose.

Assim, entendendo um pouco melhor a fisiopatologia do aparecimento do diabetes, torna-se mais fácil entender e prescrever um tipo de tratamento melhor e mais adequado para o paciente.

Leitura recomendada

Bluestone JA, Herold K, Eisenbarth G. Genetics, pathogenesis and clinical interventions in type 1 diabetes. Nature. 2010;464(1293).

Buse JB, Polonsky KS, Burant CF. Type 2 diabetes mellitus. In: Melmed S, Polonsky KS, Larsen PR, Kronenberg HM. Williams textbook of endocrinology. 12. ed. Philadelphia: Saunders; 2011.

DeFronzo, Ralph A. From de triunvirate to the ominous octet: a new paradigm for the treatment of type 2 diabetes mellitus. Diabetes. 2009;58.

Geloneze B, Tambascia MA. Avaliação laboratorial e diagnóstico da resistência insulínica. Arq Bras Endocrinol Metab. 2006;50(2).

Hawkinsm M, Rossetti L. Resistência à insulina e seu papel na patogênese do diabetes tipo 2. In: Kahn R, Weir GC, King GL, Jacobson AM, Moses AC, Smith RJ. Joslin: diabetes mellitus. 14. ed. Porto Alegre: Artmed; 2009.

Hollenbeck C, Reaven GM: Variations in insulin-stimulated glucose uptake in healthy individuals with normal glucose tolerance. J Clin Endocrinol Metab. 1987;64:1169-73.

Mantzoros C. Insulin resistance: Definition and Clinical Spectrum. UptoDate. Nov, 2022.

Reaven GM. Role of insuline resistence in human disease. Diabetes. 1988;37.

Tritos NA, Mantzoros CS. Clinical review 97: Syndromes of severe insulin resistance. J Clin Endocrinol Metab. 1998;83(3025).

Wajchenberg BL, Santomauro ATMG, Nery M, Santos RF, Silva MELR; Ursich MJM et al. Resistência à insulina: métodos diagnósticos e fatores que influenciam a ação da insulina. Arq Bras Endocrinol Metab. 1999;43(2).

Capítulo 110

Métricas de Controle Glicêmico: Hemoglobina Glicada e Tempo no Alvo

Hemoglobina glicada

As moléculas de hemoglobina podem ligar-se a moléculas de glicose que entram no eritrócito provenientes do plasma. Tal ligação recebe o nome de glicação e resulta no surgimento da chamada "hemoglobina glicada" (HbA1c).

Essa variante de hemoglobina tem cadeias aminoterminais glicadas, o que a diferencia da hemoglobina não glicada. Dessa maneira, a HbA1c torna-se um marcador indireto do nível de glicose no plasma nos últimos 3 meses, que é o tempo de meia-vida da hemoglobina, quando ela torna-se circulante no plasma e suscetível à glicação.

Do ponto de vista prático, a HbA1c é um exame de grande utilidade na avaliação do paciente diabético, uma vez que fornece uma estimativa do nível glicêmico médio do paciente nos últimos 3 meses. A glicemia média pode ser estimada pela seguinte fórmula:

$$GME \text{ (glicemia média estimada)} 5 (28,7 \times HbA1c) - 46,7$$

Apesar de a HbA1c refletir a glicose plasmática dos últimos 3 a 4 meses, sabe-se que cada período tem uma participação diferente na sua formação. Os últimos 30 dias contribuem com 50% do valor atual da HbA1c, os 60 dias antecedentes respondem por 25% de seu total, enquanto os outros 90 a 120 dias formam os 25% restantes da HbA1c.

Sabe-se também que a participação da glicemia pós-prandial (GPP) e da glicemia de jejum (GJ) ocorre de maneiras diferentes, dependendo do nível de HbA1c. Para pequenas elevações da HbA1c, a GPP é mais importante, enquanto para valores $\geq 8,5\%$ HbA1c, a GJ tem uma contribuição maior na elevação dessa HbA1c.

A HbA1c é um marcador de risco sensível ao desenvolvimento de complicações microvasculares.

Atualmente, a medida de HbA1c é recomendada internacionalmente como um dos exames de monitoramento dos pacientes diabéticos, tendo valores específicos definidos como sinal de bom controle no tratamento desses pacientes.

A maioria das diretrizes e sociedades recomenda uma hemoglobina glicada < 7,0% para a maioria dos adultos e crianças com diabetes. A meta de hemoglobina glicada deve ser individualizada de acordo com o risco de hipoglicemia, expectativa de vida, presença de doenças cardiovasculares estabelecidas, devendo, nesses casos, ser maior. A Sociedade Brasileira de Diabetes (SBD) considera a possibilidade de uma HbA1c < 6,5% em pacientes selecionados sem aumento de hipoglicemias, e recomenda HbA1c < 6,0% em gestantes. Estudos sugerem que a redução da HbA1c de 7,0 para 6,0% é associada a uma redução das complicações microvasculares, mas com valores absolutos muito pequenos. Diante dessa informação, a American Diabetes Association (ADA) considera que não haveria necessidade de intensificação do tratamento naqueles pacientes com HbA1c entre 7,0 e 6,0%, com baixo risco de hipoglicemia e longa expectativa de vida (ADA Standarts of Medical Care 2021).

As metas terapêuticas de hemoglobina glicada para pessoas com diabetes estão descritas na Tabela 110.1.

TABELA 110.1 Metas da HbA1c para pessoas com diabetes.		
	Metas laboratoriais	
Parâmetro	**Metas terapêuticas**	**Níveis toleráveis**
HbA1c Coletar de 3 em 3 meses (e de 6 em 6 meses após atingir o alvo glicêmico)	Pela ADA: • < 7% para a maioria dos adultos e crianças • Metas menos estritas para idosos, insuficiência renal e hepática, maior risco de hipoglicemia • < 6,5% para crianças, em casos selecionados sem aumentar o risco de hipoglicemia • < 6,5 pré-gestacional • < 6% na gravidez Pela SBD: • < 7,0% para a maioria dos adultos • Metas menos estritas para idosos, insuficiência renal e hepática, maior risco de hipoglicemia • < 6,5% em casos selecionados sem aumentar o risco de hipoglicemia • < 6% na gravidez	Devem ser individualizados de acordo com: Duração do diabetes • Idade/expectativa de vida • Comorbidades • Doença cardiovascular • Complicações microvasculares • Hipoglicemia assintomática

HbA1c, hemoglobina glicada; *ADA*, American Diabetes Association; *SBD*, Sociedade Brasileira de Diabetes.

Vantagens

- Reflete disglicemias crônicas
- Dispensa o jejum em sua coleta
- É o teste com menor variabilidade individual (menos de 2% de variabilidade), comparado com 5% de variabilidade na glicemia de jejum (GJ) e 15% de variabilidade no teste de tolerância de glicose oral (TTGO)
- Tem maior reprodutibilidade
- Apresenta menor variação nos períodos de estresse temporários (p. ex., infecções agudas)
- Tem boa correlação com complicações microvasculares
- Reflete a glicação intracelular (dentro das hemácias), enquanto a frutosamina reflete a glicação extracelular (da albumina sérica).

Desvantagens

- Tem maior custo, quando comparada à GJ e ao TTGO
- Reflete uma média
- É incapaz de avaliar variabilidade glicêmica
- É incapaz de avaliar presença, frequência e intensidade de hipoglicemias
- Tem menor sensibilidade que GJ e TTGO, por isso há discordância quanto a seu uso como ferramenta de rastreio e diagnóstica
- Apesar das eventuais vantagens e comodidades desse exame, alguns fatores, eventualmente não relacionados diretamente ao diabetes melito, podem estar presentes e levar a uma interpretação errônea desse marcador. Esses fatores estão destacados a seguir.

Fatores não glicêmicos que influenciam o valor da hemoglobina glicada

Genética

Alterações gênicas, independentes dos genes envolvidos na fisiopatologia do diabetes melito, influenciam a capacidade individual de "glicação" da hemoglobina, levando a uma variação no resultado da HbA1c.

Fatores biológicos

Alterações na permeabilidade da membrana do eritrócito à glicose, no transporte da glicose no citoplasma do eritrócito, na quantidade de glicose necessária para "glicar" a hemoglobina, nas taxas individuais de glicação e de deglicação, entre outros.

Etnia

Diferentes grupos étnicos, como afro-americanos, hispano-americanos, asiáticos, americanos nativos, entre outros, glicam a hemoglobina de maneira diferente da população branca. Na literatura, os valores normais e de corte de HbA1c foram definidos majoritariamente para a população caucasiana, e discute-se amplamente a validade dessa medida para grupos étnicos diferentes, como os afrodescendentes que sabidamente realizam mais glicação celular, podendo ter valores de HbA1c um pouco mais altos que os caucasianos, ainda que tenham a mesma média de glicemia plasmática.

Fatores hematológicos

Diferença na meia-vida (ou *turnover*) eritrocitária, anemia, ferropenia, hemólise, hemoglobinopatias e transfusões podem alterar diretamente a hemoglobina e sua disponibilidade para glicação.

Idade

Estudos mostram que a HbA1c é 0,4% maior na população acima de 70 anos, quando comparada a grupos etários mais jovens, mesmo com glicemias séricas similares.

Método laboratorial

Os valores estabelecidos de corte e de referência para a HbA1c são baseados exclusivamente na metodologia de mensuração por cromatografia líquida de alta *performance* (HPLC). Atualmente, já existem métodos certificados para medida ambulatorial de HbA1c em aparelhos portáteis, semelhantes a um aparelho glicosímetro, que fornecem o resultado em 5 minutos. Outros métodos de mensuração ainda não têm seus valores de corte estabelecidos e, por isso, não são recomendados como métodos fidedignos de avaliação na literatura.

Comorbidades

Diversas condições clínicas e medicações podem influenciar algum dos fatores responsáveis pela HbA1c, seja por alterações eritrocitárias ou por influência na própria glicação.

Assim, sabe-se que:

- Reduzem a HbA1c
  - Por aumento do *turnover* eritrocitário
    - Hemoglobinopatias
    - Hemólise
    - Deficiência de vitamina B_{12}, vitamina B_6 ou folato
    - Intoxicação por chumbo
    - Cirrose
    - Vírus da imunodeficiência humana (HIV) por hemólise oculta
    - Hipertireoidismo
  - Por diminuição da glicação
    - Uremia (hemoglobina passa a ser "carbamilada" e sofre menos glicação)
    - Vitamina E
  - Por outras causas
    - Gravidez (pela hemodiluição)
    - Hemodiálise
    - Queimaduras
    - Mieloma múltiplo
    - Doenças com acometimento medular
- Aumentam a HbA1c
  - Ferropenia (aumenta a meia vida do eritrócito)
  - Idade
- Podem aumentar ou reduzir a HbA1c
  - Hemoglobina fetal (pode dar interferências no ensaio)
  - Policitemia (mecanismo desconhecido)
  - Dislipidemia
  - Hiperbilirrubinemia
  - Ácido acetilsalicílico – AAS (forma hemoglobina acetilada, que tem glicação variável)
  - Vitamina C
  - Álcool (interferência no ensaio)
  - Opioides.

Alternativas ao uso da hemoglobina glicada

Se a medida de HbA1c não for confiável, outras maneiras de se obter uma média das últimas glicemias do paciente podem ser utilizadas.

A primeira e mais conhecida alternativa é a medida da frutosamina, que consiste na medida da quantidade de albumina que sofre glicação. Como a meia-vida dessa proteína no plasma é de cerca de 2 a 3 semanas, a frutosamina reflete o controle glicêmico nesse período.

Esse exame também tem diversas limitações, seja pela instabilidade da proteína albumina, seja por suas limitações de glicação, não sendo adotado internacionalmente como exame para controle formal do paciente diabético.

Algumas fórmulas específicas tentam correlacionar os níveis de frutosamina com os níveis esperados de HbA1c. Uma delas é a seguinte:

$$HbA1c = (0,017 \times frutosamina) + 1,61$$

Por exemplo: HbA1c de 7,0% equivale a frutosamina de 317.

Outro exame, ainda restrito a áreas de pesquisa, é o 1,5-anidroglucitol (1,5-AG). Este é um metabólito excretado via renal, quando ocorre glicosúria (quando o paciente está com glicemia grosseiramente elevada, geralmente acima de 180 mg/dℓ). Dessa maneira, sua concentração sérica é inversamente proporcional à quantidade de tempo em que se permanece em níveis glicêmicos acima de 180 mg/dℓ. É uma possível ferramenta para ajudar no ajuste do controle glicêmico, especialmente no período pós-prandial. Esse exame ainda não está disponível comercialmente.

Mais recentemente, tem havido a possibilidade de utilização do tempo no alvo para a avaliação do controle glicêmico da pessoa com diabetes.

Tempo no alvo

Por anos a hemoglobina glicada foi utilizada como parâmetro de controle do diabetes, sendo o principal *endpoint* dos estudos sobre complicações na doença, mas, como discutido anteriormente, a HbA1c apresenta limitações de acurácia em diversos cenários, implicando em interpretações equivocadas sobre o real controle glicêmico. Além disso, a HbA1c reflete uma média, e, dessa maneira, não consegue identificar nem a variabilidade glicêmica (VG), nem a presença, frequência e intensidade das hipoglicemias.

A VG, assim como a hiperglicemia, está relacionada com aumento do estresse oxidativo e vem sendo relacionada com o aparecimento de complicações crônicas.

A hipoglicemia é uma das principais barreiras para o bom controle do diabetes, principalmente o diabetes em uso de insulina. Mesmo com o uso de insulinas de nova geração e até mesmo sistemas automatizados de infusão de insulina, as pessoas com diabetes ainda cursam muitas vezes com hipoglicemias que podem trazer não só prejuízos no trabalho e na escola, mas também aumentar o risco de acidentes, convulsões, coma e morte.

Com o uso mais difundido dos sensores de glicose, pode-se avaliar de modo objetivo esses parâmetros afora a HbA1c e, com isso, facilitar o controle glicêmico das pessoas com diabetes. Com 10 a 14 dias ou utilização do sensor acima de 70% do tempo, os dados oferecidos pelos sensores de glicose representam fortemente o controle glicêmico dos últimos 3 meses.

Em 2017, foi publicado o Consenso Internacional para o uso de Monitorização Contínua de Glicose, a fim de estabelecer uma padronização de apresentação de dados advindos de sensores, facilitando a interpretação e possibilitando a comparação de dados. Cada sensor de glicose tem uma plataforma eletrônica de gerenciamento única, mas os dados devem ser dispostos de maneira padronizada, seguindo as recomendações do consenso. A Figura 110.1 a seguir mostra os principais parâmetros que devem ser apresentados em um relatório de monitorização contínua de glicose, chamado AGP (Ambulatory Glucose Profile).

No Brasil, até a presente data, há, no mercado, os sensores da marca Medtronic (Enlite/Guardian – somente disponíveis para uso acoplado à bomba de insulina da mesma marca) e da Abbott (FreeStyle Libre). No exterior, há ainda o sensor acoplado à bomba de insulina Medtronic 670 G, o sensor Dexcom, que pode ser utilizado isoladamente, não acoplado a nenhuma bomba de insulina, e o sensor implantável com duração de 6 meses Eversense®.

GLUCOSE STATSTICS AND TARGET

26 Feb 2019-10 Mar 2019 — 13 days
% Time CGM is Active — 99.9%

Glucose Ranges	Targets [% of Readings (Time/Day)]
Target Range 70-180 mg/dℓ	Greater than 70% (16h 48 min)
Below 70 mg/dℓ	Less than 4% (58 mim)
Below 54 mg/dℓ	Less than 1% (14 min)
Above 180 mg/dℓ	Less than 25% (6h)
Above 250 mg/dℓ	Less than 5% (1h 12 min)

Each 5% increase in time in range (70-180 mg/dℓ) is clinically beneficial.

Average Glucose — 173 mg/dℓ
Glucose Management Indicator (GMI) — 7.6%
Glucose Variability — 49.5%
Defined as percent coefficient of variation (%CV); target 36%

TIME IN RANGES

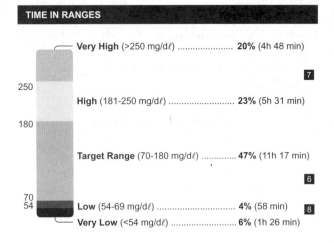

Very High (>250 mg/dℓ) .... 20% (4h 48 min)
High (181-250 mg/dℓ) .... 23% (5h 31 min)
Target Range (70-180 mg/dℓ) .... 47% (11h 17 min)
Low (54-69 mg/dℓ) .... 4% (58 min)
Very Low (<54 mg/dℓ) .... 6% (1h 26 min)

GLUCOSE STATSTICS AND TARGET

AGP is a summary of glucose values from the report period, with median (50%) and other percentiles shown as if occurring in a sigle day.

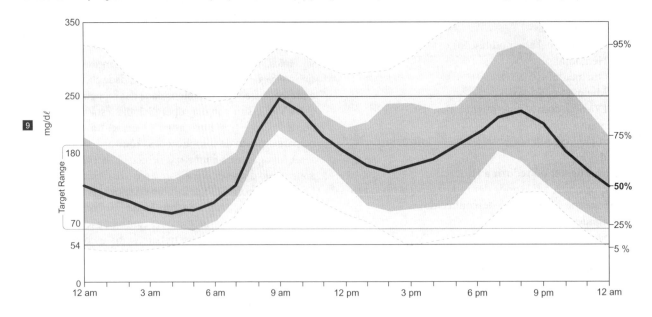

DAILY GLUCOSE PROFILES

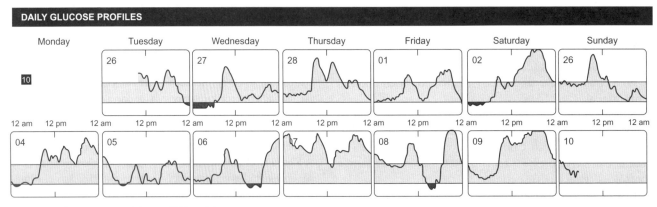

Each daily profile represents a midnight-to-midnight period.

Os parâmetros obrigatórios são:
1 - Dias de uso; 2 - % de utilização do sensor; 3 - Média de glicose; 4 - Índice de monitoramento da glicose (IMG) – antiga "glicada estimada"; 5 - Coeficiente de variação; 6 - Alvo de glicose e tempo no alvo (em % e em minutos); 7 - Tempos acima do alvo (em % e em minutos), com divisão em alto e muito alto; 8 - Tempos abaixo do alvo (em % e em minutos), com baixo e muito baixo; 9 - Gráfico com divisão em períodos de tempo com média e intervalos interquartis da glicose e 10 - Área abaixo da curva da glicose.

FIGURA 110.1 Exemplo de apresentação-padrão de um relatório AGP. (Adaptada de Battelino T et al. Clinical targets for continuous glucose monitoring data interpretation: recommendations from the international consensus on time in range. Diabetes Care. 2019;42(8):1593-1603.)

Alvos glicêmicos

Em 2019, foram publicados os alvos glicêmicos para interpretação do monitoramento contínuo de glicose (CGM). Os alvos foram estabelecidos com base nas sete medidas de glicemia capilar do estudo DCCT e correlacionados com hemoglobina glicada e incidência de complicações no diabetes. A ADA e a SBD referendaram os alvos propostos e, atualmente, são amplamente utilizados. A Figura 110.2 apresenta o tempo no alvo (TIR, do inglês *Time in Range*), além de em hipoglicemia e hiperglicemia. Esses alvos e objetivos podem variar, como mostrado em algumas circunstâncias como na gestação (alvos mais baixos) e em pessoas com risco de hipoglicemia grave, além de pacientes idosos ou crianças muito pequenas.

Os alvos estabelecidos contemplam os seguintes valores em mg/dℓ:

- Alvo: 70 a 180 – próximo ao fisiológico
- Hipoglicemia nível 1 ou baixa: < 70 a 54 – alerta/atenção/monitorizar
- Hipoglicemia nível 2 ou muito baixa: < 54 – hipoglicemia clinicamente significativa, ação imediata requerida
- Hiperglicemia nível 1 ou alto: > 180 – alerta/atenção/monitorizar
- Hiperglicemia nível 2 ou muito alto: > 250 – hiperglicemia clinicamente significativa, ação imediata requerida.

A interpretação dos dados dos sensores de glicose deve envolver todos esses parâmetros em conjunto e, preferencialmente, deve ser feita com a participação do paciente e de maneira individualizada. Deve-se iniciar com a validação do relatório (mínimo de 10 a 14 dias ou > 70% de utilização do sensor).

Com um relatório válido, o objetivo é atingir o maior TIR e o menor número de hipoglicemias, associados a uma baixa variabilidade (coeficiente de variação ≤ 36%). O coeficiente de variação é o resultado da divisão do desvio-padrão (calculado pelos dispositivos sensores de glicose) pela média das glicemias, multiplicado por 100. Valores altos estão associados a maior risco de hipoglicemia e maior variabilidade glicêmica.

Para adultos, com baixo risco de hipoglicemia e não gestantes, deseja-se um TIR entre 70 e 180 mg/dℓ acima de 70%, com menos de 5% de hipoglicemias. Um TIR acima de 70% tem forte correlação com uma HbA1c de 7,0% enquanto um TIR de 50%, com glicada de 8,0%, cada 10% de TIR corresponde a 0,8% na HbA1c.

Na gestação, o alvo deve ser entre 63 e 140 mg/dℓ; para mulheres com DM1, o TIR desejado é acima de 70%, já para DM2 e diabetes gestacional, o TIR deve ser o mais alto possível. O estudo CONCEPTT encontrou forte evidência de relação entre o uso dos sensores do tipo *real-time* CGM (rtCGM) por mulheres gestantes com DM1 e melhora dos desfechos com redução de macrossomia, hipoglicemia em recém-nascidos e internações em UTI neonatal. Os sensores tipo *flash* (isCGM) são liberados para uso em gestantes no Brasil, mas ainda carecem de evidências robustas em relação aos desfechos na gestação.

A média de glicose, por algoritmo, gera o valor chamado IMG (glicada média estimada), que já foi chamado "glicada estimada". Como a HbA1c pode sofrer variações metodológicas, o IMG e o exame laboratorial de HbA1c poderiam não ser compatíveis, gerando confusão na sua interpretação.

A documentação da frequência tanto das hipoglicemias < 54 quanto das hiperglicemias > 250 ajuda no estabelecimento de riscos para o paciente, tanto de complicações agudas como convulsões, coma e cetoacidose, como de complicações crônicas, inclusive com relação às alterações cognitivas.

A hipoglicemia nível 2 ou < 54 mg/dℓ (3 mmol/ℓ) ou 50 mg/dℓ (2,8 mmol/ℓ) não acontece de maneira fisiológica e representa um marco na contrarregulação da insulina. Hipoglicemias frequentes abaixo desse nível estão associadas à dessensibilização simpatoadrenal e ao aparecimento de hipoglicemias despercebidas. As hipoglicemias despercebidas aumentam o risco de hipoglicemias graves no paciente com diabetes.

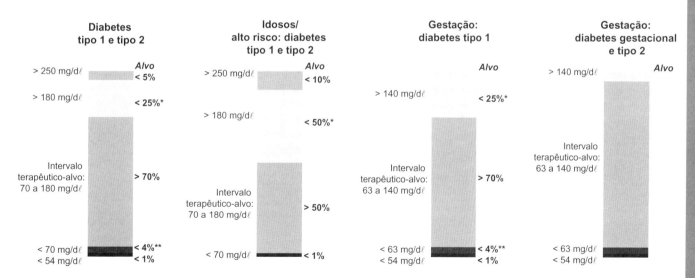

Os percentuais desejados para o diabetes gestacional e tipo 2 na gestação não foram colocados no gráfico por haver até o momento dados muito limitados e pouca evidência científica de quais metas devem ser almejadas nesta situação.

FIGURA 110.2 Metas de tempo no alvo, tempo em hipo e em hiperglicemia, conforme o tipo de diabetes e a presença ou não de gestação. *Inclui os percentuais de valores > 250 mg/dℓ. **Inclui os percentuais de valores < 54 mg/dℓ. (Adaptada de Battelino T et al. Clinical targets for continuous glucose monitoring data interpretation: recommendations from the international consensus on time in range. Diabetes Care. 2019;42(8):1593-1603.)

Apesar de os sensores e os dados derivados deles serem uma grande aquisição no acompanhamento da pessoa com diabetes, no momento, não devem ser utilizados isoladamente na avaliação da doença. O tempo no alvo, a frequência de hipoglicemias e a variabilidade glicêmica devem ser utilizados em associação com a HbA1c, já que a última tem estudos com evidências mais robustas em relação aos desfechos micro e macro vasculares. A variabilidade glicêmica deve ser idealmente menor que 50 mg/dℓ ou de, no máximo, 1/3 da média das glicemias. Quanto maior o desvio-padrão, mais instável é a glicemia, muitas vezes produzindo uma HbA1c próxima dos valores ideias, mas às custas de muita hipoglicemia.

Leitura recomendada

American Diabetes Association. Children and Adolescents: Standards of Medical Care in Diabetes – 2021. Diabetes Care [internet]. 2021;44(Supplement 1):S180-S199.

American Diabetes Association. Glycemic Targets: Standards of Medical Care in Diabetes – 2021. Diabetes Care [internet]. 2021;44(Supplement 1):S73-S84.

American Diabetes Association. Management of Diabetes in Pregnancy: Standards of Medical Care in Diabetes – 2021. Diabetes Care [internet]. 2021;44(Supplement 1):S200-S210.

Battelino T et al. Clinical targets for continuous glucose monitoring data interpretation: recommendations from the international consensus on time in range. Diabetes Care. 2019;42(8):1593-1603.

Cameron FJ. The impact of diabetes on brain function in childhood and adolescence. Pediatr Clin North Am. 2015;62(4):911-27.

Ceriello A, Monnier L, Owens D. Glycaemic variability in diabetes: clinical and therapeutic implications. The Lancet Diabetes & Endocrinology. 2019;7(3):221-30.

Cohen RM, Holmes YR, Chenier TC, Joiner CH. Discordance between HbA1c c and fructosamine: evidence for a glycosilation gap and its relation to diabetic nephropathy. Diabetes Care. 2003;26(1):163-67.

Dagogo-Jack S. Pitfalls in the use of HbA1(c) as a diagnostic test: the ethnic conundrum. Nat Rev Endoc. 2010;6(10):589-93.

Danne T et al. International Consensus on use of continuous glucose monitoring. Diabetes Care. 2017;40(12):1631-40.

Feig DS et al. CONCEPTT Collaborative Group. Continuous glucose monitoring in pregnant women with type 1 diabetes (CONCEPTT): a multicentre international randomised controlled trial. Lancet. 2017;390(10110):2347-59.

Hempe JM, Gomez R et al. High and low hemoglobin glycation in type 1 diabetes: a challenge for interpretation of glycemic control. J Diab Complic. 2002;16(5):313-20.

International Diabetes Federation (IDF). Atlas do Diabetes 2014 – Atualização. 6. ed. 2014.

International Hypoglycaemia Study Group. Glucose concentrations of less than 3.0 mmol/l (54 mg/dl) should be reported in clinical trials: a joint position statement of the American Diabetes Association and the European Association for the Study of Diabetes. Diabetologia; 2017;60(1):3-6.

Lacy ME, Gilsanz P, Eng C, Beeri MS, Karter AJ, Whitmer RA. Severe hypoglycemia and cognitive function in older adults with type 1 diabetes: The Study of Longevity in Diabetes (SOLID). Diabetes Care. 2020;43(3):541-48.

McCrimmon RJ, Ryan CM, Frier BM. Diabetes and cognitive dysfunction. Lancet. 2012;379(9833):2291-99.

Monnier L et al. Toward defining the threshold between low and high glucose variability in diabetes. Diabetes Care. 2016;40(7):832-38.

Monnier L, Mas E, Ginet C et al. activation of oxidative stress by acute glucose fluctuations compared with sustained chronic hyperglycemia in patients with type 2 diabetes. JAMA. 2006;295(14):1681-87.

Nathan DM et al. Translating the A1C in adults without a history of diabetes in the U.S. Diabetes Care. 2008;31(8):1473-78.

Sociedade Brasileira de Diabetes. Atualização sobre hemoglobina glicada: manifestações clínicas. Diretrizes da Sociedade Brasileira de Diabetes 2013-2014. 2014:352-60.

Sociedade Brasileira de Diabetes. Metas no tratamento do diabetes. DOI: 10.29327/557753.2022-3 (diretriz 100% digital) Diretrizes da SBD 2021.

Vigersky RA, McMahon C. The relationship of hemoglobin A1C to time-in-range in patients with diabetes. Diabetes Technol Ther. 2019;21(2):81-85.

Watt C, Sanchez-Rangel E, Hwang JJ. Glycemic variability and cns inflammation: reviewing the connection. Nutrients. 2020;12(12): 3906.

Capítulo 111

Fisiopatologia das Complicações do Diabetes Melito

Introdução

O diabetes melito é fonte de inúmeras complicações sistêmicas, de origem microvascular (retinopatia, nefropatia e neuropatia) e macrovascular, relacionadas com aterosclerose acelerada, que resultam em grande morbidade e mortalidade atribuídas a distúrbios glicêmicos crônicos.

O impacto das complicações diabéticas na saúde populacional e individual é brutal, uma vez que:

- A retinopatia diabética é a principal causa de cegueira adquirida no adulto
- A nefropatia diabética é a principal causa de insuficiência renal crônica dialítica
- A neuropatia diabética e as complicações vasculares em membros inferiores são a principal causa de amputação não traumática desses membros
- A presença de diabetes melito descompensado aumenta em duas a seis vezes o risco de eventos cardiovasculares.

Assim, o entendimento da patogênese dessas complicações é essencial para o cuidado adequado ao paciente diabético.

Fisiopatologia das complicações microvasculares

Mecanismo de lesão

A principal ligação entre diabetes e complicações microvasculares é a hiperglicemia. A doença microvascular atinge principalmente as células do endotélio da retina, dos glomérulos renais e *vasa nervorum*, mostrando a incapacidade dessas células de modularem o transporte de glicose.

Assim, diferentemente da maior parte das células de nosso organismo, esses subtipos celulares são incapazes de regular a entrada de glicose no meio intracelular, ou seja, permitem a entrada passiva de glicose, de maneira dependente da glicemia plasmática. Nos períodos de hiperglicemia plasmática, então, tem-se maior entrada de glicose, aumentando a glicemia intracelular, o que não acontece em outros tipos celulares nos quais a difusão da glicose é limitada. Ainda que todas as células do organismo estejam em contato direto com o plasma hiperglicêmico, as células renais, retinianas e vasculares são as que mais sofrem, uma vez que o fator determinante de lesão celular é a concentração glicêmica no meio intracelular. Portanto, as complicações microvasculares dependem da intensidade e da duração da hiperglicemia sistêmica que se refletem nos valores de glicemia intracelular.

Inicialmente, as lesões microvasculares são danos endoteliais às células suscetíveis. O endotélio lesionado perde a capacidade de sintetizar óxido nítrico (NO), que é um potente vasodilatador. Além disso, passa a ter maior sensibilidade a fatores vasoconstritores, como angiotensina II (ATII) e endotelina-1. Com menor produção de NO e maior sensibilidade à ATII, há maior pressão no interior dos vasos acometidos, aumentando a permeabilidade capilar e o extravasamento de proteínas. No início, essas alterações podem ser normalizadas, mas, com o tempo, tornam-se irreversíveis. Há, então:

- Queda de NO
- Maior sensibilidade à angiotensina II e endotelina-1
- Aumento de vasoconstrição e pressão intracapilar

- Elevação da pressão na artéria eferente do glomérulo renal causando aumento de fluxo sanguíneo intraglomerular, o que favorece o aumento da taxa de filtração glomerular inicialmente
- Aumento de permeabilidade vascular
- Extravasamento proteico.

Com o passar do tempo, o extravasamento proteico e o dano endotelial contínuo levam ao estreitamento do lúmen dos capilares. Isso porque o acúmulo de proteínas na parede endotelial estimula as células mesangiais a fabricarem matriz extracelular e fatores de crescimento, que levarão a mais fibrogênese e à síntese de colágeno e de outras fibras da matriz. A própria hiperglicemia intracelular induz à síntese de fatores de crescimento, de citocinas inflamatórias e de componentes de matriz que contribuem para esse fenômeno. Sabe-se que as células mesangiais de indivíduos hiperglicêmicos produzem muito mais colágeno tipo 1, tipo 4 e fibronectina que as células mesangiais de indivíduos normoglicêmicos.

O fluxo sanguíneo, que inicialmente estava aumentado devido à vasoconstrição relativa (p. ex., no caso de fluxo sanguíneo dentro dos glomérulos, decorrente de vasoconstrição da artéria eferente glomerular), diminui pelo estreitamento do leito arterial. Ou seja, o hiperfluxo inicial provoca um dano endotelial progressivo que, com o tempo, promove lesões estruturais endoteliais definitivas e irreversíveis, como o aumento da matriz extracelular, do colágeno e de proteínas em torno do endotélio, causando espessamento da membrana endotelial, estreitamento do lúmen vascular e, por fim, redução de fluxo sanguíneo local.

Evolutivamente, a redução do fluxo sanguíneo pode culminar com oclusão capilar, perfusão inadequada dos tecidos e isquemia tissular. Passa a haver indução de apoptose de vários tipos celulares ao redor das células endoteliais e também das próprias células endoteliais. Portanto, pode haver morte celular precoce das células envolvidas nesse mecanismo (Figura 111.1).

Características genéticas e interação ambiental

O risco de desenvolver disfunção endotelial e complicações microvasculares, assim como de desenvolver diabetes melito, depende também de fatores genéticos. Vários polimorfismos genéticos já foram descritos, aumentando ou reduzindo o dano celular induzido por determinada via patológica, e mudando o fenótipo final desse indivíduo. Dessa maneira, os indivíduos diabéticos dentro de uma mesma família tendem a apresentar um mesmo tipo de complicação com frequência maior do que os diabéticos de famílias diferentes.

Estudos populacionais clássicos já mostraram progressão de lesões microvasculares após o controle metabólico em indivíduos que permaneceram por longos períodos em hiperglicemia. Esse fenômeno é conhecido como "memória metabólica", a qual aparentemente decorre da integração de características individuais com fatores ambientais prévios, como a metilação ou acetilação de alguns genes pela hiperglicemia. Nesse caso, após a alteração genética ter sido estimulada inicialmente pela hiperglicemia, alguns genes permaneceram estruturalmente modificados, tendo sua expressão ativada ou inibida mesmo após a normalização da glicemia.

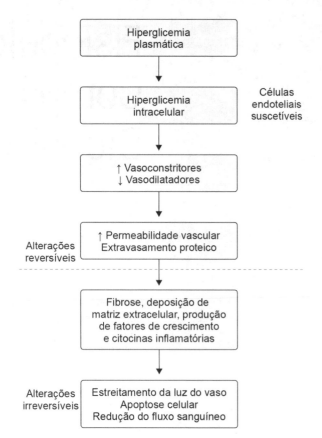

FIGURA 111.1 Mecanismos fisiopatológicos das lesões microvasculares.

Fisiopatologia das complicações macrovasculares

A presença de diabetes melito aumenta em pelo menos duas vezes o risco de incidência de doenças macrovasculares, além de torná-las mais graves. Na realidade, a própria resistência à insulina, independentemente da presença ou não da hiperglicemia associada, já confere comprovado aumento de risco cardiovascular.

Diversos fatores atuam na patogênese das complicações macrovasculares apresentadas pelo paciente diabético. Os principais elementos envolvidos são descritos a seguir.

Dislipidemia diabética

A insulina tem importante papel nas vias de metabolização e síntese lipídica, de modo que a resistência à insulina ou o déficit de insulina circulante tem papel importante em alterações lipídicas típicas de pacientes diabéticos [hipertrigliceridemia, queda de colesterol da lipoproteína de alta densidade (HDL-c), partículas de lipoproteína de baixa densidade (LDL) pequenas e densas], pois contribuem para danos vasculares nesses pacientes. Para o completo entendimento desse tópico, indica-se a leitura do Capítulo 102, *Dislipidemia na Síndrome Metabólica e Dislipidemia Diabética*.

A insulina atua como fator de inibição da ação da enzima *lipase hormônio-sensível*, presente nos adipócitos e responsável pela lipólise. Na ausência ou na resistência à insulina, essa enzima torna-se desinibida, ocasionando aumento da lipólise e, consequentemente, maior liberação de ácidos graxos livres (AGL) para a circulação. Esses AGL, por sua vez, promovem reação inflamatória sistêmica, além de serem desviados para o fígado em grande quantidade, onde atuam como "matéria-prima" para a lipogênese hepática *de novo* e a síntese de lipoproteínas ricas em triglicerídeos, como o colesterol da lipoproteína de muito baixa densidade (VLDL-c), e do próprio colesterol da lipoproteína de baixa densidade (LDL-c).

Outro papel de destaque da insulina é o de estímulo à síntese de apolipoproteína B (apo B) via hepática, sendo essa uma via que não sofre resistência insulínica. Dessa maneira, na hiperinsulinemia secundária à resistência à insulina, a síntese de apo B está aumentada. Por outro lado, a degradação da mesma apo B depende da ativação de uma via intitulada fosfatidilinositol-3-quinase (PI3K). Essa via depende de insulina para funcionar e pode sofrer resistência, de modo que, na resistência à insulina, a P13K torna-se inativa e, consequentemente, há menor degradação da apo B. Portanto, na resistência à insulina ocorre maior síntese e menor degradação de apo B, que é a apolipoproteína mais relacionada com o LDL-c. Diante de um mesmo valor de LDL-c, mas com maior quantidade de apo B, o fígado passa a sintetizar partículas de LDL menores e em maior quantidade, já que deve haver apenas uma molécula de apo B por partícula de LDL. Portanto, a quantidade de LDL-c passa a ser a mesma, mas distribuída em partículas de LDL menores e mais densas, que são muito mais aterogênicas.

A insulina também é essencial para o funcionamento da *enzima lipase lipoproteica* (LPL), que é uma enzima endotelial responsável pela metabolização das lipoproteínas ricas em triglicerídeos (quilomícrons e VLDL), liberando-os para a circulação, para serem estocados em adipócitos ou captados por outras células em atividade e que necessitem de energia. Na resistência à insulina, a LPL não atua adequadamente, causando acúmulo das lipoproteínas ricas em triglicerídeos (quilomícrons e VLDL). Como a produção de HDL-c depende da metabolização das lipoproteínas ricas em triglicerídeos, a redução dessa metabolização culmina também em menor produção de moléculas de HDL.

Finalmente, a insulina age modulando a ação da enzima CETP (proteína de transferência do colesterol esterificado), cujo papel é promover a troca de triglicerídeos e colesterol entre partículas ricas em TG (VLDL e quilomícrons), as partículas ricas em colesterol (LDL) e as pobres em ambos (HDL). Quando ocorre falta ou resistência à ação da insulina, a atividade da CETP se torna maior, promovendo trocas exacerbadas entre as diferentes partículas, provocando alterações específicas:

- HDL-c: torna-se saturado em triglicerídeos e, desse modo, acaba perdendo parte de suas partículas de apoliproteína A-1 (apo A-1). Dessa maneira, sofre redução em sua capacidade de realização de transporte reverso de colesterol. Além disso, esse HDL-c não funcional passa a ser retirado da circulação pelo fígado mais precocemente [a enzima lipoproteína lipase hepática (LLH) capta rapidamente as partículas de HDL ricas em triglicerídeos], de modo que há diminuição na meia-vida do HDL-c. Ou seja, na resistência à insulina ou na sua falta, há menor produção e menor atuação, e a meia-vida de HDL-c é mais curta

- LDL-c: as partículas de LDL também se tornam ricas em triglicerídeos. A LLH, enzima com alta afinidade pelas partículas de LDL ricas em triglicerídeos, passa a hidrolisá-las mais rapidamente, formando partículas menores e mais densas, as chamadas LDL pequenas e densas, mais aterogênicas que a LDL regular.

Resumindo, no paciente com resistência à insulina ou com diminuição relativa da concentração de insulina, ocorrem alterações lipídicas aterogênicas caracterizadas por:

- Hipertrigliceridemia
- Redução nos níveis e na atuação de HDL-c
- Presença de LDL pequenas e densas.

Excesso de insulina no endotélio vascular

A insulina influencia diretamente o endotélio vascular. Parte dessa ação ocorre via sinalização específica da PI3K. Quando ativada após a ligação da insulina ao seu receptor, esta via leva à produção de NO e consequente vasodilatação. Na resistência à insulina e diminuição de insulina circulante, essa sinalização não funciona plenamente, ocorrendo menor produção de NO e menor vasodilatação. A própria hiperglicemia também atua reduzindo a síntese de NO pelo endotélio vascular, como descrito anteriormente. Consequentemente, há mais vasoconstrição e maior risco de complicações endoteliais.

A insulina também ativa as vias RAS, RAF e MAPK (proteína quinase mitógeno ativada). Essas vias, no entanto, aparentemente não sofrem resistência insulínica. Assim, na hiperinsulinemia relativa do diabetes melito tipo 2, essas vias ativadas promovem aumento de fatores, como o fator de crescimento derivado de plaquetas (PDGF), células musculares lisas vasculares (VSMC), inibidor do ativador do plasminogênio 1 (PAI-1), que são fatores que aumentam a fibrogênese e a aterogênese, levando o indivíduo a um estado pró-coagulante.

Hiperglicemia nas lesões vasculares

A hiperglicemia sérica pode atuar diretamente, por meio de diversos mecanismos diferentes, na patogênese das complicações vasculares presentes nos indivíduos com diabetes melito. Estão descritos a seguir os principais mecanismos.

A hiperglicemia é capaz de ativar diretamente a formação de moléculas de adesão, como molécula de adesão intracelular (ICAM), molécula de adesão celular-vascular (VCAM) e proteína quimiotática de monócitos (MCP-1), além de aumentar a atividade plaquetária e a formação de colágeno e matriz, contribuindo para o estado pró-coagulante marcador de complicações vasculares.

Além disso, sabe-se que em estados de hiperglicemia, as células sanguíneas circulantes pluripotenciais, que fisiologicamente podem contribuir para várias funções, dentre elas a de neovascularização ao redor de tecidos isquêmicos, passam a ser depletadas. Dessa maneira, tecidos isquêmicos passam a ter menor circulação colateral e eventos isquêmicos agudos são potencialmente mais graves nessa população.

Nesse ponto, há um paradoxo que é a retinopatia diabética, pois é uma situação em que há grande proliferação vascular e angiogênese retiniana estimulada pela isquemia local. Uma hipótese formulada para explicar esse paradoxo seria que as células retinianas responsáveis pela produção de fator de crescimento endotelial vascular (VEGF) seriam capazes de autorregular a entrada de glicose para o meio intracelular, de modo que não desenvolveriam hiperglicemia intracelular e manteriam a produção de VEGF ativa.

Por fim, a hiperglicemia intracelular ativa quatro vias metabólicas que geralmente não se encontram ativas nas células não hiperglicêmicas:

- Via dos polióis
- Formação de compostos avançados de glicosilação (AGES)
- Ativação da proteinoquinase C (PKC)
- Via das hexosaminas.

Via dos polióis

O excesso de glicose serve como substrato para a aldose redutase, uma enzima citosólica que, em situações normais, tem baixa afinidade pela glicose e converte aldeídos tóxicos em álcoois não tóxicos. Já em situações de hiperglicemia intracelular, a aldose redutase converte a glicose em sorbitol, sendo que, nessa reação, há consumo de nicotinamida adenina dinucleotídeo fosfato reduzida (NADPH), um importante cofator na regeneração da glutationa reduzida, que é um antioxidante celular.

Dessa maneira, a hiperglicemia intracelular consome NADPH, diminuindo a concentração da glutationa reduzida, com isso aumentando o estresse oxidativo intracelular e seus efeitos deletérios.

Formação de compostos avançados de glicosilação

O excesso de glicose intracelular passa a ser desviado para determinadas vias de metabolização que levam à formação de precursores de AGES, como glioxal, metilglioxal e 3-deoxiglucosona. Ao se ligarem na porção aminoterminal de proteínas intracelulares, extracelulares ou plasmáticas, esses precursores formam os AGES, que podem agir dentro da própria célula ou extravasar para o plasma e agir em outro tecido (existem receptores de AGES em vários tecidos do organismo). Existem vários sistemas enzimáticos para a remoção dos AGES formados, mas eles não são suficientes para lidar com os estados de hiperglicemia intensa. Assim, após serem formados, eles apresentarão inúmeros mecanismos deletérios:

- Formação de VEGF: levando, por exemplo, a maior proliferação vascular retiniana e edema macular
- Morte de pericitos na retina
- Produção de MCP-1 gerando aumento de filtração glomerular e microalbuminúria
- Aumento da permeabilidade da membrana basal glomerular à albumina
- Estímulo à apoptose de células mesangiais glomerulares

- Fibrose intersticial
- Aumento da atividade de macrófagos
- Aumento de colágeno nos vasos levando à redução na elasticidade vascular, piora na função endotelial e redução na produção de NO
- Aumento da permeabilidade vascular
- Interação com receptores específicos para os AGES, promovendo aumento de transcrição de citocinas inflamatórias, fatores de crescimento e fatores pró-coagulantes.

Ativação da proteinoquinase C

A hiperglicemia intracelular ativa a PKC, levando a redução de NO, aumento de endotelina, apoptose de pericitos na retina, de matriz extracelular mesangial nos glomérulos, de permeabilidade vascular, de matriz microvascular, de tecido conectivo, na fibrogênese cardíaca e de citocinas inflamatórias, redução de NADPH, aumento de espécies reativas de oxigênio (ROS) e estresse oxidativo.

Via das hexosaminas

Na via glicolítica, ocorre metabolização da glicose em glicose-6-fosfato e, posteriormente, em frutose-6-fostato (F6P). Quando ocorre excesso de glicose intracelular, a F6P desvia-se da via glicolítica para a via das hexosaminas, levando à formação de glicosamina e outras hexosaminas, que, por sua vez, ativam a transcrição gênica de citocinas inflamatórias e fatores pró-coagulantes, reduzem NO e expressão de genes associados à sensibilidade à insulina. Dessa maneira, a ativação da via das hexosaminas faz com que a própria hiperglicemia gere resistência à insulina, explicando um pouco a fisiopatologia da glicotoxicidade.

Estresse oxidativo nas complicações crônicas do diabetes melito

Acredita-se que o estresse oxidativo e a produção de ROS sejam os responsáveis por explicar a maior parte dos mecanismos fisiopatológicos finais das complicações crônicas do diabetes. Em situações de aumento de oferta energética intracelular (seja por hiperglicemia, aumento de AGL ou na oferta de aminoácidos, por exemplo), ocorre formação excessiva de nicotinamida adenina dinucleotídeo reduzida (NADH), dinucleotídeo de flavina-adenina reduzida (FADH2) e piruvato. O NADH e o FADH2 são direcionados à mitocôndria das células, onde são utilizados na cadeia transportadora de elétrons para geração de adenosina trifosfato (ATP). Na mitocôndria, o NADH e o FADH2 acabam doando elétrons para a cadeia transportadora de elétrons. Esses elétrons vão sendo transferidos entre os diferentes complexos da cadeia, até se ligaram ao oxigênio (O_2) e formarem água (H_2O). Para cada elétron doado, um íon de hidrogênio (H^1) entra na membrana intracelular (no espaço intramembranoso), criando um gradiente eletroquímico – uma vez que o conteúdo prévio desse espaço já tem excesso de carga positiva. Dessa maneira, o H^1 migra através de canais a favor do gradiente de concentração, liberando, nesse movimento, energia que converte adenosina difosfato (ADP) e piruvato em adenosina trifosfato (ATP).

Em situações de grande oferta energética, como na hiperglicemia, esse mecanismo é mais estimulado, levando a acúmulo de maior quantidade de H^1 no espaço intramembranoso. Esses elétrons acumulados começam a escapar para fora da mitocôndria e passam a se ligar a moléculas de O$_2$, consequentemente produzindo radicais livres superóxidos (O$_2^-$). Os superóxidos atuam aumentando o estresse oxidativo local intracelular, promovendo lesões no ácido desoxirribonucleico (DNA) que ativam a enzima PARP [poli (ADP-ribose) polimerase], que é uma enzima de reparo do DNA.

Por fim, quando ativada, a PARP inativa uma segunda enzima, a GAPDH (gliceraldeído-3-fosfato desidrogenase), que é uma enzima da via glicolítica. Com a inativação da GAPDH, ocorre acúmulo de precursores da via glicolítica, desviando a reação para as vias alternativas:

- Gliceraldeído-3-fosfato: desviado para formação de metilglioxal (formação de AGES) e de diacilglicerol (ativa a PKC)
- Frutose-6-fosfato: desviada para a via das hexosaminas
- Glicose: convertida em sorbitol (via dos polióis).

Sabe-se também que o excesso de AGL, secundário à lipólise, que está desbloqueada na resistência à insulina, funciona igualmente como sobrecarga energética no sistema, desencadeando, da mesma maneira, a formação de superóxidos, estresse oxidativo, maior acúmulo de intermediários da via glicolítica e ativação das vias intracelulares já descritas anteriormente (Figura 111.2).

Dessa maneira, a formação de ROS, seja secundária à hiperglicemia ou ao acúmulo de AGL, acaba atuando como estimulador da ativação das vias glicolíticas alternativas, com consequente ação deletéria na patogênese de complicações vasculares.

Leitura recomendada

Brownlee M. Biochemistry and molecular cell biology of diabetic complications. Nature. 2001;414:813.

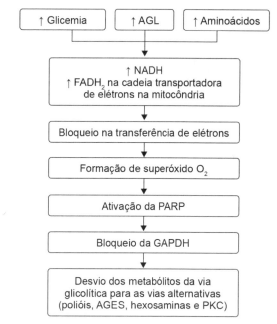

FIGURA 111.2 Efeitos do estresse *oxidativo* nas complicações crônicas do diabetes melito. *AGL*, ácidos graxos livres; *NADH*, nicotinamida adenina dinucleotídeo reduzida; *FADH2*, dinucleotídeo de flavina-adenina reduzida; *PARP*, poli ADP-ribose polimerase; *GAPDH*, gliceraldeído-3-fosfato desidrogenase; *AGES*, compostos avançados de glicosilação; *PKC*, proteína quinase C.

Friedman EA. Protein kinase C and the vascular complications of diabetes mellitus. UptoDate. Nov, 2022.

Kelly TN, Bazzano LA, Fonseca VA et al. Systematic review: glucose control and cardiovascular disease in type 2 diabetes. Ann Intern Med. 2009;151:394.

Rask-Madsen C, He Z, King GL. Mecanismos das complicações microvasculares diabéticas. In: Kahn CR, Weir GC, King GL, Jacobson AM, Moses AC, Smith RJ. Joslin: diabetes mellitus. 14. ed. Philadelphia: Lippincott Williams & Wilkins; 2009.

Sugimoto K, Murakawa Y, Sima AA. Diabetic neuropathy: a continuing enigma. Diabetes Metab Research Review. 2000;16(6):408-33.

Retinopatia Diabética

Capítulo 112

Introdução

A retinopatia diabética é uma complicação microvascular frequente em pacientes diabéticos, causada por alterações progressivas na microvasculatura da retina, que levam a áreas de má perfusão na retina, maior permeabilidade vascular, com exsudação para a retina e proliferação patológica de neovasos retinianos, podendo causar importante perda visual ou até cegueira, sendo a primeira causa mundial de cegueira adquirida.

Epidemiologia

A retinopatia é uma das complicações microvasculares mais prevalentes, considerada atualmente como a complicação tardia mais frequente no paciente com diabetes melito tipo 1, sendo o risco cumulativo de manifestação de qualquer grau de retinopatia após 20 anos de diabetes melito tipo 1 de aproximadamente 100%. Alguns estudos clínicos sugerem as seguintes prevalências:

- Prevalência estimada de retinopatia em pacientes com diabetes melito tipo 1
  - 25% em 5 anos
  - 60% em 10 anos
  - 80% em 15 anos
  - 100% em 20 anos
- Prevalência estimada de retinopatia em pacientes com diabetes melito tipo 2
  - 60% em 20 anos.

Os grandes estudos populacionais que compararam o seguimento de grupos com tratamento intensivo e tratamento usual do diabetes demonstraram o impacto positivo do controle glicêmico sobre esta complicação. Em pacientes com diabetes melito tipo 1, o estudo Diabetes Control and Complications Trial (DCCT) conseguiu reduzir a incidência e a progressão da retinopatia com tratamento intensivo do diabetes melito (DM), e o estudo United Kingdom Prospective Diabetes Study (UKPDS) mostrou o mesmo na população de pacientes com diabetes melito tipo 2.

Fisiopatologia

O primeiro evento histológico no desenvolvimento da retinopatia diabética é a perda de pericitos (células que servem de suporte para o endotélio vascular da retina). A perda dessas células faz com que o endotélio fique frágil, sem suporte, e acabe sofrendo alguns "abaulamentos" em sua parede em locais de maior fragilidade, formando os microaneurismas retinianos, normalmente indistinguíveis de pequenas hemorragias retinianas.

Posteriormente, passa a haver espessamento da membrana basal do endotélio vascular, com consequente redução de fluxo sanguíneo para a retina.

As modificações da barreira endotelial (mais frágil, membrana basal mais espessa, com conteúdo proteico diferente) levam a um aumento da permeabilidade vascular, culminando em extravasamento de proteínas e conteúdo lipídico para a retina, formando os exsudatos duros ou, até mesmo, extravasamento de sangue causando as hemorragias retinianas.

Todos esses extravasamentos podem causar edema de retina. Se essas lesões se localizarem diretamente na mácula, pode ocorrer perda grave de visão. Caso os exsudatos e o edema atinjam a fóvea, esta perda passa a ser moderada.

Os exsudatos duros (amarelos ao exame), resultantes do extravasamento de conteúdo lipídico na retina, progressivamente induzem ao espessamento e à esclerose endotelial, que culmina em obliteração capilar e, finalmente, na isquemia retiniana. Ao exame de fundo de olho, algumas dessas áreas isquêmicas ficam esbranquiçadas e são chamadas "exsudatos algodonosos".

O tecido retiniano isquêmico promove síntese de fatores de crescimento e fatores angiogênicos, como o fator de crescimento endotelial vascular (VEGF), que estimula a neovascularização retiniana. Há acúmulo de fatores angiogênicos também no humor vítreo, estimulando a proliferação vascular e fibrótica na câmara anterior do olho, alterando o sistema de drenagem dessa câmara e podendo culminar em glaucoma.

Os vasos retinianos neoformados são mais finos e frágeis, tendo um trajeto tortuoso e, consequentemente, com mais chance de rompimento, quando comparados aos vasos normais. Quando rompidos, ocorre a chamada "hemorragia retiniana" ou, até mesmo, a hemorragia vítrea, que pode ser responsável pela amaurose completa.

A presença de sangue na retina também estimula a proliferação fibrótica, produzindo traves fibróticas, que causam tração local, muitas vezes evoluindo com descolamento de retina, a qual também pode ser causa de cegueira total.

Possíveis causas de perda de visão na retinopatia diabética

- Isquemia na fóvea
- Edema macular
- Hemorragia vítrea ou pré-retiniana
- Descolamento de retina
- Glaucoma neovascular.

Fatores de risco para retinopatia diabética

- Mau controle glicêmico
- Variabilidade glicêmica acentuada
- Hipoglicemias
- Diabetes melito tipo 1 > diabetes melito tipo 2
- Tempo de diabetes melito
- Hipertensão arterial sistêmica (HAS)
- Dislipidemia
- Tabagismo
- Presença de nefropatia diabética
- Puberdade e gestação (aumento de fatores de crescimento e fatores angiogênicos nessas fases da vida)
- Fatores genéticos
- Anemia
- Transtornos alimentares
- Melhora muito rápida do controle glicêmico em indivíduos cronicamente descompensados.

Achados clínicos

- Microaneurismas: decorrentes da oclusão capilar. São a primeira alteração oftalmoscópica da retinopatia diabética
- Hemorragias em chama de vela: ocorrem na parte mais superficial, próxima ao humor vítreo. São hemorragias pontuais
- Exsudatos duros: amarelos, resultado de seu alto conteúdo lipídico
- Exsudatos algodonosos: áreas de microinfarto e isquemia. São áreas brancas e acinzentadas que estimulam a proliferação de neovasos nos seus arredores
- Anormalidades da microvascularização da retina: vasos tortuosos e aumento de vascularização local

- Anormalidades venosas: dilatações localizadas, áreas de vasos de grande calibre e veias "em rosário"
- Edema retiniano (macular ou não)
- Descolamento de retina
- Hemorragia vítrea ou pré-retiniana.

Classificação internacional

- Ausência de retinopatia: exame de fundo de olho sem alterações
- Retinopatia diabética não proliferativa leve: exame de fundo de olho com apenas microaneurismas (risco de progressão para retinopatia proliferativa de 5% em 1 ano)
- Retinopatia diabética não proliferativa moderada: presença de achados adicionais aos microaneurismas, que não se classificam como graves (risco de progressão para retinopatia proliferativa de 12 a 27% em 1 ano)
- Retinopatia diabética não proliferativa grave: caracteriza-se pela presença de algum dos seguintes achados graves (que determinam risco de progressão para retinopatia proliferativa de 52% em 1 ano)
  - Hemorragias nos quatro quadrantes
  - Veias "em rosário", dilatadas, em pelo menos dois quadrantes
  - Anormalidades microvasculares intrarretinianas (IRMA) proeminentes em pelo menos um quadrante
- Retinopatia diabética não proliferativa muito grave: presença de dois dos três acometimentos graves citados anteriormente
- Retinopatia diabética proliferativa: presença de neovascularização no disco óptico ou na retina ou hemorragia vítrea.

O edema macular é muito grave, mas pode aparecer em qualquer um desses estágios, mesmo nos mais leves. O edema macular clinicamente significativo, se não tratado, está associado a risco de perda de visão de 25% nos próximos 3 anos.

Outros possíveis acometimentos oftalmológicos no paciente diabético

- Mononeuropatia do III, IV ou VI nervos cranianos com alteração da motilidade ocular extrínseca (para mais detalhes, ver Capítulo 114, *Neuropatia Diabética*).
- Edema de papila
- Palidez de papila
- Glaucoma: risco 1,4 vez maior
- Catarata: pode ser subcapsular (predomina nos pacientes diabéticos tipo 1, podendo ocorrer em crianças) ou nuclear (mais comum em adultos)
- Lesões de córnea, queratite e úlcera de córnea
- Descolamento vítreo
- Xantelasmas
- Microaneurismas de conjuntiva bulbar
- Mucormicose
- Alterações refrativas transitórias por mudanças na hidratação do cristalino, secundárias a alterações osmóticas em

situações de oscilações rápidas de glicemia, seja em descompensação do diabetes melito, seja em compensação rápida do diabetes melito

- Alterações de pálpebras e vias lacrimais: blefarites, dacriocistites, abscessos e celulites orbitárias.

Avaliação, rastreio e diagnóstico da retinopatia diabética

Quando rastrear?

- Diabetes melito tipo 1: após 5 anos de diagnóstico ou na puberdade (a partir dos 11 anos ou antes, se entrar antes na puberdade) e, depois, anualmente
- Diabetes melito tipo 2: ao diagnóstico e, depois, anualmente
- Pacientes diabéticos que entram na puberdade ou que engravidam devem ser imediatamente rastreados para retinopatia diabética, independentemente do tempo de doença, uma vez que ocorre maior risco de desenvolvimento e progressão de lesões na retina nesses pacientes. Aqui não se enquadram as pacientes com diabetes gestacional, mas aquelas com diabetes pré-gestacional que engravidam. Nesses casos, o exame de retina deve ser feito antes de engravidar, em cada trimestre da gestação e depois no primeiro ano após o parto.

Como rastrear?

O rastreio para retinopatia diabética deve ser feito anualmente pelo exame de fundo de olho ou exame de imagem da retina (retinografia, mapeamento de retina, biomicroscopia de fundo, angiografia fluorescente ou tomografia computadorizada de coerência óptica).

O exame anual por oftalmologista experiente pode fazer diagnóstico precoce de alterações retinianas que, se não forem tratadas, podem evoluir para cegueira ou importante perda visual. O diagnóstico e tratamento precoces melhoram o prognóstico da retinopatia diabética, reduzindo o risco de dano visual irreversível. É importante fazer o tratamento a tempo, pois esse quadro é potencialmente progressivo e causador de danos irreversíveis.

Para pacientes em planejamento de gestação, em vista do conhecido aumento de risco de progressão da retinopatia durante o período gestacional, recomenda-se rastreio específico com realização de exame 1 ano antes de engravidar para avaliação de risco e tratamento local, se necessário. Deve-se, então, repetir o exame de fundo de olho no primeiro trimestre da gestação, e, posteriormente, conforme os achados do exame e a recomendação do oftalmologista.

Caso o exame oftalmológico seja normal ou na presença de retinopatia diabética leve, o rastreio deve ser repetido anualmente. Em caso de alterações moderadas ou graves, recomenda-se acompanhamento com o oftalmologista com revisões mais frequentes.

Tratamento

Os tratamentos oftalmológicos disponíveis atualmente são:

- Fotocoagulação: indicada para todos os pacientes com edema macular e retinopatias diabéticas proliferativa e não proliferativa graves. Geralmente, são feitas duas a três sessões de *laser* em intervalos de 1 semana entre elas, com o intuito de prevenir o descolamento da retina e a perda visual. Após 3 meses, o paciente é reavaliado e, se houver boa resposta, podem ser indicadas outras sessões
- Vitrectomia: indicada para casos de hemorragia vítrea, descolamento de retina ou neovascularização muito intensa que não responde a fotocoagulação. Nesse procedimento, é retirado todo o humor vítreo e o espaço vazio é preenchido com gel
- Injeções intravítreo de anti-VEGF: estudos recentes demonstraram que injeções intravítreo de anti-VEGF apresentam resultados semelhantes a fotocoagulação panretinal na melhora da acuidade visual. Ademais, pacientes tratados dessa maneira apresentam menor probabilidade de perda de campo visual periférico, são submetidos com menor frequência a cirurgias de vitrectomia devido à evolução proliferativa da retinopatia e têm menor risco de desenvolvimento de edema macular diabético. Como exemplo da droga anti-VEGF, há o Lucentis® (ranibizumabe), muito utilizado em casos de oftalmopatia proliferativa, especialmente em casos de edema macular. A Food and Drug Administration (FDA) aprovou o ranibizumabe para o tratamento da retinopatia diabética em 2017
- Corticoide intravítreo para edema macular: é ainda um tratamento controverso, pois aumenta o risco de glaucoma e catarata.

O tratamento clínico inclui:

- Controle glicêmico intensivo
- Controle pressórico rigoroso
- Controle lipídico
- Cessação do tabagismo
- Tratamento da anemia, se existente
- Tratamento da nefropatia e da proteinúria.

Leitura recomendada

Aiello LM, Aiello LP, Cavallerano JD. Complicações oculares no diabetes mellitus. In: Kahn CR, Weir GC, King GL, Jacobson AM, Moses AC, Smith RJ. Joslin: diabetes mellitus. 14. ed. Philadelphia: Lippincott Williams & Wilkins; 2009.

Aiello LM. Perspectives on diabetic retinopathy. Am J Ophthalmol. 2003;136:122.

American Diabetes Association. Standards of medical care in diabetes – 2021 (position statement). Diabetes Care. 2021;38(Suppl 1).

Frank RN. Diabetic retinopathy. New England J Med. 2004;350:48.

Fraser CE, D'Amico DJ. Diabetic retinopathy: classification and clinical features. UptoDate. Nov/2022.

Malerbi R, Andrade R, Morales P, Travassos S. Manejo da retinopatia diabética. Diretrizes da SBD 2021. Sociedade Brasileira de Diabetes. 2021.

The Diabetes Control and Complications Trial Research Group. The effect of intensive treatment of diabetes on the development and progression of long-term complications in insulin-dependent diabetes mellitus. N Engl J Med. 1993;329(14):977-86.

UK Prospective Diabetes Study (UKPDS) Group. Intensive blood-glucose control with sulphonylureas or insulin compared with conventional treatment and risk of complications in patients with type 2 diabetes (UKPDS 33). Lancet. 1998;352(9131):837-53.

Doença Renal do Diabetes

Capítulo 113

Introdução

Historicamente, a nomenclatura "nefropatia diabética" foi definida pela presença de albuminúria acompanhada de retinopatia em pacientes com diabetes tipo 1. Porém, ao longo dos anos, ficou evidente que há várias formas de doença renal do diabetes que incluem lesões glomerulares não clássicas e tubulointersticiais. Assim, a expressão "doença renal do diabetes" foi adotada pela Associação Americana de Diabetes (ADA – American Diabetes Association) e pela Sociedade Brasileira de diabetes (SBD) em 2016.

A doença renal do diabetes foi então definida como presença de albuminúria, diminuição de taxa da filtração glomerular estimada ou ambas, não determinando um fenótipo patológico específico.

A doença renal do diabetes (DRD) é caracterizada por alterações progressivas na função e na arquitetura dos rins, que acabam levando, em muitos casos, à perda completa da função renal, não sendo obrigatoriamente uma consequência da perda renal de proteínas.

A importância dessa complicação pode ser demonstrada por vários aspectos, como a maior mortalidade do paciente com DRD, quando comparado a outros pacientes diabéticos sem doença renal. A DRD é reconhecidamente um fator de risco independente para doenças cardiovasculares. Trata-se da principal causa de insuficiência renal crônica (IRC) terminal ou dialítica nos EUA.

Assim, o entendimento dessa complicação e o seu tratamento são necessários para a diminuição de morbidade, mortalidade e custos em saúde decorrentes dela.

Epidemiologia

A incidência e a prevalência da DRD aumentam de maneira regular ao longo dos anos. Grande parte desse aumento ocorre em pacientes com diabetes melito tipo 2, provavelmente decorrente do maior tempo de sobrevida desses pacientes como consequência dos avanços médicos no tratamento e na prevenção de doenças cardiovasculares nesses pacientes.

Assim, atualmente, há uma prevalência de cerca de 25 a 40% de DRD entre os pacientes com diabetes melito tipo 1, com aumento da incidência dessa complicação no período de 5 a 15 anos após o diagnóstico. Já entre os pacientes com diabetes melito tipo 2, a prevalência de DRD varia muito, em torno de 20 a 50%.

Algumas populações étnicas específicas apresentam maior risco de desenvolvimento dessa complicação, podendo-se destacar os afro-americanos e os americanos nativos, mais especificamente os índios Pima, que servem como base populacional de estudo para vários aspectos do diabetes melito.

Fisiopatologia

A patogênese da lesão renal induzida pelo diabetes pode ser dividida em estágios de progressão. Essa progressão pode ser prevenida e até revertida, dependendo do estágio em que se encontra. A seguir, são descritos os estágios da doença renal diabética.

Estágio 1: hiperfiltração glomerular

Inicialmente, nota-se alteração na hemodinâmica renal, devido à redução da concentração local de óxido nítrico (NO) associada à ativação do sistema renina-angiotensina-aldosterona (SRAA), que resulta em vasoconstrição da artéria renal eferente e, consequentemente, aumento de pressão intraglomerular, resultando em maior taxa de filtração glomerular. A hiperfiltração é mais evidente em pacientes com diabetes melito tipo 1, possivelmente porque pacientes com diabetes melito tipo 2 tendem a ter mais idade e comorbidades, como hipertensão e dislipidemias, que podem já comprometer a taxa de filtração glomerular (TFG), deixando-a mais baixa e mascarando a fase inicial de hiperfiltração glomerular da DRD. Nessa fase, também ocorre aumento do tamanho renal, secundário à hipertrofia e hiperplasia dos túbulos e glomérulos, estimulado por fatores de crescimento. Portanto, essa primeira fase é caracterizada por aumento da perfusão renal e da TFG com hipertrofia renal. A pressão arterial (PA) e a função renal ainda estão inalteradas.

A hiperfiltração glomerular é definida como 20% acima do valor esperado para idade e sexo de pacientes saudáveis.

Estágio 2: presença de alterações estruturais

É uma fase clinicamente silenciosa, caracterizada por mudanças estruturais e histológicas nos rins. Classicamente, há espessamento da membrana basal glomerular (MBG) e proliferação mesangial. A TFG, que antes estava aumentada em decorrência das mudanças estruturais, retorna a níveis normais. Pode haver discreto incremento de PA, a função renal ainda é normal e a microalbuminúria ainda é negativa. Em suma, não há como detectar essa fase em exames de rotina.

Estágio 3: nefropatia incipiente

Após as alterações estruturais já estabelecidas, nessa fase há o surgimento da microalbuminúria, caracterizada pela dosagem de albumina urinária equivalente a 30 a 299 mg/g de creatinina urinária em amostra isolada de urina, ou 30 a 299 mg de albumina urinária em urina de 24 horas. Desde o consenso da ADA de 2015, não há mais separação entre micro e macroalbuminúria, sendo considerado albuminúria positiva quando a microalbuminúria isolada estiver acima de 30 mg/g de creatinina. Nesse estágio já pode haver aumento de PA, com função renal ainda normal ou levemente alterada. Além disso, a presença de microalbuminúria positiva já confere maior risco cardiovascular a esses pacientes. O rastreio dessa fase deve ser feito com dosagem de microalbuminúria e creatinina em amostra isolada de urina anualmente, a partir de 5 anos do diagnóstico de diabetes melito tipo 1 (ou antes, a partir de 2 anos da doença, se paciente na puberdade entre 11 e 17 anos) ou assim que é feito o diagnóstico de diabetes melito tipo 2 – e em qualquer tipo de diabetes melito, caso o paciente esteja passando por puberdade ou gestação, exceto nos casos de diabetes gestacional.

Uma vez detectada e confirmada a microalbuminúria, deve-se iniciar o tratamento com o uso de anti-hipertensivos inibidores da enzima conversora de angiotensina (iECA) ou bloqueadores do receptor de angiotensina (BRA) que, independentemente do nível pressórico, visam reduzir a microalbuminúria que, por si só, é deletéria ao rim. Nesse estágio, é importante considerar que outras causas de microalbuminúria precisam ser descartadas antes do estabelecimento do diagnóstico de doença renal do diabetes. Fatores como infecção do trato urinário, hiperplasia prostática, insuficiência cardíaca, febre, infecção, menstruação e atividade física podem causar modificações na excreção de albumina, levando a resultados falso-positivos. Dessa maneira, recomenda-se idealmente não colher microalbuminúria em momentos de controle glicêmico ou pressórico inadequados, nem após atividade física intensa ou momentos de febre ou infecção. O ideal é que a medida de microalbuminúria positiva seja sempre confirmada com um segundo exame alterado, antes de ser instituído o tratamento com iECA ou BRA. Essa fase pode ser revertida ou estabilizada, se tratada adequadamente, e pode ainda regredir espontaneamente em cerca de 30% dos pacientes, não necessariamente relacionada à intervenção terapêutica.

Estágio 4: nefropatia estabelecida

Nesse momento já se diagnostica a proteinúria, caracterizada pela excreção de albumina na urina em concentrações superiores a 300 mg/g de creatinina urinária em amostra isolada de urina ou superior a 300 mg de albumina em urina de 24 horas. Nesse momento, é comum haver elevação progressiva da PA, havendo geralmente comprometimento da função renal. Essa é uma fase irreversível, podendo evoluir para IRC dialítica se não tratada adequadamente. Mantém-se a indicação do uso de anti-hipertensivos das classes iECA ou BRA, e deve-se manter alvos pressórico e glicêmico restritos. Passa a ser indicado seguimento conjunto com nefrologista, quando o *clearance* de creatinina se encontrar em faixa inferior a 30 mℓ/min, para melhor manejo de complicações da IRC.

Estágio 5: insuficiência renal crônica dialítica

Nesse estágio, há perda de função renal completa. Lembrando que alguns pacientes podem evoluir para perda de função renal e até mesmo para IRC dialítica por doença renal do diabetes sem apresentar micro ou macroalbuminúria, principalmente em casos de diabetes melito tipo 2. Por isso, é essencial a realização de controle laboratorial anual com medida de creatinina sérica nesses pacientes, além da dosagem da própria microalbuminúria. Pacientes nesse estágio, que estiverem em insulinização plena, podem ser candidatos a transplante duplo rim-pâncreas.

Alterações estruturais e funcionais dos rins na nefropatia diabética

Ao longo das diferentes fases de evolução da doença renal do diabetes, alterações estruturais e funcionais vão se acumulando nos rins, sendo encontradas:

- Alterações glomerulares presentes na nefropatia diabética:
    - Hipertrofia glomerular
    - Hiperplasia glomerular
    - Espessamento da MBG
    - Proliferação mesangial
    - Redução de podócitos
    - Neovascularização
    - Glomeruloesclerose difusa: lesão glomerular mais comum
    - Glomeruloesclerose focal nodular (lesão de Kimmelstiel Wilson): lesão mais específica da doença renal do diabetes, porém não tão frequente

- Alterações tubulares presentes na doença renal do diabetes
  - Hipertrofia e hiperplasia tubular
  - Espessamento da membrana basal tubular.

Funcionalmente, as alterações descritas causam aumento na reabsorção de água e sódio pelos túbulos, déficit da acidificação tubular e déficit do *feedback* tubuloglomerular. Evolutivamente, promovem lesões do aparelho justaglomerular e consequente redução na produção de renina. Se ocorrer redução da produção de renina pelos rins, passa a haver uma situação clínica chamada "hipoaldosteronismo hiporreninêmico", caracterizado por hiponatremia, hiperpotassemia e acidose metabólica hiperclorêmica, causadas pela falta de aldosterona decorrente da baixa produção renal de renina. Além disso, lesões tubulares renais presentes na doença renal do diabetes podem levar à reduzida reabsorção tubular de proteínas, com aumento da proteinúria e das suas consequências.

Outras complicações renais possíveis no paciente com doença renal do diabetes

- Desenvolvimento de doença aterosclerótica causando estenose de artéria renal unilateral ou bilateral
- Necrose de papila renal, uma vez que a medula renal no paciente diabético é menos perfundida do que no indivíduo não diabético e, por isso, sofre mais em situações de lesão renal, como infecções e uso de medicações nefrotóxicas, podendo culminar em processo de necrose isquêmica, que pode se manifestar com quadro de dor abdominal em flanco, hematúria, leucocitúria, febre, insuficiência renal aguda (IRA) e obstrução ureteral
- Acidose tubular renal tipo 4 por hipoaldosteronismo hiporreninêmico, caracterizada por quadro de acidose metabólica acompanhada de hiperpotassemia, potencialmente tratável com o uso de fludrocortisona.

Rastreio

- Diabetes melito tipo 1: após 5 anos de diagnóstico ou após 2 anos se paciente na puberdade (entre 11 e 17 anos), e depois anualmente
- Diabetes melito tipo 2: ao diagnóstico, e depois anualmente.

Realização do rastreio:

- Creatinina sérica anual junto ao cálculo da TGF estimada pela CKD-EPI (Chronic Kidney Disease Epidemiology Collaboration), mais um dos seguintes
  - Relação albumina/creatinina em amostra isolada de urina (valor de referência (VR) < 30 mg/g). Acima disso, deve-se repetir o exame em 3 a 6 meses para confirmar que se trata de paciente com microalbuminúria positiva
  - Microalbuminúria em urina de 24 horas (VR < 30 mg/24 horas). Acima disso, deve-se também repetir o exame em 3 a 6 meses para confirmar que se trata de microalbuminúria positiva
- Pacientes com albumina urinária > 300 mg/g de creatinina e/ou uma taxa de filtração glomerular estimada de 30 a 60 mℓ/min/1,73 m^2 devem ser monitorados duas vezes por ano.

É preciso lembrar que pacientes com infecção de urina ou diabetes melito muito descompensados podem apresentar microalbuminúria temporariamente positiva, devido a essas condições. Além disso, exercício físico intenso no dia anterior da coleta do exame de urina também pode causar falso aumento da microalbuminúria. Portanto, nessas situações, deve-se procurar repetir o exame na ausência desses fatores interferentes.

Diagnóstico

Considera-se com DRD aquele paciente com pelo menos duas dosagens de microalbuminúria positiva (ou proteinúria, nos estágios mais avançados da doença), na presença ou não de redução da TFG. Portanto, o nível sérico da creatinina não precisa estar obrigatoriamente elevado. É preciso lembrar que a microalbuminúria deve ser sempre repetida, se positiva, para confirmação diagnóstica.

No entanto, em alguns poucos casos, pode haver pacientes com aumento de creatinina sérica (portanto, redução da TFG) sem microalbuminúria. Isso pode ocorrer ocasionalmente. Portanto, nesses casos, deve-se descartar outras causas da nefropatia (solicitando exame sumário de urina, ultrassonografia de rins e vias urinárias, Doppler de artérias renais e idealmente encaminhando para uma avaliação especializada com o nefrologista), antes de definir o diabetes como causa etiológica da disfunção renal desses pacientes.

Outras causas etiológicas

Deve-se pensar em outras causas etiológicas para a nefropatia em caso de:

- Presença de hematúria, cilindros e conteúdo nefrítico no exame sumário de urina
- Início abrupto ou proteinúria rapidamente progressiva
- Perda muito rápida de função renal (maior que 4 mℓ/min/ano)
- Ausência de retinopatia ou neuropatia diabéticas
- Ausência de microalbuminúria
- Tempo curto de diabetes melito (< 5 anos)
- Manifestações clínicas de outra doença sistêmica
- Queda rápida da TFG após início de bloqueadores do SRAA (suspeita de estenose de artéria renal).

O achado desses itens não exclui a etiologia de DRD, mas sugere investigação de etiologias adicionais com exames, como o sumário de urina, ultrassonografia de rins e vias urinárias, ultrassonografia com Doppler de artérias renais e avaliação clínica pelo nefrologista.

Manejo clínico

Segundo o último *guideline* da KDIGO 2020 (Kidney Disease Improving Global Outcomes) e o Consenso da ADA 2021, o controle glicêmico deve ser individualizado com alvo de HbA1c entre 6,5 e 8,0% em paciente com DM e doença renal crônica sem diálise, cuja análise é feita de acordo com a gravidade da insuficiência renal, presença ou não de complicações macrovasculares, quantidade de comorbidades associadas, expectativa de vida, tendência a hipoglicemias e presença de recursos e suporte à hipoglicemia.

O uso de hipoglicemiantes com efeito renal direto, como os inibidores da SGLT2, que reduzem a reabsorção de glicose nos túbulos renais, além de diminuir a pressão arterial, diminui também a pressão intraglomerular, a albuminúria e a taxa de perda da função renal, melhorando os desfechos renais nesses pacientes. Por isso, as Diretrizes da SBD de 2021 sugerem que sejam utilizados inibidores de SGLT2 (iSGLT2) em pacientes com DM2 e doença renal leve a moderada (com taxa de filtração glomerular entre 30 e 60 mℓ/min/1,73 m^2 ou entre 30 e 90 mℓ/min/1,73 m^2 associada à albuminúria > 200 mg/g de creatinina).

Em pacientes com DM2 e doença renal com TFG > 30 mℓ/min/1,73 m^2, o uso de aGLP-1 também deve ser considerado para redução de albuminúria. Se o paciente já estiver em uso de MTF e iSGLT2 e ainda fora de meta, os aGLP-1 são a próxima classe terapêutica que deve ser escolhida. Já nos pacientes com doença renal grave (TFG < 30 mℓ/min/1,73 m^2) e controle glicêmico acima da meta, deve-se priorizar tratamento com insulina para o controle glicêmico ideal. Se o TFG estiver entre 15 e 30 mℓ/min/1,73 m^2, outras classes terapêuticas como aGLP-1 (análogos de GLP-1), inibidores de DPP4, glicazida e glipizida também podem ser utilizados.

Nos pacientes em diálise, o tratamento deve ser prioritariamente feito com insulina, e a dose da insulina *bolus* feita na refeição anterior à diálise deve ser sempre reduzida em pelo menos 25% devido ao risco de hipoglicemia durante a diálise. O ideal é que a glicemia esteja entre 126 e 200 mg/dℓ pré e pós-diálise, devendo ser ofertado de 20 a 30 g de carboidrato se a glicemia estiver < 126 mg/dℓ, e devendo ser feita dose de correção de insulina se glicemia > 200 mg/dℓ nessas situações.

Também deve ser feito controle pressórico rigoroso, mantendo PA sistólica inferior a 140 mmHg e PA diastólica inferior a 90 mmHg, com níveis ainda mais baixos, como PA sistólica abaixo de 130 mmHg e diastólica abaixo de 80 mmHg, se a condição clínica do paciente permitir. O controle pressórico a partir do estágio IV torna-se inclusive mais importante que o glicêmico para acompanhamento da progressão do quadro.

É indicado o uso de anti-hipertensivos das classes iECA ou BRA a partir do estágio III, mesmo em pacientes normotensos, para nefroproteção. Estudos mostram que o duplo bloqueio – associação de iECA com BRA – não trouxe benefício do ponto de vista de nefroproteção e, por isso, esse duplo bloqueio não é indicado atualmente para esse fim. O uso de agonista do receptor de mineralocorticoide (espironolactona) deve ser considerado para proteção renal, em associação aos iECA ou BRA, pois ela pode levar a uma redução importante da albuminúria.

Controle lipídico com estatinas de alta potência deve ser indicado para pacientes com doença renal não dialítica e TFG < 60 mℓ/min/dia ou pacientes pós-transplante renal, para redução de risco cardiovascular. Já nos pacientes em diálise sem doença arterial clínica, deve-se apenas manter a estatina caso ela já venha sendo utilizada anteriormente, mas não se recomenda introduzir estatinas nessa situação. Já nos pacientes com doença coronariana ou LDL > 145 mg/dℓ, a introdução de estatina pode ser considerada.

Além disso, indica-se:

- Ingesta proteica < 0,8 g/kg/dia, se o paciente tiver em doença renal grave em fase pré-dialítica
- Restrição de sódio para < 1,5 g/dia (ou < 3,75 g de sal por dia), se houver doença renal crônica associada a HAS
- Manejo das complicações da IRC, especialmente de distúrbios eletrolíticos, como hiperpotassemia, acidose metabólica, doença óssea, distúrbios de cálcio e fósforo, além de anemia, potencial hipervolemia e doenças ósseas associadas, como hiperparatireoidismo
- Deve-se evitar o uso de medicamentos nefrotóxicos (especialmente anti-inflamatórios não esteroides) e contrastes iodados
- Deve-se rastrear complicações cardiovasculares com exames complementares, como eletrocardiograma, ecocardiografia, teste ergométrico, cintilografia miocárdica, ultrassonografia com Doppler de artérias renais, tomografia computadorizada de coronárias com escore de cálcio etc.
- Vacinação contra hepatite B em pacientes em risco de progressão para IRC dialítica.

Leitura recomendada

American Diabetes Association. 11. Microvascular complications and foot care: Standards of Medical Care in Diabetes 2021. Diabetes Care 2021;44(Suppl. 1):S151- S167.

American Diabetes Association. 16. Diabetes Advocacy: *Standards of Medical Care in Diabetes-2021*. Diabetes Care. 2021;44(Supl 1): S221-S222.

Araki S-i, Haneda M, Sugimoto T, Isono M, Isshiki K, Kashiwagi A et al. Factors associated with frequent remission of microalbuminuria in patients with type 2 diabetes. Diabetes. 2005;54(10):2983-87.

Bakris GL. Overview of the management of diabetic kidney disease. UptoDate. 2022.

Kidney Disease: Improving Global Outcomes (KDIGO) Diabetes Work Group. KDIGO 2020 Clinical Practice Guideline for Diabetes Management in Chronic Kidney Disease. Kidney Int. 2020;98(4S):S1-S115.

Ritz E, Orth SR. Nephropathy in patients with type 2 diabetes mellitus. N Engl J Med. 1999;341(15):1127-33.

Sá JR, Canani LH, Rangel EB, Bauer AC, Escott GM, Zelmanovitz T et al. Doença renal do diabetes. Sociedade Brasileira de Diabetes. Diretrizes da SBD 2021.

Stanton RC. Clinical challenges in diagnosis and management of diabetic kidney disease. Am J Kidney Dis. 2014;63(2 Suppl 2): S3-21.

Tervaert TWC, Mooyaart AL, Amann K, Cohen AH, Cook HT, Drachenberg CB et al. Pathologic classification of diabetic nephropathy. J Am Soc Nephrol. 2010;21(4):556-63.

Williams ME, Stanton RC. Tratamento das doenças renais em pacientes diabéticos. In: Kahn CR, Weir GC, King GL, Jacobson AM, Moses AC, Smith RJ. Joslin: diabetes mellitus. 14. ed. Philadelphia: Lippincott Williams & Wilkins; 2009.

Neuropatia Diabética

Introdução

A neuropatia diabética pode acometer nervos somáticos ou autonômicos, únicos ou múltiplos. Dessa maneira, manifesta-se de modos variados.

Sabe-se hoje que a síndrome metabólica e os estados que antecedem o diabetes, como glicemia de jejum alterada ou intolerância à glicose, já podem cursar com alterações que, a depender dos critérios diagnósticos adotados, já podem se caracterizar como neuropatia diabética.

Epidemiologia

Em razão das diferentes apresentações clínicas e dos critérios diagnósticos adotados, a prevalência de neuropatia diabética varia muito. Em geral, entende-se que essa complicação chega a estar presente em 45% dos pacientes portadores de diabetes melito após 25 anos de doença, ocorrendo de modo semelhante, do ponto de vista neuropatológico, no diabetes melito tipo 1 (DM1) e diabetes melito tipo 2 (DM2). Porém, clinicamente as síndromes autonômicas sintomáticas ocorrem principalmente em pacientes com DM1 e as neuropatias motoras e mononeuropatias se apresentam mais em pacientes com DM2. A neuropatia diabética é causadora de grande morbidade e mortalidade, com impacto direto na perda de qualidade de vida devido à presença de dor, parestesias, disestesias, feridas e deformidades, além da maior incidência de quedas, infecções e amputações.

A presença de neuropatia diabética impacta diretamente na taxa de mortalidade do paciente diabético, aumentando o risco de morte em 25 a 50% em 5 a 10 anos. Além disso, sua presença aumenta em 1,7 vez o risco de amputação de membros inferiores. Se já estiver acompanhada de deformidade, esse risco aumenta em cerca de 12 vezes, sendo ainda mais elevado (cerca de 36 vezes) se o paciente tiver história prévia de úlcera no mesmo membro.

Outros fatores de risco para neuropatia diabética são: tabagismo, colesterol da lipoproteína de baixa densidade (LDL-c) elevado, doença cardiovascular, retinopatia diabética proliferativa, mau controle glicêmico e predisposição genética.

Classificação

Neuropatia subclínica

Nessa fase, os testes já mostram a presença de neuropatia, mas o paciente ainda não tem queixas clínicas. A eletroneuromiografia (ENMG) já demonstra reduzida velocidade de condução, amplitude reduzida de impulso no nervo periférico, além de alteração na avaliação clínica de sensibilidades vibratória, térmica, tátil e proprioceptiva. Quando realizada avaliação espectral em busca de disautonomia cardiovascular, pode-se observar perda de variação cronotrópica com manobra de Valsalva, respiração profunda e ortostatismo. O diagnóstico definitivo é confirmado por biopsia cutânea para avaliação da densidade de fibras nervosas intraepidérmicas que se apresentam hipotrofiadas, um exame extremamente sensível para diagnóstico precoce nessa fase incipiente, além de ser minimamente invasivo.

Neuropatia clínica

Fase em que as queixas clínicas da neuropatia já estão presentes. Estas podem apresentar-se na forma de neuropatia sensoriomotora simétrica distal, que é o subtipo mais comum, ou outros subtipos, como mononeuropatia e neuropatia autonômica.

Apresentação clínica

As neuropatias sensitivas e autonômicas geralmente têm início e progressão gradual, com rara regressão clínica. A progressão do quadro tende a ser mais rápida nos casos de pior controle glicêmico. Geralmente, os pacientes com diabetes melito tipo 1 apresentam maior progressão logo após o diagnóstico, com desaceleração posterior. Já portadores de DM2 têm sinais e sintomas, quando a doença é diagnosticada, cursando com progressão contínua, sendo mais grave a evolução quanto maior for o tempo de doença e pior o seu controle glicêmico.

Em contrapartida, mononeuropatias, radiculopatias e neuropatias agudas dolorosas geralmente têm início abrupto, cursando com sintomas de curta duração, apresentando resolução posterior completa.

Existem diversas classificações descritas na literatura, sendo, atualmente, mais utilizadas aquelas que enfatizam a distribuição topográfica das alterações neuropáticas. As principais apresentações clínicas são descritas a seguir.

Polineuropatia simétrica distal

Trata-se da neuropatia diabética mais comum e clássica, concomitante ao acometimento motor ou sensitivo de fibras grossas, detectado pela ENMG, ou de fibras finas, detectado por meio de biopsia epidérmica. Pode ser aguda ou crônica.

O envolvimento das *fibras finas* (desmielinizadas, do tipo C) inicia-se precocemente e causa sintomatologia mais intensa, com dor, parestesias, queimação, hiperalgesia, alodinia, perda de sensação tátil, térmica e dolorosa, disautonomia com desidrose, pele ressecada, rachaduras e disfunções vasomotoras com reduzido fluxo sanguíneo e membros frios. Nesse estágio, o exame de monofilamento pode já estar alterado, apesar de a ENMG ainda não mostrar alterações evidentes.

O envolvimento de *fibras grossas* (mielinizadas, do tipo A) cursa com mais sinais do que sintomas. Apresenta-se com sinais de fraqueza muscular, redução da sensibilidade vibratória, diminuição da propriocepção, ataxia e redução de reflexos, com alterações presentes na análise da ENMG (Tabela 114.1). Estas alterações são potencializadoras de maior risco de quedas (cerca de 17 vezes maior risco). Além de desempenhar papel-chave no desenvolvimento de ulcerações.

As apresentações clínicas acontecem agudamente ou de maneira crônica progressiva:

- Neuropatia diabética *aguda* (menos de 6 a 12 meses de história): é mais rara, podendo ocorrer após o início do tratamento com insulina ou sulfonilureias (também conhecida como neurite insulínica). Apesar disso, sua fisiopatologia não se relaciona à ação da insulina, exógena ou endógena. São quadros de difícil controle, acometendo principalmente as fibras finas, cursando com sintomas intensos. Na maior parte das vezes, é autolimitada e melhora ao longo de 6 meses a 1 ano
- Neuropatia diabética *crônica* (> 12 meses): é o tipo mais comum. Geralmente, seu início é insidioso, progressivo, simétrico e ascendente (começa com acometimento em bota e luva). Os sintomas pioram à noite e predominam em membros inferiores, pois os nervos mais longos são afetados

TABELA 114.1 Características da neuropatia em fibras finas e grossas.

Disfunção nas fibras finas
Envolvimento mais precoce
Sintomatologia mais rica
Sem envolvimento motor/reflexos
ENMG silente (diagnóstico com biopsia cutânea)
Ardência/queimação ou dor lancinante (choques, pontadas)
Hiperestesia
Parestesia
Perda das sensações de dor e temperatura
Disautonomia (desidrose, secura, rachaduras)
Ulceração nos pés
Perda da dor visceral
Disfunção nas fibras grossas
Menos sintomas
Mais sinais
Perda de sensibilidade vibratória e propriocepção
Arreflexia
Ataxia, incoordenação na marcha (aumenta o risco de quedas)
Anormalidades na condução nervosa

ENMG, eletroneuromiografia.

primeiro. Muitas vezes, a sintomatologia é resistente a diversos tipos de tratamentos, na maioria dos casos, cursando com dor em queimação e alodinia.

Neuropatia focal

Geralmente é aguda, súbita, mais presente em população idosa, consequência de obstrução vascular da *vasa nervorum*, levando à isquemia do nervo com desmielinização focal aguda, ocasionando perda de força ou neuropatia dolorosa. Pode acometer nervos dos pares cranianos especialmente os nervos cranianos II, IV, V e VI, além de comprometimento do nervo cervical, ulnar, de nervos medianos, peroneal, focal em um membro, motora proximal, entre outros. As neuropatias cranianas são extremamente raras, apresentando prevalência menor do que 1% das neuropatias diabéticas.

Na maior parte das vezes é autolimitada, resolvendo-se geralmente em 2 a 3 meses, uma vez que há desmielinização focal, mas sem destruição axônica. Assim sendo, o tratamento é sintomático, até a melhora espontânea do quadro. Ainda assim, descreve-se a recorrência dos sintomas em quase 25% dos casos.

Há também outro tipo de mononeuropatia focal presente em pacientes diabéticos, secundária a traumas repetitivos e/ou compressão do nervo no seu local anatômico. É o que ocorre, por exemplo, na síndrome do túnel do carpo, com compressão do nervo mediano na tabaqueira anatômica do punho. Estudos sugerem que os pacientes diabéticos apresentam predisposição 3 vezes maior de apresentar síndrome do túnel do carpo do que a população geral devido a redução das fibras nervosas mielinizadas e das densidades capilares.

Outras situações descritas similares são: compressão do nervo ulnar, levando à parestesia no 4º e 5º quirodáctilos, ou compressão do nervo fibular comum concomitante a quadro clínico de "pé caído". Nesses casos, a neuropatia segue um curso gradual, progressivo, lento e sem resolução espontânea, sendo indicado o tratamento cirúrgico como tentativa de descompressão local, como também uso de cinta elevadora do pé.

Neuropatia motora proximal

Quadro de início variável, gradual ou abrupto, que afeta principalmente pacientes com DM2 e idade entre 50 e 60 anos. Cursa com dor e/ou fraqueza em quadril e fêmur proximal, seguidos por fraqueza proximal, com dificuldade para se levantar sem apoio (manobra de "Gower" positiva).

Apresenta também mioatrofia de musculatura proximal de membros inferiores, acompanhada de fasciculações, geralmente de início unilateral, podendo progredir para quadro bilateral, condição chamada de amiotrofia diabética.

Tal situação geralmente é secundária a condições clínicas que, por sua vez, são mais prevalentes na população diabética, como polineuropatia crônica inflamatória desmielinizante, gamopatias monoclonais, vasculites e outras doenças autoimunes. No entanto, deve-se sempre descartar doenças estruturais da coluna como causadoras do quadro, por exemplo, estenose do canal vertebral, discopatia e hérnia de disco, realizando-se exame de ressonância neuromagnética de coluna durante a investigação.

O tratamento depende da etiologia primária de cada caso, geralmente alternando-se entre uso de anti-inflamatórios não esteroides, corticoides, imunossupressores, analgesia simples, opioides, entre outros.

Neuropatia autonômica

A neuropatia autonômica está descrita no Capítulo 115, *Neuropatia Autonômica*.

Diagnóstico

O diagnóstico de neuropatia diabética invariavelmente é definido como de exclusão, visto que o paciente diabético pode ser também portador de outras doenças que, isoladamente, tenham apresentação clínica semelhante ao quadro apresentado. Sabe-se que cerca de 10% das neuropatias em pacientes diabéticos são de outra etiologia.

Um bom exemplo é a deficiência de vitamina B12, presente em parcela considerável da população, especialmente em usuários de metformina por tempo prolongado. Esta deve ser pesquisada ativamente, pois muitas vezes está presente mesmo na ausência de sintomas (50% das vezes é assintomática, mas põe o paciente em risco pela insensibilidade).

Assim, o diagnóstico de neuropatia diabética define-se após a comprovação de, pelo menos, duas alterações associadas (sinais, sintomas ou alterações em testes) e após a exclusão de outras causas.

O processo diagnóstico da neuropatia passa pelas seguintes etapas:

- Anamnese detalhada: caracterização precisa dos sintomas
- Exame físico direcionado: deve-se realizar no mínimo dois dos chamados testes de rastreio, pois o uso de dois testes confere 87% de sensibilidade para detecção de neuropatia
  - Monofilamento de Semmes-Weinstein 10 g: utilizado para pesquisar a sensibilidade protetora plantar. Há atualmente vários protocolos diferentes orientando opções de pontos a serem testados. Um exemplo é o protocolo de quatro pontos, que orienta testar a sensibilidade sob o hálux e sob o 1º, 3º e 5º metatarso de cada pé
  - Diapasão 128 Hz: Utilizado para testar a sensibilidade vibratória sobre proeminências ósseas, como o hálux e o maléolo medial
  - Discriminação de dois pontos
  - Sensibilidade térmica: para diferenciar o frio do quente
  - Sensibilidade dolorosa: para diferenciar a sensação do toque de um pino *versus* a de um palito sob os pés
  - Propriocepção
  - Reflexos tendinosos: aquileu, patelar e tricipital
  - Sinal de Tinel: percussão de nervos periféricos, com sinal positivo quando há sensação de choque relatada
  - Esses sinais e sintomas devem ser pontuados conforme a Tabela 114.2 para diagnosticar e estratificar o grau de risco da neuropatia diabética, caso presente.
- ENMG: o principal achado na neuropatia diabética é a perda axônica, que se traduz em redução da amplitude do impulso nervoso à ENMG, tanto de impulsos sensitivos quanto motores. Há também redução da velocidade de condução do impulso pelas fibras, consequência do dano à bainha de mielina dos axônios (desmielinização), sendo este menos comum que a perda axônica
- Biopsia de nervo ou de pele superficial: quantifica a concentração de fibras nervosas epidérmicas. É um exame de alta sensibilidade, importante para exclusão de diagnósticos diferenciais
- Exclusão de outras causas de neuropatia, responsáveis por 10% das neuropatias em diabéticos
  - Dosagem de vitamina B12 e ácido fólico
  - Dosagem de hormônio tireoestimulante (TSH), para excluir tireoidopatias
  - Sorologia para vírus da imunodeficiência humana (HIV) e hepatites virais B e C
  - Eletroforese de proteínas séricas
  - Excluir neuropatia por uso de álcool
  - Vasculites
  - Porfiria
  - Doença de Lyme
  - Intoxicação por metais pesados
  - Medicamentosa: quimioterapia, terapia antirretroviral (TARV), isoniazida
  - Amiloidose
  - História familiar.

TABELA 114.2 Escores de sintomas neuropáticos.

Escore de sintomas neuropáticos (ESN)

1. O(A) senhor(a) tem experimentado dor ou desconforto nas pernas?	( ) Se não, interromper a avaliação ( ) Se sim, continuar a avaliação	
2. Que tipo de sensação mais o(a) incomoda? (Descrever os sintomas se o(a) paciente não citar nenhum desses)	( ) Queimação, dormência ou formigamento ( ) Fadiga, cãibras ou prurido	2 1
3. Qual é a localização mais frequente desse sintoma descrito?	( ) Pés ( ) Panturrilha ( ) Outra localização	2 1 0
4. Existe alguma hora do dia em que esse sintoma descrito aumenta de intensidade?	( ) Durante a noite ( ) Durante o dia e a noite ( ) Apenas durante o dia	2 1 0
5. Esse sintoma já o(a) acordou durante a noite?	( ) Sim ( ) Não	1 0
6. Alguma manobra que o(a) senhor(a) realiza é capaz de diminuir esse sintoma? (Descrever as manobras para o(a) paciente se ele(a) não citar nenhuma)	( ) Andar ( ) Ficar de pé ( ) Sentar ou deitar	2 1 0

Classificação

Leve	Moderada	Grave
3 a 4	5 a 6	7 a 9

Escore de sinais neuropáticos

		Direito	Esquerdo
Reflexo aquileu		( ) Presente – 0 ( ) Ausente – 2	( ) Presente – 0 ( ) Ausente – 2
Sensação	Vibratória	( ) Presente – 0 ( ) Reduzido/Ausente – 1	( ) Presente – 0 ( ) Reduzido/Ausente – 1
	Dolorosa	( ) Presente – 0 ( ) Reduzido/Ausente – 1	( ) Presente – 0 ( ) Reduzido/Ausente – 1
	Térmica	( ) Presente – 0 ( ) Reduzido/Ausente – 1	( ) Presente – 0 ( ) Reduzido/Ausente – 1

Escore de comprometimento neuropático

Classificação

Leve	Moderada	Grave
3 a 5	6 a 8	9 a 10

Neuropatia periférica

Sinais	Sintomas
Leve	Moderado
Moderado	Ausente ou presente

Rastreio

Quando rastrear?

Diabetes melito tipo 1: após 5 anos de diagnóstico ou na puberdade e, depois, anualmente

Diabetes melito tipo 2: ao diagnóstico e, depois, anualmente.

Como rastrear?

Deve-se fazer o rastreio da neuropatia diabética com a anamnese direcionada para a presença de sintomatologia típica associada a, pelo menos, dois dos testes de rastreio detalhados anteriormente (p. ex., o monofilamento e o diapasão).

Manejo clínico

Inicialmente e prioritariamente, como em todas as complicações diabéticas, entende-se que o tratamento esteja nos controles glicêmico, lipídico e pressórico rigorosos, capazes de atenuar a progressão da clínica do paciente. Além de tentar impedir a progressão da neuropatia, o tratamento implica a redução de dor e melhora da qualidade de vida.

Medicamentos atuantes nas vias fisiopatológicas da neuropatia

Inibidores da aldose redutase

Atuam reduzindo o fluxo da glicose pelas vias dos polióis e, dessa maneira, diminuem o consumo de nicotinamida adenina dinucleotídeo fosfato reduzida (NADPH), aumentando a reciclagem dos antioxidantes celulares e reduzindo o estresse oxidativo intracelular. Há muitos fármacos em estudo que atuam nessa via, porém com resultados ainda modestos. O fluxo aumentado pela via dos polióis comprovadamente reduz a velocidade de condução do nervo na ENMG. Como exemplos: tolrestate (saiu do mercado por toxicidade hepática), zopolrestate, fidarestate, epalrestate e zenarestate.

Ácido alfalipoico (ou ácido tióctico)

É cofator da enzima piruvato desidrogenase, responsável pela conversão de piruvato em acetilcoenzima A (acetilCoA), e esta atua como intermediária no ciclo de Krebs, produzindo NADH para a cadeia de transporte de elétrons. Ao melhorar a ação dessa enzima, o ácido alfalipoico consegue reduzir os intermediários que se acumulam na via glicolítica, causadores de complicações microvasculares no diabetes melito. Assim, há redução das espécies reativas de oxigênio (ROS) e do estresse oxidativo da célula. Estudos demonstram que essas ações levam à melhora clínica e eletrofisiológica em casos de neuropatia somática e autonômica do diabetes melito após cerca de 2 anos de uso. Nessa classe, existe o ácido tióctico (Thioctacid HR® 600 mg): um comprimido em jejum 30 minutos antes do café da manhã.

Ativadores da transquetolase

Ativando a via da transquetolase, desvia-se a frutose-6-fosfato e o gliceraldeído-3-fosfato para a via das pentoses, evitando que se acumulem e estimulem as vias "nocivas", como a das hexosaminas ou a da PKC (proteinoquinase C), evitando, dessa maneira, a formação de compostos avançados de glicosilação (AGES). Comercialmente, existe a benfotiamina (Milgamma® 150 mg): deve-se iniciar o tratamento com dois comprimidos (300 mg) 2 vezes/dia, durante 30 dias, seguido de redução na dose para um comprimido (150 mg), 2 vezes/dia.

Ácido gamalinolênico

Precursor de um dos principais constituintes da membrana fosfolipídica neuronal. O uso de doses suplementares de ácido linolênico mostrou melhora clínica em alguns estudos. Por exemplo: óleo de prímula (6 g contêm aproximadamente 480 mg de ácido linolênico).

Inibidores da proteinoquinase C

O uso de inibidor específico dessa proteína, envolvida diretamente na via relacionada com a patogênese das complicações diabéticas, apresentou benefício clínico em alguns estudos, porém sem robustez para recomendar seu uso. Por exemplo: ruboxistaurina.

Aminoguanidina

Inibidor da formação de AGES. Mostrou benefício clínico em alguns estudos, mas ainda não há confirmação clara de benefício.

Medicamentos sintomáticos

Diversas classes de medicamentos podem ser utilizadas para o controle da sintomatologia da neuropatia dolorosa. Não existe ainda um consenso sobre qual medicação é a melhor para o controle da dor nesses pacientes, e vários consensos já foram publicados. O ideal é avaliar o perfil de cada paciente, tanto de sintomatologia como de contraindicações e comorbidades associadas. Os anticonvulsivantes (pregabalina, gabapentina), tricíclicos (amitriptilina) e antidepressivos inibidores da receptação de serotonina e norepinefrina (duloxetina, venlafaxina) são considerados as medicações de primeira linha atualmente, a depender do perfil do paciente.

Anticonvulsivantes

- Pregabalina (Lyrica®, comprimidos de 75 e 150 mg): dose inicial de 75 mg 1 vez/dia e, de acordo com a clínica, progressão até a dose máxima de 300 mg, 2 vezes/dia. Apesar de ter estrutura semelhante à gabapentina, é três vezes mais potente
- Gabapentina (comprimidos de 300 e 400 mg): inicia-se- com a dose de 300 mg, e a dose potencialmente efetiva mínima é de 1.200 mg/dia (dividida em três a quatro vezes diárias), progredindo até a dose de 3.600 mg/dia
- Carbamazepina (comprimidos de 200 e 400 mg): dosagem inicial de 100 mg a 200 mg/dia, sendo a dosagem efetiva de 200 a 400 mg, 3 vezes/dia. Em geral, pouco recomendada pela menor eficácia no alívio da dor
- Outros: oxcarbamazepina (análogo estrutural da carbamazepina), lamotrigina, valproato e topiramato.

Os anticonvulsivantes, no geral, são contraindicados nos casos de insuficiência renal ou insuficiência hepática e podem causar efeitos colaterais, como sonolência, sedação, edema e ganho de peso.

Antidepressivos tricíclicos

Apresentam boa resposta no controle dos sintomas, principalmente imipramina e amitriptilina, porém também têm muitos efeitos colaterais, incluindo sintomas anticolinérgicos. São contraindicados em pacientes com doença cardiovascular estabelecida e neuropatia autonômica, pelo risco maior de morte súbita:

- Amitriptilina: é a mais utilizada, em doses de 25 a 100 mg/dia
- Nortriptilina: 25 a 100 mg/dia
- Imipramina: 50 a 300 mg/dia
- Clomipramina: 50 a 250 mg/dia.

É importante lembrar que a imipramina e a amitriptilina são as mais utilizadas devido à maior eficácia no controle da dor em relação às outras da classe.

Inibidores de receptação de serotonina e norepinefrina

- Duloxetina: dosagem inicial de 60 mg/dia, progredindo para doses de 120 mg a 300 mg, 3 vezes/dia
- Venlafaxina: dose inicial de 37,5 mg/dia, evoluindo para dose de até 75 mg, 2 vezes/dia.

Esses tipos de antidepressivos são contraindicados nos casos de insuficiência renal, hepática e glaucoma.

Inibidores de recaptação de serotonina

- Paroxetina 25-50 mg/dia
- Citalopram 20-40 mg/dia.

Os demais não mostraram benefício até o momento nos estudos.

Analgésicos opioides

Para os casos de falha, mesmo na combinação de medicamentos das classes anteriores. Portanto, são medicações consideradas de segunda linha. Por exemplo, tramal, codeína, oxicodona e morfina.

Outras opções

- Capsaína tópica: é um derivado da pimenta que leva à depleção axônica da substância P, um neurotransmissor utilizado pelas fibras do tipo C. É indicado o uso da substância na região com sintomas neuropáticos. Inicialmente, pode haver exacerbação dos sintomas, com melhora em alguns casos depois de 2 a 3 semanas de uso, sendo costumeiramente indicado o uso por até 8 semanas. Os resultados ainda são inconsistentes
- Clonidina tópica: age inibindo o estímulo simpático, que potencializa a transmissão de sensibilidade dolorosa pelas fibras do tipo C
- Bloqueio de nervo com lidocaína
- Eletroterapia
- Acupuntura.

Leitura recomendada

American Diabetes Association. Microvascular complications and foot care: Standards of Medical Care in Diabetes 2021. Diabetes Care 2021;44(Suppl. 1):S151- S167.

American Diabetes Association. 7. Diabetes Technology: Standards of Medical Care in Diabetes-2021. Diabetes Care. 2021; 44(Suppl 1): S85-S99.

Boulton AJM, Vinik AI, Arezzo JC, Bril V, Feldman EL, Freeman R et al. Diabetic neuropathies: a statement by the American Diabetes Association. Diabetes Care. 2005;28(4):956-62.

Boulton AJ et al. Diabetic somatic neuropathies. Diabetes Care. 2004;27(6):1453-86.

Callaghan BC et al. Diabetic neuropathy: clinical manifestations and current treatments. Lancet Neurol. 2012;11(521).

Edwards JL, Vincent AM, Cheng HT, Feldman EL. Diabetic neuropathy: mechanisms to management. Pharmacol Ther. 2008;120(1).

Feldman EL, McCulloch DK. Management of diabetic neuropathy. UptoDate. Nov/2022.

Freeman R. O sistema nervoso e o diabetes. In: Kahn CR, Weir GC, King GL, Jacobson AM, Moses AC, Smith RJ. Joslin: diabetes mellitus. 14. ed. Philadelphia: Lippincott Williams & Wilkins; 2009.

Kuhtz-Buschbeck JP, Andresen W, Göbel S, Gilster R, Stick C. Thermoreception and nociception of the skin: a classic paper of Bessou and Perl and analyses of thermal sensitivity during a student laboratory exercise. Adv Physiol Educ. 2010;34(2):25-34.

Vinik AL, Nevoret M-L, Casellini C, Parson H. Diabetic neuropathy. Endocrinol Metab Clin North Am. 2013;42(4):747-87.

Capítulo 115

Neuropatia Autonômica

Introdução

A neuropatia autonômica diabética é um tipo de neuropatia diabética que cursa com acometimento de fibras nervosas autonômicas, que são fibras finas, desmielinizadas, do tipo C, tanto simpáticas quanto parassimpáticas. A neuropatia autonômica diabética é secundária aos mesmos mecanismos fisiopatológicos das outras complicações microvasculares explicadas no Capítulo 111, *Fisiopatologia das Complicações do Diabetes Melito*, baseadas no estresse oxidativo e no aumento das espécies reativas de oxigênio (ROS).

Epidemiologia e fisiopatologia

A prevalência real da neuropatia autonômica diabética é alta, porém muitas vezes, devido ao diagnóstico tardio, esses números são subestimados.

A presença de neuropatia autonômica atua como forte fator preditor de doença cardiovascular, sendo que os pacientes acometidos têm mortalidade muito maior, tanto para doenças cardiovasculares quanto para outras causas, especialmente para nefropatia. Dessa maneira, o rastreio e o diagnóstico precoce são essenciais.

A neuropatia autonômica pode acometer o sistema nervoso autônomo de qualquer parte do corpo. Geralmente, os sistemas mais acometidos são o cardiovascular, o sudomotor, o pupilar e o metabólico, além dos tratos gastrintestinal e geniturinário.

Acomete inicialmente o nervo vago, que é um nervo parassimpático, uma vez que esse é o maior nervo autônomo do corpo. Por isso, a disautonomia costuma iniciar-se com lesão do sistema parassimpático, evoluindo para comprometimento do sistema simpático.

Clinicamente, apesar de o acometimento ser geralmente precoce durante a evolução de um paciente diabético, a maioria dos pacientes são inicialmente assintomáticos, estabelecendo a chamada fase pré-clínica.

De maneira geral, pacientes com neuropatia autonômica diabética devem ter seu controle glicêmico não tão intensivo, uma vez que, em razão do alto risco cardiovascular que apresentam, os eventos de hipoglicemia passam a ser ainda mais deletérios para esses pacientes, podendo levar inclusive a maior mortalidade. Uma vez que as respostas hormonais e autonômicas à hipoglicemia estão comprometidas nesses pacientes. Dessa maneira, episódios de hipoglicemia assintomática podem reduzir o limiar para arritmias malignas e aumentar consequentemente a incidência de morte súbita de origem cardíaca. A exceção seria os pacientes com quadros de neuropatia autonômica inicial, que potencialmente ainda podem sofrer reversão quando instituído controle metabólico adequado (glicêmico, lipídico e pressórico). Portanto, a melhora no perfil metabólico do paciente atua como método de prevenção da neuropatia autonômica e das suas diversas complicações.

Disautonomia cardiovascular

Geralmente, o sistema cardiovascular é o primeiro sistema a ser acometido em pacientes com neuropatia autonômica diabética. A prevalência de disautonomia cardiovascular varia de 2,5 a 50%, dependendo dos critérios diagnósticos utilizados, da idade do paciente e da duração do diabetes melito. Não é comum o acometimento de outros sistemas sem antes haver comprometimento cardiovascular. Inclusive, sugere-se reavaliar o diagnóstico de neuropatia autonômica de etiologia diabética em pacientes que apresentam disautonomia, quando a avaliação complementar mostrar ausência de acometimento do sistema cardiovascular pela análise espectral.

A presença de neuropatia autonômica cardiovascular associa-se a grande morbidade e mortalidade. Causa um aumento de 2 a 3 vezes em número de eventos cardiovasculares, como infarto agudo do miocárdio (IAM) e acidente vascular cerebral (AVC), além de estar associada a maior incidência de morte súbita e de alterações eletrocardiográficas, como presença de QT longo. Tais alterações implicam aumento de 5 vezes na mortalidade geral, além de maior risco de desenvolvimento de nefropatia e de outras complicações microvasculares.

Como em qualquer neuropatia autonômica, o comprometimento cardiovascular inicia-se no sistema parassimpático, com lesões de fibras nervosas que inervam o coração e os vasos sanguíneos. Desse modo, o desenvolvimento inicial da disautonomia cardiovascular é caracterizada pelo aumento do tônus simpático. Portanto, o quadro clínico é variável, progressivo e caracterizado por:

- Taquicardia de repouso
- Perda da variabilidade da frequência cardíaca (FC) que ocorre durante o ciclo respiratório e durante manobras como Valsalva e ortostase
- Intolerância ao exercício físico por baixas respostas cronotrópica e pressórica
- Vasodilatação periférica
- Perda da resposta pressórica às manobras de *handgrip*
- Perda do descenso noturno da pressão arterial (PA)
- Maior labilidade pressórica: maior necessidade de medicações vasoativas em cirurgias, pois os indivíduos não conseguem compensar a vasodilatação induzida por anestésicos
- Hipotensão ortostática
- Isquemia assintomática ou com sintomas atípicos (IAM silencioso).

É importante ressaltar que a hipotensão ortostática, definida pela queda de 20 mmHg na PA sistólica ou de 10 mmHg na PA diastólica após 2 minutos em pé, é um sinal de neuropatia autonômica cardiovascular grave, uma vez que reflete comprometimento neuronal do sistema nervoso simpático, além do parassimpático. Essa situação deve ser tratada se for sintomática, e se torna um tratamento difícil e desafiador na prática clínica, uma vez que é necessário tratar a hipotensão quando o paciente fica em pé sem induzir hipertensão nos momentos em que ele se deita.

Como nas demais situações, o diagnóstico diferencial é essencial, sendo importante a exclusão de situações como desidratação (que também pode causar taquicardia de repouso e hipotensão ortostática), ação insulínica (a insulina induz leve ação vasodilatadora causadora de discreta hipotensão), feocromocitoma, síndrome carcinoide, insuficiência cardíaca congestiva, hipotensão ortostática idiopática, insuficiência adrenal, medicações, entre outras.

Exames complementares para diagnóstico de neuropatia autonômica cardiovascular diabética: análise espectral

A avaliação precoce e específica da disautonomia cardiovascular deve ser feita por meio de um exame complementar chamado "análise espectral", considerado o padrão-ouro para esse diagnóstico. É um exame capaz de diagnosticar precocemente as alterações secundárias à disautonomia.

Sua interpretação consiste na avaliação de seis parâmetros diferentes, que buscam avaliar as diferentes alterações descritas anteriormente. Os seis parâmetros avaliados na análise espectral são descritos a seguir.

Frequência cardíaca de repouso

Se estiver acima de 100 bpm, considera-se a FC de repouso anormal, por comprometimento do parassimpático. Essa costuma ser a primeira alteração autonômica cardiovascular na disautonomia diabética.

Variação respiratória da frequência cardíaca

Com o paciente respirando tranquilamente ao longo de 1 minuto, calcula-se o intervalo entre as ondas RR do eletrocardiograma (ECG) na inspiração e divide-se pelo mesmo intervalo RR à expiração. As medidas de variabilidade da FC podem ser avaliadas pelo cálculo de índices com base em operações estatísticas – diferenças entre as médias dos intervalos RR normais, desvio-padrão dos intervalos RR normais, coeficiente de variação, diferença entre a máxima e a mínima frequência cardíaca – e pela razão das duas frequências.

Frequência cardíaca em ortostase

Em indivíduos normais, geralmente, ocorre um aumento de FC após terem se levantado (com pico aproximadamente após 15 batimentos), seguido de desaceleração na FC, que ocorre com nadir por volta do 30º batimento. No entanto, no indivíduo diabético com disautonomia cardiovascular, essa desaceleração pode não ocorrer. Assim, calcula-se uma razão entre o maior intervalo RR, que geralmente ocorre cerca de 30 batimentos depois que o paciente se levanta e fica em ortostase, e o menor intervalo RR, que costuma ficar em torno do 15º batimento após o indivíduo ter se levantado. Caso se note que não está havendo a desaceleração esperada na FC, considera-se o teste alterado.

Manobra de Valsalva

Deve-se manter o paciente em expiração forçada, definida por pressão de 40 mmHg, mantida por pelo menos 15 segundos. Calcula-se o intervalo RR mais longo no ECG, que normalmente ocorre na fase de bradicardia final, que se dá ao soltar a expiração, dividido pelo intervalo RR mais curto, presente no momento de taquicardia máxima, ocorrida na fase de esforço máximo. A resposta ao teste é dada pela relação entre a FC máxima (no auge do esforço) e a FC mínima (ao soltar a expiração).

Hipotensão ortostática

Aferida após 2 minutos em posição ortostática. O resultado é tido como anormal se houver queda superior a 20 mmHg na PA sistólica ou maior que 10 mmHg na PA diastólica. Se alterada, já denota disautonomia cardiovascular grave por comprometimento do sistema nervoso simpático.

Manobra de *handgrip* (contração isométrica sustentada)

O paciente deve apertar um dinamômetro por cerca de 5 minutos, utilizando 30% da força máxima possível. Após esse período, é medida a PA no outro braço. Se a PA medida após essa manobra aumentar 16 mmHg em relação à PA basal, o resultado é normal; se houver incremento inferior a 10 mmHg, o resultado é anormal.

Interpretação do teste de análise espectral

A presença de um parâmetro alterado é interpretada como neuropatia incipiente. Dois ou três parâmetros alterados são caracterizados como neuropatia estabelecida. Quatro ou mais parâmetros alterados ou presença de hipotensão postural, mesmo isoladamente, já são considerados como neuropatia autonômica cardiovascular grave.

Isoladamente, a presença de alteração na manobra de *handgrip* e o achado de hipotensão postural são os dois testes que melhor avaliam o acometimento do sistema nervoso simpático, que costuma ser o acometimento mais tardio e, portanto, denotam um grau de comprometimento autônomo mais grave.

Outros testes que podem sugerir disautonomia cardiovascular diabética

- Avaliação do intervalo QT no ECG, cujo alargamento parece ser muito subdiagnosticado e correlacionado positivamente com aumento do risco de morte súbita
- Avaliação do *tilt test*.

Manejo clínico específico para a disautonomia cardiovascular

- Evitar desidratação, eventualmente suspendendo diuréticos e fármacos que possam exacerbar o quadro
- Uso de meias elásticas
- Deve-se evitar o banho quente, que é um potencial causador de vasodilatação e hipotensão
- Cuidados na mudança de decúbito: orienta-se o paciente a se levantar devagar, permanecer sentado antes de se levantar completamente da cama, ao realizar mudança postural lenta, manter as pernas cruzadas ao se levantar e realizar dorsiflexão dos pés antes de se levantar
- Em casos graves: associação de tratamento medicamentoso com fludrocortisona para hipotensão e betabloqueadores (cardiosseletivos) para taquicardia.

Neuropatia gastrintestinal

O acometimento do sistema nervoso controlador do trato gastrintestinal pode apresentar quadro clínico diverso, acometendo vários órgãos, sendo as principais complicações descritas a seguir.

Esofagopatia

As principais manifestações clínicas da esofagopatia produzem sinais e sintomas como dismotilidade, disfagia, sintomas de refluxo, aspirações e acalasia esofágica. Esse acometimento é em geral diagnosticado por exames complementares, como endoscopia digestiva alta (EDA), manometria esofágica e esofagograma. O tratamento dessas complicações é feito com o uso de medicações sintomáticas.

Gastroparesia

Pode ter manifestações clínicas extremamente variáveis com sintomatologia como dispepsia, sensação de empachamento pós-prandial, saciedade precoce, anorexia, náuseas e vômitos, além de controle glicêmico errático pós-prandial. A complicação mais comum é a "bradigastria" com espasmo do piloro. No entanto, há a possibilidade rara de complicação oposta com "taquigastria", levando ao rápido esvaziamento do conteúdo gástrico. O diagnóstico dessas complicações é realizado com o uso da cintilografia de esvaziamento gástrico. O tratamento é baseado no controle de sintomas, com medicamentos procinéticos (metoclopramida e domperidona), na orientação quanto à alimentação fracionada, evitando alimentos gordurosos e medicamentos que possam piorar o quadro clínico (bloqueadores dos canais de cálcio, clonidina, drogas anticolinérgicas, exenatide, liraglutida, pramlintide). Em pacientes que apresentam variação de glicemia pósprandial devido à gastroparesia, deve-se indicar retardar a aplicação da insulina rápida ou ultrarrápida para depois da refeição, em vez de antes, caso haja hipoglicemia pósprandial.

Enteropatia

É uma complicação causadora de alteração no hábito intestinal, que pode variar de diarreia à constipação intestinal. O diagnóstico é clínico e firmado apenas quando excluídas outras causas para ambas as situações. No caso de diarreia, deve-se pesquisar especificamente alterações secundárias ao uso de metformina ou acarbose, além de doenças como: doença celíaca, doenças inflamatórias intestinais, intolerância à lactose, supercrescimento bacteriano e insuficiência pancreática exócrina, entre outras. O tratamento específico possível para ambos os quadros são medicamentos para o controle de sintomas. Para a diarreia, há indicação de uso de medicações como loperamida (até 16 mg/dia), além de orientações nutricionais como ingerir bastante fibra e evitar lactose e glúten, que facilitam a passagem do bolo fecal. Em casos mais graves, o uso de colestiramina e enzimas pancreáticas pode ser indicado, bem como o uso de antibióticos em casos de supercrescimento bacteriano secundário à neuropatia. Nesse caso, indicam-se cursos semanais a cada 3 a 4 semanas de antibióticos, como metronidazol, ciprofloxacino, eritromicina, sulfametoxazol associado à trimetoprima, entre outros. Para casos refratários, usar codeína (60 mg, 4 vezes/dia), clonidina (0,3 mg, 2 vezes/dia) e octreotida [50 mg, por via subcutânea (SC), 2 vezes/dia]. Para quadros de constipação intestinal, deve-se dar orientações quanto ao aumento da ingesta hídrica e maior ingestão de fibras. Em casos mais graves, pode-se indicar o uso de laxantes. Mais raramente, casos graves de enteropatia secundária ao diabetes podem cursar com incontinência fecal.

Disautonomia de trato geniturinário

A disautonomia diabética no trato geniturinário pode se manifestar de diversas maneiras, sendo as principais descritas a seguir.

Bexiga neurogênica

Ocorre quando se perde o controle aferente da bexiga e, consequentemente, a capacidade de senti-la distendida, levando ao aumento da capacidade vesical, que cursa com distensão vesical – eventualmente a bexiga se torna palpável ao exame físico – até quadros de bexigoma. Além disso, a desenervação das fibras somáticas do nervo pudendo e das fibras simpáticas do hipogástrio levam à desenervação dos esfíncteres ureterais interno e externo, cursando com ausência do relaxamento esfincteriano e diurese por transbordamento. Nesse cenário, passa a haver resíduo vesical pós-miccional superior a 150 mℓ e, como consequência direta, maior risco de infecção urinária de repetição, além de hidronefrose e maior risco de insuficiência renal crônica. Nesses casos, indica-se a realização de manobra de esvaziamento vesical (chamada "manobra de Credê"), orientação quanto à autocateterização vesical intermitente para os casos de retenção urinária, além do uso de medicamentos parassimpaticomiméticos, como betanecol, e alfabloqueadores, como doxasozina, para evitar quadros de retenção urinária aguda.

Disfunção erétil

É uma complicação frequente na população de pacientes diabéticos. Está presente em 50 a 75% dos pacientes. Decorre de um conjunto de fatores, como a presença de neuropatia autonômica, neuropatia periférica, vasculopatia, ação de medicamentos, fatores psicológicos, descontrole glicêmico, entre outros. Devido à presença de diversos componentes em sua etiologia, a disfunção erétil é reconhecida como marcador de risco cardiovascular no diabetes melito. Para o correto diagnóstico, é necessária a exclusão de outras causas possíveis de disfunção erétil, como hipogonadismo (frequente em indivíduos com obesidade), hiperprolactinemia, tireoidopatia e causas psicogênicas. Trata-se de um diagnóstico etiológico de exclusão. O tratamento da disfunção erétil pela neuropatia diabética autonômica inicia-se com o controle e a eventual suspensão de drogas associadas à disfunção erétil, a otimização do controle glicêmico, além do tratamento empírico com medicamentos inibidores da fosfodiesterase do tipo 5 (sildenafila, tadalafila etc.), que podem ajudar cerca de 70% dos pacientes diabéticos com essa complicação. Deve-se destacar a contraindicação dessa classe de medicamentos em pacientes em uso de nitratos ou com doença cardiovascular grave que contraindique a realização de atividade física moderada a intensa. Tratamentos urológicos mais específicos, como injeção de prostaciclina no corpo cavernoso e próteses penianas, podem ser utilizados de acordo com a clínica.

Ejaculação retrógrada

Quando o sêmen flui em direção à bexiga.

Disfunção sexual feminina

Caracterizada por diminuição da libido, redução da lubrificação vaginal e dispareunia. Diagnóstico clínico que depende da investigação direcionada, sendo muitas vezes subdiagnosticada. Nesse caso, está indicado o uso de lubrificantes vaginais, se necessário, além de controle glicêmico rigoroso.

Disfunção autonômica no sistema sudomotor

A disfunção autonômica no sistema sudomotor caracteriza-se por:

- Hiperidrose de tronco
- Hiperidrose gustatória
- Anidrose de extremidades: caracterizada por pele seca em membros inferiores, presença de rachaduras, descamações, crostas na epiderme, além de perda de pelos distais, condição que aumenta o risco de infecções locais e serve de marcador ao exame físico para presença de neuropatia. O tratamento é realizado com orientações gerais e hidratação
- Vasodilatação de extremidades: pode cursar com aumento de temperatura em membros inferiores, pé de Charcot e aumento de osteoclastogênese com consequente osteopenia em membros inferiores.

Disautonomia pupilar

A disautonomia pupilar cursa com:

- Perda da motilidade intrínseca da pupila, caracterizada como pupilas de Argyl Robertson. É necessária a realização de diagnóstico diferencial com sífilis como etiologia, possível causadora desse tipo de alteração pupilar
- Perda da midríase no escuro, gerando reduzida acuidade visual noturna.

Hipoglicemia neuropática

A hipoglicemia neuropática (HAAF) é uma complicação de grande morbidade caracterizada por diminuição na descarga adrenérgica, associada a reduzido incremento do glucagon e dos hormônios contrarregulatórios diante da diminuição da concentração sérica de glicose.

Com a perda da resposta adrenérgica, o paciente passa a apresentar apenas sintomas neuroglicopênicos e, consequentemente, passa a ter hipoglicemias assintomáticas recorrentes e quadro de maior morbidade em decorrência da falência contrarregulatória.

Além disso, a HAAF associada à disautonomia cardiovascular torna o quadro ainda mais grave, com indicação de alvos glicêmicos mais altos, buscando evitar novos episódios de hipoglicemia, potencialmente deletéria ao sistema nervoso central.

Leitura recomendada

American Diabetes Association. Microvascular complications and foot care: Standards of Medical Care in Diabetes 2021. Diabetes Care. 2021;44(Suppl. 1):S151-S167.

Boulton AJ, Vinik AI, Arezzo JC, Bril V, Feldman EL, Freeman R et al. Diabetic neuropathies: a statement by the American Diabetes Association. Diabetes Care. 2005;28(4):956-62.

Freeman R. O sistema nervoso e o diabetes. In: Kahn CR, Weir GC, King GL, Jacobson AM, Moses AC, Smith RJ. Joslin: diabetes melito. 14. ed. Philadelphia: Lippincott Williams & Wilkins; 2009.

Ko S-H, Park S-A, Cho J-H, Song K-H, Yoon K-H, Cha B-Y et al. Progression of cardiovascular autonomic dysfunction in patients with type 2 diabetes: a 7-year follow-up study. Diabetes Care. 2008;31(9):1832-36.

Pedrosa HC, Vilar L, Boulton AJM. Neuropatias e pé diabético. 1. ed. São Paulo: AC Farmacêutica; 2014.

Stevens MJ. Diabetic autonomic neuropathy. UptoDate. Nov, 2022.

Tesfaye S, Chaturvedi N, Eaton SEM, Ward JD, Manes C, Ionescu-Tirgoviste C et al. Vascular risk factors and diabetic neuropathy. N Engl J Med. 2005;352(4):341-50.

Ziegler D. Cardiovascular autonomic neuropathy: clinical manifestations and measurement. Diabetes Rev. 1999;7:342-57.

Capítulo 116

Pé Diabético e Artropatia de Charcot

Introdução

As alterações no pé do paciente diabético são resultado da combinação entre neuropatia periférica, doença vascular, deformidades e traumas locais não percebidos, sendo essa a complicação crônica mais prevenível do diabetes melito e a principal que leva à internação hospitalar.

Entre as diferentes complicações clínicas presentes nesse quadro complexo, inclui-se a presença de úlceras, doença arterial periférica, gangrenas, deformidades e neuroartropatia de Charcot, culminando muitas vezes em necessidade de amputação do membro afetado. A osteomielite pode complicar 20% das úlceras, sendo o evento precipitante mais comum que leva à amputação de membros inferiores.

Epidemiologia

A incidência de complicações iniciais, como úlceras, nos pés de pacientes diabéticos varia de 5 a 10% da população diabética. Dos indivíduos com úlcera, cerca de 1% necessita de amputação do membro acometido, transformando o diabetes na principal causa de amputação não traumática de membros inferiores em adultos no mundo. A grande maioria das amputações, cerca de 85% dos casos, é precedida por úlcera.

Pé diabético

Fatores de risco

- Neuropatia diabética periférica: principal fator permissivo para ulceração. Inclui diversos componentes, como
  - Alterações de sensibilidade: comprometimento gradual e progressivo das fibras sensitivas, causando insensibilidade térmica e dolorosa e perda da sensibilidade protetora plantar e da propriocepção
  - Neuropatia motora: ataxia e incoordenação motora (aumenta em 17 vezes o risco de quedas), fraqueza e/ou hipotrofia da musculatura dos pés, causando retração/deformidades nos dedos e padrão da marcha.
- Neuropatia autonômica: alterações nas glândulas sudoríparas, causando ressecamento da pele, hiperqueratose, fissuras e calos. Isso favorece lesão de continuidade e infecções locais. Além disso, pode resultar em instabilidade postural e favorecer quedas
- Doença vascular periférica: está presente em até 50% dos pacientes com úlceras. Raramente, contribui de forma isolada para o desenvolvimento de ulcerações, porém, quando associada ao quadro de neuropatia, dificulta a cicatrização de lesões e favorece o surgimento de novas feridas. Além disso, a doença vascular periférica atua como fator de risco independente para maior mortalidade, devido à sua associação com doença arterial coronariana
- Alteração da biomecânica, limitação da mobilidade articular, deformidades, calosidades, proeminências ósseas e neuroartropatia de Charcot
- Trauma local: decorrentes de quedas, acidentes, andar descalço e uso de sapatos inapropriados
- Tempo de duração do diabetes melito e controle glicêmico inadequado
- História prévia de ulceração e amputação

- Doenças associadas: retinopatia (deficiência visual promove o aumento de feridas nos pés e dificuldade para reconhecê-las, com diagnóstico apenas em fase avançada), nefropatia (principalmente em pacientes dialíticos), dislipidemia e hipertensão arterial
- Condições socioeconômicas inadequadas, como morar sozinho ou dificuldade de acesso a serviços de saúde
- Infecções locais, como micoses interdigitais e onicomicoses
- Tabagismo.

Fisiopatologia

A formação de úlceras nos pés do paciente diabético é decorrente de uma tríade de fatores: insensibilidade, deformidades e trauma. A neuropatia periférica diabética é o fator permissivo inicial para desencadear o processo. Ela promove perda de sensibilidade, deformidades e limitação da mobilidade articular, também desencadeada por deposição de produtos avançados da glicação tardia (AGE), alterando a biomecânica do pé e formando áreas de alta pressão (Figura 116.1).

Nas áreas acometidas, formam-se calosidades, que agravam ainda mais a sobrecarga de pressão. O trauma repetitivo promove hemorragias subcutâneas em áreas de maior pressão que, com o tempo, se rompem e formam úlceras.

Portanto, situações de trauma, agudo ou repetitivo, e as alterações biomecânicas pregressas atuam como fatores desencadeadores da ulceração. A associação das úlceras com a presença de doença arterial periférica acelera o processo, dificultando a cicatrização. Após o estabelecimento das lesões, infecções secundárias podem complicar e agravar o quadro.

Tipos de úlceras

Neuropáticas

Representam 60% dos casos. Ocorrem em áreas de maior pressão (sobrecarga), como no antepé e nas proeminências de cabeças dos metatarsos. Normalmente, são indolores e associadas a calosidades, pele seca, fissuras e rachaduras, veias dorsais dilatadas, hiperemia e deformidades locais. A base da úlcera contém tecido granuloso e clinicamente o paciente apresenta pulsos palpáveis, com ausência ou redução dos reflexos tendinosos profundos.

Isquêmicas

Representam 10% dos casos. Localizam-se geralmente nas extremidades dos dedos ou nas laterais dos pés, costumam ser dolorosas e associadas a pele cianótica, unhas atrofiadas e micóticas, pulsos diminuídos, veias colabadas e palidez do membro. São úlceras com margens irregulares, não exsudativas, podendo apresentar tecido necrótico em quadro inicial. Diferentemente das úlceras neuropáticas, calos e deformidades podem estar ausentes.

Neuroisquêmicas

Representam 30% dos casos. São úlceras com características mistas, neuropáticas e isquêmicas. A clínica depende de qual é o fator fisiopatológico predominante.

Avaliação das úlceras

Diante de uma lesão ulcerosa em paciente diabético, alguns dados devem ser analisados para o diagnóstico correto e melhor tratamento do paciente, incluindo:

- Tamanho: medir e anotar as dimensões da úlcera
- Profundidade: quanto mais profunda, maior é o risco de osteomielite
- Localização: importante, pois ajuda a definir a base fisiopatológica
- Tempo de evolução: aguda ou crônica
- Presença de sinais e sintomas de infecção: podem estar mascarados pela presença de neuropatia e isquemia.

Atualmente, existem vários sistemas diferentes para a classificação de úlceras em pé diabético (Tabelas 116.1 e 116.2), os quais consideram diversos fatores, como profundidade, presença de isquemia ou de infecção, entre outros. Dessa maneira, o ideal é anotar em prontuário todas as características da úlcera a cada consulta, buscando melhor comparação evolutiva ou mesmo registrar a evolução com fotografias se possível.

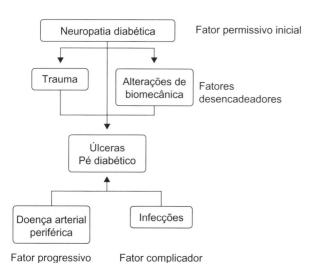

FIGURA 116.1 Processo de surgimento das úlceras nos pés diabéticos. (Adaptada de Boulton et al., 2013.)

TABELA 116.1 Classificação de úlceras em pé diabético de Meggit-Wagner.

Grau	Estágio
0	Lesões pré-ulcerativas (risco elevado)
1	Úlcera superficial, sem infecção clínica
2	Úlcera profunda ± celulite
3	Úlcera profunda com osteomielite ou formação de abscesso
4	Gangrena localizada (antepé)
5	Gangrena generalizada

TABELA 116.2 Classificação de úlceras em pé diabético da Universidade do Texas.				
Estágio	**Grau 0**	**Grau 1**	**Grau 2**	**Grau 3**
A	Lesões pré-ulcerativas ou pós-ulcerativas completamente epitelizadas	Úlcera superficial	Úlcera que acomete estruturas profundas (tendões, cápsulas)	Osteomielite ou acometimento de articulação
B	Infecção	Infecção	Infecção	Infecção
C	Isquemia	Isquemia	Isquemia	Isquemia
D	Infecção e isquemia	Infecção e isquemia	Infecção e isquemia	Infecção e isquemia

Os quadros infecciosos podem ser classificados em:

- Grau 1 ou ausente: sem sinais flogísticos ou secreção
- Grau 2 ou leve: presença de dois ou mais sinais flogísticos, com infecção limitada à pele ou ao tecido subcutâneo superficial e área de celulite periúlcera de até 2 cm
- Grau 3 ou moderada: acomete fáscia, músculos, tendões ou osso, celulite com área superior a 2 cm, gangrena, linfangite ou abscesso
- Grau 4 ou grave: toxicidade sistêmica (febre, taquicardia, taquipneia, leucocitose ou leucopenia, desvio à esquerda, $Pa_{CO_2} < 32$ mmHg).

Os agentes etiológicos dos quadros infecciosos são variados e dependem também da forma de apresentação da lesão. Em feridas superficiais, encontram-se principalmente cocos grampositivos (estreptococos e estafilococos). Feridas profundas, crônicas ou submetidas a tratamento prévio com antibiótico tendem a ser polimicrobianas, com presença combinada de cocos gram-positivos, enterococos, enterobactérias e anaeróbios. Já as feridas extensas, purulentas e com gangrena têm maior risco de infecção secundária a germes anaeróbios, incluindo *Bacteroides* e *Clostridium*. Por fim, pacientes que moram em lugares com elevadas temperaturas e possuem feridas úmidas e maceradas, muitas vezes, podem ser contaminados por *Pseudomonas aeruginosa*.

Além da avaliação clínica, alguns exames podem ser necessários para melhor condução e avaliação do caso:

- Exames laboratoriais gerais: hemograma, provas de atividade inflamatória (velocidade de hemossedimentação, proteína C reativa, procalcitonina), eletrólitos e função renal
- Radiografia do pé acometido (incidência lateral e anteroposterior com carga): apesar da baixa sensibilidade (de 28 a 75% dos casos apresentam alteração), é indicada para todo paciente com úlcera infectada para avaliação do risco de osteomielite
- Ressonância magnética (RM): é o exame com melhor sensibilidade (90%) e especificidade (80%) para o diagnóstico de úlcera complicada com osteomielite, sendo o teste mais amplamente utilizado para este diagnóstico atualmente, indicado para os casos que permanecem com radiografia normal e alta suspeita clínica para osteomielite. Essa alta suspeita deve ocorrer principalmente em úlceras grandes > 2 cm e profundas (mais de 3 mm), com exposição óssea, palpação óssea na ferida, dedos "em salsicha", úlceras que não cicatrizam após mais de 2 semanas de tratamento e velocidade de hemossedimentação (VHS) > 70 mm

- Cintilografia com bisfosfonatos marcados com tecnécio-99 (marcador de atividade osteoblástica): identifica aumento de vascularização nas três fases do contraste (fluxo sanguíneo, venosa e óssea), principalmente na última, quando há osteomielite. Se não houver infecção óssea, em geral não se encontra aumento na vascularização
- Cintilografia marcada com gálio (marcador inflamatório): mais sensível e específica, geralmente complementa a cintilografia com bisfosfonatos, que fornece uma imagem melhor
- Cintilografia com leucócitos marcados com índio-111 ou tecnécio-99: método mais específico, uma vez que o marcador só é captado no osso infectado, porém pouco disponível na prática clínica
- A tomografia apresenta algumas limitações por sua pouca resolução na avaliação dos tecidos moles (não é capaz de demonstrar edema da medula óssea, de modo que uma tomografia computadorizada (TC) normal não é capaz de excluir osteomielite precoce), por ser um exame que emite radiação ionizante e pela degradação da imagem por artefato de listras na presença de implantes metálicos. Apesar dessas limitações, a TC continua sendo uma alternativa útil quando a RM não está disponível ou é contraindicada
- PET-FDG-18 para casos em que não se puder realizar ressonância nuclear magnética (RNM), TC ou cintilografia. Tem boa especificidade, mas trata-se de um exame pouco disponível, de alto custo e difícil avaliação, sendo necessário médico com boa expertise para sua adequada interpretação
- Cultura de fragmento da úlcera para germes aeróbios e anaeróbios: indicada para feridas profundas ou com suspeita de osteomielite. Se o paciente for submetido à cirurgia e houver suspeita de osteomielite, coleta-se fragmento ósseo estéril para cultura (de forma percutânea ou cirúrgica). Não há indicação de coleta de *swab* da ferida, pois crescem vários agentes colonizantes sem importância clínica definida.

Prevenção de úlceras

A primeira etapa da prevenção das úlceras consiste no exame clínico anual dos pés dos pacientes. A American Diabetes Association (ADA) recomenda que pacientes com deformidades, úlceras prévias ou insensibilidade nos pés tenham os seus pés examinados a cada consulta. Apesar de simples, estudos mostraram que, em até 58% dos pacientes, os pés não são examinados nas consultas médicas. O exame completo dos pés nessa população inclui:

- Pesquisa de dados do histórico clínico que aumentem o risco de ulcerações, citados anteriormente

- Inspeção: avaliação de presença de feridas, calosidades, fissuras, rachaduras, micoses, anidrose, alteração de marcha, atrofias musculares, cuidados com as unhas, deformidades e avaliação do calçado do paciente
- Avaliação sensitiva: teste do monofilamento de Semmes-Weinstein de 10 g (diferentes protocolos para áreas de testes), teste vibratório com diapasão de 128 Hz, teste da sensibilidade dolorosa e térmica, pesquisa de reflexos tendinosos (reflexos aquileu e patelar)
- Avaliação vascular: palpação de pulsos periféricos e realização do índice tornozelo-braquial (ITB), cujos valores < 0,9 indicam a presença de doença arterial periférica.

A prevenção de lesões em pés necessariamente inclui correta orientação e educação do paciente sobre cuidados com os próprios pés, orientando-o quanto a:

- Higienização da pele: deve-se lavar os pés regularmente, com cuidado e atentamente; enxugar todo o pé após a higienização, principalmente entre os dedos; fazer inspeção regular à procura de lesões. Utilizar um espelho, se necessário
- Hidratação: deve-se utilizar hidratante pelo menos uma vez após o banho; não passar hidratante em feridas ou entre os dedos; evitar talcos
- Cuidado com as unhas: deve-se cortar as unhas regularmente, retas; não cortar calos ou cutículas
- Sapatos adequados: nunca andar descalço (nem na praia); não usar chinelos; deve-se dar preferência a meias brancas, sem elásticos ou costuras internas; utilizar sapatos na numeração adequada, com solado rígido e salto de 2 cm, sem costuras ou dobras internas, com colarinho almofadado e palmilha removível
- Inspecionar os sapatos antes de calçá-los (procurar objetos estranhos que possam lesionar o pé)
- Não fazer compressas de água quente nos pés.

Por fim, previnem-se complicações no pé diabético por meio de medidas médicas ativas, como controle glicêmico adequado e de outras comorbidades que favoreçam a ulceração, além da remoção de calosidades, se presentes, e cirurgias ortopédicas profiláticas se houver proeminências ósseas ao exame.

Tratamento

Cuidados locais

Fazer limpeza com soro fisiológico; não passar cremes ou pomadas; desbridar as áreas necróticas com cautela, de modo manual ou químico, preferível em casos de lesões arteriais com dificuldade de cicatrização. Realização de curativos periódicos, com material que depende da apresentação clínica. Por exemplo, o uso de carvão ativado é indicado se houver ferida muito secretiva, já o uso de sulfadiazina de prata é preferível se a etiologia da úlcera for queimadura local. Por fim, deve-se retirar calosidades adjacentes preventivamente, além de evitar o uso de antibiótico tópico (atualmente com uso proscrito).

Controle de fatores clínicos associados

O bom controle glicêmico e pressórico e o tratamento de edema periférico, se presente, facilitam a cicatrização local. O paciente deve cessar o tabagismo.

Alívio da carga e da pressão

A principal causa de não fechamento das úlceras em pés diabéticos é a não remoção da carga. Assim, indica-se repouso do membro acometido com uso de gesso de contato total. Esse é o melhor tratamento, porém contraindicado na presença de infecção ou isquemia. Quando utilizado, deve ser trocado regularmente para avaliação periódica da ferida e limpeza de tecidos desvitalizados. Botas imobilizadoras, como *robofoot*, podem ser utilizadas na impossibilidade do gesso de contato total. São mais práticas, porém menos eficazes, uma vez que o paciente, se não orientado, retira as botas durante grande parte do dia. Se bem utilizadas, ajudam muito no processo de cicatrização.

Tratamento da infecção

Deve-se iniciar antibioticoterapia de forma empírica. A escolha do antibiótico e a forma de administração dependem da gravidade do quadro e da flora esperada. O tempo de terapia é variável: de 7 a 14 dias em infecções leves a moderadas, e de 14 a 28 dias em infecções moderadas a graves, principalmente se necessitam de abordagem cirúrgica, na resposta inadequada ou na presença de doença arterial periférica grave. Na presença de osteomielite, a antibioticoterapia deve durar até 6 semanas.

Em infecções leves, o tratamento é domiciliar, em geral via oral (VO), com cobertura principal para cocos gram-positivos aeróbios (*Streptococcus beta-hemolíticos* e *Staphylococcus aureus*). Por exemplo: cefalosporina de 1ª geração ou penicilina semissintética resistente a penicilinase. Se o paciente tiver alergia a betalactâmicos: clindamicina, levofloxacino, moxifloxacino, macrolídeo ou doxiciclina. Caso haja alto risco para MRSA: linezolida, bactrim, doxiciclina ou macrolídeo.

Em infecções moderadas ou pacientes que já tenham sido tratados com antibióticos há poucas semanas: o tratamento pode ser VO na maioria dos casos, com cobertura para cocos gram-positivos, bacilos gram-negativos comuns e anaeróbios. Avalia-se a necessidade de cobertura para *Pseudomonas aeruginosa*, principalmente em pessoas com recidiva de processo infeccioso ou se esse agente já tiver sido isolado em processo anterior recente. Exemplo: amoxicilina com clavulanato, ampicilina com sulbactam, cefalosporinas de 2ª ou 3ª geração. Se o paciente estiver em uso recente de antibióticos, considerar carbapenêmicos dependendo da terapia anterior (ertapeném, imipeném, meropeném), considerar penicilina semissintética resistente a penicilinase associada a ceftazidima ou a ciprofloxacino. Se houver necrose, formação de gás, perna isquêmica com necessidade de cobertura de anaeróbios, considerar ticarcilina/clavulanato, piperacilina/tazobactam, carbapenêmicos, ou cefalosporinas de 2ª ou 3ª geração associadas a clindamicina ou a metronidazol. Em caso de risco de MRSA, considerar adicionar linezolida, daptomicina, ácido fusídico, bactrim, doxiciclina. Se houver fator de risco para bacilo gram-negativo resistente, considerar carbapenêmicos, fluoroquinolonas, aminoglicosídeos ou colistina.

Em infecções graves, realiza-se tratamento empírico parenteral associado à cirurgia de limpeza local. A cobertura deve englobar cocos gram-positivos, incluindo formas resistentes, bacilos gram-negativos e anaeróbios. A infecção grave sempre deve ser tratada inicialmente via parenteral, podendo ser trocada para tratamento VO apenas se evolução favorável.

Nunca se deve ser recomendar antibiótico tópico para tratamento de infecção em pé diabético, nem mesmo nos casos leves, nem como profilaxia em úlceras não infectadas.

Fluxo sanguíneo adequado para o pé. Em caso de úlceras isquêmicas ou neuroisquêmicas, indica-se a realização de ultrassonografia com Doppler de membros inferiores e arteriografia se necessário. Sendo possível, faz-se a indicação de cirurgia de revascularização em casos graves.

Tratamento cirúrgico. Indicado em casos de osteomielite grave e refratária, eventualmente com amputação do membro, se houver gangrena.

Tratamentos alternativos. Pode ser considerada a associação da antibioticoterapia com outros tipos de tratamentos de eficácia ainda não totalmente estabelecida, como antissépticos tópicos, curativos com prata, mel, terapia cutânea com bacteriófagos e terapia de pressão negativa. Em contrapartida, *não* deve ser recomendado uso de fatores de crescimento nem oxigenoterapia hiperbárica ou oxigenoterapia tópica como terapias adjuvantes.

Artropatia de Charcot

O pé de Charcot, ou neuroartropatia de Charcot, caracteriza-se por processo inflamatório persistente do pé e do tornozelo que pode estar associado a diversas neuropatias, sendo a principal delas a neuropatia diabética. Outras causas conhecidas de artropatia de Charcot são hanseníase, sífilis terciária e siringomielia.

A prevalência real dessa condição é desconhecida devido à subnotificação, mas acredita-se que ocorra em 0,08% dos diabéticos e em até 13% dos pacientes diabéticos de alto risco.

Fisiopatologia

A artropatia de Charcot ocorre em indivíduo suscetível que, após um evento desencadeante, apresenta resposta inflamatória descontrolada e persistente, que causa osteólise, subluxação, fraturas e deformidades no pé acometido.

Predisposições individuais

- Resposta vasodilatadora inapropriada e excessiva, definida por fluxo sanguíneo capaz de provocar inflamação para consolidação e remodelamento ósseo. Portadores de vasculopatia isquêmica são menos propensos a desenvolver artropatia de Charcot, já que não conseguem obter uma boa circulação sanguínea local, que é essencial para promover o processo inflamatório local
- Neuropatia com perda da propriocepção e alteração de marcha ou de carga nos membros inferiores
- Osteopenia preexistente. Dado ainda controverso, porém alguns estudos mostraram associação
- Diabetes melito de longa data e mal controlado.

Evento desencadeante

A artropatia de Charcot pode surgir como consequência de um trauma local, muitas vezes, despercebido pelo paciente, ou como complicação de úlceras, infecções locais, osteomielite e cirurgias, incluindo as cirurgias de revascularização de membros.

Processo inflamatório

Em indivíduos normais, uma fratura óssea leva à formação de interleucinas pró-inflamatórias, incluindo interleucina-1 (IL-1) e fator de necrose tumoral alfa (TNF-alfa), que estimularão a formação de RANKL (ligante do receptor ativador do fator nuclear Kappa B). Esse é o elemento responsável pela promoção da diferenciação de osteoclastos responsáveis pela reabsorção óssea. Nessa situação, a produção de citocinas inflamatórias é limitada e o processo de reabsorção óssea é acoplado à formação óssea por meio da produção da osteoprotegerina, que se liga a RANKL e impede a ativação de mais osteoclastos.

Já em indivíduos suscetíveis ao desenvolvimento do pé de Charcot, a interrupção da resposta inflamatória não ocorre. Em razão da neuropatia presente, há perda de sensibilidade, resultando em traumas múltiplos pela deambulação, com produção contínua de citocinas inflamatórias e, consequentemente, osteólise ininterrupta.

Além da produção de citocinas inflamatórias, outras substâncias foram apontadas como colaboradoras para a inflamação persistente nestes quadros. Uma delas é o peptídeo relacionado com o gene da calcitonina (CGRP), peptídeo em geral secretado por terminais nervosos e que antagoniza a ação de RANKL. Em pacientes com neuropatia, independentemente da causa, há redução da concentração de CGRP e, consequentemente, menor antagonismo à atuação de RANKL e à reabsorção óssea.

Quadro clínico

Geralmente, divide-se o quadro clínico da artropatia de Charcot em duas fases principais: aguda e crônica. A fase aguda é caracterizada por edema e eritema unilateral do pé, sem ulceração evidente. Geralmente, o pé acometido apresenta uma temperatura 2°C maior que o pé contralateral pela vasodilatação. Em razão da neuropatia, a dor está ausente ou é leve/moderada.

Já na fase crônica, observam-se luxações, deformidades e normalização da diferença de temperatura. A deformidade mais comum é o desabamento do arco plantar, facilmente identificada em exame de imagens simples, como a radiografia com carga.

A artropatia de Charcot também é classificada em estágios de evolução clínica e graus de deformidade, como descrito a seguir.

Classificação de Eichenholtz para artropatia de Charcot

- Estágio 0: fase inflamatória, pré-fragmentação (radiografia do pé normal)
- Estágio I: fragmentação aguda, a qual o paciente pode até ouvir o momento da fratura. Sinais inflamatórios, temperatura de 5 a 6°C superior à temperatura do pé contralateral (no mesmo ponto)
- Estágio II: coalescente (subaguda). Temperatura 2°C acima do contralateral (no mesmo ponto)
- Estágio III: consolidação (fase reparativa crônica, sem sinais inflamatórios) ou remodelação. Em geral, leva 6 meses para a evolução inicial até essa fase.

Classificação quanto à deformidade

- Alteração mínima (médio tarso acima do plano)
- Queda do arco plantar ("pé chato")
- Pé em "mata-borrão".

Diagnóstico

Deve ser baseado na suspeita clínica e nas alterações em exames radiológicos. Não existem marcadores laboratoriais para o diagnóstico da artropatia de Charcot. Os exames de imagem mostram destruição óssea, fragmentação, fraturas, luxações e deformidades ósseas.

- Radiografia simples do pé: deve ser o primeiro exame a ser solicitado. Geralmente é normal na fase aguda. Pode mostrar fraturas e luxações na fase crônica. Sempre solicitar radiografia dos pés e antepés, em anteroposterior (AP) e perfil *com carga*
- Ressonância magnética: boa sensibilidade e especificidade para as alterações ósseas. Consegue detectar lesões antes que apareçam na radiografia simples
- Cintilografia em três fases com tecnécio-99: tem boa sensibilidade para a doença óssea ativa, porém perde em especificidade
- Cintilografia com leucócitos marcados: tem boa especificidade, principalmente para alterações ósseas por infecção associada, porém não diferencia muito bem osso de tecido mole.

Na prática, não há muita diferença entre RM e cintilografias, e a realização dos exames depende da disponibilidade e das condições do paciente.

Diagnóstico diferencial

O diagnóstico diferencial inclui situações como osteomielite, artrite gotosa, celulite, abscesso, fratura neuropática e trombose venosa profunda.

Tratamento

Os objetivos do tratamento incluem: interromper o processo inflamatório, manter a estabilidade do pé e evitar grandes deformidades e ulcerações. Na fase aguda, a principal medida do tratamento é a descarga de peso do pé, que deve ser feita com gesso de contato total (GCT), salvo no caso de contraindicações, já citadas. O GCT deve inicialmente ser trocado após 3 dias e, posteriormente, a cada semana, para melhor ajuste, até não haver evidência de destruição óssea contínua nas radiografias e a diferença de temperatura se normalizar (inferior a 2°C entre os membros). Isso ocorre, em geral, após cerca de 12 a 16 semanas.

Caso haja úlceras, avaliar a necessidade de antibióticos concomitantes. As complicações desse tratamento incluem: ulcerações, irritação, fraturas e ulcerações no pé contralateral por excesso de carga.

Alguns estudos testaram o uso de bisfosfonatos no Charcot agudo e mostraram melhora dos sintomas, redução dos marcadores de *turnover* ósseo e queda mais rápida da temperatura. Porém, até o momento, esses fármacos não foram aprovados para uso no pé de Charcot e não existe protocolo apropriado. Outros tratamentos, como estimulação óssea ultrassônica e elétrica, também não foram aprovados ainda.

Geralmente, a cirurgia na fase aguda não é recomendada, devido a edema, hipervascularização e osteopenia acentuada nessa fase.

Já o tratamento da fase crônica inclui orientações ao paciente, confecção de sapatos sob medida, devido às deformidades, e correção cirúrgica de deformidades, principalmente se forem muito acentuadas ou se houver proeminências ósseas causando sobrecarga com risco de ulceração recorrente.

Leitura recomendada

American Diabetes Association. Microvascular complications and foot care: Standards of Medical Care in Diabetes 2021. Diabetes Care 2021;44(Suppl. 1):S151- S167.

Bakker K, Apelqvist J, Schaper NC, International Working Group on Diabetic Foot Editorial Board. Practical guidelines on the management and prevention of the diabetic foot 2011. Diabetes Metab Res Rev. 2012;28(Suppl 1):225-31.

Boulton AJM, Pedrosa HC, Macedo GC, Ribeiro JF. Pé diabético: avaliação e tratamento. In: Vilar L. Endocrinologia clínica. 5. ed. Rio de Janeiro: Guanabara Koogan; 2013.

Jude EB, Frykyberg RG. Pé de Charcot: abordagem clínica e cirúrgica. In: Pedrosa HC, Vilar L. Neuropatias e pé diabético. 1. ed. São Paulo: AC Farmacêutico; 2014.

Lipsky BA, Peters EJG, Senneville E, Berendt AR, Embil JM, Lavery LA et al. Expert opinion on the management of infections in the diabetic foot. Diabetes Metab Res Rev. 2012;28(Suppl 1):163-178.

Parisi MCR, Game FL, Jeffcoate W. Atualização no diagnóstico e tratamento da ulceração. In: Pedrosa HC, Vilar L. Neuropatias e pé diabético. 1. ed. São Paulo: AC Farmacêutico; 2014.

Rogers LC, Frykyberg RG, Armstrong DG, Boulton AJM, Edmonds M, Ha Van G et al. The Charcot foot in diabetes. Diabetes Care. 2011;34(9):2123-29.

Sociedade Brasileira de Diabetes. Diretrizes da Sociedade Brasileira de Diabetes: 2021. São Paulo: Clannad; 2021.

Doença Cardiovascular no Diabetes Melito

Capítulo 117

Introdução

A relação entre diabetes e doença cardiovascular é bem estudada e estabelecida na literatura. Classicamente, o estudo de Framingham demonstra que a presença de diabetes melito provoca aumento de 2 a 3 vezes no risco de aterosclerose, caracterizando o paciente diabético, independentemente da evolução da sua doença de base, como paciente de alto risco cardiovascular.

Alguns estudos mostraram que o portador de diabetes melito tem o mesmo risco de infarto agudo do miocárdio (IAM) que o de pacientes que já tiveram IAM prévio. Por esse motivo, muitas vezes, o diabetes melito é chamado "equivalente isquêmico". Já outros estudos não comprovaram esses dados, mas mostraram que o risco cardiovascular e de IAM depende do tempo da evolução da doença, do controle glicêmico e da presença de outros fatores de risco associados.

Em pacientes hígidos, homens têm maior risco cardiovascular que mulheres. Mulheres diabéticas, entretanto, aparentemente, perdem os efeitos tidos como cardioprotetores da menacme e passam a ter o mesmo risco cardiovascular de homens diabéticos.

Além disso, pacientes diabéticos com presença de proteinúria têm risco de doença arterial coronariana (DAC) ainda mais aumentado, cerca de 15 vezes maior do que o de pacientes diabéticos sem complicações. Estudos revelaram que a proteinúria se mostrou não apenas um marcador de doença cardiovascular generalizada, mas também um fator de risco independente para DAC.

Outros fatores de risco para DAC são:

- Hipertensão arterial sistêmica (HAS)
- Dislipidemia
- Obesidade
- Tabagismo
- Resistência insulínica.

Todas essas condições têm prevalência maior na população diabética, mas deve-se ressaltar que o diabetes melito por si só já é um fator de risco independente para DAC, mesmo na ausência de outras complicações. O estudo STENO-2 mostrou que uma abordagem multifatorial agressiva é capaz de reduzir o risco cardiovascular dessa população.

Fisiopatologia do aumento de risco cardiovascular no paciente diabético

Alguns dados sugerem que o risco cardiovascular aumentado do paciente diabético se deva à presença da resistência à insulina, já presente desde a fase pré-diabética. A resistência à insulina produz um estado inflamatório sistêmico com potencial pró-aterosclerótico, com elevação de proteínas inflamatórias como proteína C-reativa, inibidor do ativador do plasminogênio tipo 1 (PAI-1) e alterações lipídicas relacionadas com o diabetes melito, cursando com aumento de triglicerídeos e colesterol da lipoproteína de muito baixa densidade (VLDL-c), diminuição na concentração de colesterol da lipoproteína de alta densidade (HDL-c) e maior concentração de partículas pequenas e densas de lipoproteína de baixa densidade (LDL), o que contribui diretamente para a incidência da DAC.

Estratégias que melhoram a resistência à insulina sabidamente reduzem o risco cardiovascular. Pacientes portadores da condição de pré-diabetes sem resistência à insulina, mas apenas com defeito primário de secreção insulínica pelas células beta, têm risco cardiovascular similar ao da população não diabética. Ambas as situações corroboram para a teoria primária de que o grande fator de risco (isolado) para doenças cardiovasculares no paciente diabético decorre essencialmente da resistência à insulina.

Também se sabe que o risco cardiovascular tende a aumentar quanto maior for a glicemia de jejum e a hemoglobina glicada do paciente. Além disso, a intolerância à glicose traz risco maior do que a glicemia de jejum alterada (GJA), pois quanto maior a área sob a curva da glicemia no teste oral de tolerância à glicose (TOTG), maior o risco cardiovascular observado. Ou seja, tanto a hiperglicemia quanto a hiperinsulinemia aumentam o risco cardiovascular.

Um melhor controle glicêmico promove redução de risco a longo prazo, porém, ao mesmo tempo, um controle muito intensivo com hemoglobina glicada inferior a 7%, se for à custa de aumento no risco de hipoglicemias, não deve ser indicado nos pacientes com DAC prévia, uma vez que a hipoglicemia nesses casos pode cursar com aumento de mortalidade, conforme demonstrado em estudos como ACCORD (Effect of a Multifactorial Intervention on Mortality in Type 2 Diabetes), VADT e ADVANCE.

Dislipidemia no diabetes melito

Diversas alterações lipídicas são classicamente descritas em pacientes diabéticos. A seguir, são apresentadas as principais alterações no metabolismo do colesterol que promovem a chamada dislipidemia mista do paciente diabético:

- Desinibição da lipase hormônio sensível dos adipócitos, o que aumenta a lipólise e consequentemente a liberação de triglicerídeos e ácidos graxos livres (AGL) para a circulação
- Redução na captação de AGL por tecido muscular e adiposo, um achado secundário à resistência insulínica
- Chegada de grande quantidade de AGL circulante no fígado
- Aumento da lipogênese *de novo* hepática e síntese hepática de lipoproteínas ricas em triglicerídeos
- Aumento da síntese hepática e redução na degradação periférica de apolipoproteína B
- Aumento da síntese hepática de colesterol da lipoproteína de baixa densidade (LDL-c)
- Redução na atividade da lipoproteína lipase (LPL) endotelial, com menor metabolização das proteínas ricas em triglicerídeos e acúmulo de quilomícrons e VLDL-c no plasma, e consequentemente menor síntese de HDL-c
- Aumento da atividade da enzima CETP (proteína de transferência do colesterol esterificado), trocando triglicerídeos e colesterol entre as partículas de VLDL-c, LDL-c e HDL-c
- Menor funcionalidade e menor meia-vida da HDL-c, pois as moléculas de HDL-c tornam-se mais ricas em triglicerídeos (após troca via CETP) e perdem a apolipoproteína A-1 e, consequentemente, a capacidade funcional de realizar o transporte reverso do colesterol, além de serem mais facilmente captadas pela lipoproteína lipase hepática, passando a sofrer maior degradação
- Maior concentração de partículas pequenas e densas de LDL-c, pois o LDL-c com maior concentração de triglicerídeos é mais facilmente captado pela lipoproteína lipase

hepática (LLH), sendo metabolizado em partículas pequenas e densas, mais aterogênicas e mais facilmente oxidadas que as partículas de LDL normais.

Devido a todas essas mudanças na cascata de metabolização lipídica, o diabetes melito induz o aparecimento de um quadro de dislipidemia característico, composto de aumento de triglicerídeos, redução de HDL-c e maior concentração de partículas de LDL pequenas e densas. Consequentemente, é mais aterogênico, tendo, por isso, indicação de tratamento mais rigoroso com o uso de estatinas, visando a alvos específicos para essa situação.

Recomendações no tratamento da dislipidemia no diabetes melito

Segundo a American Diabetes Association (ADA), as metas lipídicas para o paciente diabético são:

- LDL-c: as diretrizes da ADA 2021 não estipulam metas de LDL-c para pacientes diabéticos. As recomendações da ADA de 2021 objetivam o tratamento com estatinas de alta intensidade (para baixar o LDL-c em 50%) para os pacientes diabéticos com doença cardiovascular estabelecida ou para diabéticos entre 50 e 70 anos com outros fatores de risco cardiovasculares. Deve ser feito uso de estatina de moderada intensidade (para baixar o LDL-c em 30 a 50%) para diabéticos com menos de 40 anos com fatores de risco adicionais para doença cardiovascular e para diabéticos com idade entre 40 e 75 anos, mesmo sem outros fatores de risco adicionais para doença cardiovascular. Pacientes diabéticos com menos de 40 anos e sem outros fatores de risco podem ser mantidos sem a prescrição de estatinas. Ainda, a ADA 2021 sugere que, no caso de pacientes diabéticos com risco cardiovascular aterosclerótico maior ou igual a 20%, seria razoável adicionar ezetimiba à estatina objetivando otimizar o tratamento e atingir com maior facilidade a meta de redução maior ou igual a 50% no LDL colesterol.
- HDL-c: superior a 40 mg/dℓ em homens e a 50 mg/dℓ em mulheres
- Triglicerídeos: inferiores a 150 mg/dℓ.

Já as diretrizes da Sociedade Brasileira de Diabetes (SBD) de 2021 recomendam realizar estratificação de risco em pessoas com diabetes melito (DM) cujos principais determinantes de risco, tanto para DM1 como para DM2, são: grau de doença aterosclerótica preexistente, eventos cardiovasculares preexistentes, lesões de órgão-alvo relacionadas ao diabetes, número e intensidade de fatores de risco tradicionais e duração do diabetes. Sugere-se que a estratificação do risco para pacientes com DM2 seja realizada pela idade e presença de fatores de risco sem uso de calculadoras (Tabela 117.1), uma vez que estas se mostram imprecisas nesses pacientes. Já nos pacientes com DM1, o uso de calculadoras pode ser útil. Foram definidas, portanto, quatro categorias de risco baseadas na taxa anualizada de ocorrência de eventos cardiovasculares em dez anos: risco baixo, risco intermediário, risco alto e risco muito alto. As categorias de risco baixo e intermediário são definidas apenas pela idade, na ausência de fatores de alto ou de muito alto risco. Já as categorias de risco alto e muito alto são determinadas pela idade e/ou na presença de estratificadores de risco (ER),

Parte 9 • Diabetes Melito

TABELA 117.1 Categorias de risco cardiovascular em pacientes com diabetes melito.

Categorias de risco	Eventos coronarianos em 10 anos	Idade (anos)		Condição necessária
		DM2	DM1	
Baixo	< 10%	Homem < 38 Mulher < 46	Usar calculadora *Steno** se DM1 < 20 anos de duração	Sem EAR Sem EMAR
Intermediário	10 a 20%	Homem: 38 a 49 Mulher 46 a 56		
Alto	20 a 30%	Homem: 50 ou mais Mulher: 56 ou mais		1 EAR ou 2 EAR Sem EMAR
		DM1 ou DM2: qualquer idade se EAR		
Muito alto	> 30%	Qualquer idade, se EMAR		EMAR ou > 3 EAR

DM2, diabetes tipo 2; *DM1*, diabetes tipo 1; *EAR*, estratificadores de alto risco; *EMAR*, estratificadores de muito alto risco. *Steno T1 Risk Engine (shinyapps. io): https://steno.shinyapps.io/T1RiskEngine/. (Adaptada de Sociedade Brasileira de Diabetes, 2021.)

que podem ser de alto risco (EAR) e incluem fatores de risco tradicionais, renais (ER-renais de alto risco) ou de aterosclerose subclínica (ER-DASC) ou de muito alto risco (EMAR), que podem ser de prevenção primária (EMAR-1) ou de prevenção secundária (EMAR-2), conforme explicitam as Tabelas 117.2 e 117.3.

O tratamento da dislipidemia no diabetes visa à redução de eventos e mortalidade cardiovascular, como também a redução do risco de pancreatite aguda, quando pertinente. Por isso, o principal foco é no uso das estatinas. A SBD, em suas diretrizes de 2021, sugere que o tratamento seja baseado em metas:

- Paciente de **baixo risco cardiovascular** deve manter o LDL-c < 100 mg/dℓ e colesterol não HDL < 130, sendo opcional o uso de estatina
- Paciente com **risco cardiovascular intermediário** tem as mesmas metas do paciente de baixo risco, porém o uso da

estatina é recomendado, independentemente dos níveis de colesterol inicial. Pode ser escolhida qualquer estatina que atinja a meta desejada. Caso não se atinja a meta, o tratamento deve ser otimizado, objetivando uma redução de 30% no LDL-c. É importante lembrar que, caso as metas de LDL-c não forem atingidas após 3 meses do início do tratamento, deve-se intensificá-lo, seja aumentando a dose da estatina, seja trocando-a por uma de maior potência

- Paciente com **alto risco cardiovascular** deve manter o LDL-c < 70 mg/dℓ ou o colesterol não HDL < 100 mg/dℓ com o uso de estatina de alta potência (ou seja, atorvastatina 40 a 80 mg/dia ou rosuvastatina 20 a 40 mg/dia). Caso a meta não seja atingida, o tratamento deve ser otimizado com associação de outro hipolipemiante e a redução no LDL-c em 50% é recomendada

---

TABELA 117.2 Estratificadores de risco.

Estratificadores de alto risco (EAR)	Estratificadores de muito alto risco (EMAR)
Tradicionais DM2 há > 10 anos HF de DAC prematura (< 55 anos em homens e < 65 anos em mulheres) Síndrome metabólica definida pela IDF HAS tratada ou não Tabagismo ativo Neuropatia autonômica cardiovascular incipiente (1 teste TAC alterado) Retinopatia diabética não proliferativa leve	**Prevenção primária de muito alto risco (EMAR-1)** Três ou mais EAR DM1 com duração > 20 anos (diagnosticado após 18 anos de idade) Estenose maior do que 50% em qualquer território vascular EMAR renal (ver tabela 117.3) Hipercolesterolemia grave (CT > 310 mg/dℓ ou LDL-c > 190 mg/dℓ) Neuropatia autonômica cardiovascular instalada: dois TAC alterados para NAC Retinopatia diabética não proliferativa moderada-grave ou grave, proliferativa, ou evidência de progressão
Renais Doença renal estratificada como alto risco (EAR) – ver Tabela 117.3	
Doença aterosclerótica subclínica (DASC) Escore de cálcio coronário > 10 U Agatston Placa carótida (espessura íntima média > 1,5 mm) AngioTC de coronária com placa aterosclerótica Índice tornozelo braquial < 0,9 Aneurisma de aorta abdominal	**Prevenção secundária – (EMAR-2)** Síndrome coronariana aguda: IAM ou angina instável IAM antigo ou angina estável AVC aterotrombótico ou AIT Revascularização coronariana, carotídea, renal ou periférica Insuficiência vascular periférica ou amputação de membros

DM2, diabetes tipo 2; *HF*, história familiar; *DAC*, doença arterial coronariana; *IDF*, International Diabetes Federation; *HAS*, hipertensão arterial sistêmica; *TAC*, teste autonômico cardiovascular; *NAC*, neuropata autonômica cardiovascular; *AngioTC*, angiotomografia computadorizada; *DM1*, diabetes tipo 1; *CT*, colesterol total; *IAM*, infarto agudo do miocárdio; *AVC*, acidente vascular cerebral; *AIT*, ataque isquêmico transitório. (Adaptada de Sociedade Brasileira de Diabetes, 2021.)

TABELA 117.3 Estratificadores renais de alto e de muito alto risco.

Estratificadores renais (EAR e EMAR)

Estágios da DRD TGF (mL/min/1,73m²)			Categorias de albuminúria		
			Normal	Moderadamente Aumentada (Microalbuminúria)	Muito Aumentada (Macroalbuminúria)
			< 30 mg/g	30 a 299 mg/g	≥ 300 mg/g
G1	Normal ou alta	≥ 90	Ver idade, EAR e EMAR		
G2	Levemente reduzida	89 a 60			
G3a	Leve a moderadamente reduzida	59 a 45			
G3b	Moderadamente reduzida	44 a 30			
G4	Muito diminuída	29 a 15			
G5	Falência renal	< 15			

EAR, estratificadores de alto risco; *EMAR*, estratificadores de muito alto risco; *DRD*, doença renal do diabetes; *TGF*, fator de transformação do crescimento; *G1*, grau 1; *G2*, grau 2; *G3a*, grau 3a; *G3b*, grau 3b; *G4*, grau 4; *G5*, grau 5. (Fonte: Diretrizes Sociedade Brasileira de Diabetes 2021, adaptada de KDIGO, 2020.)

- Paciente classificado com **muito alto risco cardiovascular** deve utilizar obrigatoriamente estatinas de alta potência e objetivar meta de LDL-c < 50 mg/dℓ ou colesterol não HDL < 80 mg/dℓ. Caso a meta não seja atingida, deve-se considerar adicionar ezetimiba à estatina de alta potência já prescrita. E se, ainda assim, as metas não forem atingidas, deve-se avaliar custo-benefício da associação com inibidores de PCSK9.

É importante lembrar que quando os níveis de triglicerídeos estiverem acima de 200 mg/dℓ é preferível utilizar como meta o colesterol não HDL em vez do LDL calculado, uma vez que os valores desse último ficam subestimados nessa situação.

Potencial de redução no colesterol da lipoproteína de baixa densidade das estatinas

Espera-se que, com o uso de estatina de moderada intensidade, haja redução de 30 a 50% no LDL-c. Já as estatinas de alta intensidade costumam reduzir cerca de 50% no LDL-c. Ao se adicionar ezetimiba à estatina de alta intensidade, espera-se que a redução no LDL-c aumente para 65%. Os inibidores de PCSK9 reduzem cerca de 60% no LDL-c e, quando associados à estatina de alta intensidade, aumentam o percentual de redução para 75%. A associação de inibidores de PCSK9, estatina de alta intensidade e ezetimiba torna a redução do LDL-c mais significativa, atingindo cerca de 85%.

Pacientes diabéticos em situações especiais

- Pacientes com LDL-c > 190 mg/dℓ, com hipercolesterolemia familiar confirmada, devem ser considerados de muito alto risco e, mesmo que seja em prevenção primária, devem ser tratados com estatina de alta potência
- No caso de pacientes com DM e insuficiência renal crônica em diálise, sem doença arterial clínica, não se recomenda iniciar estatinas por falta de eficácia. Porém, se o paciente já utilizava estatina antes do início da diálise, deve-se manter o uso. No caso de paciente em hemodiálise e com LDL-c > 145 mg/dℓ ou doença coronariana estabelecida, o início da estatina pode ser considerado
- No caso de pessoas com DM e insuficiência cardíaca classe NYHA (classificação da *New York Heart Association*) II-IV, com LDL-c < 130 mg/dℓ, não se deve iniciar estatina. Se o paciente já usava anteriormente, manter.

Tratamento da hipertrigliceridemia no paciente diabético

Para pacientes com DM e hipertrigliceridemia leve a moderada, a primeira escolha de tratamento continua sendo o uso de estatinas visando à redução de risco cardiovascular.

Caso o paciente seja classificado como alto risco ou muito alto risco apresentando triglicerídeos > 204 mg/dℓ e HDL-c < 34 mg/dℓ, a combinação do fibrato com estatina pode ser

TABELA 117.4 Intensidade da estatina × categoria de risco cardiovascular em diabetes.

Risco	Recomendação de Tratamento
Baixo risco	Estatinas de moderada potência (uso opcional)
Intermediário	Estatinas de moderada potência (uso recomendado)
Alto	Estatinas de alta potência
Muito alto	Estatinas de alta potência inicial e ezetimiba e/ou iPCSK9 (opcional, se meta não atingida)

Fonte: Diretrizes Sociedade Brasileira de Diabetes, 2021.

considerada. Caso o paciente já esteja com estatina em dose máxima tolerada e mantendo triglicerídeos elevados, a adição de icosapenta etil (uma forma purificada de EPA) é recomendada para reduzir o risco cardiovascular. Porém, o icosapenta etil ester ainda não está aprovado para uso pela Anvisa. Não se deve extrapolar resultados dos estudos para qualquer tipo de ômega-3 disponível no mercado.

Para pacientes com DM e triglicerídeos entre 400 mg/dℓ e 880 mg/dℓ devem ser realizadas medidas não farmacológicas para prevenção de pancreatite aguda. Quando essas medidas falharem, pode-se considerar a associação de fibratos às estatinas já prescritas. Nos casos de pacientes com triglicerídeos > 880 mg/dℓ, ou seja, com hipertrigliceridemia grave, é recomendada a associação de fibratos ao tratamento, com finalidade de prevenir pancreatite aguda.

Indicações do uso de estatina

Atualmente, a indicação do uso de estatinas visando a um alvo específico de LDL-c já é questionada, entendendo-se que alvos específicos podem não ser necessariamente atingidos, mas que o risco cardiovascular já estaria bem mais baixo se fosse possível reduzir o valor de LDL-c em cerca de 50% do seu valor basal, por exemplo, nos pacientes considerados de alto risco cardiovascular. Esse raciocínio foi o utilizado na elaboração do consenso da American Heart Association (AHA) para tratamento das dislipidemias, desde 2013, mas entra em conflito com o publicado em outros consensos previamente estabelecidos para o tratamento dessa mesma comorbidade.

Tendo em vista que esse tema atualmente ainda se encontra em debate entre as principais sociedades que tratam dislipidemias, classicamente tínhamos que o início de estatina ou a adequação de dose e tipo de medicamento deveria obedecer às seguintes situações:

- Manter o LDL-c inferior a 100 mg/dℓ (ou inferior a 70 mg/dℓ, se o paciente tiver doença cardiovascular estabelecida). Para pacientes que não conseguem alcançar a meta com o uso de estatina em dose máxima, a redução de LDL-c em 30 a 40% do valor inicial pode ser uma meta secundária, segundo a ADA
- Introduzir estatina como profilaxia primária, se o paciente tiver mais de 40 anos e mais de um fator de risco para DAC (hipertensão, tabagismo, microalbuminúria positiva, história familiar de doença aterosclerótica antes dos 55 anos, em homens, ou dos 65 anos, em mulheres): independentemente do valor de LDL-c.

Hipertensão arterial sistêmica no paciente diabético

Além de ampliar o risco cardiovascular, a associação entre HAS e diabetes melito aumenta também o risco de complicações microvasculares. Assim, o controle pressórico em paciente diabético deve a ser mais preciso e rigoroso.

Da mesma maneira que o controle glicêmico interpretado pela hemoglobina glicada, diversos estudos demonstraram a necessidade de controle pressórico com alvos individualizados,

garantindo benefícios ao evitar eventos cardiovasculares, sem promover maior risco secundário a eventos adversos de hipotensão em determinado grupo de pacientes.

Assim, atualmente, a ADA estipula que a meta pressórica de pressão arterial (PA) seja inferior a 140 mmHg de pressão sistólica e 90 mmHg de pressão diastólica de para pacientes com baixo risco cardiovascular e meta pressórica abaixo de 130 × 80 mmHg em pacientes com alto risco cardiovascular. Pacientes jovens com maior tolerância a pressões mais baixas podem ter alvo de pressão mais rigoroso, inferior a 130 × 80 mmHg. A SBD sugere que o tratamento anti-hipertensivo medicamentoso só seja instituído para pacientes diabéticos com PA acima de 140 × 80 mmHg.

Para o controle pressórico os anti-hipertensivos de escolha atualmente são os inibidores da enzima conversora de angiotensina (iECA) ou bloqueadores dos receptores de angiotensina (BRA) que, além de controlarem a pressão, parecem promover benefícios para complicações microvasculares, como a nefropatia. A SBD atualmente sugere que o objetivo principal do tratamento deve ser o controle da pressão arterial propriamente dito, mais do que a escolha entre uma classe de medicação ou outra. Há alguns casos específicos em que a classe medicamentosa do anti-hipertensivo fará diferença. Por exemplo, sugere-se o uso de bloqueadores do SRAA em pacientes com albuminúria e/ou proteinúria, o uso de betabloqueadores em pacientes com cardiopatia isquêmica e o uso de diuréticos de alça em pacientes com TFGe < 30 mℓ/min/1,73 m^2.

Síndrome coronariana aguda no diabetes melito

A síndrome coronariana aguda (SCA) em pacientes diabéticos tende a ter maior mortalidade, cerca de duas vezes maior que na população não diabética, sendo maior tanto na fase aguda (pós-infarto imediato) quanto nos dias seguintes ao evento. Além disso, aparentemente, o risco de complicações pós-SCA também aumenta. A taxa de reinfarto é maior, assim como o risco de ICC pós-IAM, provavelmente porque a remodelação cardíaca é pior nesse grupo de pacientes.

O controle glicêmico logo após o evento é importante para melhorar o desfecho agudo e a evolução pós-infarto. Quando há hiperglicemia na fase aguda, os miócitos tendem a usar ácidos graxos livres em detrimento de glicose na formação de adenosina trifosfato (ATP), de modo que há menor rendimento na geração de energia e, consequentemente, menos energia celular para remodelação celular. A SBD sugere que o controle glicêmico do paciente internado por SCA seja mantido entre 130 e 200 mg/dℓ. Já para os pacientes internados para realização de cirurgia de revascularização do miocárdio, a SBD sugere que esse controle seja um pouco mais rígido, com a glicemia variando entre 120 e 150 mg/dℓ.

Outro aspecto importante para esses pacientes é o fato de que estudos mostram que alguns medicamentos da classe das sulfonilureias podem inibir o chamado pré-condicionamento isquêmico do miocárdio, aumentando o risco de arritmias e morte súbita de origem isquêmica. Vale ressaltar que a gliclazida, um dos principais representantes deste grupo, não mostrou esse efeito em nossa população.

De maneira geral, estabelece-se que pacientes diabéticos que já tenham DAC estabelecida, como IAM prévio, devem fazer uso obrigatório de iECA, betabloqueador e ácido acetilsalicílico (AAS).

Sugere-se que em todo paciente diabético seja obtido um eletrocardiograma (ECG) basal anual para avaliação de alterações sugestivas de doença coronariana (como onda Q ou alteração de repolarização ventricular), e que sejam realizados métodos não invasivos para avaliação de DAC (de preferência teste ergométrico, se possível, caso contrário cintilografia ou ecodopplercardiograma com estresse farmacológico) apenas nos pacientes com alterações eletrocardiográficas, sintomas cardiológicos sugestivos de coronariopatia ou evidência de doença aterosclerótica em outro local (carótidas, artérias renais, artérias periféricas, aorta etc.). Para os pacientes assintomáticos e com ECG basal normal, não há recomendação para esse tipo de avaliação de rotina. A realização de escore de cálcio coronário nos pacientes diabéticos de risco intermediário ou com dúvida a respeito do uso de estatina podem beneficiar os pacientes com uma melhor avaliação do risco cardiovascular.

Indicações de ácido acetilsalicílico no paciente diabético

Tradicionalmente, a indicação da ADA e a indicação antiga da SBD para uso de AAS em pacientes diabéticos incluía o uso em pacientes com antecedente de doença cardiovascular (prevenção secundária) e naqueles com diabetes associado a mais um fator de risco, se tivessem mais de 50 anos (homens) ou 60 anos (mulheres).

Pelo fato de o assunto ser controverso nas principais diretrizes clínicas e as evidências apontarem contra o uso rotineiro do ácido acetilsalicílico na prevenção primária em pacientes com diabetes, a SBD sugeriu na diretriz de 2021 que o uso deve ser criteriosamente avaliado nos pacientes de alto risco cardiovascular e baixo risco de sangramento. A ADA segue a mesma linha da SBD sugerindo o uso de AAS na prevenção primária naqueles pacientes diabéticos com alto risco cardiovascular, após analisar se o risco de sangramento suplanta ou não os benefícios.

Quanto ao uso de ácido acetilsalicílico na prevenção secundária (pacientes com histórico de doença aterosclerótica cardiovascular estabelecida), tanto a SBD como a ADA concordam que os benefícios são estabelecidos em muitos estudos e, portanto, o seu uso deve continuar sendo indicado.

Leitura recomendada

American Diabetes Association. Microvascular complications and foot care: Standards of Medical Care in Diabetes 2021. Diabetes Care 2021;44(Suppl. 1):S151- S167.

Bertoluci MC, Pimazoni-Netto A, Pires AC, Pesaro AE, Schaan BD, Caramelli B et al. Diabetes and cardiovascular disease: from evidence to clinical practice – position statement 2014 of Brazilian Diabetes Society. Diabetes & Metabolic Syndrome. 2014;6:58.

Emerging Risk Factors Collaboration; Sarwar N, Gao P, Seshasai SRK, Gobin R, Kaptoge S et al. Diabetes mellitus, fasting blood glucose concentration, and risk of vascular disease: a collaborative meta-analysis of 102 prospective studies. Lancet. 2010;375(9733):2215-22.

Hemmingsen B, Lund SS, Gluud C, Vaag A, Almdal TP, Hemmingsen C et al. Targeting intensive glycaemic control versus targeting conventional glycaemic control for type 2 diabetes mellitus. Cochrane Database Syst Rev. 2013;11(11):CD008143.

Nathan DM, Cleary PA, Backlund J-Y, Genuth SM, Lachin JM, Orchard TJ et al. Intensive diabetes treatment and cardiovascular disease in patients with type 1 diabetes. N Engl J Med. 2005;353(25): 2643-53.

Pierre Ronco e cols. KDIGO 2020 Clinical Practice Guideline for Diabetes Management in Chronic Kidney Disease . Kidney International. VOL 98 | ISSUE 4S | OCTOBER 2020.

Sociedade Brasileira de Diabetes. Diretrizes da Sociedade Brasileira de Diabetes: 2021. São Paulo: Clannad; 2021.

Sociedade Brasileira de Diabetes. Diretrizes da Sociedade Brasileira de Diabetes: 2019-2020. São Paulo: Clannad; 2020.

Stone NJ, Robinson JC, Lichtenstein AH, Merz CNB, Blum CB, Eckel RH et al. 2013 ACC/AHA guideline on the treatment of blood cholesterol to reduce atherosclerotic cardiovascular risk in adults: a report of the American College of Cardiology/American Heart Association Task Force on Practice Guidelines. Circulation. 2014;129(25 Suppl 2):S1-45.

Vodnala D, Rubenfire M, Brook RD. Secondary causes of dyslipidemia. Am J Cardiol. 2012;110(6):823-25.

Capítulo 118

Tratamento do Diabetes Melito Tipo 2

Introdução

O tratamento do diabetes melito é alvo primordial de pesquisas médicas. Estudos clássicos, como Diabetes Control and Complications Trial (DCCT) e United Kingdom Prospective Diabetes Study (UKPDS), demonstraram que o uso de controle laboratorial como alvo terapêutico interfere positivamente em desfechos de morbidade e mortalidade entre os pacientes portadores da doença. Assim, atualmente, empregam-se metas terapêuticas ótimas que são constantemente revisadas no tratamento do diabetes melito.

Metas laboratoriais

O uso de controle mais rígido deve ser individualizado, sendo bem aceito em situações em que o paciente com diabetes melito teve um diagnóstico recente e tem longa expectativa de vida, ausência de doença cardiovascular estabelecida, boa adesão, adequada educação em diabetes, poucos episódios de hipoglicemia, sendo estes sempre sintomáticos e com adequada correção.

Da mesma maneira, entende-se que controles menos intensos devem ser considerados para pacientes idosos ou com baixa expectativa de vida, ou quando houver doença cardiovascular estabelecida (DCV) ou alguma outra doença grave de prognóstico reservado. Além disso, pacientes com mau controle glicêmico de longa data, hipoglicemias frequentes, hipoglicemias assintomáticas, crianças com menos de 13 anos e pacientes com retinopatia diabética grave (nesses pacientes, deve-se tratar os olhos antes de instituir controle glicêmico estreito, caso contrário, pode haver progressão da retinopatia com perda da visão) possivelmente terão menos benefício e maiores riscos quando tratados de maneira intensiva de modo que o controle glicêmico para esses pacientes deve ter metas menos rígidas.

A Sociedade Brasileira de Diabetes (SBD) sugere as seguintes metas de controle glicêmico conforme a individualização do paciente (Tabela 118.1) segundo suas Diretrizes de 2021.

TABELA 118.1 Metas individualizadas de controle glicêmico conforme as Diretrizes da SBD de 2021.

	Pacientes DM1 ou DM2	Idoso saudável*	Idoso comprometido*	Idoso muito comprometido*	Criança e adolescente
HbA1c%	< 7,0	< 7,5	< 8,5	Evitar sintomas de hiper ou hipoglicemia	< 7,0
Glicemia de Jejum e Pré-prandial	80-130	80-130	90-150	100-180	70-130
Glicemia 2h Pós-prandial	< 180	< 180	< 180	–	< 180
Glicemia ao deitar	90-150	90-150	100-180	110-200	90-150
TIR 70-180 mg/dℓ	> 70%	> 70%	> 50%	–	> 70%
T Hipog <70 mg/dℓ	< 4%	< 4%	< 1%	0	< 4%
T Hipog <54 mg/dℓ	< 1%	< 1%	0	0	< 1%

SBD, Sociedade Brasileira de Diabetes; *DM1*, diabetes tipo 1; *DM2*, diabetes tipo 2; *TIR*, tempo no alvo (*time in range*); *T Hipog*, tempo em hipoglicemia.

Seguimento

Recomenda-se que o paciente diabético seja avaliado com, no mínimo, alguns exames clínicos, laboratoriais e de imagem para prevenção primária e secundária de algumas possíveis complicações:

- Anualmente
  - Fundo de olho
  - Microalbuminúria (que pode ser avaliada pela relação microalbuminúria/creatinina em amostra isolada de urina, não sendo mais necessária a avaliação por microalbuminúria de 24 horas)
  - Dosagem de creatinina sérica e taxa de filtração glomerular estimada
  - Exame dos pés: inspeção, propriocepção, monofilamento, sensibilidade térmica e tátil e avaliação dos pulsos dos pés
  - Dosagem de lipídeos
  - Testes de função hepática
  - Dosagem de vitamina B12, se uso de metformina
  - Dosagem de potássio sérico, no caso de uso de bloqueadores de receptores de angiotensina ou diuréticos
  - Eletrocardiograma de repouso
- A cada consulta
  - Dosagem de glicemia de jejum e hemoglobina glicada
  - Avaliação de controles de glicemia capilar, quando indicado
  - Aferição de pressão arterial (PA) nas posições em pé e sentado
  - Peso, altura e IMC
  - Inspeção da pele (*acantosis nigricans*, sítios de aplicação de insulina, lipodistrofia)
- Recomendação para vacinação
  - Todo paciente diabético deve ser vacinado anualmente para *influenza*
  - É recomendado que adultos com diabetes melito e idade entre 19 e 64 anos recebam uma dose da vacina Pneumo 23 e, caso tenham mais de 65 anos e a última dose tenha sido há mais de 5 anos, um reforço dessa vacina
  - Todos devem ser vacinados contra hepatite B
  - Após os 50 anos, a vacina contra herpes-zóster também é recomendada.

Tratamento

Tratamento não farmacológico

A base de qualquer tratamento efetivo de diabetes melito inicia-se com as medidas não medicamentosas, que ajudam no controle glicêmico e também possibilitam maior eficácia das medicações empregadas posteriormente. A seguir, estão listadas as principais medidas a serem empregadas no tratamento não medicamentoso do paciente diabético:

- Educação do paciente: enfoque multidisciplinar – médico, enfermagem, nutricionista, psicologia, educador físico, entre outros
- Alimentação
  - Reduzir a ingestão calórica

  - Manter uma alimentação balanceada: 15% de proteínas, 25% de gorduras e 60% de carboidratos
  - Quanto às gorduras
    - Restringir menos de 7% das calorias do dia compostas de gorduras saturadas
    - Idealmente consumir zero de gordura *trans* na alimentação cotidiana
    - Idealmente consumir menos de 200 mg de colesterol ao dia
  - Trocar açúcar por adoçante
  - Evitar bebidas adoçadas com açúcar
  - Preferir carboidratos complexos e de baixo índice glicêmico
  - Usuários de insulina prandial idealmente devem realizar a contagem de carboidratos ou, ao menos, estimar a quantidade de carboidratos de cada alimento, buscando adequar a dose de insulina rápida em cada refeição
  - Restringir a ingestão de proteínas a 1 g/kg/dia (ou 0,8 g/kg/dia, se portador de insuficiência renal crônica) para evitar sobrecarga renal
  - Limitar a ingestão de álcool, tolerando no máximo uma dose por dia em mulheres e duas doses por dia em homens
  - Aumentar a ingestão de fibras: 14 g de fibras para cada 1.000 kcal da dieta
  - Dieta rica em ômega-3.
- Orientar a perda de peso: a perda de 5 a 10% do peso já traz potencial benefício metabólico para qualquer paciente diabético ou pré-diabético
- Manter a circunferência abdominal menor que 94 cm em homens e menor que 80 cm em mulheres, meta estabelecida pela International Diabetes Federation (IDF) para sul-americanos
- Cessar o tabagismo
- Estimular a atividade física: preconiza-se atividade aeróbica mínima de 150 minutos por semana de exercício físico moderado, definido por frequência cardíaca (FC) mantida entre 50 e 70% da FC máxima; ou 75 minutos por semana de exercício físico intenso, definido por FC superior a 70% da FC máxima. Além disso, recomenda-se exercícios físicos de resistência ao menos 3 vezes/semana. A atividade física já resulta em benefícios imediatamente após o seu início; no entanto, o benefício máximo será alcançado após algumas semanas de exercício físico frequente. Essas vantagens podem cessar após um período mínimo de 3 a 6 dias sem atividade física. Dessa maneira, a frequência e regularidade da prática de atividade física são essenciais – no mínimo 3 vezes/semana em dias alternados, e não mais que 2 dias seguidos sem se exercitar. Uma avaliação é necessária antes do início da atividade física:
  - Rastreio de doença arterial coronariana (DAC): não é obrigatório em todo paciente diabético que vai iniciar atividade física. Caso exista indicação de rastreio, preconiza-se a solicitação de teste ergométrico, cintilografia miocárdica ou ecocardiograma com estresse físico ou farmacológico. O rastreio deve ser feito nos seguintes pacientes:
    - Paciente com sintomas presentes de DAC, como angina
    - Paciente com alteração no eletrocardiograma basal
    - Paciente que iniciará uma atividade física de intensidade moderada ou intensa e que tenha outros fatores de risco para DAC. Para atividade leve, como caminhada, não há necessidade

- Retinopatia: na presença de retinopatia diabética não proliferativa grave ou retinopatia diabética proliferativa, está contraindicada a atividade física de impacto, de resistência ou exercício aeróbico intenso até que a retinopatia seja tratada. Isso visa evitar complicações como sangramentos, descolamento de retina e consequentemente piora na visão. Nesses casos, apenas atividades leves e sem impacto, como caminhada, estão autorizadas
- Neuropatia periférica: nesta situação também se contraindica a realização de atividade física de impacto, sendo recomendada apenas atividade leve, como a caminhada. Deve-se sempre orientar todos os pacientes sobre os sapatos mais adequados e cuidados com os pés
- Neuropatia autonômica: os pacientes diabéticos com neuropatia autonômica têm altíssimo risco cardiovascular e, portanto, todos devem ser submetidos a uma avaliação cardiológica antes de iniciar atividade física. Têm alto risco de síncope por hipotensão postural, déficit cronotrópico, déficit inotrópico, DAC, entre outros. Mostram resposta cronotrópica e pressórica inadequadas ao exercício físico
- Nefropatia: não contraindica nenhum tipo de atividade física
- Situação de hiperglicemia pré-atividade física: inicialmente, o paciente deve certificar-se de não estar em cetose ou qualquer outra complicação hiperglicêmica aguda. Nessas situações, orienta-se hidratação abundante, além de, individualmente, uso de dose extra de insulina pré-exercício, dependendo do valor da glicemia e do tipo de exercício
- Situação de hipoglicemia pré-atividade física: se a hipoglicemia for constatada antes do início da atividade física, deve-se sempre corrigi-la de maneira adequada com 15 g de carboidrato (CHO) e certificar-se de que a glicemia capilar esteja superior a 100 mg/dℓ antes de iniciar a atividade física. Se a atividade física programada for longa, sugere-se repetir a medida de glicemia capilar após cada hora completa de exercício físico. Geralmente, exercícios que trabalham em níveis de FC aeróbicos costumam causar queda de glicemia, enquanto atividades físicas que trabalham em FC anaeróbica costumam ser hiperglicemiantes.

Tratamento farmacológico do pré-diabetes melito

O pré-diabetes engloba os pacientes com glicemia de jejum alterada (entre 100 e 125 mg/dℓ) ou com intolerância a carboidratos (glicemia entre 140 e 199mg/dℓ 2 horas após a ingestão de 75 g de glicose durante a realização da GTT). Sabe-se que, desse grupo de pacientes, 25% evoluem para diabetes nos próximos anos, 25% retornam às condições de normalidade glicêmica e 50% permanecem na situação de pré-diabetes. Alguns fatores de risco para evolução para o estágio de DM2: histórico familiar de diabetes, presença de sobrepeso ou obesidade, presença de outros critérios para síndrome metabólica, antecedente de DMG, presença de DCV, uso crônico de antipsicóticos, intolerância a glicose (risco maior do que GJA), glicemia de jejum > 110 mg/dℓ e HbA1c > 6,0%.

Entende-se que a base do tratamento do pré-diabetes melito depende essencialmente de modificações no estilo de vida (as mesmas descritas anteriormente para os pacientes com diagnóstico de diabetes), que resultam em redução de 30 a 60% no desenvolvimento de diabetes melito nessa população em 5 anos. O tratamento medicamentoso também pode ser associado, nessa condição, às seguintes medicações:

- Metformina: o clássico estudo DPP revelou que essa medicação mostra eficácia em reduzir a progressão de pré-diabetes para diabetes, tendo maior eficácia em pacientes jovens com idade menor que 45 anos, com índice de massa corporal (IMC) maior que 35 kg/m^2 e glicemia de jejum superior a 110 mg/dℓ. A ADA e a SBD sugerem o uso nos pacientes com pré-diabetes e idade < 60 anos, IMC maior ou igual a 35 Kg/m^2, mulheres com histórico prévio de diabetes melito gestacional ou indivíduos com síndrome metabólica, na presença de hipertensão arterial sistêmica (HAS) ou glicemia de jejum (GJ) > 110 mg/dℓ
- Liraglutida: estudos clínicos como o SCALE mostraram uma redução de 79% na progressão de pré-diabetes para diabetes em um seguimento de 3 anos em pacientes pré-diabéticos e com obesidade em uso de 3,0 mg/dia de liraglutida. Além disso, 66% regrediram para o estado de normoglicemia. Outros estudos também mostraram índices de regressão do pré-diabetes, com melhores resultados quanto maior a dosagem diária utilizada. No entanto, mais estudos são necessários para se avaliar a questão do custo-benefício, antes de se propor o uso dessa medicação difusamente para todos os pacientes pré-diabéticos, ainda mais por se tratar de uma medicação de custo elevado. Para casos individuais, no entanto, quando o fator custo e os possíveis efeitos colaterais forem toleráveis e aceitáveis, trata-se de uma excelente opção preventiva, ainda mais quando se tem em mente um paciente que também precisa de tratamento para sobrepeso ou obesidade
- Acarbose: alguns estudos mostram que o uso desta medicação atua reduzindo o risco de diabetes melito em 25%, quando comparada ao grupo em uso de placebo. Por isso, seu uso pode ser considerado, conforme o caso, ponderando o benefício com seus potenciais riscos, custo e efeitos colaterais
- Glitazonas: estudos demonstraram que a pioglitazona pode reduzir o risco de diabetes melito em até 81%, quando utilizada em população com alto risco de diabetes melito, sugerindo o fármaco como uma das melhores opções para paciente em estágio de pré-diabetes melito, principalmente nos casos com NASH associada. No entanto, deve-se avaliar caso a caso pelo fato de poder causar efeitos colaterais como ganho de peso, edema, retenção hídrica, ICC, anemia e osteoporose
- Orlistate: não está indicado consensualmente no tratamento de pré-diabetes melito, porém estudos como o XENDOS demonstram benefício em reduzir a progressão para diabetes melito em cerca de 37% na população com obesidade de risco para a doença, podendo ser uma boa opção terapêutica para casos selecionados de pacientes com obesidade e pré-diabéticos
- iSGLT2 (inibidores dos cotransportadores de sódio-glicose tipo 2) e iDPP4 (inibidores da dipeptidil peptidase 4) não devem ser utilizados para o tratamento farmacológico do pré-diabetes, pela falta de estudos clínicos mostrando benefício nesse tipo de situação

Tratamento medicamentoso do diabetes melito tipo 2

Diversas classes de fármacos foram desenvolvidas e estudadas ao longo do último século após a descoberta da insulina. A grande diversidade de medicamentos atuais leva a um desafio maior, que consiste em organizar a maneira de se introduzir essas medicações.

Além da conhecida melhora em termos de desfechos micro e macrovasculares promovidos com as medicações hipoglicemiantes, pudemos ver nos últimos *trials* de segurança cardiovascular, que algumas delas, especialmente medicações das classes dos aGLP1 e iSGLT2, são capazes de conferir redução de risco de doença cardiovascular aterosclerótica, ICC e proteção renal aos seus usuários.

Em 2007, uma metanálise sobre o uso de rosiglitazona em mais de 14 mil pacientes diabéticos mostrou um aumento importante de 43% no risco de IAM nos pacientes diabéticos em uso dessa medicação. Estudos posteriores mostraram outras glitazonas relacionadas a um maior risco de descompensação de ICC. Além disso, começou-se a questionar sobre a segurança cardiovascular de algumas sulfas. Diante destes dados, desde 2008, a FDA passou a exigir que novos medicamentos antidiabéticos passassem por estudos de segurança cardiovascular, especialmente em pacientes de alto risco, antes da sua aprovação. Em 2012, a agência Europeia EMEA passou a aderir à mesma recomendação. Dessa maneira, passamos a contar, desde essa época, com uma série de *trials* de segurança cardiovascular com novos medicamentos para DM2 que, para nossa feliz surpresa, passaram a mostrar não apenas segurança, mas inclusive proteção e redução de risco de IAM, AVC, ICC e IRC em uma parcela significativa de pacientes, de maneira, inclusive, a modificar muitos algoritmos de tratamento, sugerindo que determinadas classes fossem escolhidas antes de outras, dependendo do grau de risco e individualidade de cada paciente.

A SBD recomenda que, para pacientes diabéticos não gestantes com HbA1c entre 6,5 e 7,5%, inicie-se pelo menos em monoterapia com metformina (MTF) além das MEV, que devem ser instituídas em todas as fases do tratamento do DM2, podendo, opcionalmente, ser feita terapia dupla com MTF associada a iDPP4. Caso não se atinja a meta de HbA1c < 7,0 após 3 meses de tratamento ou caso o paciente já tenha uma glicada > 7,5% ao diagnóstico, a terapia dupla deve ser sempre recomendada. E, se glicada permanecer acima da meta após mais 3 meses de tratamento, deve-se instituir terapia tripla ou quádrupla, se necessário. A insulinização pode ser recomendada nesses casos, assim como nos casos com HbA1c > 9,0% ou GJ > 250 mg/dℓ, devendo ser recomendada especialmente nos casos de pacientes sintomáticos (com polidipsia, poliúria, polifagia e perda de peso), mesmo que de maneira transitória, até melhora da glicotoxicidade, assim como nos casos de internação hospitalar ou intercorrências clínicas agudas com o paciente.

Ao se associar outros antidiabéticos à metformina, deve-se sempre considerar alguns fatores importantes para se escolher por qual o melhor medicamento para cada caso. Dentre estes fatores, avaliar a potência da medicação, o potencial risco para hipoglicemia, potenciais benefícios além do controle glicêmico que podem ser adquiridos com o uso da medicação (como proteção cardiovascular, proteção renal e redução de peso), a tolerabilidade, potenciais efeitos colaterais, o custo da medicação e a preferência individual do paciente. A Tabela 118.2, retirada das Diretrizes da SBD 2021, resume bem essas características de cada classe de fármacos.

Já nos casos em que houver doença cardiovascular clinicamente estabelecida, a SBD recomenda que se considere o tratamento com aGLP1 ou iSGLT2 com benefício cardiovascular comprovado (preferencialmente liraglutida ou empagliflozina, por estarem associados à redução na mortalidade cardiovascular), independente da HbA1c, em associação à MEV e MTF, para redução do risco de eventos cardiovasculares. Já nos casos sem doença cardiovascular estabelecida, mas na presença de doença aterosclerótica subclínica detectada por exames de imagem (como Doppler de carótidas ou escore de cálcio coronário), os aGLP1 devem ser considerados como primeira opção de tratamento duplo em associação à MTF. Caso o nível de HbA1c ainda esteja acima das metas preconizadas mesmo com terapia dupla MTF + aGLP1, os iSGLT2 devem ser associados para terapia tripla nesses casos.

Nos casos de pacientes com ICC ou doença renal, deve-se optar preferencialmente pelos iSGLT2, que demonstraram maior grau de proteção para esses casos.

A seguir, serão descritas, de maneira sucinta, as principais classes de medicamentos disponíveis atualmente para o tratamento do DM2.

Biguanidas

O mecanismo de ação desta classe de fármacos é a redução da resistência periférica à insulina, principalmente a resistência hepática. Atuam ativando a enzima AMPK (proteinoquinase ativada por AMP), que, quando ativada, sinaliza depleção energética com queda de adenosina trifosfato (ATP) intracelular e, desse modo, estimula a captação de glicose pelas células.

O principal medicamento dessa classe é a metformina, que leva à redução do complexo 1 da cadeia transportadora de elétrons, o que aumenta a relação entre nicotinamida adenina dinucleotídeo reduzida e nicotinamida adenina dinucleotídeo (NADH/NAD) e, consequentemente, a relação AMP e adenosina trifosfato. Nesse contexto, a célula "interpreta" que dispõe de níveis reduzidos de adenosina trifosfato intracelular e assim ativa a enzima AMPK, diminuindo sua resistência à insulina.

Efeitos clínicos das biguanidas

Estudos clássicos demonstram queda de 60 a 70 mg/dℓ na glicemia de jejum (GJ), além de queda de 1,5 a 2 pontos na hemoglobina glicada. De maneira geral, as biguanidas reduzem a progressão de pré-diabetes para diabetes melito e ajudam no controle glicêmico sem causar hipoglicemia. Adicionalmente, a metformina promove queda em níveis de triglicerídeos e colesterol LDL, maior concentração de colesterol da lipoproteína de alta densidade (HDL-c), redução do nível de pressão arterial (PA) e potencial efeito de perda de peso. Potencialmente, pode reduzir eventos cardiovasculares. Atualmente, o efeito antimitótico da metformina está em estudo, podendo estabelecer um possível uso oncológico para esse fármaco. Além disso, tem a vantagem de ser um medicamento de custo muito baixo.

TABELA 118.2 Características importantes dos principais agentes antidiabéticos.

	Eficácia	Hipog.	Peso	Injetável	Custo	Efeitos adversos importantes
Metformina	Alta	Não	Neutro	Não	Baixo	Diarreia, náuseas, deficiência de vitamina B12, acidose láctica em pacientes com IRC
ISGLT2	Média	Não	Perda	Não	Médio	Infecção geniturinária, cetoacidose (rara), depleção de volume, gangrena de Fournier (rara)
GLP-1 RA	Alta	Não	Perda	Sim	Alto	Náuseas, vômitos, diarreia, relatos de tumores de células C de tireoide em ratos, relatos de pancreatite sem relação causal definida, reações no sítio de aplicação
iDPP4	Média	Não	Neutro	Não	Médio	Relatos de pancreatite sem relação causal definida, dor articular, saxagliptina associada ao aumento de risco de insuficiência cardíaca
Pioglitazona	Alta	Não	Ganho	Não	Baixo	Retenção hídrica, ganho de peso, aumento do risco de insuficiência cardíaca, aumento do risco de fraturas, associação a Ca de bexiga (em ratos)
Sulfonilureias	Alta	Sim	Ganho	Não	Baixo	Ganho de peso e hipoglicemia. Gliclazida MR tem menor risco de hipoglicemia
Insulina	Alta	Sim	Ganho	Sim	Baixo	Ganho de peso e hipoglicemia

Fonte: Sociedade Brasileira de Diabetes, 2021. IRC, insuficiência renal crônica.

Eventos adversos

Náuseas, vômitos, dor ou desconforto abdominal, flatulência, diarreia, epigastralgia e cefaleia. Os principais efeitos colaterais da metformina são os gastrintestinais, que acontecem em cerca de 30% dos pacientes e levam ao abandono do uso em 10% deles. Um efeito raro descrito é o de acidose láctica. Pode causar deficiência de vitamina B12 com o uso prolongado. Por isso, deve-se dosá-la anualmente e atentar-se para a megaloblastose, além de sempre excluir déficit de B12 nos casos de suspeita de neuropatia diabética, repondo essa vitamina sempre que necessário.

Contraindicações

Pela metabolização renal, contraindica-se o uso da metformina em situações de insuficiência renal aguda (IRA) e insuficiência renal crônica (IRC) com *clearance* de creatinina (ClCr) inferior a 30 mℓ/min. Caso o *clearance* de creatinina esteja entre 30 e 45 mℓ/min, seu uso deve ser cuidadoso, respeitando-se dose máxima de 1 g/dia. Outras contraindicações são: insuficiência cardíaca congestiva (ICC) classe funcional IV, insuficiência hepática ou respiratória graves, alcoolismo crônico, sepse, uso de contraste nefrotóxico e doenças agudas graves com risco de insuficiência renal e de acidose láctica.

Fármacos disponíveis

- Metformina ou Glifage®: apresentação de 500, 850 e 1.000 mg. Indicado o uso de 1 a 3 vezes/dia, com dose máxima de 2.000 mg/dia. Deve-se tomar após as refeições.
- Glifage® XR: apresentação de 500, 750 e 1.000 mg. Tem mesma dose máxima da metformina, mas os comprimidos podem ser tomados todos juntos, em uma única vez ao dia, pois a meia-vida do medicamento é de 24 horas. Promove muito menos efeitos colaterais e tem melhor tolerância gastrintestinal do que a metformina.
- Glucoformin® (cloridrato de metformina): apresentação de 500 e 850 mg.

Tiazolidinedionas

As tiazolidinedionas atuam reduzindo a resistência periférica à insulina, principalmente em tecido adiposo e muscular. Seu mecanismo de ação é via ativação dos receptores ativados por proliferadores de peroxissomo (PPARγ), um fator de transcrição intranuclear presente principalmente no tecido adiposo, que atua promovendo a transcrição de vários genes relacionados ao aumento da sensibilidade periférica à insulina. Quando ativado, o PPARγ promove também o aumento da lipogênese no tecido adiposo subcutâneo, com maior captação de ácidos graxos livres (AGL) por esse tecido em detrimento do tecido adiposo visceral. Além disso, estimula a apoptose dos adipócitos viscerais, mais resistentes, e a proliferação de adipócitos subcutâneos, mais sensíveis à insulina. Dessa maneira, sumariamente, há menos lipólise, menor quantidade de AGL circulante, menos lipotoxicidade, menor depósito ectópico de gorduras, menor resistência à insulina e, consequentemente, melhor ação das células beta pancreáticas. Adicionalmente, devido ao mecanismo de atuação destes fármacos, há pequeno aumento de tecido adiposo subcutâneo com redução do tecido adiposo visceral, aumento da adiponectina e redução das adipocinas pró-inflamatórias, como interleucina-6 e fator de necrose tumoral alfa (TNF alfa).

Efeitos clínicos das tiazolidinedionas

Estudos demonstram redução na GJ de 35 a 65 mg/dℓ e na hemoglobina glicada em 0,5 a 1,4%, prevenção da falência secundária de células beta pancreáticas e redução da progressão de pré-diabetes melito para diabetes melito, sem levar à hipoglicemia. Adicionalmente, reduzem também o nível de triglicerídeos – por uma pequena ativação do PPAR alfa, mecanismo semelhante ao dos fibratos –, melhoram o número e o tamanho das partículas de colesterol da lipoproteína de baixa densidade (LDL-c) e de HDL-c, aumentam o tecido adiposo periférico, além de reduzirem o tecido adiposo visceral (inclusive com melhora na esteatose hepática), reduzirem a PA, a espessura médio-intimal das carótidas e fatores pró-coagulantes. Acentuam a fibrinólise e melhoram a função endotelial. Apesar de a rosiglitazona ter saído do mercado por demonstrar aumento de risco cardiovascular, a pioglitazona teve sua segurança cardiovascular testada e aprovada pelo estudo PROactive, que avaliou mais de 5 mil pacientes diabéticos por quase 3 anos, e mostrou que o uso da pioglitazona não aumentou o risco de eventos cardiovasculares fatais ou não fatais, apesar de um discreto aumento na taxa de internações por ICC de 6% no grupo pioglitazona *versus* 4% no grupo placebo.

Efeitos adversos

Hepatotoxicidade, descompensação de ICC ou estados edematosos (consequência da retenção hídrica), ganho de peso, maior incidência de câncer de bexiga (ainda em estudo) e aumento do risco de fraturas (por aumentar a diferenciação de células pluripotentes da medula óssea, que poderiam formar osteoblastos, em células gordurosas).

Contraindicações

A metabolização das glitazonas é hepática, por isso contraindica-se o seu uso em casos de doença hepática ativa com concentração de alanina aminotransferase (ALT) superior a 2,5 vezes o limite superior da normalidade, além de pacientes com ICC classes funcionais III e IV, pelo risco de piora no quadro. Deve-se evitar seu uso em mulheres pós-menopausa com osteoporose considerável. Não é necessário o ajuste de dose frente à disfunção renal, pois uma quantidade muito pequena do medicamento é excretada via renal. Portanto, não há contraindicação ao uso de glitazonas mesmo nos casos de IRC grave, mas deve-se lembrar que essas medicações podem causar retenção hídrica, que pode ser um fator limitante nessa situação. Não há estudos na população em hemodiálise e, portanto, sugere-se que esse grupo de pacientes não seja tratado com este tipo de hipoglicemiante oral. Também não pode ser utilizada na gestação.

Fármacos disponíveis

- Pioglitazona (Actos®, Stanglit®, Pioglit®, Piotaz®, Gliozac®): comprimidos de 15, 30 e 45 mg. Posologia: 15 a 45 mg 1 vez/dia, em qualquer horário e independente da alimentação.

Não há problemas em associar o uso de glitazonas ao de metformina, ambas podem ser administradas concomitantemente e uma não interfere no metabolismo da outra.

Sulfonilureias

As sulfonilureias atuam por meio da ligação da medicação ao receptor do tipo SUR1 das células beta, estimulando o fechamento do canal de K dependente de adenosina trifosfato e,

consequente, estimulando a abertura dos canais de cálcio e a secreção de vesículas de insulina. Portanto, estimulam a secreção pancreática de insulina de maneira independente da glicemia, podendo, por essa razão, aumentar o risco de hipoglicemia.

Efeitos clínicos das sulfonilureias

Reduzem entre 60 e 70 mg/dℓ a GJ, e de 1,5 a 2,0% a hemoglobina glicada, e não atuam na dislipidemia, PA ou coagulação.

Efeitos adversos

Aumentam o peso e o risco de hipoglicemia (dentre as drogas disponíveis, as de segunda geração como a gliclazida MR e a glimepirida estão associadas a um menor risco de hipoglicemia e, por isso, devem ser utilizadas preferencialmente, quando possível). Talvez causem aceleração na falência das células beta (em estudo). Possivelmente aumentem o risco de carcinogênese, por elevarem o nível sérico de insulina, quando comparadas à metformina, porém esse risco ainda não está bem demonstrado. Algumas medicações deste grupo podem reduzir o pré-condicionamento isquêmico do miocárdio, uma vez que não têm ligação específica com o receptor SUR (receptor de sulfoniluréia) pancreático. Dessa maneira, podem se ligar aos receptores SUR 2 da musculatura cardíaca e vascular, acentuando o risco de arritmias fatais e da área infartada após infarto agudo do miocárdio – efeito não comprovado com gliclazida nem com glimepirida. A segunda geração de sulfonilureias apresentou segurança cardiovascular comprovada em alguns ensaios clínicos como o CAROLINA (glimepirida *vs.* linagliptina), o TOSCA.IT (glimepirida *vs.* pioglitazona) e o ADVANCE (gliclazida MR). A glibenclamida também se demonstrou segura do ponto de vista cardiovascular em metanálise de ensaios clínicos randomizados.

Contraindicações

Por ter metabolização renal, contraindica-se o uso dessas medicações em situações de IRA e IRC. Deve-se ajustar a dose quando houver ClCr intermediário e suspender se houver ClCr inferior a 30 mℓ/min. A única exceção é a glimepirida, que é segura na insuficiência renal. Outras contraindicações são insuficiência hepática, gestação, infecções graves e DM com deficiência grave de insulina.

Fármacos disponíveis

- Primeira geração: clorpropramida e tolbutamida. Têm pouco uso na prática clínica, uma vez que têm meia-vida muito longa e acarretam alto risco de hipoglicemia
- Segunda geração:
  - Glibenclamida (Daonil®). Comprimidos de 5 mg. Posologia: 2,5 a 20 mg/dia, divididos em 1 a 2 tomadas diárias. Tem uma meia-vida muito longa e por isso alto risco de hipoglicemia. Não deve ser dada em insuficiência renal, sendo formalmente contraindicada em casos de IRC grave (ClCr < 30 mℓ/min), e devendo-se reduzir a dose se o ClCr estiver entre 30 e 60 mg/mℓ
  - Gliclazida (Diamicron® e Diamicron® MR): Diamicron®: comprimidos de 40 e 80 mg. Posologia: 40 a 80 mg 1 a 4 vezes/dia. Diamicron® MR: comprimidos de 30 e 60 mg, que devem ser tomados em dose única de 30 até 120 mg

pela manhã. Em pacientes com disfunção renal de leve a moderada não é necessário ajuste de dose, mas seu uso está contraindicado se o ClCr for < 30 ml/min

○ Glivance XR®: combinação de glifage com gliclazida. Apresentação de 500/30 mg. Deve ser administrado 1 vez/dia, de 1 a 4 comprimidos por dia. Pois as doses máximas correspondem àquelas das monodrogas que o compõem

○ Glimepirida (Amaryl®, Betes®): comprimidos de 1, 2 e 4 mg. Posologia: 1 a 4 mg/dia, em 1 a 2 tomadas ao dia. Este fármaco é metabolizado no fígado e os metabólitos inativos são eliminados na urina e nas fezes. Estudos mostraram que ela é muito segura em disfunção renal grave, podendo inclusive ser utilizada em situações de ClCr < 30 ml/min sem necessidade de ajuste de dose. No entanto, não se sabe ainda sobre sua segurança em pacientes em hemodiálise. Assim, a glimepirida é a sulfonilureia mais segura na insuficiência renal

○ Glipizida (Minidiab®): apresentação 5 mg. Posologia inicial de 2,5 a 20 mg 1 vez/dia. Caso necessário, doses maiores podem ser utilizadas, até 20 mg 2 vezes/dia. Essa medicação é metabolizada no fígado, e eliminada 10% na forma intacta na urina, e o restante da eliminação ocorre sob a forma dos seus metabólitos inativos. Também há alguma eliminação fecal. Pode ser utilizada em IRC leve e moderada, mas está contraindicada se o ClCr for < 30 ml/min.

Meglitinidas

De maneira similar às sulfonilureias, as meglitinidas também agem por ligação ao receptor SUR1, mas em local diferente das sulfonilureias. Assim, estimulam a secreção de insulina por mecanismo similar, mas por tempo bem mais curto, normalmente suficiente apenas para cobertura adequada do período pós-prandial (secreção de primeira fase). Dessa maneira, apesar de também aumentarem o risco de episódios de hipoglicemia, em razão da curta duração de sua ação, esse risco é menor.

Efeitos clínicos das meglitinidas

Promovem redução da GJ em 20 a 30 mg/dl e da hemoglobina glicada em 1,0 a 1,5%, com melhora acentuada na glicemia pós-prandial.

Efeitos adversos

Hipoglicemia raramente, ganho de peso.

Contraindicações

Recomenda-se o uso cuidadoso em pacientes portadores de IRC, mas não há contraindicação formal. Gestação.

Fármacos disponíveis

- Repaglinida (Prandin®, Posprand®). Comprimidos de 0,5, 1 e 2 mg. Posologia: 0,5 a 16 mg/dia, em até 3 tomadas diárias, uma tomada antes de cada refeição
- Nateglinida (Starlix®). Apresentação de 120 mg. Posologia: 120 a 360 mg/dia, divididos em 3 tomadas diárias, antes de cada refeição. Sua ação é menos intensa que a da repaglinida.

Inibidores da alfaglucosidase

Os inibidores da alfaglucosidase agem inibindo a enzima alfaglucosidase, que é diretamente responsável pela quebra dos açúcares complexos em glicose no trato gastrintestinal. Dessa maneira, retardam a absorção dos carboidratos, reduzindo o pico de glicemia pós-prandial. O carboidrato não deixa de ser absorvido, mas passa a ser absorvido mais lentamente. Por esse motivo, essa medicação não promove perda de peso.

Efeitos clínicos dos inibidores de alfaglicosidase

Reduzem em cerca de 20 a 30 mg/dl a glicemia pós-prandial, e de 0,5 a 0,8% a hemoglobina glicada. Não levam à hipoglicemia e não promovem alteração do peso. Previnem a progressão de pré diabetes para diabetes, melhoram o perfil lipídico, reduzem espessamento médio intimal de carótidas e reduzem eventos CV.

Eventos adversos

Podem causar muita intolerância gastrintestinal, principalmente dor abdominal, flatulência e diarreia.

Contraindicações

Doenças intestinais inflamatórias, como retocolite ulcerativa, doença de Crohn, doença hepática ou ClCr < 25 ml/min.

Fármaco disponível

- Acarbose (Aglucose®, Glucobay®) – comprimidos de 50 e 100 mg, posologia: 50 a 100 mg até 3 vezes/dia, 1 comprimido antes de cada refeição.

Agonistas e análogos do peptídeo semelhante ao glucagon 1

O peptídeo semelhante ao glucagon 1 (GLP1) é um hormônio produzido no íleo a partir do gene do pró-glucagon. Esse gene é expresso no sistema nervoso central, no pâncreas e nos intestinos. No intestino, as células L intestinais clivam o pró-glucagon de maneira a formar GLP1, GLP2 e outros derivados, como o peptídeo de intervenção 2 (IP2) e a glicentina. No pâncreas, a clivagem do pró-glucagon dá origem ao glucagon e outros derivados, como o *major proglucagon fragment*.

O GLP1 endógeno tem meia-vida extremamente curta, de 1 a 2 minutos, pois é rapidamente degradado pelas enzimas DPP4 (dipeptidil peptidase 4), que convertem as formas ativas (GLP1 amino 736 e 737) nas formas aparentemente inativas, com dois carbonos a menos (GLP1 amino 936 e 937). Fisiologicamente, os níveis séricos desse hormônio são algo em torno de 0 a 5 mol/l no jejum, e 20 a 60 mol/l nos períodos pós-prandiais. Pacientes com diabetes melito tipo 2 e obesidade tendem a apresentar menor concentração sérica de GLP1 do que a população magra e não diabética.

Para resolver o problema da meia-vida curta do GLP1, foram desenvolvidos os agonistas e os análogos de GLP1, que são moléculas semelhantes ao GLP1 original, mas modificadas, visando obter uma maior meia-vida, por uma menor metabolização pela DPP4 e maior afinidade pelos receptores de GLP1. Tanto os agonistas quanto os análogos de GLP1 atuam aumentando o efeito incretínico, ou seja, a secreção de insulina dependente da glicose ingerida via oral (VO), ligando-se a receptores de incretinas nas células beta, estimulando a produção de adenosina monofosfato cíclico (cAMP) na presença de glicose, além da produção de adenosina trifosfato. Na presença de cAMP e adenosina trifosfato, passa a haver estímulo para produção e liberação de grânulos de insulina na circulação. Além disso, essas medicações têm efeito de retardar o esvaziamento gástrico, inibir o apetite em nível hipotalâmico e reduzir a secreção pancreática de glucagon na vigência de hiperglicemia, reduzindo a hiperglucagonemia do paciente diabético. *In vitro*, estudos demonstraram potencial ação proliferativa e antiapoptótica de células beta. Alguns estudos recentes colocam em investigação potencial de proliferação e desdiferenciação de células pancreáticas *in vivo*.

Os aGLP1 são a classe terapêutica de medicamentos antidiabéticos que contemplam ação em maior quantidade de defeitos fisiopatológicos apresentados pelo paciente diabético, uma vez que atuam em 7 dos 8 defeitos apresentados pelo Octeto de DeFronzo (aumentam produção pancreática de insulina pelas células beta; reduzem a hiperprodução de glucagon pelas células alfa nas situações de hiperglicemia e aumentam sua produção nas situações de hipoglicemia, reduzindo, com isso, o risco de hipoglicemia e a variabilidade glicêmica; reduzem a resistência hepática à insulina promovendo redução da gliconeogênese hepática; reduzem a resistência insulínica no tecido adiposo, amenizando a lipólise periférica e liberação de AGL para a circulação; têm ação no SNC, melhorando a sinalização insulínica nos centros hipotalâmicos e mediando redução de apetite; aumentam o efeito incretínico de produção de insulina mediante a chegada de glicose via sistema digestivo, e aumentam a sensibilidade muscular à insulina, aumentando a captação muscular de glicose). Somente não atuam no oitavo item do octeto, que seria na reabsorção tubular renal de glicose.

Efeitos clínicos dos agonistas e análogos de peptídeo semelhante ao glucagon 1

Reduzem a glicemia de jejum em cerca de 30 mg/dℓ e 0,8 a 1,5% na hemoglobina glicada, ajudam na perda de peso, diminuem a glicemia pós-prandial e a variabilidade glicêmica, reduzem o risco de hipoglicemia, reduzem discretamente a PAS, a hiperlipemia e hipertrigliceridemia pós prandiais, reduzem eventos cardiovasculares fatais e não fatais, reduzem albuminúria e melhoram a função das células beta.

Efeitos adversos

Náuseas, presentes em até 30% dos pacientes, é o efeito colateral mais comum, sendo geralmente transitória. Além disso, pode haver vômitos e piora da doença do refluxo gastroesofágico (DRGE), com eructações fétidas, azia e queimação retroesternal, além de dor abdominal, diarreia, cefaleia e pancreatite (alguns casos relatados com exenatide). Também são descritos sintomas de infecção de vias respiratórias superiores, sinusite e nasofaringite com a liraglutida. Cerca de 6 a 9% dos pacientes podem desenvolver anticorpos antiexenatide ou antiliraglutide, causando menor atuação do fármaco a longo prazo. Muito raramente, podem causar hipoglicemia, se associados a outros medicamentos, como sulfonilureias ou meglitinidas. Podem causar aumento discreto na frequência cardíaca. Por fim, houve relatos de casos de carcinoma medular de tireoide em ratos em uso de liraglutida. Posteriormente, detectou-se que as células parafoliculares de tireoide de humanos não têm receptores para GLP1, ao contrário do que acontece com as mesmas células de ratos. Ainda está em aberto na comunidade médica científica internacional se essas medicações têm associação causal ou não com maior índice de carcinoma de pâncreas detectado em algumas séries de pacientes em estudo.

Contraindicações

Pacientes com hipersensibilidade à molécula, pacientes de alto risco para carcinoma medular de tireoide, com antecedente de pancreatite, pacientes em uso de iDPP4 (que é a única classe de medicamentos antidiabéticos que não pode ser utilizada associada aos aGLP1), e com TFG < 15 mℓ/min/1,73 m^2.

Fármacos disponíveis

Foram desenvolvidas até o momento 6 moléculas dessa classe. Duas delas (exenatide e lixisenatide, que foram as duas primeiras desenvolvidas) são consideradas agonistas dos receptores de peptídeo semelhante ao glucagon 1 (GLP-1). São moléculas baseadas em exendina 4 (que é uma molécula extraída da saliva de um lagarto), que têm homologia em torno de 50 a 57% ao GLP1 humano.

- Exenatide (Byetta®). Peptídeo de 39 aminoácidos, com 50% de homologia com o GLP-1 humano. Portanto, é um agonista do receptor de GLP-1. Apresentação: caneta de 5 e de 10 µg. Posologia: 5 a 10 µg de uso subcutâneo 2 vezes/dia. Começar com 5 µg 2 vezes/dia e, depois de 1 mês, aumentar para 10 µg 2 vezes/dia, se necessário. Indicada a aplicação entre 15 e 60 minutos antes do café da manhã e do jantar. Tem meia-vida de apenas 2,4 horas e pico de ação após 36 minutos da aplicação. A medicação deve permanecer refrigerada em geladeira. Cada caneta tem sua dose fixa, não sendo possível titulação de dose
- Exenatide de longa duração (Bydureon®): formulação similar ao exenatide, porém com modificações estruturais que possibilitam o uso semanal da medicação. Apresentação: seringa e solução de 2 mg. Dose única semanal. Seu uso está contraindicado em pacientes com ClCr < 45 mℓ/min
- Lixisenatide (Lyxumia®): descontinuado do mercado em setembro de 2020.

As outras quatro moléculas disponíveis têm homologia muito maior com o GLP1 humano, sendo, por isso, chamadas de análogos do GLP1 humano:

- Liraglutida (Victoza®, Saxenda®): peptídeo com 79% de homologia com o GLP-1 humano. É um análogo do GLP1. Apresentação: canetas com 18 mg. Posologia: 0,6, 1,2 e 1,8 mg para caneta de Victoza® (apresentação comercial com aprovação formal para tratamento de diabetes melito tipo 2) e 0,6 mg, 1,2 mg, 1,8 mg, 2,4 mg e 3,0 mg para caneta do Saxenda® (apresentação comercial com aprovação formal para tratamento de sobrepeso e obesidade, mesmo em pacientes não diabéticos), em dose única subcutânea diária, em qualquer horário do dia. Tem meia-vida de 13 horas e pico de ação de 8 a 12 horas após a aplicação. Normalmente, inicia-se com dose mínima e progride-se a dose conforme a demanda e a tolerabilidade do paciente. Não há necessidade de ajuste de dose para função renal. Essa caneta pode ficar até 30 dias fora da geladeira

- Dulaglutida (Trulicity®): aGLP-1 com dose subcutânea semanal, com canetas descartáveis de 0,75 mg e 1,5 mg. Tem meia-vida de cerca de 4 dias, tendo pico de ação de 24 a 48 horas após a aplicação. Não permite titulação de dose pois a caneta tem uma dose fixa, e as canetas duram até 2 semanas em temperatura ambiente
- Semaglutida injetável (Ozempic®): posologia: 0,25 mg, 0,5 mg a 1 mg subcutânea semanal. Há 2 canetas disponíveis atualmente: uma que tem 2 mg e permite titulação de 0,25 mg e 0,5 mg por aplicação e outra com 4 mg, que permite realização da dose de 1 mg por aplicação. Tem meia-vida de 7 dias, e pico de ação de 1 a 3 dias após a aplicação. Trata-se de uma molécula de alta potência, tendo demonstrado queda média 1,1 a 1,8% na HbA1c, dependendo da dose utilizada e da glicada basal, podendo chegar a quedas de até 2,5% na hemoglobina glicada em casos de pacientes com diabetes muito descompensado com glicada basal de até 10,5%, sendo por isso considerada a molécula de aGLP1 mais eficaz disponível até o momento
- Semaglutida oral (Rybelsus®) – Apresentação: 3 mg, 7 mg, 14 mg VO, 1 vez/dia. Deve ser tomado diariamente, em jejum, com pouca água, pelo menos 30 minutos antes do café da manhã e de qualquer outro comprimido. Tem a potência um pouco menor que a semaglutida injetável
- Albiglutida: é uma outra molécula análoga de GLP-1, que, até o momento, nunca esteve disponível no Brasil.

Como todas as medicações dessa classe são fármacos novos, lançados depois das novas regras da FDA de 2007, que passou a exigir estudos de segurança cardiovascular para novos medicamentos antidiabéticos lançados no mercado depois dessa data, temos que todos os fármacos dessa classe passaram por *trials* muito interessantes de segurança cardiovascular e renal, que acabaram por mostrar que se trata de uma classe de medicações com propriedades cardioprotetoras muito importantes: diminuem agregação plaquetária reduzindo risco de eventos trombóticos; retardam esvaziamento gástrico promovendo menor lipemia pós-prandial e menor lipotoxicidade cardíaca; reduzem risco de hipoglicemia pelo efeito glucagonotrópico diante de uma hipoglicemia, com isso reduzindo eventos isquêmicos e arrítmicos; têm ação anti-inflamatória importante reduzindo inflamação sistêmica; reduzem peso pela ação no controle central de apetite (e alguns estudos mostram que sua ação no SNC talvez promova também neuroproteção em doenças neurodegenerativas como demências de Parkinson e Alzheimer); reduzem proliferação endotelial e vasoconstrição, promovendo efeito anti-hipertensivo e protetor com relação ao risco de hipertrofia de VE e ICC; além de terem ação natriurética, sendo mais um fator que gera proteção renal e cardiovascular.

Estudos de proteção renal mostram que essa classe de medicações reduz risco de aparecimento e de piora da nefropatia, com redução da presença de microalbuminúria persistente, do aumento da creatinina e da necessidade de diálise.

Parece que essa proteção dos aGLP1 sobre os rins acontece tanto pela perda de peso, promovendo uma menor sobrecarga renal, quanto por um mecanismo local na dinâmica de filtração glomerular (pela ação diurética associada a uma vasodilatação da arteríola eferente e vasoconstrição da arteríola aferente dos glomérulos renais), gerando redução da pressão de filtração dentro da cápsula de Bowman, protegendo os rins da hiperfiltração e, com isso, da microalbuminúria e da nefropatia diabética.

A seguir, citaremos alguns dos estudos clínicos mais importantes relacionados aos medicamentos dessa classe:

- REWIND: avaliou o uso da dulaglutida 1,5 mg *vs.* placebo e demonstrou redução de desfechos cardiovasculares maiores (3 P-MACE: morte cardiovascular, AVC e infarto não fatais) em pacientes com e sem doença cardiovascular estabelecida no grupo da dulaglutida
- REWIND RENAL: comparou a dulaglutida com o placebo em um estudo multicêntrico, randomizado, duplo-cego e controlado, evidenciando que o uso da dulaglutida em pacientes com DM2 sem doença renal estabelecida previamente e com histórico de doença cardiovascular anterior ou fatores de risco cardiovasculares reduziu desfechos renais e apresentou melhor proteção renal
- LEADER: demonstrou que o uso da liraglutida em pacientes diabéticos com alto risco cardiovascular reduziu mortalidade cardiovascular e mortalidade por todas as causas nos pacientes do grupo da liraglutida. Esse estudo também sugeriu haver prevenção primária cardiovascular no grupo da liraglutida em pacientes diabéticos com doença cardiovascular subclínica, o que não foi demonstrado naqueles pacientes diabéticos apenas com fatores de risco cardiovascular. O desfecho primário (morte por DCV, IAM não fatal ou AVC não fatal) mostrou redução de 13%, a mortalidade por DCV caiu em 22% e mortalidade por todas as causas em 15%
- LEADER RENAL: o uso da liraglutida em pacientes diabéticos sem doença renal crônica previamente estabelecida e com alto risco cardiovascular diminuiu os desfechos renais principalmente relacionados à macroalbuminúria persistente (efeito muito relacionado à diminuição da taxa de filtração glomerular no paciente diabético)
- SUSTEIN-6: testou a semaglutida injetável 0,5 a 1,0 mg semanal *vs.* placebo em pacientes diabéticos demonstrando redução *endpoint* primário (morte por DCV, IAM não fatal e AVC não fatal) em 2 anos de 26% em comparação com o placebo. Além disso, este estudo mostrou uma redução de 39% no risco de AVC não fatal. No entanto, não houve diferença ao se comparar a mortalidade (tanto geral quanto por DCV) entre ambos os grupos, e houve agravamento da retinopatia diabética no grupo da semaglutida. Possíveis explicações para isso são: os pacientes com complicações de retinopatia estavam com pior controle metabólico no início do estudo, tinham mais retinopatia do que a população geral do estudo e apresentaram uma redução de glicada mais rápida. É importante lembrar que o DTTC (*Diabetes Control and Complication Trial*) já havia demonstrado que a rápida redução da HbA1c tem efeito deletério em pacientes com DM1

- PIONEER 6: estudo que demonstrou a não inferioridade da semaglutida oral *versus* placebo em relação à segurança cardiovascular em pacientes diabéticos com alto risco cardiovascular.

Outros estudos mostrando novidades com novas doses ou novas moléculas de aGLP1 em estudo:

- AMPLITUDE M: avaliou a epfeglenatida (que é um análogo de GLP1 semanal, até o momento ainda não aprovado pela FDA) em 400 pacientes diabéticos há mais de 5 anos *versus* placebo e demonstrou redução de HbA1c entre 1,1 e 1,6%, além de redução de peso em torno de 1 a 2 kg, com apenas náuseas como efeito colateral.
- AMPLITUDE O: estudo com cerca de 4 mil pacientes diabéticos com alto risco cardiovascular (idade > 50 anos ou DRC estágio 2 ou 3 ou fatores de risco adicionais como dislipidemia, tabagismo e HAS). O uso da epfeglenatida conseguiu um bom controle glicêmico com perda ponderal e sem efeitos colaterais graves, além de redução do risco cardiovascular e redução de 32% no risco da piora de nefropatia, levando os aGLP1 para um patamar próximo dos iSGLT2 na proteção renal do paciente diabético
- SUSTEIN FORT: demonstrou que o uso da semaglutida em dose dobrada consegue redução adicional da HbA1c (de 1,5 a 2% para 2,2%), com maior perda ponderal, sem piora dos efeitos colaterais
- SURPASS 1: avaliou a tirzepatida *versus* placebo, observando redução de 2% na HbA1c e perda ponderal de 7 a 9 kg, com efeitos colaterais semelhantes aos aGLP1 (náuseas em 10 a 20% dos pacientes). A tirzepatida é agonista dual dos receptores do GLP1 e do polipeptídeo insulinotrópico dependente de glicose (GIP), também de aplicação subcutânea, tendo sua aprovação nos EUA em 2022.
- SURPASS 2: estudo fase 3 comparando a tirzepatida *versus* semaglutida injetável semanal na redução da hemoglobina glicada. A tirzepatida se mostrou mais potente que a semaglutida apresentando redução adicional de 0,6% em relação à semaglutida.

Inibidores de dipeptidil peptidase tipo 4

Grupo de fármacos que ativam o sistema incretínico de maneira indireta, pela inibição da enzima DPP4, metabolizadora de GLP1 endógeno. Essa enzima atua diretamente clivando GLP1, substância P e bradicinina. Dessa maneira, a meia-vida do GLP1 endógeno aumenta, além de promover redução dos metabólitos intermediários da clivagem do hormônio, que podem ou não ter efeito biológico. Todos os membros dessa classe são utilizados VO.

Efeitos clínicos dos inibidores de dipeptidil peptidase tipo 4

Reduzem a GJ em cerca de 20 mg/dℓ e a hemoglobina glicada em 0,6 a 0,8%. Portanto, são menos potentes em baixar a hemoglobina glicada do que os análogos de GLP1. Têm efeito neutro no peso, não causam hipoglicemia e potencialmente podem promover preservação das células beta.

A segurança cardiovascular dos inibidores de DPP4 foi demonstrada em ensaios clínicos de não inferioridade como TECOS (sitagliptina), EXAMINE (alogliptina) e CARMELINA (linagliptina).

Efeitos adversos

Cefaleia (secundária ao acúmulo de bradicinina), sintomas de infecção das vias respiratórias superiores, nasofaringite (também pelo potencial aumento da bradicinina), angioedema e urticaria, náuseas (raro) e pancreatite (raro). Aumento de internações por insuficiência cardíaca (com saxagliptina, e possivelmente com alogliptina). Trabalhos recentes em estudos de necropsia demonstraram potenciais atipias em células pancreáticas, porém ainda sem impacto comprovado com relação ao seu uso clínico.

Contraindicações

A depender de cada fármaco, seu uso deve ser cuidadoso em pacientes com IRC ou IRA e naqueles com insuficiência hepática.

Fármacos disponíveis

- Sitagliptina (Januvia®): comprimidos de 25, 50 e 100 mg. Posologia: 25 a 100 mg 1 vez/dia. Em paciente com ClCr < 50 mℓ/min, uso máximo recomendado de 50 mg/dia. Se ClCr < 30 mg/mℓ ou se paciente já em diálise, a dose máxima é de 25 mg/dia. Em casos de insuficiência hepática leve e moderada, o uso da medicação é aparentemente seguro. No entanto, em pacientes com casos mais graves, mais de nove pontos no escore de Child Pugh, não existem estudos que garantam seu uso
- Sitagliptina associada à metformina (Janumet®): comprimidos com dose fixa de sitagliptina de 50 mg associados a doses variáveis de metformina 500, 850 e 1.000 mg. Indicado o uso 1 a 2 vezes/dia. Tem as mesmas contraindicações dos fármacos que a compõem
- Sitagliptina associada à metformina XR (Janumet® XR): comprimidos com 50 ou 100 mg de sitagliptina associados a metformina de liberação prolongada 500 ou 1.000 mg. Apresentações: 50/500 mg, 50/1.000 mg, 100/500 mg, 100/1.000 mg. Posologia: 1 comprimido ao dia
- Vildagliptina (Galvus®): comprimidos de 50 mg. Posologia: 25 a 100 mg/dia. Caso se opte pela dose máxima, é indicada a divisão da dose em duas vezes pelo risco de hepatotoxicidade, e as doses menores podem ser ministradas em dose única. Não há necessidade de ajuste de dose se houver insuficiência renal leve; para insuficiência renal moderada, grave ou em hemodiálise (uso com cautela devido à experiência limitada), a dose máxima recomendada é 50 mg/dia. Além disso, é contraindicada em pacientes com insuficiência hepática se as transaminases estiverem elevadas > 2,5 vezes o limite superior de normalidade
- Vildagliptina associada à metformina (Galvus® Met): comprimidos associando vildagliptina e metformina com dose fixa de 50 mg de vildagliptina e doses variáveis de metformina de 500, 850 e 1.000 mg. Uso de 1 e 2 vezes/dia
- Saxagliptina (Onglyza®): comprimidos de 2,5 e 5 mg. Posologia: 2,5 a 5 mg 1 vez/dia. Em casos de disfunção renal leve, não há necessidade de ajuste de dose. Para ClCr < 50 mℓ/min, é indicado o uso de dose máxima de 2,5 mg/dia, e a mesma dose é indicada em pacientes com disfunção renal mais grave e até mesmo em hemodiálise, porém nesse grupo há menos evidências de segurança. Não há estudos em

pacientes em diálise peritoneal. Essa medicação também é segura em qualquer grau de disfunção hepática e não é necessário ajuste de dose nessa situação

- Saxagliptina associada à metformina XR (Kombiglyze® XR): comprimidos associando 2,5 ou 5 mg de saxagliptina a 500 a 1.000 mg de metformina de liberação prolongada. Apresentações: 2,5/1.000 mg, 5/500 mg e 5/1.000 mg. Posologia: 1 comprimido ao dia
- Linagliptina (Trayenta®): comprimidos de 5 mg. Posologia: 5 mg 1 vez/dia. Não há necessidade de ajuste em caso de disfunção renal e nem em disfunção hepática de qualquer gravidade
- Linagliptina com metformina (Trayenta® Duo): linagliptina 2,5 mg com metformina em doses variadas (500, 850 ou 1.000 mg) para uso 2 vezes/dia
- Alogliptina (Nesina®): comprimidos de 6,25, 12,5 e 25 mg. Posologia: 6,25 a 25 mg/dia. Há necessidade de ajuste renal com dose máxima de 12,5 mg, quando o ClCr estiver entre 30 e 60 mℓ/min, e ainda mais restrito quando houver insuficiência renal grave, com indicação de uso de 6,25 mg/dia, nesses casos
- Alogliptina associada à metformina (Nesina Met®): alogliptina 12,5 mg associada à metformina 500, 850 ou 1000 mg para ser tomada 1 a 2 vezes/dia
- Alogliptina associada à pioglitazona (Nesina Pio®): pioglitazona 15 ou 30 mg associada à alogliptina 25 mg. Posologia: 1 vez/dia, dose ingerida com ou sem alimento.

Glicosúricos: inibidores da SGLT2

Os glicosúricos são uma recente classe de fármacos que atuam inibindo a reabsorção de glicose nos túbulos contorcidos proximais (TCP) dos rins.

Fisiologicamente, os rins realizam transporte passivo de glicose através de canais transportadores de glicose dos tipos 1 e 2 (GLUT-1 e GLUT-2) e transporte ativo de glicose através dos canais SGLT (cotransportadores de sódio-glicose) 1 e 2, que são, na realidade, cotransportadores de sódio e glicose. Por esses dois mecanismos, atuam na homeostase glicêmica.

Estudos realizados inicialmente em ratos diabéticos demonstraram que, na presença de hiperglicemia, há maior expressão dos receptores SGLT tipo 2 e GLUT tipo 2 nos túbulos renais. Outros estudos demonstraram que pacientes diabéticos mostram maior reabsorção tubular renal de glicose, sendo a carga filtrada de glicose diretamente proporcional à glicemia e à taxa de filtração glomerular. Geralmente, 90% da glicose filtrada é reabsorvida no segmento inicial do TCP, enquanto os outros 10% são reabsorvidos no segmento mais distal dele.

Criados para atuar exatamente nesse mecanismo fisiopatológico, os inibidores de SGLT2 atuam inibindo o transporte de glicose ativo que ocorre justamente através do canal localizado no primeiro segmento do TCP, o SGLT tipo 2.

Efeitos clínicos dos glicosúricos

Reduzem cerca de 30 mg/dℓ a GJ e 0,5 a 1% a hemoglobina glicada, sem causar hipoglicemia. Causam redução de pressão por efeito natriurético, redução de ácido úrico por aumento na sua eliminação renal, redução de peso por promoverem balanço energético negativo pela glicosúria, redução de triglicerídeos e aumento de HDL. *Trials* recentes demonstram proteção renal, benefícios cardiovasculares como redução em internações por ICC e redução de mortalidade cardiovascular associada a esta classe de medicamentos.

Efeitos colaterais

Podem induzir hiponatremia por alterarem a dinâmica de reabsorção renal, além de desidratação (secundária à diurese osmótica pela glicosúria), e principalmente parecem aumentar o risco de infecção de trato urinário (cerca de 11% dos usuários, comparado a 6% nos usuários de glipizida) e infecções genitais, como candidíase vaginal. No mês de maio de 2015, a FDA lançou um alerta para casos de cetoacidose diabética para medicações desta classe, principalmente quando utilizado em pacientes diabéticos tipo 1 (uso *off label*) ou em pacientes insulinopênicos, especialmente na vigência de quadros agudos, como infecções ou internações hospitalares. Além disso, em 2017 o estudo CANVAS-R mostrou aumento 2 vezes maior do risco de amputação de membros inferiores com uso da canagliflozina *versus* placebo, sugerindo cautela ao se prescrever esse medicamento para pacientes com neuropatia periférica com risco de amputação. Após esses estudos, em 2017 a FDA publicou um aviso de segurança em relação à canagliflozina. Após publicação de novos estudos, a FDA orientou a retirada desse aviso na bula da canagliflozina alegando que o risco de amputações é aumentado, porém menor do que o descrito inicialmente, principalmente se os pacientes mantiverem os cuidados com os pés. Além disso, o CANVAS também mostrou que o risco de fraturas foi maior no grupo da canagliflozina em relação ao placebo. Esse achado não foi confirmado para as outras drogas da classe em estudos posteriores, mas sugere-se o uso com cautela em pacientes com risco aumentado de fraturas.

Contraindicações

TFG < 45 mℓ/min/1,73 m^2 (para dapa e canagliflozina) e TFG < 30 mℓ/min/1,73 m^2 (para empagliflozina). Deve-se avaliar risco × benefício em pacientes com ITU de repetição.

Fármacos disponíveis

- Dapagliflozina (Forxiga®): apresentação de 5 e 10 mg. Posologia: 10 mg 1 vez/dia em dose única
- Dapagliflozina associada à metformina (Xigduo XR®): apresentações de 5/1.000 mg para tomar 2 vezes/dia e 10/1000 mg ou 10/500 mg para tomar 1 vez/dia
- Dapagliflozina associada à saxagliptina (Qtern®): dapagliflozina 10 mg associada a 5 mg de saxagliptina para ser tomada 1 vez/dia
- Empagliflozina (Jardiance®): apresentação em comprimidos de 10 e 25 mg. Posologia: 10 a 25 mg 1 vez/dia em qualquer horário
- Empagliflozina associada à linagliptina (Glyxambi®): empagliflozina 10 ou 25 mg associada a 5 mg de linagliptina para ser tomada 1 vez/dia
- Canagliflozina (Invokana®): apresentação em comprimidos de 100 e 300 mg. Posologia: 100 a 300 mg 1 vez/dia. Para idosos (acima de 75 anos), pacientes em uso de diuréticos

de alça e pacientes com *clearance* de creatinina de 45 a 60 mℓ/min, recomenda-se dose de 100 mg. Contraindicado se ClCr < 45 mℓ/min por falta de estudos nesta população. A dose de 300 mg também apresenta bloqueio do SGLT1 intestinal
- Canagliflozina com metformina (Invokamet® – ainda não disponível no Brasil): canagliflozina nas doses de 50 e 150 mg, associado à metformina nas doses de 500 a 1.000 mg – ou seja, há quatro tipos de medicamentos com posologias diferentes. Indicado o uso 2 vezes/dia, titulando as doses das medicações, não excedendo 300 mg de canagliflozina e 2.000 mg de metformina. Contraindicado se a creatinina for > 1,5 mg/dℓ em homens, ou > 1,4 mg/dℓ em mulheres, ou o ClCr < 45 mℓ/min.

Nos últimos anos, foram desenvolvidos vários estudos avaliando risco cardiovascular dessa classe de medicações, dentre os quais se destacam:

- EMPA-REG (*Empagliflozin Cardiovascular Outcome Event Trial in Type 2 Diabetes Mellitus Patients*): o estudo EMPA-REG randomizou 7.020 diabéticos com antecedentes de doença cardiovascular (AVC ou doença coronariana). Os pacientes foram divididos em três grupos proporcionalmente iguais e receberam 10 mg ou 25 mg de empagliflozina ou placebo. A média de idade dos pacientes foi aproximadamente 63 anos. O seguimento médio do estudo foi em torno de 3 anos. O estudo concluiu que a empagliflozina associada ao tratamento padrão reduziu significativamente a mortalidade cardiovascular em relação ao grupo placebo (redução de 38%), além da mortalidade por todas as causas (redução de 32%) e internação por insuficiência cardíaca (redução de 35%) em pacientes diabéticos tipo 2. O desfecho primário (morte por CV, IAM ou AVC não fatais) reduziu 14%. As doses de 10 mg ou 25 mg *versus* grupo placebo não demostraram diferenças em relação ao benefício cardiovascular, dessa maneira, a dose deve ser escolhida de acordo com os alvos metabólicos e/ou efeitos adversos
- CANVAS (*Canagliflozin Cardiovascular Assessment Study*) mostrou uma redução do desfecho combinado de morte cardiovascular, infarto do miocárdio (IM) não fatal e acidente vascular cerebral (AVC) não fatal de 14% no grupo canagliflozina, porém não houve redução de nenhum dos desfechos analisados de maneira isolada. Talvez pelo fato de o perfil de paciente incluído no estudo ter sido de menor risco cardiovascular (apenas 65% dos pacientes tinham DCV prévia) e o tempo de seguimento menor, quando comparado ao EMPA-REG. Nesse estudo, a redução de risco de internações por ICC foi de 33%, mas houve um aumento em quase o dobro do número de amputação de membros inferiores
- EMPEROR-Preserved (*Empagliflozin in Heart Failure with a Preserved Ejection Fraction*) randomizou quase 6 mil pacientes com ICC em classe funcional II-IV e com fração de ejeção maior do que 40% (FE média foi 54%), média de idade dos participantes foi de 75 anos e quase metade dos pacientes eram diabéticos. Foi utilizada a empagliflozina 10 mg 1 vez/dia *versus* placebo. O estudo demonstrou que a empagliflozina reduziu a combinação de morte cardiovascular ou hospitalizações por insuficiência cardíaca em pacientes com IC de fração de ejeção preservada, a despeito de ter ou não diabetes melito

- EMPEROR-Reduced: estudo demonstrou que pacientes com ou sem diabetes melito tipo 2, com insuficiência cardíaca com fração de ejeção diminuída apresentaram redução relativa e estatisticamente significativa de 25% na incidência de hospitalização por insuficiência cardíaca e morte de origem cardiovascular quando comparados ao grupo controle
- DAPA HF: estudo que demonstrou que o uso da dapagliflozina (10 mg/dia) foi associado à redução significativa do composto de piora da insuficiência cardíaca ou morte cardiovascular em pacientes com ou sem diabetes melito tipo 2 e com insuficiência cardíaca com fração de ejeção reduzida (FE < 40% e NYHA II-IV)
- EMPRISE 2018: demonstrou uma redução de 49% em internação por Insuficiência cardíaca em pacientes usando empagliflozina *versus* pacientes com sitagliptina com diagnóstico de diabetes tipo 2 e que tinham ou não doença cardiovascular estabelecida
- DECLARE-TIMI-58: esse ensaio recrutou de maneira aleatória pacientes com diabetes melito tipo II e com doença cardiovascular estabelecida e com múltiplos fatores de risco para doença cardiovascular para receber dapagliflozina ou placebo. Resultados demonstraram menor taxa de morte cardiovascular e internações por insuficiência cardíaca
- GRADE (*Glycemia Reduction Approaches in Diabetes: A comparative Effectiveness Study*): É um *trial* ainda não publicado, mas cujos resultados parciais foram mostrados no congresso da ADA de 2021. Trata-se de um ensaio clínico, randomizado, realizado em 36 centros norte-americanos com a finalidade de avaliar os efeitos do tratamento da metformina com outros antidiabéticos orais e assim, auxiliar na escolha das medicações no tratamento dos diabéticos. O estudo foi desenhado para verificar de maneira comparativa quatro possíveis tratamentos combinados com a metformina: insulina glargina, liraglutida (agonista de GLP-1), sitagliptina (inibidor de DPP-4) ou glimepirida (sulfonilureia). É importante lembrar que os iSGLT2 não entraram no estudo, pois, em 2013, quando foi realizada a randomização, essa classe ainda não estava aprovada nos EUA. Foram randomizados 5.047 pacientes, com média de idade de 57 anos, IMC médio de 34 kg/m² e TFG média de 95 mℓ/min. Foram excluídos pacientes com DM1 ou DM secundário, TFG < 30 mℓ/min e histórico de pancreatite. O objetivo primário do estudo foi o tempo em que o paciente atingia HbA1c > 7%. Todas as drogas foram superiores à sitaglipina. E, quando se avaliou o desfecho secundário (tempo para atingir HbA1c > 7,5%), a glargina foi a que mais atrasou a piora da DM. Houve uma separação estatística da glargina e dos análogos de GLP1 (aGLP1) com as demais. Houve maior perda de peso significativamente no grupo dos aGLP1 e maior índice de hipoglicemias no grupo da glimepirida. De modo geral, as associações se mostraram seguras e o estudo sugere que, talvez, lançar mão da glargina de maneira precoce possa ser benéfico, já que se provou segura e eficaz.

TABELA 118.3 Ajuste dos antidiabéticos conforme a função renal.

Classe	Agente	Estágio 1	Estágio 2	Estágio 3a	Estágio 3b	Estágio 4	Estágio 5
	TGF (mL/min/1,73m²)	> 90	89 a 60	59 a 45	44 a 30	29 a 15	< 15
Biguanidas	Metformina	0,5 a 2 g/dia			Até 1 g/dia	Evitar	
Su	Gliclazida	30 a 120 mg/dia				Experiência limitada	
	Glimepirida	1 a 8 mg/dia			Experiência limitada		
	Glipizida	2,5 a 20 mg/dia				Experiência limitada	
	Glibenclamida	2,5 a 20 mg/dia	Titular	Evitar			
Glinidas	Repaglinida	0,5 a 2 mg/dia				Experiência limitada	
	Nateglinida	60 a 120 mg/dia			Evitar		
	Acarbose	50 a 300 mg/dia			Evitar		
	Pioglitazona	15 a 45 mg/dia					Experiência limitada
Idpp-4	Alogliptina	25 mg/dia		12,5 mg/dia	6,25 mg/dia		
	Sitagliptina	100 mg/dia			50 mg/dia		
	Vildagliptina	100 mg/dia			50 mg/dia		
	Saxagliptina	2,5 a 5 mg/dia			2,5 mg/dia		
	Linagliptina	5 mg/dia					
Glp-1 ra	Exenatida	5 a 20 µg/dia	5 a 10 µg/dia	Evitar			
	Liraglutida	0,6 a 1,8 mg/dia					Evitar
	Dulaglutida	0,75 a 1,5 mg/dia					Evitar
	Semaglutida sc	0,25 a 1 mg/dia					Evitar
	Semaglutida or	3 a 14 mg/dia				Europa	Evitar
						Estados Unidos	
Isglt2	Dapagliflozina	10 mg/dia			Uso restrito na ICFEr	Uso não indicado	
	Canagliflozina	100 a 300 mg/dia				Uso não indicado	
	Empagliflozina	10 a 25 mg/dia				Uso não indicado	
Insulinas		Manter dose		Reduzir dose 25%			

SU, sulfonilureias; *IDPP4*, inibidor da DPP-4; *GLP-1 RA*, agonista do receptor GLP-1; *ISGLT2*, inibidor do SGLT2; *ICFEr*, insuficiência cardíaca de fração reduzida; *TFG*, taxa de filtração glomerular. (Fonte: Diretrizes da Sociedade Brasileira de Diabetes, 2021.)

Como visto, há uma grande variedade de opções terapêuticas para tratamento do DM2 com eficácia demostrada em redução da glicemia, além de segurança cardiovascular. Além desses efeitos, recentemente os inibidores de SGLT2 e análogos dos receptores de GLP-1 incorporaram benefícios renais e cardiovasculares adicionais. Sendo assim, é importante individualizar o tratamento de acordo com as características clínicas e contraindicações de cada paciente. A Tabela 118.3 ilustra como deve ser feito o ajuste para função renal de cada medicamento antidiabético disponível atualmente, conforme as Diretrizes da SBD de 2021.

Leitura recomendada

ADVANCE Collaborative Group; Patel A, MacMahon S, Chalmers J, Neal B, Billot L, Woodward M et al. Intensive blood glucose control and vascular outcomes in patients with type 2 diabetes. N Engl J Med. 2008;358(24):2560-72.

American Diabetes Association. 7. Diabetes Technology: Standards of Medical Care in Diabetes-2021. Diabetes Care. 2021;44(Suppl. 1): S85-S99.

Anker SD, Butler J, Filippatos G, Ferreira JP, Bocchi E, Böhm M et al. Empagliflozin in Heart Failure with a Preserved Ejection Fraction. N Engl J Med. 2021;385(16):1451-61.

Defronzo RA, Banerji M, Bray GA, Buchanan TA, Clement S, Henry RR et al. Actos Now for the prevention of diabetes (ACT NOW) study. BMC Endocr Disord. 2009;29(9):17.

Defronzo RA. Banting Lecture. From the triumvirate to the ominous octet: a new paradigm for the treatment of type 2 diabetes mellitus. Diabetes. 2009;58(4):773-95.

Gerstein HC Sattar N, Rosenstock J, Ramasundarahettige C, Pratley R, Lopes RD et al. Cardiovascular and renal outcomes with efpeglenatide in type 2 diabetes. N Engl J Med. 2021;385(10):896-907.

Green JB, Bethel MA, Armstrong PW, Buse JB, Engel SS, Garg J et al. Effect of sitagliptin on cardiovascular outcomes in type 2 diabetes. N Engl J Med. 2015;373:232-34.

Husain M, Birkenfeld AL, Donsmark M, Dungan K, Eliaschewitz FG, Franco DR et al. Oral semaglutide and cardiovascular outcomes in patients with type 2 diabetes. N Engl J Med 2019;381(9):841-51.

Inzucchi SE, Bergenstal RM, Buse JB, Diamant M, Ferrannini E, Nauck M et al. Management of hyperglycaemia in type 2 diabetes: a patient-centered approach. Position Statement of the American Diabetes Association and the European Association for the study of Diabetes. Diabetologia. 2012;55(6):1577-96.

Jarcho JA. More evidence for SGLTe inhibitors in heart failure. N Engl J Med. 2020;383(15):1481-82.

Lebovitz HE. Tratamento da hiperglicemia com agentes anti-hiperglicemiantes orais no diabetes tipo 2. In: Kahn CR, Weir GC, King GL, Jacobson AM, Moses AC, Smith RJ. Joslin: diabetes melito. 14. ed. Philadelphia: Lippincott Williams & Wilkins; 2009.

McMurray JJV, DeMets DL, Inzucchi SE, Køber L, Kosiborod MN, Langkilde AM et al. A trial to evaluate the effect of the sodium-glucose co-transporter 2 inhibitor dapagliflozin on morbidity and mortality in patients with heart failure and reduced left ventricular ejection fraction (DAPA-HF). Eur J Heart Fail. 2019;21(5):665-675.

Packer M, Anker SD, Butler J, Filippatos G, Ferreira JP, Pocock SJ et al. Empagliflozin in patients with heart failure, reduced ejection fraction, and volume overload: EMPEROR-Reduced Trial. J Am Coll Cardiol. 202123;77(11):1381-92.

Rosenstock J, Kahn SE, Johansen OE, Zinman B, Espeland MA, Woerle HJ et al. Effect of linagliptin vs glimepiride on major adverse cardiovascular outcomes in patients with type 2 diabetes: the CAROLINA randomized clinical trial. JAMA. 2019;322(12): 1155-66.

Rosenstock J, Perkovic V, Johansen OE, Cooper ME, Kahn SE, Marx N et al. Effect of linagliptin vs placebo on major cardiovascular events in adults with type 2 diabetes and high cardiovascular and renal risk: the CARMELINA randomized clinical trial. JAMA. 2019;321(1):69-79

Silva DG, Rodrigues BFB, Brito JS, Afonso DM, Amato AA. Inibidores do cotransportador de sódio e glicose do tipo 2: efeitos além da glicosúria. Brasília Med. 2015;52(3-4):116-125.

Sociedade Brasileira de Diabetes. Diretrizes da Sociedade Brasileira de Diabetes: 2021. São Paulo: Clannad; 2021.

Vaccaro O, Masulli M, Nicolucci A, Bonora E, Del Prato S, Maggioni AP et al. Effects on the incidence of cardiovascular events of the addition of pioglitazone versus sulfonylureas in patients with type 2 diabetes inadequately controlled with metformin (TOSCA.IT): a randomised, multicentre trial. Lancet Diabetes Endocrinol. 2017;5(11):887-97.

White WB, Cannon CP, Heller SR, Nissen SE, Bergenstal RM, Bakris GL et al. Alogliptin after acute coronary syndrome in patients with type 2 diabetes. N Engl J Med. 2013;369(14):1327-35.

Zanchi A, Lehmann R, Philippe J. Antidiabetic drugs and kidney disease: recommendations of the Swiss Society for Endocrinology and Diabetology. Swiss Med Wkly. 2012;142:w13629.

Capítulo 119

Tratamento do Diabetes Melito: Insulinas e Transplante de Pâncreas

Introdução

O uso de insulinas foi, por algum tempo, a única terapia disponível para o adequado controle do paciente diabético. Essencialmente, é o tratamento-base para pacientes portadores de diabetes melito tipo 1 ou 2 com falência completa pancreática.

O uso de insulinas em pacientes portadores de diabetes melito tipo 2 ainda com função pancreática mantida está bem indicado para situações de descontrole glicêmico intenso, instabilidade clínica, contraindicações a medicações por via oral (VO) e, especialmente, quando, mesmo em uso de múltiplas medicações VO, o paciente não atingiu seu alvo glicêmico ideal.

Em todas as situações em que está indicado o uso de insulinoterapia, esse tratamento deve ser indicado e monitorado por profissional médico capacitado, com monitoramento de glicemia capilar e consultas regulares para minimizar os riscos de hipoglicemias.

Tipos de insulina

Insulina rápida (regular)

Trata-se de uma insulina humana ligada a cristais de zinco e dissolvida em líquido transparente. Por conta de sua ligação aos cristais de zinco, há agregação dos monômeros de insulina em hexâmetros e, após sua aplicação subcutânea, a forma hexamérica original vai se transformando em dímeros e monômeros, que conseguem ser absorvidos pelo endotélio para a circulação. Isso provoca retardo parcial em sua absorção, fazendo com que esse tipo de insulina tenha um perfil de ação particular.

Uso subcutâneo

- Início de ação: de 30 a 60 minutos
- Pico de ação: de 2 a 3 horas
- Duração de ação: de 5 a 8 horas
- Aplicação: 30 minutos antes da refeição.

Quando aplicada por via intravenosa (IV), não ocorre a transformação descrita, de modo que sua ação passa a ser instantânea, com meia-vida de apenas 10 minutos. Nessa situação, seu comportamento se torna idêntico ao de uma insulina ultrarrápida aplicada de forma IV. Se administrada no tecido intramuscular, apresenta atuação diferenciada, com meia-vida estimada em torno de 20 minutos, ou seja, sua absorção se torna mais rápida.

Assim sendo, o uso da insulina regular em sua forma usual (subcutânea) é indicado essencialmente para controle das glicemias pós-prandiais (GPP), tentando mimetizar de maneira aproximada o aumento da secreção de insulina endógena que ocorre nessas situações.

Apresentações comerciais

- Frasco de insulina para aplicação com seringa (frascos de 10 mℓ)
  - Humulin® R
  - Novolin® R

- Canetas descartáveis com insulina regular (3 mℓ)
  - Humulin® R
  - Novolin® R
- Canetas reutilizáveis com o respectivo refil (3 mℓ)
  - Caneta Humapen Luxura® e Humulin® R refil
  - Caneta Novopen® 3 e Novolin® R refil.

Insulina Lispro

É um análogo de insulina com ação ultrarrápida. Há uma modificação da molécula original da insulina, com o objetivo de evitar a agregação das moléculas dessa insulina no subcutâneo. Dessa maneira, as diferentes moléculas comportam-se como monômeros de insulina, promovendo grande rapidez na absorção desta, mesmo quando aplicadas por via subcutânea (SC). Assim como a insulina regular, tem boa atuação no controle da GPP. É formada pela inversão nas posições dos aminoácidos lisina (B29) e prolina (B28) da cadeia beta da insulina.

Uso subcutâneo

- Início de ação: de 5 a 15 minutos
- Pico de ação: de 30 a 120 minutos
- Duração de ação: de 3 a 5 horas
- Aplicação: 15 minutos antes das refeições.

Se utilizada por via intravenosa, apresenta o mesmo perfil da insulina regular, com ação imediata e meia-vida de 10 minutos.

Apresentações comerciais

- Frasco de insulina para aplicação com seringa (frascos de 10 mℓ): Humalog®
- Canetas descartáveis com insulina Lispro: insulina Humalog Kwikpen® 3 mℓ
- Caneta reutilizável com refil para caneta (3 mℓ): caneta Humapen Luxura® e Humalog® refil.

Insulina Aspart

É um análogo de insulina com ação ultrarrápida e que apresenta farmacocinética muito similar à da insulina Lispro. É formada pela substituição de um aminoácido prolina por ácido aspártico com carga elétrica negativa na posição 28 da cadeia beta da insulina.

Uso subcutâneo

- Início de ação: de 5 a 15 minutos
- Pico de ação: de 30 a 120 minutos
- Duração de ação: de 3 a 5 horas
- Aplicação: 15 minutos antes das refeições.

Apresentações comerciais

- Frasco de insulina para aplicação com seringa: Novorapid®
- Caneta descartável com insulina Aspart: insulina Novorapid Flexpen® 3 mℓ
- Caneta reutilizável com refil para caneta: caneta Novopen Echo® e Novorapid® refil.

Insulina Fiasp®

A insulina Aspart recentemente também foi lançada na forma de *faster aspart* no Brasil com o nome comercial de Fiasp®. É formada pela substituição de um aminoácido prolina pela niacinamida (vitamina B3) na posição 28 da cadeia beta da insulina, em vez do ácido aspártico. Essa substituição leva a uma absorção, pico de ação e duração 10% menores do que a Novorapid®. Pode ser utilizada em crianças a partir de 1 ano e pode ser usada na gravidez e amamentação.

Uso subcutâneo

- Início de ação: 2,5 minutos
- Pico de ação: de 1 a 3 horas
- Duração de ação: 5 horas
- Aplicação: na hora da refeição.

Apresentações comerciais

- Frasco de insulina para aplicação com seringa: Fiasp®
- Caneta descartável com insulina Fiasp®: insulina Fiasp Flexpen® 3 mℓ
- Caneta reutilizável com refil para caneta: caneta Novopen Echo® e Fiasp® refil.

Insulina Glulisina

É um análogo da insulina mais recente, que mantém ações ultrarrápida e farmacocinética similares às das insulinas Lispro e Aspart. É formada pela troca de asparagina por lisina na posição 3 da cadeia beta da insulina e de lisina por ácido glutâmico na posição 29 da mesma cadeia.

Uso subcutâneo

- Início de ação: de 5 a 15 minutos
- Pico de ação: de 30 a 120 minutos
- Duração de ação: de 3 a 5 horas
- Aplicação: 15 minutos antes das refeições.

Apresentações comerciais

- Frasco de insulina para aplicação com seringa: Apidra®
- Caneta descartável com insulina Glulisina: caneta Solostar® e insulina Apidra®
- Caneta reutilizável com respectivo refil: caneta Clikstar® e Apidra® refil.

Insulina NPH

É uma insulina humana, ligada a moléculas de zinco e protamina. Essa ligação com a protamina deixa a insulina humana com menos solubilidade e, consequentemente, promove o retardo em sua absorção após a aplicação em tecido subcutâneo, que é a única via permitida para administração. Essa foi a primeira insulina de ação mais prolongada disponível comercialmente.

Além disso, é a própria adição da protamina que faz com que essa insulina tenha aspecto leitoso; assim, para que tenha ação correta, deve ser agitada cuidadosamente, adquirindo aspecto homogêneo.

Por conta de sua lenta absorção, o seu uso está indicado essencialmente para o controle de glicemias basais ou pré-prandiais.

Uso subcutâneo

- Início de ação: de 2 a 4 horas
- Pico de ação: de 4 a 10 horas
- Duração de ação: de 10 a 18 horas
- Aplicar antes do café, antes do almoço e ao deitar.

A insulina NPH ainda pode ser combinada a insulinas de ação rápida ou ultrarrápida, desde que a aspiração dessas insulinas seja sempre antes da NPH, para não contaminar o frasco da insulina rápida com protamina e acabar retardando a sua absorção.

Também existem disponíveis formulações comerciais já pré-misturadas, com composição mista de insulina NPH e insulinas rápidas.

Apresentações comerciais

- Frascos para aplicação com seringa
  - Humulin® N
  - Novolin® N
- Canetas descartáveis com NPH
  - Humulin® N
  - Novolin® N
- Canetas reutilizáveis com refil para caneta
  - Caneta Humapen Luxura® e insulina Humulin® N refil
  - Caneta Novopen® 3 e insulina Novolin® N refil.

Insulina Glargina

Este é um análogo de insulina de ação longa, praticamente sem pico, que cobre aproximadamente 24 horas do dia.

Trata-se de uma insulina de pH ácido (pH 4) que, ao ser aplicada em tecido subcutâneo (única via de administração), sofre transformação de sua composição para pH neutro, ocorrendo transformação das moléculas em microprecipitados insolúveis de insulina, levando à absorção alentecida das substâncias, durante cerca de 24 horas e não apresentando pico de ação. Dessa maneira, é indicada para controle da glicemia basal e pré-prandial. É formada pela substituição de asparagina pela glicina na posição 21 da cadeia A da insulina, enquanto se adicionam dois resíduos de arginina na posição 30 da cadeia B.

Além disso, justamente por ser veiculada em meio ácido, esta é a única insulina que não pode ser misturada com as outras em um mesmo recipiente e pode causar alguma dor leve à administração. Está aprovada para uso em crianças a partir de 6 anos.

Uso subcutâneo

- Início de ação: de 2 a 4 horas
- Pico de ação: não tem
- Duração de ação: de 20 a 24 horas
- Aplicar 1 vez/dia, sempre no mesmo horário.

Apresentações comerciais

- Frasco para aplicação com seringa: Lantus®
- Caneta descartável com insulina: insulina Lantus® e caneta Solostar® ou insulina basaglar com caneta KwikPen®

- Caneta reutilizável com o respectivo refil: caneta Clikstar® e Lantus® refil ou caneta HumaPen® com insulina basaglar refil.

Insulina Toujeo®

Recentemente, foi lançada a insulina glargina em uma apresentação mais concentrada (Toujeo®), contendo 300 UI/mℓ, a Lantus® contém 100 UI/mℓ. Essa apresentação seria vantajosa para pacientes com alta resistência à insulina, que requerem doses elevadas da medicação, pois consegue atingir doses maiores sem precisar aumentar o volume de aplicação. Além disso, esta insulina demonstrou menor risco de hipoglicemia, maior duração de ação (indo além das 24 horas), gerando maior flexibilidade no horário da aplicação, que pode ser 3 horas antes ou depois do horário habitual.

A caneta Solostar® preenchida de Toujeu® permite doses de 1 a 80 UI por tomada, e já foi planejada com o contador de doses mostrando de 1 em 1 unidade, de modo que não é necessário recálculo da dose. No entanto, as insulinas glargina e Toujeu® não são bioequivalentes e por isso não são intercambiáveis, de maneira que pode ser necessário aumentar a dose total diária em cerca de 10 a 20% quando se muda de glargina para Toujeu®, e reduzir a dose em cerca de 20% quando se troca de Toujeu® para glargina. Quando a insulina basal é a NPH, é necessário reduzir em 20% a dose quando houver a troca pela Toujeu®.

Uso subcutâneo

- Início de ação: 6 horas
- Pico de ação: não tem
- Duração de ação: 24 a 36 horas
- Aplicar 1 vez/dia, com flexibilidade de 3 horas a mais ou a menos do horário habitual.

Apresentação comercial

- Caneta descartável Solostar® (apresentação única).

Insulina Detemir

É um análogo da insulina de ação longa, em pH neutro, com leve pico e duração menor que a glargina, com objetivo de manter a glicemia basal. É formada pela remoção da lisina na posição 30 da cadeia B e adição de uma cadeia de ácido graxo à lisina na posição 29 da cadeia B. Está aprovada para uso em crianças a partir de 2 anos.

Uso subcutâneo

- Início de ação: de 1 a 3 horas
- Pico de ação: discreto em 6 a 8 horas
- Duração de ação: de 18 a 22 horas
- Aplicar 1 ou 2 vezes/dia.

Apresentações comerciais

- Caneta descartável com insulina Detemir: insulina Levemir® e caneta Flexpen®
- Caneta reutilizável com o respectivo refil: caneta Novopen® 3 e insulina Levemir® refil.

Insulina Degludeca

É um análogo da ação ultralonga de insulina, criada pela eliminação da treonina na posição 30 da cadeia B e adição de um ácido graxo ao resíduo de lisina na posição 29 da cadeia B. Após a aplicação, forma multi-hexâmeros no tecido subcutâneo, que se dissociam lentamente, sendo absorvida de maneira contínua e lenta pela circulação, tornando-se uma insulina plana, sem pico de ação e com maior estabilidade, garantindo meia-vida mais prolongada.

Uso subcutâneo

- Início de ação: < 4 horas
- Pico de ação: não apresenta
- Duração da ação: 42 horas
- Aplicação: 1 vez/dia. Permite flexibilização dos horários de aplicação.

Apresentações comerciais

- Caneta descartável com insulina Degludeca: caneta Flex-Touch® e insulina Tresiba®
- Caneta reutilizável com o respectivo refil: caneta Novopen® e insulina Tresiba Penfill®.

Insulinas pré-mistura

São apresentações comerciais já formuladas que utilizam composição mista de insulina basal e rápida com diferentes tipos de insulina e em diferentes proporções.

Seu uso permite a diminuição de aplicações e facilidade de adesão para pacientes com alguma restrição ao uso. No entanto, por serem apresentações pré-montadas, muitas vezes o controle individualizado da glicemia de cada paciente não é possível, sendo por isso utilizadas em situações de exceção.

Apresentações comerciais (uso subcutâneo)

- Humulin® 70/30 (70% NP H/30% regular): refil para caneta Humapen Luxura® ou frasco para aplicar com seringa
- Humalog® MIX 25/75 (25% Lispro/75% Lispro com protamina): Kwikpen® caneta descartável ou refil para caneta Humapen Luxura®
- Humalog® MIX 50/50 (50% Lispro/50% Lispro com protamina): Kwikpen® caneta descartável ou refil para caneta Humapen Luxura®
- Novomix 70/30 (insulina Aspart com protamina 70%/Aspart 30%): Flexpen® caneta descartável ou refil para caneta Novopen® 3.

Insulina inalável Technosfere (Afrezza®)

Está em comercialização desde 2019 no Brasil, uma nova insulina inalável: Afrezza®. A insulina Technosfere (Afrezza®) é um análogo de insulina rápido, também produzido por técnica de ácido desoxirribonucleico (DNA) recombinante. Após a inalação, as partículas se dissolvem e são absorvidas pelos capilares alveolares. Apresenta como grande diferencial absorção imediata além de pico e duração consideravelmente mais rápidos do que o das outras insulinas análogas, atingindo pico sérico após 12 a 15 minutos e desaparecendo em 160 a 180 minutos. Deve ser utilizada em conjunto com uma insulina basal em um esquema basal-*bolus*.

Está disponível em cápsulas para inalação contendo 4, 8 e 12 UI, que são inseridas individualmente no inalador para serem aspiradas. As doses podem ser ajustadas para múltiplos das apresentações. A dose de Afrezza® é aproximadamente 1,5 vez maior do que a dose de insulina *bolus* subcutânea (Tabela 119.1).

Está contraindicada para pacientes com doença pulmonar crônica e fumantes. Antes do início do uso, são recomendáveis a avaliação clínica e a realização de espirometria, a qual deve ser repetida em 6 meses e, depois, anualmente. O uso não foi liberado para crianças abaixo de 18 anos nem para gestantes.

Uso inalatório

- Início de ação: imediato
- Pico de ação: de 10 a 20 minutos
- Duração de ação: de 1 a 2 horas.

Apresentações comerciais

- Caixas com 90 cartuchos de Afrezza 8 UI + 2 inaladores = 720 UI de insulina por caixa
- Caixa com 90 cartuchos de Afrezza 12 UI + 2 inaladores = 1080 UI de insulina por caixa
- Caixa com 180 cartuchos de Afrezza (90 de 4 UI e 90 de 8 UI) + 2 inaladores = 1080 UI de insulina por caixa.

A Figura 119.1 resume, com uma representação gráfica, o perfil de ação e tempo de ação das insulinas disponíveis no Brasil.

Princípios de insulinização

Para o início da insulinização, deve-se calcular a dose total de insulina que será utilizada, de acordo com o peso da pessoa e as condições clínicas do paciente. Em indivíduos adultos, a dose inicial de insulina calculada é 0,5 UI/kg/dia e a dose plena usual de insulina varia entre 0,7 e 1 UI/kg/dia, dependendo do grau de sensibilidade à insulina do indivíduo. Nos idosos ou em pacientes com outras condições que aumentem o risco de hipoglicemia, a dose total inicial pode ser reduzida para 0,3 UI/kg/dia. Na gestação, em vigência de infecções graves, durante o uso de corticoides e no período da puberdade, geralmente,

TABELA 119.1 Conversão de doses de insulina subcutânea para insulina Afrezza®.

Insulina *bolus* subcutânea	Insulina Afrezza
Até 4 UI	4 UI
5 a 8 UI	8 UI
9 a 12 UI	12 UI
13 a 16 UI	16 UI
17 a 20 UI	20 UI
21 a 24 UI	24 UI

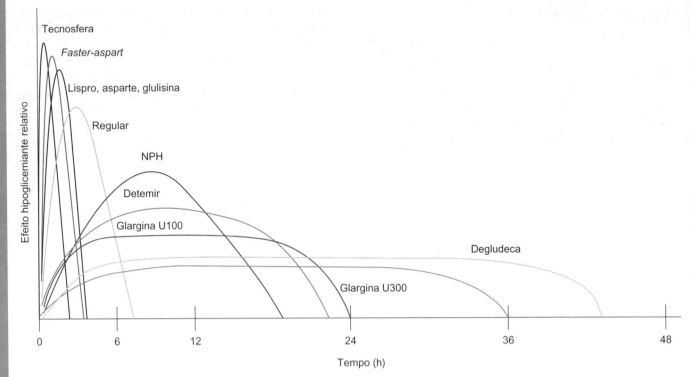

FIGURA 119.1 Representação gráfica do perfil de ação das insulinas disponíveis no Brasil. *NPH*, protamina neutra Hagedorn. (Retirada do Posicionamento Oficial SBD nº 01/2020 - Conduta Terapêutica no Diabetes Tipo 1)

a resistência à insulina é maior e, consequentemente, a dose calculada de insulina também precisa ser maior.

Na insulinização plena, tenta-se mimetizar a secreção endógena de insulina, na qual 50% correspondem à secreção basal desse hormônio e os outros 50% correspondem aos picos de insulina pós-ingestão alimentar. Assim, a dose total de insulina deve ser dividida em 50% para insulina basal (NPH ou análogo de ação longa) e 50% para insulina em *bolus* (regular ou análogos de ação ultrarrápida). A NPH é utilizada em geral em duas a três aplicações ao dia (ao acordar, no almoço e ao deitar), com a dose dividida de acordo com o perfil de resistência e sensibilidade de cada indivíduo. Já os análogos de ação prolongada são aplicados 1 vez/dia no caso da glargina (raramente essa insulina não chega a cobrir as 24 horas, de modo que, às vezes, é necessário dividi-la em 2 vezes/dia), 1 a 2 vezes/dia (no caso da insulina Detemir) ou 1 vez/dia (em média) no caso da insulina degludeca ou Toujeu®, que, devido a seu maior tempo de meia-vida, podem ser aplicadas em horários mais flexíveis.

A dose da insulina em *bolus* pode ser distribuída igualmente entre as três principais refeições ou com uma distribuição de acordo com o perfil alimentar e de sensibilidade de cada paciente em cada refeição. Geralmente, a resistência à insulina é maior pela manhã.

Após a prescrição da insulina, caso os alvos terapêuticos não tenham sido atingidos, os ajustes da dose devem ser feitos somente após o período de 48 a 72 horas, que é o tempo necessário para serem observados os efeitos plenos da insulina. Quando as glicemias pós-prandiais estão fora do alvo, devem ser ajustadas as doses da insulina regular/ultrarrápida aplicadas antes daquela refeição. Quando a glicemia pré-prandial estiver ruim, deve-se observar a dose da insulina lenta que foi aplicada anteriormente para ajuste.

Insulinização no paciente com diabetes melito tipo 1

A insulinização do paciente com diabetes melito tipo 1 pode ser feita de maneira fixa, ou seja, de maneira semelhante à explicada anteriormente nos princípios de insulinização. Calcula-se a dose por quilo de peso e divide-se a dose total em 50% basal e 50% em *bolus*, ou o paciente pode aprender a fazer dose da insulina em *bolus* da refeição, conforme a contagem de carboidratos. O excesso de insulina basal está relacionado a maior número de hipoglicemias de jejum, inclusive noturnas, além de uma maior predisposição a ganho de peso.

A contagem de carboidratos é uma estratégia nutricional que proporciona ao paciente maior liberdade para se alimentar e permite um melhor controle glicêmico. Tal estratégia pode ser utilizada em qualquer tipo de diabetes, inclusive na população pediátrica e em gestantes. Existem diversos aplicativos com tabelas nutricionais que relacionam o tipo de alimento, as porções e a quantidade de carboidratos. A Sociedade Brasileira de Diabetes (SBD) tem um aplicativo para iOS e Android com uma extensa tabela de contagem de carboidratos.

A contagem de carboidratos deve estar inserida em um programa alimentar saudável e o treinamento deve ser constante.

Na estratégia de contagem de carboidratos (CHO) deve-se calcular a razão entre insulina e carboidrato (RIC) e o fator de sensibilidade (FS), nesse cálculo, utiliza-se a dose total diária (DTD) de insulina. Para calcular a DTD de insulina, soma-se o valor da insulina basal com o total de insulina *bolus* por dia (em média). Outra variável é a meta, que determina qual o valor de glicose desejado para aquele momento. A meta deve ser mais restrita em gestantes (menor do que 95 mg/dℓ antes das refeições) e maior em pessoas com tendência à hipoglicemia (principalmente noturna, ou despercebidas) e em crianças pequenas.

A RIC corresponde à quantidade de carboidratos que 1 UI de insulina cobre. Se a RIC é de 10 g, significa que, a cada 10 g de CHO na refeição, deve-se aplicar 1 UI de insulina. A RIC é calculada com a regra 400 a 500/DTD (400 a 500 dividido pela DTD de insulina). Por exemplo: se a DTD é 25, calculamos o RIC dividindo 400 ou 500 por 25.

O FS corresponde a quanto 1 UI consegue reduzir na glicemia em mg/dℓ. Um FS de 50 corresponde a dizer que 1 UI reduz a glicemia em 50 mg/dℓ. O FS é calculado dividindo-se 1800-2000/DTD.

Esses dois parâmetros são utilizados pelo paciente para realizar os ajustes a cada refeição. Eles também podem ser inseridos em aplicativos especializados (GlicOnline, iGlicho, entre outros) para facilitar as contas no dia a dia.

Os valores de RIC e FS são individualizados e devem ser ajustados de acordo com o resultado glicêmico.

Considere-se o seguinte exemplo: homem, 27 anos, em uso de insulina glargina 25 UI por dia e insulina Aspart em dose fixa 8 UI no café, 12 no almoço, 6 no lanche da tarde e 6 no jantar. Em geral, precisa de mais 4 UI de insulina rápida por dia para alguns ajustes. Sua DTT é 25+8+12+6+6+4 = 61, sua meta glicêmica será de 100 mg/dℓ, sua RIC será de 400 a 500/DTD = 6,55 a 8,19. Pode-se começar com 8 e reavaliar. Seu FS será de 1800-2000/DTD = 29,5 a 32,78. Pode-se começar com 30 e reavaliar.

Assim, antes de cada refeição, o paciente afere a glicemia capilar e faz os cálculos (ou usa o aplicativo):

- Correção da glicemia:
  - Glicose medida – meta/FS = número de unidades de insulina rápida a ser aplicada para correção
- Contagem de CHO:
  - Quantidade de CHO na refeição/RIC = número de unidades de insulina rápida a ser aplicada para o alimento
  - Quantidade de insulina rápida a ser aplicada pré prandial= resultado A + resultado B.

No caso desse exemplo, se a glicemia estiver em 234 mg/dℓ antes da refeição e em sua contagem a quantidade de carboidratos daquela refeição for 57 g, temos:

- Correção da glicemia: 234 a 100/30 = 4,5 unidades de insulina
- Contagem de CHO: 57/8 = 8,1 unidades de insulina.

Quantidade de insulina rápida a ser aplicada: A + B = 4,5 + 8,1 = 12,6 unidades de insulina.

Caso o paciente use seringa ou canetas com gradação de 1/1 UI, deve fazer o arredondamento da dose.

É importante que o paciente ou cuidador entenda como os cálculos são feitos, mas o uso de aplicativo deve ser estimulado para redução de erros.

Insulinização no paciente com diabetes melito tipo 2

A insulina no paciente com diabetes melito tipo 2 pode ser utilizada em diversos esquemas. Inicialmente, a prescrição de uma insulina NPH ou análogo de ação longa ao deitar na dose de 10 UI ou 0,1 UI/kg pode ser útil para controlar a glicemia de jejum dos pacientes que ainda estão fora da meta com o uso de antidiabéticos orais. Pacientes com hiperglicemias pós-prandiais podem utilizar somente o esquema de insulinas rápidas antes das refeições. Por fim, o paciente com diabetes melito tipo 2 e falência pancreática pode necessitar de insulinização plena (múltiplas doses, com esquema basal-*bolus*). É preciso se lembrar de suspender os secretagogos de insulina ao iniciar a insulinização plena. Lembre-se também que a meformina e as medicações que têm ação em melhorar a sensibilidade à ação da insulina não devem ser suspensas nesses pacientes, elas devem ser utilizadas em conjunto com a insulina.

Orientações gerais

Os pacientes devem receber orientações gerais sobre:

- Locais de aplicação: a insulina deve ser aplicada em injeção subcutânea, em abdome (exceto na região periumbilical), coxas, nádegas ou braços. O local de aplicação pode influenciar na velocidade de absorção da droga, sendo mais rápida em abdome, seguido de braços, coxas e nádegas
- Rodízio dos locais de aplicação: para evitar lipodistrofias, evita-se a aplicação de insulina sempre no mesmo local. Existem diversos esquemas de rodízio dos locais de aplicação
- Armazenamento e transporte de insulina: as medicações devem ser mantidas refrigeradas (não congelar) para adequada conservação. A insulina utilizada não precisa ser conservada em geladeira, mas não deve ser exposta a altas temperaturas. Após aberto, o frasco deve ser descartado em até 30 dias, com exceção da insulina Degludeca, que tem validade de 56 dias. Os frascos fechados de todos os tipos de insulinas devem ser descartados de acordo com o prazo de validade estipulado pelo fabricante
- Aplicação da dose: prescrever e orientar sobre os dispositivos para aplicação, como seringas, canetas ou agulhas necessárias. Deve-se utilizar a menor agulha possível, atualmente estão disponíveis agulhas de 4, 5, 6, 8 e 12 mm, sendo esta última proscrita. Antes da aplicação, a pele deve ser higienizada, deve-se fazer uma prega de tecido subcutâneo, aplicar a insulina e esperar pelo menos 10 segundos para retirar a agulha.

Sistema de infusão contínua de insulina

Será tratado no Capítulo 120, *Bombas de Insulina e Dispositivos de Monitorização Contínua de Glicose*.

Tratamento de hipoglicemias

Todo paciente em uso de insulina deve ser orientado sobre o risco de hipoglicemia, os sintomas e como corrigi-la. Quando a glicemia estiver < 70 mg/dℓ, o paciente deve ingerir 15 g de carboidrato simples – por exemplo: três balinhas, uma colher de açúcar diluída em um copo de água, 200 mℓ de refrigerante não dietético ou suco de laranja sem açúcar – para a correção da glicemia. Deve-se evitar outros tipos de alimentos (bolos, chocolates etc.), pois a gordura retarda a absorção da glicose e dificulta a correção da hipoglicemia.

Para pacientes de alto risco, recomenda-se a prescrição e uso de glucagon, hormônio contrarregulador, devendo ser administrado por familiar ou acompanhante orientado, em casos de hipoglicemias graves com rebaixamento do nível de consciência e sem possibilidade de ingestão de alimentos VO para correção dos níveis glicêmicos. O paciente precisar ser lembrado de se alimentar após a recuperação do nível de consciência.

O Glucagen Hypokit® vem em apresentação de 1 mg/1 UI, composto de uma seringa estéril com agulha estéril descartável, com 1 mℓ de diluente para reconstituição, devendo ser administrado por via subcutânea ou muscular.

Transplante de pâncreas

O transplante do órgão responsável pela síntese de insulina endógena ainda é terapia de exceção para o controle glicêmico de pacientes diabéticos. Com o retorno da funcionalidade da secreção endógena, o controle glicêmico pode ser atingido de maneira fisiológica, diminuindo complicações e a progressão do quadro de diabetes.

Ao transplantar um órgão, é necessário o uso de medicamentos imunossupressores e outros cuidados para evitar a rejeição e garantir o bom funcionamento do enxerto. Essas medidas, associadas ao próprio procedimento do transplante, levam a inúmeras complicações clínicas de alta morbidade e mortalidade que restringem o uso dessa terapia a um grupo seleto de pacientes, uma vez que o próprio diabetes melito e suas complicações já resultam em grande perda de qualidade de vida e risco de morte.

Atualmente, já existem indicações precisas dos pacientes candidatos a esse procedimento, e a American Diabetes Association (ADA) lista as seguintes situações:

- Pacientes diabéticos com insuficiência renal crônica dialítica com programação de realização de transplante renal. Nesse caso, indica-se o transplante duplo (rim e pâncreas), e o controle glicêmico secundário ao transplante pancreático aumenta a sobrevida do transplante renal. A maior parte dos pacientes realiza ambos os transplantes no mesmo tempo cirúrgico
- Diabéticos com história de complicações metabólicas graves frequentes, como hipoglicemia refratária, cetoacidose, hiperglicemia refratária ou incapacidade emocional ou física do uso de insulina exógena e sem controle regular em uso de insulina.

Mesmo com o grande progresso da tecnologia e experiência no transplante de pâncreas, o paciente ainda tem grande risco de perda do enxerto transplantado, e cerca de 46% dos receptores têm rejeição ao órgão após 10 anos.

Ainda assim, estudos demonstram que, quando há indicação e correto tratamento e seguimento, o transplante de pâncreas melhora a qualidade de vida dos pacientes, bem como reduz a progressão das complicações secundárias ao diabetes já instaladas e aumenta a sobrevida da população transplantada.

Por fim, a mais recente técnica em estudo é o transplante de ilhotas de pâncreas, que tende a restringir os efeitos deletérios do transplante do órgão sólido. No entanto, essa técnica ainda está restrita a protocolos de estudo e sem indicação clínica precisamente estabelecida.

Leitura recomendada

Davidson P, Hebblewhite H, Steed R, Bode B. Analysis of guidelines for basal-bolus insulin dosing: basal insulin, correction factor, and carbohydrate-to-insulin ratio. Endocr Pract. 2008;4(9): 1095-1101.

Fatourechi MM, Kudva YC, Murad MH, Elamin MB, Tabini CC, Montori VM. Clinical review: hypoglycemia with intensive insulin therapy: a systematic review and meta-analyses of randomized trials of continuous subcutaneous insulin infusion versus multiple daily injections. J Clin Endocrinol Metab. 2009;94(3):729-40.

King AB. Reassessment of insulin dosing guidelines in continuous subcutaneous insulin infusion treated type 1 diabetes. Curr Diab Rep. 2014;14(6):503.

Lepore M, Pampanelli S, Fanelli C, Porcellati F, Bartocci L, Di Vincenzo A et al. Pharmacokinetics and pharmacodynamics of subcutaneous injection of long-acting human insulin analog glargine, NPH insulin, and ultralente human insulin and continuous subcutaneous infusion of insulin lispro. Diabetes. 2000;49(12):2142-48.

Janez A, Guja C, Mitrakow A e Cols. Insulin therapy in adults with type 1 diabetes mellitus: a narrative review. Diabetes Therapy Vol 11 (2). Fev/2020.

Misso ML, Egberts KJ, Page M, O'Connor D, Shaw J. Continuous subcutaneous insulin infusion (CSII) versus multiple insulin injections for type 1 diabetes mellitus. Cochrane Database Syst Rev. 2010;(1):CD005103.

Monografia Fiasp. Novonordisk. PRODUCT MONOGRAPH INCLUDING PATIENT MEDICATION INFORMATION. Product Monograph Master Template. Template Date: September 2020 Fiasp® (insulin aspart injection).

Robertson RP. Pancreas and islet transplantation in diabetes mellitus. UptoDate. Nov/2022.

Russell SJ, El-Khatib FH, Nathan DM, Magyar KL, Jiang J, Damiano ER. Blood glucose control in type 1 diabetes with a bihormonal bionic endocrine pancreas. Diabetes Care. 2012;35(11):2148-55.

Sociedade Brasileira de Diabetes. Diretrizes da Sociedade Brasileira de Diabetes: 2019-2020. São Paulo: Clannad; 2020.

Sociedade Brasileira de Diabetes. Diretrizes da Sociedade Brasileira de Diabetes: 2021. São Paulo: Clannad; 2021

Sociedade Brasileira de Diabetes. Posicionamento Oficial SBD nº 01/2020 – Conduta Terapêutica no Diabetes Tipo 1: Algoritmo SBD 2020. SDB; 2020.

Bombas de Insulina e Dispositivos de Monitoramento Contínuo de Glicose

Capítulo 120

Introdução

Os esquemas atuais de administração de insulina utilizados no tratamento do diabetes melito (DM) incluem seringas descartáveis, canetas descartáveis e reutilizáveis e o sistema de infusão contínua de insulina (SICI), também conhecido como bomba de insulina. Tanto o SICI quanto a terapêutica de múltiplas doses de insulina (MDI) são meios efetivos de implementar o manejo intensivo da doença em pacientes com diabetes melito tipo 1 (DM1), obter níveis glicêmicos quase normais e alcançar um estilo de vida mais flexível.

O SICI é um dispositivo pequeno que libera insulina de ação rápida ou ultrarrápida durante as 24 horas do dia. É ligado a um tubo plástico fino que tem uma cânula flexível de Teflon, a qual é inserida sob a pele, geralmente no abdome, mas que pode ser utilizada em outras regiões, como lombar, coxas ou até mesmo membros superiores. O *kit* de infusão (cânula e tubos) precisa ser substituído periodicamente (cânula: a cada 2 ou 3 dias; tubo: a cada 6 dias), conforme instruções do fabricante. O SICI pode ser desconectado da cânula (por um período de até duas horas, quando o paciente quiser nadar ou tomar banho, por exemplo, ou, também, durante a atividade sexual). Como esse dispositivo só utiliza insulina de curta duração, após esse prazo, observa-se elevação da glicemia, sendo necessária a conexão do SICI ou a administração de insulina via caneta de aplicação ou seringa.

Utilizado principalmente por pacientes com DM1, o SICI é uma evolução na administração de insulina. Avanços tecnológicos e melhorias de *software* permitem aos pacientes e médicos uma flexibilidade sem precedentes, além de melhora do controle glicêmico, mais qualidade de vida e redução de complicações crônicas e mortalidade prematura. O dispositivo tem sido utilizado para o tratamento de DM desde o fim dos anos 1970. Desde a conclusão do Diabetes Control and Complications Trial, em 1993, e a introdução da insulina Lispro, em 1996, adultos, crianças e adolescentes com diabetes (e seus pais) têm tido cada vez mais interesse na terapia com o SICI como alternativa às injeções de insulina.

Sistema de infusão contínua de insulina/bomba de insulina *versus* múltiplas doses de insulina

A terapia intensiva para o tratamento do DM pode ser implementada usando o SICI ou os esquemas com MDI. Embora a meta de controle glicêmico quase normal usando o tratamento intensivo tenha sido amplamente aceita, um debate surgiu sobre a aplicação ideal dessa terapia.

Uma meta-análise de estudos comparando o SICI com a terapia com MDI relatou uma diferença na hemoglobina glicada (HbA1c) de 0,51%, com um efeito favorável do uso do SICI sobre a redução dos níveis de HbA1c. Outra análise comparativa demonstrou que o uso de análogos de ação rápida em esquemas de SICI e MDI em pacientes adultos está associado a um melhor controle glicêmico com a terapia com o SICI. É importante notar que a vantagem glicêmica do SICI sobre a terapêutica de MDI aumenta com a piora da HbA1c basal, de modo que pacientes com controle glicêmico inicial mais pobre obtiveram maior benefício com a terapia com o SICI. Esses resultados sugerem que, quando a terapia com insulina é implementada, a HbA1c basal pode ser outro elemento a ser considerado ao se escolher entre o SICI e a terapia com MDI.

Várias meta-análises mostraram que o SICI diminui a incidência de eventos hipoglicêmicos graves em comparação à terapia com MDI. Ainda, estudos que avaliaram o custo-benefício do SICI concluíram que os pacientes que mais se beneficiam de sua utilização são aqueles que apresentam hipoglicemias graves. Ao mesmo tempo, outros estudos sugeriram que a hipoglicemia persistente e grave pode aumentar a morbidade e mortalidade cardiovasculares, que podem estar relacionadas a arritmias cardíacas e a efeitos indutores de disfunção pró-inflamatória, pró-trombótica e endotelial da hipoglicemia.

Uma publicação do ambulatório de referência da Secretaria de Estado de Saúde do Distrito Federal (SES-DF), em parceria com a Universidade de Brasília (UnB), mostrou uma redução significativa da HbA1c (0,8%) após 3 meses de mudança da terapia de MDI para SICI, com redução de 37% das hipoglicemias totais e de 61% das hipoglicemias graves.

O SICI tem sido utilizado no ambulatório de referência da SES-DF desde 2008. Trata-se de uma iniciativa pioneira do Sistema Único de Saúde (SUS), inicialmente para avaliação clínica de pessoas com diabetes candidatas ao SICI por meio de ações judiciais e, posteriormente, via requerimento simples junto à SES-DF.

Indicações e contraindicações para receber a terapia com o sistema de infusão contínua de insulina

O SICI não é indicado para todas as pessoas com diabetes que necessitam do uso de insulina. A Tabela 120.1, a seguir, analisa características clínicas propostas a candidatos e não candidatos à terapia com o SICI, com base na força-tarefa da Associação Americana de Endocrinologistas Clínicos (AACE, do inglês *American Association of Clinical Endocrinologists*). Por outro lado, a Associação Americana de Diabetes (ADA, do inglês *American Diabetes Association*) sugere que a terapia pode ser considerada uma opção para todos os adultos e jovens com DM1 ou com diabetes melito tipo 2 (DM2), bem como para as pessoas com outras formas de diabetes que estejam em MDI, mas aptas a manejar o dispositivo com segurança.

Também é muito importante considerar que, antes de iniciar a terapia com o SICI, os pacientes devem estar motivados a aprender os princípios gerais de autocontrole do DM. Além disso, há outras qualificações essenciais, como a capacidade de trabalhar com contagem de carboidratos (CHO) e ajustes proporcionais das doses de insulina como parte de um gerenciamento avançado de insulinoterapia. Por fim, os pacientes precisam estar dispostos e habilitados a manter a operação do SICI e aderir às rígidas recomendações referentes à sua utilização.

TABELA 120.1 Características clínicas de candidatos elegíveis e não elegíveis à terapia com o SICI.	
Características clínicas de pacientes que não são candidatos à terapia com o SICI	**Características clínicas de pacientes candidatos à terapia com o SICI**
Incapacidade de realizar MDI (≥ 3 a 4 por dia) ou de realizar automonitoramento da glicemia capilar (AMGC) (≥ 4 por dia) e contagem de CHO Falta de motivação para obter um controle glicêmico mais rígido e/ou histórico de não adesão aos protocolos de injeção de insulina Histórico de condições psicológicas ou psiquiátricas graves (p. ex., psicose, ansiedade grave ou depressão) Receio de fazer uso de uma terapia que possa interferir no estilo de vida (p. ex., esportes de contato ou atividade sexual) Expectativas não realistas com relação à terapia com o SICI (p. ex., crença de que ela elimina a necessidade de ser responsável pelo controle do DM)	Pacientes com DM1 que não atingem as metas glicêmicas, apesar da adesão à terapia de MDI, especialmente: • Diabetes lábil (excursões glicêmicas erráticas e amplas, incluindo cetoacidose diabética (CAD) recorrente) • Hipoglicemias frequentes e graves e/ou hipoglicemias despercebidas • Fenômeno do alvorecer significativo e sensibilidade extrema à insulina Populações especiais (p. ex., pré-concepção, gravidez, crianças, adolescentes, atletas competitivos) Pacientes com DM1 que, após investigação e consideração cuidadosas, sentem que o SICI seria útil para atingir e manter as metas de tratamento e melhorar a capacidade de lidar com os desafios do controle do DM Pacientes com DM2 e necessidade de insulina selecionados que atendam a qualquer um ou a todos os critérios seguintes: • Peptídeo C positivo, mas com controle subótimo em tratamento com basal/*bolus* adequado • Ocorrência do fenômeno do alvorecer • Estilo de vida errático (p. ex., viagens frequentes de longa distância, trabalho em turnos e horários imprevisíveis, dificuldade em manter um horário adequado para refeições) Grave resistência à insulina e pacientes selecionados com outros tipos de DM (p. ex., pós-pancreatectomia)

SICI, sistema de infusão contínua de insulina; *MDI*, múltiplas doses de insulina; *AMGC*, automonitoramento da glicemia capilar; *CHO*, carboidratos; *DM*, diabetes melito; *DM1*, diabetes melito tipo 1; *CAD*, cetoacidose diabética; *DM2*, diabetes melito tipo 2. (Adaptada de Grunberger et al., 2014 e Sora et al., 2019.)

Mecanismo de operação do sistema de infusão contínua de insulina

Os SICIs são pequenos dispositivos computadorizados programáveis que fornecem insulina de ação rápida, continuamente, ao longo das 24 horas do dia, imitando mais de perto a liberação de insulina fisiológica, com a vantagem de administração quantitativa de uma infusão basal de insulina. Embora uma taxa basal possa ser definida de hora em hora, taxas basais com duração de três a quatro horas, geralmente, têm melhor desempenho devido ao tempo de ação da insulina (de três a quatro horas). Os SICIs também permitem *bolus* personalizados com as refeições, idealmente com base no conteúdo de CHO dos alimentos, além de *bolus* de correção personalizados para correções de hiperglicemias. Calculadoras embutidas que sugerem doses de insulina para refeições e correções e também consideram a insulina remanescente de quaisquer *bolus* anteriores e o tempo de ação da insulina do paciente fornecem precisão máxima de dosagem. Cabe destacar que o paciente sempre tem a opção de anular a dose do *bolus* sugerida.

Insulina basal

A insulina basal é a infusão lenta e contínua de insulina necessária para manter a euglicemia e prevenir a cetose. A taxa basal inicial, geralmente, é definida como 50% da dose total diária de insulina (DTD), que, normalmente, é de 20 a 30% menor do que quando o paciente está em terapia com MDI; no entanto, pode variar. Uma maneira de calcular a necessidade diária total de insulina é multiplicando o peso corporal em kg por 0,5, para pacientes adultos. Diferentes taxas basais podem ser programadas para variações nas atividades da vida diária. Uma taxa basal temporária mais baixa pode ser introduzida para um período de alta atividade, como exercícios, por exemplo. Da mesma maneira, uma taxa basal temporária mais alta pode ser definida para inatividade física ou dias de licença médica. A proporção de insulina basal para *bolus* é, geralmente, 50:50.

Insulina *bolus*

O *bolus* de insulina é necessário para manter a euglicemia após a alimentação e é administrado antes das refeições, ou como um *bolus* de correção para reduzir os níveis de glicose acima da meta. Se o paciente estiver acima do nível-alvo de glicose no sangue previamente especificado pré-refeição, uma dose de correção também é incluída no *bolus*. A dose de insulina em *bolus* é calculada com base na quantidade de CHO ingerida e na relação insulina/carboidrato (RIC). A RIC é definida como a quantidade de CHO (em gramas) coberta por cada unidade de insulina.

O fator de sensibilidade (FS) à insulina representa o quanto uma unidade de insulina reduz a glicemia em mg/dℓ. É utilizado com a dose em *bolus* para corrigir a hiperglicemia. Normalmente, a proporção de insulina para CHO e o FS serão diferentes para momentos distintos do dia, embora se inicie a terapia com uma única proporção de insulina para CHO.

Os SICIs modernos também fornecem um recurso de memória predefinida que calcula a atividade de insulina em bolo residual a partir da última dose de insulina (ou seja, uma estimativa de quanto de insulina ainda está ativa no corpo), reduzindo assim o risco de correções excessivamente frequentes e hipoglicemia.

Tipos de sistemas de infusão contínua de insulina

Os SICIs evoluíram rapidamente desde a sua introdução, há quase 40 anos, para se tornarem menores, mais precisos e mais confiáveis. A tendência geral é a de que as bombas evoluam em direção a um sensor de glicose de fluido intersticial integrado e autônomo e sistema de entrega de insulina, semelhante a um pâncreas artificial. A Tabela 120.2 mostra uma comparação entre alguns sistemas disponíveis no Brasil.

Sistema Accu-Chek® Combo

Trata-se de um medidor multifuncional de glicose no sangue (controle Accu-Chek® Performa Combo) que opera como um "monitor-controle remoto" que transfere informações via tecnologia Bluetooth®, mediante uma bomba de insulina controlada remotamente (Accu-Chek® Spirit Combo). Esse sistema integra recursos avançados, como gerenciamento e análise de dados, além de calculador de *bolus*, levando em consideração: contagem de CHO, valor da glicemia capilar, estresse, exercícios, doenças, entre outros dados. Também leva em conta a insulina ativa e o último *bolus* que o paciente recebeu, a fim de diminuir o risco de hipoglicemia. O sistema também contém um algoritmo de detecção de oclusão projetado para detectar oclusões do basal em estágio inicial antes de impactar adversamente no controle da glicose. As basais podem ser divididas de 0,05 U/h até 50 U/h, e ajustes de 0,01 U/h são importantes em casos pediátricos. Há 24 taxas horárias de basal e cinco perfis de basal possíveis.

Sistema Medtronic MiniMed® 640 G

É um SICI com fio que oferece a tecnologia SmartGuard, com sistema de gerenciamento preditivo de baixa glicose (PLGM). O recurso de "suspender antes do nível baixo" dessa tecnologia interrompe a administração de insulina quando o valor da glicemia for previsto para atingir ou ficar abaixo de um limite de glicose baixo predefinido em 30 minutos e retoma automaticamente a administração de insulina basal após a recuperação da hipoglicemia. Um estudo com 40 participantes com DM1 avaliou a capacidade desse sistema de prevenir a hipoglicemia prevista, e os resultados indicaram uma alta taxa de eventos hipoglicêmicos detectados pelo sensor que foram evitados.

Sistema MiniMed® 780 G

Esse sistema automatizado de circuito fechado híbrido monitora a glicemia a cada cinco minutos e ajusta automaticamente a insulina basal para manter a concentração de glicose em uma faixa estreita. O usuário ainda precisa fazer *bolus* para refeições e inserir manualmente a quantidade de carboidrato ingerida, no entanto, se esquecer, o sistema corrigirá automaticamente para atingir a meta.

TABELA 120.2 Comparação das características dos principais modelos de bombas disponíveis no Brasil, conforme os manuais dos fabricantes.

	Accu-Chek® Combo (Roche Diabetes Care)	Accu-Chek® Solo (Roche Diabetes Care)	MiniMed® 640 G (Medtronic)	MiniMed® 780 G (Medtronic)
Incrementos basais	Mínimo: 0,05 U/h Máximo: 25,0 U/h Incrementos: 0,01 U/h até 1,00 U/h 0,05 U/h até 10,0 U/h	Mínimo: 0,1 U/h Máximo: 25,0 U/h 0,1 U/h até 5,0 U/h: incremento de 0,01 U/h 5,0 U/h até 25,0 U/h: incremento de 0,1 U/h	Microdoses de 0,025 U de insulina Pode ser configurado de 0 a 35 U/h	Microdoses de 0,025 U de insulina Pode ser configurado de 0 a 35 U/h
Perfis de taxa basal	Cinco perfis	Cinco perfis	Oito perfis	Modo manual: Oito perfis Modo automático: a administração da insulina basal é ajustada automaticamente pela função SmartGuard com base nas leituras atuais da glicose do sensor (VS)
Basal temporário	Diminuição: de 0 a 90% Aumento: de 110 a 250% Por um período de tempo de 15 minutos até 24 horas, em incrementos de 10%	Diminuição: de 0 a 90% Aumento: de 110 a 250% Por um período de tempo de 15 minutos até 24 horas, em incrementos de 10 % Obs.: para situações recorrentes que alteram a demanda de insulina, existe a possibilidade de programar e armazenar doses basais temporárias personalizadas. São armazenadas a porcentagem e a duração	Oito possibilidades Pode alterar a insulina basal por um período de tempo de 30 minutos a 24 horas, até o seu índice basal máximo Pode ser configurado de 0 a 200% do índice programado	Modo manual: oito possibilidades Pode alterar a insulina basal por um período de 30 minutos a 24 horas, até o seu índice basal máximo. Pode ser configurado de 0 a 200% do índice programado Na Função SmartGuard: alvo temporário valor de 150mg/dℓ, configuração de duração, de 30 minutos até 24 horas em incrementos de 30 minutos
Incrementos de *bolus*	Mínimo: 0,1 U Máximo: 25,0 U Dose de *bolus*, incrementos: 0,1 UI Incrementos rápidos de *bolus*, ou seja, pela bomba: 0,1 U, 0,2 U, 0,5 U, 1,0 U ou 2,0 U	Mínimo: 0,2 U Máximo: 50 U Dose de *bolus*, incrementos: 0,2 U até 2,0 U: incremento de 0,05 U 2,0 U até 5,0 U: incremento de 0,1 U 5,0 U até 10,0 U: incremento de 0,2 U 10,0 U até 20,0 U: incremento de 0,5 U 20,0 U até 50,0 U: incremento de 1,0 U Incrementos rápidos de *bolus*, ou seja, pela minibomba: 0,2 U, 0,5 U, 1,0 U e 2,0 U	0,1 U, 0,05 U ou 0,025 U Pode ser configurado de 0 a 75 U	0,1 U, 0,05 U ou 0,025 U Pode ser configurado de 0 a 25 U

(continua)

TABELA 120.2 Comparação das características dos principais modelos de bombas disponíveis no Brasil, conforme os manuais dos fabricantes. *(Continuação)*

	Accu-Chek® Combo (Roche Diabetes Care)	Accu-Chek® Solo (Roche Diabetes Care)	MiniMed® 640 G (Medtronic)	MiniMed® 780 G (Medtronic)
Carboidratos (CHO) + fatores de correção	Sim, valores de CHO, valores de glicemia e eventos de saúde do paciente podem ser comunicados do controle remoto Accu-Chek® Performa Combo para a bomba de insulina Accu-Chek® Spirit Combo, via Bluetooth®	Sim, valores de CHO, valores de glicemia e eventos de saúde do paciente (com opção de acrescentar eventos personalizáveis) podem ser comunicados do controle remoto Accu-Chek® Performa Solo para a minibomba Accu-Chek® Solo, via Bluetooth®	Sim, relação insulina/CHO, fator de sensibilidade à insulina, objetivo glicêmico	Sim, relação insulina/CHO, fator de sensibilidade à insulina, objetivo glicêmico **Correção automática:** um *bolus* de correção administrado automaticamente pelo sistema MiniMed 780G para maximizar o tempo no intervalo. Só ocorre correção automatica durante a utilização da função SmartGuard
Duração do *bolus*	*Bolus* rápido: 12 U/min	*Bolus* rápido: 2 U/min	*Bolus* de velocidade normal (de 1,5 U/min) ou de velocidade rápida (de 15 U/min)	Bolus de velocidade normal (de 1,5 U/min) ou de velocidade rápida (de 15 U/min)
Tipos de *bolus*	Padrão, estendido, multionda e rápido	Padrão, estendido, multionda e rápido	Padrão, estendido (onda quadrada) e multionda (onda dupla)	Modo manual: padrão, onda dupla, onda quadrada e bolus manual. Função SmartGuard: correções automáticas e *bolus* seguro
Dimensões	Dimensões da bomba: 82,5 × 56 × 21 mm	Dimensões da minibomba: aproximadamente, 63 × 39 × 14 mm	Dimensões da bomba: 5,3 cm (largura) × 9,6 cm (comprimento) × 2,44 (espessura)	Dimensões da bomba: 5,36 cm (largura) x 9,68 cm (comprimento) x 2,49 (espessura)
Peso	110 g (bomba com cartucho preenchido de insulina, bateria e conjunto de infusão)	29 g (minibomba com cartucho preenchido de insulina)	95,7 g	106 g (bomba sem descartáveis e pilha)
Volume do cartucho	315 UI	200 UI	300 UI	300 UI
Cálculo de insulina ativa	Sim	Sim	Sim	Sim
Bateria da bomba	1 pilha AA de Lithium	Vem inserida no mesmo compartimento do cartucho da minibomba	1 pilha AA de Lithium, alcalina ou recarregável	1 pilha AA de Lítio, alcalina ou recarregável
Software	Accu-Chek 360 e Accu-Chek Smart Pix	RDCP (Roche Diabetes Care Plataform)	CareLink USB código MMT-7306	CareLink Usb Blue ACC- 1003911F

É possível selecionar um dos três alvos (100, 110 ou 120 mg/dℓ) e, em seus ensaios, as pessoas com diabetes que selecionaram a meta de 100 mg/dℓ alcançaram um tempo na faixa de 76%, com apenas 2,9% abaixo da meta e 21% na faixa hiperglicêmica. Esse sistema usa o algoritmo de pâncreas artificial MD-logic DreaMed, que gerencia os *bolus* de correção automática. O *software* pode ser atualizado remotamente. Está licenciado para uso em pessoas de 7 a 80 anos, tomando uma DTD de insulina entre 8 e 250 únidades. A tecnologia tem conectividade com celular para uso pessoal ou compartilhado (até cinco cuidadores) e começou a ser comercializada no Brasil em 2022.

Sistema de infusão contínua de insulina do tipo *patch* (adesivos)

Essa tecnologia surgiu com o objetivo de simplificar o tratamento, oferecendo mais conforto aos pacientes. Base da bomba reutilizável, reservatório de insulina e suporte descartável, que tem um adesivo que, além de transportar a microbomba, é fixado ao corpo e fixa a cânula flexível no lugar.

São dispositivos menores que as bombas tradicionais, fixam-se diretamente na pele e, geralmente, têm uma cânula que vai diretamente do dispositivo à pele, sem nenhum tubo. Como vantagem, essas bombas: são mais discretas, eliminam a necessidade de cateteres externos e têm um manejo mais fácil. Ou seja, o treinamento é mais simplificado para seu uso.

Um exemplo de SICI do tipo *patch* com previsão de chegada ao Brasil em breve é a Accu-Chek® Solo MicroPump system (Roche Diabetes Care), que tem duas partes: a própria microbomba e um dispositivo remoto que programa e direciona seu funcionamento via Bluetooth®. A microbomba é pequena e fina, tendo um reservatório com capacidade para 200 UI de insulina e uma cânula, a qual fica colada diretamente na pele, de 6 ou 9 mm. Esse conjunto deve ser substituído a cada 2 ou 3 dias. Já a base da bomba, que contém os componentes eletrônicos, a memória, o motor da bomba e os botões de *bolus*, deve ser trocada a cada 120 dias. Os *bolus* de insulina são entregues através do dispositivo remoto ou diretamente da bomba por meio de botões.

Início da terapia com o sistema de infusão contínua de insulina

Um esquema simplificado para iniciar a terapia com o SICI é apresentado na Tabela 120.3, a seguir. As taxas basais iniciais e as configurações do *bolus* são calculadas a partir do conhecimento disponível das doses basais, do peso e de *bolus* anteriores do paciente, bem como considerações baseadas em estilos de vida individuais.

TABELA 120.3 Cálculo para as configurações do SICI.

Cálculo da DTD no SICI

Método 1 DTD pré-SICI	Método 2 Peso do paciente
DTD × 0,75	Peso: kg × 0,5

Considerações clínicas sobre a DTD no SICI:
- Valores médios dos métodos 1 e 2
- Pacientes hipoglicêmicos → começar com um valor mais baixo
- Hiperglicemias, HbA1c elevada ou gestante → começar com um valor mais alto.

Ajuste de dose do SICI

Taxa basal	Razão insulina: carboidrato	Fator de sensibilidade
(DTD × 0,5)/24 horas	450/DTD para adultos 500/DTD para crianças	1.700/DTD para adultos 1.800/DTD para crianças
Diretrizes clínicas • Comece com uma taxa basal e ajuste de acordo com as tendências de glicose ao longo de 2 a 3 dias • Ajuste para manter a estabilidade em jejum (entre as refeições e durante o sono) • Adicione insulina basal em maior quantidade de acordo com as variações diurnas (fenômeno do alvorecer)	**Diretrizes clínicas** • Ajuste com base em refeições com baixo teor de gordura e teor conhecido de CHO • O aumento pós-prandial aceitável de duas horas é de cerca de 60 mg/dℓ acima da glicemia pré-prandial • Ajuste a RIC em incrementos de 10 a 20%, com base nos métodos alternativos de GC pós-prandial: • RIC (6 × peso em kg/DTD) • *Bolus* de refeição fixo = (DTD × 0,5)/3 refeições iguais (quando não contando CHO) • Continuar a abordagem da RIC existente no regime de MDI	**Diretrizes clínicas** • Para avaliar o FS, a GC deve ser verificada duas horas após a correção; se a GC estiver dentro de 30 mg/dℓ da faixa-alvo, a sensibilidade está correta • Faça ajustes em incrementos de 10 a 20% se a GC de correção, após as duas horas, estiver consistentemente acima ou abaixo da meta

SICI, sistema de infusão contínua de insulina; *DTD*, dose total diária de insulina; *HbA1c*, hemoglobina glicada; *CHO*, carboidratos; *RIC*, relação insulina/carboidrato; *MDI*, múltiplas doses de insulina; *FS*, fator de sensibilidade; *GC*, glicemia capilar. (Adaptada de Grunberger et al., 2014.)

Complicações resultantes do uso do sistema de infusão contínua de insulina

Complicações do uso da terapia com o SICI podem ser causadas por problemas com os conjuntos de infusão (deslocamento e oclusão), que colocam os pacientes em risco de cetose e CAD. Portanto, devem ser reconhecidas e tratadas precocemente: lipohipertrofia ou, menos frequentemente, lipoatrofia; e infecção do local do SICI. A descontinuação da terapia é relativamente incomum.

Dispositivos de monitoramento contínuo de glicose

O monitoramento contínuo de glicose (CGM, do inglês *continuous glucose monitoring*) é um método de monitoramento realizado por um sensor posicionado no interstício que faz a leitura da glicose a cada cin co minutos, utilizado como base para melhorar o controle metabólico. Isso inclui aumentar o tempo na faixa-alvo de glicose, reduzindo a hiperglicemia e minimizando a ocorrência de valores baixos de glicose. O CGM fornece valores de glicose intersticial, o que permite identificar os níveis atuais de glicose, bem como informações sobre tendências futuras de aumento, estabilidade ou queda da glicose.

Existem dois tipos de dispositivos CGM: aqueles que são de propriedade do usuário, não cegos e destinados ao uso frequente/contínuo (monitoramento contínuo de glicose em tempo real – *real-time continuous glucose monitoring* – rtCGM; e monitoramento contínuo de glicose com leitura intermitente – *intermittently scanned continuous glucose monitoring* – isCGM) e os que não são de propriedade do usuário, os quais fornecem dados cegos ou não cegos, no período de vida média do sensor (CGM profissional), como descrito na Tabela 120.4.

Atualmente, temos disponíveis, no mercado nacional, os sensores rtCGM: Enlite® (Medtronic) e Guardian® 3 (Medtronic). Ainda não disponível no Brasil, temos o sensor Dexcom® (Dexcom), que está na versão G6, aprovado para utilização em pacientes a partir dos 2 anos de idade e não indicado pelo fabricante para uso na gestação. Ele não necessita de calibração

TABELA 120.4 Dispositivos de monitoramento contínuo de glicose (CGM).

Tipos de CGM	Descrição
CGM em tempo real (rtCGM)	Sistema de monitoramento contínuo de glicose que não requer ação ativa do usuário em escanear o sensor
CGM com leitura intermitente (isCGM ou Flash-CGM)	Sistema de monitoramento contínuo que requer ação ativa do usuário em escanear o sensor
CGM profissional	Dispositivos utilizados por um período curto de tempo. Os dados podem ficar visíveis ou invisíveis para o usuário. Utilizado para avaliar padrões e tendências glicêmicas

Adaptada de American Diabetes Association (2021).

e pode ser utilizado por até 10 dias. Outro ainda não disponível no mercado nacional é o sensor implantável Eversense® (Senseonics), aprovado para maiores de 18 anos, mas não para uso na gestação. Este último tem vida útil de 6 meses e precisa ser calibrado com GC 2 vezes/dia.

Sensor Enlite® (Medtronic)

Mede a glicose do fluido intersticial a cada cinco minutos. A transmissão dos dados do sensor para o SICI é feita de maneira automática por um transmissor reutilizável (minilink Guardian TM2-link). As informações são visualizadas no SIC, que estará configurado quanto aos limites de hiperglicemia e hipoglicemia. O sensor deve ser trocado a cada 6 dias e calibrado ao menos 2 ou 3 vezes/dia com a GC. Esse sensor tem aprovação da Agência Nacional de Vigilância Sanitária (Anvisa) para uso em maiores de 2 anos de idade, não havendo restrições regulatórias para uso na gestação. O sensor deve ser inserido a 90°, com aplicador em abdome, braços, nádegas e coxas, e permanece ativo por 144 horas (seis dias).

Sensor Guardian® 3 (Medtronic)

Esse sensor, recentemente desenvolvido, oferece funcionalidade rtCGM e tem vários aprimoramentos. Tem maior acurácia, é menor e mais confortável que o sensor Enlite® e pode ser utilizado no braço e abdome por 7 dias. O algoritmo atualizado no transmissor do novo sensor tem uma resposta mais rápida e adaptativa às calibrações, o que aumenta a precisão. Além disso, permite diferentes níveis de automação, podendo ser utilizado com a MiniMed® 640 G no gerenciamento de glicemias baixas. Esse sensor foi aprovado para ser utilizado em sistema de alça fechada híbrido, que automatiza o fornecimento de insulina basal.

FreeStyle Libre® (Abbott)

O sistema de monitoramento *flash* da glicose, único equipamento isCGM disponível no Brasil, é um sistema de monitoramento contínuo e intermitente do fluido intersticial de pessoas com DM a partir dos 4 anos de idade, inclusive mulheres grávidas, substituindo a AMGC na autogestão da doença. De acordo com o fabricante, não requer calibração. O sensor é instalado por um aplicador descartável no tecido subcutâneo, no momento aprovado para aplicação na parte posterior do braço. Mede automaticamente a glicose a cada minuto, por até 14 dias, bastando uma aproximação do leitor para se obter a leitura do nível instantâneo de glicemia e o histórico de sua variação ao longo das oito horas anteriores. Uma seta de tendência indica a direção e a intensidade da variação prevista da glicemia. O leitor também suporta medições de GC e cetona, usando tiras de glicose/cetona.

Embora, no Brasil, ainda não tenhamos acesso ao Libre de segunda geração, a Abbott anunciou, recentemente, que o novo FreeStyle Libre® 3 recebeu autorização para uso na Europa. O Libre de segunda geração atua como um monitor de glicose contínuo em vez de um monitor *flash* e envia leituras continuamente ao leitor, via Bluetooth®, desde que esteja dentro de seis minutos. Se os alarmes forem configurados pelo usuário, eles avisarão se a glicose no sangue está muito baixa ou muito alta, ou, ainda, se o leitor não pode se comunicar com o sensor. No entanto, para ver a leitura real, o usuário precisa "deslizar" o leitor sobre o sensor.

O novo Libre® 3 envia leituras em tempo real diretamente para o aplicativo FreeStyle Libre® 3, no telefone do usuário, o que significa que ele não é mais "sob demanda", eliminando a necessidade de escanear o sensor a cada oito horas. Além disso, é 70% menor do que os modelos anteriores, o que o torna o sensor CGM menor e mais fino até então. Não há leitor separado, portanto, o usuário deve dispor de um *smartphone* para rodar o aplicativo. O Libre® 3 pode ser utilizado como CGM integrado e com outros aparelhos para administração de insulina, permitindo ser desenvolvido como parte de um sistema fechado. Também foi aprovado para uso em crianças com mais de 4 anos de idade e durante a gravidez. Espera-se que seja lançado nos próximos meses na Europa, aparentemente ao mesmo custo que o Libre® 2.

CGM profissional

Fornece dados de glicose intersticial analisados de maneira retrospectiva, os quais podem ser utilizados para identificar padrões de hipo e/ou hiperglicemia. Pode ser útil para avaliar pacientes quando o rtCGM ou o isCGM não estão disponíveis, ou quando o paciente prefere uma análise cega. É particularmente útil para avaliar períodos de hipoglicemia em pacientes em uso de agentes que podem causar hipoglicemia, visando a ajustes nas doses de medicamentos. O uso de CGM profissional deve sempre ser acompanhado de análise e interpretação para o paciente, juntamente com a educação, conforme necessário, para ajustar a medicação e mudar comportamentos de estilo de vida. O único CGM profissional disponível no mercado brasileiro é o iPro2®, da Medtronic, que, por meio do sensor Enlite®, capta os dados de até 6 dias consecutivos.

Efeitos adversos dos dispositivos de monitoramento contínuo de glicose

A dermatite de contato (irritante e alérgica) foi relatada com todos os dispositivos que se fixam na pele. Em alguns casos, isso tem sido associado à presença de acrilato de isobornila na parte adesiva do dispositivo, que é um sensibilizador da pele e pode causar uma reação alérgica disseminada adicional.

Considerações finais

A terapia com o SICI teve um grande progresso nas últimas quatro décadas. Em associação com a evolução da monitoramento contínuo de glicose, com dispositivos menores, menos invasivos, vida útil prolongada e CGMs calibrados de fábrica, tornou-se uma ferramenta cada vez mais comum no tratamento moderno de pessoas com diabetes.

Esses sistemas devem ser prescritos por médicos experientes em SICI e CGM. Ademais, a tecnologia deve ser disponibilizada a pessoas com diabetes que atendam aos critérios para o tratamento intensivo com insulina e que sejam capazes de lidar com os desafios associados ao uso dessa tecnologia. Avanços futuros incluirão a incorporação de um circuito fechado e vários sistemas de apoio à decisão para ajudar a melhorar as decisões de tratamento e minimizar a progressão ou as complicações do diabetes.

Leitura recomendada

Abbott. Freestyle Libre User Manual. 2017 Abbott. ADC-05821 v2.0 10/17

American Diabetes Association. 7. Diabetes Technology: Standards of Medical Care in Diabetes-2021. Diabetes Care. 2021;44(Suppl. 1): S85-S99.

Battelino T, Nimri R, Dovc K, Phillip M, Bratina N. Prevention of Hypoglycemia With Predictive Low Glucose Insulin Suspension in Children With Type 1 Diabetes: A Randomized Controlled Trial. Diabetes Care. 2017;40(6):764-70.

Calandro DA, Januszewski AS, Cuper KK, Burgess M, Horsburgh J, Loh M et al. Substantial and Sustained HbA1 c reductions in Australian Insulin Pump Services for Adults with Type 1 Diabetes. Benefit also evident for Older and High HbA1 c Subjects. Madridge Journal of Diabetes. 2016;1(1):23-28.

Christiansen MP, Garg SK, Brazg R, Bode BW, Bailey TS, Slover RH et al. Accuracy of a Fourth-Generation Subcutaneous Continuous Glucose Sensor. Diabetes Technol Ther. 2017;19(8):446-56.

Danne T, Phillip M, Buckingham BA, Jarosz-Chobot P, Saboo B, Urakami T et al. ISPAD Clinical Practice Consensus guidelines 2018: Insulin treatment in children and adolescents with diabetes. Pediatr Diabetes. 2018;19(Suppl 27):115-35.

Davies AG, Baum JD. A decade of insulin infusion pumps. Arch Dis Child. 1988;63(3):329-32.

Diabetes Control and Complications Trial Research Group. Effect of intensive treatment of diabetes on the development and progression of long-term complications in adolescents with insulin-dependent diabetes mellitus: Diabetes Control and Complications Trial. J Pediatr. 1994;125(2):177-88.

Edelman SV, Argento NB, Pettus J, Hirsch IB. Clinical Implications of Real-time and Intermittently Scanned Continuous Glucose Monitoring. Diabetes Care. 2018;41(11):2265-74.

Fokkert MJ, van Dijk PR, Edens MA, Abbes S, de Jong D, Slingerland RJ et al. Performance of the FreeStyle Libre Flash glucose monitoring system in patients with type 1 and 2 diabetes mellitus. BMJ Open Diabetes Res Care. 2017;5(1):e000320.

Grunberger G, Abelseth JM, Bailey TS, Bode BW, Handelsman Y, Hellman R et al. Consensus Statement by the American Association of Clinical Endocrinologists/American College of Endocrinology insulin pump management task force. Endocr Pract. 2014;20(5): 463-89.

Heinemann L, Fleming GA, Petrie JR, Holl RW, Bergenstal RM, Peters AL et al. Insulin pump risks and benefits: a clinical appraisal of pump safety standards, adverse event reporting, and research needs: a joint statement of the European Association for the Study of Diabetes and the American Diabetes Association Diabetes Technology Working Group. Diabetes Care. 2015;38(4):716-22.

Grunberger G. Abelseth JM, Bailey TS, Bode BW, Handelsman Y, Hellman R et al. Consensus Statement by the American Association of Clinical Endocrinologists/American College of Endocrinology insulin pump management task force. Endocr Pract. 2014;20(5): 463-89.

Kerr D, Hoogma RPLM, Buhr A, Petersen B, Storms FEMG, study investigators et al. Multicenter user evaluation of ACCU-CHEK® Combo, an integrated system for continuous subcutaneous insulin infusion. J Diabetes Sci Technol. 2010;4(6):1400-07.

Lenhard MJ, Reeves GD. Continuous subcutaneous insulin infusion: a comprehensive review of insulin pump therapy. Arch Intern Med. 2001;161(19):293-300.

Marchand L, Kawasaki-Ogita Y, Place J, Fayolle C, Lauton D, Boulet F et al. Long-term effects of continuous subcutaneous insulin infusion on glucose control and microvascular complications in patients with type 1 diabetes. J Diabetes Sci Technol. 2017;11(5):924-29.

Mecklenburg RS, Benson Jr JW, Becker NM, Brazel PL, Fredlund PN, Metz RT et al. Clinical use of the insulin infusion pump in 100 patients with type I diabetes. N Engl J Med. 1982;307(9):513-18.

Minicucci WJ. Uso de bomba de infusão subcutânea de insulina e suas indicações. Arq Bras Endocrinol Metab. 2008; 52(2):340-48.

Miranda LG, Pedrosa HC, Falleiros RKMM, Oliveira RM, Tolentino M, Casulari LA et al. Evaluation of diabetic patients after three month use of continuous subcutaneous insulin infusion, dispensed by a protocolled form at outpatient reference clinic of Taguatinga Regional Hospital. Arch Endocrinol Metab. 2015;59(1):23-28.

O'Neill S. Update on technologies, medicines and treatments including Libre 3, Minimed 780G and Glucomen Day continuous glucose monitoring. Diabet Med. 2021;38(1):e14451.

Petrie JR, Peters AL, Bergenstal RM, Holl RW, Fleming GA, Heinemann L. Improving the clinical value and utility of CGM systems: issues and recommendations: A joint statement of the European Association for the Study of Diabetes and the American Diabetes Association Diabetes Technology Working Group. Diabetologia. 2017;60(12):2319-28.

Pickup J, Mattock M, Kerry S. Glycaemic control with continuous subcutaneous insulin infusion compared with intensive insulin injections in patients with type 1 diabetes: meta-analysis of randomised controlled trials. BMJ. 2002;324 (7339):705.

Pickup JC. Are insulin pumps underutilized in type 1 diabetes? Yes. Diabetes Care. 2006;29(6):1449-52.

Retnakaran R, Hochman J, DeVries JH, Hanaire-Broutin H, Heine RJ, Melki V et al. Continuous subcutaneous insulin infusion versus multiple daily injections: the impact of baseline A1c. Diabetes Care. 2004;27(11):2590-96.

Scuffham P, Carr L. The cost-effectiveness of continuous subcutaneous insulin infusion compared with multiple daily injections for the management of diabetes. Diabetic Medicine. 2003;20(7):586-93.

Sociedade Brasileira de Diabetes. Diretrizes da Sociedade Brasileira de Diabetes: 2019-2020. São Paulo: Clannad; 2019.

Sociedade Brasileira de Diabetes. Diretrizes da Sociedade Brasileira de Diabetes: 2019-2020. São Paulo: Clannad; 2020.

Sociedade Brasileira de Diabetes. Posicionamento Oficial SBD nº 01/2021 –Monitoramento contínuo da glicose na gestação. SDB; 2021 [citado Jul 2021]. Disponível em: https://www.diabetes.org.br/profissionais/images/2021/03/SBD_012021_13852_v9_brSSPosicionamento_01 a 2021.pdf

Sora ND, Shashpal F, Bond EA, Jenkins AJ. Insulin pumps: review of technological advancement in diabetes management. Am J Med Sci. 2019;358(5):326-331.

Steineck I, Cederholm j, Eliasson B, Rawshani A, Eeg-Olofsson K, Svensson A-M et al. Insulin pump therapy, multiple daily injections, and cardiovascular mortality in 18168 people with type 1 diabetes: observational study. BMJ. 2015;350:h3234.

Tsui E, Barnie A, Ross S, Parkes R, Zinman B. Intensive insulin therapy with insulin lispro: a randomized trial of continuous subcutaneous insulin infusion versus multiple daily insulin injections. Diabetes Care. 2001;24(10):1722-27.

https://www.medtronic-diabetes.com/en-IL/insulin-pump-therapy/minimed-780g-system

Capítulo

121

Diabetes Melito Gestacional

Introdução

Diabetes melito gestacional (DMG) é qualquer grau de hiperglicemia que seja reconhecida pela primeira vez na gestação, mas que não atinja valores de diabetes melito (DM) franco ou DM propriamente dito. A diferenciação entre os tipos de diabetes na gravidez é de fundamental importância, uma vez que seus impactos são diversos sobre o desenvolvimento fetal, o curso da gestação e as implicações futuras para a mãe e para o concepto.

Fisiopatologia

Em condições fisiológicas, a gestação é marcada por uma adaptação do metabolismo materno para suprir as necessidades energéticas do crescimento do embrião e feto. A glicose é o nutriente com maior passagem pela placenta e é a fonte primária de energia dos tecidos fetoplacentários. A passagem da glicose é feita por difusão facilitada da mãe para o feto. O primeiro trimestre é caracterizado por um aumento da sensibilidade à insulina com manutenção da produção hepática de glicose. Com o evoluir da gestação, o metabolismo materno é modificado, com aumento da resistência à insulina sistêmica e aumento da gliconeogênese hepática, favorecendo a transferência de glicose para o feto.

Existe um aumento progressivo da sobrecarga metabólica chegando a ganhos de 30% na produção hepática de glicose e reduções de 50 a 60 % na sensibilidade à insulina, tanto nas mulheres com tolerância normal à glicose, quanto naquelas que desenvolvem DMG por volta da 34ª semana de gestação.

No DMG, um estado de inflamação subclínico sistêmico afeta a cascata de eventos pós-receptor da insulina, implicado um acréscimo nessa resistência em relação ao que ocorre na gestação em condições fisiológicas. O TNF-alfa materno foi o fator mais relacionado com a redução da sensibilidade à insulina durante a gestação.

A resistência à insulina da gestação, em condições fisiológicas, acontece pela necessidade de favorecimento da transferência de glicose para o feto em detrimento do uso materno. Essa resistência deve ser acompanhada de um aumento compensatório da produção de insulina pela mãe para a manutenção do equilíbrio do metabolismo da glicose. Os hormônios lactogênios placentários e a prolactina parecem estar ligados a esse efeito sendo, em parte, responsáveis pelo aumento e pela diferenciação de ilhotas pancreáticas durante a gestação, mantendo, assim, o equilíbrio glicêmico.

Na gestação em condições fisiológicas, assim como na com DMG, existe um aumento da função das células beta evidenciado pela elevação progressiva do peptídeo C sérico, do estado pré-gravídico passando pelos trimestres gestacionais. No DMG, a dificuldade de aumento da produção de insulina, paralela ao aumento da resistência a esse hormônio, parece ser uma condição anterior à gestação. A gravidez revelaria essa insuficiência, que acontece principalmente em populações com maior prevalência de DM e obesidade. Existem evidências de que a magnitude da alteração glicêmica na gestação esteja diretamente relacionada ao declínio da função das células beta.

Epidemiologia

Trata-se da alteração metabólica mais comum na gestação, afetando aproximadamente 17% das gestantes quando utilizado o novo critério diagnóstico da Organização Mundial da Saúde (OMS) de 2013.

Fatores de risco

- Idade acima de 35 anos
- Sobrepeso/obesidade maternas pré-concepção
- Ganho excessivo de peso na gestação
- Histórico familiar de diabetes melito em parente de primeiro grau
- Histórico pessoal de DMG ou óbito fetal
- Intolerância à glicose prévia
- Macrossomia fetal ou feto grande para idade gestacional (GIG)
- Hipertensão arterial sistêmica (HAS), dislipidemia e doença arterial coronariana (DAC) maternas
- Sedentarismo.

Diagnóstico

O rastreamento para hiperglicemia na gravidez deve ser universal, todas as mulheres gestantes que não tenham diagnóstico prévio de diabetes devem ser testadas. O estudo Hyperglycemia and Adverse Pregnancy Outcomes (HAPO), de 2008, demonstrou uma correlação direta e contínua entre o grau de hiperglicemia materna e complicações gestacionais e para o feto. A partir desse estudo, a Associação Internacional de Grupos de Estudo em Diabetes Gestacional (IADPSG), sugeriu um critério diagnóstico com o uso da curva glicêmica com 75 g de glicose anidra em uma única etapa e com medidas de glicemia em jejum, 60 e 120 minutos após a sobrecarga. O critério diagnóstico proposto pela IADPSG foi um marco no DMG por ser o primeiro a levar em consideração a incidência de desfechos maternos-fetais.

Em 2013, a OMS validou o critério diagnóstico para DMG sugerido pela IADPSG. Por esse critério, uma única medida alterada faz diagnóstico de hiperglicemia na gestação:

- Jejum > ou = 92 mg/dℓ
- 1 hora após o GTT 75 g > ou = 180 mg/dℓ
- 2 horas após o GTT > ou = 153 mg/dℓ.

A OMS também estabeleceu os pontos de corte para diferenciar DMG e DM diagnosticado na gestação, conforme mostra a Figura 121.1 a seguir.

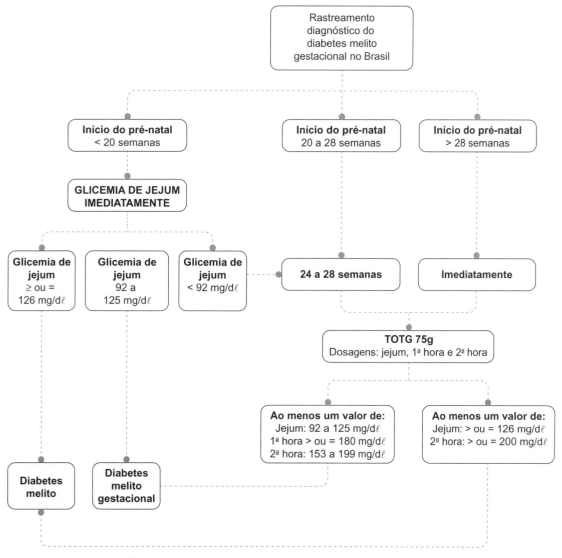

FIGURA 121.1 Rastreamento e diagnóstico do diabetes melito gestacional. *TOTG*, teste oral de tolerância à glicose. (Fonte: OPAS, 2016.)

No Brasil, o mesmo critério foi aceito em um documento que reúne Ministério da Saúde, Federação Brasileira de Associações de Ginecologia e Obstetrícia (FEBRASGO) e Sociedade Brasileira de Diabetes (SBD). O documento brasileiro prevê, de maneira alternativa, a utilização da glicemia de jejum para diagnóstico de DMG no caso de indisponibilidade técnica ou financeira para a realização de curva glicêmica. Nesse caso, a taxa de detecção do DMG cai para 86%, uma vez que a curva glicêmica tem uma sensibilidade bem maior do que apenas a medida da glicemia de jejum.

Lembrando que nem toda hiperglicemia na gestação significa diagnóstico de diabetes gestacional. Veja a seguir quais as causas de hiperglicemia na gestação:

- Diabetes prévio
  - Diabetes tipo 1 (DM1)
  - Diabetes tipo 2 (DM2)
  - Outros tipos de diabetes
- Diabetes diagnosticado na gestação
  - Diabetes melito gestacional (DMG)
  - Diabetes melito (DM) diagnosticado na gestação.

Consequências do diabetes melito durante a gestação

A hiperglicemia no momento da concepção pode causar teratogenicidade. Por isso, a SBD recomenda que o ideal é que mulheres com diabetes pré-gestacional engravidem com HbA1c menor que 6,5%, visando reduzir o risco de malformações congênitas. Algumas possíveis consequências da hiperglicemia periconcepcional são:

- Síndrome de regressão caudal
- Espinha bífida
- Anencefalia
- Hidrocefalia
- Mielocele
- Dextrocardia
- Defeitos de septo interventricular e malformações cardíacas, renais e de sistema nervoso central (SNC).

Além disso, a hiperglicemia ao longo da gestação pode causar riscos maternos e fetais, entre eles:

- HAS, doença hipertensiva específica da gravidez (DHEG), pré-eclâmpsia
- Macrossomia fetal, recém-nascido GIG, trauma de parto, distocia de ombro, fratura óssea, injuria do plexo braquial, prematuridade e aumento do número de cesáreas
- Infecções maternas e urinárias de repetição
- Progressão ou início de retinopatia (aumento da glicemia associado a aumento de fatores de crescimento)
- Síndrome do túnel do carpo
- Gastroparesia
- Aumento do risco de a criança apresentar futuramente obesidade, síndrome metabólica e HAS
- Morte fetal.

Tratamento do diabetes melito gestacional

Alimentação

A maioria das pacientes (de 75 a 80%) com DMG consegue obter controle da glicemia apenas com dieta e atividade física, sem necessidade de medicação. A dieta deve ser calculada de acordo com o índice de massa corpórea (IMC) pré-gestacional (Tabela 121.1), evitando dietas com menos de 1.800 kcal pelo risco de cetose. A distribuição de macronutrientes prevê carboidratos (CHO) com 40 a 55% do valor calórico total, deixando de 15 a 20% de proteínas e de 30 a 40% de gorduras (Tabela 121.2).

TABELA 121.1 Valor calórico total (VCT) da dieta de acordo com o índice de massa corpórea (IMC) da gestante.

Peso	IMC (kg/m²)	VCT
Baixo peso	< 20	35 a 40 kcal/kg/dia
Peso normal	20 a 25	30 a 35 kcal/kg/dia
Sobrepeso	25 a 30	20 a 25 kcal/kg/dia
Obesidade	> 30	

TABELA 121.2 Distribuição dos macronutrientes na alimentação da gestante com diabetes pelo valor energético total (VET).

Macronutriente	Recomendação do VET	Observações
Carboidratos	De 40 a 55% do VET Carboidratos: mínimo 175 g Fibras: mínimo de 28 g/dia Sacarose: < 5% VET	Para casos de difícil controle glicêmico, deve-se sugerir a inclusão de alimentos integrais, ricos em fibras, e alimentos com menor índice glicêmico em vez de alimentos contendo açúcares adicionados. Outras estratégias são a adoção de menor percentual de carboidratos (< 40%), a redução dos ácidos graxos saturados e o aumento de alimentos ricos em ácidos graxos monoinsaturados (presente no azeite, abacate, óleo de canola)
Proteínas	15 a 20% do VET	Ingestão mínima de 71 g/dia. Pode-se estimar a ingestão recomendada considerando 1,1 g/kg/dia
Lipídios	30 a 40% do VET	< 300 mg de colesterol/dia ácidos graxos trans: devem ser evitados omega 3: mínimo de 2 porções de peixes/semana, com exceção das preparações fritas

É recomendado um mínimo de 175 g de carboidratos por dia, 71 g de proteínas e 28 g de fibras, enfatizando a alimentação saudável, com baixo conteúdo de alimentos processados e ultraprocessados. A preferência por carboidratos complexos minimiza os picos pós-prandiais da glicemia. O café da manhã é o momento do dia com maior resistência à insulina principalmente na gestação, dessa maneira, uma atenção especial deve ser dada a esse horário.

Deve-se monitorar o ganho de peso semanal, que deve ser quase nulo no primeiro trimestre, cerca de 300 g por semana no segundo trimestre, e cerca de 400 g por semana a partir do terceiro trimestre. A Tabela 121.3 mostra as recomendações de ganho de peso de acordo com o IMC preconcepção.

Exercício físico

Idealmente, a paciente deve praticar 30 minutos de atividade aeróbica diariamente, com intensidade leve a moderada, na maior parte dos dias da semana. Mulheres em uso de insulina devem realizar glicemia capilar pré e pós-exercício. Não se deve exercitar com glicemia capilar ≤ 70 mg/dℓ ou ≥ 250 mg/dℓ. Deve-se corrigir a alteração glicêmica antes de iniciar a atividade física. Caso a gestante não consiga ou não possa atingir essas metas de prática de exercícios, ela deve ser orientada a manter-se ativa e a exercitar-se quando possível.

Tratamento medicamentoso

Deve ser iniciado após 1 a 2 semanas de mudança de estilo de vida, caso não sejam atingidos os alvos glicêmicos preconizados, estando pelo menos 2 medidas de glicemia neste período acima das metas. Além disso, a insulinoterapia pode ser considerada também quando a medida da circunferência abdominal fetal for igual ou maior que o percentil 75 em ultrassonografia realizada entre a 29ª e a 33ª semana de idade gestacional, independentemente dos valores da glicose. Apenas 15 a 20% das pacientes com DMG vão necessitar de tratamento medicamentoso. Já nas pacientes com diabetes pré gestacional que engravidam (DM1 ou DM2), a terapia farmacológica é sempre necessária, em associação com a terapia nutricional. Tanto nas gestantes com diabetes pré-gestacional como nas com diabetes gestacional, os ajustes na terapia farmacológica devem ser realizados no mínimo a cada 15 dias até a 30ª semana de idade gestacional, e semanalmente após a 30ª semana.

O tratamento de primeira linha no Brasil e em grande parte dos países desenvolvidos é a insulina. A metformina seria considerada como opção individualizada para monoterapia nos casos de recusa da paciente à insulina, dificuldades técnicas para a insulinização, falta de adesão à insulinoterapia, não acessibilidade à insulina, estresse exacerbado decorrente do uso da insulina, ou restrição alimentar excessiva da gestante para evitar o uso da insulina. Esta também poderia ser considerada como associação à insulina nos casos de necessidade de altas doses diárias de insulina (> 100 UI por dia ou > 2 UI/kg/dia), ou em casos de ganho de peso materno excessivo ou ganho de peso fetal excessivo. A SBD considera que a metformina pode ser, sim, uma opção para o tratamento da DMG, mas mais estudos ainda são necessários para fornecer evidências de segurança a longo prazo na prole que foi exposta à metformina no ambiente intrauterino. A Federação Internacional de Ginecologia e Obstetrícia (FIGO) coloca tanto a insulina como os antidiabéticos orais metformina e glibenclamida como opções seguras e eficazes para o tratamento da gestante com diabetes (FIGO 2017), apesar de a SBD contraindicar o uso de glibenclamida na gestante diabética. Já o Reino Unido aponta a metformina como primeira escolha, seguida da insulina, e por fim da glibenclamida.

A grande controvérsia sobre o uso dos antidiabéticos orais na gestação é a capacidade que têm de cruzar a placenta, podendo exercer efeitos sobre o feto em desenvolvimento.

Metanálises sugerem que, em relação aos desfechos materno-fetais que envolvem gestação, parto e periparto, a metformina seria segura e eficaz no tratamento do DMG, inclusive com menor ganho de peso materno e menor dose total diária de insulina necessária para controle glicêmico. Já em relação aos efeitos de longo prazo, alguns estudos demonstraram resultados conflitantes sobre o impacto da exposição da criança à metformina intraútero, com possibilidade de programação epigenética e uma predisposição do concepto à obesidade. A metformina é uma droga que age no sensor energético celular na mitocôndria. Por meio da ativação da via da AMPK, a metformina bloqueia o complexo mTORC1, reduzindo a sobrevivência, a proliferação e o crescimento celular. Tal efeito é vantajoso em ambientes de alta disponibilidade energética (como na obesidade e excesso de ganho de peso materno), mas, por outro lado, em ambientes de privação energética, esses efeitos poderiam ser deletérios para o feto em crescimento. Assim, deve-se considerar a suspensão ou não introdução da metformina em gestantes em vigência de perda de peso durante a gestação. Além disso, a metformina deve ser suspensa nos casos em que o ultrassom mostre feto com baixo peso (abaixo do P50) ou restrição de crescimento.

TABELA 121.3 Ganho de peso durante a gestação pelo IMC preconcepção.			
IMC pré-gestacional (kg/m²)	Ganho de peso (kg) total até a 14ª semana	Ganho de peso (kg) semanal no 2º e 3º trimestre (a partir da 14ª semana)	Ganho de peso (kg) total na gestação
Baixo peso < 18,5	1,0 a 3,0	0,51 (0,44 a 0,58)	12,5 a 18,0
Adequado entre 18,5 e 24,9	1,0 a 3,0	0,42 (0,35 a 0,50)	11,5 a 16,0
Sobrepeso entre 25,0 e 29,9	1,0 a 3,0	0,28 (0,23 a 0,33)	7,0 a 11,5
Obesidade ≥ 30,0	0,2 a 2,0	0,22 (0,17 a 0,27)	5,0 a 9,0

IMC, índice de massa corpórea. (Retirada de Tratamento para Diabetes Gestacional no Brasil 2019.)

Ainda que as insulinas NPH e regular estejam há mais tempo disponíveis em uso e sejam menos imunogênicas do que os análogos de insulina, a SBD considera que o uso de insulina Aspart e Lispro tem vantagens sobre o uso da insulina regular, promovendo melhor controle dos níveis de glicemia pós-prandiais com menor ocorrência de hipoglicemias.

A SBD recomenda iniciar com dose de aproximadamente 0,5 U/kg/dia, com ajustes individualizados para cada caso, tendendo a aumentar ao longo da gestação, pois a resistência à insulina aumenta. No entanto, com a mudança dos critérios diagnósticos para DMG, e a opção de insulina como primeira linha para o tratamento medicamentoso, tem-se visto uma necessidade de doses menores para início de tratamento no DMG propriamente dito, podendo ser tão baixas quanto 0,1 a 0,2 UI/kg. Desse modo, caso a gestante apresente glicemias levemente acima da meta, sem que tenha obesidade, pode-se iniciar com doses mais baixas de insulina com reavaliação precoce e ajuste, caso necessário.

Já se a gestante tiver sido diagnosticada com DM na gestação ou DM prévio, as glicemias capilares podem ser bem mais elevadas e, se a gestante estiver acima do peso, as doses iniciais podem ser mais próximas de 0,7 a 1,0 UI/kg.

As doses devem ser distribuídas e ajustadas de acordo com o automonitoramento da gestante em visitas preferencialmente semanais.

Classificação de risco da Anvisa de uso na gestação das insulinas disponíveis no Brasil conforme Resolução RDC nº 60, de 17/12/2010

- Categoria A (estudos com mulheres gravidas não mostraram risco): Detemir, Aspart, Fiasp
- Categoria B (estudos em animais não mostraram risco ou, se mostraram, isto não se confirmou em estudos com mulheres grávidas): NPH, Regular, Lispro
- Categoria C (sem estudos em animais e humanos, ou estudos em animais mostraram aumento de risco sem estudos em humanos): Glargina, Degludeca, Glulisina e Afrezza®.

A insulinização também pode ser considerada quando o feto apresenta medida de circunferência abdominal > P75 em uma ecografia realizada entre a 29ª e a 33ª semana de gestação, independentemente dos níveis de glicose. Tal recomendação ainda carece de evidências suficientes do real benefício de sua utilização (Diretrizes SBD, 2021).

Pacientes previamente diabéticas que engravidam

No caso de pacientes previamente diabéticas, é recomendado que o tratamento medicamentoso oral seja suspenso antes ou imediatamente após o diagnóstico da gestação e seja trocado pela insulinização em esquema intensivo com múltiplas doses ou SICI.

Como no primeiro trimestre há grande passagem de glicose via placentária para o feto, há aumento na sensibilidade insulínica e pode haver maior frequência de náuseas e vômitos, comprometendo a ingesta alimentar. É comum haver uma redução na dose necessária de insulina no 1º trimestre, que vai aumentando ao longo do 2º trimestre e, principalmente, com pico após o 3º trimestre, que é quando ocorre a máxima resistência periférica à insulina em decorrência da grande quantidade de hormônios contrarregulatórios da insulina produzidos pela placenta. Por isso, as doses de insulina devem ser ajustadas conforme o automonitoramento da glicose, no máximo, a cada 2 semanas.

Além disso, recomenda-se o uso de AAS 75 a 100 mg/dia para gestantes previamente diabéticas que engravidam, devendo seu uso ser iniciado entre 12 e 28 semanas de IG, preferencialmente antes da 16ª semana, como profilaxia para pré-eclâmpsia.

Manejo no periparto

Gestantes com bom controle glicêmico e sem complicações obstétricas podem esperar o início espontâneo do trabalho de parto, sendo o tipo de parto indicado pelo obstetra, cesariana ou vaginal. Durante o trabalho de parto, deve-se monitorar regularmente a glicemia capilar, com o objetivo de mantê-la entre 70 e 120 mg/dℓ, com soro glicosado e insulina se necessário. Não existe nenhum trabalho que compare a infusão de insulina regular subcutânea sob demanda e a infusão intravenosa contínua, portanto, a conduta deve ser individualizada.

É preciso lembrar que o feto não faz hipoglicemia com a insulina materna nem com a hipoglicemia materna, pois tem a capacidade de realizar glicogenólise e gliconeogênese muito bem. O risco de hipoglicemia para o feto só ocorre no pós-parto, caso tenha sido submetido a regime de hiperglicemia materna periparto, pois nessa situação o feto passa a produzir muita insulina para manter a normoglicemia e, quando se corta o cordão umbilical, há o risco de ter hipoglicemia, por conta do estado de hiperinsulinemia endógena gerado durante a gestação.

As pacientes com DMG devem ter sua insulinização suspensa no pós-parto e devem realizar um teste oral de tolerância à glicose (GTT) 6 semanas pós-parto para ver se o diabetes regrediu ou persistiu. Já as pacientes previamente diabéticas que engravidaram devem ter sua dose de insulina reduzida a 50% da dose utilizada previamente à gestação (ou reduzir em 70% a dose que estava sendo utilizada no fim da gravidez).

Alvos do tratamento

- Glicemias pré-prandiais: 63 a 95 mg/dℓ
- Glicemias 1 hora pós-prandiais: 70 a 140 mg/dℓ
- Glicemias 2 horas pós-prandiais: 70 a 120 mg/dℓ
- Glicemias de madrugada: 63 a 100 mg/dℓ
- Objetiva-se um mínimo de 70% das medidas dentro do alvo
- A circunferência abdominal do feto medida na ultrassonografia (USG) gestacional entre 29 e 33 semanas de IG deve ficar abaixo do percentil (P) 75 para a IG
- HbA1c < 6,5 (idealmente, < 6,0 no 2º e no 3º trimestre).

Monitoramento do tratamento

- Automonitoramento com glicemia capilar de 4 a 7 vezes/dia. A gestante deve medir sua glicemia capilar no mínimo em jejum e 1 hora após as três principais refeições. Se precisar de ajuste, recomenda-se monitorar também a glicemia de madrugada e antes das refeições
- Deve-se medir a cetonúria, se houver glicemia plasmática > 200 mg/dℓ ou intercorrências agudas, pois a gestante é mais propensa à cetose

- Pacientes com diabetes pré-gestacional ou diagnosticado na gravidez devem realizar rastreamento de nefro e oftalmopatia com proteinúria 24 horas e fundoscopia trimestrais, pelo maior risco de aparecimento e agravamento das complicações crônicas durante a gestação.

Pós-parto

Após o parto, suspender a insulina das gestantes com DMG e estimular a amamentação. Nas mulheres com diabetes pré-gestacional, as medicações devem ser ajustadas.

A necessidade de tratamento medicamentoso com insulina é muito pouco provável, pois a resistência à insulina é menor após o parto. Caso exista necessidade do uso da insulina, deve-se orientar a lactante em relação ao risco de hipoglicemia materna durante a amamentação. O ajuste da insulina geralmente é feito com base nas medidas das glicemias capilares. Há poucos estudos sobre o uso de antidiabéticos orais na lactação. A glibenclamida não foi detectada no leite materno, já a metformina e a acarbose são excretadas em quantidades inferiores a 1 e 2%, respectivamente, no leite materno.

Entre 15 e 50% das mulheres com DMG irão desenvolver diabetes ou apresentarão outras alterações da glicemia após a gestação. Deve-se realizar TTGO com 75 g após 6 a 8 semanas da data do parto em todas as gestantes com DMG para rastreamento de DM2. A orientação sobre a importância do teste deve ser enfatizada ainda durante a gestação, visto que aproximadamente 70% das mulheres acabam não realizando o rastreamento pós-parto. A gestação é considerada um período-chave para a abordagem da saúde da mulher, e essa oportunidade não pode ser perdida para engajamento em prevenção do diabetes tipo 2 (DM2) ou de diagnóstico e tratamento precoce. Se o TTGO for normal, repetir a avaliação anualmente.

Tanto programas de melhora do estilo de vida como o uso da metformina foram capazes de reduzir a incidência de DM2 em mulheres com história de DMG. O estudo Diabetes Prevention Program (DPP), após 10 anos de intervenção, ainda encontrou 35 e 40% de redução na incidência de DM2 nas mulheres submetidas a mudança de estilo de vida e metformina, respectivamente, em comparação ao placebo. Dessa maneira, as duas estratégias devem ser oferecidas para as mulheres no período que se segue à gestação.

A amamentação também tem forte relação com a proteção em relação ao desenvolvimento de DM2 nas mulheres com história de DMG, pois melhora a sensibilidade à insulina e ajuda no controle de peso pós-parto, devendo ser estimulada em todas as mulheres.

A mulher com histórico de DMG também apresenta maior risco cardiovascular mesmo que não desenvolva DM2, devendo também ser monitorada em relação aos demais parâmetros de risco nos anos que se seguem ao parto.

Leitura recomendada

American Diabetes Association. Diagnosis and classification of diabetes mellitus. Diabetes Care. 2015;38(Suppl. 1):S81-90.

Aroda VR, Christophi CA, Edelstein SL, Zhang P, Herman WH, Barrett-Connor E et al. The effect of lifestyle intervention and metformin on preventing or delaying diabetes among women with and without gestational diabetes: the Diabetes Prevention Program outcomes study 10-year follow-up. J Clin Endocrinol Metab. 2015;100(4):1646-53.

Balsells M, García-Patterson A, Solà I, Roqué M, Gich I, Corcoy R. Glibenclamide, metformin, and insulin for the treatment of gestational diabetes: a systematic review and meta-analysis. BMJ. 2015;350:h102.

Baz B, Riveline JP, Gautier JF. ENDOCRINOLOGY OF PREGNANCY: Gestational diabetes mellitus: Definition, aetiological and clinical aspects. Eur J Endocrinol. 2016;174(2):R43-51.

Ben-Jonathan N, Hugo ER, Brandebourg TD, LaPensee CR. Focus on prolactin as a metabolic hormone. Trends Endocrinol Metab. 2006;17(3):110-6.

Blumer I, Hadar E, Hadden DR, Jovanovic L, Mestman JH, Murad MH et al. Diabetes and pregnancy: an endocrine society clinical practice guideline. J Clin Endocrinol Metab. 2013;98(11):4227-49.

Brown J, Martis R, Hughes B, Rowan J, Crowther CA. Oral anti-diabetic pharmacological therapies for the treatment of women with gestational diabetes. Cochrane Database Syst Rev. 2017;1(1):CD011967.

Catalano PM, Drago NM, Amini SB. Longitudinal changes in pancreatic p-cell function and metabolic clearance rate of insulin in pregnant women with normal and abnormal glucose tolerance. Diabetes Care. 1998;21(3):403-8.

Catalano PM, McIntyre HD, Cruickshank JK, McCance DR, Dyer AR, Metzger BE et al. The hyperglycemia and adverse pregnancy outcome study: associations of GDM and obesity with pregnancy outcomes. Diabetes Care. 2012;35(780).

Catalano PM. Carbohydrate Metabolism and Gestational Diabetes. Clin Obstet Gynecol. 1994;37(1):25-38.

Catalano PM. Trying to understand gestational diabetes. Diabet Med. 2014;31(3):273-81.

Crowther CA, Hiller JE, Moss JR et al. Effect of treatment of gestational diabetes mellitus on pregnancy outcomes. N Engl J Med. 2005;35(4):780-86.

Dahiya K. New FIGO Guidelines on Gestational Diabetes Obstetrics and Gynecology. 2017;129(5):S170.

Drugs and Lactation Database (LactMed) [Internet]. Bethesda (MD): National Library of Medicine (US). Metformina. 2006 [updated 2022 Mar 21; cited 2022 Dec 22]. Available from: https://www.ncbi.nlm.nih.gov/books/NBK501020/

Farrar D, Simmonds M, Bryant M, Sheldon TA, Tuffnell D, Golder S et al. Treatments for gestational diabetes: a systematic review and meta-analysis. BMJ Open. 2017;7(6):e015557.

Ferrara A. Increasing prevalence of gestational diabetes mellitus: a public health perspective. Diabetes Care. 2007;30(Suppl. 2):S141-6.

Grandi SM, Filion KB, Yoon S, Ayele HT, Doyle CM, Hutcheon JA et al. Cardiovascular disease-related morbidity and mortality in women with a history of pregnancy complications. Circulation. 2019;139(8):1069-79.

Hartling L, Dryden DM, Guthrie A, Muise M, Vandermeer B, Donovan L. Benefits and harms of treating gestational diabetes mellitus: a systematic review and metaanalysis for the U.S. Preventive Services Task Force and the National Institutes of Health Office of Medical Applications of Research. Ann Intern Med. 2013;159(2):123-29.

International association of diabetes and pregnancy study groups recommendations on the diagnosis and classification of hyperglycemia in pregnancy. Diabetes Care. 2010;33(3):676-82.

Kramer CK, Campbell S, Retnakaran R. Gestational diabetes and the risk of cardiovascular disease in women: a systematic review and meta-analysis. Diabetologia. 2019;62(6):905-14.

Ley SH, Chavarro JE, Li M, Bao W, Hinkle SN, Wander PL et al. Lactation duration and long-term risk for incident type 2 diabetes in women with a history of gestational diabetes mellitus. Diabetes Care. 2020;43(4):793-98.

Macotela Y, Triebel J, Clapp C. Time for a new perspective on prolactin in metabolism. Trends Endocrinol Metab. 2020;31(4):276-86.

McIntyre HD, Catalano P, Zhang C, Desoye G, Mathiesen ER, Damm P. Gestational diabetes mellitus. Nat Rev Dis Primers. 2019;5(1):47. International Association of Diabetes and Pregnancy Study Groups Consensus Panel; Metzger BE, Gabbe SG, Persson B, Buchanan TA, Catalano PA, Damm P et al.

Mission JF, Ohno MS, Cheng YW, Caughey AB. Gestational diabetes screening with the new IADPSG guidelines: a cost-effectiveness analysis. Am J Obs Gyencol. 2012;207(4):326.e1-9.

National Institute for Health and Care Excellence (NICE). Diabetes in pregnancy: management from preconception to the postnatal [Internet]; 2005 [cited 2022 Dez 8]. Disponível em: www.nice.org.uk/guidance/ng3

Negrato CA, Montenegro Jr RM, Von Kostrisch LM, Guedes MF, Mattar R, Gomes MB. Insulin analogues in the treatment of the diabetes in pregnancy. Arq Bras Endoc Metab. 2012;56(7):405-14.

Organização Pan-Americana da Saúde (OPAS). Ministério da Saúde. Federação Brasileira das Associações de Ginecologia e Obstetrícia. Sociedade Brasileira de Diabetes Rastreamento e diagnóstico de diabetes mellitus gestacional no Brasil. Brasília, DF: OPAS; 2016. 32 p.

Pastore I, Chiefari E, Vero R, Brunetti A. Postpartum glucose intolerance: an updated overview. Endocrine. 2018;59(3):481-94.

Priya G, Kalra S. Metformin in the management of diabetes during pregnancy and lactation. Drugs Context. 2018;7:212523.

Ratner RE, Christophi CA, Metzger BE, Dabelea D, Bennett PH, Pi-Sunyer X, Fowler S et al. Prevention of diabetes in women with a history of gestational diabetes: effects of metformin and lifestyle interventions. J Clin Endocrinol Metab. 2008;93(12):4774-79.

Retnakaran R, Qi Y, Sermer M, Connelly PW, Hanley AJG, Zinman B. B-Cell Function declines within the first year postpartum in women with recent glucose intolerance in pregnancy. Diabetes Care. 2010;33(8):1798-804.

Rowan JA, Rush EC, Plank LD, Lu J, Obolonkin V, Coat S et al. Metformin in gestational diabetes: the offspring follow-up (MiG TOFU): body composition and metabolic outcomes at 7-9 years of age. BMJ open diabetes research & care. 2018;6(1):e000456.

Sampaio Y, Porto LB, Lauand TCG, Marcon LP, Pedrosa HC. Gestational diabetes and overt diabetes first diagnosed in pregnancy: characteristics, therapeutic approach and perinatal outcomes in a public healthcare referral center in Brazil. Arch Endocrinol Metab. 2021;65(1):79-84.

Sociedade Brasileira de Diabetes. Diretrizes da Sociedade Brasileira de Diabetes: 2021. São Paulo: Clannad; 2021.

Sociedade Brasileira de Diabetes. Tratamento para Diabetes Melito Gestacional no Brasil, 2019.

Trujillo J, Vigo A, Duncan BB, Falavigna M, Wendland EM, Campos MA et al. Impact of the International Association of Diabetes and Pregnancy Study Groups criteria for gestational diabetes. Diabetes Res Clin Pract. 2015;108(2):288-95.

Van Weelden W, Wekker V, de Wit L, Limpens J, Ijäs H, van Wassenaer-Leemhuis AG et al. Long-Term Effects of Oral Antidiabetic Drugs During Pregnancy on Offspring: A Systematic Review and Meta-analysis of Follow-up Studies of RCTs. Diabetes Ther. 2018;9(5):1811-29.

Weinert LS, Silveiro SP, Oppermann ML, Salazar CC, Simionato BM, Siebeneichler A et al. Diabetes gestacional: um algoritmo de tratamento multidisciplinar. Arq Bras Endocrinol Metabol. 2011;55(7):435-55.

World Health Organization (WHO). Diagnostic criteria and classification of hyperglycaemia first detected in pregnancy [Internet]; 2013. [cited 2022 Dec 1]. Disponível em: https://apps.who.int/iris/bitstream/handle/10665/85975/WHO_NMH_MND_13.2_eng.pdf;jsessionid=F8E4CE28855B8C297DAEC8E511C047E9?sequence=1.

Xu Q, Xie Q. Long-term effects of prenatal exposure to metformin on the health of children based on follow-up studies of randomized controlled trials: a systematic review and meta-analysis. Arch Gynecol Obstet. 2019;299(5):1295-1303.

Ziegler AG, Wallner M, Kaiser I, Rossbauer M, Harsunen MH, Lachmann L et al. Long-term protective effect of lactation on the development of type 2 diabetes in women with recent gestational diabetes mellitus. Diabetes. 2012;61(12):3167-71.

Capítulo 122

Cetoacidose Diabética e Estado Hiperosmolar Hiperglicêmico

Introdução

A cetoacidose diabética (CAD) e o estado hiperosmolar hiperglicêmico (EHH) são duas complicações agudas que podem afetar pacientes diabéticos tipos 1 e 2, sendo causa importante de internação e até de morte desses pacientes. Não raramente, o diagnóstico de diabetes melito é estabelecido durante uma internação que tinha como justificativa algumas dessas complicações.

A CAD acontece geralmente em pacientes diabéticos tipo 1, uma vez que, para que ocorra a cetose, decorrente da produção de corpos cetônicos pelo fígado, é necessário haver insulinopenia grave, pois a insulina sérica inibe a produção hepática de corpos cetônicos. Portanto, quase sempre, quando há um paciente internado no pronto-socorro por cetoacidose, este deve ser insulinopênico e, na grande maioria das vezes, diabético tipo 1. Cerca de 25% dos diagnósticos de diabetes melito tipo 1 são feitos depois de um episódio de CAD.

No entanto, o diabetes tipo 2, caso esteja extremamente descompensado, também pode levar a um quadro temporário de insulinopenia, em razão da ação tóxica que os níveis séricos muito altos de glicose podem exercer sobre o pâncreas, impedindo a produção pancreática de insulina, efeito denominado glicotoxicidade pancreática. Assim, os pacientes diabéticos tipo 2 muito descompensados, em decorrência de glicotoxicidade pancreática, podem evoluir para um quadro temporário de insulinopenia e, com isso, haver produção hepática de corpos cetônicos e cetoacidose diabética. Depois da compensação inicial do quadro com insulinoterapia, à medida que os níveis glicêmicos vão se reduzindo, a glicotoxicidade vai desaparecendo, e o pâncreas pode voltar a secretar insulina novamente, de modo que, muitas vezes, esses pacientes podem voltar a ser controlados com medicamentos orais ambulatorialmente.

Já o EHH costuma acontecer principalmente na população mais idosa, em geral, portadora de diabetes melito tipo 2. Isso porque, para que ocorra essa complicação, é necessário que o paciente chegue a um estado de desidratação intensa, que geralmente é mais difícil de ocorrer na população jovem, que costuma ter o seu centro da sede mais preservado. Em contrapartida, a população idosa normalmente já apresenta algum comprometimento no centro da sede hipotalâmico, além de um maior número de comorbidades debilitantes que possam reduzir seu livre acesso à água.

Os principais fatores desencadeantes das crises hiperglicêmicas são as infecções, em especial as de trato urinário e pneumonia, além da interrupção do uso da insulina. Outras causas precipitantes incluem síndromes coronarianas agudas, traumas, cirurgias, medicações e gestações. Esses fatores estão resumidos na Tabela 122.1 e, além de serem fatores precipitantes, também são as principais causas de mortalidade destas complicações.

Fisiopatologia

A fisiopatologia tanto da CAD quanto do EHH baseia-se em um estado de concentração muito baixa de insulina e alta dos hormônios contrarregulatórios – glucagon, hormônio de crescimento, cortisol, catecolaminas. Como consequência desse desbalanço hormonal, ocorre grande estímulo à gliconeogênese hepática e renal e à glicogenólise hepática, associados a uma incapacidade das células da periferia de captar esse excesso de glicose circulante no plasma pela deficiência de insulina. Assim, estabelece-se um estado de intensa hiperglicemia.

Parte 9 • Diabetes Melito

TABELA 122.1 Fatores precipitantes das emergências hiperglicêmicas.

Infecções (30 a 50%): pneumonia, infecção do trato urinário, infecções de partes moles

Tratamento irregular (20 a 50%): omissão da insulina, mau funcionamento da bomba de insulina

Doenças agudas (10%): infarto agudo do miocárdio, acidente vascular cerebral, pancreatite, tromboembolismo pulmonar, trombose mesentérica, diarreia e vômitos persistentes, colecistite, apendicite

Queimaduras, trauma e cirurgias

Gestação

Drogas: corticosteroides, diuréticos tiazídicos, betabloqueadores, fenitoína, drogas imunossupresssoras (tacrolimus), antipsicóticos (clorpromazina, clozapina, olanzapina, risperidona)

Drogas ilícitas

Nutrição parenteral total

Primodescompensação

Uso de iSGLT2 (CAD euglicêmica)

CAD, cetoacidose diabética.

A hiperglicemia, por sua vez, causa diurese osmótica, provocando desidratação, poliúria e espoliação de eletrólitos, como potássio, fósforo, magnésio, entre outros. Como consequência dessa desidratação, pode ocorrer o sintoma da polidipsia, muito presente nos pacientes com CAD, mas às vezes não detectado nos pacientes com EHH, que geralmente são mais idosos e podem ter um centro da sede não tão sensível, de modo que geralmente sentem pouca sede e, pela falta desse reflexo protetor, acabam evoluindo com quadros mais acentuados de desidratação e, por isso, com hiperosmolaridade muito mais intensa.

O quadro de insulinopenia da CAD leva a um grande estado catabólico (proteólise, glicogenólise, lipólise), que será responsável por considerável perda de peso relatada pelos pacientes nos dias que antecedem à sua internação hospitalar.

Ainda como consequência da insulinopenia, ocorre ativação da lipólise periférica, de modo que há acentuada liberação de ácidos graxos livres (AGL) provenientes dos tecidos adiposos periféricos para a circulação sistêmica. Ao chegar ao fígado, o excesso de AGL é convertido em corpos cetônicos, que são liberados para a circulação sistêmica. Os corpos cetônicos são uma fonte alternativa de energia que pode ser utilizada pelo sistema nervoso central (SNC) nas situações críticas de insulinopenia. Nessas ocasiões, quando o SNC não consegue aproveitar a glicose sérica, os corpos cetônicos são uma defesa do organismo para protegê-lo em situações de "falta de energia". Os principais corpos cetônicos produzidos nessa situação são o acetoacetato e o beta-hidroxibutirato, que serão os principais responsáveis pela acidose plasmática que ocorre nos pacientes com CAD.

Já nos pacientes com EHH, a concentração de insulina costuma ser baixa o suficiente para promover gliconeogênese e glicogenólise, mas alta o suficiente para inibir a cetogênese

hepática, de modo que, nessa situação, a formação de corpos cetônicos geralmente não ocorre e, por isso, o pH sanguíneo não cai.

Recentemente, uma condição foi descrita em pacientes que utilizam o antidiabético oral da classe dos inibidores da SGLT2 (iSGLT2) cursando com sinais, sintomas e laboratório semelhante ao da CAD, mas com glicemias < 200 mg/dℓ. A CAD "euglicêmica" pode atingir pacientes DM1 e mais raramente DM2 e tem relação com o aumento do glucagon e com redução nas doses de insulina utilizadas no DM1. Pacientes usuários de iSGLT2 devem ser orientados sobre os sintomas de CAD e a possibilidade de sua ocorrência com glicemias abaixo de 200 mg/dℓ.

Critérios diagnósticos de cetoacidose diabética e estado hiperosmolar hiperglicêmico

Os critérios diagnósticos de CAD e EHH da American Diabetes Association (ADA) são amplamente utilizados. Recentemente, o valor inicial para glicemia na CAD de 250 mg/dℓ foi revisado pela International Diabetes Federation (IDF) com redução para valores ≥ 200 mg/dℓ e, raramente, < 200 mg/dℓ (CAD euglicêmica). A cetoacidose diabética é caracterizada por glicemia ≥ 200 associada a pH venoso (vs pH) < 7,30 ou bicarbonato < 15. A CAD pode ser classificada em leve, moderada ou grave com relação ao valor do pH: CAD leve pH entre 7,30 e 7,25; CAD moderada pH entre 7,24 e 7,0; CAD grave pH < 7,0. Na CAD euglicêmica, a diferença está no valor de glicemia < 200 mg/dℓ. Ao diagnóstico, também estão presentes a cetonúria e/ou a centonemia. Quando possível, a avaliação da cetonemia é preferível. Na CAD, o ponto de corte para diagnóstico é uma cetonemia > 3 mmol/ℓ.

No EHH, a glicemia está > 600 mg/dℓ, pH > 7,30, bicarbonato > 18, osmolaridade plasmática > 320 mOsm/ℓ. Na EHH cetonúria e/ou cetonemia raramente estão presentes ou em baixa intensidade.

A comparação entre o quadro clínico e laboratorial da CAD e EHH pode ser observada na Tabela 122.2.

Quadro clínico

- Polidipsia, poliúria, polifagia, desidratação intensa, espoliação hidreletrolítica e perda de peso recente
- Fadiga e mal-estar
- Desnutrição, pele seca, língua fria e seca, olhos fundos, extremidades frias e pálidas
- Caquexia
- Dor abdominal, náuseas, vômitos, diagnóstico diferencial com abdome agudo. A desidratação do peritônio pode causar dor na movimentação dos seus folhetos e, consequentemente, dor abdominal muito semelhante à presente nos casos de abdome agudo
- Rebaixamento de nível de consciência, prostração, sonolência, torpor, letargia e coma (mais comum no EHH)
- Hiperpneia, respiração acidótica de Kussmaul e hálito cetótico nos casos de CAD

TABELA 122.2 Comparação entre as emergências hiperglicêmicas.

Parâmetros	CAD			EHH
	Leve	Moderada	Grave	
Glicemia (mg/dℓ)	≥ 200	≥ 200	≥ 200	> 600
pH venoso	7,30 a 7,25	7,24 a 7,0	< 7,0	> 7,30
Bicarbonato sérico (mEq/ℓ)	15 a 18	< 15	< 15	> 18
Cetonúria	Positiva	Positiva	Positiva	Fracamente positiva
Cetonemia	> 3 mmol/ℓ	> 3 mmol/ℓ	> 3 mmol/ℓ	< 3 mmol/ℓ
Osmolalidade efetiva (mOsm/kg)	Variável	Variável	Variável	> 320
Ânion *gap*	> 10	> 12	> 12	Variável
Nível de consciência	Alerta	Alerta ou sonolento	Estupor ou coma	Estupor ou coma

Osmolalidade efetiva: 2x (sódio medido) + glicemia (mg/dℓ)/18. Valor de referência (VR): 285 a 295 mOsm/kg/H_2O.
Ânion *gap*: (sódio medido) – (cloro + HCO^3). Valor de referência (VR): 8 a 10 mEq/ℓ.
A medida da cetonemia por via venosa ou capilar é preferível à cetonúria sempre que possível.
CAD, cetoacidose diabética; *EHH*, estado hiperosmolar hiperglicêmico.

- Taquicardia, hipotensão por desidratação, insuficiência renal aguda (IRA) pré-renal e choque hipovolêmico
- Hipotermia ou hipertermia, principalmente se houver quadro infeccioso como fator precipitante.

Laboratório

- Hiperglicemia: ≥ 200 mg/dℓ na CAD ou > 600 mg/dℓ no EHH
- Na CAD: acidose metabólica com aumento de ânion *gap*. Após a hidratação vigorosa pode ocorrer acidose hiperclorêmica pelo excesso de cloro do soro fisiológico. Alcalose respiratória tentando compensar a acidose metabólica
- Na CAD: cetonas aumentadas no sangue (acetoacetato, beta-hidroxibutirato, acetona) e na urina. A cetonúria de fita detecta apenas acetoacetato, que é um derivado do beta-hidroxibutirato. Por isso, pode haver maior intensidade da cetonúria de fita ao longo do tratamento, e isto não significa que a acidose esteja piorando, pois pode não estar mais havendo formação de cetoácidos, mas apenas a conversão de um para o outro
- Hiperosmolaridade sérica: > 300 mOsm/kg na CAD; > 320 mOsm/kg no EHH. Espoliação de Na, K, Mg, P
- Pode haver hiperpotassemia pela acidose na CAD, mas com déficit corporal total de potássio e necessidade de reposição, devido à espoliação urinária do potássio pela diurese osmótica. Sempre ocorre espoliação urinária de potássio na CAD e, portanto, o nível sérico de K dependerá do nível da acidose e de suas reservas corporais anteriores. Pode estar elevado em 37% dos pacientes por causa da acidose, normal em 58% dos pacientes e baixo em 5% dos casos, segundo dados da Sociedade Brasileira de Diabetes (SBD)
- Pode haver queda do fósforo pela espoliação renal e entrada do fósforo no intracelular com o tratamento insulínico
- Leucocitose: por infecção associada ou intensa atividade adrenocortical decorrente do estresse dessa situação

- Hemoconcentração e IRA pré-renal: aumento de creatinina e de ureia, sendo o aumento de ureia proporcionalmente maior que o de creatinina, como costuma ocorrer nos casos de desidratação
- Hipertrigliceridemia e aumento de AGL séricos (lipólise por falta de insulina)
- Elevação de hormônios contrarregulatórios: glucagon, catecolaminas, cortisol e hormônio de crescimento
- Hiponatremia, não só pela desidratação e perda de sódio pela urina ou vômitos, mas também pela transferência osmótica de líquidos do espaço intracelular para o extracelular que ocorre nas situações de hiperglicemia. Esse componente final leva à chamada pseudo-hiponatremia, que deve ser corrigida para o nível sérico de glicose, da seguinte maneira:

Sódio sérico corrigido = sódio medido + 1,6 (glicemia – 100)/100

Tratamento

Atualmente existem inúmeros protocolos de tratamento de CAD e EHH, sendo que todos têm uma tríade básica de tratamento em comum: hidratação, correção de eletrólitos e insulinoterapia. Os objetivos do tratamento são a normalização do pH e da desidratação e correção lenta da osmolaridade e da glicemia para próximo da normalidade. A menor velocidade de correção da osmolaridade e da glicemia estão relacionados a menor chance de complicações iatrogênicas como edema cerebral, além de menor chance de precipitação de neuro e oftalmopatias agudas. As variações existentes entre os diferentes protocolos não serão exploradas neste capítulo, que pretende passar uma visão geral do que deve ser feito. Na CAD desencadeada em vigência de uso de iSGLT2 essa medicação deve ser suspensa imediatamente e o tratamento prontamente instituído.

Hidratação

- Deve-se realizar expansão rápida com solução fisiológica a 0,9% até correção da hipotensão e choque. Sugere-se algo em torno de 15 a 20 mℓ/kg ou 1 ℓ de solução IV na primeira hora, caso o paciente não tenha contraindicação a receber todo esse volume
- Após a estabilização clínica, deve-se iniciar a fase de manutenção. Deve-se infundir de 10 a 14 mℓ/kg/h ou 250 a 500 mℓ/h de solução salina. A escolha da concentração depende do nível sérico do sódio. Se for maior que 135 mEq/ℓ, deve-se iniciar a reposição com NaCl 0,45%; se for menor que 135 mEq/ℓ, repor com soro fisiológico (SF) a 0,9%
- Quando a glicemia estiver abaixo de 200 mg/dℓ na CAD ou menor que 300 mg/dℓ no EHH, deve-se continuar a hidratação, porém associando glicose [colocar 22 mℓ de NaCl 20% em 1 ℓ de soro glicosado (SG) 5%, de modo a fazer uma solução com 5% de glicose e 0,45% de NaCl], e manter 150 a 250 mℓ/h
- Monitorar pressão arterial, frequência cardíaca, diurese e perfusão periférica. Deve-se ter cuidado com congestão pulmonar e edema cerebral pela hiper-hidratação.

Reposição de potássio

- Colher potássio (K) sérico e fazer eletrocardiograma (ECG) logo à entrada para avaliar sinais de hiperpotassemia. O objetivo é manter o K sérico entre 4 e 5 mEq/ℓ
- Aguardar o resultado do K antes de iniciar insulinização
  - Se K < 3,3 mEq/ℓ: não iniciar insulina, devido ao risco de arritmias que podem acontecer pela hipopotassemia, que será exacerbada após a administração da insulina. Repor K inicialmente (25 mEq/h), depois de se certificar que a micção do paciente é normal
  - Se K 3,3 a 5,2 mEq/ℓ: administrar insulina e realizar reposição de K, se o paciente estiver urinando. Para cada litro de volume infundido, realizar a reposição de 25 mEq de K
  - Se K > 5,2 mEq/ℓ: administrar insulina e não realizar reposição de K inicialmente. Continuar monitorando o nível sérico de K a cada 2 a 4 horas e iniciar a reposição posteriormente, quando o nível sérico de K reduzir-se abaixo desse valor
- O potássio não deve ser reposto em pacientes anúricos, devido ao risco de hiperpotassemia, caso o paciente esteja em insuficiência renal grave
- Monitorar o potássio sérico a cada 2 a 4 horas, tentando manter seu nível sérico entre 4 e 5 mEq/ℓ. Apesar de a dosagem de potássio na gasometria venosa ser uma maneira mais rápida de obtenção de seu resultado, estudos mostraram que o nível de potássio medido na dosagem plasmática é significativamente diferente daquele dosado na gasometria, portanto, esta última não deve substituir a dosagem desse eletrólito no plasma.

Insulinização

- Prescrever insulina apenas se o K sérico for > 3,3 mEq/ℓ. Se estiver abaixo desse valor, realizar a reposição de 25 mEq

de potássio em 1 hora, diluído em SF 0,9% 1.000 mℓ, e dosar novamente antes de iniciar a insulinização.
- Dose de ataque de insulina 0,1 U/kg intravenosa (IV) para adultos: crianças não devem receber essa dose de ataque. Estudos divergem quanto à possibilidade de limitação da dose de *bolus* inicial a um máximo de 15 UI e a não realização de *bolus* se a glicemia sérica inicial for inferior a 200 mg/dℓ, nos casos de CAD
- Dose de manutenção em bomba de infusão contínua (BIC): 0,1 UI/kg/h
  - Prescrição: SF 0,9% 100 mℓ + insulina regular 100 UI (1 UI/mℓ). Aplicação intravenosa em BIC em velocidade estabelecida a critério médico – mantém-se inicialmente velocidade equivalente a 0,1 mℓ/kg/h. Não se deve esquecer de descartar alguns mℓ iniciais da solução para saturar o sistema de infusão
- Para os casos leves a moderados, pode-se administrar insulina regular em *bolus* de 0,4 UI/kg – metade da dose IV e metade da dose intramuscular (IM) – seguida de 0,1 UI/kg IM de 1 em 1 hora ou de análogos ultrarrápidos por via subcutânea (SC) de 1 em 1 hora ou 2 em 2 horas
- Existem ainda protocolos que sugerem não fazer dose em *bolus*, mas apenas deixa-se o paciente em BIC de insulina regular na velocidade de 0,14 UI/kg/h. Essa velocidade maior só deve ser utilizada nos casos em que não foi feita dose em *bolus*
- Realizar glicemia capilar de 1 em 1 hora
- A glicemia deve diminuir pelo menos 50 a 70 mg/dℓ por hora. Se a redução estiver ocorrendo em menor velocidade, pode-se realizar um *bolus* de 0,14 UI/kg IV e manter na velocidade de infusão anterior, ou não administrar o *bolus*, mas aumentar a velocidade de infusão de insulina para o dobro da velocidade anterior. Há dois tipos de protocolos diferentes para conduzir essa situação
- A meta é manter a glicemia entre 150 e 200 mg/dℓ, nos quadros de CAD, e entre 200 e 300 mg/dℓ, nos quadros de EHH, até a resolução dos outros parâmetros. Ao alcançar esses valores de glicemia, associa-se SG e diminui-se a infusão de insulina para a metade da velocidade (0,05 UI/kg/h). Se houver hipoglicemia, após realizar a correção com 40 mℓ de glicose a 50%, deve-se diminuir a infusão de insulina ou aumentar a oferta de glicose, e não suspender a infusão de insulina até a resolução da CAD ou do EHH. Considera-se que houve resolução quando há
- Resolução da CAD
  - pH > 7,3
  - Bicarbonato > 18 mEq/ℓ
  - Glicemia < 200 mg/dℓ
- Resolução do EHH
  - Osmolaridade < 315 mOsm/kg
  - Paciente alerta.

Portanto, deve-se suspender a infusão de insulina somente se houver correção do fator precipitante e resolução dos quadros clínico e laboratorial – obtenção dos parâmetros laboratoriais citados anteriormente. Nesses casos, assim que o paciente puder se alimentar e já houver a resolução do quadro emergencial, deve-se administrar uma dose de insulina subcutânea rápida (0,1 UI/kg ou 10 UI) e desligar a bomba em 30 a 60 minutos. Iniciar insulinização subcutânea com 0,5 a 1 UI/kg/dia de insulina dividida entre 50% basal (NPH ou análogos de longa duração) e 50% em *bolus* (regular ou análogos de ação ultrarrápida).

Reposição de fósforo

Realizar a reposição de fósforo somente se:
- A dosagem sérica for menor que 1 mg/dℓ
- A dosagem for baixa e houver a presença de
  - Disfunção de ventrículo esquerdo
  - Arritmias cardíacas
  - Achados de hemólise ou rabdomiólise.

A reposição de fósforo deve ser de 20 a 30 mEq para cada 1 ℓ de solução.

Essa reposição é raramente indicada pelo risco de hipocalcemia que acarreta. Portanto, deve ser indicada apenas nos casos extremos citados anteriormente.

Reposição de bicarbonato

A reposição de bicarbonato é raramente indicada. A SBD recomenda que seja realizada somente quando o pH é < 6,9, o uso de bicarbonato com pH maiores não melhora o prognóstico e pode aumentar o risco de algumas outras complicações, como alcalose metabólica, acidose liquórica paradoxal, edema cerebral, hipopotassemia e anoxia tecidual.

Se o pH for < 6,9 ou se houver hiperpotassemia grave: 50 a 100 mmol de bicarbonato de sódio, diluídos em solução isotônica de 400 mℓ em 60 minutos (cada 1 mℓ da solução de bicarbonato de sódio a 8,4% contém 1 mEq).

Dieta

Manter o paciente em jejum até a resolução do quadro de CAD ou EHH.

Monitoramento

- Glicemia capilar de 1 em 1 hora
- Potássio e gasometria venosa a cada 2 a 4 horas
- Cetonemia, se disponível, a cada 2 a 4 horas (se utilizada cetonemia capilar, valores até 3 mmol/ℓ são bastante precisos, acima de 5 mmol/ℓ perdem a acurácia)
- Não utilizar cetonúria no monitoramento
- Diurese
- Hemograma, proteína C reativa, sódio, potássio, cloro, cálcio, fósforo, magnésio, lactato, glicemia, ureia, creatinina, creatinofosfoquinase (CPK), transaminases, exame de urina, cetonúria de fita, cetonemia, se possível, e gasometria arterial
- Consideram-se urocultura, hemocultura e radiografia de tórax, se houver suspeita de foco infeccioso
- ECG.

Fator descompensador

Pesquisar e tratar o fator descompensador ou desencadeante.

Complicações da cetoacidose diabética

- Hipoglicemia durante o tratamento
- Hiperglicemia pela interrupção da insulina intravenosa sem cobertura adequada com insulina subcutânea
- Hipopotassemia
- Edema cerebral pelo excesso de hidratação. Deve ser tratado prontamente com manitol 20%
- Congestão e anasarca
- Mucormicose
- Síndrome da angústia respiratória aguda (SARA)
- Tromboembolismo venoso
- Hipoxemia
- Acidose hiperclorêmica devido à infusão excessiva de fluidos
- IRA pela desidratação.

Leitura recomendada

American Diabetes Association. Standards of Medical Care in Diabetes 2021. Diabetes Care. 2021;44(Suppl. 1):S1-S2.

Barski L, Kezerle L, Zeller L, Zektser M, Jotkowitz A. New approaches to the use of insulina in patients with diabetic ketoacidosis. Eur J Intern Med. 2013;24(3):213-16.

Dhatariya K. Blood Ketones: Measurement, Interpretation, Limitations, and Utility in the Management of Diabetic Ketoacidosis. Rev Diabet Stud. 2016;13(4):217-25.

Garber AJ, Abrahamson MJ, Barzilay JI, Blonde L, Bloomgarden ZT, Bush MA. AACE comprehensive diabetes management algorithm 2013. Endocr Pract. 2013;19(2):327-36.

Kitabchi AE, Umpierrez GE, Miles JM, Fisher JN. Hyperglycemic crises in adult patients with diabetes. Diabetes Care. 2009;32(7): 1335-43.

Nathan DM, Buse JB, Davidson MB, Ferrannini E, Holman RR, Sherwinet R et al. Medical management of hyperglycemia in type 2 diabetes: a consensus algorithm for the initiation and adjustment of therapy: a consensus statement of the American Diabetes Association and the European Association for the Study of Diabetes. Diabetes Care. 2009;32(1):193-203.

Sociedade Brasileira de Diabetes. Diretrizes da Sociedade Brasileira de Diabetes: 2019-2020. São Paulo: Clannad; 2020.

Wolfsdorf JI, Allgrove J, Craig ME, Edge J, Glaser N, Jain V et al. Diabetic ketoacidosis and hyperglycemic hyperosmolar state. Pediatric Diabetes. 2014;15(S20):154-79.

Wolfsdorf JI, Glaser N, Agus M, Fritsch M, Hanas R, Rewers A et al. ISPAD Clinical Practice Consensus Guidelines 2018: Diabetic ketoacidosis and the hyperglycemic hyperosmolar state. Pediatric Diabetes October. 2018;19(Suppl. 27): 155-77.

Capítulo 123

Metabolismo da Glicose e Investigação de Hipoglicemia

Introdução

Absorção intestinal de carboidratos, glicogenólise hepática e renal e gliconeogênese são fatores que aumentam a glicemia.

Os destinos da glicose podem ser:

- Glicogênese: quando o excesso de glicose circulante é captado para formação de estoques de glicogênio, principalmente no fígado, nos rins e nos músculos
- Glicólise: quando a glicose é captada pelas células e metabolizada para a liberação de adenosina trifosfato (ATP), fonte de energia para a célula
- Lipogênese: quando o excesso de glicose circulante é captado pelo tecido adiposo para estoque energético na forma de gordura
- Sangue: parte da glicose circula no plasma, determinando a glicemia do paciente.

Para que o glicogênio libere glicose para o sangue (glicogenólise), é necessário haver a enzima glicose-6-fosfatase, que converte glicose-6-fosfato em glicose. Somente o fígado e os rins expressam essa enzima, por isso, só os glicogênios hepático e renal podem ser aproveitados para manter a glicemia periférica. Como as células musculares não têm essa enzima, então, o glicogênio muscular fornece glicose-6-fosfato, que é convertida em frutose-6-fosfato, que segue pela via glicolítica até formar piruvato, que serve de fonte energética para o próprio músculo e, portanto, não pode fornecer glicose para o sangue.

O cérebro é responsável por 25% da taxa metabólica basal do organismo e por 50% do consumo de glicose. A sua principal fonte de energia é a glicose, mas, em situações de jejum prolongado, pode utilizar também os corpos cetônicos.

O fígado é o principal fornecedor de glicose nos estados pós-absortivos (jejum), e os rins fornecem também um pouco (via glicogenólise). O glicogênio hepático contém uma média de 70 g de glicose (25 a 130 g), que dura cerca de 8 a 12 horas. A partir desse momento, quando o conteúdo de glicogênio se reduz para menos que 10 g, a gliconeogênese passa a ser a principal fonte de glicose, utilizando como precursores aminoácidos gerados pelo processo de proteólise na periferia. Nesse momento, a queda da insulina e o aumento de glucagon e epinefrina causam uma redução importante da utilização de glicose pelos tecidos periféricos (músculos e gordura), e ela passa a ser preferencialmente utilizada pelo sistema nervoso central. Há estímulo para lipólise, os ácidos graxos e o piruvato se tornam o substrato para cetogênese, e o cérebro então passa a utilizar corpos cetônicos para o seu metabolismo, reduzindo seu consumo de glicose em 50% e ajudando a manter os níveis glicêmicos, reduzindo a proteólise e a gliconeogênese.

Defesas naturais do organismo saudável contra a hipoglicemia

Em um indivíduo que se encontra em jejum, inicialmente ocorre redução da secreção endógena de insulina, a partir de glicemia menor que 74 mg/dℓ no jejum. Quando a glicemia atinge níveis inferiores a 76 mg/dℓ, começa a ocorrer maior secreção endógena de glucagon, que, com o bloqueio da insulina, permite que ocorra glicogenólise, lipólise e proteólise, produzindo substratos para gliconeogênese e cetogênese. Com o tempo, ocorre aumento da secreção de outros hormônios contrarregulatórios, como a epinefrina (que aumenta a lipólise, a proteólise e a resistência periférica à insulina, reduzindo a utilização periférica de glicose, além de desencadear sintomas adrenérgicos), o hormônio de crescimento (GH) e o cortisol, que também são hormônios contrarreguladores que estimulam glicogenólise e gliconeogênese. Após 12 horas de jejum, acaba o estoque de glicogênio hepático pela glicogenólise.

Com glicemia capilar < 57 mg/dℓ, iniciam-se os sintomas autonômicos, principalmente a resposta simpática. Se a glicemia cair para valores inferiores a 55 mg/dℓ, toda a insulina deve estar bloqueada (< 3 mUI/mℓ), e os sistemas contrarregulatórios devem estar todos ativados. Ocorrem os sintomas autonômicos e, se mesmo assim a glicemia cair para < 50 mg/dℓ, iniciam-se os sintomas neuroglicopênicos, podendo evoluir para convulsão e morte.

Hipoglicemia em indivíduos diabéticos

A hipoglicemia em indivíduos diabéticos é, na maioria das vezes, iatrogênica pelo uso de insulina ou secretagogos de insulina. Pacientes com diabetes melito do tipo 2 avançado ou do tipo 1 não dispõem mais de reserva pancreática de células beta, portanto, não conseguem reduzir a insulinemia diante de uma hipoglicemia e não são capazes de aumentar a produção endógena de glucagon, porque essa ação é mediada pela queda da insulina intrailhota (ação parácrina), e essa insulina praticamente não varia. Portanto, esses pacientes já têm as duas primeiras ações protetoras contra a hipoglicemia prejudicadas. A resposta adrenérgica também pode estar comprometida, principalmente após episódios repetidos de hipoglicemia, causando hipoglicemias assintomáticas e perdendo o terceiro mecanismo de proteção contra hipoglicemia, elevando o risco de um episódio de hipoglicemia mais grave e mais duradouro, principalmente nos pacientes com diabetes melito tipo 1.

A hipoglicemia despercebida ocorre quando pacientes com hipoglicemias frequentes deixam de ter a liberação adrenérgica, ocorre diminuição da liberação de catecolaminas e da ativação simpática diante de uma hipoglicemia, de modo que os sintomas adrenérgicos (taquicardia, palpitações, tremores) e autonômicos mediados pelo sistema contrarregulatório (sudorese, fome, parestesias) deixam de acontecer diante de uma hipoglicemia, tornando sua evolução muito mais grave, já que o indivíduo e seus familiares passam a ter maior dificuldade de reconhecê-la e, portanto, de tratá-la. Após 2 a 3 semanas sem hipoglicemias, o paciente pode recuperar a capacidade de reconhecer os sintomas dos níveis baixos de glicose, ainda que parcialmente.

A hipoglicemia é classificada em níveis, segundo os critérios descritos na Tabela 123.1. A frequência e intensidade das hipoglicemias devem ser registradas em todos os pacientes com diabetes, e hipoglicemias nível 2 predizem um maior risco de hipoglicemias despercebidas e graves (nível 3).

TABELA 123.1 Níveis de hipoglicemia conforme sua gravidade.	
Hipoglicemia nos pacientes com diabetes	
Nível 1	< 70 mg/dℓ
Nível 2	< 54 mg/dℓ, hipoglicemia séria e clinicamente importante
Nível 3	Grave. Independentemente do valor da glicose, hipoglicemia que necessita de ajuda de terceiros para recuperação

Hipoglicemia em indivíduos não diabéticos

Na investigação de casos de hipoglicemias em indivíduos não diabéticos, inicialmente deve-se confirmar se existe ou não a hipoglicemia, com a tríade de Whipple, definida por:

- Sinais ou sintomas compatíveis com hipoglicemia
- Glicemia plasmática baixa confirmada
- Resolução dos sintomas com o aumento da glicemia.

Sinais ou sintomas compatíveis com hipoglicemia

- Adrenérgicos: tremor, palpitação, ansiedade e irritação
- Colinérgicos: sudorese, fome e parestesias
- Neuroglicopênicos: sonolência, fadiga, confusão mental, alteração comportamental, rebaixamento do nível de consciência e convulsão.

Os sinais e sintomas autonômicos e neurogênicos (adrenérgicos e colinérgicos) são derivados principalmente da ativação do sistema nervoso autônomo, mais do que da secreção adrenal de catecolaminas. São fundamentais para impedir a progressão para hipoglicemia grave, pois ao sentir os sintomas o paciente geralmente ingere algum carboidrato (CHO) e corrige a hipoglicemia.

Geralmente, tais sintomas começam a ocorrer quando a glicemia sérica está < 55 mg/dℓ em pacientes previamente hígidos. No entanto, podem ocorrer com valores menores em pacientes com muitas hipoglicemias prévias, ou maiores, em pacientes com diabetes melito descompensado, habituados a níveis glicêmicos muito altos.

Com o passar do tempo, se o paciente tiver muitas hipoglicemias seguidas, ele passará a apresentar sintomas autonômicos apenas com níveis glicêmicos cada vez mais baixos, criando uma "resistência" a esses sintomas. Nessa situação, o risco de hipoglicemia grave aumenta muito, pois a hipoglicemia pode se manifestar apenas com sinais e sintomas neuroglicopênicos, que muitas vezes podem não ser percebidos pelo próprio paciente, mas apenas pelos acompanhantes.

Glicemia plasmática baixa confirmada

Caracterizada por glicemia < 55 mg/dℓ com sintomas ou < 45 mg/dℓ sem sintomas. Algumas pessoas, principalmente mulheres e criancas, podem apresentar valores baixos de glicemia no jejum prolongado, sem sinais ou sintomas compatíveis com hipoglicemia, pela presença de cetoácidos que servem como aporte energético cerebral. Por isso, não basta haver valor baixo de glicemia, é necessário também que haja sintomas para que o nível sérico baixo da glicose possa ser valorizado como patológico.

Observação: para haver cetose, é necessário que a insulina esteja completamente bloqueada, e isto ocorre em pessoas normais quando a glicemia é < 55 mg/dℓ. Em casos de hipoglicemia hiperinsulinêmica, a presença constante da insulina inibe a cetose.

Resolução dos sintomas com o aumento da glicemia

Geralmente, são oferecidas 15 a 20 g de CHO por via oral (VO), e o quadro clínico deve melhorar em 15 a 20 minutos. Se a glicemia não subir nesse período, deve-se repetir a oferta de mais 15 a 20 g de CHO e reavaliar.

Uma vez confirmada a tríade de Whipple – glicemia plasmática baixa confirmada, com sintomatologia compatível com hipoglicemia e resolução da sintomatologia com a administração de glicose –, deve-se prosseguir com a investigação. Na ausência da tríade, o paciente acabará sendo exposto a vários exames, procedimentos, internações e custos desnecessários. Por isso, na ausência da tríade, a investigação não é recomendada.

Caso não se consiga confirmar espontaneamente a tríade de Whipple, pode-se tentar desencadeá-la por meio de testes que mimetizam situações em que a hipoglicemia ocorre (jejum ou pós-prandial). Toda investigação deve ser iniciada com o jejum prolongado, pois é obrigatório excluir insulinoma e doença não funcional do pâncreas antes de prosseguir com a investigação.

Diagnóstico

Teste do jejum prolongado para diagnóstico de insulinoma

Inicia-se a contagem do tempo de jejum a partir do momento em que o paciente ingeriu alimento ou qualquer bebida diferente de água, seja em casa ou no hospital, pela última vez. Colhe-se a primeira amostra de sangue (basal, no início do teste) para dosagem de:

- Glicose
- Insulina
- Peptídeo C
- Proinsulina, pois alguns insulinomas podem produzir apenas uma proinsulina ativa, capaz de causar hipoglicemia e não metabolizada em insulina e peptídeo C.

O paciente pode beber água à vontade durante o teste e deve usar os medicamentos essenciais (suspendem-se os não essenciais), mas não pode ingerir nenhum alimento e nenhuma caloria.

O monitoramento de glicemia capilar recomendada durante o teste de jejum prolongado inclui:

- Glicemia capilar > 70 mg/dℓ: controla-se a glicemia capilar de 4 em 4 horas
- Glicemia capilar de 60 a 70 mg/dℓ: controla-se a glicemia capilar de 2 em duas horas
- Glicemia capilar < 60 mg/dℓ: controla-se a glicemia capilar de 1 em hora: deve-se colher amostra sanguínea para verificar se há correlação entre a glicemia capilar e a glicemia sérica e dosar conjuntamente peptídeo C e insulina.

São critérios para interrompimento do teste:

- Glicemia capilar < 55 mg/dℓ com sintomas evidentes de hipoglicemia
- Glicemia capilar < 45 mg/dℓ, mesmo se assintomático
- Cetonemia de fita > 1 (repetida após 15 minutos e confirmada) ou cetonemia sérica (beta hidroxibutirato) > 2,7 mmol/ℓ: indicam que a insulina está bloqueada, portanto não haverá hipoglicemia de jejum e não adianta prosseguir com o teste.

Completadas 72 horas de teste, dois terços dos pacientes com insulinoma fazem a tríade de Whipple nas primeiras 24 horas de jejum, a grande maioria (cerca de 85%), em 48 horas, e quase todos (99%), em 72 horas. Se não houve hipoglicemia em até 72 horas, não é necessário prosseguir com o teste.

Ao interromper o teste, deve-se colher glicemia, insulina, peptídeo C e pró-insulina (apenas se o teste foi interrompido por hipoglicemia).

Teste do glucagon

Depois da última coleta do teste do jejum prolongado, administra-se 1 mg de glucagon intravenoso (IV) e colhe-se glicemia após 10, 20 e 30 minutos da infusão. Um incremento de glicemia > ou = 25 mg/dℓ após o glucagon sugere que o paciente ainda tem glicogênio hepático para ser quebrado agudamente, apesar do tempo prolongado de hipoglicemia, e isso é um sinal da presença de insulina, que impede a glicogenólise. Na ausência de insulina, ocorre glicogenólise e não sobra glicogênio hepático após 8 a 12 horas de jejum. Portanto, em uma pessoa normal ou naquela com hipoglicemia hipoinsulinêmica, não ocorrerá aumento da glicemia após a administração do glucagon. Indivíduos com hipoglicemia hiperinsulinêmica apresentarão incremento acima de 25 mg/dℓ de glicemia após a administração do glucagon. A Tabela 123.2 resume as possibilidades diagnósticas diante de um paciente que obteve hipoglicemia verdadeira, < 55 mg/dℓ, durante o teste do jejum prolongado.

Teste da refeição mista

Deve ser realizado em pacientes com suspeita de hipoglicemia pós-prandial, como ocorre nos pacientes com hipoglicemia hiperinsulinêmica pancreatogênica não insulinoma (NIPHS), síndrome descrita adiante.

Inicia-se o teste após uma noite de jejum de 12 horas. Faz-se então uma refeição similar àquela que o paciente refere como desencadeadora da hipoglicemia ou então se usa uma refeição mista padronizada pelo hospital.

TABELA 123.2 Interpretação dos resultados do teste do jejum prolongado e glucagon em pacientes que tiveram glicose plasmática < 55 mg/dℓ durante o teste.

Insulina (mcU/mℓ)	Peptídeo – C (ng/mℓ)	Proinsulina (pmol/ℓ)	Sulfas	Beta-hidroxibutirato (mmol/ℓ)	Incremento da glicemia após glucagon (mg/dℓ)	Interpretação
< 3	< 0,6	< 5	-	> 2,7	< 25	Normal
> 3	< 0,6	< 5	-	≤ 2,7	> 25	Insulina exógena
≥ 3	≥ 0,6	≥ 5	-	≤ 2,7	> 25	Insulina endógena
≥ 3	≥ 0,6	≥ 5	+	≤ 2,7	> 25	Hipoglicemiante oral

Observação: dosagem de peptídeo C ≥ 0,6 ng/mℓ e pró-insulina > 5 pmo/ℓ são mais sensíveis para o diagnóstico de insulinoma do que a insulina ≥ 3 mU/mℓ.

Coleta-se sangue basal a cada 30 minutos até 300 minutos (5 horas) para dosagem de glicose, insulina, peptídeo C e pró-insulina.

O objetivo é detectar hipoglicemia no teste. Se o paciente apresentar glicemia capilar < 55 mg/dℓ com sintomas ou glicemia capilar < 45 mg/dℓ e estiver assintomático, colhem-se os exames, corrige-se a hipoglicemia, e o teste é interrompido, pois seu objetivo já foi alcançado.

O teste oral de tolerância à glicose (TOTG) não deve ser realizado com o propósito de investigação de hipoglicemia pós-prandial.

Investigação diante de tríade de Whipple confirmada

- Avaliar se há uso de fármacos que representam a principal causa de hipoglicemia, como insulina, sulfonilureias e glinidas, de álcool, que inibe a gliconeogênese, e de outras drogas que menos comumente podem causar hipoglicemia como efeito colateral, como gatifloxacino, pentamidina, quinino, indometacina, inibidores da enzima conversora de angiotensina (ECA), bloqueadores dos receptores de angiotensina, betabloqueadores, levofloxacino, sulfametoxazol-trimetoprima e heparina
- Avaliar a presença de doenças críticas, como sepse, insuficiência renal, insuficiência adrenal ou hepática, insuficiência cardíaca, desnutrição e inanição
- Avaliar a presença de deficiências hormonais, como insuficiência adrenal e deficiência de glucagon no diabetes melito tipo 1, de GH e de resposta contrarregulatória adrenérgica na HAAF
- Avaliar a presença de tumores não pancreáticos secretores de fatores de crescimento semelhantes à insulina 2 ou 1 (IGF), principalmente tumores mesenquimais (que cursam com IGF-2 alto e insulina baixa).

Principais causas de hipoglicemia

Pacientes medicados ou aparentemente doentes

- Fármacos
- Doenças críticas, pois podem cursar com hipoglicemia hipoinsulinêmica
- Deficiência hormonal
- Neoplasia não pancreática produtora de IGF-2.

Caso o paciente não esteja medicado e esteja aparentemente saudável, deve-se medir no momento da hipoglicemia: glicemia, insulina, peptídeo C, pró-insulina, beta-hidroxibutirato ou cetonemia, sulfonilureias e teste do glucagon, para diagnóstico diferencial entre hiperinsulinêmica endógena, exógena ou hipoinsulinemia. Além disso, deve-se solicitar anticorpos anti-insulina em qualquer momento.

Indivíduos aparentemente saudáveis

- Insulinoma
- Hipoglicemia factícia
- Medicação
- Autoimune: anticorpo anti-insulina ou antirreceptor
- NIPHS idiopática
- NIPHS pós-bariátrica.

Observação: insulinoma geralmente cursa com hipoglicemia pós-absortiva (jejum) e NIPHS geralmente cursa com hipoglicemia pós-prandial (reativa).

Insulinoma

- Incidência: 1:250 mil pacientes/ano, mulher > homem
- Menos de 10% dos tumores são malignos, múltiplos ou associados à neoplasia endócrina múltipla tipo 1 (NEM-1)
- Na maioria dos casos (90%) são esporádicos, benignos e únicos
- Recorrência após ressecção pode ocorrer em 7% dos esporádicos e 21% nos casos de NEM-1. Uma recorrência antes de 4 anos da cirurgia sugere ressecção não completa do tumor.

Diagnóstico

- Comprovação bioquímica da hipoglicemia hiperinsulinêmica endógena. Deve-se excluir fármacos e etiologia autoimune
- Exame de imagem: tomografia de abdome (sensibilidade de 70 a 80% para detectar o tumor), ressonância nuclear magnética de abdome (sensibilidade de 85%), ultrassonografia de abdome (pouco sensível), Octreoscan (sensibilidade de 50%), ultrassonografia endoscópica associada à punção aspirativa por agulha fina (sensibilidade de 90%), tomografia computadorizada por emissão de pósitrons – idealmente com dopa, que é o melhor exame, padrão-ouro, mas ainda não está disponível no Brasil.

Se o exame de imagem for negativo ou duvidoso, prossegue-se para o cateterismo seletivo de artérias pancreáticas com infusão de cálcio. Acurácia de 85 a 88%:

- Cateteriza-se a artéria femoral até chegar às artérias esplênicas, gastroduodenal e mesentérica superior
- Cateteriza-se a veia hepática
- Dosa-se a insulina na veia hepática nos tempos 0, 1, 2, 5 e 10 minutos após a infusão de cálcio em cada artéria separadamente (gliconato de cálcio 10% 0,025 mEq diluído em 5 mℓ em SF 0,9%; reduzir a dose pela metade nos indivíduos com obesidade)
- Caso o valor da insulina aumente 2 vezes ou mais o basal (por radioimunoensaio) ou 5 vezes (por método imunorradiométrico), considera-se que houve hiper-resposta. De acordo com o local da hiper-resposta, conclui-se se a produção exagerada de insulina é local ou difusa
- Localização tumoral de acordo com o local da hiper-resposta
  - Artéria gastroduodenal: cabeça do pâncreas
  - Artéria mesentérica superior: processo uncinado do pâncreas
  - Artéria esplênica: cauda e corpo pancreático.

No caso de NIPHS idiopática ou por Y de Roux, o cateterismo pancreático é necessário para confirmar o diagnóstico nos casos em que não há resposta ao tratamento clínico, pois pode ser realizada pancreatectomia distal ou distal estendida, de acordo com o resultado do cateterismo pancreático.

A cirurgia com palpação pancreática pelo cirurgião associada ou não à ultrassonografia intraoperatória é o método de maior acurácia para o diagnóstico e tratamento do insulinoma atualmente.

A imagem pré-operatória é obrigatória para verificar se não há uma imagem sugestiva de carcinoma, mas o cateterismo não será obrigatório, se houver forte suspeita de insulinoma, pois o cirurgião palpa o pâncreas no intraoperatório e geralmente encontra a lesão. Caso se suspeite de NIPHS, o cateterismo é essencial, pois regionaliza onde é a maior produção para guiar a conduta cirúrgica.

Uma vez feito o diagnóstico de insulinoma, é necessário afastar a possibilidade de que esse tumor faça parte da síndrome de NEM-1. Deve-se excluir hiperparatireoidismo primário e tumores adeno-hipofisários no paciente.

Hipoglicemia hiperinsulinêmica pancreatogênica não insulinoma

É muito mais rara que o insulinoma e predominante em homens.

A hipótese estrutural é que ocorra por alteração difusa do parênquima pancreático, podendo ter o achado anatomopatológico de nesidioblastose – hipertrofia e hiperplasia das ilhotas pancreáticas, com os núcleos das células beta aumentados e hipercromáticos, associadas à metaplasia dos ductos em células produtoras de insulina. No entanto, aceita-se hoje que, muitas vezes, a NIPHS pode ocorrer por alterações pancreáticas funcionais, como picos de secreção de insulina após incursões glicêmicas que podem acontecer em pacientes após cirurgias bariátricas em Y de Roux, nas quais a glicose cai direto no jejuno, de onde é rapidamente absorvida para a corrente sanguínea, de modo a causar um grande estímulo à produção pancreática de insulina, em um indivíduo que agora será bem mais sensível à insulina devido à perda de peso, de modo que poderá evoluir com hipoglicemia cerca de 2 horas após a ingestão da sobrecarga de glicose.

Os exames de imagem são todos normais e a confirmação diagnóstica é realizada pelo cateterismo das artérias pancreáticas com infusão de cálcio. O tratamento clínico é o de escolha (dieta, acarbose, diazóxido, octreotide), mas muitas vezes é necessária a pancreatectomia parcial guiada pelo resultado do cateterismo, caso haja alguma porção do pâncreas que secrete mais insulina, determinado pelo cateterismo pancreático com infusão de cálcio. Bloqueadores de cálcio podem ser tentados para o tratamento dessa condição, mas não costumam ter boas respostas. Estudos recentes, utilizando o análogo de GLP-1 liraglutida, têm demonstrado boa resposta nesses casos em alguns pacientes. Apesar de parecer contraditório utilizar um medicamento secretagogo de insulina para tratamento de hipoglicemia reativa, parece que esse medicamento tem a ação glucagonostática em situações de normo ou hiperglicemia, mas parece ter uma ação semelhante à do glucagon (glucagonotrópica) em situações de hipoglicemia, e esse efeito seria determinante na melhora da sintomatologia clínica desses pacientes.

Hipoglicemia autoimune: síndrome de Hirata

É uma doença mais frequente em asiáticos e em pessoas com outras doenças autoimunes ou expostas a medicamentos com radical sulfidrila.

Nesta síndrome, o indivíduo produz anticorpos anti-insulina. A insulina secretada em resposta a uma refeição se liga a esses autoanticorpos, torna-se circulante por algum tempo e depois começa a se desligar do autoanticorpo no período pós-absortivo, causando hipoglicemia. Laboratorialmente, os níveis séricos de insulina estão muito elevados, pois o exame mede também a insulina ligada ao anticorpo, e pode-se detectar a presença de autoanticorpos contra insulina ou anticorpos ativadores de seu receptor.

Hipoglicemia por anticorpos anti-insulina

Na refeição, ocorre aumento da secreção pancreática de insulina. Essa insulina se liga aos autoanticorpos, que estão livres. Ocorre grande aumento do nível sérico de insulina pós-prandial, de modo que o paciente pode apresentar uma resposta ao TTGO semelhante ao paciente diabético, já que essa insulina está ligada aos anticorpos e, por isso, não funciona. Porém, na fase mais tardia pós-refeição, há um reequilíbrio da insulina, que se desliga do receptor e assume a forma livre e ativa, causando hipoglicemia. As dosagens de insulina nessa doença são altíssimas, cerca de 2 a 3 mil mUI/mℓ.

Hipoglicemia por anticorpo antirreceptor de insulina

O anticorpo funciona como um anticorpo ativador, causando hipoglicemia. Contudo, como a insulina precisa ser internalizada pelo receptor para o seu *clearance*, isso não é possível e ela se torna muito elevada no plasma. O peptídeo C é clareado normalmente e, por isso, está normal, mesmo na presença de níveis séricos muito altos de insulina. Isso gera uma relação insulina/peptídeo C muito alta, que pode aumentar a suspeição dessa rara condição.

Tumores produtores do fator de crescimento semelhante à insulina 2

Geralmente, são tumores mesenquimais ou epiteliais de grande tamanho. Metade dos casos cursa com hipopotassemia pela ação insulina-símile. A produção ectópica de GH e IGF-1 raramente cursa com hipoglicemia, pois a molécula de IGF-1 não passa pelo capilar para agir nas células. Já a molécula de big-IGF-2, produzida pelos tumores, consegue passar pelo capilar. As características laboratoriais desses tumores são o aumento de IGF-2 e a diminuição de GH e IGF-1, com marcante elevação da relação IGF-2/IGF-1 > 10. Ocorre diminuição de glicemia, insulina, peptídeo C e beta hidroxibutirato, mas com resposta ao glucagon. O tumor produz um IGF-2 incompletamente processado (pró-IGF-2), que não se liga adequadamente à proteína de ligação dos IGF (IGFBP) e, portanto, consegue passar pelos capilares e alcançar os tecidos periféricos, exercendo ação insulina-símile. O IGF-2 normal e o IGF-1 se ligam às IGFBPS, tornando-se moléculas grandes que geralmente não cruzam o capilar. O tratamento dessas situações é a retirada cirúrgica do tumor.

Hipoglicemias nas disfunções orgânicas

- Insuficiência hepática: diminui glicogenólise e gliconeogênese
- Insuficiência renal: diminui o *clearance* de insulina e de medicamentos hipoglicemiantes, além de diminuir a glicogenólise renal
- Insuficiência cardíaca: diminui a gliconeogênese? Essa causa ainda não é completamente conhecida.
- Sepse: aumenta utilização periférica de glicose por tecido muscular, macrófagos, fígado, baço e pulmões, mediado por citocinas inflamatórias. Diminui a responsividade periférica à ação dos hormônios contrarregulatórios (glucagon, epinefrina, cortisol, GH), causando menor produção endógena e maior consumo periférico de glicose
- Inanição: diminui reserva de glicogênio e precursores para gliconeogênese (proteínas e gorduras)
- Disfunção hormonal de contrarreguladores (insuficiência adrenal ou deficiência de hormônio de crescimento): geralmente causa hipoglicemia na infância, mas muito raramente na vida adulta.

Hipoglicemia por mutação no receptor de insulina

É muito rara, geralmente com outros familiares acometidos. Cursa com diabetes melito com altíssima resistência periférica à ação da insulina. O nível de insulina é muito alto, podendo chegar a 400 a 500 mUI/mℓ no TTGO. O paciente pode ter hipoglicemia hiperinsulinêmica no período pós-prandial quando a insulina sobe muito. O tratamento é realizado com metformina.

Tratamento e prevenção de hipoglicemias

- Medicamentos: devem ser suspensos
- Doenças críticas: devem ser tratadas

- Deficiências hormonais: deve ser feita a reposição
- Câncer extrapancreático: deve-se fazer tratamento específico com cirurgia, quimioterapia e/ou radioterapia
- Insulinoma: deve-se fazer ressecção cirúrgica
- NIPHS: deve-se utilizar acarbose, diazóxido, octreotida e propantelina ou fazer pancreatectomia parcial
- Pós-bariátrica: deve-se fazer alimentação frequente e fracionada, usar acarbose, diazóxido, octreotida e propantelina ou realizar pancreatectomia parcial
- Autoimune: deve-se usar corticoide e imunossupressor.

Mecanismo de ação dos fármacos

- Diaxózido: inibe a secreção de insulina pela célula beta, pela estimulação do receptor alfa-adrenérgico, e estimula a glicogenólise ao inibir adenosina monofostato cíclico (cAMP). Inicia-se com 50 mg, VO, 3 vezes/dia, podendo aumentar para até 400 a 600 mg/dia. Os efeitos colaterais são: hipertricose, náuseas e edema
- Octreotida: agonista do receptor SST2 (somatostatina) que pode estar presente nos insulinomas e causar diminuição na secreção de insulina, mas também pode piorar a hipoglicemia, por diminuir o GH e o glucagon. A dose é de 50 mg, SC, 3 vezes/dia, até 1.500 mg/dia. Os efeitos colaterais são: colelitíase, dor abdominal e diarreia
- Propantelina: é um inibidor vagal que causa diminuição da secreção de insulina pelo pâncreas. A dose é de 10 mg, VO, 1 vez/dia.

Leitura sugerida

Bansal N, Weinstock RS. Non-Diabetic Hypoglycemia. Endotext [Internet]. South Dartmouth (MA): MDText.com, Inc.; 2000.

Cryer PE, Axelrod L, Grossman AB, Heller SR, Montori VM, Seaquist ER et al. Evaluation and management of adult hypoglycemic disorders: an Endocrine Society Clinical Practice Guideline. J Clin Endocrinol Metab. 2009;94(3):709-28.

De Groot JWB, Rikhof B, van Doorn J, Bilo HJG, Alleman MA, Honkoop AH et al. Non-islet cell tumour-induced hypoglycaemia: a review of the literature including two new cases. Endocrine-Related Cancer. 2007;14(4):979-93.

International Hypoglycaemia Study Group. Glucose concentrations of less than 3.0 mmol/l (54 mg/dl) should be reported in clinical trials: a joint position statement of the American Diabetes Association and the European Association for the Study of Diabetes. Diabetologia. 2017;60(1):3-6.

Placzkowski KA, Vella A, Thompson GB, Grant CS, Reading CC, Charboneau JW et al. Secular trends in the presentation and management of functioning insulinoma at the Mayo clinic, 1987-2007. J Clin Endocrinol Metab. 2009;94(4):1069-73.

Placzkowski KA, Vella A, Thompson GB, Grant CS, Reading CC, Charboneau JW et al. Secular trends in the presentation and management of functioning insulinoma at the Mayo Clinic, 1987-2007. J Clin Endocrinol Metab. 2009;94(4):1069-73.

Redmon JB, Nuttal FQ. Autoimmune hypoglycemia. Endocrinol Metab Clin North Am. 1999;28(3):603-18.

Service FJ, Natt N, Thompson GB, Grant CS, van Heerden JA, Andrews JC et al. Noninsulinoma pancreatogenous hypoglycemia: a novel syndrome of hyperinsulinemic hypoglycemia in adults independent of mutations in Kir6.2 and SUR1 genes. J Clin Endocrinol Metab. 1999;84(5):1582-89.

Índice Alfabético

A

Abaloparatida, 238
Ablação e terapia com iodo radioativo, 440
Abscesso hipofisário, 310
Acarbose, 796
Acessulfame de potássio, 587
Acetato de medroxiprogesterona, 200
Ácido(s)
- acetilsalicílico, 381
- - indicações para paciente diabético, 793
- alfalipoico, 775
- ascórbico, 576
- fólico, 575, 631, 647
- gamalinolênico, 775
- graxos
- - de cadeia longa, 50
- - essenciais, 631
- - livres, 657
- - monoinsaturados, 567, 657
- - poli-insaturados, 567, 657
- - saturados, 567, 657
- - trans, 568, 657
- nicotínico, 723
- oleico, 711
- orótico, 576
- pangâmico, 576
- pantotênico, 574
- tióctico, 775
- vanilmandélico, 26
- zoledrônico, 256
Acondroplasia, 104
Acoplamento, 378
Acrodisostose, 273
Acromegalia, 300, 314, 355, 697
Acupuntura, 256
Adenina, 574
Adenoma(s)
- adrenal produtor de cortisol, 9
- hipofisários, 308
- - não funcionantes, 304, 357
- - produtor de TSH, 382
- produtor de aldosterona, 19
- - e hiperplasia adrenal primária, 20
- tóxico, 408
Adenomas hipofisários tratamento cirúrgico dos, 369
Adipocinas, 543
Adiponectina, 506
Adoçantes, 586, 648
- efeitos do consumo para a saúde, 589
- naturais, 586
- sintéticos, 586
Adrenal, 1
Adrenalectomia videolaparoscópica, 336

Adrenarca precoce isolada, 113
Adrenoleucodistrofia, 46
Agonista(s)
- do peptídeo semelhante ao glucagon 1, 606, 615, 800
- do receptor 4 da melanocortina, 609
- dopaminérgicos, 318, 319, 335
- duplos e triplos, 616
- gabaérgico, 614
Água, 646
- duplamente marcada, 527
AINEs, 381
Albiglutida, 802
Álcool, 648, 712
Alcoolismo, 532
Aldosterona, 6
Alendronato, 235
Alfa radiação, 388
Alfabloqueador, 29
Alfacalcidol, 221
Alimentos ricos em cálcio, 215
Alívio da carga e da pressão, 785
Alogliptina, 804
Alteração(ões)
- anatômicas no trato reprodutivo causadoras de amenorreia, 164
- da estrutura dos cromossomos, 476
- de número de cromossomos, 476
- do eixo tireotrófico no indivíduo com obesidade, 518
- do receptor sensor de cálcio, 275
- epigenética, 478
- estruturais e funcionais dos rins na nefropatia diabética, 768
- metabólicas, 264
- na glicemia, 731
- no exame físico, 672
Alternativas ao uso da hemoglobina glicada, 755
Alvos glicêmicos, 757
Amenorreia, 164
- investigação diagnóstica da, 166
- por disfunção hipotalâmica, 166
Amigdalina, 576
Amilina, 507
Amilorida, 365
Aminoguanidina, 775
Amiodarona e tireoide, 462
Anabolizantes, 700
Analgésicos, 256
- opioides, 776
Análise do sêmen por espermograma, 181
Análogos
- da somatostatina, 318, 319, 335
- do GnRH, 101

Anatomia da hipófise, 289, 369
Andrógenos, 175
Andropausa, 211
Aneuploidias, 476
Aneurismas intracranianos, 307, 309
Anfepramona, 610
Anorexia nervosa, 697
Anovulação, 184
- crônica com estrogênio presente, 165
Antagonistas
- do receptor de hormônio do crescimento, 319
- opioides, 614
- seletivos dos receptores alfa-1, 29
Antecedentes familiares, 75
Anti-inflamatório, 256
Anti-TG com TG, 444
Anti-TPO (tireoperoxidase), 428
Anticoncepcional oral, 700
Anticonvulsivantes, 775
Anticorpos, 381
- antiadrenais, 50
Antidepressivos tricíclicos, 776
Antígenos leucócitos humanos, 736
Antipsicóticos, 701
Antirreceptor da TSH, 410
Antitireoglobulina, 405, 410
Antitireoperoxidase, 405, 410
Apoio, 560
Apolipoproteína, 657, 660
- (a), 660
- A, 660
- B, 660
- C, 660
- E, 660
Apoplexia, 309
- hipofisária, 352
Aprovação para uso em alimentos, 588
Arco senil/arco córneo, 672
Arginina vasopressina, 296, 360
Artropatia de Charcot, 782, 786
Asma, 553
Aspartame, 586
Associação de
- bupropiona + naltrexona, 608
- fentermina + topiramato, 608
Astenozoospermia, 182
Aterosclerose, 672
Ativação
- da proteinoquinase c, 762
- do sistema
- - imune, 747
- - nervoso simpático, 542
- - renina-angiotensina-aldosterona, 542
Ativadores da transquetolase, 775

Índice Alfabético

Atividade física, 747, 750
Atresia folicular, 174
Autoanticorpos, 410, 735
- tireoidianos, 455
Avaliação
- antes da reposição hormonal androgênica, 209
- bioquímica, 410
- das provas de função tireoidiana, 382
- das úlceras, 783
- de feocromocitoma, 35
- de fratura vertebral, 240
- de hiperaldosteronismo, 36
- de síndrome de Cushing subclínica, 34
- do gasto energético basal, 525
- hormonal, 34, 182
- inicial do paciente com diagnóstico de obesidade, 528
- ultrassonográfica dos nódulos tireoidianos, 385
Azoospermia
- excretora, 182
- secretora, 182

B

Baixa estatura, 75
- causas, 93
- de mecanismo ainda não definido, 95
- familiar (genética), 93
- idiopática, 95
- investigação de, 73
- primária, 101
- secundária, 96
Balanceamento da dieta, 708
Balão intragástrico, 619
Banda gástrica ajustável, 619
Bandeamento cromossômico, 478
Beliscador, 530
Belviq®, 610
Beta-17-betaestradiol, 199
Beta radiação, 388
Betabloqueador, 29, 701
- de canais de cálcio, 410
Betaoxidação, 497
Bexiga neurogênica, 780
Biguanidas, 616, 797
Binge eating disorder, 531
Bioimpedância, 522
Biologia do tecido adiposo, 499
Biopsia
- gonadal, 142
- por punção aspirativa por agulha fina, 34
Biotina, 574
Bipartição do trânsito gastrintestinal, 625
Bisfosfonatos, 235, 256
Bloqueador dos canais de cálcio, 29
Bócio multinodular tóxico, 408
Bombas de insulina, 815
Bonviva®, 235
Braquiterapia, 359
Bulimia, 532
Bupropiona, 613
Bydureon®, 616
Byetta®, 615

Bypass
- em Y de Roux, 621
- jejunoileal, 624

C

Cabergolina, 335
Café da manhã, 585
Calciferol, 576
Cálcio, 215, 234, 578, 630, 648
Calcitonina, 222, 256, 428
Calcitriol, 220, 246
Calculose metabólica, 279
Calorimetria
- direta, 526
- indireta, 526
Camada
- fasciculada da adrenal, 5
- glomerulosa da adrenal, 5
- reticulada da adrenal, 5
Canagliflozina, 804
Câncer, 97
- de mama, 162
- e obesidade, 547
Captação do iodo, 377
Carbamazepina, 775
Carboidratos, 561, 562, 648
Carbonato de cálcio, 234
Carcinoma(s)
- adrenais, 9, 21, 39
- - avaliação por imagem, 40
- - classificação, 39
- - epidemiologia, 39
- - estadiamento, 41
- - fatores prognósticos, 44
- - genética, 41
- - investigação laboratorial, 40
- - patologia, 41
- - produtor de aldosterona, 20
- - quadro clínico, 40
- - seguimento a longo prazo, 44
- - tratamento, 42
- diferenciado de tireoide, 435
- medular de tireoide, 448, 486
- - em nódulos tireoidianos, 488
- - esporádico versus familiar, 448
- - familiar, 486
Catecol-orto-metiltransferase, 23
Catecolaminas, 26
Catecolaminérgicos, 609
Cateterismo bilateral e simultâneo dos seios petrosos inferiores, 332
Cateterismo de adrenais, 18
Ceratopatia em banda, 264
Cessação do tabagismo, 628
Cetilistate, 617
Cetoacidose diabética, 831, 832, 835
Cetoconazol, 335
Cianocobalamina, 575
Ciclamato, 587
Ciclo
- das lipoproteínas no organismo, 661
- do colesterol no organismo, 662
Ciclosporina, 701

Cintilografia, 428
- de esqueleto com tecnécio marcado, 265
- de paratireoides, 265
- de tireoide, 389, 405
- diagnóstica, 410
Cipionato de estradiol, 199
Ciproterona, 178, 200
Circunferência abdominal, 636
Cirrose, 160
- biliar primária, 698
Cirurgia(s)
- aberta (transcraniana), 372
- bariátrica, 618, 626
- - acompanhamento pós-operatório, 629
- - avaliação
- - - cardiovascular, 627
- - - clínica, 626
- - - do risco cirúrgico, 627
- - - laboratorial, 626, 629
- - - pré-operatória, 626
- - - radiológica, 627
- - complicações possíveis após, 631
- - contraindicações, 618
- - critérios de sucesso da cirurgia, 634
- - cuidados pós-operatórios, 628
- - em adolescentes, 642
- - indicações, 618
- - investigação da recuperação de peso no pós-operatório, 634
- - orientações alimentares, 629
- - risco de engravidar, 628
- - técnicas
- - - cirúrgicas, 619
- - - malabsortivas, 621
- - - puramente restritivas, 619
- de Santoro, 625
- de Scopinaro, 623
- hipofisária, 333
- metabólicas, 624
- transesfenoidal, 371
Cistinúria, 279
Cisto(s), 307
- aracnoide, 307, 309
- da bolsa de Rathke, 307, 309
- dermoides, 307, 309
- epidermoide, 307, 309
Citrato de cálcio, 234
Clamp euglicêmico hiperinsulinêmico, 747
Classificação
- de Fredrickson, 671
- de risco cardiovascular na população, 675
- ultrassonográfica dos nódulos de tireoide, 386
Climatério, 187, 700
Clomifeno, 211, 319
Clormadinona, 200
Cobalamina, 575
Colecistoquinina, 509
Colelitíase, 632
Colesterol, 568, 658, 664, 711
Coma mixedematoso, 400
Comedor
- cuidadoso, 532
- desatento, 533

843

Índice Alfabético

Comorbidades, 747
Complexo
- B, 576
- de Carney, 13, 315
Complicações
- macrovasculares, 760
- microvasculares, 759
Comportamento alimentar sofisticado, 532
Composição
- da dieta, 562
- da microbiota intestinal, 650
- de macronutrientes de uma dieta, 581
- do osso, 223
Compressão renal, 542
Compulsão alimentar (*binge*), 531
Condução do tratamento de paciente com
    obesidade, 558
Confirmação do hipercortisolismo, 331
Consentimento informado
    sobre a cirurgia, 628
Contrave®, 608
Cordomas, 306, 309
Corticoides efeitos do uso de, 229
Cortisol
- livre urinário, 331
- salivar à meia-noite, 331
Covid-19, obesidade e, 556
Craniofaringiomas, 305, 308
Creatinofosfoquinase, 719
Crescimento normal, 73
Criança pequena para
    idade gestacional, 96
Crise(s)
- convulsivas, 248
- tireotóxica, 415
Cromo, 579
Cromogranina A, 26
Cromossomos
- acrocêntricos, 478
- metacêntricos, 478
- submetacêntricos, 478
Cultura de fibroblastos de pele
    da região genital, 142
Curva glicoinsulinêmica, 748

D

D-quiro-inositol, 178
Dados antropométricos, 520
Dapagliflozina, 804
Defeito(s)
- familiar da apo B-100, 688
- monogênico da função
    de células beta, 742
- no metabolismo do colesterol, 48
Defesas naturais do organismo saudável
    contra a hipoglicemia, 836
Deficiência(s)
- da 11-beta-hidroxilase, 66, 140
- da 17-alfa-hidroxilase, 67
- da 21-hidroxilase, 62
- - forma clássica
- - - não perdedora de sal, 63
- - - perdedora de sal, 63
- - forma não clássica, 63

- da 3-beta-hidroxiesteroide
    desidrogenase tipo 2, 67, 137, 140
- da 5-alfa-redutase tipo 2, 138
- da 7-di-hidrocolesterol redutase, 138
- da aromatase placentária e fetal, 140
- da enzima clivadora da
    cadeia lateral da P450, 68
- de 17,20-liase, 137
- de 17-alfa-hidroxilase, 137
- de 17-beta-hidroxiesteroide
    óxido-redutase tipo 3, 137
- de 21-hidroxilase, 140
- de andrógenos, 49
- de cálcio, 268
- de citocromo B5, 137
- de colesterol desmolase, 137
- de glicocorticoides, 48
- de hormônio do crescimento, 98, 342, 348
- de lecitina colesterol aciltransferase, 693
- de lipase ácida lisossomal, 693
- de mineralocorticoides, 49
- de P450 óxido-redutase, 67, 138, 140
- de proteína regulatória aguda
    esteroidogênica, 67
- de STAR, 136
- de testosterona, 209
- de vitamina D, 268, 519
- do fator de crescimento semelhante à
    insulina tipo 1, 104
- enzimática, 175
- imunológicas, 97
- na proteína de transferência de ésteres de
    colesterol, 694
Déficit
- cognitivo, 547
- de crescimento na
    criança, investigação do, 75
Definição do gênero, 142
Degradação reduzida de
    apolipoproteína B, 704
Deiodinases, 379
Densitometria
- de corpo inteiro, 523
- mineral óssea, 240, 265
- - interpretação da, 241, 242
Dependência química de álcool
    ou outras substâncias, 534
Depressão, 534, 555
Derivações biliopancreáticas, 623
Desejo sexual feminino, 195
Desenvolvimento
- da genitália
- - externa, 131
- - interna, 131
- gonadal, 130
- peniano normal, 156
- sexual normal, 130
Deslizamento de banda
    gástrica ajustável, 631
Desmame de glicocorticoides, 59, 60
Desnutrição, 96
Desogestrel, 200
Determinação sexual, 130
Di-hidroepiandrosterona, 211

Diabetes
- associado a síndromes genéticas, 731
- autoimune
- - formas incomuns, 731
- - latente do adulto, 739
- causado por
- - defeitos genéticos na ação
    da insulina, 731
- - doenças pancreáticas, 731
- - endocrinopatias, 731
- da maturidade com início no jovem, 730
- insípido, 361
- - central, 364
- - gestacional, 365
- - nefrogênico, 365
- - pós-operatório, 365
- melito, 98, 540, 727, 729
- - classificação, 730
- - complicações crônicas do, 762
- - dados epidemiológicos, 729
- - doença cardiovascular no, 788
- - e síndrome metabólica, 697
- - fisiopatologia das complicações do, 759
- - gestacional, 730, 824
- - - diagnóstico, 825
- - - epidemiologia, 824
- - - fisiopatologia, 824
- - - pós-parto, 829
- - - tratamento do, 826
- - lipoatrófico, 741
- - mitocondrial, 744
- - monogênico, 741, 744
- - neonatal, 744
- - prevenção, 734
- - quadro clínico, 732
- - tipo 1, 730, 735
- - - apresentação clínica, 739
- - - classificação, 735
- - - epidemiologia e genética, 736
- - - fatores de risco ambientais no, 738
- - - histologia pancreática, 736
- - - história natural, 738
- - - insulinização no paciente com, 812
- - - predisposição genética, 738
- - - progressão metabólica, 739
- - - risco de repetição na família, 738
- - - tipo 1a, 735
- - - tipo 1b, 735
- - - tipo 2, 730
- - - insulinização no paciente com, 813
- - - patogênese, 745
- - - rastreamento para, 732
- - - secreção inadequada
    de insulina no, 751
- - - tratamento do, 794
- - - - medicamentoso do, 797
- - tratamento, 808
- - - da dislipidemia no, 789
- secundário
- - a fármacos ou medicamentos, 731
- - a infecções, 731
Diarreia, 633
Diazepam, 381
Didrogesterona, 200

Índice Alfabético

Dienogeste, 200
Dieta(s), 558
- balanceadas, 595
- cetogênica, 598
- de muito baixas calorias, 598
- de South Beach, 593
- do dr. Atkins, 593
- do mediterrâneo, 597
- do tipo sanguíneo, 595
- dos pontos, 595
- Dukan, 594
- escolha de, 601
- famosas, 591
- fracionada, 584
- hiperlipídica, 495
- *low carb*, 592
- ornish, 595
- paleolítica, 595
- para combate da hipertensão, 598
- para perda de peso, 581
- pobre(s)
- - em carboidratos, 592
- - em gorduras, 594
- - em iodo, 390, 391
- ravenna, 594
- restritivas, 591
- ricas em proteínas, 594
- vegetariana, 598
- zone, 597
Diferenciação sexual, 130, 131
Dimetilglicina, 576
Dinâmica da secreção insulínica, 750
Disautonomia
- cardiovascular, 777
- - diabética, 779
- de trato geniturinário, 780
- pupilar, 780
Disbetalipoproteinemia, 691
Disforia de gênero, 141
Disfunção
- autonômica no sistema sudomotor, 780
- de barorreceptores, 543
- erétil, 153, 780
- sexual feminina, 780
Disgenesia gonadal
- 46,XX, 134
- 46,XY, 136
- mista, 136
Dislipidemia(s), 543, 669
- causas secundárias de, 697
- diabética, 702, 760
- e hipertensão arterial na infância
  e adolescência, 642
- monogênicas, 685
- na gestação e na menopausa, 699
- na síndrome metabólica, 702
- no diabetes melito, 789
- poligênicas, 684
- primárias, 684
- secundárias, 696
- tratamento
- - dietético das, 708
- - medicamentoso das, 715
Disormonogênese, 403

Displasia(s)
- esqueléticas/anomalias da placa de
  crescimento, 104
- óssea na síndrome
  de McCune-Albright, 251
Dispositivos de monitoramento
  contínuo de glicose, 815, 821, 822
Distorção da autoimagem, 533
Distúrbio(s)
- associados à hipofosfatemia, 268
- da água e do sódio, 360
- de sódio, 372
- do desenvolvimento sexual, 134
- - 46,XX
- - - por excesso de andrógenos
- - - - fetais, 139
- - - - fetoplacentários, 140
- - - - maternos, 141
- - - testicular (homem XX), 135
- - 46,XY
- - - associados
- - - - a crescimento intrauterino
      restrito, 139
- - - - à ingestão materna de
      esteroides sexuais, 139
- - - por defeitos na
- - - - ação da testosterona, 139
- - - - síntese e na metabolização
      da testosterona, 136
- - de causa indeterminada, 141
- - ovotesticular, 135
- - por alteração do desenvolvimento
    gonadal, 134
- endócrinos, 697
- gastrintestinais, 698
- primários do metabolismo do colesterol
    da lipoproteína de alta densidade, 692
- renais, 697
- sistêmicos com efeitos secundários no
    crescimento, 96
Diuréticos de alça, 701
Doença(s)
- adrenal nodular pigmentada primária, 13
- autossômica, 475
- - dominante, 475
- - recessiva, 475
- cardíaca, 97
- cardiovascular, 264
- - no diabetes melito, 788
- de Addison autoimune, 46
- de Cushing, 300, 329
- de Graves, 384, 408, 456
- de Paget, 254
- de Tangier, 693
- fúngicas, 46
- gastrintestinal, 96
- hematológicas, 97
- hepática gordurosa
    não alcoólica, 549, 698
- ligada ao X, 475
- - dominante, 475
- - recessiva, 475
- óssea, 264
- osteometabólicas, 213

- psiquiátrica, 534
- pulmonar, 97
- renal, 264, 546
- - crônica, 97, 268
- - do diabetes, 767
- - - diagnóstico, 769
- - - epidemiologia, 767
- - - fisiopatologia, 767
- - - manejo clínico, 769
- - - outras causas etiológicas, 769
- - - rastreio, 769
- - reumatológica, 96
- - autoimunes, 699
- vascular periférica, 782
Dor óssea difusa, 248
Dosagem
- basal de cortisol às 8 horas, 49
- de aldosterona e renina, 50
- de catecolaminas
- - e metanefrinas em urina de 24 horas, 27
- - plasmáticas basais, 27
- de metanefrinas plasmáticas, 27
- de sulfato de di-hidroepiandrosterona, 50
- de TG, 444
- plasmática da copeptina, 363
Doxazosina, 29
Drogas ilícitas, 648
Drospirenona, 200
Dulaglutida, 616, 802
Dumping
- precoce, 633
- tardio, 634
Duodenal switch, 623

E

Efeito dominante negativo, 475
Eixo(s)
- corticotrófico, 371, 373, 516
- gonadotrófico, 518
- hormonais na obesidade, 515
- somatotrófico, 515
- tireotrófico, 371, 517
Ejaculação retrógrada, 780
Elastografia, 429
Embriologia da tireoide, 402
Empagliflozina, 804
Empatic, 617
Enteropatia, 779
Enterostatina, 507
Enzima lipase hormônio-sensível, 760
Ependimoma, 308
Epinefrina, 23
Equações, 525
Eritritol, 588
Escleroterapia de nódulos ou cistos, 415
Escore de Netchine-Harbison, 103
Esofagite e dilatação esofágica, 632
Esofagopatia, 779
Espironolactona, 178
Estadiamento TNM para carcinomas
    medulares de tireoide, 451
Estado hiperosmolar
    hiperglicêmico, 831, 832
Estatinas, 715, 792

845

Índice Alfabético

Esteato-hepatite não alcoólica, 550
Esteatose, 550
- de anastomose, 632
- hepática na obesidade, 550
Esteroidogênese
- adrenal, 3
- ovariana, 169
Estévia, 588
Estoque de gordura, 497
Estratégias utilizadas na busca
  de mutações, 477
Estresse
- mecânico, 232
- oxidativo, 542, 762
Estriol, 199
Estrogênios equinos conjugados, 199
Estrógenos, 199, 221, 700
Estrona, 175
Estudo
- de cromossomos, 478
- de microssatélites, 477
Etinilestradiol, 199
Etomidato, 335
Euploidias, 476
Exame(s)
- complementares e tratamentos com
  medicina nuclear, 389
- em caso de suspeita de
  tumor ectópico, 333
- físico, 75
- - do paciente com obesidade, 534
Excesso
- de ingestão calórica, de gorduras
  e carboidratos, 746
- de insulina no endotélio vascular, 761
Exenatide, 615, 616, 801
Exercício físico, 558, 827
Extrato de *Luo han guo*
  (fruta do monge), 588
Ezetimiba, 719

F

Falência pancreática na obesidade, 541
Falha de crescimento causas
  endócrinas de, 97
Fator(es)
- agravantes de risco, 677
- de crescimento
- - fibroblástico-23, 218
- - semelhante à insulina tipo 1, 516
- de risco cardiovascular, 676
- descompensador, 835
- desencadeantes do ganho de peso, 529
- tuboperitoneal, 184
- uterino
- - cervical, 185
- - corporal, 185
Femproporex, 610
Fenitoína, 381
Fenocópia, 478
Feocromocitoma, 22, 489
- diagnóstico, 26
- doença metastática, 30
- epidemiologia, 22

- fisiologia da medula adrenal, 22
- genética, 24
- investigação de síndromes genéticas, 28
- quadro clínico, 23
- seguimento, 30
- tratamento, 29
Feocromocitomas investigação dos, 26
Ferro, 578, 630, 646
Fibras solúveis, 711
Fibratos, 722
Finasterida, 178
Fisiologia
- da ereção, 153
- da medula adrenal, 22
- da regulação hipotálamo-hipofisária, 291
- e biossíntese dos androgênios
  nas mulheres, 195
Fisioterapia, 256
Fístula/deiscência de anastomose, 632
Fitoesteróis, 711
Flúor, 389
Fluoxetina, 613
Fobia
- específica, 534
- social, 534
Formação
- de compostos avançados
  de glicosilação, 762
- de isocromossomo, 476
Fórmula(s), 525
- de Friedewald, 671
Fosamax®, 235
Fosfolipídeos, 658
Fósforo, 217
Fracture Risk Assessment Tool, 233
Fragilidade óssea, fraturas, 248
Frameshift, 476
Freestyle Libre®, 821
Frequência cardíaca
- de repouso, 778
- em ortostase, 778
Função(ões)
- do tecido adiposo, 499
- testicular e metabolismo ósseo, 209
Furosemida, 381

G

Gabapentina, 775
Gálio, 389
Gama radiação, 388
Ganho de peso do indivíduo, 651
Gasto energético
- basal, 525
- de repouso, 525
Gastrectomia vertical (*sleeve*), 620
Gastrinomas, 482
Gastroparesia, 779
Gastroplastia
- a Mason, 621
- vertical em banda, 621
Gene(s)
- *ABCC8*, 744
- *AIRE*, 738
- candidato, 477

- e risco de diabetes melito tipo 1, 737
- *FOXP3*, 738
- *KCNJ11*, 744
- *RET*, 489
Genética, 471, 473, 746
Genitália ambígua, 141
Genome scan, 477
Germinomas, 306, 308
Gestação
- obesidade e, 644
- pós-cirurgia bariátrica, 649
Gestodeno, 200
Ginecomastia, 159
- e cirrose hepática, 160
- idiopática, 160
- induzida por medicamentos ou
  substâncias, 160
- neonatal, 160
- por aumento de estrógenos
  não tumorais, 161
- por insensibilidade androgênica, 161
- por outras doenças, 161
- por redução de andrógenos, 161
- puberal, 160
- senil, 160
- tumoral por aumento de estrógenos
  ou andrógenos, 161
Glicemia plasmática
  baixa confirmada, 837
Glicocorticoides, 701
Glicogênese, 836
Glicogenose tipo 1, 697
Glicólise, 836
Glicosúricos, 804
Glicotoxicidade, 750
Gliomas, 306, 308
Glitazonas, 750, 796
Globulina ligadora de
  hormônios sexuais, 195
Glomeruloesclerose segmentar
  e focal, 546
Glucagonomas, 482
Gonadotrofinas, 294
- recombinantes, 178
Gordura(s), 561, 566, 709
- insaturadas, 710
- saturadas, 709
- trans, 710
- visceral, 746
Grelina, 508
Guia alimentar da Anvisa, 595

H

Hamartoma, 309
Haploinsuficiência, 475
Hemoglobina glicada, 753
Hemorragias, 632
Heparina, 381
Hérnias internas, 633
Hibridização *in situ*
  com fluorescência, 477
Hidratação, 834
Hidroclorotiazida, 365
Hidroterapia, 256

Índice Alfabético

Hiperaldosteronismo
- familiar tipo
- - 1, 20, 21
- - 2, 20
- - 3, 20, 21
- idiopático, 19, 20
- primário, 15
- - exames para localização da doença, 18
- - preparo para dosagem de razão aldosterona/renina, 16
- - prevalência, 15
- - quadro clínico, 15
- - rastreamento, 16
- - testes confirmatórios, 17
Hiperandrogenismo causas de, 170
Hipercalcemia, 281
- hipocalciúrica familiar, 275
Hipercalciúria, 268
- idiopática, 279
Hipercolesterolemia(s)
- autossômica recessiva, 689
- familiar, 685
- primárias, 685
Hipercortisolismo, 97, 356
- ACTH-dependente ou independente de, 331
Hiperfágico prandial, 530
Hiperfiltração glomerular, 767
Hiperglicemia nas lesões vasculares, 761
Hiperglucagonemia, 749
Hiperinsulinemia, 542, 750
Hiperlipidemia(s)
- familiar combinada, 688
- mistas primárias, 691
- pós-prandial, 544
Hipermagnesemia, 270
Hiperoxalúria, 279
Hiperparatireoidismo, 262, 489
- neonatal grave, 276
- normocalcêmico, 262
- primário, 262, 480
- secundário, 267, 519
Hiperplasia adrenal
- congênita, 48, 62, 171
- macronodular ACTH-independente, 10
- primária, 19
Hiperprolactinemia, 322
Hiperquilomicronemia, 689
Hipersecreção hipofisária, 370
Hipertecose de ovário, 170
Hipertensão, 749
- arterial, 642
- - sistêmica, 542
- - - no paciente diabético, 792
Hipertireoidismo, 408, 455
- franco, 456
- gestacional transitório, 456
- subclínico, 416
- - na gestação, 456
Hipertiroxinemia
- associada à transtirretina, 380
- disalbuminêmica familiar, 380
Hipertricose, 168

Hipertrigliceridemia(s), 543
- causada por resistência insulínica, 703
- familiar, 691
- no paciente diabético, 791
- primárias, 689
Hiperuricemia, 749
- e gota, 555
Hiperuricosúria, 279
Hipoadiponectinemia, 543
Hipoalbuminemia, 697
Hipoalfalipoproteinemia familiar, 692
Hipocalcemia, 284
- aguda, 271
- autossômica dominante, 276
- sem deficiência de vitamina D, 245
Hipocitratúria, 279
Hipocondroplasia, 104
Hipófise
- anatomia e desenvolvimento da, 289, 369
- anterior, 291
- posterior, 296
Hipofisite, 308, 310, 339
Hipofosfatemia, 245
- autossômica
- - dominante, 245
- - recessiva, 245
- ligada ao X, 244
Hipoglicemia(s), 836, 839, 841
- autoimune, 840
em indivíduos
- - diabéticos, 837
- - não diabéticos, 837
- hiperinsulinêmica pancreatogênica não insulinoma, 840
- nas disfunções orgânicas, 841
- neuropática, 780
- por anticorpo(s)
- - anti-insulina, 840
- - antirreceptor de insulina, 840
- por mutação no receptor de insulina, 841
- tratamento de, 813
Hipogonadismo
- congênito, 211
- em meninas pré-púberes, 200
- hipergonadotrófico, 122, 128
- hipogonadotrófico, 122, 126, 127, 344
- masculino, 206, 518
- - na obesidade e na síndrome metabólica, 544
- misto/combinado, 206
- na síndrome de Turner, 201
- obesidade e, 206
- primário, 206
- secundário, 206
Hipogrelinemia, 543
Hipomagnesemia, 270
Hipoparatireoidismo, 269, 271
- autoimune, 270
- idiopático, 270
Hipopituitarismo, 338
Hipoplasia
- adrenal congênita, 48
- de células de Leydig, 138
Hipoprolactinemia, 346

Hiposecreção hipofisária, 371
Hipospadia, 141
Hipotensão ortostática, 778
Hipotireoidismo, 97, 395, 458, 697
- central, 346, 403
- congênito, 402
- - permanente, 402
- - transitório, 402
- - triagem neonatal para, 403
- induzido por amiodarona, 462
- primário, 395
- secundário, 395
- subclínico, 399
- terciário, 395
Hipovitaminose D, 245
Hirsutismo, 168, 171
- idiopático, 171
Histiocitose X, 310
Histopatologia do osso raquítico, 246
Homeostatic Model Assesment Beta, 748
Homeostatic Model Assessment-Insulin Resistance, 748
Hormônio(s)
- adrenocorticotrófico, 50, 294
- antidiurético, 296, 371
- do crescimento, 73, 128, 291, 516, 747
- - recombinante humano, 516
- folículo-estimulante, 109, 169
- lactogênio placentário, 747
- liberador de corticotrofina, 6
- luteinizante, 106, 169
- tireoestimulante, 295, 380
- tireoidiano(s)
- - ação dos, 380
- - dosagem, 381
- - secreção ectópica de, 409

I

Ibandronato, 235, 256
Idade óssea
- atrasada, 88
- avançada, 90
- normal, 90
Imagem dupla, 405
Imprinting, 478
Imunossupressores, 701
Incidentaloma
- adrenal, 32
- - diagnóstico, 32
- - epidemiologia, 32
- - etiologia, 36
- - relevância clínica, 32
- - seguimento, 36
- hipofisário, 311
Índice
- de Castelli, 671
- de massa corporal, 520, 618
Índio, 389
Indometacina, 365
Indução de ovulação com clomifeno, 178
Infecção
- do sistema pneumático da banda gástrica ajustável, 631
- pelos vírus das hepatites C e B, 698

847

Índice Alfabético

Infertilidade, 180
- abordagem
- - do casal, 180
- - específica feminina, 183
- - específica masculina, 181
- fatores de risco e investigação, 180
- feminina, 184
- inexplicada, 185
- masculina, 183
Inframe, 476
Ingesta de iodo durante a gestação, 454
Ingestão alcoólica crônica, 698
Inibidor(es)
- da aldose redutase, 775
- da alfaglucosidase, 800
- da aromatase, 101, 162
- da proproteína convertase subtilisin/
  kexin tipo 9, 720
- da proteinoquinase C, 775
- da recaptação de norepinefrina
- - e dopamina, 613
- - e serotonina, 604
- da SGLT2, 804
- de aromatase, 178
- de *checkpoint* imune, 469
- de cotransportadores
  de sódio-glicose 2, 616
- de dipeptidil peptidase tipo 4, 803
- de ligantes receptor ativador do fator
  nuclear kappa B, 237
- de lipase do trato gastrintestinal, 606
- de protease, 701
- de receptação de serotonina e
  norepinefrina, 612, 776
- de tirosinoquinase, 468
- dos cotransportadores
  de sódio-glicose tipo 2, 796
Início da obesidade/sobrepeso, 529
Insensibilidade ao hormônio do
  crescimento, 103
Insuficiência
- adrenal, 45
- - central ou secundária, 345
- - classificação, 45
- - diagnóstico laboratorial, 49
- - primária, 45, 46
- - adrenal quadro clínico, 48
- - secundária, 45
- - tratamento da, 51
- - - da crise adrenal aguda, 53
- cardíaca congestiva, 548
- ovariana primária, 165
- renal
- - aguda, 634
- - crônica, 698
- - - dialítica, 768
Insulina, 507, 808
- aspart, 809
- basal, 817
- *bolus*, 817
- degludeca, 811
- detemir, 810
- Fiasp®, 809
- glargina, 810

- glulisina, 809
- inalável Technosfere (Afrezza®), 811
- lispro, 809
- NPH, 809
- pré-mistura, 811
- rápida (regular), 808
- Toujeo®, 810
Insulinemia de jejum, 747
Insulinização, 834
- no paciente com diabetes
  melito tipo 1, 812
- no paciente com diabetes
  melito tipo 2, 813
Insulinomas, 482
Interação dos sinalizadores centrais e
  periféricos com o sistema hedônico, 509
Interferon-alfa, 468
Interleucina-6, 507
Interposição ileal, 625
Inversões, 476
Iodo, 389, 579

J

Jejum intermitente, 584, 599

K

Kanakion®, 631

L

Lactobionato e gliconato
  de cálcio, 234
Laetrile, 576
Leprechaunismo, 741
Leptina, 506
Levonorgestrel, 200
Linagliptina, 804
Linfadenectomia e
  esvaziamento cervical, 437
Linfomas, 309
Linfonodo(s)
- cervicais, 386
- suspeito, 386
Lipídeos, 642, 655, 657
- efeitos do exercício físico nos, 713
Lipodistrofia, 697
Lipogênese, 497, 836
Lipólise, 497
- aumentada, 704
Lipomastia, 162
Lipoproteína(s), 657, 658
- (a), 671
- de alta densidade, 659, 665
- - baixa, 705
- de baixa densidade, 659
- - mais aterogênica, 705
- de densidade intermediária, 659
- de muito baixa densidade, 659
Lipoproteínas
Liraglutida, 606, 642, 796, 801
Lisdexanfetamina, 610
Lisodren®, 335
Lítio, 468

Lixisenatida, 616
Lomitapida, 721
Lorcaserina, 610
Lyxumia®, 616

M

Macroadenoma não funcionante, 305
Macronutrientes, 562
Macroprolactinomas
- extrasselares e invasivos, 354
- intrasselares, 354
Magnésio, 218
Malformações da tireoide, 402
Manobra
- de Handgrip, 778
- de Valsalva, 778
Marcadores
- bioquímicos de remodelação óssea, 225
- de remodelação óssea, 255
- moleculares, 433
Massa óssea total do corpo
  e composição corporal, 241
Mazindol, 610
Mecanismo(s)
- de formação e reabsorção óssea, 223
- de operação do sistema de infusão
  contínua de insulina, 817
- de secreção pancreática
  de insulina, 750
- que contribuem para
- - a redução das calorias gastas, 496
- - o aumento das calorias ingeridas, 495
Medicamentos
- antiobesidade, 604
- - aprovados no Brasil, 604
- - aprovados pela FDA ainda não
  aprovados no Brasil, 608
- - retirados do mercado, 609
- com ação
- - nas adrenais, 335
- - periférica, 335
- disponíveis para hipercolesterolemia, 715
- moduladores da secreção de ACTH, 335
- não usados na gestação, 648
- novos, 616
- para perda de peso, 603
Medicina
- culinária, 601
- nuclear, 388
Medida(s)
- da circunferência abdominal, 521
- das pregas cutâneas, 521
- de outras circunferências, 521
Medida para reduzir a resistência
  à insulina, 750
Meglitinidas, 800
Meios naturais para melhorar
  a concepção, 185
Melhoras do perfil lipídico promovidas
  pela atividade física, 713
Meningiomas, 306, 308
Menopausa, 700
Menor oxidação de ácido graxo livre
  pelas mitocôndrias, 704

848

Metabolismo
- da glicose, 836
- ósseo, 215
Metaiodobenzilguanidina
  com I^{131} ou I^{123}, 28
Metanefrinas, 26
Metas
- glicêmicas, 733
- terapêuticas, 678
Metástases
- da hipófise, 307
- das adrenais, 46
Metformina, 178, 642, 750, 796
Metirapona, 335
Métodos
- de avaliação
- - da composição corporal, 520
- - da resistência à insulina, 747
- de dosagem dos hormônios
    tireoidianos, 380
- de investigação, 75
Metreleptina, 617
Métricas de controle glicêmico, 753
Microadenomas não funcionantes, 305
Microarray, 477
Microbiota intestinal, 651, 652
Micronutrientes, 571
Micropênis, 141, 153, 156
Microprolactinomas, 354
Microssatélites, 476
Mifepristona (RU-486), 335
Migração da banda gástrica
  ou do anel gastrojejunal, 632
Mindful eating, 601
Minerais, 578
Mineralização do osso, 226
Mioinositol, 178
Mipomersen, 721
Missense, 476
Mitotane, 42, 335, 381
Modelos de herança mendeliana, 474
Modificações fisiológicas da função
  tireoidiana na gestação, 454
Moduladores seletivos dos receptores
  estrogênicos, 238
MODY, 742
- 1, 743
- 2, 743
- 3, 743
- 4, 744
- 5, 744
- 6, 744
Moléculas de LDL pequenas e densas, 544
Mucocele do seio esfenoidal, 309
Mudança(s)
- da dieta e microbiota intestinal, 650
- puberais, 109
Múltiplas doses de insulina, 815
Mutação, 474
- ativadora, 475
- da pró-opiomelanocortina, 512
- de MC3R, 512
- de MC4R, 512
- de ponto, 476

- do gene da leptina, 512
- em nível
- - gênico, 476
- - genômico ou cromossômico, 476
- em *splicing*, 476
- no receptor de insulina, 741

N

Naltrexona, 614
Necrozoospermia, 182
Nefrolitíase, 278, 633
- outras condições associadas à, 279
- tratamento crônico da, 280
Nefropatia
- estabelecida, 768
- incipiente, 768
Neoplasia endócrina múltipla
- tipo 1, 25, 314, 479
- tipo 2, 25, 485
- tipo 2a, 485
- - com doença de Hirschsprung, 486
- - com líquen cutâneo e amiloidose, 485
- tipo 2b, 486
Neotame, 587
Neuroendocrinologia, 287
Neurofibromatose tipo 1, 25
Neuropatia
- autonômica, 773, 777, 782
- - cardiovascular diabética, 778
- - epidemiologia e fisiopatologia, 777
- clínica, 771
- diabética, 771
- aguda, 772
- - apresentação clínica, 772
- - classificação, 771
- - crônica, 772
- - diagnóstico, 773
- - epidemiologia, 771
- - manejo clínico, 775
- - periférica, 782
- - rastreio, 775
- focal, 772
- gastrintestinal, 779
- motora, 782
- motora proximal, 773
- subclínica, 771
Niacina, 573
Nível de atividade física, 533
Nódulo tireoidiano, 385, 427
- na gestação, 460
Nomegestrol, 200
Nonsense, 476
Norelgestromina, 200
Noretindrona, 200
Noretisterona, 200
Núcleo arqueado do hipotálamo, 503
Nutrição comportamental, 601

O

Obesidade, 491, 746
- causas genéticas de, 511
- comorbidades associadas à, 534
- de causa multifatorial, 513

- e gestação, 644
- - anamnese, 644
- - avaliação, 644
- - - bioquímica, 645
- - exame físico, 645
- - riscos da, 644
- - seguimento, 646
- e hipogonadismo, 206
- e microbiota intestinal, 650
- e suas comorbidades, 538
- eixos hormonais na, 515
- fisiopatologia da, 493
- história clínica, 529
- histórico familiar de obesidade, 533
- infantil, 635
- - anamnese, 635
- - diagnóstico, 636
- - tratamento, 640
- monogênica, 512
- - causas raras de, 513
- mórbida causada por alterações
    cromossômicas, 513
- na Covid-19, 556
- tratamento
- - baseado na microbiota intestinal, 653
- - cirúrgico, 560
- - medicamentoso, 559
- - - fármacos *off label*, 612
- - - fármacos *on label*, 603
Obestatina, 508
Ocitocina, 297
Oftalmopatia de Graves, 418
Oligozoospermia, 182
Ômega-3, 648, 724
Organificação do iodo, 378
Origem dos androgênios femininos, 169
Orlistate, 606, 642, 796
Osmolaridade plasmática, 360
Osso(s), 223
- cortical, 223
- efeitos
- - da pós-menopausa sobre o, 227
- - do diabetes sobre o, 228
- - do envelhecimento sobre o, 228
- raquítico, 246
- trabecular, 223
Osteíte fibrosa cística, 264
Osteoblastos, 224
Osteocalcina, 225
Osteócitos, 223
Osteoclastoma, 264
Osteoclastos, 225
Osteogênese imperfeita, 258
Osteomalacia, 248, 264
Osteoporose, 231, 264
- anamnese, 232
- definição, 231
- diagnóstico densitométrico, 231
- exames complementares, 233
- fatores que aumentam
    o risco de fraturas, 232
- prevenção, 239
- tratamento no homem, 238
Oxidação do iodo, 378
Oxintomodulina, 509

Índice Alfabético

P

Paciente transexual masculino para feminino, 201
Padrão alimentar, 529
- caótico, 532
Pamidronato, 256
Paraganglioma(s), 22, 23
- diagnóstico, 26
- doença metastática, 30
- epidemiologia, 22
- familiar
- - SDHB, 25
- - SDHC, 25
- - SDHD, 25
- fisiologia da medula adrenal, 22
- genética, 24
- investigação, 26, 28
- quadro clínico, 23
- seguimento, 30
- tratamento, 29
Paratormônio, 221
Pé diabético, 782
Pegvisomanto, 319
Penetrância, 478
Peptídeo semelhante ao glucagon 1, 508
Peptídeo YY, 508
Percentil de crescimento da criança, 74
Perda(s)
- de heterozigose, 475
- de peso, 750
- - lentas, 583
- - pré-operatória, 628
- - rápidas, 583
Perimenopausa, 187
Persistência dos ductos de Müller, 141
Personalidade de comedor, 532
Peso hidrostático, 522
Pesquisa de corpo inteiro, 393, 445
PET-FDG, 429
Pirâmide alimentar de Harvard, 595
Piridoxina, 574
Pitavastatina, 719
Pletismografia, 524
Polidipsia primária, 365
Polimorfismo de nucleotídeo único, 476, 684
Polineuropatia simétrica distal, 772
Polipeptídeo pancreático, 507
Polivitamínico, 630
Pramlintide, 617
Prazosina, 29
Pré-diabetes, 731, 796
Pregabalina, 775
Presença de alterações estruturais, 768
Pressão arterial, 639
Prevenção de úlceras, 784
Princípios de insulinização, 811
Probióticos, 631
Processo inflamatório, 786
Produção dos hormônios tireoidianos, 377
Profissional em dieta, 533
Progestágenos, 199
Progesterona natural micronizada, 199

Programação de plano alimentar para o paciente, 561
Programas de investigação neonatal, 66
Prolactina, 292, 747
Prolactinoma, 300, 354
- e fases da vida reprodutiva feminina, 327
Promestrieno, 199
Proteína, 561, 562, 648
- da soja, 711
- relacionada ao paratormônio, 222
Pseudo-Cushing, 333
Pseudo-hipoparatireoidismo, 98, 272
- tipo 1, 272
- tipo 2, 273
Pseudo-pseudo-hipoparatireoidismo, 98, 273
Pseudoginecomastia, 162
Puberdade, 130
- atrasada, 121
- normal, 106
- precoce, 106, 111
- - dependente de gonadotrofinas ou central, 114
- - independente de gonadotrofinas, 118
Punção aspirativa com agulha fina, 429

Q

Qsymia®, 608
Qualidade do osso, 233
Quantidade
- de gordura visceral, 746
- de mineral no osso, 233
Quantitative Insulin Sensitivity Check Index, 748
Quebra de gordura, 497
Questões regulatórias, 588
Quilomícrons, 659
Quimioterapia citotóxica, 43

R

Radiação, 388
Radiografia
- de calota craniana, 265
- do joelho, 406
Radioiodoterapia, 412
- para carcinoma diferenciado de tireoide, 390
Radioterapia, 319, 336
- complicações da, 359
- convencional, 358
- estereotáxica
- - fracionada, 359
- - radiocirurgia, 358
- no leito cirúrgico, 43
- nos tumores hipofisários, 358
Raquitismo, 98, 243
- hipofosfatêmico com hipercalciúria, 245
- oncogênico por tumor secretor de FGF-23, 247
- por deficiência
- - de cálcio com vitamina D normal, 244
- - de vitamina D, 243
- por hipofosfatemia, 244

Rastreio
- de danos de órgãos-alvo, 265
- de tireoidopatia na gestação, 460
Reação em cadeia da polimerase, 477
Rearranjos, 476
Receptor(es)
- adrenérgicos, 22
- alfa-1, 22
- beta-1, 22
- beta-2, 23
- de insulina, 496
- sensores de cálcio, 217, 275
Refeições controladas por porção, 600
Regra dos 10, 24
Regulação
- da função tireoidiana, 378
- da ingestão alimentar, 503
- da síntese hormonal das camadas do córtex adrenal, 6
Relação
- apo B/apo A-1, 671
- cintura/quadril, 521
- de nefrolitíase com doença óssea, 278
- LH/FSH, 175
Remodelamento ósseo, 226
Repetições de sequência, 476
Reposição
- androgênica
- - adrenais, 53
- - feminina, 194
- de bicarbonato, 835
- de cálcio, 246
- de calcitriol, 247
- de fósforo, 246, 835
- de glicocorticoides, 51
- de mineralocorticoides, 53
- de potássio, 834
- de vitamina D, 246
- hormonal, 200, 201, 211
Requerimento energético estimado, 646
Reserva ovariana, 184
Resinas quelantes de ácido biliar, 720
Resistência
- à ação e redução na secreção de incretinas gastrintestinais, 751
- à insulina, 175, 705, 745
- - do tipo A, 741
- - hipotalâmica, 750
- ao(s) hormônio(s)
- - adrenocorticotrófico, 48
- - tireoidianos, 382, 403
- do osso, 232
- familiar aos glicocorticoides, 48
- insulínica na obesidade, 540
- muscular, 749
- no tecido adiposo, 749
Resistina, 506
Ressonância magnética, 524
- cervical e de tórax, 429
- de abdome, 18, 28, 33
- de adrenais, 51
- de hipófise, 51, 332
Restrição calórica prolongada e longevidade, 600

Restrição de sono, 747
Retardo constitucional de crescimento
- e da puberdade, 95
- e desenvolvimento, 122, 125, 211
Retinol, 572
Retinopatia diabética, 764
- achados clínicos, 765
- avaliação, rastreio e diagnóstico da, 766
- classificação internacional, 765
- epidemiologia, 764
- fatores de risco para, 765
- fisiopatologia, 764
- possíveis causas de perda de visão na, 765
- tratamento, 766
Riboflavina, 573
Risco cardiovascular, 678
- indivíduos de alto risco, 679
- indivíduos de baixo risco, 679
- indivíduos de muito alto risco, 679
- indivíduos de risco intermediário, 679
Riscos das dietas de muito
   baixas calorias, 599
Risedronato, 236
Ritonavir, 701
Romosozumabe, 238
Rosuvastatina, 719

S

Sacarina, 587
Sal, 648
Sangramento vaginal
   pré-puberal isolado, 114
Sangue, 836
Sarcoidose, 307, 310
Saxagliptina, 803
Saxenda®, 606
Secreção
- hormonal durante a
   puberdade normal, 106
- inadequada de insulina pelas células beta
   pancreáticas, 750
Selênio, 579
Semaglutida, 607, 802
Sense, 476
Sensibilidade à insulina, 746
Sensor
- de cálcio, 275
- Enlite® (Medtronic), 821
- Guardian®3 (Medtronic), 821
Sequenciamento
- de ácido desoxirribonucleico, 476
- do gene, 477
Serotoninérgicos, 612
Sertralina, 613
Setmelanotide, 609
Sibutramina, 604, 642
Sinalização
- central do apetite, 503
- periférica do apetite, 504
Sinalizadores
- do estoque periférico de gordura, 506
- gástricos, 508
- intestinais, 508
- pancreáticos, 507

Síndrome(s)
- cerebral perdedora de sal, 367
- coronariana aguda no diabetes melito, 792
- da apneia obstrutiva do sono, 553
- da hipoventilação da obesidade, 555
- da resistência generalizada aos
   glicocorticoides, 140
- da secreção inapropriada de hormônio
   antidiurético, 366
- de Allgrove, 48
- de Alström, 513
- de Bardet-Biedl, 513
- de Bartter tipo V, 276
- de Berardinelli-Seip, 742
- de Cushing, 356
- - ACTH-independente, 8
- de Donohue, 741
- de Dunnigan, 742
- de Hirata, 840
- de Kallmann, 127
- de Kearns-Sayre, 48
- de Klinefelter, 145, 151
- de Laron, 103
- de Léri-Weill, 101
- de Mayer-Rokitansky-Kuster-Hauser, 141
- de Mccune-Albright, 251, 314
- de Noonan, 102
- de Pickwick, 555
- de Prader-Willi, 102, 513
   de Rabson-Mendenhall, 741
- de Sheehan, 340
- de Silver-russell, 103
- de Sipple, 485
- de Turner, 102, 145, 201
- de von Hippel-Lindau, 24
- do comer noturno, 530
- do eutireoidiano doente, 382, 424
- dos ovários policísticos, 170, 174, 518, 551
- genéticas
- - e embriopatias, 141
- - investigação de, 28
- hiperandrogênicas, 168, 170, 171
- lisencefalia com anomalias
   genitais ligada ao x, 315
- metabólica na infância
   e adolescência, 640
- nefrótica, 697
- poliglandulares autoimunes, 55
- - tipo 1, 55
- - tipo 2, 57
Sintomas
- de hipercalcemia, 263
- de hipersecreção hormonal, 452
- gastrintestinais, 263
- geniturinários, 188
- vasomotores, 188
Sistema(s)
- Accu-Chek® combo, 817
- de infusão contínua
   de insulina, 813, 815, 816, 817, 820
- - do tipo *patch*, 820
- Medtronic Minimed®, 817
Sitagliptina, 803
Somatostatinoma, 482
Somatotrofinoma familiar isolado, 315

Sorbitol, 588
Status basal hormonal hipofisário, 370
Struma ovarii, 409
Stunning, 393
Sucralose, 587
Sulfato
- de cobre, 631
- de zinco, 631
Sulfonilureia, 381, 799
Suplementação de vitaminas e minerais
   no pós-operatório, 630
Suplementos proteicos, 631
Supressão com fludrocortisona, 17
Suspensão
- de cumarínicos, 628
- de medicamentos, 371

T

T3
- livre, 381, 405
- total, 383, 405
T4
- livre, 381, 405
- total, 383, 405
Tabaco, 648
Tamoxifeno, 700
Taumatina, 588
Tecido adiposo
- bege, 501
- branco, 499
- marrom, 500
Tecnécio, 389
Técnicas malabsortivas, 621
Telarca precoce isolada, 112
Temozolomida, 335
Tempo no alvo, 753, 755
Terapia(s)
- de reposição hormonal, 188, 237
- - androgênica, 206, 209
- - feminina no hipogonadismo, 198
- - pós-menopausa, 187
- elétrica, 256
- hormonal, 177
- não hormonais, 192
Teratomas, 306, 308
Teratozoospermia, 182
Teriparatida, 238
Tesofensina, 617
Teste(s)
- com estrogênio associado
   à progesterona, 167
- com sobrecarga de
   glicose intravenosa, 748
- da arginina, 91
- da clonidina, 91
- da cortrosina, 49
- da furosemida, 17
- da postura, 19
- da refeição mista, 838
- da restrição hídrica, 362
- da sobrecarga oral de sódio, 17
- de análise espectral, 779
- de captopril, 17
- de desmopressina, 332

Índice Alfabético

- de estímulo para avaliar secreção de GH, 90
- de função tireoidiana na gestação, 455
- de infusão salina, 17
- de privação com progesterona, 167
- de supressão
- - com clonidina, 27
- - com dose alta de dexametasona, 332
- - de cortisol com dose baixa de dexametasona, 331
- - de insulina, 749
- de tolerância à insulina, 49, 91, 749
- dinâmicos, 142
- do CRH humano (hCRH) ou ovino (oCRH), 332
- do glucagon, 91, 838
- do jejum prolongado para diagnóstico de insulinoma, 838
- do perclorato, 405
- do pezinho, 403
- genético, 489
- provocativo com glucagon, 27
- terapêutico com desmopressina, 363
Testosterona, 210
Tiamina, 573, 631
Tiazídicos, 701
Tiazolidinedionas, 798
Tionamidas, 410
Tireoglobulina, 405, 428, 445
Tireoide, 375, 377
- amiodarona e, 462
- embriologia da, 402
Tireoidite(s), 465
- aguda, 465
- - supurativa, 385
- de Hashimoto, 384, 467
- de Riedel, 467
- dolorosas, 465
- indolores, 466
- induzida por
- - drogas, 468
- - radiação, 466
- pós-parto, 459, 466
- subaguda, 466
- - dolorosa de Dequervain, 385, 409
- - indolor, 408, 467
Tireoidopatias na gestação, 454
Tireotoxicose, 408
- induzida por amiodarona, 463
Tireotropina, 295
Tireotropinoma, 300
Tocoferol, 577
Tomografia
- computadorizada, 524
- - cervical e de tórax, 429
- - com contraste, 33
- - de abdome, 18, 28
- - de adrenais, 51
- - de crânio, 255
- - sem contraste, 33
- por emissão de pósitron, 524
- - com 18-fluorodesoxiglicose, 33
Topiramato, 614
Toxicidade e dose máxima cumulativa de radioiodoterapia, 392

Traçadores utilizados em medicina nuclear, 389
Transaminases, 719
Transexual feminino para masculino, 211
Translocação, 476
Transplante de pâncreas, 808, 814
Transporte
- dos hormônios tireoidianos, 379
- reverso de colesterol, 665, 666
Transtorno
- da compulsão alimentar tratamento do, 610
- de ansiedade generalizada, 534
- de compulsão alimentar, 531
- do desejo sexual hipoativo, 194
- do pânico, 534
- obsessivo-compulsivo, 534
Tríade
- clássica, 24
- de Whipple, 839
Triglicerídeos, 658
Trimegestona, 200
Tromboembolismo venoso, 628
Trulicity®, 616
Tuberculose adrenal, 46
Tumor(es)
- adrenais virilizantes, 171
- carcinoide, 483
- - gástrico, 483
- - pulmonar, 483
- - tímico, 483
- corticoadrenais, 9
- de células germinativas, 306
- êntero-pancreáticos, 481
- hipofisários, 483
- - na gestação, 354
- marrom, 264
- metastáticos, 309
- não funcionantes de hipófise, 303, 482
- ovarianos virilizantes, 171
- pancreáticos neuroendócrinos, 483
- parasselares, 339
- produtor(es)
- - de androgênios, 171
- - de FGF-23, 245, 247
- - do fator de crescimento semelhante à insulina 2, 841
- selares, 339
- - não funcionantes, 305
Tumorigênese hipofisária, 298
- classificação
- - anatômica, 300
- - clínica, 299
- - histopatológica, 301
- síndromes clínicas, 299

U

Úlcera(s)
- de boca anastomótica, 633
- isquêmicas, 783
- neuroisquêmicas, 783
- neuropáticas, 783
Ultrassonografia, 524
- cervical, 265, 445
- de abdome, 33
- de tireoide, 384, 386, 405, 410

V

Vacinas na gestante, 648
Valerato de estradiol, 199
Variabilidade fenotípica, 478
Variação
- no número de cópias, 476
- respiratória da frequência cardíaca, 778
Variante(s)
- alélica, 478
- normais de crescimento, 93
Vascularização do nódulo, 385
Vasopressina, 360
Via
- das hexosaminas, 762
- dos polióis, 762
Vigilância ativa, 439
Vigilantes do Peso, 597
Vildagliptina, 803
Vipomas, 482
Vírus da imunodeficiência humana, 46, 699
Visfatina, 507
Vitamina(s), 571, 572
- A, 572, 648
- B_1, 573
- B_2, 573
- B_3, 573
- B_5, 574
- B_6, 574
- B_7 ou B_8, 574
- B_9, 575
- B_{10}, 575
- B_{11}, 575
- B_{12}, 575, 630
- B_{13}, 576
- B_{14}, 576
- B_{15}, 576
- B_{16}, 576
- B_{17}, 576
- C, 576, 631
- D, 175, 219, 234, 576, 630
- E, 577
- K, 577
Vômitos, 632

X

Xantelasma nas pálpebras, 672
Xantomas
- eruptivos, 672
- planares, 672
- tendinosos, 672
- tuberosos, 672
Xantopterina, 576
Xilitol, 588

Z

Zinco, 580
Zoledronato, 236
Zona
- fasciculada, 3, 6
- glomerulosa, 3, 6
- reticulada, 3, 6